SÉRIE MANUAL DO MÉDICO-RESIDENTE

NEUROCIRURGIA

HC FMUSP MEDICINA USP HC FMUSP EEP Escola de Educação Permanente Atheneu

SÉRIE MANUAL DO MÉDICO-RESIDENTE

Coordenadores da Série
Jose Otavio Costa Auler Junior
Luis Yu

- *Acupuntura e Medicina Tradicional Chinesa*
- *Anestesiologia*
- *Cirurgia da Mão*
- *Cirurgia de Cabeça e Pescoço*
- *Cirurgia Geral*
- *Cirurgia Plástica*
- *Cirurgia Torácica*
- *Condutas Práticas em Cardiologia*
- *Cuidados Paliativos – Falências Orgânicas*
- *Dermatologia*
- *Endocrinologia e Metabologia*
- *Endoscopia*
- *Genética Médica*
- *Geriatria*
- *Imunologia Clínica e Alergia*
- *Infectologia*
- *Mastologia*
- *Medicina de Família e Comunidade*
- *Medicina do Trabalho*
- *Medicina Esportiva*
- *Medicina Física e Reabilitação*
- *Medicina Legal e Perícia Médica*
- *Nefrologia*
- *Neurocirurgia*
- *Neurologia*
- *Neurologia Infantil*
- *Oftalmologia*
- *Ortopedia e Traumatologia*
- *Otorrinolaringologia*
- *Pediatria*
- *Pneumologia*
- *Radiologia e Diagnóstico por Imagem*
- *Reumatologia*
- *Urologia*

Série Manual do Médico-Residente do Hospital das Clínicas da Faculdade de Medicina da Universidade de São Paulo

SMMR

Coordenadores da Série

JOSE OTAVIO COSTA AULER JUNIOR

LUIS YU

VOLUME

NEUROCIRURGIA

Editor do Volume

MANOEL JACOBSEN TEIXEIRA

HC FMUSP · MEDICINA USP · HC FMUSP EEP Escola de Educação Permanente · Atheneu

EDITORA ATHENEU

São Paulo — *Rua Maria Paula, 123 – 18º andar*
Tel.: (11)2858-8750
E-mail: atheneu@atheneu.com.br

Rio de Janeiro — *Rua Bambina, 74*
Tel.: (21)3094-1295
E-mail: atheneu@atheneu.com.br

CAPA: Paulo Verardo
DIAGRAMAÇÃO: Know-How Editorial

CIP-BRASIL. CATALOGAÇÃO NA PUBLICAÇÃO
SINDICATO NACIONAL DOS EDITORES DE LIVROS, RJ

N414

Neurocirurgia / coordenação Jose Otavio Costa Auler Junior, Luis Yu ; editor Manoel Jacobsen Teixeira. - 1. ed. - Rio de Janeiro : Atheneu, 2023.
il. ; 24 cm. (Manual do médico-residente do Hospital das Clínicas da Faculdade de Medicina da Universidade de São Paulo)

Inclui bibliografia e índice
ISBN 978-65-5586-702-2

1. Neurologia. 2. Sistema nervoso - Cirurgia. I. Auler Junior, Jose Otavio Costa. II. Yu, Luis. III. Teixeira, Manoel Jacobsen. IV. Série.

23-85391 CDD: 617.48
CDU: 616.8-089

Gabriela Faray Ferreira Lopes - Bibliotecária - CRB-7/6643

01/08/2023 07/08/2023

TEIXEIRA, M. J.
Série Manual do Médico-Residente do Hospital das Clínicas da Faculdade de Medicina da Universidade de São Paulo – *Volume Neurocirurgia*

Coordenadores da Série

Jose Otavio Costa Auler Junior
Professor Titular da Disciplina de Anestesiologia da Faculdade de Medicina da Universidade de São Paulo (FMUSP).
Diretor da FMUSP (2014-2018).

Luis Yu
Professor Associado de Nefrologia da Faculdade de Medicina da Universidade de São Paulo (FMUSP). Ex-Coordenador-Geral da Comissão de Residência Médica (COREME) da FMUSP.

Editor do Volume

Manoel Jacobsen Teixeira
Professor Titular da Disciplina de Neurocirurgia do Departamento
de Neurologia da Faculdade de Medicina da Universidade de São Paulo (FMUSP).

Colaboradores

Adilson Jose Manuel de Oliveira

Doutorando em Neurologia pela Faculdade de Medicina da Universidade de São Paulo (FMUSP). Neurocirurgião do Centro de Neurociências da Clínica Girassol, em Luanda (Angola). Pesquisador Associado do Centro de Estudos Avançados em Educação e Formação Médica (CEDUMED) da Universidade Agostinho Neto (Luanda). Professor Convidado do Instituto Superior Politécnico de Tecnologia e Ciências (ISPTEC) de Luanda. Integrante do Grupo de Nervos Periféricos do Hospital das Clínicas da Faculdade de Medicina da Universidade de São Paulo (HC-FMUSP).

Aline Veludo

Médica. Residência em Patologia Clínica e Medicina Laboratorial. Atua no Laboratório de Urgências do Instituto do Câncer do Estado de São Paulo (ICESP).

Almir Ferreira de Andrade

Livre-Docente do Departamento de Neurologia da Faculdade de Medicina da Universidade de São Paulo (FMUSP). Coordenador Técnico do Serviço de Saúde da Equipe de Emergência da Divisão de Neurocirurgia do Hospital das Clínicas da Faculdade de Medicina da Universidade de São Paulo (HC-FMUSP).

Ana Paula Selga Bertholo

Graduada pela Escola Superior de Ciências da Santa Casa de Misericórdia de Vitória (EMESCAM). Neurologista no Hospital das Clínicas da Faculdade de Medicina de Ribeirão Preto da Universidade de São Paulo (HC-FMRP/USP). Especialista em Distúrbios do Movimento pelo Hospital das Clínicas da Faculdade de Medicina da Universidade de São Paulo (HC-FMUSP).

André Felix Gentil

Doutor em Ciências pela Faculdade de Medicina da Universidade de São Paulo (FMUSP). Atua no Hospital Israelita Albert Einstein.

Antonio Carlos Lopes

Mestre pelo Departamento de Psiquiatria e Psicologia Médica da Escola Paulista de Medicina da Universidade Federal de São Paulo (EPM-UNIFESP). Doutor pelo Instituto de Psiquiatria do Hospital das Clínicas da Faculdade de Medicina da Universidade de São Paulo (HC-FMUSP). Professor Colaborador e Médico Psiquiatra Assistente do HC-FMUSP.

Antonio Martos Calvo

CEO e Diretor do Departamento de Engenharia da Micromar – Indústria e Comércio (São Paulo).

Antonio Nogueira de Almeida
Doutor pela Faculdade de Medicina da Universidade de São Paulo (FMUSP). Atua no Hospital das Clínicas da Faculdade de Medicina da Universidade de São Paulo (HC-FMUSP) e no Hospital Beneficência Portuguesa.

Antônio Santos de Araújo Júnior
Graduado pela Faculdade de Medicina da Universidade de Brasília (FMUnB). Residência em Neurocirurgia pela Santa Casa de Misericórdia de São Paulo (ISCMSP). Pós-Graduado *lato sensu* em Aperfeiçoamento em Neuro-Oncologia pelo Instituto Sírio-Libanês de Ensino e Pesquisa. *Fellowship* em Neurocirurgia pelo Gesundheit Nordhessen Klinikum Kassel (Alemanha) e pela Universidade de Hiroshima (Japão).

Arthur José Maia Lopes
Neurocirurgião e Especialista em Dor e Neurocirurgia Funcional pelo Hospital das Clínicas da Faculdade de Medicina da Universidade de São Paulo (HC-FMUSP). Neurocirurgião do Instituto RealNeuro, do Real Hospital Português (Recife).

Augusto Saito
Graduado pela Pontifícia Universidade Católica do Paraná (PUC/PR). Residência em Clínica Médica pela Irmandade da Santa Casa de Misericórdia de São Paulo (ISCMSP). Residência em Oncologia Clínica pelo A.C. Camargo Cancer Center. Pós-Graduado em Neuro-Oncologia pelo Instituto do Câncer do Estado de São Paulo (ICESP). Mestre em Oncologia pela Fundação Antônio Prudente e pelo A.C. Camargo Cancer Center.

Bárbara Albuquerque Morais
Neurocirurgiã e Especialista em Neurocirurgia Pediátrica pelo Departamento de Neurologia da Faculdade de Medicina da Universidade de São Paulo (FMUSP). *Fellowship* em Neurocirurgia Pediátrica pelo Acibadem Hastanesi (Istambul). Atua no Hospital da Criança de Goiânia.

Benicio Oton de Lima
Mestre e Doutor em Neurociência pela Universidade de Brasília (UnB). Coordenador de Neurocirurgia Pediátrica do Hospital da Criança de Brasília José Alencar (HCB).

Bernardo Assumpção de Monaco
Doutorando em Neurologia pela Faculdade de Medicina da Universidade de São Paulo (FMUSP). Neurocirurgião na Clínica de Dor e Funcional (São Paulo). *Fellowship* em Neurocirurgia Funcional pela University of Miami (EUA). Membro da Diretoria da Sociedade Brasileira de Neuromodulação (SBNM) e da Associação dos Neurocirurgiões do Estado de São Paulo (SONESP). Membro da Câmara Técnica de Neurologia/Neurocirurgia e Neurologia Infantil do Conselho Regional de Medicina de São Paulo (CREMESP). Atua no Hospital das Clínicas da Faculdade de Medicina da Universidade de São Paulo (HC-FMUSP).

Brasil Chian Ping Jeng
Médico Assistente da Divisão de Neurocirurgia do Hospital das Clínicas da Faculdade de Medicina da Universidade de São Paulo (HC-FMUSP).

Bruno Braga Sisnando da Costa
Fellow e Doutorando do Grupo de Neurocirurgia Vascular e Neurocirurgia da Base do Crânio do Hospital das Clínicas da Faculdade de Medicina da Universidade de São Paulo (HC-FMUSP).

Bruno Monteiro Reis
Neurocirurgião no Hospital das Clínicas da Faculdade de Medicina da Universidade de São Paulo (HC-FMUSP).

Carina França
Graduado pela Universidade Federal do Rio de Janeiro (UFRJ). Doutora pelo Departamento de Neurologia do Hospital das Clínicas da Faculdade de Medicina da Universidade de São Paulo (HC-FMUSP). Neurologista Clínica Especialista em Distúrbios de Movimento no Hospital das Clínicas da Faculdade de Medicina da Universidade de São Paulo (HC-FMUSP).

Carlo Emanuel Petitto
Médico Assistente Voluntário do Instituto da Criança do Hospital das Clínicas da Faculdade de Medicina da Universidade de São Paulo (ICr/HC-FMUSP).

Carlos Henrique Mesquita Peres
Graduado pela Faculdade de Medicina da Universidade de São Paulo (FMUSP). Ex-Diretor da Liga de Neurocirurgia da FMUSP.

Carmen Lisa Jorge
Mestre e Doutora em Neurologia pela Faculdade de Medicina da Universidade de São Paulo (FMUSP). Médica Neurologista e Neurofisiologista Clínica. Médica Responsável pela Unidade de Videoencefalograma (VEEG) do Grupo de Epilepsia da Divisão de Clínica Neurológica do Hospital das Clínicas da Faculdade de Medicina da Universidade de São Paulo (HC-FMUSP).

Cesar Casarolli
Médico Assistente do Grupo de Neurocirurgia Vascular e Neurocirurgia da Base do Crânio do Hospital das Clínicas da Faculdade de Medicina da Universidade de São Paulo (HC-FMUSP).

Christian Brogna
Doutor em Neurociências pela Universidade La Sapienza (Itália). Atua como Neurocirurgião Consultor Principal no Paideia International Hospital (Itália).

Christiane Cobas
Mestre pela Faculdade de Medicina da Universidade de São Paulo (FMUSP). Especialista em Neurologia Infantil e em Neurofisiologia Clínica pela FMUSP. MBA pelo Instituto de Ensino e Pesquisa (Insper).

Cicero Kaiky Andrade Oliveira
Neurologista. Graduado pela Faculdade de Medicina Estácio de Juazeiro do Norte (FMJ).

Clarice Listik
Mestre em Ciências e Doutoranda pelo Departamento de Neurologia do Hospital das Clínicas da Faculdade de Medicina da Universidade de São Paulo (HC-FMUSP). Neurologista e *Fellowship* em Distúrbios do Movimento e Neurogenética no HC-FMUSP.

Clarissa Nascimento
Neurocirurgiã do Grupo de Neurocirurgia Pediátrica do Hospital Sírio-Libanês. Ex-Preceptora de Neurocirurgia da Divisão de Neurocirurgia do Hospital das Clínicas da Faculdade de Medicina da Universidade de São Paulo (HC-FMUSP).

Clemar Corrêa da Silva
Neurocirurgião Assistente do Grupo de Tumores Cerebrais do Hospital das Clínicas da Faculdade de Medicina da Universidade de São Paulo (HC-FMUSP).

Clement Hamani
Professor de Neurocirurgia da Universidade de Toronto, Sunnybrook Research Institute (Canadá).

Cleonisio Leite Rodrigues
Residência Médica e Doutor em Neurologia pela Faculdade de Medicina da Universidade de São Paulo (FMUSP). Especialista em Eletroneuromiografia pela FMUSP. Coordenador do Ambulatório Neuromuscular do Hospital Geral de Fortaleza. Preceptor da Residência Médica de Neurofisiologia Clínica do Hospital Geral de Fortaleza.

Dalmir Melo da Camara
Graduado pela Universidade Federal do Amazonas (UFAM). Residência Médica no Hospital Universitário Getulio Vargas. *Fellow* do Centro de Dor do Departamento de Neurologia do Hospital das Clínicas da Faculdade de Medicina da Universidade de São Paulo (HC-FMUSP).

Daniel Ciampi Araujo de Andrade
Doutor pelo Departamento de Neurologia do Hospital das Clínicas da Faculdade de Medicina da Universidade de São Paulo (HC-FMUSP). Livre-Docente. Professor Associado do Center for Neuroplasticity and Pain, Department of Health Science and Technology da Faculdade de Medicina da Universidade de Aalborg (Dinamarca).

Daniel Dante Cardeal
Neurocirurgião pelo Hospital das Clínicas da Faculdade de Medicina da Universidade de São Paulo (HC-FMUSP).

Davi Jorge Solla
Neurocirurgião e Neurorradiologista Intervencionista. Doutorando em Neurologia pela Universidade de São Paulo (USP).

Débora Romeo Bertola
Mestre e Doutora em Pediatria pelo Hospital das Clínicas da Faculdade de Medicina da Universidade de São Paulo (HC-FMUSP). Médica Assistente na Unidade de Genética do Instituto da Criança do Hospital das Clínicas da Faculdade de Medicina da Universidade de São Paulo (ICr/HC-FMUSP).

Diego da Silveira
Graduado em Medicina pela Faculdade de Ciências Médicas de Minas Gerais (FCM-MG) e em Enfermagem pelo Centro Universitário do Cerrado (Unicerp) de Patrocínio (Minas Gerais). Aperfeiçoamento pelo Programa de Valorização do Profissional da Atenção Básica (Provab) do Ministério da Saúde.

Diego de Angelis Ramos
Residência em Neurocirurgia do Hospital Heliópolis (São Paulo). Neurocirurgião Pediátrico da Santa Casa de Campo Grande (Mato Grosso do Sul). Ex-Neurocirurgião do Programa de Complementação Especializada em Neurocirurgia Pediátrica da Divisão de Neurocirurgia do Hospital das Clínicas da Faculdade de Medicina da Universidade de São Paulo (HC-FMUSP).

Djalma Felipe da Silva Menéndez
Neurocirurgião pela Faculdade de Medicina da Universidade de São Paulo (FMUSP). Médico Colaborador do Grupo de Neurocirurgia Vascular do Hospital das Clínicas da Faculdade de Medicina da Universidade de São Paulo (HC-FMUSP).

Eberval Gadelha Figueiredo
Professor Associado da Disciplina de Neurocirurgia da Faculdade de Medicina da Universidade de São Paulo (FMUSP). Atua no Hospital das Clínicas da Faculdade de Medicina da Universidade de São Paulo (HC-FMUSP).

Eda Zanetti Guertzenstein
Doutora pela Faculdade de Medicina da Universidade de São Paulo (FMUSP). Pós-Doutorado pela Universidade de Londres, Reino Unido. Médica Neuropsiquiatra assistente III da Divisão de Neurocirurgia do Hospital das Clínicas da FMUSP. Médica Neuropsiquiatra do Centro de Atendimento Médico (CAM) da Faculdade de Medicina do Hospital das Clínicas da Universidade de São Paulo (HC-FMUSP). Responsável pelo Ambulatório de Suporte – Transtornos da Regulação Emocional da Divisão de Neurocirurgia do HC-FMUSP.

Eduardo Santamaria Carvalhal Ribas
Doutor em Ciências e Pós-Doutorado pela Faculdade de Medicina da Universidade de São Paulo (FMUSP). Atua no Hospital das Clínicas da Faculdade de Medicina da Universidade de São Paulo (HC-FMUSP) e no Hospital Israelita Albert Einstein.

Eduardo Weltman
Doutor pela Faculdade de Medicina da Universidade de São Paulo (FMUSP). Professor da Disciplina de Radioterapia da Faculdade de Medicina da Universidade de São Paulo (FMUSP). Coordenador Médico do Serviço de Radioterapia do Hospital Israelita Albert Einstein.

Egberto Reis Barbosa
Neurologista. Livre-Docente. Atua na Divisão de Neurologia do Instituto Central do Hospital das Clínicas da Faculdade de Medicina da Universidade de São Paulo (IC/HC-FMUSP).

Eliana Garzon
Doutora em Neurologia pela Faculdade de Medicina da Universidade de São Paulo (FMUSP). Médica Chefe da Divisão de Clínica Neurológica do Hospital das Clínicas da FMUSP.

Eliezer de Abreu Cunha
Graduado pela Faculdade de Medicina da Universidade de São Paulo (FMUSP).

Euripides Miguel
Professor Titular e Chefe Suplente do Departamento de Psiquiatria da Faculdade de Medicina da Universidade de São Paulo (FMUSP).

Evandro César de Souza
Doutor em Neurologia pela Faculdade de Medicina da Universidade de São Paulo (FMUSP). Atua no instituto de Radioterapia e no Instituto do Coração do Hospital das Clínicas da FMUSP e no Hospital Edmundo Vasconcelos.

Fábio Godinho
Mestre e Doutor em Neurociências pelo Instituto de Neurociências da Universidade de Lyon, França. Atua no Hospital das Clínicas da Faculdade de Medicina da Universidade de São Paulo (HC-FMUSP).

Fausto Motta Ferraz
Residência Médica em Radiologia e Diagnóstico por Imagem pelo Instituto de Radiologia do Hospital das Clínicas da Faculdade de Medicina da Universidade de São Paulo (InRad/HC-FMUSP). Pós-Graduado em Neurorradiologia e Radiologia de Cabeça e Pescoço pelo InRad/HC-FMUSP. Médico Assistente de Neurorradiologia do InRad/HC-FMUSP. Neurorradiologista e Radiologista em Cabeça e Pescoço do Grupo Fleury, da Rede D'Or e do United Health Group.

Felipe Hada Sanders
Neurocirurgião Infantil no Hospital das Clínicas da Faculdade de Medicina da Universidade de São Paulo (HC-FMUSP). Especializações pelo Hospital das Clínicas da Faculdade de Medicina da Universidade de São Paulo (HC-FMUSP), pela University of Toronto – SickKids Hospital (Canadá) e pelas University of California e Seattle Science Foundation (EUA).

Fernanda Braga Benatti
Pós-Graduada em Gestão da Saúde. Médica da Equipe de Clínica Médica e Infectologia do Hospital Santa Catarina.

Fernando Campos Gomes Pinto
Professor Livre-Docente de Neurocirurgia da Faculdade de Medicina da Universidade de São Paulo (FMUSP). Médico Assistente do Grupo de Hidrodinâmica da Divisão de Neurocirurgia do Hospital das Clínicas da FMUSP.

Fernando Pereira Frassetto

Graduado pela Faculdade de Medicina da Universidade de São Paulo (FMUSP). Residência Médica em Patologia. Doutor em Ciências pela FMUSP. *Senior Research Associate* em Neurociência pela Ohio State University (EUA).

Flavia Venetucci Gouveia

Graduada pela Faculdade de Medicina da Universidade de São Paulo (FMUSP). Residência Médica em Psiquiatria no Instituto de Psiquiatria do Hospital das Clínicas da Faculdade de Medicina da Universidade de São Paulo (HC-FMUSP). Atendimento Assistencial em Consultório Psiquiátrico. Médica Assistente da Enfermaria de Mulheres e Gestantes Dependentes Químicas no Hospital Lacan. Pós-Doutorado em Neurociências e Saúde Mental. Atua no Hospital for Sick Children (Canadá).

Franklin Bernardes Faraj de Lima

Graduado pela Universidade de Vassouras (RJ). Membro Titular da Sociedade Brasileira de Neurocirurgia (SBN) e Membro Ativo da Sociedade Brasileira de Neurocirurgia Pediátrica (SBNPed). Chefe da Equipe de Neurocirurgia do Hospital Vera Cruz, pertencente ao Grupo Santa Casa. Atua na Santa Casa de Belo Horizonte, no Hospital São Lucas, no Hospital Life Center, no Hospital São Camilo e no Hospital Mater Dei.

Gabriel Reis Sakaya

Neurocirurgião. Especialista em Neurocirurgia Vascular e da Base do Crânio pelo Hospital das Clínicas da Faculdade de Medicina da Universidade de São Paulo (HC-FMUSP). Membro Titular da Sociedade Brasileira de Neurocirurgia (SBN). Atua na Clínica CEM e no Hospital Santa Catarina.

Gabriel Taricani Kubota

Coordenador do Centro de Dor do Departamento de Neurologia do Hospital das Clínicas da Faculdade de Medicina da Universidade de São Paulo (HC-FMUSP). Médico do Centro de Tratamento de Dor do Instituto do Câncer do Estado de São Paulo (ICESP).

Gabriela Alencar Bandeira

Residência Médica em Radiologia e Diagnóstico por Imagem pelo Instituto de Radiologia do Hospital das Clínicas da Universidade de São Paulo (InRad/HC-FMUSP). Pós-Graduada em Neurorradiologia e Radiologia de Cabeça e Pescoço pelo InRad/HC-FMUSP. Neurorradiologista e Radiologista em Cabeça e Pescoço do Grupo Fleury, da Rede D'Or e do United Health Group. Médica Assistente em Neurorradiologia do InRad/HC-FMUSP.

Gilberto Nakagawa

Neurocirurgião. Médico Assistente do Pronto-Socorro de Neurocirurgia do Hospital das Clínicas da Faculdade de Medicina da Universidade de São Paulo (PSNC/HC-FMUSP).

Gilberto Ochman da Silva

Pós-Doutorado pelo Departamento de Anatomia da Faculdade de Medicina da Universidade de São Paulo (FMUSP). Neurocirurgião no Hospital das Clínicas da Faculdade de Medicina da Universidade de São Paulo (HC-FMUSP).

Giovanni Bassetto Delcorso
Graduado pela Faculdade de Medicina da Universidade de São Paulo (FMUSP).

Glaucio Cardoso Pinheiro
Neurocirurgião. Atua no Serviço de Neurocirurgia da Santa Casa de Misericórdia de Tatuí e no Hospital Unimed (Tatuí).

Guilherme Alves Lepski
Professor Livre-Docente do Departamento de Neurologia da Faculdade de Medicina da Universidade de São Paulo (FMUSP). Atua no Hospital das Clínicas da Faculdade de Medicina da Universidade de São Paulo (HC-FMUSP).

Guilherme Carvalhal Ribas
Professor Livre-Docente pelo Departamento de Cirurgia da Faculdade de Medicina da Universidade de São Paulo (FMUSP). Atua no Hospital Israelita Albert Einstein.

Gustavo Correa Lordelo
Médico Residente de Neurocirurgia do Hospital das Clínicas da Faculdade de Medicina da Universidade de São Paulo (HC-FMUSP).

Gustavo Sousa Noleto
Doutor pela Divisão de Neurocirurgia do Departamento de Neurologia da Faculdade de Medicina da Universidade de São Paulo (FMUSP). Neurocirurgião Especializado em Neurocirurgia Funcional. Médico Assistente da Unidade do Sistema Neurológico do Hospital Universitário da Universidade Federal do Piauí (HU-UFPI).

Hamilton Matushita
Professor Livre-Docente na Faculdade de Medicina da Universidade de São Paulo (FMUSP). Atua na Divisão de Neurocirurgia do Hospital das Clínicas da Faculdade de Medicina da Universidade de São Paulo (HC-FMUSP).

Helder Picarelli
Mestre em Neuro-Oncologia pelo Instituto de Ensino e Pesquisa (IEP) do Hospital Sírio-Libanês. Doutor e Pós-Doutorado pela Faculdade de Medicina da Universidade de São Paulo (FMUSP). Neurocirurgião do Instituto do Câncer do Estado de São Paulo (ICESP). Professor Colaborador da Faculdade de Medicina da Universidade de São Paulo (FMUSP). Atua no Hospital das Clínicas da Faculdade de Medicina da Universidade de São Paulo (HC-FMUSP).

Henrique dos Santos Nascimento
Médico Anestesiologista Assistente da Divisão de Anestesia do Departamento de Cirurgia do Hospital das Clínicas da Faculdade de Medicina da Universidade de São Paulo (HC-FMUSP). Integrante da Equipe do Prof. Dr. Hamilton Matushita.

Henrique Oliveira Martins
Graduado pela Universidade Federal do Amazonas (UFAM). Mestre em Ciências da Saúde pelo Programa de Pós-Graduação em Ciências da Saúde da Universidade Federal do Amazonas (PPGCIS-UFAM). Neurocirurgião no Hospital Universitário Getulio Vargas (HUGV) (Manaus). Especialista em Cérebro e Coluna pela DFV Neuro (Hospital Sírio-Libanês e Hospital Alemão Osvaldo Cruz). Membro Titular da Sociedade Brasileira de Neurocirurgia (SBN).

Igor Araújo Ferreira da Silva

Graduado pela Universidade Federal do Amazonas (UFAM). Residência Médica em Neurocirurgia no Hospital das Clínicas da Faculdade de Medicina da Universidade de São Paulo (HC-FMUSP). Médico do Pronto-Socorro do Hospital das Clínicas da Faculdade de Medicina da Universidade de São Paulo (PS/HC-FMUSP). Especialista em Cirurgia de Coluna pelo Departamento de Neurocirurgia do Hospital das Clínicas da Faculdade de Medicina da Universidade de São Paulo (HC-FMUSP). Engenheiro Mecânico pelo Instituto de Tecnologia do Amazonas (UTAM).

Igor Lima Maldonado

Doutor em Ciências pela Universidade de Montpellier (França). Atua no Serviço de Neurocirurgia do Centre Hospitalier Régional Universitaire de Tours e da Unité Inserm Imagerie et Cerveau, Université de Tours (França).

Iuri Santana Neville

Doutor e Pós-Doutorado pela Faculdade de Medicina da Universidade de São Paulo (FMUSP). Neurocirurgião no Hospital das Clínicas da Faculdade de Medicina da Universidade de São Paulo (HC-FMUSP). Coordenador do Serviço de Neurocirurgia Oncológica do Instituto do Câncer do Estado de São Paulo (ICESP).

Jefferson Rosi Junior

Mestre e Doutor pelo Hospital das Clínicas da Faculdade de Medicina da Universidade de São Paulo (HC-FMUSP). Médico Assistente do HC-FMUSP. Médico Plantonista da Neurocirurgia de Emergência do Conjunto Hospitalar do Mandaqui. Membro Titular da Sociedade Brasileira de Neurocirurgia (SBN).

João Gustavo Rocha Peixoto dos Santos

Residência em Neurocirurgia no Hospital das Clínicas da Faculdade de Medicina da Universidade de São Paulo (HC-FMUSP). Médico Neurocirurgião do Hospital Metropolitano de Alagoas (HMA). Coordenador de Neurocirurgia Pediátrica da Santa Casa de Maceió.

João Paulo Mota Telles

Doutorando em Neurologia pela Faculdade de Medicina da Universidade de São Paulo (FMUSP). Médico Residente de Neurologia do Hospital das Clínicas da Faculdade de Medicina da Universidade de São Paulo (HC-FMUSP).

João Paulo Souza de Castro

Residente da Disciplina de Neurocirurgia do Hospital das Clínicas da Faculdade de Medicina da Universidade de São Paulo (HC-FMUSP).

Jorge Dornellys da Silva Lapa

Graduado pela Universidade Federal de Sergipe (UFS). Residência em Neurocirurgia no Hospital de Cirurgia (SE). Residência em Dor e Neurologia no Hospital das Clínicas da Faculdade de Medicina da Universidade de São Paulo (HC-FMUSP). *Fellowship* em Neurocirurgia Funcional e Doutorando pelo Departamento de Neurologia do HC-FMUSP.

Jorge Wladimir Junqueira Bizzi
Professor Adjunto de Neurocirurgia da Faculdade de Medicina da Universidade Federal do Rio Grande do Sul (FMUFGRS).

José Francisco Manganelli Salomao
Mestre e Doutor pelo Departamento de Neurocirurgia da Escola Paulista de Medicina da Universidade Federal de São Paulo (EPM-UNIFESP). Coordenador de Neurocirurgia Pediátrica do Instituto Fernandes Figueira, da Fundação Oswaldo Cruz (IFF/Fiocruz).

Jose Guilherme Mendes Pereira Caldas
Professor Livre-Docente e Diretor Clínico do Instituto de Radiologia do Hospital das Clínicas da Faculdade de Medicina da Universidade } de São Paulo (InRad/HC-FMUSP).

José Luzio (*in memoriam*)
Professor Associado da Disciplina de Neurocirurgia da Faculdade de Medicina da Universidade de São Paulo (FMUSP).

José Renato Felix Bauab
Neurologista e Neurofisiologista Clínico do Hospital do Coração (Hcor). Atua no Hospital Sírio-Libânes.

Kleber Paiva Duarte
Neurocirurgião. Coordenador da Neurocirurgia Funcional da Divisão de Neurocirurgia do Hospital das Clínicas da Faculdade de Medicina da Universidade de São Paulo (HC-FMUSP). Neurocirurgião do Grupo de Dor e de Coluna do Instituto do Câncer do Estado de São Paulo (ICESP).

Klever Forte de Oliveira
Residente de Neurocirurgia. Membro do Grupo de Estudo e Pesquisas em Neurocirurgia Funcional da Divisão de Neurocirurgia do Hospital das Clínicas da Faculdade de Medicina da Universidade de São Paulo (HC-FMUSP).

Leandro Tavares Lucato
Professor Livre-Docente no Departamento de Radiologia e Oncologia da Faculdade de Medicina da Universidade de São Paulo (FMUSP). Coordenador do Departamento de Neurorradiologia Diagnóstica do Instituto de Radiologia do Hospital das Clínicas da Universidade de São Paulo (InRad/HC-FMUSP). Médico Sênior da Equipe de Neurorradiologia do Grupo Fleury.

Leila Maria Da Róz
Graduada pela Faculdade de Medicina da Universidade de São Paulo (FMUSP). Doutora Sanduíche pela Faculdade de Medicina da Universidade de São Paulo (FMUSP) e Universidade da Flórida sob supervisão do Prof. Rhoton. Especialista em Neurocirurgia pelo Hospital das Clínicas da Faculdade de Medicina da Universidade de São Paulo (HC-FMUSP) e Radiocirurgia pelo Hôpital de la Timone Marseille (França). Médica Assistente do Hospital das Clínicas da Faculdade de Medicina da Universidade de São Paulo (HC-FMUSP).

Leonardo Christiaan Welling

Neurocirurgião. Residência em Neurocirurgia no Hospital Federal dos Servidores do Estado do Rio de Janeiro (HFSE-RJ). Doutor em Ciências Médicas e Pós-Doutorado em Neurologia pela Faculdade de Medicina da Universidade de São Paulo (FMUSP). Especialista em Neurointensivismo pelo Hospital Sírio-Libanês (São Paulo). *Fellowship* em Microneurocirurgia no Hospital Beneficência Portuguesa (BP). Professor Adjunto da Universidade Estadual de Ponta Grossa (UEPG). Preceptor da Residência Médica em Neurologia do Hospital Universitário Regional dos Campos Gerais. *Observership in Vascular Neurosurgery* em Helsinki (Finlândia). Membro Titular da Sociedade Brasileira de Neurocirurgia (SBN). Membro do Congress of Neurological Surgeons (EUA).

Leticia Zimerman Bizzi

Residente de Clínica Médica no Hospital Universitário de Canoas da Universidade Luterana do Brasil, Rio Grande do Sul.

Lilian Maria Cristofani

Professora Doutora no Departamento de Pediatria do Hospital das Clínicas da Faculdade de Medicina da Universidade de São Paulo (HC-FMUSP). Atua no Instituto de Tratamento do Câncer Infantil (ITACI) e no Instituto da Criança do Hospital das Clínicas da Faculdade de Medicina da Universidade de São Paulo (ICr/HC-FMUSP).

Lin Tchia Yeng

Fisiatra. Mestre e Doutora pela Faculdade de Medicina da Universidade de São Paulo (FMUSP). Responsável pelo Grupo de Dor do Instituto de Ortopedia e Traumatologia do Hospital das Clínicas da Faculdade de Medicina da Universidade de São Paulo (IOT/HC-FMUSP). Coordenadora do Curso Interdisciplinar de Dor da Faculdade de Medicina da Universidade de São Paulo (FMUSP).

Louise Makarem Oliveira

Graduada pela Universidade Federal do Amazonas (UFAM). Residente de Neurologia do Hospital das Clínicas da Faculdade de Medicina de Ribeirão Preto da Universidade de São Paulo (HC-FMRP/USP).

Luana Lima Bulgarelli

Graduada pela Faculdade Israelita de Ciências da Saúde Albert Einstein (FICSAE).

Lucas Cauê Jacintho

Graduado pela Faculdade de Medicina da Universidade de São Paulo (FMUSP). Atua no Laboratório de Imunologia do Instituto do Coração (InCor).

Lucas Martins de Exel Nunes

Fisiatra e Neurofisiologista pela Faculdade de Medicina da Universidade de São Paulo (FMUSP). Doutorando em Neurologia pela FMUSP. Membro do Grupo de Dor. Atua no Hospital das Clínicas da Faculdade de Medicina da Universidade de São Paulo (HC-FMUSP).

Luciana Delboni Taricco

Graduada pela Faculdade de Medicina da Universidade de São Paulo (FMUSP). Residência em Clínica Médica no Hospital das Clínicas da Faculdade de Medicina da Universidade de São Paulo (HC-FMUSP) e em Fisiatria pela Associação de Assistência à Criança Deficiente (AACD).

Luciana Mendonça Barbosa

Neurologista. Residência Médica em Dor pela Faculdade de Medicina da Universidade de São Paulo (FMUSP). Doutoranda em Neurologia pela FMUSP. Professora da Universidade Católica de Brasília (UCB). Coordenadora da Pós-Graduação em Cuidados ao Paciente com Dor do Hospital Sírio-Libanês (Brasília). Coordenadora do Departamento Científico de Dor da Academia Brasileira de Neurologia (ABN).

Luís Filipe de Souza Godoy

Especialista em Radiologia e Diagnóstico por Imagem pelo Colégio Brasileiro de Radiologia e Diagnóstico por Imagem (CBR). Certificado de atuação em Neurorradiologia pela Sociedade Brasileira de Neurorradiologia Diagnóstica e Terapêutica (SBNR). Atua no Hospital Israelita Albert Einstein, nos Institutos de Radiologia e de Psiquiatria do Hospital das Clínicas da Faculdade de Medicina da Universidade de São Paulo (HC-FMUSP) e no United Health Group. Coordenador da Ressonância Magnética no Instituto de Psiquiatria do Hospital das Clínicas da Faculdade de Medicina da Universidade de São Paulo (HC-FMUSP).

Luiz Henrique Sandon

Neurocirurgião. *Ex-Fellow* em Cirurgia de Coluna Vertebral pela Divisão de Neurocirurgia do Departamento de Neurologia da Faculdade de Medicina da Universidade de São Paulo (FMUSP).

Malebranche Berardo Carneiro da Cunha Neto

Endocrinologista. Assistente do Grupo de Hipófise da Divisão de Neurocirurgia do Hospital das Clínicas da Faculdade de Medicina da Universidade de São Paulo (HC-FMUSP).

Manuelina Mariana Capellari Macruz Brito

Residência em Neurologia no Hospital de Base de São José do Rio Preto. Especialista em Distúrbios do Movimento pelo Hospital das Clínicas da Faculdade de Medicina de Ribeirão Preto da Universidade de São Paulo (HC-FMRP/USP). Neurologista do Grupo de Distúrbios do Movimento e Neurologia Comportamental do HC-FMRP/USP.

Marcelo Prudente do Espirito Santo

Neurocirurgião da Divisão de Clínica Neurocirúrgica do Hospital das Clínicas da Faculdade de Medicina da Universidade de São Paulo (HC-FMUSP). Coordenador do Grupo de Neurocirurgia da Base do Crânio do HC-FMUSP.

Marcelo Zimerman Bizzi
Graduado pela Pontifícia Universidade Católica do Rio Grande do Sul (PUC/RS).

Marcus Yu Bin Pai
Doutor em Ciências pela Universidade de São Paulo (USP). Fisiatra com Atuação em Dor no Hospital das Clínicas da Faculdade de Medicina da Universidade de São Paulo (HC-FMUSP).

Maria Luiza Amaral Kracik
Neurologista. Atua no Hospital Santa Isabel (Santa Catarina).

Mariana Soffientini
Neurologista Infantil pela Universidade Federal do Rio de Janeiro (UFRJ). Especialista em Neurologia Infantil pela Academia Brasileira de Neurologia (ABN). Atua na Clínica de Neurologia e Desenvolvimento Infantil de Ipanema (CLINIP).

Mario Gilberto Siqueira
Doutor pela Faculdade de Medicina da Universidade de São Paulo (FMUSP). Membro do Grupo de Cirurgia de Nervos Periféricos da Disciplina de Neurocirurgia do Hospital das Clínicas da Faculdade de Medicina da Universidade de São Paulo (HC-FMUSP).

Mario Minor Murakami Junior
Graduado pela Faculdade de Medicina da Universidade de São Paulo (FMUSP). Presidente da Liga de Neurocirurgia do Hospital das Clínicas da Faculdade de Medicina da Universidade de São Paulo (HC-FMUSP).

Mario Moraes Lima Neto
Neurocirurgião pela Santa Casa de São Paulo. Neurocirurgião do Instituto de Neurocirurgia do Estado de São Paulo (INEC-SP).

Martha Natalia Burgos Morales
Neurocirurgiã pela Faculdade de Medicina da Universidade de São Paulo (FMUSP). Médica pela Universidad Católica de Santiago de Guayaquil (Equador). Atua no Hospital Eugenio Espejo e no Hospital Metropolitano (Equador).

Matheus Deltreggia
Graduado pela Universidade de Mogi das Cruzes. Especialista em Neurocirurgia pelo Hospital Universitário da Pontifícia Universidade Católica de Campinas. Especialista em Tratamento da Dor pelo Hospital das Clínicas da Faculdade de Medicina da Universidade de São Paulo (HC-FMUSP).

Matheus Fernandes de Oliveira
Doutor em Neurologia pelo Hospital das Clínicas da Faculdade de Medicina da Universidade de São Paulo (HC-FMUSP). Neurocirurgião da Sociedade Brasileira de Neurocirurgia (SBN) no Instituto de Assistência Médica ao Servidor Público Estadual (IAMSPE) e na Clínica DFV Neuro (São Paulo).

Matheus Miranda Mendes
Neurocirurgião no Hospital das Clínicas da Faculdade de Medicina da Universidade de São Paulo (HC-FMUSP). Médico Voluntário do Grupo de Hidrodinâmica Cerebral do HC-FMUSP.

Matheus Moreli Porceban
Médico Preceptor da Residência de Neurocirurgia do Hospital das Clínicas da Faculdade de Medicina da Universidade de São Paulo (HC-FMUSP).

Matheus Schmidt Soares
Residência Médica no Hospital das Clínicas da Faculdade de Medicina da Universidade de São Paulo (HC-FMUSP). Doutor pelo Departamento de Neurologia da FMUSP. Neurocirurgião da Santa Casa de Misericórdia de Passos (Minas Gerais). Professor da Faculdade de Medicina da Universidade Prof. Edson Antônio Velano (Unifenas). Ex-Preceptor da Faculdade de Medicina da FMUSP.

Maurício Mandel
Professor Assistente da Cleveland Clinic Lerner College of Medicine (EUA).

Mirella Martins Fazzito
Especialista pela Academia Brasileira de Neurologia (ABN). Neurologista na Clínica Araújo e Fazzito.

Nícollas Nunes Rabelo
Fellow e Doutorando do Grupo de Neurocirurgia Vascular e Neurocirurgia da Base do Crânio do Hospital das Clínicas da Faculdade de Medicina da Universidade de São Paulo (HC-FMUSP).

Nina Rosa de Castro Musolino
Doutora em Endocrinologia e Metabologia pela Faculdade de Medicina da Universidade de São Paulo (FMUSP). Médica III da Divisão de Neurocirurgia do Hospital das Clínicas da Faculdade de Medicina da Universidade de São Paulo (HC-FMUSP). Atendimento Assistencial e Pesquisa Clínica no Grupo de Hipófise.

Patrícia Bailão Aguilar
Doutora pela Faculdade de Medicina da Universidade de São Paulo (FMUSP).

Paulo Abdo do Seixo Kadri
Doutor pela Faculdade de Medicina da Universidade de São Paulo (FMUSP) e pela Universidade Federal do Mato Grosso do Sul (UFMS). *Research Fellow* no Departamento de Neurocirurgia do Brigham & Women's Hospital da Harvard Medical School (EUA).

Paulo Cesar Floriano da Silva

Graduado pela Universidade Federal de Mato Grosso do Sul (UFMS). Infectologista no Instituto de Infectologia Emílio Ribas, no Hospital Metropolitano Lapa (Rede Américas) e no Hospital São Luiz – Rede D'Or (Osasco).

Paulo Ricardo Correia Soares

Ex-Fellow em Cirurgia de Coluna Vertebral pela Divisão de Neurocirurgia do Departamento de Neurologia da Faculdade de Medicina da Universidade de São Paulo (FMUSP).

Paulo Sérgio Sarkis de Cerqueira Dias

Mestre em Neurologia pela Faculdade de Medicina da Universidade de São Paulo (FMUSP). Professor Adjunto da Universidade Federal de Mato Grosso do Sul (UFMS). Ex-Assistente da Disciplina de Neurocirurgia do Hospital das Clínicas da Faculdade de Medicina da Universidade de São Paulo (HC-FMUSP).

Pedro Henrique Martins da Cunha

Neurocirurgião pela Fundação Hospitalar do Estado de Minas Gerais (FHEMIG) – Hospitais João XXIII e Felício Rocho. Doutorando pelo Departamento de Neurologia da Faculdade de Medicina da Universidade de São Paulo (FMUSP). Membro da Sociedade Brasileira de Neurocirurgia (SBN) e da Sociedade Brasileira para o Estudo da Dor (SBED). Médico da Dor pelo Departamento de Neurologia da Faculdade de Medicina da Universidade de São Paulo (FMUSP).

Renata Harumi Gobbato Yamashita

Neurocirurgiã e Preceptora de Neurocirurgia do Hospital das Clínicas da Faculdade de Medicina da Universidade de São Paulo (HC-FMUSP).

Ricardo Boccatto de Oliveira

Fisiatra e Especialista em Dor pela Faculdade de Medicina da Universidade de São Paulo (FMUSP). Fisiatra Assistente do Grupo de Dor do Instituto de Ortopedia e Traumatologia do Hospital das Clínicas da Faculdade de Medicina da Universidade de São Paulo (IOT/HC-FMUSP).

Ricardo Ferrareto Iglesio

Doutor pela Universidade de São Paulo (USP). Neurocirurgião Assistente do Hospital das Clínicas da Faculdade de Medicina da Universidade de São Paulo (HC-FMUSP). Atua no Instituto do Câncer do Estado de São Paulo (ICESP) e no Grupo de Neurocirurgia Funcional do HC-FMUSP.

Ricardo Moscardi

Neurocirurgião e Preceptor dos Residentes de Neurocirurgia do Hospital das Clínicas da Faculdade de Medicina da Universidade de São Paulo (HC-FMUSP).

Ricardo Nogueira
Doutor em Neurologia pela Faculdade de Medicina da Universidade de São Paulo (FMUSP). Neurologista Assistente do Departamento de Neurologia Clínica e Coordenador do Laboratório de Neurossonologia do Hospital das Clínicas da Faculdade de Medicina da Universidade de São Paulo (HC-FMUSP).

Ricardo Souza Nani
Graduado pela Faculdade de Medicina da Universidade de São Paulo (FMUSP). Residência em Cirurgia Geral e Anestesiologia no Hospital das Clínicas da Faculdade de Medicina da Universidade de São Paulo (HC-FMUSP). Especialista em Anestesiologia pelas Sociedade Brasileira de Anestesiologia (SBA) e Associação Médica Brasileira (AMB). Titulação Superior em Anestesiologia pela Sociedade Brasileira de Anestesiologia (SBA). Sócio da Lótus – Serviços Médicos em Anestesiologia.

Roberto Sergio Martins
Livre-Docente do Departamento de Neurologia da Faculdade de Medicina da Universidade de São Paulo (FMUSP). Membro do Grupo de Cirurgia de Nervos Periféricos da Disciplina de Neurocirurgia do Hospital das Clínicas da Faculdade de Medicina da Universidade de São Paulo (HC-FMUSP).

Robson Luis Oliveira de Amorim
Livre-Docente de Neurocirurgia da Faculdade de Medicina da Universidade de São Paulo (FMUSP). Professor das Pós-Graduações do Departamento de Neurologia da FMUSP e Ciências da Saúde da Universidade Federal do Amazonas (UFAM). Supervisor da Residência Médica em Neurocirurgia do Hospital Universitário Getulio Vargas da Universidade Federal do Amazonas (HUGV-UFAM). Chefe do Serviço de Neurocirurgia do Hospital Adventista de Manaus. Membro Titular da Sociedade Brasileira de Neurocirurgia (SBN) e da Academia Brasileira de Neurocirurgia (ABNc).

Rodolfo Casimiro Reis
Neurocirurgião do Instituto de Assistência Médica ao Servidor Público Estadual (IAMSPE). Assistente do Grupo de Hidrodinâmica Cerebral do Hospital das Clínicas da Faculdade de Medicina da Universidade de São Paulo (HC-FMUSP).

Rodrigo Kei Kuromoto
Residente de Neurocirurgia do Hospital das Clínicas da Faculdade de Medicina da Universidade de São Paulo (HC-FMUSP).

Roger Schmidt Brock
Doutor pela Faculdade de Medicina da Universidade de São Paulo (FMUSP). Diretor Técnico da Divisão de Neurocirurgia e Chefe do Grupo de Patologias da Coluna e Medula Espinal do Hospital das Clínicas da Faculdade de Medicina da Universidade de São Paulo (HC-FMUSP). Membro da Equipe DFV Neuro (São Paulo).

Rubens Gisbert Cury
Neurologista. Doutor em Ciências e Pós-Doutorado em Neurologia pela Faculdade de Medicina da Universidade de São Paulo (FMUSP).

Saul Almeida da Silva

Neurocirurgião. Pós-Doutorado pela Faculdade de Medicina da Universidade de São Paulo (FMUSP). Diretor do Serviço de Neurocirurgia de Emergência do Hospital das Clínicas da Faculdade de Medicina da Universidade de São Paulo (HC-FMUSP). Médico Assistente da Divisão de Neurocirurgia do HC-FMUSP.

Sergio Brasil

Mestre, Doutor e Pós-Doutorado pelo Departamento de Neurologia do Hospital das Clínicas da Faculdade de Medicina da Universidade de São Paulo (HC-FMUSP). Especialista em Neurossonologia e Cuidados Neurocríticos e Termologia Médica pela Faculdade de Medicina da Universidade de São Paulo (FMUSP). Médico com atuação em Neurocirurgia e Neurossonologia Vascular. Atividade Acadêmica e Pesquisa em Complacência Intracraniana e Hemodinâmica Encefálica no Laboratório de *Doppler* Transcraniano do HC-FMUSP.

Sergio Rosemberg

Doutor pela Pontifícia Universidade Católica de São Paulo (PUC/SP). Professor Titular Aposentado e Colaborador Sênior do Departamento de Patologia da Faculdade de Medicina da Universidade de São Paulo (FMUSP). Professor Titular do Departamento de Pediatria da Faculdade de Ciências Médicas da Santa Casa de São Paulo.

Silvia Mónica Cárdenas Prado

Pós-Graduada em Neurointensivismo. Doutoranda pelo Departamento de Neurologia do Hospital das Clínicas da Faculdade de Medicina da Universidade de São Paulo (HC-FMUSP). Especialista em Terapia Intensiva pela Associação de Medicina Intensiva Brasileira (AMIB). Médica Assistente da Emergência do Hospital Ermelino Matarazzo. Supervisora da UTI do HC-FMUSP. Atua no Instituto de Psiquiatria do Hospital das Clínicas da Faculdade de Medicina da Universidade de São Paulo (IPQ/HC-FMUSP).

Stephanie Toscano Kasabkojian

Graduada pela Faculdade de Medicina da Universidade de São Paulo (FMUSP). Residência em Psiquiatria no Instituto de Psiquiatria do Hospital das Clínicas da Faculdade de Medicina da Universidade de São Paulo (HC-FMUSP). Atendimento Assistencial em Consultório Psiquiátrico. Médica Assistente da Enfermaria de Mulheres e Gestantes Dependentes Químicas no Hospital Lacan.

Thales Bhering Nepomuceno

Médico Assistente do Grupo de Neurocirurgia Vascular e Neurocirurgia da Base do Crânio no Hospital das Clínicas da Faculdade de Medicina da Universidade de São Paulo (HC-FMUSP). Plantonista do Pronto-Socorro da Neurocirurgia do Hospital das Clínicas da Faculdade de Medicina da Universidade de São Paulo (PSNC/HC-FMUSP). Neurocirurgião do Hospital do Servidor Público Municipal de São Paulo (HSPM-SP). Membro Titular da Sociedade Brasileira de Neurocirurgia (SBN) e do Grupo de Tumor de Base de Crânio da Disciplina de Neurocirurgia do HC-FMUSP.

Valquíria Aparecida da Silva
Enfermeira pela Universidade de Guarulhos (UnG). Especialista em Tratamento Interdisciplinar de Dor pela Faculdade de Medicina da Universidade de São Paulo (FMUSP) e em Pesquisa Clínica pela Invitare. Aperfeiçoamento em Neuromodulação pela Escola de Educação Permanente da Universidade de São Paulo (EEP-USP). Mestre em Ciências e Doutoranda em Neurologia pela Faculdade de Medicina da Universidade de São Paulo (FMUSP). Atua no Hospital das Clínicas da Faculdade de Medicina da Universidade de São Paulo (HC-FMUSP).

Valter Angelo Sperling Cescato
Doutor em Neurocirurgia. Médico Assistente do Grupo de Hipófise da Divisão de Neurocirurgia do Hospital das Clínicas da Faculdade de Medicina da Universidade de São Paulo (HC-FMUSP).

Vinícius Monteiro de Paula Guirado
Neurocirurgião Titular da Sociedade Brasileira de Neurocirurgia (SBN). Mestre em Medicina Preventiva pela Faculdade de Medicina da Universidade de São Paulo (FMUSP). Pós-Graduações em Dor e em Cirurgia da Coluna Vertebral e Medular Espinal pelo Hospital das Clínicas da Faculdade de Medicina da Universidade de São Paulo (HC-FMUSP). *Master of Business Administration* pela Escola Superior de Agricultura Luiz de Queiroz, da Universidade de São Paulo (USP).

Vinícius Trindade Gomes da Silva
Neurocirurgião no Hospital das Clínicas da Faculdade de Medicina da Universidade de São Paulo (HC-FMUSP). Médico Assistente do Grupo de Neurocirurgia Vascular e Neurocirurgia da Base do Crânio do HC-FMUSP.

Vitor Nagai Yamaki
Neurocirurgião e Preceptor dos Residentes de Neurocirurgia do Hospital das Clínicas da Faculdade de Medicina da Universidade de São Paulo (HC-FMUSP).

Vitor Salviato Nespoli
Neurocirurgião. Médico Assistente da Divisão de Neurocirurgia do Hospital das Clínicas da Faculdade de Medicina da Universidade de São Paulo (HC-FMUSP).

Walter Nelson Cartagena Miranda
Especialista em Medicina Intensiva, Clínica Médica, Medicina de Urgência e Medicina do Tráfego. Médico Assistente da Unidade de Terapia Intensiva do Instituto de Psiquiatria do Hospital das Clínicas da Faculdade de Medicina da Universidade de São Paulo (IPQ/HC-FMUSP), da UTI do Hospital Heliópolis e da UTI e Emergência do Hospital Regional de Cotia.

Wellingson Silva Paiva
Doutor e Livre-Docente. Orientador pleno do Programa de Pós-Graduação do Departamento de Neurologia da Faculdade de Medicina da Universidade de São Paulo (FMUSP). Médico Assistente da Divisão de Neurocirurgia do Hospital das Clínicas da Faculdade de Medicina da Universidade de São Paulo (HC-FMUSP).

Wen Hung Tzu
Livre-Docente do Departamento de Neurologia da Faculdade de Medicina da Universidade de São Paulo (FMUSP). Atua no Hospital das Clínicas da Faculdade de Medicina da Universidade de São Paulo (HC-FMUSP).

Wilber Antonio Pino Illanes
Graduado pela Universidad Mayor de San Simón (Bolívia). Atua no Laboratório de Neurossonologia do Hospital das Clínicas da Faculdade de Medicina da Universidade de São Paulo (HC-FMUSP).

William Gemio Jacobsen Teixeira
Doutor pela Faculdade de Medicina da Universidade de São Paulo (FMUSP). Coordenador do Grupo de Coluna do Instituto do Câncer do Estado de São Paulo (ICESP). Atua no Hospital das Clínicas da Faculdade de Medicina da Universidade de São Paulo (HC-FMUSP).

Wladimir Nadalin
Doutor em Patologia pela Faculdade de Medicina da Universidade de São Paulo (FMUSP). Professor Assistente da Universidade de São Paulo (USP), atuando nos segmentos de Radioterapia, Braquiterapia, Neoplasias e Câncer.

Yuri Estevam Bandeira
Neurocirurgião no Hospital das Clínicas da Faculdade de Medicina da Universidade de São Paulo (HC-FMUSP).

Apresentação da Série

A *Série Manual do Médico-Residente do Hospital das Clínicas da Faculdade de Medicina da Universidade de São Paulo (HCFMUSP)*, em parceria com a conceituada editora médica Atheneu, foi criada como uma das celebrações ao centenário da Faculdade de Medicina. Trata-se de uma justa homenagem à instituição e ao hospital onde a residência médica foi criada, em 1944. Desde então, a residência médica do HCFMUSP vem se ampliando e aprimorando, tornando-se um dos maiores e melhores programas de residência médica do país. Atualmente, os programas de residência médica dessa instituição, abrangem quase todas as especialidades e áreas de atuação, totalizando cerca de 1.700 médicos-residentes em treinamento.

A despeito da grandeza dos programas de residência médica, há uma preocupação permanente da instituição com a qualidade do ensino, da pesquisa e da assistência prestada por nossos residentes. O HCFMUSP, maior complexo hospitalar da América Latina, oferece um centro médico-hospitalar amplo, bem estruturado e moderno, com todos os recursos diagnósticos e terapêuticos para o treinamento adequado dos residentes. Além disso, os residentes contam permanentemente com médicos preceptores exclusivos, médicos-assistentes e docentes altamente capacitados para o ensino da prática médica.

Esta série visa à difusão dos conhecimentos gerados na prática médica cotidiana e na assistência médica qualificada praticada pelos professores e assistentes nas diversas áreas do HCFMUSP.

Este *Manual do Médico-Residente de Neurocirurgia*, editado pelo Prof. Dr. Manoel Jacobsen Teixeira, Professor Titular de Neurocirurgia e Coordenador do Programa de Residência Médica em Neurocirurgia da FMUSP, aborda os fundamentos essenciais da Neurocirurgia, desde a anatomia do sistema nervoso, incluindo-se a avaliação do doente neurocirúrgico, neurocirurgia dos diversos componentes do sistema nervoso, neuro-oncologia e procedimentos neurocirúrgicos na emergência e na UTI. Os capítulos foram escritos por diversos especialistas e professores do HCFMUSP, de forma prática e didática, que certamente despertará o interesse dos médicos residentes de Neurocirurgia e dos neurocirurgiões interessados numa revisão ampla e atual.

O *Manual do Médico-Residente em Neurocirurgia*, seguramente se constituirá em mais um êxito editorial, somando-se aos bem-sucedidos lançamentos anteriores desta *Série Manual do Médico-Residente do Hospital das Clínicas da Faculdade de Medicinada Universidade de São Paulo (HCFMUSP).*

Jose Otavio Costa Auler Junior
Luis Yu
Coordenadores da Série

Prefácio

O *Manual do Médico-Residente de Neurocirurgia* faz parte da *Série Manual do Médico-Residente do Hospital das Clínicas da Faculdade de Medicina da Universidade de São Paulo (HC-FMUSP)*, em parceria com a Atheneu, destacada editora na área médica. A residência médica no Brasil foi criada em 1945, no HC-FMUSP, ano seguinte à sua inauguração. Ao longo do tempo, tornou-se o maior e melhor centro de treinamento de residentes do país. Atualmente, são cerca de 1.700 médicos nos programas de residência que incluem quase todas as especialidades e áreas de atuação.

A Neurocirurgia assiste doentes em condições complexas e vitais. O tratamento tem como objetivo manter as capacidades produtivas e cognitivas dos pacientes ou até mesmo restabelecê-las. As condições tratadas vão desde malformações congênitas neonatais, tumores, problemas vasculares cranianos e doenças da coluna a traumatismo na cabeça e coluna, considerados as principais causas de mortalidade por traumas na atualidade.

O professor Manoel Jacobsen Teixeira, excepcional neurocirurgião que alia a prática clínica à pesquisa e ao ensino, elaborou o *Manual do Médico-Residente de Neurocirurgia* destacando os conhecimentos baseados em evidências e as recentes diretrizes das principais subespecialidades da Neurocirurgia. Os 161 capítulos, escritos de forma sucinta e dinâmica, permitirão a consulta rápida da abordagem neurocirúrgica atualizada durante o atendimento do doente no ambulatório, internado na enfermaria, na emergência, no centro cirúrgico e na unidade de terapia intensiva.

Parabenizamos os editores e a editora Atheneu pelo *Manual do Residente de Neurocirurgia*, um instrumento que orienta a assistência de qualidade aos doentes neurocirúrgicos. Estamos convencidos de que o uso contínuo deste manual pelo residente e neurocirurgiões contribuirá em muito para a excelência das atividades assistenciais.

Edivaldo Massazo Utiyama
Vice-Diretor Clínico do Hospital das Clínicas da Faculdade de Medicina da Universidade de São Paulo (HC-FMUSP)

Eloisa Silva Dutra de Oliveira Bonfá
Diretora Clínica do Hospital das Clínicas da Faculdade de Medicina da Universidade de São Paulo (HC-FMUSP)

Apresentação do Volume

Este volume é mais uma contribuição da Disciplina de Neurocirurgia do Departamento de Neurologia da Faculdade de Medicina da Universidade de São Paulo à cultura médica no nosso país. Constitui-se de uma coletânea de 161 capítulos de referência rápida que versam de modo conciso, compacto e abrangente sobre temas minuciosamente selecionados, transladando desde o histórico e a organização da Disciplina de Neurocirurgia às mais destacadas conquistas incorporadas à educação e à prática da Clínica e da Técnica Neurocirúrgica. Reunidos sequencialmente, os temas contemplam as etapas essenciais para a formação e o exercício da especialidade.

Os textos foram elaborados e apresentados de modo objetivo e em linguagem clara, a fim de que os leitores possam ter facilmente esclarecidas e assimiladas as essências, os avanços recentes e as expectativas futuras dos conhecimentos das subespecialidades que compõem a Neurocirurgia atual.

A apresentação dos temas foi cuidadosamente alocada para atender com conotação crítica, fundamentada na racionalidade, aos predicados neurocirúrgicos vinculados às ciências básicas, especialmente aos campos da anatomia e da fisiologia do sistema nervoso, aos detalhes fisiopatológicos, etiopatogênicos e contextuais das afecções de interesse neurocirúrgico vinculadas ao sistema nervoso periférico, medula espinal e encéfalo de naturezas malformativas, heredoconstitucionais, traumáticas, degenerativas, oncológicas e funcionais evidenciadas na vida intrauterina, nas faixas etárias pediátricas, nos adultos e nos idosos, assim como às essências dos exames clínico-neurológicos e subsidiários, dos cuidados pré e pós-operatórios, dos procedimentos neuroanestésicos, operatórios, radioterápicos, neurointensivos, reabilitacionais e reintegrativos necessários ao aprendizado e ao exercício da neurocirurgia do Residente de Neurocirurgia. O livro atende igualmente ao esclarecimento do leitor estudante ou profissional médico ou de outras áreas vinculadas à saúde e de interessados na temática neurológica ou neurocirúrgica, incorporando, sem tendências infundadas ou preconcebidas, os conceitos tradicionais, assim como os avanços possibilitados com as novas descobertas.

Manoel Jacobsen Teixeira
Editor do volume

Sumário

SEÇÃO I

HISTÓRICO DA DISCIPLINA DE NEUROCIRURGIA NA FACULDADE DE MEDICINA DA UNIVERSIDADE DE SÃO PAULO

SEÇÃO II

ANATOMIA DO SISTEMA NERVOSO

SEÇÃO III
AVALIAÇÃO DO DOENTE NEUROCIRÚRGICO

SEÇÃO IV
NEUROANESTESIA

SEÇÃO V
CUIDADOS GERAIS

SEÇÃO VI
NEUROCIRURGIA DO SISTEMA NERVOSO PERIFÉRICO

SEÇÃO VII
NEUROCIRURGIA DOS ENVOLTÓRIOS

SEÇÃO VIII
HIDRODINÂMICA

SEÇÃO IX
NEUROCIRURGIA ESPINAL

SEÇÃO XI

NEUROCIRURGIA DA BASE DO CRÂNIO

SEÇÃO XIII

INFECÇÕES E PARASITOSES

SEÇÃO XIV
NEUROCIRURGIA INFANTIL

SEÇÃO XV
NEUROCIRURGIA DE EMERGÊNCIA

SEÇÃO XVI
NEUROCIRURGIA FUNCIONAL

SEÇÃO XVIII
DOENÇA DE VON HIPPEL-LINDAU

Seção I

• • • • • • • • • • •

Histórico da Disciplina de Neurocirurgia na Faculdade de Medicina da Universidade de São Paulo

Capítulo 1

Disciplina de Neurocirurgia
Evolução dos Acontecimentos

Manoel Jacobsen Teixeira
Eberval Gadelha Figueiredo
José Luzio (*in memoriam*)

Introdução

O primeiro decreto para a criação da Academia de Medicina, Cirurgia e Farmácia de São Paulo data de 24 de novembro de 1891 e o segundo, de 21 de janeiro de 1912. A Faculdade de Medicina e Cirurgia de São Paulo foi criada em 19 de dezembro de 1912. Em janeiro de 1913, foi estabelecido o regulamento da Faculdade de Medicina e Cirurgia de São Paulo e nomeado para sua direção o Dr. Arnaldo Vieira de Carvalho – que, na época, exercia a função de diretor clínico da Santa Casa de Misericórdia de São Paulo.[1] A faculdade foi inicialmente instalada nas dependências da Escola Politécnica e da Escola de Comércio Álvares Penteado e, a seguir, em dois imóveis alugados situados na rua Brigadeiro Tobias. Graças ao empenho dos professores da Faculdade de Medicina e à parceria com a Fundação Rockfeller, foram organizadas as estruturas físicas e operacionais que possibilitaram a construção do prédio da Faculdade de Medicina, obra concluída em 1931.[2,3] O Departamento de Neurologia originou-se da cadeira de Clínica Psiquiátrica e Moléstias Nervosas, em 1918, tendo o médico psiquiatra Dr. Francisco Franco da Rocha como primeiro regente e aulas ministradas no Hospital do Juqueri, no Recolhimento de Dementes das Perdizes e no Laboratório de Anatomia Patológica da Santa Casa de Misericórdia de São Paulo. Em 1925, a faculdade passou a ser denominada Faculdade de Medicina de São Paulo. Neste mesmo ano, o Dr. Enjolras Vampré assumiu a regência da cadeira de Clínica Psiquiátrica e Moléstias Nervosas e as aulas de neurologia passaram a ser ministradas na primeira Enfermaria de Medicina de Homens da Santa Casa.[4-7] Em 1926, a cadeira passou a ser denominada Cátedra VII de Clínica Psychiatrica e Neuriátrica.

A Universidade de São Paulo foi criada em 25 de janeiro de 1934 e incorporou a Faculdade de Medicina, que passou a ser denominada Faculdade de Medicina da Universidade de São Paulo.[1] Em 1935, a cátedra VII de Clínica Psychiatrica e Neuriátrica desmembrou-se nas cátedras XVII (Clínica Psiquiátrica) e XXIV (Clínica Neurológica). Em 1938, após o falecimento do Prof. Enjolras Vampré, a cadeira de Clínica Neurológica foi assumida pelo Prof.

Adherbal Pinheiro Machado Tolosa.[8-12] Em 1945, a Clínica Neurológica transferiu-se para o recém-inaugurado Hospital das Clínicas da Faculdade de Medicina da Universidade de São Paulo (HC-FMUSP). O Instituto de Neurologia Clínica e Cirúrgica do HC-FMUSP foi criado de acordo com o decreto n. 47.304, de dezembro de 1966, por sua vez reeditado no decreto n. 52.175, de setembro de 2007.

A Clínica Neurológica transformou-se em Departamento de Neurologia em 1966, passando a ser constituída da disciplina autônoma de Neurocirurgia, sob a regência do Prof. Dr. Rolando Ângelo Tenuto, e das disciplinas integrantes da Clínica Neurológica, sob o comando do Prof. Adherbal Pinheiro Machado Tolosa, e da Clínica Neurológica Infantil, sob a regência do Dr. Antônio Branco Lefèvre.[10] Atendendo às determinações da reforma universitária, os departamentos de Neurologia e de Psiquiatria foram compulsoriamente unificados no Departamento de Neuropsiquiatria, em 1969.[2] Este, por sua vez, foi novamente desmembrado em Departamento de Neurologia e Departamento de Psiquiatria, em 1985. Após atuar como professor interino da cadeira de Neurologia, o Dr. Horácio Martins Canelas tornou-se professor titular do Departamento de Neurologia em 1971,[12] cargo que exerceu até 1989,[13] quando passou ao Prof. Milberto Scaff e, a partir de 2010,[1] pelo Prof. Ricardo Nitrini, até sua aposentadoria, ocorrida no ano de 2022.

O Prof. Antônio Spina França Netto conquistou o título de professor titular da disciplina de Neurologia Fundamental do Departamento de Neurologia em 1982[12-14] e, após sua aposentadoria, em 1990, foi substituído pelo Prof. Gerson Chadi, quando a disciplina passou a ser denominada Neurologia Translacional.

O Prof. Antônio Branco Lefèvre passou a atuar na Clínica Neurológica em 1939, criou a seção de Neuropediatria em 1951 e tornou-se professor titular da disciplina de Neurologia Infantil, cargo que ocupou até o ano de 1981, quando, após seu falecimento, foi substituído interinamente pelo Prof. Dr. Aron Judka Diament.[15] Em 2006, a Profa. Umbertina Conti Reed tornou-se professora titular da disciplina da Neurologia Infantil, cargo que exerceu até o ano de 2022.[1]

A disciplina de neurocirurgia na FMUSP e no HC-FMUSP

A disciplina de neurocirurgia do Departamento de Neurologia da Faculdade de Medicina da Universidade de São Paulo (FMUSP) foi criada em 1929, na Cadeira de Clínica Psiquiátrica e Moléstias Nervosas, tendo o Dr. Antônio Carlos Gama Rodrigues como assistente extranumerário.[1-3] Tendo previamente atuado como neurologista clínico, o Dr. Antônio Carlos Gama Rodrigues estagiou no serviço do Dr. Harvey Cushing (Boston, EUA), dedicou-se ao estudo da neuralgia do trigêmeo, conquistou o título de docência livre e organizou a Seção de Neurocirurgia da Santa Casa de Misericórdia de São Paulo em 1935.[2,16,17] O Dr. Rolando Ângelo Tenuto, seu sucessor, foi empossado em 1942 e, em 1945, nomeado chefe da Seção de Neurocirurgia da Clínica Neurológica. O Dr. Rolando Ângelo Tenuto estagiou nos serviços de Olivecrona (Suécia), Martel, Petit-Duttaillis (França) e Dogliotti (Itália), conquistou os títulos de doutor, em 1954, e de livre-docente, em 1958, e muito contribuiu para desenvolver a neurocirurgia no Brasil ao participar intensamente das atividades associativas, ensinar a prática da clínica e das técnicas de neurocirurgia, elaborar e publicar dezenas de trabalhos científicos e orientar numerosas pesquisas relacionadas à especialidade.[2,18]

Em 24 de fevereiro de 1942, foi realizada a exérese de um tumor extradural lombar, a primeira intervenção neurocirúrgica no Serviço de Neurocirurgia.[18-20] Em 1945, o Dr. Sylvio de Vergueiro Forjaz foi admitido como neurocirurgião da Clínica Neurológica e o Dr. José Zaclis de Vergueiro Forjaz foi admitido como neurocirurgião da Clínica Neurológica e o Dr. José Zaclis foi nomeado neurorradiologista. O Dr. José Zaclis organizou a seção de Neurorradiologia da Clínica Neurológica do HC-FMUSP em 1947. Em 1948, foram admitidos para atuar como neurocirurgiões na Clínica Neurológica do HC-FMUSP os doutores Roberto Paulo de Araújo e Carlos de Luccia. Nesse mesmo ano, foram inaugurados e alocados no 8º andar do HC-FMUSP o Centro Cirúrgico da Seção de Neurocirurgia e o Serviço de Neurorradiologia.[20,21]

Em 1952, as atividades relacionadas à Neurotraumatologia foram transferidas para o Serviço de Pronto-Socorro de Neurocirurgia, ocasião em que foram contratados como médicos plantonistas os doutores Sylvio de Vergueiro Forjaz, Leonardo Messina, Norberto Augusto Longo, Hamleto Santocchi, Gabriel Russo, Massagochi Gotto, Ernani Lotugo, João Teixeira Pinto, Carlos Zamot, Darcy de Freitas Vellutini e Oswaldo Ricciardi Cruz. Ao final do mesmo ano, ocorreu a transferência do Serviço de Neurocirurgia e das unidades de Neurorradiologia e de Eletroencefalografia para o 5º andar do HC-FMUSP. Em 1953, foram inaugurados no bloco neurológico do HC-FMUSP o Centro Cirúrgico e a Sala de Recuperação Pós-Operatória. Assim, o setor de Neurocirurgia tornou-se a unidade física e funcionalmente autônoma mais integrada à Clínica Neurológica.[20,21] Nesse mesmo ano, foi instituído o Programa de Residência Médica em Neurocirurgia.[22]

No ano de 1961, após um período de treinamento em Montreal (Canadá), o Dr. Públio Salles Silva organizou o centro cirúrgico do Instituto de Psiquiatria do HC-FMUSP, destinando-o à execução de procedimentos operatórios neuropsiquiátricos.[22]

Em 1970, após o adoecimento do Prof. Rolando Ângelo Tenuto,[21] o Prof. José Zaclis tornou-se professor regente da disciplina de Neurocirurgia e chefe da Seção de Neurocirurgia da Clínica Neurológica do HC-FMUSP.[2,19] O Prof. José Zaclis dedicou-se a numerosas pesquisas versando sobre Neurorradiologia, especialmente sobre angiografia diagnóstica e intervencionista, ventrículo e cisternografia e estereotaxia, publicou dezenas de trabalhos e atuou em numerosas entidades associativas. Foi o primeiro neurorradiologista brasileiro, e um dos primeiros na América Latina a executar procedimentos endovasculares diagnósticos e terapêuticos visando à oclusão com embolização de angiomas e fístulas arteriovenosas da medula espinal e do encéfalo e oclusão de aneurismas encefálicos com balões, e o pioneiro em estereotaxia e neurocirurgia funcional no estado de São Paulo e um dos pioneiros no Brasil. Desenvolveu seu próprio aparelho de estereotaxia, em 1961; organizou um ambiente operatório exclusivamente destinado à execução de procedimentos estereotácticos nas dependências da Clínica Neurológica do HC-FMUSP; criou, em 1974, o curso de Pós-Graduação em Neurorradiologia e, em 1976, instalou o primeiro Serviço de Tomografia Computadorizada do Crânio do país.[2,16,19,23]

Em 1974, a disciplina de Neurocirurgia passou a ser regida pelo Prof. Gilberto Guimarães Machado de Almeida, sendo assessorado pelos professores doutores José Zaclis, José Luzio e José Píndaro Pereira Plese, pelos doutores Antônio João Tedesco Marchese e Luiz Alcides Manreza e pelo residente-chefe e preceptor de neurocirurgia Dr. Manoel Jacobsen Teixeira.[20] O Prof. Gilberto Guimarães Machado de Almeida tornou-se um dos mais destacados professores de Neurocirurgia brasileiros. Foi responsável pela formação de grande número de neurocirurgiões, publicou de dezenas trabalhos científicos, foi o pioneiro no tratamento da hidrocefalia com a técnica de implante de válvula de derivação do líquido cefalorraquidiano e um dos pioneiros no desenvolvimento da microcirurgia, da neurocirurgia pediátrica, da neurocirurgia vascular, dos acessos transesfenoidais para tratar lesões hipotálamo-hipofisárias e dos procedimentos operatórios destinados ao tratamento das malformações da transição craniocervical e das lesões neoplásicas intramedulares no país.[2,18,23] Sob sua orientação e com a colaboração de seus assessores, ampliou, em 1975, o Programa de Residência em Neurocirurgia de 2 para 5 anos, de acordo com modelo escalonado crescente de complexidade dos procedimentos; realizou intercâmbio dos residentes e neurocirurgiões com os mais renomados centros neurocirúrgicos nacionais e internacionais; e estimulou o aprimoramento e a incorporação de técnicas neurocirúrgicas avançadas, a adoção do conceito interdisciplinar em clínica neurocirúrgica e a execução dos programas de inovação, pesquisa e desenvolvimento ao setorizar a especialidade em grupos de Estudo e Pesquisa sobre Neurocirurgia de Emergência, Neurocirurgia Vascular, Neuro-Oncologia, Neurocirurgia da Base do Crânio, Neurocirurgia da Hipófise e do Hipotálamo, Neurocirurgia da Coluna Vertebral, Neurocirurgia dos Nervos Periféricos, Neurocirurgia Funcional, Estereotaxia, Neurocirurgia Infantil, Neuronavegação, Neuroimagem, Procedimentos Endovasculares e Técnica Cirúrgica, o que possibilitou o treinamento qualificado de dezenas de neurocirurgiões especializados em subáreas específicas e o desenvolvimento de projetos de pesquisa de elevada qualidade assim como de várias patentes. Presidiu o Congresso Mundial de Neurocirurgia Pediátrica, o Congresso Latino-Americano de Neurocirurgia, o Congresso Brasileiro de Neurocirurgia e a Sociedade Brasileira de Neurocirurgia. Idealizou, organizou e foi editor do periódico *Arquivos Brasileiros de Neurocirurgia*. Em 1982, transferiu o centro cirúrgico do Serviço de Neurocirurgia do 5º para o 9º andar do Instituto Central do HC-FMUSP e, no ano de 1985, para a Ala 4 do Centro Cirúrgico do Instituto dos Ambulatórios, local em que foram disponibilizadas uma ampla sala cirúrgica equipada para realização de procedimentos microcirúrgicos de grande porte, uma sala de estereotaxia incorporando telerradiologia tridimensional robotizada de longa distância com blindagem radiológica e de radiofrequência e uma sala de apoio para exames angiográficos e intervencionistas intraoperatórios.[2,19,23] Em 1984, após o falecimento do Prof. José Zaclis, o Serviço de Neurorradiologia foi incorporado ao Instituto de Radiologia do HC-FMUSP.

O Prof. Raul Marino Júnior assumiu a chefia do Serviço de Neurocirurgia Funcional do Instituto de Psiquiatria do HC-FMUSP, em 1971, e transformou-o na Divisão de Neurocirurgia Funcional do Instituto de Psiquiatria do HC-FMUSP, em 1978. Em 1990, conquistou o cargo de professor titular da recém-criada disciplina de neurocirurgia do Departamento de Neurologia da FMUSP, sendo assessorado pelos professores doutores José Luzio e José Píndaro Pereira Plese e pelos doutores Antônio João Tedesco Marchese, Luiz Alcides Manreza, Manoel Jacobsen Teixeira e Mário Augusto Taricco. O Prof. Raul Marino Júnior foi graduado na FMUSP, *fellow* de neurocirurgia no Massachusetts Institute of Technology da Harvard Medical School (Boston, EUA) e na McGill University (Montreal, Canadá), atuou como preceptor de neurocirurgia e como plantonista do Serviço de Neurocirurgia de Emergência; tornou-se professor adjunto do Departamento de Psiquiatria em 1984 e dedicou-se, especialmente, ao tratamento operatório da epilepsia, das doenças psiquiátricas e das lesões hipofisárias. Em 1998, criou a Divisão de Clínica Neurocirúrgica do HC-FMUSP e participou da criação da Liga de Neurocirurgia da FMUSP. Após sua aposentadoria, o Prof. José Píndaro Pereira Plese assumiu interinamente a disciplina de neurocirurgia do Departamento de Neurologia da FMUSP.[19,24]

O Prof. José Píndaro Pereira Plese foi graduado e cumpriu os programas de residência médica e pós-graduação na FMUSP; realizou estágio de neurocirurgia pediátrica no Department of Pediatric Neurosurgery do Children's Memorial Hospital (Chicago, EUA); foi preceptor do Departamento de Neurologia de 1972 a 1975; e tornou-se auxiliar de ensino do Departamento de Neurologia da FMUSP em 1976, professor associado da disciplina de Neurocirurgia, em 1988, e membro titular da Academia de Medicina de São Paulo, em 1994. Dedicou-se a pesquisas sobre Neurocirurgia Pediátrica, especialmente sobre cranioestenose, e liderou o Grupo de Neurocirurgia Infantil do Serviço de Neurocirurgia da Clínica Neurológica do HC-FMUSP de 1990 a 2013.[25]

O Prof. José Luzio graduou-se em medicina na Escola Paulista de Medicina; cumpriu programa de residência em Neurocirurgia na FMUSP; desenvolveu pesquisas sobre regeneração do sistema nervoso na Universidade de Nova York (EUA), de 1962 a 1964; foi contratado como médico auxiliar da Clínica Neurológica do HC-FMUSP em 1965; e tornou-se docente do Departamento de Neurologia da FMUSP, em 1976, e professor associado do Departamento de Neurologia em 1984. Desenvolveu intensa atividade de ensino para residentes e estagiários de Neurocirurgia, alunos de graduação, pós-graduação, aperfeiçoamento e extensão universitária da FMUSP. É considerado um dos mais destacados professores da disciplina de Neurocirurgia.[2,19]

O Dr. Luiz Alcides Manreza foi graduado, pós-graduado e cumpriu o programa de residência médica em Neurocirurgia na FMUSP. Atuou como plantonista e médico supervisor do Pronto-Socorro de Neurocirurgia do HC-FMUSP; tornou-se docente do Departamento de Neurologia da FMUSP, em 1982; exerceu intensa atividade de ensino para com os alunos de graduação da FMUSP; e liderou o Grupo de Estudos e Pesquisas em Neurocirurgia da Coluna Vertebral, Medula e Raízes Espinais do Serviço de Neurocirurgia da Clínica Neurológica do HC-FMUSP. Associadamente ao Prof. Dr. Almir Ferreira de Andrade, implementou e padronizou os protocolos de atendimento do doente acometido de traumatismo cranioencefálico e desenvolveu numerosas pesquisas sobre monitoração da pressão intracraniana. Adicionalmente, atuou com destaque no Conselho Federal de Medicina para o estabelecimento dos critérios e regulamentação do diagnóstico da morte encefálica no Brasil e foi membro do Conselho Técnico de Neurocirurgia, Neurologia e Neurologia Pediátrica no Conselho Regional de Medicina do Estado de São Paulo.[24,26]

O Dr. Antônio João Tedesco Marchese graduou-se na Escola Paulista de Medicina da Unifesp, realizou curso de aperfeiçoamento em Cálculo Matricial Aplicado à Estatística pela Faculdade de Ciências Econômicas da Universidade de São Paulo e em Cálculo Matricial pelo Departamento de Estatística do Estado de São Paulo, cumpriu os programas de Residência Médica e pós-graduação na FMUSP e exerceu a função de médico assistente do Pronto-Socorro do Hospital das Clínicas da FMUSP até o ano de 1982, quando tornou-se docente da disciplina de Neurocirurgia. Dedicou-se às atividades de ensino, pesquisa e assistência voltadas à neurocirurgia dos nervos periféricos; e organizou o Grupo Multidisciplinar de Cirurgia de Nervos Periféricos da Divisão de Clínica Neurológica e do Centro Multidisciplinar de Assistência, Pesquisa e Ensino dos Doentes Acometidos de Afecções Neurológicas Periféricas Causadas pela Doença de Hansen da Divisão de Dermatologia do HC-FMUSP, assim como o Laboratório de Microcirurgia da disciplina de Técnica Cirúrgica do departamento de Cirurgia da FMUSP e participou da organização do Núcleo Multidisciplinar de Reimplante de Membros do Pronto-Socorro do HC-FMUSP, ocorrido em 1975.[2,19]

O Dr. Mário Augusto Taricco graduou-se na Escola Paulista de Medicina da Unifesp; cumpriu os programas de residência médica e pós-graduação em neurocirurgia na FMUSP e estágio nas universidades de Gainesville e Miami (EUA); atuou como plantonista do Pronto-Socorro de Neurocirurgia do HC-FMUSP; e tornou-se docente do Departamento de Neurologia da FMUSP, em 2002. Dedicou-se à assistência, às pesquisas e ao ensino dos alunos da FMUSP, dos cursos de extensão universitária e residentes de Neurocirurgia e consolidou o Núcleo de Pesquisa em Neurocirurgia da Coluna Vertebral, Medula e Raízes Espinais da Divisão de Clínica Neurocirúrgica do HC-FMUSP, mas exonerou-se da FMUSP no ano de 2016.[2,19,27]

O Prof. Dr. Eberval Gadelha Figueiredo graduou-se na Universidade Federal do Ceará, cumpriu os programas de residência médica e pós-graduação na FMUSP e de *fellowship* em microcirurgia no Barrow Neurological Institute (EUA). Atuou como plantonista do Pronto-Socorro de Neurocirurgia do HC-FMUSP e tornou-se líder do Núcleo de Estudos e Pesquisa em Neurocirurgia Vascular da Divisão de Clínica Neurocirúrgica do HC-FMUSP, supervisor da Divisão de Clínica Neurocirúrgica do HC-FMUSP e professor associado da disciplina de Neurocirurgia do departamento de Neurologia da FMUSP e coordenou os programas de Residência em Neurocirurgia da FMUSP e pós-graduação do Departamento de Neurologia da FMUSP, quando muito contribuiu para a certificação de excelência da CAPES do Programa de Pós-Graduação em Neurologia. Tornou-se editor-chefe dos *Arquivos de Neurocirurgia* (*Brazilian Neurosurgery*), da Sociedade Brasileira de Neurocirurgia, foi presidente da Sociedade Brasileira de Neurocirurgia no biênio 2021 e 2022 e membro associado da Harvard Medical School e da Harvard University Alumni e desenvolveu incontáveis pesquisas sobre neurocirurgia minimamente invasiva, neuro-oncologia, neurotraumatologia, cirurgias da base do crânio e neurocirurgia vascular.[27]

O Prof. Dr. Erich Talamoni Fonoff foi graduado e cumpriu os programas de pós-graduação e residência médica em Neurocirurgia na FMUSP, atuou como médico assistente na Divisão de Neurocirurgia Funcional do Instituto de Psiquiatria do HC-FMUSP e tornou-se professor associado da disciplina de neurocirurgia do Departamento de Neurologia da FMUSP em 2013, sendo, logo a seguir, afastado judicialmente do exercício das atividades no HC-FMUSP.

O Prof. Manoel Jacobsen Teixeira assumiu em 2007, após concurso, o cargo de professor titular da disciplina de neurocirurgia do Departamento de Neurologia da FMUSP. Foi assessorado pelos professores associados Prof. José Píndaro Pereira Plese e Drs. Mário Augusto Taricco, Eberval Gadelha Figueiredo, Erich Talamoni Fonoff e Luiz Alcides Manreza. Durante o curso, atuou como bolsista de iniciação à pesquisa pela Fundação de Amparo à Pesquisa do Estado de São Paulo no Departamento de Fisiologia da FMUSP; foi residente-chefe e preceptor de internos e residentes do Departamento de Neurologia da FMUSP; atuou como médico plantonista do Pronto-Socorro de Neurocirurgia do HC-FMUSP, *clinical assistant* do Department of Surgical Neurology da Universidade de Edinburgh e da Universidade de Birmingham (Grã-Bretanha), *fellow* nas universidades de Freiburg (Alemanha) e Zurich (Suíça), auxiliar de ensino do Departamento de Neurologia da FMUSP, de 1984 a 1989, e professor associado do Departamento de Neurologia, de 2005 a 2007. Participou ativamente da organização e da execução dos programas de pós-graduação da disciplina de Neurocirurgia da Escola Paulista de Medicina da Unifesp. Foi empossado como diretor-técnico do Serviço de Saúde da Divisão de Neurocirurgia Funcional do Instituto de Psiquiatria do HC-FMUSP, em 1999, e como diretor técnico da Divisão de Serviço de Saúde da mesma divisão em 2004. Organizou, em 1973, a primeira Unidade de Neurointesivismo da América Latina e, em 1974, o primeiro Centro Multidisciplinar de Dor da América Latina. Muito contribuiu para a organização e a execução das atividades neurocirúrgicas em grupos específicos de ensino e pesquisa, assim como da ampliação do Programa de Residência em Neurocirurgia escalonado, com a duração de 5 anos, ocorrida após o ano de 1975; organizou a Liga de Cefaleia e de Algias Craniofaciais do Centro Acadêmico Oswaldo Cruz da FMUSP, em 1988; a Liga de Dor do Centro Acadêmico Oswaldo Cruz da

FMUSP e do Centro Acadêmico XXXI de Outubro da Escola de Enfermagem da Universidade de São Paulo em 1995, em parceria com o Dr. José Tadeu Tesseroli de Siqueira desenvolveu os programas acadêmicos e de pós-graduação vinculados à dor craniofacial e as residências multiprofissionais em odontologia hospitalar da Divisão de Odontologia do HC-FMUSP em 1995 e os incorporou à disciplina de neurocirurgia e, em parceria com o Prof. Dr. Daniel Ciampi de Andrade, a Residência em Dor em 2017. Foi responsável pelas atividades dos grupos de Estudo e Pesquisa sobre Neurocirurgia Vascular, Neurointensivismo e Cirurgias da Hipófise e Hipotálamo. Organizou os núcleos multidisciplinares de Neuro-Oncologia, Neurointensivismo, Neuroanestesia, Estereotaxia, Neuronavegação, Radioterapia Estereotáctica, Radioterapia Intracavitária, Braquiterapia, Neuroendoscopia Espinal e Intracraniana, Neuromodulação Química e Elétrica do Sistema Nervoso Central e Periférico, Computação Gráfica, Termologia Clínica, Ultrassonologia Transcraniana, Sononologia Transcraniana, Eletrofisiologia Intraoperatória e Neurocirurgia Funcional da Divisão de Neurocirurgia do HC-FMUSP, conquistas que possibilitaram imensuráveis avanços nas áreas dos procedimentos endovasculares encefálicos e espinais, estereotaxia e radiocirurgia, craniotomias guiadas com estereotaxia e neuronavegação, neuroendoscopia, biópsia estereotáctica de lesões encefálicas, neuromodulação elétrica e farmacológica do sistema nervoso e tratamento neurocirúrgico funcional da dor, movimentos anormais, espasticidade, epilepsia e anormalidades do comportamento e esfincterianas anais e vesicais. Participou ativamente da elaboração e da execução da reforma das instalações da Divisão de Neurocirurgia Funcional do Instituto de Psiquiatria do HC-FMUSP, dotando-a dos mais avançados equipamentos destinados à prática neurocirúrgica, incluindo-se unidade de ressonância magnética intraoperatória, neuronavegação, neuroendoscopia, registro da atividade neuronial profunda e superficial, computação gráfica de alta resolução e laboratórios de avaliação das sensibilidades, da motricidade e da neuromodulação elétrica, magnética e ultrassônica encefálica e espinal não invasiva. Após sua posse como professor titular da disciplina de neurocirurgia do Departamento de Neurologia da FMUSP, motivou os neurocirurgiões, alunos de graduação e de pós-graduação, estagiários, residentes e outros profissionais atuantes nas divisões de Clínica Neurocirúrgica e de Neurocirurgia Funcional e na disciplina de Neurocirurgia a aprimorar os conhecimentos, as pesquisas, o ensino, a assistência e a inovação em neurociências e suas atuações interdisciplinares. Em 2007, planejou e participou da organização do Serviço de Neurocirurgia Pediátrica no Instituto da Criança e no Instituto de Tratamento do Câncer Infantil (Itaci) do HC-FMUSP, assessorando o Prof. Vicente Odoni. Em 2008, criou, associadamente com o Prof. Dr. Wladimir Nadalin, o Centro de Radiocirurgia e Radioterapia Estereotáctica do Instituto de Radiologia do HC-FMUSP. Em 2010, organizou e concretizou o Núcleo de Neuro-Oncologia do Instituto do Câncer do HC-FMUSP. Em 2019 criou e organizou o Laboratório de Investigações Médicas de Neurocirurgia da FMUSP-62 (LIN-62). Foi um dos pioneiros a utilizar as técnicas de neurotomias dos ramos recorrentes posteriores para tratar as dores axiais; as simpatectomias percutâneas e a neurólise dos plexos neurovegetativos para tratar as dores viscerais; as rizotomia espinais, a bexiga espástica e dos nervos cranianos para tratar a dor craniofacial; as rizotomias espinais supersseletivas para tratar a espasticidade e a bexiga neurogênica; a cordotomia cervical percutânea com radiofrequência orientada com radioscopia; a mielotomia extraleminiscal cervical estereotáctica, a talamotomia e a mesencefalotomia para tratar a dor; a campotomia de Forel para tratar movimentos anormais; a desconexão estereotáctica de hamartoma hipotalâmico; a mielototomia paracentral para tratar a espasticidade; a nucleotratotomia trigeminal caudal para tratar a dor facial; a lesão do trato de Lissauer e do corno dorsal da medula espinal para tratar a dor neuropática e a espasticidade; a amígdalo-hipocampectomia transtemporal orientada com o ponto hipocampal (colaborando com o Dr. Juan Antônio Castro Flores); a braquiterapia com baixa e alta taxa de dose e a radioterapia intracavitária para tratar as afecções neoplásicas do sistema nervoso central; a aplicação da técnica de *excimer laser* para exérese endoscópica de lesões encefálicas e da medula espinal; a estimulação magnética transcraniana (com a colaboração do Dr. Marco Antônio Marcolin); a estimulação elétrica dos nervos periféricos, raízes espinais, medula espinal, mesencéfalo, tálamo, hipotálamo e do córtex motor visando a tratar da dor crônica; a estimulação pré-sacral percutânea para tratar da incontinência fecal e urinária; a estimulação epidural espinal para tratar afecções isquêmicas cardíacas e apendiculares; a estimulação da medula espinal para tratar a distonia axial; a estimulação talâmica, da substância periaquedutal mesencefálica e da cápsula interna sensitiva para tratar a dor; a estimulação talâmica, do globo pálido interno (GPI), campos de Forel, núcleo pedúnculo-pontino e núcleo subtalâmico de Louis para tratar movimentos anormais; a estimulação diafragmática com eletródios implantáveis para tratar insuficiência respiratória neurogênica; a infusão intratecal espinal prolongada com sistemas implantáveis eletrônicos programáveis ou passivos de fármacos para tratar a dor, a distonia e a espasticidade; a infusão intraventricular prolongada de fármacos para tratar a dor cervicocraniana, a distonia e a espasticidade; a estimulação do hipotálamo para tratar transtornos alimentares (colaboração com o Dr. Clement Hamani e Erich Fonoff); a neuronavegação com equipamento de estereotaxia para remoção guiada de lesões encefálicas; a neuroendoscopia ventricular visando à remoção de lesões expansivas intracranianas e o plexo coroide etc. Foi o pioneiro na implantação e execução das técnicas de esterotomografia e estereorressonância magnética no Brasil. Foram suas mais destacadas criações originais ou modificações de técnicas neurocirúrgicas já descritas: a nucleotratotomia trigeminal pontina; a exérese estereotáctica de cistos intracranianos de neurocisticecose; a infusão intraventricular orientada com estereotaxia de moduladores inflamatórios no tratamento da encefalopatia pelo vírus da hidrofobia; a infusão intralesional estereotáctica de fármacos com dispositivos implantáveis para tratar de granulomas encefálicos micóticos e bacterianos específicos; a infusão prologada por via intratecal de meperidina com sistemas *port* visando a tratar a dor; o bloqueio do gânglio estrelado com ultrassom; a cordotomia cervical percutânea com radiofrequência orientada com neuroendoscopia (colaboração com Dr. Erich Fonoff); a nucleotratotomia trigeminal estereotáctica orientada com computação gráfica; a nucleotratotomia trigeminal estereotáctica orientada com neuroendoscopia; a ultrassonologia para orientar a técnica de lesão do trato de Lissauer e do corno dorsal da medula espinal (colaboração com o Dr. Bernardo Assumpção de Mônaco); a neuromodulação elétrica com sistemas implantáveis para a reabilitar a função esfincteriana anal de doentes submetidos a graciloplastia; a estimulação magnética transcraniana para avaliação, programação e tratamento de afecções neurológicas e psiquiátricas; a estimulação magnética não invasiva da medula espinal; a estimulação magnética transcraniana não invasiva do núcleo denteado para seleção de doentes candidatos à estimulação encefálica profunda ou exérese de lesões encefálicas; a estimulação magnética transcraniana da ínsula posterior para tratar a dor crônica; a estimulação elétrica prolongada do núcleo denteado com eletródios implantáveis para tratar doentes com síndromes cerebelares, distonia ou tremor; a estimulação elétrica encefálica profunda com eletródios implantáveis na ínsula posterior para tratar doentes com dor neuropática; a estimulação elétrica da medula espinal visando a tratar as anormalidades axiais de doentes com doença de Parkinson, distonia axial, dor e ou urgência/incontinência urinária; a estimulação combinada do núcleo subtalâmico de Louis e da *pars compacta* da substância negra para tratar condições distônicas; a estimulação combinada do núcleo basal de Maynert e do GPI para tratar a síndrome PRKIN6 (combinação com o Dr. Rubens Cury). Desenvolveu algumas patentes, destacando-se o primeiro equipamento de estereotaxia brasileiro disponibilizado comercialmente, o modelo TM-01B (Teixeira-Martos) e do primeiro equipamento de telerradiocirurgia com acelerador linear brasileiro (colaboração com Antonio Martos Calvo e Armando Alaminos). Participou intensamente do projeto que identificou uma canalopatia de sódio no mecanismo da geração da neuralgia idiopática do trigêmeo (combinação com a Profa. Dra. Sylvia Siqueira), do desenvolvimento de células-tronco para neurorrestauração (combinação com o Prof. Dr. Guilherme Alves Lepski) e na incorporação da técnica de computação gráfica em estereotaxia desenvolvida para uso em computadores pessoais pelo físico Armando Alaminos.

O Prof. Manoel Jacobsen Teixeira reorganizou, ao longo do tempo, todos os grupos de estudos e pesquisas pré-existentes, transformou-os em núcleos multidisciplinares de pesquisa e criou os núcleos de Neuromodulação, Hidrodinâmica; Técnica Cirúrgica; Neurocirurgia dos Envoltórios; Ultrassonologia Transcraniana; Termologia Clínica; Eletrofisiologia Intraoperatória; Computação Gráfica; Neurointensivismo; Neuroanestesia; Radiocirurgia e Radioterapia Estereotáctica; Anormalidades dos Movimentos; Base do Crânio, Afecções da Coluna Vertebral, Medula e Raízes Espinais; Dor; Espasticidade; Neurocirurgia Vascular; Neuroemergências; Neuro-Oncologia; Neurocirurgia dos Nervos Periféricos; Neurocirurgia Infantil; Neuromodulação; Neurointensivismo; Neuromonitoração Intraoperatória; Sononologia Transcraniana; Neurorreabilitação; e as ligas de Dor, Cefaleia, Algias Craniofaciais e Microcirurgia, Interconsultas e Desenvolvimento Tecnológico (Quadro 1.1), o que possibilitou estimular a elaboração e o desenvolvimento de pesquisas científicas, padronizar e incorporar novas tecnologias, promover a formação de pesquisadores e profissionais em pesquisas básicas e aplicadas, incentivar a inovação e o desenvolvimento tecnológico e prover o ensino de alunos de níveis técnico e superior e o treinamento dos profissionais da saúde de temas vinculados à neurocirurgia e às neurociências. Essas iniciativas resultaram na criação de vários cursos optativos de graduação, pós-graduação, aperfeiçoamento e extensão universitária e o desenvolvimento de vários projetos de pesquisas e patentes relevantes e atraíram o interesse dos pesquisadores básicos, alunos de graduação e neurocirurgiões para o ensino e para a pesquisa e proporcionaram a titulação de dezenas de mestres, doutores, livres-docentes e pós-doutorados atuando em várias áreas do conhecimento e, assim, o expressivo aumento do montante e da qualidade das publicações divulgadas em periódicos nacionais e internacionais de alta relevância, o que tornou a disciplina de Neurocirurgia da FMUSP mundialmente reconhecida.[1,2]

Quadro 1.1 – Núcleos e ligas acadêmicas multidisciplinares de pesquisa da disciplina de neurocirurgia do Departamento de Neurologia da FMUSP.

Professor da disciplina de neurocirurgia da FMUSP e diretor da Divisão de Neurocirurgia do HC-FMUSP	Prof. Manoel Jacobsen Teixeira
Afecções da Coluna Vertebral, Medula e Raízes Espinais de Interesse Neurocirúrgico	Dr. Roger Schmidt Brock

(Continua)

Quadro 1.1 – Núcleos e ligas acadêmicas multidisciplinares de pesquisa da disciplina de neurocirurgia do Departamento de Neurologia da FMUSP (continuação).

Afecções Hipotálamo-Hipofisárias de Interesse Neurocirúrgico	Dr. Valter Angelo Sperling Cescato
Afecções Vasculares de Interesse Neurocirúrgico	Prof. Dr. Eberval Gadelha Figueiredo
Anormalidades Hidrodinâmicas de Interesse Neurocirúrgico	Prof. Dr. Fernando Campos Gomes Pinto
Ciências Básicas	Profa. Dra. Camila Squarzoni Dale
Computação Gráfica e Neuronavegação	Dr. Ricardo Ferrareto Iglesio
Dor	Dr. Gabriel Taricani Kubota
Eletrofisiologia Clínica	Dra. Jessie Medeiros Navarro Dra. Nádia Nader Mangini
Interconsultas	Dr. Mario Gilberto Siqueira
Laboratório de Investigação Médica (LIM-62)	Prof. Dr. Wellingson Silva Paiva
Magnetoencefalografia	Dr. Luís Fernando Hindi Basile Prof. Dr. Fábio Godinho
Neurocirurgia da Base do Crânio	Dr. Marcelo Prudente do Espirito Santo
Neurocirurgia da Epilepsia	Prof. Dr. Wen Hung Tzu
Neurocirurgia do Sistema Nervoso Periférico	Prof. Dr. Roberto Gomes Martins
Neurocirurgia dos Envoltórios	Dr. Jefferson Rosi Junior
Neurocirurgia Infantil	Dr. Felipe Hada Sanders
Neurocirurgia Funcional	Dr. Kleber Paiva Duarte
Neuroemergências	Prof. Dr. Almir Ferreira de Andrade Dr. Saul Almeida da Silva
Neurointensivismo	Dr. Edwin Koterba
Neuromodulação	Dr. Marco Antônio Marcolin
Neuro-Oncologia das Neoplasias Encefálicas	Dr. Iuri Santana Neville
Neuro-Oncologia das Neoplasias Espinais	Dr. William Gemio Jacobsen Teixeira
Radiocirurgia e Radioterapia Estereotáctica de Interesse Neurocirúrgico	Dr. Evandro César de Souza
Radiologia Vascular de Afecções Neurocirúrgicas	Prof. Dr. Jose Guilherme Mendes Pereira Caldas
Sonologia Transcraniana	Prof. Dr. Edson Bor-Seng Shu Prof. Dr. Ricardo Nogueira Dr. Marco Antonio Marcolin

(Continua)

Quadro 1.1 – Núcleos e ligas acadêmicas multidisciplinares de pesquisa da disciplina de neurocirurgia do Departamento de Neurologia da FMUSP (continuação).

Técnica Cirúrgica	Dr. Eduardo Santamaria Carvalhal Ribas Prof. Dr. Wellingson Silva Paiva Prof. Dr. Almir Ferreira de Andrade
Termologia Clínica	Dr. Marcos Leal Brioschi
Tumores Benignos Intracranianos	Prof. Dr. Wellingson Silva Paiva
Desenvolvimento e Tecnologia	Prof. Dr. Eberval Gadelha Figueiredo Dr. Ricardo Ferrareto Iglesio
Liga de Dor dos centros acadêmicos Oswaldo Cruz da FMUSP e XXXI de Outubro da Escola de Enfermagem da USP	Dr. Gabriel Taricani Kubota Prof. Dr. Manoel Jacobsen Teixeira
Liga de Cefaleia e Algias Craniofaciais do Centro Acadêmico Oswaldo Cruz	Dr. Gabriel Taricani Kubota Dr. José Tadeu Tesseroli de Siqueira

Fonte: Desenvolvido pela autoria do capítulo.

Referências bibliográficas

1. Marinho MGSMC, Mota A. Faculdade de Medicina: ciência, poder e política em São Paulo. *In*: Marinho MGSMC, Mota A (org.). Da Faculdade de Medicina e Cirurgia de São Paulo à Faculdade de Medicina da Universidade de São Paulo: conjunturas e contextos. São Paulo: CDG, 2012. p. 16-42. v. 1.
2. Luzio J, Reimão RNAA, Figueiredo EG et al. Departamento de neurologia. *In*: Marinho MGSMC, Mota A (org.). Da Faculdade de Medicina e Cirurgia de São Paulo à Faculdade de Medicina da Universidade de São Paulo: conjunturas e contextos. São Paulo: CDG, 2012. p. 160-71. v. 2.
3. Canelas HM. Breve histórico do Departamento de neurologia da Faculdade de Medicina da Universidade de São Paulo durante o período 1939-1969. Arq Neuropsiquiatr. 1969;27:353-61.
4. Lange O. Dados biográficos sobre o prof. Enjolras Vampré. An Fac Med São Paulo. 1938;15:7-33.
5. Lange O. In memoriam: professor Enjolras Vampré. Arq Neuropsiquiatr. 1943;1:3-6.
6. Puppo PP. Contribuição para a história da neurologia em São Paulo. Arq Neuropsiquiatr. 1963;21:44-50.
7. Reimão R. História da neurologia no Brasil. São Paulo: Lemos, 1999.
8. Lange O. Centenário de Enjolras Vampré. Arq Neuropsiquiatr. 1985;43:343.
9. Tolosa APM. Clínica neurológica da Faculdade de Medicina da Universidade de São Paulo: breves notícias de suas atividades durante o período de 1938-1943. Arq Neuro-Psiquiatr (São Paulo). 1944;2:203-10.
10. Canelas HM. Adherbal Tolosa: dados biográficos. Arq Neuropsiquiatr. 1969;27:4.
11. Lange O. Prof. Adherbal Pinheiro Machado Tolosa – Homenagem pelo 70° aniversário natalício: um mestre. Arq Neuropsiquiatr. 1969;27:4.
12. França Netto AS. Editorial: o centenário do dr. Oswaldo Lange. Arq Neuropsiquiatr. 2003; 61:1-6.
13. França Netto AS. In memoriam: Horácio Martins Canelas. Arq Neuro-Psiquiatr. 1996;54:154-61.
14. Homage: Prof. Spina França. Arq Neuro-Psiquiatr. 2010;68:485-8.

15. Diament AJ. In memoriam: prof. Antônio Branco Lefèvre: 1916-1981. Arq Neuro-Psiquiatr. 1982;40:108-12.
16. Gusmão SS, Souza JG. História da neurocirurgia no Brasil. 2. ed. São Paulo: Sociedade Brasileira de Neurocirurgia. p. 166-9.
17. Carvalho RRD. In memoriam: professor Carlos Gama (1904-1963). Arq Neuro-Psiquiatr. 1963;21(4).
18. Zaclis J. In memoriam: professor Rolando A. Tenuto. Arq Neuro-Psiquiatr. 1973;31:234-5.
19. Teixeira MJ, Figueiredo EG, Taricco MA et al. The history of neurosurgery at the University of São Paulo [A história da neurocirurgia na Universidade de São Paulo]. Arq Neuropsiquiatr. 2014;72:251-3.
20. Braga FM, Gusmão SS. História da neurocirurgia em São Paulo. J Bras Neurocirurg. 2001; 12:56-60.
21. Barros NG. In memoriam: José Zaclis (1917-1983). Arq Neuro-Psiquiatr. 1984;42.
22. Amaro JWF. A história do Instituto de Psiquiatria do Hospital das Clínicas e do departamento de psiquiatria da Faculdade de Medicina da Universidade de São Paulo. Rev Psiq Clin. 2003;30:44-71.
23. Pahl FH. Homenagem ao professor Gilberto Machado de Almeida. Arq Bras Neurocir. 2015;34:265-6.
24. Begliomini H. Raul Marino Jr. Anais da Academia de Medicina de São Paulo. 1979 Mar 13.
25. Begliomini H. José Píndaro Pereira Plese. Anais da Academia de Medicina de São Paulo. 1994 Dez 7.
26. Bacheschi LA, Taricco MA, Reed UC. In memoriam: professor Luiz Alcides Manreza. Arq Neuro-Psiquiatr. 2012;70:477.
27. Domingues JRS, Manno E. Brazilian neurointensive care: a brief history. Arq Bras Neurocir. 2011;30:166-8.

Seção II

Anatomia do Sistema Nervoso

Capítulo 2

Anatomia da Superfície Craniana e Relações Telencefálicas

Eduardo Santamaria Carvalhal Ribas
André Felix Gentil
Mariana Soffientini
Lucas Cauê Jacintho
Giovanni Bassetto Delcorso
Guilherme Carvalhal Ribas

Anatomia da superfície craniana

O neurocrânio é a caixa óssea que contém o encéfalo, as meninges, os segmentos proximais dos nervos cranianos, os vasos do encéfalo e o líquido cefalorraquidiano (LCR). Nos adultos, é formado por oito ossos divididos em: a) ímpares, centralizados na linha média e representados pelos ossos frontal, etmoide, esfenoide e occipital; e b) pares, bilaterais e representados pelos ossos temporais e parietais.

O neurocrânio tem um teto, também denominado "calvária", e um assoalho ou base do crânio. Os ossos da calvária são essencialmente planos (frontal, temporal e parietal) e são formados por ossificação intramembranácea do mesênquima a partir da crista neural. Os ossos da base do crânio são irregulares, apresentam grandes partes planas (esfenoide e temporal) e são formados por ossificação endocondral (condrocrânio) ou por mais de um tipo de ossificação. O etmoide é um osso irregular que, embora forme principalmente o viscerocrânio, também contribui na formação na linha média do neurocrânio. A maioria dos ossos da calvária é unida por suturas fibrosas entrelaçadas no adulto, enquanto na infância há sincondroses, como ocorre nos ossos esfenoidais e occipital.

O viscerocrânio, ou esqueleto facial, forma a região anterior do crânio e é constituído pelos ossos que circundam a boca (maxila/mandíbula), nariz/cavidade nasal e a maior parte das órbitas (cavidades orbitais). Compreende 15 ossos irregulares: três ímpares centralizados na linha mediana (mandíbula, etmoide e vômer); e seis pares bilaterais (maxilas, conchas nasais inferiores, zigomáticos, palatinos, nasais e lacrimais). Os dentes são estruturas articuladas que também fazem parte do viscerocrânio.

Pontos craniométricos mais utilizados (Figura 2.1)

- **Astério (*asterion*):** tem a forma de uma estrela e localiza-se na junção de três suturas – parietomastóidea; occipitomastóidea; e lambdoide.

Figura 2.1 – Principais ossos, suturas e pontos craniométricos do crânio.

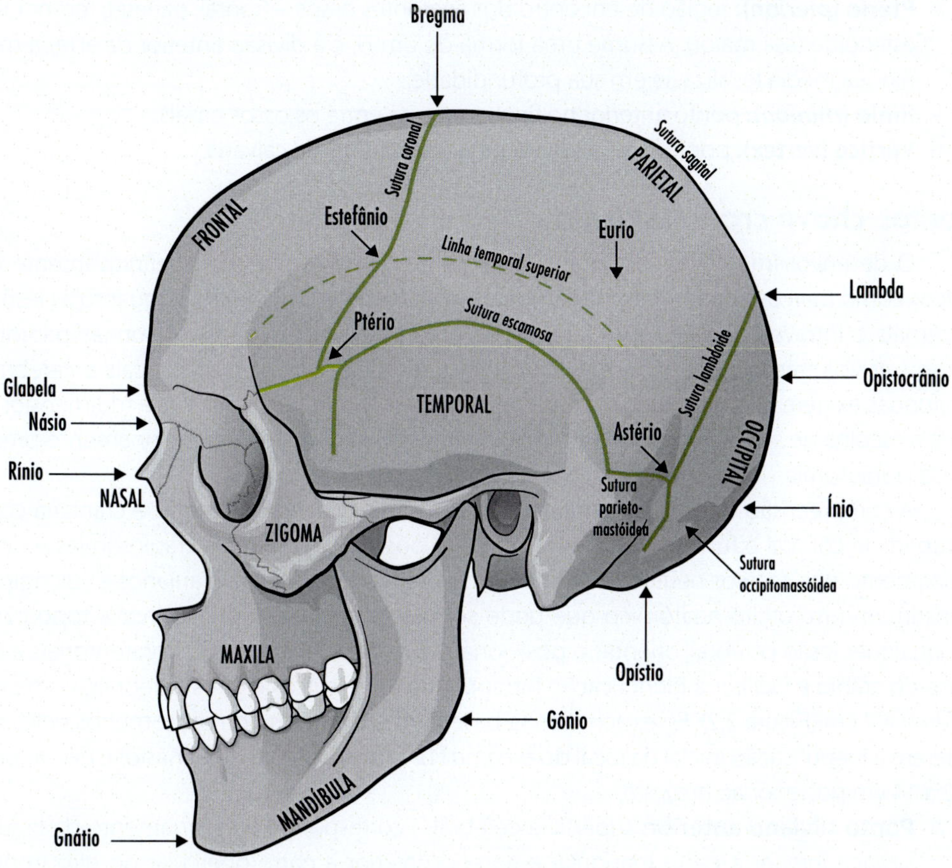

Fonte: Desenvolvida pela autoria do capítulo.

» ***Bregma*:** junção das suturas coronais e sagital, localizada superiormente na linha média da calvária.
» **Estefânio (*stephanion*):** determinado pela junção da sutura coronal com a linha temporal superior.
» **Eurio (*euryon*):** geralmente palpável, corresponde ao centro e ao ponto mais proeminente da tuberosidade parietal.
» **Glabela (*glabella*):** proeminência lisa na porção anterior do osso frontal. Localizada entre as sobrancelhas e superior ao násio.
» **Gnátio (*gnathion*):** ponto mais inferior e na linha média da mandíbula.
» **Gônio (*gonion*):** ponto mais externo do ângulo da mandíbula.
» **Ínio (*inion*):** ponto mediano e mais proeminente da protuberância occipital externa.
» ***Lambda*:** ponto de encontro das suturas sagital e lambdoides, localizada na linha média da calvária.
» **Násio (*nasion*):** ponto mais anterior da sutura frontonasal, onde esta se encontra com a sutura internasal do crânio.
» **Opístio (*opisthion*):** ponto mais posterior e na linha média do forame magno.

- **Opistocrânio (*opisthocranion*):** ponto mais proeminente da bossa occipital.
- **Ptério (*pterion*):** região de encontro dos seguintes ossos – frontal, parietal, temporal e esfenoide (asa maior). Assume uma forma de um H, e a divisão anterior da artéria meníngea média localiza-se em sua profundidade.
- **Rínio (*rhinion*):** ponto anterior no final da sutura entre os ossos nasais.
- **Vértice (*vertex*):** ponto mais superior e na linha média da calvária.

Pontos-chave craniossulcais

O desenvolvimento da microneurocirurgia moderna estabeleceu definitivamente os sulcos como marcos anatômicos fundamentais da superfície do cérebro. Enquanto as lesões cisternais e intraventriculares são geralmente acessadas através de craniotomias padronizadas por vias transfissurais microneurocirúrgicas, as lesões corticossubcorticais e cerebrais profundas exigem inicialmente o entendimento de sua localização anatômica tridimensional para a escolha de sua abordagem transulcal ou transgiral adequada e posicionamento preciso da craniotomia.

A compreensão da relação das suturas e de outros marcos da superfície craniana com a superfície cortical é fundamental para o correto posicionamento das craniotomias e direcionamento dos acessos neurocirúrgicos. Juntos, esses pontos-chave cranianos e sulcogirais constituem um roteiro anatômico que pode ser usado para entender melhor a topografia de qualquer lesão cerebral, orientar o posicionamento das craniotomias supratentoriais e da base do crânio e facilitar a identificação intraoperatória de sulcos e giros cerebrais, com erro inferior a 2 cm (Figura 2.2). Esses achados se basearam em adultos normais e muitos deles requerem a identificação inicial da local do *bregma* (12 a 14 cm posterior ao násio) e do *lambda* (12 a 14 cm posterior ao *bregma*).

- **Ponto silviano anterior:** superfície cerebral – corresponde ao alargamento da fissura silviana inferior à parte triangular e anterior/inferior à parte opercular do giro frontal inferior. Projeção craniana – sob o segmento mais anterior da sutura escamosa.
- **Ponto rolândico inferior:** superfície cerebral – corresponde à interseção do sulco central (ou seu prolongamento inferior) com a fissura silviana, localizado a uma distância média de 2,3 ± 0,5 cm posterior ao ponto silviano anterior, ao longo da fissura silviana. Projeção craniana – na interseção da sutura escamosa com uma linha vertical de 4 cm originada na depressão pré-auricular, que geralmente corresponde ao segmento mais superior da sutura escamosa.
- **Ponto de encontro de sulco frontal inferior/sulco pré-central:** superfície cerebral – corresponde ao aspecto mais posterior do sulco frontal inferior, onde esse sulco (ou seu prolongamento posterior) encontra o sulco pré-central; está a 2,8 ± 0,6 cm superior à fissura silviana. Projeção craniana – posterior ao *stephanion*, o qual corresponde ao ponto craniométrico dado pela interseção da sutura coronal com a linha temporal superior. Distância média do *bregma* ao longo da sutura coronal – 7,8 ± 0,7 cm.
- **Extremidade posterior do sulco temporal superior:** superfície cerebral – corresponde à extremidade distal mais posterior do sulco temporal superior onde é mais claramente identificado como um tronco sulcal único, antes de sua frequente bifurcação distal, e está localizado a 1,4 ± 0,6 cm posterior e inferiormente ao ponto silviano posterior (final da fissura silviana). Profundamente a esse ponto, ao longo de uma trajetória

posterior e oblíqua de 30 a 45º, este está relacionado ao átrio do ventrículo lateral. Projeção craniana – sob um ponto craniano localizado 3 cm verticalmente acima do ponto de encontro entre a sutura parietomastóidea (horizontal) e a sutura escamosa (oblíqua).

» **Ponto de encontro de sulco frontal superior/sulco pré-central:** superfície cerebral – corresponde ao aspecto mais posterior do sulco frontal superior, onde esse sulco (ou seu prolongamento posterior) encontra o sulco pré-central; geralmente anterior à região do "ômega" do giro pré-central. Ao longo de um plano coronal perpendicular, esse ponto está relacionado ao assoalho do corpo do ventrículo lateral (superfície talâmica superior), logo posterior o forame interventricular de Monro. Projeção craniana – sob um ponto craniano localizado 2 cm posterior à sutura coronal e 3 cm lateral à sutura sagital.

» **Ponto rolândico superior:** superfície cerebral – corresponde à interseção do sulco central com a fissura inter-hemisférica. Projeção craniana – sob um ponto craniano localizado 5 cm posterior ao *bregma*, imediatamente lateral à sutura sagital.

» **Ponto de encontro do sulco intraparietal/sulco pós-central:** superfície cerebral – corresponde ao aspecto mais anterior do sulco intraparietal, onde esse sulco (ou seu prolongamento) se encontra (ou é contínuo) com o segmento inferior do sulco pós-central. Profundamente, ao longo de uma trajetória posterior e oblíqua de 30 a 45º, esse ponto está relacionado ao átrio do ventrículo lateral. Projeção craniana – sob um ponto craniano localizado 6 cm anterior ao *lambda* e 5 cm lateral à sutura sagital.

» **Giro supramarginal (GSupraM):** superfície cerebral – a região anterior e superior do giro supramarginal está localizada sob o *euryon*. Projeção craniana – o *euryon* corresponde ao ponto craniométrico onde a tuberosidade parietal é mais proeminente; também pode ser identificado como o ponto craniano onde uma linha vertical originada do aspecto mais posterior da ponta mastoide atinge a tuberosidade parietal, imediatamente superior à linha temporal superior. O *euryon* está localizado anterior e inferiormente ao ponto craniano intraparietal, mencionado anteriormente.

» **Incisura do sulco parieto-occipital na convexidade:** superfície cerebral – o sulco parieto-occipital, mais facilmente identificado na superfície medial do cérebro, é profundo e seu aspecto mais superior pode ser visto na convexidade do cérebro como uma incisura. Este sulco marca o limite entre o pré-*cuneus* e o *cuneus* na superfície medial do cérebro. Projeção craniana – localiza o ângulo que existe entre as suturas lambdoide e sagital.

» **Extremidade distal da fissura calcarina:** superfície cerebral – local onde a fissura calcarina é vista na convexidade occipital. Projeção craniana – sob o opistocrânio, ponto craniométrico que corresponde ao ponto mais posterior da bossa occipital, geralmente evidente a 3 ± 0,9 cm inferior ao *lambda*; 1,7 ± 0,5 cm superior à base occipital (giro lingual) e 3 a 4 cm superior para o *inion* (protuberância occipital externa, base torcular).

» **Depressão pré-auricular e ponto de encontro da sutura parietomastóidea/sutura escamosa:** a depressão pré-auricular (imediatamente anterior ao *tragus*) e o ponto de encontro da sutura parietomastóidea com a sutura escamosa (geralmente palpado como uma leve depressão acima do processo mastoide) definem os limites superiores anterior e posterior do osso petroso, respectivamente. Assim, trepanações realizadas superiormente a esses pontos resultam na exposição da superfície petrosa superior. A conexão desses pontos com uma trepanação superior ao *asterion* auxilia no delineamento de uma craniotomia têmporo-occipital basal ao longo do tentório, uma vez que o *asterion* se encontra sobre o seio transverso.

Figura 2.2 – Pontos-chave craniossulcais (visões lateral, superior e posterior).

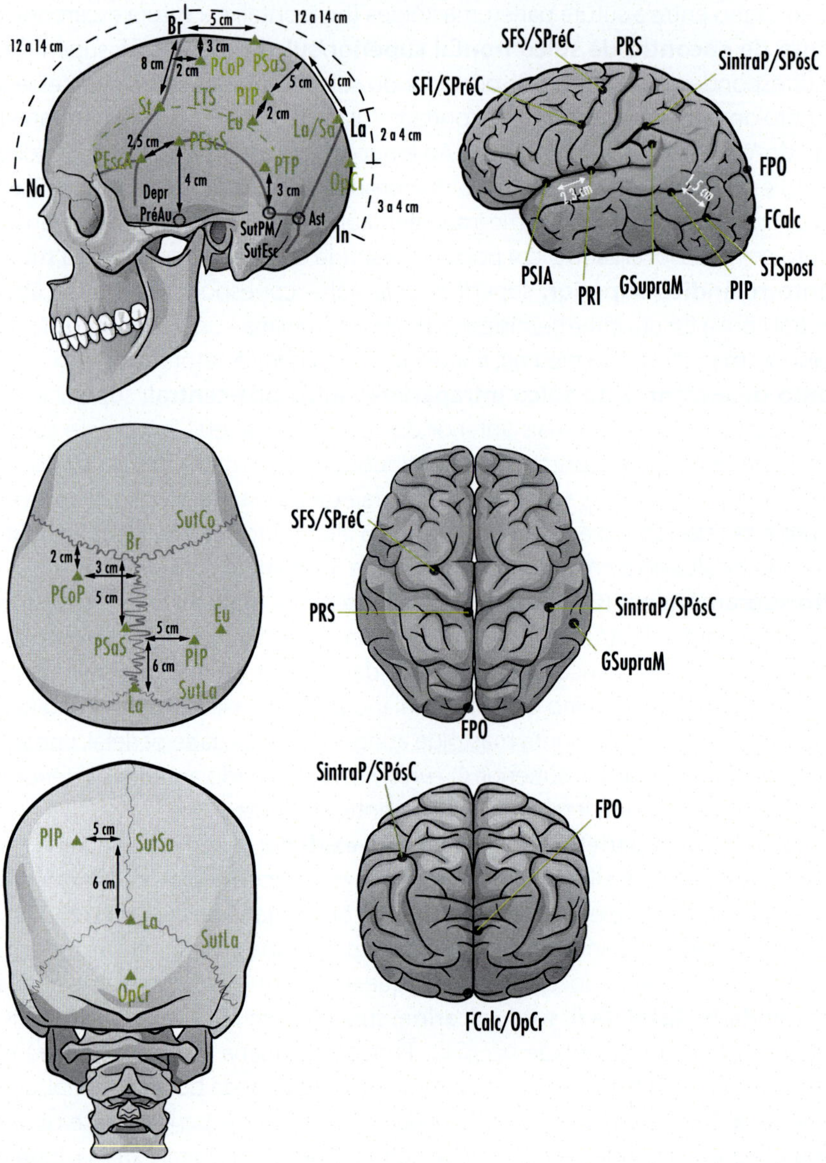

Na: *nasion*; Br: *bregma*; La: *lambda*; In: *inion*; PSaS: ponto sagital superior; PCoP: ponto coronal posterior; St: *stephanion*; LTS: Linha temporal superior; PIP: ponto intraparietal; Eu: *euryon*; PEscA: ponto escamoso anterior; PEscS: ponto escamoso superior; DeprPréAu: depressão pré-auricular; PTP: ponto temporoparietal; SutPM: sutura parietomastóidea; SutEsc: sutura escamosa; Ast: *asterion*; SutOm: sutura occipitomastóidea; SutCo: sutura coronária; SutLa: sutura lambdoide; SutSa: sutura sagital; PRS: ponto rolândico superior; SFS: sulco frontal superior; SPréC: sulco pré-central; SFI: sulco frontal inferior; PSiA: ponto silviano anterior; PRI: ponto rolândico inferior; SIntraP: sulco intraparietal; SPósC: sulco pós-central; GSupraM: giro supramarginal; STSpost: extremidade posterior do sulco temporal superior; FPO: fissura parieto-occipital; FCalc: fissura calcariana; OpCr: opistocrânio.

Fonte: Desenvolvida pela autoria do capítulo.

Linha de Taylor-Haughton

Edward Taylor e William Haughton definiram, em 1900, uma linha que, com base em pontos craniométricos, demarca a localização do sulco central (fissura de Rolando). Primeiramente, marca-se uma linha (linha Na-In) na linha média sobre a calvária conectando o násio ao ínio, dividida em quatro quartos. Esta marcação pode ser realizada com o uso de fita adesiva, dobrando-a ao meio.

Uma segunda linha é desenhada conectando-se o ângulo órbito-temporal ao ponto 3/4 da linha Na-In. O ponto rolândico superior é marcado 2 cm posterior ao ponto médio da linha Na-In, e o ponto rolândico inferior é encontrado pela intersecção da segunda linha com uma linha vertical traçada a partir da ponto pré-auricular e perpendicular ao plano de Frankfurt. O sulco central se localiza entre os dois pontos rolândicos, enquanto a fissura silviana se encontra entre o ângulo órbito-temporal e o ponto rolândico inferior (Figura 2.3).

Figura 2.3 – Linha de Taylor-Haughton.

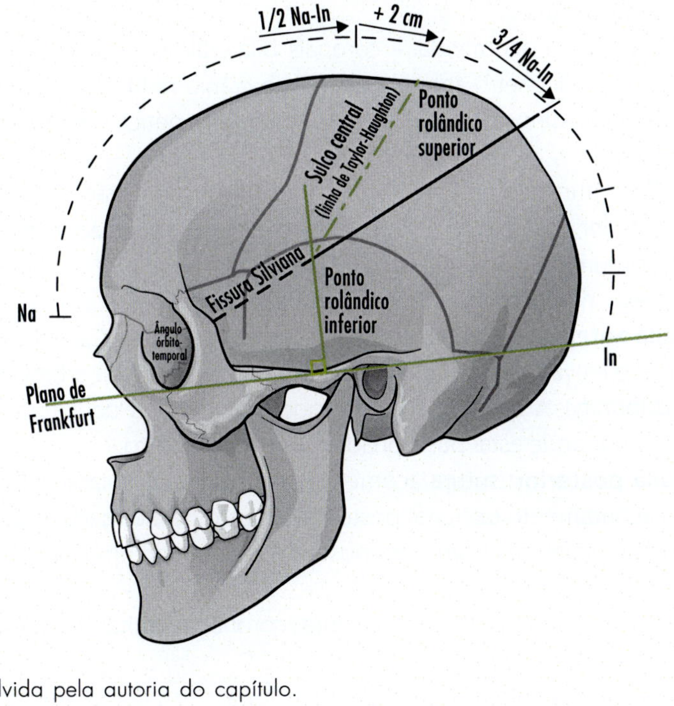

Fonte: Desenvolvida pela autoria do capítulo.

Craniossinostoses

Craniossinostose (CS) é a fusão prematura de uma ou mais suturas do crânio. A partir desse evento. pode surgir cranioestenose, uma deformidade craniana com potencial de restringir o seu crescimento e causar anormalidades morfológicas e funcionais. Apesar da diferença conceitual, ambos os termos são utilizados como sinônimos na prática clínica. A etiologia das CS pode ser primária ou secundária. As primárias são atribuídas a fatores genéticos que determinam um defeito de ossificação, enquanto as secundárias englobam diversas desordens que afetam o desenvolvimento das suturas, como doenças metabólicas, hematológicas, de depósito, malformações encefálicas e exposição a teratógenos.

As CS são as malformações craniofaciais mais comuns e ocorrem em aproximadamente 1 a cada 2.500 nascidos vivos, com incidência de 3,4/10.000. A forma mais frequente é esporádica e acomete crianças saudáveis, com os demais casos relacionados a síndromes genéticas (21%) ou familiares (8%).

As CS podem ser simples, quando decorrentes do fechamento de uma única sutura, ou complexas, quando envolvem duas ou mais. Quando uma sutura se fecha precocemente, o crânio não consegue crescer perpendicularmente a ela e assume uma direção de crescimento paralela – lei de Virchow. A sutura metópica é a primeira a fechar por volta dos 9 meses de idade, enquanto a fusão das suturas remanescentes só ocorre na terceira década.

Os termos utilizados para descrever o tipo de CS se referem ao formato assumido pela cabeça ou à sutura acometida (p. ex., trigonocefalia ou craniossinostose metópica – Figura 2.4).

- **Trigonocefalia:** sutura acometida – metópica. Características – crânio com formato estreito e triangular; terceira forma mais frequente de craniossinostose (10% a 20%). Tende à resolução espontânea.
- **Braquicefalia:** sutura acometida – coronais bilateralmente. Características – região frontal ampla com diâmetro anteroposterior do crânio reduzido; segunda forma mais frequente de craniossinostose (20% a 30%). Etiologia genética sindrômica deve sempre ser considerada.
- **Escafocefalia:** sutura acometida – sagital. Características – crânio alongado no sentido anteroposterior, com o diâmetro transverso estreito e a região frontal proeminente; forma mais comum de craniossinostose (50% a 60%), frequente em prematuros e mais comum no sexo masculino.
- **Plagiocefalia anterior:** sutura acometida – coronal unilateral. Características – achatamento frontal e elevação da asa do esfenoide e do assoalho da órbita ipsilaterais (*Harlequin eye deformity*). A base nasal se direciona para o lado da sutura acometida e a fontanela anterior pode estar posicionada para o lado oposto.
- **Plagiocefalia posterior:** sutura acometida – lambdoide unilateral. Características – crânio com achatamento occipital posterior e mastoide alongada. A orelha ipsilateral ao achatamento sofre deslocamento posterior, resultando em um crânio de formato trapezoide.
- **Turricefalia:** fechamento precoce das suturas coronais e sagital, resultando em um crânio alto, em formato de torre.
- **Oxicefalia ou acrocefalia:** CS de múltiplas suturas, resultando em um crânio alto e pontiagudo.
- **Crânio em trevo (*kleeblattschadel*):** todas as suturas são acometidas em variados graus, exceto metópica e escamosas.

Observação: plagiocefalia pode resultar do fechamento precoce de uma sutura ou de compressão extrínseca pelo decúbito (posicional). A diferenciação etiológica entre ambos define a conduta cirúrgica ou conservadora. Na plagiocefalia posicional, a orelha e a região frontal ipsilaterais ao achatamento se deslocam anteriormente, enquanto a orelha contralateral fica desviada posteriormente, resultando em um formato de paralelogramo.

Figura 2.4 – Diagrama das principais craniossinostoses.

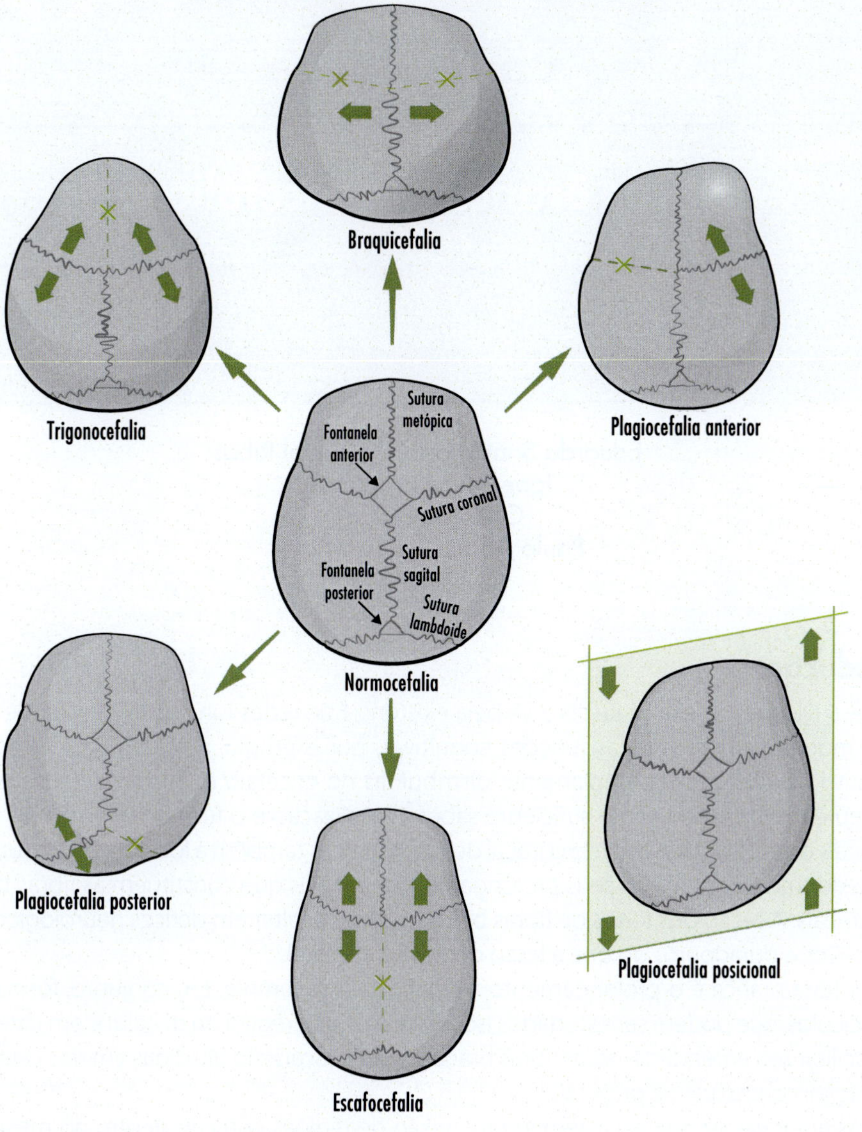

Fonte: Desenvolvida pela autoria do capítulo.

Referências bibliográficas

1. Ribas GC, Ribas EC, Rodrigues CJ. The anterior sylvian point and the suprasylvian operculum. Neurosurg Focus. 2005 Jun 15;18(6B):e2.
2. Ribas GC, Yasuda A, Ribas EC et al. Surgical anatomy of microneurosurgical sulcal key points. Neurosurgery. 2006 Oct;59(4 Suppl 2):ONS177-210; discussion ONS-1.

Capítulo 3

Fibras Brancas Telencefálicas

Eduardo Santamaria Carvalhal Ribas
Igor Lima Maldonado
Christian Brogna
Paulo Abdo do Seixo Kadri

Introdução

A atividade encefálica justifica-se pela existência de redes funcionais de grande escala. Neste modelo conectivista, as funções cognitivas, por exemplo, resultam da interação colaborativa de várias redes amplamente distribuídas no encéfalo e interconectadas entre si. Para seu entendimento, não é suficiente saber a localização e o funcionamento dos corpos neuronais dispostos na superfície cortical do cérebro, mas também a localização e o funcionamento de suas conexões via seus prolongamentos axonais que constituem as fibras brancas subcorticais. A seção dos feixes de fibras brancas pode resultar em défices neurológicos mais expressivos e duradouros do que a lesão do córtex cerebral.[1-4]

A fibra branca é o prolongamento axonal de um neurônio. Em conjunto, forma feixes ou fascículos, que podem ser estudados isoladamente, por região ou divididos em categorias. Para facilitar seu entendimento, as fibras brancas subcorticais são divididas em três categorias: associação; comissurais; e projeção.[5]

As fibras de associação fazem interconexão de regiões corticais dentro do mesmo hemisfério. São compostas por fibras curtas (ou arqueadas ou em "U") localizadas logo abaixo do córtex cerebral e que ligam regiões vizinhas contíguas e as fibras longas, mais profundas, e que ligam regiões mais distantes. Os principais feixes de fibras longas de associação são os fascículos do *cingulum*, uncinado, occipitofrontal (também denominado "fronto-occipital inferior") e os fascículos longitudinais superior e inferior.[5]

As fibras comissurais cruzam a linha média e interconectam regiões cerebrais de ambos hemisférios. As principais são o corpo caloso, a comissura anterior e a comissura hipocampal.[5]

As fibras de projeção, também denominadas "tratos", localizam-se no mesmo hemisfério e interconectam o córtex cerebral às regiões subcorticais, ao tronco encefálico e à medula espinal. O trato piramidal e a radiação talâmica são seus principais representantes[5] (Figuras 3.1 a 3.3 e Quadro 3.1).

Figura 3.1 – Visão lateral dos principais feixes de fibras brancas subcorticais do telencéfalo.

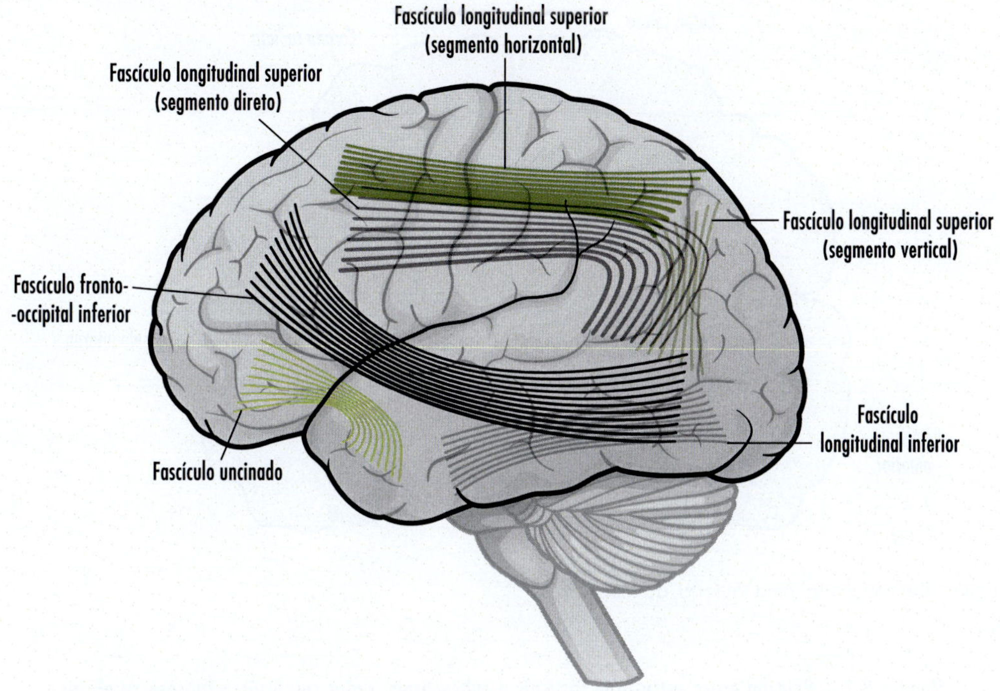

Fonte: Desenvolvida pela autoria do capítulo.

Figura 3.2 – Visão medial dos principais feixes de fibras brancas subcorticais do telencéfalo.

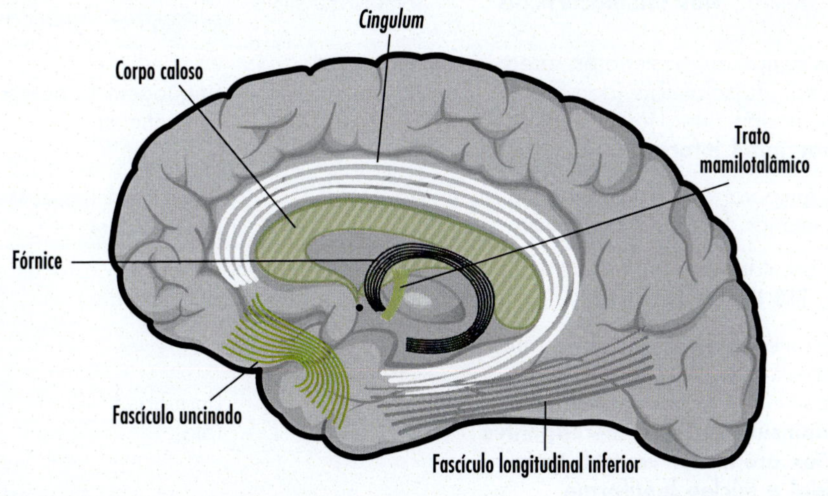

Fonte: Desenvolvida pela autoria do capítulo.

Figura 3.3 – Visão coronal dos principais feixes de fibras brancas subcorticais do telencéfalo.

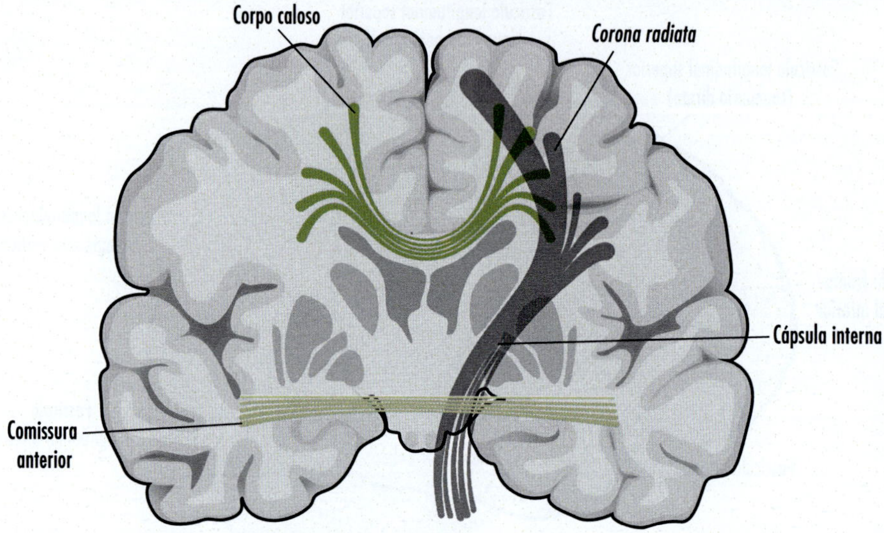

Fonte: Desenvolvida pela autoria do capítulo.

Quadro 3.1 – Relação entre estruturas corticais e subcorticais, redes cerebrais e funções cerebrais. Nota-se que muitas estruturas anatômicas podem pertencer a diferentes redes funcionais.

Estruturas corticais e subcorticais	Redes cerebrais	Funções cerebrais
Região central, AMS, córtex pré-motor, **vias piramidais**	Motricidade	Funções motoras simples e complexas, coordenação motora bilateral
Região central, **vias talamocorticais**	Somatossensitiva	Processamento de sensações somáticas
Regiões temporais posteriores, áreas pré-frontais dorsolaterais (dorsal e ventral), região órbito-frontal, **fascículo fronto-occipital inferior**	Via ventral da linguagem	Linguagem (processos semânticos)
Córtex temporal posterossuperior, giro frontal inferior, **fascículo arqueado**	Via dorsal da linguagem	Linguagem (processos fonológicos)
Giro supramarginal, córtex pré-motor ventral, **FLS III**	Via articulatória da linguagem	Linguagem (processos articulatórios)
Região anterior da ínsula dominante, córtex pré-motor ventral, área sensitiva-motora primária da boca, **fibras operculoinsulares, vias descendentes do córtex pré-motor ventral, trato piramidal e núcleo lentiforme**	Linguagem	Linguagem (execução da fala)

(Continua)

Quadro 3.1 – Relação entre estruturas corticais e subcorticais, redes cerebrais e funções cerebrais. Nota-se que muitas estruturas anatômicas podem pertencer a diferentes redes funcionais (continuação).

Estruturas corticais e subcorticais	Redes cerebrais	Funções cerebrais
Giro frontal inferior esquerdo, área temporal póstero-superior, **FLS**	Linguagem	Linguagem (alternância de idiomas)
Giro frontal inferior esquerdo, giro temporal superior esquerdo, **FLS**	Linguagem	Linguagem (processos sintáticos)
Lóbulos parietais inferiores e superiores, ínsula, giros frontais médio e inferior, **AMS, FLS**	Linguagem	Escrita
Córtex visual (primário e secundário), **FLI**	Linguagem	Leitura
Junção temporoparieto-occipital, córtex visual, **radiações ópticas**	Visuoespacial	Cognição visuoespacial (visual)
Giro supramarginal direito, córtex temporal superior direito, **FLS direito**	Visuoespacial	Cognição visuoespacial (percepção espacial)
Córtex parietal inferior direito, porção posterior da ínsula, córtex temporal posterior, **FLS direito**	Visuoespacial	Cognição visuoespacial (vestibular)
Giro frontal inferior, córtex pré-motor dorsal, giro supramarginal, **FLS**	Memória de trabalho	Memória de trabalho
Córtex pré-frontal dominante esquerdo, córtex temporal posterior esquerdo, **FFOI**	Integração de informações	Julgamento, tomada de decisões, compreensão
AMS, cíngulo, *frontal eye fields*, **fascículo subcaloso medial, cabeça do núcleo caudado**	Integração de informações	–

AMS: área motora suplementar; FLS: fascículo longitudinal superior; FLI: fascículo longitudinal inferior; FFOI: fascículo occipitofrontal inferior.
*Os principais feixes de fibras e estruturas subcorticais estão destacados em negrito.
Fonte: De Benedictis A, Duffau H, 2011.

Principais feixes de fibras brancas telencefálicas

Fibras de associação

» **Fibras curtas de associação (fibras arqueadas ou fibras em "U"):** fibras curtas localizadas logo abaixo do córtex cerebral, que conectam os giros adjacentes entre si. A maioria localiza-se abaixo da superfície lateral do cérebro, mas também há fibras sob suas superfícies medial e basal. Na região da ínsula, as fibras localizadas entre o córtex insular superficialmente e o *claustrum* profundamente são denominadas, em conjunto, como "cápsula extrema".[5]

» **Fascículo longitudinal superior:** localiza-se na profundidade dos lobos frontal, parietal e temporal e ao redor da fissura silviana. Adquire a forma de "C" e conecta esses lobos entre si. Foi descrito por Reil e Autenrieth, no início do século XIX e, posteriormente, por Burdach (1819-1826) e Dejerine (1895) como *fasciculus arcuatus*. Em 2005, Catani e colaboradores (2005) reexploraram a conectividade perisilviana da linguagem usando imagens de ressonância magnética e dividiram esse feixe de fibras em subcomponentes (via indireta, mais superficial e composta por um segmento horizontal e anterior que liga o "território de Broca" com o lobo parietal inferior, um segmento vertical e posterior que liga o lobo parietal inferior ao "território de Wernicke"); e uma via direta, mais profunda e representada pelo fascículo arqueado propriamente dito.[5]

» **Fascículo uncinado:** feixe de associação que conecta os lobos frontal e temporal de um mesmo hemisfério. Representa a principal interconexão entre estruturas límbicas e paralímbicas. Conecta a ínsula a outras estruturas paralímbicas (polo temporal e regiões caudais dos giros orbitários) e as estruturas límbicas entre si (amígdala e *uncus* com a área de subcalosa e giro reto).[5]

» **Fascículo occipitofrontal (ou fascículo fronto-occipital inferior):** o mais longo feixe de fibras associativas intra-hemisférico e interconecta o córtex occipital, as áreas temporobasais e o lóbulo parietal superior ao lobo frontal[1,3] e tem trajeto através da ínsula. Na região da ínsula, as fibras dos FU e FOF também são encontradas superficial e profundamente ao *claustrum*, de modo que possam ser consideradas como pertencentes a ambas cápsulas extrema e externa.[4]

» **Fascículo longitudinal inferior:** é um feixe de fibras que conecta regiões do lobo occipital a regiões do lobo temporal. Localiza-se no interior da substância branca do giro fusiforme, lateralmente ao sulco colateral, inferior e paralelamente ao corno temporal do ventrículo lateral, e inferior e lateralmente às radiações ópticas.[5]

» **Fascículo do giro cíngulo ou *cingulum*:** os giros para-hipocampal e do cíngulo podem ser considerados em conjunto como um giro contínuo em forma de "C". No seu interior, aloca-se esse grupo espesso de fibras brancas de associação curtas e longas que representa o maior feixe de associação do sistema límbico.[5]

Fibras comissurais

» **Comissura anterior:** na linha média, é um feixe compacto que apresenta forma roliça como uma corda que atravessa perpendicularmente a linha média. Logo após cruzar a linha média, emite uma pequena extensão ventral e uma extensão lateral mais volumosa que interconectam, respectivamente, os córtices olfatórios homólogos e os giros temporais (médios e inferiores).[5]

» **Corpo caloso:** o corpo caloso é o principal feixe de fibras comissurais nos seres humanos. Interconecta ambos os hemisférios cerebrais com exceção das regiões temporais polares, que são interconectadas pela comissura anterior. Seu contingente mais compacto localiza-se na profundidade da fissura inter-hemisférica, onde pode ser dividido em quatro segmentos: rostro; joelho; corpo; e esplênio. Lateralmente, suas fibras abrem-se como um leque no interior de cada hemisfério em direção a todos os lobos cerebrais, formando a radiação calosa. As fibras que se dirigem mais anteriormente para os lobos frontais denominam-se "fórceps *minor*", enquanto as fibras que se dirigem posteriormente em direção aos polos occipitais são mais numerosas e denominadas "fórceps *major*". O *tapetum* é constituído por fibras calosas que se originam no esplênio e direcionam-se para as regiões temporais basais, curvando-se anteriormente até quase atingir o polo temporal.

» **Comissura hipocampal:** as fibras do fórnix circundam o tálamo e assumem forma achatada dorsalmente, região denominada "crura do fórnix". Nessa região, entre o tálamo e o esplênio do corpo caloso, algumas de suas fibras atravessam a linha média e conectam-se à crura do fórnix do hemisfério contralateral e formam uma fina comissura hipocampal, também nomeada de comissura forniceal ou *psalterium*.

Fibras de projeção

» **Cápsula interna/*corona radiata*:** as fibras de projeção que se relacionam com o córtex cerebral têm disposição radial em direção ao tálamo, gânglios da base e tronco encefálico. Quando localizadas no espaço situado entre o núcleo lentiforme lateralmente e o núcleo caudado e tálamo medialmente, são denominadas em conjunto como "cápsula interna". É subdividida em cinco segmentos (braço anterior, joelho, braço posterior, retrolentiforme e sublentiforme). Seus principais feixes de fibras são: fibras corticopontinas; corticobulbares; trato piramidal; e radiações talâmicas. Quando localizadas ao limite externo do núcleo lentiforme, recebem o nome de *corona radiata*.[2] Esta é composta pelas fibras de projeção incluídas na cápsula interna, acrescidas de outras fibras de projeção que não se localizam no espaço da cápsula interna, como as fibras claustrocorticais e corticoestriatais.

» **Fórnice:** a formação hipocampal é composta pelo corno de Ammon, giros denteados e fórnice. Esse último é a sua principal via eferente, a qual conecta o hipocampo às regiões septais e ao hipotálamo. Esse feixe de fibras envolve o tálamo, assume a forma em "C" e dele se separa pela fissura coroideia. O fórnice tem fibras de projeção, associação e comissurais e pode ser dividido em quatro segmentos: fímbria; crura; corpo; e coluna. Fibras de ambos fórnices cruzam a linha média e conectam-se com o fórnice contralateral, criando uma comissura hipocampal.[5]

» **Trato mamilotalâmico (trato de Vicq d'Azyr):** localizado sob a superfície do assoalho e da parede lateral do 3º ventrículo, esse trato conecta os corpos mamilares ao núcleo anterior do tálamo.

Referências bibliográficas

1. De Benedictis A, Duffau H. Brain hodotopy: from esoteric concept to practical surgical applications. Neurosurgery. 2011;68:1709-23; discussion 1723.
2. Parraga RG, Ribas GC, Welling LC et al. Microsurgical anatomy of the optic radiation and related fibers in 3-dimensional images. Neurosurgery. 2012; 71:160-71; discussion 162-71.
3. Ribas ESC. Neurocirurgia em áreas eloquentes: fundamentos da estimulação elétrica direta cerebral no paciente acordado. *In*: Figueiredo EG, Teixeira MJ (org.). Manual de clínica neurocirúrgica. Thieme, 2015. p. 100-2.
4. Sarubbo S, De Benedictis A, Maldonado IL et al. Frontal terminations for the inferior fronto-occipital fascicle: anatomical dissection, DTI study and functional considerations on a multi-component bundle. Brain Struct Funct. 2013;218:21-37.
5. Ture U, Yasargil MG, Friedman AH et al. Fiber dissection technique: lateral aspect of the brain. Neurosurgery. 2000;47:417-26.

Capítulo 4

Neuroanatomia dos Nervos Cranianos

Luana Lima Bulgarelli
Mario Minor Murakami Junior
Eduardo Santamaria Carvalhal Ribas

Introdução

Há 12 pares de nervos cranianos (NC). Os NC penetram e cruzam ossos cranianos em direção aos órgãos e às estruturas que inervam. São numerados de I a XII em ordem rostrocaudal (Figura 4.1). Os dois primeiros NC, olfatório e óptico, não são realmente nervos, mas sim prolongamentos do tecido encefálico. Podem ser classificados de acordo com sua função como motores ou neurovegetativos (eferentes), sensitivos (aferentes) ou mistos (motores, sensitivos e neurovegetativos). Originam-se no prosencéfalo (I e II), mesencéfalo (III e IV) ou rombencéfalo (V ao XII).[1]

Há uma organização de medial para lateral na localização dos NC no tronco encefálico (Figura 4.2): motor somático; motor visceral; sensitivo-visceral; e sensitivo-somático. Os nervos motores somáticos (III, IV, VI e XII) originam-se na proximidade da linha média; mais lateralmente, localizam-se os nervos com componentes viscerais (V, VII, IX, X e XI), e, ainda mais lateralmente, o VIII (inteiramente sensitivo).[1]

Núcleos associados aos NC

São grupamentos de corpos neuroniais (substância cinzenta) divididos em dois tipos: **núcleos motores** (constituídos de neurônios motores inferiores – seus corpos neuroniais – e seus axônios entram na constituição dos NC) e **núcleos sensitivos** (neurônios sensitivos secundários pseudounipolares, os quais apresentam um único axônio que se bifurca e origina prolongamento periférico em direção aos receptores e um prolongamento central em direção ao tronco encefálico; seus corpos neuroniais primários localizam-se no interior dos gânglios sensitivos).

Gânglios dos NC

Agrupamentos de corpos neuroniais que entram na constituição de um NC. Podem ser sensitivos (não contêm sinapse, apenas os corpos dos neurônios pseudounipolares sensitivos)

Figura 4.1 – Representação artística da face inferior do encéfalo onde se destacam os NC.

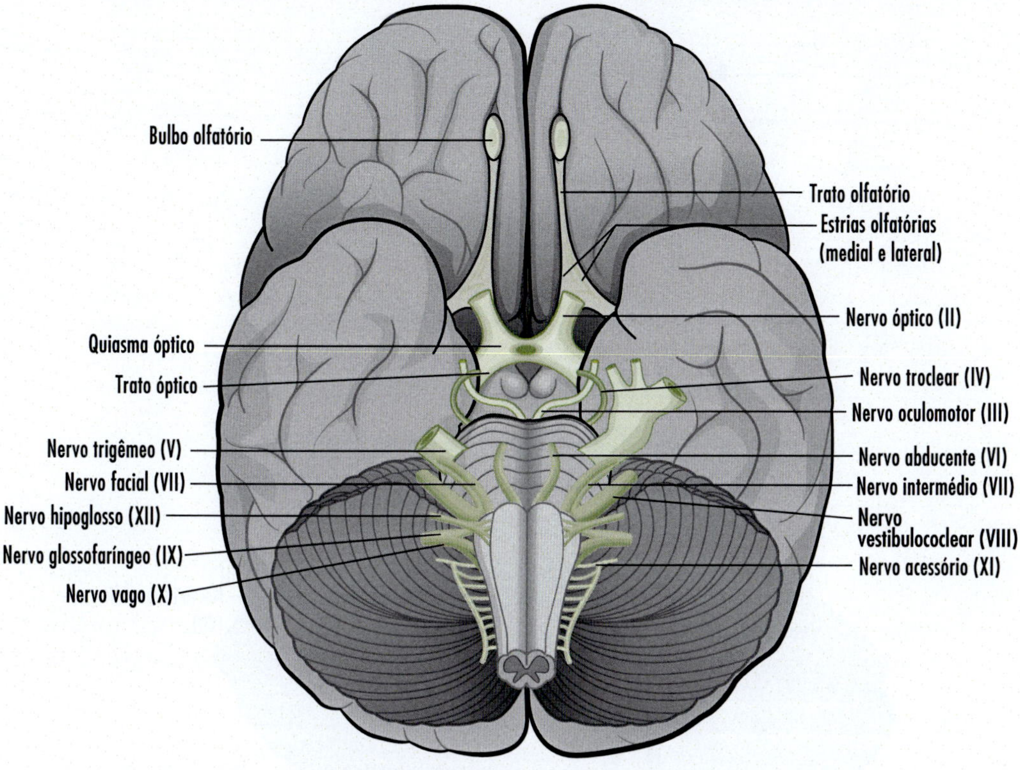

Fonte: Desenvolvida pela autoria do capítulo.

ou neurovegetativos (que vinculam as informações parassimpáticas e contêm sinapses entre o corpo do neurônio pós-sináptico e o axônio oriundo do neurônio pré-sináptico localizado no tronco encefálico).[1-3] Não há gânglios mistos.

NC motores do tronco encefálico

Seus núcleos motores organizam-se em três grupos (Quadro 4.1):[1,2]

1. **Núcleos somáticos:** localizam-se próximos à linha média (equivalem especialmente aos neurônios do corno ventral da medula espinhal). Representados pelos nervos oculomotor, troclear, abducente e hipoglosso. Induzem movimentos voluntários somáticos (inervam músculos estriados controlados voluntariamente e desenvolvidos a partir de somitos).
2. **Núcleos braquiomotores:** intermediários entre os somáticos e os parassimpáticos. Representamos pelos núcleos motores dos nervos trigêmeo, facial e oriundos do núcleo ambíguo. Suas fibras são "viscerais especiais", pois inervam músculos estriados de controle voluntário confinados à cabeça e ao pescoço.
3. **Núcleos parassimpáticos:** núcleos motores mais laterais do tronco encefálico; equivalem aos neurônios do corno lateral da medula espinhal. Representados pelos núcleos de Edinger-Westphal, salivatório superior, salivatório inferior e núcleo motor dorsal do vago. Suas fibras são "involuntárias viscerais" e inervam os músculos

Figura 4.2 – Representação artística da face anterolateral do tronco encefálico destacando-se os NC.

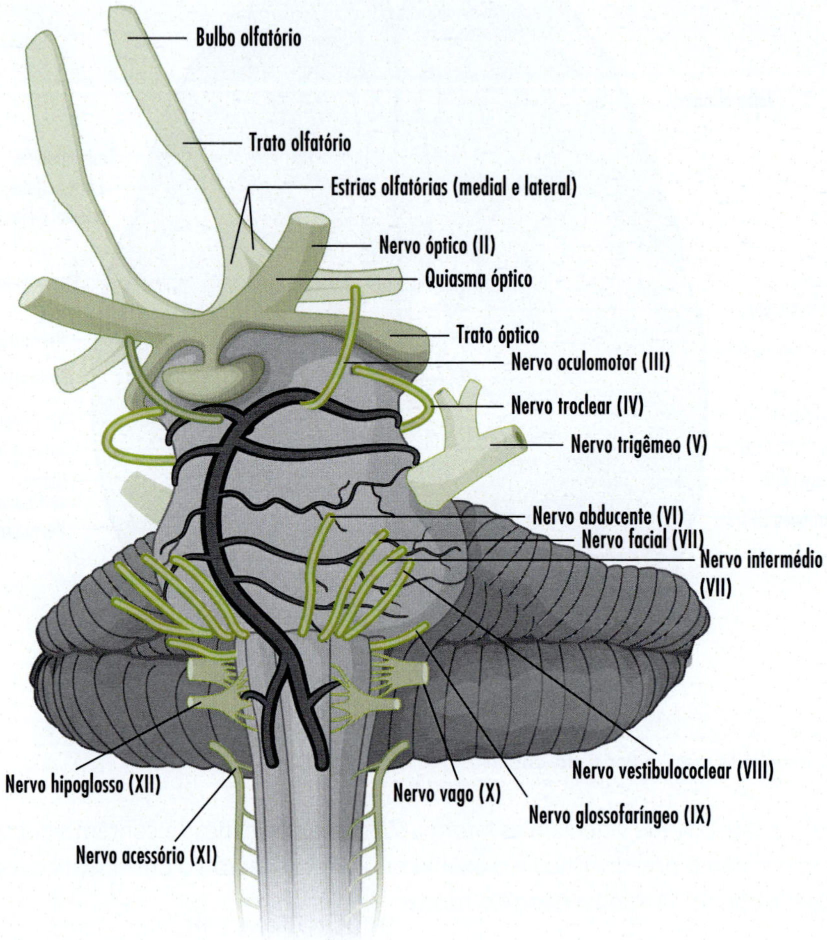

Fonte: Desenvolvida pela autoria do capítulo.

ciliar e constritor da íris, as glândulas salivares, lacrimais, nasais e palatinas, os folículos capilares e os músculos lisos de controle involuntário (exceção feita ao coração, que é músculo estriado). Emergem do tronco encefálico como os nervos cranianos III, VII, IX e X e alcançam seus destinos finais por ramos trigeminais. Têm dois neurônios periféricos, o pré e o pós-ganglionar. Os corpos celulares dos neurônios pré-ganglionares localizam-se nos núcleos parassimpáticos do tronco encefálico e seus axônios fazem sinapse com os neurônios pós-ganglionares nos gânglios parassimpáticos periféricos.

NC sensitivos

A sensibilidade somática (*soma* = corpo), em geral, é a sensação evocada pela estimulação das estruturas que compõem a parede corporal; no segmento cefálico inclui a

Quadro 4.1 – Núcleos eferentes do tronco encefálico, nervos, gânglios e funções relacionados.

Núcleo no tronco	Posição do núcleo	Nervo craniano	Gânglio	Função/músculos	
Motor somático – voluntário					
Oculomotor	Mesencéfalo	Oculomotor (III)	–	Levantador superior da pálpebra, reto superior, reto medial, reto inferior, oblíquo inferior	Motricidade ocular extrínseca
Troclear	Mesencéfalo	Troclear (IV)	–	Oblíquo inferior	
Abducente	Ponte	Abducente (VI)	–	Reto lateral	
Hipoglosso	Bulbo	Hipoglosso (XII)	–	Músculos intrínsecos da língua, hioglosso, genioglosso, estiloglosso	Motricidade da língua
Braquiomotor (visceral especial motor) – voluntário					
Motor do trigêmeo	Ponte	Mandibular (V3)	–	Temporal, masseter, digástrico (ventre anterior), milo-hióideo, pterigoides laterais e medial, tensor do palato	Mastigação, tensor do tímpano
Facial	Ponte	Facial (VII)	–	Músculos da mímica facial, bucinador, estapédio, occipitofrontal, estilo-hióideo, digástrico (ventre posterior), platisma	Mímica facial, bucinador, estapédio
Ambíguo	Bulbo	Glossofaríngeo (IX)	–	Estilofaríngeo	Deglutição e fonação
		Vago (X) – ramos faríngeos		Músculos da faringe	
		Vago (X) – laríngeo recorrente		Músculos da laringe	
Cervical acessório	Medula cervical alta	Acessório (XI)	–	Esternocleidomastóideo, trapézio	Rotação da cabeça e elevação da escápula
Parassimpático (visceral geral motor) – involuntário					
Edinger-Westphal	Mesencéfalo	Oculomotor (III)	Ciliar	Músculo ciliar (acomodação), músculo da íris (constrição pupilar)	
Salivatório superior	Ponte	Facial (VII)	Pterigopalatino Submandibular	Glândulas lacrimais, nasais e palatinas, glândulas sublinguais	
Salivatório inferior	Bulbo	Glossofaríngeo (IX)	Ótico	Glândula parótida	
Motor dorsal do vago	Bulbo	Vago (X)	Nos órgãos de destino	Coração, trato intestinal	

Fonte: Adaptado de Monkhouse S, 2005 e Machado A, Haertel LM, 2006.

sensibilidade da pele e das cavidades nasal, orbitária e oral (exceto o paladar). A sensibilidade visceral inclui o paladar e orofaringe (Quadro 4.2).[1-3]

Quadro 4.2 – Núcleos aferentes do tronco encefálico, nervos, gânglios e funções relacionados.

Núcleo no tronco	Posição do núcleo	Nervo craniano	Gânglio	Função/músculos
Sensibilidade somática geral (somatossensorial)				
Mesencefálico do trigêmeo	Mesencéfalo	Trigêmeo (V)	–	Propriocepção dos músculos da mastigação e, provavelmente, também dos músculos extrínsecos do bulbo ocular
Sensibilidade somática geral (somatossensorial)				
Principal do trigêmeo	Ponte	Trigêmeo (V)	Trigeminal de Gasser	Tato epicrítico: exclusivamente para núcleo sensitivo principal
Espinal do trigêmeo	Ponte, bulbo e medula cervical alta	Intermédio (VII)	Geniculado	Dor e temperatura: exclusivamente para núcleo do trato espinal Pressão e tato protopático: terminam nos dois núcleos
		Glossofaríngeo (IX)	Superior do IX (jugular)	Nervo craniano V: sensibilidade da pele da parte anterior da cabeça, 2/3 anteriores da língua, cavidades orais e nasais, dentes e meninges
		Vago (X)	Superior do X (jugular)	Nervos cranianos VII, IX e X: cada um contribui para parte do pavilhão auditivo e do meato acústico externo
Sensibilidade somática especial				
Cocleares	Ponte	Vestibulococlear VIII (porção coclear)	Coclear (ou espiral)	Audição
Vestibulares e cerebelo	Bulbo	Vestibulococlear VIII (porção vestibular)	Vestibular	Sensibilidade vestibular
Sensibilidade visceral (geral e especial)				
Trato solitário	Bulbo	Intermédio (VII)	Geniculado	Gustação dos 2/3 anteriores da língua e palato; sensibilidade visceral geral (tato, dor e temperatura) da parte posterior das fossas nasais e face superior do palato mole
		Glossofaríngeo (IX)	Inferior do IX (petroso)	Gustação do 1/3 posterior da língua, das pregas glossoepiglótica e faringoepiglótica, e da superfície lingual da epiglote; sensibilidade visceral geral (tato dor e temperatura) do 1/3 posterior da língua, faringe, úvula, tonsilas, tuba auditiva, seio e corpo carotídeos
		Vago (X)	Inferior do X (nodoso)	Gustação da epiglote e esôfago; sensibilidade visceral geral (tato, dor e temperatura) de parte da faringe, laringe, traqueia, esôfago e vísceras torácicas e abdominais

Fonte: Adaptado de Monkhouse S, 2005 e Machado A, Haertel LM, 2006.

Sensibilidade somática (somatossensitiva)

As fibras somatossensoriais dos NC veiculam as sensibilidades nociceptivas, térmicas, tácteis e proprioceptivas. O nervo trigêmeo (V) é o principal nervo craniano somatossensitivo e alberga seus corpos celulares no gânglio trigeminal. Há algumas fibras somatossensitivas nos nervos X, VII e IX, cujos corpos celulares localizam-se nos gânglios vagal jugular (superior), geniculado e glossofaríngeo superior, respectivamente. Independentemente do NC, todas as fibras somatossensitivas destes nervos projetam-se nos núcleos sensitivos do nervo trigêmeo, por sua vez, constituído por três subnúcleos:

1. **Núcleo principal:** processa a sensação tátil e seus neurônios originam axônios que decussam e dirigem-se rostralmente pelo lemnisco trigeminal até o tálamo contralateral (principalmente nos núcleos ventrais póstero-mediais) e um pequeno contingente ao tálamo ipsilateral.
2. **Núcleo espinal:** processa sensações nociceptivas e térmicas. O núcleo é denominado "espinal" porque estende-se caudalmente até a medula espinal cervical, em íntimo contato com a substância gelatinosa do corno dorsal da substância cinzenta da medula espinal a que aferem fibras dos nervos espinais. Esse núcleo contém os corpos celulares dos neurônios sensitivos de 2ª ordem que processam as sensibilidades nociceptivas e térmicas, e seus axônios decussam e projetam-se rostralmente via lemnisco trigeminal, em especial nos núcleos ventromediais do tálamo contralateral.
3. **Núcleo mesencefálico:** processa as sensações proprioceptivas dos músculos e articulações mastigatórias e a sensibilidade profunda de pressão dos dentes e das gengivas. Este núcleo, excepcionalmente, abriga os corpos dos neurônios sensitivos primários (não albergados nos gânglios periféricos). Apesar das controvérsias, admite-se que se conecte com os núcleos motor do trigêmeo, salivatório e ambíguo.

Sensibilidade visceral

As fibras sensitivas viscerais incluem as fibras gustativas, as fibras sensitivas do canal alimentar (exceto da cavidade oral, dentes e gengivas) e as fibras de quimiorreceptores das vísceras toracoabdominais. Penetram no tronco encefálico através dos nervos VII, IX e X, os quais, por sua vez, têm seus corpos celulares nos gânglios sensitivos periféricos (sem sinapses) geniculado, glossofaríngeo petroso (inferior) e vagal nodoso (inferior), respectivamente. Independentemente da sua origem, as fibras sensitivas projetam-se no núcleo do trato solitário. Os axônios do núcleo do trato solitário projetam-se rostralmente por vias multissinápticas (possivelmente bilaterais) no tálamo (núcleo ventral posteromedial) e após fazerem sinapse na ínsula e *uncus*, onde realiza conexões com os centros olfatórios.

Nervo olfatório (I)

Os nervos olfatórios são os primeiros neurônios da via olfatória. São bipolares, têm os corpos celulares no epitélio olfatório, originam prolongamentos que atravessam a placa cribriforme e a dura-máter e fazem sinapse no bulbo olfatório com neurônios sensitivos de 2ª ordem (células mitrais). Os axônios desses neurônios originam o trato olfatório, que, por sua vez, divide-se posteriormente nas estrias olfatórias medial e lateral.[1,2,4]

Nervo óptico (II)

Os neurônios sensitivos primários do nervo óptico são bipolares, confinados ao epitélio da retina e fazem sinapse com neurônios sensitivos de 2ª ordem (células ganglionares), cujos axônios projetam-se centralmente e formam o "nervo", o quiasma e o trato óptico. No quiasma, as fibras do componente nasal de cada retina (responsáveis pelo campo visual temporal) cruzam para integrar o trato óptico oposto. Do quiasma, os tratos ópticos projetam-se nos corpos geniculados laterais (CGL), onde alguns axônios bifurcam-se e geram ramificações mesencefálicas que medeiam os reflexos visuais. Os axônios das células ganglionares fazem sinapse no CGL com corpos de neurônios que originam fibras que, via segmentos retrolenticular e sublenticular da cápsula interna, constituem a radiação óptica que alcança o córtex visual primário (fissura calcarina do lobo occipital).[1,2,4]

Nervo oculomotor (III)

Seu núcleo localiza-se no mesencéfalo, na proximidade da linha média, em região imediatamente ventral ao aqueduto de Sylvius. Os núcleos dos nervos III, IV e VI integram-se via fascículo longitudinal medial.

Origina-se na fossa interpeduncular do mesencéfalo, penetra no teto do seio cavernoso, ocupando sua parede lateral, e divide-se em ramos superior e inferior que penetram na órbita através da fissura orbital superior. A divisão superior inerva os músculos levantador superior da pálpebra (parcialmente inervado por fibras simpáticas) e reto superior. A divisão inferior inerva os músculos reto medial, reto inferior e oblíquo inferior e contém fibras parassimpáticas do núcleo de Edinger-Westphal que fazem sinapse no gânglio ciliar e continuam como nervos ciliares curtos que se projetam nos músculos constritor da pupila e ciliar.[1-4]

Nervo troclear (IV)

Seu núcleo localiza-se caudalmente ao núcleo do oculomotor junto à substância cinzenta periaquedutal mesencefálica. Seus axônios dirigem-se posteriormente, decussam e emergem na face dorsal do tronco encefálico como nervo troclear, logo caudalmente ao colículo inferior.[1-4] O nervo troclear penetra no ângulo posterolateral do teto do seio cavernoso, ocupa sua parede lateral e adentra a órbita através da fissura orbital superior, onde seu trajeto passa rostral ao músculo levantador superior da pálpebra, para alcançar e inervar o músculo oblíquo superior.

Nervo trigêmeo (V)

O nervo trigêmeo veicula a sensibilidade da pele de região anterior da cabeça, cavidade oral e nasal e orbitária, dentes e meninges. Apresenta três divisões como nervos separados (oftálmico, maxilar e mandibular). O nervo lingual (ramo do nervo mandibular) inerva os dois terços anteriores da língua e veicula as sensibilidades gerais, exteroceptiva e proprioceptiva veiculadas pelas fibras aferentes somáticas gerais. Sua divisão mandibular também alberga fibras motoras para os músculos mastigatórios. O gânglio trigeminal localiza-se em uma depressão no osso petroso conhecida como "cavo de Meckel" e contém os corpos dos neurônios sensitivos primários dos três ramos do nervo trigêmeo, exceto os relacionados à propriocepção.[1,2]

O nervo trigêmeo penetra na face lateral da ponte e seus axônios projetam-se nos núcleos sensitivos trigeminais (principalmente espinal e mesencefálico).[1,2]

Fibras braquiomotoras do nervo trigêmio originam-se no núcleo motor do trigêmeo localizado na ponte, seus axônios integram a divisão mandibular e inervam oito músculos mastigatórios: temporal; masseter; pterigoide lateral; pterigoide medial; mio-hióideo; ventre anterior do digástrico; tensor do tímpano; e tensor do palato.[1,2]

As fibras parassimpáticas originadas nos neurônios pré-ganglionares dos núcleos parassimpáticos do tronco encefálico e que emergem como os nervos cranianos III, VII, IX e X fazem sinapse com neurônios pós-ganglionares nos gânglios parassimpáticos periféricos e distribuem-se a seus destinos finais através dos ramos do nervo trigêmeo.[1,2]

Nervo abducente (VI)

Seu núcleo localiza-se na região inferior da ponte e seus axônios emergem próximo à linha média no sulco pontobulbar para formar o nervo abducente. Tem trajeto ascendente, penetra a dura-máter do *clivus* e, via canal de Dorelo, alcança o seio cavernoso ao passar abaixo do ligamento petroesfenoidal de Grüber. Dentro do seio cavernoso, dirige-se anteriormente entre a artéria carótida interna (medialmente) e o nervo oftálmico (lateralmente). Após atravessar a fissura orbitária superior, adentra a órbita e inerva o músculo reto lateral.[1,2]

Nervo facial (VII)

As fibras braquiomotoras originam-se no núcleo motor do nervo facial, localizado na ponte. Seus axônios fazem uma curva ao redor do núcleo do nervo abducente (VI), causam elevação no assoalho do quarto ventrículo (colículo facial), dirigem-se anteriormente e emergem do tronco encefálico no sulco pontobulbar (ângulo cerebelopontino) formando o nervo facial. O nervo intermédio é ramo do nervo facial (usualmente emerge dele separado no sulco pontobulbar e veicula fibras sensitivas e parassimpáticas).[1,2]

Os nervos facial e intermédio penetram no meato acústico interno e alcançam o gânglio geniculado que abriga os corpos celulares dos neurônios sensitivos. Suas fibras penetram no canal facial, onde originam ramos para os músculos estapédio e corda do tímpano, e emergem finalmente através do forame estilomastóideo. O nervo facial inerva os músculos da mímica facial (incluindo o orbicular dos olhos e da boca, o bucinador e o platisma), os músculos occipitofrontais (ventre occipital), estilo-hióideo e digástrico (ventre posterior) e veicula a sensibilidade cutânea do conduto auditivo externo. Ao penetrar na glândula parótida, forma um plexo intrincado.

Suas fibras parassimpáticas pré-ganglionares originam-se no núcleo salivatório superior e seus axônios integram o nervo intermédio; fibras pós-ganglionares originados nos gânglios dirigem-se para as glândulas lacrimais, nasais e palatinas (a partir do gânglio pterigopalatino) e glândulas sublinguais (a partir do gânglio submandibular).

O nervo intermédio veicula os potenciais de ação originados nos receptores gustativos dos dois terços anteriores da língua via nervo lingual e corda do tímpano, enquanto o paladar do palato é veiculado pelo nervo petroso superficial maior. Ambas as vias têm os corpos neuroniais no gânglio geniculado e geram projeções centrais para o núcleo do trato solitário.

Nervo vestibulococlear (VIII)

Responsável pela audição (nervo coclear) e equilíbrio (nervo vestibular). Emerge do tronco encefálico no sulco pontobulbar (ângulo ponto cerebelar) lateralmente ao nervo facial e penetra no meato acústico interno.[1,2,4,5]

Os neurônios bipolares sensitivos primários da via coclear originam-se do órgão de Corti na cóclea e seus corpos neuroniais estão presentes no gânglio coclear ou espiral. Os prolongamentos axonais centrais desses neurônios compõem o nervo coclear e projetam-se nos núcleos cocleares localizados no assoalho do 4º ventrículo.

Os neurônios bipolares sensitivos primários da via vestibular originam-se das células ciliadas do aparelho vestibular (sáculo, utrículo e canais semicirculares) e têm seus corpos neuroniais no gânglio vestibular localizado no osso temporal. Os prolongamentos centrais dos axônios desses neurônios compõem os nervos vestibulares e alcançam o cerebelo e os núcleos vestibulares localizados no bulbo.

Nervo glossofaríngeo (IX)

Emerge do bulbo como diversas radículas no sulco pós-olivar, localizado posteriormente à oliva, e atravessa o forame jugular.[1,2,4,5] Suas fibras braquiomotoras originam-se no núcleo ambíguo e inervam o músculo estilofaríngeo. Suas fibras parassimpáticas pré-ganglionares originam-se no núcleo salivatório inferior e fazem sinapse no gânglio ótico, de onde se originam as fibras pós-ganglionares que inervam a glândula parótida.

Suas fibras sensitivas viscerais veiculam a sensibilidade gustatória da orofaringe e do terço posterior da língua e a sensibilidade dos quimiorreceptores do corpo carotídeo e fazem sinapse nos corpos neuroniais do gânglio petroso cujos axônios projetam-se no núcleo do trato solitário. As fibras sensitivas somáticas que veiculam a sensibilidade de superfície variada da pele do ouvido externo projetam-se nos núcleos do nervo trigêmeo.

Nervo vago (X)

Emerge como diversas radículas no sulco pós-olivar (localizado posteriormente à oliva no bulbo e caudalmente ao nervo IX) que, após reunirem-se, formam o nervo vago, o qual emerge do crânio pelo forame jugular. Apresenta trajeto descendente no pescoço no interior da bainha carotídea, posicionado atrás da veia jugular interna e da artéria carótida interna e comum, onde originam os ramos laríngeos e faríngeos.[1-3,5] Suas fibras braquiomotoras originam-se do núcleo ambíguo e inervam os músculos laríngeos e faríngeos responsáveis pela fonação e deglutição.

Os corpos neuroniais parassimpáticos pré-ganglionares do nervo vago localizam-se no núcleo motor dorsal do vago e seus longos axônios fazem sinapse nos corpos dos neurônios pós-ganglionares geralmente localizados na parede ou nas proximidades dos órgãos de destino, como nos plexos cardíaco e mioentérico.

Suas fibras sensitivas somáticas veiculam a sensibilidade do conduto auditivo externo e região posterior da superfície externa da membrana timpânica via ramo auricular, alcançam o gânglio jugular (superior), que alberga seus corpos neuroniais, e projetam-se nos núcleos sensitivos do nervo trigêmeo passam. As fibras sensitivas viscerais têm os corpos neuroniais localizados no gânglio nodoso (inferior), alcançam o núcleo do trato solitário e são responsáveis pelo processamento das informações dos receptores gustativos da epiglote e do esôfago, dos baro e quimiorreceptores aórticos e da sensibilidade da laringe e faringe e de parte da sensibilidade das vísceras torácicas e abdominais, exceto do cólon descendente e da pelve.

Nervo acessório (XI)

O nervo acessório apresenta dois componentes: o craniano; e o espinal. Os corpos dos nervos motores do segmento craniano localizam-se na região caudal do núcleo ambíguo e suas fibras emergem como diversas radículas no sulco pós-olivar localizado posteriormente à oliva no bulbo, caudalmente ao nervo vago.[1,4,5] Os corpos dos neurônios motores do segmento espinal localizam-se no corno ventral da substância cinzenta da medula cervical rostral (aparentemente como prolongamento caudal do núcleo ambíguo); suas fibras emergem entre as raízes nervosas ventral e dorsal da medula cervical rostral, logo atrás do ligamento denteado, e ascendem para o interior do espaço craniano através do forame magno. O nervo acessório atravessa o forame jugular, alcança o triângulo posterior do pescoço e inerva os músculos esternocleidomastóideo e trapézio.

Nervo hipoglosso (XII)

Seu núcleo motor somático localiza-se no bulbo, na proximidade da linha média. Suas fibras emergem como diversas radículas no sulco pré-olivar, localizado no bulbo entre a pirâmide (anteriormente) e a oliva (posteriormente) e constituem o nervo que atravessa o canal do hipoglosso no côndilo occipital e inerva os músculos intrínsecos da língua (hioglosso, genioglosso e estiloglosso). Em seu trajeto, recebe fibras motoras da 1ª raiz cervical (C1), que contribuem para formar a *ansa cervicalis*, e inerva os músculos infra-hióideos (esterno-hióideo, esternotireóideo, tireo-hióideo e omo-hióideo).[1,2]

Referências bibliográficas

1. Monkhouse S. Cranial nerves functional anatomy. Cambridge University Press, 2005.
2. Machado A, Haertel LM. Neuroanatomia funcional. 3. ed. Rio de Janeiro: Atheneu, 2006.
3. Meneses MS. Neuroanatomia aplicada. 3. ed. Rio de Janeiro: Guanabara Koogan, 2016.
4. Paulsen F, Sobotta WJ. Atlas de anatomia humana. 23. ed. Rio de Janeiro: Guanabara Koogan, 2012. v. 3.
5. Kiernan JA. Neuroanatomia humana de Barr. 7. ed. São Paulo: Manole, 2003.

Capítulo 5

Anatomia Vascular Intracraniana

Carlos Henrique Mesquita Peres
Vitor Salviato Nespoli
Ricardo Ferrareto Iglesio
Saul Almeida da Silva
Jose Guilherme Mendes Pereira Caldas
Eberval Gadelha Figueiredo

Introdução

Os vasos sanguíneos intracranianos são divididos em dois grupos: anterior, que se origina do sistema carotídeo; e posterior, que se origina do sistema vertebrobasilar. A drenagem venosa ocorre pelos sistemas de drenagem superficial e profundo.

Irrigação arterial

O suprimento arterial intracraniano é dividido em anterior e posterior. A circulação anterior, via artérias cerebrais anterior e média, supre os lobos frontal e parietal, a ínsula e a região superior do lobo temporal. A circulação posterior supre a região inferior do lobo temporal, o lobo occipital, regiões do diencéfalo e as estruturas presentes na fossa posterior.

As circulações anterior e posterior são interligadas entre si pelo polígono arterial de Willis (Figura 5.1), por sua vez constituído de:

» artérias cerebrais anteriores (ACA);
» artéria comunicante anterior (ACoA);
» artérias carótidas internas (ACI);
» artérias comunicantes posteriores (ACoP);
» artérias cerebrais posteriores (AcP);
» artéria basilar (AB).

Circulação anterior

A circulação anterior se baseia nos ramos das artérias carótidas internas. O tronco braquiocefálico origina a artéria carótida comum direita, e o arco aórtico origina a artéria carótida comum esquerda na maioria das pessoas. As artérias carótidas comuns dividem-se em externa e interna no plano do ângulo da mandíbula, ao nível da raiz cervical C4. De acordo

Figura 5.1 – Desenho esquemático do polígono de Willis.

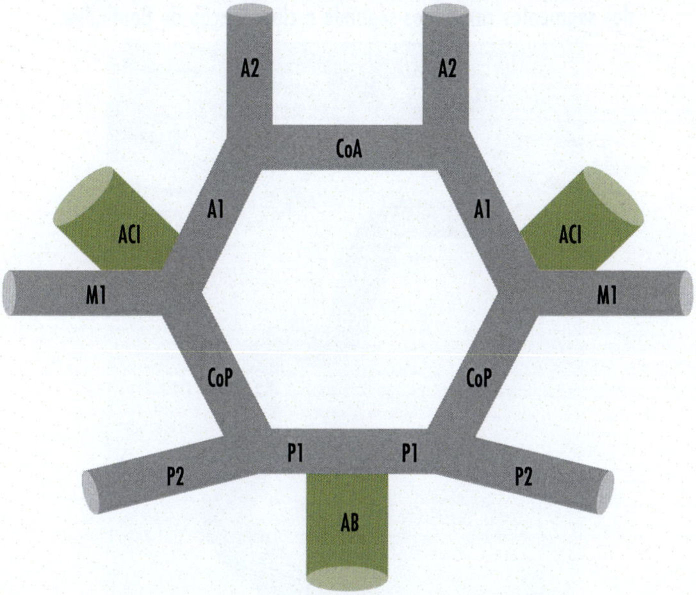

A1: artéria cerebral anterior do segmento pré-comunicante A1; A2: artéria cerebral anterior do segmento pós-comunicante A2; CoA: artéria comunicante anterior; ACI: artéria carótida interna; M1: artéria cerebral média do segmento M1; CoP: artéria comunicante posterior; P1: artéria cerebral posterior do segmento P1; P2: artéria cerebral posterior do segmento P2; AB: artéria basilar.

Fonte: Desenvolvida pela autoria do capítulo.

com a classificação de Bouthillier, a artéria carótida interna (ACI) é dividida nestes segmentos (Figura 5.2):

» **C1 (cervical):** localiza-se entra a bifurcação das artérias carótidas comuns até sua entrada no canal carotídeo, na porção petrosa do osso temporal.

» **C2 (petroso):** localiza-se entre a entrada da ACI até a borda posterior do forame lácero.

» **C3 (lácero):** localiza-se sobre o forame lácero e termina na região do ligamento petrolingual, quando adentra o seio cavernoso.

» **C4 (cavernoso):** localiza-se entre a entrada no seio cavernoso e o anel dural proximal. Origina o tronco meningo-hipofisário, artéria da região inferior do seio cavernoso e artérias capsulares de McConnel.

» **C5 (clinoide):** localiza-se entre os anéis durais proximal e distal; início da porção intradural.

» **C6 (oftálmico):** situa-se a partir do limite distal do anel dural distal, até a região proximal da AcoP. Origina a artéria oftálmica e ramos hipofisários superiores.

» **C7 (comunicante):** localiza-se desde a origem da ACoP até a substância perfurada anterior, onde se divide em ACA e artéria cerebral média (ACM). Situa-se entre o trato óptico e o III nervo craniano e origina as artérias comunicante posterior e coroideia anterior.

Denomina-se "sifão carotídeo" o segmento da ACI situado entre o joelho posterior do segmento cavernoso até sua bifurcação em ACA e ACM. Quando a ACP é suprida plenamente pelo ramo comunicante posterior, denomina-se "circulação fetal". Cerca de 22% a 32% das pessoas têm hipoplasia de uma ou ambas as ACP.

Figura 5.2 – Angiografia cerebral em perfil com delimitação dos segmentos carotídeos segundo a classificação de Bouthillier.

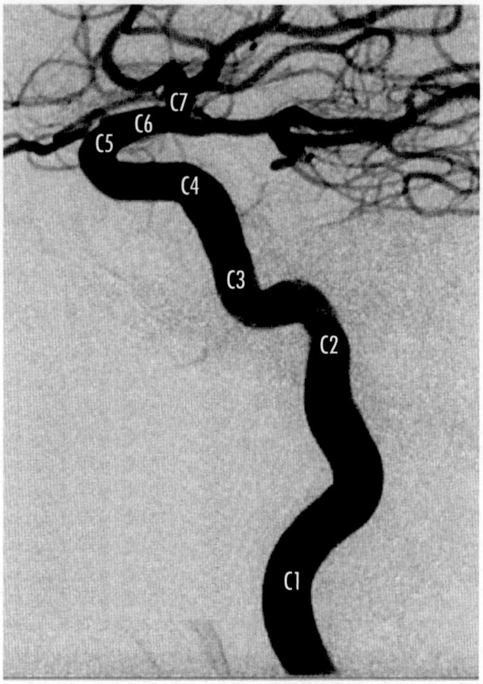

C1: cervical; C2: petroso; C3: lácero; C4: cavernoso; C5: clinoide; C6: oftálmico; C7: comunicante.

Fonte: Acervo da autoria do capítulo.

Após o segmento comunicante, a ACI se bifurca, originando a ACA e a ACM. A ACA supre a face medial dos lobos frontal e parietal, destacando-se a região medial do giro pré-central, correspondente à representação somatossensitiva dos membros inferiores. A ACA divide-se nos seguintes segmentos (Figura 5.3):

» **A1 (pré-comunicante):** situa-se entre a sua origem na ACI até a artéria comunicante anterior. Há hipoplasia unilateral da A1 em até 10% das pessoas.

» **A2 (pós-comunicante):** situa-se entre a ACoA e o joelho do corpo caloso, quando divide-se em artérias pericalosa e calosomarginal. A artéria recorrente de Heubner está presente em 80% das pessoas.

A ACM origina-se na bifurcação da ACI, dirige-se lateralmente e aloca-se na fissura silviana. Supre a maior parte do hemisfério cerebral ipsilateral, incluindo os córtices motor e sensitivo primários (exceto o que representa os membros inferiores e o períneo), córtex auditivo (giro de Heschl) e da linguagem (área de Broca).

A ACM divide-se nos seguintes segmentos (Figura 5.3):

» **M1 (esfenoidal/horizontal):** situa-se entre a origem na ACI até o ponto onde a artéria muda de direção posteriormente, bifurcando-se nos troncos superior e inferior. Essa mudança de direção ocorre em região adjacente ao límen da ínsula.

» **M2 (insular):** situa-se entre o límen da ínsula e os pontos onde as artérias mudam de direção lateralmente, delimitando o sulco circular da ínsula.
» **M3 (opercular):** localiza-se medialmente aos opérculos frontoparietal e temporal, terminando na face externa da fissura silviana.
» **M4 (cortical):** dirige-se superior e inferiormente, pela convexidade lateral do cérebro, a partir da fissura silviana, terminando nos territórios corticais finais.

Em 12% das pessoas, a ACM pode ser trifurcada no final do segmento M1 e em 10% divide-se em mais de três ramos.

Figura 5.3 – Angiografia cerebral em projeção anteroposterior, evidenciando a artéria carótida interna esquerda. A artéria cerebral anterior direita também está visibilizada nessa aquisição.

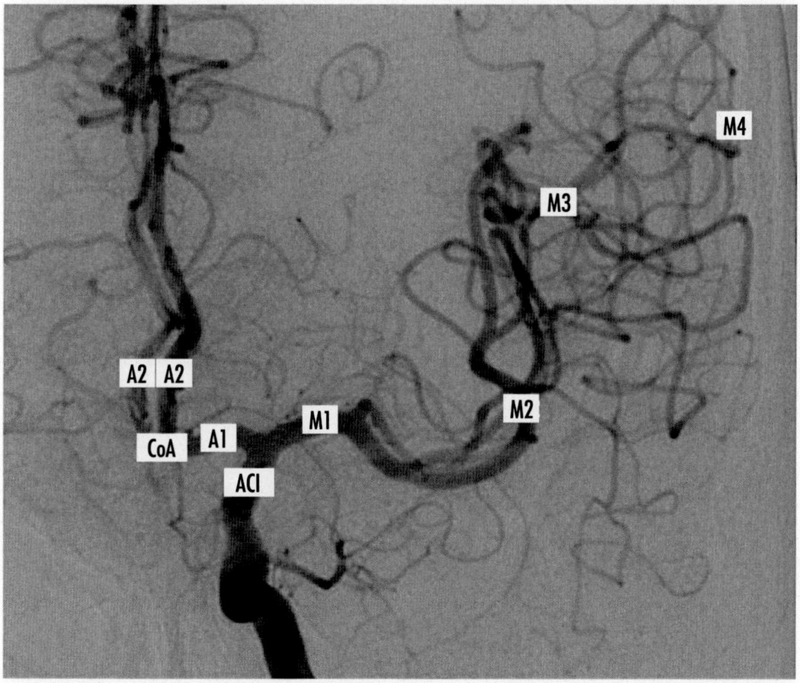

A1: artéria cerebral anterior do segmento pré-comunicante; A2: artéria cerebral anterior do segmento pós-comunicante; CoA: artéria comunicante anterior; ACI: artéria carótida interna; M1: artéria cerebral média do segmento esfenoidal/horizontal; M2: artéria cerebral média do segmento insular; M3: artéria cerebral média do segmento opercular; M4: artéria cerebral média do segmento cortical.

Fonte: Acervo da autoria do capítulo.

Circulação posterior

A circulação posterior é suprida pelo sistema arterial vertebrobasilar composto das artérias vertebrais direita e esquerda, ramos das artérias subclávias. Em 60% das pessoas, a artéria vertebral esquerda é dominante em relação à direita. As artérias vertebrais unem-se na região bulbopontina para formar a artéria basilar que, após percorrer o sulco da artéria basilar localizada na face anterior da ponte, bifurca-se para originar as ACP direita e esquerda na região da cisterna interpeduncular, posteriormente ao dorso da sela turca. As artérias da circulação posterior nutrem o tronco encefálico, o cerebelo, o lobo occipital, a região inferior do lobo temporal, o diencéfalo e o cerebelo.

A artéria vertebral divide-se nos segmentos (Figura 5.4):

» **V1 (extraósseo):** situa-se entre a artéria subclávia e a penetração no forame transverso de C6 (mais frequente); a artéria vertebral não penetra no forame transverso de C7.

» **V2 (foraminal):** cruza os forames transversos de C6 a C2 ventralmente às raízes cervicais; logo após cruzar o forame transverso de C3, desloca-se lateralmente e penetra no forame transverso do áxis.

» **V3 (extraespinal):** emerge do forame do áxis (C2), curva-se medialmente num sulco na superfície superior do atlas (C1) e penetra no forame magno.

» **V4 (intradural):** perfura a dura-máter e penetra no espaço subaracnoide até o ponto onde junta-se com a artéria vertebral contralateral para formar a artéria basilar.

Figura 5.4 – Angiografia cerebral em projeção anteroposterior, evidenciando o sistema vertebrobasilar.

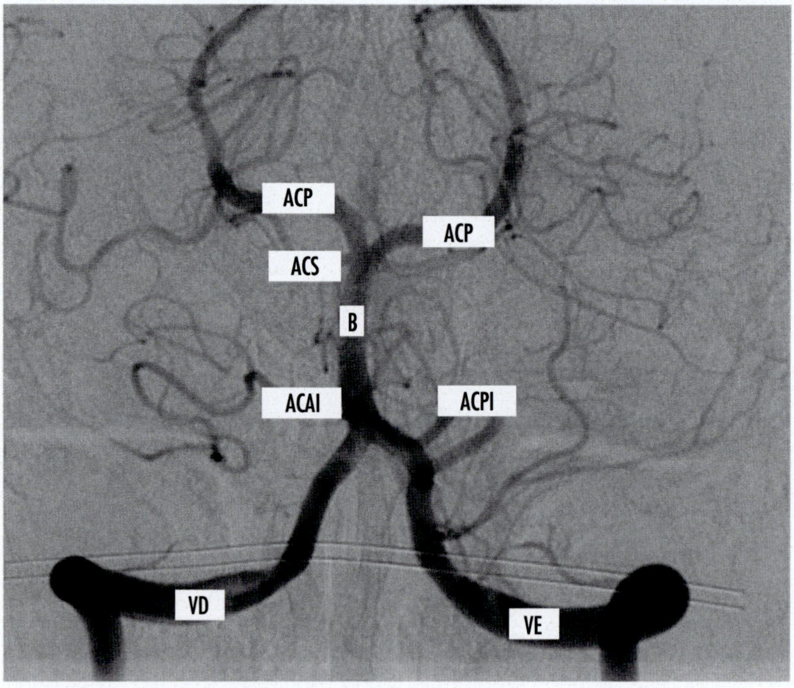

ACP: artéria cerebral posterior; ACS: artéria cerebelar superior; B: artéria basilar; ACAI: artéria cerebelar anteroinferior; ACPI: artéria cerebelar posteroinferior; VD: artéria vertebral direita; VE: artéria vertebral esquerda.

Fonte: Acervo da autoria do capítulo.

A artéria vertebral origina os ramos meníngeos, as artérias bulbares (perfurantes), a artéria espinal posterior e cerebelar posteroinferior (ACPI). A ACPI pode também originar-se na origem da artéria basilar. A artéria espinal anterior habitualmente origina-se na proximidade da junção das artérias vertebrais, une-se à artéria espinal anterior contralateral e forma o eixo espinal anterior.

A ACPI divide-se nos segmentos: anteromedular (situada entre a origem da ACPI até a proeminência olivar inferior); lateromedular (situada entre a proeminência olivar inferior até a origem dos nervos cranianos IX, X e XI), tonsilomedular (da emergência dos nervos cranianos IX, X e XI até a região média da tonsila cerebelar, compreendendo a alça caudal observada no exame de angiografia), telovelotonsilar (compreende a alça cranial visibilizada na angiografia) e ramos corticais. A ACPI origina os ramos espinal posterior (que pode também ser ramo da artéria vertebral), coroidal, terminações tonsilo-hemisféricos e vermianos inferiores.

As artérias vertebrais fundem-se e originam a artéria basilar que, por sua vez, origina a artéria cerebelar anteroinferior (ACAI), os ramos pontinos (perfurantes), a artéria cerebelar superior (ACS) e a artéria cerebral posterior (ACP). Entre esses ramos, destacamos a ACAI, a ACS e a ACP.

Uma variação anatômica relevante da ACPI é o tronco ACPI-ACAI, em que a ACAI e a ACPI originam-se de um tronco arterial comum a partir da artéria basilar.

A ACAI relaciona-se anatomicamente com os VII e VIII nervos cranianos e origina a artéria labiríntica (pode também ser ramo da artéria basilar). A ACS origina-se no segmento distal da artéria basilar, antes de esta bifurcar-se, e passa inferiormente ao III nervo craniano. A ACP origina-se na bifurcação da artéria basilar, passa superiormente ao III nervo craniano e supre a superfície posteromedial do lobo temporal, o lobo occipital (incluindo a área visual primária e o sulco calcarino) e regiões do tálamo. A ACP divide-se nos segmentos:

» **P1 (peduncular):** localiza-se entre a bifurcação da artéria basilar e sua junção com a ACoP; origina as artérias perfurantes mesencefálicas, interpedunculares talamoperfurantes e a artéria corióidea posteromedial.
» **P2 (ambiente):** situa-se entre a sua junção com a ACoP e sua penetração na cisterna perimesencefálica até o sulco lateral do mesencéfalo. Origina as artérias coroideias posterolateral, talamogeniculadas, talamoperfurantes, temporal anterior (que se anastomosa com o ramo temporal anterior da ACM), temporal posterior, parieto-occipital e calcarina. O segmento P2 é dividido em anterior (P2A), localizado à frente do pedúnciulo cerebral e posterior (P2P) localizado lateralmente ao mesencéfalo, na cisterna ambiente. Antes de penetrar na cisterna ambiente, a ACP passa superiormente ao giro para-hipocampal e desloca-se posteriormente.
» **P3 (quadrigeminal):** segmento localizado na cisterna quadrigeminal, posteriormente aos colículos superior e inferior.

Drenagem venosa

A drenagem venosa intracraniana é realizada pelas tributárias das veias jugulares internas direita e esquerda, pela veia orbitária e pelo plexo venoso vertebral que não acompanha o sistema de irrigação arterial. A drenagem da região supratentorial é independente da fossa posterior.

Supratentorial

As veias cerebrais internas e externas drenam as estruturas supratentoriais do encéfalo. As veias externas são mais superficiais e dividem-se em veias superiores, médias ou inferiores.

As veias externas superiores localizam-se nos sulcos e ascendem para a margem superomedial do hemisfério cerebral e dirigem-se para o seio sagital superior, por sua vez, contido numa dobra de dura-máter que localizada superiormente à foice do cérebro.

As veias cerebrais médias drenam a superfície lateral do encéfalo e terminam no seio cavernoso. As veias anastomóticas superior e inferior localizam-se sobre o lobo temporal e comunicam a veia cerebral média com a superior. A veia cerebral média profunda drena a região insular, recebe tributárias do lobo insular e dos giros adjacentes e forma a veia basilar, ao se fundir com as veias cerebrais anteriores e estriada. As veias cerebrais inferiores fundem-se às superiores na face orbital do lobo frontal e à veia basilar no lobo temporal.

As veias cerebrais internas são profundas que drenam o hemisfério cerebral e o plexo coroide dos 3º e 4º ventrículos. Origina-se no forame interventricular, posteriormente à coluna do fórnice da união das veias talamoestriadas (anterior situada entre o núcleo caudado e o tálamo) e corióideas (presente junto ao plexo coroide e recebe tributárias do hipocampo, fórnice, corpo caloso e estruturas adjacentes). Essas veias são paralelas e dirigem-se posteriormente sob o esplênio do corpo caloso onde se unem e formam a veia cerebral magna. A veia cerebral magna curva-se superiormente e drena na extremidade anterior do seio reto.

A veia basilar (ou basal de Rosenthal) dirige-se posteriormente à fossa interpeduncular e mesencéfalo, funde-se com a veia cerebral magna, recebe tributárias da fossa posterior, do corno inferior do ventrículo lateral, do giro para-hipocampal, do mesencéfalo e drena nos seios cavernoso, petroso superior e transverso.

A veia basilar origina-se na substância perfurada anterior, área quadrangular localizada anteriormente ao trato óptico, posteriormente ao trígono olfatório e dirige-se para o giro subcaloso, resultando na união da veia cerebral anterior, veia cerebral média profunda e veias estriadas que emergem da substância perfurada anterior. A veia basilar dirige-se posteriormente ao redor do pedúnculo cerebral, drena na veia cerebral magna e recebe tributárias na fossa interpeduncular, corno inferior do ventrículo lateral, giro para-hipocampal e mesencéfalo (Figura 5.5).

Figura 5.5 – Angiografia cerebral em projeção perfil evidenciando o sistema venoso intracraniano.

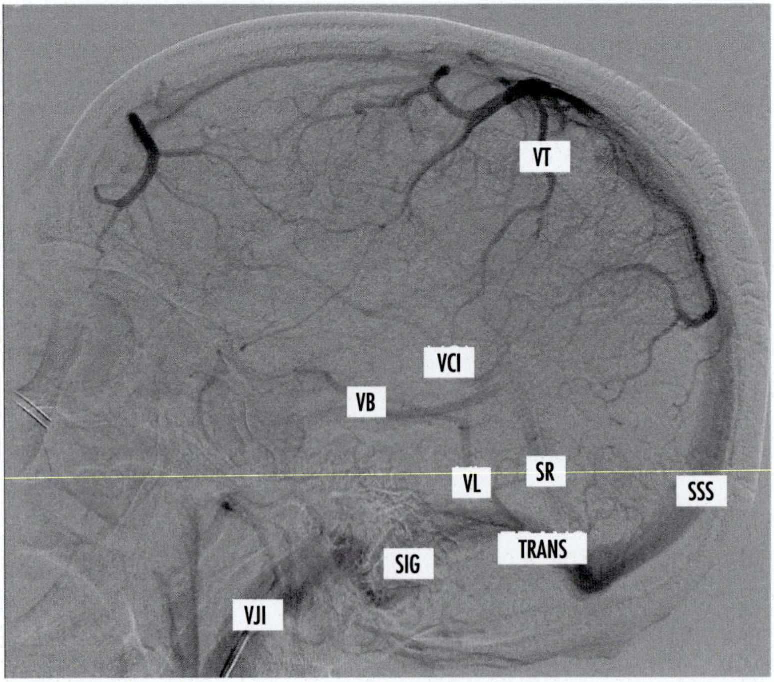

VT: veia anastomótica superior (Trolard); VCI: veia cerebral interna; VB: veia basilar (basal de Rosenthal); VL: veia anastomótica inferior (Labbé); SR: seio reto; SSS: seio sagital superior; TRANS: seio transverso; SIG: seio sigmoide; VJI: veia jugular interna.

Fonte: Acervo da autoria do capítulo.

Fossa posterior

As veias do tronco encefálico formam um plexo venoso superficial e profundo em relação às artérias. A drenagem da fossa posterior inclui veias da medula espinal, bulbo, ponte, mesencéfalo e cerebelo que se anastomosam entre si.

As veias do bulbo drenam nas veias da medula espinal, seios venosos adjacentes da dura-máter, e veias radiculares que acompanham os últimos quatro nervos cranianos. Essas veias drenam para os seios petroso inferior e occipital e bulbo superior da veia jugular.

As veias medulares anterior e posterior localizam-se ao longo da fissura mediana anterior e sulco mediano posterior e tornam-se contínuas com as veias espinais de posições correspondentes.

As veias mediana e veia lateral de cada lado da ponte drenam nas veias basilar e cerebelares, nos seios petrosos, seios transversos e no plexo venoso do forame oval.

As veias do cerebelo drenam principalmente nos seios adjacentes e as de sua face superior, na veia cerebral magna.

As veias cerebelares são organizadas em grupos superior e inferior que se localizam na superfície cerebelar. As veias cerebelares superiores deslocam-se anteromedialmente na região superior do verme cerebelar até o seio reto ou até a veia cerebral magna. Dirigem-se lateralmente aos seios transverso e petroso superior. As veias cerebelares inferiores incluem um pequeno vaso mediano que se dirige posteriormente sobre a região inferior do verme cerebelar e penetra nos seios reto e sigmoide. As veias localizadas lateralmente drenam nos seios petroso inferior e occipital.

Referências bibliográficas

1. Greenberg MS. Handbook of neurosurgery. Thieme.
2. Hakim AA, Gralla J, Rozeik C et al. Anomalies and normal variants of the cerebral arterial supply: a comprehensive pictorial review with a proposed workflow for classification and significance. Journal of Neuroimaging. 2018;28(1):14-35. doi: 10.1111/jon.12475.
3. Standring S (ed.). Gray's anatomy: the anatomical basis of clinical practice. 40th ed. Churchill Livingstone, 2008.

Capítulo 6

Anatomia da Coluna Vertebral

Eliezer de Abreu Cunha
Matheus Moreli Porceban

Introdução

A coluna vertebral forma o eixo axial do corpo, de modo a oferecer resistência de um pilar de sustentação e flexibilidade à movimentação do tronco, além de suportar o peso da maior parte do corpo e transmiti-lo para os ossos dos quadris.[1] Outrossim, protege a medula espinhal em seu interior e fixa diversos músculos. Para isso, apresenta algumas características (Figura 6.1):

- » É formada por 33 peças esqueléticas, as vértebras, dispostas umas sobre as outras. São 7 cervicais, 12 torácicas, 5 lombares, 5 sacrais e 4 coccígeas. Há fusão entre as vértebras sacrais e o sacro, que se articula com o quadril.
- » A parte anterior das vértebras, denominada "corpo vertebral" (o qual é suporte de peso), aumenta de volume na direção cervicolombar, uma vez que há mais sobrecarga quanto mais caudalmente se está.
- » Há disco intervertebral entre os corpos vertebrais, o qual é capaz de absorver aumentos de pressão em uma sobrecarga e conferir mobilidade às vértebras adjacentes.
- » Há curvaturas no sentido anteroposterior, objetivando equilíbrio e postura ereta.

Curvaturas

Na vida adulta, as curvaturas cervical e lombar seguem com concavidade posterior, enquanto as curvaturas torácica e sacral seguem com concavidade anterior, ditas "primárias" por manterem a direção da curvatura no feto, enquanto aquelas são denominadas "compensatórias" por mudarem a concavidade em virtude da manutenção ereta da cabeça e da adaptação às forças de carga.[2] As curvaturas podem apresentar doenças, as quais são (Figura 6.2):

- » **Cifose patológica:** desvio anormal da coluna vertebral, fazendo a parte superior das costas parecerem mais arredondada do que o normal.

Figura 6.1 – Características gerais da coluna vertebral.

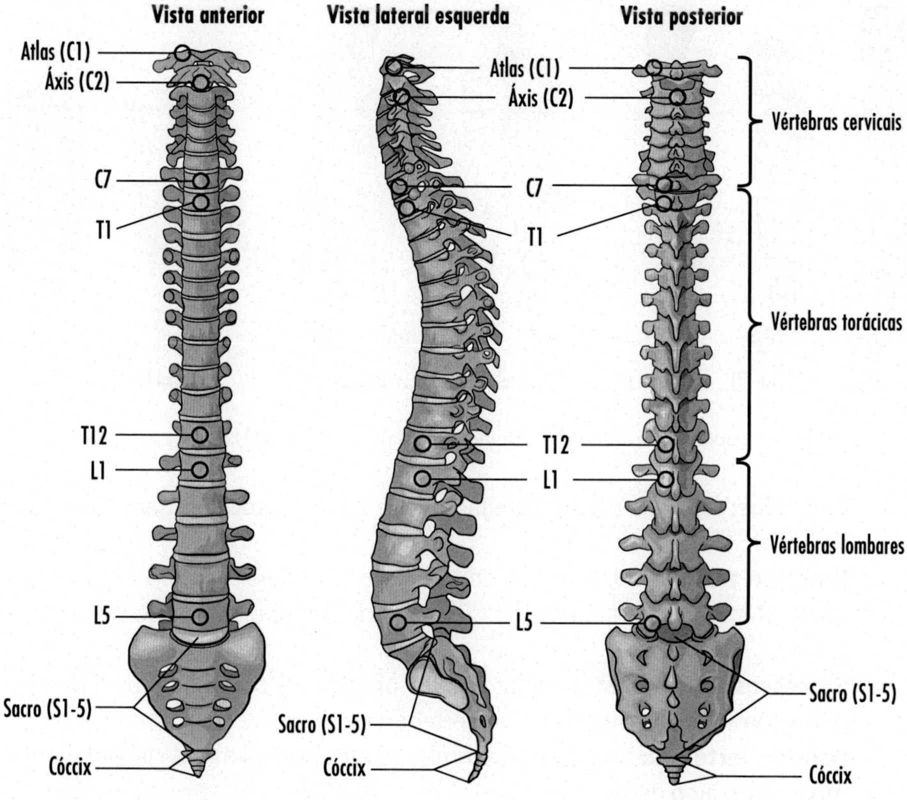

Fonte: Adaptada de Netter FH, 2000.

» **Lordose patológica:** curvatura excessiva da coluna vertebral.

» **Escoliose:** deformidade na curvatura da coluna, que adquire um formato de "S" ou "C". O diagnóstico precoce pode resultar no sucesso da terapia. No caso de achados clínicos patológicos, a radiografia anteroposterior de toda a coluna ocasiona a correta classificação, de acordo com a medida do ângulo de Cobb. Dependendo do risco individual de progressão, o tratamento de contraventamento será iniciado com um intervalo de ângulo de Cobb de 20 a 25º. Os ângulos de Cobb de 40 a 50º geralmente levam à recomendação de cirurgia, que é realizada com fusão espinhal anterior ou posterior, a depender do grau da deformidade de acordo com a classificação de Lenke.[3]

Estrutura geral das vértebras

A estrutura básica comum, formando o anel ósseo, é composta por sete elementos principais:[2]

1. **Corpo:** é a maior parte da vértebra. É único, mediano e anterior. É cilindroide e apresenta uma face superior e outra inferior.
2. **Processo espinhoso:** a parte do anel ósseo que se situa medial e posteriormente.
3. **Lâminas:** são duas lâminas, uma direita e outra esquerda, que ligam o processo espinhoso ao processo transverso.

Figura 6.2 – Curvaturas patológicas da coluna vertebral.

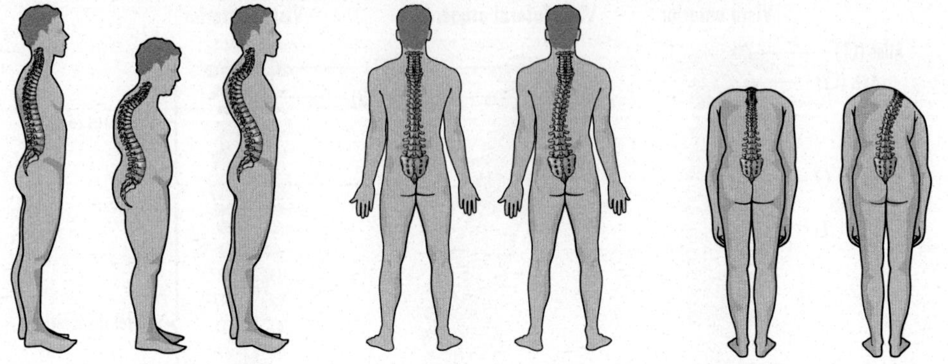

Fonte: Traduzida e adaptada de Seifert J, Thielemann F, Bernstein P, 2016.

4. **Pedículos:** são partes mais estreitadas, que ligam o processo transverso ao corpo vertebral.
5. **Processo transverso:** são dois prolongamentos laterais, direito e esquerdo, que se projetam transversalmente de cada lado do ponto de união do pedículo com a lâmina.
6. **Processos articulares:** são quatro, dois superiores e dois inferiores. São saliências que se destinam à articulação das vértebras entre si.
7. **Forame vertebral:** situado posteriormente ao corpo e limitado lateral e posteriormente pelo arco ósseo.

As quatro faces articulares de cada vértebra e o disco vertebral constituem o mecanismo de articulação de vértebras adjacentes.

As faces superior e inferior do pedículo apresentam uma denteação, as incisuras vertebrais superior e inferior. Cada incisura se ajusta com a incisura da vértebra vizinha e forma um forame intervertebral, cuja abertura permite a passagem do nervo e dos vasos espinhais.[4]

Vértebras cervicais

Das vértebras cervicais, a C1 e a C2 são consideradas atípicas e denominadas, respectivamente, "atlas" e "áxis" (Figura 6.3). As quatro seguintes são consideradas típicas, embora C7 tenha particularidades (Figura 6.4):[2]

» C1 é constituída por duas massas laterais que se articulam com os côndilos do occipital; dois arcos vertebrais, sendo um anterior, com apresentação ventral de um tubérculo e dorsal da fóvea articular do dente; e outro posterior, com apresentação do tubérculo posterior no plano mediano, no qual sua face superior apresenta o sulco do primeiro nervo cervical e artéria vertebral.

» C2 apresenta um processo ósseo forte denominado dente (processo odontoide) que se localiza superiormente e articula-se com a fóvea articular do atlas. As faces superiores situam-se uma de cada lado do dente, sobre as quais giram as faces inferiores do atlas. Tem um processo espinhoso bifurcado, como ocorre nas vértebras cervicais típicas.

- Nas demais vértebras cervicais, o forame vertebral é triangular, os processos espinhosos são curtos e bifurcados, as faces articulares situam-se mais horizontal do que verticalmente.
- Os processos transversos apresentam o forame transversário para a passagem da artéria vertebral, que termina em dois tubérculos, anterior e posterior. O tubérculo anterior de C6 é de maior tamanho e denomina-se "tubérculo carótico", pois a artéria carótida pode ser comprimida nesse ponto.
- Em C7, o forame transversário pode não existir e, caso contrário, dá passagem a pequenas veias e raramente à artéria vertebral. O processo espinhoso não é bífido e é facilmente palpável quando se flete a cabeça em virtude da inserção no ligamento nucal. Por isso, é conhecida como "vértebra proeminente".
- A fratura que ocorre na morte por enforcamento envolve a fratura de C2 e causa morte por paralisia respiratória.
- As raízes nervosas espinhais anterior e posterior fundem-se no forame intervertebral para formar o nervo espinhal.

Figura 6.3 – Anatomia do atlas e áxis.

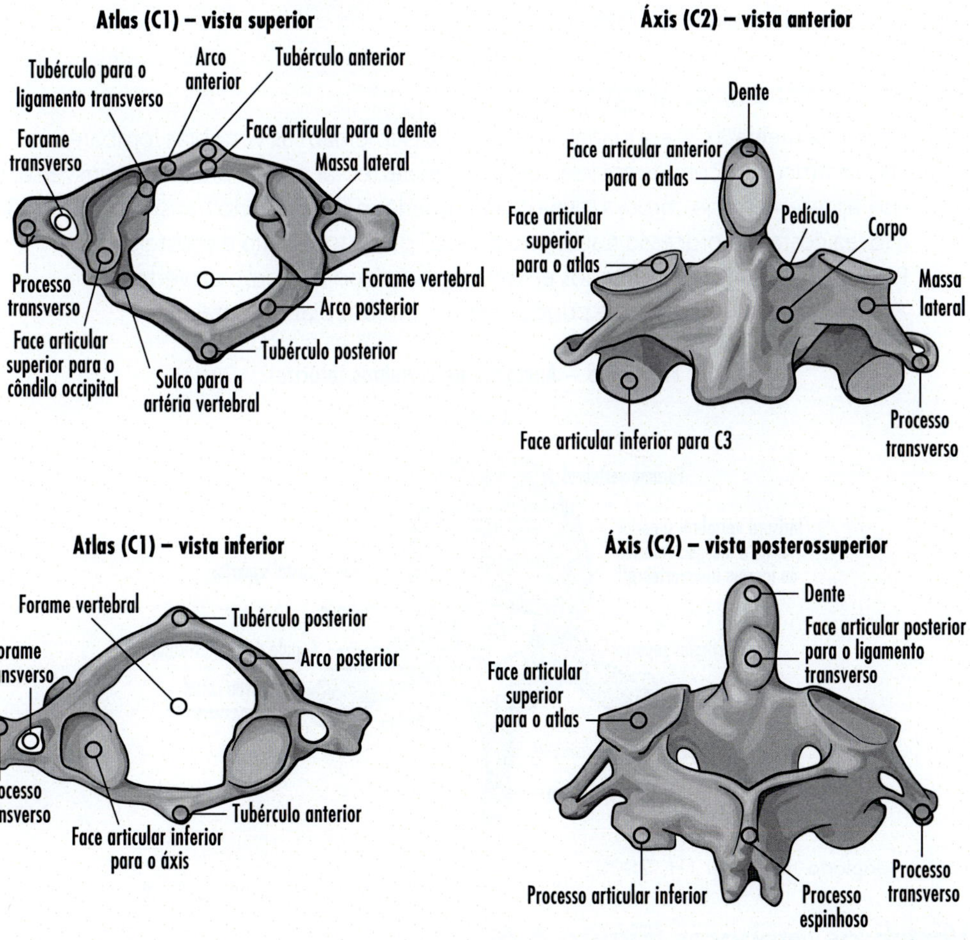

Fonte: Adaptada de Netter FH, 2000.

Figura 6.4 – Anatomia da coluna cervical subaxial.

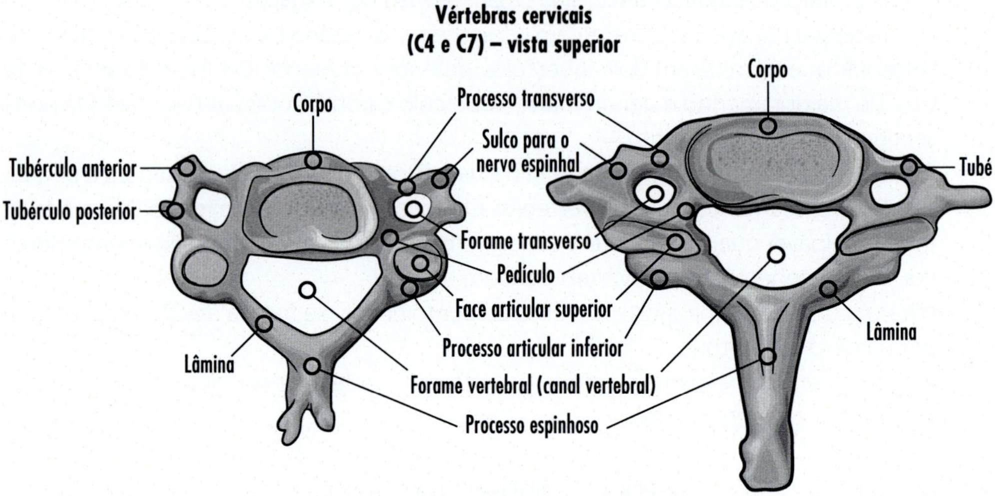

Fonte: Adaptada de Netter FH, 2000.

Vértebras torácicas (Figura 6.5)

» T1 se assemelha à C7, enquanto T9 a T12 se assemelham às vértebras lombares.

» Elas se articulam com as costelas pelo corpo vertebral e pelo processo transverso. Por isso, apresentam, no corpo, a fóvea costal superior e inferior e, no transverso, de T1 a T10, a fóvea costal do processo transverso que se liga ao tubérculo da costela.

» Processos espinhosos inclinados em relação ao plano do corpo da vértebra.

» As faces articulares situam-se principalmente em um plano frontal.

Figura 6.5 – Anatomia de vértebras torácicas.

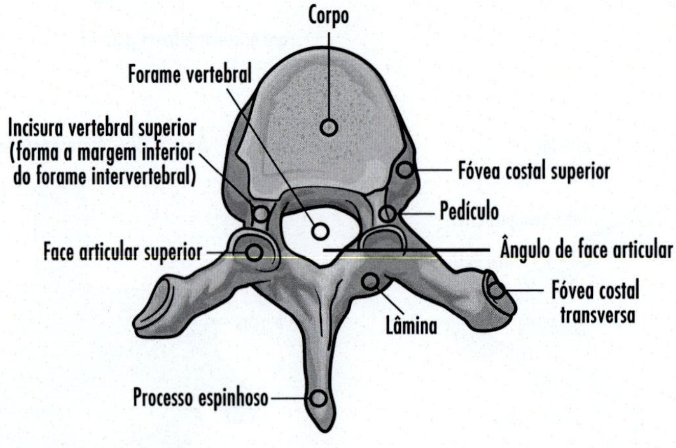

Fonte: Adaptada de Netter FH, 2000.

Vértebras lombares (Figura 6.6)

» São as vértebras mais volumosas da coluna.

» Os processos espinhosos são curtos e quadriláteros.
» Não apresentam fóveas costais ou forame transverso.
» As faces articulares estão situadas em plano anteroposterior, formando uma articulação quase sagital.

Figura 6.6 – Anatomia das vértebras lombares.

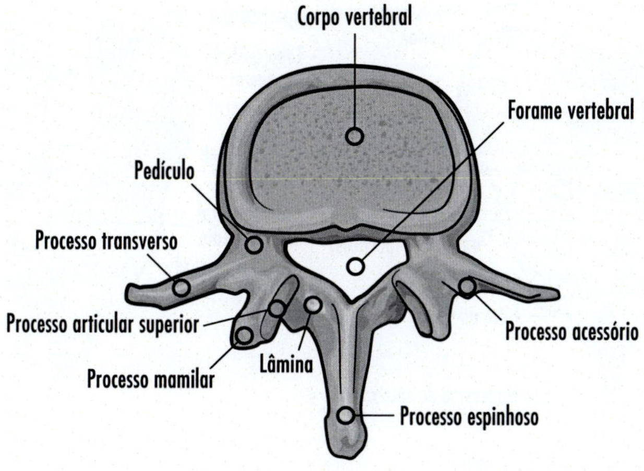

Fonte: Adaptada de Netter FH, 2000.

Sacro e cóccix (Figura 6.7)

» O sacro é um osso cuneiforme, triangular, formado no adulto pela fusão das cinco vértebras sacrais (entre 17 e 25 anos de idade).
» O sacro tem uma face ventral (pélvica), dorsal, lateral e uma base. Na face pélvica, há os forames sacrais ventrais (saída dos ramos ventrais dos nervos espinhais sacrais). Entre os forames, há a fusão dos discos intervertebrais e corpos vertebrais, formando as linhas transversais.
» Na face dorsal, há crista dorsal mediana (fusão dos processos espinhosos), crista sacral intermediária (fusão dos processos articulares) e crista sacral lateral (fusão dos processos transversos) com os forames sacrais dorsais (ramos dorsais dos nervos espinhais dorsais).
» A base do sacro corresponde à face superior, onde há canal sacral e processos articulares superiores. Da face lateral deriva a auricular que se articula com o ílio.
» Os ramos anteriores das quatro primeiras raízes nervosas sacrais saem através dos quatro primeiros forames sacrais ventrais para se unirem ao plexo sacral. Os ramos posteriores das quatro primeiras raízes nervosas sacrais saem através dos quatro primeiros forames sacrais dorsais para suprir os músculos paraespinais inferiores e a pele.
» O cóccix deriva da fusão de três ou quatro peças coccígeas, sendo vestigial.

Discos intervertebrais[5]

» Articulação dos corpos vertebrais, compondo 25% da coluna vertebral.
» Formado por um anel fibroso e um núcleo pulposo (amortecedor).

» No decorrer da vida, o núcleo pulposo torna-se mais rígido em consequência da redução do teor de água. Ele é mantido na posição pelo anel fibroso e pela compressão das vértebras.

Figura 6.7 – Anatomia do sacro e cóccix.

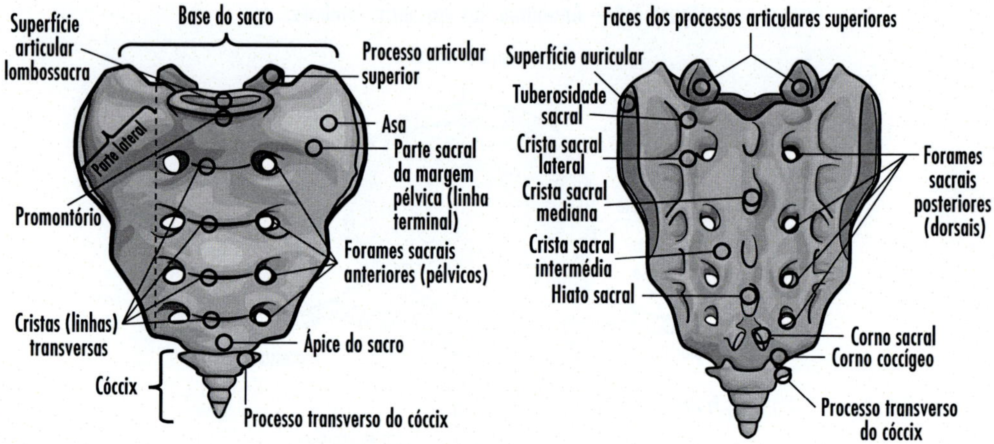

Fonte: Adaptada de Netter FH, 2000.

Ligamentos da coluna vertebral (Quadro 6.1)[4]

Quadro 6.1 – Ligamentos da coluna vertebral.

Estrutura	Descrição
Ligamento amarelo	Conectam as lâminas dos arcos vertebrais adjacentes
Ligamento supraespinal	Conecta as pontas do processo espinhoso por toda a coluna vertebral
Ligamento interespinal	Anterior ao supraespinal, segue entre os processos espinhosos
Ligamento longitudinal anterior	Segue anteriormente às vértebras (corpo vertebral)
Ligamento longitudinal posterior	Segue dentro do canal vertebral, posterior ao corpo vertebral

Fonte: Adaptado de Netter FH, 2000.

Referências bibliográficas

1. Rubin M, Safdieh J. Netter: neuroanatomia essencial. Elsevier, 2008.
2. Dangelo J, Fattini C. Anatomia humana sistêmica e segmentar. 3. ed. Rio de Janeiro: Atheneu, 2011.
3. Seifert J, Thielemann F, Bernstein P. Adoleszente idiopathische skoliose. Orthopade. 2016 Jun;45(6): 509-17.
4. Netter FH. Atlas de anatomia humana. 2. ed. Artmed, 2000.
5. Vialle L. Hérnia discal lombar. Rev Bras Ortop. 2010;45(1).

Capítulo 7

Anatomia Funcional da Medula Espinhal

Matheus Moreli Porceban
William Gemio Jacobsen Teixeira

Introdução

A medula espinhal desempenha a função de conectar o cérebro, o cerebelo e o tronco encefálico com o sistema nervoso periférico, de modo a possibilitar o controle voluntário dos músculos esqueléticos e a transmissão de informações sensitivas.

Ela está localizada dentro do canal espinhal, formado pelas vértebras, estendendo-se do bulbo até geralmente a 1ª vértebra lombar. Encontra-se protegida pelas meninges e ancorada a ela pelos ligamentos denticulados.

O objetivo deste capítulo é fornecer informações básicas a respeito da anatomia e da função da medula espinhal.

Anatomia geral da medula espinhal

A medula espinhal está localizada dentro do canal vertebral e tem em média 45 cm em indivíduos do sexo masculino e 43 cm no sexo feminino. Ela apresenta 31 segmentos; destes, 8 cervicais, 12 torácicos ou dorsais, 5 lombares, 5 sacrais e 1 coccígeo. Cada um desses segmentos tem uma raiz dorsal e uma ventral de cada lado, que se unem para formar uma raiz espinhal, com exceção do 1º segmento cervical que conta somente com uma raiz ventral. Localizado na raiz dorsal, encontra-se o gânglio da raiz dorsal, que é um conjunto de neurônios sensitivos. Os nervos espinhais deixam o canal vertebral através do forame intervertebral. O 1º nervo cervical emerge entre o osso occipital e a 1ª vértebra cervical, enquanto o 8º nervo emerge entre a 7ª vértebra cervical (C7) e a 1ª vértebra torácica (T1). Deste modo, todos os demais nervos espinhais abaixo de C8 deixam o canal vertebral no forame intervertebral situado abaixo da vértebra com numeração correspondente (p. ex.: L3 entre L3 e L4, L4 entre L4 e L5, L5 entre L5 e S1) (Figura 7.1).

Figura 7.1 – Anatomia geral da medula espinhal.

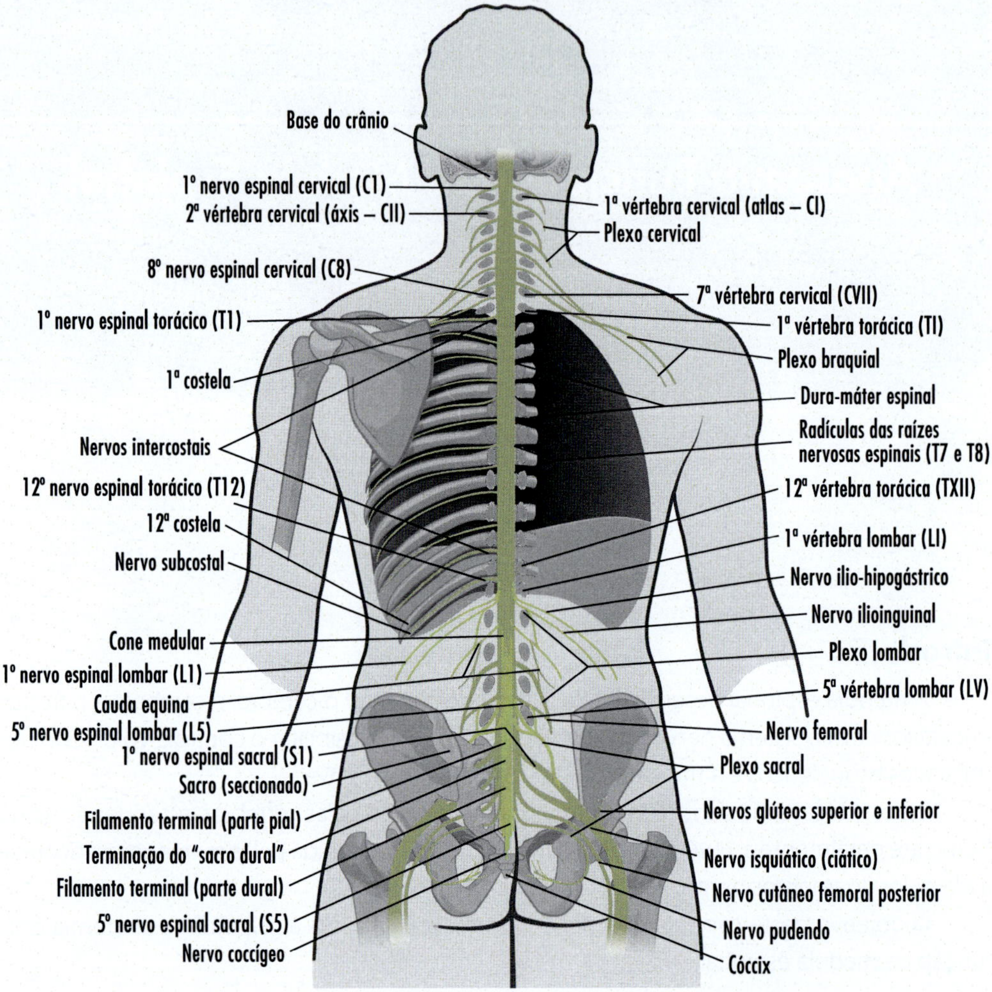

Fonte: Adaptada de Netter FH, 2000.

Não há uma separação clara entre os segmentos da medula espinhal; entretanto, é possível distinguir as intumescências cervical e lombar, que dão origem aos nervos espinhais que, por sua vez, se dirigem aos músculos dos membros superiores e dos membros inferiores, respectivamente.

Assim como o encéfalo, a medula espinhal é revestida pelas meninges, que correspondem à dura-máter, aracnoide e pia-máter; sendo a primeira mais superficial e a última mais profunda. O espaço epidural entre a dura-máter e o canal vertebral abriga uma camada de tecido gorduroso que pode ser visualizado em exames de ressonância magnética (RM). Além disso, esse espaço tem uma rede de veias epidurais denominada "plexo venoso de Batson". O espaço subdural é localizado entre a dura-máter e a aracnoide e corresponde a um espaço virtual. Por sua vez, o espaço subaracnóideo entre a aracnoide e a pia-máter contém líquido cefalorraquidiano (LCR).

Anatomia transversa da medula espinhal

Quando visualizado um corte transverso da medula espinhal, é possível diferenciar duas porções, uma mais interna, denominada "substância cinzenta", e uma mais externa, a substância branca. A proporção de substância branca e cinzenta varia nitidamente em diferentes níveis da medula espinhal. Os segmentos torácicos têm menor quantidade de substância cinzenta comparados com as intumescências cervical e lombar.

A medula espinhal é incompletamente dividida em duas metades pela fissura anterior mediana e pelo sulco posterior mediano. A substância branca divide-se em três funículos. O funículo posterior encontra-se localizado entre o sulco posterior mediano e a saída das raízes dorsais, no sulco posterolateral. O funículo lateral encontra-se entre o sulco posterolateral e a saída das raízes ventrais, no sulco anterolateral. O funículo anterior, por sua vez, localiza-se entra a fissura anterior mediana e o sulco anterolateral (Figura 7.2).

Figura 7.2 – Medula espinhal e seus segmentos.

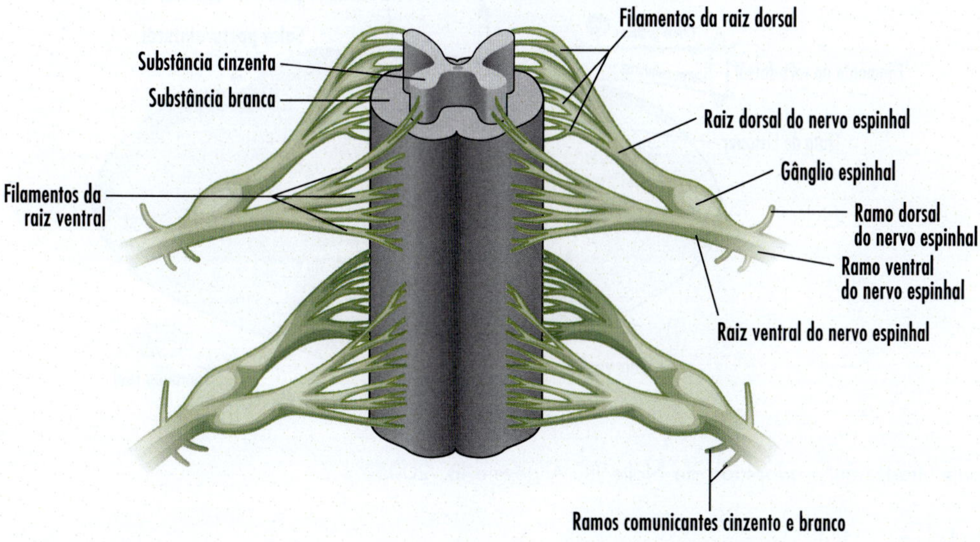

Fonte: Adaptada de Netter FH, 2000.

Substância cinzenta

A substância cinzenta da medula espinhal é uma estrutura em formato de H na secção transversal que tem duas metades simétricas separadas por uma estreita ponte, ou comissura, composta de substância branca e cinzenta que passa através do canal central. O canal central é uma continuação do 4º ventrículo. Divide-se a substância cinzenta em colunas (ou cornos) anterior, lateral e posterior. A coluna anterior contém neurônios motores alfa e gama. A coluna lateral é encontrada na região torácica e lombar alta e contém células pré-gangliônicas do sistema nervoso autonômico. Essas células originam axônios simpáticos que deixam a medula espinhal através das raízes ventrais e viajam até o gânglio simpático adjacente através dos ramos comunicantes. Neurônios pré-gangliônicos parassimpáticos estão localizados na coluna lateral dos segmentos correspondentes às raízes espinhais de S2, S3 e S4, e originam axônios que deixam a medula espinhal pelas raízes ventrais, projetando-se aos gânglios parassimpáticos. A coluna posterior tem neurônios com função sensitiva e encontra-se separada do sulco posterolateral através de uma importante camada de substância branca denominada "trato de Lissauer".

A substância cinzenta foi dividida em dez lâminas por meio de estudos citoarquiteturais de Rexed. As lâminas de I a IX são distribuídas de dorsal para ventral, enquanto a lâmina X consiste de um círculo de células envolta do canal central. Algumas dessas lâminas correspondem a células específicas com função significante. Entre elas, a lâmina II corresponde à substância gelatinosa que desempenha um papel importante na transmissão de fibras termodolorosas. A lâmina VII contém a substância intermediária e o núcleo de Clarke. A lâmina IX contém os neurônios motores-alfa que inervam as fibras musculoesqueléticas (Figura 7.3).

Figura 7.3 – A medula espinhal em seu 8º segmento cervical.

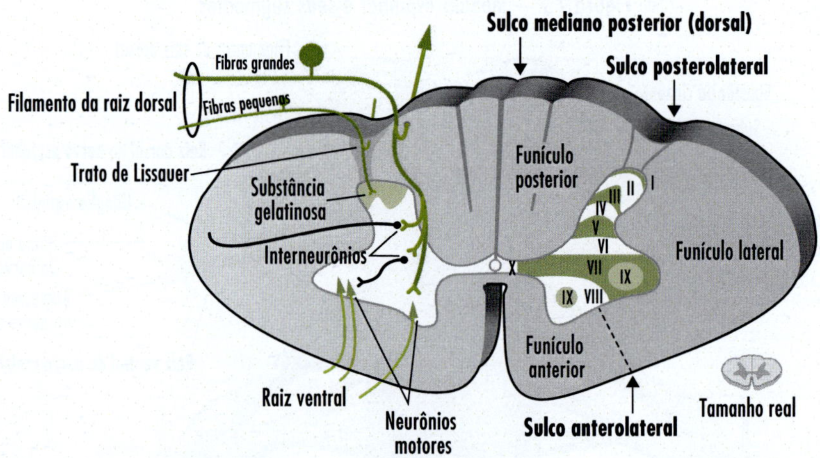

Fonte: Traduzida e adaptada de Nolte JK, Angevine JB, 2005.

Substância branca

A substância branca é composta de fibras e tratos e divide-se em fibras descendentes e fibras ascendentes.

O trato corticoespinhal, que se origina do córtex motor pré-central, é o maior e mais importante trato descendente da substância branca. Quase 90% das fibras do trato corticoespinhal cruzam de lado no bulbo inferior para formar o trato corticoespinhal lateral. Outros 10% correspondem a fibras que não cruzam, sendo que 8% formam o trato corticoespinhal anterior, e 2% acompanham o trato corticoespinhal lateral. Essas fibras fornecem inervação para os neurônios responsáveis pelo controle axial do corpo e pelos movimentos proximais dos membros superiores e inferiores. Existem ainda fibras do trato corticoespinhal que se projetam à coluna dorsal da substância cinzenta para atuar como moduladores de informações sensitivas.

O trato rubroespinhal consiste em fibras que se originam do núcleo rubro contralateral do tronco encefálico e descendem adjacente e anterior ao trato corticoespinhal lateral, projetando-se a interneurônios que modulam movimentos proximais e principalmente flexores dos membros superiores.

Existem outros tratos anteriores descendentes que têm como função modular as respostas do corpo a mudanças de postura e posição. Os tratos vestibuloespinhais medial e lateral originam-se dos núcleos vestibulares do tronco encefálico, projetando-se para os neurônios motores-alfa para atuar no controle postural de músculos extensores e antrigravitacionais. O trato reticuloespinhal descende da formação reticular agindo nos neurônios motores que inervam o tronco e os músculos proximais e está envolvido principalmente na locomoção e no controle postural. O trato tetoespinhal, derivado do colículo superior contralateral do teto mesencefálico, controla os músculos da cabeça, olhos, tronco e proximal de membros superiores, sendo relacionado à orientação sensorial e motora da cabeça, de modo que é responsável por reflexos decorrentes de estímulos visuais.

As fibras ascendentes, por sua vez, têm origem nos neurônios primários do gânglio da raiz dorsal. Elas são responsáveis pela transmissão de informações sensitivas com relação a estímulos de temperatura, dor, vibração, propriocepção e discriminação de 2 pontos.

Os funículos dorsais são responsáveis por transmitir as informações de vibração, propriocepção e discriminação de 2 pontos. Eles correspondem aos fascículos grácil e cuneiforme. O fascículo grácil está localizado medialmente e transmite sensações da metade inferior do corpo, enquanto o fascículo cuneiforme localiza-se mais lateralmente e transmite informações da metade superior do corpo. Ambos os fascículos terminam nos núcleos de mesmo nome localizados no bulbo inferior. Os axônios originados dos neurônios de 2ª ordem desses núcleos projetam-se pelo lemnisco medial até o núcleo ventral posterolateral do tálamo.

O trato espinotalâmico transmite informações termodolorosas e de toque. As informações sensitivas termodolorosas são percorridas por axônios de fibras finas, que entram na medula espinhal pela zona de entrada da raiz dorsal, e atravessam um ou dois segmentos no trato de Lissauer para fazer sinapse nos neurônios do corno dorsal. As fibras pós-sinápticas atravessam para o lado contralateral da medula espinhal anterior ao canal central na comissura anterior e ascendem pelo funículo anterolateral. O trato espinotalâmico consiste em um trato anterior que contém fibras de sensação ao toque e em um trato lateral que contém fibras de sensação dolorosa e de temperatura. Esses tratos têm uma organização somatotópica oposta aos fascículos dorsais: regiões mais superiores são localizadas medialmente enquanto regiões inferiores são localizadas lateralmente. Os tratos espinotalâmicos projetam-se para os núcleos ventral posterolateral e interlaminar do tálamo.

As vias de transmissão espinocerebelares correspondem aos tratos espinocerebelares anterior e posterior e fornecem informações proprioceptivas inconscientes ao cerebelo provenientes dos tendões de Golgi e da musculatura esquelética para atuar na coordenação de movimentos finos.

Além disso, há o trato espinorreticular, que cursa ipsilateralmente dentro do funículo anterolateral para terminar na formação reticular do tronco encefálico, de onde se projeta para o núcleo interlaminar do tálamo e para o sistema límbico. Esse trato desempenha uma função importante na regulação e no controle emocional da dor, principalmente em pacientes com dor crônica (Figura 7.4).

Figura 7.4 – Fibras ascendentes e descendentes da medula espinhal.

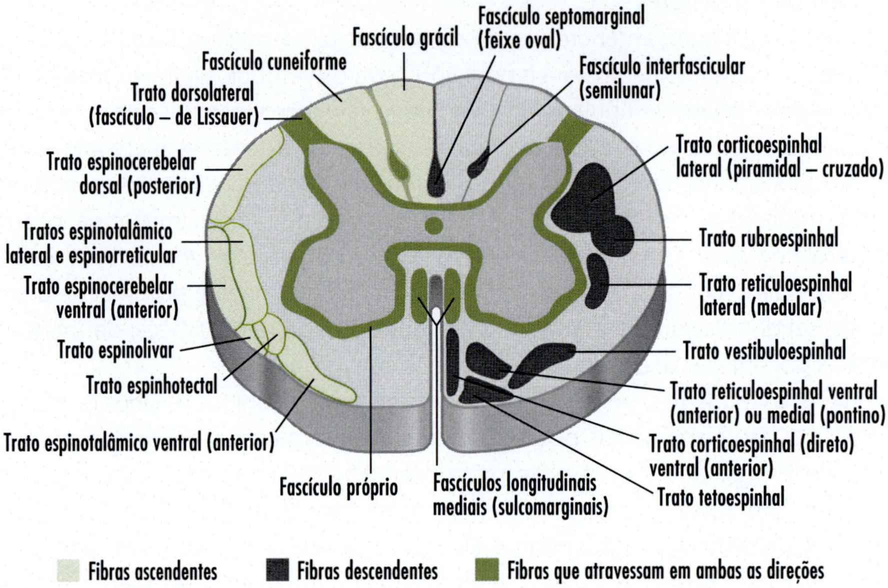

Fonte: Adaptada de Netter FH, 2000.

Referências bibliográficas

1. Bican O, Minagar A, Pruitt AA. The spinal cord: a review of functional neuroanatomy. Neurol Clin. 2013 Feb;31(1):1-18. doi: 10.1016/j.ncl.2012.09.009.
2. Netter FH. Atlas de anatomia humana. 2. ed. Artmed, 2000.
3. Nolte JK, Angevine JB. The human brain in photographs and diagrams. St Louis (MO): Mosby, 2005. p. 11.

Capítulo 8

Anatomia Vascular da Medula Espinhal

Martha Natalia Burgos Morales
João Paulo Mota Telles

Introdução

A medula espinhal tem uma anatomia vascular própria, cuja compreensão se faz essencial ao neurocirurgião. Cabe ressaltar que, neste segmento, há uma variação anatômica considerável, o que confere aos estudos de imagem um papel crucial na avaliação de cada caso.

Suprimento arterial

O suprimento arterial da medula é composto essencialmente por uma artéria espinhal anterior (ASA) e duas artérias espinhais posteriores (PSA), as três originárias das artérias vertebrais.

As artérias vertebrais se originam das artérias subclávias em 90% dos pacientes. Alternativamente, a artéria vertebral esquerda pode se originar diretamente do arco aórtico. Ainda foram descritas vertebrais advindas de carótida comum, tireóidea inferior, entre outras.

Após sua origem na subclávia, as artérias vertebrais ascendem através dos forames vertebrais de C6 a C1. De C6 a C2, a maioria dos pacientes apresenta um trajeto aproximadamente retilíneo desse vaso. Ao passar o forame vertebral de C2, porém, a artéria inclina-se posterior e superiormente, atravessa o forame vertebral de C1 e, em seguida, contorna o côndilo occipital do atlas, perfurando a membrana atlanto-occipital e adentrando a dura-máter na altura do forame magno. Dentro da dura-máter, as artérias vertebrais seguem superiormente, confluindo para formar a artéria basilar; mas antes dão origem a dois ramos mediais descendentes, que se unem na altura do forame magno formando a ASA.

Artéria espinhal anterior

A ASA percorre toda a extensão da medula espinhal pelo seu sulco anterior, terminando no *conus medullaris*. Pode acontecer de ambos os ramos formadores da ASA serem de mesmo calibre, porém geralmente ocorre a dominância de um dos lados. A ASA supre toda a região anterior da medula, incluindo, por exemplo, os cornos anteriores, trato corticoespinhal e trato espinotalâmico.

Para compreender a estrutura da ASA, é preciso compreender as artérias intercostais posteriores. Elas surgem diretamente da aorta e seus ramos posteriores dão origem às artérias radiculares em cada nível medular, irrigando as raízes nervosas. De forma variável, algumas dessas radiculares dão origem a ramos que se anastomosam diretamente com a ASA: as artérias radiculomedulares ou artérias medulares segmentares.

As artérias medulares segmentares são ramos variáveis das artérias intercostais posteriores e artérias lombares que nutrem a ASA ao longo do seu extenso percurso. Elas existem em uma média de duas a três na região cervical e em número variável nas regiões torácica e lombar. A mais importante e constante delas é denominada artéria *radicularis* magna, ou artéria medular segmentar anterior maior de Adamkiewicz, e localiza-se entre T9 e L2 em 85% dos pacientes, havendo relatos de ser encontrada desde T5 até L4.

Artérias espinhais posteriores

As PSA se originam das artérias vertebrais ipsilaterais à altura do forame magno, percorrendo toda a extensão da medula na sua parte posterolateral, posteriormente à entrada das raízes nervosas posteriores, até o *conus medullaris*. São mais irregulares que a ASA, tendo trajetos por vezes interrompidos ou cruzando de lado (Figura 8.1).

Na altura do *conus*, existem alças anastomóticas diretas entre as PSA e a ASA. As artérias espinhais posteriores também se anastomosam com artérias medulares segmentares, desta vez, posteriores, provenientes de artérias intercostais ou lombares, variáveis em número e localização.

Em virtude da distância entre essas artérias que reforçam o conteúdo arterial da ASA e das PSA, regiões vulneráveis a situações de baixo débito podem se formar, tanto no sistema posterior como no anterior. São as chamadas zonas *watershed*, ou zonas limítrofes.

As PSA irrigam a parte posterior da medula, incluindo parte dos cornos posteriores e os funículos posteriores.

Figura 8.1 – Anatomia arterial da coluna e da medula espinhal.

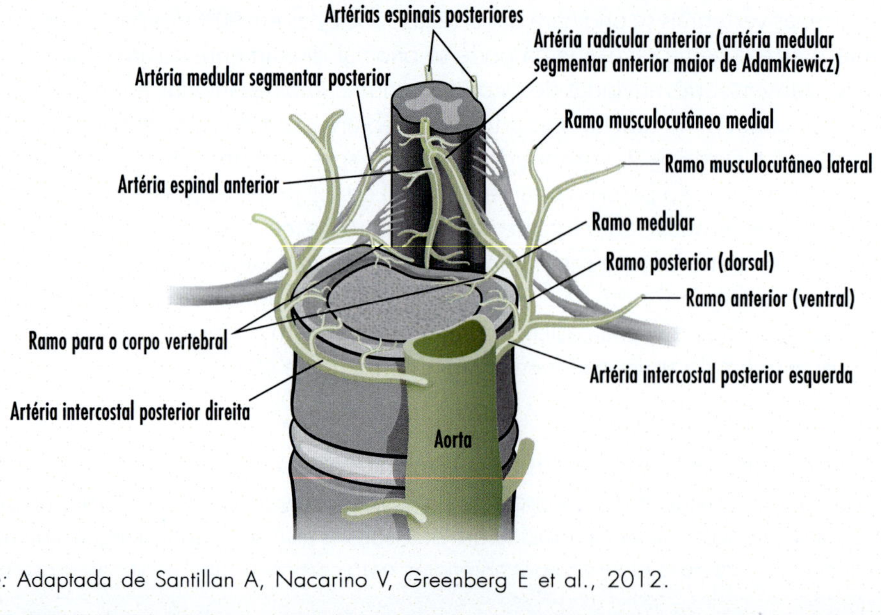

Fonte: Adaptada de Santillan A, Nacarino V, Greenberg E et al., 2012.

Plexo pial e sistema profundo

De modo a irrigar efetivamente toda a medula espinhal, as três principais artérias emitem ramos perfurantes e superficiais.

Uma extensa rede de anastomoses de ramos superficiais da ASA e das PSA nutre toda a periferia da medula, sendo denominado "plexo pial".

Além disso, a ASA emite ramos terminais chamados centrais (ou perfurantes) que penetram a medula centralmente e ramificam-se em direção à periferia para irrigar estruturas como a substância branca anterior, colunas laterais e parte proximal dos cornos posteriores.

O plexo pial e o sistema profundo combinados garantem um suprimento arterial completo para o parênquima medular (Figura 8.2).

Observa-se a maior importância da ASA em termos de fornecimento arterial – estimando-se que ela seja responsável por até dois terços do sangue entregue à medula.

Figura 8.2 – Esquematização da irrigação arterial da medula espinhal, desde a aorta até o nível capilar.

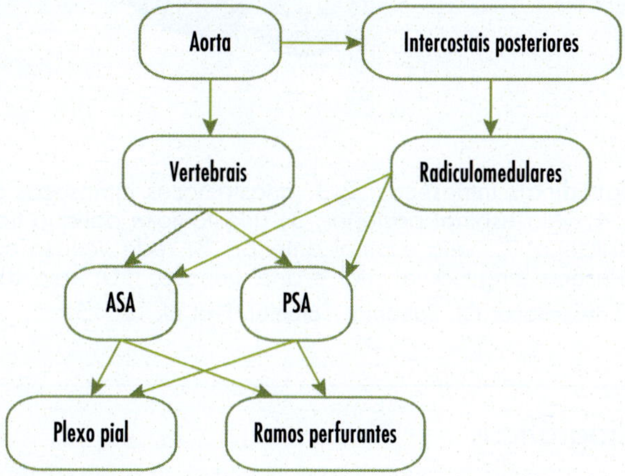

Fonte: Desenvolvida pela autoria do capítulo.

Drenagem venosa

O sistema de drenagem venosa intrínseco da medula é composto de pequenos ramos, denominados "veias sulcais e radiais", que drenam centrifugamente em direção ao plexo venoso pial. Esses ramos levam à rede superficial, ou extrínseca, composta de veias longitudinais.

O conjunto de veias da rede superficial compreende as veia medular anterior e veia medular posterior. O conteúdo dessas veias medulares é drenado por veias radiculomedulares anteriores e posteriores (também denominadas "segmentares") para os plexos venosos vertebrais e paravertebrais. O número de radiculomedulares é bastante variável, geralmente havendo um vaso dominante na região toracolombar (Figura 8.3).

Os plexos vertebrais – também denominados "epidurais" – não contêm válvulas e desembocam nas veias lombares, ázigos e hemiázigos, dependendo da altura – todas tributárias da veia cava superior.

A drenagem venosa da medula espinhal é ainda mais variável entre indivíduos do que o suprimento arterial.

Figura 8.3 – Sistemas intrínseco e extrínseco de acordo com Lasjaunias e Berenstein.

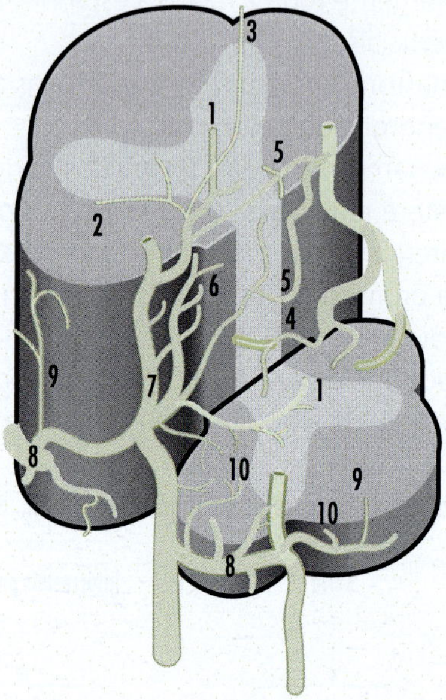

1: Anastomoses longitudinais intrínsecas; 2,3: anastomoses intrínsecas axiais anterolaterais e anteroposteriores; 4: veia espinal posterior; 5: anastomose oblíqua transmedular; 6: rede longitudinal pial extrínseca; 7: veia espinal anterior; 8: rede venosa extrínseca axial pial; 9: rede venosa extrínseca longitudinal pial e anel venoso; 10: veia radial.

Fonte: Adaptada de Griessenauer CJ, Raborn J, Foreman P et al., 2015.

Referências bibliográficas

1. Becske T, Nelson PK. The vascular anatomy of the vertebro-spinal axis. Neurosurg Clin N Am. 2009 Jul;20(3):259-64.
2. Griessenauer CJ, Raborn J, Foreman P et al. Venous drainage of the spine and spinal cord: a comprehensive review of its history, embryology, anatomy, physiology and pathology. Clin Anat. 2015;28:75-87.
3. Klekamp J, Samii M. Surgery of spinal tumors. Berlin: Springer-Verlag, 2007.
4. Netter FH. Atlas de anatomia humana. 6. ed. Rio de Janeiro: Elsevier, 2014.
5. Santillan A, Nacarino V, Greenberg E et al. Vascular anatomy of the spinal cord. Journal of Neurointerventional Surgery. 2012;4:67-74.

Seção III

Avaliação do Doente Neurocirúrgico

Capítulo 9

Avaliação Clínica do Doente Neurológico

Gabriel Taricani Kubota
Maria Luiza Amaral Kracik
Manoel Jacobsen Teixeira
Daniel Ciampi Araujo de Andrade

Introdução

O presente capítulo tem como objetivo descrever brevemente a avaliação direcionada ao exame neurológico do doente neurocirúrgico. Alterações de certos elementos do exame podem influenciar outros, portanto é imprescindível que todos os passos sejam realizados, independentemente da ordem.

Avaliação do nível de consciência, atenção e linguagem

O nível de consciência corresponde ao grau de alerta comportamental do indivíduo. Inicialmente, deve-se observar se o paciente está de olhos abertos. Se não estiver, deve-se registrar o tipo e a intensidade de estímulo necessário para que ele os abra. Uma vez abertos os olhos, é importante registrar se o paciente fixa o olhar no examinador e por quanto tempo permanece desperto durante o exame.

Recomenda-se o uso de escalas objetivas para facilitar a comunicação do nível de consciência entre profissionais de saúde. As escalas mais utilizadas para esse fim são a de coma de Glasgow e a FOUR (*full outline of unresponsiveness*). Em ambas as escalas, quanto menor a pontuação, pior o nível de consciência do paciente.

Uma das formas mais simples e rápidas para testar a atenção é solicitar ao doente que conte de 1 a 20 ou cite os meses do ano (ambos em ordem direta e inversa). Um indivíduo com atenção básica preservada deverá conseguir realizar essas tarefas em ordem direta. Para realizar essas tarefas em ordem inversa, é necessário que a atenção sustentada do doente esteja preservada.

Exame de motricidade

A via piramidal é a principal responsável pela motricidade voluntária. O exame da força muscular pode ser realizado por meio de manobras de oposição e deficitárias, sendo esta última mais sensível para detectar défices motores sutis.

A manobra deficitária mais importante para os membros superiores é a do desvio pronador. O doente deve se sentar com os braços estendidos na posição supina e olhos fechados durante 2 minutos (Figura 9.1 A). Havendo défice motor, o membro tende a adotar uma postura de flexão do cotovelo, pronação do antebraço e possível abdução discreta dos dedos (Figura 9.1 B). Para os membros inferiores, utiliza-se a manobra de Mingazzini. O doente deve se posicionar em decúbito dorsal horizontal, fletir ambas as coxas e as pernas a 90º, bem como dorsifletir os pés a 90º durante 2 minutos (Figura 9.2). Quando há lesão piramidal, poderá haver queda gradual dos membros, começando pela dorsiflexão do pé, seguida da flexão da perna e da redução da flexão da coxa.

Figura 9.1 – Manobra do desvio pronador.

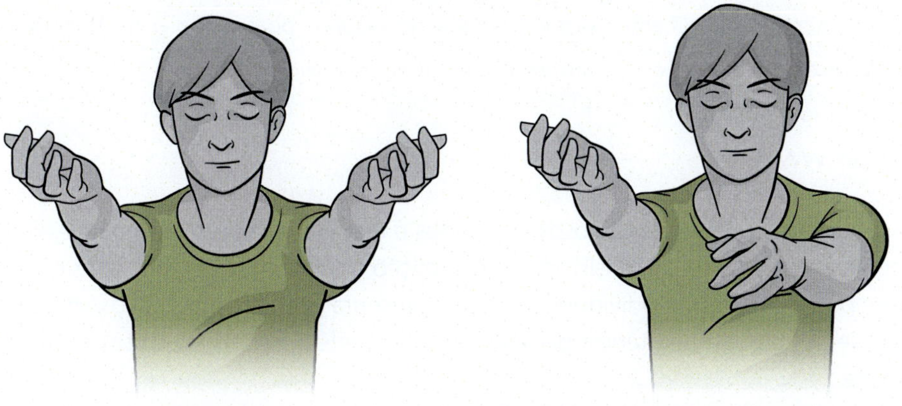

A **Posição inicial** **B** **Queda do membro superior com padrão de défice piramidal**

Fonte: Adaptada de Campbell WW, 2012.

Figura 9.2 – Manobra de Mingazzini.

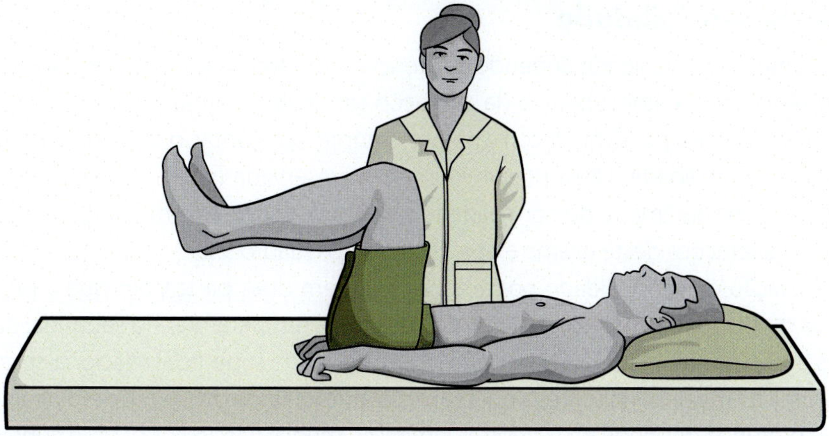

Fonte: Adaptada de Campbell WW, 2012.

A avaliação da força muscular por oposição possibilita quantificar o défice muscular. A graduação da força pode ser realizada com a escala *medical research council* (MRC) (Tabela 9.1).

Devem ser consideradas as diferenças da força muscular entre o examinador e o doente, especialmente nas crianças e nos idosos, sempre opondo o músculo testado do doente ao músculo equivalente do examinador.

Tabela 9.1 – Escala *medical research council* (MRC) para graduar a força muscular.

Grau	Descrição
0	Ausência de contração muscular perceptível
1	Contração muscular perceptível, porém sem gerar movimento do segmento corpóreo
2	Movimenta o segmento corpóreo, porém não vence a gravidade
3	Movimento do segmento corpóreo vence gravidade, porém não a resistência
4	Movimento do segmento corpóreo com certa resistência
5	Força muscular normal

Fonte: Campbell WW, 2012.

A avaliação dos reflexos tendinosos profundos é elemento importante na investigação da fraqueza muscular ou da sensibilidade. A abolição ou a exacerbação dos reflexos são patológicas, podendo alguns indivíduos normais apresentar reflexos hiperativos/vivos ou hipoativos. Nesses casos, a existência de assimetria dos reflexos entre membros sugeriria anormalidade.

Geralmente, os reflexos são reduzidos quando há lesão de nervos periféricos e aumentados quando há comprometimento da via piramidal. O reflexo hiperativo é identificado quando há aumento da área reflexógena com presença de pontos de exaltação e aumento da amplitude do movimento reflexo. No Quadro 9.1, apresentam-se os principais reflexos tendíneos.

Exame de sensibilidade

O exame de sensibilidade depende da atenção, compreensão e colaboração do doente. Em decorrência do caráter subjetivo da avaliação sensitiva, a comunicação com o paciente deve ser o mais clara possível. Recomenda-se sempre apresentar o estímulo-teste em um local onde a sensibilidade esteja presumidamente preservada (p. ex., na fronte do doente) para que ele tenha parâmetro de normalidade e de comparação. A terminologia utilizada para descrever as alterações deste exame é apresentada no Quadro 9.2.

A avaliação da sensibilidade pode ser dividida em duas partes, em que a primeira se ocupa das sensibilidades superficiais (dor/nocicepção e temperatura) e a segunda, das sensibilidades profundas (artrestesia e palestesia). A sensibilidade superficial relaciona-se com a via espinotalâmica lateral-leminisco espinhal (porção anterolateral da medula espinhal) e a sensibilidade profunda depende da via dorsal-leminisco medial (fascículos grácil e cuneiforme).

Para a pesquisa da nocicepção, devem-se utilizar instrumentos pontiagudos não perfurantes (alfinetes de clipes abertos, filamentos de Von Frey grossos ou espátulas quebradas). O estímulo deve ser aplicado apenas uma vez em cada região, com a mesma pressão, a intervalos irregulares e não muito rápidos.

Quadro 9.1 – Principais reflexos tendinosos profundos e sua semiotécnica.

Reflexo	Posição	Ponto de obtenção	Resposta esperada	Pontos de exaltação
Bicipital	Antebraço em semiflexão e apoiado, mão em supinação	Tendão distal do bíceps	Flexão e supinação do antebraço	Região supraclavicular, olecrano, processos espinhosos cervicais, acrômio
Tricipital	Braço abduzido, sustentado pelo examinador e antebraço em flexão, pendente	Tendão distal do tríceps	Extensão do antebraço	Ausente
Flexores dos dedos	Mão apoiada e relaxada	Superfície palmar das falanges	Flexão dos dedos	Ausente
Patelar	Sentado com as pernas pendentes	Ligamento patelar	Extensão da perna	Tuberosidade da tíbia, processos espinhosos toracolombossacros
Aquiliano	Decúbito ventral com perna fletida sobre a coxa	Tendão calcâneo	Flexão plantar do pé	Maléolos laterais ou mediais, face anterior da perna

Fonte: Campbell WW, 2012.

Quadro 9.2 – Terminologia das alterações do exame de sensibilidade.

Sintomas negativos	
Anestesia e hipostesia	Ausência/diminuição da percepção de todas as modalidades sensitivas
Analgesia/ hipoalgesia	Ausência/diminuição da percepção da sensibilidade dolorosa mediante aplicação de estímulos dolorosos
Termoanestesia/ termo-hipostesia	Ausência/diminuição da percepção da sensibilidade térmica
Apalestesia/ hipopalestesia	Ausência/diminuição da sensibilidade vibratória
Anartrestesia	Incapacidade de reconhecer a posição dos segmentos do corpo no espaço
Sintomas positivos	
Alodinia	Percepção dolorosa com estímulos habitualmente não dolorosos; pode ser térmica ou mecânica
Hiperalgesia	Aumento da percepção/reação dolorosa a estímulos habitualmente dolorosos
Disestesia	Perversão da percepção de um estímulo sensitivo. A disestesia sempre tem conotação desagradável, mas nem sempre é dolorosa
Parestesia	Sensação anormal espontânea; pode ser apresentado como formigamento, queimações, prurido
Hiperpatia	Caracteriza-se com evocação de dor intensa frente à estímulação dolorosa repetida na frequência de 0,3 a 1 Hz

Fonte: Campbell WW, 2012.

A avaliação da sensibilidade térmica é realizada com dois tubos de ensaio: um contendo água a 10 °C e o outro, água a 40 °C. Deve-se aplicar o objeto-teste à pele do indivíduo, comparando-se uma área com a outra de modo não excessivamente rápido. Quando essa sensibilidade é preservada, o indivíduo é capaz de discernir variações de até 1 °C.

A palestesia é a capacidade de perceber vibração. Para sua avaliação, utiliza-se habitualmente um diapasão metálico com frequência conhecida de 128 a 256 Hz. O diapasão em vibração é colocado sobre uma eminência óssea, incluindo pododáctilos, quirodáctilos, maléolos mediais e laterais, tuberosidade da tíbia, cristas ilíacas, apófises espinhosas, processo estiloide, epicôndilos laterais e clavícula. Deve-se perguntar ao paciente se ele está sentindo a vibração e por quanto tempo. Pode-se comparar a sensação do paciente ao seu segmento homólogo no dimídio contralateral, ou ao do próprio examinador.

A artrestesia ou cinestesia é a percepção da posição dos segmentos do corpo no espaço. Para testá-la, o doente deve estar de olhos fechados. Então, movimenta-se passivamente a articulação interfalanginana de um quirodáctilo ou pododáctilo para cima e para baixo, fixando-se a falange proximal. Quando a artrestesia é preservada, o paciente consegue informar corretamente a posição final do dedo testado (para cima ou para baixo). É importante que o dedo testado seja segurado pelas laterais para evitar que a pressão exercida pelo examinador sobre o dedo testado indique indiretamente a posição deste ao paciente.

Exame de coordenação motora

As vias cerebelares são particularmente importantes para a coordenação motora fina dos movimentos de membros, equilíbrio e marcha. A dismetria caracteriza-se como erro para acertar um alvo às custas da decomposição do movimento, que se torna errático e irregular.

Para a coordenação dos membros superiores, pode-se utilizar a manobra índex-nariz: o doente deve manter o braço abduzido a 90° e o antebraço estendido; a seguir deve fletir o antebraço e tocar o nariz com o dedo indicador e retomar à posição inicial. A avaliação da coordenação motora dos membros inferiores pode ser feita com a manobra calcanhar-joelho, com o doente em decúbito dorsal horizontal. Solicita-se que toque o joelho ipsilateral com o calcanhar contralateral, deslize o calcanhar sobre a face anterior da perna e retorne à posição inicial. As manobras devem ser repetidas diversas vezes, com os olhos abertos e fechados, em velocidades distintas.

Exame de equilíbrio e marcha

Para avaliar o equilíbrio, o doente deve estar descalço e, de preferência, com pernas e pés expostos. Primeiramente, deve-se solicitar que o doente fique em pé. Observa-se se ele consegue assumir ortostase com ou sem apoio. Caso o paciente não consiga ficar de pé, deve-se registrar se ele consegue ficar sentado sem apoio. A distância entre os pés também deve ser observada. Então, solicita-se que o paciente feche os olhos e observa-se se ocorrem oscilações. O surgimento ou piora significativa de oscilações, com ou sem tendência à queda, de início imediato e sem lado preferencial, ocorrem em pacientes com comprometimento da propriocepção no clássico **sinal de Romberg**. As oscilações sempre numa direção e sentido, que surgem após alguns segundos (latência), podem ocorrer em vestibulopatias e lesões de hemisfério cerebelar unilateral.

Para examinar a marcha, solicita-se que o doente deambule em linha reta, vire em torno do seu próprio eixo e retorne caminhando à posição inicial. De forma geral, recomenda-se uso de uma distância mínima de 6 m. Pacientes com hemiparesia espástica podem apresentar marcha ceifante. O membro inferior ipsilateral é mantido em extensão de joelho e flexão plantar do pé, e a flexão da coxa se dá com dificuldade. O paciente, então, arrasta o pé do lado acometido desenhando um semicírculo. Pacientes com dupla hemiparesia ou paraparesia espática podem ter marcha em tesoura. Essa marcha é semelhante à marcha ceifante, porém ambos os membros inferiores são acometidos e, em decorrência da hipertonia da musculatura adutora da coxa, os joelhos cruzam a linha média a cada passada.

Por sua vez, pacientes com polineuropatia motora, lesões da função motora de L5 ou do nervo fibular comum ou profundo podem apresentar a marcha escarvante. Assim, o paciente tem dificuldade de realizar dorsiflexão do pé ipsilateral à lesão neurológica. Ele, então, compensa elevando o pé mais do que o habitual durante as passadas, às custas de maior flexão da coxa e do joelho. Uma marcha com base alargada, passos irregulares, com grande oscilação, podendo ou não apresentar lado preferencial, semelhante à de um bêbado, ocorre em quadros de ataxia cerebelar, e é denominada "marcha ebriosa".

Ademais, pacientes com comprometimento da propriocepção podem apresentar marcha talonante. Neste caso, a base é também alargada, o paciente tende a manter olhos fixos no chão, os passos são altos, e os pés tocam o solo com o calcanhar primeiro. Por fim, nas vestibulopatias unilaterais, o paciente pode apresentar tendência a desvio lateral consistente da direção da marcha no sentido do sistema vestibular comprometido.

Exame dos nervos cranianos

Nervo olfatório (NC I)

O nervo olfatório (NC I) é responsável pela percepção do olfato. É avaliado com a anamnese, sobre alterações ou comprometimento do olfato ou da gustação. Pode ser examinado mantendo-se o doente com os olhos fechados, testando uma narina de cada vez, solicitando-se que ele inale substâncias com odores típicos (p. ex., café, bala de menta) e identifique-os. Recomenda-se evitar uso de substâncias-teste irritativas (p. ex., álcool), pois elas ativam receptores nociceptivos do nervo trigêmeo presentes na mucosa nasal.

Nervo óptico (NC II)

O nervo óptico (NC II) tem como função a visão. Para avaliá-lo, devem-se examinar a acuidade e a campimetria visual. A avaliação da acuidade visual pode ser realizada com o auxílio de tabelas portáteis de bolso (Rosenbaum), apresentadas em ambiente bem iluminado, a cerca de 35 cm de distância do doente, testando cada olho separadamente. O paciente deverá ler os algoritmos da tabela linha por linha, iniciando pelos maiores e progredindo para os menores. A sua acuidade visual corresponde à última linha que o paciente conseguiu ler efetivamente.

Para avaliar a campimetria visual, o doente deve posicionar-se com os olhos na mesma altura e à distância de 1 m do examinador, testando um olho por vez. Solicita-se que o doente fixe o olhar na pupila do olho correspondente do examinador. O campo visual é testado baseando-se na contagem dos dedos do examinador apresentados na metade da distância entre o examinador e o paciente. Os dedos devem ser apresentados nos quatro quadrantes visuais e no centro da visão do doente. A não visualização ou visão embaçada dos dedos em um ou mais dos quadrantes sugere défice de campo visual.

Nervos oculomotor (NC III), troclear (NC IV) e abducente (NC VI)

Os nervos oculomotor (NC III), troclear (NC IV) e abducente (NC VI) são responsáveis pela motricidade ocular extrínseca; o nervo oculomotor é, também, responsável pela motricidade intrínseca do globo ocular. A função desses nervos é avaliada conjuntamente. Para tanto, deve-se solicitar que o doente fixe o olhar no dedo do examinador, apresentado a cerca de 1 a 2 m de distância. Inicialmente, o examinador deve apresentar o dedo em posição central à frente do doente e, a seguir, direcioná-lo para as posições cardinais conforme demonstrado na Figura 9.3. Durante o exame, deve-se avaliar o alinhamento dos olhos do doente em cada uma das posições do olhar e as queixas de embaçamento visual ou de visão dupla em posições especificas do olhar ou a paralisia do olhar conjugado. O nervo abducente inerva o músculo reto lateral, que realiza a abdução do olho. O nervo troclear, por sua vez, inerva o músculo oblíquo superior, contribuindo para a suas depressão e adução. A adução, a elevação e a depressão do olho são dependentes de músculos inervados pelo nervo oculomotor.

Figura 9.3 – Avaliação das nove posições do olhar.

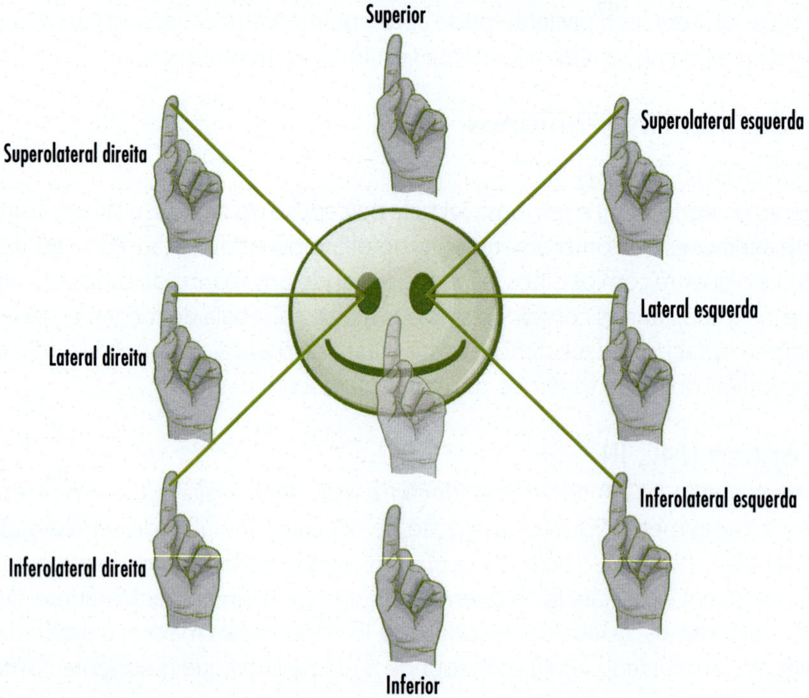

Fonte: Traduzida e adaptada de Campbell WW, 2012.

Para avaliação da motricidade ocular intrínsica, deve-se iniciar pela inspeção da posição, da forma e do tamanho das pupilas. Em geral, as pupilas localizam-se centralmente na íris, são arredondadas e de diâmetro simétrico. A presença de assimetrias superiores a 2 mm e/ou o surgimento de diferenças entre os seus diâmetros de acordo com a luminosidade do ambiente sugerem anormalidades.

Em seguida, deve-se avaliar o reflexo fotomotor. Ele tem como via aferente o nervo óptico, é integrado no mesencéfalo e tem como via eferente o nervo oculomotor. Mantendo-se o doente em ambiente escuro, direciona-se um foco luminoso forte para um dos seus olhos. Deve-se desencadear contração pupilar (miose) do olho iluminado (resposta direita) e do olho contralateral (resposta indireta). Quando apenas a resposta direita estiver comprometida, a lesão pode ser da via eferente (nervo oculomotor) ipsilateral. O comprometimento apenas da resposta indireta sugere lesão da via eferente contralateral.

Nervo trigêmeo (NC V)

É constituído por três ramos ou divisões: oftálmico (V1); maxilar (V2); e mandibular (V3). Eles são responsáveis por suprir a sensibilidade geral para a pele da face, porção anterior do escalpo (até o vértice), conjuntiva dos olhos, mucosa da região nasal, da orofaringe, dos dois terços da língua, dos seios paranasais, da porção anterior da orelha, do meato acústico externo e tímpano, além da maior parte da dura-máter e dos vasos intracranianos.

A lesão das vias somatossensitivas que inervam a face pode causar três padrões de acometimento: divisional; em casca de cebola; e dimidiado. O padrão divisional decorre da lesão de uma ou mais divisões do nervo trigêmeo e gera anormalidades na respectiva distribuição nervosa. O padrão casca de cebola decorre da lesão nos núcleos dos trigeminais localizados no tronco encefálico, podendo não respeitar o território de inervação dos ramos e haver dissociação sensitiva (p. ex., sensibilidades dolorosa e térmica acometidas, e tátil preservarda) (Figura 9.4). A lesão das vias somatossensitivas encefálicas supratentoriais pode causar anormalidades sensitivas em todo o hemicorpo contralateral, inculindo a hemiface, o chamado padrão dimidiado.

Figura 9.4 – Padrões das alterações de sensibilidade na face.

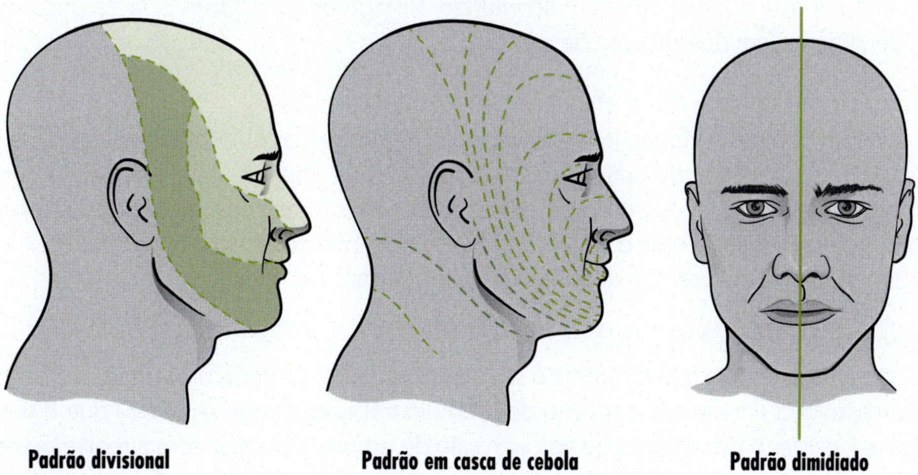

Fonte: Adaptada de Campbell WW, 2012.

Além das funções sensitivas o ramo mandibular (V3) do nervo trigêmeo, também há a função motora, responsável por inervar a musculatura mastigatória. A avaliação da função motora do trigêmeo consiste na inspeção do trofismo e palpação dos músculos temporal e masseter.

No reflexo córneo-palpebral, a via aferente é constituída pela divisão oftálmica (V1), sendo a via eferente os nervos faciais. Deve-se tocar a córnea com um chumaço de algodão embebido em água destilada, o que provocará piscamento reflexo de ambas as pálpebras (reflexo normal). Deve-se evitar que o doente veja o algodão aproximando-se da sua córnea, pois essa ocorrência gera reação reflexa de piscamento mediante ameaça visual.

Nervo facial (NC VII)

O nervo facial (NC VII) tem como função principal a inervação dos músculos responsáveis pela mimese facial. Para avaliá-lo, solicita-se que o doente eleve as sobrancelhas, mostre os dentes, infle as suas bochechas com ar e faça "bico" com os lábios para identificar assimetrias entre as hemifaces. A redução da mimese facial, que acomete de forma semelhante as metades superior e inferior de uma hemiface, sugere a lesão do nervo facial ipsilateral. Já a redução da mimese facial mais significativa na metade inferior de uma hemiface sugere lesão do sistema nervoso central (SNC).

Nervo vestibulococlear (NC VIII)

A divisão coclear exerce função auditiva. Ela pode ser avaliada com o vibrar de um diapasão de 512 a 1.024 Hz a cerca de 2 cm da orelha do doente em ambiente silencioso. Quando o doente informar que deixou de ouvir a vibração, o examinador deve aproximar o diapasão para a própria orelha. A audição da vibração do instrumento pelo examinador sugere défice auditiva (hipoacusia) no lado testado. A hipoacusia, especialmente em indivíduos mais idosos, em geral, tem origem otorrinolaringológica.

A divisão vestibular atua no equilíbrio. Durante a marcha ou o ortostatismo com os olhos fechados, o doente tende a oscilar ou a cair ipsilateralmente ao nervo acometido. A disfunção ou lesão do NC VIII pode provocar nistagmo, espasmódico (com fases rápida e lenta), com componentes horizontal e rotatório, e cuja amplitude aumenta quando o doente olha no sentido oposto ao lado do nervo acometido. Nistagmos com outras características ocorrem, geralmente, em doentes com lesões do SNC.

Nervos glossofaríngeo (NC IX) e vago (NC X)

Os nervos glossofaríngeo (NC IX) e vago (NC X) inervam os músculos que atuam na motricidade do palato. Para avaliar sua função, o doente deve abrir a boca e falar "ah" contínua e prolongadamente. Havendo comprometimento de um ou ambos os nervos, o palato não se eleva simetricamente e a base da úvula desloca-se no sentido do lado comprometido. A lesão desses nervos pode causar fala anasalada e tosse ineficaz.

Nervo acessório (NC XI)

O nervo acessório (NC XI) inerva o segmento superior dos músculos trapézio e esternocleidomastóideo. Para avaliar a função do músculo trapézio, analisa-se a força que o doente exerce ao realizar o movimento de aproximação do ombro ipsilateral com a região posterior da cabeça. A função do músculo esternocleidomastóideo é avaliada com base na força exercida pelo doente ao rotar a cabeça contralateralmente ao músculo testado.

Nervo hipoglosso (NC XII)

O nervo hipoglosso (NC XII) é responsável pela inervação dos músculos extrínsecos e intrínsecos da língua. Deve-se solicitar que o doente abra a boca e movimente a língua. Caso haja lesão do nervo hipoglosso ou do seu núcleo, a língua desvia-se ipsilateralmente ao nervo acometido quando protruída, e contralateralmente ao nervo comprometido quando retraída no interior da boca.

Referências bibliográficas

1. Blumenfeld H. Neuroanatomy through clinical cases. Sinauer Associates, 2010.
2. Brazis PW, Madeu JC. Localization in clinical neurology. Lippincott Williams & Wilkins, 2011.
3. Campbell WW. DeJong's neurologic examination. Lippincott Williams & Wilkins, 2012.
4. Iyer VN et al. Validity of the FOUR score coma scale in the medical intensive care unit. Mayo Clin Proc. 2009;84:694-701.
5. Mesulam MM. Attentional and confusional states. Continuum: Lifelong Learning in Neurology. 2010;16:128.
6. Posner JB, Saper CB, Schiff N. Plum and Posner's diagnosis of stupor and coma. Oxford University Press, 2007.
7. Reith FCM, Brande R, Synnot A et al. The reliability of the Glasgow coma scale: a systematic review. Intensive Care Med. 2016;42:3-15.
8. Stead LG et al. Validation of a new coma scale, the FOUR score, in the emergency department. Neurocrit Care. 2009;10:50-4.
9. Teasdale G, Jennett B. Assessment of coma and impaired consciousness: a practical scale. Lancet. 1974;2:81-4.
10. Wolf CA, Wijdicks EFM, Bamlet WR et al. Further validation of the FOUR score coma scale by intensive care nurses. Mayo Clin Proc. 2007;82:435-8.

Capítulo 10

Essências da Neuroimagem

Fausto Motta Ferraz
Jose Guilherme Mendes Pereira Caldas
Leandro Tavares Lucato
Gabriela Alencar Bandeira

Introdução

O estudo por imagem do segmento craniocervical compreende métodos não invasivos, como a radiografia simples, a ultrassonografia (USG), a tomografia computadorizada (TC) e a ressonância magnética (RM), além de método minimamente invasivo como a angiografia por cateter. Os métodos são complementares entre si, apresentam sensibilidade e especificidade variadas e são utilizados nos ambientes ambulatorial e emergencial.

A radiografia simples teve seu papel drasticamente reduzido com o advento dos outros métodos e atualmente tem uso restrito às enfermidades com acometimento ósseo do crânio.

A USG é um método de ampla disponibilidade e de baixo custo, sendo bastante utilizada na faixa etária perinatal e principalmente como método de triagem para avaliação vascular em adultos. Esse método utiliza os modos bidimensional (B) para o estudo de partes moles, e *doppler* para avaliação de fluxo. Para o segmento intracraniano, utiliza-se a USG com *doppler* transcraniano para avaliação de fluxo e do padrão hemodinâmico das principais artérias cerebrais.

A TC é o método de maior utilização neste segmento e, usualmente, o exame inicial para avaliação das enfermidades neurológicas. Utiliza-se de radiação ionizante e pode ser complementada com contraste iodado para análise de estruturas vasculares ou vascularizadas.

A RM é o método de maiores sensibilidade e especificidade e usualmente utilizado como método complementar. Tem como principal ferramenta a capacidade de avaliar em detalhes as estruturas encefálicas e apresenta sequências específicas para diferentes patologias. Utiliza-se do campo magnético gerado por impulsos de radiofrequência sobre os átomos de hidrogênio presentes nos núcleos das células, formando imagens em escala de cinza.

A angiografia por cateter é um método minimamente invasivo, considerado padrão-ouro para estudo e tratamento da rede vascular extra e intracraniana com altas sensibilidade e especificidade.

Malformações congênitas do sistema nervoso central

As malformações congênitas ou defeitos do tubo neural são desordens primárias resultantes de distúrbios embriológicos. O método de imagem de eleição para caracterizar a malformação é a RM. A TC é um método de imagem limitado, porém, tem papel relevante na suposição diagnóstica. A USG transfontanela tem papel limitado, mas a USG obstétrica morfológica pode auxiliar no diagnóstico pré-natal de algumas destas entidades.

Doenças como as malformações de Chiari, anomalias do corpo caloso, cistos da fossa posterior, distúrbios de migração, sulcação e clivagem e síndromes neurocutâneas são exemplos de malformações congênitas, conforme demonstrado nas Figuras 10.1 a 10.7.

Figura 10.1 – RM com corte sagital ponderado em T2 – malformação de Chiari I. Alongamento e ectopia das amígdalas cerebelares em localização abaixo do forame magno.

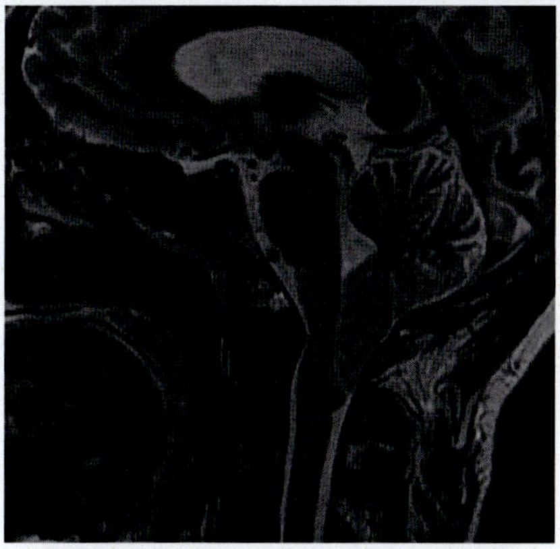

Fonte: Cortesia do Instituto de Radiologia do Hospital das Clínicas da Faculdade de Medicina da Universidade de São Paulo (InRad/HC-FMUSP).

Figura 10.2 – RM axial ponderada em T2 (A) e sequência sagital volumétrica FIESTA (B) – cefalocele parietal com malformação de Dandy-Walker (hipoplasia do *vermis* cerebelar, alargamento cístico da fossa posterior).

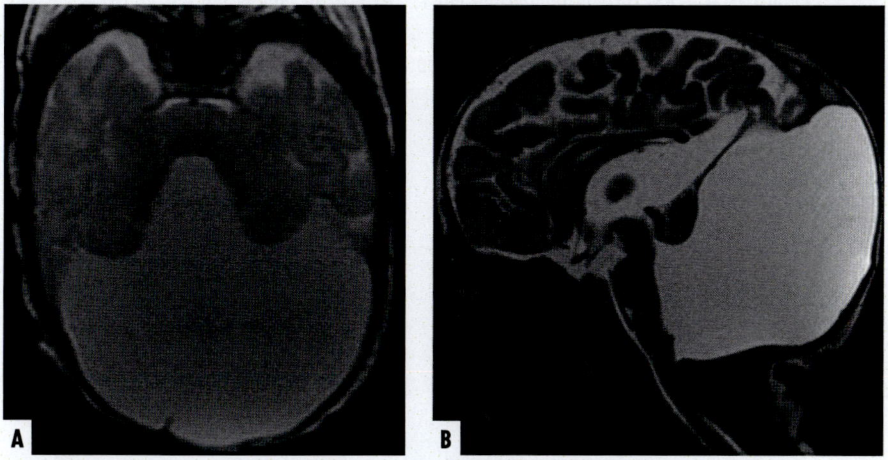

Fonte: Cortesia do Instituto de Radiologia do Hospital das Clínicas da Faculdade de Medicina da Universidade de São Paulo (InRad/HC-FMUSP).

Figura 10.3 – RM de crânio em T1 e T2 nos cortes axial (A e B) e sagital (C) demonstrando aspectos típicos da disgenesia de corpo caloso (ausência do tronco e esplênio do corpo caloso, descaracterização do giro do cíngulo, estenogiria, ausência do septo pelúcido e paralelismo dos ventrículos laterais).

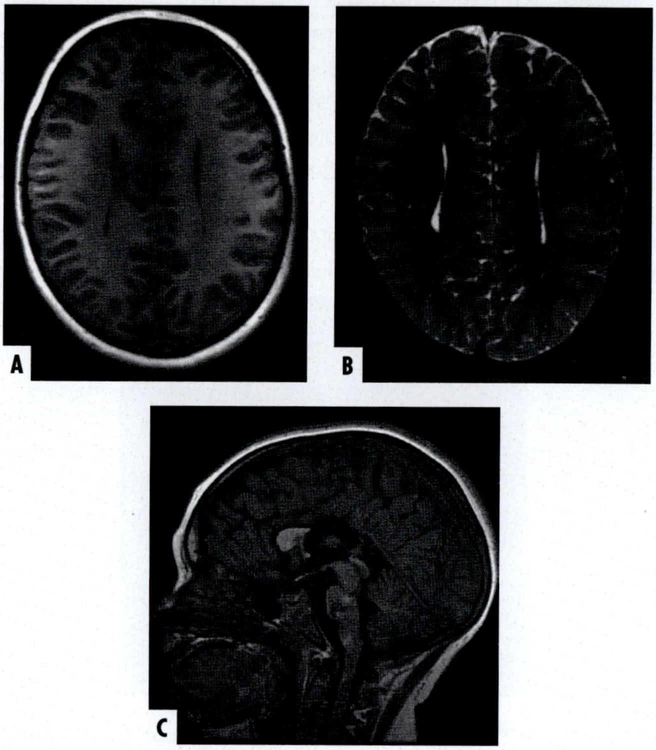

Fonte: Cortesia do Instituto de Radiologia do Hospital das Clínicas da Faculdade de Medicina da Universidade de São Paulo (InRad/HC-FMUSP).

Figura 10.4 – RM coronal ponderada em T1 (A) e axial ponderada em T2 (B) – esquizencefalia de lábios fechados – note a fenda pioependimária comunicando a pia-máter com a superfície ependimária, recoberta por substância cinzenta.

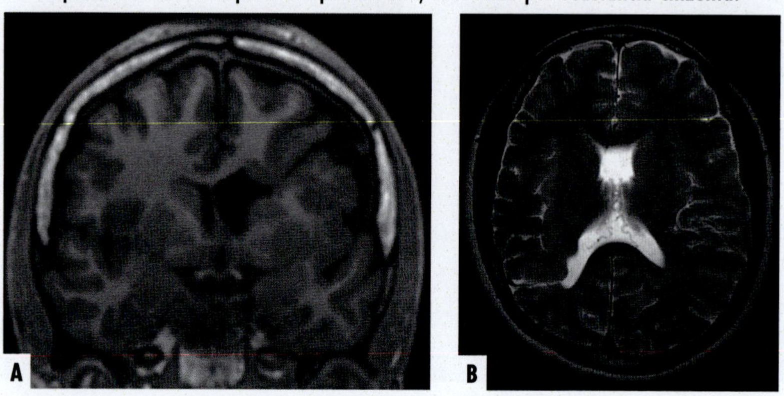

Fonte: Cortesia do Instituto de Radiologia do Hospital das Clínicas da Faculdade de Medicina da Universidade de São Paulo (InRad/HC-FMUSP).

Figura 10.5 – RM axial ponderada em T1 e T2 mostrando ventrículo único e fusão dos núcleos da base (holoprosencefalia alobar).

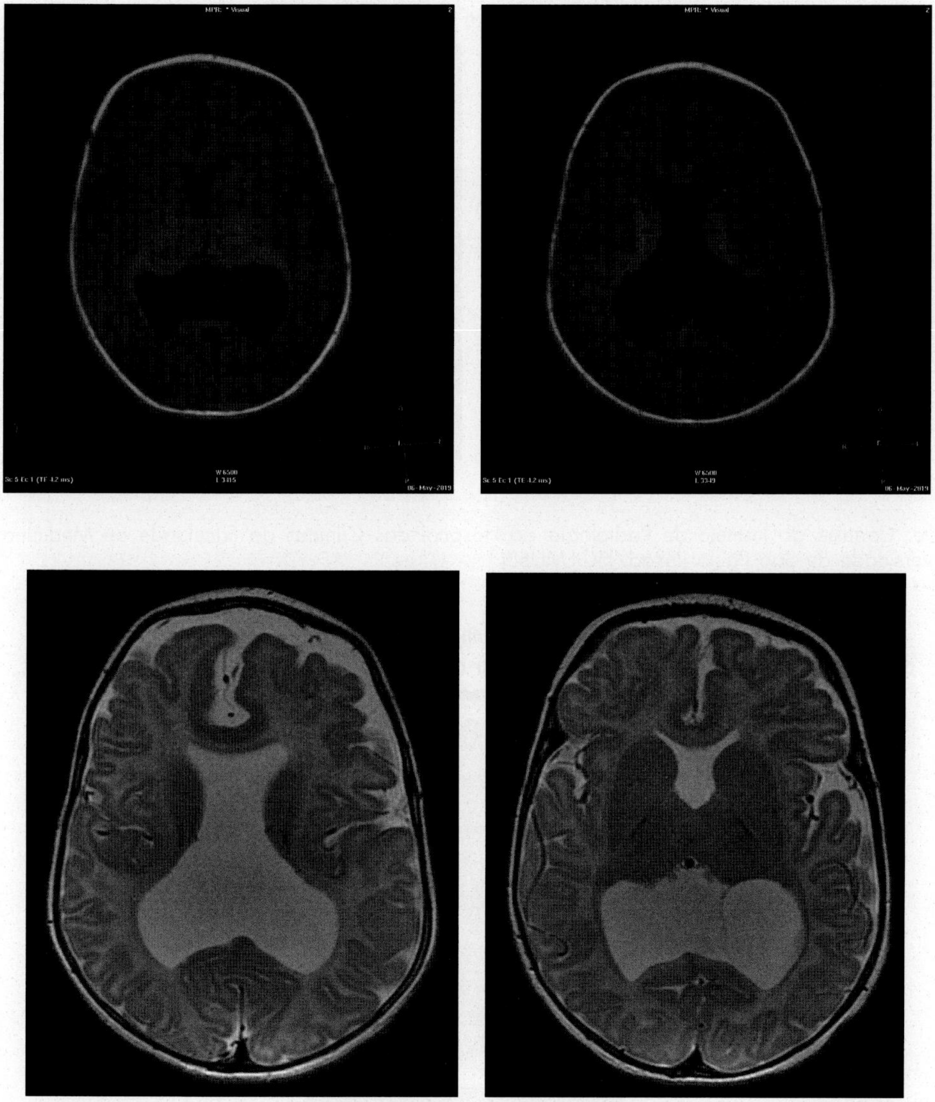

Fonte: Cortesia do Instituto de Radiologia do Hospital das Clínicas da Faculdade de Medicina da Universidade de São Paulo (InRad/HC-FMUSP).

Figura 10.6 – RM de órbita coronal ponderada em T2 (A) e T1 pós-gadolínio (B) em paciente com neurofibromatose tipo 1, evidenciando espessamento nodular do nervo óptico esquerdo, mostrando o hipersinal em T2 e realce intenso pelo contraste paramagnético.

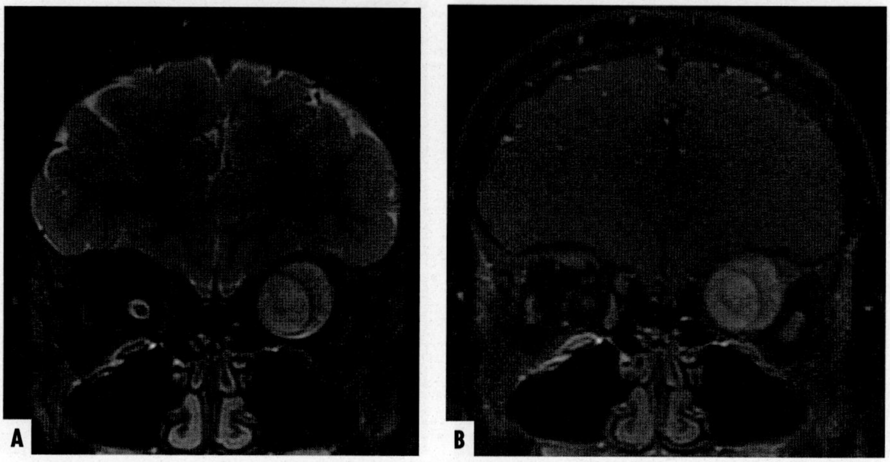

Fonte: Cortesia do Instituto de Radiologia do Hospital das Clínicas da Faculdade de Medicina da Universidade de São Paulo (InRad/HC-FMUSP).

Figura 10.7 – TC de crânio axial demonstrando as alterações encefálicas típicas da síndrome de Sturge-Weber, caracterizadas por calcificações girais, espontaneamente hiperdensas.

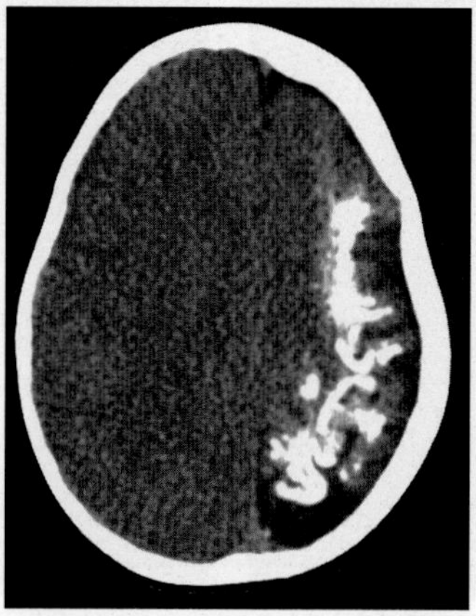

Fonte: Cortesia do Instituto de Radiologia do Hospital das Clínicas da Faculdade de Medicina da Universidade de São Paulo (InRad/HC-FMUSP).

Tumores e processos expansivos

Tumores e processos expansivos são doenças cuja avaliação é fundamental por meio dos métodos de imagem. A TC a RM são indispensáveis para o diagnóstico etiológico, programação terapêutica e seguimento, sendo métodos complementares. A TC é o exame inicial para avaliação e a RM, para melhor precisão anatômica e extensão das lesões.

O diagnóstico histológico não é função dos métodos de imagem não invasivos, porém a grande evolução atual permite uma hipótese diagnóstica aproximada dos tipos de tumores do sistema nervoso central (SNC). Seu papel de maior importância é determinar a localização, extensão, progressão e repercussão sobre estruturas vizinhas com invasão, ou não, destas. A seguir, imagens representativas de TC e RM nas lesões tumorais (Figuras 10.8 a 10.16).

Figura 10.8 – RM em cortes axiais com hipossinal homogêneo frontal em T1 (A), o correspondente hipersinal em T2 (B) e FLAIR (C) em paciente com astrocitoma de baixo grau.

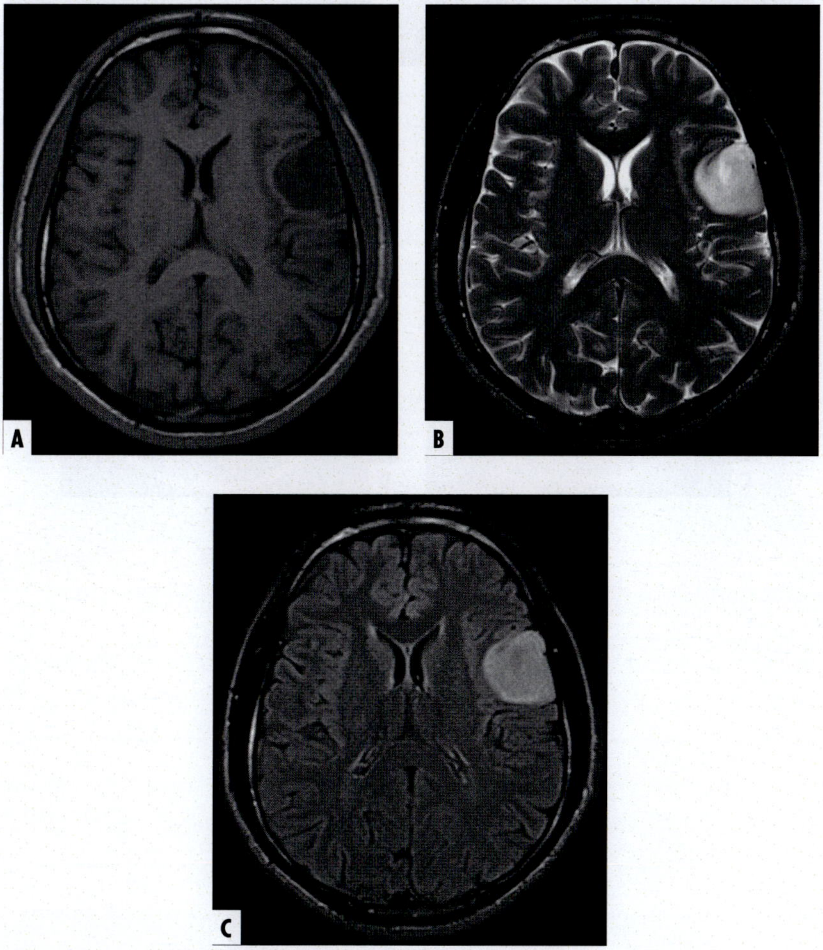

Fonte: Cortesia do Instituto de Radiologia do Hospital das Clínicas da Faculdade de Medicina da Universidade de São Paulo (InRad/HC-FMUSP).

Figura 10.9 – TC axial evidencia massa heterogênea com componente necrótico central e realce heterogêneo pelo contraste iodado, condicionando edema adjacente e desvio da linha média (A). À RM, os achados de glioblastoma multiforme demonstram-se pelo hipersinal em T2 (B), FLAIR (C), isossinal em T1 (D) e realce heterogêneo em T1 pós-contraste (E).

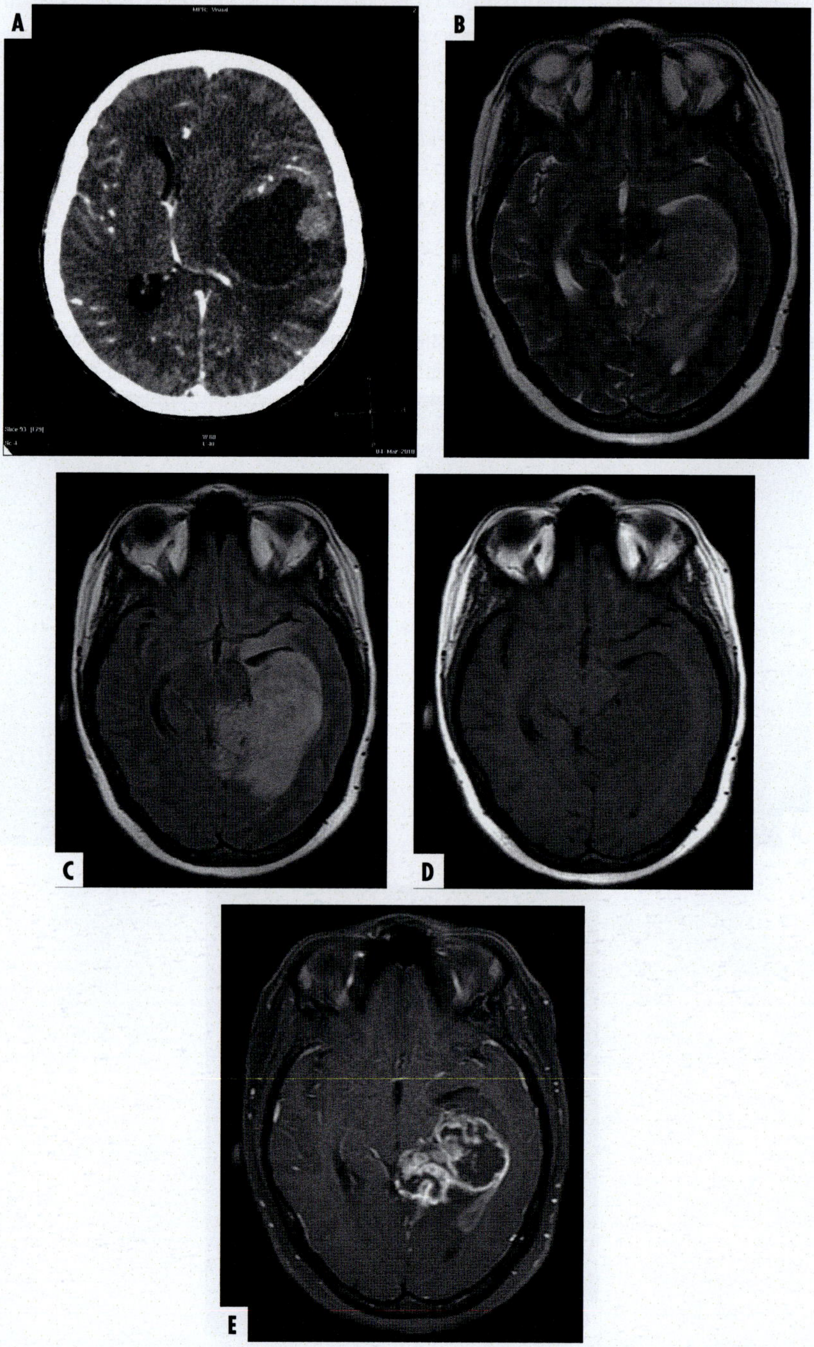

Fonte: Cortesia do Instituto de Radiologia do Hospital das Clínicas da Faculdade de Medicina da Universidade de São Paulo (InRad/HC-FMUSP).

Figura 10.10 – RM axial ponderada em T1 (A), pós-contraste paramagnético (B) e T2 (C) evidenciando realce da porção sólida e compressão do 4º ventrículo – astrocitoma pilocítico.

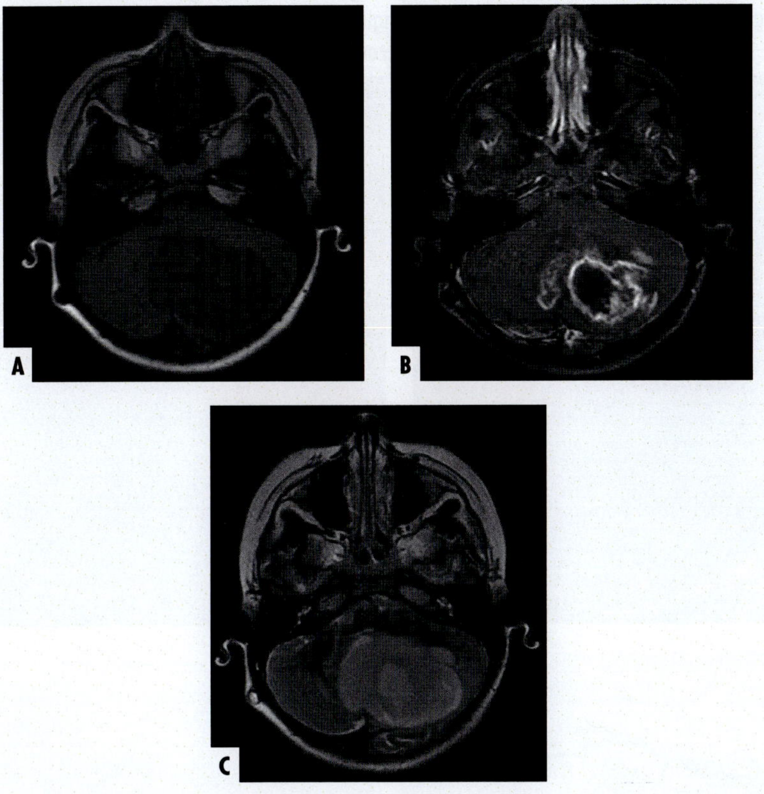

Fonte: Cortesia do Instituto de Radiologia do Hospital das Clínicas da Faculdade de Medicina da Universidade de São Paulo (InRad/HC-FMUSP).

Figura 10.11 – RM ponderada em T1 (A) e T2 (B) evidenciando massa lobular heterogênea ocupando e alargando o 4º ventrículo – ependimoma.

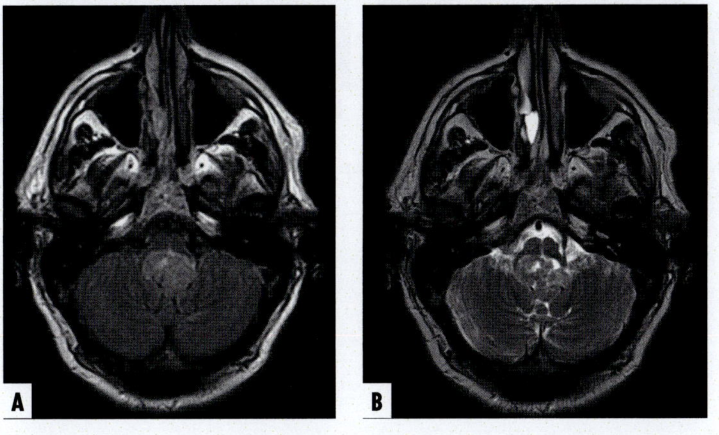

Fonte: Cortesia do Instituto de Radiologia do Hospital das Clínicas da Faculdade de Medicina da Universidade de São Paulo (InRad/HC-FMUSP).

Figura 10.12 – RM axial em T2 (A) e T1 pós-contraste (B) evidencia lesão sólido/cística cerebelar esquerda com realce da porção sólida pelo gadolínio (hemangioblastoma cerebelar). Angiografia cerebral de paciente com hemangioblastoma predominantemente sólido (C e D) evidenciando *blush* hipervascularizado com drenagem venosa precoce.

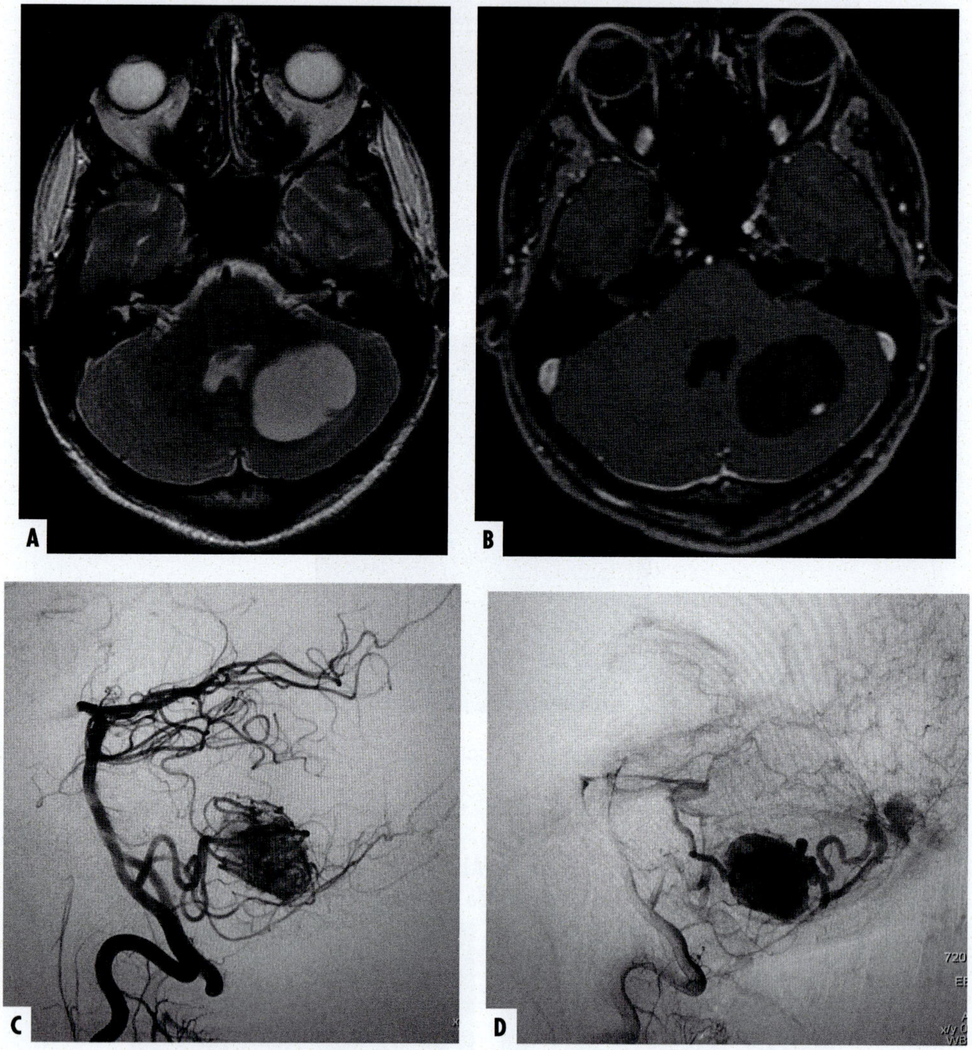

Fonte: Cortesia do Instituto de Radiologia do Hospital das Clínicas da Faculdade de Medicina da Universidade de São Paulo (InRad/HC-FMUSP).

Figura 10.13 – RM axial ponderada em T1 (A) e T2 (B) – alargamento do espaço liquórico evidenciado por imagens com isossinal em relação ao líquido cefalorraquidiano (LCR), deslocando estruturas adjacentes (cisto de aracnoide) nos polos temporais bilateralmente.

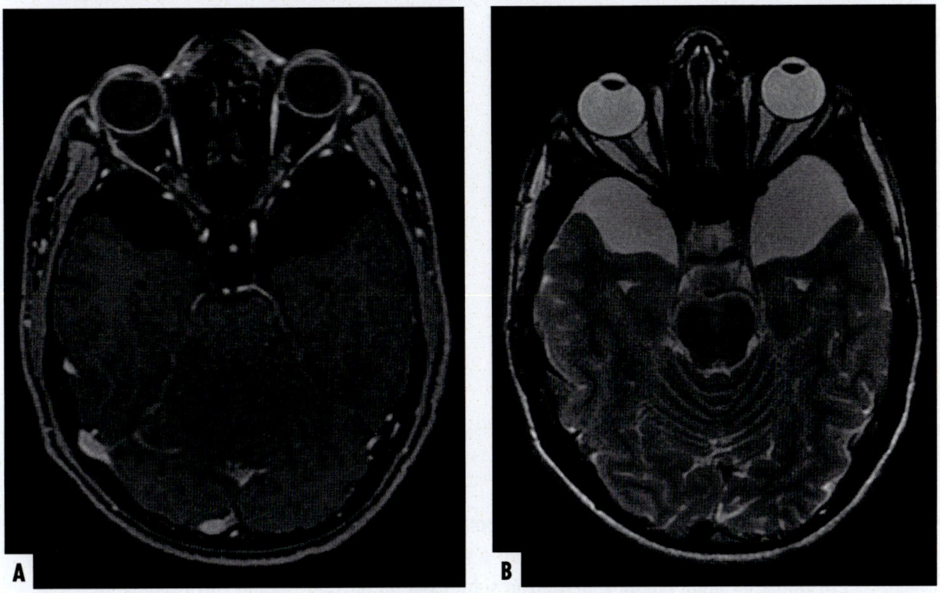

Fonte: Cortesia do Instituto de Radiologia do Hospital das Clínicas da Faculdade de Medicina da Universidade de São Paulo (InRad/HC-FMUSP).

Figura 10.14 – RM de sela túrcica em cortes sagitais (A) e coronais (B), ponderada em T1 pós-contraste evidencia lesão expansiva ocupando e expandindo a sela túrcica. Na imagem B, é possível observar o envolvimento das carótidas internas pelo tumor no segmento paraclinóideo (macroadenoma hipofisário).

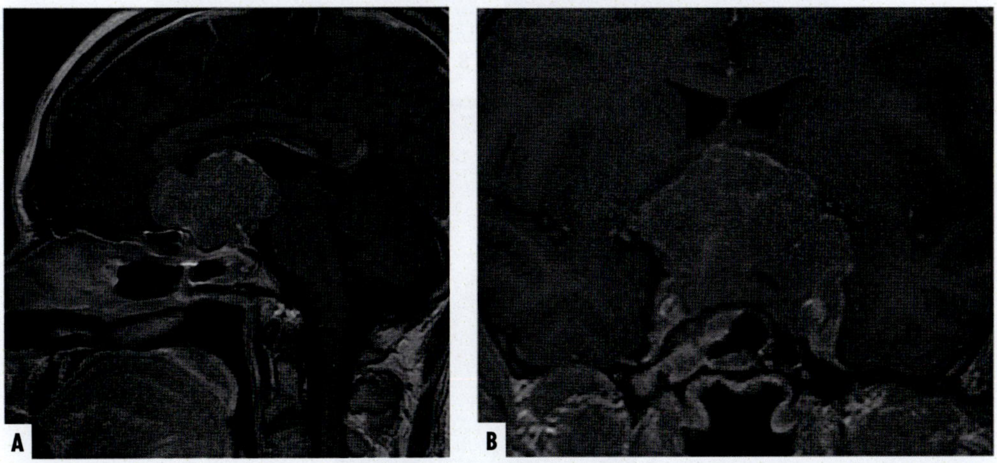

Fonte: Cortesia do Instituto de Radiologia do Hospital das Clínicas da Faculdade de Medicina da Universidade de São Paulo (InRad/HC-FMUSP).

Figura 10.15 – RM axial em T2 (A) e T1 pós-contraste paramagnético (B) evidencia aspecto característico de um meningeoma (lesão homogênea com base de implantação dural e deslocamento do tecido cerebral adjacente). Após a injeção do gadolínio, a lesão apresenta intenso realce e apresenta-se hiperintensa.

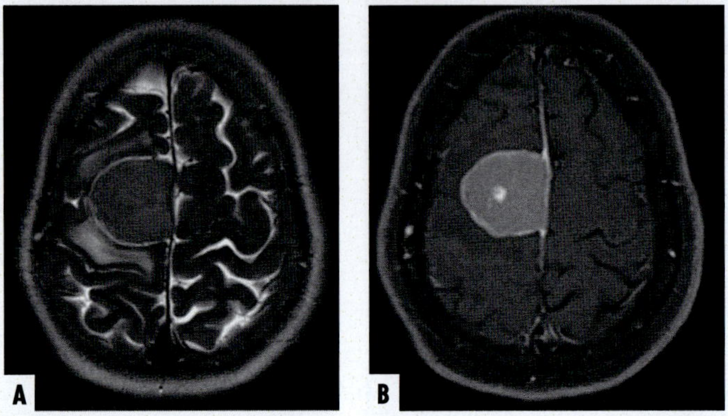

Fonte: Cortesia do Instituto de Radiologia do Hospital das Clínicas da Faculdade de Medicina da Universidade de São Paulo (InRad/HC-FMUSP).

Figura 10.16 – RM de crânio axial ponderada em T2 (A) e FLAIR (B) demonstra processo expansivo metastático, com importante edema associado e realce heterogêneo (C), condicionando desvio das estruturas da linha média e herniação subfalcina do giro do cíngulo correspondente.

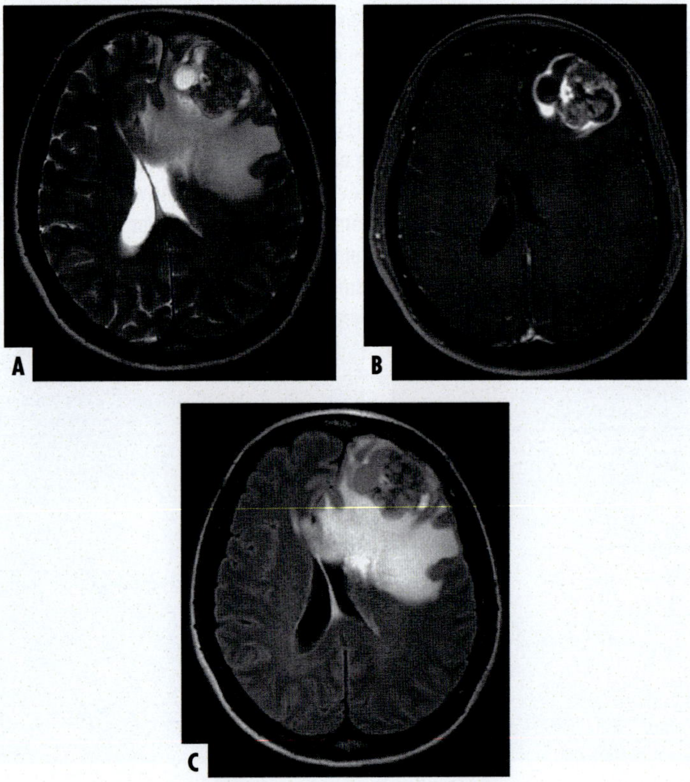

Fonte: Cortesia do Instituto de Radiologia do Hospital das Clínicas da Faculdade de Medicina da Universidade de São Paulo (InRad/HC-FMUSP).

Trauma

O trauma cranioencefálico (TCE) permanece como uma das maiores causas de morbimortalidade no Brasil e no mundo. Na população idosa, as quedas constituem a causa mais comum de TCE, enquanto acidentes de carro e ferimentos por arma de fogo são mais comuns em adultos jovens. Já na população pediátrica, a negligência e os abusos constituem uma importante fonte dos traumas de crânio.

As lesões neurológicas podem ser primariamente decorrentes do trauma ou como consequência dele. Podem acometer desde os envoltórios até estruturas profundas do sistema nervoso.

Os exames de imagem têm papel determinante na avaliação e graduação da lesão, identificando as situações emergenciais e as medidas necessárias para a adequação do tratamento e o prognóstico do paciente.

A TC é o método de escolha para a avaliação dos efeitos primários do TCE, enquanto os demais métodos, como RM, *doppler* transcraniano radiografia simples, encaixam-se na complementação diagnóstica e na avaliação dos efeitos secundários do trauma. Isso exclui a coluna, onde a lesão medular é mais bem observada na RM.

A seguir, nas Figuras 10.17 a 10.20, as principais lesões do TCE.

Figura 10.17 – TC axial em janela de parênquima (A) demonstrando hiperatenuação extra-axial de aspecto biconvexo (hematoma extradural) associada a traço de fratura parietal subjacente ao hematoma na janela para partes ósseas (B).

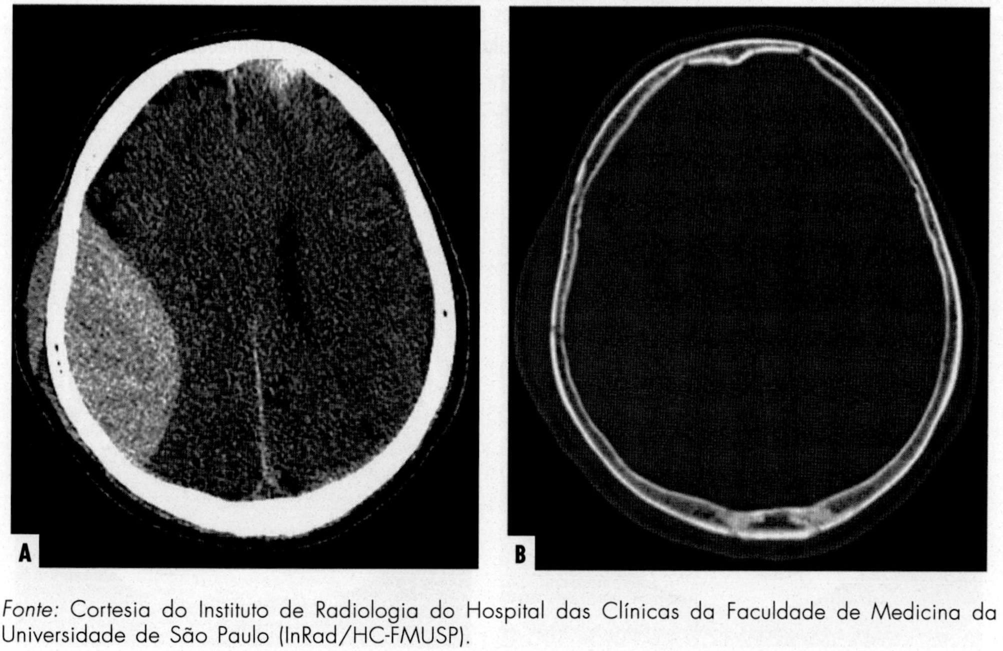

Fonte: Cortesia do Instituto de Radiologia do Hospital das Clínicas da Faculdade de Medicina da Universidade de São Paulo (InRad/HC-FMUSP).

Figura 10.18 – TC de crânio axial (A e B) evidenciando coleção subdural com áreas espontaneamente hiperdensas que denotam evento agudizado (note o aspecto concavoconvexo diferencial do hematoma epidural). Imagens de hematoma subdural crônico agudizado.

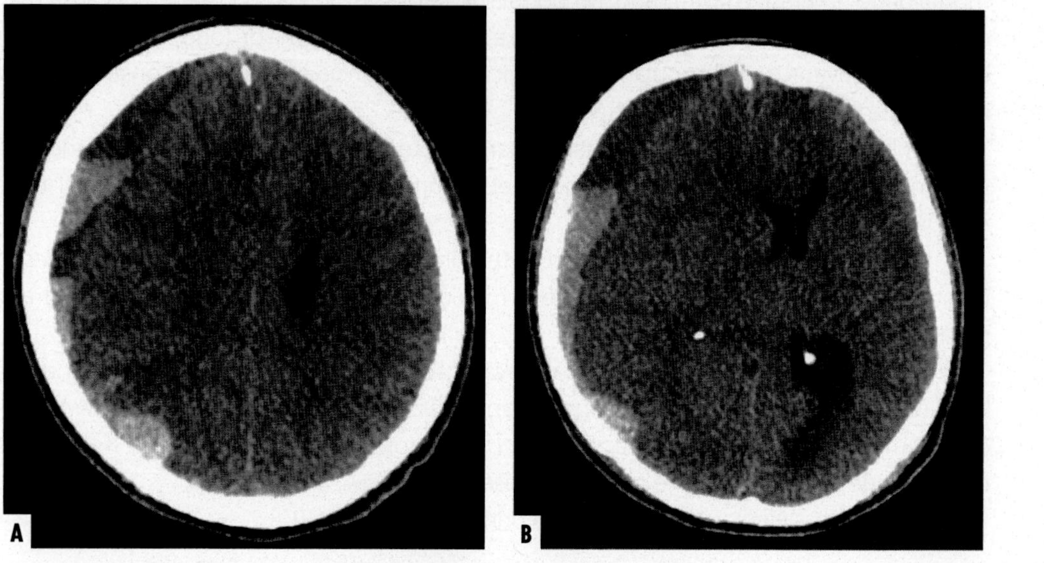

Fonte: Cortesia do Instituto de Radiologia do Hospital das Clínicas da Faculdade de Medicina da Universidade de São Paulo (InRad/HC-FMUSP).

Figura 10.19 – TC de crânio em janela de partes moles demonstrando áreas corticossubcorticais heterogêneas, caracterizadas por hipodensidades com componente espontaneamente hiperdenso de permeio nas regiões frontal e temporal bilateral, compatíveis com contusões cerebrais.

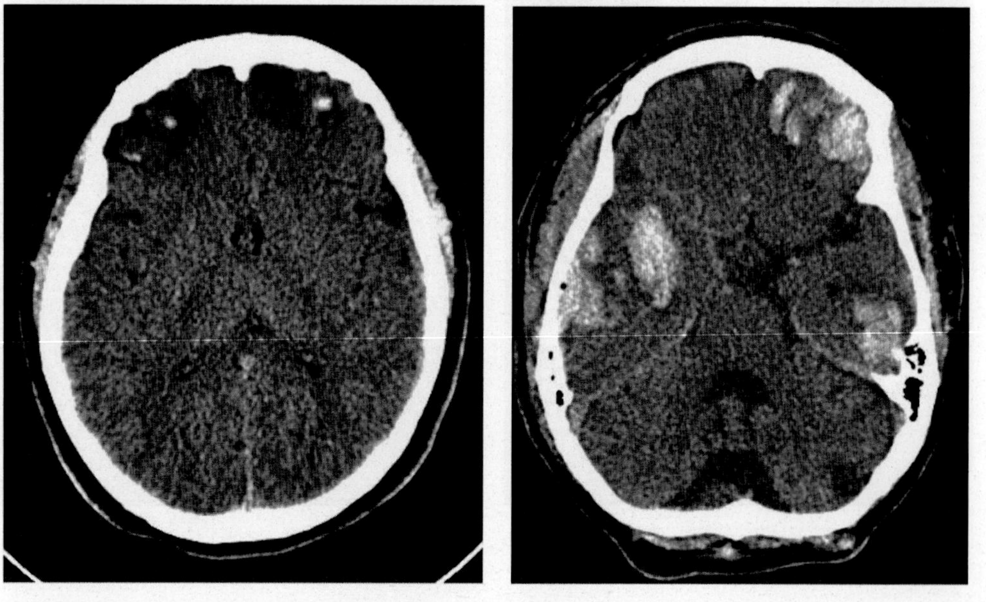

Fonte: Cortesia do Instituto de Radiologia do Hospital das Clínicas da Faculdade de Medicina da Universidade de São Paulo (InRad/HC-FMUSP).

Figura 10.20 – Aspecto típico de lesão axonal difusa demonstrando focos de marcado hipossinal na transição da substância branca-cinzenta em RM axial com sequência de suscetibilidade magnética (T2 GRE).

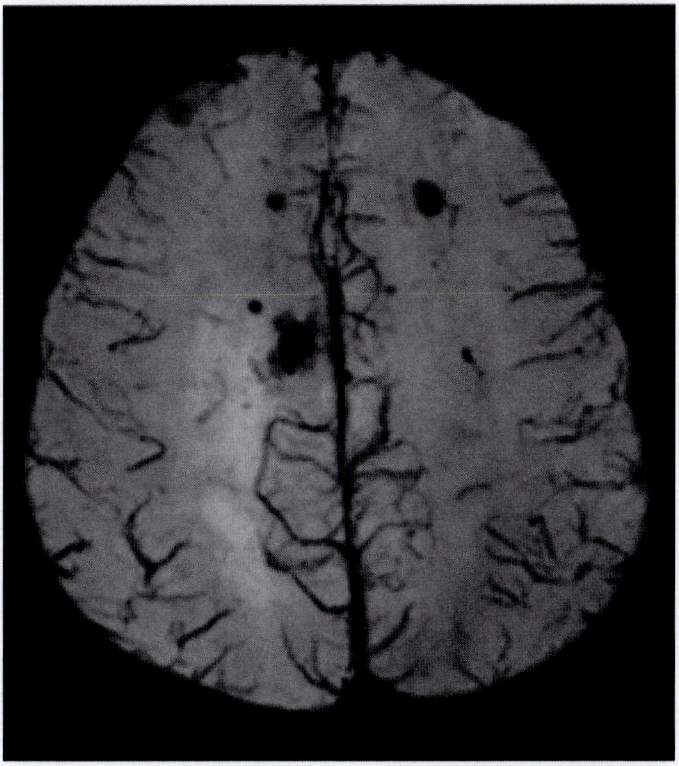

Fonte: Cortesia do Instituto de Radiologia do Hospital das Clínicas da Faculdade de Medicina da Universidade de São Paulo (InRad/HC-FMUSP).

Acidente vascular cereberal

O acidente vascular cerebral (AVC) é subdividido nas formas isquêmica e hemorrágica, sendo a variante isquêmica de maior prevalência. Etiologicamente, há fontes locais e distantes para a origem do trombo (cardioembolismo, tromboembolismo carotídeo, aterotrombose intracraniana, microangiopatia, entre outras), sendo a via final o parênquima encefálico. A forma hemorrágica do AVC apresenta, da mesma maneira, etiologias distintas, tendo a localização do componente hemorrágico a sua maior correlação com a fonte da hemorragia (hemorragia subaracnóideia e aneurisma cerebral, hemorragia parenquimatosa cortical e malformação arteriovenosa (MAV) cerebral, hemorragia de núcleos da base e hipertensão arterial, entre outras). A despeito da forma e da etiologia da lesão, a avaliação por exames de imagem é fundamental e determinante nos seguimento e planejamento terapêutico. A TC, novamente, tem o papel inicial na definição do quadro, sendo a USG e a RM utilizadas para avaliação complementar em casos selecionados. A angiografia por subtração digital ou os estudos angiográficos por tomografia e ressonância são ferramentas indispensáveis na avaliação dos vasos envolvidos na patologia. Os aspectos de imagem serão apresentados nas Figuras 10.21 a 10.28 e no Quadro 10.1.

Figura 10.21 – Hiperatenuação espontânea preenchendo cisternas da base e o sistema ventricular em paciente com cefaleia abrupta. Aspecto de imagem em TC de crânio das hemorragias aneurismáticas subaracnóideias. Observa-se em (A e B) um hematoma na topografia do giro reto à direita, sugestivo de aneurisma do complexo da artéria comunicante anterior, confirmado pela angiotomografia de crânio (C) e pela angiografia por subtração (D a F).

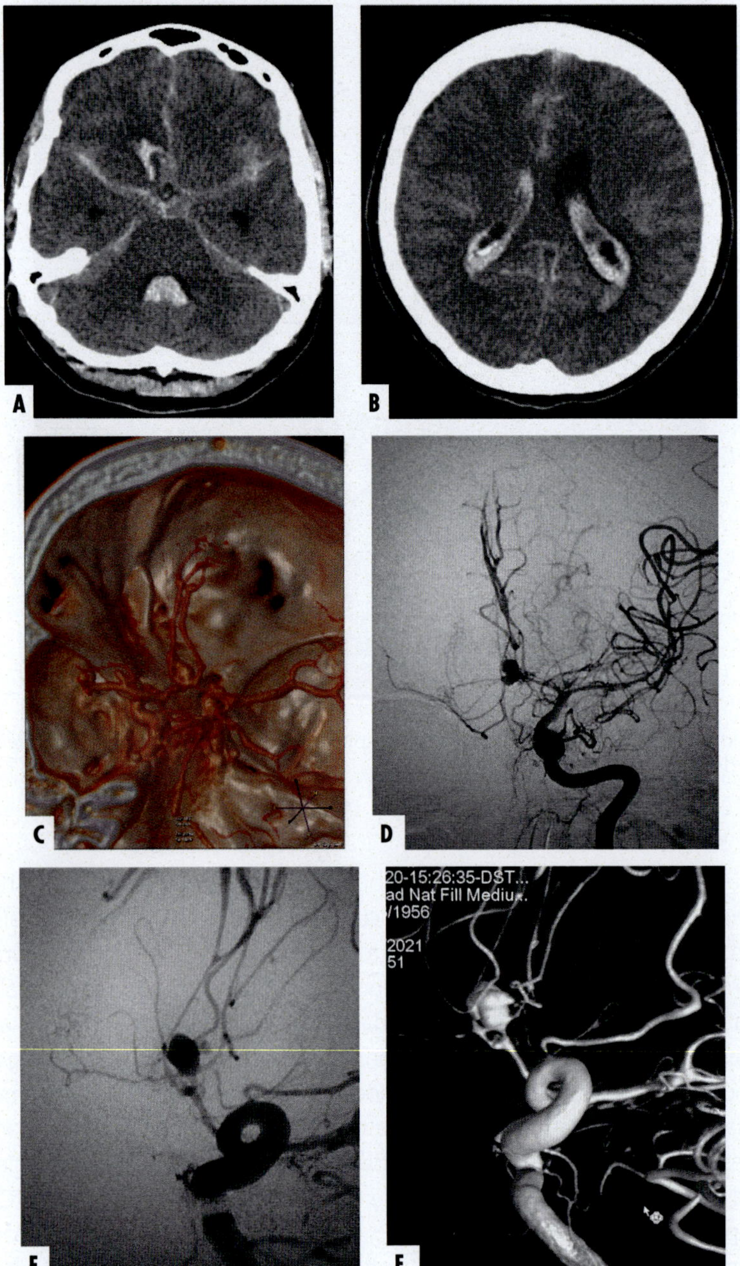

Fonte: Cortesia do Instituto de Radiologia do Hospital das Clínicas da Faculdade de Medicina da Universidade de São Paulo (InRad/HC-FMUSP).

Figura 10.22 – Hemorragia perimesencefálica não aneurismática em TC de crânio. Condição benigna caracterizada por hiperatenuação confinada à cisterna pré-pontina.

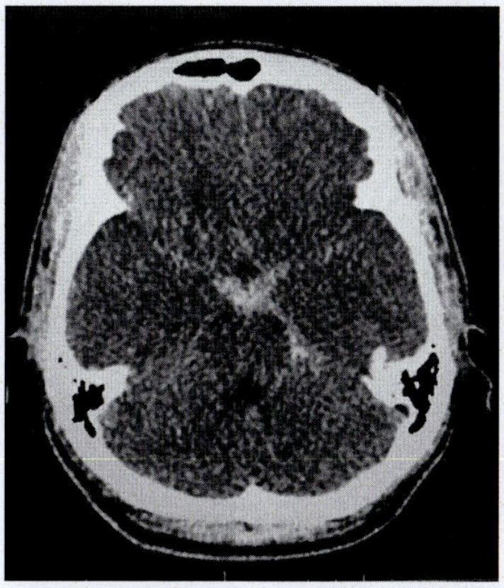

Fonte: Cortesia do Instituto de Radiologia do Hospital das Clínicas da Faculdade de Medicina da Universidade de São Paulo (InRad/HC-FMUSP).

Figura 10.23 – TC de crânio sem contraste (A) evidencia imagens serpiginosas levemente hiperdensas em relação ao parênquima encefálico, na região frontal esquerda apresentando intenso realce após a injeção de contraste iodado (B e C). Aspecto característico de MAV cerebral.

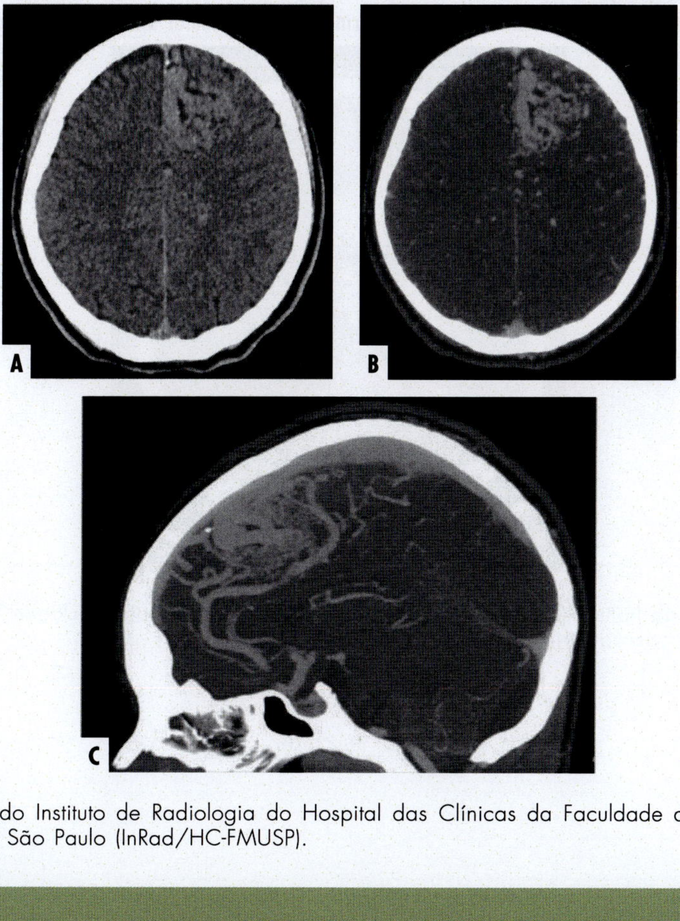

Fonte: Cortesia do Instituto de Radiologia do Hospital das Clínicas da Faculdade de Medicina da Universidade de São Paulo (InRad/HC-FMUSP).

Figura 10.24 – Angiografia cerebral confirmando os achados da TC de crânio (MAV frontal com opacificação por ramos frontais das artérias cerebrais anterior e média com drenagem precoce para o seio sagital superior).

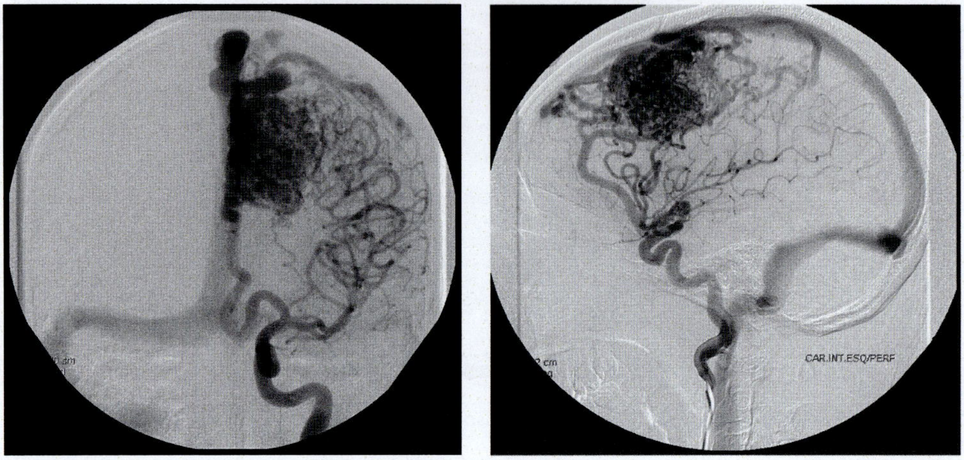

Fonte: Cortesia do Instituto de Radiologia do Hospital das Clínicas da Faculdade de Medicina da Universidade de São Paulo (InRad/HC-FMUSP).

Figura 10.25 – Aspecto típico de hemorragia intraparenquimatosa hipertensiva, caracterizada por hiperatenuação espontânea no núcleo lentiforme – local de maior incidência de sangramento.

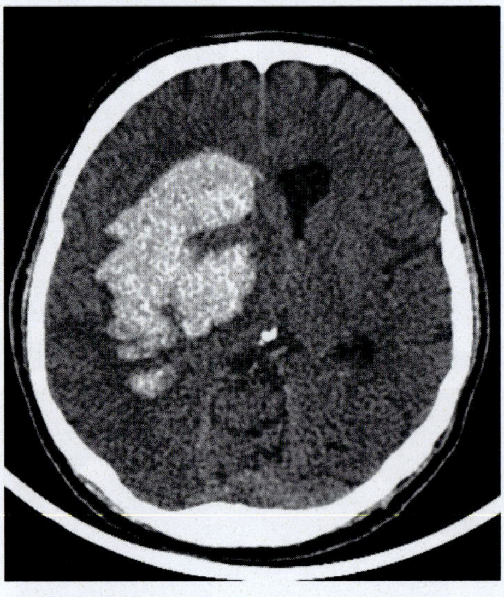

Fonte: Cortesia do Instituto de Radiologia do Hospital das Clínicas da Faculdade de Medicina da Universidade de São Paulo (InRad/HC-FMUSP).

Figura 10.26 – TC de crânio (A) em paciente idoso demonstrando hemorragia lobar parietal esquerda, caracterizada por imagem hiperdensa associada à hipodensidade ao redor (edema), em associação a outros focos de marcado hipossinal na sequência T2* da RM (B), compatível com angiopatia amiloide.

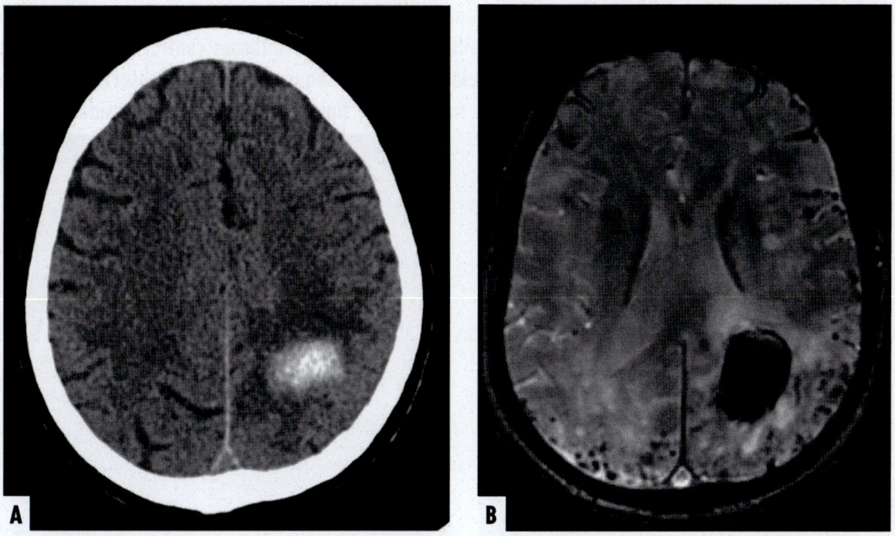

Fonte: Cortesia do Instituto de Radiologia do Hospital das Clínicas da Faculdade de Medicina da Universidade de São Paulo (InRad/HC-FMUSP).

Figura 10.27 – TC de crânio em paciente com quadro ictal de afasia e hemiparesia direita, demonstrando o aspecto típico da artéria cerebral média hiperdensa. Esse achado é compatível com trombo intraluminal fresco, rico em eritrócitos.

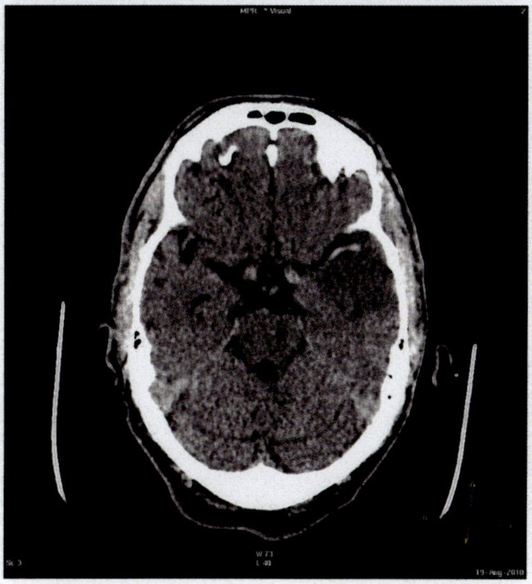

Fonte: Cortesia do Instituto de Radiologia do Hospital das Clínicas da Faculdade de Medicina da Universidade de São Paulo (InRad/HC-FMUSP).

Figura 10.28 – RM axial em T1 (A), T2 (B) e na sequência de suscetibilidade magnética (C) mostrando um cavernoma frontal esquerdo. A RM é o método capaz de identificar a hemorragia parenquimatosa em estágios variados de degradação da hemoglobina. Em T1, observa-se o padrão isointenso de hemorragia hiperaguda caracterizando a oxiemoglobina. Na mesma imagem, é possível identificar o estágio subagudo caracterizado por alto sinal (focos hiperintensos centrais), que é particular aos estados de meta-hemoglobina intra e extracelular em T1. Na sequência T2* (C), observa-se o marcado hipossinal característico da fase crônica da hemorragia, típica do estado de hemossiderina.

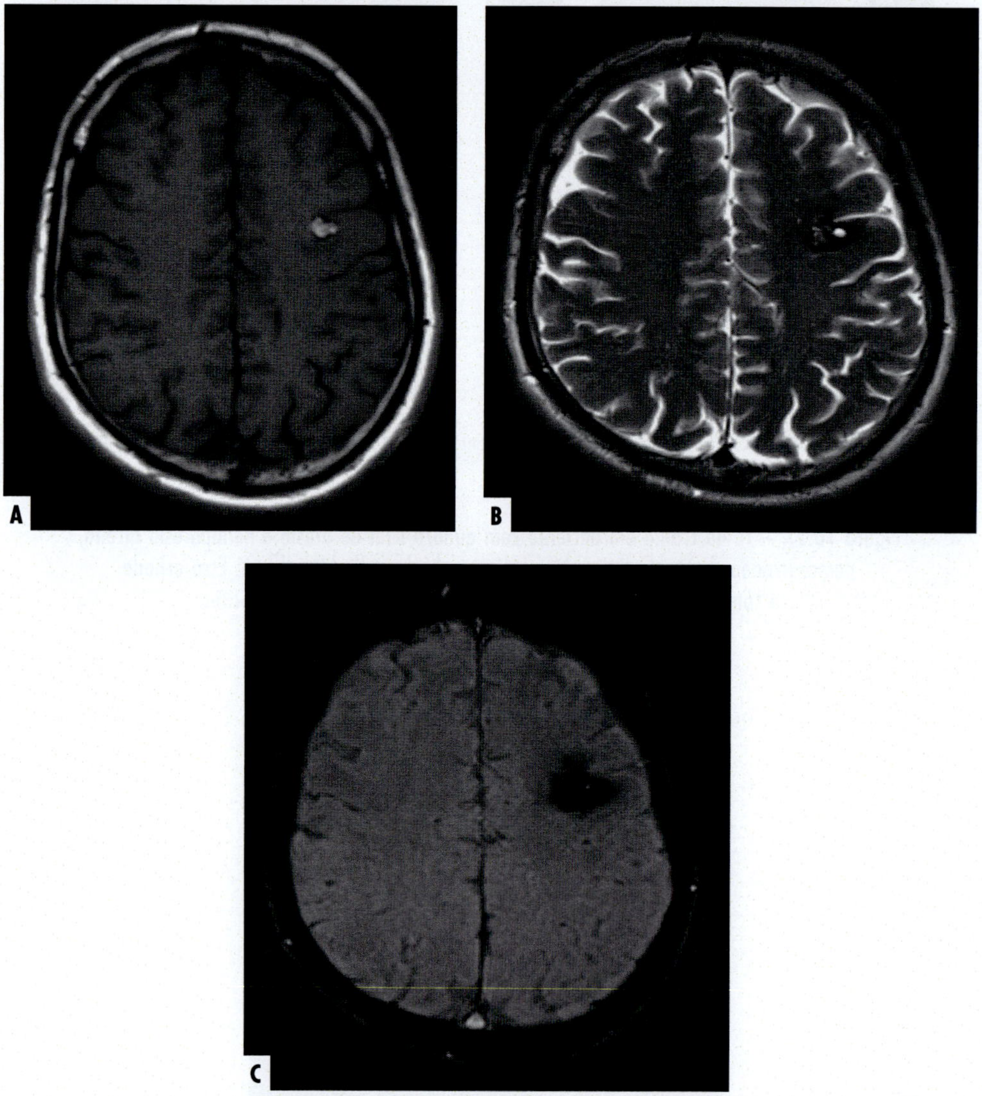

Fonte: Cortesia do Instituto de Radiologia do Hospital das Clínicas da Faculdade de Medicina da Universidade de São Paulo (InRad/HC-FMUSP).

Quadro 10.1 – Padrão de hemorragia em diferentes estágios na RM.

Padrão de hemoglobina	Tempo	Sequência T1	Sequência T2	Sequência T2*
Oxiemoglobina	Hiperagudo (0 a 6 horas)	Isointenso	Hiperintenso	Hiperintenso
Desoxiemoglobina	Agudo (6 a 48 horas)	Isointenso	Hipointenso	Hipointenso
Meta-hemoglobina intracelular	Subagudo precoce (2 a 14 dias)	Hiperintenso	Hipointenso	Isointenso
Meta-hemoglobina extracelular	Subagudo tardio (15 a 30 dias)	Hiperintenso	Hiperintenso	Hiperintenso
Meta-hemoglobina extracelular	Crônico precoce (30 a 60 dias)	Hiperintenso	Hiperintenso	Hipointenso
Ferritina/ hemossiderina	Crônico tardio (> 60 dias)	Hipointenso	Hipointenso	Hipointenso

Fonte: Desenvolvida pela autoria do capítulo.

Referências bibliográficas

1. Kornienko VN, Pronin IN. Diagnostic neuroradiology. Springer, 2009.
2. Osborn AG et al. Diagnostic imaging brain. Amirsys, 2004.
3. Osborn AG. Diagnóstico neurorradiológico. Revinter, 1999.
4. Runge VM. Neuroradiology: the essentials with MR and CT. Thieme, 2015.
5. Scarabino T, Salvolini U, Jinkins JR. Emergency neuroradiology. Springer, 2006.

Capítulo 11

Testes Neurofisiológicos e Psicofísicos

Cleonisio Leite Rodrigues
Luciana Mendonça Barbosa
Lucas Martins de Exel Nunes
Valquíria Aparecida da Silva
Manoel Jacobsen Teixeira
Daniel Ciampi Araujo de Andrade

Introdução

Neste capítulo, iremos descrever um conjunto de exames de suporte diagnóstico que avaliam o funcionamento do sistema nervoso periférico e suas interações com o sistema nervoso central, contribuindo com o diagnóstico topográfico da lesão e a caracterização dos mecanismos envolvidos em processos dolorosos, anormalidades sensitivas e sistema muscular.

Eletroneuromiografia (ENMG)

A ENMG é um exame bastante tradicional que avalia o funcionamento de vias sensitivas periféricas e das unidades motoras (UM), uma propedêutica complementar à história clínica e ao exame neurológico. Os diagnósticos topográfico e nosológico obtidos pela ENMG permitem diferenciar o processo primário em:

- sensitivo *ou* motor *ou* sensitivo-motor e/ou autonômico;
- neurogênico *ou* miopático;
- axonal *ou* desmielinizante;
- lesão parcial *ou* completa
- proximal *e/ou* distal;
- simétrico *ou* assimétrico
- agudo *ou* subagudo *ou* crônico.

As UM são compostas por corpos celulares do segundo neurônio no corno ventral da medula, raízes motoras, plexos nervosos, nervos periféricos, placas mioneurais e fibras musculares. Os respectivos processos patológicos desses sítios são: doença do neurônio motor inferior; radiculopatias; plexopatias; neuropatias periféricas; doença da junção neuromuscular; e miopatias.

A ENMG divide-se fundamentalmente em duas etapas – condução nervosa e eletromiografia –, brevemente descritas a seguir.

Condução nervosa (eletroneurografia)

Usualmente, esta é a primeira etapa do exame, a qual demanda mais tempo e detalhamento. Por meio de um estimulador, são emitidos impulsos elétricos cutâneos superficiais nos sítios dos nervos periféricos com captação no músculo correspondente, que, por sua vez, gera os chamados potenciais de ação muscular compostos (PAMC) ou com captação em territórios sensitivos cutâneos (potenciais de ação nervosos sensitivos – PANS). Esses potenciais são transformados em traçados no aparelho de ENMG, e avaliados de acordo com suas amplitudes, latências, durações e velocidades de conduções nervosas (VCN).

As lesões dos nervos periféricos podem acometer primariamente a mielina, o axônio ou ambos (lesões mistas). As lesões primariamente mielínicas, como ocorre nas síndromes compressivas e imunológicas, causam a lentificação da condução nervosa, caracterizada pelo aumento da latência distal, pela diminuição da VCN e pelo aumento da duração do potencial de ação, por vezes associado à dispersão temporal ou ao bloqueio de condução nervosa (BCN) (Figura 11.1 A e B). As lesões axonais, como polineuropatias tóxicas, carenciais e metabólicas, cursam com redução uniforme das amplitudes dos potenciais, com ausência ou mínimos sinais de alentecimento da condução nervosa (Figura 11.2 A, B e C).

Eletromiografia (EMG)

Esta etapa avalia a atividade muscular durante o repouso e a contração muscular por meio do registro elétrico capturado por eletrodos de agulha concêntrica ou monopolar intramuscular. O estudo EMG com agulha pode mostrar um músculo normal, um músculo desnervado (processo primariamente neurogênico de origem em ponta anterior da medula, raiz motora, plexo ou nervo periférico) ou um processo primário de fibra muscular (miopatia).

Durante o repouso, normalmente ocorre o silêncio elétrico, observando-se apenas a atividade de inserção fisiológica da agulha no sítio muscular. No caso de uma fibra muscular desnervada, observam-se disparos espontâneos patológicos, a exemplo das ondas positivas

Figura 11.1 – Bloqueio de condução nervosa motora (BCN) do nervo fibular em topografia da cabeça da fíbula – estudos tradicional (A) e de centimetragem no joelho (B).

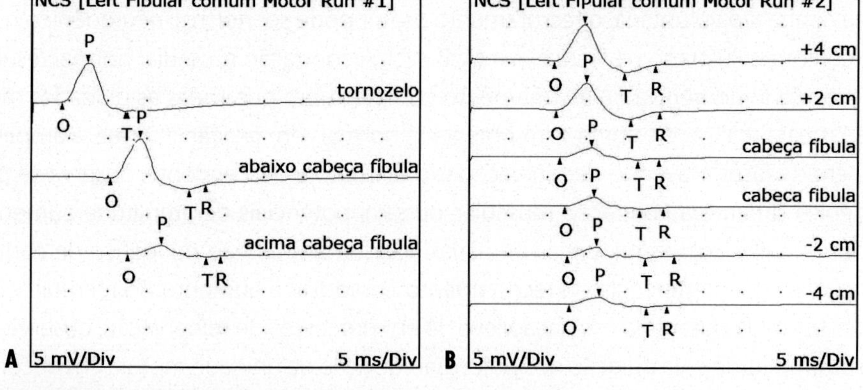

Fonte: Acervo da autoria do capítulo.

Figura 11.2 – Redução de amplitudes motoras em uma neuropatia axonal – 1º e 2º traçados (A e B). Condução nervosa motora normal – 3º traçado (C).

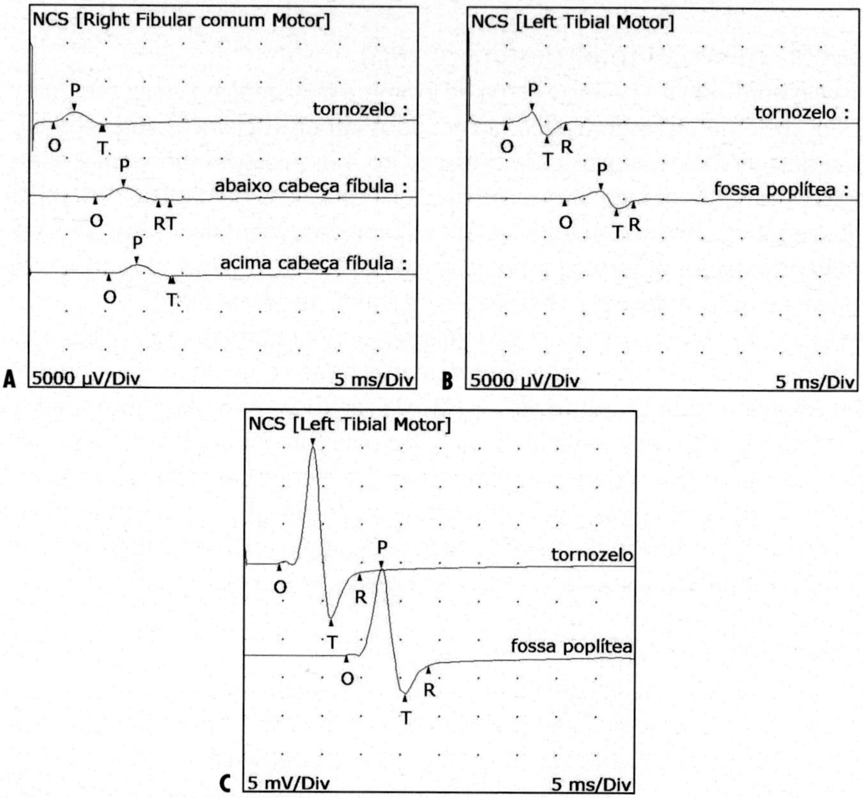

Fonte: Acervo da autoria do capítulo.

e das fibrilações (Figura 11.3 A, B e C). As fasciculações são disparos arrítmicos de fibras musculares causadas por uma afecção primária da unidade motora, porém, quando desacompanhadas de outras anormalidades no exame de eletromiografia, podem ser consideradas benignas. As descargas mioquímicas podem ser encontradas em lesões nervosas periféricas de etiologia actínica ou síndromes de hiperexcitabilidade de membrana muscular.

Na contração voluntária, o recrutamento motor pode ser normal, neurogênico ou miopático, conforme ilustrado na Figura 11.4 (A, B e C). A contração muscular normal resulta em um padrão de interferência ou recrutamento completo, em que todas as unidades motoras recrutadas para realizar o esforço com potenciais normais em relação à forma, à amplitude e ao número de fases. Havendo degeneração axonal motora descendente, observa-se padrão neurogênico durante a contração muscular, ou seja, potenciais de amplitude aumentados, alargados e polifásicos. As miopatias primárias apresentam padrão miopático de contração; geram padrão de interferência ou recrutamento paradoxal e aumento do recrutamento da unidade recrutada durante a contração leve. Já em processos de reinervação, observa-se aumento da amplitude e da duração dos potenciais de ação da unidade motora em decorrência de brotamentos dos colaterais dos axônios sobreviventes.

Figura 11.3 – Primeiro traçado (A): fibrilações e ondas positivas em um músculo desnervado. Segundo traçado (B): fasciculação em um doente com doença do neurônio motor. Terceiro traçado (C): descarga mioquímica – lesão actínica.

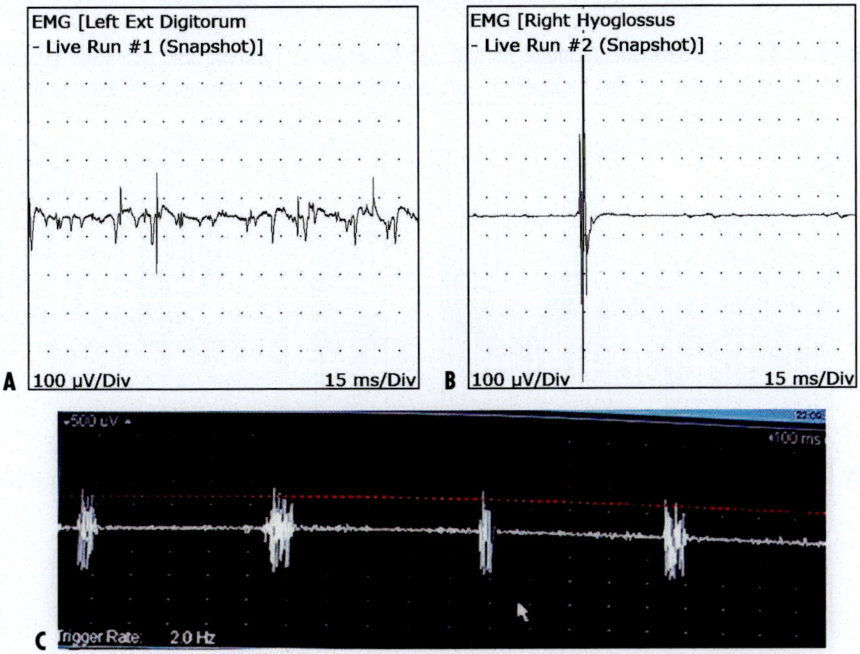

Fonte: Acervo da autoria do capítulo.

A ENMG pode, ainda, auxiliar nas avaliação prognóstica e definição terapêutica de lesões traumáticas periféricas. O prognóstico e o tratamento dessas lesões são fundamentados na classificação de Seddon, que as divide em neurotmese, axonotmese e neuropraxia, conforme ilustra a Figura 11.5. Nas lesões completas (neurotmese), os PAMC e PANS desaparecem por completo, há francos sinais de desnervação na EMG e nenhum sinal de reinervação durante a evolução. Nesses casos, para tentar restaurar a função nervosa, há necessidade de intervenção cirúrgica. Nas neuropraxias, o achado eletrofisiológico típico é o de um BCN que tende a se reverter após alguns dias ou semanas, com bom prognóstico e recuperação espontânea. Na axonotmese, há maior complexidade, pois ela pode ser mais leve, com comportamento evolutivo próximo da neuropraxia; ou mais grave, com comportamento evolutivo mais próximo de uma neurotmese. Dessa forma, a realização de ENMG seriadas pode ajudar a definir, com maior acurácia, esse grau lesional e auxiliar na proposta cirúrgica.

Outros testes realizados durante o exame de ENMG

» **Ondas F:** avaliam a condução nervosa motora proximal; costumam ser afetadas nas neuropatias desmielinizantes.

» **Reflexo H:** avalia a condução nervosa sensitiva e motora proximal do miótomo específico; costuma ser afetado nas radiculopatias.

- **Reflexo do piscamento:** avalia a integridade da via sensitiva trigeminal (V1) e motora dos nervos faciais (VII). Realizado usualmente após estudo de condução nervosa motora dos nervos faciais.

Figura 11.4 – (A) Recrutamento motor normal. (B) Neurogênico rarefeito com potenciais gigantes. (C) Recrutamento motor dos tipo "miopático": precoce, com amplitudes diminuídas e excesso de *turns*.

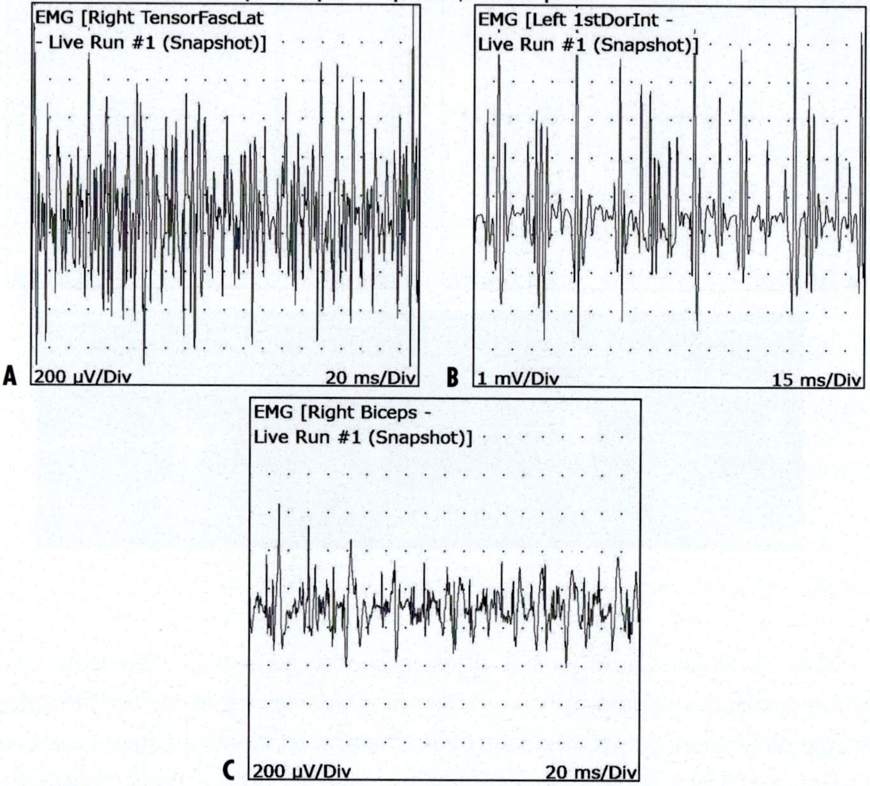

Fonte: Acervo da autoria do capítulo.

Figura 11.5 – Esquema prático da classificação de Seddon e Sunderland.

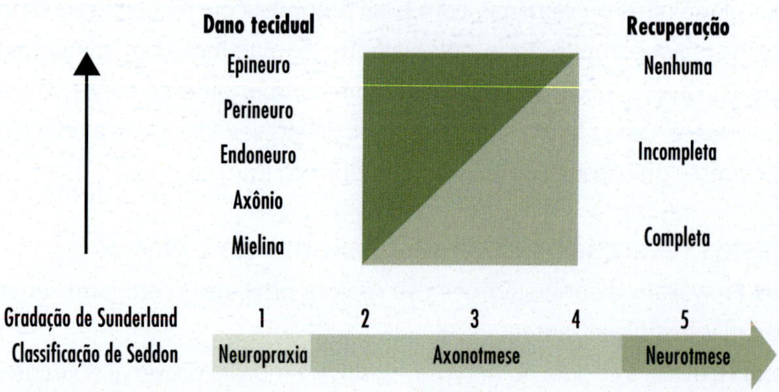

Fonte: Adaptada de Burnett MG, Zager EL et al., 2004.

» **Prova de estimulação repetitiva e o estudo EMG de fibra única:** avalia o funcionamento da junção neuromuscular, anormal em doenças como a miastenia *gravis* (Figura 11.6).

Figura 11.6 – Primeiro traçado (A): decremento patológico na prova de estimulação repetitiva em paciente com suspeita de miastenia *gravis*. Segundo traçado (B): estudo de fibra única com *jitter* aumentado em caso de miastenia ocular.

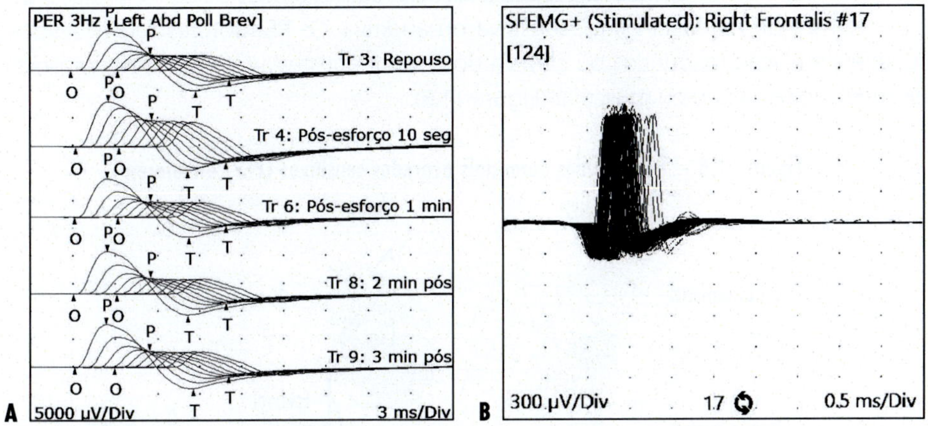

Fonte: Acervo da autoria do capítulo.

» **Reatividade cutânea simpática autonômica:** avalia as fibras nervosas autonômicas sudomotoras centrais e periféricas; costuma ser anormal em cerca de 50% das neuropatias de "fibras finas" (Figura 11.7), cujas manifestações podem ser isoladas (neuropatia isolada de fibras finas – NIFF) ou concomitante à uma neuropatia de fibras mielinizadas (neuropatia de fibras mielinizadas e amielinizadas- como costuma acontecer em fases não iniciais de neuropatia diabética, amiloidótica, vasculítica etc.).

Figura 11.7 – Primeiro traçado (A): estudo da reatividade autonômica simpática cutânea de amplitudes acentuadamente diminuídas em paciente com neuropatia amiloidótica familiar. Segundo traçado (B): respostas normais em indivíduo sadio.

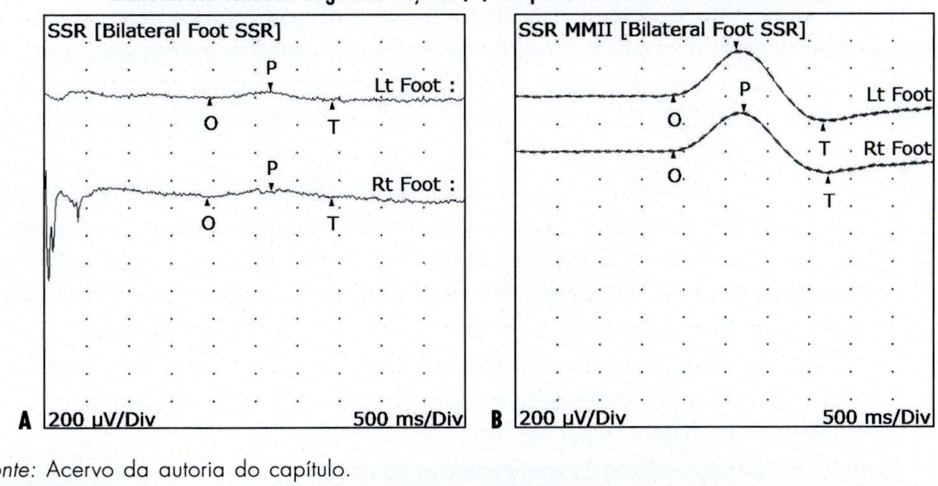

Fonte: Acervo da autoria do capítulo.

» **Estudo autonômico do intervalo RR:** avalia fibras autonômicas cardiovagais, anormais em neuropatias autonômicas como a neuropatia cardíaca diabética, amiloidótica etc.

Potenciais evocados (PE)

Avaliam as respostas centrais e periféricas a estímulos sensitivos ou motores. Os PE sensitivos compreendem a análise das respostas corticais a uma sequência de estímulos externos que podem ser de natureza visual, sensitiva ou auditiva. Os PE motores são evocados por meio de estimulação magnética ou elétrica do doente anestesiado e avaliam a resposta em níveis medular, periférico ou muscular (Figura 11.8).

Figura 11.8 – Tratados dos potenciais evocados sensitivos (PEP) e motores.

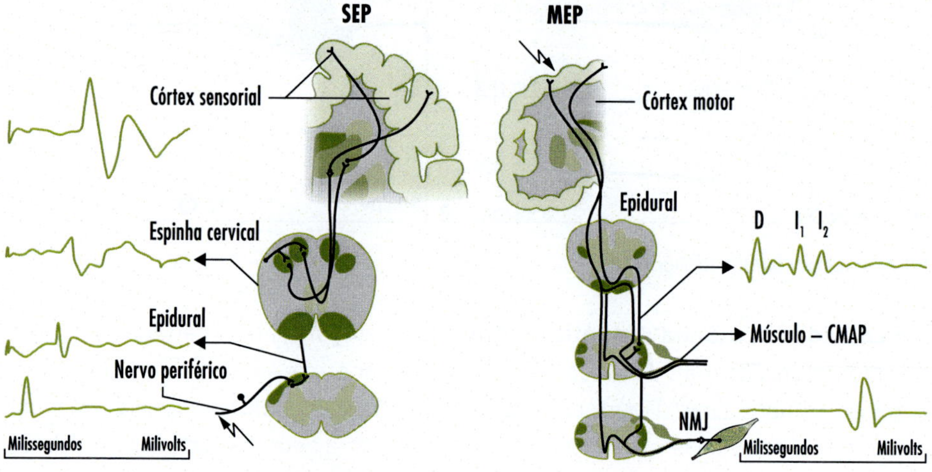

SEP: potencial evocado somatossensorial; MEP: potencial evocado motor; CMAP: potencial de ação muscular composto; NMJ: junção neuromuscular.

Fonte: Traduzida e adaptada de Butterworth JF, Mackey DC, Wasnick JD, 2013.

Potencial evocado somatossensitivo (PESS)

Avalia as vias sensitivas ascendentes, baseando-se na resposta cortical cerebral evocada com a aplicação de estímulos sensitivos externos. Podem ser classificados em dois tipos:

1. PESS de curta latência, em que há o estímulo de fibras grossas Aβ (tato e propriocepção) e avaliação das vias periféricas (nervo sensitivo) e central (vias lemniscais e córtex sensitivo).
2. PESS de longa latência, em que há o estímulo de fibras finas A∂(dor e temperatura) e avaliação das vias periféricas (nervo sensitivo) e central (trato espinotalâmico e áreas centrais de processamento de dor). Essas fibras são de condução lenta e por isso denominam-se "potenciais de longa latência". O potencial evocado de longa latência também é conhecido como potencial evocado relacionado à dor (PREP, na sigla, em inglês, *pain related evoked potencial*). A depender do estímulo utilizado para a sensibilização dos receptores nociceptivos (*laser*, calor ou corrente elétrica), os PREP recebem denominações específicas:
   a) LEP (da sigla em inglês *laser evoked potencials*).

b) CHEP (da sigla em inglês *contact heat evoked potencial*).

c) CEP (da sigla em inglês *concentric evoked potencials*).

A estimulação elétrica convencional, realizada nos estudos de eletroneuromiografia e nos potenciais evocados de curta latência, recruta também fibras grossas. Por não serem seletivas quanto às fibras finas, essa estimulação não é considerada adequada para a avaliação de fibras de nocicepção.

Os potenciais evocados por *laser* (LEP) apresentam respostas reprodutíveis e específicas para fibras finas, sendo úteis para avaliação do trato espinotalâmico, com sensibilidade em torno de 70% a 80% e são considerados, atualmente, o padrão-ouro para este tipo de avaliação com nível A de evidência. Entretanto, em decorrência da baixa disponibilidade de equipamentos, dos efeitos colaterais e da baixa tolerabilidade, esse método mantém-se restrito a centros de pesquisa.

Em meados da década de 1980, um novo método de estimulação de vias nociceptivas foi proposto, o potencial evocado com estímulo elétrico por eletrodo planar concêntrico (CE). Tratava-se de um eletrodo planar concêntrico com cátodo e ânodo dispostos de maneira a estimular as camadas superficiais da derme, por meio de corrente de baixa intensidade (0,1 a 0,3 mA) em uma área epidérmica muito pequena, para que, em teoria, tenha maior seletividade às fibras A∂. O eletrodo planar concêntrico oferece a vantagem de ser superficial, completamente não invasivo e pode ser reutilizado em vários pacientes. Apesar de esse novo método ser aparentemente confiável, poucos estudos foram feitos comparando-o ao padrão-ouro de PREP por estímulo por *laser*. A Figura 11.9 ilustra um traçado de PREP por CE.

Figura 11.9 – Traçado de PREP com estímulo elétrico usando eletrodo planar concêntrico e captação cefálica em CzA1, segundo o sistema 10-20.

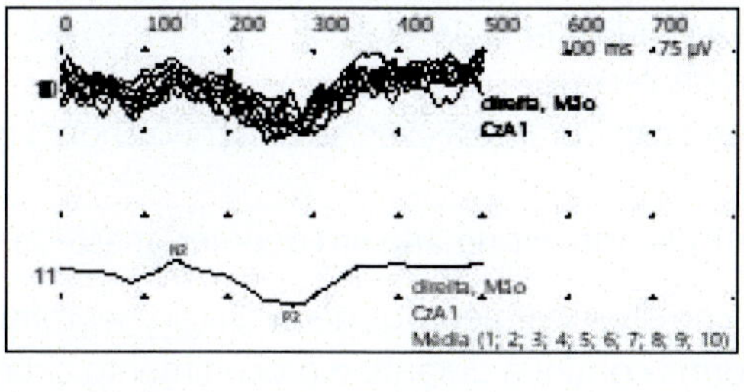

Fonte: Acervo da autoria do capítulo.

Lefoucher e colaboradores foram os primeiros a comparar potenciais PREP por estímulo com *laser* de CO_2 *versus* estímulo elétrico com eletrodo planar concêntrico. Nesse trabalho, além dos valores semelhantes de latências e amplitudes quando estimulados pelos dois métodos, os PREP provenientes do estimulador planar mostraram-se mais toleráveis pelos pacientes, sem grandes efeitos colaterais e de custo inferior aos PREP por *laser*, tornando o método promissor.

Outra forma de avaliação eletrofisiológica das vias somotassensitivas consiste no registro do reflexo nociceptivo de retirada. Vários estudos demonstram que as respostas RII e RIII obtidas correspondem a vias conduzidas por fibras Aβ e A∂ mediadas por segmentos espinhais e supraespinhais, respectivamente. Corroborando esses achados, alguns trabalhos mostraram que quadros dolorosos como fibromialgia e outras condições relacionadas à dor podem modificar essas respostas (Figura 11.10).

Figura 11.10 – Traçado do reflexo nociceptivo de retirada com suas duas fases características. Fase inicial, RII, entre 40 e 80 ms, mediada por fibras Aβ; e RIII, entre 120 e 240 ms, mediada por fibras A∂.

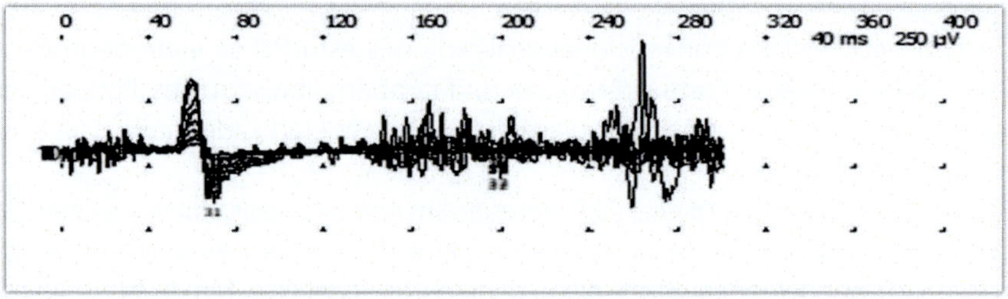

Fonte: Acervo da autoria do capítulo.

Monitorização neurofisiológica intraoperatória (MNIO)

O objetivo da MNIO é identificar situações de risco que podem ser revertidas e alertar o cirurgião sobre a sua ocorrência. A MNIO tem aplicabilidade entre diferentes áreas cirúrgicas, podendo ser utilizada durante cirurgias que envolvam o sistema nervoso central (SNC), nervos periféricos ou plexos nervosos, em procedimentos de protetização, cardíacos, carotídeos e vasculares, e também para o mapeamento de áreas eloquentes (motora, sensitiva, visual e de linguagem) e subcorticais. São indicações frequentes para monitorização intraoperatória:

» Cirurgias para aplicação de parafusos pediculares.
» Cirurgias em que há risco de lesão de raízes sacrais.
» Rizotomias posteriores.
» Cirurgia para liberar a medula presa.
» Cirurgia para tratar a cauda equina tumor.
» Cirurgias de nervos periféricos.
» Monitorização da audição durante a exérese de schwannoma do nervo acústico.
» Cirurgias espinais.
» Localização do córtex sensitivo primário em doentes anestesiados.

A MNIO lança mão de diversos métodos de avaliação neurofisiológica (PESS, PEM, eletromiografia e EEG) de forma contínua durante o procedimento cirúrgico para se adequar ao potencial risco de cada momento da cirurgia (Figura 11.11). O planejamento deve ser previamente feito em acordo com o cirurgião e o neurofisiologista. Este deve considerar as falhas técnicas (equipamento, técnica e eletródios) e clínicas (hipotensão, hipóxia e anestesia) que podem interferir nos resultados. Uma das técnicas mais utilizadas consiste no monitoramento continuado com PE comparando-se os achados pré-operatórios aos observados logo após a indução anestésica e aos obtidos em cada momento cirúrgico.

O PESS possibilita avaliar as vias sensitivas ascendentes presentes na medula espinhal. Os principais sinais de alarme são o aumento da latência (superior a 10%) e a redução na amplitude (maior do que 50%). As anormalidades que perduram durante mais do que 10 minutos são mais críticas e identificam processos compressivos ou isquêmicos. Entretanto, não prevê as danos motores pós-operatórios, pois avalia exclusivamente as vias sensitivas. O potencial evocado motor (PEM) possibilita avaliar o funcionamento das vias descendentes motoras. Os sinais de alarme são a redução da amplitude ou a perda abrupta no trato corticoespinal descendente (PEM-CE) e da capitação muscular (PEM-CM).

Figura 11.11 – Monitorização eletrofisológica intraoperatória.
Testes eletrofisiológicos realizados (A) e foto de cirurgia monitorada (B).

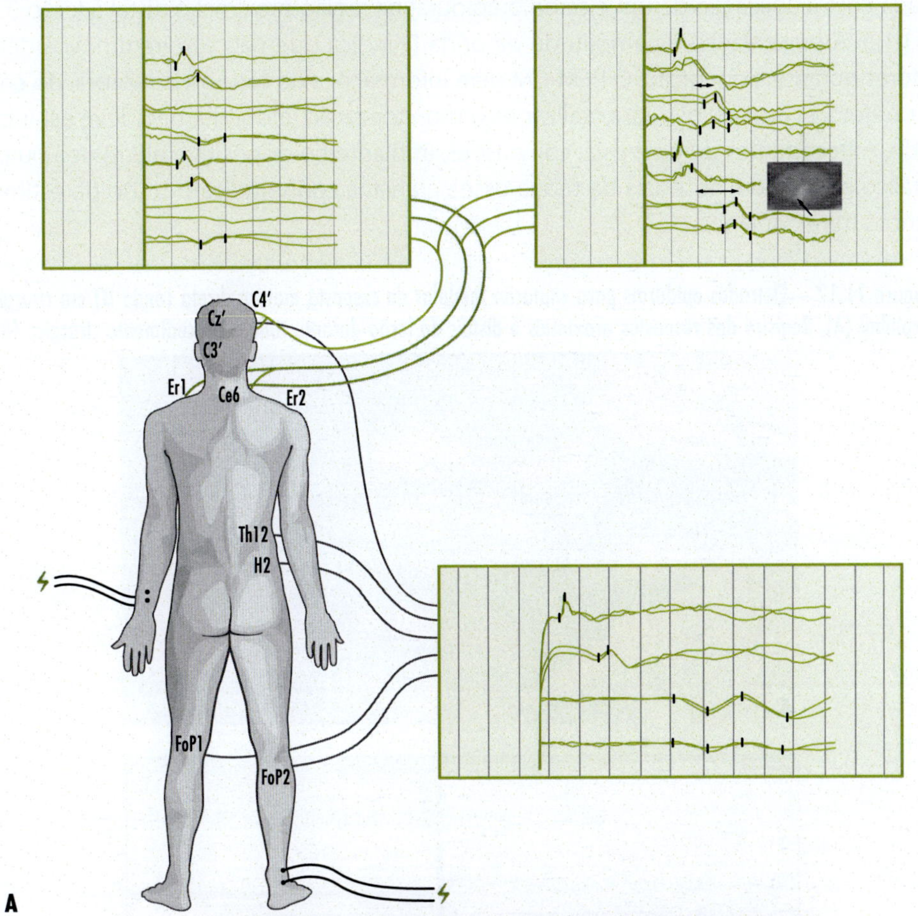

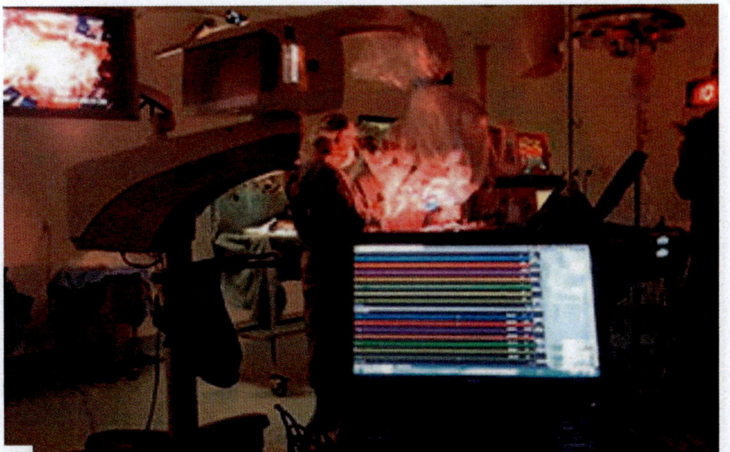

Fonte: Acervo da autoria do capítulo.

Os PEM consistem da estimulação elétrica cortical aplicada com eletródios fixados ao couro cabeludo. A resposta gerada pelo PEM-CE, denominada "onda D", onda direta, é gerada com a aplicação de um eletródio epidural na região proximal e distal à lesão (Figura 11.12). A preservação da amplitude da onda D indica que não surgiram novos défices motores durante a operação. O PEM-CM gera informações de toda a via motora, do córtex até os efetores (músculos). Para realizar essa monitorização, o doente não deve estar curarizado. Antecedentes de epilepsia, convulsões, implante de dispositivo eletrônico ou clipe metálico no crânio e ausência da tábua óssea craniana contraindicam o uso de estímulos elétricos transcranianos.

Figura 11.12 – Eletrodos epidurais para captação medular da resposta motora direta (onda D) em cirurgia espinhal (A). Registro das respostas proximais e distais da lesão durante todo o procedimento cirúrgico (B).

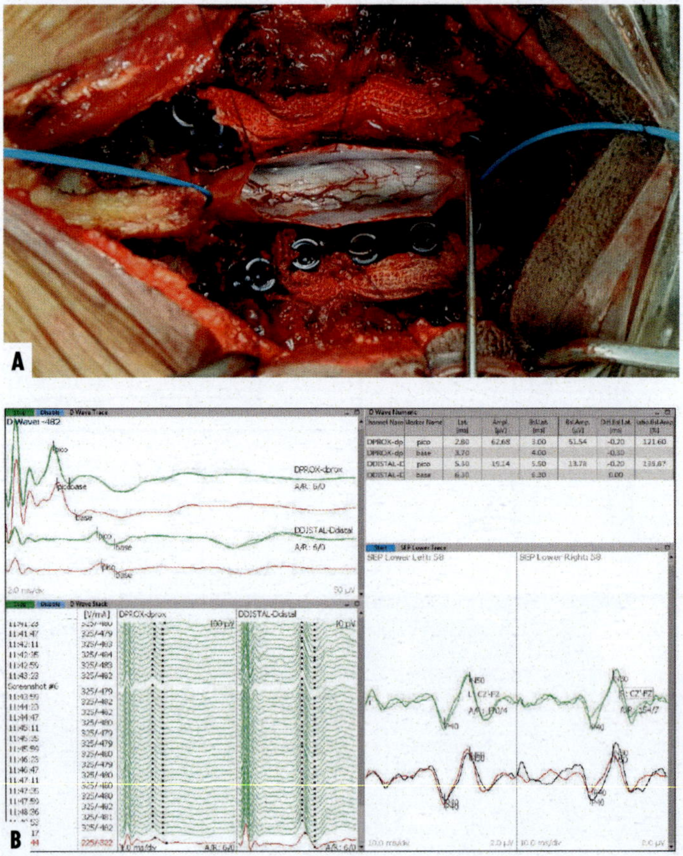

Fonte: Acervo da autoria do capítulo.

A EMG captura potenciais de ação correspondentes a um miótomo obtidos de modo involuntário (indireto) ou voluntário (direto). A EMG-varredura livre detecta possíveis abalos musculares resultantes da estimulação mecânica involuntária durante a manipulação cirúrgica. A EMG-estimulada resulta de estímulos voluntários aplicados pelo cirurgião com instrumentos, guias e parafusos para revisar a alocação de material implantado.

Anestesia e monitorização intraoperatória

O método anestésico, alguns medicamentos bem como variações de pressão arterial e temperatura do doente durante o procedimento operatório podem interferir no registro da MNIO, na captura dos PESS, PEM e EMG. Recomenda-se usar anestésicos em bombas de infusão intravenosa contínua e evitar a infusão em bólus para que o ambiente seja o mais estável possível. A pressão arterial e a temperatura também devem ser rigidamente controladas durante todo o procedimento cirúrgico.

A medicação preferencial para a sedação é o propofol associado ao remifentanil. Os relaxantes musculares devem ser despolarizantes, com meia-vida curta (succinilcolina) ou intermediária (atracurium). Esses curares podem ser utilizados durante a monitorização com PESS e evitados durante a realização do PEM e da EMG.

As drogas inalatórias alteram as respostas do PESS e do PEM e geram resultados falso-positivos. Devem-se evitar, também, benzodiazepínicos, pois aumentam o limiar de despolarização dos neurônios corticais. A dexamedetomidina (bloqueador adrenérgico alfa-2), o nilperidol, o droperidol e o óxido nitroso são exemplos de outras drogas que podem interferir na MNIO.

Teste quantitativo da sensibilidade (TQS)

O aparelho de TQS foi desenvolvido por Fruhstorfer e colaboradores (1976) e Dyck e colaboradores (1978) com a finalidade de quantificar os exames das sensibilidades na prática clínica. Com o aparelho de TQS, é possível realizar uma avaliação a partir do método psicofísico, em que é possível quantificar os fenômenos positivos e negativos da sensibilidade exteroceptiva transmitida pelas fibras finas ou grossas do sistema nervoso periférico. A partir do teste, são determinados os limiares de detecção das sensibilidades gerais e da dor e, em seguida, é aplicado um protocolo de avaliação dos estímulos dolorosos. Sendo assim, o teste também possibilita diagnosticar hiperalgesia ou hiperpatia.

No início do teste, a temperatura do estimulador (termodo) é mantida na faixa de adaptação térmica (32 ºC), podendo atingir a temperatura final do aparelho a 49 ºC. A percepção do estímulo quente ou frio e dos estímulos quentes ou frios dolorosos é determinada a partir do aumento ou da diminuição da temperatura do termodo. As terminações nervosas livres desencadeiam potenciais de ação nas fibras finas mielinizadas A-delta e/ou amielínicas C, que são transmitidas para os tratos longos da medula espinal.

Para denotar ganho ou perda de função a partir dos dados obtidos no teste quantitativo de sensibilidade, mensuram-se os resultados a partir do cálculo expresso em escores-Z, em que os valores fora da normalidade estão acima de +2 (ganho de função) ou abaixo de -2 (perda de função) (Figura 11.13).

Figura 11.13 – Representação gráfica do escore-Z dos resultados: valores entre +2 e -2 estão dentro da normalidade.

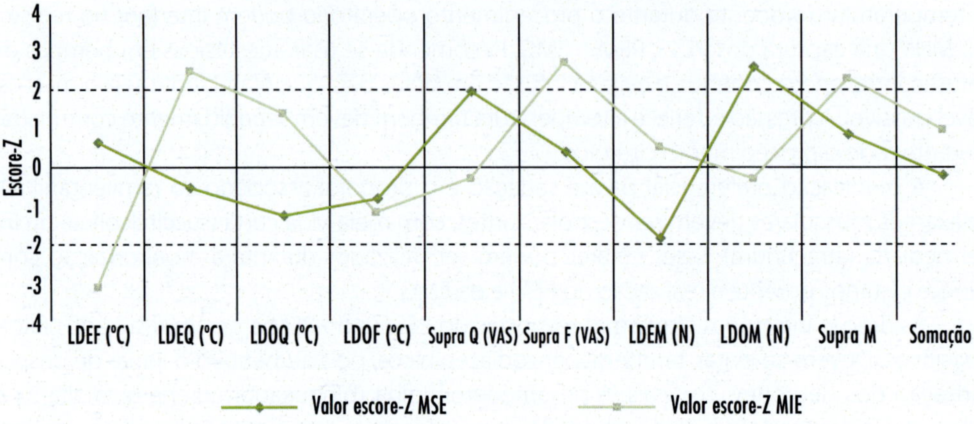

MSE: membro superior esquerdo; MIE: membro inferior esquerdo; LDEF: limiar de detecção ao frio; LDEQ: limiar de detecção ao quente; LDOQ: limiar doloroso ao quente; LDOF: limiar doloroso ao frio; Supra Q: supralimiar doloroso ao quente; Supra F: supralimiar doloroso ao frio; LDEM: limiar de detecção mecânico; LDOM: limiar doloroso mecânico; Supra M: supralimiar doloroso mecânico; VAS: *visual analogue scale* ou escala visual analógica (EVA); °C: graus; N: Newtons.

Fonte: Desenvolvida pela autoria do capítulo.

Referências bibliográficas

1. Burnett MG, Zager EL. Pathophysiology of peripheral nerve injury: a brief review. Neurosurg Focus. 2004;16(5):e1. doi: 10.3171/foc.2004.16.5.2.
2. Cruccu G et al. Recommendations for the clinical use of somatosensory-evoked potentials. Clin Neurophysiol. 2008 Aug;119(8):1705-19 [Epub 2008 May 16]. doi: 10.1016/j.clinph.2008.03.016.
3. Dyck PJ, Zimmerman IR, O'Brien PC et al. Introduction of automated systems to evaluate touch-pressure, vibration and thermal cutaneous sensation in man. Ann Neurol. 1978 Dec;4(6):502-10.
4. Fruhstorfer H, Lindblom U, Schmidt WC. Method for quantitative estimation of thermal thresholds in patients. J Neurol Neurosurg Psychiatry. 1976;39(11):1071-5.
5. Inui K, Tran TD, Hoshiyama M et al. Preferential stimulation of A delta fibres by intra-epidermal needle electrode in humans. Pain. 2002 Apr;96(3):247-52.
6. Katsarava Z et al. A novel method of eliciting pain-related potentials by transcutaneous electrical stimulation. Headache. 2006 Nov-Dec;46(10):1511-7.
7. Mazzali-Verst E, Rodrigues RJ. Neurofisiologia clínica aplicada à coluna vertebral: eletroneuromiografia, potencial evocado e monitorização neurofisiologia intraoperatória. *In*: Siqueira G (ed.). Tratado de neurocirurgia. Barueri (SP): Manole, 2016.
8. Preston D, Shapiro B. Electromyography and neuromuscular disorders: clinical electrophysiologic correlations. 2nd ed. Elsevier, 2020.
9. Sène D. Small fiber neuropathy: diagnosis, causes and treatment. Joint Bone Spine. 2018 Oct.;85(5):553-9. doi: 10.1016/j.jbspin.2017.11.002.
10. Verdugo R, Campero M, Villarroel M. Testes sensitivos quantitativos: princípios básicos e aplicações clínicas. *In*: Pinto LC (ed.). Neurofisiologia clínica: princípios básicos e aplicações clínicas. Rio de Janeiro: Atheneu, 2006. p. 587-96.

Capítulo 12

Métodos de Mapeamento Encefálico

Helder Picarelli
Ricardo Ferrareto Iglesio
Iuri Santana Neville
Manoel Jacobsen Teixeira

Introdução

Este capítulo discute os principais métodos empregados na prática neurocirúrgica para topografar, avaliar e monitorar as estruturas e funções neurológicas. Eles podem ser utilizados de modo integrado, no período de planejamento ou transoperatório, e o uso rotineiro dessas técnicas confere precisão, segurança e efetividade às intervenções.

Tomografia computadorizada (TC) e ressonância magnética nuclear (RMN)

A TC e a RMN convencionais são os estudos de imagem mais utilizados para localizar estruturas normais e lesões no sistema nervoso central (SNC). Destacam-se por serem pouco invasivos, estarem disponíveis na maioria dos serviços e contribuírem para a definição do diagnóstico etiológico. A TC, que reflete a capacidade de atenuação da radiação ionizante pelos tecidos (estimada em unidades de Hounsfield), tem excelente precisão espacial e é viável no contexto emergencial. O uso de contraste iodado endovenoso é necessário para estudar os vasos cerebrais, o que também aumenta a sensibilidade no diagnóstico de lesões, particularmente daquelas isodensas em relação ao tecido circunjacente. A RMN se baseia na "ressonância" de alguns elementos, ou seja, na capacidade de emitirem ondas de rádio quando expostos a um campo magnético. O método vale-se de diferentes protocolos para processar os sinais emitidos, gerando imagens distintas que realçam diversas características teciduais. Para estudos anatômicos, detecção de alterações estruturais e estabelecimento do diagnóstico etiológico, as técnicas mais utilizadas são as imagens convencionais ponderadas em T1, T2 e FLAIR, utilizando as sequências de pulsos *spin* eco (SE), gradiente eco (GRE), turbo *spin* eco (TSE) e recuperação de inversão (IR). O uso do contraste endovenoso, comumente à base de quelatos do íon paramagnético gadolínio na sequência T1, apresenta baixo risco de complicações (< 4%) e aumenta a sensibilidade do exame, especialmente no diagnóstico das lesões inflamatórias e neoplásicas. Outros protocolos, descritos como funcionais, permitem avaliar: (a) a restrição da movimentação das moléculas de água (DWI); (b) o coeficiente aparente de difusão da água dos tecidos (ADC); (c) o volume relativo de sangue que passa em uma determinada região do cérebro (rCBV); e (d) a concentração de vários metabólitos teciduais (espectroscopia). Geralmente, as alterações metabólicas e funcionais precedem as alterações anatômicas e contribuem para estabelecer o diagnóstico diferencial. A RMN, se comparada à TC, proporciona melhor definição dos tecidos, porém é mais demorada e onerosa.

Técnicas avançadas de imagem por RMN

São sequências de imagens, *in vivo*, com informações relacionadas à conectividade e às funções neuronais. São importantes para o estudo da plasticidade cerebral e muito úteis no planejamento e orientação das intervenções terapêuticas no tratamento da epilepsia, das enfermidades vasculares, dos distúrbios dos movimentos anormais, das doenças comportamentais, dos distúrbios dolorosos, dos tumores cerebrais e, eventualmente, para planejar a aplicação de radiação (radiocirurgia).

- **DTI (*diffusion tensor imaging*) – tratografia:** o método baseia-se na difusão anisotrópica da água. Nesta técnica, diferentes sequências DWI são utilizadas para calcular o tensor de difusão que, em última análise, estima as integridade, disposição e direção das fibras. Os tratos são traçados vóxel a vóxel e exibidos em mapas de cores bidimensionais ou em reconstruções tridimensionais conhecidas como "tratografia" (Figura 12.1). A técnica e, consequentemente, a análise das imagens são influenciadas e limitadas pelo processamento dos dados que podem ser comprometidos na presença de: (a) significativo efeito parcial de volume; (b) cruzamento, conflito ou fusão das fibras; e (c) compressão, edema ou infiltração dos tratos por células inflamatórias e neoplásicas.
- **BOLD (*blood oxygenation level dependent effect*) – RMN funcional dependente da concentração de oxigênio no sangue:** o método fundamenta-se no pressuposto de que as funções cerebrais são compartimentalizadas e podem ser estudadas e registradas pelas alterações do fluxo sanguíneo cerebral secundário à atividade neuronal e às alterações metabólicas que ocorrem durante a execução de determinadas tarefas (paradigmas). A técnica permite estudar várias funções cognitivas por meio da análise das áreas cerebrais ativadas, inferidas a partir de alterações localizadas no sinal da RMN que são proporcionais às variações hemodinâmicas e secundárias à concentração de deoxiemoglobina (Figura 12.2). As aplicações do método são semelhantes ao DTI e a acurácia é influenciada pela precisão da tarefa executada, pelos testes estatísticos empregados, pelas condições vasculares locais e pelo uso de várias medicações.

Magnetoencefalografia (MEG)

A MEG baseia-se no registro de campos magnéticos, detectados no couro cabeludo, resultantes das correntes elétricas geradas a partir da atividade neuronal do córtex cerebral. De modo análogo ao BOLD, esses registros, vinculados a exames de imagem anatômicos permitem detectar e topografar várias funções cerebrais. Apesar de confiável e precisa, ela ainda é cara e restrita a centros de pesquisa e ensino.

Figura 12.1 – Neuronavegação integrando estudos de ressonância magnética nuclear à estimulação elétrica subcortical intraoperatória. Imagens da RMN (FLAIR-T2 e DTI) expostas na tela do neuronavegador durante a ressecção de um glioma de baixo grau. A suposta localização do tumor (área brilhante ou laranja) e a relação com o trato corticoespinhal (fibras azuis), está exposta em forma de imagens multiplanares e tridimensionais na tela do equipamento, em tempo real. A posição do trato corticoespinhal foi confirmada pela estimulação elétrica subcortical. A haste verde indica a posição do "probe" ou dos instrumentos.

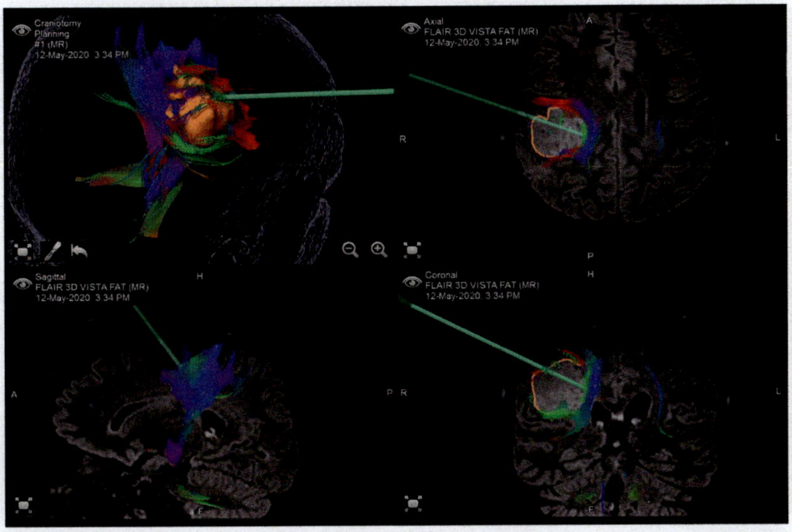

Fonte: Acervo da autoria do capítulo.

Figura 12.2 – Imagens de RMN funcional – BOLD (*blood oxygen level dependent*) – do crânio em um paciente com oligodendoglioma IDH1 mutado (área de hipersinal, frontal esquerda), ponderadas em T2-FLAIR. (A) Mapa da ativação cortical, em corte sagital, durante ato da fala (amarelo). (B) Áreas de ativação cortical, em corte axial, durante a execução de tarefas motoras com a mão direita (ciano). As áreas ativadas por essas tarefas demonstraram íntima relação com o tumor; entretanto, sem áreas intralesionais funcionalmente ativas, considerando-se esses paradigmas.

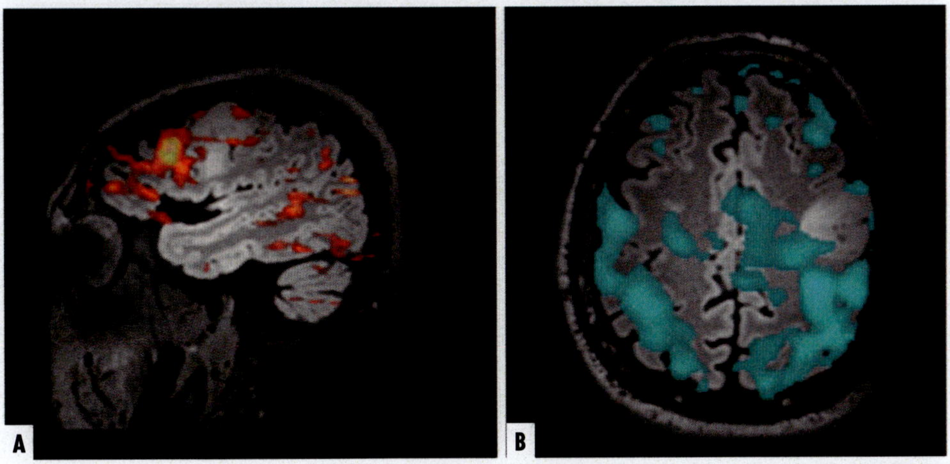

Fonte: Acervo da autoria do capítulo.

Estimulação magnética transcraniana (EMT)

A EMT consiste na estimulação cerebral mediante a aplicação de pulsos eletromagnéticos por meio de uma bobina, para mapear áreas funcionais do córtex cerebral, particularmente aquelas associadas às funções motora e sensitiva, e linguagem. A técnica envolve a geração de pequenas correntes elétricas, bem delimitadas, induzidas pelos pulsos que atravessam o crânio de modo indolor e despolarizam os neurônios. O efeito depende da área estimulada e manifesta-se como um potencial motor evocado, sensações parestésicas, alterações sensoriais (p. ex., *flashes* de luz) ou bloqueios da fala. O método é prático e preciso e pode ser integrado a exames de imagens para antever a localização de áreas eloquentes e planejar intervenções cirúrgicas. A acurácia do mapeamento motor pode ser equivalente à estimulação elétrica cortical direta; entretanto, a linguagem exige maior expertise e ainda se mostra com baixa sensibilidade e especificidade (Figura 12.3).

Figura 12.3 – Estimulação magnética transcraniana neuronavegada, pré-operatória. Reconstrução tridimensional de imagens anatômicas da RMN do encéfalo, vinculada à representação gráfica das áreas rastreadas pela EMT, em um paciente com glioblastoma. É possível observar, na superfície lateral (A) e na face superior (B) da convexidade do hemisfério cerebral esquerdo, as áreas onde a estimulação evocou respostas motoras (losangos laranja) e respostas sensitivas (losangos verdes).

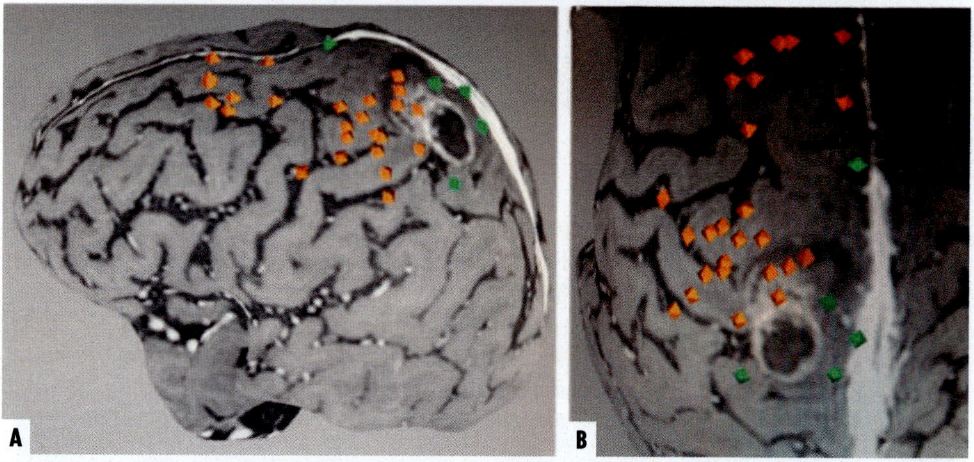

Fonte: Acervo da autoria do capítulo.

Estereotaxia

É um dos métodos mais tradicionais e precisos, já desenvolvidos até hoje, para guiar cirurgias. Foi idealizado, a princípio, para definir a localização tridimensional de um volume de interesse no espaço ou, alternativamente, para determinar o local onde um objeto deveria ser posicionado. Em essência, consiste na fixação de um halo rígido no crânio, atrelado a um conjunto de fiduciais, seguido da realização de estudos de imagens para definição dos alvos. O aparato, aplicado dessa forma, equivale a um sistema cartesiano tridimensional projetado para aferir a posição espacial dos pontos de interesse nos planos ortogonais X, Y e Z. Após a aquisição das imagens e o estabelecimento das coordenadas estereotácticas, a intervenção pode ser planejada e executada, usualmente em um ambiente cirúrgico. Nessa etapa, outro conjunto de instrumentos (barras, arcos etc.) é fixado ao aparelho para compor um sistema isocêntrico que permite alcançar a posição dos alvos com precisão milimétrica. Os cálculos podem ser executados de forma convencional simples ou, mais adequadamente, empregando-se *softwares* de fusão de imagens e planejamento sofisticados. A associação da técnica a estudos neurofisiológicos intraoperatórios permite que os alvos também sejam verificados e definidos em termos eletrofisiológicos e funcionais. O método aplica-se a: (a) realização de biópsias e esvaziamento de coleções (cistos, abcessos e hematomas); (b) orientação do posicionamento de eletrodos para estimulação cerebral profunda (DBS) ou condução de lesões ablativas para tratar distúrbios dos movimentos, psiquiátricos e dolorosos; (c) orientação do posicionamento de cateteres e sementes radiotivas para realização de braquiterapia; e (d) guiar o planejamento de radiocirurgias. Apesar de menos invasiva, a técnica exige uma curva de aprendizado relativamente longa e há um risco teórico maior de infecções e hemorragias.

Neuronavegação (NNV)

Essa técnica utiliza conceitos da estereotaxia, sem a necessidade da fixação do halo estereotáctico, e funciona praticamente como um GPS, fornecendo a posição espacial das estruturas anatômicas e dos instrumentos de trabalho, em tempo real, durante as cirurgias. Basicamente, as informações dos estudos de imagens são processadas juntamente com coordenadas espaciais geradas por dois sistemas referências de fiduciais (um atrelado ao doente e outro, aos instrumentos cirúrgicos) para serem exibidas na tela do neuronavegador. A posição dos referenciais é registrada por uma câmera infravermelha e os dados são processados por um computador provido de *software* de computação gráfica com uma interface simples. O produto do processamento é exibido no formato de imagens multiplanares, ou tridimensionais, na tela do equipamento. Além das imagens anatômicas, também é possível agregar estudos funcionais como o TMS, o BOLD e o DTI (Figura 12.1). Pode ser utilizada para guiar ressecções, biópsias, posicionamento de cateteres e eletrodos no encéfalo e orientar o implante de órteses na coluna vertebral.

Ultrassonografia (USG)

A USG utiliza o efeito pizoelétrico dos cristais para gerar imagens dinâmicas baseadas na capacidade dos tecidos de refletir a passagem do som (ecogenicidade). As ondas sonoras e ecos são emitidos e captados, respectivamente, pelos transdutores do equipamento, que geram imagens anecoicas, hipoecoicas ou hiperecoicas. Quanto mais ecogênica a estrutura, mais branca e brilhante será a imagem gerada. A nitidez depende do tipo de transdutor, das frequências e dos comprimentos das ondas de pulso empregadas. É possível realizar e repetir rapidamente estudos anatômicos, contrastados e com *doppler* (Figura 12.4). A técnica é versátil, dinâmica, custo-efetiva e não envolve radiação ionizante, entretanto depende da experiência do operador. Ela é útil para avaliar a anatomia do cérebro de crianças com fontanelas abertas, guiar punções e ressecções cirúrgicas no encéfalo e na medula, avaliar a pressão intracraniana e a dinâmica do fluxo sanguíneo cerebral, orientar infiltrações de músculos e facetas articulares, localizar e avaliar a integridade e pontos de compressão de nervos periféricos.

Figura 12.4 – Ultrassonografia intraoperatória. Imagens da USG intraoperatória durante a ressecção de um glioblastoma multicêntrico recorrente. Foi possível rastrear o tumor no lobo frontal direito, observar suas relações com o giro do cíngulo, corpo caloso, ventrículos, linha média, artérias cerebrais anteriores e pericalosa, além do desvio das estruturas anatômicas. (A) Corte coronal, modo *color flow* sobreposto sobre a RMN, transdutor circunflexo (4 Hz). (B) Corte sagital, modo B, transdutor linear (18 Hz). (C) Artéria pericalosa, modo *color flow doppler*, transdutor circunflexo (4 Hz).

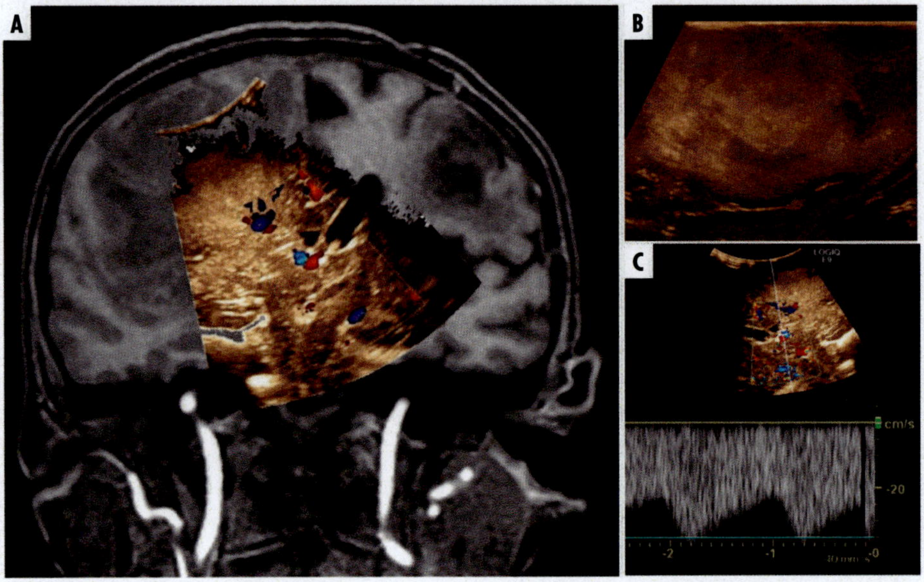

Fonte: Acervo da autoria do capítulo.

RMN intraoperatória (RMNIO)

Consiste na realização de estudos com RMN durante procedimentos cirúrgicos para localizar e guiar ressecções e/ou aferir o posicionamento de implantes. Está especialmente indicada em cirurgias oncológicas, funcionais e para o tratamento da epilepsia. A técnica também permite recalibrar e ajustar os sistemas de navegação, corrigindo eventuais deslocamentos das estruturas de interesse (alvos) durante as intervenções. O uso é limitado pelo custo elevado, pela necessidade de adaptações drásticas na sala operatória, obrigatoriedade da capacitação técnica da equipe e exigência de instrumental cirúrgico especial.

TC intraoperatória

De maneira análoga à RMNIO, a técnica consiste na obtenção de imagens de TC durante os procedimentos cirúrgicos, com a vantagem de o equipamento ser mais versátil, dispensar o uso de materiais especiais e já estar integrado a sistemas de navegação. Além disso, a técnica pode ser mais conveniente por: (a) utilizar equipamentos móveis providos de braço móvel (tipo "O-*arm*") ou atrelados a trilhos; (b) ter melhor definição das estruturas ósseas; (c) possibilitar rapidez na aquisição e repetição das imagens; e (d) ser mais custo-efetiva. As indicações se sobrepõem às da RMNI, porém é mais adequado para guiar e verificar a posição de implantes de órteses na coluna vertebral e expor a angioarquitetura e a perfusão cerebral em cirurgias vasculares. O método é limitado pelo custo relativamente elevado e pela exposição a altos níveis de irradiação.

Monitorização neurofisiológica intraoperatória

Consiste na aplicação de técnicas eletrofisiológicas para mapear e avaliar a integridade e monitorar funções e estruturas neurais durante o ato cirúrgico, com o paciente acordado ou anestesiado. Frequentemente, é multimodal, emprega diferentes técnicas (isoladas ou em conjunto), e em todas as situações deve-se dispensar atenção especial às seleção do paciente, técnica anestésica empregada e prevenção da ocorrência de fatores-confusão, como problemas técnicos com o equipamento, hipotermia, hipotensão e uso de medicamentos.

Eletroencefalografia (EEG)

Consiste no registro da atividade elétrica cortical. Ela é útil para: (a) detectar sofrimento cerebral agudo, como ocorre durante a isquemia ou compressão tecidual; (b) detectar descargas epilépticas ocultas em pacientes anestesiados ou sedados; e (c) avaliar do nível de depressão do SNC durante uma anestesia ou com o uso de drogas neuroprotetoras.

Potencial auditivo de tronco encefálico (PATE)

É uma técnica que permite avaliar e monitorar a função do nervo vestibulococlear, assim como suas vias no tronco encefálico, a partir de um conjunto de respostas elétricas geradas em diferentes sítios anatômicos após um estímulo sonoro externo. Ela é útil para prevenir lesões nas estruturas neurais durante cirurgias de ressecções de tumores e descompressões microvasculares da fossa posterior. A diminuição da amplitude, o aumento da latência ou as alterações da morfologia das ondas dos potenciais são indicativos de dano neuronal.

Potencial evocado somatossensitivo (PESS)

O PESS é utilizado para avaliar e monitorar a integridade das vias sensitivas ascendentes (trato espinotalâmico) a partir do estudo das ondas captadas no couro cabeludo (sobre a área somestésica primária) invocadas por estímulos elétricos transcutâneos. Ele é útil para monitorar: (a) a integridade da coluna dorsal e da medula em cirurgias desta modalidade; e (b) a perfusão cerebral em cirurgias vasculares envolvendo as artérias carótidas, cerebrais anteriores e média.

Potencial evocado motor (PEM)

O PEM é utilizado para monitorar a integridade do trato corticoespinhal e coprticobulbar descendente até o músculo efetor. O registro da onda é desencadeado pela estimulação elétrica direta de áreas relacionadas à função motora (corticais ou subcorticais), ou pela estimulação elétrica transcraniana (EETC) dos tratos, e captado por eletrodos posicionados nos músculos efetores. O PEM é comumente utilizado para prevenir insultos mecânicos e vasculares na porção anterior da medula espinhal em cirurgias envolvendo a coluna, a medula e a aorta abdominal. Em cirurgias em que ocorre abertura do canal raquimedular, como a ressecção de tumores medulares, a integridade do trato corticoespinhal também pode ser avaliada pelo estudo da **onda D**, que também reflete a ativação e a condução nervosa do trato piramidal. Nesse caso, os eletrodos de ativação e captação são posicionados proximal e distalmente a área de interesse, respectivamente.

O PESS, o PEM e a onda D são as técnicas mais empregadas no monitoramento de cirurgias que envolvem dano potencial à medula espinhal e apresentam significativo valor prognóstico se as alterações forem persistentes, demonstrarem aumento de latência superior a 10% e/ou a redução na amplitude da onda for maior do que 50%.

Eletroneuromiografia (ENMG)

O método consiste na captura e no registro da atividade elétrica muscular no formato de potenciais de ação muscular composto (PAMC). Graficamente, os PAMC representam a ativação síncrona de um grupo de neurônios motores de uma área, trato ou feixe nervoso. Na ENMG de varredura, os nervos em risco são monitorados observando-se os disparos dos PAMC (espontâneos ou evocados) nos músculos efetores correspondentes. Em condições normais, é captada nos músculos uma atividade elétrica espontânea de baixas amplitude e frequência. A observação de descargas neurotônicas, e com alta frequência, sinaliza o risco de lesão nervosa, comumente causada por estiramento ou compressão. A ausência de PAMC invocado (por sondas estimuladoras) sugere que o músculo foi totalmente desnervado. A técnica é útil para prevenir lesões em cirurgias da coluna vertebral (principal durante implante de próteses), ou naquelas em que há manipulação de raízes nervosas e nervos espinhais ou cranianos.

Mapeamento intraoperatório de áreas relacionadas à linguagem e à motricidade no cérebro

A técnica envolve a localização e o monitoramento da integridade das áreas essenciais para a execução da linguagem e da motricidade voluntária, durante as intervenções cirúrgicas. Está indicada em intervenções cirúrgicas com dano potencial a essas funções, particularmente no manejo de lesões difusas e infiltrativas. Para a linguagem, a técnica é executada obrigatoriamente com o paciente desperto. Em resumo, diferentes áreas cerebrais são rastreadas utilizando-se uma sonda elétrica estimuladora (bipolar ou monopolar), enquanto o paciente realiza tarefas padronizadas como contar, nomear figuras, evocar nomes, interpretar cenas e dialogar. São indicativos de possível acometimento da função, a ocorrência de bloqueios da fala, perseveração do discurso, parafasias, dificuldades na compreensão e disartrias. Para a função motora, a técnica pode ser análoga; contudo, a sustentação da consciência não é essencial se os PEM das áreas de interesse forem monitorados. Apesar disso, a manutenção do paciente acordado possibilita avaliar a ocorrência de perda de força e o comprometimento da destreza conjuntamente.

Referências bibliográficas

1. Da Cruz LCH, Vieira IG, Takayassu TC. DTI and bold MR imaging. Learning Neuroimaging [Online]. 2012:181-203. doi: 10.1007/978-3-642-22999-2_9.
2. Dimou S, Battisti RA, Hermens DF et al. A systematic review of functional magnetic resonance imaging and diffusion tensor imaging modalities used in presurgical planning of brain tumour

resection. Neurosurg Rev. 2013;36(2):205-14. Disponível em: https://link.springer.com/article/10.1007/s10143-012-0436-8.

3. Dohrmann GJ, Rubin JM. History of intraoperative ultrasound in neurosurgery. Neurosurg Clin N Am [Online]. 2001 Jan;12(1):155-66. Disponível em: https://linkinghub.elsevier.com/retrieve/pii/S1042368018300743.
4. Grunert P, Keiner D, Oertel J. Remarks upon the term stereotaxy: a linguistic and historical note. Stereotact Funct Neurosurg. 2015;93(1):42-9. doi: 10.1159/000366490.
5. Martegani A, Mattei L, Aiani L. US physics, basic principles and clinical application. *In*: Prada F, Solbiati L, Martegani A et al. (ed.). Intraoperative ultrasound (IOUS) in neurosurgery: from standard B-mode to elastosonography. Cham (Switzerland): Springer, 2016. p. 9-17.
6. Nimsky C, Carl B. Intraoperative imaging. *In*: Golby AJ (ed.). Image-guided neurosurgery. Elsevier, 2015. p. 163-90. doi: 10.1016/B978-0-12-800870-6.00007-8.
7. Nuwer MR, Emerson RG, Galloway G et al. Evidence-based guideline update: intraoperative spinal monitoring with somatosensory and transcranial electrical motor evoked potentials. J Clin Neurophysiol [Online]. 2012;29(1):101-8. Disponível em: https://journals.lww.com/clinicalneurophys/Fulltext/2012/02000/Evidence%20Based_Guideline%20Update%20Intraoperative.15.aspx.
8. Oliveira ML, Picarelli H, Menezes MR et al. Ultrasonography during surgery to approach cerebral metastases: effect on Karnofsky index scores and tumor volume. World Neurosurg [Online]. 2017;103:557-65. doi: 10.1016/j.wneu.2017.03.087.
9. Verburg N, De Witt-Hamer PC. State of the art imaging for glioma surgery. Neurosurg Rev [Online]. 2020. doi: 10.1007/s10143-020-01337-9.
10. Wing-Hhay HY, Chun-Kwong EC. Introdução ao monitoramento neurofisiológico intraoperatório para anestesistas. Anaesthesia Tutorial of the Week [Online]. 2019;3:1-12.

Capítulo 13

Biópsia de Lesões Encefálicas

Manoel Jacobsen Teixeira
Kleber Paiva Duarte
Ricardo Ferrareto Iglesio

Introdução

As biópsias estereotácticas têm a finalidade de colher com segurança tecidos ou materiais representativos de lesões intracranianas para análises histológicas, imuno-histoquímicas, genéticas, moleculares ou para pesquisar bactérias, fungos ou vírus. O programa terapêutico de muitas afecções encefálicas não deve basear-se apenas no diagnóstico presuntivo e fundamentado simplesmente no quadro clínico, na neuroimagem ou em exames laboratoriais, mesmo quando as lesões localizam-se em estruturas encefálicas profundas ou inacessíveis cirurgicamente, em especial quando localizadas no tronco encefálico, núcleos da base, estruturas corticais e subcorticais que processam funções de elevada relevância como o III ventrículo, a região da pineal e o tálamo, condições em que o acesso operatório para biópsia ou ressecção possa resultar em elevada ocorrência de complicações. Nesses casos, as biópsias guiadas por estereotaxia, neuronavegação ou endoscopia são especialmente indicadas. Cumpre salientar que neoplasias e lesões não neoplásticas podem apresentar características neuroimaginológicas e comportamento clínico similares, e o teste terapêutico com quimioterápicos ou radioterapia, na maioria das vezes, não é indicado em virtude de seus efeitos colaterais. Além disso, há recomendação do estabelecimento de diagnósticos com base em biologia molecular e análise do padrão genético das neoplasias para estabelecer os cuidados terapêuticos mais apropriados.

Indicações

O objetivo das biópsias é o de se colher amostras representativas para estabelecer o diagnóstico das lesões localizadas ou difusas, localizadas superficial ou profundamente nos hemisférios e ventrículos cerebrais, sela turca, tronco encefálico e cerebelo ou intrasselares de naturezas inflamatória, infeciosa, degenerativa e traumática e qualificá-las quanto à anatomia, histologia, patologia e às características moleculares, genéticas e imuno-histoquímicas, desde que os achados clínicos, imaginológicos, laboratoriais e eletrográficos convencionais não possam esclarecer sua natureza. As biópsias são geralmente indicadas para avaliar anormalidades no tecido encefálico de doentes com epilepsia, doenças motoras, psiquiátricas, metabólicas, vasculares, inflamatórias, traumáticas, neoplásicas ou degenerativas intracranianas. Há quem as indique para avaliar doentes afásicos ou demenciados com suspeita de glioma maligno para evitar os custos e as complicações da craniotomia, doentes com glioma diferenciado mesmo localizado no tronco encefálico e na população pediátrica, estabelecer a ocorrência de progressão ou pseudoprogressão de lesões neoplásicas do sistema nervoso central (SNC), doentes acometidos do vírus da aids (HIV), doentes com suspeita de encefalite pelo vírus da herpes simples ou outras encefalites, doentes com declínio neurológico progressivo sem causa aparente, entre outros.

Métodos

A biópsia pode ser realizada a céu aberto, por via percutânea ou trepanação, à mão livre, orientada por imagens intraoperatórias, estereotaxia, neuronavegação, ultrassonografia setorial, robôs ou neuroendoscopia. Esses métodos são amplamente empregados graças ao advento de meios elaborados de imagem que possibilitam melhor localização espacial e delineação das lesões e dos tecidos a elas vizinhos, especialmente dos vasos sanguíneos. O exame angiográfico pode ser necessário para evidenciar a vascularização da lesão e os vasos alocados em sua proximidade.

São recomendáveis para a realização da biópsia: presença de anormalidades localizadas, regionais ou difusas do SNC; e ausência de contraindicações clínicas que constituam riscos formais para sua execução, como coagulopatias, hipertensão arterial ou intracraniana não controladas; entre outras.

O procedimento consiste do processamento do registro das imagens da tomografia computadorizada (TC), ressonância magnética (RM), tratografia encefálica, tomografia com emissão de pósitrons (PET-TC) e/ou angiografia digital encefálica em programas de computação gráfica que possibilitam a fusão tridimensional das imagens colhidas com as dos atlas de estereotaxia para se determinarem os melhores e mais seguros locais para a coleta do material, as coordenadas estereotácticas e a trajetória do dispositivo de biópsia (Figura 13.1).

Seleção dos alvos

Devem ser considerados como alvos, o centro geométrico das lesões, assim como os tecidos anormais alocados ao longo da trajetória do instrumento de biópsia nos exames de imagem. Novas tecnologias possibilitam melhorar as segurança, especificidade e eficácia dos procedimentos de biópsia; prevenir lesões de núcleos neuroniais, tratos de fibras e de vasos; orientar a coleta de amostras que possibilitem o diagnóstico preciso; e fazer a avaliação intraoperatória rápida do material colhido. Entre essas tecnologias, destacam-se as sequências de imagens anatômicas, de difusão, permeabilidade e perfusão, espectroscopia do exame de RM, PET-TC e outros métodos avançados que delineiam com excelente discriminação os melhores alvos das biópsias.

Figura 13.1 – Pinças de biópsia encefálica estereotáctica. (A) Pinça saca-bocado. (B) Pinça de Sedan. (C) Pinça de Backlund. (D) Fragmento de biópsia.

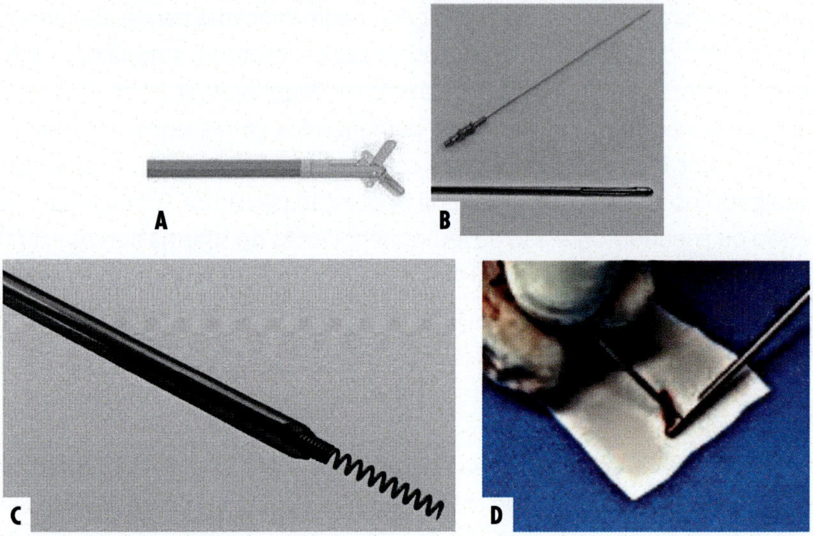

Fonte: Acervo da autoria do capítulo.

Os fragmentos do material colhido devem ser submetidos a exame histopatológico com esfregaço, impressão ou congelação (coloração com hematoxilinaeosina ou toluidina) no próprio ambiente cirúrgico para certificar a qualificação do material colhido para a determinação diagnóstica, que deve ser concretizada ulteriormente em laboratório, onde, além do exame histológico rotineiro com microscopia óptica e técnicas convencionais e especiais de coloração, também há estudos bioquímicos, imuno-histoquímicos e genéticos e, quando aplicável, exames para pesquisa de bactérias, fungos e vírus, assim como a microscopia eletrônica.

Biópsia a céu aberto

As craniotomias visando a realização das biópsias encefálicas são indicadas para avaliar doentes com afecções difusas acometendo amplamente o córtex e o subcórtex cerebral, especialmente com as doenças degenerativas e infecciosas do SNC ou quando a lesão localiza-se na proximidade de vasos calibrosos, como a fissura silviana, o seio cavernoso ou a região do tentório cerebral ou é muito vascularizada, como ocorre nos doentes com carcinoma metastático de células renais, coriocarcinoma ou melanoma.

As biópsias das lesões difusas devem ser preferencialmente realizadas na convexidade do lobo frontal não dominante sob anestesia geral ou local. A biópsia cerebral de doentes com suspeita de encefalite herpética deve ser realizada após pequena craniotomia e remoção de 1 cm^3 de tecido da região temporal inferior, evitando-se seu esmagamento, seguida de hemostasia meticulosa.

Os fragmentos de biópsia devem conter córtex e subcórtex cerebral, leptomeninges e dura-máter, pelo menos um sulco cortical e apresentar, no mínimo, 1,5 cm de diâmetro e profundidade para possibilitar avaliar a anatomia e arquitetura das unidades celulares que compõem a substância cinzenta e branca, bem como amostra de vaso, membrana aracnoide e dura-máter. A remoção do tecido pode ser realizada por sucção com o uso de dispositivo cilíndrico (tubo plástico, metálico ou de vidro) acoplado a uma seringa, após secção da borda da área selecionada com instrumento de corte; a diatermia do tecido colhido deve ser evitada a fim de não se alterar a integridade da conformação celular. Durante a biópsia, o bloco do material colhido deve ser avaliado pelo patologista na sala de cirurgia e encaminhado para exames de microscopia óptica e eletrônica e para testes bioquímicos, moleculares e histoquímicos, com a hemostasia realizada de acordo com as normas convencionais.

Biópsias através de orifícios de trepanação ou perfurações percutâneas

Estando o equipamento de estereotaxia ou de neuronavegação adequadamente acoplado ao segmento cefálico, uma vez delineados o local da lesão e a trajetória do instrumento de biópsia que, por sua vez, deve respeitar os vasos sanguíneos, os tratos de fibras e regiões de importância funcional, sob anestesia local, sedação ou anestesia geral, são realizadas perfuração percutânea ou trepanação em um ponto da calota craniana localizado o mais próximo possível do alvo. Na população pediátrica, também é possível utilizar o acesso através da fontanela.

A seguir, uma cânula deve ser introduzida à mão livre ou guiada com método estereotáctico ou navegação na direção do alvo selecionado. Para se realizar a biópsia, utilizam-se cânulas de sucção de lesões liquefeitas, pastosas ou císticas ou pinças saca-bocado, com janela lateral ou com parafuso de Arquimedes para colher material de lesões sólidas (Figura 13.1). A mensuração da impedância tecidual pode precisar a proximidade do instrumento de biópsia com as lesões, transição entre substância branca/cinzenta, localização do encéfalo edemaciado, lesões tumorais e tecidos necróticos, enquanto a estimulação elétrica do SNC possibilita determinar a proximidade do instrumento de biópsia com regiões funcionalmente importantes.

Os fragmentos devem ser colhidos, de preferência, dos locais onde as anormalidades imaginológicas são mais evidentes (no caso de neoplasias em que há evidências de maior atividade celular), e não apenas do alvo selecionado, mas também até a transição entre o tecido normal e o acometido, pois a biópsia seriada dos tecidos vizinhos aos de gliomas possibilita avaliar o grau de infiltração tumoral.

Havendo sangramento através da cânula de biópsia, esta só deve ser ocluída e retirada quando cessar o escoamento do sangue. A introdução de cola de fibrina ou esponja hemostática através da cânula e a coagulação com radiofrequência podem contribuir para estancar o sangramento.

Biópsia guiada com ultrassonografia setorial

Pode ser realizada especialmente durante atos de craniotomia ou craniectomias, mas também através de orifícios de trepanação, falhas ósseas ou fontanelas. O exame de ultrassonografia delineia com clareza as lesões e possibilita mensurar a distância entre elas e a superfície dural, assim como a visibilização em tempo real do ato da biópsia; entretanto, é menos preciso e seguro do que os procedimentos estereotácticos.

Biópsia guiada com endoscopia

A biópsia guiada com endoscopia possibilita a visibilização direta das lesões ventriculares, císticas e mesmo sólidas, coleta de amostras mais representativas, realização de hemostasia e terceiro-ventriculostomia para tratar a hidrocefalia.

Biópsias guiadas com neuronavegação

Sob anestesia geral e após a fixação do segmento cefálico na mesa operatória e de refletores de luz infravermelha na superfície craniana, as amostras são coletadas e orientadas por meio das imagens de neuronavegação.

Biópsias guiadas com estereotaxia

Para realizar a estereotomografia, é necessária a fixação do arco estereotáctico ao crânio do doente e utilizar as coordenadas estimadas nos exames de imagens. É o procedimento mais seguro e eficaz para realizar a biópsia encefálica de estruturas profundas ou próximas às áreas de importância funcional.

Outros procedimentos associados

Mediante a introdução de cânulas guiadas por estereotaxia ou neuronavegação em orifícios de trepanação, também é possível a injeção de quimioterápicos ou substâncias coloidais para braquiterapia utilizadas no tratamento de neoplasias císticas. Também é possível a exérese de hematomas intraencefálicos espontâneos ou traumáticos, especialmente quando localizados em estruturas profundas ou próximos às áreas de importância funcional como tálamo, núcleos da base ou tronco encefálico. Neste método, o hematoma pode ser aspirado através de cânula com abertura terminal ou removido utilizando-se um parafuso de Arquimedes. Podem ser coletados fragmentos para estudo anatomopatológico quando há dúvida quanto à etiologia do sangramento (cavernoma, neoplasia, angiopatia amiloide, vasculites etc.).

Acurácia

O exame anatomopatológico intraoperatório é essencial para que o procedimento de biópsia tenha boa acurácia diagnóstica. O conhecimento do histórico do doente, da localização topográfica da lesão e das suspeitas clínicas auxilia muito o estabelecimento do diagnóstico histopatológico. Há elevado grau de correspondência entre os exames anatomopatológicos com base nas técnicas de preparo do material na sala cirúrgica com esfregaço, impressão ou congelação, com os cortes em parafina realizados em laboratório.

O diagnóstico é estabelecido em 85% a 99% das biópsias estereotácticas. Os diagnósticos são inconclusivos, ou seja, evidenciam-se anormalidades inespecíficas (necrose, gliose reacional, edema) ou não se evidenciam anormalidades em 5,4% a 10% dos procedimentos. Neoplasias, processos inflamatórios ou infecciosos são os diagnósticos mais comuns. A biópsia encefálica a céu aberto de doentes com declínio neurológico progressivo na ausência de massas intracranianas geralmente revela anormalidades inflamatórias inespecíficas, doença de Creutzfeldt-Jakob, amiloidose, doenças desmielinizantes, linfoma primário do SNC, encefalite viral, infarto cerebral ou sarcoidose; não há anormalidades em cerca de 20% dos casos.

Não há diferença dos resultados diagnósticos entre as técnicas com o uso ou não de aparelho de estereotaxia ou da RM intraoperatória. O exame intraoperatório com TC ou RM melhora a acurácia das biópsias quando ocorrem alterações do volume dos compartimentos intracranianos, assim como a segurança, prevenindo e diagnosticando complicações. A precisão diagnóstica é menor quando as lesões são maiores, contêm grande volume de necrose central, maior grau de heterogeneidade tecidual ou são mais complexas. Quando o alvo da biópsia dista das regiões hipointensas constituídas de material necrótico, a possibilidade de coleta de tecido com grau de malignidade menor é maior; já quando a biópsia é realizada em regiões muito necróticas e mal delimitadas, há aumento da possibilidade de não se firmar o diagnóstico. Quando o volume das amostras é elevado, há aumento do risco de complicações.

O diagnóstico histopatológico difere da impressão diagnóstica pré-operatória e influencia a conduta subsequente em 1,7% a 28% dos doentes. O diagnóstico anatomopatológico das biópsias a céu aberto de doentes com declínio neurológico sem massa intracraniana pode reorientar marcadamente os cuidados pré-operatórios de 8% a 40% dos casos. A sensibilidade da biópsia do linfoma primário do sistema nervoso pode reduzir-se nos doentes em tratamento com corticosteroides, sendo que a medicação deve ser suspensa, idealmente, 2 semanas antes do procedimento e reintroduzida assim que o fragmento for coletado.

Complicações

Contrariando as casuísticas passadas, o emprego de métodos mais criteriosos possibilitou reduzir o índice de complicações das biópsias. Podem ocorrer défices neurológicos temporários em 0% a 13% dos procedimentos (média de 3,5%) e permanentes em 1,4% a 3%, resultantes da lesão direta do dispositivo de biópsia ou do edema resultante, achados mais frequentemente (15,3%) quando a biópsia é realizada no tronco encefálico. Os corticosteroides pré-operatórios previnem a exacerbação do edema. Ocorrem convulsões e infecção em 0% a 1% dos doentes. As taxas de complicações são mais elevadas nos doentes com aids, em que a taxa de morbidade alcança 8,4% e a de mortalidade, 2,9%; talvez em decorrência do mau estado funcional pré-operatório e da trombocitopenia.

As complicações ocorrem especialmente quando há hemorragia, hipertensão intracraniana acentuada ou processos inflamatórios encefálicos. A hemorragia pode ser causada pela lesão dos vasos sanguíneos na trajetória do dispositivo da biópsia, ou dos vasos da própria lesão. Ocorrem sufusões hemorrágicas intracranianas (intraparenquimatoso, intraventricular, sub ou epidural) sem consequências clínicas em 0% a 12,5% dos doentes, e formação de hematoma com repercussão neurológica em menos de 1% dos casos, o que torna o valor da hemostasia operatória difícil de ser avaliado. Metástases de melanoma, coriocarcinoma e carcinoma de células renais são mais propensas a causar hemorragia. Havendo complicação hemorrágica com efeito de massa, deve-se realizar a craniotomia para drenar o hematoma.

A mortalidade varia de 0% a 3,3% (média de 0,7%).

Referências bibliográficas

1. Cescato VAS, Teixeira MJ. Biópsia estereotáxica. *In*: Nitrini R, Machado LR (ed.). Condutas em neurologia São Paulo: Clínica Neurológica do Hospital das Clínicas da Faculdade de Medicina da Universidade de São Paulo, 1993. cap. 33, p. 179-84.
2. Cheng G, Yu X, Zhao H et al. Complications of stereotactic biopsy of lesions in the sellar region, pineal gland and brainstem: a retrospective, single-center study. Medicine (Baltimore). 2020;99:e18572.
3. Colbassani HJ, Nishio S, Sweeney KM et al. CT-assisted stereotactic brain biopsy: value of intraoperative frozen section diagnosis. J Neurol Neurosurg Psychiatry. 1988;51:332-41.
4. Hawasli AH, Buckley RT, Gao F et al. Biopsy of the superficial cortex: predictors of effectiveness and outcomes. Neurosurgery. 2013;73:224-32.
5. Lu Y, Yeung C, Radmanesh A et al. Comparative effectiveness of frame-based, frameless and intraoperative MRI guided brain biopsy techniques. World Neurosurg. 2015;83:261-8.
6. Mohanty A. Biopsy of brain stem gliomas: changing trends? J Neurosci Rural Pract. 2014;5:116-7.
7. Olivio A, Weingart JD, Liauw J et al. Frame and frameless stereotactic brain biopsy. *In*: Winn HR (ed.). Youmans neurological surgery. 6th ed. Saunders, 2011. chap. 114, p. 1254-60.
8. Özek E, Seyithanoglu H, Dündar ST et al. Frameless neuronavigation assisted brain biopsy: safety, efficiency and our experience. Bezmialem Science. 2019;7:145-9.
9. Teixeira MJ, Fonoff ET, Mandel M et al. Stereotactic biopsies of brain lesions. Arq Neuropsiquiatr. 2009;67:74-7.
10. Teixeira MJ, Oliveira Jr JO, Nadalin W et al. Biópsia das lesões encefálicas por trepanação. Arq Bras Neurocirurg. 1983;2:243-53.

Capítulo 14

Biópsia da Coluna Vertebral

Bruno Monteiro Reis
Renata Harumi Gobbato Yamashita
William Gemio Jacobsen Teixeira

Introdução

Quando uma lesão na coluna é identificada em exames de imagem, muitas vezes o diagnóstico precoce definitivo é necessário para se estabelecer um plano terapêutico apropriado, como nos casos de doenças infecciosas, inflamatórias e tumores. Nos casos das doenças malignas, a biópsia é o procedimento padrão-ouro para o diagnóstico e possibilita entendimento quanto ao comportamento biológico.[1-4]

A biópsia consiste da remoção de tecido de uma área suspeita para estabelecer um diagnóstico formal, por meio de exame microscópico histopatológico ou por cultura microbiológica da amostra de tecido. O objetivo da biópsia é obter tecido viável, representativo e suficiente da área de suspeita para diagnóstico, com mínimo ou nenhum dano ao paciente.[5,6]

Pode ser realizada como uma biópsia cirúrgica aberta ou como uma biópsia percutânea fechada. Independentemente da modalidade, é fundamental o emprego de técnica adequada para não haver efeito prejudicial em relação a recorrência local, complicações e/ou erro diagnóstico.

Indicações

Se a lesão puder ser totalmente caracterizada com imagem e for claramente benigna, a biópsia não é necessária (Figura 14.1). A exemplo, os casos de osteoma osteoide que podem ser tratados sem a confirmação histológica.[5,7]

A biópsia deve ser indicada nas lesões em que não é possível confirmar o diagnóstico por exames de imagem ou laboratório. Permite o diagnóstico diferencial de tumores primários ósseos, metástases ou infecção. Na presença de infecção, é fundamental para identificação do agente por meio de cultura e antibiograma.[5] Raramente um doente deve ser tratado com um tumor de coluna vertebral sem a confirmação histológica (Figura 14.2).

Figura 14.1 – Paciente com osteoma osteoide no pedículo esquerdo com imagem típica de *nidus* central circundado por osso esclerótico.

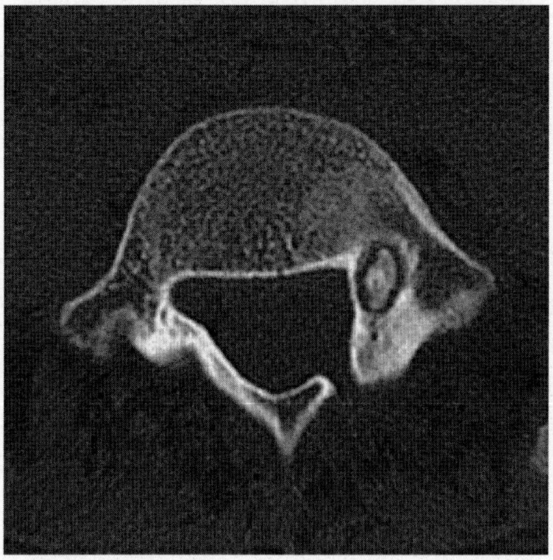

Fonte: Acervo da autoria do capítulo.

Figura 14.2 – Paciente submetida à ressecção intralesional de lesão neoplásica na coluna sem confirmação histológica. Teve diagnóstico de tumor de células gigantes. A compreensão do diagnóstico pré-operatório poderia ter modificado a estratégia cirúrgica de forma a reduzir o risco de recidiva.

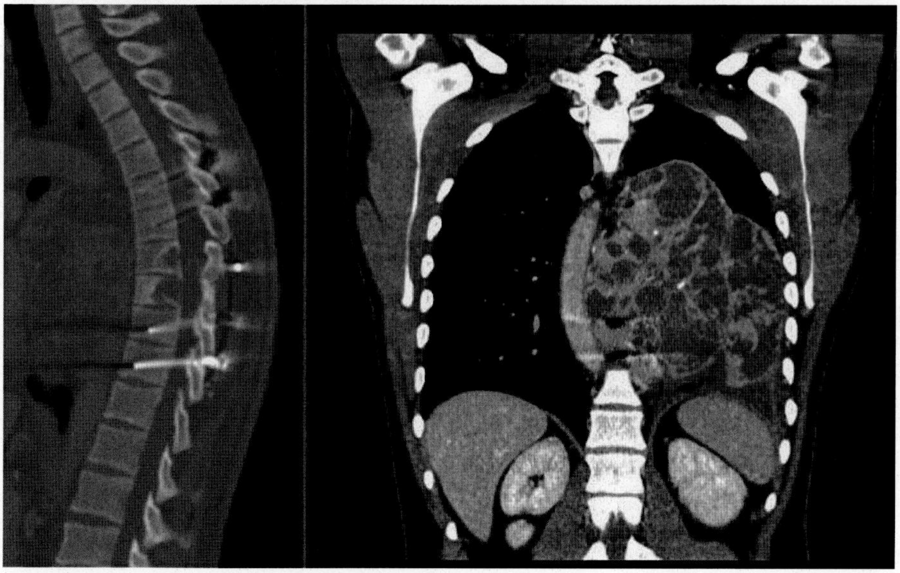

Fonte: Acervo da autoria do capítulo.

Nos casos de pacientes que já têm o diagnóstico de neoplasia sistêmica e que apresentam uma nova lesão medular solitária, a biópsia da lesão se faz necessária para confirmar o diagnóstico antes do tratamento, pois lesões benignas na coluna podem se desenvolver em um paciente com uma malignidade conhecida, e metástases na coluna vertebral podem surgir de um tumor primário não relacionado a um câncer previamente diagnosticado.

Contraindicações

Antes de se indicar uma biópsia percutânea, alguns fatores devem ser avaliados para garantir a segurança do procedimento. As contraindicações incluem os seguintes fatores: plaquetopenia (< 50.000/mm³); distúrbios hemorrágicos com alteração do coagulograma (INR > 1,5); local inacessível ou inseguro (como lesões C1 e C2); e compressão medular.

Princípios gerais

A técnica adequada deve ser empregada visando garantir que o tecido seja representativo, suficiente para uma análise adequada e que o paciente esteja seguro.

Ao selecionar a área para a biópsia, deve-se tomar cuidado para maximizar a chance de a amostra conter tecido viável, dessa forma, devem-se evitar áreas de necrose (região central), hemorragia e edema. Para minimizar a chance de biópsia de tecido não representativo, é útil caracterizar completamente a lesão com testes adjuvantes (RM, TC e PET-CT).[5,8]

Como regra geral, quanto mais amostras de biópsia forem coletadas de uma região suspeita, maior será a chance de um diagnóstico; cada amostra deve ser manuseada com cuidado para minimizar a distorção da arquitetura. No entanto, aumentar o número de biópsias também aumenta o risco de complicações; portanto, é necessário decidir se o tecido obtido foi suficiente ponderando entre probabilidade diagnóstica e risco para o paciente.

Uma preocupação que sempre deve estar presente é a necessidade de coordenar o plano da biópsia com o planejamento cirúrgico definitivo, pois o local de entrada e o trajeto da biópsia devem ser considerados contaminados se a lesão se mostre maligna. Se possível, a equipe que realiza a biópsia e a cirurgia deve ser a mesma, uma vez que o local de entrada e a trajeto da biópsia devem estar contemplados com o plano de excisão cirúrgica.[1,8]

A escolha da técnica da biópsia depende de vários fatores, como localização, integridade do osso, proximidade da medula e raízes e consistência interna da lesão. Para a melhor execução, o ideal é que o planejamento da biópsia seja discutido entre as equipes de radiologia, cirurgia, patologia e oncologia de forma a abranger a maior possibilidade de diagnósticos diferenciais e a escolha do melhor local para a retirada de amostra.[1]

Em caso de dúvida diagnóstica, as amostras devem ser enviadas para histopatologia/citologia e microbiologia. O uso de anticoagulantes deve ser avaliado e suspenso antes da biópsia e, em casos de avaliação de infecção, os antibióticos devem ser interrompidos pelo menos 48 horas antes da biópsia. Para suspeita de discite, além do disco, o osso subcondral adjacente também deve ser biopsiado.[5,8]

Técnicas

Existem diferentes técnicas para a realização da biópsia, que incluem procedimentos percutâneos ou abertos, e que podem ser guiadas por diferentes métodos de imagem como fluoroscopia, tomografia computadorizada (TC), ultrassonografia (USG) e ressonância magnética (RM). A escolha da modalidade de imagem a ser utilizada é determinada pela preferência do operador e pela disponibilidade de equipamentos e instalações. A tomografia é um método melhor quando é necessária a biópsia de lesões pequenas e profundas, principalmente nas regiões cervical e torácica[1,8] (Figura 14.3). Como os resultados da biópsia da coluna associada ao uso de fluoroscopia ou de TC não são significativamente diferentes, vários fatores devem ser considerados ao se decidir qual abordagem usar como tipo, nível e localização, bem como a experiência do médico.[9]

Figura 14.3 – Biópsia guiada por tomografia permite acesso preciso a regiões nem sempre bem delimitadas pela radioscopia.

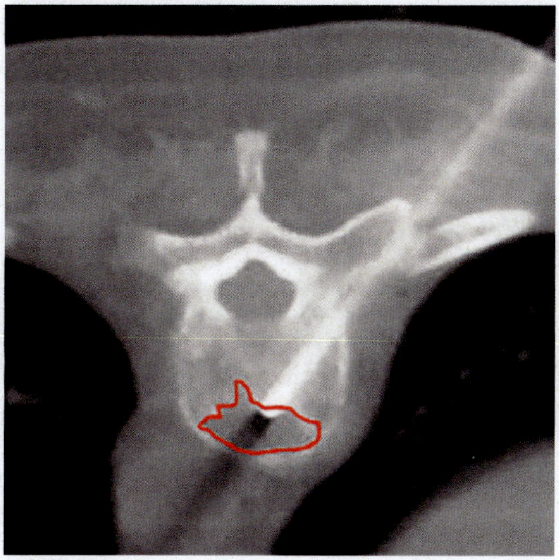

Fonte: Acervo da autoria do capítulo.

A biópsia percutânea fechada de lesões da coluna vertebral é geralmente preferida como o método primário de biópsia por várias razões, incluindo menor morbidade (menor risco de infecção pós-operatória da ferida, disseminação do tumor e fratura patológica), biópsia de locais que são cirurgicamente inacessíveis, custo-benefício e menores tempo de procedimento e de permanência do paciente no hospital. Porém, a biópsia aberta tem maior acurácia, sendo considerada o padrão-ouro para o diagnóstico.[1,3,5]

Biópsia aspirativa por agulha fina (PAAF)

É uma técnica percutânea, considerada a modalidade menos invasiva, que pode ser realizada de forma ambulatorial. O sistema da PAAF consiste de uma agulha fina (20/21G) acoplada a uma seringa a vácuo ou a sistema de sucção. Pelo menos três aspirados devem ser obtidos de cada local biopsiado, pois a grande desvantagem da PAAF é a quantidade limitada de células que são obtidas.[1,6]

Biópsia por agulha grossa

Método percutâneo considerado padrão-ouro para a obtenção de amostras de tecidos moles e tumores ósseos, também pode ser realizada de forma ambulatorial. São utilizadas agulhas com diâmetros maiores (14/15G), recomendadas pelo menos três amostras de cada local biopsiado e podem causar sangramento em tumores mais vascularizados[1,6] (Figura 14.4).

Biópsia percutânea

Durante o procedimento, o paciente é posicionado para facilitar o acesso da agulha à lesão, oferecendo o máximo de conforto possível. Para biópsia de lesões da coluna torácica e lombossacra, o paciente geralmente fica em decúbito ventral. Para a coluna cervical, pode ficar em decúbito ventral nos casos de lesões localizadas nos pedículos e elementos posteriores; ou em posição dorsal no caso de lesões de localização anterior.[8]

Figura 14.4 – Fragmento de osso obtido com agulha grossa.

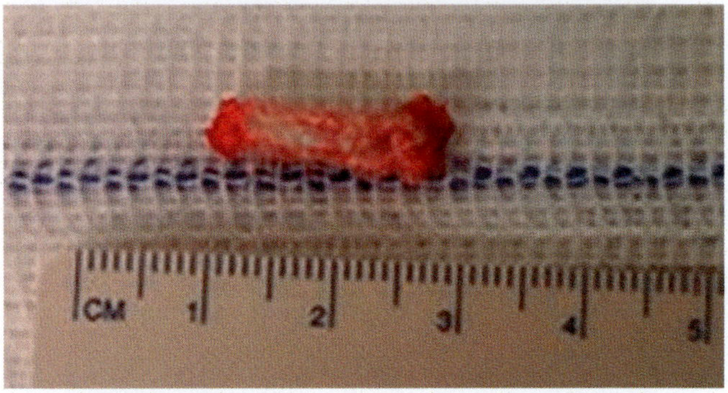

Fonte: Acervo da autoria do capítulo.

Ao planejar o trajeto da biópsia, deve-se evitar passar por estruturas anatômicas vitais como vasos, nervos, cavidade peritoneal e canal medular. No caso da coluna cervical, também evitar a traqueia, esôfago, veia jugular interna e artéria carótida. Na coluna torácica, deve-se tomar cuidado com lesão pleural, da aorta torácica e veia cava superior. Na coluna lombar, deve-se atentar à aorta abdominal, à veia cava inferior, aos vasos renais, às raízes nervosas e a órgãos, como o os rins, que não devem ser perfurados.[8]

Nas biópsias percutâneas, a abordagem geralmente ocorre de um ponto de entrada posterolateral, 4 a 8 cm da linha média, direcionado pelo exame de imagem. É feita a administração de anestesia local (lidocaína 1%) e realizada uma pequena incisão na pele. Para lesão do corpo vertebral, a agulha é direcionada ao pedículo e optado pela via transpedicular, que é adequada para obtenção de material sem violar o espaço epidural; já para lesões paraespinhais, o trajeto é direto por orientação da fluoroscopia ou TC (Figura 14.5).[1,6]

Figura 14.5 – Planejamento e execução de biópsia guiada por radioscopia. A relação da lesão com a largura e profundidade da vértebra deve ser estudada para permitir a correlação radiográfica adequada na radioscopia para posicionamento da agulha.

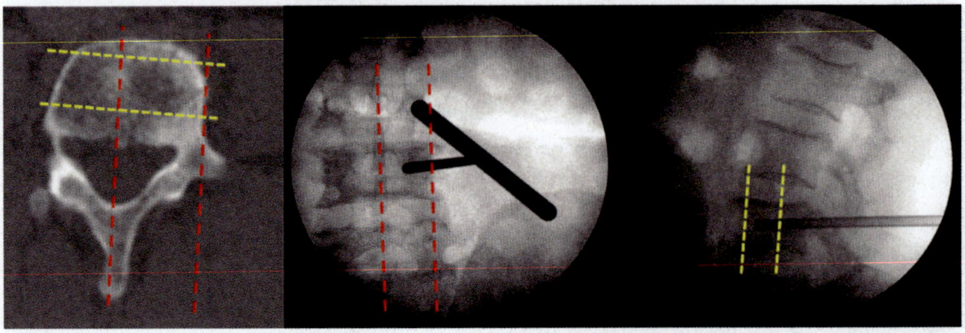

Fonte: Acervo da autoria do capítulo.

Biópsia aberta

A biópsia aberta é indicada se outras técnicas menos invasivas não forem viáveis ou se elas já falharam em fornecer tecido suficiente para o diagnóstico.

A lesão-alvo deve ser abordada da maneira mais direta possível. Preferencialmente, deve-se fazer uma biópsia incisional com um bisturi, pois eletrocautério ou tesoura podem causar danos aos tecidos. A amostra de tecido pode ser enviada para análise de congelação imediata, permitindo já saber se o tecido é representativo ou se são necessárias mais amostras.

Existem vários princípios oncológicos bem estabelecidos que devem ser seguidos. Se for necessário o uso de dreno, seu ponto de entrada e todo seu trajeto devem estar no plano da incisão cirúrgica definitiva. A dissecção do tecido deve ser limitada para minimizar a possível contaminação de tecidos circundantes. A via mais direta para o tumor é escolhida para evitar cruzar vários planos de tecido. A hemostasia meticulosa é essencial para evitar espalhar células tumorais. Todas as amostras devem ser manuseadas com cuidado para evitar a distorção mecânica do tecido tumoral.

Quando é indicada a biópsia incisional, as incisões transversas estão contraindicadas, pois no caso de ser necessária cirurgia definitiva, a via de acesso deve ser a mesma. A biópsia excisional só é realizada quando a imagem é patognomônica e quando a lesão possa ser retirada por completo (Figura 14.6).

Figura 14.6 – Doente com sarcoma submetido inicialmente à biópsia incisional transversa. Para ressecção oncológica adequada e ressecção do trajeto da biópsia, deverá ser submetido à retirada de um fuso de pele grande que necessitaria de cobertura com retalho. Deve-se sempre priorizar o mesmo acesso que seria feito para a cirurgia definitiva.

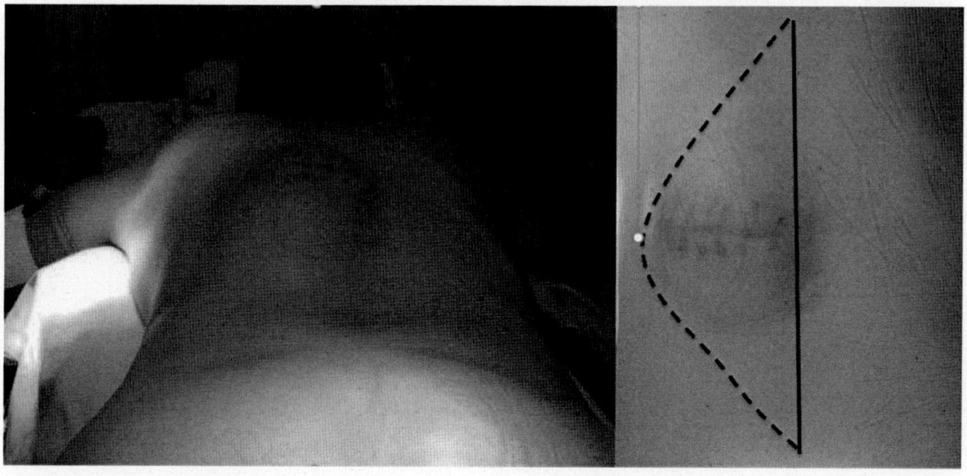

Fonte: Acervo da autoria do capítulo.

Se após a congelação, a opção for por já prosseguir com a ressecção definitiva, o local da biópsia deve ser fechado e deve-se iniciar o novo procedimento do princípio, com troca dos campos cirúrgicos, roupas, luvas e instrumentais para se evitar contaminação inadvertida de tecidos adjacentes.[1,6,7]

Considerações finais

A biópsia é parte fundamental do diagnóstico e do tratamento de diversas patologias da coluna. Para otimizar o resultado, deve existir um trabalho conjunto entre cirurgiões, radiologistas, oncologistas e patologistas. A escolha da modalidade de imagem para realizar a biópsia deve se basear nas características anatômicas da lesão, nas peculiaridades de cada paciente e na preferência/experiência do médico. Toda biópsia no momento do seu planejamento deve considerar o planejamento cirúrgico final.

Referências bibliográficas

1. Dormegny L, Chibbaro S, Ganau M et al. Biopsying a spinal cord lesion: a diagnostic dilemma – Case report and review of literature. Neurochirurgie. 2018 Dec;64(6):425-30. doi: 10.1016/j.neuchi.2018.07.002.
2. McLain RF (ed.). Cancer in the spine: comprehensive care. Humana Press, 2008.
3. Peh WCG. CT-guided percutaneous biopsy of spinal lesions. Biomedical Imaging and Intervention Journal. 2006 Jul-Sep;2(3):e25.
4. Slipman CW, Derby R, Simeone FA et al (ed.). Interventional spine e-book: an algorithmic approach. Elsevier Health Sciences, 2007.
5. Cohen-Gadol AA, Zikel OM, Miller GM et al. Spinal cord biopsy: a review of 38 cases. Neurosurgery. 2003 Apr;52(4):806-15; discussion 815-6. doi: 10.1227/01.neu.0000053223.77641.5e.
6. Siqueira MG. Tratado de neurocirurgia. Barueri (SP): Manole, 2016.
7. Talac R, McLain RF. Biopsy principles and techniques for spinal tumors. Seminars in Spine Surgery. 2009;21(2).
8. Nourbakhsh A, Grady JJ, Garges KJ. Percutaneous spine biopsy: a meta-analysis. JBJS. J Bone Joint Surg Am. 2008 Aug;90(8):1722-5. doi: 10.2106/JBJS.G.00646.
9. Rajeswaran G, Malik Q, Saifuddin A. Image-guided percutaneous spinal biopsy. Skeletal Radiol. 2013 Jan;42(1):3-18 [Epub 2012 Jun 4]. doi: 10.1007/s00256-012-1437-y.

Capítulo 15

Estereotaxia e Neuronavegação

Manoel Jacobsen Teixeira
Antonio Martos Calvo

Introdução

"Estereotaxia" significa localização e integração precisa no espaço de pontos, superfícies e volumes fundamentadas em coordenadas tridimensionais[1] (Figura 15.1). O termo "estereotaxia" deriva das palavras gregas στέρεο (*sterios*) que significam "sólido" e ταξί (*taxis*) que significam "ordenado" ou "organizado" e, "estereotáctico", da palavra grega στέρεο e do verbo latino, *tango*, *tangere*, que significa "tocar"[2] e aplica-se ao procedimento realizado em animais de experimentação, enquanto o termo "estereotáctico", ao ser humano. Ambos descrevem o processo de determinação de um sistema de coordenadas tridimensionais de um ponto, superfície ou volume localizado no interior do corpo a partir de um reparo alocado na superfície do corpo de um indivíduo ou no ambiente em que se localiza.[1]

Figura 15.1 – Representação das coordenadas cartesianas.

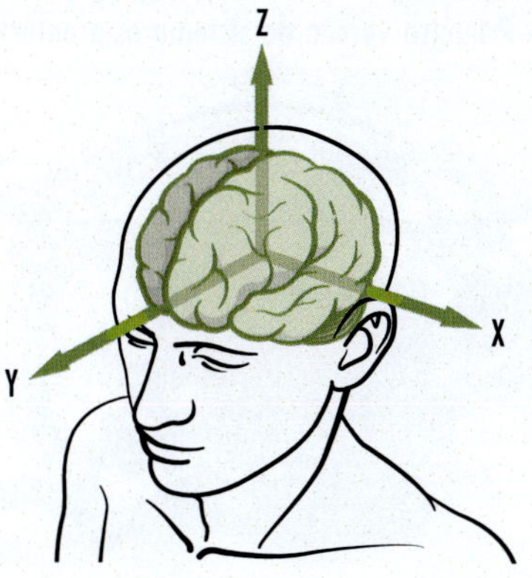

Fonte: Adaptada de Micromar.

Desde o início da técnica, os equipamentos estereotácticos sofreram numerosas modificações (Figuras 15.2 e 15.3) e tornaram-se mais versáteis, precisos e compatíveis com as novas tecnologias, como a tomografia computadorizada (TC),[3] a ressonância magnética (RM), a angiografia digital, a imaginologia com radioisotópicos,[4] entre outras. Os métodos avançados de computação gráfica foram incorporados ao processo de determinação dos alvos estereotácticos, possibilitando o desenvolvimento do método de neuronavegação sem fixação esquelética.[4-6] Ao longo do tempo, o método estereotáctico revelou-se cada vez mais útil, seguro, preciso e necessário para manipular as regiões superficiais e profundas do encéfalo e da medula espinal com o objetivo de estimulá-las,[7,8] infundir fármacos[9] ou radioisótopos,[10] implantar tecidos,[11] destruí-las,[12] biopsiá-las[13,14] e aspirá-las,[9,15] avaliar sua estrutura celular, subcelular e composição bioquímica,[16] registrar sua atividade,[17] orientar procedimentos de radioterapia, radiocirurgia,[18-20] neuroendoscopia[21,22] e ressecação segura e eficaz[23] de lesões do sistema nervoso central (SNC), da medula espinal, do crânio, da coluna vertebral, entre outros. O método é utilizado principalmente para procedimentos de neurocirurgia funcional (tratamento dos

Figura 15.2 – Estereotáctico de Spiegel-Wycys.

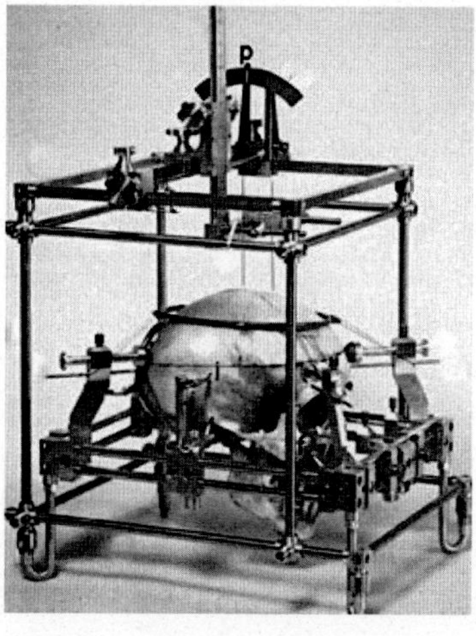

Fonte: World Society of Stereotactic and Functional Neurosurgery (WSSFN).

Figura 15.3 – Primeira versão do sistema estereotáctico de Leksell.

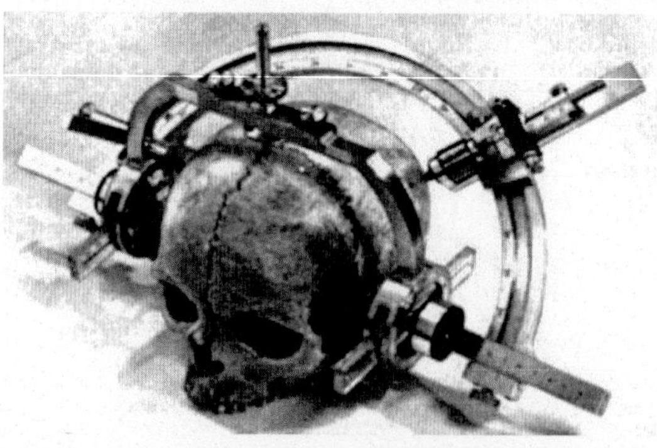

Fonte: World Society of Stereotactic and Functional Neurosurgery (WSSFN).

movimentos anormais,[24,25] dor,[26,27] anormalidades psiquiátricas,[28] epilepsia,[29] anormalidades da consciência, avaliações eletrofisiológicas e investigações) e tratamento de doenças não funcionais (biópsia, ressecção de lesões,[30] drenagem de cavidades e radioterapia de neoplasias).[20]

Estereotaxia com fixação esquelética

A estereotaxia é mais precisa quando o aparelho estereotáctico é fixado ao crânio, à coluna vertebral ou a outros segmentos do corpo de modo a possibilitar a localização de pontos, superfícies ou volumes-alvo baseando-se na relação espacial entre eles e os reparos do equipamento de estereotaxia, os fiduciais. Os fiduciais são reparos fixados no marco ou aro estereotáctico. Com base no registro das imagens de radiografias simples, angiografias convencionais ou digitais, pneumoencefalografia, ventriculografia contrastada, tomografia computadorizada (TC), ressonância magnética (RM) ou radioisotópica (TC com emissão de prótons ou PET, técnica de computação gráfica com emissão de prótons isolados – SPECT ou PET-RM)[31] mantendo-se o equipamento de estereotaxia fixado firmemente ao esqueleto, determinam-se as coordenadas dos alvos. As técnicas de comparação ou de fusão de imagens registradas em tempo real com as adquiridas previamente, os desenhos dos atlas estereotácticos, a triangulação e a correção das distorções das imagens possibilitam determinar precisamente os alvos operatórios e relacioná-las aos fiduciais. Os instrumentos de estereotaxia com fixação esquelética podem ser classificados de acordo com o modo de translação ou de rotação de seus dispositivos, como sistemas de coordenadas polares, de arcos centrados, de ponto focal e de arcos concêntricos com uso de fantasma.

De acordo com o sistema de coordenadas polares (aparelho de Cooper),[32] a trajetória de deslocamento do dispositivo de aplicação translada de acordo com dois planos ortogonais contempla esse conceito. De acordo com o princípio dos arcos centrados (aparelhos de Leksell,[33] Hitchcock[34] – Figura 15.4, CRW – Figura 15.5, Micromar – Figura 15.6 e ZD), o dispositivo de aplicação desloca-se de modo angular de acordo com um arco semicircular, tendo no seu isocentro o alvo de estereotaxia (Figura 15.7). Os sistemas de ponto focal (aparelhos de Zaclis[35] e Todd-Wells)[36] assemelham-se aos de coordenadas polares, exceto quanto ao fato de

Figura 15.4 – Sistema estereotáctico de Hitchcock.

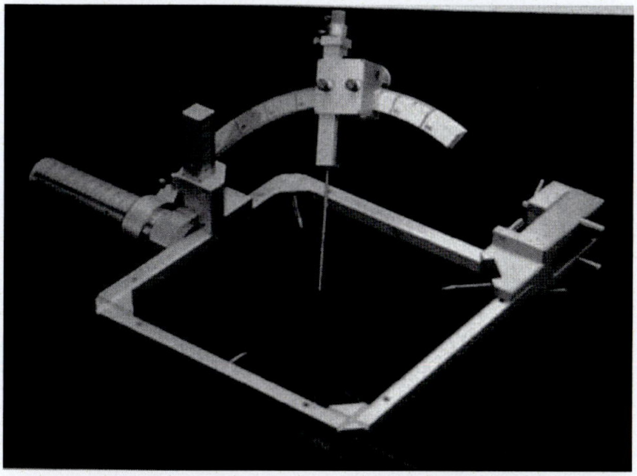

Fonte: World Society of Stereotactic and Functional Neurosurgery (WSSFN).

o segmento cefálico do doente, e não o equipamento, deslocar-se. Os equipamentos centrados em esfera fixada ao orifício de trepanação apresentam direcionamento universal fixada a um parafuso com seu eixo vazado, onde se fixa o aparelho de trabalho (aparelhos de Bailey e Stein[37] e Austin e Lee).[38] De acordo com o sistema de arcos entrelaçados (aparelho de Brown-Roberts-Wells),[39] o dispositivo de aplicação desloca-se com movimento angular de acordo com arcos semicirculares em dois planos ortogonais entre si. De acordo com o sistema de alvo fantasma, determinam-se o ponto do alvo estereotáctico (aparelho de Riechert-Wolff-Mundinger) num equipamento análogo ao fixado ao doente (fantoma) e o comprimento do instrumento de trabalho e as coordenadas lineares.

Figura 15.5 – Sistema estereotáctico de Cosman-Robert-Wells.

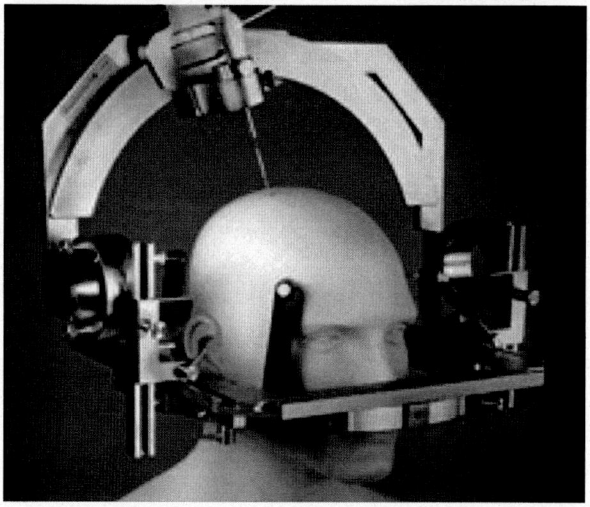

Fonte: Integra LifeSciences.

Figura 15.6 – Sistema estereotáctico Micromar TM-03B (Teixeira-Martos).

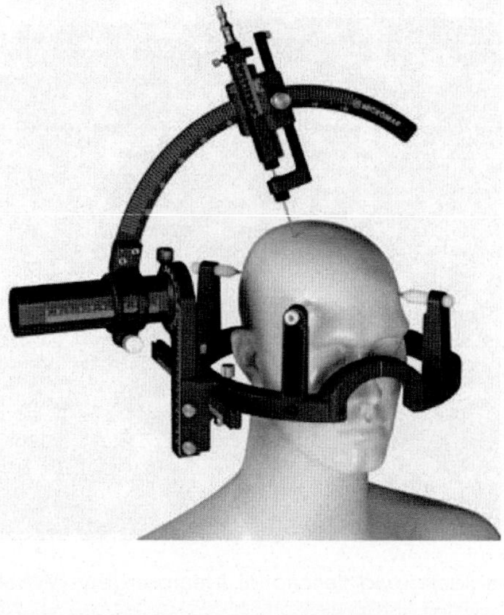

Fonte: Micromar.

Figura 15.7 – Sistema estereotáctico isocêntrico ou de arco centrado.

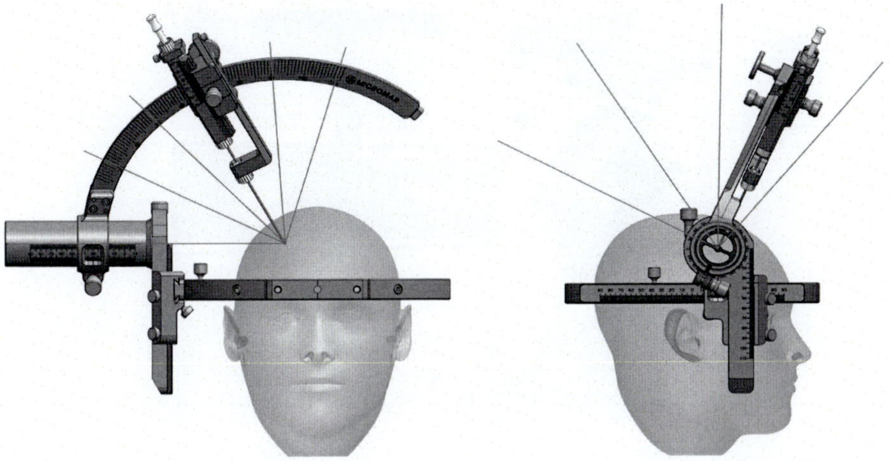

Fonte: Micromar.

A técnica de fixação esquelética é indicada quando é necessária precisão máxima, como quando se manipulam estruturas encefálicas ou espinais diminutas, localizadas em regiões onde discretos desvios da trajetória do instrumental neurocirúrgico podem resultar em graves complicações (proximidade de vasos, tratos de fibras etc.).

Estereotaxia sem fixação esquelética

A incorporação das estações de trabalho e da computação gráfica avançada em neurocirurgia possibilitou o desenvolvimento dos sistemas de estereotaxia sem fixação esquelética, com base em goniômetros eletrônicos[40,41] (Figura 15.8), fontes externas de ultrassom,[42,43] radiofrequência, campos magnéticos,[44] diodos,[45] reflexão (luz infravermelha) em esferas[46] (Figura 15.9) e sistemas robóticos.[47] O cirurgião aponta com uma ponteira, instrumento ou mira do microscópio cirúrgico dirigida a uma região ou ponto de interesse e, nos monitores do computador, os locais manipulados são revelados nas imagens complanares ou volumétricas da TC ou da RM.

Figura 15.8 – Neuronavegador com braços mecânicos e goniômetros.

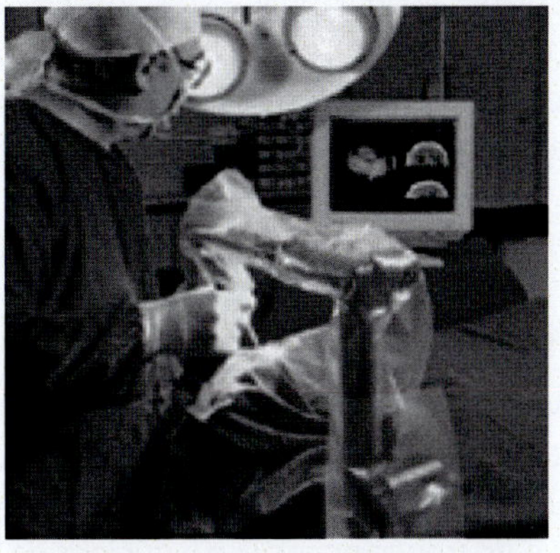

Fonte: Micromar.

Figura 15.9 – Neuronavegador com câmera infravermelha e instrumentos com esferas refletoras.

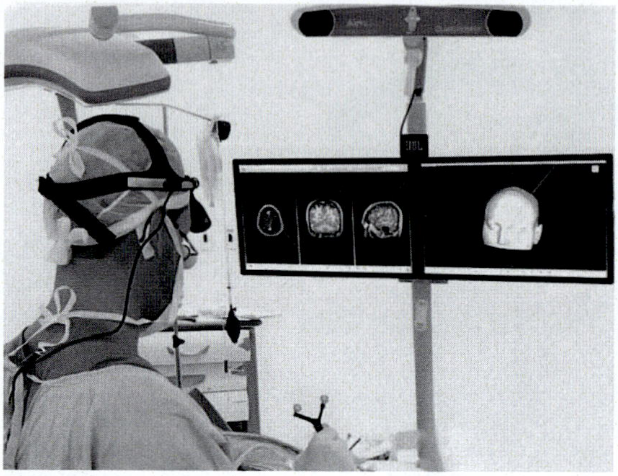

Fonte: Micromar.

O princípio de localização fundamenta-se no uso de fiduciais primários (esferas refletoras, objetos rádio-opacos ou visibilizados nas imagens da TC ou RM) fixados na mesa operatória, fixador de cabeça ou do crânio. Com o uso de braços mecânicos ou fontes externas de energia, estabelecem-se as relações de referência entre os fiduciais primários e secundários aplicados nos instrumentos de trabalho (cânulas, eletródio, pinças, microscópio cirúrgico, endoscópio, cabeçote de ultrassom, equipamento de *laser*, estimulador magnético transcraniano).[48] Após o registro das imagens dos reparos naturais localizados na superfície do corpo (condutos auditivos, glabela, globos oculares etc.) no espaço estereotáctico, e/ou a varredura da área de interesse com feixes reflexivos de *laser* e dos fiduciais, e a fusão dos pontos de reparo nas imagens da TC e da RM e, quando necessário, da angiografia,[49] da imagem dos exames radioisotópicos[50] ou do atlas de estereotaxia, os alvos são calculados e referenciados aos fiduciais primários e aos reparos presentes nos equipamentos de manipulação cirúrgica. O método de estereotaxia sem fixação esquelética é mais confortável e proporciona mais liberdade para a execução das manobras, o que o torna apropriado para a realização de procedimentos de estimulação magnética transcraniana,[48] eletroencefalografia de alta resolução, radiocirurgia (Figura 15.10), radioterapia fracionada (Figura 15.11), neurocirurgias visando ressecar lesões – inclusive malformações vasculares –, puncionar cistos, inserir cateteres em cavidades, guiar procedimentos endoscópicos, remover corpos estranhos ou irradiar com técnica radiocirúrgica ou de radioterapia estereotáctica fracionada, lesões localizadas no interior ou na superfície do crânio, da coluna vertebral e de outras regiões do corpo. Entretanto, sua precisão ainda não é satisfatória para execução de procedimentos em neurocirurgia em estruturas encefálicas profundas, ou com significativa importância funcional ou localizadas na medula espinal.

Procedimentos com radiografia

Radiografias simples, ventriculografia com ar ou com contraste rádio-opaco (Figura 15.12) e angiografia encefálica possibilitam localizar os alvos estereotácticos para procedimentos visando tratar afecções funcionais com intervenções no tálamo, hipotálamo, mesencéfalo, estruturas do sistema límbico e do tronco encefálico e núcleos da base e do cerebelo. Utilizam-se como reparos o forame de Monro (FM) e as comissuras anterior (CA) e posterior (CP) do 3º ventrículo, o ponto fastigial, o plano que tangencia o assoalho do 4º ventrículo, o delineamento das paredes dos ventrículos temporais e a distância intercomissural (traçada entre a borda superior da CA e o inferior da CP), da altura talâmica (distância perpendicular entre o centro da linha intercomissural e o topo do contorno do tálamo) e da largura ventricular (distância entre o plano médio dos ventrículos e parede lateral do ventrículo lateral).[51] A linha fastigial, perpendicular ao plano que tangencia o assoalho do 4º ventrículo e que se dirige do ponto fastigial à borda do quarto ventrículo, possibilita localizar as estruturas localizadas nas vizinhanças do 4º ventrículo (núcleo denteado, tronco encefálico etc.). O desenho dos cornos temporais possibilita localizar a amígdala e o hipocampo. Essas estruturas mantêm relação espacial razoável até certos limites com a maioria dos alvos de estereotaxia que visam tratar a dor, movimentos anormais e anormalidades do comportamento, da consciência, da vigília e do apetite.

Figura 15.10 – Sistema de radiocirurgia com LINAC.

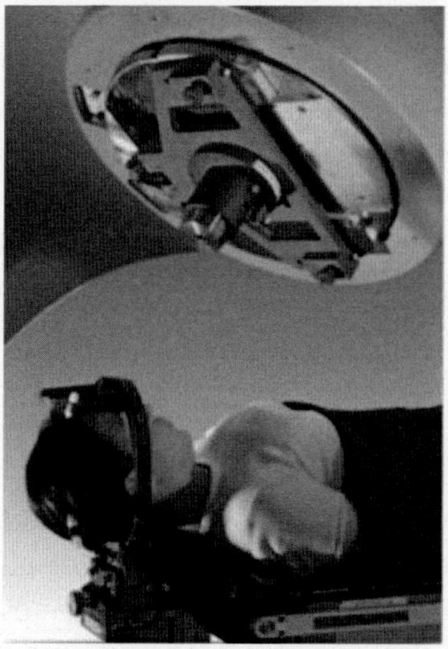

Fonte: Micromar.

Figura 15.11 – Sistema de radioterapia estereotáctica fraccionada com LINAC.

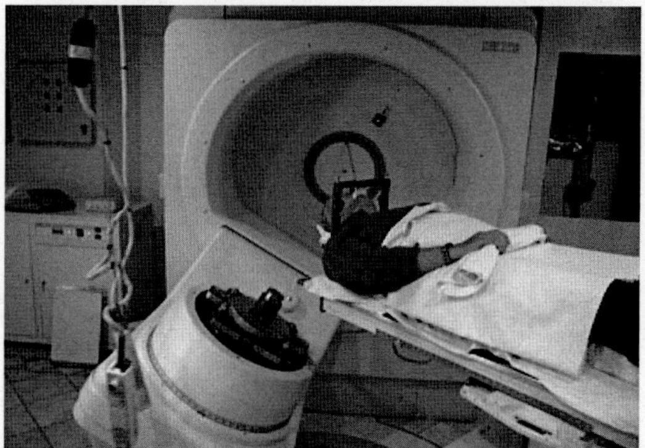

Fonte: Micromar.

Figura 15.12 – Imagens radiográficas de ventriculografia.

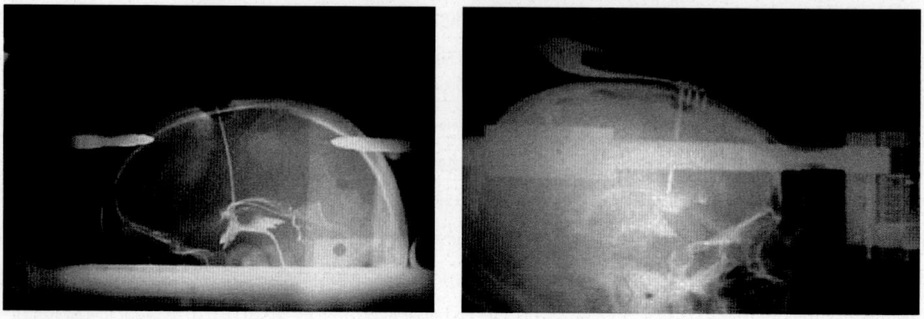

Fonte: Micromar.

As coordenadas dos alvos de estereotaxia para tratar doenças no espectro das afecções, no âmbito da neurocirurgia funcional são estabelecidas a partir da comparação das figuras dos atlas de estereotaxia com as imagens observadas no espaço estereotáctico.[52] A translação das mensurações do filme fotográfico para o sistema de coordenadas é realizada com métodos aritméticos simples (regra de três). Portanto, as distâncias entre o foco dos raios X, os alvos e os fiduciais devem ser as maiores possíveis (telerradiografia) para se eliminar o efeito do paralaxe e da magnificação das imagens, sendo estes últimos alocados bastante próximos dos alvos.

Vários atlas anatômicos de estereotaxia foram desenvolvidos, sendo alguns digitalizados (Figura 15.13). Os mais utilizados são os de Talairach e colaboradores (1957),[53] Schaltenbrand e Bailey (1959),[54] Schaltenbrand e Wahren[55] (1977) (Figura 15.14) e Schaltenbrand e Walker (1982).[56]

Procedimentos com imagens seccionais

As imagens seccionais geradas pelas TC e RM incorporadas ao registro no espaço estereotáctico reduzem os problemas do paralaxe das imagens radiológicas convencionais e documentam, com mais precisão, as estruturas e os acidentes anatômicos naturais no interior e na superfície do corpo, identificando lesões com elevada sensibilidade e razoável especificidade espacial. Enquanto a estéreo-TC apresenta excelente especificidade espacial, a

Figura 15.13 – Atlas de Schaltenbrand e Wahren.

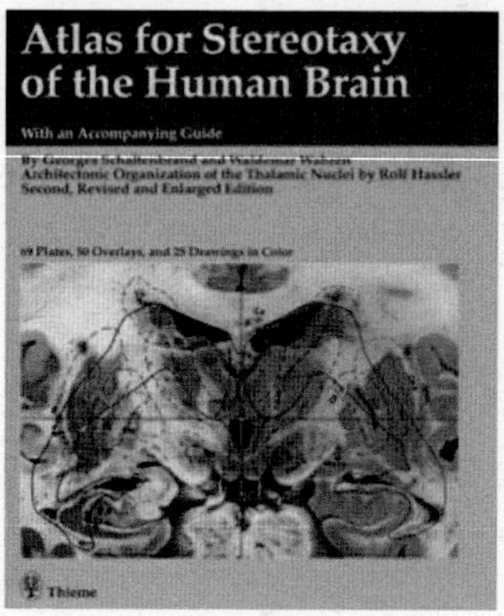

Fonte: Extraída de www.thieme.co.uk.

estéreo-RM apresenta maior sensibilidade para evidenciar as estruturas moles, dos vasos e dos envoltórios do encéfalo, da coluna vertebral e do restante do corpo, mas com menor especificidade espacial.

Figura 15.14 – Atlas digitalizado de Schaltenbrand e Wahren (*software* AimPlan System).

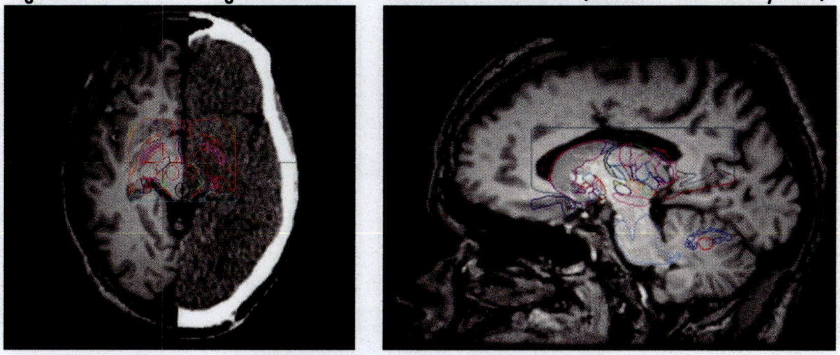

Fonte: Micromar.

Fiduciais com a configuração de "N"[57] (Figura 15.15) aplicados nas regiões anterior e laterais (Figura 15.16), e eventualmente posterior do aparelho de estereotaxia possibilitam visibilizar nove a doze pontos necessários em cada fatia das imagens da estéreo-TC ou da estéreo-RM. Com base na incorporação da localização desses pontos no espaço estereotáctico, o programa computacional de planejamento transforma as informações bidimensionais do corte axial em imagens tridimensionais e proporciona a determinação das coordenadas estereotácticas X, Y e Z de qualquer ponto da imagem (Figura 15.17).

Figura 15.15 – Fiduciais com a configuração em "N".

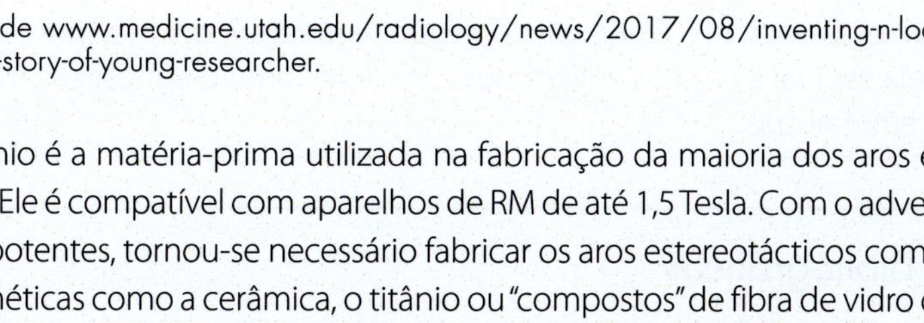

Fonte: Extraída de www.medicine.utah.edu/radiology/news/2017/08/inventing-n-localizer-stereotactic-neurosurgery-story-of-young-researcher.

O alumínio é a matéria-prima utilizada na fabricação da maioria dos aros estereotácticos da atualidade. Ele é compatível com aparelhos de RM de até 1,5 Tesla. Com o advento de equipamentos mais potentes, tornou-se necessário fabricar os aros estereotácticos com ligas especiais não ferromagnéticas como a cerâmica, o titânio ou "compostos" de fibra de vidro ou de carbono.

Com o uso das técnicas de estéreo-TC, estéreo-RM, estéreo-SPECT e estéreo-PET,[31] os cálculos das coordenadas tridimensionais podem ser processados no filme fotográfico, no papel milimetrado ou em programas de computação gráfica. O núcleo denteado do cerebelo, a amígdala, os núcleos subtalâmicos, fórnices, giros do córtex cerebral e as lesões inflamatórias, neoplásicas, infecciosas, vasculares, necróticas, císticas ou cicatriciais, as cavidades ventriculares

Figura 15.16 – Imagem de TC com os nove pontos referenciais.

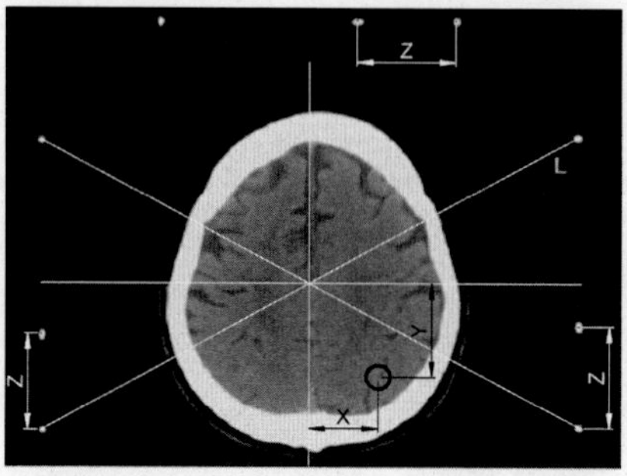

Fonte: Micromar.

Figura 15.17 – Imagem com reconstrução 3D.

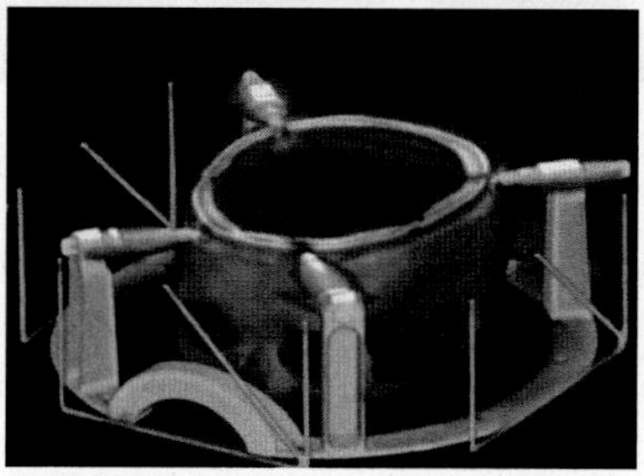

Fonte: Micromar.

e corpos estranhos podem ser visibilizados diretamente nas imagens coplanares. As coordenadas dos demais alvos de estereotaxia manuseados durante a realização dos procedimentos neurocirúrgicos funcionais são determinadas a partir da fusão das figuras dos atlas de estereotaxia com as imagens registradas no espaço estereotáctico. Devem-se corrigir os erros decorrentes das distorções do registro das imagens, especialmente as da estéreo-RM, que são muito influenciadas pela presença de dispositivos ferromagnéticos ou pelas interfaces de estruturas com composições diferentes. Em decorrência dessas distorções, recomenda-se que as coordenadas estereotácticas baseiem-se na fusão das imagens da estéreo-RM com as da estéreo-CT.

Considerações finais

O princípio estereotáctico é necessário, seguro e preciso para manipular regiões do encéfalo, da medula espinal e de seus envoltórios com finalidades diagnósticas, investigacionais e terapêuticas, entre outras.

Referências bibliográficas

1. Gildenberg PL. General concepts of stereotactic surgery. *In*: Lunsford LD (ed.). Modern stereotactic neurosurgery. Boston: Martinus Nijhoff, 1988. p. 3-12.
2. Gildenberg PL. Stereotactic neurosurgery: present and past. *In*: Heilbrun MP (ed.). Stereotactic neurosurgery. Baltimore: Williams & Wilkins, 1988. p. 1-15.
3. Maroon JC, Bank WO, Drayer BP et al. Intracranial biopsy assisted by computerized tomography. J Neurosurg. 1977;46:740-4.

4. Talairach J, Aboulker P, Ruggiero G et al. Utilization de la methode radiostereotaxique pour le traitement radioactif insitu des tumeurs cerebrales. Rev Neurol. 1953;90:656-8.
5. Barnett GH, Kormos DW, Steiner CP et al. Use of a frameless, armless stereotactic wand for brain tumor localization with two-dimensional and three-dimensional neuroimaging. Neurosurgery. 1993;33:674-8.
6. Germano IM, Villalobos H, Silvers A et al. Clinical use of the optical digitizer for intracranial neuronavigation. Neurosurgery. 1999;45:261-9.
7. Hitchcock ER. Stereotactic trigeminal tractotomy. Ann Clin Res. 1970;2:131-5.
8. Teixeira MJ, Fonff ET. Technique of trigeminal nucleotractotomy. *In*: Lozano AM, Gildenberg PL, Tasker RR (ed.). Textbook of stereotactic and functional neurosurgery. Berlin: Springer, 2009. p. 2097-123.
9. Broggi G, Franzini A, Peluchetti D et al. Treatment of deep brain abscesses by stereotactic implantation of an intracavitary device for evacuation and local application of antibiotics. Acta Neurochir. 1985;76:94-8.
10. Gutin PH, Hosobuchi Y, Phillips TL et al. Stereotactic interstitial irradiation for the treatment of brain tumors. Cancer Treat Rep. 1981;65:103-6.
11. Backlund EO, Granberg PO, Hamberger B. Transplantation of adrenal medullary tissue to striatum in parkinsonism: first clinical trials. J Neurosurg. 1985;63:169-73.
12. Cooper IS. Cryogenic surgery: a new method of destruction or extirpation of benign or malignant tissue. N Engl J Med. 1963;268:743-9.
13. Cosman ER, Nashold Jr BS, Bedenbaugh P. Stereotactic radiofrequency lesion making. Appl Neurophysiol. 1983;46:160-6.
14. Backlund EO. A new instrument for stereotaxic brain tumor biopsy: technical note. Acta Chir Scand. 1971;137:825-7.
15. Backlund EO, Holst H. Controlled subtotal evacuation of intracerebral hematomas by stereotactic technique. Surg Neurol. 1978;9:99-101.
16. Housepian EM, Pool JL. Application of stereotaxic methods to histochemical, electromicroscopic and electrophysiological studies of human subcortical structures. Confin Neurol. 1962;22:171-7.
17. Bertrand G, Iasper H. Microelectrode recording of unit activity in the human thalamus. Confin Neurol. 1965;26:205-8.
18. Leksell L. Stereotaxis and radiosurgery: an operative system. Springfield (IL): Charles C. Thomas, 1971.
19. Leksell L, Herner T, Liden K. Stereotactic radiosurgery of the brain. K Fysiogr Saellsk Lund Foerh. 1955;25:110.
20. Colombo F, Benedetti A, Pozza F et al. External stereotactic irradiation by linear accelerator. Neurosurgery. 1985;16:154-60.
21. Zamorano L, Chavantes C, Dujovny M et al. Stereotactic endoscopic interventions in cystic and intraventricular brain lesions. Acta Neurochir Suppl. 1992;54:69-76.
22. Zimmermann M, Krishnan R, Raabe A et al. Robot assisted navigated neuroendoscopy. Neurosurgery. 2002;51:1446-51.
23. Kelly PI, Kall B, Goerss S et al. Precision resection of intra-axial CNS lesions by CT-based stereotactic craniotomy and computer monitored CO^2 laser. Acta Neurochir. 1983;68:1-9.
24. Siegfried J, Lippitz B. Chronic electrical stimulation of the VL-VPL complex and of the pallidum in the treatment of movement disorders: personal experience since 1982. Stereotact Funct Neurosurg. 1994;62:71-5.
25. Spiegel EA, Wycis HT, Szekely EG et al. Campotomy in various extrapyramidal disorders. J Neurosurg. 1963;20:871-81.
26. Hosobuchi Y. Subcortical electrical stimulation for control of intractable pain in humans: report of 122 cases (1970-1984). J Neurosurg. 1986;64:543-53.
27. Teixeira MJ. Various functional procedures for pain. *In*: Gildenberg PL, Tasker RR (ed.). Textbook of stereotactic and functional neurosurgery. New York: McGraw-Hill, 1996. p. 1389-402.
28. Ballantine HT, Levy BS, Dagi TF et al. Cingulotomy for psychiatric illness: a report of 13 years experience. *In*: Sweet WH, Obrador S, Martin-Rodriguez JG (ed.). Neurosurgical treatment in psychiatry, pain and epilepsy. Baltimore: University Park Press, 1977.
29. Spenser DD. Stereotactic methods in the management of epilepsy. *In*: Heilbrun MP (ed.). Stereotactic neurosurgery. Baltimore: Williams & Wilkins, 1988. p. 161-78.

30. Zamorano L, Dujovny M, Chavantes C et al. Image-guided stereotactic centered craniotomy and laser resection of solid intracranial lesions. Stereotact Funct Neurosurg. 1990;55:398-403.
31. Gorgulho A, Ishida W et al. General imaging modalities: basic principles. *In*: Lozano AM, Gildenberg PL, Tasker RR (ed.). Textbook of stereotactic and functional neurosurgery. Berlin: Springer, 2009. p. 252-3.
32. Cyber Museum of Neurosurgery. 1992 Stereotactic exhibit – exhibited items. Cyber Museum of Neurosurgery. Disponível em: www.aans.org/cybermuseum/stereotactichall/92exhibit.html.
33. Leksell L. A stereotactic apparatus for intracerebral surgery. Acta Chir Scan. 1949;99:229-33.
34. Hitchcock ER. An apparatus for spinal stereotactic surgery. Lancet. 1969;1:705-6.
35. Zaclis J, Koralek JM, Longo PH et al. Novo aparelho para neurocirurgia estereotáxica. *In*: Pimenta AM (ed.). XI Congresso Latino-Americano de Neurocirurgia. São Paulo: Relatórios Oficiais e Comunicações Livres, 1965. p. 272.
36. Wells TH, Todd EM. The Todd-Wells apparatus. *In*: Gildenberg PL, Tasker RR (ed.). Textbook of stereotactic and functional neurosurgery. New York: McGraw-Hill, 1998. p. 95-9.
37. Bailey P, Stein SN. A sterotactic apparatus for use on human brain. Atlantic City: AMA Scientific Exhibit, 1951.
38. Lee AG. A plastic ball and socket type of stereotaxic detector. J Neurosurgery. 1958;15:264-8.
39. Arle J. Development of a classic: Tod-Wells apparatus, the BRW and the CRW stereotactic frames. In: Lozano AM, Gildenberg PL, Tasker RR (ed.). Textbook of stereotactic and functional neurosurgery. Berlin: Springer, 2009. p. 458-9.
40. Koshugi YE, Watanabe J, Coto et al. An articulated neurosurgical navigation system using MRI and CT images. IEEE Tran Biomed Engineer. 1988;35:147-51.
41. Watanabe E, Watanabe T, Manakaeral S et al. Three-dimensional digitizer (neuronavigator): a new equipment for computed tomography guided stereotaxy surgery. Surg Neurol. 198;27:543-7.
42. Barnett GH, Kormos DW, Steiner CP et al. Intra-operative localization using an armless, frameless stereotactic wand: technical note. J Neurosurg. 1993;78:510-4.
43. Reinhardt HF, Horstmann GA, Gratzl O. Sonic stereometry in microsurgical procedures for deep-seated brain tumors and vascular malformations. Neurosurgery. 1993;32:51-7.
44. Kato A, Yoshimine T, Hayakawa T et al. A frameless, armless navigational system for computer-assisted neurosurgery: technical note. J Neurosurg. 1991;74:845-9.
45. Zamorano L, Nolte L, Kadi AM et al. Interactive intraoperative localization using an infrared-based system. Neurol Res. 1993;15:5:290-8.
46. Mezguer U, Jendrewski C et al. Navigation in surgery. Langenbecks Arch Surg. 2013;398:501-14.
47. Zimmermann M, Krishnan R, Raabe A et al. Robot-assisted navigated neuroendoscopy. Neurosurgery. 2002;51:1446-51.
48. Herwig U, Schönfeldt-Lecuona C et al. The navigation of transcranial magnetic stimulation. Psychiatry Res Neuroimaging Section. 2001;108:123-31.
49. Friedman WA et al. LINAC radiosurgery. New York: Springer-Verlag, 1998.
50. Imarisio J, Gamez R et al. Evaluation of NaI131 brain tumor localization. J Neurosurgery. 1962;19:1044-9.
51. Gorgulho A, Ishida W et al. General Imaging modalities: basic principles. *In*: Lozano AM, Gildenberg PL, Tasker RR (ed.). Textbook of stereotactic and functional neurosurgery. Berlin: Springer, 2009. p. 256-8.
52. Gildenberg PL, Kaufman HH, Murthy KS. Calculation of stereotactic coordinates from the computed tomographic scan. Neurosurgery. 1982;10:580-6.
53. Coffey RJ. Printed stereotactic atlases, review. *In*: Lozano AM, Gildenberg PL, Tasker RR (ed.). Textbook of stereotactic and functional neurosurgery. Berlin: Springer, 2009. p. 350-1.
54. Coffey RJ. Printed stereotactic atlases, review. *In*: Lozano AM, Gildenberg PL, Tasker RR (ed.). Textbook of stereotactic and functional neurosurgery. Berlin: Springer, 2009. p. 351-4.
55. Schaltenbrand G, Wahren W. Atlas for stereotaxy of the human brain. Stuttgart: Thieme, 1977.
56. Schaltenbrand G, Walker AE. Stereotaxy of the human brain: anatomical, physiological and clinical applications. Stuttgart: Thieme, 1982.
57. Inventing the N-localizer for stereotactic neurosurgery: the history of a young researcher in radiology and image science. Disponível em: https://medicine.utah.edu/radiology/news/2017/08/russ-brown-n-localizer.php.

Seção IV

Neuroanestesia

Capítulo 16

Anestesia em Neurocirurgia

Ricardo Souza Nani

Introdução

A neurocirurgia consiste na execução de grande variedade de procedimentos operatórios complexos em doentes com faixas etárias pré-natais e pós-natais, crianças, adultos e idosos extremos. Inclui procedimentos neurocirúrgicos funcionais avançados para os quais é necessário proporcionar analgesia e minimizar a interferência dos anestésicos na fisiologia nervosa de doentes habitualmente usuários de várias medicações que interferem na farmacologia dos anestésicos gerais.

Efeitos dos anestésicos no fluxo sanguíneo encefálico (FSE)

A maioria dos anestésicos reduz a atividade elétrica neuronal e, consequentemente, a necessidade cerebral de O_2 (*cerebral metabolic requirement for oxygen* ou $CMRO_2$) e proporciona efeito protetor mesmo quando o consumo suplanta a oferta de oxigênio. Contudo, a maioria dos anestésicos causa queda da pressão arterial média, ao combinar variavelmente vasodilatação e redução do débito cardíaco, resultando em redução da pressão de perfusão cerebral (PPC).[1]

O propofol é um agente hipnótico cujos efeitos não são totalmente esclarecidos, mas que envolvem a inibição da liberação de glutamato e a ativação do receptor de ácido gama-aminobutírico tipo A (GABA-A). O propofol reduz a $CMRO_2$, mantém o acoplamento fluxo-metabolismo, preserva a responsividade da hemodinâmica cerebral ao CO_2, apresenta efeitos anticonvulsivantes, causa mínima interferência na monitorização eletroneurofisiológica, reduz a pressão intracraniana (PIC) e potencialmente preserva ou melhora a PPC quando os parâmetros hemodinâmicos sistêmicos são preservados. Não exerce efeito analgésico, devendo ser administrado juntamente com opioides de ação curta. Quando administrado prolongadamente (> 48 horas) em doses elevadas (> 5 mg/kg/hora), pode causar síndrome de infusão do propofol (PRIS), caracterizada por acidose metabólica, rabdomiólise, insuficiência hepática e colapso cardiovascular.[2,3]

Os anestésicos inalatórios (halotano, enflurano, isoflurano, desflurano, sevoflurano) atuam na membrana neuronal de acordo com mecanismos que envolvem agonismo ao receptor GABA-A, redução da liberação de glutamato, antagonismo aos receptores N-metil-D-aspartato (NMDA) e relaxamento muscular de modo dose-dependente por inibição da junção neuromuscular. São as únicas drogas que produzem, simultaneamente, hipnose, analgesia, relaxamento muscular e proteção neurovegetativa. Exercem efeito protetor nos neurônios ao reduzir a excitotoxicidade e promover o pré-condicionamento isquêmico e proporcionam melhora, inclusive, dos desfechos neurológicos em cirurgias não neurológicas. Em concentração inferior a 1 concentração alveolar mínima (CAM – na qual 50% dos pacientes apresentam reflexo de retirada a um estímulo doloroso padronizado), promovem a redução da $CMRO_2$, do FSE e da PIC. Em concentração superior a 1 CAM, mantém-se a redução da $CMRO_2$, porém ocorre vasodilatação cerebral e comprometimento do acoplamento fluxo-metabolismo devido à perda da autorregulação da perfusão encefálica, os quais tornam o FSE e a PIC dependentes do débito cardíaco e da pressão arterial média. Estes anestésicos apresentam perfil heterogêneo quanto ao limiar convulsivo; o halotano, o isoflurano e o desflurano exercem efeito anticonvulsivante, enquanto o enflurano e o sevoflurano (> 1,5 CAM) exercem atividade pró-convulsivante.[2,3]

A dexmedetomidina, agonista altamente seletivo dos receptores adrenérgicos $\alpha 2$, exerce efeitos poupadores de hipnóticos e de opioides, pois proporciona analgesia e sedação sem deprimir o centro respiratório, reduz de forma dose-dependente o FSE e promove a sedação mantendo o doente colaborativo, característica útil quando utilizada isoladamente em craniotomias em pacientes despertos.

Os benzodiazepínicos reduzem a $CMRO_2$, o FSE e a PIC e elevam o limiar convulsivo, mas interferem proeminentemente nos achados da monitorização eletroneurofisiológica. Podem ser utilizadas em doses baixas para promover ansiólise juntamente com propofol e opioides em doentes que não necessitam de monitorização.

Anestésicos venosos *versus* anestésicos inalatórios

De acordo com o mecanismo de acoplamento fluxo-metabolismo, variações da $CMRO_2$ repercutem no FSE. O aumento do FSE quando a caixa craniana fechada gera aumento da PIC e, subsequentemente, redução da PCC. A reação aos anestésicos inalatórios é bifásica; quando as concentrações são inferiores a 1 CAM, o efeito no acoplamento fluxo-metabolismo e na redução da $CMRO_2$ é mínimo; mas, em concentrações superiores a 1 CAM, gera desacoplamento entre fluxo sanguíneo e metabolismo em decorrência do aumento dependente da dose do FSE e, consequentemente, da PIC. A vasodilatação encefálica é variável entre os anestésicos inalatórios; o sevoflurano é o que causa menos efeito e o halotano, o que mais causa. Estes efeitos são provocados, em ordem decrescente, pelos seguintes anestésicos: sevoflurano < isoflurano/desflurano < enflurano < halotano. Embora o aumento da PIC seja potencialmente corrigido com a hiperventilação, a hipocapnia, na dependência da sua magnitude, pode gerar isquemia nas zonas de risco, pois causa vasoconstrição. Quando a complacência intracraniana é normal, o efeito dos anestésicos inalatórios, em especial do sevoflurano em concentrações habituais, não é relevante.[2]

Em contrapartida, os anestésicos venosos, em particular o propofol, não alteram o acoplamento fluxo-metabolismo, mas reduzem de modo eficaz a $CMRO_2$ e também, proporcionalmente, o FSE e a PIC – ou seja, têm potencial adequado de neuroproteção contra a isquemia encefálica.[2]

Além da anestesia venosa (baseada na infusão de propofol) ser neuroprotetora e promover o relaxamento do tecido encefálico, ela melhora a hemodinâmica cerebral e causa menor incidência de náusea e vômitos pós-operatórios. Entretanto, não há evidências robustas que indiquem que esta técnica seja superior à anestesia com agentes inalatórios (especialmente o sevoflurano), mesmo em situações de emergência.

Todd e colaboradores[4] (1993) compararam técnicas de anestesia geral com propofol-fentanil, isoflurano-óxido nitroso e fentanil-óxido nitroso em doentes submetidos a cirurgia para tratar tumores supratentoriais e concluíram que não houve diferenças nos valores de PIC, défices neurológicos pós-operatórios, estadia e custos hospitalares. Nos anestesiados com fentanil-óxido nitroso, o despertar foi cerca de 50% mais rápido, mas a ocorrência de náuseas e vômitos no período pós-operatório foi cerca de 3 a 6 vezes maior.

Prabhakar e colaboradores (2016)[5] realizaram uma metanálise considerando 15 estudos controlados e aleatorizados e 1.833 doentes submetidos a cirurgia para tratar tumores supratentoriais sobre efeitos da anestesia com agentes venosos (propofol) ou inalatórios (isoflurano e sevoflurano) e concluíram que, nos doentes tratados com anestesia venosa, houve mais vantagens quanto à ocorrência de náuseas e vômitos pós-operatórios. A anestesia baseada no propofol foi superior apenas ao isoflurano e os resultados foram similares aos do sevoflurano em relação à duração para despertar e a qualidade do relaxamento encefálico intraoperatório.

Hassan e colaboradores (2017)[6] compararam a anestesia venosa com a inalatória e o sevoflurano nas cirurgias cerebrais destinadas ao tratamento de lesões encefálicas traumáticas e não evidenciaram diferenças nos escores da escala de Glasgow no momento da alta, mortalidade e complicações na unidade de terapia intensiva, exceto quanto à necessidade de suporte hemodinâmico farmacológico, que foi 1,5 vez superior nos doentes anestesiados com sevoflurano.

Monitorização eletroneurofisiológica intraoperatória

A monitorização eletroneurofisiológica intraoperatória possibilita identificar e prevenir lesões potenciais de estruturas do sistema nervoso durante o ato operatório. As técnicas mais comumente utilizadas durante os procedimentos neurocirúrgicos são o potencial evocado somatossensitivo (PESS) e o potencial evocado motor (PEM).[7,8] Para realizar estes exames, a técnica anestésica deve exercer a menor influência possível nos parâmetros eletrofisiológicos e envolver drogas anestésicas adequadas para a manutenção de níveis satisfatórios das variáveis fisiológicas, principalmente a hemodinâmica e a temperatura sistêmica. Alterações na amplitude ou latência dos potenciais evocados podem significar dano neurológico potencial em instalação e sinaliza a necessidade de revisão da manipulação cirúrgica, além de avaliação do plano anestésico, da temperatura e da pressão arterial dos doentes.

Todos os anestésicos interferem variavelmente no registro dos potenciais evocados. Independentemente da técnica utilizada, um princípio fundamental a ser seguido é o de se manter a concentração das drogas em níveis os mais estáveis possíveis durante o procedimento e antecipar a necessidade de se variar as concentrações dos anestésicos gradualmente;

as variações abruptas das concentrações dos anestésicos inalatórios ou o bolo de anestésicos venosos comprometem sobremaneira a avaliação dos potenciais.[7,8]

Os agentes anestésicos inalatórios são os que mais interferem nos potenciais evocados; podem suprimir o PEM e reduzir a amplitude e aumentar a latência do PESS dependentemente da dose. Em concentrações superiores a 1 CAM, a monitorização eletroneurofisiológica torna-se impraticável e concentrações superiores a 0,5 CAM tornam o PEM não confiável. Os agentes inalatórios que mais comprometem a avaliação dos potenciais eletrofisiológicos são o isoflurano e o sevoflurano, e o mecanismo parece envolver a inibição da ativação piramidal do neurônio motor no corno anterior da medula e a inibição da transmissão sináptica cortical.[7,8]

Bolos de propofol reduzem de modo diretamente proporcional à dose administrada a amplitude dos potenciais evocados, com pouco ou nenhum efeito na latência. Já quando administrado continuadamente, apresenta farmacologia previsível, possibilita manter plano anestésico adequado e ajustável e pouco interfere na monitorização eletroneurofisiológica. Proporciona qualidade de monitorização eletroneurofisiológica mais confiável do que os anestésicos inalatórios.[7,8]

A cetamina é uma boa opção quando é necessária monitorização eletrofisiológica, pois melhora a amplitude da monitorização tanto do PESS quanto do PEM, especialmente em doentes com défice neurológico cujos potenciais basais são de baixa amplitude e alta latência. O etomidato, assim como a cetamina, aumenta a amplitude do PESS e exerce efeito praticamente neutro no PEM. Administrado em bolo ou em infusão contínua, o etomidato é a droga que menos interfere na amplitude dos potenciais em relação aos demais agentes hipnóticos (propofol, barbitúricos e benzodiazepínicos). Entretanto, seu uso é restrito porque suprime o córtex adrenal, principalmente quando a infusão é contínua.[7,8]

Os efeitos do fentanil e seus derivados (alfentanil, sufentanil e remifentanil) são mais frustros, pois causam pouca interferência na amplitude e na latência dos potenciais quando utilizados pelas vias intravenosa ou neuroaxial. Os agonistas adrenérgicos $\alpha 2$ – clonidina e dexmedetomidina – exercem efeitos clinicamente insignificantes nos potenciais evocados, mesmo quando as doses são relativamente elevadas (1,2 μg/kg/minuto de dexmedetomidina). Os barbitúricos e os benzodiazepínicos causam efeitos imediatos nos potenciais, especialmente no PEM, diminuindo sua amplitude ou aumentando sua latência.[7,8]

Os bloqueadores neuromusculares não devem ser utilizados durante a cirurgia em que o registro do PEM é necessário, mas não interfere no PESS, pois este não avalia a atividade muscular. Drogas de curta ou intermediária duração podem ser utilizadas durante a indução anestésica para facilitar a intubação orotraqueal. Contudo, deve-se administrar os respectivos antagonistas imediatamente, uma vez que o objetivo é a ausência do bloqueio neuromuscular durante a monitorização eletroneurofisiológica.[7,8]

Anestesia e registro neurofisiológico com microeletródios

O registro neurofisiológico com microeletródios é regularmente utilizado para realizar procedimentos neurocirúrgicos funcionais. Entretanto, os anestésicos podem interferir no registro intraoperatório com microeletródios ao suprimirem parcial ou totalmente a atividade neuronal espontânea e abolirem ou atenuarem sinais clínicos como tremor e rigidez.[9]

Estes procedimentos geralmente são realizados com os doentes sedados superficialmente e sob anestesia local ou locorregional. O propofol, devido a seu perfil farmacocinético de início e término de ação rápido, é a droga frequentemente utilizada, mas pode comprometer o registro com microeletródios e suprimir o tremor devido à sua atividade agonista nos receptores GABA-A. Seu uso durante a fixação do aparelho de estereotaxia, incisão da pele e trepanação é seguro e, cerca de dez minutos após o término da sua infusão, o registro neurofisiológico retoma ao padrão basal. A dexmedetomidina, agente agonista adrenérgico $\alpha 2$, está se tornando a droga de escolha para sedação durante cirurgias funcionais, pois proporciona sedação sem comprometer a respiração. Como não atua nos receptores GABA-A, não altera o registro com microeletródios.[9]

Referências bibliográficas

1. Matta BF, Menon DK, Turner JM. Textbook of neuroanaesthesia and critical care. London (UK): Cambridge University Press, 2000.
2. Kannabiran N, Bidkar PU. Total intravenous anesthesia in neurosurgery. J Neuroanaesthesiol Crit Care. 2018;5.
3. Zuleta-Alarcón A, Castellón-Larios K, Bergese S et al. Total intravenous anaesthesia versus inhaled anaesthetics in neurosurgery. Rev Colomb Anestesiol. 2015;43:6.
4. Todd MM, Warner DS, Sokoll MD et al. A prospective, comparative trial of three anesthetics for elective supratentorial craniotomy: propofol/fentanyl, isoflurane/nitrous oxide and fentanyl/nitrous oxide. Anesthesiology. 1993;78:1005-20.
5. Prabhakar H, Singh GP, Mahajan C et al. Intravenous versus inhalational techniques for rapid emergence from anaesthesia in patients undergoing brain tumour surgery. Cochrane Database Syst Rev. 2016;9:CD010467.
6. Hassan WMNW, Nasir YM, Zaini RHM et al. Target-controlled infusion propofol versus sevoflurane anaesthesia for emergency traumatic brain surgery: comparison of the outcomes. Malays J Med Sci. 2017;24:73-82.
7. Nunes RR, Bersot CDA, Garritano JG. Intraoperative neurophysiological monitoring in neuroanesthesia. Curr Opin Anaesthesiol. 2018;31:532-8.
8. Sloan T. Anesthesia management and intraoperative electrophysiological monitoring. *In*: Kohta A, Sloan T, Toleikis J (ed.). Monitoring the nervous system for anesthesiologists and other healthcare professionals. 2nd ed. Springer, 2017. p. 317-41.
9. Scharpf DT, Sharma M, Deogaonkar M et al. Practical considerations and nuances in anesthesia for patients undergoing deep brain stimulation implantation surgery. Korean J Anesthesiol. 2015;68:332-9.

Capítulo 17

Anestesia em Neurocirurgia Pediátrica

Henrique dos Santos Nascimento

Introdução

Nos recém-nascidos, há maior dificuldade para intubação orotraqueal e redução mais rápida da saturação quando ocorre apneia. Os recém-nascidos e as crianças apresentam mais morbidade e mortalidade que quaisquer outros grupos etários. Eventos respiratórios e cardíacos contribuem para a maioria das complicações. Doenças cardíacas congênitas podem, eventualmente, ser detectadas com o ecocardiograma.

A contribuição de muitos especialistas é útil para otimizar as condições dos doentes antes da cirurgia e no pós-operatório. A resposta está em dois fatores principais: proporção da cabeça em relação ao corpo e **fluxo sanguíneo** intracraniano.

O fluxo sanguíneo encefálico (FSE) dos adultos varia de 50 a 60 mL/100 g/minuto. Mesmo em crianças mais velhas que os lactentes – ou seja, dos 2 aos 4 anos – os fluxos são mais elevados e situam-se ao redor de 100 a 110 mL/100 g/minuto e adquirem os valores adultos ao longo da adolescência. A associação "cabeça grande" e fluxo sanguíneo elevado significa necessidade de mais precauções e de transfusões sanguíneas mais precoces quando se realizam cirurgias intracranianas em relação aos adultos. Por exemplo, quando há lesão inadvertida de um seio venoso, ocorre mais rapidamente instabilidade hemodinâmica e esgotamento da reserva da hemoglobina que a calculada para as crianças. Isto significa que existe a necessidade de disponibilizar-se sangue na sala de operações, diferentemente do que ocorre com os adultos.

Estes conceitos devem contemplar inovações tecnológicas como a neuronavegação e a endoscopia, que visam ao tratamento dos tumores, epilepsia e afecções cerebrovasculares aplicadas em adultos e adaptadas para o doente pediátrico.

Vamos ao capítulo por uma ordem que se deve seguir.

Diretrizes para o jejum pré-operatório em crianças

- comida (sólidos) até 7 horas da cirurgia;

» leite de fórmula até 6 horas da cirurgia;
» leite materno até 4 horas da cirurgia;
» líquido claro até 2 horas antes da cirurgia.

Visita pré-anestésica

Devem ser consideradas a idade e a habilidade cognitiva ao se prescrever a medicação pré-anestésica. A administração de midazolam por via oral geralmente é suficiente, pois reduz a ansiedade e causa amnésia e facilita a transferência do ambiente pré-operatório para a sala de operação. A medicação pré-anestésica deve ser administrada com maior vigilância e nos ambientes anexos ao centro cirúrgico nas crianças que apresentem deterioração neurológica leve, como ocorre naquelas com hipertensão intracraniana. As condições neurológicas e as anormalidades coexistentes são determinantes da melhor técnica de indução anestésica.

Na ausência de venóclise, a anestesia geral pode ser induzida com sevoflurano e oxigênio. A indução pode ser facilitada com a presença de um familiar na sala de operação até a perda da consciência, momento em que deve se estabelecer o acesso venoso. Efetivado o acesso venoso, o sevoflurano pode ser substituído pelo propofol, droga hipnótica. No caso de crianças hemodinamicamente comprometidas, podem ser utilizadas drogas indutoras que deprimam menos a função miocárdica, como a cetamina ou o etomidato. Há diferenças anatômicas entre as crianças com menos de 2 anos de idade e os adultos. Nelas, a laringe tem forma de funil, sendo mais estreita na região da cartilagem da cricoide. Não é incomum haver obstrução subglótica decorrente da secundária a edema da mucosa, por sua vez, consequente à intubação prolongada com tubo endotraqueal justo.

Mesmo que após a intubação a ausculta de ambos os pulmões seja satisfatória, deve-se auscultá-los após o posicionamento em decúbito ventral e flexão da cabeça, especialmente de crianças submetidas a cirurgias da fossa posterior, condição em que há maior tendência de estimulação endobrônquica seletiva.

Indução anestésica

Para a indução anestésica, convém estimar-se o momento em que o doente sairá da sala de operações, para se programar a extubação da criança. Existem condições especificas, avaliadas caso a caso, onde deve ser discutida com a esquipe de cirurgia: Cirurgias para tumores da fossa posterior, crianças portadoras de intubação dificil, por exemplo, nas craniostonoses sindrômicas, e tumores da base do crânio com grande manipulação orofacial.

A tipagem sanguínea e a reserva de sangue são obrigatórias quando se tratam de tumores intracranianos ou cranioestenoses.

Acessos vasculares

Deve-se estabelecer o acesso venoso antes de se iniciar a cirurgia. A instalação do cateter venoso central com o auxílio de ultrassom é indicada durante a radiação de cirurgias de alta ponta. Entretanto, ele não é efetivo para reduzir a hipotensão arterial em cirurgias de cranioestenose. Dois acessos periféricos calibrosos, geralmente, são suficientes na maioria destas operações. A cateterização central via veia femoral previne o pneumotórax e a diminuição do retorno venoso do segmento cefálico, possíveis complicações da cateterização da veia jugular interna. Entretanto, deve-se preferir o acesso venoso central pela jugular interna, guiado com ultrassom, nas cirurgias para tratar cranioestenose, pois a coleta rotineira seriada de hemoglobina/hematócrito nas primeiras 48 horas pode ser realizada pelo cateter. A cateterização arterial deve ser rotineira em cirurgias de grande porte para possibilitar a monitorização da pressão arterial (PA) e a coleta de amostras sanguíneas no perioperatório.

Monitorização

A monitorização de todos os procedimentos neurocirúrgicos inclui o uso de estetoscópio (precordial ou esofágico), o eletrocardiograma e o registro da oximetria de pulso, da PA, da capnografia, da temperatura corpórea e de débito urinário (com cateterização vesical em cirurgias com duração superior a 3 horas). O ecocardiograma precordial ou esofágico é recomendado quando se realiza craniotomias que favoreçam a embolia aérea, como ocorre quando a cabeça é posicionada acima do coração ou quando a criança apresenta comunicações cardíacas anômalas, como o forame oval patente.

A monitorização neurofisiológica com a assistência do neurofisiologista possibilita ao cirurgião mapear as estruturas nervosas antes de manipulá-las e identificar, precocemente, o sofrimento nas estruturas sob risco. A eletrocorticografia e a eletroencefalografia são muito sensíveis aos anestésicos voláteis e a eletromiografia e o potencial evocado são prejudicados com o uso de relaxantes musculares. Nesses casos, a anestesia deve basear-se em opioides e hipnóticos como o propofol, administrado continuadamente, e dexmedetomidina. Os anestésicos inalatórios devem ser evitados; seu uso deve restringir-se a baixíssimas concentrações, de acordo com a monitorização inicial com e o aval do eletrofisiologista.

Homeostasia térmica

Lactentes e crianças são muito suscetíveis à hipotermia durante qualquer procedimento cirúrgico. Sala operatória sem resfriamento, soluções cristaloides aquecidas e manta térmica são medidas profiláticas efetivas na redução da temperatura corporal intraoperatória.

Posicionamento

Quando o doente adota a posição prona (decúbito ventral), o que ocorre comumente nas cirurgias da fossa posterior e da medula espinal, deve-se utilizar coxins que possibilitem deixar a parede torácica anterior livre para facilitar a ventilação pulmonar e a livre movimentação da parede abdominal, uma vez que o aumento da pressão intra-abdominal pode prejudicar a ventilação, causar compressão venocava e aumentar a pressão venosa epidural e o sangramento.

Manutenção da anestesia

O uso de anestésicos em crianças assemelha-se ao dos adultos. Preferem-se anestésicos intravenosos que diminuem o metabolismo e o fluxo sanguíneo encefálico – com exceção da tamina, único agente intravenoso que aumenta o fluxo sanguíneo (16%) e a pressão de perfusão encefálica, assim como a pressão intracraniana (PIC), principalmente se já estiver elevada, com reações relacionadas aos efeitos excitatórios da droga no sistema nervoso central (SNC). Devem-se utilizar fármacos e técnicas anestésicas que não aumentem a PIC.

A pressão de perfusão cerebral (PPC) é dependente da pressão arterial (PA) e da pressão intracrania (PIC) de acordo com a fórmula:

$$PPC = PA - PIC$$

A manutenção da anestesia consiste do uso de opioides como fentanil, remifentanil ou sufentanil, associadamente a hipnóticos como midazolam ou propofol, e/ou baixas concentrações de anestésicos inalatórios com ou sem óxido nitroso. Relaxantes musculares são frequentemente utilizados para evitar-se movimentos involuntários ou melhorar a ventilação especialmente nos doentes posicionados em decúbito ventral. Relaxantes não devem ser utilizados quando se realiza monitorização neurofisiológica intraoperatória.

O soro fisiológico (NaCl 0,9%) é comumente utilizado em neurocirurgia, pois é fracamente hiperosmolar (307 mOsm/kg) e atenua o edema encefálico; a reposição do sódio deve ser realizada quando houver hiponatremia, para não favorecer o edema do tecido nervoso. Entretanto, pode causar acidose hiperclorêmica quando a infusão é rápida (> 30 mL/kg/hora). A hiperventilação e o posicionamento adequado da cabeça para maximizar a drenagem venosa cerebral minimizam o edema encefálico.

Quando o tecido nervoso está tenso, manitol deve ser infundido pela via IV na dose de 0,25 a 1 g/kg; a infusão pode causar aumento transitório do Na^+ e da molaridade de 10 a 20 mOsm/kg.

A perda sanguínea, quando intensa, deve ser tratada com infusão intravenosa (IV) de cristaloides, concentrado de hemácias e drogas vasopressoras, como a epinefrina e a norepinefrina. A transfusão de 10 mL/kg de concentrado de hemácias eleva de 1,5 g/dL a concentração de hemoglobina. Em cirurgias em existe a possibilidade de intenso sangramento, como ocorre quando se trata a cranioestenose, a eritropoietina deve ser prescrita nas 2 semanas que antecedem o ato operatório. Rotineiramente, realiza-se a administração de fármacos antifibrinolíticos, como ácido tranexâmico, na dose de 10 mg/kg/hora.

Em caso de portadores da doença de Moyamoya, o acesso venoso periférico e a avaliação da PA média (PAM) invasiva são obrigatórios. O acesso venoso central via veia jugular interna deve ser realizado com cautela e guiado por ultrassom, pois estas crianças sofrem obstrução progressiva do sistema carotídeo. A normocapnia é fundamental, pois tanto a hipocapnia como a hipercapnia reduzem o fluxo sanguíneo encefálico nestes casos. A hipovolemia e a hipotensão arterial também geram isquemia perioperatória e devem ser evitados; idealmente, deve ser mantido um estado de hipervolemia e débito urinário de cerca de 2 mL/kg/hora. Os valores do hematócrito não situam-se acima dos valores normais, pois a anemia pode precipitar isquemia encefálica e deve ser corrigida no período pré-operatório para aumentar o transporte de oxigênio; os valores do hematócrito podem variar de 30% a 42%, o que se deve à discreta hemodiluição, que pode ser benéfica ao reduzir a viscosidade sanguínea. Recomenda-se normotermia, pois portadores da doença de Moyamoya podem sofrer vasoespasmo na vigência de hipotermia; a hipertermia pode precipitar fenômenos isquêmicos. A isquemia decorrente de hiperventilação perioperatória causada pelo choro é a complicação comum e importante; suas principais causas são a ansiedade e a dor pós-operatória. A sedação pré-operatória e o controle da dor devem ser implementados rotineiramente; recomenda-se manter o acesso venoso durante, pelo menos, 1 semana ou até a alta hospitalar. O isoflurano e o sevoflurano parecem ser seguros, pois proporcionam proteção encefálica significativa durante a isquemia temporária.

Despertar e extubação

Quando a ventilação é espontânea e a resposta a comandos verbais é apropriada, a extubação traqueal pode ser realizada. Quanto a casos em que há demora prolongada para despertar, deve-se manter a anestesia e realizar avaliação do crânio com procedimentos de imagem. Constatando-se alguma causa neurológica, deve-se manter a intubação traqueal, eventual sedação do doente e reoperação ou observação na unidade de terapia intensiva ou pós-operatória.

A intubação traqueal e a sedação devem ser mantidas no período pós-operatório,quando houver manipulação dos nervos cranianos, hipertensão intracraniana importante e previsão de sangramento ou edema de partes moles nas vias aéreas, especialmente em casos de cirurgias craniofaciais.

A seguir, resumo dos medicamentos e procedimentos anestésicos realizados nos principais grupos de patologias neurocirúrgicas em crianças da Divisão de Neurocirurgia do Hospital das Clínicas da Faculdade de Medicina da Universidade de São Paulo (HC-FMUSP) (Tabela 17.1).

Tabela 17.1 – Resumo dos procedimentos anestésicos discriminados por patologias neurocirúrgicas em crianças.

	Indução anestésica	Manutenção anestésica	$PaCo_2$	Acessos vasculares	Extubação em sala
Hidrocefalia	Inalatória ou endovenosa	Balanceada ou endovenosa	Hipocapnia discreta	1 Periférico	Geralmente possível, exceto para prematuros extremos
Tumores cerebrais supratentoriais	Inalatória ou endovenosa	Preferencialmente endovenosa	Hipocapnia moderada	1 Periférico e 1 Invasiva arterial	Geralmente possível
Tumores de fossa posterior	Inalatória ou endovenosa	Preferencialmente endovenosa	Hipocapnia discreta	1 Periférico e 1 Invasiva arterial	Possível sempre que pares cranianos preservados
Cranioestenose	Inalatória ou endovenosa	Balanceada ou endovenosa	Hipocapnia discreta	1 ou 2 periféricos e 1 Invasiva arterial	Geralmente possível, exceto quando avanço craniofacial com distrator
Doença de Moyamoya	Inalatória ou endovenosa	Balanceada	Normocapnia	2 Periféricos* e 1 Invasiva arterial	Todos
Trauma cranioencefálico	Endovenosa	Endovenosa	Hipocapnia	1 Periférico e 1 Invasiva arterial	Improvável

*Se optado por cateter venoso central, realizar apenas punção femoral, vez que se trata de doença do sistema carotídeo.

Fonte: Adaptada de Hospital das Clínicas da Faculdade de Medicina da Universidade de São Paulo (HC-FMUSP).

Referências bibliográficas

1. Cohen MM, Cameron CB, Duncan PG. Pediatric anesthesia morbility and mortality in perioperative period. Anest Analg. 1990;70:160-7.
2. Ferrari LR. Anesthesia and pain management for the pediatrician. Baltimore: Johns Hopkins University Press, 1999.

3. Iwama T, Hashimoto N, Tsukahara T et al. Perioperative complications in adult Moyamoya disease. Acta Neurochir. 1995;132:26-31.
4. Kahle KT, Kulkarni AV, Limbrick Jr DD et al. Hydrocephalus in children. Lancet. 2016 Feb 20;387(10020):788-99 [Epub 2015 Aug 6]. doi: 10.1016/S0140-6736(15)60694-8.
5. Kurnik NM, Pflibsen LR, Do A. J Craniofac Surg. 2018;29:96-8. Craniosynostosis surgery and the impact of tranexamic acid dosing. doi: 10.1097/SCS.0000000000004196.
6. Lin EP, Soriano SG, Loepke AW. Anesthesia neurotoxicity. Anesthesiol Clin. 2014;32:133-55.
7. Malley RA, Frost EAM. Moyamoya disease: pathophysiology and anesthetic management. J Neurosurg Anesthesiol. 1989;1:110-4.
8. McCann ME, Soriano SG. Perioperative CNS injury in neonates. Br J Anesth. 2012;109:i60-7.
9. Morray JP, Geiduschek JM, Ramamoorthy C et al. Anesthesia-related cardiac arrestet (POCA) registry. Anesthesiology. 2000;93:6-14.
10. Nargozian CD. The difficult airway in the padiatric patient with craniofacial anomaly. Anesthesiol Clin North Am. 1999;16:839-52.
11. Newman B, Gelb AW, Lam AM. The effect of isoflurane induced hypotension on cerebral blood flow and cerebral metabolic rate for oxygen in humans. Anesthesiology. 1986;64:307-10.
12. Nomura S, Kashiwagi S, Uetsuka S et al. Perioperative management protocols for children with Moyamoya disease. Childs Nerv Syst. 2001;17:270-4.
13. Sato K, Shirane R, Yoshimoto T. Perioperative factors related to the development of ischemic complications in patients with Moyamoya disease. Childs Nerv Syst. 1997;13:68-72.
14. Soriano SG. Pediatric neuroanesthesia. Pediatr Anesth. 2014;24:645-793.
15. Soriano SG, Martyn JA. Antiepiletic-induced resistance to neuromuscular blockers: mechanisms and clinical significance. Clin Pharmacokinet. 2004;43:71-81.
16. Summors AC, Gupta AK, Matta BF. Dynamic cerebral autoregulation during sevoflurane anesthesia: a comparison with isoflurane. Anesth Analg. 1999;88:341-5.
17. Yusa T, Yamashiro K. Local cortical cerebral blood flow and response to carbone dioxide during anesthesia in patients with Moyamoya disease. J Anesth. 1999;13:131-5.

Seção V

Cuidados Gerais

Capítulo 18

Anticonvulsivantes

Arthur José Maia Lopes
Carmen Lisa Jorge
Wen Hung Tzu
Leila Maria Da Róz

Introdução

A epilepsia é definida como a ocorrência de duas crises não provocadas, com diferença maior que 24 horas entre elas, e acomete aproximadamente 1% da população mundial. Apenas 50% dos doentes têm crises convulsivas controladas com o uso do primeiro fármaco antiepiléptico (FAE); 20% a 30% terão a epilepsia controlada com a adição do segundo fármaco.

Classificação das epilepsias

É necessário o diagnóstico do tipo de crise para que o tratamento seja adequado (Figura 18.1). Pacientes com antecedente de duas crises não provocadas devem ser tratados com FAE. Quando apresentam apenas uma, deve ser considerada a presença de lesões estruturais (tumor, malformação vascular), anormalidades eletroencefalográficas no exame neurológico, entre outras, antes da instituição do tratamento.

O tratamento das epilepsias deve ser individualizado, levando-se em conta a sua classificação, a idade, as morbidades associadas, as atividades do paciente e os efeitos colaterais dos FAEs. É importante também o aconselhamento quanto a futuras gestações nas mulheres, visto que a maioria dos FAEs apresenta possível efeito teratogênico. O tratamento baseia-se em três princípios: o controle das crises, a melhora da qualidade de vida e a prevenção de efeitos adversos relacionados aos FAEs.

Fármacos antiepilépticos (FAEs)

Os FAEs podem ser classificados de duas maneiras: de acordo com o seu mecanismo de ação (p. ex., fármacos que atuam nos canais de sódio) ou seu espectro de ação (amplo ou restrito).

Figura 18.1 – Classificação das crises epilépticas.

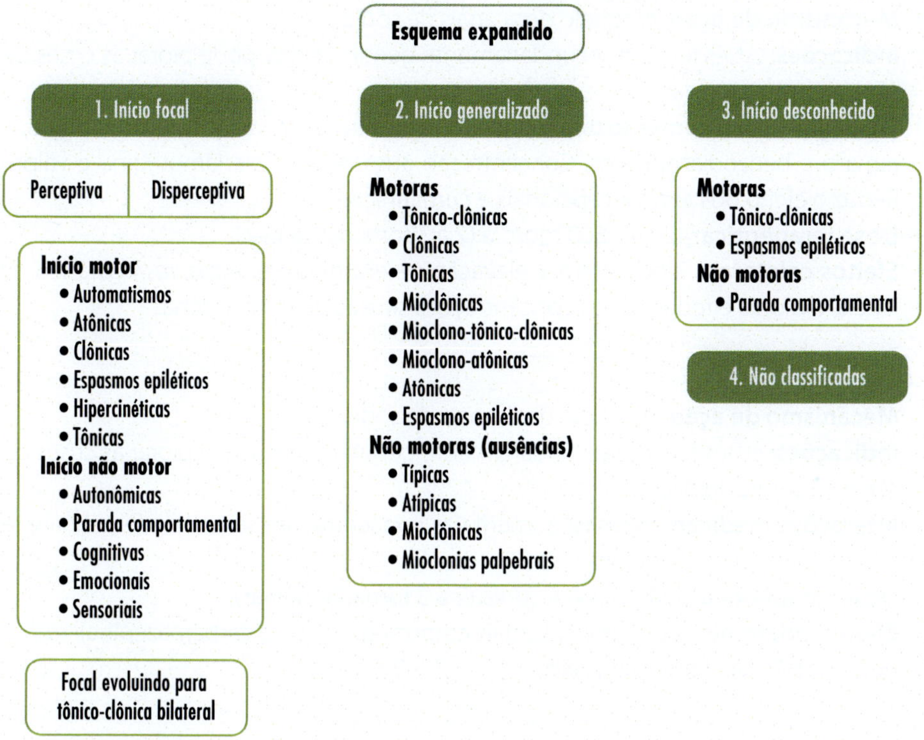

Fonte: Adaptado de Fisher RS, Cross H, D'Souza C et al., 2017.

Espectro de ação

Os FAEs podem ser classificados como de espectro amplo ou restrito (Quadro 18.1).

Quadro 18.1 – FAEs mais utilizados e classificados de acordo com o espectro de ação.

Restrito	Amplo	Restrito (apenas para crises de ausência)
• Carbamazepina • Oxcarbazepina • Fenitoína • Fenobarbital • Gabapentina • Lacosamida	• Valproato • Topiramato • Lamotrigina • Clobazam • Levetiracetam • Vigabatrina	• Etossuximida

Fonte: Desenvolvido pela autoria do capítulo.

Mecanismos de ação

Os FAEs exercem seus efeitos via diversos mecanismos, incluindo bloqueio dos canais iônicos (canais de sódio e de cálcio), redução da atividade glutamatérgica, aumento da atividade GABAérgica e bloqueio da proteína sináptica SV2A. Algumas medicações atuam por mais de um mecanismo (p. ex., valproato e topiramato).

Carbamazepina

» **Mecanismo de ação:** bloqueio dos canais de sódio.

» **Indicações:** crises focais e secundariamente generalizadas; pode piorar as crises de ausência e as mioclonias.

» **Interações medicamentosas:** reduz a concentração de valproato, lamotrigina, topiramato e benzodiazepínicos. Concentração aumentada pela lamotrigina e valproato. Reduz o efeito dos anticoncepcionais e cumarínicos.

» **Dose terapêutica:** 400 a 1.800 mg/dia (2 a 3 tomadas diárias).

» **Efeitos colaterais:** hiponatremia, elevação de enzimas hepáticas, *rash* cutâneo, sonolência, diplopia e redução das concentrações séricas de testosterona.

Oxcarbazepina

» **Mecanismo de ação:** bloqueio dos canais de sódio.

» **Indicações:** crises focais e secundariamente generalizadas; pode piorar as crises de ausência e as mioclonias.

» **Interações medicamentosas:** aumenta as concentrações séricas de fenitoína e reduz o efeito dos anticoncepcionais.

» **Dose terapêutica:** 300 a 3.000 mg/dia (2 a 3 tomadas diárias).

» **Efeitos colaterais:** hiponatremia (mais comum que com a carbamazepina), *rash* cutâneo, sonolência, diplopia e ataxia.

Fenitoína

» **Mecanismo de ação:** bloqueio dos canais de sódio.

» **Indicações:** crises focais e generalizadas; um dos FAEs utilizados para tratar o estado de mal epiléptico.

» **Interações medicamentosas:** reduz as concentrações séricas da carbamazepina e do valproato, e o efeito dos anticoncepcionais e cumarínicos.

» **Doses terapêuticas:** 200 a 300 mg/dia (2 a 3 tomadas diárias); 20 mg/kg pela via intravenosa para tratar o estado de mal epiléptico; pode ser feita uma segunda dose adicional de 10 mg/kg após a dose de ataque.

» **Efeitos colaterais:** atrofia cerebelar, hipertrofia gengival, hirsutismo, diplopia, nistagmo, *rash* cutâneo e deficiência de ácido fólico. Exerce efeito teratogênico, principalmente anormalidades craniofaciais.

Fenobarbital

» **Mecanismo de ação:** aumenta a atividade GABAérgica.

» **Indicações:** crises focais e generalizadas; um dos FAEs mais utilizados para tratar o estado de mal epiléptico.

» **Interações medicamentosas:** concentração reduzida por lamotrigina, valproato, carbamazepina e topiramato; efeito aumentado com valproato. Reduz o efeito dos anticoncepcionais.

» **Doses terapêuticas:** 50 a 200 mg/dia (1 a 2 tomadas diárias); 15 a 20 mg/kg para tratar o estado de mal epiléptico.

- » **Efeitos colaterais:** sonolência, deficiência de ácido fólico, síndrome de Stevens-Johnson, *rash* cutâneo e efeitos teratogênicos, especialmente malformações cardíacas.

Gabapentina

- » **Mecanismo de ação:** bloqueio dos canais de cálcio.
- » **Indicações:** crises focais, com ou sem generalização secundária. Não deve ser usada como monoterapia.
- » **Interações medicamentosas:** não há interações medicamentosas significativas.
- » **Dose terapêutica:** 900 a 4.800 mg/dia (3 a 4 tomadas diárias).
- » **Efeitos colaterais:** sonolência, ataxia, ganho de peso e edema dos membros inferiores.

Valproato

- » **Mecanismo de ação:** bloqueio dos canais de sódio, aumento da atividade GABAérgica e redução de atividade glutamatérgica.
- » **Indicações:** crises generalizadas (ausências, mioclônicas) e tratamento de crises focais, com ou sem generalização secundária.
- » **Interações medicamentosas:** aumenta as concentrações de fenobarbital, carbamazepina e lamotrigina. O ácido acetil salicílico reduz sua concentração sérica total e aumenta sua fração livre.
- » **Doses terapêuticas:** 500 a 3.000 mg/dia (1 a 2 tomadas diárias); para tratar o estado de mal epiléptico, a dose inicial é de 20 a 40 mg/kg.
- » **Efeitos colaterais:** plaquetopenia, hepatotoxicidade, pancreatite, náuseas, vômitos, tremor, encefalopatias aguda e crônica (hiperamonêmica e não hiperamonêmica), alopecia e aumento de peso.
- » **Outras observações:** é o FAE que apresenta o maior efeito teratogênico, principalmente malformações do tubo neural. Aumenta o risco de sangramento cirúrgico devido à ocorrência de disfunção plaquetária (deve ser suspenso 2 semanas antes das cirurgias).

Topiramato

- » **Mecanismo de ação:** bloqueia os canais de sódio e de cálcio; aumenta a atividade GABAérgica e reduz a atividade glutamatérgica.
- » **Indicações:** crises focais e generalizadas, síndrome de Lennox-Gastaut e síndrome de West. Pode ser utilizada para o tratamento do estado de mal epiléptico.
- » **Interações medicamentosas:** concentrações séricas reduzidas pela carbamazepina e fenitoína. Aumenta a possibilidade de ocorrência de encefalopatia hiperamonêmica quando associado ao valproato; diminui o efeito dos anticoncepcionais com doses superiores a 200 mg.
- » **Dose terapêutica:** 100 a 1.600 mg/dia; 25 mg/dia (2 tomadas diárias).
- » **Efeitos colaterais:** défices de atenção e de linguagem, sonolência, anorexia, perda de peso e nefrolitíase.

Lamotrigina

- » **Mecanismo de ação:** bloqueio dos canais de sódio e de cálcio; possível redução da síntese de glutamato e aspartato.

- **Indicações:** crises focais e generalizadas e síndrome de Lennox-Gastaut, mas pode piorar mioclonias.
- **Interações medicamentosas:** pode potencializar os efeitos da buprenorfina, clozapina e metadona. Os anticoncepcionais reduzem seu efeito.
- **Dose terapêutica:** 200 a 700 mg/dia; iniciar com doses de 12,5 a 25 mg/dia (duas tomadas diárias).
- **Efeitos colaterais:** *rash* cutâneo, cefaleia, náusea, sonolência, diplopia e ataxia. A introdução lenta e gradativa reduz o risco de reações alérgicas.
- **Outras observações:** não apresenta risco aumentado de malformação fetal em relação à população geral; *clearance* aumenta em aproximadamente 50% a 65% durante a gravidez, reduzindo sua concentração sérica. É importante dosar a concentração sérica; excretada no leite materno.

Vigabatrina

- **Mecanismo de ação:** aumento da atividade GABAérgica.
- **Indicações:** tratamento dos espasmos, especialmente da esclerose tuberosa e crises focais (como terapia adjuvante). Pode piorar ou desencadear mioclonias.
- **Interações medicamentosas:** pode reduzir a concentração sérica da fenitoína e aumentar a da carbamazepina. Estas interações são pouco significativas.
- **Dose terapêutica:** 1.000 a 3.000 mg/dia; iniciar com 500 mg/dia (duas tomadas diárias).
- **Efeitos colaterais:** défice visual concêntrico (uso crônico), fadiga, irritabilidade, depressão, psicose e ganho de peso. Evidência de teratogenicidade em coelhos, porém sem estudos adequados em seres humanos.

Levetiracetam

- **Mecanismo de ação:** bloqueio da proteína sináptica SV2A.
- **Indicações:** crises focais e generalizadas, epilepsia mioclônica juvenil e estado de mal epiléptico.
- **Interações medicamentosas:** não possui interações medicamentosas significativas.
- **Doses terapêuticas:** 1.000 a 3.000 mg/dia; iniciar com 1.000 mg/dia (duas tomadas diárias). Dose inicial para tratar estado de mal epiléptico: 40 a 60 mg/kg (máximo de 4.500 mg).
- **Efeitos colaterais:** hipertensão arterial, sonolência, fadiga, vômitos, agitação, depressão e ansiedade.

Lacosamida

- **Mecanismo de ação:** bloqueio dos canais de sódio.
- **Indicações:** crises focais ou generalizadas com início focal.
- **Interações medicamentosas:** concentrações séricas reduzidas com fenitoína e fenobarbital.
- **Dose terapêutica:** 300 a 400 mg/dia; iniciar com 100 mg/dia, divididas em duas tomadas diárias.
- **Efeitos colaterais:** tonturas, fadiga, náusea, vômitos e cefaleia, principalmente quando associada a outros FAEs que bloqueiam os canais de sódio.

Clobazam

- » **Mecanismo de ação:** aumento da atividade GABAérgica.
- » **Indicações:** tratamento adjuvante em momentos de exacerbação das crises, como no período menstrual.
- » **Interações medicamentosas:** não possui interações medicamentosas significativas.
- » **Dose terapêutica:** 5 a 80 mg/dia; iniciar com 5 a 15 mg/dia (1 a 3 tomadas diárias).
- » **Efeitos colaterais:** sonolência, irritabilidade, sialorreia e obstipação.

Etossuximida

- » **Mecanismo de ação:** bloqueio dos canais de cálcio.
- » **Indicações:** crises de ausência.
- » **Interações medicamentosas:** pode aumentar o efeito antidepressivo da buprenorfina e da oxicodona.
- » **Dose terapêutica:** 500 a 1.500 mg/dia; iniciar com 500 mg/dia (2 a 3 tomadas diárias).
- » **Efeitos colaterais:** episódios psicóticos, dor abdominal, anorexia e diarreia.

Tratamento do estado de mal epiléptico

O estado de mal epiléptico pode ser definido como atividade convulsiva durante mais de cinco minutos ou duas ou mais crises sem recuperação da consciência entre elas.

Inicialmente, o paciente deve ser estabilizado quanto à respiração e à circulação. Deve ser realizada uma avaliação neurológica breve para definir o tipo da crise, que também inclui exames laboratoriais (glicemia capilar, eletrólitos, hemograma, estudos toxicológicos e concentração sérica de FAEs), caso o paciente faça uso dessas medicações.

O tratamento medicamentoso deve ser instituído rapidamente. As drogas de escolha para a interrupção das crises são os benzodiazepínicos, sendo as mais utilizadas pela via intravenosa o lorazepam, indisponível no Brasil (0,1 mg/kg ou dose fixa de 4 mg), e o diazepam (0,15 mg/kg, dose máxima de 10 mg). O midazolam pode ser utilizado pela via intravenosa e intramuscular; a opção sublingual não está disponível no Brasil. Após cessar a crise, outros FAEs devem ser usados para evitar recorrência, sendo a fenitoína, o valproato e o levetiracetam os mais usados.

Aproximadamente 20% das pessoas não melhoram com a infusão de um benzodiazepínico ou outro FAE e são definidas como refratárias. As drogas para tratar esses pacientes são o midazolam (0,2 mg/kg, em bolo, seguido da infusão contínua de 0,1 mg/kg/hora), o propofol (1 a 2 mg/kg, por 5 minutos, seguido da infusão contínua de até 10 a 12 mg/kg/hora) ou o tiopental (100 a 250 mg, em bolo, seguido da infusão contínua de 3 a 5 mg/kg/hora).

O estado de mal epiléptico não tratado adequadamente pode gerar complicações como hipóxia, arritmia cardíaca e pneumonia aspirativa.

Considerações finais

O tratamento medicamentoso da epilepsia deve considerar o tipo de crise epiléptica e os fatores relacionados aos pacientes (idade, sexo, morbidades associadas, atividade laboral etc.).

O tratamento do estado de mal epiléptico deve ser rapidamente instituído, a fim de evitar as complicações decorrentes das crises convulsivas não tratadas.

Referências bibliográficas

1. Abou-Khalil B. Levetiracetam in the treatment of epilepsy. Neuropsychiatr Dis Treat. 2008;4:507-23.
2. Castro L. Atualização em epilepsia. *In*: Nitrini R, Fortini I, Castro L et al. (org.). Condutas em neurologia. São Paulo: Manole, 2014. p. 73-98.
3. Drislane F. Convulsive status epilepticus in adults: treatment and prognosis. UpToDate. Disponível em: http://www.uptodate.com. Acesso em: 14 fev. 2018.
4. Fisher RS, Cross H, D'Souza C et al. Instruction manual for the ILAE 2017 operational classification of seizure types. Epilepsia. 2017;58:531-42.
5. French JA. Refractory epilepsy: clinical overview. Epilepsia. 2007;48:3-7.
6. Glauser T, Ben-Menachem E, Bourgeois B et al. Updated ILAE evidence review of antiepileptic drug efficacy and effectiveness as initial monotherapy for epileptic seizures and syndromes. Epilepsia. 2013;54:551-63.
7. Karceski S. Initial treatment of epilepsy in adults. UpToDate. Disponível em: http://www.uptodate.com. Acesso em: 2 dez. 2017.
8. Moeller JJ, Rahey SR, Sadler RM. Lamotrigine-valproic acid combination therapy for medically refractory epilepsy. Epilepsia. 2009;50:475-9.
9. Rogawski MA, Loscher W. The neurobiology of antiepileptic drugs. Nat Rev Neurosci. 2004;5:553-64.
10. Sankaraneni R, Lachhwani D. Antiepileptic drugs: a review. Pediatric Annals. 2015;44:e36-42.
11. Schachter S. Antiseizure drugs: mechanism of action, pharmacology and adverse effects. UpToDate. Disponível em: http://www.uptodate.com. Acesso em: 2 maio 2018.
12. Schachter S. Overview of the management of epilepsy in adults. UpToDate. Disponível em: http://www.uptodate.com. Acesso em: 2 dez. 2017.
13. Schmidt D, Schachter SC. Drug treatment of epilepsy in adults. BMJ. 2014;348:g254.

Capítulo 19

Tratamento de Sintomas Não Dolorosos Comuns nos Doentes Neurológicos e Neurocirúrgicos

Gabriel Taricani Kubota
Jorge Dornellys da Silva Lapa
Pedro Henrique Martins da Cunha
Manoel Jacobsen Teixeira
Daniel Ciampi Araujo de Andrade

Dispneia

É um sintoma respiratório que caracteriza-se pela percepção subjetiva desconfortável da respiração, receio de não conseguir respirar ou "sensação de avidez pelo ar".

Para o tratamento, deve-se educar o doente, justificando a terapêutica utilizada e seus objetivos. É importante considerar os fatores etiológicos/contribuintes para o sintoma com ênfase na sua terapêutica. O tratamento sintomático da dispneia está apresentado na Figura 19.1.

Espasticidade

É caracterizada pela ativação involuntária intermitente ou sustentada dos músculos. Ao exame físico, nota-se hipertonia, que predomina em grupos musculares específicos: adutores dos ombros; flexores dos cotovelos, punhos e dedos; pronadores do antebraço; adutores do quadril; flexores dos joelhos; e flexores plantares e inversores do tornozelo. Mediante a mobilização passiva do membro, a resistência aumenta conforme o aumento da velocidade do movimento. Ela é sentida como uma captura após alguns graus iniciais de movimento. Essa resistência, então, se acumula e, à medida que o movimento continua, cede repentinamente. Esse achado típico é denominado "sinal do canivete".

No Quadro 19.1 apresentam-se os principais diagnósticos diferenciais que devem ser considerados na avaliação da espasticidade.

O instrumento mais utilizado para avaliar a espasticidade é a escala de Ashworth modificada (MAS) (Tabela 19.1).

É importante enfatizar que o tratamento da espasticidade deve envolver cuidados multidisciplinares, incluindo: fisioterapeutas, terapeutas ocupacionais, enfermeiros e engenheiros de cadeiras de rodas e de órteses.

Figura 19.1 – Tratamento sintomático da dispneia.

Medidas gerais de suporte

- Técnicas de relaxamento e suporte psicossocial
- Modificação das atividades, reduzir a ida ao banheiro e uso de cadeira de rodas para aumentar a autonomia do doente
- Usar ventilador para refrescar a face do paciente
- Evidências limitadas com dispositivos de vibração e de insuflação/expiração mecânica; podem ser úteis para doentes selecionados com dificuldade para mobilizar secreções

\+

$SaO_2 < 88\%$ → Sim → Suplementação com O_2*

$SaO_2 < 88\%$ → Não → Medidas de caráter paliativo

Suplementação com O_2* → Falha na suplementação → Medidas de caráter paliativo

Medidas de caráter paliativo			
	Dispneia leve e doente virgem de tratamento	Dispneia grave e doente virgem de tratamento	Em qualquer tipo de dispneia
1ª opção	• Codeína:** 30 mg, VO, de 4 em 4 horas	• Morfina:** 5 mg, VO, de 4 em 4 horas • Morfina de liberação prolongada:** 10 a 30 mg, VO, 1 vez ao dia • Morfina** de resgate (se necessário) • Alternativa: oxicodona,** 20 mg, VO, de 12 em 12 horas	• Fisioterapia respiratória, exercícios respiratórios, acupuntura • Apoio psíquico, social e espiritual
2ª opção	• Midazolam: 5 a 10 mg a cada 24 horas		
Tratamentos com benefício incerto	• Canabinoides e opioides nebulizados		

VO: via oral; *Oxigênio e ventilação não invasiva (VNI): uso controverso (balanço benefício × desconforto), pouca evidência sobre sua indicação. Evitar uso indiscriminado, é indicado apenas em subgrupos específicos de pacientes; **Opioides: potencial efeito de depressão respiratória pouco comum (desenvolvimento rápido de tolerância quando usado adequadamente e rara em usuários crônicos), muitas vezes os doentes também sentem dor e já há indicação do opioide.

Fonte: Desenvolvida pela autoria do capítulo.

Quadro 19.1 – Diagnósticos diferenciais da espasticidade.

	Diferenças clínicas em relação à espasticidade
Contratura	Ausência de mudanças dinâmicas, como: sinal do canivete, captura e variação de tônus com velocidade de movimento e posição do membro. **O alongamento sob sedação pode ser necessário para diferenciar da espasticidade**
Rigidez	Não é seletiva e afeta todos os músculos de uma articulação. A resistência aos movimentos passivos é sentida em toda a amplitude de movimento e não muda com a sua velocidade. A resistência ao movimento passivo do membro rígido tem aspecto em "roda dentada"
Catatonia	Quando o membro é movido passivamente, os músculos enrijecem na proporção da força aplicada (*gegenhalten*), como se o doente estivesse se opondo. Pode ocorrer o fenômeno da "flexibilidade cerosa", no qual o doente mantém seus membros prolongadamente em posições colocadas por outros

Fonte: Desenvolvido pela autoria do capítulo.

Preconizam-se inicialmente para todos os doentes: identificar e tratar a etiologia; prevenir ou eliminar fatores que possam piorar a espasticidade (gatilhos), como infecções, constipação, dor perimenstrual, trombose venosa profunda, úlcera de pressão e unha encravada; e intervenções não medicamentosas, alongamento, tala, gestão de postura e posição, exercícios e outras modalidades físicas. Quando a espasticidade persistir, pode-se considerar tratamento medicamentoso (Tabela 19.2).

Tabela 19.1 – Escala de Ashworth modificada.

Grau	Descrição
0	Tônus normal
1	Leve aumento do tônus muscular com mínima resistência no fim do movimento
1+	Leve aumento do tônus muscular com mínima resistência em menos de sua metade
2	Aumento mais marcado do tônus muscular na maior parte do movimento, a mobilização passiva é efetuada com facilidade
3	Considerável aumento do tônus muscular, mas movimentação passiva possível com dificuldade
4	Segmento afetado rígido em flexão ou extensão

Fonte: Bohannon RW, Smith MB, 1987.

Tabela 19.2 – Medicações miorrelaxantes utilizadas no tratamento da espasticidade.

Mecanismo de ação	Agente	Dose inicial/ dia (mg)	Dose máxima/ dia (mg)
Agonistas GABAérgicos	Baclofeno, VO	5	80
	Diazepam	5	60
	Clorazepato	5	5
	Cetazolam	10	30 a 60
	Clonazepam	0,5	3
Agonistas adrenérgicos $\alpha 2$	Tizanidina	2 a 4	36
	Clonidina	0,05	0,4
Bloqueio da bomba de Ca^{2+}	Dantroleno	25	100
Agonista de histamina e de serotonina	Cipro-heptadina	4	36
Supressão da bomba de Na^{+} e da liberação de glutamato	Lamotrigina	50	700

Fonte: Desenvolvida pela autoria do capítulo.

» **Bloqueios periféricos:** devem ser considerados principalmente para espasticidade após lesões encefálicas e localizadas. Eles podem ser realizados com fenol ou toxina botulínica tipo A. A última tem efeito transitório, com duração de cerca de 3 meses.

» **Procedimentos cirúrgicos funcionais:** devem ser considerados nos casos refratários à medicação. Entre eles, estão a infusão intratecal de fármacos (p. ex., baclofeno, tizanidina, midazolam, clonidina, morfina), a estimulação elétrica medular, a neurotomia periférica, a rizotomia percutânea por radiofrequência, a mielotomia longitudinal, a tractotomia de Lissauer, a rizotomia dorsal seletiva e a dentatotomia cerebelar.

Náuseas e vômitos

A avaliação da queixa de náuseas e vômitos é apresentada na Figura 19.2.

Figura 19.2 – A avaliação do doente com queixa de náuseas e vômitos.

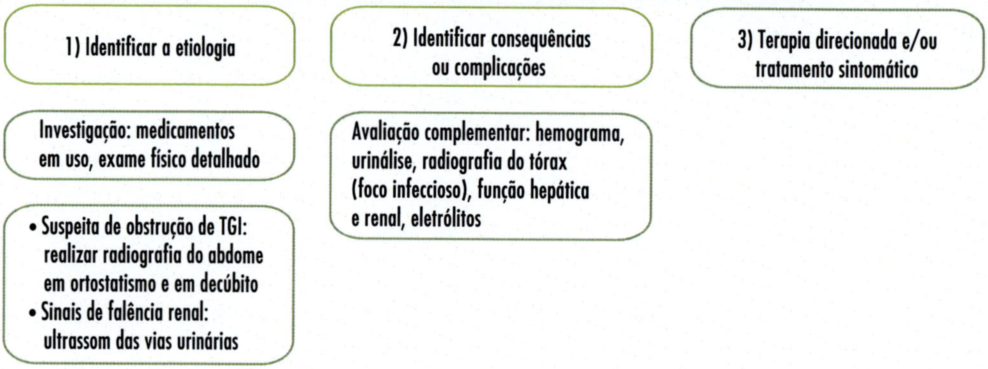

Fonte: Desenvolvida pela autoria do capítulo.

A estratégia de tratamento das náuseas e vômitos varia de acordo com o contexto clínico, conforme apresentado na Tabela 19.3.

Tabela 19.3 – Tratamento sintomático de náuseas e vômitos, de acordo com contexto clínico.

Contexto clínico	1ª opção	2ª opção	3ª opção
Quimicamente induzidos*	Metoclopramida: 30 a 80 mg/dia, até 4 tomadas via SC ou IV	Haloperidol: 1 a 2 mg via SC, 2 a 3 doses/dia	Ondansetrona: 4 a 8 mg, de 8 em 8 horas via SC
Estase gástrica	Avaliar sondagem nasogástrica de alívio, se distensão abdominal, e sintomas muito intensos. Retirá-la após melhora	Inibidores de bomba de prótons ou antagonista H2	Metoclopramida, bromoprida, domperidona e eritromicina nos casos não responsivos
Hipertensão intracraniana e meningismo	Corticosteroides nas doses equivalentes a 16 a 20 mg/dia via IV ou SC de dexametasona	Dimenidrinato via SC a cada 6 a 8 horas, se anormalidade vestibular/discinesia	–
Irritação peritoneal	Metoclopramida ou haloperidol	Antisserotoninérgico	Anti-histamínicos, como dimenidrinato, via SC a cada 6 a 8 horas

(Continua)

Tabela 19.3 – Tratamento sintomático de náuseas e vômitos, de acordo com contexto clínico (continuação).

Contexto clínico	1ª opção	2ª opção	3ª opção
Obstrução intestinal**	Haloperidol (primeira escolha): até 15 mg/dia	Ondansetrona e dimenidrinato	Antissecretores como hioscina butilbromida ou octreotida
Náusea associada à ansiedade/emoções	Tratamento psicoterápico	Antidepressivos	Benzodiazepínico
Vestibular	Anti-histamínicos	Anticolinérgicos	–
Induzida pela gravidez	• Gengibre, vitamina B6 • Hiperêmese gravídica: prometazina	Antagonistas da serotonina ou corticosteroides	–
Pós-operatória	• Prevenção: antagonistas da serotonina • Tratamento: antagonistas da dopamina	• Prevenção: droperidol, dexametasona • Tratamento: antagonistas da serotonina, dexametasona	–

SC: subcutânea; IV: intravenosa.
*Náuseas induzidas por medicações: quimioterápicos (cisplatina, dacarbazina, mostarda nitrogenada, cisplatina, dacarbazina, mostarda nitrogenada), anti-inflamatórios não hormonais (AINHs), antigotosos, antiarrítmicos (p. ex.: digoxina); **Pode-se, também: restringir a hidratação, sonda nasogástrica (SNG) até melhora da distensão e administrar corticosteroides para edema de alça e de massa tumoral.
Fonte: Desenvolvida pela autoria do capítulo.

Deve-se preferir a monoterapia sempre que possível e utilizar resgate com medicamentos de outras classes farmacológicas. Deve-se evitar associar medicações com o mesmo mecanismo de ação. Havendo gastroparesia refratária à terapia convencional, deve-se considerar a estimulação elétrica gástrica, desde que a sua causa esteja definida.

Constipação

A constipação é caracterizada por episódios de evacuações difíceis e/ou dolorosas associados à diminuição da sua frequência, com ou sem fezes endurecidas.

Para o tratamento, primeiramente, os fatores contribuintes para a constipação devem ser abordados (Quadro 19.2).

Medicamentos que podem causar ou piorar os sintomas devem ser evitados, quando possível. O uso de laxantes profiláticos deve ser considerado quando da prescrição regular de opioides. A hidratação adequada, o aumento da quantidade de fibras nas refeições e a atividade física devem ser instituídos (Tabela 19.4).

Havendo suspeita de impactação fecal e/ou quando o doente não evacua por 3 dias consecutivos ou mais, os enemas e laxantes administrados pela via retal podem ser indicados. O tratamento da impactação fecal é apresentado na Figura 19.3.

Sialorreia

É a produção excessiva de saliva ou a dificuldade de deglutir o volume normal da saliva produzida (cerca de 1.500 mL por dia) (Quadro 19.3 e Figura 19.4).

Delirium

O *delirium* caracteriza-se pela alteração do nível e do conteúdo da consciência associada ao comprometimento da atenção (Tabela 19.5).

Quadro 19.2 – Possíveis causas de constipação.

Orgânicas	• Megacólon • Doenças retoanais • Câncer colorretal • Doenças neurológicas: doença de Parkinson, lesão da medula espinal, disautonomia • Doenças endócrinas: hipotireoidismo, diabetes *mellitus* • Causas metabólicas: hipocalemia, hipercalcemia
Funcionais	• Prolongamento do trânsito colônico e defecação deficiente • Ingestão insuficiente de líquidos • Dieta carente em fibras • Imobilidade física
Medicamentosas	• Opioides • Antibióticos • Anticolinérgicos • Bloqueadores do canal de cálcio • Fenobarbital • Inibidores da recaptura de serotonina • Alcaloides da vinca, neurolépticos • Antiácidos • Suplementação de ferro, talidomida, vandetanibe • Diuréticos • Antiparkinsonianos (levodopa, amantadina)

Fonte: Desenvolvido pela autoria do capítulo.

Tabela 19.4 – Medicações para o tratamento da constipação.

Medicação	Recomendação de dose (adulto)
Laxantes não osmóticos	
Psyllium	Até 3,5 g de fibra, VO, 3 vezes ao dia
Metilcelulose	Até 2 g de fibra, VO, 3 vezes ao dia
Laxantes osmóticos	
Lactulose	15 a 30 mL, VO, 1 a 2 vezes ao dia
Glicerina	1 supositório (de 2 a 3 g) retal, por 15 minutos, 1 vez ao dia
Surfactantes	
Docusato de sódio	100 mg, VO, 2 vezes ao dia

(Continua)

Tabela 19.4 – Medicações para o tratamento da constipação (continuação).

Medicação	Recomendação de dose (adulto)
Laxantes estimulantes da mucosa	
Bisacodil	• 10 a 30 mg, VO, 1 vez ao dia (única diária) • 1 supositório (10 mg), 1 vez ao dia (ação em 15 a 60 minutos)
Sena	15 a 30 mg, 2 vezes ao dia

VO: via oral.

Fonte: Desenvolvida pela autoria do capítulo.

Figura 19.3 – Tratamento da impactação fecal.

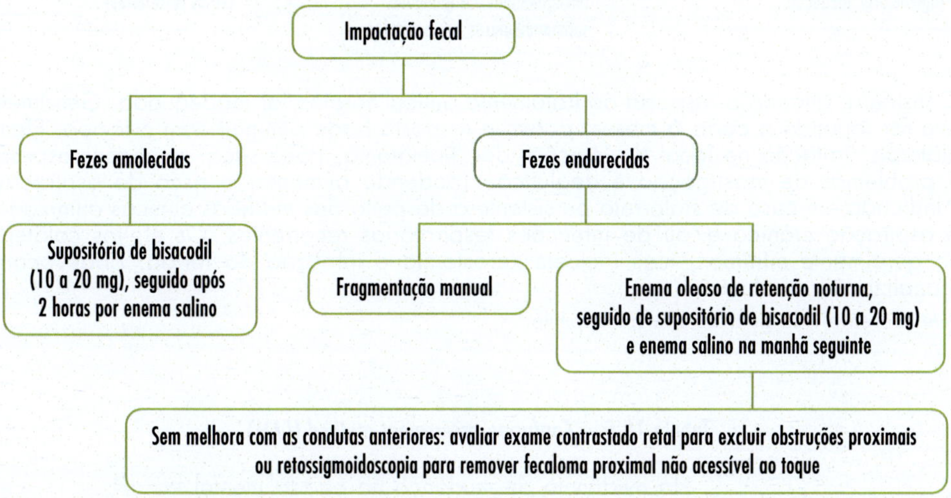

Fonte: Desenvolvida pela autoria do capítulo.

Quadro 19.3 – Causas frequentes de sialorreia.

Disfagia	Doenças orais	Efeito de medicamentos
• Doenças neuromusculares • AVE • Doença do neurônio motor • Paralisia cerebral • Doença de Parkinson • Neoplasia no trato aerodigestivo superior	• Deformidade pós-cirúrgica • Prótese dentária mal adaptada	• Anticolinesterásicos • Colinérgicos • Lítio

AVE: acidente vascular encefálico.

Fonte: Desenvolvido pela autoria do capítulo.

Para tratamento do *delirium*, deve-se investigar e tratar as causas orgânicas subjacentes e paralelamente instituir-se as medidas não farmacológicas (Quadro 19.4).

Figura 19.4 – Tratamento da sialorreia.

Identificar causas reversíveis: infecção oral, eliminação de medicamentos precipitantes (quando possível) e hidratação

+

Medidas não farmacológicas
- Fonoaudiologia: exercícios de deglutição, autogerenciamento da saliva e dos gatilhos
- Posicionar o doente em decúbito lateral, com lenço sob a boca
- Aspirar a cavidade oral, quando necessário
- Higiene oral adequada

→

Medidas farmacológicas
- Tópico: colírio de atropina 1%; 2 gotas na cavidade oral, 2 a 4 vezes ao dia
- Sistêmico: butilbrometo de escopolamina (hioscina), 20 mg, 4 a 6 vezes ao dia
- Toxina botulínica:* injeção intraglandular nas glândulas submandibulares +/- parótidas

→

Tratamento cirúrgico/ radioterapia**
- Ligadura do ducto submandibular e/ou parótides
- Relocação ou excisão submandibular bilateral
- Radioterapia da glândula parótida ou submandibular (casos refratários)

*Considerar quando a resposta ao tratamento anticolinérgico for inadequada. Geralmente deve ser repetida a cada 6 meses, porém a resposta pode diminuir com o tempo. Efeitos colaterais: irritação no local da injeção, dor, hematoma, boca seca, secreções espessas ou problemas de mastigação e deglutição (podendo aumentar o risco de aspiração); **Indicada em caso de sialorreia persistente a despeito das medidas clínicas otimizadas, de aspiração crônica e/ou de infecções respiratórias recorrentes. Os efeitos colaterais são geralmente mínimos, mas incluem xerostomia e infecção da ferida; pode ocorrer recanalização do ducto.

Fonte: Desenvolvida pela autoria do capítulo.

Tabela 19.5 – *Confusion assessment method* (CAM).

1. Início agudo e evolução flutuante	Há evidência de mudança no estado mental basal? A alteração de comportamento variou em intensidade (pode até ter desaparecido durante o dia)?
2. Comprometimento da atenção	Dificuldade de atenção/concentração (p. ex., sendo facilmente distraído ou tendo dificuldades em manter entendimento do que está sendo dito)
3. Pensamento desorganizado	Pensamento desorganizado ou incoerente, como fluxo de ideias ilógico ou mudanças de assunto de modo "imprevisível"
4. Alteração do nível de consciência	Qualquer nível de consciência exceto alerta: hiperalerta, sonolento, letárgico, torporoso, coma
Diagnóstico de *delirium*	Somatória dos critérios 1 e 2 associadamente aos critérios 3 ou 4

Fonte: Francis Jr J, Young B, 2022.

Os antipsicóticos devem ser prescritos em quadros mais graves de agitação (Quadro 19.5). As benzodiazepinas devem ser evitadas. A contenção física é a última opção, pois pode piorar a agitação e causar úlceras de pressão, broncoaspiração e aumentar a duração do *delirium*. Comumente não é necessário o tratamento sintomático do *delirium* hipoativo. Os sintomas do *delirium* podem durar semanas até meses para a resolução completa.

Disfagia

A disfagia é a sensação subjetiva de dificuldade ou anormalidade da deglutição. Pode originar-se de alterações estruturais ou do comprometimento funcional da transferência dos elementos sólidos ou líquidos da cavidade oral até o estômago. São sinais e sintomas que podem levantar a suspeita diagnóstica de disfagia: tosse; engasgo; pigarro frequente; voz molhada durante ou imediatamente após as refeições; encurtamento da respiração durante ou imediatamente após as refeições; mastigação prolongada; restos de alimento na boca; e queixas de alimento preso na garganta. A avaliação pelo fonoaudiólogo é importante para determinar o diagnóstico desse sintoma e auxiliar no tratamento.

Quadro 19.4 – Causas comuns de *delirium*.

Neurológicas	AVE, traumatismo/hematoma subdural, convulsões
Psiquiátricas	Abuso de drogas/síndrome de retirada/abstinência de drogas
Endócrinas	Hipertireoidismo/hipotireoidismo
Défices sensitivos	Défices auditivo e visual
Cardiovasculares	Infarto do miocárdio/insuficiência cardíaca, arritmias, embolia pulmonar/trombose venosa profunda
Infecções	Encefalite e meningite, pneumonia/influenza, gastroenterocolite/colite, infecção urinária, prostatite
Pulmonares	Hipóxia, hipercapnia
Alterações metabólicas	Glicose, distúrbios hidroeletrolíticos e do pH, desidratação
Renais	Insuficiência renal aguda, uremia
Urinárias	Retenção
Medicações	Antidopaminérgicos (metoclopramida, clorpromazina, bupropiona), sedativos (benzodiazepínicos e barbitúricos), antipsicóticos, opioides, anticolinérgicos (oxibutinina, prometazina), relaxantes musculares centrais (ciclobenzaprina, tizanidina baclofeno)

AVE: acidente vascular encefálico.

Fonte: Desenvolvido pela autoria do capítulo.

Quadro 19.5 – Medidas gerais para prevenção e tratamento do *delirium*.

Orientação e atividades terapêuticas	• Prover luminosidade ambiental adequada • Manter calendário e relógio próximos ao doente • Orientar o doente sobre horário, data, pessoas à sua volta e seus papéis • Introduzir atividades que estimulem as habilidades cognitivas • Facilitar visitas regulares de familiares e amigos
Hidratação	• Encorajar ingesta adequada de líquidos; se necessário, considerar reposição hídrica parenteral • Considerar morbidades associadas ao estabelecer a estratégia de hidratação (p. ex.: insuficiência renal, insuficiência cardíaca)

(Continua)

Quadro 19.5 – Medidas gerais para prevenção e tratamento do *delirium* (continuação).

Mobilização precoce	• Encorajar a mobilização precoce pós-operatória e a deambulação regular • Manter apoios de deambulação disponíveis a todo momento (p. ex.: bengala, andador) • Encorajar todos à realização de exercícios ativos que favoreçam a amplitude de movimento
Suporte nutricional	• Garantir adequação de dentaduras • Seguir diretrizes gerais de nutrição e considerar interconsulta de nutricionista/nutrólogo quando necessário
Visão e audição	• Quando possível, tratar causas de comprometimento da visão e/ou audição • Garantir que órteses auditivas e visuais do doente estejam disponibilizadas (p. ex.: óculos, lentes, aparelhos de amplificação sonora individuais)
Sono	• Evitar, se possível, procedimentos médicos e de enfermagem durante o sono • Programar, se possível, a administração de medicação fora do período de sono • Reduzir o barulho durante a noite
Prevenção de infecção	• Investigar e tratar infecções, caso presentes • Evitar cateterização desnecessária • Implementar protocolos de controle de infecção
Controle de dor	• Avaliar a presença de dor, especialmente em doentes com dificuldade de comunicação • Iniciar e monitorizar tratamento de dor em doentes com suspeita ou diagnóstico estabelecido de dor
Hipóxia	• Monitorizar saturação de oxigênio e instituir protocolos de manejo de hipóxia, caso presente
Medicação psicoativa	• Revisar a prescrição do doente e considerar a retirada de medicações desnecessárias • Evitar polifarmácia

Fonte: Desenvolvido pela autoria do capítulo.

O tratamento da disfagia é interdisciplinar, e o seu primeiro passo é identificar e corrigir a sua causa. O estabelecimento das vias alternativas de alimentação com o uso de sondas nasogástrica e/ou nasoenteral, ou gastrostomia, pode ser indicado transitória ou definitivamente, para garantir a nutrição e a hidratação seguras do doente (Quadro 19.6).

Quadro 19.6 – Medidas auxiliares no tratamento da disfagia.

Alternativas para a administração de medicamentos
• Os medicamentos podem ser triturados e colocados nos alimentos semissólidos ou terem sua formulação modificada. Não triturar medicações de liberação prolongada, devido ao risco de sobredosagem. Modificar a via de administração oral para via transdérmica, retal, mucosa bucal e/ou intravenosa. Usar medicamentos mais fáceis de deglutir, como comprimidos dispersíveis, que desintegram-se rapidamente na cavidade oral

(Continua)

Quadro 19.6 – Medidas auxiliares no tratamento da disfagia (continuação).

Manejo da secreção
• Xerostomia: a medida inicial é a higiene oral regular para alcançar mais conforto. Pode-se aumentar a salivação com medidas como lavagem da boca com água gelada e chupar fragmentos de gelo. Em casos mais refratários, a saliva artificial pode ser útil • Sialorreia: tratar as causas reversíveis (como infecção oral), eliminar medicações causais e otimizar a hidratação. Realizar, com fonoaudiólogo, manejo comportamental, compensatório e autogerenciamento
Sugestões adicionais
• Adaptar utensílios utilizados na alimentação, reduzir distrações na hora das refeições, impedir o posicionamento da cabeça em flexão ou extensão excessivas durante as refeições, esquematizar as refeições em períodos de maior funcionalidade do doente e aumentar a frequência de pequenas porções

Fonte: Desenvolvido pela autoria do capítulo.

Fadiga

A fadiga é definida como a sensação subjetiva e persistente de cansaço e exaustão física, emocional e/ou cognitiva, desproporcional ao grau de atividade física, e que interfere na funcionalidade do doente. Pode ser classificada como aguda (< de 1 mês), subaguda (de 1 a 6 meses) ou crônica (> 6 meses). Em um terço dos casos, não é possível identificar a causa da fadiga crônica. Muitos desses doentes podem apresentar síndrome da fadiga crônica (encefalomielite miálgica) (Quadro 19.7).

Quadro 19.7 – Principais causas de fadiga.

Cardiopulmonar	Insuficiência cardíaca congestiva, doença pulmonar obstrutiva crônica, apneia do sono, pneumopatias intersticiais
Endocrinológica/ metabólica	Hipóxia, diabetes *mellitus*, hipo ou hipertireoidismo, doença renal, doença hepática crônica, insuficiência adrenal, anormalidades eletrolíticas, hipogonadismo
Nutricional	Deficiências/síndromes carenciais, anorexia/náuseas e vômitos, má absorção
Hematológica/ neoplásica	Anemia, neoplasias ocultas
Infecciosa	Síndrome de mononucleossomos, hepatite viral, HIV, síndrome da endocardite bacteriana subaguda, tuberculose
Reumatológica	Síndrome fibromiálgica, polimialgia reumática, lúpus eritematoso, artrite reumatoide, doença de Sjögren
Psicológica	Depressão, transtorno de ansiedade, transtorno de somatização
Neurológica	Esclerose múltipla

(Continua)

Quadro 19.7 – Principais causas de fadiga (continuação).

Neuromuscular	Perda de massa muscular pela caquexia ou imobilidade, polineuropatia
Toxicidade de medicamentos	Benzodiazepínicos, opioides, antidepressivos, miorrelaxantes musculares, anti-histamínicos, diuréticos, anti-hipertensivos, hipoglicemiantes
Uso de substâncias	Álcool, maconha, cocaína e outros estimulantes

Fonte: Desenvolvido pela autoria do capítulo.

Na Figura 19.5 apresenta-se a estratégia de tratamento da fadiga. Não é sugerido o uso empírico de estimulantes ou de outras terapias medicamentosas.

Figura 19.5 – Estratégia de tratamento de doentes com queixa de fadiga.

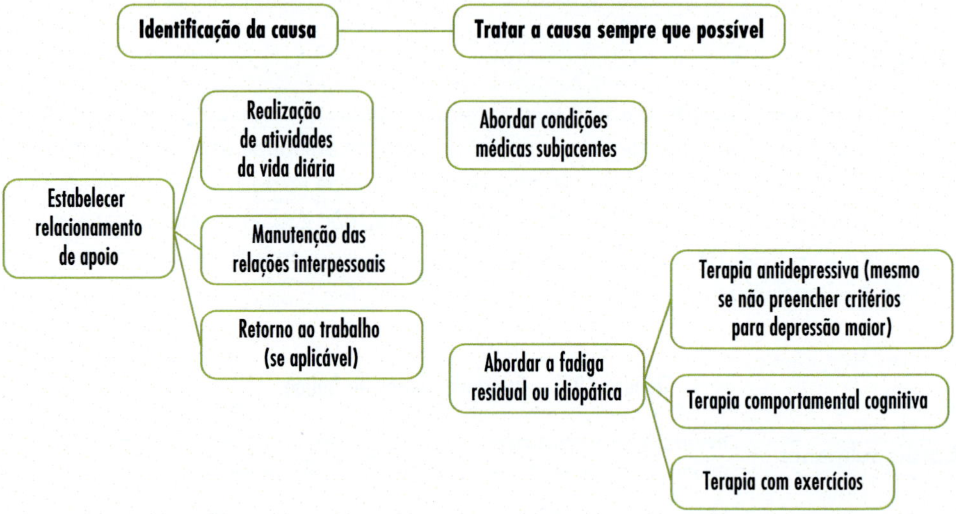

Fonte: Desenvolvida pela autoria do capítulo.

Soluço

As crises de soluço com duração inferior a 48 horas geralmente são benignas; as crises que se prolongam por mais de 48 horas podem associar-se a doenças graves. Nesse último caso, é necessária investigação etiológica (Quadro 19.8).

Tosse

O objetivo principal da avaliação do doente é a identificação da causa da tosse (Tabela 19.6). O tratamento da etiologia subjacente resulta na melhora de 90% dos doentes.

A tosse tem um papel protetor de limpar as vias aéreas de muco e de corpos estranhos quando o transporte mucociliar é insuficiente. Dessa forma, o tratamento sintomático medicamentoso só deve ser instituído em casos de doença incurável ou nos quais a causa deste sintoma não pôde ser identificada após ampla investigação (Tabela 19.7).

Quadro 19.8 – Causas frequentes de soluço persistente.

Sistema nervoso central	
Vascular	Acidente vascular encefálico isquêmico e hemorrágico
Infecciosa	Meningite, encefalite
Estrutural	Trauma cranioencefálico, tumor intracraniano
Outras	Neuromielite óptica, síndrome parkinsoniana, epilepsia
Outras causas	
Gastrointestinal	Refluxo gastroesofágico, hérnia de hiato, câncer do esôfago, distensão abdominal, úlcera péptica, pancreatite, abscesso abdominal, tumores abdominais, obstrução intestinal
Doenças torácicas	Infarto do miocárdio, pericardite, aneurisma torácico, bronquite, pneumonia, asma, carcinoma de brônquio, tuberculose
Doenças de orelha, nariz e faringe	Herpes zoster, rinite, otite, faringite, corpo estranho em nariz ou orelha
Tóxicos metabólicos	Hiponatremia, hipocalemia, hipocalcemia, hipocapnia, diabetes *mellitus*, álcool, insuficiência respiratória crônica
Farmacológicos	Esteroides, agonistas dopaminérgicos, quimioterapia (compostos de platina), benzodiazepínicos, opioides, barbitúricos, antibióticos (p. ex.: macrolídeo)
Cirúrgicas	Intubação faríngea, agentes anestésicos, cirurgias torácicas e abdominais superiores, endoscopia, implante de cateter venoso central
Psicossomáticos	Ansiedade, estresse, medo, excitação

Fonte: Desenvolvido pela autoria do capítulo.

Tabela 19.6 – Causas das tosses aguda, subaguda e crônica.

<table>
<tr><td rowspan="1">Aguda
(< 3 semanas)</td><td colspan="2">• Infecção aguda do trato respiratório
• Exacerbação aguda de doença pulmonar crônica subjacente
• Pneumonia
• Embolia pulmonar</td></tr>
<tr><td>Subaguda
(3 a 8 semanas)</td><td colspan="2">Pós-infecciosa (até 50%)</td></tr>
<tr><td rowspan="3">Crônica
(> 8 semanas)</td><td>Causas comuns (90%)</td><td>Causas raras</td></tr>
<tr><td>Síndrome da tosse das vias aéreas superiores (gotejamento pós--nasal), asma, DRGE</td><td>Anormalidades das vias aéreas (bronquite eosinofílica não asmática, bronquite crônica, bronquiectasia, neoplasia, corpo estranho) ou parenquimatose pulmonar (doença pulmonar intersticial, abscesso pulmonar)</td></tr>
<tr><td colspan="2">• Tosse idiopática crônica: sem causa definida
• Induzida por medicamentos: IECAs, benzodiazepínicos (midazolam), meios de contraste, agentes citotóxicos (bleomicina metotrexato), agentes inalatórios (ipratrópio, salbutamol, cromoglicato de sódio), corticosteroides, AINHs</td></tr>
</table>

Fonte: Desenvolvida pela autoria do capítulo.

Tabela 19.7 – Principais medicamentos utilizados no tratamento da tosse crônica persistente.

Classe farmacológica	Indicação	Medicamentos e doses	Comentários
Não opioides	Primeira escolha	• Dextrometorfano: 10 a 20 mg, de 4 em 4 horas ou 6 em 6 horas	• Sinergismo com opioides • Potência igual à da codeína • Comum nos xaropes • Agonista glutamatérgico dos canais NMDA • Risco: alucinações
Opioides	Dor e/ou tosse ou refratários	• Codeína: 2 a 20 mg, de 4 em 4 horas • Morfina: 5 mg, de 4 em 4 horas • Oxicodona: 10 mg, de 12 em 12 horas	• Inibição do receptor μ no pulmão e na via aérea • Supressão do centro da tosse, produção de muco e clareamento ciliar

(Continua)

Tabela 19.7 – Principais medicamentos utilizados no tratamento da tosse crônica persistente (continuação).

Classe farmacológica	Indicação	Medicamentos e doses	Comentários
Anestésicos locais	Contraindicação aos opioides	Nebulização • Bupivacaína: 5 mL (solução 0,25%), de 8 em 8 horas • Lidocaína: 5 mL (solução 2%), de 6 em 6 horas, VO	• Risco de broncoespasmo • Aspiração alimentar até 1 hora após a administração

VO: via oral.

Fonte: Desenvolvida pela autoria do capítulo.

Vertigem

A tontura é um termo que abrange sensações de vertigem, desequilíbrio, pré-síncope e atordoamento. A identificação do diagnóstico é fundamental para se selecionar o melhor tratamento do sintoma e da sua causa (Quadro 19.9). A vertigem é a falsa sensação de que se está em movimentação (vertigem subjetiva) ou de que o meio se movimenta em relação a si (vertigem objetiva); geralmente é percebida como rotação.

É importante salientar que a investigação inicial deve incluir a diferenciação entre as naturezas central e periférica da vertigem. Para tanto, pode-se utilizar do protocolo HINTS-*plus* para episódios agudos e intermitentes de vertigem (Quadro 19.10). Quando pelo menos um dos componentes do teste for compatível com vertigem central, considerar a investigação com neuroimagem.

Quadro 19.9 – Características de causas comuns de vertigem.

	Vertigem posicional paroxística benigna	Neurite vestibular	Migrânea vestibular	Doença de Ménière
Padrão temporal	Recorrente, dura poucos segundos	Episódio único durando vários dias	Recorrente, duração de minutos a dias	Recorrente, duração de horas
História	Rápida evolução, relacionada a movimentos da cabeça	Início subagudo de vertigem contínua intensa e náusea/vômitos	História prévia de migrânea; vertigem acompanhada de sintomas de migrânea	Défice auditivo, zumbido, plenitude auricular
Nistagmo	Torcional ou de batidas para cima	Horizontal ou torcional-horizontal	Geralmente nenhum	Horizontal ou torcional-horizontal

(Continua)

Quadro 19.9 – Características de causas comuns de vertigem (continuação).

	Vertigem posicional paroxística benigna	Neurite vestibular	Migrânea vestibular	Doença de Ménière
Marcha	Normal	Desvio em direção ao lado afetado	Anormal durante as crises de vertigem	Pode ter dificuldades de marcha e desequilíbrio
Sintomas auditivos	Sem sintomas auditivos	Défice auditivo (labirintite aguda)	Nenhum	Presentes
Achados diagnósticos	Manobra de Dix-Hallpike positiva	Nistagmo suprimido pela fixação do olhar e teste do impulso horizontal da cabeça positivo	Crises de vertigem resolvidas com medicamentos para migrânea	Audiometrias repetidas revelam défices flutuantes da audição em baixas frequências

Fonte: Desenvolvido pela autoria do capítulo.

Quadro 19.10 – Interpretação do exame HINTS-*plus*.

Componentes do HINTS-*plus*	Vertigem periférica	Vertigem central
Teste do impulso da cabeça (*Head Impulse*)	Défice da fixação do olhar (anormal ou positivo)	Reflexo vestíbulo-ocular preservado (negativo)
Nistagmo (*Nystagmus*)	Nenhum ou unidirecional horizontal	Vertical, rotatório ou horizontal bidirecional
Desvio (*skew*) do olhar (*Test of Skew*)	Nenhum (negativo)	Presente
Perda auditiva neurossensorial aguda	Ausente	Presente

Fonte: Adaptado de Quimby AE, Kwok ESH, Lelli D et al., 2018.

O tratamento da vertigem depende primariamente do diagnóstico da causa. Para tratar a vertigem posicional paroxística benigna (VPPB), recomenda-se a realização de manobras posicionais específicas para reposicionar os otólitos. Para o tratamento sintomático, podem ser utilizadas medicações supressoras vestibulares (Tabela 19.8). Não se recomenda o uso dessas medicações durante períodos prolongados de tempo, para evitar o comprometimento da compensação central vestibular em longo prazo.

Tabela 19.8 – Medicamentos supressores vestibulares e antieméticos.

Medicação	Dose e via de administração	Considerações
Anti-histamínicos		
Dimenidrinato	• 50 a 100 mg, VO, a cada 4 a 6 horas • 10 a 50 mg via IV	Xerostomia e retenção urinária (efeito de classe)

(Continua)

Tabela 19.8 – Medicamentos supressores vestibulares e antieméticos (continuação).

Medicação	Dose e via de administração	Considerações
Anti-histamínicos		
Meclizina	25 a 50 mg, VO, a cada 6 a 12 horas	Droga de escolha na gravidez
Benzodiazepínicos		
Clonazepam	0,25 a 0,5 mg, VO, a cada 8 a 12 horas	Sonolência dependente da dose (efeito de classe)
Diazepam	1 mg, VO, a cada 12 horas	–
Lorazepam	1 a 2 mg, VO, a cada 8 horas	–
Antieméticos		
Metoclopramida	• 5 a 10 mg, VO, de 6 em 6 horas • 10 mg via IV	Efeitos extrapiramidais (efeito de classe)
Prometazina	• 12,5 a 25 mg, VO, de 8 em 8 horas • 12,5 a 50 mg via IM	–
Ondansetrona	• 4 mg, VO, a cada 8 a 12 horas • 4 a 8 mg via IV e doses adicionais após 2 a 4 horas (máximo de 24 mg/dia)	Fadiga e síndrome do QT longo

VO: via oral; IV: intravenosa; IM: intramuscular.

Fonte: Desenvolvida pela autoria do capítulo.

Referências bibliográficas

1. Bohannon RW, Smith MB. Interrater reliability of a modified Ashworth scale of muscle spasticity. Phys Ther. 1987;67(2):206-7.
2. Bruera E, Dev R. Overview of managing common non-pain symptoms in palliative care. UpToDate. 2020 [citado em 16 jun. 2020]. Disponível em: https://www.uptodate.com/contents/overview-of-managing-common-non-pain-symptoms-in-palliative-care?search=Overview%20of%20managing%20common%20non-pain%20symptoms%20in%20palliative%20care%20-%20UpToDate.pdf&source=search_result&selectedTitle=1~150&usage_type=default&display_rank=1.
3. Carvalho RT, Parsons HA. Manual de cuidados paliativos ANCP: ampliado e atualizado. 2. ed. Sulina, 2012. 592p.
4. Clemens KE, Klaschik E. Managing opioid-induced constipation in advanced illness: focus on methylnaltrexone bromide. Ther Clin Risk Manag. 2010;6:77-82.
5. Fass R. Approach to the evaluation of dysphagia in adults. UpToDate. 2020 [citado em 15 jun. 2020]. Disponível em: https://www.uptodate.com/contents/approach-to-the-evaluation-of-dysphagia-in-adults?search=Approach%20to%20the%20evaluation%20of%20dysphagia%20in%20adults&source=search_result&selectedTitle=1~150&usage_type=default&display_ rank=1.

6. Fosnocht KM, Ende J. Approach to the adult patient with fatigue. UpToDate. 2020 [citado em 15 jun. 2020]. Disponível em: https://www.uptodate.com/contents/approach-to-the-adult-patient-with-fatigue?search=Approach%20to%20the%20adult%20patient%20with%20fatigue&source=search_result&selectedTitle=1~150&usage_type=default&display_rank=1.
7. Gunten C, Buckholz G. Palliative care: overview of cough, stridor and hemoptysis in adults. UpToDate. 2020 [citado em 16 jun. 2020]. Disponível em: https://www.uptodate.com/contents/palliative-care-overview-of-cough-stridor-and-hemoptysis?search=3.%09Palliative%20care:%20Overview%20of%20cough,%20stridor,%20and%20hemoptysis%20-20UpToDate.%20Palliative%20care,%20p.%2028,%20%5Bs.d.%5D.&source=search_result&selectedTitle=1~150&usage_type=default&display_rank=1.
8. Setters B, Solberg LM. Delirium. Prim Care. 2017 Sep;44(3):541-59.
9. Steger M, Schneemann M, Fox M. Systemic review: the pathogenesis and pharmacological treatment of hiccups. Aliment Pharmacol Ther. 2015 Nov;42(9):1037-50.
10. Teixeira MJ, Fonoff ET. Tratamento cirúrgico da espasticidade. Revista de Medicina. 2004 Jun 29;83(1-2):17-27.
11. Wipperman J. Dizziness and vertigo. Prim Care. 2014 Mar;41(1):115-31.

Capítulo 20

Tratamento Farmacológico da Dor Crônica

Dalmir Melo da Camara
Gabriel Taricani Kubota
Manoel Jacobsen Teixeira
Lin Tchia Yeng
Daniel Ciampi Araujo de Andrade

Introdução

O tratamento da dor visa resgatar a interação físico-psíquico-social normal, com o objetivo de recuperação mais precoce dos doentes, e à redução da probabilidade de cronificação da dor e de suas consequências.[1]

Por definição e para fins de estudo, a dor aguda seria qualquer dor que não ultrapasse 3 meses de duração; porém, conceitualmente, ela refere-se à dor que não perdura além do tempo esperado para a resolução da sua causa.[2] A dor aguda é um sinal fisiológico de agressão ao corpo, seja esta intencional (p. ex., cirurgia) ou não (p. ex., trauma). Dentro desse contexto, o objetivo do tratamento é retornar o paciente ao estado inicial sem dor o mais precoce possível, fazendo com que a dor tenha intensidade não mais que leve durante o processo.[3,4]

Contudo, quando a dor ultrapassa os 3 meses – ou o tempo previsto para a resolução da sua causa –, há o início da dor crônica.[5] Esta dor, mal adaptativa, deixa de exercer função fisiológica e passa a ser a própria patologia.[6] Neste novo cenário, a meta terapêutica é deixar o doente com o mínimo de dor possível para que se tenha uma boa qualidade de vida e melhor funcionalidade. Sempre que possível, procura-se obter isso com a menor quantidade de medicações e a menor dosagem e, consequentemente, com menos efeitos colaterais.[7]

Neste capítulo, abordaremos os princípios dos fármacos mais importantes no manejo da dor crônica, bem como suas utilizações e posologias (Figura 20.1).

Analgésicos comuns

São representados por dipirona, acetaminofeno e viminol, indicados como monoterapia para tratar a dor leve ou moderada em crianças e adultos, porém podem e devem ser utilizados como adjuvantes em todos os níveis de dor, se não houver contraindicação. São medicamentos que não apresentam propriedades anti-inflamatórias, não comprometem a função renal e plaquetária e não acarretam toxicidade gastrointestinal.[8]

Figura 20.1 – Escada analgésica da Organização Mundial da Saúde (OMS).

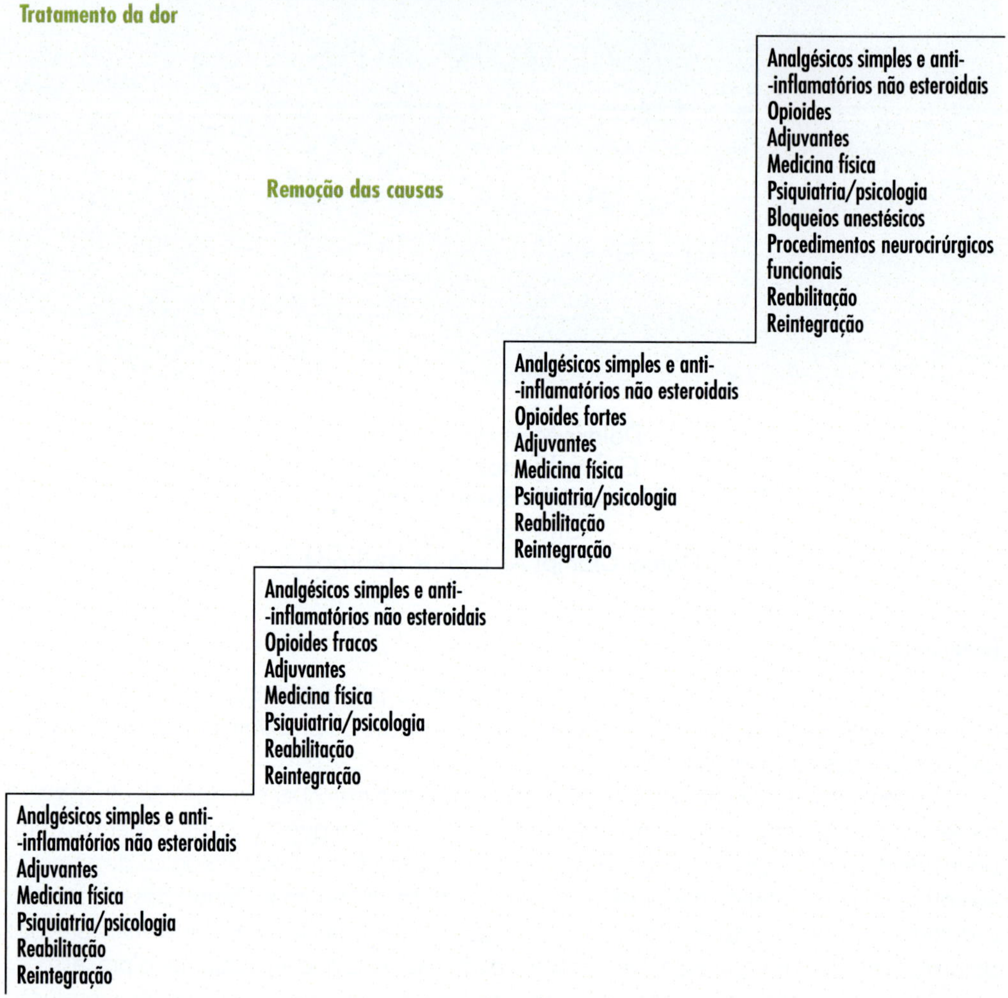

Fonte: Adaptada de Organização Mundial da Saúde (OMS), 2019.

O **acetaminofeno** (ou paracetamol) é o analgésico mais utilizado nos Estados Unidos[9] e seu mecanismo analgésico proposto foi via inibição da enzima ciclo-oxigenase (COX). Esse mecanismo vem, contudo, sendo questionado e novas propostas de via de ação têm sido descritas, tais como a ação deste fármaco no receptor transitório vaniloide tipo 1 (TRPV-1), receptor canabinoide tipo 1 (CB-1) e via sistema opioide.[10] O acetaminofeno é principalmente metabolizado por via hepática, e doses elevadas deste fármaco podem esgotar as reservas de glutationa hepática. Isso, por sua vez, resulta na formação de maior quantidade dos seus metabólitos tóxicos que, ao se acumularem, causam necrose hepática centrolobular e, em alguns casos, insuficiência hepática fulminante. A dose efetiva do acetaminofeno é de 500 a 1.500 mg por dose, administrado em intervalos de até 6 horas, não devendo ultrapassar a dose de 4 g ao dia para evitar a ocorrência de seus efeitos colaterais.

A **dipirona** (ou metamizol) tem seu efeito analgésico mediado por seus dois metabólitos ativos: 4-metilalaninoantipirina (4-MAA) e 4-aminoantipirina (4-AA), sendo que o primeiro atua sobre o canal de potássio ATP-dependente e o segundo, nos receptores CB1.[11] Ela é hidrossolúvel, apresenta potência analgésica elevada e baixa frequência de efeitos colaterais. A ocorrência de agranulocitose, seu efeito colateral mais grave e temido, é extremamente infrequente (1 caso para 1.000.000 de usuários) e inferior à da insuficiência hepática secundária à intoxicação por paracetamol. A dose analgésica é de 1.000 a 2.000 mg, devendo ser administrada de 6 em 6 horas, podendo, em alguns casos, ser aumentada esta frequência para de 4 em 4 horas.

O **viminol** apresenta-se na natureza como uma combinação de 6 isômeros, sendo que o efeito analgésico é mediado pelo isômero R2 por uma via de ação similar à da morfina.[12] Costuma ser bem tolerado e apresenta efeito sedativo leve, mas potencializa o efeito hipnótico dos barbitúricos e não é antitérmico.[8] A posologia recomendada é de 70 a 140 mg por dose, administradas em 3 a 4 tomadas ao dia, e não ultrapassando a dose de 560 mg ao dia (Tabelas 20.1 e 20.4).

Opioides

Os opioides são as medicações mais comumente associadas ao tratamento de dor, tendo papel importante nas dores nociceptivas, especialmente nos contextos das doenças oncológicas e dos cuidados paliativos. Eles também podem ser utilizados em casos de dores neuropáticas refratárias às outras classes farmacológicas.[1,13]

Os opioides atuam em diversas regiões do sistema nervoso central, sendo responsáveis não só por modular a aferência nociceptiva, mas também processos motores, neuroendócrinos, neurovegetativos e psicocomportamentais através de áreas como o corno dorsal da medula espinhal (CDME), substância cinzenta periaquedutal mesencefálica (SCPM), núcleo caudado e a amígdala.

Seus receptores estão espalhados por todo o organismo, sendo que o seu potencial analgésico se dá principalmente pelos receptores mu (μ – MOR), tendo também participação conjunta dos receptores delta (δ – DOR) e kappa (κ – KOR). Porém estes receptores são igualmente responsáveis pelos seus efeitos colaterais, vez que estão distribuídos em áreas não relacionadas à dor (tais como no centro da respiração no bulbo e nos sistemas de recompensa límbico, musculoesquelético, imunológico e endocrinológico).

Os opioides têm seu mecanismo de ação sobre a dor pela ativação da proteína G por meio de seus receptores na membrana celular e citoplasmática, bem como pela via da beta-arrestina, nos neurônios pré-sinápticos. Isto resulta no bloqueio de canais de cálcio voltagem-dependentes, diminuindo a oferta deste íon e, com isso, a expressão de neurotransmissores excitatórios da via nociceptiva na fenda sináptica, tais como glutamato, substância P, peptídeo relacionado ao gene da calcitonina e colecistocinina. Eles também atuam no neurônio pós-sináptico, estimulando o influxo de potássio e a hiperpolarização da célula, tornando-a menos suscetível aos estímulos (Figura 20.2).

Classificações

Com base na sua afinidade pelos seus receptores, estes fármacos podem ser classificados como agonistas completos, parciais, agonistas-antagonistas e antagonistas opioides.

» Os agonistas completos exercem ação agonista intensa nos MOR, mesmo quando ocupam uma pequena percentagem dos receptores disponíveis, sendo exemplos: codeína, tramadol, morfina, metadona, oxicodona, fentanila, sufentanila, alfentanila e remifental.

Tabela 20.1 – Anti-inflamatórios não esteroidais empregados em nosso meio para o tratamento da dor.

Nome farmacológico	Potência*	Início (minutos)	Pico (horas)	Duração (horas)
Salicilatos				
Ácido acetilsalicílico	1	5 a 30	0,5 a 2	3 a 7
Derivados do ácido antranílico/femanatos				
Ácido mefenâmico	3	30 a 60	1 a 3	3 a 7
Derivados do ácido enólico/oxicanas				
Piroxicam	3	30 a 60	1 a 5	48 a 72
Derivados pirazolônicos				
Metamizol	–	–	–	–
Derivados indolacéticos				
Indometacina	20	15 a 30	1 a 3	4 a 6
Derivados do ácido acético				
Cetorolaco	–	–	0,5 a 1	–
Diclofenaco	15	15 a 30	1 a 3	4 a 6
Derivados do ácido propiônico				
Ibuprofeno	1	< 30	2 a 4	6 a 8
Cetoprofeno	20	15 a 30	1 a 2	3 a 4
Naproxeno	3	30 a 60	1 a 2	3 a 7
Derivados do aminofenol				
N-para-aminofenol (paracetamol)	1	5 a 30	0,5 a 2	3 a 7
Derivado sulfonanilídico				
Nimesulida	–	–	1 a 2	–
Coxibes				
Parecoxibe/celecoxibe	–	–	–	–
Etoricoxibe	–	–	2	–
Outros				
Etodolaco	–	–	–	–
Nabumetona	–	–	–	–
Clonixinato de lisina	–	–	–	–

*Comparada à aspirina.

Fonte: Desenvolvida pela autoria do capítulo.

Meia-vida (horas)	Dose/dia	Dose teto/dia (mg)
0,25	300 a 1.000 mg (5 a 10 mg/kg), 4 a 6 vezes	6.000
3 a 4	• Ataque: 500 g (10 mg/kg) • Manutenção: 250 a 500 mg (5 mg/kg), 4 vezes	1.250
–	10 a 20 mg (0,4 a 0,8 mg/kg), 1 a 2 vezes	30
–	500 a 2.000 mg (10 a 15 mg/kg), 4 vezes	6.000
2 a 3	25 a 50 mg (0,5 a 1 mg/kg), 2 a 4 vezes	200
4 a 5	10 mg, 4 a 6 vezes	–
1 a 2	25 a 75 mg (2 a 4 mg/kg), 2 a 4 vezes	200
2	200 a 800 mg (8 a 20 mg/kg), 2 a 3 vezes	3.200
1 a 2	50 a 200 mg (0,5 a 1 mg/kg), 2 a 3 vezes	300
–	• 500 mg (10 mg/kg), 2 vezes • 250 mg (5 mg/kg), 3 vezes	1.500
1 a 4	• Ataque (pediatria): 25 a 30 mg/kg • Ataque (adulto): 500 mg (6 a 12 mg/kg) • Manutenção (pediatria): 80 mg/kg/dia • Manutenção (adulto): 500 a 750 mg, 4 vezes	4.000
–	50 a 100 mg (2,5 mg/kg), 2 vezes	• 400 mg (adultos) • 5 mg/kg (crianças)
–	200 a 400 mg, 1 a 2 vezes	800 mg
–	60 a 90 mg	50 mg
–	400 a 600 mg	–
–	1.000 a 2.000 mg	1.500
–	1,25 mg, 3 a 4 vezes	750

Figura 20.2 – Mecanismos da analgesia opioide. 1) Quando o receptor é ativado, libera-se parte da proteína G, que, por sua vez, difunde-se no citoplasma do neurônio até atingir uma enzima ou um canal iônico. Estes, por sua vez, alteram a fosforilação de proteínas via inibição do AMP cíclico (AMPc) que, por sua vez, atua como segundo mensageiro e ativa as proteína-cinases (efeitos de curto prazo) e proteínas de transcrição genética (efeito de longo prazo); 2) A ativação dos receptores mu (μ) pré e pós-sinápticos localizados nas terminações pré-sinápticas das fibras aferentes C e fibras Aσ-delta, reduz o AMPc e bloqueia a liberação de neurotransmissores como o glutamato, a substância P e o peptídeo relacionado ao gene da calcitonina (PRGC) pela membrana pré-sináptica, resultando em analgesia. São ativados, também, os neurônios supressores presentes no CDME e nos centros nervosos supraespinais e hiperpolarizam a membrana pós-sináptica, aumentando a condutância ao K^+.

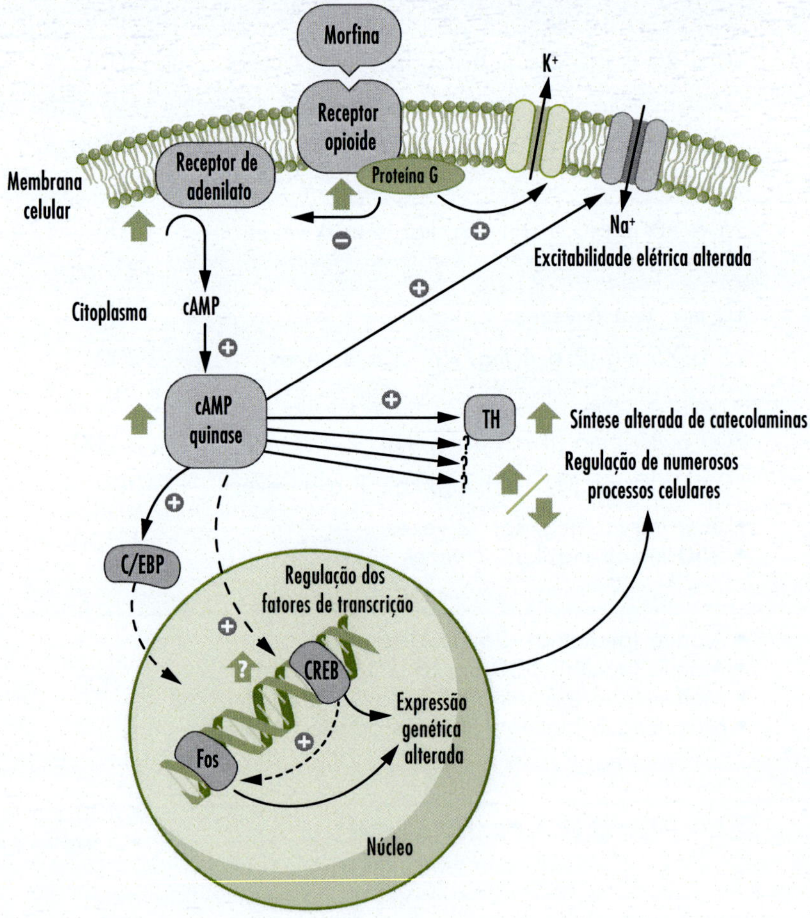

Fonte: Desenvolvida pela autoria do capítulo.

» Os agonistas parciais requerem a ocupação mais completa dos receptores (75% a 100%) para proporcionar a resposta máxima, apresentam perfil de atividade dependente da dose tendo efeito teto, e podem competir com outros opioides reduzindo os efeitos analgésicos dos agonistas puros. O único representante desta classe é a buprenorfina.

» Os agonistas-antagonistas exercem efeito agonista em alguns subtipos de receptores e efeito agonista parcial ou antagonista em outros. O principal representante desta classe é a nalbufina.

» Os antagonistas bloqueiam os receptores opioides e revertem a analgesia e os efeitos adversos destas medicações. Os representantes dessa classe são a naloxona e a naltrexona.

Os opioides também podem ser classificados quanto à sua potência analgésica, sendo que aqueles que têm potência inferior à morfina são denominados fracos e os que têm potência igual ou superior a ela são classificados como fortes.

Medicações

O fosfato de **codeína** (metilmorfina) apresenta um décimo da potência analgésica da morfina, sendo, portanto, classificado como opioide fraco. A biodisponibilidade pela via oral varia de 40% a 60%. É metabolizada pelo fígado via CYP2D6 em morfina; e por outras enzimas em codeína-6-glucuronida (liga-se fracamente aos MOR) e norcodeína. Entre 2% e 10% da codeína é desmetilada no fígado, produzindo morfina. Portanto, este fármaco necessita da metabolização hepática para produzir efeito analgésico. Destaca-se aqui que 4% a 12% da população apresenta baixa atividade do CYP2D6 e obtêm pouco ou nenhum efeito analgésico com a codeína. Em contrapartida, proporção similar apresenta alta atividade do mesmo, podendo se intoxicar com baixas dosagens deste medicamento, devido à sua rápida metabolização e conversão em morfina. Uma pequena quantidade de morfina e de seus metabólitos é eliminada inalterada pelos rins, havendo, portanto, a necessidade de cautela em doentes com insuficiência renal. A codeína causa menos dependência física e psíquica do que a morfina. Porém ela pode alentecer o esvaziamento gástrico, aumentar a pressão na árvore biliar e causar náuseas e vômitos. Sua dose usual é de 30 mg a cada 4 horas.

O **tramadol** (forma levogira e dextrogira) é outro representante dos opioides fracos. Produz aumento da liberação de serotonina (5-HT) e inibição da recaptura de noradrenalina (Nadr) e de 5-HT no sistema nervoso central. A biodisponibilidade pela via oral é de 70%. Ele é convertido no fígado em O-desmetiltramadol também pela CYP2D6 (cabendo aqui as mesmas considerações genotípicas supracitadas que a codeína) que, por sua vez, é duas a quatro vezes mais potente que o tramadol ao se ligar ao MOR. Um terço do tramadol é excretado inalterado na urina. Sua meia-vida de eliminação aumenta em até duas a três vezes em doentes com insuficiência hepática grave. Dentre seus efeitos adversos, destacam-se xerostomia, irritabilidade, cefaleia, náuseas, vômitos, diaforese e tonturas; em doses tóxicas, pode causar convulsões. Ele causa menos espasmo da musculatura lisa, náuseas e obstipação do que a codeína. Não deve ser associado aos inibidores da mono-amino-oxidase (IMAOs). A dose usual é de 50 a 100 mg de 8 em 8 horas, podendo chegar até 400 mg ao dia divididos em quatro doses. Ele pode ser administrado pelas vias oral, endovenosa ou subcutânea.

A **morfina** é um opioide versátil que pode ser utilizado pelas vias oral, retal, intramuscular, subcutânea, endovenosa, perineural, intracavitária, intra-articular, epidural, intratecal ou intraventricular. Apresenta baixa biodisponibilidade pela via oral (aproximadamente 25%). Sua eficácia analgésica pode aumentar em 2 a 3 vezes durante o uso prolongado, devido à produção de metabólitos ativos como a morfina-6-glicuronida (M-6-G) e à recirculação êntero-hepática. Sua principal via de metabolização é a glucuronidação hepática, que resulta na síntese da M-3-G, o qual não exerce atividade analgésica, mas causa várias adversidades; e da M-6-G que, por sua vez, apresenta ação analgésica significativa. A morfina é bem tolerada em hepatopatas, mas nestes doentes a sua meia-vida pode prolongar-se. Ela é excretada como glucuronídeo (70% a 90%), normorfina (5% a 10%) ou inalterada (10%) pela via urinária; e 7%

a 10% é excretada pela via biliar. A M-6-G pode acumular-se em doentes com insuficiência renal, podendo levar à intoxicação. A dose usual pela via oral é de 10 a 30 mg de 4 em 4 horas, podendo ser aumentada sem limite de dose pré-estabelecido. A dose-alvo é aquela que proporciona alívio da dor, sem resultar em efeitos adversos incontroláveis ou intoleráveis. A morfina não apresenta efeito teto.

A **metadona** é agonista MOR, bloqueadora dos canais de NMDA e da recaptura da 5-HT. Ela é habitualmente utilizada no tratamento de doentes que necessitam de uso prolongado de opioides para analgesia temporária quando se objetiva a supressão de outros opioides, para a desintoxicação de dependentes de opioides e para tratar a dor de doentes com insuficiência renal ou que apresentam muitos efeitos adversos com a morfina (sonolência, *delirium*, náuseas, vômitos). Sua biodisponibilidade pela via oral é de 80%; e por esta via, a sua eficácia é aproximadamente metade da obtida por vias parenterais. No uso prolongado, ela torna-se três vezes mais potente do que a morfina e, produz duração de analgesia 1,5 a 2 vezes maior. A metadona apresenta efeitos cumulativos e meia-vida plasmática prolongada (30 a 150 horas), decorrentes da intensa ligação à albumina e a outras proteínas plasmáticas e tissulares (60% a 90%) e da pequena capacidade do fígado metabolizá-la. O seu efeito analgésico dura de 6 a 12 horas ou mais. A sua concentração plasmática estabiliza-se em 2 a 3 semanas. Metade da sua excreção é urinária e metade por via fecal. O comprometimento renal ou hepático não altera o clareamento da metadona. Ela causa menos dependência, menos euforia e sedação do que a maioria dos opioides, porém, pode provocar obstipação, menor desempenho sexual e diaforese. A síndrome de retirada de metadona é tardia (24 a 48 horas após a última dose), o seu curso é mais prolongado e os sintomas são menos graves do que os da morfina. A dose usual é de 2,5 a 10 mg de 8 em 8 horas ou até 6 em 6 horas, podendo chegar a 120 mg ao dia.

A **oxicodona** apresenta efeito ansiolítico e produz menor liberação de histamina do que a morfina. Sua biodisponibilidade por via oral é de 60% a 87%; de modo que, por esta via, sua potência é 1,5 a 2 vezes maior do que a da morfina. A sua concentração plasmática eleva-se em cerca de 50% nos doentes com insuficiência renal. A formulação de liberação controlada proporciona absorção bifásica: inicialmente é liberada 38% da dose disponível e, durante 6,9 horas, a dose restante. É metabolizada no fígado por desmetilação e conjugação catalisadas pelo CYP2D6 e eliminada pela via renal. No Brasil, só existe a formulação de liberação prolongada, sendo a dose usual é de 5 a 10 mg a cada 12 horas, podendo chegar a 40 mg por dose.

O **citrato de fentanila** é utilizado pela via endovenosa para procedimentos anestésicos, anestesia controlada pelo paciente peridural ou intratecal, ou pela via transdérmica para tratar prolongadamente a dor crônica. É 75 a 125 vezes mais potente do que a morfina, apresenta rápido início de ação e duração curta de efeito. Ele pode provocar bradicardia, mas não prurido, e é menos obstipante do que a morfina. A administração transdérmica pode prolongar seus efeitos indesejáveis durante até 18 horas, sendo a duração da depressão respiratória mais prolongada do que a da analgesia. Os adesivos variam de 12 a 100 mcg/hora, devendo ser aplicados diretamente na pele, em rodízio de local de aplicação, a cada 72 horas. A dose-alvo é a menor dose necessária para analgesia, sem efeitos colaterais graves significativos.

A **buprenorfina** é uma agonista parcial do MOR, agonista do DOR e antagonista do KOR. Administrada pela via parenteral, é 30 vezes mais potente do que a morfina. Uma vez ligada, dissocia-se lentamente do MOR, resultando em prolongada duração da analgesia. Não requer ajuste da dose em doentes com insuficiência renal em hemodiálise ou tratados com agonistas MOR completos. No Brasil, atualmente, esta medicação está disponível apenas para administração transdérmica. Em doses baixas, têm efeitos aditivos com a morfina, mas, em doses elevadas, pode ocorrer antagonismo. Dois terços da dose da buprenorfina é excretada inalterada nas fezes e 1/3 é metabolizada no fígado e eliminada conjugadamente na urina ou na bile. Durante o uso por curtas durações, a excreção de buprenorfina não se altera mesmo nas fases avançadas da insuficiência renal. Ela pode causar náuseas, vômitos, tonturas, obstipação, diaforese, depressão respiratória, fadiga, reações localizadas (p. ex.: eritema, prurido e exantema) e alterar discretamente a frequência cardíaca, a pressão arterial (PA) e o débito cardíaco. Causa menos sedação, euforia, náuseas, vômitos e alentecimento do trânsito intestinal do que a morfina. Nas doses convencionais, não induz síndrome de retirada quando utilizada cronicamente, mas este fenômeno pode ocorrer quando administrada a doentes em uso prolongado de doses elevadas de morfina. A depressão respiratória causada pela buprenorfina não é revertida adequadamente com a naloxona, mas sim com doxapram. A dose por via transdérmica usual é de 12,5 mcg/hora, podendo chegar até a dose de 400 mcg/hora (Tabelas 20.2 e 20.3).

Antidepressivos

Entre os antidepressivos, existem duas classes farmacológicas mais relevantes ao tratamento da dor: os antidepressivos tricíclicos (ADT) e os inibidores de recaptura de noradrenalina e serotonina (IRSN).

Os antidepressivos são utilizados para tratar dor neuropática crônica, na profilaxia da cefaleia do tipo tensão e da migrânea, no tratamento da dor facial atípica, osteoartrite, outras dores musculoesqueléticas e dor decorrente do câncer e da síndrome fibromiálgica. São particularmente eficazes para tratar a dor em queimor ou formigamento e a alodinia mecânica em doentes com neuropatia periférica dolorosa. Eles apresentam propriedades ansiolíticas, antidepressivas, miorrelaxantes, anti-inflamatórias e modulatórias do ritmo do sono e do apetite. A analgesia é atribuída ao bloqueio da recaptura da 5-HT e da noradrenalina (NA) nas vias supressoras de dor que, a partir do tronco encefálico, projetam-se sobre os neurônios do CDME; e nas estruturas moduladoras da dor e do humor encefálicas. O bloqueio da recaptura da NA e da 5-HT, associado ao dos receptores histaminérgicos H1 e colinérgicos, assim como dos canais de Na^+, justifica a maior eficácia dos ADTs em relação aos IRSNs no tratamento da dor.

Os IRSNs inibem a recaptura da NA e da 5-HT sem causar muitos dos efeitos muscarínicos, anti-histamínicos e adrenérgicos que acompanham o uso dos ADTs. Dentre os IRSNs destacam-se a duloxetina e a venlafaxina, que se revelaram eficazes no tratamento da dor neuropática periférica, da migrânea e da síndrome fibromiálgica.

A **amitriptilina** é sete vezes mais potente como bloqueador da molécula transportadora de serotonina (SERT) do que da transportadora da noradrenalina (NET). É bem absorvida pelo trato gastrointestinal. O seu pico plasmático é atingido de 1 a 3 horas. Ela é metabolizada no fígado, liga-se às proteínas plasmáticas e aos ácidos glucorônicos, é lipofílica e concentra-se principalmente no miocárdio e nos tecidos encefálicos, com principal excreção por via renal. Não deve ser usada em doentes com doença tubular renal, infarto agudo do miocárdio, miastenia *gravis*, anormalidades da condução nervosa cardíaca e durante os primeiros meses de gestação. Ao bloquearem os receptores colinérgicos muscarínicos, a amitriptilina pode causar xerostomia, obstipação, retenção urinária, turvação visual, agravamento do glaucoma de ângulo fechado e aumento da frequência cardíaca. Suas ações anti-histamínicas geram

Tabela 20.2 – Doses e características farmacocinéticas dos opioides utilizados para tratar doentes com dor no Brasil.

Nome farmacológico/ receptor	Dose
Agonistas fracos	
Cloridrato de tramadol – liberação controlada (μ+, δ+, κ+, Nadr, 5-HT)	• VO/IM/IV: 50 a 100 mg (0,75 a 5 mg/kg), 4 a 6 vezes • Peridural: 20 a 100 mg/dia • Espinal: 10 a 40 mg/dia
Fosfato de codeína (μ+, δ+, κ+)	• VO/IM: 30 a 60 mg (0,5 a 1 mg/kg), 4 a 6 vezes
Agonistas potentes	
Sulfato de morfina (μ+++, δ+, $κ_1$++, $κ_3$+)	• VO: 10 a 60 mg (0,3 mg/kg), 6 a 8 vezes • Liberação controlada: 30 a 100 mg, 2 vezes
Cloridrato de morfina (μ+++, δ+, κ++)	• IM/SC: 2,5 a 20 mg (0,05 a 2 mg), 6 a 8 vezes • IV: 2,5 a 15 mg (0,05 a 0,2 mg/kg) • Intra-articular: 0,5 a 1 mg (diluir em lidocaína 0,25%) • Epidural: bolo de 2 a 5 mg (40 a 100 μg/kg); infusão – 0,1 a 1 mg/kg/hora (2 a 20 μg/kg/hora) • Espinal: 0,1 a 1 mg (2 a 20 μg/kg) • ACP (IV): bolo de 0,5 a 3 mg (10 a 60 μg/kg); infusão – 0,5 a 2 mg (15 a 40 μg/kg/hora); *lock out* – 5 a 20 minutos • ACP (epidural): bolo de 0,1 mg (2 μg/kg); infusão – 0,4 mg/kg/hora (8 μg/kg/hora); *lock out* – 10 minutos
Meperidina/petidina (μ++, δ+, κ+)	• IM/SC: 50 a 150 mg (0,75 a 3 mg/kg), 6 a 8 vezes • IV: 25 a 100 mg (0,5 a 2 mg/kg), 6 a 8 vezes • Epidural: bolo de 50 a 100 mg (1 a 2 mg/kg); infusão – 10 a 20 mg (0,2 a 0,4 mg/kg/hora) • Espinal: bolo de 10 a 50 mg; 0,2 a 1 mg (4 a 20 μg/kg); infusão – 5 a 10 mg (0,1 a 0,2 mg/kg/hora)
Metadona (μ+++) – inibidor NMDA	• VO/IM/SC: inicial – 2,5 a 10 mg (0,05 a 0,1 mg/kg), 3 a 4 vezes; manutenção – 5 a 20 mg (0,1 a 0,4 mg/kg), 2 a 4 vezes; abstinência – 15 a 40 mg/dia • Epidural: bolo de 1 a 5 mg (0,02 a 0,1 mg/kg) • ACP: bolo de 0,5 a 3 mg (0,01 a 0,06 mg/kg); infusão – 0,5 a 10 mg (0,015 a 0,2 mg/kg/hora); *lock out* – 10 a 20 minutos
Oxicodona HCl – oxicodona de liberação controlada (μ+++, δ+)	• VO: 10 a 80 mg, 2 vezes
Citrato de fentanila (μ+++, δ+)	• IV: 0,1 mL/kg, 25 a 100 μg (0,7 a 2 μg/kg) • Epidural: bolo de 50 a 100 μg (1 a 2 μg/kg); infusão – 25 a 60 μg (0,5 a 1 μg/kg/hora) • Espinal: 5 a 20 μg (0,1 a 0,4 μg/kg) • ACP: bolo de 15 a 75 μg (0,3 a 1,5 μg/kg); infusão – 15 a 100 μg (0,3 a 1,5 μg/kg/hora); *lock out* – 3 a 10 minutos; inicial – 25 a 100 μg/hora; manutenção – 25 a 100 μg/hora

Início (minutos)	Pico (minutos)	Duração (horas)	Meia--vida (horas)	Dose teto/dia (mg)
–	30 a 90	4 a 6	–	400
15 a 30	30 a 120	2 a 6	2,5 a 3	240
15 a 60 (VO)	• 30 a 90 • 120 (VO)	• VO: 2 a 7, 8 a 12 • IM: 3 a 5	2 a 3,5	• Não há • 2,6 mg/kg/hora
• IM: 1 a 5 • IV: < 1 • SC: 15 a 30 • Epidural/espinal: 15 a 60	• SC: 50 a 90 • IM: 30 a 60 • IV: 5 a 20 • Epidural/espinal: 90	• IV/SC: 2 a 7 • Epidural/espinal: 6 a 24	–	Não há
• IM: 1 a 5 • IV: < 1 • Epidural/espinal: 2 a 12	• IM: 30 a 60 • IV: 5 a 20 • Epidural/espinal: 30	• IV/IM: 2 a 4 • Epidural/espinal: 1 a 8	2 a 3	1 g (0,5 mg/kg/hora)
• VO: 30 a 60 • IV: < 1 • IM: 1 a 5 • Epidural: 5 a 10	• VO: 30 a 120 • IV: 5 a 20 • IM: 30 a 60 • Epidural: 60 a 240	• VO: 4 a 12 • IV/IM: 4 a 8 • Epidural: 6 a 10	15 a 30	120
37 (VO)	60	• 4 a 6 • 12	• 2 a 3 • –	> 700
• IV: < 0,5 • IM: < 8 • Epidural/espinal: 4 a 10 • 12 a 18 (TD)	• IV: 5 a 15 • IM: < 15 • Epidural/espinal: < 30	• IV/IM: 0,5 a 1 • Epidural/espinal: 1 a 2 • 72 (TD)	7	0,01 mg/kg/hora

(Continua)

Tabela 20.2 – Doses e características farmacocinéticas dos opioides utilizados para tratar doentes com dor no Brasil (continuação).

Nome farmacológico/ receptor	Dose
Agonistas parciais	
Cloridrato de buprenorfina (agonista parcial μ+++, antagonista κ_1++)	• IV/IM/SL: 0,3 a 0,6 mg (4 a 12 μg/kg), 3 a 4 vezes • Epidural: 0,15 a 0,3 mg
Coridrato de nalorfina (antagonista μ+++, agonista parcial κ++, κ_3+++, δ++ e agonista σ+)	IM/IV: 10 a 15 mg, 1 a 3 vezes, 10 a 15 minutos
Agonistas-antagonistas	
Cloridrato de nalbufina (agonista κ++, antagonista μ+)	• IV/IM/SC: 5 a 10 mg (0,1 a 0,3 μg/kg), 6 a 8 vezes • Epidural: 2 a 5 mg (40 a 100 μg/kg) • Espinal: 1 mg (4 a 20 μg/kg) • ACP: bolo de 1 a 5 mg (0,1 a 0,2 mg/kg); infusão – 5 a 15 μg/kg/hora (10 a 15 μg/kg/hora); *lock out* – 5 a 15 minutos
Antagonistas centrais e periféricos	
Naloxona (κ, antagonista μ+++, δ++, κ_1++, κ_3++)	• Reversão dos efeitos adversos dos morfínicos • IV/IM/SC: 0,1 a 0,8 mg (1 a 5 μg/kg); infusão (IV) – 50 a 250 mg (1 a 5 μg/kg/hora) • Depressão respiratória: IV/IM/SC – 0,1 a 2 mg (10 a 100 μg/kg), 2 a 3 minutos, até 10 mg • ACP: infusão – 5 a 15 μg/kg/hora; *lock out* – 3 a 10 minutos • Choque séptico (IV): 30 μg/kg; infusão – 30 a 200 μg/kg/hora
Naltrexona (antagonista μ++, δ+, κ_1+++, κ_3++)	–

VO: via oral; IM: intramuscular; IV: intravenosa; SC: subcutânea; ACP: analgesia controlada pelo doente; TD: transdérmica; SL: sublingual.

Fonte: Desenvolvida pela autoria do capítulo.

Início (minutos)	Pico (minutos)	Duração (horas)	Meia-vida (horas)	Dose teto/dia (mg)
• IV: < 1 • IM: 15 • Epidural: 30	• SL: 120 a 360 • IV: 5 a 20 • IM: 30 a 60 • Epidural: 60	• IV/IM/SL: 6 a 8 • Epidural/espinal: 4 a 10	–	1,8
–	–	–	–	45
• IV: 2 a 3 • IM/SC: < 15	• IV: 5 a 15 • IM: 30 a 60	• IV/IM/SC: 3 a 6 • Epidural/espinal: 6 a 24	5	120
• IV: 1 a 2 • IM/SC: 2 a 5	5 a 15 (IV/IM/SC)	1 a 4 (IV/IM/SC)	–	20
–	30 a 120 (IM)	4	10	–

Tabela 20.3 – Equivalência de doses de opioides, de acordo com a via de administração, em relação a 10 mg de morfina administrada via IM.

Opioide	VO (mg)	IM (mg)	SC (mg)	Observações
Morfina (sulfato)	• 30 (uso crônico) • 60 (uso agudo) • Liberação rápida ou lenta	10 a 15	–	Metabólito ativo: morfina-6-glicuronida
Alfentanila	–	0,5 a 1	–	–
Buprenorfina	0,2, TD (1/60)	0,3 a 0,6	0,2	• Início lento de ação • Inativada por VO devido ao efeito de primeira passagem
Codeína	200 (10/1)	130	–	Pró-droga metabolizada no fígado à morfina e a outros opioides ativos
Fentanila	25 mcg, TD/90 (1/60)	0,1	–	–
Metadona	10 a 15 (1/1,5)	8 a 10	–	Nenhum metabólito ativo
Meperidina	200 a 300	75 a 100	–	Metabólito ativo (norpetidina)
Nalbufina	IM/IV	10 a 20	–	–
Oxicodona	30 (1/1,5 a 2)	–	–	–
Sufentanila	–	0,02	–	–
Tramadol	150 (10/1)	100	–	–

VO: via oral; IM: intramuscular; SC: subcutânea; TD: transdérmica; IV: intravenosa.
Fonte: Desenvolvida pela autoria do capítulo.

sedação, sonolência e ganho de peso. A amitriptilina deposita-se nas musculaturas cardíaca e estriada e sua ação na enzima ATPase Na^+-K^+ resulta no alentecimento da condução intraventricular cardíaca. A maior sensibilidade dos idosos a esse perfil de efeitos adversos limita, muitas vezes, seu uso nos doentes geriátricos. Os efeitos cardiovasculares mais temidos dela, especialmente quando há anormalidades prévias da condução cardíaca (QRS > 110 ms) ou isquemia miocárdica, incluem as alterações do ritmo cardíaco e a hipotensão ortostática. Em doentes geriátricos ou com comprometimento das funções hepática ou renal, a sua dose deve ser reduzida à metade ou a um terço. A aplicação tópica de amitriptilina 2% a 5% gera analgesia e é eficaz no tratamento da alodinia mecânica dinâmica e da hiperalgia de doentes com dor neuropática segmentar. Sua dose inicial pela via oral deve ser baixa (12,5 a 25 mg), administrada preferencialmente à noite, com progressão até a dose usual de 25 a 50 mg, podendo chegar a até 150 mg por dia no tratamento de dor.

A **nortriptilina** é um metabólito ativo da amitriptilina 40 vezes mais potente no bloqueio dos NET que dos SERT e apresenta menos efeitos adversos que a sua molécula-mãe. É

Tabela 20.4 – Corticosteroides mais empregados para tratar a dor no Brasil.

Nome farmacológico	Equivalência de dose	Potência anti-inflamatória glucocorticoide	Potência mineralocorticoide	Dose
Ação curta				
Cortisona	25	0,8	2	–
Hidrocortisona	20	1	2	Variada
Ação intermediária				
Succinato sódico de metilprednisolona	4	5	0	• IV (regional): 80 mg • IV/IM: 10 a 250 mg (0,3 a 30 mg/kg), 4 a 6 vezes/dia • Epidural: 40 a 80 mg, 3 semanas • Intra-articular: 40 a 80 mg, 1 a 5 semanas
Prednisolona	5	4	0,8	5 a 60 mg por dia (VO)
Prednisona	5	4	1	5 a 50 mg, 2 a 4 vezes/dia (VO)
Triamcinolona	4	5	0	–
Ação prolongada				
Betametasona	0,6 a 0,75	20 a 30	0	• VO: 0,2 a 8 mg (0,17 a 0,25 mg/kg/dia) • IM: 0,02 a 0,125 mg/kg/dia • Ataque: 16 mg • Manutenção: 4 a 8 mg, 4 vezes/dia
Dexametasona	6	–	–	7,5 a 90 mg por dia (VO)
Deflazacorte	–	–	–	6 a 90 mg (0,22 a 1,65 mg/kg/dia)

IV: intravenosa; IM: intramuscular; VO: via oral.

Fonte: Desenvolvida pela autoria do capítulo.

também bem absorvida pelo trato gastrointestinal. O pico plasmático é atingido dentro de 4 a 8 horas. Causa menos hipotensão ortostática e é mais bem tolerada que a amitriptilina; seus efeitos sedativos, anticolinérgicos e anti-histamínicos são moderados. Seu uso é preferível nos doentes idosos ou propensos aos efeitos colaterais, apesar de ser menos eficaz. Sua dosagem e progressão segue as mesmas recomendações da amitriptilina.

A **venlafaxina** inibe predominantemente a recaptura da 5-HT em doses baixas e também a da NA em doses maiores. Ela revelou-se eficaz na redução da frequência das crises de migrânea e no tratamento da dor neuropática e da síndrome fibromiálgica, não apenas quanto ao controle da dor, mas também quanto à melhora da funcionalidade, do sono e da fadiga; além de ser modestamente eficaz no tratamento da lombalgia. Sua meia-vida é curta (3 a 5 horas), o que implica na necessidade de várias tomadas diárias ou do uso de preparados com liberação controlada. Seus efeitos adversos mais comuns incluem náuseas, diarreia, xerostomia, aumento das enzimas hepáticas, tonturas, sonolência, insônia, irritabilidade, agitação, diaforese, comprometimento do desempenho sexual, redução do peso, hipertensão arterial e hiponatremia. Pode causar elevação da PA dose-dependente, o que implica na recomendação de dosagem cuidadosa e gradual e monitoração da PA durante o tratamento. Sua dosagem habitual para o tratamento da dor é de 75 a 225 mg por dia.

A **duloxetina** também é um IRSN e proporciona acentuada melhora dos sintomas físicos dolorosos relacionados à depressão, como também da dor decorrente da neuropatia periférica diabética e da síndrome fibromiálgica. Nesta última, a duloxetina demonstrou proporcionar ganhos de funcionalidade, benefícios no sono e na redução da fadiga. Também é eficaz no tratamento da neuropatia periférica dolorosa induzida pela quimioterapia. Seu efeito adverso mais comum são as náuseas, complicação que se reduz com a administração inicial de 30 mg 1 vez ao dia, durante a alimentação, antes de se aumentar a dose para 60 mg por dia. Outros efeitos adversos frequentes são: cefaleia, insônia, obstipação, xerostomia, sonolência, tontura, fadiga, diaforese, anorexia e fraqueza. Também pode causar hipotensão ortostática, síncopes, síndromes serotoninérgica ou neuroléptica maligna, convulsões, hepatotoxicidade, aumento do sangramento e hiponatremia. Seu uso aumenta o risco de suicídio e de virada maníaca. As suas doses habituais variam de 60 a 120 mg por dia no tratamento da dor (Tabela 20.5).

Antipsicóticos

Os antipsicóticos apresentam atividade ansiolítica, antipsicótica, antiemética, sedativa, anestésica local e relaxante muscular e alteram a percepção da dor. São indicados para tratar as anormalidades psiquiátricas, a dor associada à ansiedade e à agitação psicomotora, a insônia, a dor crônica neuropática central e periférica, a lombalgia crônica, a dor oncológica e a dor decorrente da osteoartrite.

Os alifáticos (**clorpromazina**, **levomepromazina**, **propericiazina**) são analgésicos que causam mais sedação e hipotensão postural e menos efeitos extrapiramidais do que as butirofenonas. O **haloperidol** apresenta similaridade isomórfica com a meperidina e a morfina, e antagoniza o efeito do ácido glutâmico no sistema extrapiramidal. Ele apresenta atividades bloqueadora adrenérgica $\alpha 2$, dopaminérgica e fraca atividade anticolinérgica. Causa menos sedação, hipotensão arterial e hipotermia do que as fenotiazinas. A clorpromazina apresenta propriedades anticolinérgicas mais proeminentes; já o haloperidol pode causar mais efeitos extrapiramidais parkinsonianos que os demais antipsicóticos. A clorpromazina, o haloperidol e o droperidol proporcionam alívio da dor em crises de migrânea, decorrente de afecções musculoesqueléticas e a do espasmo uretral. Em doses elevadas, a **pimozida** é eficaz no tratamento da neuralgia do trigêmeo.

As doses iniciais dos alifáticos geralmente são baixas, por volta de 12,5 mg, 3 vezes ao dia, podendo progredir para até 100 mg por dose, 4 vezes ao dia. A dose inicial do haloperidol é de 0,5 a 2 mg, podendo chegar até a 10 mg por dose, 2 a 3 vezes ao dia (Tabela 20.6).

Anticonvulsivantes

A **carbamazepina** inibe os canais de Na^+ dependentes de voltagem, resistentes e sensíveis à tetrodotoxina (TTX), nos neurônios dos gânglios sensitivos; os receptores NMDA e, portanto, a penetração intraneuronal dos íons Ca^{++}; e a somatostatina. Dessa forma, ela bloqueia a transmissão de impulsos nervosos nos circuitos polissinápticos do tronco encefálico e a potencialização pós-sináptica da medula espinhal. É um dos medicamentos mais eficazes no tratamento da neuralgia do trigêmeo e de outras neuralgias paroxísticas da face, da neuralgia tabética lancinante, da neuralgia pós-herpética, da neuropatia diabética dolorosa e de síndromes dolorosas neuropáticas centrais. A dose usual é de 600 mg, divididos em 3 vezes, podendo chegar a 2.200 mg por dia.

A **lamotrigina** é eficaz no tratamento das crises epilépticas focais e da dor neuropática, incluindo-se a neuralgia do trigêmeo; a polineuropatia distal relacionada à aids; a neuropatia diabética dolorosa e a dor relacionada a esclerose múltipla. Ela suprime a liberação de aminoácidos excitatórios (glutamato, aspartato, acetilcolina), exerce atividade GABAérgica e bloqueia os canais de Na^+ dependentes de voltagem e os canais de Ca^{++}. Ela deve ser iniciada em baixa dosagem e com progressão lenta ao longo das semanas para evitar efeitos colaterais cutâneos. Recomenda-se começar com 12,5 a 25 mg por dia, e aumentar progressivamente a dose em 12,5 a 25 mg por dia por semana até 100 mg de 12 em 12 horas. Alguns casos podem requerer 400 mg por dia divididos em 3 doses.

A **gabapentina** modula a subunidade $\alpha 2\delta$ dos canais de Ca^{++}, e reduz a liberação de ácido glutâmico no CDME. Ele exerce efeito antipsicotrópico, produz analgesia potente nas neuralgias (incluindo a neuralgia do trigêmeo), nos espasmos dolorosos crônicos associados à esclerose múltipla, nas síndrome complexa de dor regional, neuropatia periférica dolorosa associada à aids, dor neuropática do câncer, síndrome do túnel do carpo, neuropatia diabética dolorosa e neuralgia pós-herpética. Seus efeitos adversos mais frequentes são: sonolência, tontura, ataxia, fadiga, nistagmo, cefaleia, tremores, náuseas, vômitos, diplopia e edema periférico. A dose inicial é de 900 mg ao dia divididos em 3 tomadas, podendo chegar a 3.600 mg por dia. Deve-se ressaltar que sua biodisponibilidade diminui com o aumento da dose, podendo haver, portanto, saturação da sua absorção e parada da progressão do efeito analgésico antes da dose máxima.

A **pregabalina** atua de modo similar, mas seu perfil farmacocinético é superior ao da gabapentina. Sua biodisponibilidade não é dose-dependente, e a dose inicial é de 150 mg por dia, dividido de 12 em 12 horas, podendo chegar a 600 mg por dia, também dividido em 2 tomadas (Tabela 20.7).

Tabela 20.5 – Antidepressivos mais empregados para tratar a dor.

Classes e nomes farmacológicos	Dose inicial	Dose de manutenção/dia
Aminas terciárias		
Amitriptilina	• Dor: 10 a 25 mg (0,2 a 0,5 mg/kg) • Depressão: 25 a 100 mg (1,5 a 2 mg/kg)	10 a 300 mg (0,2 a 3 mg/kg)
Imipramina	• Dor: 25 a 100 mg (0,5 a 3 mg/kg) • Depressão: 25 a 200 mg (0,5 a 4 mg)	25 a 300 mg (0,5 a 3 mg/kg)
Clomipramina	• Dor: 25 a 100 mg • Depressão: 50 a 100 mg	25 a 300 mg
Aminas secundárias		
Nortriptilina	• Dor: 10 a 50 mg (0,5 a 1 mg/kg) • Depressão: 50 a 100 mg (1 a 2 mg/kg)	• 10 a 50 mg (0,2 a 3 mg/kg) • 50 a 150 mg (1 a 3 mg/kg)
Inibidores específicos da recaptura de Nadr e 5-HT		
Mirtazapina	15 mg	15 a 45 mg
Inibidores seletivos da recaptura de Nadr e 5-HT		
Duloxetina	30 mg	60 a 120 mg
Venlafaxina	37,5 mg	37,5 a 300 mg
Inibidores seletivos da recaptura e antagonistas de 5-HT e antagonistas $\alpha 2$		
Trazodona	50 mg	50 a 600 mg
Bloqueadores da recaptura de dopamina		
Bupropiona	200 mg	200 a 600 mg

Fonte: Desenvolvida pela autoria do capítulo.

Tabela 20.6 – Neurolépticos mais empregados no Brasil para tratar a dor.

Nome farmacológico	Biodisponibilidade (%)	Início	Pico
Alifáticos			
Clorpromazina	10 a 25	• IV: 30 minutos • VO: 30 a 60 minutos	2 a 3 horas (VO)
Levomepromazina	40	–	–
Propericiazina	–	–	–
Piperidinas			
Tioridazina	–	–	• 2 a 4 horas • 6 a 8 horas

Início	Pico (horas)	Estabilização	Dose máxima/dia	Risco gestacional	Risco na lactação
• < 5 dias • 1 a 2 semanas	6	2 a 4 semanas	300 mg	D	Compatível
• < 5 dias • 1 a 2 semanas	2	2 a 4 semanas	300 mg	D	–
• < 5 dias • 2 a 3 semanas	2,5	–	250 mg	–	–
• < 5 dias • 1 a 2 semanas	4 a 5	2 a 4 semanas	150 mg	B	Compatível
–	1 a 3	2 a 4 semanas	45 mg	–	–
–	–	–	120 mg	–	–
–	1 a 4	–	375 mg	C	–
–	–	–	–	–	–
–	–	–	600 mg	–	–

Meia-vida (horas)	Duração (horas)	Dose/dia	Metabolismo	Risco na gestação
30	• IM: 3 a 4 • VO: 4 a 6	25 a 300 mg (0,25 a 1 mg/kg), 4 a 6 vezes	CYP206	C
• VO: 1 a 3 • SC: 15 a 30	–	10 a 100 mg, 3 a 4 vezes	Múltiplo	–
–	–	10 a 50 mg, 3 a 4 vezes	–	–
–	–	• Ataque: 10 a 200 mg • Manutenção: 25 a 50 mg, 3 a 4 vezes	–	–

(Continua)

Tabela 20.6 – Neurolépticos mais empregados no Brasil para tratar a dor (continuação).

Nome farmacológico	Biodisponibilidade (%)	Início	Pico
Butirofenonas			
Droperidol	–	–	–
Haloperidol	60 a 70	• VO: 1 a 2 horas • SC/IM: 10 a 30 minutos	30 a 45 minutos
Benzamidas modificadas			
Sulpirida	–	–	–
Dibenzoxazepina			
Clozapina	50 a 60	0,3 a 4 horas	7 horas
Olanzapina	60	–	4 horas
Risperidona	9	–	1 a 2 horas

IV: intravenosa; VO: via oral; SC: subcutânea; IM: intramuscular.
Fonte: Desenvolvida pela autoria o capítulo.

Tabela 20.7 – Anticonvulsivantes mais empregados no Brasil no tratamento e profilaxia da dor.

Nome farmacológico	Início (dias)	Pico (horas)	Meia-vida (horas)	Duração
Carbamazepina	3 a 4	2 a 8	12 a 18	25 a 65
Oxcarbazepina	–	4	–	–
Difenil-hidantoína	3 a 5	4 a 12 (VO)	–	• VO: 10 a 15 • IV: 1 a 2
Ácido valproico	3 a 5	1 a 4	6 a 18	5 a 20
Valproato de sódio	3 a 5	1 a 4	–	5 a 20

Meia-vida (horas)	Duração (horas)	Dose/dia	Metabolismo	Risco na gestação
–	–	• IV: 1,5 a 20 mg • Epidural/espinal: 2,5 mg	–	–
–	12 a 38	0,5 a 5 mg (0,01 a 0,2 mg/kg), 2 a 4 vezes	–	C
–	–	50 a 100 mg, 2 a 4 vezes	–	–
12	12	50 a 100 mg, 2 a 3 vezes	–	–
34 a 52	–	10 mg	CYP2D6, CYP1A2	–
24	–	2 a 6 g	CYP2D6	–

Dose habitual/dia	Dose máxima/dia	Risco na gestação	Lactação
• < 6 anos: ataque – 25 a 50 mg/kg, 2 vezes; aumento – 20 mg/kg • 6 a 12 anos: ataque – 5 mg/kg, 2 vezes; aumento – 10 mg/kg • > 12 anos: ataque – 200 mg, 2 vezes; aumento – 200 mg • Manutenção: 200 a 400 mg (1 mg/kg), 3 a 4 vezes (600 a 1.200 mg/dia)	3 g	D	Atravessa para o leite, compatível
• 300 a 2.700/dia • Início: 150 mg por dia • Manutenção: 300 a 600 mg, 3 vezes/dia	2.700 mg	–	–
• Ataque: 100 a 150 mg (2 a 3 mg/kg), 3 a 4 vezes • Aumento: 25 a 50 mg (0,5 mg/kg), 300 a 400 mg por dia	1 g (5 mg/kg)	–	–
–	–	D	Incompatível
• 250 a 500 mg (1,5 a 5 mg/kg), 1 a 3 vezes	3 g	–	Incompatível

(Continua)

Tabela 20.7 – Anticonvulsivantes mais empregados no Brasil no tratamento e profilaxia da dor (continuação).

Nome farmacológico	Início (dias)	Pico (horas)	Meia-vida (horas)	Duração
Divalproato	–	–	–	–
Lamotrigina	1 a 2	2 a 3	24 a 30	5 a 7
Gabapentina	–	–	5 a 13	–
Topiramato	–	–	18 a 24	12

VO: via oral; IV: intravenosa.
Fonte: Desenvolvida pela autoria do capítulo.

Tabela 20.8 – Miorrelaxantes prescritos para tratar doentes com dor no Brasil.

Nome farmacológico	Dose diária	Dose máxima
Carisoprodol	250 a 350 mg, 3 vezes/dia (VO)	1.400 mg
Baclofeno	• VO: 10 a 80 mg • 2 anos: 10 a 20 mg; dose máxima – 40 mg • 2 a 7 anos: 20 a 60 mg • ≥ 8 anos: 30 a 80 mg • Eructação: 10 a 20 mg • Intratecal: bolo de 25 a 75 μg; infusão – 3 a 8 μg/hora	• VO: 150 mg • Intratecal: 1,2 mg
Clonidina	0,05 mg, 4 vezes	0,1 mg, 4 vezes
Flupirtina	100 a 400 mg	600 mg
Clonazepam	0,5 mg	3 mg
Diazepam	• 5 mg ou 2 mg de 12/12 horas • Crianças: 0,8 mg/kg	60 mg
Orfenadrina	100 a 200 mg	400 mg
Tiocolchicosídeo	16 mg/dia	24 mg
Tizanidina	2 a 24 mg	24 mg

VO: via oral; IM: intramuscular.
Fonte: Desenvolvida pela autoria do capítulo.

Dose habitual/dia	Dose máxima/dia	Risco na gestação	Lactação
2 a 3 vezes/15 dias	–	–	–
• 100 a 200 mg, 2 vezes • 500 a 700 mg por dia	400 mg	C	–
• 300 a 400 mg, 3 a 4 vezes • Início: 300 mg (5 mg/kg), 1 vez • Manutenção: 300 a 600 mg (5 mg/kg), 3 vezes	3.600 mg	C	–
• Ataque: 25 mg, 2 vezes • Manutenção: 100 a 200 mg, 2 vezes • 200 a 800 mg por dia	1.000 mg	C	Secretado no leite; sem estudos fundamentados

Início da ação	Pico de dose	Duração (horas)	Meia-vida (horas)
30 minutos	–	4 a 6	8
3 a 4 dias (VO)	–	4 (intratecal)	3 a 4
–	–	–	–
20 a 30 minutos	30 minutos	3 a 5	10
–	–	–	–
–	–	–	–
–	–	–	• VO: 13 • IM: 16
–	• VO: 50 minutos • IM: 30 minutos	–	4,5 (VO)
–	1 a 2 horas	3 a 6	2,5

Tabela 20.9 – Diazepinas mais utilizadas no Brasil.

Nome farmacológico	Início (minutos)		Pico		Duração		Dose	Dose máx./dia	Metabólitos ativos
	IV	VO/IM	IV	VO	IV (minutos)	VO/IM (horas)			
Lorazepam	–	20 a 30	–	2 horas	–	6 a 10	0,5 a 3 mg (0,02 a 0,08 mg/kg), 2 a 3 vezes	10 mg	–
Bromazepam	–	–	–	1 a 4 horas	–	12	1,5 a 3 mg, 1 a 3 vezes	12 mg	–
Clobazam	–	–	–	–	–	–	10 a 30 mg	30 mg	–
Alprazolam	–	20 a 30	–	1 a 2 horas	–	6 a 10	0,25 a 1 mg, 3 vezes	4 mg	–
Midazolam	0,5	5 a 15	3 a 5	15 a 30 minutos	15 a 80	2 a 6	• VO: 20 a 40 mg (0,5 a 2 mg/kg) • IM: 2,5 a 10 mg (0,05 a 0,2 mg/kg) • IV: 0,5 a 5 mg (0,025 a 1 mg/kg)	1 mg/kg/ hora	Sim
Nitrazepam	–	30 a 60	–	–	–	–	–	–	Não
Ciclopirrolona									
Zopiclona	–	20 a 30	–	60	–	5	3,5 a 7,5 mg	–	Sim
Imidazopiridina									
Zolpidem	–	20 a 30	–	40	–	–	10 a 20 mg	20 mg	Não
Antagonistas									
Flumazenil	–	–	–	–	–	–	0,2 a 2 mg (IV)	–	–

VO: via oral; IM: intramuscular; IV: intravenosa.

Fonte: Desenvolvida pela autoria do capítulo.

Tabela 20.10 – Canabinoides utilizados para tratar a dor.

Canabinoide	Dose inicial	Dose máxima	Início da ação	$C_{máx.}$	Biodisponibilidade
Tetra-hidrocarbinol (THC)	–	–	Inalação: 10 minutos	–	• Inalação: 30% • VO: 4% a 12%
Nabiximols (THC + canabidiol (CBD)	*Spray* SL 2,7 mg de THC + 2, 5 mg de CBD, 8 vezes/dia	21,6 mg de THC + 20 mg de CBD/dia	–	–	–

$C_{máx.}$: concentrações séricas máximas; VO: via oral; SL: sublingual

Fonte: Desenvolvida pela autoria do capítulo.

Tabela 20.11 – Psicoestimulantes disponíveis no Brasil.

Nome farmacológico	Dose/dia	Meia-vida biológica (horas)	Pico (horas)
Anfepramona	> 12 anos: 75 mg	4 a 6	2
Cafeína	400 a 600 mg	3 a 7	1 a 2
Lisdexanfetamina	30 a 70 mg	• ≤ 1 hora (pró-droga) • 9 a 11 horas (dextroanfetamina)	3,5
Mazindol	1 a 3 mg, 1 a 3 vezes	3 a 6	1
Metilfenidato	10 mg, 1 a 3 vezes	2 a 4	2
Modafinila	100 a 400 mg	8 a 18	–
Donepezila	5 a 10 mg	70	3 a 4

Fonte: Desenvolvida pela autoria do capítulo.

Tabela 20.12 – Agonistas e bloqueadores adrenérgicos utilizados no Brasil para tratamento ou profilaxia da dor.

Nome farmacológico	Dose	Início (minutos)	Pico	Duração (horas)
Agonistas adrenérgicos α2				
Clonidina	• VO: desintoxicação da morfina – 0,1 a 0,3 mg, 3 a 4 vezes/dia; profilaxia da migrânea – 0,1 mg, 2 a 4 vezes; analgesia epidural – bolo de 150 a 500 μg; contínua – 10 a 40 μg (0,2 a 0,8 μg/kg/hora) • Espinal: bolo de 15 a 150 μg	30 a 60	2 a 4 horas	• VO: 8 • Espinal: 3 a 4
Bloqueadores adrenérgicos α1				
Prazosina	1 a 5 mg, 2 vezes	–	2 horas	–
Bloqueadores adrenérgicos β				
Atenolol (β1 – cardíaca, β2 – periférica)	25 a 100 mg, 1 vez	< 30 (VO)	–	24
Propranolol (β1, β2)	20 a 80 mg, 1 a 4 vezes (VO)	< 2 (IV)	4 a 5 semanas	• VO: 6 a 12 • IV: 1 a 6
Metoprolol	–	< 15	4 a 6 semanas	5 a 8

VO: via oral; IV: intravenosa.

Fonte: Desenvolvida pela autoria do capítulo.

Tabela 20.13 – Antagonistas e agonistas da 5-HT comercializados no Brasil.

Nome farmacológico	Dose
Agonistas 5-HT1B/1D (triptanos)	
Naratriptano	1 a 2,5 mg/4 horas (VO)
Rizatriptano	5 a 10 mg/2 horas (VO)
Sumatriptano	• SC: 6 mg/2 horas • VO: 25 a 100 mg/2 horas • *Spray* nasal: 5 a 20 mg/2 horas
Zolmitriptano	1,5 a 2,5 mg/2 horas (VO)
Antagonistas 5-HT2	
Metisergida	1 a 2 mg, 2 a 3 vezes
Antagonistas 5-HT1 e de dopamina	
Tartarato de ergotamina	• VO/SL: profilaxia da migrânea – 2 mg/14 dias; crise de migrânea – ataque: 2 mg, 30 em 30 minutos; manutenção: 1 a 2 mg
Mesilato de di-hidroergotamina	0,5 mL, 15 em 15 minutos

VO: via oral; SC: subcutânea; SL: sublingual.

Fonte: Desenvolvida pela autoria do capítulo.

Tabela 20.14 – Bloqueadores dos canais de Ca^{++} mais utilizados no Brasil para o tratamento e profilaxia da dor.

Nome farmacológico	Dose para profilaxia da migrânea	Início (minutos)	Pico	Duração (horas)
Difenilpiperazina				
Flunarizina	10 mg por dia	–	–	–
Fenilalquilamina				
Verapamil	80 a 120 mg, 3 vezes	30	1,2 a 2 horas	3 a 7
1,4-di-hidropiridina				
Nifedipino	–	20	30 minutos	4 a 12
Nimodipina	• VO: 30 mg, 2 vezes • IV: 15 μg/kg/hora	–	–	8 a 9

VO: via oral; IV: intravenosa.

Fonte: Desenvolvida pela autoria do capítulo.

Pico de ação	Dose teto/dia
–	5 a 7,5 mg
• VO: 1 a 1,5 horas • Desintegração oral: 1,6 a 2,5 horas	10 a 30 mg
• SC: 12 minutos • VO: 1 a 2 horas • *Spray* nasal: 15 minutos	• SC: 12 mg • VO: 200 mg • *Spray* nasal: 40 mg
1 a 2 horas (VO)	10 mg
–	8 mg
6 mg	• 6 mg por dia • 10 a 12 mg/semana
2 mg	–

Tabela 20.15 – Inibidores da reabsorção óssea disponíveis no Brasil.

Medicamentos	Osteoporose pós-menopausa e induzida por glicucorticoides		Dor óssea metastática	
	Prevenção	Tratamento	Prevenção	Tratamento
Alendronato	5 mg por dia; 35 mg/semana (VO)	10 mg por dia; 70 mg/semana (VO)	–	VO: 5 mg por dia; 10 mg por dia (sem terapia hormonal); 70 mg/semana
Clodronato	• VO: 1,6 a 3,2 g/dia • IV: 300 mg por dia	600 mg/ 2 semanas	–	–
Pamidronato	• VO: 400 a 600 mg por dia • IV: 15 a 90 mg por dia	60 mg/ 2 semanas	90 mg (IV)	30 mg, 3 em 3 meses (IV)
Ibandronato	–	• VO: 150 mg/ mês • IV: 3 mg/ 3 meses	–	• VO: 2,5 mg por dia; 150 mg/mês • IV: 3 mg/ 3 meses
Risedronato	5 mg por dia (VO)	5 mg por dia; 35 mg/semana; 150 mg/mês (VO)	5 mg por dia (VO)	5 mg por dia; 35 mg/semana; 150 mg/mês (VO)
Ácido zoledrônico	5 mg/ano (IV)	5 mg/ano (IV)	5 mg por 2 anos (IV)	5 mg/ano (IV)
Etidronato	400 mg por dia por 2 semanas (VO)	400 mg por dia/2 semanas (VO)	400 mg por dia por 2 semanas (VO)	VO: 400 mg por dia por 14 dias, 3 vezes/ano
Tiludronato	400 mg por dia (VO) por 3 meses	–	–	–
Calcitonina	SC, IM ou nasal: 50 a 200 UI MRC por 2 a 5 vezes/semana	–	–	–

VO: via oral; IV: intravenosa; SC: subcutânea; IM: intramuscular.

Fonte: Desenvolvida pela autoria do capítulo.

Doença de Paget		Dose máxima	Início	Pico	Duração
Prevenção	**Tratamento**				
–	40 mg por dia por 6 meses	–	4	3 a 6	7
1.600 a 2.400 mg por dia (VO) por 2 a 3 anos	• VO: 11.600 mg por dia por 6 meses • IV: 300 mg por dia por 5 dias	–	2 horas (IV)	13 horas (meia-vida)	5 a 6 dias
90 mg por 3 a 4 semanas (IV)	–	90 mg	4 semanas	3 a 6	7
–	–	–	–	–	–
–	–	–	–	1 hora	5 mg por dia; 35 mg/semana; 150 mg/mês
–	–	–	–	–	5 mg/ano (IV)
–	• 1 a 5 mg/kg/dia < 6 meses • 11 a 20 mg/kg/dia < 3 meses	20 mg/kg/dia	–	6	6
–	–	–	–	–	–
–	–	–	–	–	–

Tabela 20.16 – Anestésicos locais mais utilizados no Brasil.

Nome farmacológico	Nervo periférico e percutâneo	Gânglio estrelado	Plexo celíaco
Média duração			
Lidocaína	• 1 a 60 mL/0,5 a 5 mg/kg (0,5% a 2%) • Duração: com adrenalina – 2 a 6 horas; sem adrenalina – 1 a 3 horas	10 a 20 mL/1%	20 a 25 mL/1%
Ropivacaína	• 1 a 100 mL (0,2%) • Duração de 2 a 6 horas	–	–
Longa duração			
Bupivacaína	< 150 mg (0,25% a 0,5%)	25 a 50 mg (10 a 20 mL/0,25%)	25 a 50 mg (0,4 a 1 mL/kg/0,25%)
Bupivacaína (associações)	Duração: com adrenalina – 1,5 a 6 horas; sem adrenalina – 8 a 24 horas	–	–
Mistura eutética de lidocaína 2,5% e prilocaína 2,5%	–	–	–

MMSS: membros superiores; MMII: membros inferiores.

Fonte: Desenvolvida pela autoria do capítulo.

	IV Regional	Espinal	Epidural	Sistêmico IV	Pleural	Dose máxima individual
	• MMSS: 200 a 300 mg (40 a 60 mL/2%) • MMII: 250 a 300 mg (100 a 120 mL/0,25%) • Duração de 1 a 2 horas	• 50 a 100 mg (0,5% a 5%) • Duração de 0,5 a 1 hora	• Bolo: 20 a 30 mL/1%; 200 a 400 mg (7 a 9 mg/kg) • Infusão: 6 a 12 mL/hora (0,2 a 0,25 mL/kg)/1% a 2%/hora • Duração de 1 a 3 horas	50 a 300 mg (1,5 mg/kg)/1%	–	800 mg (7 mg/kg)
	–	–	• Bolo: 10 a 20 mL (0,2%) • Infusão: 4 a 14 mL/hora • Duração de 0,5 a 1,5 hora	–	–	• Epidural: 40 mg • Nervo periférico: 200 mg
	75 a 250 mg (0,5 a 0,75 mL/kg)	10 a 20 mL (0,25 a 0,5 mg/kg)	• 50 a 150 mg (1,5 a 2,5 mg/kg) • 20 a 25 mL/0,25% a 05%	50 a 150 mg	Bolo de 100 mg (0,4 mL/kg/0,25% a 0,5%)	225 mg (2 a 3,5 mg/kg)
	–	2 a 4 horas	1,5 a 5 horas	–	3 a 10 horas	–
	–	–	–	–	–	60 g/2.000 cm^2

Referências bibliográficas

1. Kubota GT, Teixeira MJ, Andrade DCA (ed.). Avaliação e tratamento do paciente com dor. *In*: Manual do médico-residente do Hospital das Clínicas da Faculdade de Medicina da Universidade de São Paulo. Rio de Janeiro: Atheneu, 2021. p. 1415-25.
2. Alexander FAD. The management of pain with special emphasis on the use of analgesic block in diagnosis, prognosis and therapy. J Am Med Assoc [Online]. 1954 Jan 23;154(4):372. Disponível em: http://jama.jamanetwork.com/article.aspx?doi=10.1001/jama.1954.02940380082033.
3. Moore RA, Straube S, Aldington D. Pain measures and cut-offs "no worse than mild pain" as a simple, universal outcome. Anaesthesia. 2013;68:400-12.
4. White CL, LeFort SM, Amsel R et al. Predictors of the development of chronic pain. Research in Nursing & Health. 1997 Aug;20(4):309-18.
5. Treede RD, Rief W, Barke A et al. A classification of chronic pain for ICD-11. Pain. 2015;156:1003-7.
6. Raffaeli W, Arnaudo E. Pain as a disease: an overview. Journal of Pain Research. 2017 Aug 21;10:2003-8.
7. Smith BH, Fors EA, Korwisi B et al. The IASP classification of chronic pain for ICD-11: applicability in primary care. Pain. 2019;160:83-7.
8. Teixeira MJ, Yeng LT (ed.). Avaliação da dor. *In*: Dor: manual para o Clínico. Rio de Janeiro: Atheneu, 2006.
9. Kaufman DW, Kelly JP, Rosenberg L et al. Recent patterns of medication use in the ambulatory adult population of the United States. JAMA. 2002 Jan 16;287(3):337.
10. Ohashi N, Kohno T. Analgesic effect of acetaminophen: a review of known and novel mechanisms of action. Frontiers in Pharmacology. 2020 Nov 30;11.
11. Santos GG, Dias EV, Teixeira JM et al. The analgesic effect of dipyrone in peripheral tissue involves two different mechanisms: neuronal KATP channel opening and CB1 receptor activation. European Journal of Pharmacology. 2014 Oct;741:124-31.
12. Shook JE, Kallman MJ, Dewey WL. The discriminative stimulus properties of the R2 isomer of viminol. Pharmacology Biochemistry and Behavior. 1984 Jan;20(1):59-62.
13. World Health Organization (WHO). WHO guidelines for the pharmacological and radiotherapeutic management of cancer pain in adults and adolescents. 2019 Jan 1. 138p.

Capítulo 21

Antibióticos

Klever Forte de Oliveira
Matheus Moreli Porceban
Manoel Jacobsen Teixeira

Introdução

As infecções do leito operatório são problemas graves e comuns nos doentes submetidos a intervenções neurocirúrgicas. Manifestam-se em aproximadamente 1% a 11% das operações e podem relacionar-se à mortalidade hospitalar em até 10% dos casos, à mortalidade em 3 meses em até 15% dos casos e a outras complicações e sequelas neurológicas em até 40% dos doentes operados.[1] Adicionalmente, prolongam a duração do período de internação e do custo dos cuidados destinados aos doentes neurocirúrgicos.[1,2]

As infecções cirúrgicas nos doentes neurocirúrgicos podem ser prevenidas com medidas pré e intraoperatórias apropriadas. Quando instaladas devem ser tratadas imediata e agressivamente com várias medidas, incluindo o uso de antibióticos apropriados contra os microrganismos que mais provavelmente causaram a infecção e respeitando-se os resultados das culturas e dos antibiogramas[3].

Uma das particularidades sobre o uso dos antibióticos para tratar as infecções do sistema nervoso central (SNC) é a presença da barreira hematoencefálica (BHE). Há também barreiras hemoespinais, hemo-sistema nervoso periférico e hematoliquóricas.[1,4]

Barreira hematoencefálica

A BHE é constituída de endotélio especializado, em que as células endoteliais unem-se por meio de zônulas e junções de oclusão (estreitas) e repousam sobre uma membrana basal contínua, formando uma barreira entre o conteúdo intravascular e o ambiente do encéfalo, da medula espinal e dos nervos periféricos que possibilita controlar a permeabilidade e o acesso da água, íons, proteínas e outras substâncias aos ambientes onde repousam os elementos constituintes dos compartimentos do sistema nervoso e impossibilita a penetração de muitas moléculas, inclusive de fármacos, como os antibióticos e os quimioterápicos. Lesões decorrentes de procedimentos operatórios, traumatismos de várias naturezas, afecções vasculares ou neoplásicas dentre outras, podem comprometer a integridade da BHE, aumentar sua permeabilidade e facilitar a penetração dos constituintes dos meios circulantes.[1,4] Quando ocorrem processos inflamatórios ou infecciosos no tecido nervoso, a permeabilidade da BHE também aumenta e possibilita a penetração de moléculas no encéfalo, medula espinal e nervos periféricos e no líquido cefalorraquidiano (LCR) incluindo-se dos agentes farmacológicos acordo com suas propriedades farmacocinéticas e farmacodinâmicas em concentrações adequadas para tratar infecções neurológicas. A permeabilidade da BHE é maior para moléculas lipofílicas, com baixo peso molecular, menor grau de ligação às proteínas plasmáticas e menor grau de ionização em ambientes fisiológicos.[1,4]

Principais classes de antimicrobianos utilizadas em clínica neurocirúrgica

Beta-lactâmicos

Os beta-lactâmicos são uma das classes de antibióticos mais utilizadas em neurocirurgia. Apresentam anel beta-lactâmico que inibe a síntese da parede das bactérias. Entretanto, têm perfil hidrofílico e elevado grau de ionização em pH fisiológico, particularidades que dificultam sua penetração no SNC. Alterações na permeabilidade da BHE podem facilitar a penetração desses antibióticos. A atividade bactericida é dependente do tempo; o maior determinante de sua ação é o período de tempo durante o qual sua concentração livre supera a concentração inibitória mínima (CIM) do patógeno. O período de tempo deve ser de, pelo menos, 50% do transcorrido entre as doses; recomenda-se que seja de 100% para doentes imunossuprimidos.[1] Habitualmente, não há necessidade de se monitorar a concentração sérica dos antibióticos dessa classe, visto ser seu perfil de segurança favorável. Os beta-lactâmicos não devem ser administrados pelas vias intratecal (IT) ou intraventricular (IVE), devido à sua elevada neurotoxicidade.

Os principais representantes dessa classe são as penicilinas, as cefalosporinas, o aztreonam e os carbapenêmicos. Cada um deles proporciona cobertura diversa para várias classes de patógenos.

O mais antigo representante desta classe é a Penicilina G, molécula que apresenta baixa taxa de permeabilidade na BHE intacta, ou seja, atinge concentrações de cerca de 1%no LCR em relação à concentração sérica em condições normais. Havendo inflamação no sistema nervoso, a concentração pode alcançar 30%. É rápido seu mecanismo de transporte ativo através da BHE; o rápido influxo e efluxo de suas moléculas implica na necessidade de se encurtar os intervalos entre as doses. É indicada para tratar as infecções decorrentes de patógenos Gram positivos e negativos causadores comuns de meningites bacterianas: o *Streptococcus pneumoniae, o S. agalactiae e a Listeria monocytogenes.* É o antimicrobiano de escolha para tratar a neurossífilis e a meningite pela *Neisseria meningitidis*. Pode ser alternativa à ceftriaxona.[1,4]

A ampicilina apresenta padrão de cobertura semelhante, mas maior meia-vida e concentração sérica mais elevada de droga livre (não ligada a proteínas) do que a penicilina G. A associação da ampicilina com sulbactam, droga inibidora das beta-lactamases, amplia seu espectro de ação contra algumas cepas de *Haemophilus influenzae* produtoras de beta-lactamase.[1]

As cefalosporinas são a classe de antibióticos mais empregados em antibioticoprofilaxia cirúrgica na atualidade.[1-3] As de primeira e segunda gerações geralmente não atingem concentração liquórica adequada, sendo efetivas apenas contra germes sensíveis às baixas CIMs, ou seja, os estreptococos, os estafilococos meticilina-sensíveis e a *Escherichia coli.* Há maior permeabilidade à BHE às cefalosporinas de terceira geração, como a ceftriaxona e a cefotaxima, moléculas que alcançam maior concentração no SNC com maior duração e que revelaram mais eficazes no tratamento de infecções do SNC por organismos susceptíveis às cefalosporinas de 1ª e 2ª gerações, além do *H. influenzae* e da *N. meningitidis*.[1] A ceftazidima (3ª geração) e o cefepime (4ª geração) proporcionam boa cobertura contra a *Pseudomonas aeruginosa*, particularidade que as tornaram, associadas sinergicamente a outras classes de antibióticos, como a dos aminoglicosídeos, opção para tratar empiricamente infecções hospitalares, principalmente quando é relacionadas a cateteres ou a derivações ventriculares. A ceftriaxona é o beta-lactâmico mais utilizado para tratar infecções do SNC, especialmente nos doentes com meningite bacteriana e ou abscessos cerebrais.[1]

A associação piperalicina/tazobactam não penetra satisfatoriamente na BHE mesmo na presença de inflamação. Portanto, geralmente não é indicada para tratar infecções do SNC.[1]

O aztreonam atua ligando-se às proteínas de ligação penicilínica 3 (PBP3) presentes nas bactérias Gram negativas que comumente causadoras de meningite, incluindo o *H. influenzae, a P. aeruginosa* e a *E. coli*. Apresenta também bom perfil contra a *N. meningitidis* e é alternativa eficaz aos aminoglicosídeos.[1]

Os carbapenêmicos (meropenem e imipenem) apresentam amplo espectro de ação e boa penetração através da BHE e alcançam concentrações terapêuticas no LCR. O imipenem pode causar efeitos neurológicos adversos, como as crises convulsivas. Em casos de infecção por bactérias multirresistentes, como as *Enterobacteriaceae* produtoras de carbapenemases, pode ser utilizada associadamente à ceftazidima/avibactam.[1]

A neurotoxicidade dos beta-lactâmicos é baixa e decorre da afinidade do anel beta-lactâmico aos receptores do ácido gama-amino-butírico (GABA) que reduz a inibição neuronial resultando em aumento do risco de crises convulsivas. Os beta-lactâmicos mais propensos a causar convulsões são: a penicilina G, a cefazolina, o cefepime, a ceftazidima e o imipenem.[1]

Vancomicina

A vancomicina é um dos antibióticos mais utilizados para tratar as infecções do SNC. É uma grande molécula glicopeptídica que exerce ação bactericida dependente do tempo e da sua concentração primariamente contra Gram positivos, inclusive contra o *Staphylococcus aureus* resistente à meticilina (MRSA). Seu alto peso molecular e suas características hidrofílicas dificultam a penetração na BHE íntegra; está varia de 0% a 36%, mas pode alcançar até 81%, atingindo até 22% da concentração sérica quando ocorre inflamação meníngea.[1] Pode ser administrada pelas vias intravenosa (IV), IT ou IVE. A dose recomendada pela via IV varia de 5 a 20 mg/kg a cada 24 horas e a concentração sérica ideal para o tratar infecções do SNC varia de 15 a 20 mg/L. Não há contraindicação formal para o uso da via IT sendo baixa taxa de efeitos adversos quando do uso desta via. A via ITE é indicada para tratar ventriculite isolada ou associada à meningite quando a antibioticoterapia pela via IV é insatisfatória.[1,4] Pode ser administrada como monoterapia ou associadamente de modo sinérgico com outras antibióticos como os beta-lactâmicos ou rifampicina (infecções associadas a próteses).[1] As principais complicações decorrentes de seu uso são, a oto e a nefrotoxicidade.[1]

Aminoglicosídeos

Os aminoglicosídeos são uma classe de antibióticos com atividade bactericida dependente da concentração contra Gram negativos, incluindo as *Enterobacteriaceae* e a *P. aeruginosa*. A penetração através da BHE é baixa, mesmo quando ocorre inflamação, pois são moléculas hidrofílicas grandes. Apresentam estreita faixa terapêutica. São nefro e ototóxicos. As vias IT e IVE podem ser utilizadas, mas têm utilidade clínica limitada, devido à falta de padronização das doses e dos regimes de tratamento e à neurotoxicidade direta.[1]

Oxazolidinonas

A linezolida é um antibiótico sintético de amplo espectro que apresenta boa penetração na BHE e exerce atividade bacteriostática contra bactérias Gram positivas aeróbicas, algumas bactérias Gram-negativas e microrganismos anaeróbicos. É indicada para tratar as ventriculites e as meningites nosocomiais decorrentes do MRSA ou aos enterococos resistentes à vancomicina (VRE). É utilizada pela via IV e não há dados consistentes sobre sua administração pelas vias IT ou IVE. É mielotóxica e pode causar pancitopenia, especialmente quando utilizada continuamente durante mais de 10 dias.[1]

Daptomicina

A daptomicina é um lipopeptídeo cíclico que exerce atividade bactericida dependente da concentração contra bactérias Gram positivas, incluindo o MRSAs e aos VREs. Pela via IV é pouco eficaz no tratamento das infecções do SNC, pois tem elevado peso molecular e elevada taxa de ligação proteica. Pode ser administrada pelas vias IT e IVE, mas não há ainda padronização das doses ou dos regimes de tratamento.[1]

Metronidazol

O Metronidazol é derivado sintético nitroimidazólico que apresenta atividade bactericida dependente da sua concentração contra bactérias anaeróbicas/microaerófilas e protozoários. Atua por meio de radicais livres lesando o DNA, inibindo síntese proteica e induzindo morte celular. Penetra no SNC e é opção terapêutica em doentes com abcesso cerebral e ou meningite.[1]

Fluoroquinolonas

Fluoroquinolonas são pequenas moléculas lipofílicas que exercem atividade antibiótica bactericida de amplo espectro dependente do tempo e da sua concentração e que atuam contra alguns agentes Gram positivos e negativos, micobactérias e microrganismos sem parede celular (*Mycoplasma* e *Chlamydia*). Apresentam boa penetração no SNC (penetração menor do que o levofloxacino, o ciprofloxacino e o moxifloxacino), o que as tornam, não indicadas pelas vias IT ou IVE. Entre seus efeitos adversos, destacam-se a neurotixicidade, incluindo a encefalopatia, crises convulsivas, neuropatia periférica e agravamento da miastenia *gravis*.[1,4] Destaca-se sua indicação em neurocirurgia quando associadas a outros antimicrobianos para tratar infecções Gram negativas.[1]

Sulfametoxazol/trimetoprima (SMX-TMP)

O sulfametoxazol é o principal representante clínico das sulfonamidas. Associada à trimetoprima, antagonista do ácido fólico ao inibir sua síntese bacteriana, apresenta atividade bacteriostática dependente do tempo e potencial ação bactericida dependente da concentração contra microrganismos susceptíveis. Apresenta boa penetração no SNC, visto serem pequenas moléculas lipofílicas, o que facilita sua passagem através da BHE[1] e as tornam eficazes no tratamento da meningite causada por bactérias Gram positivas e negativas. Pode causar meningite asséptica, horas a semanas após seu uso, principalmente em doentes imunossuprimidos.[1]

Tetraciclinas. São agentes bacteriostáticos eficazes contra algumas bactérias Gram positivas e negativas, incluindo-se as anaeróbias e as micobactérias (neurossífilis, doença de Lyme [borreliose] e neurobrucelose) e alguns protozoários.[1]

A doxiciclina apresenta mais relevância clínica em neurocirurgia. É fármaco lipofílico, com elevada biodisponibilidade pela via oral. É opção no tratamento da doença de Lyme.[1]

A tigeciclina, um derivado da minociclina, que atua contra bactérias multirresistentes, (MRSA, *Enterobacteriaceae* produtoras de carbapenemazes e *Acinetobacter baumannii* multirresistente), mas não contra as *Pseudomonas*. É lipofílica, tem baixa penetração na BHE e alcança baixíssimas concentrações no LCR, o que a torna pouco útil no tratamento das infecções do SNC. Há relatos de resultados favoráveis sobre sua utilização pelas vias IT e IVE, às custas de muitos efeitos adversos. São necessários estudos sobre sua padronização e recomendação dessas suas vias de administração.[1]

Polimixinas

São antibióticos polipeptídicos hidrofílicos e lipofílicos que atuam rompendo a membrana externa da parede das bactérias e exercem atividade dependente da concentração contra bactérias Gram negativas multirresistentes, como o *Acinetobacter*, a *Pseudomonas* e a *Klebsiella pneumonia*. São consideradas de última linha terapêutica para tratar algumas dessas infecções. Há resistência cruzada entre os dois antibióticos entre os dois principais representantes dessa classe, a polimixina B e a colistina (polimixina E), fenômeno decorrente da expressão das bombas de efluxo na parede bacteriana que impedem sua penetração na bactéria. Recomenda-se utilizá-las combinadamente aos antibióticos de outras classes para prevenir a seleção bacteriana.[1] A penetração desses antibióticos através da BHE é geralmente baixa. Entretanto, podem ser úteis no tratamento das infecções do SNC quando administrados pelas vias IT e IVE. São seus eventos adversos mais importantes, a nefro e a neurotoxicidade[1]

Antibioticoprofilaxia em neurocirurgias

A antibioticoprofilaxia ainda é matéria controversa. Foi procedimento desenvolvido visando a minimizar a taxa das infecções neurocirúrgicas ao reduzir a contaminação da ferida cirúrgica durante o ato operatório e permitir que o sistema imune seja mais eficaz.[2,3] Passou-se a ser utilizada a partir do ano de 1947 sendo os resultados iniciais promisores.[2] Entretanto, ulteriormente os estudos revelaram resultados conflitantes, em parte em decorrência da inexistência da padronização quanto ao momento ideal do início da antibioticoprofilaxia (antes ou após o início da cirurgia) e à classificação das feridas operatórias (limpas, limpas-contaminadas, contaminadas e infectadas).[2] Quando a padronização foi implementada nas décadas de 1980 e 1990 observou-se que ocorreu significativa redução das taxas de infecções pós-operatórias com a antibioticoprofilaxia.[2,3,5] Inicialmente, a profilaxia foi realizada com agentes de amplo espectro visando a "esterilizar" o doente. Entretanto, evidenciou-se que esses antibióticos além de favorecer a seleção de bactérias resistentes e apresentava mais efeitos adversos. O aumento da taxa de bactérias resistentes tornou novamente controversa a real eficácia e a necessidade da antibioticoprofilaxia. A ausência de benefício e a possibilidade do aumento da seleção de microrganismos resistentes e do aumento da taxa de culturas negativas em doentes com essas infecções são temas que motivaram muitas críticas aos protocolos sobre antibioticoterapia profilática.[2,3] Demonstrou-se que, com a melhora das condições cirúrgicas e das técnicas de assepsia e antissepsia, a antibioticoprofilaxia em cirurgias limpas não proporciona benefício na taxa de infecções pós-operatórias e favorece a seleção de bactérias resistentes e a ocorrência de meningite em que as culturas do LCR são negativas.[2,3]

Apesar das controvérsias, recomenda-se o uso profilático de antimicrobianos mesmo quando as cirurgias são "limpas". O antibiótico profilático ideal deve neutralizar os microrganismos que mais provavelmente estão presentes na região tratada operariamente. O principal patógeno em Neurocirurgia é o *Staphylococcus aureus*, bactéria presente na flora cutânea dos doentes. O principal antibiótico utilizado é a cefazolina, que proporciona cobertura adequada contra os estafilococos sensíveis à meticilina e contra os estreptococos. Porém, em muitas unidades neurocirúrgicas prefere-se utilizar a cefuroxima; havendo reação alérgica às penicilinas e cefalosporinas, recomenda-se a clindamicina. A vancomicina deve ser utilizada em situações específicas, como histórico de infecção prévia por MRSA e perfil hospitalar de infecções pelo MRSA.[2,3,5]

A duração da antibioticoterapia é outra matéria controversa. Varia desde dose única durante o momento intraoperatório até 5 dias após a cirurgia.[2,3] Tende-se a utilizar apenas dose única até 60 minutos antes da incisão da pele, estendida até 24h após o término da operação.[5] Como medida de descolonização, recomenda-se a o banho com clorexidina previamente à cirurgia. Há pesquisas sobre a colonização por MRSA e o uso da mupirocina pela via intranasal para descolonizar o doente e o cirurgião, medida ainda não recomendada.[2]

Conclusão

Apesar dos riscos relacionados a seu uso, os antibióticos e os quimioterápicos são essenciais para a adequada atividade neurocirúrgica na atualidade. Seu uso criterioso, atendendo os princípios básicos e apropriados sobre indicação, natureza, momento e duração do tratamento otimizam seus méritos no tratamento dos doentes neurocirúrgicos. Os antibióticos e os quimioterápicos devem ser prescritos para prevenir e tratar infecções baseando-se em protocolos apropriados e adaptados para as características e condições de saúde de cada doente e ambientes em que o tratamento é realizado. A natureza do antibiótico ou do quimioterápico deve contemplar o tratamento dos possíveis agentes causais e deve ser modificada de acordo com os resultados dos exames de cultura e antibiograma dos tecidos infectados. As doses e os intervalos de administração dos antibióticos e dos quimioterápicos devem obedecer aos princípios farmacocinéticos e farmacodinâmicos e, quando aplicável, basear-se na determinação da concentração sérica do medicamento prescrito; devem ser utilizadas as vias accessíveis mais recomendadas para sua administração; respeitar-se a ocorrência de efeitos adversos relacionados a seu uso; e manter a profilaxia e do tratamento durante períodos de tempo mais curtos possíveis.[6]

Referências bibliográficas

1. Haddad N, Carr M, Balian S, Lannin J, Kim Y, Toth C, Jarvis J. The Blood–Brain Barrier and Pharmacokinetic/Pharmacodynamic Optimization of Antibiotics for the Treatment of Central Nervous System Infections in Adults. Antibiotics 2022; 11: 1843. https://doi.org/10.3390/antibiotics11121843.
2. Cao Y, Pu K, Li Q, Yan X, Ma Y, Xue K, Sun Z, Li Q, The role of antibiotic prophylaxis in the clean neurosurgery. World Neurosurg. 2017; doi: 10.1016/j.wneu.2016.12.108.
3. Liu W, Ni M, Zhang Y et al. Antibiotic prophylaxis in craniotomy: a review. Neurosurg rev. 2014; 37, 407–414. https://doi.org/10.1007/s10143-014-0524-z.
4. Rolan N, Jana S, Marij D, Helmut E. Pharmacokinetics and pharmacodynamics of antibiotics in central nervous system infections. Curr Opinion Infectious Dis. 2018; 31: 57-68. DOI: 10.1097/QCO.0000000000000418.
5. Bratzler DW, Dellinger EP, Olsen KM, et al. Clinical practice guidelines for antimicrobial prophylaxis in surgery. Am J Health-Syst Pharm. 2013; 70:195-283.
6. Sand LA, Jones KE, Hunt MA, Haines SJ. The Use and Misuse of Antibiotics in Neurosurgery. In: Winn HR (Editor). Youmans & Winn Neurological Surgery, 8. ed. Capítulo 55. Philadelphia, Elsevier; 2023. p. 422-429.

Capítulo 22

Reabilitação Neurológica

Ricardo Boccatto de Oliveira
Lin Tchia Yeng
Manoel Jacobsen Teixeira

Introdução

De acordo com a Organização Mundial da Saúde, reabilitação é "um conjunto de medidas que auxiliam pessoas com deficiência ou prestes a adquirir deficiência a terem e manterem uma funcionalidade ideal na interação com seu ambiente". Nela, visamos otimizar as capacidades físicas, mentais, sociais e vocacionais das pessoas, de modo a adquirir a maior independência possível com total inclusão e participação social.[1]

Para uma avaliação adequada, a pessoa com deficiência deve ser analisada de acordo com um modelo de funcionalidade que extrapola a doença (Classificação Internacional de Doenças – CID), considerando outros aspectos do indivíduo e seu ambiente. A Classificação Internacional de Funcionalidade (CIF) propôs um modelo amplamente aplicável (Figura 22.1).

Figura 22.1 – Modelo de funcionalidade da CIF.

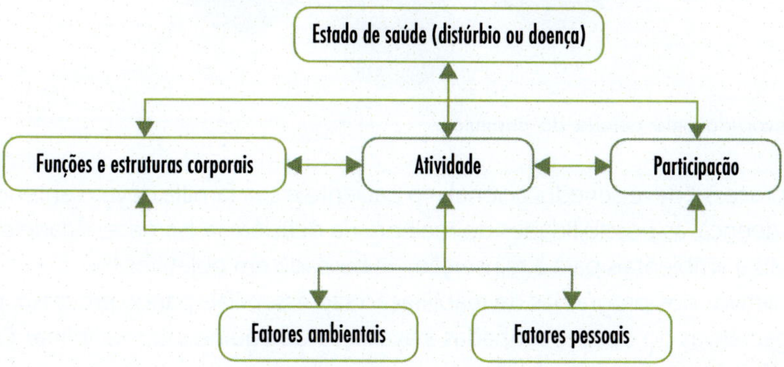

Fonte: Adaptada de Organização Mundial da Saúde (OMS), 2007.

Para a avaliação, deve-se considerar o impacto da doença nas funções e estruturas do corpo (deficiência), atividades desempenhadas (incapacidade) e participação do indivíduo (desvantagem); sempre impactadas por fatores contextuais (ambientais e pessoais) que podem ser tanto facilitadores quanto barreiras.[2]

Um dos objetivos da equipe de reabilitação é o entendimento da história natural da doença para planejar estratégias que visem a mitigar a deficiência e a incapacidade, remover barreiras e estimular facilitadores ambientais e pessoais para que a pessoa com deficiência interaja adequadamente com seu ambiente, sem desvantagens.

Processo de reabilitação

A complexidade de se entender e atuar em todos os aspectos da pessoa relacionados ao modelo de funcionalidade da CIF exige a reabilitação no contexto de uma equipe interdisciplinar, com participação integral do doente, de sua família e seus cuidadores (Figura 22.2).

Figura 22.2 – Equipe interdisciplinar focada no doente e família.

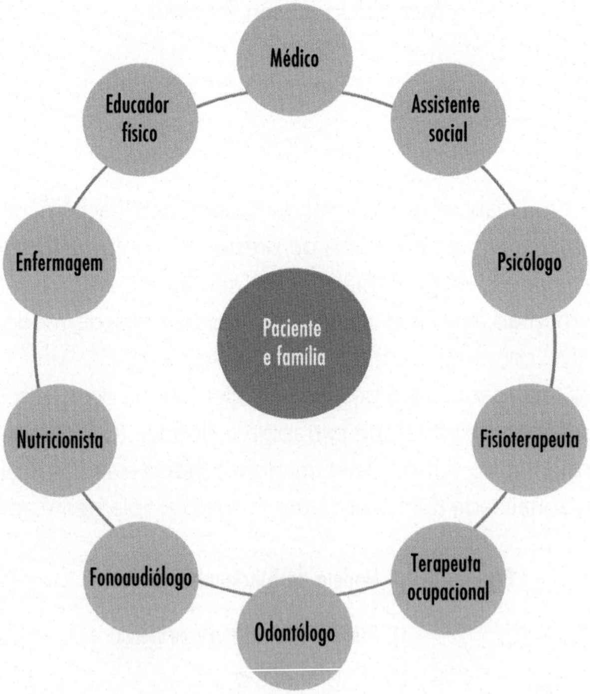

Fonte: Desenvolvida pela autoria do capítulo.

Esse processo deve ser educacional – o paciente e sua família devem entender o prognóstico da doença, as possibilidades de melhora da deficiência e a necessidade das adaptações pessoais e ambientais para a reinserção – e baseado em objetivos.[3]

Os objetivos dos programas de reabilitação são essenciais para o processo, pois envolvem as expectativas do doente alinhadas à avaliação da equipe interdisciplinar. O acrônimo SMART[3] explicita o que se espera deles:

» ***Specific:*** específico, não pode ser vago.

» ***Measurable*:** mensurável, métrica objetiva associada.

» ***Achievable*:** atingível, possível dentro do prognóstico e prazo.

» ***Relevant*:** relevante, importante para o doente, família e equipe.

» ***Time limited*:** temporal, associado ao período de tempo específico.

Havendo definição das metas do tratamento, inicia-se o processo de reavaliação da evolução e definição das novas linhas de abordagem (Figura 22.3).[1] Deste modo, o doente com paraparesia crural, por exemplo, pode ter como objetivo inicial a locomoção independente com cadeira de rodas para reinserção imediata; conforme o ganho de força nos membros inferiores e o uso de órteses pode-se, futuramente, evoluir para marcha por curtas distâncias.

Figura 22.3 – *Continuum* da avaliação e implementação de medidas.

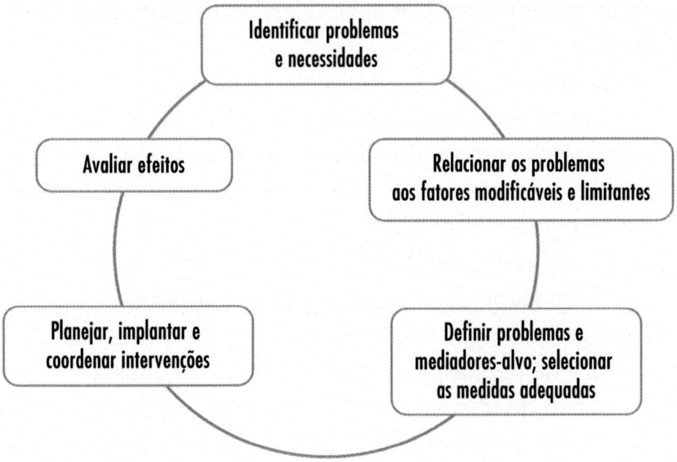

Fonte: Adaptada de Organização Mundial da Saúde (OMS), 2012.

Equipe interdisciplinar

O saber em saúde envolve diversas áreas do conhecimento que desenvolvem atuações específicas no doente. A atuação de cada disciplina sem integração com os objetivos e tratamentos de outras equipes é classificada como equipe multidisciplinar. Quando a atuação dos membros da equipe, envolvendo duas ou mais áreas, é desenvolvida de modo coordenado e com a integração entre as condutas, a equipe é chamada de interdisciplinar.[4]

De acordo com o modelo biopsicossocial, na área de reabilitação, há várias profissões que podem atuar no atendimento otimizando os seus resultados (Figura 22.2). De modo resumido, relacionam-se:

» **Médicos:** durante o processo de reabilitação, cabe ao médico garantir a estabilidade clínica do indivíduo, diagnosticando e tratando as doenças de base e identificando precocemente possíveis complicações inerentes à doença que gerou a deficiência. No contexto da reabilitação neurológica, apesar da participação específica de neurologistas e neurocirurgiões, a complexidade dos doentes muitas vezes implica na necessidade de outros especialistas envolvidos no processo. O especialista em medicina física e reabilitação (médico fisiatra) exerce papel relevante ao atuar na avaliação, diagnóstico funcional, definição do prognóstico e coordenação das equipes interdisciplinares.

- » **Assistente social:** é responsável por orientar sobre direitos e deveres da pessoa com deficiência, de modo a garantir o acesso aos recursos necessários para o seu tratamento e reinserção. Avalia o desenho das redes sociais da pessoa, de modo a encontrar recursos que facilitem a reinserção e a remoção de barreiras.
- » **Psicólogo:** além de auxiliar no manejo de transtornos prévios à instalação da deficiência, cabe ao psicólogo auxiliar o doente a elaborar a deficiência e permitir a melhor participação possível do indivíduo no processo de reabilitação e fortalecê-lo para que seja reinserido na sociedade, mesmo quando a deficiência é definitiva. Participa também do suporte para que a equipe interdisciplinar atue de modo mais adequado.
- » **Fisioterapeuta:** participa da avaliação, prevenção, diagnóstico e tratamento das alterações motoras ou respiratórias; otimiza a participação do doente nas atividades motoras, incluindo transferências e a marcha, além de garantir a segurança e reabilitação de doentes com alterações respiratórias.
- » **Terapeuta ocupacional:** é responsável pela avaliação do desempenho ocupacional nas atividades básicas e instrumentais da vida diária e pela prevenção e restauração do desempenho nas tarefas do cotidiano. Visa manter as maiores independência e autonomia possíveis na realização das atividades. Atua intensamente na adequação do ambiente para permitir a reinserção do indivíduo na sua vida e trabalho.
- » **Odontólogo:** atua na avaliação, diagnóstico e tratamento das disfunções bucais, garantindo a educação em saúde bucal e a prevenção de agravos.
- » **Fonoaudiólogo:** avalia, diagnostica e trata as anormalidades das sensibilidade e motricidade orofacial e de deglutição. Participa também dos cuidados destinados aos doentes que necessitam de traqueostomia e/ou ventilação mecânica. É responsável pela avaliação, diagnóstico e tratamento das alterações da linguagem, incluindo a prescrição de métodos de comunicação suplementar e alternativa (CSA).
- » **Nutricionista:** responsável pela avaliação e diagnóstico nutricional, prescrição e adequação da dieta visando a atingir metas calórico-proteicas para cada doente, além de orientações sobre as adaptações de acordo com diagnóstico e morbidades associadas.
- » **Enfermagem:** está diretamente envolvida em todos os cuidados destinados aos doentes, com ênfase na prevenção das complicações (deformidades e lesões por pressão), garantindo as mudanças adequadas do decúbito para doentes com anormalidades da sensibilidade e da mobilidade. Atua, também, no treinamento do cuidador dos doentes que não consigam independência total e nas orientações sobre o controle esfincteriano e processo de desfralde.
- » **Educador físico:** nos doentes estáveis em que há melhora da mobilidade, atua conjuntamente com a fisioterapia na prescrição das atividades físicas, visando a manter os níveis mínimos recomendados de exercícios aeróbicos e resistidos e promoção da saúde.

Reabilitação neurológica

A reabilitação neurológica compreende a atuação em qualquer doença dos sistema nervoso central (SNC) e sistema nervoso periférico (SNP); há grande complexidade de sinais e sintomas (e consequentes deficiências) e grande variação do prognóstico pelas diferentes histórias naturais dos quadros clínicos (Figura 22.4).

Figura 22.4 – SNC e SNP.

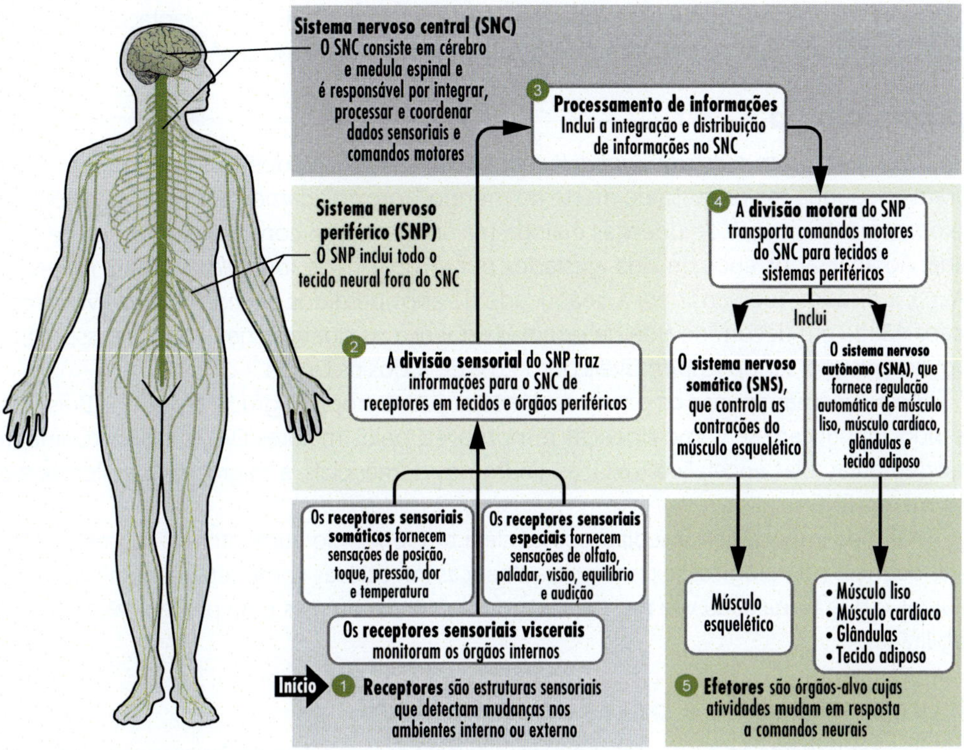

Fonte: Traduzida e adaptada de Pearson Education, 2011.

Visando melhorar a estruturação dos programas de reabilitação, pode-se estratificar os tipos de acometimento neurológico em:

1. Recuperação espontânea durante períodos curtos (lesões encefálicas de pequena monta, neuropraxias).
2. Recuperação progressiva com retorno total ou não (lesão encefálica moderada, polirradiculoneurite).
3. Possibilidade de algum ganho com grande probabilidade de sequelas (lesão encefálica grave, lesão medular, avulsão de raízes nervosas).
4. Piora progressiva lenta (doença de Parkinson, polineuropatia diabética).
5. Piora progressiva rápida (doenças do neurônio motor, tumor maligno do SNC).[3]

Essa divisão pode contribuir para definir a demanda, intensidade e local da reabilitação para cada perfil de doente. Os doentes que se enquadram no grupo 1 geralmente têm demandas apenas pontuais de terapias ambulatoriais, muitas vezes com deficiência discreta e sem impacto funcional e social; no grupo 2 enquadram-se os doentes com potencial de melhora da deficiência e reinserção com benefício de programas interdisciplinares intensivos visando diminuir a deficiência e incapacidade, com redução da duração do afastamento da sociedade, e garantir reinserção laboral precoce; os pacientes enquadrados no grupo 3 beneficiam-se de programas interdisciplinares de reabilitação com maior foco nas adaptações, pois dificilmente apresentarão resolução total da deficiência; no grupo 4, o foco é a prevenção da piora de perdas e tratamento pontual rápido após exacerbações para retorno à rotina no melhor quadro funcional possível; no grupo 5, o mais indicado é um programa intensivo muito rápido com adaptações para reinserção de doentes com prognóstico de piora em curto ou médio prazos.[3]

Epidemiologia

De acordo com o estudo *Global Burden of Disease*[5] (2016), doenças neurológicas configuram a segunda maior causa de morte no mundo (aproximadamente 9 milhões de óbitos). O impacto deste grupo de doenças é ainda maior quando se considera a morbidade associada. Ao analisar os anos de vida ajustados por incapacidade (*disability adjusted life years* – DALYs), indicador que considera a quantidade de anos perdidos de vida e anos vividos com incapacidade em decorrência de determinada doença, as doenças neurológicas assumem a primeira posição, sendo responsáveis por 11,6% de todos os DALYs.

Ao se analisar apenas os países da América Latina tropical, grupo no qual o Brasil está inserido, identificam-se como doenças responsáveis pelos maiores DALYs, respectivamente, o acidente vascular encefálico (AVE), as síndromes demenciais, a migrânea, a epilepsia e os tumores do SNC.

Além da importância imediata, existe clara tendência do aumento das mortes e DALYs pelas doenças neurológicas (exceção para doenças infecciosas como tétano, meningite e encefalite), o que torna cada vez mais necessário definir estratégias para preveni-las, tratá-las e reabilitá-las.

Neuroplasticidade e bases do tratamento

Neuroplasticidade é o processo de remodelamento da organização neurossináptica em curto, médio e longo prazos, com o objetivo de se otimizar a rede neural durante o desenvolvimento do sistema nervoso com o aprendizado e após lesões. De modo resumido, pode ser considerada como a modulação de comportamentos através da reorganização e elaboração de novas redes neurais através da combinação da modificação da atividade de neurônios isolados, da eficiência sináptica e da relação temporal entre as redes neuroniais.[6]

Alguns dos mecanismos microscópicos envolvidos no processo de reorganização das lesões do SNC são: modulação de conectividade sináptica (através de potencialização e depressão em longo prazo), otimização da sincronia em redes funcionais, ativação de conexões e redes latentes, modulação da atividade neuronal pela glia e matriz extracelular, modificações estruturais (como brotamentos dendríticos e axonais e aumento do *turnover* sináptico) e neurogênese.[7]

No plano macroscópico estão envolvidos os fenômenos de diásquise (mudanças funcionais – eletrofisiológicas, metabólicas, hemodinâmicas – em estruturas remotas ao local do dano encefálico), reorganização intrínseca das áreas de redundância funcional e na rede funcional, plasticidade intermodal (recrutamento de outras redes) e estratégias adaptativas (com o recrutamento de áreas associativas para elaborar estratégias cognitivas compensatórias).[6]

A base da reabilitação neurológica implica em facilitar o fenômeno de plasticidade, permitindo reforço positivo de uma tarefa associado à inibição de outras.[7] Para contemplá-la, é necessário enfatizar:

» início precoce das terapias de reabilitação;
» participação ativa do doente;
» repetição do estímulo;
» progressão de intensidade;

» treinamento tarefa-específico;
» transferências das tarefas treinadas.

De modo detalhado, para adquirir ou readquirir uma atividade – considerado atingido quando temos consistência, flexibilidade e eficiência –, pode-se:[8]

1. Estimular vias específicas através de treinamento que envolva tarefas da vida diária completas (treinamento tarefa-orientado – por exemplo, segurar uma caneta para escrever, e não apenas o movimento de pinça polpa a polpa).
2. Realizar treinamento repetitivo de cada componente da atividade-objetivo e unificá-los para compor a tarefa desejada após o aprendizado correto de cada parte.

A associação dos dois componentes listados configura o treinamento tarefa-específico, no qual garantimos o treinamento adequado de uma atividade da vida diária com o menor número possível de adaptações. Para cumprir tal mister, torna-se necessária a repetição de cada tarefa e o aumento da intensidade e da complexidade do estímulo para garantir a aprendizagem adequada. Isso só é possível com a participação ativa do indivíduo. O início precoce da reabilitação vai garantir o processo de treinamento adequado e evitar o desenvolvimento de adaptações desnecessárias que limitem a realização das atividades de modo mais natural possível.[8]

Além do treinamento de atividades no ambiente terapêutico é necessário garantir a transferência da atividade desejada para a vida do doente. Deste modo, a pessoa não deve apenas ter a capacidade de realizar a tarefa em um ambiente controlado, mas, também, desempenhá-la na sua rotina, compensando possíveis alterações nos parâmetros inicialmente treinados.[8,9]

Fases da reabilitação

O processo de reabilitação de uma pessoa com deficiência pode ser dividido em fases aguda, subaguda e crônica (Figura 22.5).[10] Essa divisão possibilita estruturar os objetivos a serem trabalhados em cada momento e local adequados para sua realização. De acordo com as possibilidades e organização de cada unidade assistencial, podem ser instituídas medidas para tratar as deficiências e as incapacidades em unidades especializadas (como ocorre em unidades neurológicas agudas).

Fase aguda

Compreende o período iniciado imediatamente após a instalação da deficiência até a estabilidade clínica, em que a investigação e o tratamento da doença que a gerou estão bem definidos (p. ex.: período do icto de acidente vascular encefálico isquêmico até o momento em que a investigação etiológica e o tratamento tenham sido instituídos, iniciada profilaxia secundária). Nesta fase, os objetivos da equipe de reabilitação são relacionados principalmente à prevenção das complicações secundárias, como:

A) Prevenção da broncoaspiração com oferta de dieta enteral, quando necessário em disfágicos, e posicionamento adequado no leito.

B) Prevenção das lesões por pressão com mudanças de decúbito em horários definidos.

C) Prevenção do *delirium* com medidas ambientais e de manejo clínico.

D) Prevenção da sarcopenia por imobilismo e polineuromiopatia do doente crítico com mobilização precoce e utilização da estimulação elétrica funcional.

Figura 22.5 – Fases da reabilitação em doentes que sofrem acidente vascular encefálico.

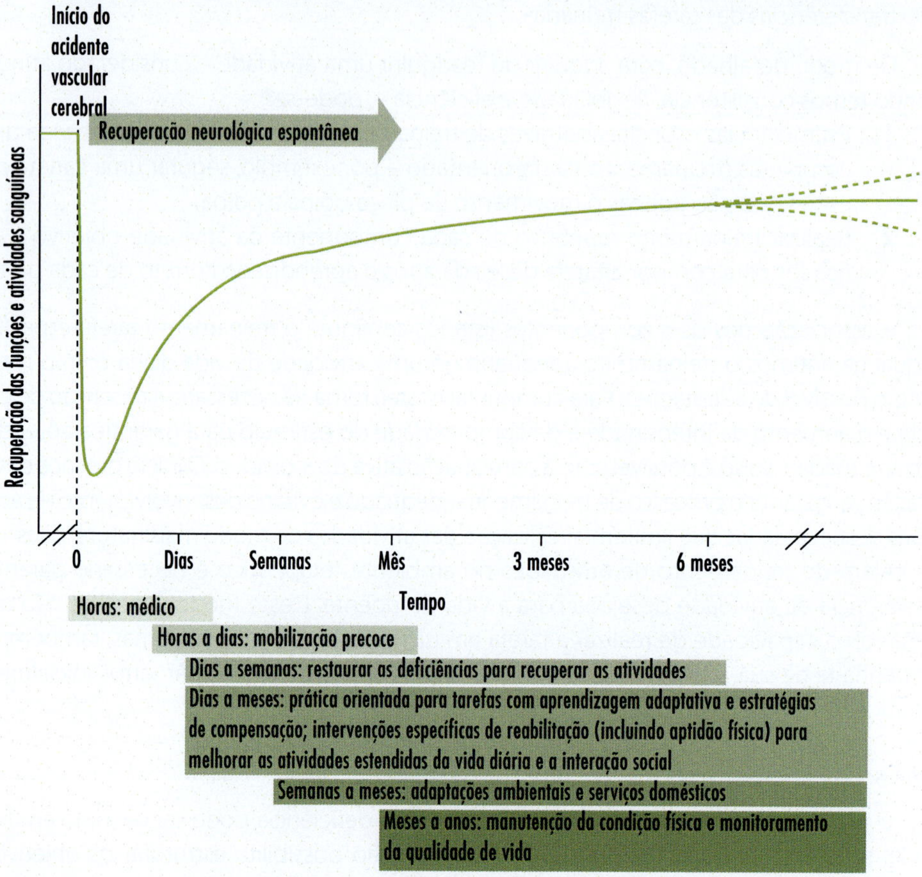

Fonte: Traduzida e adaptada de Langhorne P, Bernhardt J, Kwakkel G, 2011.

Fase subaguda

Após a estabilização inicial e a investigação, fase em que a maior parte dos ganhos funcionais acontecem, a atuação interdisciplinar intensiva deve ser realizada. Pode ocorrer no contexto da internação (centros de reabilitação intra-hospitalares e/ou unidades de reabilitação em internação) ou ambulatorial (clínicas de reabilitação interdisciplinares).

Os objetivos principais nesta fase são:

A) Educação quanto à doença que causou a deficiência, possíveis complicações e processo de reabilitação.

B) Reestimulação visando aos treinos cognitivos e motores para melhorar a deficiência.

C) Treino funcional visando a maior independência possível com adaptações, quando necessário.

D) Definição dos métodos de transferência e locomoção em curtas, médias e longas distâncias.

E) Indicação e treinamento para uso de órteses.

F) Avaliação ambiental para adequação da acessibilidade.

G) Suporte para reinserção social.

Fase crônica

Inicia-se após a fase de ganho funcional rápido, na qual ainda é possível ganhos com velocidade e amplitude menores e habitualmente sem muitas mudanças funcionais.

Esta etapa deve focar em:

H) Garantir que a pessoa mantenha os padrões desejados de exercícios aeróbicos e resistidos para manter o condicionamento adequado.

I) Reforçar a retomada das atividades sociais independentemente da deficiência e incapacidade.

J) Garantir acesso a seguimento em saúde necessário para pessoas do mesmo sexo e idade (p. ex., seguimento ginecológico para mulheres com tetraplegia).

Grande parte das evidências revelam que a reabilitação nas fases aguda e subaguda melhora o resultado (morbidade e mortalidade) dos doentes.[11] Aqueles com sequela de AVE, por exemplo, apresentam platô funcional geralmente até os três meses do evento vascular; raramente há ganhos após os seis meses. É provável que os doentes apresentem adaptação neuromuscular com um tipo específico de exercício; deste modo, há possibilidade de maior ganho ao tentar formas diferentes das mesmas técnicas ou adicionar técnicas novas para acelerar a recuperação da função desejada e sair desse estado adaptativo.[12]

É possível que doentes não expostos à reabilitação nos primeiros seis meses da lesão tenham pior potencial de recuperação neurológica.[12] De modo geral, quanto menos estimulado for o doente nas fases agudas e subagudas, maior a prevalência das complicações incluindo infecções, deformidades e sarcopenia. Entretanto, doentes com lesões encefálicas expostos à reabilitação após os seis meses iniciais apresentam ganhos significativos com programas de reabilitação interdisciplinares, em alguns estudos de forma similar aos de doentes expostos à reabilitação precoce. Deste modo, mesmo doentes com quadros crônicos não submetidos a um programa de reabilitação usufruem de benefícios ao serem tratados em centros especializados.

Ambientes de reabilitação

O ambiente em que se executa a reabilitação pode variar de acordo com a estruturação dos serviços em cada região. No Brasil, o modelo de saúde baseia-se no hospital de doentes agudos; há poucos centros de reabilitação interdisciplinares em regimes de internação ou ambulatoriais, principalmente no setor da saúde suplementar – o Sistema Único de Saúde (SUS) define centros específicos para reabilitação de acordo com a complexidade – e com tendência a internações iniciais mais prolongadas, pois os indivíduos que apresentam deficiência usufruem da equipe multidisciplinar dos próprios hospitais terciários para as fases aguda e subaguda da reabilitação. Esta ação não é a ideal, pois tais hospitais não apresentam equipes especializadas em reabilitação. Adicionalmente, a internação prolongada implica em exposição aos riscos da hospitalização, à reabilitação ineficaz e, muitas vezes, dificulta a reinserção do doente, criando uma cultura de institucionalização.

Recentemente, a saúde suplementar e a saúde pública passaram a organizar as unidades de transição/reabilitação – estruturas de internação com menor complexidade e com equipes especializadas em transição para diminuir o período de internação, melhorar os resultados da reabilitação e facilitar o retorno domiciliar dos doentes. Os centros especializados em reabilitação com equipe interdisciplinar especializada, visam o retorno domiciliar precoce ao atingir o platô funcional após a fase de ganhos rápidos – modelo este com algumas possibilidades para a desospitalização (Figura 22.6).

Figura 22.6 – Possibilidades na jornada do doente no Brasil.

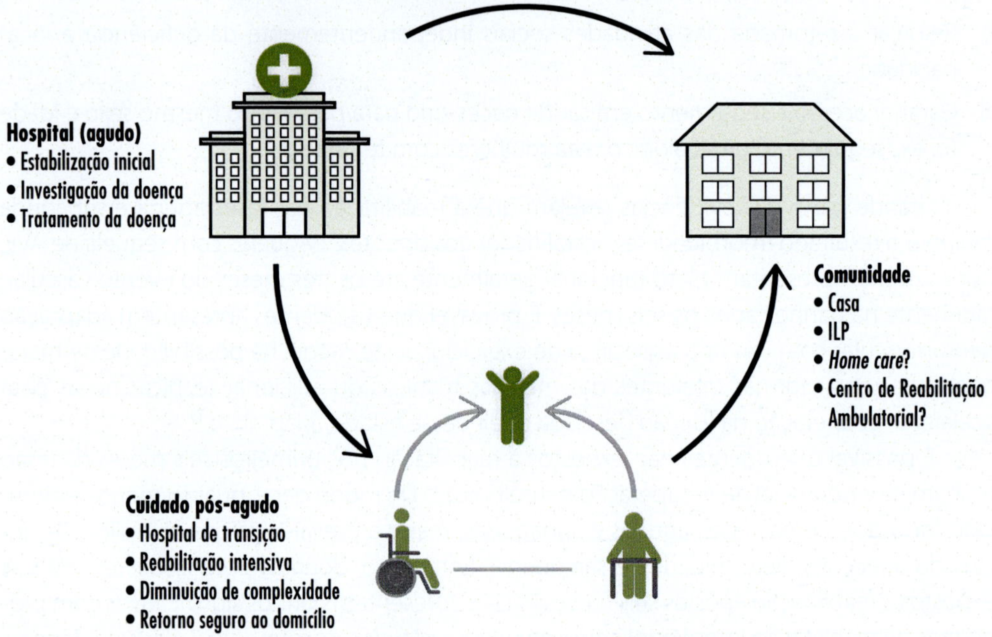

Fonte: Desenvolvida pela autoria do capítulo.

Deve-se evoluir para a estruturação do modelo em que o hospital agudo, secundário ou terciário torna-se responsável por acolher o doente na fase aguda, estabilizá-lo clinicamente e realizar a investigação e o tratamento (incluindo profilaxia secundária quando indicado). Após essa fase, o doente será encaminhado para uma unidade de transição para reabilitação intensiva em regime de internação ou para o domicílio, para seguimento em reabilitação ambulatorial intensiva – a decisão vai depender da facilidade de gerenciamento dos quadros clínicos e funcional em domicílio e da possibilidade do transporte para centros ambulatoriais.

Há sistemas muito eficientes e custo-efetivos.[13] Nos Estados Unidos, por exemplo, há serviços com complexidades diferentes de acordo com critérios específicos de elegibilidade (Tabela 22.1).

A segmentação possibilita otimizar o período em que o doente permanece em cada unidade, os resultados da reabilitação, diminuir custos hospitalares e reinseri-lo no domicílio e na sociedade mais precocemente (Tabela 22.2). De acordo com o modelo, uma pessoa com sequela de AVE seria encaminhada para uma unidade específica de um hospital de agudos para investigação e, posteriormente, seria transferido para um centro especializado em reabilitação de maior ou menor complexidade (*intensive rehabilitation facility* ou *skilled nursing facility*), de acordo com a possibilidade de tolerabilidade a terapias e o prognóstico funcional. Caso haja demanda posterior, seria encaminhado para uma unidade ambulatorial.

Tabela 22.1 – Níveis de cuidado nos Estados Unidos.

Localização	População de pacientes	Serviços oferecidos
Centro de reabilitação para pacientes internados	Precisa de supervisão médica próxima	Cuidados hospitalares supervisionados diretamente por um médico
	É capaz de participar de pelo menos 3 horas de terapia/dia, 5 dias/semana (ou, em certos casos, pelo menos 15 horas de terapia em períodos de 7 dias consecutivos)	Fisioterapia, terapia ocupacional e fonoaudiologia
	Não se espera precisar de cuidados institucionais	Especialização em enfermagem e serviço social
Centro de enfermagem especializada	Precisa de cuidados de enfermagem qualificados	• Enfermagem de reabilitação no local • Plano de cuidados fornecido por um médico • Terapias ocupacional, fonoaudiológica, física e outras, conforme necessário
	É capaz de participar da terapia por mais de 3 horas/dia até 5 dias/semana para melhorar a capacidade funcional	
Hospital de cuidados agudos de longa duração	Possui diversas condições crônicas	Serviços de reabilitação abrangentes estendidos
	Precisa de cuidados hospitalares por uma média igual ou superior a 25 dias	Atendimento médico altamente especializado
Casa de repouso	Não requer enfermagem especializada	Cuidados a longo prazo para pacientes que não podem viver de forma independente
Ambulatório	Não requer internação	• Hospital de base ou locais autônomos • Transição de cuidados para o prestador de cuidados primários • Terapias ocupacional, fonoaudiológica e fisioterapia
	É capaz de sair de casa para realizar a terapia	
Agência de saúde domiciliar	Deve estar em casa, exceto para consultas médicas	• Transição de cuidados para o prestador de cuidados primários • Enfermagem especializada • Terapias ocupacional, fonoaudiológica e fisioterapia • Auxiliar de saúde • Serviços sociais

Fonte: Traduzida e adaptada de American Heart Association, 2010.

Tabela 22.2 – Início e duração de cada nível de cuidado nos Estados Unidos.

Configuração	Admissão	Tempo médio de permanência	Envolvimento de especialistas
Unidade de internação aguda (hospital)	Início próximo	• 4 dias para AVE isquêmico • 7 dias para AVE hemorrágico	• Prioritário: médico, enfermeira • Limitado: terapeuta ocupacional, fisioterapeuta, fonoaudiólogo, assistente social
URPI	5 a 7 dias	15 dias (intervalo de 8 a 30 dias)	• Prioritário: médico, enfermeira, terapeuta ocupacional, fisioterapeuta, fonoaudiólogo • Limitado: assistente social
UEE	5 a 7 dias	Alta variável (máximo de 100 dias)	• Prioritário: enfermeira prática ou vocacional licenciada, auxiliar de enfermagem, terapeuta ocupacional, fisioterapeuta, fonoaudiólogo • Limitado: médico, enfermeira
Cuidados de longa duração (casa de repouso)	Altamente variável	Prolongado e altamente variável	• Prioritário: enfermeira prática ou vocacional licenciada, auxiliar de enfermagem • Limitado: enfermeira, terapeuta ocupacional, fisioterapeuta, fonoaudiólogo, médico
Hospital de longa permanência	Variável	Média de 25 dias (obrigatoriamente)	• Prioritário: enfermeira, médico • Limitado: terapeuta ocupacional, fisioterapeuta, fonoaudiólogo
ASD	Variável (normalmente 5 a 30 dias)	Máximo de 60 dias após o episódio	• Prioritário: auxiliar de enfermagem, enfermeira • Limitado: terapeuta ocupacional, fisioterapeuta, fonoaudiólogo, médico
Consultório ambulatorial	Variável (normalmente 5 a 30 dias)	Variável	• Prioritário: terapeuta ocupacional, fisioterapeuta, fonoaudiólogo, médico

URPI: unidade de reabilitação para pacientes internados; UEE: unidade de enfermagem especializada; ASD: agência de saúde domiciliar; AVE: acidente vascular encefálico.
Fonte: Traduzida e adaptada de American Heart Association, 2010.

Considerações finais

A reabilitação neurológica é um campo amplo pela grande variabilidade de doenças e deficiências. Objetiva possibilitar que o doente retorne à participação social independentemente das sequelas.

Os princípios de sua execução envolvem encaminhamento e seguimento precoces, por equipe interdisciplinar, com objetivos claros e reavaliação frequente, com terapias otimizadas para melhorar a deficiência e mitigar as incapacidades.

O ambiente para a reabilitação depende das possibilidades de cada serviço de saúde. Tem como principal objetivo o suporte adequado nas fases aguda e subaguda, atingir o platô funcional esperado pelo prognóstico da lesão e visar à desospitalização precoce, pois o retorno ao domicílio é uma etapa importante para a reinserção e estabelecimento de novos objetivos funcionais pelos doentes e sua família.

Referências bibliográficas

1. Organização Mundial da Saúde (OMS); Banco Mundial. Reabilitação. *In*: Organização Mundial da Saúde (OMS) (ed.). Relatório mundial sobre a deficiência. Traduzido por Lexicus – Serviços Linguísticos. São Paulo: SEDPcD, 2012. p. 99-139.
2. Stucki G, Cieza A, Melvin J. The international classification of functioning, disability and health (ICF): a unifying model for the conceptual description of the rehabilitation strategy. Journal of Rehabilitation Medicine. 2007;39:279-85.
3. Barnes M. Principles of neurological rehabilitation. J Neurol Neurosur and Psychiatry. 2003;74(Suppl IV):3-7.
4. Ovretveit J. Five ways to describe a multidisciplinary team. Journal of Interprofessional Care. 1996;10:163-71.
5. GBD 2016 Neurology Collaborators. Global, regional and national burden of neurological disorders, 1990-2016: a systematic analysis for the Global Burden of Disease Study. Lancet Neurol. 2019;18:459-80.
6. Duffau H. Brain plasticity: from pathophysiological mechanisms to therapeutic applications. J Clin Neurosci. 2006;13:885-97.
7. Duffau H. Brain plasticity and reorganization before, during and after glioma resection. Glioblastoma. 2016;225-36.
8. Vliet P, Matyas TA, Carey LM. Training principles to enhance learning-based rehabilitation and neuroplasticity. *In*: Carey LM (ed.). Stroke rehabilitation: insights from neuroscience and imaging. Oxford: Oxford University Press, 2012. chap. 9, p. 116-27.
9. Nahum M, Lee H, Merzenich MM. Principles of neuroplasticity-based rehabilitation. Prog Brain Res. 2013;207:141-71.
10. Langhorne P, Bernhardt J, Kwakkel G. Stroke rehabilitation. Lancet. 2011;377(9778):1693-702.
11. Formisano R, Azicnuda E, Sefid MK et al. Early rehabilitation: benefits in patients with severe acquired brain injury. Neurol Sci. 2017;38:181-4.
12. Teasell RW, McIntyre A, Mehta S et al. Rethinking the continuum of stroke rehabilitation. Arch Phys Med Rehabil. 2014;95:595-6.
13. Winstein CJ, Stein J, Arena R et al. Guidelines for adult stroke rehabilitation and recovery: a guideline for healthcare professionals from the American Heart Association/American Stroke Association. Stroke. 2016;47:e98-169. Erratum in: Stroke. 2017 Feb;48(2):e78; Stroke. 2017 Dec;48(12):e369.

Capítulo 23

Medicina Física e Reabilitação no Tratamento da Dor Crônica

Lin Tchia Yeng
Marcus Yu Bin Pai
Ricardo Boccatto de Oliveira
Jefferson Rosi Junior

Introdução

Os procedimentos da medicina física e da reabilitação visam a potencializar o resultado do tratamento dos doentes com dor crônica. Devem ser instituídos precocemente e objetivam maximizar as potencialidades funcionais e psicológicas dos doentes, educando-os quanto ao uso de medidas auxiliares para controlar a dor e ajudar na prevenção de complicações físicas, psicológicas, comportamentais e sociais secundárias que podem agravar a dor e a incapacidade.

A reabilitação deve idealmente ser realizada em ambientes multi e interdisciplinares, orientada e executada por profissionais atuantes em diversas áreas do conhecimento, vinculados a um plano de tratamento, ou seja, de médicos, fisioterapeutas, terapeutas ocupacionais, psicólogos, nutricionistas, enfermeiros, educadores físicos, assistentes sociais, entre outros. Cada membro da equipe deve identificar e alcançar os objetivos estabelecidos e estimular a participação ativa dos doentes e seus familiares.

Tratamento da dor

O tratamento deve contemplar as interações biológicas e psicossociais das doenças e as medidas farmacológicas e não farmacológicas. Os tratamentos não farmacológicos consistem em recursos que utilizam acupuntura, fisioterapia, massoterapia (MT), meios físicos (termometria, eletroterapia), prática de exercícios, atividades físicas e autocuidado, entre outros. O modelo integrado de assistência multiprofissional deve moldar-se à natureza complexa e multidimensional da dor e implica a formulação individualizada dos planejamentos diagnósticos e terapêuticos e a adoção de várias modalidades de intervenções concomitantes ou sequenciais.

É importante a anamnese relacionada aos fatores desencadeantes, perpetuantes e agravantes da dor, pois o esclarecimento e o encorajamento da adoção de atitudes ativas, a redução dos estressores físicos e psicossociais, a modificação do estilo de vida e o ajustamento ergonômico no lar, no trabalho e na vida diária são fundamentais para evitar o agravamento e a recorrência da dor. Deve também considerar haver enfocar o indivíduo como um todo, não unicamente o segmento acometido. O repouso com a imobilização com órteses e talas pode ser útil na fase aguda da dor, para evitar e reduzir a inflamação localizada, mas não proporciona benefícios quando praticado prolongadamente, pois pode agravar os efeitos deletérios do imobilismo e causar perda de massa óssea e muscular, cinesiofobia, descondicionamento e síndrome do desuso. O imobilismo antálgico dos segmentos acometidos pela dor pode gerar anormalidades tróficas do segmento acometido e limitações à amplitude do movimento articular, edema de estase, escaras de decúbito e anormalidades neurovegetativas. Os espasmos musculares reflexos às doenças primárias ou decorrentes das posturas antálgicas, os estressores físicos e emocionais frequentemente causam síndrome dolorosa miofascial (SDM) que, por sua vez, agrava ou perpetua a dor e pode transformar a dor neuropática em dor mista, nociceptiva e neuropática ou vice-versa. A SDM, por sua vez, pode ser a causa primária ou secundariamente da dor. Os músculos dos doentes com dor enfraquecem-se e tornam-se tensos e descondicionados devido à sensibilização do sistema nervoso (reflexos somatossomáticos ou viscerossomáticos) e à adoção de posturas antálgicas, apresentando pontos-gatilho (PG) miofasciais e bandas de tensão que perpetuam a sintomatologia.

O programa educativo deve esclarecer os doentes sobre as repercussões nocivas da inatividade e os benefícios da atividade. As atividades físicas são muito importantes para tratar e reverter os sintomas e as anormalidades físicas e psíquicas dos doentes com dor crônica. Comumente, doentes com dor crônica reduzem suas atividades e evitam movimentar-se e exercitar-se, atitudes que comprometem o condicionamento físico e reduzem a força, a flexibilidade e a capacidade aeróbica.

Bandeiras amarelas, representadas pela maior intensidade da dor, incapacidade funcional, crenças inadequadas (catastrofização, comportamento passivo, somatização, humor negativo, crenças de que atividades são prejudiciais) e fatores ocupacionais (falta de suporte de colegas e das chefias, insatisfação profissional, absenteísmo, presenteísmo), dentre outros, interferem no prognóstico. Identificar e corrigir essas adversidades contribuem para alcançar resultados melhores e mais duradouros nos doentes com dor crônica.

Modalidades de medicina física e reabilitação

Os profissionais de reabilitação executam procedimentos que modificam a biologia dos tecidos, o esquema corporal e seu funcionamento, normalizam funções, adaptam o indivíduo com incapacidade à nova realidade, resgatam as habilidades e possibilitam a reintegração profissional e social dos doentes. As medidas não farmacológicas proporcionam melhora do desempenho físico e psicocomportamental e reduzem o consumo de analgésicos, principalmente entre idosos e psicodependentes. As intervenções físicas têm baixo custo, apresentam poucos ou nenhum efeito colateral e podem ser aplicadas associadamente ou isoladamente às demais intervenções analgésicas farmacológicas e não farmacológicas.

As principais modalidades de medicina física no manejo da dor crônica são: eletroterapia (estimulação elétrica transcutânea (TENS), estimulação magnética transcraniana), modalidades térmicas (calor, frio), laserterapia, terapias manuais (massagem, manipulação), hidroterapia, cinesioterapia (aeróbicos, anaeróbicos, alongamentos, fortalecimento muscular, condicionamento físico), acupuntura, terapia com ondas de choque, entre outras. Essas proporcionam efeitos analgésicos em curto prazo, mas faltam evidências sobre sua eficácia prolongada.

Termoterapia

A termoterapia pode ser por adição (calor) ou subtração (frio).

Termoterapia por adição

Consiste no emprego de calor superficial ou profundo e proporciona efeitos generalizados e regionais, como vasodilatação, melhora da microcirculação e da atividade metabólica, aumento da fagocitose e da extensibilidade dos tecidos moles (redução da resistência elástica e plástica, ou seja, da elastina e do colágeno), relaxamento muscular, redução da rigidez articular e dos estímulos dos aferentes nociceptivos, decréscimo da ativação dos neurônios do sistema nervoso periférico (SNP) e do sistema nervoso central (SNC) e analgesia. A remoção de substâncias algogênicas e o aumento do suprimento de oxigênio (O_2) e nutrientes para os tecidos estimulam a cicatrização e a reparação tecidual localizada, proporcionam bem-estar, facilitam a execução da cinesioterapia e são indicados para tratar processos inflamatórios crônicos localizados e rigidez articular.

A termoterapia com calor superficial pode ser realizada com o uso de bolsas térmicas, compressas quentes, banhos de parafina, hidroterapia com turbilhão ou banheira de hidromassagem, luz infravermelha e forno de Bier. Não há, entretanto, evidências sobre a termoterapia superficial e sua eficácia em curto e longo prazos no tratamento da dor.

A termoterapia com calor profundo consiste na aplicação de ultrassom, ondas curtas e micro-ondas. A escassez de ensaios clínicos e os resultados conflitantes não credenciam o uso da termoterapia profunda isolada para tratar doentes com dor crônica, mas ela é potencialmente útil para aliviar a dor em curto prazo e pode atuar como método adjuvante conjuntamente com outras técnicas de reabilitação. O ultrassom terapêutico de baixa intensidade pode ser útil para tratar a osteoartrose (OA) dos joelhos, mas não a dos ombros. Não há evidências de boa qualidade em relação ao tratamento da lombalgia crônica. Não há benefício do uso das ondas curtas no tratamento da dor crônica. Já o uso de micro-ondas proporcionou melhora da dor e achados eletrofisiológicos em doentes com síndrome do túnel do carpo.

Contraindica-se termoterapia por adição durante a fase aguda dos processos inflamatórios, traumáticos ou hemorrágicos e nos doentes com discrasia sanguínea, estase venosa, isquemia, défices sensitivos localizados, radioterapia, infecções regionais e anormalidades cognitivas. O calor profundo não é recomendado para tratar doentes com câncer; as ondas curtas devem ser evitadas em doentes com implantes metálicos, osteossíntese e próteses (devido ao risco de causar queimaduras profundas) ou dispositivos eletrônicos implantados (estimuladores elétricos do sistema nervoso, marca-passos cardíacos, bombas de infusão). Estes procedimentos podem agravar a dor dos doentes com osteoporose acentuada; nesses casos, recomenda-se calor superficial ou outros métodos físicos.

Termoterapia por subtração ou crioterapia

Consiste na utilização do frio para tratar a dor gerada por afecções musculoesqueléticas, traumáticas ou inflamatórias, principalmente agudas, reduzir o edema e induzir o relaxamento muscular quando o calor superficial não proporciona melhora. A crioterapia gera vasoconstrição reflexa ao aumentar a atividade neurovegetativa simpática pela ação do frio nos vasos sanguíneos, causa miorrelaxamento e analgesia ao reduzir a atividade dos fusos musculares e da junção neuromuscular, a velocidade de condução nervosa periférica, a atividade muscular reflexa (ciclo dor-espasmo muscular-dor) e a produção dos metabólitos enzimáticos. A imersão em água contendo gelo reduz a hiperalgesia secundária ao diminuir a atividade e a expansão dos campos receptivos dos neurônios do SNC. A aplicação do frio na região das articulações via mecanismo de contrairritação estimula o sistema supressor de dor e o sistema inibidor nociceptivo difuso. O frio é um dos meios mais eficazes para aliviar a dor, atua precocemente e proporciona efeito mais duradouro do que o calor.

Eletroterapia

A eletroterapia consiste no tratamento baseado no uso das correntes elétricas para melhorar a função e a circulação, reduzir a dor e fortalecer os músculos. Os estímulos elétricos variam em relação a tipo, forma, largura, frequência, intensidade e polaridade dos pulsos e somação de correntes. Promove analgesia ao melhorar a microcirculação localizada, ativar o sistema supressor de dor (efeito contrairritativo), alentecer a amiotrofia, manter o trofismo muscular e treinar o doente proprioceptiva e cinestesicamente. Alguns tipos de correntes geram contração muscular ao agir nas fibras musculares ou nos pontos motores; dependendo das características da corrente elétrica, ocorre a contração dos músculos sadios parcial ou totalmente desnervados. A eletroterapia utiliza dois tipos de correntes (e suas variantes): a unidirecional ou constante, denominada galvânica ou voltaica, e a alternada, farádica, monofásica, bifásica (simétrica ou assimétrica) ou polifásica.

A corrente galvânica reduz a dor ao inibir a atividade nociceptiva em áreas restritas do fluxo elétrico. Apresenta polaridade distinta (positiva e negativa), qualidade que lhe assegura a migração e o transporte de íons (iontoforese); interrompida, promove contração das fibras musculares desnervadas, alentece a amiotrofia, mantém a nutrição tecidual e a elasticidade musculotendínea e previne a estase venosa. A iontoforese com corrente galvânica consiste na introdução transtegumentar de medicamentos ionizáveis apresentados como líquidos, gel ou pastas aplicados sobre a placa de mesma polaridade; por mecanismo de repelência, estes agentes penetram na pele íntegra. O salicilato de sódio, o diclofenaco de sódio ou de potássio, o bicloridrato de histamina e a hidrocortisona promovem analgesia e redução da inflamação nas tendinopatias, bursites e epicondilites e induzem analgesia e vasodilatação. Os bloqueadores do fluxo axonal (alcaloides da vinca) reduzem a alodinia e a hiperestesia em áreas acometidas por neuropatia periférica.

A eletroterapia é contraindicada para tratar doentes com marca-passos ou ser aplicada na região lombar ou perineal durante a gravidez devido ao risco de evocar contrações uterinas e em regiões em que há áreas com tecido adiposo muito significativo (necessidade do uso de corrente elétrica de alta intensidade e possíveis reações neurovegetativas) e não é indicada quando há doenças da placa motora ou do neurônio motor inferior (não há propagação do potencial de ação). Devem-se adotar cuidados especiais com a aplicação na região cervical anterior ou na região do seio carotídeo para evitar reações vasovagais.

Estimulação elétrica transcutânea

A estimulação elétrica transcutânea (TENS) é uma modalidade de eletroterapia não invasiva de baixa voltagem que proporciona analgesia ao ativar as fibras sensitivas mielinizadas de baixo limiar, estimular a liberação dos opioides endógenos e inibir pré-sinapticamente os neurônios do corno dorsal da medula espinal (CDME). De acordo com alguns trabalhos controversos, a TENS pode proporcionar melhora da dor em curto prazo de diversas naturezas, mesmo em mulheres com síndrome fibromiálgica (SFM). Entretanto, faltam mais trabalhos de melhor qualidade.

Estimulação elétrica muscular

A estimulação elétrica muscular (EEM) baseia-se na ativação das fibras nervosas com pulsos eletrônicos para induzir contrações musculares. A adição da EEM proporciona maximização da contração do músculo ao se acoplar mais fibras do tipo 1 (contração lenta, maior quantidade de mitocôndrias) relacionadas aos exercícios de resistência e fibras do tipo 2 (contração rápida, ativação rápida durante atividades físicas). Tonifica os músculos e melhora a recuperação ativa após o treinamento físico – ao aumentar a eliminação de ácido lático e de outros metabólitos musculares – e o fluxo sanguíneo – ao promover o relaxamento muscular e a recuperação mais rápida da dor muscular e da fadiga. Combinada com o calor, proporciona melhora de doentes com lombalgia moderada a intensa. Há diversos modelos e marcas disponíveis no mercado, desde eletrodos para trabalhar regionalmente até um colete com até 30 eletrodios (*whole-body electromyostimulation*) que dispõe de programação para auxiliar atletas de alto desempenho a melhorar o fortalecimento muscular e doentes com dor crônica a ganhar massa muscular, além disso, estimula simultaneamente vários músculos agonistas, antagonistas e mais profundos do tronco, abdome e outras regiões do corpo durante o treinamento muscular e possibilita o exercício ser eficaz de grupos musculares específicos ou de todo o corpo.

Laser *de baixa voltagem*

O *laser* de baixa voltagem, ou *low level laser therapy* (LLLT), consiste no uso de onda de luz com 632 e 904 nm para aumentar o limiar nociceptivo ao inibir as fibras A e C, modificar o fluxo axonal, aumentar a liberação de endorfinas e encefalinas e a produção do óxido nítrico e inibir a ciclo-oxigenase-2 (COX-2). O efeito nos tecidos depende de fatores como o comprimento da onda, modo de irradiação (contínuo ou pulsátil), duração do pulso, intervalo de tempo entre os pulsos, fluência de energia, montante de energia e irradiação. A LLLT (≤ 500 mW) é utilizada para tratar doenças inflamatórias dolorosas localizadas (tendinopatias, mucosites), estimular a reparação de tecidos e nervos periféricos danificados, e está indicada para dor aguda e crônica, inflamação articular como a OA e as dores orofaciais de origem neuropática (síndrome da ardência bucal, neuralgia occipital). A laserterapia de alta intensidade utiliza feixes mais poderosos (> 500 mW) e elevada energia multidirecional para penetrar profundamente.

Cinesioterapia

A cinesioterapia consiste no emprego de exercícios terapêuticos para restaurar a função, o trofismo e a força musculares, desenvolver a propriocepção e o relaxamento e o alongamento musculares, proporcionar maior eficiência dos movimentos coordenados e restauração da flexibilidade articular, prevenir a síndrome do desuso e a amiotrofia, reduzir o edema, a inflamação, a dor e a incapacidade funcional, melhorar as condições circulatórias, acelerar o processo cicatricial e preservar ou aumentar a amplitude do movimento articular. Os exercícios de alongamento procuram devolver ao músculo fadigado e encurtado seu comprimento de repouso, condição fundamental para tornar máxima a sua potência. Após a fase inicial de dor intensa, os músculos devem ser estimulados para exercer as atividades habituais; seguem-se os exercícios isométricos e os resistidos manualmente e a utilização de bandas elásticas com resistência progressiva; e, ulteriormente, o treinamento com musculação e outros tipos de exercícios, como os de controle motor, para desenvolvimento da força e resistência muscular e para manter o tono e o trofismo. Alguns programas de cinesioterapia utilizam o conceito de cadeias musculares (vários músculos que se relacionam topográfica e funcionalmente para organizar a postura e/ou o movimento) e de estímulos proprioceptivos, como o método de cadeias musculares de Leo Bousquet e o de cadeias musculares de Godelieve (GDS) para reformular a imagem do esquema corporal, melhorar o alinhamento postural e tornar mais harmonioso o padrão dos movimentos. Exercícios que melhoram as deficiências neuromusculares, como os proprioceptivos e de controle motor, promovem integração do SNC e controle motor para estabilização articular dinâmica funcional, ativação dos músculos profundos do tronco e da região abdominal e pelve e melhora da lombalgia crônica. Os exercícios liberam encefalinas e betaendorfina no CDME e no encéfalo. Prolongadamente, o treinamento de controle sensório-motor aumenta a capacidade funcional dos tecidos e previne padrões motores neuromusculares deficientes. Exercícios de condicionamento físico e cardiovascular também beneficiam doentes com dor crônica. O treinamento com exercícios físicos é eficaz no tratamento da dor em doentes com lombalgia inespecífica. Os treinamentos com exercícios são mais eficazes do que com terapeutas manuais na redução da dor e na melhora da função física e da saúde mental. Os exercícios de Pilates, de estabilização e controle motor, treinamento de resistência e treinamento de exercícios aeróbicos são mais eficazes, mas não superiores do que um tipo de exercícios em relação aos outros. Exercícios de alongamento e do método McKenzie não diferem quanto ao controle na dor ou na função. Os exercícios de controle motor apresentam melhora da dor e da incapacidade em doentes com lombalgia crônica. A terapia imagética motora gradual e a terapia com espelho proporcionam melhora da dor e da função em pessoas com síndrome complexa de dor regional (SCDR).

As terapias de exercícios proporcionam melhora da dor, função, desempenho e qualidade de vida de doenças como OA de joelho e quadril. Os exercícios aeróbicos de mente, corpo, fortalecimento, flexibilidade e melhora de habilidade são eficazes para tratar a dor e melhorar a função.

Os exercícios aeróbicos e de treinamento de força proporcionam melhora da intensidade da dor, da qualidade de vida, das funções físicas e psicológicas, da depressão, na qualidade do sono e na fadiga em doentes com SFM.

Massoterapia

A massoterapia, ou massagem terapêutica (MT), objetiva melhorar a consciência corporal, a tensão e a sobrecarga musculares e a circulação localizada e promover o relaxamento e a sensação de bem-estar. Inclui a massagem clássica das zonas reflexas, transversa profunda, do tecido conjuntivo (*rolfing*) liberação miofascial e dos pontos clássicos de acupuntura (acupressão). Pode ser realizada no domicílio pelo próprio doente ou aplicada por seus cuidadores. É eficaz quando associada à cinesioterapia e à mobilização do segmento acometido. As técnicas de liberação miofascial visam inativar PG miofasciais com a compressão digital isquêmica, deslizamento profundo e manobras manuais para proporcionar relaxamento muscular e analgesia, para se desenvolver programas de exercícios avançados (alongamentos posturais, recondicionamento de força e resistência à fadiga) para coerência da sinergia muscular, do gesto e da postura. As massagens melhoram a dor de diversas origens, como trabalho de parto, dor nos ombros, cervicalgia, lombalgia, dor oncológica, dor pós-operatória, dor muscular decorrente de exercícios ou artrite e dor musculoesquelética.

Manipulação vertebral

A manipulação vertebral consiste na torção rápida das articulações, respeitando-se a amplitude anatômica normal, mas ultrapassando a amplitude da movimentação usual na faixa denominada "parafisiológica". A mobilização espinal envolve movimentos passivos com velocidade variável com o uso de alavancas longas e curtas. As alavancas curtas com movimentos de alta velocidade geralmente acompanham-se de estalido audível e as alavancas mais longas apresentam amplitudes articulares maiores (menor velocidade e mais carga). Os efeitos da manipulação vertebral podem ser benéficos, porém são de curta duração, pouco expressivos e com eficácia limitada. Ocorrem de 5 a 10 complicações (agravamento das hérnias discais, fraturas vertebrais, lesão da medula espinal ou dos nervos periféricos), consideradas raras, a cada 10 milhões de manipulações.

A manipulação espinal pode reduzir a intensidade da dor e a duração da migrânea.

Há evidências de baixa a moderada qualidade de que vários tipos de manipulação e/ou mobilização reduziram a dor e melhoraram a função de doentes com cervicalgia. Enfoques multimodais, incluindo vários tipos de tratamento integrados, podem proporcionar impacto benéfico.

As manipulações proporcionam pequena a moderada redução da intensidade da dor e da incapacidade de doentes com lombalgia.

Tração vertebral

A tração vertebral é utilizada para tratar e aliviar a dor decorrente de afecções da coluna vertebral ao induzir a separação, aumentar o espaço entre os corpos vertebrais e reduzir o estresse mecânico nas estruturas vertebrais, terminações nervosas e facetas articulares para aliviar mecanicamente os espasmos musculares e melhorar a microcirculação localizada. Vários métodos manuais ou auxiliados por máquinas podem ser utilizados, como técnicas de manipulação, mobilização passiva e tração manual. São contraindicações das trações as doenças ósseas avançadas, como a osteoporose, as metástases ósseas e a ocorrência de cardiopatias e de anormalidades respiratórias graves. Há evidências de baixa a moderada qualidade de que as trações contínuas ou intermitentes são ineficazes para diminuir a dor e a incapacidade de doentes com lombalgia aguda, subaguda ou crônica, lombalgia mecanopostural ou ciatalgia.

Acupuntura

A acupuntura é uma modalidade de neuromodulação periférica e central que consiste na inserção de agulhas finas em pontos específicos do corpo com finalidades terapêuticas. Embora os conceitos antigos de Qi, meridianos e yin-yang sejam interessantes, não há evidências de sua realidade na ciência ocidental. A acupuntura atua via estimulação das estruturas nervosas discriminativas dérmicas, subdérmicas e fasciomusculares que ativam o sistema supressor de dor na medula espinal e no encéfalo. A acupuntura clássica apresenta propriedades aditivas, atua nos sistemas endorfinérgicos e encefalinérgicos, induz a liberação de hormônio adrenocorticotrófico (ACTH) pelo eixo hipotálamo-hipofisário-adrenal e modula a concentração de neurotransmissores como a serotonina, a dopamina, a noradrenalina – podendo, desse modo, melhorar o estado emocional dos doentes.

A acupuntura clássica emprega agulhas acionadas por movimentos manuais de inserção e rotação; a eletroacupuntura consiste na aplicação da estimulação elétrica nas agulhas metálicas; e a acupuntura a *laser* utiliza fototerapia de baixa energia como alternativa à estimulação com agulhas (modalidade utilizada em locais onde o agulhamento é difícil, como na região perineal). Os estímulos geram microlesões, aumentam a microcirculação localizada e desencadeiam analgesia e discreto efeito anti-inflamatório. A eletroacupuntura consiste na aplicação de estímulos com ondas elétricas programáveis com padrão e intensidade constantes ou variáveis e libera mais endorfina, encefalina, dinorfina e noradrenalina e proporciona analgesia mais rápido do que a acupuntura clássica. A eficácia da eletroacupuntura é semelhante à da acupuntura clássica quanto à melhora da dor.

A estimulação dos pontos nos dermatômeros onde a dor localiza-se ou nos pontos em que a impedância elétrica do tegumento é reduzida e, não necessariamente, nos pontos dos meridianos clássicos, proporciona analgesia. A aplicação de estímulos de acupuntura em pontos distantes dos dermatômeros acometidos pela dor também pode ser eficaz, graças à dispersão e convergência das informações nociceptivas no SNC. A acupuntura e a acupuntura Sham (aplicação de agulhas superficialmente e em pontos que não são da acupuntura) proporcionam resultados mais favoráveis do que o placebo no tratamento da dor crônica e a acupuntura verdadeira é mais eficaz do que a acupuntura Sham para a ação dor musculoesquelética localizada. Não há especificidade dos pontos, mas há alguma especificidade da ação distal da estimulação dos pontos de aplicação. A estimulação dos pontos de acupuntura é mais eficaz no alívio das dores do que a acupuntura Sham: 67% dos pontos de acupuntura localizam-se nos pontos motores; 71% coincidem com os PG miofasciais; 16%, na linha média do corpo; e 17%, nos plexos e raízes nervosas nas proximidades dos órgãos tendinosos de Golgi e locais com menor impedância elétrica.

A acupuntura com baixa amplitude e elevada frequência atua nas unidades noradrenérgicas e serotoninérgicas e não causa efeito aditivo. A integridade do SNP e do SNC e a estimulação das fibras do tipo II (que veiculam a sensibilidade proprioceptiva) melhoram o resultado da acupuntura. Observou-se aumento das concentrações plasmáticas e no tecido encefálico de endorfina-1, betaendorfina, encefalina e serotonina após a aplicação da acupuntura, que proporciona analgesia, sedação e recuperação da função motora. Apresenta também efeito imunomodulador e lipolítico. A aplicação da acupuntura no ponto Zusanli (E 36) ativa o hipotálamo e o núcleo caudado e inativa a região rostral do giro do cíngulo anterior, amígdala e complexo hipocampal. A acupuntura Sham proporcionada com agulhamento superficial e/ou de pontos não coincidentes com a localização clássica e sem "De-Qi" não altera a atividade encefálica.

A acupuntura é indicada para tratar SDM, cervicalgia, lombalgia, SFM, cefaleias, osteoartrite, afecções gastrointestinais (alterações da motilidade gastrointestinal, gastrite etc.), depressão, ansiedade, para auxiliar a reabilitação de doentes hemiplégicos e para tratar e exercer profilaxia de náuseas e vômitos desencadeados pela quimioterapia ou gestação.

De acordo com estudos de boa qualidade, a acupuntura foi eficaz no tratamento da dor crônica (cefaleia, lombalgia, osteoartrite) e da SFM. Os resultados da acupuntura Sham são superiores, porém modestos, em relação ao placebo e há superioridade da acupuntura em relação ao placebo na prevenção da cefaleia do tipo tensão e migrânea episódica e da acupuntura em relação à acupuntura Sham no tratamento da migrânea. Recomenda-se curso de até 10 sessões de acupuntura durante 5 a 8 semanas para tratar as cefaleias tipo tensão e migrânea.

O agulhamento seco é mais eficaz em doentes com lombalgia do que a acupuntura convencional ou Sham imediatamente após o tratamento da lombalgia, mas, no seguimento clínico, os resultados assemelham-se.

Há evidências de moderada qualidade de que a acupuntura melhora, em curto prazo, a dor associada à OA de joelho isoladamente ou combinadamente a outros tratamentos. A acupuntura não é superior à acupuntura Sham no tratamento da OA do quadril.

Há evidências de baixa a moderada qualidade, em curto prazo, em doentes com SFM de que a acupuntura é significativamente melhor do que a acupuntura Sham na dor e na qualidade de vida. A longo prazo, o efeito da acupuntura é superior ao da acupuntura Sham.

As evidências sobre o uso da acupuntura para tratar a dor decorrente da neuropatia periférica são inconclusivas.

Não há contraindicações formais para a realização da acupuntura, exceto a ocorrência de infecções cutâneas localizadas e o uso da eletroacupuntura em doentes com marca-passo cardíaco de demanda. Seus efeitos adversos menores incluem dor no local da punção, formação de hematomas diminutos e prurido localizado. Pneumotórax, infecções causadas pela hepatite B ou vírus HLTV2, quebra de agulhas e lesões nervosas periféricas são raros.

Terapia com ondas de choque

As ondas de choque são pulsos acústicos caracterizados por pico de pressão positiva de alta amplitude com curta duração. A terapia com ondas de choque extracorpóreas (TOC) melhora a circulação sanguínea localizada via hiperemia e neoangiogênese, modula a dor via controle da liberação e disponibilização da substância P e do peptídeo geneticamente relacionado à calcitonina e síntese e liberação de óxido nítrico, degeneração seletiva das fibras C e inibição da atividade das fibras aferentes C musculares pelas fibras A-delta.

Há dois tipos de ondas de choque, as radiais e as focais. As ondas radiais são geradas por aparelhos eletropneumáticos ou eletromagnéticos e são ideais para tratar a dor mais superficial; proporcionam relaxamento muscular em doentes com SDM, melhora das tendinopatias, entre outros efeitos.

As ondas de choque focais liberam mais energia do que as radiais. São produzidas por geradores eletro-hidráulicos, piezoelétricos ou eletromagnéticos e são indicados para tratar os pontos dolorosos localizados, a tendinite insercional crônica e os PG mais profundos e auxiliar a consolidação óssea em casos de pseudofratura. A TOC é um procedimento doloroso principalmente quando aplicada no local dolorido e da inflamação, podendo ser realizada sem a necessidade de anestesia. O tratamento deve ser iniciado com baixa energia, que deve ser aumentada gradativamente, respeitando-se o limite de tolerabilidade dos doentes. A dor localizada no local da aplicação reduz-se ao longo do procedimento; conforme a TOC focal para tratar as doenças ósseas como a pseudoartrose e a osteonecrose é realizada com energia muito mais elevada e deve ser realizada com o doente anestesiado. Recomendam-se de três a cinco sessões de TOC com intervalos de 1 semana; após as sessões pode ocorrer dor rebote, hiperemia localizada e hematoma. O melhor resultado terapêutico da TOC manifesta-se em médio e longo prazos, visto que o efeito biológico ocorre em 6 a 12 semanas e mantém-se durante 1 ano.

Há evidências aprovadas pela International Society for Medical Shockwave Treatment (ISMST) da eficácia da TOC em tendinopatias crônicas (fascite plantar com ou sem esporão, tendinopatia de Aquiles, tendinopatia calcárea do ombro, tendinopatia patelar, bursite trocantérica, epicondilite lateral), doenças ósseas (pseudoartrose, alentecimento da consolidação óssea, fratura por estresse, necrose avascular sem alteração da congruência articular, osteocondrite dissecante sem alteração da congruência articular) e doenças cutâneas (úlceras, feridas não cicatrizadas).

A taxa média de melhora varia de 65% a 91%. Indicações ainda com evidência de eficácia são: espasticidade, tendinopatia do manguito rotador, tendinopatia da pata do ganso, tendinopatia dos fibulares, epicondilite medial, lesões musculares sem descontinuidade, PG miofasciais, entre outras. São contraindicações da TOC: gravidez, tumores, coagulopatia grave, e aplicação em tecido pulmonar, encefálico, medular e placa epifisária em crianças e adolescentes.

Ioga e tai chi

A ioga é uma prática física, mental e espiritual indiana definida como exercícios para melhorar a saúde física e mental com três componentes principais: postura física, controle respiratório e meditação e relaxamento. Os praticantes de ioga apresentam aumento da substância branca intrainsular esquerda devido à ativação parassimpática e maior consciência e são capazes de tolerar mais dor. A meditação da ioga aumentou as concentrações de GABA-serotonina, dopamina e fator neurotrófico derivado do cérebro e reduziu a ACTH e o cortisol. Também houve analgesia, principalmente da atenuação das áreas de percepção da dor, como as regiões anterior do cíngulo da ínsula, do córtex sensitivo secundário e do tálamo.

Há baixa a moderada evidências de que a ioga resulta pouca a moderada melhora da função em 3 a 6 meses de doentes com lombalgia.

A ioga reduziu significativamente a intensidade da dor e o sofrimento psíquico e melhorou o bem-estar e a atividade geral dos doentes com dor pélvica causada por dismenorreia primária, reduziu a intensidade da lombalgia crônica e aumentou a flexibilidade e as medidas fisiológicas (BDNF e serotonina sérica).

Tai chi é um método de arte marcial chinesa baseado em meditações e movimentos suaves e lentos, respiração profunda e relaxamento para integrar elementos físicos, psicossociais, emocionais, espirituais e comportamentais.

Há evidência de moderada qualidade de que o tai chi é eficaz em curto prazo no tratamento da dor e incapacidade de doentes com AO, lombalgia ou cefaleia.

Estimulação magnética transcraniana

A estimulação magnética transcraniana (EMT) é uma modalidade de neuroestimulação baseada no princípio da lei de Faraday; um campo magnético variável induz corrente elétrica que excita ou inibe temporariamente áreas específicas do encéfalo e pode causar modificações duradouras da excitabilidade cortical. Pode ser aplicada com pulsos únicos, pareados ou repetitivos (EMTr). A EMT com pulso único geralmente é aplicada no córtex motor primário para ativar os músculos contralaterais. Os pulsos pareados possibilitam avaliar as interações inibitórias e excitatórias do córtex motor. A EMTr pode alterar a excitabilidade neuronal prolongadamente de regiões encefálicas anatômicas e funcionalmente relacionadas ao local da aplicação dos estímulos. Dependendo dos parâmetros, a excitabilidade pode ser aumentada ou diminuída.

A EMTr é utilizada para tratar a depressão refratária aos medicamentos, a esquizofrenia, a dor crônica, a dor neuropática e a SFM, para reabilitar doentes que sofrem acidente vascular encefálico (AVE) e para mensurar a atividade e a função de circuitos neuronais específicos, como o motor de doentes com lesões do córtex motor primário (AVE, esclerose múltipla, esclerose lateral amiotrófica). Esta modalidade de intervenção é segura e indolor. As sessões de EMTr são realizadas com o doente acordado e duram de 20 a 40 minutos.

Há recomendação de nível A (benefício baixo a moderado) para EMTr sobre M1 para tratar SFM, dor neuropática de nível B (potencial melhora, mas benefícios incertos), dor musculoesquelética, SCDR e migrânea.

De acordo com o uso, a EMTr proporciona eficácia para tratar dores neuropáticas e cefaleias pós-traumáticas, e moderada eficácia para tratar dores pós-operatórias e prevenir a migrânea.

A EMTr não causa complicações graves e é eficaz no tratamento de SFM, SCDR, dor neuropática central, dor orofacial, dor no órgão fantasma, lombalgia, SDM e dor pélvica.

Estimulação transcraniana com corrente contínua

A estimulação transcraniana com corrente contínua (ETCC) baseia-se no uso de corrente contínua de baixa intensidade emitida por eletródios aplicados sobre o crânio para proporcionar neuromodulação e neuroplasticidade. Os efeitos dependem da polaridade elétrica; a estimulação anódica aumenta a excitabilidade cortical e a catódica, reduz. A ETCC libera dopamina, acetilcolina, serotonina e GABA relacionados ao processamento da dor e das alterações neurofisiológicas duradouras específicas. É empregada para tratar doenças neuropsiquiátricas (depressão, drogadição), dores aguda e crônica e reabilitar doentes que sofrem AVE.

Há recomendação de nível A (benefício baixo a moderado) para estimulação com eletródio anodal aplicada sobre a área M1 para controlar a dor de doentes com SFM e recomendação de nível B (benefício potencial, mas incerto) para tratar a dor neuropática periférica, a dor abdominal e a migrânea. A estimulação com eletródio bifrontal (F3/F4) apresenta recomendação de nível B para tratar a SFM e a migrânea, com benefícios secundários como a melhora da qualidade de vida e a diminuição da ansiedade.

Terapia ocupacional

A terapia ocupacional (TO) objetiva auxiliar os doentes a melhorar sua funcionalidade e qualidade de vida. As atividades laborativas e as simulações das atividades de vida diária provêm da recuperação da força e da coordenação e destreza dos segmentos acometidos. As atividades devem ser programadas em escala ascendente, respeitando-se o aumento paulatino da flexibilidade e da força do membro lesado. Nas fases mais avançadas da reabilitação, os doentes devem ser estimulados e educados a exercer as atividades que devem executar quando retornarem ao trabalho. Não havendo condições de retorno ao mesmo posto de trabalho, é necessária a readaptação, ou seja, o preparo dos doentes para executar outras atividades profissionais.

As adaptações visam melhorar a preensão de determinados objetos com suportes de borracha ou de espuma para aumentar a circunferência de canetas, garfos, facas ou outros utensílios do lar e do trabalho, com menos sobrecarga dos músculos responsáveis pela oponência e pinça. As adaptações podem melhorar a agilidade e diminuir a dor para desempenhar atividades diárias como vestir, calçar e realizar a higiene.

Órteses, próteses e cintas

As órteses e próteses, destinadas a suprir ou corrigir anormalidades morfológicas ou funcionais de um membro, órgão ou segmento corpóreo, são representadas por coletes, imobilizadores, palmilhas e faixas elásticas, dentre outros artefatos, adaptados a cada doente após a avaliação funcional. As órteses confeccionadas sob medida com material termomoldável ou pré-fabricadas são úteis para tratar doentes com disfunção ou lesão de estruturas musculoesqueléticas ou nervosas. Previnem e minimizam as deformidades e retrações musculotendíneas e articulares, melhoram a marcha, o suporte do tronco e o alinhamento das estruturas osteomusculares e reduzem as posturas anormais.

As órteses dos membros superiores e inferiores podem aliviar sintomaticamente indivíduos com osteoartrose como a carpometacarpal ou interfalangiana do polegar. As sequelas em flexão dos dedos e punhos podem ser minimizadas ou alentecidas quando se utilizam órteses de posicionamento e a postura de "pé caído", decorrente da lesão do nervo fibular, pode ser corrigida com órteses de polipropileno, fibra de carbono, adaptações nos sapatos ou faixas elásticas, como o apoio antiequino com tiras elásticas atuais. Faixas elásticas, luvas e meias compressivas ou tecidos impregnados podem ser utilizadas para tratar o edema linfático ou de estase. Inicialmente, o edema reduz-se com MT associada à elevação do membro; o edema crônico endurado pode ser tratado com bomba de compressão intermitente.

As próteses com finalidades funcionais e/ou estéticas são indicadas para doentes amputados; as próteses em gancho são mais funcionais que as mioelétricas ou próteses estéticas nos amputados do membro superior; e fundamentais em casos de amputação do membro inferior para possibilitar independência na marcha.

As cintas e faixas abdominais lombares não devem ser utilizadas prolongadamente, pois induzem amiotrofia, mas podem ser utilizadas em doentes com lombalgia aguda ou após fratura vertebral durante curto período.

Meios auxiliares para marcha

São equipamentos que reduzem o impacto do peso corpóreo nos membros inferiores. O grau de redução da carga depende do tipo de aparelho e treinamento dos doentes. Deve-se recomendar a marcha com carga para minimizar os efeitos deletérios da imobilização e evitar a amiotrofia. Muletas, bengalas ou imobilizadores são indicados quando a deambulação é dolorosa. Os andadores aumentam a segurança do doente no início do treinamento da marcha; quando há necessidade de base de apoio ampla devido à deficiência do controle motor e do equilíbrio ou OA das articulações dos membros inferiores, a carga reduz-se ao ser transferida para os membros superiores e para o andador. Usada unilateralmente, deve ser contralateral ao lado acometido para reduzir a carga sobre esse membro inferior. Evidenciou-se efetividade do uso da bengala para minimizar a dor e função de doentes com OA do joelho. É controverso o uso de dispositivos como palmilhas e calçados especiais em doentes com OA do joelho e do quadril e, salvo restrições, do tornozelo; a palmilha não previne e não trata lombalgia. A dismetria dos membros inferiores gera mais sobrecarga na OA das articulações de quadril, joelho e lombalgia.

Colchão e travesseiro

Colchões com textura média são benéficos para doentes com lombalgia inespecífica; são mais confortáveis do que os muito mais macios e melhoram a qualidade do sono e a dor de doentes com lombalgia crônica controle ativo das propriedades da cama (personalizado com inflação de acordo com peso e o formato do corpo), proporcionam melhora do alinhamento da coluna vertebral e da qualidade do sono. Os colchões tidos como "ortopédicos" não são recomendáveis, pois são exageradamente duros.

As melhores posturas para dormir são os decúbitos lateral ou dorsal. Deve-se utilizar um travesseiro entre os membros inferiores para estabilizar o quadril, a pelve e membros inferiores, quando se adota o decúbito lateral, e outro travesseiro entre os membros superiores e abdome para evitar a torção do tronco e queda dos membros superiores. O travesseiro deve ser grande e comprido (do comprimento do corpo) para permanecer durante a noite. Ao dormir em decúbito dorsal horizontal, deve-se colocar o travesseiro sob os joelhos, para relaxar a região lombar. O decúbito ventral deve ser evitado, pois causa torção da pelve e da região cervical e pode contribuir para desencadear ou agravar a cervicalgia, a cefaleia, a lombalgia e a dor pélvica.

Os travesseiros devem ser macios, acomodar o pescoço e o ombro. Não devem ser de pena ou pluma, flocos de espumas, ervas, nem de viscoelásticos tipo "NASA", pois "afundam" e não acomodam adequadamente a região cervical. Devem ser de látex, material melhor para doentes com dor ou de espuma inteiro.

Repouso

Na vigência de processos inflamatórios ou após eventos traumáticos agudos, deve-se propor medidas de analgesia e proteger o local lesado até sua resolução. Recomenda-se repouso relativo e manutenção das atividades diárias durante curtos períodos (2 a 3 dias) nos doentes com lombalgia intensa aguda, evitando-se o repouso absoluto para prevenir as consequências do imobilismo. O repouso prolongado é contraindicado para tratar lombalgia, mas não o repouso relativo intercalado com movimentos leves para execução das atividades diárias e a cinesioterapia. Há evidências de qualidade moderada em doentes com ciática e lombalgia aguda, que podem usufruir do alívio da dor e melhora funcional permanecendo ativos e não acamados. Há evidências de que o repouso não proporciona analgesia, mas piora o desfecho primário quanto à dor, duração do período de recuperação, retorno às atividades diárias e período de afastamento do trabalho e gera perda diária de 0,7% da força muscular. A imobilização é contraindicada em doentes que sofrem traumatismos de pequena magnitude. Dor e outros sintomas dos doentes com OA melhoram com descanso programado ao longo do dia.

Escolas de coluna

As escolas de coluna (EC) – com a participação de indivíduos e execução de palestras sobre anatomia e função da coluna vertebral, adequação ergonômica durante a realização das atividades profissionais da vida diária e exercícios destinados à melhora da função da região lombar – têm a finalidade de aprimorar as estratégias de enfrentamento dos doentes com lombalgia crônica e prevenir recidivas. O conteúdo das EC na atualidade tem visão amplificada e segue modelos multi e interdisciplinares. A educação e a conscientização dos doentes quanto ao diagnóstico, prognóstico e tratamento devem incluir apresentações audiovisuais e leitura sobre a participação do estresse psicofisiológico na dor crônica, anatomofisiologia da dor, importância da nutrição, uso adequado de medicamentos, conservação de energia e conscientização corporal.

As EC são mais eficazes em condições agudas, agudas recorrentes ou crônicas quando realizadas nos locais de trabalho. São minimamente mais eficazes do que não tratar a lombalgia em curto prazo. Há evidência de baixa qualidade de que reduz a dor em curto prazo em relação aos cuidados médicos, mas sem diferenças em relação aos cuidados médicos em médio ou longo prazos; de qualidade muito baixa, de que não era mais eficaz do que a fisioterapia passiva em curto, médio e longo prazos; de baixa qualidade, de que não é melhor do que o exercício em curto e longo prazos; de qualidade muito baixa, de que não é mais eficaz do que nenhum tipo de tratamento quanto à incapacidade em médio e longo prazos e não melhor do que exercícios em curto, médio e longo prazos; de qualidade muito baixa, de que a fisioterapia passiva é melhor do que as EC em longo prazo. As EC proporcionam resultados mais positivos a longo prazo, em relação à ausência de tratamento e protocolos educativos mais ativos proporcionam melhor resultado em termos de melhora da dor em longo prazo.

Programas psicossociais, *mindfulness*, hipnose e terapias psicológicas

Os programas psicossociais para doentes com dor objetivam modificar os conceitos e mitos sobre dor crônica, hábitos, atitudes de enfrentamento dos processos dolorosos e conflitos cotidianos, reduzir pensamentos, crenças e comportamentos mal adaptativos, melhorar a função física e o sofrimento psicológico, aumentar a autoeficácia do tratamento da dor, entre outros. O retorno dos indivíduos às atividades profissionais é etapa fundamental e um dos objetivos primários do programa de tratamento. O simples afastamento temporário do trabalho seguido do retorno aos padrões prévios das atividades pode desencadear, agravar ou tornar mais incapacitantes as síndromes álgicas. É importante conscientizar o doente quanto às possibilidades do aumento das atividades e sobre a necessidade de redução do uso abusivo de medicamentos. A adaptação dos instrumentos para a execução de tarefas, a adequação das posturas durante o trabalho, o respeito aos períodos de repouso e a reorganização das tarefas são cuidados importantes para a reintegração profissional e familiar dos doentes.

A psicoterapia de apoio individual ou em grupo, as técnicas de relaxamento, a hipnose, as estratégias cognitivo-comportamentais, o psicodrama, dentre outras, reduzem a ansiedade e geram sensação de equilíbrio e bem-estar mental e físico. Novos formatos da terapia cognitivo-comportamental (TCC) utilizando a internet foram disponibilizados. Há algum grau de evidência do benefício das terapias como meditação, *mindfulness*, hipnose e TCC para tratar doentes com dor. Recomenda-se o desenvolvimento das estratégias de enfrentamento, a reestruturação cognitiva e a modificação do comportamento como tratamentos adjuvantes para a lombalgia crônica. A atitude multimodal como a TCC combinada com programa educativo, pode ser eficaz ao OA e a artrite reumatoide. O relaxamento, o *biofeedback*, a hipnose e a auto-hipnose são eficazes no tratamento da migrânea recorrente e da cefaleia tipo tensão;

várias terapias mente-corpo (imagens, hipnose, relaxamento) empregadas pré-cirurgicamente reduzem o período de recuperação e a dor após procedimentos cirúrgicos.

A TCC foi adaptada e revelou-se benéfica para populações especiais com dor crônica, incluindo crianças e idosos.

De acordo com uma revisão, o treinamento de *mindfulness* melhora os escores de aceitação da dor e de depressão, mas não a intensidade da dor, a ansiedade ou a qualidade de vida de doentes com lombalgia, cefaleia tipo tensão e outras dores crônicas.

A hipnose modifica a atividade no córtex cíngulo anterior, ínsula e córtex pré-frontal. Proporciona moderada a elevada analgesia. A sugestionabilidade hipnótica e a inclusão da sugestão analgésica direta são determinantes importantes para sua eficácia.

Programas educativos multi e interdisciplinares

Com o objetivo de modificar as atitudes e crenças dos doentes com afecções clínicas complexas, a organização de programas de educação e tratamento com reabilitação que tenham como estrutura básica, a realização de encontros sobre doenças e ensino das técnicas de enfrentamento da dor e do estresse são de grande valia. É necessário estimular os doentes a rever seus conceitos e atitudes em relação à dor crônica, aprender novas estratégias de como lidar com ela (relaxamento, exercícios, técnicas de distração etc.) e adotar comportamentos mais adaptativos e ativos. Ocorre melhora da funcionalidade física e psíquica e da qualidade de vida, maior retorno ao trabalho, redução da intensidade da dor e incorporação no dia a dia de novas estratégias aprendidas por doentes que frequentam os programas de educação. O esclarecimento das situações reduz as incertezas, melhora a aderência ao tratamento e aumenta a confiança nas condutas propostas. O envolvimento dos familiares e dos cuidadores nos programas de controle da dor modifica os conceitos errôneos e desfavoráveis relacionados ao quadro global e possibilita o uso desses métodos a domicílio.

No Centro de Dor da Divisão de Medicina Física e Reabilitação do Instituto de Ortopedia e Traumatologia do Hospital das Clínicas da Faculdade de Medicina da Universidade de São Paulo, os programas educativos e de reabilitação destinados a doentes com lombalgia, SFM, lesões por esforço de repetição/distúrbios osteomusculares relacionados ao trabalho e dor crônica em geral, desenvolvidos em sessões durando 40 horas e organizados com apresentações teórico-práticas versando sobre biologia humana, mecanismos de adoecimento, otimização dos tratamentos e enfrentamento da dor e do estresse são proferidas de modo interativo, por especialistas que atuam em várias áreas do conhecimento, para doentes com dor crônica. Contribui para estimular os doentes a revisarem conceitos sobre atitudes frente à dor crônica, ensinar novas estratégias para lidar com ela e adotar comportamentos mais adaptativos e proporciona melhora da dor e da qualidade de vida, da incapacidade do trabalho, do uso de fármacos e de fisioterapia, redução do afastamento, e aumento dos cursos de autocuidado, de realização de exercícios, além da diminuição em seguimento de 24 meses.

Exercícios isolados e combinados com educação são eficazes na prevenção da lombalgia. Há evidências mínimas que suportam a eficácia da educação isolada, cintos lombares, palmilhas ou ajustes ergonômicos na sua prevenção. Programas de Educação em Neurociência da Dor (PEND) para adultos com dor musculoesquelética crônica tiveram baixa relevância clínica em curto e médio prazos para alívio da dor e em médio prazo para melhorar a dor e a incapacidade e foi clinicamente relevante para cinesiofobia em curto prazo e para catastrofização da dor em médio prazo.

Programas multidisciplinares de tratamento

Os tratamentos multidisciplinares constituem uma modalidade que inclui diversas especialidades atuando com objetivos comuns e geralmente em um centro de reabilitação. Consistem na execução de programas educativos e orientações interdisciplinares teórico-práticas para transmitir informações aos doentes sobre etiologia, nosologia, fisiopatologia, fatores que concorrem para a instalação e agravamento da dor e possibilidades das intervenções terapêuticas; bem como o intercâmbio de informações sobre as experiências positivas entre doentes e profissionais de saúde, autorreflexão sobre saúde física, postural e gestual, relação entre o indivíduo e o trabalho, qualidade de vida, reações do corpo frente aos estressores físicos, emocionais e ambientais e sobre métodos de prevenção do adoecimento. Os programas podem incluir modalidades terapêuticas individuais ou em grupo, como terapias físicas, ocupacionais e de relaxamento, psicologia focada na dor, aconselhamento e educação.

Os tratamentos multidisciplinares associados proporcionam melhora significativa da intensidade da dor, da qualidade de vida e da função.

Há forte evidência de que o tratamento multidisciplinar da dor é eficaz em doentes com lombalgia refratária ao tratamento conservador e na dor aguda decorrente de intervenções cirúrgicas. O enfoque multidisciplinar também é eficaz no tratamento de SFM e SCDR.

Considerações finais

A identificação dos fatores que perpetuam e/ou agravam a dor, incluindo-se as peculiaridades individuais, ergonômicas, posturais, psicocomportamentais e ambientais é fundamental para tratar e reabilitar doentes com dor. A reabilitação visa à melhora da funcionalidade, da qualidade de vida, da reabilitação social e profissional do doente, e não apenas ao alívio da dor. Condições dolorosas crônicas complexas implicam enfoques colaborativos e contínuos de tratamentos multi e interdisciplinares.

São terapias com boas evidências de eficácia para tratar a dor crônica ou subaguda: TCC, acupuntura, ioga, exercícios físicos, tratamento multidisciplinar, estimulação magnética transcraniana e ETCC. Para a maioria das outras intervenções, as evidências são baixas, inconclusivas ou com efeitos benéficos apenas em curto prazo.

Não há, nos estudos em que se avaliaram as metodologias, a melhor sequência das terapias. A maioria dos estudos e diretrizes enfatiza a importância da avaliação e do tratamento multidisciplinar intensivo dos doentes com dor.

Referências bibliográficas

1. Aiyer R, Noori SA, Chang KV et al. Therapeutic ultrasound for chronic pain management in joints: a systematic review. Pain Med. 2019 May 16:1-12. doi: 10.1093/pm/pnz102.
2. Andrade A, Dominski FH, Sieczkowska SM. What we already know about the effects of exercise in patients with fibromyalgia: an umbrella review. Semin Arthritis Rheum. 2020 Feb 14:S0049-0172(20)30022-6.
3. Assumpção A, Matsutani LA, Yuan SL et al. Muscle stretching exercises and resistance training in fibromyalgia: which is better? A three-arm randomized controlled trial. Eur J Phys Rehabil Med. 2018 Oct;54(5):663-70.

4. Bai L, Tian J, Zhong C et al. Acupuncture modulates temporal neural responses in wide brain networks: evidence from fMRI study. Molecular Pain. 2010;6(1):73.
5. Baptista AF, Fernandes AMBL, Sá KN et al. Latin American and Caribbean consensus on noninvasive central nervous system neuromodulation for chronic pain management (LAC2-NIN-CP). Pain Rep. 2019 Jan 9;4(1):e692.
6. Canada. Canadian Agency for Drugs and Technologies in Health. Shockwave therapy for pain associated with upper extremity orthopedic disorders: a review of the clinical and cost-effectiveness. Ottawa (ON): Canadian Agency for Drugs and Technologies in Health, 2016 Sep 1.
7. Chou R, Deyo R, Friedly J et al. Noninvasive treatments for low back pain. Rockville (MD): Agency for Healthcare Research and Quality (US), 2016. Disponível em: https://effectivehealthcare.ahrq.gov/topics/back-pain-treatment/research.
8. Coulter ID, Crawford C, Hurwitz EL et al. Manipulation and mobilization for treating chronic low back pain: a systematic review and meta-analysis. Spine J. 2018 May;18(5):866-79.
9. Coulter ID, Crawford C, Vernon H et al. Manipulation and mobilization for treating chronic nonspecific neck pain: a systematic review and meta-analysis for an appropriateness panel. Pain Physician. 2019 Mar;22(2):e55-70.
10. D'Agostino MC, Craig K, Tibalt E et al. Shock wave as biological therapeutic tool: from mechanical stimulation to recovery and healing, through mechanotransduction. Int J Surg. 2015;24(Pt B):147-53.
11. Dahm KT, Brurberg KG, Jamtvedt G et al. Advice to rest in bed versus advice to stay active for acute low-back pain and sciatica. Cochrane Database Syst Rev. 2010 Jun 16;(6):CD007612.
12. Dailey DL, Vance CGT, Rake BA et al. Transcutaneous electrical nerve stimulation reduces movement-evoked pain and fatigue: a randomized, controlled trial. Arthritis & Rheumatology. 2020 May;72(5):824-36.
13. De Pedro M, López-Pintor RM, De La Hoz-Aizpurua JL et al. Efficacy of low-level laser therapy for the therapeutic management of neuropathic orofacial pain: a systematic review. Oral Facial Pain Headache. 2020 Winter;34(1):13-30.
14. Deer TR, Leong MS, Buvanendran A et al. Comprehensive treatment of chronic pain by medical, interventional and integrative approaches. Springer, 2013.
15. Ebadi S, Henschke N, Ansari NN et al. Therapeutic ultrasound for chronic low-back pain. Cochrane Database Syst Rev. 2014;46.
16. Ehde DM, Dillworth TM, Turner JA. Cognitive-behavioral therapy for individuals with chronic pain: efficacy, innovations and directions for research. Am Psychol. 2014 Feb-Mar;69(2):153-66.
17. Ezzati K, Laakso EL, Salari A et al. The beneficial effects of high-intensity laser therapy and co-interventions on musculoskeletal pain management: a systematic review. J Lasers Med Sci. 2020 Winter;11(1):81-90.
18. French SD, Cameron M, Walker BF et al. Superficial heat or cold for low back pain. Cochrane Database Syst Rev. 2006;47.
19. Fu T, Lineaweaver WC, Zhang F et al. Role of shortwave and microwave diathermy in peripheral neuropathy. Int Med Res. 2019 Aug;47(8):3569-79.
20. Furlan AD, Giraldo M, Baskwill A et al. Massage for low back pain. Cochrane Database Syst Rev. 2015;(9):CD001929.
21. Galhardoni R, Correia GS, Araujo H et al. Repetitive transcranial magnetic stimulation in chronic pain: a review of the literature. Arch Phys Med Rehab. 2015;30-96(4):S156-72.
22. Gatchel RJ, Mcgeary DD, Mcgeary CA et al. Interdisciplinary chronic pain management: past, present and future. Am Psychol. 2014;69(2):119-25.
23. Gauthier K, Dulong C, Argáez C. Multidisciplinary treatment programs for patients with chronic non-malignant pain: a review of clinical effectiveness, cost-effectiveness and guidelines – An update. Ottawa (ON): Canadian Agency for Drugs and Technologies in Health, 2019 May 10.

24. Gibson W, Wand BM, Meads C et al. Transcutaneous electrical nerve stimulation (TENS) for chronic pain: an overview of Cochrane reviews. Cochrane Database of Systematic Reviews. 2019(4).
25. Goh SL, Persson MSM, Stocks et al. Relative efficacy of different exercises for pain, function, performance and quality of life in knee and hip osteoarthritis: systematic review and network meta-analysis. Sports Med. 2019 May;49(5):743-61.
26. Hall A, Copsey B, Richmond H et al. effectiveness of tai chi for chronic musculoskeletal pain conditions: updated systematic review and meta-analysis. Phys Ther. 2017 Feb 1;97(2):227-38.
27. Heymans MW, Tulder MW, Esmail R et al. Back schools for acute and subacute non-specific low-back pain. Cochrane Database Syst Rev. 2016 Apr 26;4:CD008325. doi: 10.1002/14651858.CD008325.pub2.
28. Hu HT, Gao H, Ma RJ et al. Is dry needling effective for low back pain: a systematic review and PRISMA-compliant meta-analysis. Medicine. 2018;97:e11225.
29. Huang R, Ning J, Chuter VH et al. Exercise alone and exercise combined with education both prevent episodes of low back pain and related absenteeism: systematic review and network meta-analysis of randomized controlled trials (RCTs) aimed at preventing back pain. Br J Sports Med. 2019 Oct 31:bjsports-2018-100035.
30. Huisstede BM, Hoogvliet P, Franke TP et al. Carpal tunnel syndrome: effectiveness of physical therapy and electrophysical modalities. an updated systematic review of randomized controlled trials. Arch Phys Med Rehab. 2018;99(8):1623-34.e23.
31. Jones A, Silva PG, Silva AC et al. Kane use on pain, function, general health and energy expenditure during gait in patients with knee osteoarthritis: a randomized controlled trial. Ann Rheum Dis. 2012 Feb;71(2):172-9.
32. Knoerl R, Lavoie Smith EM et al. Chronic pain and cognitive behavioral therapy: an integrative review. West J Nurs Res. 2016 May;38(5):596-628.
33. Kong LJ, Lauche R, Klose P et al. Tai chi for chronic pain conditions: a systematic review and meta-analysis of randomized controlled trials. Sci Rep. 2016 Apr 29;6:25325.
34. Lachance CC, McCormack S. Mindfulness training and yoga for the management of chronic non-malignant pain: a review of clinical effectiveness and cost-effectiveness. Ottawa (ON): Canadian Agency for Drugs and Technologies in Health, 2019 Sep 20.
35. Lagueux E, Dépelteau A, Masse J. Occupational therapy's unique contribution to chronic pain management: a scoping review. Pain Res Manag. 2018 Nov 12;2018:5378451.
36. Leung A, Shirvalkar P, Chen R et al. Transcranial magnetic stimulation for pain, headache and comorbid depression: INS-NANS expert consensus panel review and recommendation. Neuromodulation. 2020 Apr;23(3):267-90.
37. MacPherson H, Maschino AC, Lewith G et al. Characteristics of acupuncture treatment associated with outcome: an individual patient meta-analysis of 17,922 patients with chronic pain in randomized controlled trials. PLoS One. 2013;8(10):e77438.
38. Mani-Babu S, Morrissey D, Waugh C. The effectiveness of extracorporeal shock wave therapy in lower limb tendinopathy: a systematic review. Am Sports Med. 2014;43(3):752-61.
39. Miake-Lye IM, Mak S, Lee J et al. Massage for pain: an evidence map. J Altern Complement Med. 2019 May;25(5):475-502.
40. Neuwersch-Sommeregger S, Köstenberger M, Pipam W et al. Electrical muscle stimulation in combination with heat for patients with chronic, nonspecific low back pain: a randomized, double-blind, stratified, placebo-controlled clinical trial. Schmerz. 2020 Feb;34(1):65-73.
41. Niederer D, Mueller J. Sustainability effects of motor control stabilization exercises on pain and function in chronic nonspecific low back pain patients: a systematic review with meta-analysis and meta-regression. PLoS One. 2020 Jan 15;15(1):e0227423.
42. Noori SA, Rasheed A, Aiyer R et al. Therapeutic ultrasound for pain management in chronic low back pain and chronic neck pain: a systematic review. Pain Med. 2019 Jan 12:1-12.

43. Ortega JA, Fernández EC, Llorent RG et al. Microwave diathermy for treating nonspecific chronic neck pain: a randomized controlled trial. Spine. 2014;14(8):1712-21.
44. Owen PJ, Miller CT, Mundell NL et al. Which specific modes of exercise training are most effective for treating low back pain? Network meta-analysis. Br J Sports Med. 2019.
45. Paley CA, Johnson MI. acupuncture for the relief of chronic pain: a synthesis of systematic reviews. Medicina (Kaunas). 2019 Dec 24;56(1):1-48.
46. Parreira P, Heymans MW, Tulder MW et al. Back schools for chronic non-specific low back pain. Cochrane Database Syst Rev. 2017.
47. Radwan A, Fess P, James D et al. Effect of different mattress designs on promoting sleep quality, pain reduction and spinal alignment in adults with or without back pain: systematic review of controlled trials. Sleep Health. 2015 Dec;1(4):257-67.
48. Rist PM, Hernandez A, Bernstein C et al. The impact of spinal manipulation on migraine pain and disability: a systematic review and meta-analysis. Headache. 2019 Apr;59(4):532-42.
49. Romeo P, Lavanga V, Pagani D et al. Extracorporeal shock wave therapy in musculoskeletal disorders: a review. Med Principles Practice. 2014;23(1):7-13.
50. Simons DG, Simons LS, Travell JG (ed.). Travell & Simons' myofascial pain and dysfunction: the trigger point manual – Volume 1: upper half of body. 2nd ed. Baltimore: Williams and Wilkins, 1998.
51. Smart KM, Wand BM, O'Connell NE. Physiotherapy for pain and disability in adults with complex regional pain syndrome (CRPS) types I and II. Cochrane Database Syst Rev. 2016 Feb 24;2:CD010853.
52. Stausholm MB, Naterstad IF, Joensen J et al. Efficacy of low level laser therapy on pain and disability in knee osteoarthritis: systematic review and meta-analysis of randomized placebo-controlled trials. BMJ Open. 2019 Oct 28;9(10):e031142.
53. Tang S, Mo Z, Zhang R. Acupuncture for lumbar disc herniation: a systematic review and meta-analysis. Acupunct Med J Br Med Acupunct Soc. 2018;36:62-70.
54. Telles S, Sayal N, Nacht C et al. Yoga: can it be integrated with treatment of neuropathic pain? Ann Neurosci. 2019 Apr;26(2):82-91.
55. Thompson T, Terhune DB, Oram C et al. The effectiveness of hypnosis for pain relief: a systematic review and meta-analysis of 85 controlled experimental trials. Neurosci Biobehav Rev. 2019 Apr;99:298-310.
56. Toprak CS, Anaforoglu KB, Yasa ME et al. A comparison of the effects of exercises plus connective tissue massage to exercises alone in women with fibromyalgia syndrome: a randomized controlled trial. Rheumatol Int. 2017 Nov;37(11):1799-806.
57. Travers MJ, O'Connell NE, Tugwell P et al. Transcutaneous electrical nerve stimulation (TENS) for chronic pain: the opportunity to begin again. Cochrane Database Syst Rev. 2020 Apr 22;4.
58. Vickers A, Cronin A, Maschino A et al. Acupuncture for chronic pain: individual patient data meta-analysis. Arch Intern Med. 2012;172(19):1444-53.
59. Wang C, Schmid CH, Tielding A et al. Effect of tai chi versus aerobic exercise for fibromyalgia: comparative effectiveness randomized controlled trial. BMJ. 2018;360:K851.
60. Watson JA, Ryan CG, Cooper L et al. Pain neuroscience education for adults with chronic musculoskeletal pain: a mixed-methods systematic review and meta-analysis. J Pain. 2019 Oct;20(10):1140.
61. Wegner I, Widyahening IS, Tulder MW et al. Traction for low-back pain with or without sciatica. Cochrane Database Syst Rev. 2013 Aug 19;2013(8):CD003010.
62. Weissenfels A, Wirtz N, Dörmann U et al. Comparison of whole-body electromyostimulation versus recognized back-strengthening exercise training on chronic nonspecific low back pain: a randomized controlled study. Biomed Res Int. 2019 Sep 29;2019:5745409.
63. Wieland LS, Skoetz N, Pilkington K et al. Yoga treatment for chronic non-specific low back pain. Cochrane Database Syst Rev. 2017 Jan 12;1(1):CD010671.

64. Xia P, Wang X, Lin Q et al. Effectiveness of ultrasound therapy for myofascial pain syndrome: a systematic review and meta-analysis. Pain Res. 2017;10:545.
65. Xiang Y, He JY, Tian HH et al. Evidence of efficacy of acupuncture in the management of low back pain: a systematic review and meta-analysis of randomized placebo or sham controlled trials. Acupunct Med. 2020 Feb;38(1):15-24.
66. Yang S, Chang MC. Effect of repetitive transcranial magnetic stimulation on pain management: a systematic narrative review. Front Neurol. 2020;11:114.
67. Yeng LT. Avaliação de um programa educacional multidisciplinar em doentes com distúrbios osteomusculares relacionados ao trabalho (DORT) [Tese de Doutorado]. São Paulo: Faculdade de Medicina, Universidade de São Paulo, 2002.
68. Yeng LT. Distrofia simpático-reflexa e causalgia: estudo clínico e terapêutico [Dissertação de Mestrado]. São Paulo: Faculdade de Medicina, Universidade de São Paulo, 1995. 251p.
69. Zaina F, Negrini S. Schools beneficial for patients with chronic non-specific low back pain? A Cochrane review summary with commentary. Musculoskelet Sci Pract. 2019 Dec;44:102060.
70. Zhang Q, Fu C, Huang L et al. Efficacy of extracorporeal shockwave therapy on pain and function in myofascial pain syndrome of the trapezius: a systematic review and meta-analysis. Arch Phys Med Rehabil. 2020 Mar 28:S0003-9993(20)30155-6.
71. Zhang XC, Chen H, Xu WT et al. Acupuncture therapy for fibromyalgia: a systematic review and meta-analysis of randomized controlled trials. J Pain Res. 2019;12:527-42.
72. Zortea M, Ramalho L, Alves RL et al. Transcranial direct current stimulation to improve the dysfunction of descending pain modulatory system related to opioids in chronic non-cancer pain: an integrative review of neurobiology and meta-analysis. Front Neurosci. 2019 Nov 18;13:1218.

Capítulo 24

Radioterapia no Tratamento das Lesões do Sistema Nervoso

Wladimir Nadalin
Manoel Jacobsen Teixeira
Eduardo Weltman
Patrícia Bailão Aguilar
Leila Maria Da Róz
Evandro César de Souza

Introdução

A utilização das radiações com finalidades terapêuticas iniciou-se em 1896, um ano após a descoberta dos raios X por Wilhelm C. Roentgen. No mesmo ano, o casal Curie descobriu o rádio-226, que se tornou um importante recurso terapêutico.

A questão da administração da radiação com efeito antitumoral, mas tolerável pelos tecidos normais, foi solucionada experimentalmente com a observação de que a tolerância se tornava maior aumentando-se o número de exposições do que quando se aplicava a dose total de uma só vez. A radioterapia fracionada foi descrita por Claudius Regaud em 1922. Em 1944, Magnus Strandqvist descreveu a melhora da tolerância dos tecidos normais com o aumento do fracionamento e do tempo total de tratamento. Em 1928, foi introduzido o roentgen (R), a primeira unidade de medida das radiações, da qual se originaram todas as unidades de medida dos efeitos biológicos das radiações, como o "rad" (dose de radiação absorvida) e o "rem" (unidade para proteção radiológica).[1] Atualmente, a unidade de dose absorvida é o "gray" (Gy) que equivale a 100 rad. Para finalidades práticas, utiliza-se a centésima parte do gray, o centigray (cGy).

Há diversos fatores que podem influenciar a radiossensibilidade. Dentre eles, destacam-se as condições da oxigenação tecidual, a microcirculação e a interferência de agentes químicos no metabolismo celular. A expressão "razão terapêutica" foi introduzida para definir a relação entre a dose de tolerância do tecido normal e a dose necessária para destruir o tecido neoplásico.[2]

Atualmente, desenvolvem-se novas modalidades de irradiação, como a irradiação com nêutrons rápidos (irradiação que independe da oxigenação tecidual para efeito tumoricida), substâncias chamadas radiossensibilizadores, capazes de aumentar seletivamente a sensibilidade dos tumores à radiação sem aumentar a sensibilidade dos tecidos normais (p. ex., o misonidazol e o metronizadol) e substâncias radioprotetoras que possam proteger os tecidos normais [p. ex., os fosforotioatos (WR 2721)].[3]

Fontes das radiações ionizantes

Algumas substâncias são naturalmente radioativas (polônio, rádio), mas a maioria dos isótopos utilizados em medicina são produzidos artificialmente, bombardeando-se elementos estáveis com nêutrons rápidos no reator nuclear ou no cíclotron. Radioisótopos são elementos com diferentes massas atômicas, mesmo número atômico dos elementos estáveis e mesmas propriedades químicas, mas que emitem radiação ionizante. A meia-vida física de um radioisótopo é o tempo em que a metade de sua radioatividade desaparece. Dependendo de sua carga eletromagnética e poder de penetração nos tecidos, classificam-se as radiações ionizantes em três tipos:

11. A radiação **alfa** equivale ao núcleo do hélio, com dois prótons e dois nêutrons. Apresenta carga positiva, grande poder de ionização e praticamente nenhum poder de penetração, sendo totalmente barrada por muitos centímetros de ar ou por uma folha de papel. Portanto, não tem utilização médica em radioterapia.
12. A radiação **beta** é constituída por partículas beta, similares aos elétrons, com carga negativa e podendo penetrar alguns milímetros no tecido humano. É chamada de betaterapia e utilizada quando se necessita irradiar apenas áreas superficiais, como no tratamento do pterígio e queloides e nos tratamentos radioterápicos baseados no implante ou na injeção de radioisótopos emissores de radiação beta (p. ex., iodo-131, ouro-198 ou fósforo-32).
13. A radiação **gama** é representada por ondas eletromagnéticas com grande poder de penetração. É utilizada para tratar tumores situados profundamente. É emitida por aparelhos de teleterapia, como cobalto e césio.

A radiação X é produzida artificialmente em um tubo a vácuo, com o bombardeamento de um alvo (geralmente tungstênio) com elétrons de alta velocidade (p. ex.: aparelhos de ortovoltagem e aceleradores lineares). As principais diferenças entre a radiação gama e os raios X, é que a primeira é relativamente constante e dependente das características físicas de cada elemento emissor, enquanto a energia dos raios X (e seu poder de penetração) pode variar artificialmente, dependendo do equipamento utilizado.

Aspectos físico-químicos

As ondas eletromagnéticas apresentam variados efeitos biológicos, mas não ionizam o local atingido. A irradiação terapêutica induz a formação de pares de radicais livres que não estão em equilíbrio. Estes eventos alteram o pH intra e extracelular e causam desnaturação proteica e morte da célula.

Um feixe de irradiação ioniza discriminadamente todas as estruturas celulares ao longo de seu trajeto, no núcleo celular, no citoplasma e no espaço intracelular. O alvo mais importante é o núcleo celular, devido à interação existente entre as várias organelas celulares e os ácidos nucleicos. As fontes de hidrogênio que ligam as hélices do DNA são mais sensíveis às radiações e se rompem sob o efeito destas. O DNA transcreve e o RNA translada os aminoácidos que sintetizam as proteínas, ou seja, uma proteína só pode ser resposta na medida em que o RNA mensageiro permanece viável e o RNA só pode ser codificado se o DNA estiver normal para transcrevê-lo. Se o DNA estiver danificado, seu código pode estar também irreparavelmente danificado. Este não afeta imediatamente a célula; ela mantém suas atividades normais até que se divida. Neste momento, a falta do código implica a impossibilidade de reprodução. Por este motivo, alguns tumores irradiados tornam-se estéreis apenas meses ou anos após a irradiação.[2] A sequência dos eventos após a irradiação está apresentada no Quadro 24.1.

Quadro 24.1 – Eventos biológicos após a irradiação.

Radiação ionizante		
Microssegundos	Ionização tecidual	
Formação de radicais	$H_2O \rightarrow H_2O^+ + e^-$	
MO e HO	$H_2O^+ \rightarrow HO + OH^-$	
Alterações químicas		
Microssegundos	Quebra de cadeias proteicas, polimerização e despolimerização	
Alterações bioquímicas		
De segundos a horas	Síntese de DNA e RNA, inibição de ATP, alterações enzimáticas	
Efeitos biológicos		
De horas a dias	Funções metabólicas (permeabilidade de membranas, enzimas, síntese proteica)	Funções reprodutoras (destruição cromossômica, alterações mitóticas, mutações)
De meses a anos	Morte celular	Efeitos tardios (malformações, carcinogênese)

Fonte: Desenvolvido pela autoria do capítulo.

Radiobiologia

A célula pode apresentar alguns tipos de lesão quando sofre o efeito de partículas ionizantes: danos letais, quando morre pelo efeito da irradiação; danos potencialmente letais, quando for intensamente afetada e qualquer outra alteração intra ou extracelular causa sua morte; e danos subletais, quando os danos sofridos são passíveis de reparo.[2]

Geralmente, a radioterapia é administrada de modo fracionado (quatro ou cinco aplicações por semana). O fracionamento baseia-se na observação de que múltiplas doses, separadas por horas umas das outras, possibilitam o reparo das células que sofrem efeitos subletais e de que geralmente as células normais apresentam maior capacidade para regeneração que as células tumorais. As células normais podem recuperar-se após cada aplicação e a repetição das doses esteriliza o tumor sem lesar agressivamente os tecidos normais adjacentes. Quanto mais oxigenada, mais sensível torna-se a célula à irradiação.[4] O fracionamento permite que, com a morte das células mais oxigenadas tumorais periféricas, as células tumorais centrais, geralmente localizadas nas zonas de hipóxia ou de anoxia, recebam maior aporte sanguíneo e tenham a tensão de oxigênio elevada, tornando-se mais sensíveis à radiação.

Aspectos terapêuticos

A radioterapia consiste em duas modalidades: a teleterapia e a braquiterapia. A primeira consiste no uso de fonte de irradiação a distância do tumor. É proporcionada com os aparelhos de raios X convencionais, aparelhos de cobalto e aceleradores lineares. A braquiterapia consiste na introdução de material radioativo no interior das cavidades naturais (pleura, peritônio) ou nos próprios tumores [tumores sólidos do sistema nervoso central (SNC)]. Para realizar os implantes intersticiais e as moldagens intracavitárias, utilizam-se tubos, agulhas e sementes radioativas ou fios de ítrio-39, césio-137, irídio-192 e iodo-125. A braquiterapia consiste no implante definitivo de materiais radioativos (p. ex., iodo-125 é ítrio) ou temporário, com o implante de cateteres removíveis (césio-137, irídio-192).

Programas de braquiterapia de alta taxa de dose, para os quais utilizam-se materiais radioativos com alta atividade e aplicações durando poucos minutos, são avaliados. Na Tabela 24.1 listam-se os radioisótopos mais utilizados em braquiterapia.

Tabela 24.1 – Meias-vidas e energia máxima dos radionuclídeos.

Radionuclídeo	Meia-vida	Energia máxima (MeV)
Rádio-226	1.620 anos	2,2 (gama)
Césio-137	30 anos	0,66 (gama)
Cobalto-60	5,2 anos	1,25 (gama)
Irídio-192	74 dias	0,34 (gama)
Iodo-125	60 dias	0,027 (fótons)
Ouro-198	2,7 dias	0,41 (gama)
Ítrio-90	28 anos	1,1 (beta)

Fonte: Desenvolvida pela autoria do capítulo.

Efeitos da radiação nos tecidos do SNC normais

Os efeitos das radiações ionizantes nos tecidos normais dependem e são diretamente proporcionais às doses diárias utilizadas, à dose total administrada e ao volume de tecido normal atingido, e inversamente proporcionais à duração total do tratamento.

Os défices funcionais sequelares da radioterapia dependem da área do cérebro atingida. Por exemplo, um volume diminuto de radionecrose no tronco encefálico pode ser fatal e assintomático no polo frontal ou temporal.

As estruturas encefálicas são mais sensíveis quando o processo de mielinização ainda não se completou.[5] Doenças que cronicamente afetam as estruturas vasculares, como o diabetes melito, a hipertensão arterial, a hipercolesterolemia e os quimioterápicos sensibilizadores agravam as sequelas da radiação.

Os efeitos adversos podem ser agudos, subagudos ou tardios. Os efeitos agudos, observados durante o período de tratamento, devem-se principalmente a edema encefálico e geralmente são reversíveis. Em decorrência deste efeito, muitos utilizam rotineiramente os corticosteroides durante todo o tratamento em doentes com glioblastoma multiforme ou com múltiplas metástases. Pacientes com múltiplas metástases e importante edema perilesional devem ser tratados, previamente, ao início da radioterapia, com corticosteroide.[5]

Os efeitos subagudos podem manifestar-se de semanas a 5 meses após o tratamento e, provavelmente, devem-se à desmielinização. Muitas vezes, o quadro clínico mimetiza a sintomatologia da doença original e geralmente, seu curso é autolimitado. Quando necessário, deve-se utilizar corticosteroides.[6]

Os efeitos tardios causam complicações actínicas no SNC e decorrem, principalmente, dos fenômenos vasculares progressivos, que culminam com a endarterite obliterante e, consequentemente, com a necrose tecidual no território nutrido. O quadro clínico geralmente é insidioso e correspondente à região onde se localiza a necrose, podendo resultar em défices funcionais permanentes e até em morte.[7] Embora a intervenção cirúrgica com aspiração da área necrótica possa aliviar temporariamente os sintomas, a cirurgia geralmente não proporciona melhora e pode agravar a sintomatologia. Sua ocorrência não é tão comum; sintomas e défices podem decorrer do recrescimento do tumor com doses inferiores a 7 mil cGy e complicações são inferiores a 10%.[8]

A medula espinal pode sofrer efeitos semelhantes aos encefálicos. Nos doentes que sofrem irradiação profilática da medula espinal, o quadro agudo de edema pode ser descrito. Entretanto, doentes com tumores de qualquer natureza e que estejam comprimindo a medula espinal ou reduzam muito os compartimentos do canal raquidiano, podem sofrer piora devido ao quadro compressivo decorrente de edema. Nestes casos, recomenda-se o uso concomitante de altas doses de corticosteroides. O quadro subagudo pode instalar-se em cerca de 3 a 4 meses após o término da radioterapia, é autolimitado e desaparece, em média, em 3 a 6 meses. Caracteriza-se pela sensação de "choque elétrico" nas extremidades ao se fletir a nuca ou se executar movimentos que distendem a medula espinal (sinal de Lhermitte).[9] Decorre da desmielinização causada pela irradiação dos oligodendrócitos produtores de mielina e por quebra da barreira hematomedular, que, por sua vez, resulta em edema vasogênico e este em desmielinização.[9,10] A mielopatia transitória é observada com frequência em doentes tratados com radioterapia para tumores das regiões cervical, torácica ou abdominal, e não do SNC. A ocorrência é proporcional à dose e à extensão da medula irradiada. Muito mais grave e temida, é a mielopatia actínica irreversível, que se instala em 12 ou mais meses após o término da radioterapia. Pode ser parcial, mas, muitas vezes, apresenta curso progressivo típico da mielite transversa. É atribuída a prováveis lesões microvasculares da medula espinal.[11,12] O diagnóstico é geralmente de exclusão, visto não haver exames característicos que a distingue de outras lesões medulares. A dose considerada de segurança para medula espinal é inferior a 500 cGy e fracionada em 200 cGy/dia.[13] Com esta dose, o risco de mielopatia tardia é inferior a 0,5%.

Radioterapia na infância

Devido às diferenças de tolerância às radiações ionizantes entre os tecidos normais, o tratamento radioterápico dos tumores de encéfalo e da medula espinal na infância – e, em especial, nas crianças com menos de 3 anos de idade – deve ser particularizado.[14] O risco de lesão neurológica é proporcional ao tamanho de cada fração de radioterapia, à dose total aplicada e ao volume de encéfalo irradiado e limitado pela idade do doente.[5,15-18]

A associação da quimioterapia anterior, concomitante ou pós-radioterapia, e as anormalidades causadas pela doença de base, magnificam o risco dos efeitos colaterais e as sequelas do tratamento. Os dados advindos do tratamento de crianças com leucemia linfoide aguda, tratamento radioterápico do encéfalo para profilaxia da recidiva do líquido cefalorraquidiano, demonstram as possíveis sequelas de cunho neuro-endocrinológico,[19,20] radiológico[21,22] e anatomopatológico.[23] Também influenciam o tratamento os subtipos histopatológicos, as apresentações clínicas e a história natural das doenças.[24]

A radioterapia prolonga a sobrevida, induz a regressão dos sintomas neurológicos e melhora a qualidade de vida dos doentes.[24] A maioria das recidivas dos tumores primários do SNC, independentemente do tipo histológico e do grau de diferenciação, ocorre no local primário da doença. A tendência de algumas destas neoplasias à disseminação do líquido cefalorraquidiano, pode ser prevenida com a irradiação do neuroeixo.[25] A frequência de disseminação dos meduloblastomas é de 8% para locais fora do SNC. As lesões benignas e outras malignas tendem a se restringir ao SNC. Os tumores benignos, mesmo quando não infiltram o tecido neural adjacente, frequentemente não podem ser ressecados com segurança devido às suas relações anatômicas com as estruturas eloquentes que as circundam (p. ex., craniofaringioma, adenomas da hipófise, astrocitomas etc.). Os tumores malignos (p. ex.: meduloblastomas, astrocitomas anaplásico, glioblastoma multiforme, disgerminoma, ependimoblastoma etc.) tendem a infiltrar os tecidos nervosos adjacentes, o que torna improvável sua ressecabilidade, e frequentemente disseminam-se do local primário por contiguidade ou via líquido cefalorraquidiano. A neurocirurgia oncológica associada à radioterapia e à quimioterapia podem modificar a evolução destes tumores, incluindo a frequência, o padrão das recorrências e o intervalo livre de doença.

A radioterapia é indicada para tratar tumores com características histopatológicas de malignidade (astrocitoma anaplásico, glioblastoma multiforme, meduloblastoma, ependimoma indiferenciado) ou quando a localização anatômica do tumor não permitir a biópsia segura e conclusiva (tronco encefálico, região da pineal). A irradiação também é indicada para tratar tumores benignos ressecados incompletamente ou com alta tendência à recidiva, mesmo após cirurgias satisfatórias e desde que haja sensibilidade à radioterapia (gliomas moderadamente ou bem diferenciados, craniofaringiomas, ependimomas benignos, tumores da hipófise, meningiomas). A sistemática de tratamento dos dois grupos de tumores sofre constante reavaliação e é objeto de protocolos de tratamento que ainda não determinaram o melhor modo de conduzi-los.[24]

Técnicas de tratamento

- **Dose/dia:** a dose/dia, nos esquemas de uma aplicação ao dia, varia de 150 a 200 cGy. Nos esquemas de tratamento com fracionamentos não habituais, a dose pode ser igual ou superior a estas. Geralmente, a fração para tratar os tumores mais indiferenciados varia de 150 a 160 cGy e os mais diferenciados, de 170 a 180 cGy. O tamanho da lesão é inversamente proporcional ao volume-alvo tratado: para volumes amplos (p. ex., neuroeixo, volume cerebral total até C2), tende-se a aplicar doses/dia menores e para volumes localizados (p. ex., incremento de dose na fossa posterior, volumes-alvo pequenos desde o início), doses/dia maiores.
- **Separação entre os campos:** ao tratar campos adjacentes, deve-se evitar a superposição dos campos profundos realizando-se a separação (*gap*), calculada fisicamente, que deve ser modificada a cada 5 ou 6 para, desse modo, evitar-se sub ou superdosagem.

- **Posicionamento do doente:** para irradiar-se o neuroeixo e os volumes-alvo que envolvam a fossa posterior ou a medula espinal, deve-se preferir o decúbito ventral. Nas demais situações, o posicionamento deve contemplar o modo mais conveniente de tratar o volume-alvo.
- **Volume-alvo:** a determinação dos limites do volume-alvo depende do conhecimento da história natural da doença, bem como das condições clínicas específicas dos doentes.
- **Volumes localizados:** a partir dos dados clínicos e histopatológicos, pode-se definir o volume-alvo, onde as doses de irradiação devem ser maiores ou exclusivas. Os achados cirúrgicos e imaginológicos (tomografia computadorizada e ressonância magnética) devem ser considerados para essa definição do volume-alvo, geralmente, a margem de segurança é de 2 a 3 centímetros, em todas as direções, a partir do volume considerado necessário e suficiente.
- **Campos estendidos:** são definidos genericamente para tratar regiões onde a disseminação ou recidiva é potencial.
- **Cérebro total:** superior à órbita, dissecando o limite inferior do seio frontal até a rima orbitária; descendendo até a região infraorbitária e seguindo reto em direção à região occipital, passando entre o crânio e o limite superior de C1.
  - Cérebro total + C2: idêntico a B-1, sendo que a reta que parte da região infraorbitária desce até a transição C2-C3 de onde segue perpendicular à superfície da região cervical.
  - Cérebro total + C3, C4 ou C5: idêntico a B-2, incluindo estes corpos vertebrais.
- **Medula espinal:** o campo é retangular e segue da junção do limite inferior do campo cerebral (descontado o *gap*), com 4 a 6 cm de largura (bilateralmente um centímetro lateralmente aos corpos vertebrais) até o espaço interventricular S2-S3, deve-se alargar a porção caudal do campo a partir de L3-L4 até as dimensões maiores do nível de L5-S1, onde pode chegar a 7 ou 8 cm de largura (seguindo com estas até o limite inferior do campo).
- **Volumes mínimos:** volume-alvo englobando o tumor e no máximo 0,5 mm de margem circunjacente é aplicável a procedimentos de radioterapia estereotáctica ou radiocirurgia.

Radioterapia para tratar tumores encefálicos

Astrocitomas

Os resultados da sobrevida total de 5 a 10 anos obtidos com cirurgia exclusiva em doentes com astrocitoma de baixo grau (I e II) são diversos. A multiplicidade de informações inclui astrocitomas cerebelares císticos e astrocitomas pilocíticos juvenis, em que a ressecção cirúrgica completa proporciona cura de até 100% dos doentes e a radioterapia não é indicada.[26,27] Shaw e colaboradores[28] demonstraram que em astrocitomas supratentoriais, parcialmente ressecados, a sobrevida de 10 anos pode ser de 0.

Não há regras absolutas sobre radioterapia pós-operatória nos doentes com astrocitoma de baixo grau parcialmente operados. Os exames de imagem possibilitam controles frequentes e podem postergar a irradiação quando se evidencia a progressão da doença. A maioria dos trabalhos que sugerem a adição da radioterapia nestes doentes é retrospectiva.

De acordo com Leibel e colaboradores,[29] os índices de sobrevida livre de doença de 5 e 10 anos é de 19% e 11%, respectivamente, nos doentes apenas com ressecção parcial e de 35% a 46% para os tratados com doses de 5.000 a 5.500 cGy pós-operatoriamente. Resultados semelhantes confirmaram o mérito da complementação com radioterapia.[30-32]

A radioterapia deve consistir em campos limitados ao tumor e com margens de 2 a 3 cm de imagem de TC ou 1 a 2 cm da imagem considerada normal da RM em T2.

A dose utilizada rotineiramente varia de 5.000 a 5.500 cGy com fracionamento diário de 180 a 200 cGy.

Gliomas malignos

A radioterapia pós-operatória aumenta a sobrevida média e o tempo livre de doença dos doentes com gliomas anaplásicos ou glioblastomas multiformes.[33-36] Os resultados dependem da dose administrada; doses inferiores a 4.500 a 5.000 cGy são ineficazes[37] e não se comprovou que doses superiores a 6.500 e 7.000 cGy controlem mais a doença.[38] Recomenda-se administrar 6.000 cGy com doses diárias de 180 a 200 cGy. Não há evidências de que a irradiação de todo o encéfalo até a dose de tolerância proporciona melhores resultados, exceto em casos de doença inicial difusa. As falhas do tratamento destes tumores são locorregionais e, com campos de irradiação menores, é possível administrar doses maiores com menos complicações.

O volume exato a ser tratado é determinado pelo conhecimento adquirido nos estudos anatomopatológicos e de imagem. Geralmente utiliza-se a margem de, no mínimo, 3 cm além da área do edema, que deve ser reduzida progressivamente até 2 ou 3 cm do volume da lesão sem edema.

O prognóstico dos doentes com astrocitoma anaplásico e glioblastoma multiforme é muito diferente. De acordo com o estudo retrospectivo de Sheline,[33] a sobrevida de 5 anos foi de 18% nos doentes com astrocitoma anaplásico e de 0 nos com glioblastoma multiforme, achado confirmado por outros autores.[34,39]

A associação da radioterapia com o quimioterápico carmustina (BiCNU®), de acordo com o Brain Tumor Study Group, proporciona aumento na sobrevida média de 2 anos nos doentes com glioma maligno.[40] O emprego de BiCNU® e de hidroxiureia proporcionou resultados modestos, porém encorajadores.[41,42]

De acordo com o Northern California Oncology Group, a associação de radiossensibilizadores como a bromodeoxiuridina (BrdU) com a radioterapia, proporcionou aumento da sobrevida média dos doentes, especialmente nos com astrocitoma anaplásico.[43] A eficácia dos radiossensibilizadores ainda é investigada.[44,45]

Oligodendrogliomas

A indicação de radioterapia pós-operatória nos doentes com oligodendroglioma é controversa. Alguns estudos retrospectivos demonstraram que a radioterapia pós-operatória proporciona aumento da sobrevida média de 23 a 60 meses para 38 a 132 meses nos doentes operados.[46-48] Alguns autores propuseram sua utilização nos doentes ressecados parcialmente, quando houver progressão ou recidiva da doença.[49] Wallner e colaboradores[46] observaram que a sobrevida de 5 e 10 anos foi de 61% e 33%, respectivamente, mas a sobrevida livre de doença foi de apenas 33% e 25%, e que a radioterapia aumenta o tempo livre de doença e a sobrevida dos doentes.

A radioterapia deve incluir o volume do tumor com margem de 2 a 3 cm com doses de 5.400 a 6.000 cGy e o fracionamento de 180 a 200 cGy/dia.

Tumores do tronco encefálico

Os tumores do tronco encefálico devem ser quase que exclusivamente tratados com radioterapia, pois esta aumenta a sobrevida e reverte ou estabiliza o quadro neurológico em 75% a 90% dos doentes.[50-52]

O tratamento radioterápico deve consistir em campos localizados com margem de 2 cm. O emprego de cortes sagitais da ressonância magnética possibilita a melhor delineação do campo de tratamento. A dose recomendada varia de 5.000 a 6.000 cGy em frações diárias de 180 cGy.

Freeman e Suissa[53] utilizaram esquema de tratamento radioterápico convencional e observaram sobrevida de 1, 2 e 5 anos de 50%, 29% e 23%, respectivamente, tal como outros autores.[52,54]

A radioterapia hiperfracionada é recomendada por vários autores, que demonstraram que esta técnica proporciona haver aumento modesto da sobrevida.[55,56]

Meduloblastoma

O meduloblastoma frequentemente infiltra o espaço subaracnoide e dissemina-se no neuroeixo. De acordo com McFarland e colaboradores,[57] ocorre incidência de metástases no SNC em 33% dos doentes, sendo 94% na medula espinal e 6% no compartimento craniano. Para estes doentes, recomenda-se a radioterapia de todo o neuroeixo, com dose de 3.600 a 4.000 cGy, em frações de 150 a 180 cGy e de 5.000 a 5.400 cGy, em frações de 180 cGy na fossa posterior. A sobrevida livre da doença em 5 e 10 anos dos doentes com meduloblastoma submetidos a tratamento radioterápico é de 60% a 50%, respectivamente.[29,58] O meduloblastoma é o tumor mais radiossensível do SNC, entretanto, a recidiva local é a principal causa de falha da radioterapia.

O Children's Cancer Study Group e a International Society of Pediatric Oncology compararam os resultados do tratamento de doentes com radioterapia associada à quimioterapia com os dos tratados com radioterapia exclusiva e concluíram que houve benefício marginal, mais significativo nos doentes tratados com associação. O benefício da associação é particularmente significativo nos doentes de alto risco, ou seja, com menos de 2 anos de idade e lesão primária extensa.[59,60]

Ependimoma

A radioterapia proporciona sobrevida de 5 anos em 40% a 87% nos doentes com ependimoma tratados com doses superiores a 4.500 cGy.[61,62] A maior dificuldade relacionada ao tratamento radioterápico dos ependimomas, refere-se ao volume a ser tratado, devido à disseminação do líquido cefalorraquidiano, particularmente comum nos tumores infratentoriais e com elevado grau de malignidade.

O tumor infratentorial e de alto grau de malignidade, deve ser tratado com irradiação do neuroeixo com dose de 3.600 a 4.000 cGy, com incremento da dose de até 5.400 cGy na fossa posterior. Nos tumores supratentoriais e com baixo grau de malignidade, os campos podem ser localizados com margem de 2 a 3 cm e as doses devem ser de 5.400 cGy.

Tumores da região da pineal

Compreendem grande variedade de tipos histológicos. Há predomínio de tumores da linhagem germinativa e o risco de disseminação do líquido cefalorraquidiano varia de 9% a 39%.[55,63]

Os tumores com pequena tendência à metastatização, como os teratomas, carcinomas de células embrionárias, pineocitomas e astrocitomas de baixo grau de malignidade, devem ser tratados com campos localizados, orientados com a TC ou RM e doses de 5.000 cGy. A irradiação de todo neuroeixo é recomendada para tratar os tumores com grande tendência à disseminação do líquido cefalorraquidiano, como os pinealoblastomas e os germinomas.

Nesta circunstância, todo o neuroeixo deve ser irradiado com a dose de 2.500 a 3.000 cGy e incremento da dose na região tumoral de 2.500 cGy.

Quando a determinação histológica não é possível, deve-se irradiar o tumor primário com margem generosa com dose de 2.000 cGy e repetir a TC ou a RM. Havendo regressão tumoral, assume-se que se trata de germinoma e o tratamento deve prosseguir.

Meningiomas

O risco de recidiva, mesmo após a ressecção completa (Simpson I) dos meningiomas, deve sempre ser respeitada, podendo chegar a 15% em 10 anos, e, após a ressecção incompleta, varia de 33% a 60% em 5 anos e é de mais de 90% em 15 anos.[64] Portanto, estes tumores têm que ser mantidos sob vigilância após o seu tratamento. Estes tumores têm sido constantemente reclassificados histologicamente, o que faz com que os mesmos sejam observados e tratados de acordo com estas novas classificações.

A radioterapia aumenta o intervalo livre da recidiva, impede o crescimento tumoral e aumenta a sobrevida dos doentes em que a ressecção foi incompleta. Wara e colaboradores[65] observaram que a recidiva ocorreu em 74% dos doentes submetidos à ressecção incompleta e em 29% nos doentes tratados com radioterapia pós-operatória. Glaholm e colaboradores[66] observaram que a sobrevida livre de recidiva de 5, 10 e 15 anos foi de 78%, 67% e 56%, respectivamente, nos doentes submetidos à radioterapia após a ressecção incompleta dos meningiomas, resultados significativamente superiores aos de Mirimanoff e colaboradores,[64] em que as frequências foram 63%, 45% e 9% nos doentes não irradiados.

A radioterapia deve compreender campos que incluam tumor com margens amplas e doses de 5.000 a 5.400 cGy, administradas em frações de 180 a 200 cGy.

Adenomas de hipófise

Os microadenomas hipofisários ressecados completamente não necessitam de tratamento radioterápico pós-operatório, a não ser quando as concentrações hormonais circulantes mantém-se elevadas. O tratamento radioterápico também deve ser instituído quando ocorre recidiva ou recorrência da neoplasia, assim como para reduzir ou impedir o crescimento ou o efeito de massa dos macroadenomas ressecados parcialmente e reduzir concentrações séricas hormonais. A radioterapia é mais eficaz no controle do crescimento tumoral do que no controle de hipersecreção hormonal.

Sheline e Tyrrell[67] observaram que ocorre recidiva em 60% dos doentes com macro adenomas não funcionantes ou produtores de prolactina, associados a défice visual após a ressecção incompleta, valor que se reduz para 4% após a radioterapia pós-operatória e a 7% nos doentes submetidos apenas ao tratamento radioterápico exclusivo.

A radioterapia normaliza os níveis hormonais em 80% a 85% dos doentes com acromegalia. Entretanto, a normalização pode ocorrer vários anos após o tratamento e é mais eficaz quanto menor a concentração hormonal sérica pré-tratamento. A radioterapia é eficaz em cerca de 50% a 75% dos adultos e em 80% das crianças com doença de Cushing; a resposta ocorre de 6 a 9 meses após o tratamento radioterápico.

Nos tumores de hipófise, a radiocirurgia deve ser considerada quando a distância do tumor estiver acima de 2 a 5 mm do quiasma ótico; de 2 a 3 mm quando for com a *gamma knife* e de 5 mm quando o tratamento for feito com o LINAC. Nos casos onde o tumor toca o quiasma ou está a uma distância menor ou igual a 2 mm, a radioterapia estereotáctica é preferida. A dose de 4.500 cGy a 5.040 cGy, em frações de 180 cGy, é capaz de controlar 90% dos casos. Com este esquema de tratamento, a ocorrência de neurite óptica é rara.

Referências bibliográficas

1. Scaff LAM. Bases físicas da radiologia: diagnóstico e terapia. São Paulo: Sarvier, 1979. p. 86-7.
2. Withers HR, Peters LJ. Basic principles of radiation therapy: biologics aspects of radiation therapy. *In*: Fletcher GH (ed.). Textbook of radiotherapy. Philadelphia: Les & Febiger, 198. p. 103-228.
3. Rubin P, Keys H, Salazar O. Innovative designs for radiation oncology research in clinical trials. *In*: Perez CA, Brady LW (ed.). Principles and practice of radiation oncology. Philadelphia: JB Lippincott, 1987.
4. Hall EJ, Cox JD. Physical and biologic basis of radiation therapy. *In*: Moss WT, Cox JD (ed.). Radiation oncology: rationale, technique, results. St. Louis: C.V. Mosby Company, 1989. p. 1-57.
5. Sheline GE, Wara WM, Smith V. Therapeutic irradiation and brain injury. Int J Radiat Oncol Biol Phys. 1980;6(9):1215-28.
6. Boldrey E, Sheline G. Delayed transitory clinical manifestations after radiation treatment of intracranial tumors. Acta Radiol Ther Phys Biol. 1966;5:5-10.
7. Kramer S. The hazards of therapeutic irradiation of the central nervous system. Clin Neurosurg. 1968;15:301-8.
8. Marks JE, Baglan RJ, Prassad SC et al. Cerebral radionecrosis: incidence and risk in relation to dose, time, fractionation and volume. Int J Radiat Oncol Biol Phys. 1981;7(2):243-52.
9. Jones A. A transient radiation myelopathy (with reference to Lhermitte's sign of electrical paresthesia). Br J Radiol. 1964;37:727-44.
10. Delattre JY, Rosenblum MK, Thaler HT et al. A model of radiation myelopathy in the rat. Pathology, regional capillary permeability changes and treatment with dexamethasone. Brain. 1988;111(Pt 6):1319-36.
11. Schultheiss TE, Stephens LC, Peters LJ. Survival in radiation myelopathy. Int J Radiat Oncol Biol Phys. 1986;12(10):1765-69.
12. Reagan TJ, Thomas JE, Colby Jr MY. Chronic progressive radiation myelopathy: its clinical aspects and differential diagnosis. JAMA. 1968;203(2):106-10.
13. Marcus Jr RB, Million RR. The incidence of myelitis after irradiation of the cervical spinal cord. Int J Radiat Oncol Biol Phys. 1990;19(1):3-8.
14. Spunberg JJ, Chang CH, Goldman M et al. Quality of long-term survival following irradiation for intracranial tumors in children under the age of two. Int J Radiat Oncol Biol Phys. 1981;7(6):727-36.
15. Kun LE, Mulhern RK, Crisco JJ. Quality of life in children treated for brain tumors. Intellectual, emotional and academic function. J Neurosurg. 1983;58(1):1-6.
16. Danoff BF, Cowchock FS, Marquette C et al. Assessment of the long-term effects of primary radiation therapy for brain tumors in children. Cancer. 1982;49(8):1580-6.
17. Ellenberg L, McComb JG, Siegel SE et al. Factors affecting intellectual outcome in pediatric brain tumor patients. Neurosurgery. 1987;21(5):638-44.
18. Duffner PK, Cohen ME, Voorhess ML et al. Long-term effects of cranial irradiation on endocrine function in children with brain tumors: a prospective study. Cancer. 1985;56(9):2189-93.
19. Meadows AT, Gordon J, Massari DJ et al. Declines in IQ scores and cognitive dysfunctions in children with acute lymphocytic leukaemia treated with cranial irradiation. Lancet. 1981;2(8254):1015-8.
20. Brauner R, Rappaport R, Prevot C et al. A prospective study of the development of growth hormone deficiency in children given cranial irradiation and its relation to statural growth. J Clin Endocrinol Metab. 1989;68(2):346-351.
21. Brouwers P, Riccardi R, Fedio P et al. Long-term neuropsychologic sequelae of childhood leukemia: correlation with CT brain scan abnormalities. J Pediatr. 1985;106(5):723-8.

22. Packer RJ, Zimmerman RA, Bilaniuk LT. Magnetic resonance imaging in the evaluation of treatment-related central nervous system damage. Cancer. 1986;58(3):635-40.
23. Rubinstein LJ, Herman MM, Long TF et al. Disseminated necrotizing leukoencephalopathy: a complication of treated central nervous system leukemia and lymphoma. Cancer. 1975;35(2):291-305.
24. Halperin EC, Kun LE, Coontine LS et al. Pediatric radiation oncology. New York: Raven Press, 1989. p. 39-107.
25. Kun LE. Paterns of failure in tumors of the central nervous system. Cancer Treat Symp. 1983;2:285-94.
26. Leibel SA, Sheline GE, Wara WM et al. The role of radiation therapy in the treatment of astrocytomas. Cancer. 1975;35(6):1551-7.
27. Fazekas JT. Treatment of grades I and II brain astrocytomas: the role of radiotherapy. Int J Radiat Oncol Biol Phys. 1977;2(7-8):661-6.
28. Shaw EG, Scheithauer BW, Gilbertson DT et al. Postoperative radiotherapy of supratentorial low-grade gliomas. Int J Radiat Oncol Biol Phys. 1989;16(3):663-8.
29. Leibel SA, Sheline GE. Radiation therapy for neoplasms of the brain. J Neurosurg. 1987;66(1):1-22.
30. North CA, North RB, Epstein JA et al. Low-grade cerebral astrocytomas: survival and quality of life after radiation therapy. Cancer. 1990;66(1):6-14.
31. Whitton AC, Bloom HJ. Low grade glioma of the cerebral hemispheres in adults: a retrospective analysis of 88 cases. Int J Radiat Oncol Biol Phys. 1990;18(4):783-6.
32. Straus KL, Steinberg SM, Cotelingam JD et al. Low-grade astrocytomas: treatment results and prognostic variables. Int J Radiat Oncol Biol Phys. 1988;15(4):837-41.
33. Sheline GE. Conventional radiation therapy of gliomas. *In*: Hekmatpanah J. Recent results in cancer research – Gliomas: current concepts in biology, diagnosis and therapy. New York: Springer-Verlag, 1975. p. 123-234.
34. Marsa GW, Goffinet DR, Rubinstein LJ et al. Megavoltage irradiation in the treatment of gliomas of the brain and spinal cord. Cancer. 1975;36(5):1681-9.
35. Kristiansen K, Hagen S, Kollevold T et al. Combined modality therapy of operated astrocytomas grade III and IV – Confirmation of the value of postoperative irradiation and lack of potentiation of bleomycin on survival time: a prospective multicenter trial of the Scandinavian Glioblastoma Study Group. Cancer. 1981;47(4):649-65.
36. Walker MD, Alexander Jr E, Hunt WE et al. Evaluation of BCNU and/or radiotherapy in the treatment of anaplastic gliomas: a cooperative clinical trial. J Neurosurg. 1978;49(3):333-43.
37. Walker MD, Strike TA, Sheline GE. An analysis of dose-effect relationship in the radiotherapy of malignant gliomas. Int J Radiat Oncol Biol Phys. 1979;5(10):1725-31.
38. Nelson DF, Diener-West M, Horton J et al. Combined modality approach to treatment of malignant gliomas – Re-evaluation of RTOG 7401/ECOG 1374 with long-term follow-up: a joint study of the Radiation Therapy Oncology Group and the Eastern Cooperative Oncology Group. NCI Monogr. 1988;(6):279-84.
39. Bloom HJ. Intracranial tumors: response and resistance to therapeutic endeavors, 1970-1980. Int J Radiat Oncol Biol Phys. 1982;8(7):1083-113.
40. Walker MD, Green SB, Byar DP et al. Randomized comparisons of radiotherapy and nitrosoureas for the treatment of malignant glioma after surgery. N Engl J Med. 1980;303(23):1323-9.
41. Levin VA, Silver P, Hannigan J et al. Superiority of post-radiotherapy adjuvant chemotherapy with CCNU, procarbazine and vincristine (PCV) over BCNU for anaplastic gliomas: NCOG 6G61 final report. Int J Radiat Oncol Biol Phys. 1990;18(2):321-4.
42. Green SB, Byar DP, Walker MD et al. Comparisons of carmustine, procarbazine and high-dose methylprednisolone as additions to surgery and radiotherapy for the treatment of malignant glioma. Cancer Treat Rep. 1983;67(2):121-32.
43. Phillips TL, Levin VA, Ahn DK et al. Evaluation of bromodeoxyuridine in glioblastoma multiforme: a Northern California cancer center phase ii study. Int J Radiat Oncol Biol Phys. 1991;21(3):709-14.

44. Hegarty TJ, Thornton AF, Diaz RF et al. Intra-arterial bromodeoxyuridine radiosensitization of malignant gliomas. Int J Radiat Oncol Biol Phys. 1990;19(2):421-8.
45. Rodriguez R, Kinsella TJ. Halogenated pyrimidines as radiosensitizers for high grade glioma: revisited. Int J Radiat Oncol Biol Phys. 1991;21(3):859-65.
46. Wallner KE, Gonzales M, Sheline GE. Treatment of oligodendrogliomas with or without postoperative irradiation. J Neurosurg. 1988;68(5):684-8.
47. Lindegaard KF, Mork SJ, Eide GE et al. Statistical analysis of clinicopathological features, radiotherapy and survival in 170 cases of oligodendroglioma. J Neurosurg. 1987;67(2):224-30.
48. Bullard DE, Phillips B, Cox EB et al. Oligodendroglioma: an analysis of the value of radiation therapy. Cancer. 1987;60(9):2179-88.
49. Reedy DP, Bay JW, Hahn JF. Role of radiation therapy in the treatment of cerebral oligodendroglioma: an analysis of 57 cases and a literature review. Neurosurgery. 1983;13(5):499-503.
50. Greenberger JS, Cassady JR, Levene MB. Radiation therapy of thalamic, midbrain and brain stem gliomas. Radiology. 1977;122(2):463-8.
51. Albright AL, Guthkelch AN, Packer RJ et al. Prognostic factors in pediatric brain-stem gliomas. J Neurosurg. 1986;65(6):751-5.
52. Kim TH, Chin HW, Pollan S et al. Radiotherapy of primary brain stem tumors. Int J Radiat Oncol Biol Phys. 1980;6(1):51-7.
53. Freeman CR, Suissa S. Brain stem tumors in children: results of a survey of 62 patients treated with radiotherapy. Int J Radiat Oncol Biol Phys. 1986;12(10):1823-8.
54. Littman P, Jarrett P, Bilaniuk LT et al. Pediatric brain stem gliomas. Cancer. 1980;45(11):2787-92.
55. Wara WM, Edwards MSB, Lewin WA. A new treatment regimen for brain stem gliomas: a pilot study of the Brain Tumors Research Center and Children's Cancer Study Group. Int J Radiat Oncol Biol Phys. 1986;12(Suppl 1):43-4.
56. Shrieve DC, Wara WM, Edwards MS et al. Hyperfractionated radiation therapy for gliomas of the brainstem in children and in adults. Int J Radiat Oncol Biol Phys. 1992;24(4):599-610.
57. McFarland DR, Horwitz H, Saenger EL et al. Medulloblastoma: a review of prognosis and survival. Br J Radiol. 1969;42(495):198-21.
58. Hughes EN, Winston K, Cassady JP et al. Meduloblastoma: results of surgery and radical radiation therapy at the JCRT, 1968-1984. Int J Radiat Oncol Biol Phys. 1986;12(Suppl):179.
59. Tait DM, Thornton-Jones H, Bloom HJ et al. Adjuvant chemotherapy for medulloblastoma: the first multi-centre control trial of the International Society of Paediatric Oncology (SIOP I). Eur J Cancer. 1990;26(4):464-9.
60. Evans AE, Jenkin RD, Sposto R et al. The treatment of medulloblastoma: results of a prospective randomized trial of radiation therapy with and without CCNU, vincristine and prednisone. J Neurosurg. 1990;72(4):572-82.
61. Shaw EG, Evans RG, Scheithauer BW et al. Postoperative radiotherapy of intracranial ependymoma in pediatric and adult patients. Int J Radiat Oncol Biol Phys. 1987;13(10):1457-62.
62. Wallner KE, Wara WM, Sheline GE et al. Intracranial ependymomas: results of treatment with partial or whole brain irradiation without spinal irradiation. Int J Radiat Oncol Biol Phys. 1986;12(11):1937-11.
63. Laws Jr ER, Grado GL, Bruckman JE et al. Pineal tumors in children and adolescents: treatment by CSF shunting and radiotherapy. J Neurosurg. 1981;55(6):889-95.
64. Mirimanoff RO, Dosoretz DE, Linggood RM et al. Meningioma: analysis of recurrence and progression following neurosurgical resection. J Neurosurg. 1985;62(1):18-24.
65. Wara WM, Sheline GE, Newman H et al. Radiation therapy of meningiomas. Am J Roentgenol Radium Ther Nucl Med. 1975;123(3):453-8.
66. Glaholm J, Bloom HJ, Crow JH. The role of radiotherapy in the management of intracranial meningiomas: the Royal Marsden Hospital experience with 186 patients. Int J Radiat Oncol Biol Phys. 1990;18(4):755-61.
67. Sheline GE, Tyrrell B. Pituitary tumors. *In*: Perez CA, Brady LW (ed.). Principles and practice of radiation oncology. Philadelphia: JB Lippincott, 1987. p. 1108-25.

Seção VI

Neurocirurgia do Sistema Nervoso Periférico

Capítulo 25

Neurocirurgia do Sistema Nervoso Periférico

Roberto Sergio Martins
Mario Gilberto Siqueira

Introdução

O sistema nervoso periférico (SNP) é constituído por todas as estruturas que conectam o sistema nervoso central (SNC) aos órgãos-alvo sensitivos, motores, somáticos e neurovegetativos. Os nervos são estruturas complexas altamente especializadas e presentes em praticamente todos os tecidos do corpo humano.

Histologia

Os nervos têm dois constituintes principais, o tecido conjuntivo de suporte e o tecido nervoso propriamente dito, representado pelas fibras nervosas. A estrutura que conduz os potenciais de ação é a fibra nervosa, prolongamento periférico do neurônio constituído pelo axônio, por sua vez envolvido pelas células de Schwann (Figura 25.1).

Figura 25.1 – Representação artística da unidade condutora do nervo periférico.

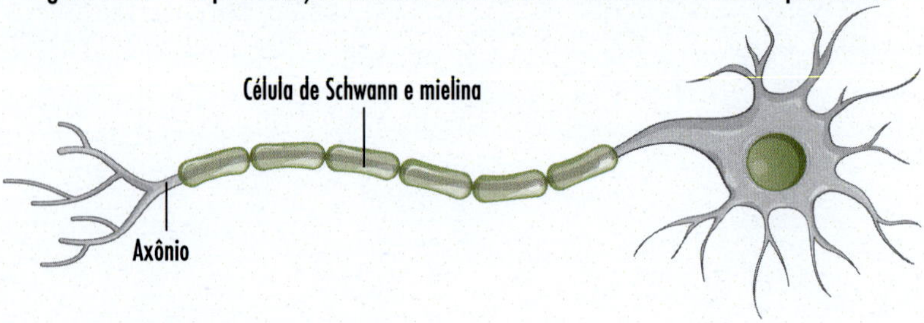

Fonte: Desenvolvida pela autoria do capítulo.

O maior constituinte do nervo periférico é o tecido conjuntivo, que se organiza como epineuro externo, epineuro interno, perineuro e endoneuro (Quadro 25.1 e Figura 25.2).

"Fascículo" é o termo utilizado para descrever o grupo de fibras neurais associadas a elementos não neurais.

Quadro 25.1 – Características dos envoltórios conjuntivos dos nervos periféricos.

Epineuro externo	Limita externamente o nervo
Epineuro interno	Extensão centrípeta do epineuro externo que delimita os fascículos
Perineuro	Camada externa de tecido conjuntivo e células perineurais que limita os fascículos
Endoneuro	Conjuntivo do interior dos fascículos

Fonte: Desenvolvido pela autoria do capítulo.

Figura 25.2 – Representação artística dos elementos constituintes dos nervos periféricos.

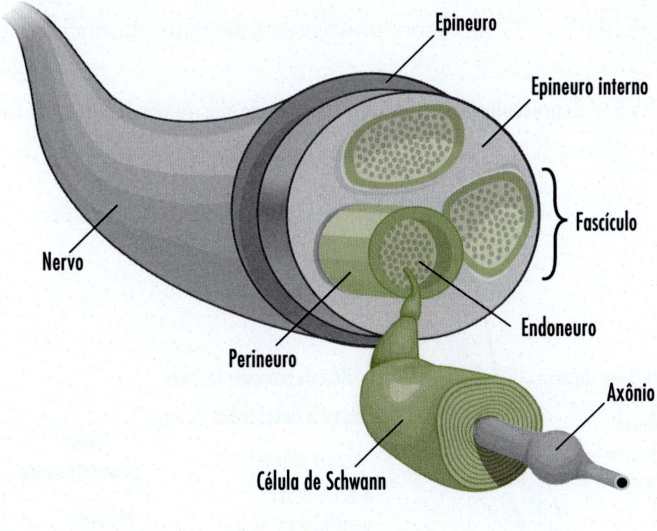

Fonte: Desenvolvida pela autoria do capítulo.

Classificação

A lesão pode ser classificada como neuropraxia, axonotmese e neurotmese, de acordo com Seddon, ou graduada em cinco graus, de acordo com Sunderland (Tabela 25.1). As lesões também podem ser classificadas como abertas, quando há continuidade da lesão com as feridas cutâneas, ou fechadas.

Tabela 25.1 – Classificação das lesões de nervos de acordo com Seddon e Sunderland.

Seddon	Sunderland	Características
Neuropraxia	I	Desmielinização segmentar
	II	Desmielinização segmentar + lesão axonal
Axonotmese	III	Achados de grau II + lesão dos tubos endoneurais
	IV	• Achados de grau III + lesão do perineuro • Preservação apenas do epineuro
Neurotmese	V	Transecção completa

Fonte: Desenvolvida pela autoria do capítulo.

Lesão traumática aguda dos nervos periféricos

Anatomia

Nas Figuras 25.3 a 25.7 representam-se artisticamente os principais nervos periféricos.

Figura 25.3 – Representação artística da distribuição dos ramos motores do nervo mediano.

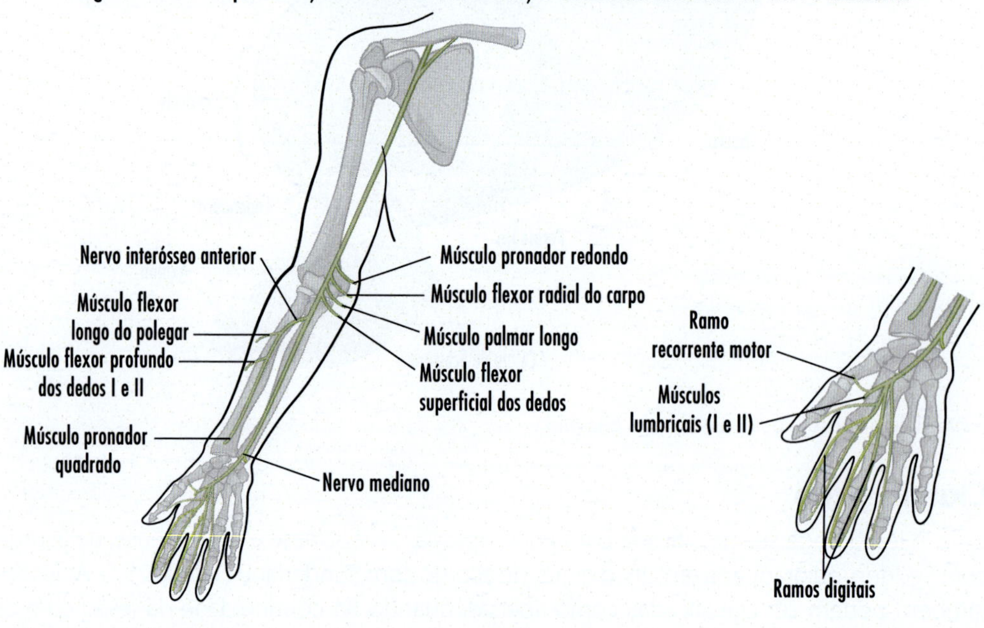

Fonte: Adaptada de Siqueira MG, Martins RS, 2006.

Figura 25.4 – Representação artística da distribuição dos ramos motores do nervo ulnar.

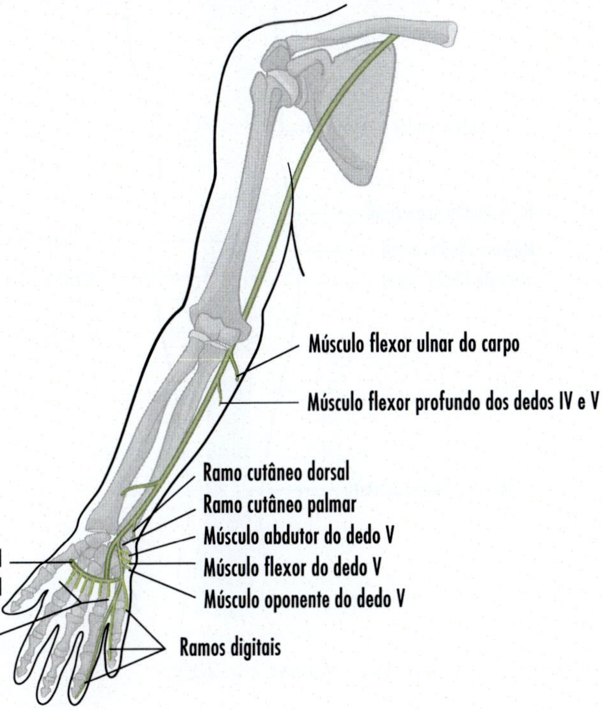

Fonte: Adaptada de Siqueira MG, Martins RS, 2006.

Figura 25.5 – Representação artística da distribuição dos ramos motores do nervo radial.

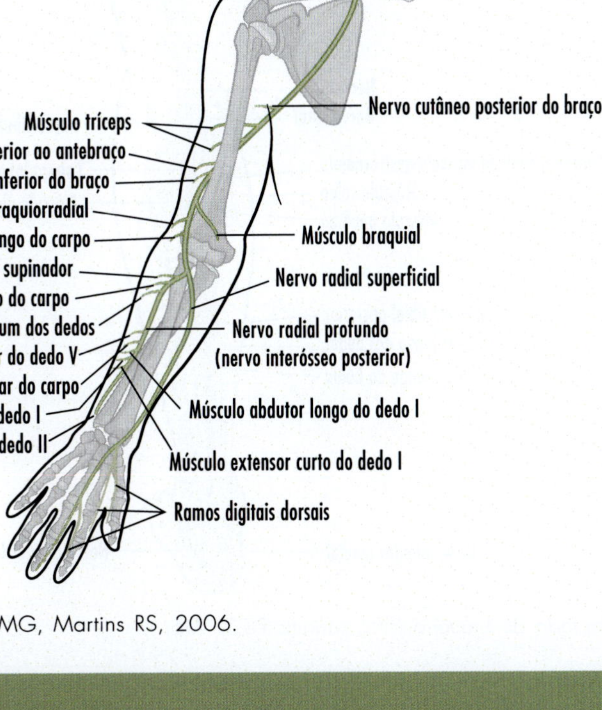

Fonte: Adaptada de Siqueira MG, Martins RS, 2006.

Figura 25.6 – Representação artística da distribuição dos ramos motores do nervo fibular.

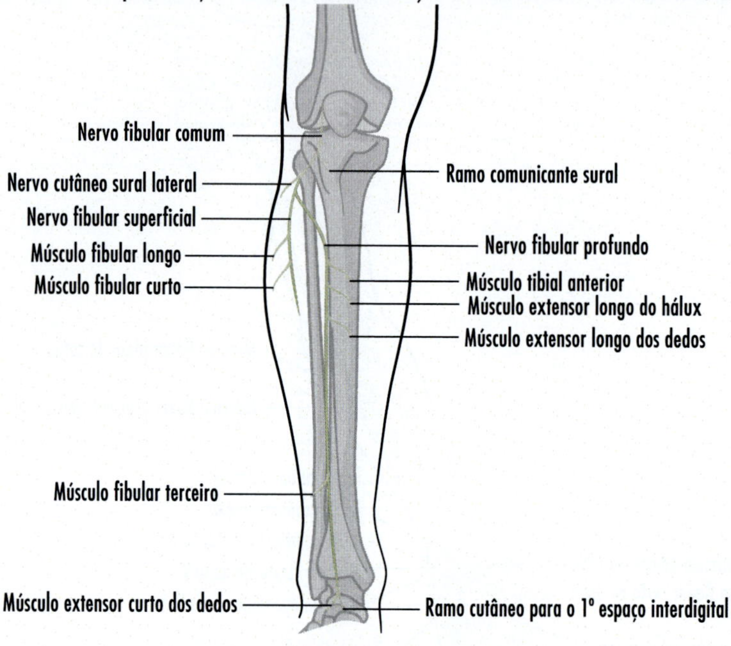

Fonte: Adaptada de Siqueira MG, Martins RS, 2006.

Figura 25.7 – Representação artística da distribuição dos ramos motores do nervo tibial.

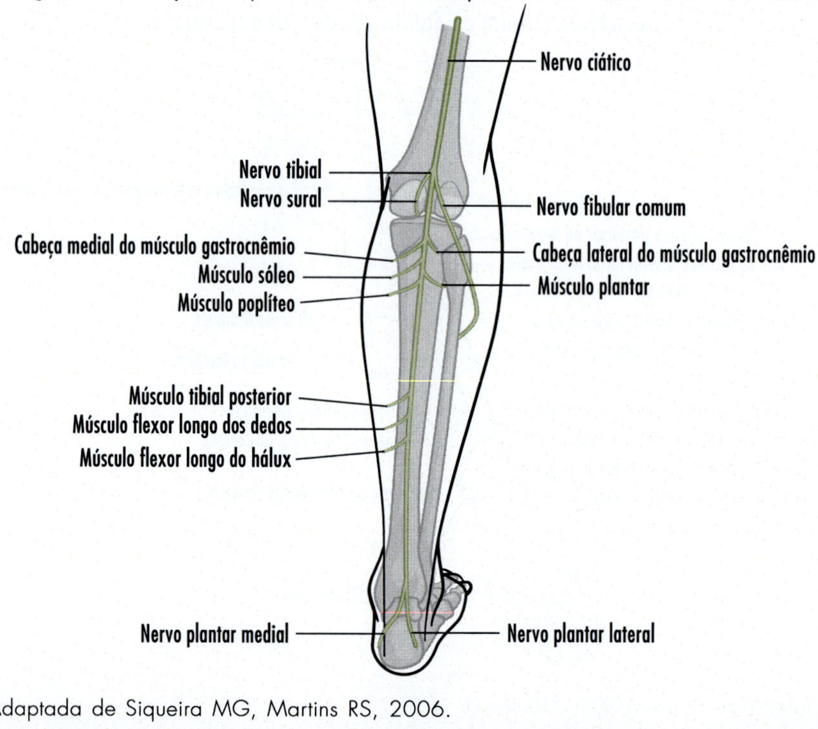

Fonte: Adaptada de Siqueira MG, Martins RS, 2006.

Indicações da cirurgia

- » Paralisia após ferimento ou injeção no trajeto de um nervo.
- » Paralisia após lesão fechada, especialmente de alta energia, associada a graves lesões das partes moles e ossos.
- » Associação de lesão do nervo com lesão arterial.
- » Associação de lesão do nervo com fratura óssea que necessita de fixação interna.
- » Piora progressiva da paralisia em exames subsequentes.
- » Lesões supostamente axonotméticas que não se recuperam em determinado intervalo de tempo após lesão fechada.
- » Dor persistente.

Momento operatório

Existe um período ideal para que o tratamento operatório seja mais eficaz. Quanto mais precoce, melhores os resultados do reparo da lesão neurotmética. Em caso de lesões fechadas, deve-se aguardar alguns meses (geralmente 3) para aferir a ocorrência ou não da recuperação espontânea e indicar a operação. É improvável haver recuperação motora em adultos quando transcorridos 1 ano ou mais após a lesão. Por outro lado, a restauração da sensibilidade pode ocorrer quando a cirurgia é realizada tardiamente. Em crianças, há maior possibilidade de regeneração sem se restringir a períodos de tempo rígidos; há relatos de recuperação motora e sensitiva das crianças operadas até 3 anos após a ocorrência da lesão. O tratamento cirúrgico da dor persistente não obedece a prazo limite. Geralmente, as indicações de cirurgia seguem a "regra dos três" (Quadro 25.2).

Quadro 25.2 – Momento operatório para tratar as lesões dos nervos periféricos.

Momento operatório	Tipo de lesão
Até 3 dias	Lesões cortantes abertas, sem laceração e com bordas limpas (neurotmeses)
3 Semanas	Lesões cortantes abertas, com laceração e bordas rombas* (neurotmeses)
3 Meses	Lesões fechadas**†

*Extremidades dos nervos com intensa reação inflamatória e hemorragia; **Exceções à regra: associação de lesão vascular passível de cirurgia; †Ferimentos por projéteis de arma de fogo são consideradas lesões fechadas, com exceção daquelas em que há associação de lesão vascular passível de cirurgia.

Fonte: Desenvolvido pela autoria do capítulo.

Lesão do plexo braquial

- » **Destaques:** a maioria das lesões é causada por acidentes motociclísticos; a tração é o mecanismo principal de lesão.
- » **Localização:** lesão pré ou pós-ganglionar (ambas podem ocorrer no mesmo doente).
- » **Sintomas e sinais:** défice da sensibilidade variável, paralisia completa ou incompleta do membro superior, dor com intensidade e características variáveis.
- » **Exame clínico:** presença ou não do sinal de Tinel supra e/ou infraclavicular; presença ou não de sinal de Horner; défices sensitivo e motor e amiotrofia variáveis.

- » **Eletrodiagnóstico:** indicado de 3 a 4 semanas após a lesão.
- » **Tratamento:**
  - Lesão fechada: cirurgia de 3 a 4 meses após a lesão.
  - Opções: reconstrução com enxertos e/ou transferência de nervos.

Anatomia

A Figura 25.8 representa artisticamente a disposição dos principais elementos nervosos do plexo braquial.

Figura 25.8 – Desenho esquemático do plexo braquial.

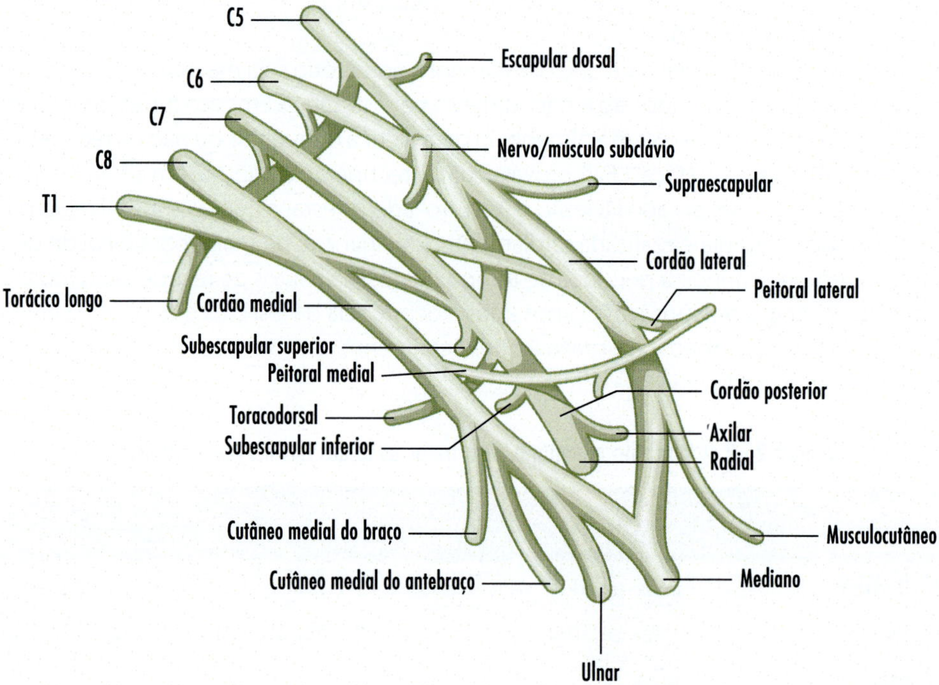

Fonte: Desenvolvida pela autoria do capítulo.

Quadro clínico

É importante determinar-se a localização da lesão. As lesões pré-ganglionares localizam-se proximalmente ao gânglio da raiz dorsal e geralmente decorrem da avulsão radicular da medula espinal. As lesões pós-ganglionares localizam-se distalmente ao gânglio da raiz dorsal e têm melhor prognóstico, pois possibilitam a utilização das raízes remanescentes como fonte de axônios para os elementos distais do plexo com a interposição de enxertos. Os achados clínicos, eletrofisiológicos e de imagem podem auxiliar na localização da lesão. Outro fator importante a ser considerado na decisão cirúrgica é a magnitude da lesão, ou seja, se completa ou parcial. Quando a lesão é parcial, pode-se utilizar elementos distais do plexo braquial como fontes doadoras de axônios destinados às regiões mais próximas dos músculos a serem inervados.

Indicação da cirurgia

Os critérios para indicação da cirurgia são similares aos descritos para tratamento das lesões traumáticas dos nervos periféricos.

Síndromes compressivas

A neuropatia compressiva é secundária à pressão exercida sobre o nervo. A pressão pode ocorrer em vários pontos ao longo do trajeto nervoso, mas existem determinados locais onde há mais vulnerabilidade anatômica para a compressão, como proximidade das superfícies cutânea ou óssea e trajetos no interior de canais osteofibrosos ou justarticulares.

Síndrome do túnel do carpo

» **Frequência:** é a síndrome compressiva mais comum.

» **Localização:** compressão do nervo mediano no punho (Figura 25.9).

» **Sintomas:** formigamento, dormência e dor no território do nervo mediano na mão; piora noturna.

» **Exame físico:** pode ser normal. Sinais provocativos (Tinel, Phalen e Durkan) geralmente positivos; pode haver défice sensitivo no território do nervo mediano; défice motor e atrofia tenar são geralmente tardios.

» **Eletrodiagnóstico:** latência sensitiva através do pulso > 3,7 ms.

» **Tratamento:**

- Sem défice sensitivo (défice da sensibilidade protetora nas polpas digitais)/motor: não cirúrgico (imobilização noturna com tala).
- Com défice sensitivo (défice da sensibilidade protetora nas polpas digitais)/motor: descompressão cirúrgica do nervo mediano no pulso.

Figura 25.9 – Desenho esquemático da disposição do nervo mediano no túnel do carpo.

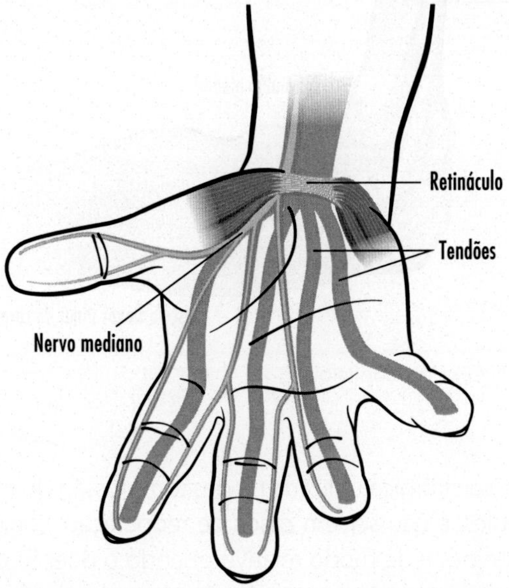

Fonte: Desenvolvida pela autoria do capítulo.

Técnica operatória

A cirurgia geralmente é realizada em regime ambulatorial, com anestesia local, associada ou não à sedação, e consiste na secção do retináculo dos flexores, geralmente através de incisão palmar. A eficácia da descompressão convencional aberta é similar à descompressão com o auxílio da endoscopia.

Compressão do nervo ulnar no cotovelo

- **Frequência:** é a segunda síndrome compressiva mais comum.
- **Localização:** compressão na região do cotovelo (Figura 25.10).
- **Sintomas:** formigamento e dormência no território do nervo ulnar na mão.
- **Etiologia:** hanseníase é etiologia importante no nosso meio.
- **Exame físico:** geralmente há défice sensitivo no território do nervo ulnar. Sinais provocativos (Tinel e flexão do antebraço) são geralmente positivos; pode haver défice motor e amiotrofia da musculatura intrínseca da mão e, numa fase tardia, mão "em garra".
- **Eletrodiagnóstico:** condução sensitiva e/ou motora através do cotovelo reduzida.
- **Tratamento:**
  - Classificação clínica de McGowan – Grau I (neuropatia sensitiva isolada): não cirúrgico (imobilização noturna).
  - Classificação clínica de McGowan – Graus II (neuropatia sensitiva e motora sem amiotrofia) e III (neuropatia sensitiva e motora com amiotrofia): descompressão cirúrgica do nervo ulnar na região do cotovelo.

Figura 25.10 – Desenho esquemático do nervo ulnar na região do cotovelo.

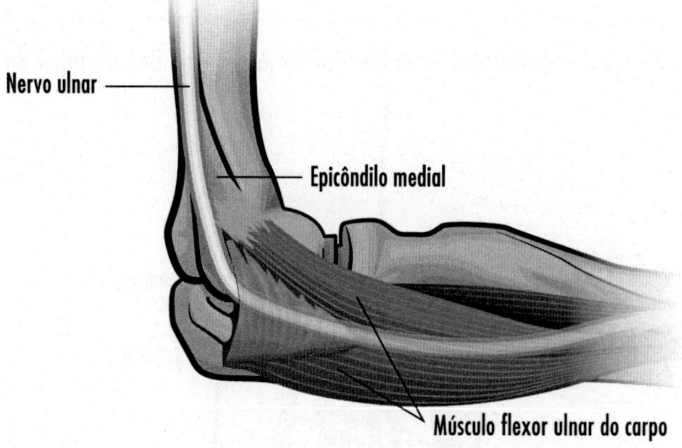

Fonte: Desenvolvida pela autoria do capítulo.

Técnica operatória

Atualmente, a técnica cirúrgica utilizada na descompressão do nervo ulnar no cotovelo é a descompressão simples, a não ser em casos de reoperação, anormalidades anatômicas regionais, subluxação nervosa e de modo relativo quando o doente exerce atividade profissional que ocasiona impacto contínuo na região do cotovelo. Nesses casos, está indicada a transposição do nervo ulnar.

Compressão do nervo fibular na região da cabeça da fíbula

O nervo fibular comum localiza-se na região posterior da cabeça da fíbula, onde torna-se suscetível à compressão. A compressão caracteriza-se como défice da dorsiflexão e eversão do pé e extensão dos artelhos. As anormalidades da sensibilidade na face dorsal sobre o dorso do pé e a superfície lateral da perna variam amplamente. O diagnóstico diferencial mais comum é a radiculopatia da raiz L5 (Tabela 25.2).

Tabela 25.2 – Principais diagnósticos diferenciais e características das anormalidades em pessoas com "pé caído" em relação à topografia da lesão nervosa.

	Nervo fibular profundo	Nervo fibular comum	Nervo ciático	Plexo lombossacral	Raiz L5
Défice da dorsiflexão do pé	X	X	X	X	X
Défice da eversão do pé		X	X	X	X
Défice da inversão do pé			X	X	X
Défice da flexão do joelho			X	X	X
Défice dos músculos glúteos				X	X
Hiporreflexia de reflexo aquileu			X*	X*	X*
Défice sensitivo no I EIM	X	X	X	X	X
Défice sensitivo no dorso do pé		X	X	X	X
Défice sensitivo na lateral da panturrilha		X	X	X	X
Défice sensitivo no joelho lateral			X	X	X
Défice sensitivo na região plantar do pé			X*	X*	X*
Défice sensitivo na coxa posterior				X*	X*
Sinal de Tinel na cabeça da fíbula	X	X			
Dor no quadril e coxa			X	X	X
Lombalgia					X

EIM: espaço intermetatársico.
*Pode ser anormal quando há comprometimento associado da raiz S1.
Fonte: Desenvolvida pela autoria do capítulo.

Por uma série de particularidades anatômicas, a recuperação de lesões relacionadas ao nervo fibular pode ser incompleta ou não ocorrer mesmo com a descompressão cirúrgica. Por este motivo, alguns autores indicam a descompressão precocemente. No entanto, geralmente a conduta é conservadora, reservando-se a descompressão para os casos que não apresentam melhora após 2 a 3 meses de observação.

Tumores de nervos periféricos

- **Frequência:** são incomuns.
- **Origem e gradação:** neurais ou não neurais, benignos ou não; os tumores neurais benignos mais comuns são o schwannoma e o neurofibroma (Quadro 25.3 e Figura 25.11).
- **Sintomas:** nódulo palpável, formigamento e dormência no território do nervo acometido.
- **Exame físico:** geralmente normal. Sinal de Tinel pode ser positivo; nos casos de lesões benignas, o défice motor é raro; pode haver défice motor e amiotrofia quando lesões malignas.
- **Eletrodiagnóstico:** geralmente normal em casos de tumores benignos.
- **Avaliação pré-operatória:** exames de imagem (ressonância, ultrassonografia, tomografia computadorizada) da região acometida.
- **Tratamento (em caso de lesões benignas):**
  - Biópsia: sempre a céu aberto e quando da suspeita de lesão maligna.
  - Não cirúrgico: lesões pequenas, assintomáticas.
  - Cirúrgico: lesões sintomáticas.

Quadro 25.3 – Principais características dos schwannomas e neurofibromas.

	Schwannoma	Neurofibroma
Célula de origem	Célula de Schwann	Célula de Schwann*
Macroscopia	Crescimento extrínseco ao padrão fascicular a partir de fascículo único	Relação íntima com as fibras neurais e, ocasionalmente, o nervo pode penetrar no tumor
Histologia	Quase completamente constituído de células de Schwann	Células de Schwann (o maior componente), fibras de colágeno, material mucoide, fibroblasto e células perineurais (mastócitos, linfócitos)
Ressecabilidade	>	<**

*Supõe-se ter origem embrionária; **A exérese é fácil e sem sequelas quando isolados, superficiais e relacionados a ramúsculos sensitivos.

Fonte: Desenvolvido pela autoria do capítulo.

Figura 25.11 – Desenho esquemático da disposição do schwannoma (A) e do neurofibroma (B) em relação aos fascículos do nervo.

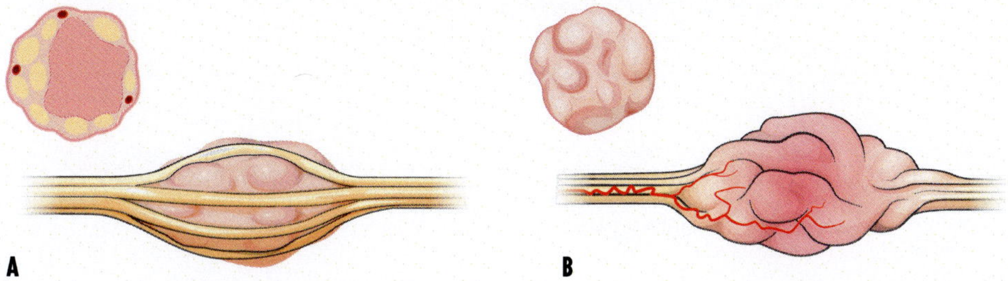

Fonte: Desenvolvida pela autoria do capítulo.

Referências bibliográficas

1. Arnold WD, Elsheikh BH. Entrapment neuropathies. Neurol Clin. 2013;31(2):405-24.
2. Beris A, Gkiatas I, Gelalis I et al. Current concepts in peripheral nerve surgery. Eur J Orthop Surg Traumatol. 2019;29(2):263-9.
3. Desai KI. The surgical management of symptomatic benign peripheral nerve sheath tumors of the neck and extremities: an experience of 442 cases. Neurosurgery. 2017;81(4):568-80.
4. Martins RS, Bastos D, Siqueira MG et al. Traumatic injuries of peripheral nerves: a review with emphasis on surgical indication. Arq Neuropsiquiatr. 2013;71(10):811-4.
5. Siqueira MG, Martins RS. Surgical treatment of adult traumatic brachial plexus injuries: an overview. Arq Neuropsiquiatr. 2011;69(3):528-35.

Seção VII

Neurocirurgia dos Envoltórios

Capítulo 26

Cranioplastia

Gustavo Sousa Noleto
Jefferson Rosi Junior
Almir Ferreira de Andrade
Manoel Jacobsen Teixeira

Introdução

A cranioplastia é uma técnica utilizada para a reconstrução do envoltório craniano removido durante uma craniectomia (descompressiva ou decorrente de fraturas ou lesões ósseas). Este procedimento leva à melhora da reabilitação de uma perspectiva tanto cognitiva quanto motora, entretanto implica riscos aumentados de infecções e crises epilépticas.

A craniectomia descompressiva é um procedimento necessário no tratamento da hipertensão intracraniana refratária decorrente de diferentes entidades nosológicas, dando-se maior destaque ao traumatismo cranioencefálico (TCE) grave (Marshall IV) e ao acidente vascular encefálico (AVE) isquêmico maligno em território de artéria cerebral média. Encefalopatias infecciosas, inflamatórias e neoplásicas são outros exemplos. Além disso, osteomielites de crânio, fraturas cominutivas e tumores ósseos primários ou secundários são entidades que levam a falhas ósseas no crânio e suas repercussões.

As falhas ósseas no crânio, especialmente as grandes lacunas, além das sequelas cosméticas e suas consequentes repercussões psicossociais e da maior vulnerabilidade do tecido nervoso intracraniano à ação dos traumatismos, podem modificar a anatomia, os microambientes, a perfusão vascular, os parâmetros hidrodinâmicos e a fisiologia do tecido nervoso e resultar na denominada síndrome do trefinado. Esta caracteriza-se por cefaleias, tonturas, alterações do comportamento, crises convulsivas, fatigabilidade e agravamento ou gênese de défices neurológicos motores, sensitivos, cognitivos e da linguagem. Estas e outras anormalidades neurológicas, a estética e a autoestima dos doentes podem ser otimizadas após a execução da cranioplastia, observada na Figura 26.1.

Figura 26.1 – Doente submetido a implante de prótese de acrílico. (A) Incidência anteroposterior de doente com ampla área de falha óssea frontotemporal; (B) incidência oblíqua de doente com ampla área de falha óssea frontotemporal; (C) incidência anteroposterior após o implante de prótese de acrílico com o uso de molde pré-moldado.

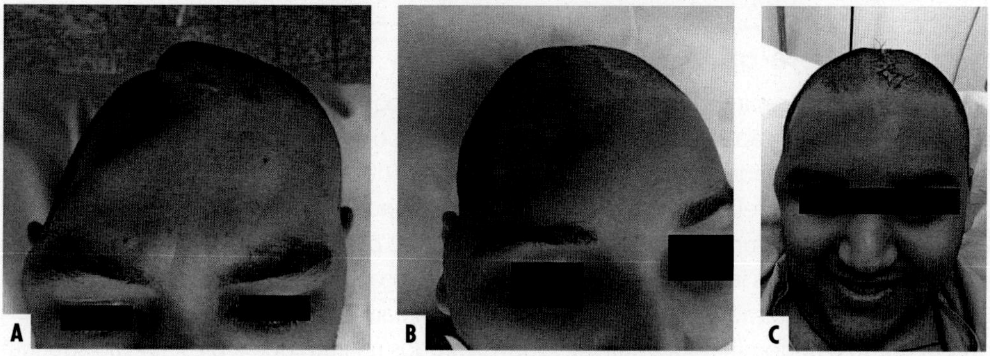

Fonte: Acervo da autoria do capítulo.

O procedimento resulta em normalização do fluxo sanguíneo e da perfusão tecidual encefálicos, resgate da normalidade anatômica, funcionalidade do tecido nervoso e hidrodinâmica intracraniana comprometidos em decorrência da ação adversa direta da pressão atmosférica na massa cerebral e em seus envoltórios, tal como evidenciado em pesquisas desenvolvidas no Departamento de Neurologia da Faculdade de Medicina da Universidade de São Paulo.

Materiais

A cranioplastia com osso autólogo pode não ser possível em decorrência da absorção (3% a 50%) ou infecção do enxerto ósseo (taxa de cerca de 0% a 25,9%), peculiaridades que se somam ao custo elevado do armazenamento de tecidos nos bancos de ossos. Os implantes constituídos de cimento ósseo de acrílico são atualmente os materiais mais utilizados para a realização das cranioplastias. As taxas de complicações com polimetilmetacrilato (PMMA) são semelhantes às com titânio e osso autólogo. O fato é que nenhum dos materiais atualmente disponíveis preenche todos os critérios necessários para um implante ideal, seja hidroxiapatita (fosfato de cálcio), polieteretercetona (PEEK), PMMA, titânio ou osso autólogo. A escolha é, portanto, baseada na preferência do cirurgião.

A osteoplastia pode ser confeccionada manualmente ou com o uso de formas customizadas com a técnica de impressão 3D. A primeira implica duração mais prolongada do ato operatório, particularidade que justifica sua elevada taxa de infecção e é muito dependente da experiência do neurocirurgião; a segunda técnica tem elevado custo, o que a torna inviável, especialmente para sua ampla aplicação baseada no Sistema Único de Saúde (SUS).

Tempo

A literatura apresenta dados um tanto controversos, mas acredita-se que o tempo ideal para a cranioplastia após craniectomia descompressiva seja dentro de 3 a 6 meses, podendo este período ser prolongado até 12 meses na presença de infecções. Exames séricos, como

PCR e VHS, as condições locais da ferida, bem como imagens seriadas podem auxiliar na definição do tempo ideal, que, em última análise, deve ser individualizado para cada caso e conforme a doença subjacente. As reconstruções após craniectomias por invasão neoplásica do crânio podem ser feitas de imediato.

Avaliações pré-operatórias

Uma vez indicada a cranioplastia, solicita-se tomografia de crânio com janela óssea. O recurso da reconstrução 3D pode auxiliar na programação cirúrgica, sendo essencial em casos de próteses customizadas. A ressonância não é indicada de rotina, mas pode ser utilizada caso queira-se analisar as relações dos tecidos moles (escalpo e dura-máter) com a falha óssea. Concomitantemente, uma avaliação do *status* clínico do paciente deve ser feita, bem como a exclusão de processos infecciosos que deveriam postergar o procedimento.

Enxertos ósseos autólogos são conservados em baixas temperaturas (bancos de ossos) ou em gordura abdominal subcutânea. Alguns estudos relatam que a preservação subcutânea aumenta a viabilidade óssea, diminuindo as taxas de revisão das cranioplastias. Embora a preservação a -28 ºC seja um método eficaz de preservação e evite a morbidade da incisão abdominal, apresenta maiores taxas de reabsorção óssea, principalmente em crianças.

Técnica cirúrgica

- » O antibiótico profilático é administrado na indução. Deve-se alertar o anestesiologista de que pode haver perda sanguínea significativa devido a neovascularização do tecido cicatrizado.
- » O paciente é posicionado em ferradura ou rodilha; fixação com pinos não é imprescindível e dificulta o fechamento da pele.
- » A incisão da pele deve ser exatamente sobre a incisão prévia, para evitar necrose do escalpo.
- » O próximo passo é a rotação do retalho miocutâneo. Deve-se identificar o plano entre a dura-máter e a gálea. O músculo temporal deve ser separado da dura e rebatido isoladamente ou junto com a pele, para se evitar maiores falhas cosméticas.
- » Uma vez exposta a falha óssea por completo e removidos os tecidos fibrocicatriciais das bordas ósseas, o *flap* pode ser moldado ou simplesmente posicionado (autólogo ou customizado).
- » Caso haja herniação do parênquima cerebral, através da falha óssea, devido a edema cerebral ou hidrocefalia, um cateter de derivação pode ser introduzido no ventrículo lateral para drenar LCR e permitir a acomodação do *flap*. Em alguns casos, há necessidade de *shunt* permanente no momento da cranioplastia, apesar do aumento da morbidade se comparado à cranioplastia isoladamente.
- » A moldagem do metilmetacrilato requer planejamento cuidadoso. Inicialmente, se justapõem gazes umedecidas com solução salina sobre a dura-máter, criando um contorno e servindo de proteção térmica. Após a mistura do metilmetacrilato (pó) com o peróxido de benzoíla (fluido), quando se alcança uma consistência espessa, o conteúdo é depositado em um recipiente plástico estéril e moldado de maneira a adquirir a espessura adequada. Em seguida, é colocado sobre a falha óssea, de modo a cobri-la por completo, e faz-se pressão sobre as bordas do osso nativo. O enxerto passará por uma

reação exotérmica. Quando as bordas do *flap* ficarem transparentes, este é removido do plástico e imerso em solução salina. Com uso do *drill* e/ou goiva, faz-se o acabamento final e se fixa a peça com placas e parafusos de titânio, fios de Mononylon 2-0 ou outros dispositivos de fixação óssea, como apresentado na Figura 26.2. O ancoramento dural é opcional, dado seu benefício anedótico de redução da incidência de hematoma epidural. Perfurações podem ser feitas no *flap* para evitar formação de coleção sob esta. Há opção do uso de dreno subgaleal.

Figura 26.2 – Campo operatório. (A) Exposição da falha óssea e bordas do osso primário preparadas para receber o enxerto; (B) peça de PMMA, na cor branca, acomodada no leito; (C) prótese de acrílico confeccionada de forma manual, implantada em área de craniectomia e fixada ao leito doador com pontos separados de Mononylon 2-0.

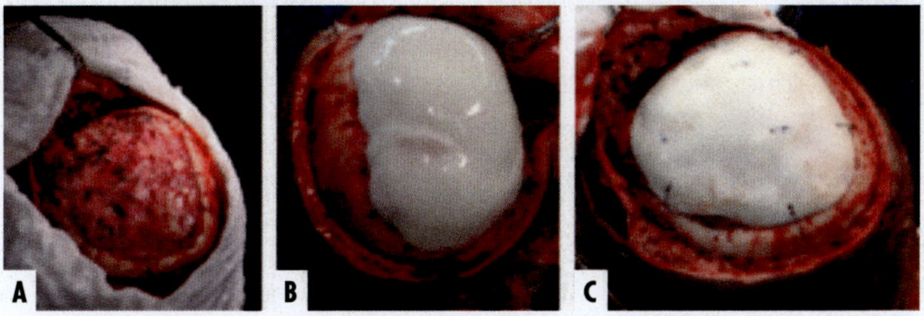

PMMA: polimetilmetacrilato.
Fonte: Acervo da autoria do capítulo.

O fechamento deve ser preferencialmente por planos, muitas vezes com necessidade de suturas para aproximação das bordas.

Cuidados pós-operatórios

Em geral não há necessidade de UTI, podendo o paciente permanecer em ambiente de enfermaria no pós-operatório. Tomografia de crânio é obtida para descartar complicações. Internação em UTI pode ser necessária caso o *status* clínico basal do paciente a indique ou haja violação da dura-máter, hemorragia intensa ou alguma intercorrência intraoperatória detectada na tomografia.

Complicações pós-operatórias

A cranioplastia apresenta uma taxa global de complicações relevantes que varia de 10,9% a 40%. A taxa de reabsorção óssea varia de 1% a 17,4% e está associada ao grau de desvitalização óssea. Em pacientes menores de 18 anos, a taxa de reabsorção pode alcançar 50%.

Alguns fatores de risco para infecção podem ser citados, a saber: tempo do procedimento (> 120 minutos), infecção prévia no sítio cirúrgico, comunicação com os seios da face, escalpe desvascularizado, persistência de coleção subdural ou subgaleal, défice neurológico pré-operatório, reoperação prévia e tipo de lesão. Os agentes infecciosos mais comuns são *Propionibacterium acnes*, *Staphylococcus aureus* e estafilococos coagulase-negativos. Alguns protocolos pós-cranioplastia têm sido implementados com o intuito de reduzir as taxas de infecção, como o uso prolongado de antibióticos e cuidados meticulosos com a ferida; outra possibilidade seria o uso de enxertos impregnados com antibiótico.

Crises epilépticas pós-cranioplastia têm sido relatadas com taxas que variam entre 3,4% e 14,8% e se devem às lesões estruturais subjacentes associadas à manipulação cirúrgica inadvertida durante a cranioplastia.

Considerações finais

A cranioplastia com enxerto autólogo ou próteses sintéticas continuará sendo um procedimento de extrema relevância, dada a miríade de etiologias que culminam com falhas ósseas cranianas e o progressivo desenvolvimento de enxertos sintéticos. Apesar de haver temas em discussão, como o tempo adequado e as implicações desta reconstrução, sabemos que seus benefícios vão além da cosmese, com melhorias motoras e cognitivas, além de inegável avanço em termo de qualidade de vida e satisfação dos pacientes e seus cuidadores. Estudos prospectivos e maiores responderão alguns dos nossos questionamentos acerca do tema, como, por exemplo, o substrato fisiopatológico que dá subsidio à recuperação funcional observada em alguns subgrupos de pacientes submetidos a osteoplastia craniana.

Referências bibliográficas

1. Agner C, Dujovny M, Gaviria M. Neurocognitive assessment before and after cranioplasty. Acta Neurochir (Wien). 2002;144(10):1033-40.
2. Amorim RL, Gattás GS, Paiva W et al. Decompressive craniectomy and cerebral blood flow regulation in head injured patients: a case studied by perfusion CT. J Neuroradiol. 2012;39(5):346-9.
3. Coelho F, Oliveira AM, Paiva WS et al. Comprehensive cognitive and cerebral hemodynamic evaluation after cranioplasty. Neuropsychiatr Dis Treat. 2014;10:695-701.
4. De Cola MC, Corallo F, Pria D et al. Timing for cranioplasty to improve neurological outcome: a systematic review. Brain Behav. 2018;8:e01106.
5. Erdogan E, Düz B, Kocaoglu M et al. The effect of cranioplasty on cerebral hemodynamics: evaluation with transcranial doppler sonography. Neurol India. 2003;51:479-81.
6. Grossman N, Shemesh-Jan HS, Merkin V et al. Deep-freeze preservation of cranial bones for future cranioplasty: nine years of experience in Soroka University Medical Center. Cell Tissue Bank. 2007;8(3):243-6.
7. Honeybul S. Complications of decompressive craniectomy for head injury. J Clin Neurosci. 2010;17(4):430-5.
8. Kim H, Sung SO, Kim SJ et al. Analysis of the factors affecting graft infection after cranioplasty. Acta Neurochir (Wien). 2013;155:2171-6.
9. Klinger DR, Madden C, Beshay J et al. Autologous and acrylic cranioplasty: a review of 10 years and 258 cases. World Neurosurg. 2014;82:1-6.
10. Kuo JR, Wang CC, Chio CC et al. Neurological improvement after cranioplasty-analysis by transcranial doppler ultrasonography. J Clin Neurosci. 2004;11(5):486-9.
11. Movassaghi K, Halen J, Ganchi P et al. Cranioplasty with subcutaneously preserved autologous bone grafts. Plast Reconstr Surg. 2006;117(1):202-6.
12. Schuss P, Vatter H, Oszvald A et al. Bone flap resorption: risk factors for the development of a long-term complication following cranioplasty after decompressive craniectomy. J Neurotrauma. 2013;30(2):91-5.
13. Zanotti B, Zingaretti N, Verlicchi A et al. Cranioplasty: review of materials. J Craniofacial Surg. 2016;7:2061-72.

Capítulo 27

Cranioplastia em Crianças

Hamilton Matushita

Introdução

A reconstrução da integridade do crânio protege o encéfalo, melhora a estética e restabelece o ambiente homeostático da autorregulação do fluxo sanguíneo.[1] As características anatômicas e o efeito do crescimento do crânio na criança são diferentes dos adultos.

Material para cranioplastia

O material utilizado para cranioplastia deve integrar, crescer de acordo com os demais ossos da convexidade craniana, ser leve, esterilizável, disponível, maleável, ter baixo custo e não ter propriedades ferromagnéticas. Os materiais podem ser classificados em: orgânicos, sintético-orgânicos e inorgânicos. Os orgânicos incluem os autogênicos (obtidos do próprio indivíduo), alogênicos (obtidos de outro indivíduo) e xenogênicos (obtidos de outras espécies). Os sintético-orgânicos (biomateriais) são constituídos de proteínas ou minerais presentes no corpo humano (hidroxiapatita, proteína morfogênica óssea). Os inorgânicos não têm atividade biológica (metilmetacrilato, silicone, polietileno poroso, malha de titânio, vidro bioativo).[2] Em crianças, os materiais inorgânicos têm uso limitado devido a complicações potenciais que incluem as infecções, a migração intracraniana e a ausência de crescimento e flexibilidade.

Cranioplastia com material autólogo

O osso autólogo é o melhor material para as cranioplastias em crianças e adultos. As vantagens do uso dos ossos autólogos são: a integração e o crescimento do enxerto, menor risco de infecção e perfeita compatibilidade imunológica. São desvantagens: a limitação da quantidade, aumento da duração do ato operatório, dor no local doador, possibilidade de reabsorção e dificuldade de moldagem do enxerto. O osso autólogo pode ser removido no mesmo tempo cirúrgico da cranioplastia, constituindo os enxertos frescos, ou ser conservado no subcutâneo abdominal ou liofilizado em bancos de ossos. As propriedades de crescimento e integração dos enxertos autólogos são maiores nos ossos frescos. A conservação do enxerto no tecido celular subcutâneo abdominal mantém a nutrição dos osteócitos e a proteção imunológica, porém, sofrem processo de absorção gradual, a partir da 6ª semana, no abdome.

Os principais locais doadores de osso autólogo são o crânio, as costelas e a crista ilíaca. O osso craniano apresenta três camadas: externa, interna – de osso cortical – e intermediária – de osso esponjoso (díploe óssea). O espaço diploico permite a separação (bipartição) das camadas corticais e a duplicação da quantidade de material ósseo, possibilitando a reconstrução óssea de áreas simétricas em tamanho, forma e contorno. A bipartição do osso craniano é mais difícil em crianças menores de 3 anos de idade[3] (Figuras 27.1 e 27.2).

Figura 27.1 – Ato operatório em criança com 5 anos de idade (A e B), vítima de acidente automobilístico, com falha óssea parietoccipital direita (C). Reconstrução craniana com enxerto de osso autólogo bipartido removido da região parietal anterior contralateral (D e E).

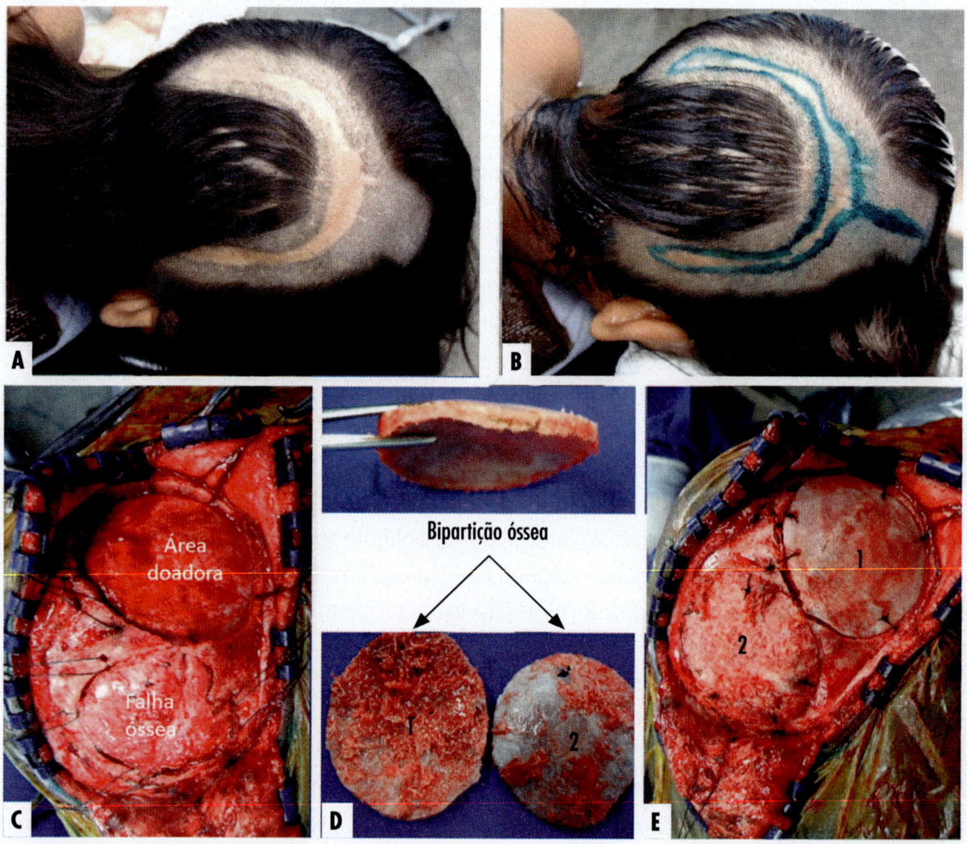

Fonte: Cortesia do Hospital das Clínicas da Faculdade de Medicina da Universidade de São Paulo (HC-FMUSP).

Figura 27.2 – Reconstrução tridimensional da TC do crânio de criança com 7 anos de idade com falha óssea na região frontorbitária direita, reconstruída com técnica de bipartição óssea da região parietal contralateral. A bipartição foi realizada com o osso *in situ*. (A) Frontal; (B) axial.

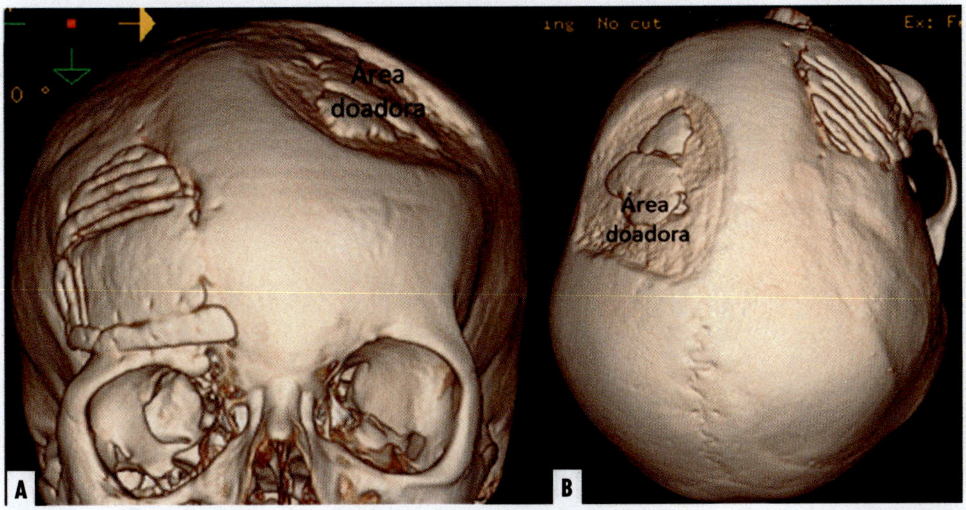

TC: tomografia computadorizada.

Fonte: Cortesia do Hospital das Clínicas da Faculdade de Medicina da Universidade de São Paulo (HC-FMUSP).

Outro método consiste na obtenção de pequenos fragmentos ósseos corticais e esponjosos do crânio, obtidos com uso de brocas de trepanação ou de ossos particulados obtidos de outras áreas doadoras. Estes fragmentos mantêm o potencial osteogênico que possibilita rápida cobertura do defeito ósseo. As áreas de falha óssea devem ter a dura-máter íntegra e no mesmo plano dos ossos circundantes, de modo a não deixar a reconstrução da falha óssea deprimida ou abaulada. Este procedimento, com ossos particulados, pode ser combinado com a técnica de bipartição. Este método permite realizar reconstruções em grandes áreas de falha óssea.[4] O pó de osso obtido durante a craniotomia não apresenta o mesmo potencial osteogênico do osso particulado.[5]

Os enxertos de costelas, geralmente, são utilizados para a construção de estrutura de suporte (entrelaçada ou paralela), como base para preenchimento com enxertos ósseos menores[5] (Figura 27.3). Não há limite de idade para o uso de enxerto oriundo de costela para cranioplastia. O contorno das costelas pode não ser apropriado para a reconstrução óssea e o tratamento envolve a necessidade de outro local cirúrgico que evite aumentar as complicações como dor, infecção e restrição funcional da caixa torácica. O enxerto de osso ilíaco é contraindicado para crianças menores de 9 anos, por interferir no crescimento da bacia.[6]

Cranioplastia com material biossintético

Os biomateriais têm propriedades osteocondutoras e podem ser substituídos em diferentes graus pelo tecido ósseo, pois recrutam os osteoblastos circundantes. Podem ser classificados como: pasta de cimento (hidroxiapatita, cimento ósseo de fosfato de cálcio), que possui matriz óssea desmineralizada; vidro bioativo; e polímeros pré-fabricados.[7] As pastas de cimento de hidroxiapatita ou de fosfato de cálcio são utilizadas para revestimento externo. A

Figura 27.3 – TC do crânio de criança com 8 anos de idade com displasia craniofrontonasal e falha óssea frontal direita. Reconstrução craniana com osso autólogo bipartido removido da região parietal ipsilateral, costelas e ossos particulados. (A e B) Imagens pré-operatórias; (C e D) imagens pós-operatórias.

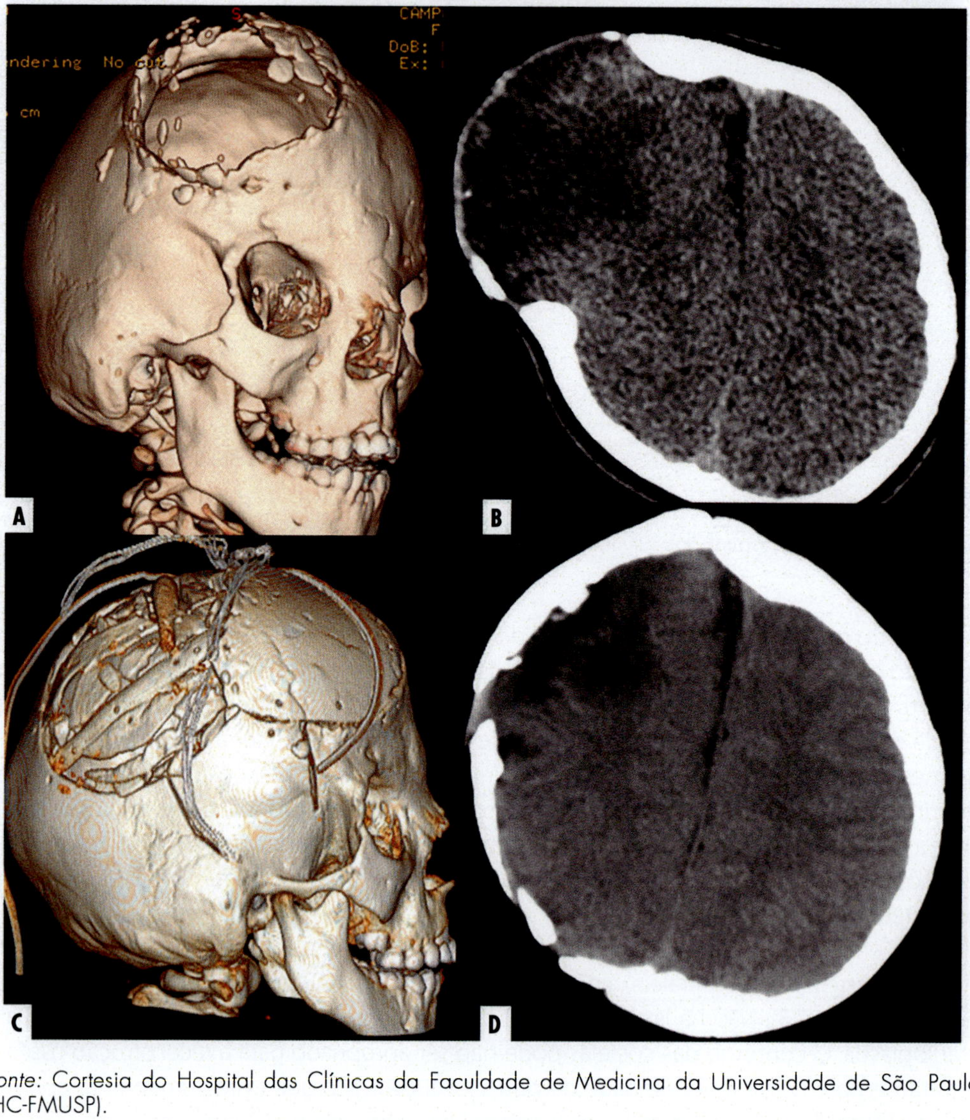

Fonte: Cortesia do Hospital das Clínicas da Faculdade de Medicina da Universidade de São Paulo (HC-FMUSP).

hidroxiapatita, ou seja, o fosfato de cálcio, constitui 60% do osso humano e pode ser produzida como cerâmica.[8] Promove a formação de osso em sua superfície devido a sua similitude com o tecido ósseo, porém não se integra a ele e, embora moldável e resulte em bom efeito estético, pode se desintegrar e fragmentar. Em crianças, recomenda-se o uso de cerâmica de hidroxiapatita com macroporosidade para melhorar a osteointegração.[9] O vidro bioativo ou o osso desmineralizado são indicados para a substituição total das falhas ósseas; o vidro bioativo tem propriedades ósseo-indutivas. Os polímeros porosos de polietileno pré-fabricados também são utilizados para preencher, totalmente, a falha óssea e têm vantagens de grande disponibilidade, biocompatibilidade e pequeno traumatismo cirúrgico. O limite de idade para aplicação destes materiais é controverso.

Cranioplastia com materiais sintéticos

A principal desvantagem dos materiais sintéticos é a falta de osteointegração com os ossos em crescimento, impedindo seu uso de modo permanente em crianças. O titânio é um material metálico, não corrosivo e biocompatível que apresenta grande força de tensão e flexibilidade. Pode ser utilizado em combinação com outros materiais para aumentar a resistência dos implantes. A utilização de implantes customizados facilita seu uso e oferece bons resultados estéticos. O polimetilmetacrilato (acrílico) é o material sintético mais utilizado para a cranioplastia em adultos. Têm como vantagens a grande disponibilidade, o baixo custo e a grande resistência e apresenta boa biocompatibilidade.

Perspectivas futuras

A produção de tecidos biológicos por meio da engenharia de tecidos pode substituir os materiais atualmente utilizados para realizar a cranioplastia, especificamente em crianças. Há três linhas diferentes de produtos: proteína morfogênica óssea, fatores de crescimento e células-tronco.[10]

Considerações finais

O uso de enxerto com osso autólogo é o material de escolha para as cranioplastias em crianças, devido à melhor integração com os tecidos vizinhos e manutenção do crescimento tecidual. A melhor técnica para enxertia com osso autólogo é a bipartição associada com ossos particulados cranianos.

Referências bibliográficas

1. Park EK, Lim JY, Yun IS et al. Cranioplasty enhanced by three-dimensional printing: custom-made three-dimensional-printed titanium implants for skull defects. J Craniofac Surg. 2016;27:943-9.
2. Rogers GF, Greene AK. Autogenous bone graft: basic science and clinical implications. J Craniofac Surg. 2012;23:323-7.
3. Vercler CJ, Sugg KB, Buchman SR. Split cranial bone grafting in children younger than 3 years old: debunking a surgical myth. Plast Reconstr Surg. 2014;133:e822-7.
4. Rogers GF, Greene AK, Mulliken JB et al. Exchange cranioplasty using autologous calvarial particulate bone graft effectively repairs large cranial defects. Plast Reconstr Surg. 2011;127:1631-42.
5. Sahoo N, Roy I, Rangarajan H. Cranioplasty in children with split rib graft. Med J Armed Forces India. 2011;67:83.
6. Karamese M, Toksoz MR, Selimoglu MN et al. Comparison of bone dust with other types of bone grafts for cranioplasty. J Craniofac Surg. 2014;1155-8.
7. Gosain AK, Chim H, Arneja JS. Application-specific selection of biomaterials for pediatric craniofacial reconstruction: developing a rational approach to guide clinical use. Plast Reconstr Surg. 2009;123:319-30.
8. Shah AM, Jung H, Skirboll S. Materials used in cranioplasty: a history and analysis. Neurosurg Focus. 2014;36:e19.

9. Frassanito P, Tamburrini G, Massimi L et al. Post-marketing surveillance of custom bone service implanted in children under 7 years old. Acta Neurochir. 2015;157:115-21.
10. Feroze AH, Walmsley GG, Choudhri O et al. Evolution of cranioplasty techniques in neurosurgery: historical review, pediatric considerations and current trends. J Neurosurg. 2015;123:1098-107.

Seção VIII

Hidrodinâmica

Capítulo 28

Hidrocefalia e Líquido Cefalorraquidiano

Rodolfo Casimiro Reis
Matheus Miranda Mendes
Matheus Fernandes de Oliveira
Bárbara Albuquerque Morais
Fernando Campos Gomes Pinto

Introdução

Hidrocefalia consiste no acúmulo anormal de líquido cefalorraquidiano (LCR) nos ventrículos cerebrais e espaços subaracnoides.[1,2] Frequentemente está associada a dilatação ventricular e aumento da pressão intracraniana (PIC).[2]

Líquido cefalorraquidiano

É um fluido translúcido, resultante do ultrafiltrado dos capilares e do produto do processamento das células epiteliais que exercem as funções de proteção mecânica e imunológica. A taxa de produção é de cerca de 150 mL a cada 8 horas e corresponde a 10% do volume intracraniano.[1-3]

Cerca de 80% da produção do LCR acontece nos plexos coroides dos ventrículos cerebrais, que são estruturas constituídas de vasos revestidos por tecido conjuntivo e um epitélio cúbico. Os demais 20% do LCR são produzidos no epêndima ventricular e no interstício do sistema nervoso.[2] O fluxo do líquido cefalorraquidiano segue pelos ventrículos laterais, forame de Monro, III ventrículo, aqueduto cerebral e IV ventrículo, alcançando o espaço subaracnoide pelos forames de Luschka e Magendie. A partir daí, o LCR é reabsorvido pelas granulações aracnóideas, que são invaginações da membrana aracnoide presentes no seio sagital superior e nas veias corticais maiores. Cerca de 90% do volume do líquido cefalorraquidiano aloca-se no espaço subaracnoide e 10%, nos ventrículos. O LCR contém de 0 a 5 células linfomononucleares por mm^3. Quimicamente, o LCR é constituído de várias moléculas, como podemos observar na Tabela 28.1.[2-4]

Tabela 28.1 – Constituição química do LCR.

Constituintes	Unidades	LCR	Plasma	LCR/plasma
Osmolaridade	mOsm/L	295	295	1
H2O	mEq/L	99%	93%	–
Sódio	mEq/L	138	138	1
Potássio	mEq/L	2,8	4,5	0,6
Cloreto	mEq/L	119	102	1,2
Cálcio	mEq/L	2,1	4,8	0,4
pCO2	mmHg	47	41	1,1
pH	–	7,33	7,41	–
pO2	mmHg	43	104	0,4
Glicose	mg/dL	60	90	0,67
Lactato	mEq/L	1,6	1	1,6
Piruvato	mEq/L	0,08	0,11	0,73
Proteína total	mg/dL	35	7.000	0,005
Albumina	mg/dL	155	36.600	0,004
IgG	mg/dL	12,3	9.870	0,001

Fonte: Vieira E, Faquini I, Azevedo Filho HC et al., 2015.

Classificação

A hidrocefalia pode ser classificada sob vários critérios:

Comunicante ou não comunicante

Inicialmente, a hidrocefalia foi descrita como obstrutiva e não obstrutiva. Posteriormente, verificou-se que essa classificação não seria correta, pois quase todas as hidrocefalias envolvem algum grau de obstrução com fluxo do líquido cefalorraquidiano, sendo a hidrocefalia ex-vácuo e a hidrocefalia causada por tumores do plexo coroide exceções a essa regra. Portanto, atualmente prefere-se classificar as hidrocefalias como comunicante, quando a obstrução está no espaço subaracnoide e nas granulações aracnóideas, e como não comunicante, quando a obstrução está em algum ponto do sistema ventricular.[5-8]

Congênita ou adquirida

A malformação de Chiari tipo II, a malformação de Dandy-Walker, a mielomeningocele e a estenose do aqueduto silviano são as causas congênitas mais comuns de hidrocefalia. A hidrocefalia externa consiste no aumento dos espaços subaracnoides frontais no primeiro ano de vida. Geralmente é acompanhada do aumento do perímetro cefálico, resolvendo-se espontaneamente até os dois anos de vida na maior parte dos casos. É recomendado realizar uma ultrassonografia transfontanelar ou tomografia do crânio para aferir a ocorrência de aumento ventricular durante o seguimento.[9,10]

Dentre as causas de hidrocefalia adquirida destacam-se as infecções, como meningite e neurocisticercose, as hemorragias e as neoplasias do sistema nervoso.[3,7,8]

Aguda ou crônica

A hidrocefalia aguda é uma condição de emergência neurocirúrgica. É caracterizada por um rápido aumento no volume do LCR intracraniano. Essa condição leva o paciente a apresentar uma piora abrupta em seu nível neurológico, podendo evoluir rapidamente a óbito caso não seja tratado. Em recém-nascidos e lactentes, manifesta-se como irritabilidade, sonolência, vômitos, tensão da fontanela e macrocrania. Em crianças mais velhas e adultos, apresenta-se como cefaleia, vômitos, letargia, diplopia (paresia do VI nervo craniano) e papiledema.[2,3,9]

A hidrocefalia crônica do adulto é mais bem representada pela hidrocefalia de pressão normal. Essa condição afeta principalmente os idosos e caracteriza-se como a tríade sintomática clássica: apraxia da marcha, demência e incontinência urinária.[11-13]

Diagnóstico

Além das manifestações clínicas, os exames de imagem do crânio são necessários para firmar o diagnóstico de hidrocefalia. Alguns sinais tomográficos possibilitam o diagnóstico (Figura 28.1):[14-17]

- Índice de Evans: razão entre o diâmetro dos cornos frontais sobre o maior diâmetro biparietal. Se maior que 0,3, sugere hidrocefalia.
- Aumento das dimensões dos cornos temporais > 2 mm de comprimento.
- Ventrículos laterais e terceiro ventrículo em forma de balão (aspecto em "Mickey Mouse").
- Hipodensidade periventricular sugestiva de edema transependimário.

Figura 28.1 – Sinais tomográficos evidenciados em doentes com hidrocefalia. (A) Medidas usadas para calcular o índice de Evans; (B) aumento do terceiro ventrículo e dos cornos temporais; (C) aspecto em "Mickey Mouse"; (D) transudação ependimária nos cornos frontais.

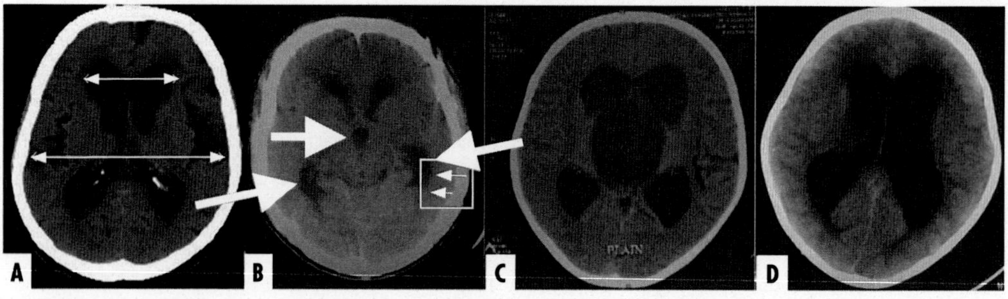

Fonte: Acervo da autoria do capítulo.

O exame de ressonância magnética do crânio fornece informações adicionais. A sequência FIESTA permite a avaliação do conteúdo e da anatomia ventricular com maiores detalhes. O estudo do fluxo do líquido cefalorraquidiano permite identificar os pontos de obstrução do LCR, além de avaliar a patência de fenestrações realizadas em procedimentos endoscópicos para tratamento da hidrocefalia, como a ventriculostomia. Em doentes com hidrocefalia de pressão normal, podemos, ainda, identificar hiperdinamismo do fluxo do líquido cefalorraquidiano no aqueduto cerebral.[14]

A avaliação e o exame clínico são importantes para diferenciar a ventriculomegalia isolada da hidrocefalia. Em pacientes com essa última condição, o exame de fundo de olho costuma revelar papiledema. Já a punção lombar com manometria, quando não contraindicada, também pode ser útil; a pressão de abertura normal varia de 7 a 18 cm H_2O e pode estar aumentada em pacientes com hidrocefalia.[2,7,8]

Referências bibliográficas

1. Siqueira MG (org.). Tratado de neurocirurgia. Manole, 2015. cap. 163.
2. Rengachary SS, Ellenbogen RG (ed.). Princípios de neurocirurgia. 2. ed. DiLivros, 2006. cap. 8.
3. Greenberg MS (ed.). Handbook of neurosurgery. 7th ed. New York: Thieme, 2010. chap. 15.
4. O'Hayon BB, Drake JM, Ossip MG et al. Frontal and occipital horn ratio: a linear estimate of ventricular size for multiple imaging modalities in pediatric hydrocephalus. Ped Neurosur. 1998 Nov;29(5):245-9.
5. Langner S, Fleck S, Baldauf J et al. Diagnosis and differential diagnosis of hydrocephalus in adults. Rofo. 2017;189:728-39.
6. Chen S, Luo J, Reis C et al. hydrocephalus after subarachnoid hemorrhage: pathophysiology, diagnosis and treatment. Biomed Res Int. 2017;2017:8584753.
7. Filis AK, Aghayev K, Vrionis FD. cerebrospinal fluid and hydrocephalus: physiology, diagnosis and treatment. Cancer Control. 2017;24:6-8.
8. Wright Z, Larrew TW, Eskandari R. Pediatric hydrocephalus: current state of diagnosis and treatment. Pediatr Rev. 2016;37:478-90.
9. Miskin N, Patel H, Franceschi AM et al. Diagnosis of normal-pressure hydrocephalus: use of traditional measures in the era of volumetric MR imaging. Radiology. 2017;285:197-205.
10. Agarwal A, Bathla G, Kanekar S. Imaging of communicating hydrocephalus. Semin Ultrasound CT MR. 2017;37:100-8.
11. Spennato P, Chiaramonte C, Cicala D. Acute triventricular hydrocephalus caused by choroid plexus cysts: a diagnostic and neurosurgical challenge. Neurosurgical Focus. 2016;41:e9.
12. Marmarou A, Young HF, Aygok GA et al. Diagnosis and management of idiopathic normal-pressure hydrocephalus: a prospective study in 151 patients. Collections. 2012;116:987-97.
13. Huh PW, Yoo DS, Cho KS. Diagnostic method for differentiating external hydrocephalus from simple subdural hygroma. Journal of Neurosurgery. 2006;105:65-70.
14. Tully HM, Dobyns WB. Infantile hydrocephalus: a review of epidemiology, classification and causes. Eur J Med Genet. 2014;57:359-68.
15. Rekate HL. A consensus on the classification of hydrocephalus: its utility in the assessment of abnormalities of cerebrospinal fluid dynamics. Childs Nerv Syst. 2011;27:1535-41.
16. Rekate HL. A contemporary definition and classification of hydrocephalus. Semin Pediatr Neurol. 2009;16:9-15.
17. Raimondi AJ. A unifying theory for the definition and classification of hydrocephalus. Childs Nerv Syst. 1994;10: 2-12.

Capítulo 29

Hidrocefalia Pós-Traumática

Matheus Fernandes de Oliveira
Fernando Campos Gomes Pinto

Introdução

O traumatismo cranioencefálico (TCE) é a principal causa de morte em crianças e adultos jovens entre 15 e 30 anos de idade nos Estados Unidos. No Brasil, embora os dados disponíveis sejam limitados e provavelmente subestimados, o TCE também é uma das principais causas de morte em pessoas entre 5 e 40 anos e tem impacto na morbidade pós-traumática, como prejuízo nas funções cognitivas e motoras.[1-7]

Epidemiologia

A hidrocefalia pós-traumática (HPT) foi reconhecida por Dandy em 1914.[1,2] É a complicação neurocirúrgica mais comum no ambiente de reabilitação de doentes com TCE grave. Sua ocorrência varia de 0,7% a 29%, de acordo com os diferentes conceitos utilizados (Figura 29.1), e é maior quando se utilizam critérios da imagem de ventriculomegalia e varia de 30% a 86%.[3]

Fisiopatogenia

É classificada como adquirida, podendo ser aguda, subaguda ou crônica. Também pode ser normotensiva, hipertensiva, comunicante ou obstrutiva, a depender da patogênese subjacente.[1-3]

As forças mecânicas envolvidas no TCE resultam em várias disfunções de desequilíbrio hidrodinâmico, destacando-se a diminuição do número e da função dos cílios ependimários, a disfunção das metaloproteinases, o traumatismo direto, a apoptose celular e a presença de resíduos hemáticos. A obliteração das vilosidades aracnoides por microtrombos e subsequente inflamação e fibrose que resultam em obstrução do fluxo do líquido cefalorraquidiano (LCR) é o mecanismo mais provável.[1-3]

Figura 29.1 – Tomografia do crânio de doente com HPT.

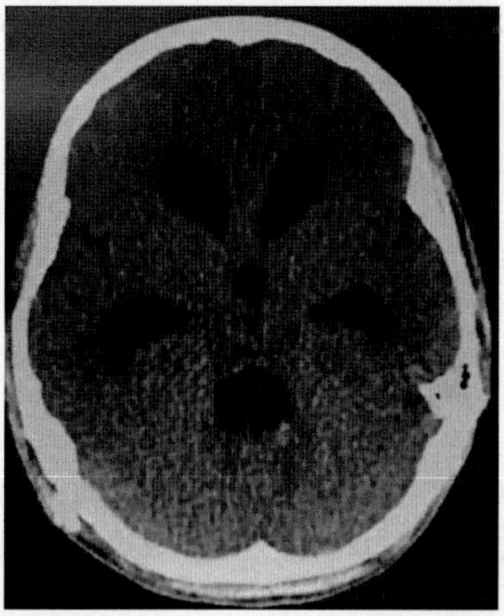

Fonte: Acervo da autoria do capítulo.

A HPT geralmente correlaciona-se ao grau de hipoperfusão nos lobos temporais. A drenagem lombar contínua do LCR pode reduzir significativamente a HPT.[1-3]

Quadro clínico

Os fatores de risco para HPT são: idade, duração do coma pós-traumático, necessidade de craniectomia descompressiva e ocorrência de hemorragia subaracnóidea.[3]

Os principais sintomas da HPT são obnubilação, retardo psicomotor, défice de memória e cognição, comprometimento da marcha, incontinência urinária ou fecal e anormalidades comportamentais e emocionais.[4-7]

Os sintomas da HPT frequentemente são mascarados pelo grau de lesão cerebral, o que pode dificultar o diagnóstico, especialmente do doente gravemente enfermo. As manifestações clínicas dependem especialmente do momento de aparecimento e modo de início; se agudo, subagudo ou crônico. A HPT aguda gera sintomas pronunciados como cefaleia, vômito, papiledema e comprometimento da consciência e pode evoluir para coma e morte. A HPT crônica pode gerar espasticidade, défices neurológicos progressivos, demência, incontinência urinária e anormalidades da marcha, especialmente em idosos.[4-7]

A hidrocefalia de pressão normal (HPN) decorrente de TCE pode desenvolver-se especialmente em doentes idosos e caracteriza-se por ventrículos aumentados, pressão do LCR normal, apraxia da marcha, incontinência urinária e défices cognitivos. A HPN pós-traumática não é facilmente distinguida de outras causas de HPN, doença de Alzheimer e demência vascular.[7]

Diagnóstico diferencial e avaliação

O aumento da dimensão dos ventrículos encefálicos é um achado comum na fase pós-aguda do TCE. Há controvérsias entre distinguir-se a ventriculomegalia relacionada à atrofia cerebral e a dilatação ventricular sintomática ativa. A HPT desenvolve-se cerca de 3 meses a partir do TCE, enquanto a ventriculomegalia decorrente da atrofia cortical evolui ao longo de

6 ou mais meses. A atrofia cortical parece correlacionar-se à hipóxia e à anoxia encefálica e à lesão axonal difusa, enquanto a HPT é claramente relacionada ao bloqueio do LCR.[4-7]

A punção lombar revelando pressão do LCR superior a 20 cm de H_2O é sugestiva de HPT. A ventriculomegalia é um achado universal, mas nem sempre é boa preditora de melhora com a cirurgia. A dilatação ventricular na ausência de sulcos e giros proeminentes é mais sugestiva de HPT. No entanto, a HPN decorrente do TCE pode compartilhar aumento ventricular de sulcos e giros mais largos, devendo ser diferenciada pela ocorrência de pressão do LCR normal ou intermitentemente aumentada (Tabela 29.1).[4-7]

O PET-CT ou o SPECT podem revelar hipoperfusão do lobo temporal, achados que podem correlacionar-se com a melhora após o tratamento cirúrgico.[5,6]

Tabela 29.1 – Principais diferenças entre HPT, ventriculomegalia, atrofia cortical e HPN secundária.

Parâmetro	HPT	Ventriculomegalia e atrofia cortical	HPN secundária
Instalação	~ 3 meses	> 6 meses	> 6 meses
Mecanismo	Bloqueio de reabsorção do LCR	Hipóxia e LAD	Bloqueio de reabsorção do LCR
Pressão do LCR	> 20 cm H_2O	< 20 cm de H_2O	< 20 cm de H_2O ou intermitente
Morfologia	Ventriculomegalia + poucos sulcos + transdução do LCR	Ventriculomegalia + muitos sulcos, sem transdução do LCR	Ventriculomegalia + muitos sulcos + transdução do LCR
Tratamento	Derivação ventricular + reabilitação	Reabilitação	Derivação ventricular + reabilitação

HPT: hidrocefalia pós-traumática; HPN: hidrocefalia de pressão normal; LAD: lesão axonal difusa; LCR: líquido cefalorraquidiano.

Fonte: Cortesia do Grupo de Hidrodinâmica Cerebral do Hospital das Clínicas da Faculdade de Medicina da Universidade de São Paulo (HC-FMUSP).

Tratamento

A derivação do LCR é o tratamento ideal, pois a hidrocefalia é reversível e a cirurgia gera impacto favorável nos sintomas e programas de reabilitação. Embora a punção lombar repetida para remoção do LCR possa diminuir a indicação da cirurgia definitiva, na maioria dos casos, a derivação ventriculoperitoneal (DVP) ou ventriculoatrial (DVA) é o procedimento mais aplicado. Quando a hidrocefalia é obstrutiva, a III ventriculostomia endoscópica (TVE) pode ser realizada, às custas de taxa de conversão para DVP de até 30%.[4]

Ocorre melhora clínica e imaginológica após o tratamento cirúrgico em aproximadamente 70% dos doentes, de acordo com o perfil clínico. A melhora pode ser imediata ou progressiva.[7]

Além do tratamento cirúrgico, os doentes também requerem atendimento multidisciplinar, compartilhando a assistência com médicos neurologistas, fisiatras, fonoterapeutas, terapeutas ocupacionais, nutricionista e neuropsicólogos. A reabilitação previne complicações e proporciona aprimoramento da melhora motora e cognitiva.[7]

Referências bibliográficas

1. Kammersgaard LP, Linnemann M, Tibæk M. Hydrocephalus following severe traumatic brain injury in adults: incidence, timing and clinical predictors during rehabilitation. Neuro Rehabilitation. 2013;33:473-80.
2. Mazzini L, Campini R, Angelino E et al. Posttraumatic hydrocephalus: a clinical, neuroradiologic and neuropsychologic assessment of long-term outcome. Arch Phys Med Rehabil. 2003;84:1637-41.
3. Bauer DF, McGwin Jr G, Melton SM et al. Risk factors for conversion to permanent ventricular shunt in patients receiving therapeutic ventriculostomy for traumatic brain injury. Neurosurgery. 2011;68:85-8.
4. Wen L, Wan S, Zhan RY et al. Shunt implantation in a special sub-group of post-traumatic hydrocephalus: patients have normal intracranial pressure without clinical representations of hydrocephalus. Brain Inj. 2009;23:61-4.
5. Licata C, Cristofori L, Gambin R et al. Post-traumatic hydrocephalus. J Neurosurg Sci. 2001;45:141-9.
6. Xin H, Yun S, Jun X et al. Long-term outcomes after shunt implantation in patients with posttraumatic hydrocephalus and severe conscious disturbance. J Craniofac Surg. 2014;25:1280-3.
7. Pinto FC, Saad F, Oliveira MF et al. Role of endoscopic third ventriculostomy and ventriculoperitoneal shunt in idiopathic normal pressure hydrocephalus: preliminary results of a randomized clinical trial. Neurosurgery. 2013;72:845-53; discussion 853-4.

Capítulo 30

Hidrocefalia de Pressão Normal

Bárbara Albuquerque Morais
Louise Makarem Oliveira
Rodolfo Casimiro Reis
Matheus Fernandes de Oliveira
Fernando Campos Gomes Pinto

Introdução

A hidrocefalia de pressão normal (HPN) é uma síndrome neurodegenerativa caracterizada por apraxia da marcha, demência e incontinência urinária associadas a aumento do volume ventricular, na ausência de aumento da pressão do líquido cefalorraquidiano (LCR).[1,2]

Pode ser secundária ou idiopática. Na primeira categoria, a HPN sucede um evento neurológico de base, como traumatismo craniano, hemorragia ou infecção. A ocorrência da HPN idiopática (HPNi) é a forma mais comum e sua incidência aumenta proporcionalmente com o avançar da idade.[2]

Os sintomas, geralmente, instalam-se ao redor dos 65 anos de idade, com prevalência estimada de 117,9 casos por 100 mil habitantes.[1] A doença acomete igualmente ambos os sexos.

Fisiopatologia

A fisiopatologia da HPNi ainda é controversa. Hakim e colaboradores (1964) foram os primeiros a descrever o aumento dos ventrículos em doentes com sintomas de HPNi e relacioná-lo aos défices funcionais dos circuitos neuronais periventriculares, apesar da manutenção da pressão intraventricular com valores normais.[3]

Ulteriormente, correlacionou-se a hipoperfusão encefálica por doenças que acometem o ciclo cardíaco ao desenvolvimento da HPNi. A hipótese baseia-se no fato de que, devido ao fluxo do LCR ser regulado pelo ciclo cardíaco, quando este está acometido, o fluxo de LCR também se encontrará alterado e multidirecional, causando estase do LCR, dilatação ventricular e respectiva lesão neuronal.[1]

De acordo com Takaya e colaboradores (2010), a hipoperfusão encefálica não deve ser considerada como fator único na fisiopatologia da HPN.[4] De acordo com Bateman (2008), a diminuição do fluxo venoso cerebral superficial é o potencial causador da HPN, independentemente da perfusão arterial e do fluxo venoso profundo.[5]

A depuração pela via glinfática (sistema linfático do sistema nervoso central, responsável pela depuração de metabólitos e relacionado a diversas doenças neurodegenerativas) alentecida também foi relacionada entre as causas da HPNi.

Sintomas

A HPNi pode apresentar-se como diferentes combinações de sintomas da tríade, que incluem apraxia da marcha, incontinência urinária e demência.

» **Marcha:** as anormalidades da marcha são características da HPNi, apesar de não serem patognomônicas da doença. Caracteriza-se por deambulação lentificada e base alargada. O doente costuma arrastar os pés e tem dificuldade para caminhar pé-ante-pé (marcha Tandem) e para virar-se. Os doentes podem apresentar dificuldade para se levantar a partir da posição sentado, fadiga ao deambular e paresia dos membros inferiores. Supõe-se que a dilatação ventricular comprima as fibras dos motoneurônios superiores presentes na região medial da coroa radiada, causando as manifestações motoras.

» **Anormalidades cognitivas:** costumam ser a segunda manifestação da HPN. Caracterizam-se por défice progressivo das funções subcorticais e frontais. Clinicamente, o paciente pode expressar redução da atenção e concentração, disfunção executiva e visuoespacial, alteração da memória e alentecimento psicomotor. Raramente ocorrem apraxia, afasia e agnosia. O miniexame do estado mental (*mini mental*) é útil para avaliar as anormalidades cognitivas desses doentes, destacando-se a depressão, a agressividade, a mania, o transtorno obsessivo-compulsivo, as alucinações e os distúrbios do controle do impulso.

» **Incontinência urinária:** ocorre em casos de doença avançada. Resulta da interrupção das vias neuronais periventriculares destinadas ao centro vesical sacral. Manifesta-se como hiperatividade da musculatura detrusora vesical, que pode expressar-se inicialmente como urgência urinária e polaciúria. Também pode ser causada pela disfunção executiva frontal. Outros sintomas do trato urinário inferior podem ocorrer em até 93% dos doentes com suspeita de HPN.

Diagnóstico

O diagnóstico de HPN pode ser dificultado pela sua interface clínica com diversas outras doenças neurodegenerativas. De acordo com o histórico médico, exames neurológicos e de imagem encefálica, como tomografia computadorizada (TC) e ressonância magnética (RM), o diagnóstico pode ser classificado em provável, possível ou improvável.[1]

De acordo com o *guideline* americano-europeu, doentes com provável HPN apresentam anormalidades de marcha associadas a um ou mais dos seguintes sintomas: disfunção cognitiva, incontinência e/ou urgência urinária, além de ventriculomegalia (Figura 30.1) e, pelo menos, um dos seguintes achados no exame de imagem (TC ou RM): estreitamento do ângulo caloso (Figura 30.2), alargamento da fissura silviana (Figura 30.3) e dos cornos temporais, alterações do sinal periventricular não atribuídas à isquemia ou desmielinização encefálicas (Figura 30.3) e apagamento dos sulcos e espaço subaracnóideo no vértex cerebral (Figura 30.2).

Figura 30.1 – Corte axial da sequência ponderada em T1 da RM de crânio evidenciando ventriculomegalia em paciente com HPN. Para detectar a ventriculomegalia, pode-se utilizar o índice de Evans (a/b) maior ou igual a 0,3 (> 30%).

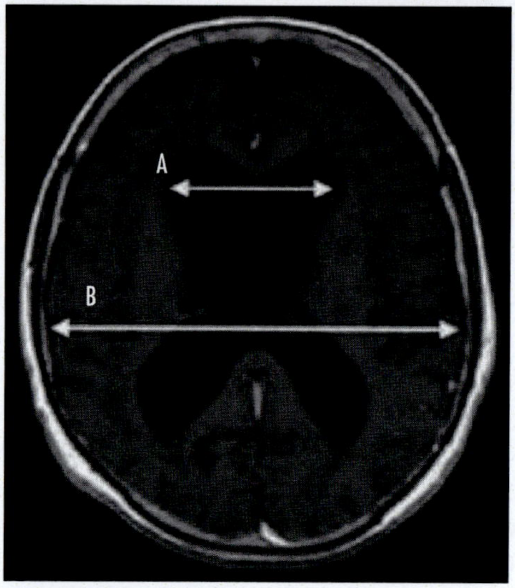

RM: ressonância magnética; HPN: hidrocefalia de pressão normal.
Fonte: Acervo da autoria do capítulo.

Figura 30.2 – Corte coronal da sequência ponderada em T1 da RM de crânio em paciente com HPN. A seta em verde evidencia o apagamento dos sulcos e espaço subaracnóideo no vértex cerebral. Em branco, temos representado o ângulo do corpo caloso menor que 90 graus.

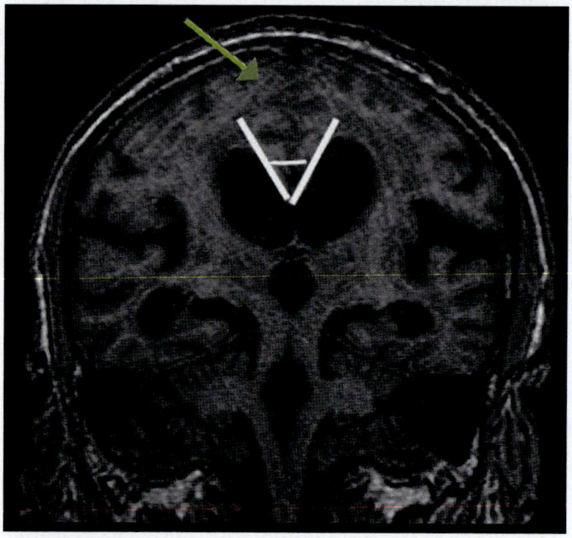

RM: ressonância magnética; HPN: hidrocefalia de pressão normal.
Fonte: Acervo da autoria do capítulo.

Figura 30.3 – Corte axial da sequência FLAIR da RM de crânio evidenciando ventriculomegalia com edema transependimário em paciente com HPN. Pode-se notar, também, o alargamento da fissura silviana, na ausência de atrofia de giros cerebrais.

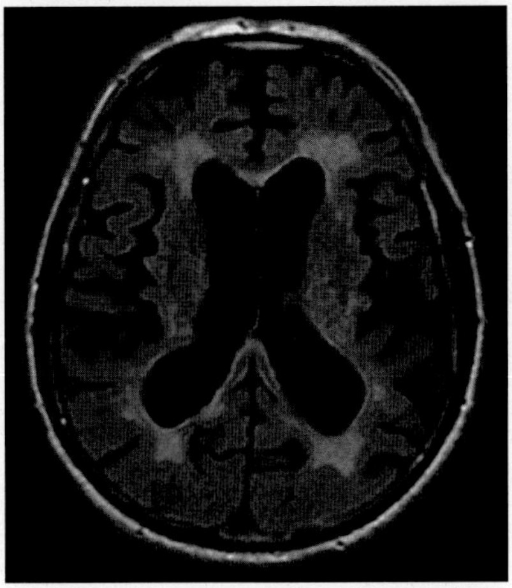

RM: ressonância magnética; HPN: hidrocefalia de pressão normal.
Fonte: Acervo da autoria do capítulo.

Os doentes com HPN possível apresentam ventriculomegalia e apenas incontinência, associadamente ou não, à declínio cognitivo, mas na ausência de anormalidades da marcha. Pacientes com HPN improvável não apresentam ventriculomegalia nem os sintomas da tríade clássica, ou apresentam sintomas completamente justificados por outras doenças.

Para investigação diagnóstica, o paciente deve ser submetido a avaliação multidisciplinar, incluindo avaliação da marcha, *tap test*, avaliação neuropsicológica e exames de imagem.

O *tap test* consiste na avaliação da marcha do paciente antes e após punção do LCR com retirada de 20 a 40 mL de LCR. Pacientes que apresentam melhora clínica após a punção têm um teste favorável ao diagnóstico de HPN. Contudo, devido a comorbidades frequentemente presentes nestes pacientes, o teste pode ter limitações e deve ser interpretado com cautela.

Diagnósticos diferenciais

Quase todos os doentes com HPN apresentam anormalidades da marcha. Devem-se considerar outros diagnósticos quando os únicos sintomas são incontinência urinária ou défice cognitivo associado à ventriculomegalia. Havendo suspeita de HPN, este deve ser um diagnóstico de exclusão. Os pacientes devem ser avaliados com hemograma, perfil bioquímico, concentrações séricas de folato, vitaminas D e B12, hormônio tireoestimulante, T4 e dosagens imunológicas de sífilis, síndrome de imunodeficiência adquirida (aids) e doença de Lyme. Pacientes com alteração da marcha e sintomas urinários podem ser avaliados com imagens da coluna cervical e lombossacral.

Morbidades associadas à HPN influenciam o prognóstico pós-operatório dos doentes. Quando presentes, devem ser tratadas e se encontrarem clinicamente estáveis antes da investigação de HPN.

São diagnósticos diferenciais: doença de Parkinson, outras causas de demência, paralisia supranuclear progressiva, neurossífilis, atrofia de múltiplos sistemas, estenose raquidiana lombossacral e cervical, neuropatia periférica, deficiência de vitamina B12 e outros nutrientes.

Tratamento

O tratamento da HPN é cirúrgico, através da derivação ventriculoperitoneal (DVP).[6] Não há tratamento medicamentoso eficaz descrito. Recomenda-se avaliar previamente a resposta da derivação com testes preditivos, como o *tap test*, a drenagem lombar externa e o teste de infusão.

Aproximadamente 80% dos doentes com HPN melhoram com a DVP. Pacientes com outras morbidades associadas podem apresentar graus variados de melhora após o tratamento.[7] Há complicações em cerca de 38% dos doentes submetidos à operação que podem implicar a necessidade de novos procedimentos.

Entre as possíveis complicações, a hiperdrenagem pode ocasionar a formação de coleções subdurais (higroma, hematoma subdural crônico). O uso de válvulas programáveis ou dispositivos antissifão pode reduzir o risco desta complicação.[8]

Os doentes tratados com DVP devem ser examinados periodicamente por médico especialista, que deve atribuir atenção especial para com a avaliação metódica dos sintomas. A TC do crânio sem contraste é o exame de imagem de escolha para acompanhamento, especialmente durante o primeiro ano após a cirurgia.

Referências bibliográficas

1. Pereira RM, Mazeti L, Lopes DCP et al. Hidrocefalia de pressão normal: visão atual sobre a fisiopatologia, diagnóstico e tratamento. Arq Bras Neurocir. 2012;91(2):96-109.
2. Nassar BR, Lippa CF. Idiopathic normal pressure hydrocephalus: a review for general practitioners. Gerontol & Geriatric Medicine. 2016;2:1-6.
3. Hakim S. Some observations on CSF pressure: hydrocephalic syndrome in adults with "normal" CSF pressure [Tese]. Bogotá: Universidade Javeriana da Faculdade de Medicina, 1964.
4. Takaya M, Kazui H, Tokunaga H et al. Global cerebral hypoperfusion in preclinical stage of idiopathic normal pressure hydrocephalus. J Neurol Sci. 2010 Nov 15;298(1-2):35-41.
5. Bateman GA. The pathophysiology of idiopathic normal pressure hydrocephalus: cerebral ischemia or altered venous hemodynamics? AJNR Am J Neuroradiol. 2008;29(1):198-203.
6. Tullberg M, Persson J, Petersen J et al. Shunt surgery in idiopathic normal pressure hydrocephalus is cost-effective: a cost utility analysis. Acta Neurochir. 2018;160(3):509-18.
7. Allali G, Laidet M, Armand S et al. Brain comorbidities in normal pressure hydrocephalus. Eur J Neurol. 2018;25:542-8.
8. Serarslan Y, Yilmaz A, Cakir M et al. Use of programmable versus nonprogrammable shunts in the management of normal pressure hydrocephalus: a multicenter retrospective study with cost-benefit analysis in Turkey. Medicine. 2017;96(39):e8185.

Capítulo 31

Diagnósticos Diferenciais da Hidrocefalia

Matheus Fernandes de Oliveira
Bárbara Albuquerque Morais
Rodolfo Casimiro Reis
Fernando Campos Gomes Pinto

Introdução

A hidrocefalia corresponde ao aumento patológico do volume do LCR intracraniano e, consequentemente, a dilatação das cavidades ventriculares e/ou cisternas subaracnóideas. O conceito de hidrocefalia é mais quantitativo do que qualitativo e pode ocorrer em várias doenças. As manifestações clínicas variam de acordo com a faixa etária dos doentes, a gravidade e a etiologia da hidrocefalia. A fisiopatologia da ventriculomegalia e da hidrocefalia respalda-se especialmente nas anormalidades de dinâmica do líquido cefalorraquidiano (LCR) (Figura 31.1).[1-5]

Podem ocorrer alterações na produção, circulação e/ou reabsorção do LCR que resultam em balanço do LCR positivo e, consequentemente, em aumento do compartimento ventricular e da pressão do LCR. A pressão elevada comprime as paredes ventriculares e gera hipoperfusão nos tecidos periventriculares e edema encefálico. Em recém-nascidos e crianças pequenas, a cabeça (perímetro cefálico) aumenta excessivamente de tamanho, visto que a fusão dos ossos do crânio ainda não se completou. Quando a hidrocefalia manifesta-se em crianças maiores e em adultos, em que as suturas cranianas estão fechadas, não ocorre aumento da circunferência do crânio, de modo que a maior parte das manifestações clínicas decorre da compressão do encéfalo e da instalação de pressões hidrostáticas intracranianas que constituem risco e tornam necessária a drenagem do LCR para controlar efetivamente a pressão intracraniana (PIC).[4,5]

Os exames de tomografia computadorizada (TC) e ressonância magnética (RM) do crânio são as principais ferramentas diagnósticas utilizadas para avaliar as alterações anatômicas decorrentes da hidrocefalia.[4] O aumento dos cornos temporais possibilita avaliar o índice de Evans, o extravasamento de LCR transependimário – que sugerem hidrocefalia – e os padrões compatíveis com os variados graus de descompensação clínica e radiológica. O edema transependimário ou intersticial deve ser diferenciado das alterações da substância branca periventricular decorrentes de outras etiologias, como as microvasculares e desmielinizantes.[1-5]

Figura 31.1 – Esquema simplificado da produção, circulação e reabsorção do LCR.

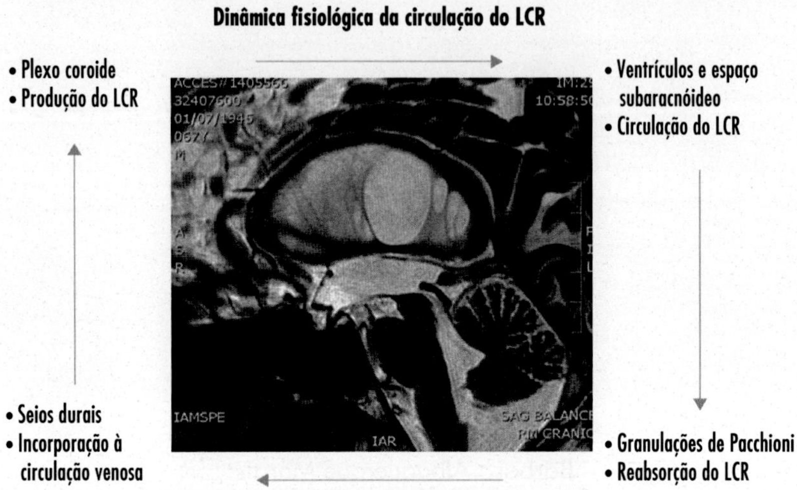

LCR: líquido cefalorraquidiano.

Fonte: Cortesia do Grupo de Hidrodinâmica Cerebral do Hospital das Clínicas da Faculdade de Medicina da Universidade de São Paulo (HC-FMUSP).

Tipos de hidrocefalia

Há algumas classificações para a hidrocefalia. Pode ser obstrutiva ou comunicante, congênita ou adquirida, aguda ou crônica, hipertensiva ou não hipertensiva e devido à hiperprodução do LCR. Essas classificações não são mutuamente excludentes, de modo que um doente pode, por exemplo, apresentar hidrocefalia obstrutiva não hipertensiva ou comunicante crônica adquirida.

Hidrocefalias congênita e adquirida

A hidrocefalia congênita é aquela em que o diagnóstico é realizado por ocasião do nascimento. Geralmente é diagnosticada durante o acompanhamento pré-natal com ultrassom. Pode associar-se a outras alterações anatômicas e funcionais do encéfalo (Figura 31.2). Uma causa frequente da hidrocefalia congênita é o defeito do fechamento do tubo neural. Dentre eles, destacam-se a mielomeningocele, importante e mais comum, e a hidrocefalia associada à malformação de Dandy-Walker. A hidrocefalia adquirida é a que decorre de outras doenças, como sangramento intracraniano, infecções e traumatismos. É frequente em recém-nascidos prematuros com hemorragia da matriz germinativa e em adultos com hemorragias pós-traumáticas.[4,5]

Hidrocefalias crônica e aguda

A hidrocefalia aguda é aquela cujos sintomas ou sinais radiológicos instalam-se de maneira rápida ou súbita, denotando descompensação do sistema do LCR. A hidrocefalia subaguda demanda algum tempo para sua instalação. A hidrocefalia crônica ocorre quando instalação clínica ou radiológica é insidiosa ou lentamente progressiva.[1-3]

Figura 31.2 – Hidrocefalia congênita. Paciente apresenta associação com agenesia de lobos temporais e colpocefalia.

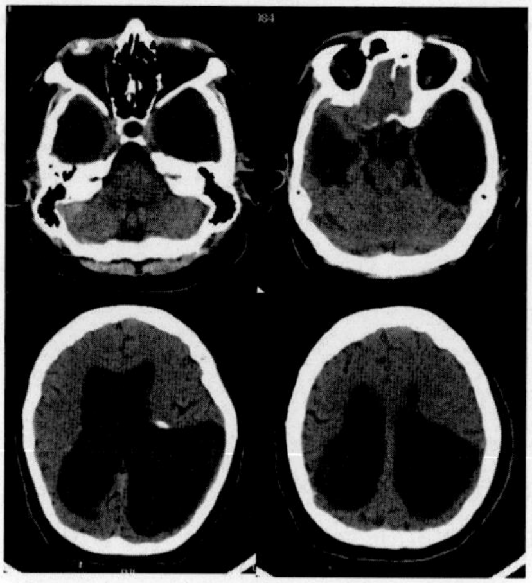

Fonte: Acervo da autoria do capítulo.

Hidrocefalias hipertensiva e não hipertensiva

Quando a hidrocefalia é hipertensiva, os mecanismos de compensação tornam-se saturados, o que resulta no aumento do conteúdo do LCR e em hipertensão do sistema ventricular. São sinais clínicos cefaleia, náusea, vômitos e papiledema; e achados em neuroimagem ventrículos dilatados, transudação ependimária e/ou herniações parenquimatosas. Quando a hidrocefalia é não hipertensiva, observa-se aumento do conteúdo do LCR sem descompensação pressórica. O protótipo da hidrocefalia comunicante crônica não hipertensiva adquirida é a hidrocefalia de pressão normal idiopática (HPNi).[1-3]

Hidrocefalias obstrutiva e comunicante

Decorrem da obstrução das vias de circulação do LCR. Podem ser causadas por coágulo, êmbolo séptico, tumor ou anormalidades anatômicas. Os principais locais de obstrução do LCR são:

» **Forame de Monro:** sua obstrução pode resultar em dilatação bilateral e, mais raramente, unilateral dos ventrículos laterais. A causa mais comum da obstrução do forame de Monro é o cisto coloide do III ventrículo. A obstrução também pode decorrer de sangramentos espontâneos, traumáticos ou pós-operatórios, lesões neoplásicas primários, inflamações e formação de septos.[1-3]

» **Aqueduto:** a estenose de aqueduto silviano adquirida é responsável pela hidrocefalia em até 10% dos adultos. Os septos inflamatórios, as membranas e a neurocisticercose do aqueduto são algumas das causas mais comuns desta modalidade de hidrocefalia. A estenose do aqueduto também pode ser causada por lesões presentes na região da glândula pineal ou tumor do *tectum*. As membranas e os septos podem ser avaliados de modo eficaz nas sequências T2 da RM de alta resolução.[4,5]

» **IV Ventrículo e forame magno:** o infarto cerebelar subagudo e o edema cerebelar secundário podem resultar em compressão do IV ventrículo, o que constitui, nos adultos, a causa mais comum de obstrução da fossa posterior. As causas mais comuns de compressão na região do forame magno são as malformações congênitas da base do crânio e das junções craniocervicais e as malformações de Chiari.[1-3]

Hidrocefalia disabsortiva ou comunicante

Esta modalidade de hidrocefalia resulta da redução da absorção do LCR e geralmente decorre de processos que geram mal funcionamento progressivo ou abrupto das granulações aracnóideas, seja por lesão direta ou acúmulo de *debris* hemorrágicos, infecciosos ou neoplásicos. Pode ser causada pela hemorragia subaracnóidea (HSA), por anormalidades pós-hemorrágicas, inflamatórias ou pós-inflamatórias, doenças infecciosas, neoplasias (carcinomatose meníngea), entre outras. A hidrocefalia pode ser aguda ou progredir lentamente. Todos os ventrículos são igualmente afetados.[1-3]

Hidrocefalia hipersecretiva

É causada pela hiperprodução de LCR. Geralmente é provocada pelos tumores do plexo coroide, sendo o papiloma o mais frequente, e mais raramente um carcinoma do plexo coroide, mais comuns da faixa etária infantil.[4,5]

Diagnósticos diferenciais específicos

Destacar a hidrocefalia de pressão normal (HPN), a hipertensão intracraniana idiopática (HII), as alterações tróficas encefálicas relacionadas à idade, a atrofia encefálica secundária e a hidrocefalia externa.[1-5]

Hidrocefalia de pressão normal

A HPN caracteriza-se como ventriculomegalia sem elevação da PIC. O aumento do volume do LCR é compensado pelo aumento das dimensões ventriculares, o que proporciona estado de normotensão. Entretanto, a gênese da HPN fundamenta-se na hipoperfusão periventricular e no défice das elastância e complacência encefálica e nos períodos intermitentes de elevação da PIC. Resulta na tríade de sintomas, representada por anormalidades da marcha, incontinência urinária e demência. Pode ser classificada como primária ou idiopática, quando não há causa identificável; ou secundária, quando há fator contribuinte para o seu desenvolvimento, como meningite, traumatismo craniano ou hemorragia subaracnóidea. A HPN é uma condição potencialmente tratável de demência. A RM é a modalidade de exame de imagem para o diagnóstico (Figura 31.3).[1-3]

Figura 31.3 – Exemplo de paciente com HPN. Ventriculomegalia comunicante em paciente idoso.

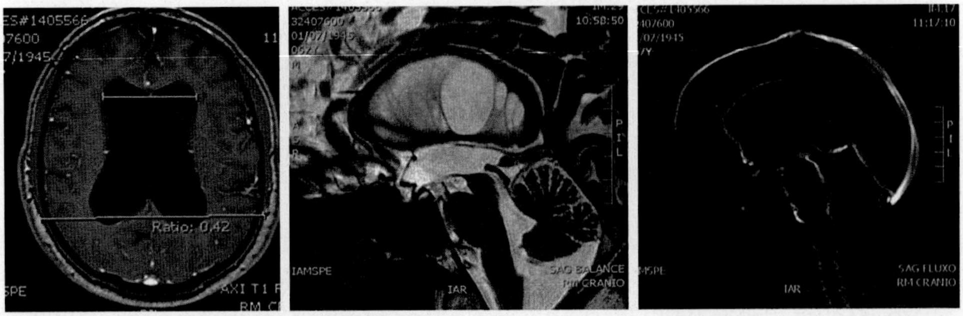

HPN: hidrocefalia de pressão normal.
Fonte: Acervo da autoria do capítulo.

Hipertensão intracraniana idiopática

A HII, previamente conhecida como pseudotumor *cerebri* ou hipertensão intracraniana benigna, caracteriza-se como aumento da PIC sem que se identifique anormalidade morfológica intracraniana nos exames de imagem. Ocorre principalmente em mulheres em idade fértil com sobrepeso. Cefaleia e papiledema são achados clássicos, porém não mandatórios. Decorre provavelmente do défice de reabsorção e/ou circulação do LCR. A RM é a modalidade de exame diagnóstico preferencial. Os achados de imagem típicos são o sinal da sela vazia, a dilatação dos espaços de LCR ao redor do nervo óptico; acompanhado ou não de tortuosidade do II nervo craniano, angustiamento da circunferência posterior do globo ocular e estenose do seio transverso.[1-3]

Alterações tróficas encefálicas relacionadas à idade

Ocorre redução fisiológica do volume encefálico com o progredir da idade. Em contraste com a hidrocefalia, a redução é acompanhada da dilatação simétrica dos espaços internos e externos do LCR. A hidrocefalia decorrente da atrofia encefálica é normotensa e geralmente referida como ex-vácuo, pois o LCR ocupa os espaços vazios liberados pela atrofia cortical. A atrofia relacionada à idade ocorre principalmente no córtex sensitivo-motor, occipital-visual, frontal e tálamo. Há atrofia patológica de diversas apresentações da demência. Em casos de demência tipo Alzheimer, ocorre atrofia hipocampal; de demência frontotemporal, predomina a perda de tecido encefálico simetricamente no córtex frontotemporal.[1-3]

Atrofia encefálica secundária

A hidrocefalia também deve ser diferenciada da atrofia secundária decorrente, por exemplo, de doenças autoimunes ou neurodegenerativas (como infecção pelo vírus da aids), após tratamento quimioterápico ou envolvendo outros medicamentos e após irradiação do encéfalo.[1-3]

Hidrocefalia externa

A hidrocefalia externa consiste no acúmulo de LCR nos espaços dos LCRs encefálicos não ventriculares. Muitas vezes constitui *continuum* do higroma subdural. Geralmente decorre de anormalidades transitórias da circulação do LCR em que há comprometimento da reabsorção. Ocorre mais frequentemente após traumatismo cranioencefálico e/ou infecções do SNC. Pode ocorrer fisiologicamente até os dois primeiros anos de vida. Quando localiza-se na região frontal bilateral, geralmente decorre de anormalidades na circulação do LCR observadas durante a fase de maturação anatômica do SNC.[1-5]

Referências bibliográficas

1. Langner S, Fleck S, Baldauf J et al. Diagnosis and differential diagnosis of hydrocephalus in adults. Rofo. 2017;189:728-39.
2. Bradley Jr WG. Diagnostic tools in hydrocephalus. Neurosurg Clin N Am. 200;12:661-84.
3. Pinto FC, Saad F, Oliveira MF et al. Role of endoscopic third ventriculostomy and ventriculoperitoneal shunt in idiopathic normal pressure hydrocephalus: preliminary results of a randomized clinical trial. Neurosurgery. 2013;72:845-53; discussion 853-4.
4. Losowska-Kaniewska D, Oles A. Imaging examinations in children with hydrocephalus. Adv Med Sci. 2007;52(Suppl 1):176-9.
5. Rekate HL, Blitz AM. Hydrocephalus in children. Handb Clin Neurol. 2016;136:1261-73.

Capítulo 32

Ventriculomegalia Fetal

Bárbara Albuquerque Morais
Daniel Dante Cardeal
Hamilton Matushita

Introdução

Ventriculomegalia (VM) fetal é a dilatação dos ventrículos cerebrais e corresponde a uma das anormalidades perinatais mais frequentemente diagnosticadas.[1] A incidência estimada de VM é de acometer 2 fetos a cada 1.000 nascimentos.[2] O sexo masculino e as primigestas têm maior predisposição a doença.[3] A etiologia da VM é variável, sendo mais comum, em 40% dos casos, a associação com defeitos do tubo neural.[1] O diagnóstico vem aumentando devido ao desenvolvimento progressivo das técnicas diagnósticas disponíveis. Contudo, o prognóstico e a evolução clínica a longo prazo permanecem obscuros, sendo bastante heterogêneos entre os casos.[4] Além disso, as técnicas de tratamento disponíveis não evoluíram muito com o tempo e necessitam de mais estudos. Diante disso, o aconselhamento familiar permanece um desafio.

Definição

Entre 24 e 40 semanas de gestação, o tamanho médio do ventrículo, através de ultrassonografia (USG) e ao nível do átrio, é de 6,4 mm.[5] Após 15 semanas de gestação, o tamanho do átrio ventricular é constante, sendo considerado limite normal o diâmetro abaixo de 10 mm.[6]

Classificação

Pode ser classificada quanto a etiologia, diâmetro do átrio e presença de outras anormalidades no sistema nervoso central (SNC).

Etiologia

» **Primária ou congênita:** devido a malformação do SNC. Por exemplo: estenose do aqueduto, síndromes genéticas.

» **Secundária ou adquirida:** devido a sangramento intracraniano, infecções ou associada a tumores cerebrais.

A hidrocefalia primária pode, ainda, ser dividida em VM isolada ou acompanhada de outras malformações estruturais.[4]

Diâmetro do átrio ventricular[1-3,7]

» **Leve:** 10 a < 12 mm.
» **Moderada:** 12 a < 15 mm.
» **Grave:** > ou igual a 15 mm.

Diagnóstico

O exame mais utilizado para triagem e diagnóstico da hidrocefalia fetal é a USG. A avaliação pré-natal com as medidas da circunferência craniana, do diâmetro biparietal e da largura do ventrículo lateral são consideradas parâmetros diagnósticos. Dentre estes, a medida da largura do ventrículo maior ou igual a 15 mm apresenta sensibilidade de 67% e especificidade de 73%, sendo o melhor parâmetro de imagem para predizer a necessidade de derivação pós-natal.[5]

O diâmetro ventricular é medido no plano axial ao nível do átrio dos ventrículos laterais, na altura do plexo coroide, e resulta da distância das paredes internas do ventrículo. É uma medida rápida e com baixa variação intra e interobservador, com baixa taxa de falso-positivo para medidas maiores que 10 mm.[2]

Estudo recente comparou a utilização da USG e da ressonância magnética (RM) para a medida do tamanho ventricular em fetos e mostrou que, apesar de uma diferença em 1 mm nas medidas entre os dois exames (maior na RM), ambos se mostraram estatisticamente correspondentes no diagnóstico e na classificação do tamanho ventricular.[8]

Contudo, no rastreamento de malformações do SNC associadas, a utilização da RM mostrou-se superior, sendo capaz de identificar pequenos focos de hemorragia cerebral, anormalidades do corpo caloso e do desenvolvimento cortical. As principais limitações deste exame são a disponibilidade, o custo e a perda da qualidade de imagem causada pelo movimento fetal. Das sequências disponíveis, as imagens ponderadas em T2 são as que melhor evidenciam os ventrículos. Esta sequência é curta e tem a vantagem de ser rápida, logo, pouco afetada pelos movimentos fetais.[3]

Para auxiliar na determinação do prognóstico, os fetos com hidrocefalia devem ser investigados com análise do cariótipo e *screening* para doenças infectocontagiosas (TORCH – toxoplasma, rubéola, citomegalovírus e herpes simples), que são importantes causas de aumento ventricular.[4]

Etiologia

O aumento ventricular pode ser secundário a perda de tecido cerebral, obstrução do sistema ventricular e/ou produção aumentada de LCR.

Estudos evidenciaram que a taxa de associação com outras anomalias estruturais aumenta com a gravidade da hidrocefalia e varia de 42% a 84% em diferentes estudos.[1,9,10] As mais frequentes são os defeitos do tubo neural e a estenose do aqueduto (presente em 22,5% dos fetos com VM). A estenose do aqueduto pode ser primária, associada à síndrome ligada ao cromossomo X, a infecções com fibrose do aqueduto silviano e à hemorragia intraventricular. Outras causas costumam ser a malformação de Dandy-Walker e a síndrome de transfusão gêmelo-gemelar.[5]

Em 12% dos casos temos o achado de alterações genéticas.[10] A anormalidade do cariótipo está associada a uma maior incidência de VM grave (6,8%) *versus* VM leve (4,2%). Além disso, fetos com VM isolada associam-se em 8,6% dos casos a anormalidades genéticas, enquanto fetos com VM e outras anormalidades estruturais, apenas em 3,8% dos casos. Diante destes achados, a análise do cariótipo está indicada para todos os pacientes com diagnóstico de alargamento ventricular, independentemente de sua associação com anormalidades estruturais do SNC.[11] Entre as anormalidades cromossômicas associadas, a VM a trissomia do 21 (3,2%) é a mais descrita.[6]

Tratamento

Diversos estudos foram realizados na tentativa de estimar o período mais adequado para o tratamento da hidrocefalia fetal. Em fase pré-clínica, estudo em fetos de macaco-rhesus com hidrocefalia induzida comparou os animais submetidos a tratamento intrauterino *versus* conduta conservadora. Os macacos submetidos à derivação ventriculoamniótica intrauterina tiveram melhor prognóstico, com taxas maiores de crescimento e sobrevida quando comparados ao outro grupo. Os não tratados raramente tiveram sobrevida maior do que 2 semanas após o nascimento. Em modelo de ovelhas, os animais derivados apresentaram redução do perímetro cefálico e normalização do tamanho ventricular. O estudo em animais também evidenciou que, quanto mais precoce o tratamento, mais efetivo ele foi para o feto.[3] Estes resultados ainda não conseguiram ser reproduzidos em humanos, provavelmente devido à complexidade e heterogeneidade da VM fetal, a qual não é reproduzida em sua integridade nos modelos animais.

O objetivo do tratamento intrauterino é reduzir o tamanho ventricular e aliviar a pressão intracraniana (PIC), dessa forma, prevenindo o dano irreversível ao tecido cerebral secundário a PIC aumentada por tempo prolongado. Em 1981, Birnholz e Frigoletto descreveram, pela primeira vez, a cefalocentese guiada por USG para tratamento da hidrocefalia fetal. Posteriormente, Clewell e colaboradores descreveram a primeira derivação ventriculoamniótica. Em 2003, Cavalheiro e colaboradores relataram um caso de III ventriculostomia fetal.

A cefalocentese é caracterizada por punção ventricular guiada por USG, que pode ser realizada via transabdominal ou transvaginal. O volume de LCR drenado pode variar de 20 a 120 mL. A frequência cardíaca é monitorada durante todo o procedimento; se identificada bradicardia fetal, o procedimento é descontinuado. A desvantagem desse procedimento é a necessidade de punções repetidas, o que resulta em risco acumulado de infecção e lesão inadvertida de estruturas cerebrais. Em média, são necessárias de 2 a 5 punções no decorrer da gestação.[3]

A derivação ventriculoamniótica é a drenagem por um cateter do líquido cefalorraquidiano (LCR) fetal para a cavidade amniótica. Esse procedimento pode ser realizado através de punção guiada por USG ou via aberta por pequena histerotomia de 1 cm. A técnica envolve a punção com um trocarte do osso parietal do feto até o ventrículo para o posicionamento de um cateter com válvula unidirecional em sua porção externa para prevenir o refluxo de líquido amniótico, que poderia levar à ventriculite.

Em uma série descrita de trinta fetos submetidos à derivação ventriculoamniótica, 53% apresentaram migração do cateter, sendo 33% para a cavidade uterina e 20% para a cavidade ventricular. Quando o cateter migra para o ventrículo, pode ser removido após o nascimento com procedimento neuroendoscópico.

Com os avanços tecnológicos, diversas técnicas têm surgido para melhorar os resultados da cirurgia fetal. Atualmente, foram desenvolvidas válvulas com mecanismo para prevenir a migração para dentro ou fora do crânio. Os tubos são desenvolvidos para serem resistentes a *kinking* e com comprimento e lúmen otimizados para diminuir o risco de obstrução.[12] Outra técnica descrita para diminuir o risco de migração do cateter é a exteriorização da porção distal do mesmo na região interescapular.

A III ventriculostomia fetal é uma alternativa pouco utilizada devido à sua baixa taxa de sucesso (aproximadamente 25%) e dificuldade técnica envolvida, com risco elevado de lesão de estruturas cerebrais.[2] O procedimento é realizado com o feto anestesiado pela infusão de anestésicos através da punção do cordão umbilical. O posicionamento do feto, na maioria das vezes, dificulta o acesso adequado ao ponto de Kocher. Além disso, em fetos e recém-nascidos, a membrana de Liliequist encontra-se separada do túber cinéreo e, para realizar o procedimento, é necessário comunicar ambas as membranas.[3]

O tratamento intrauterino está associado a um risco aumentado de complicações, devendo o procedimento ser reservado apenas para pacientes com hidrocefalia grave e com maior chance de melhora. Na hidrocefalia fetal, a VM progressiva ou aguda é rara, sendo relatada em apenas cerca de 5% dos casos.[4]

A seleção adequada dos pacientes no pré-operatório é fundamental. Alguns critérios de seleção do feto incluem: gestação única, cariótipo fetal normal, líquido amniótico sem evidência de infecção, ausência de anomalias associadas, dilatação ventricular progressiva e idade gestacional menor que 32 semanas.

Fetos com dilatação ventricular progressiva e afilamento cortical antes de 28 semanas de gestação devem ser considerados para tratamento intrauterino, devido ao risco de dano cerebral irreversível antes de 32 semanas. Fetos com diagnóstico de holoprosencefalia, lisencefalia e porencefalia não têm indicação de procedimento.[3] Cavalheiro e colaboradores relataram a relação entre a PIC medida no intraoperatório com o desfecho do feto, sendo que pacientes com aumento da PIC têm resultados melhores do que os fetos com pressão normal ou inferior a 20 mmHg.

O desenvolvimento da cirurgia fetal com melhora dos anestésicos, tocolíticos, manejo do trabalho de parto prematuro e ruptura prematura de membranas têm resultado em fetos com melhor evolução clínica. A progressão da hidrocefalia pode ser acelerada ao término da gestação.[13] Após o nascimento, a derivação ventriculoamniótica é removida e, conforme a necessidade, o neonato pode ser tratado com derivação ventriculoperitoneal ou III ventriculostomia.

Quando o tratamento intrauterino não é indicado, a hidrocefalia é tratada após o nascimento. Nos anos 1900, era preconizado o parto prematuro de forma eletiva em pacientes com hidrocefalia severa a partir de 32 semanas. Um estudo recente avaliou 120 recém-nascidos e comparou um grupo submetido a cesárea eletiva entre 32 e 36 semanas e outro grupo com parto após 37 semanas de gestação. A análise estatística revelou que crianças com parto antecipado apresentaram maior necessidade de repetidos procedimentos cirúrgicos, infecções do sistema ventricular e falha respiratória.[14] Devido à ausência de evidências científicas demostrando o benefício dos fetos submetidos a parto prematuro eletivo, esta técnica não é mais recomendada de forma rotineira.[4] A Figura 32.1 ilustra o fluxograma de orientação do tratamento da hidrocefalia fetal.

Figura 32.1 – Fluxograma de tratamento da hidrocefalia fetal.

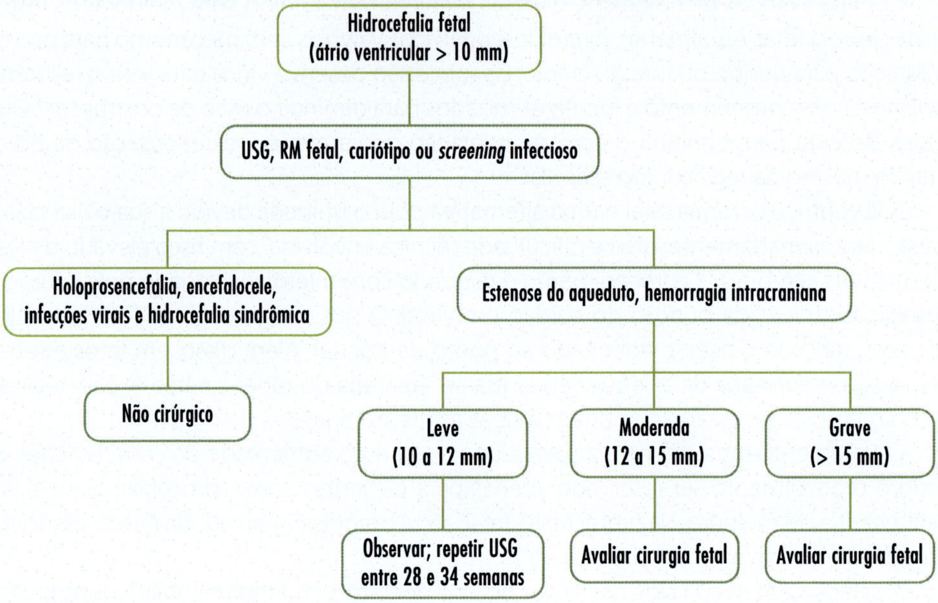

USG: ultrassonografia; RM: ressonância magnética.
Fonte: Desenvolvida pela autoria do capítulo.

Prognóstico

Fetos com VM podem alterar o tamanho ventricular no decorrer da gestação, podendo progredir em 14%, regredir em 29% e estabilizar em 57% dos casos (Figura 32.2). Progressão da VM é definida como alargamento do ventrículo em mais de 3 mm em comparação à medida inicial (Figura 32.3).[1]

Estudo recente evidenciou, ainda, que estas progressão e regressão da VM estão estatisticamente associadas ao grau da hidrocefalia; sendo que fetos com VM leve têm 46% de chance de regressão *versus* 4,5% nos pacientes com VM grave. Já a chance de progressão é de 11% na VM leve e 41% na severa.[1]

A USG controle está indicada de rotina entre 28 e 34 semanas para avaliar a evolução. É importante ressaltar que, dos fetos com VM isolada, 45% normalizam ao longo da gestação, sobretudo os pacientes com VM leve.[1]

Os principais fatores, relatados na literatura, determinantes do prognóstico a longo prazo são a etiologia de base e a presença ou não de anormalidades do SNC associadas. O tamanho ventricular por si só não se correlacionou com o desfecho neurocognitivo e com a presença de problemas comportamentais.[10] Cerca de 50% dos fetos com VM apresentam retardo leve ou desfecho clínico positivo.[4] O diagnóstico precoce *versus* tardio também não mostrou correlação com o desfecho.

Figura 32.2 – Recém-nascido com diagnóstico pré-natal, através de ultrassom, de VM (12 mm a esquerda). (A) TC com 4 dias de vida evidenciando dilatação ventricular unilateral do lado esquerdo; (B) TC com 4 meses evidenciando regressão da dilatação ventricular.

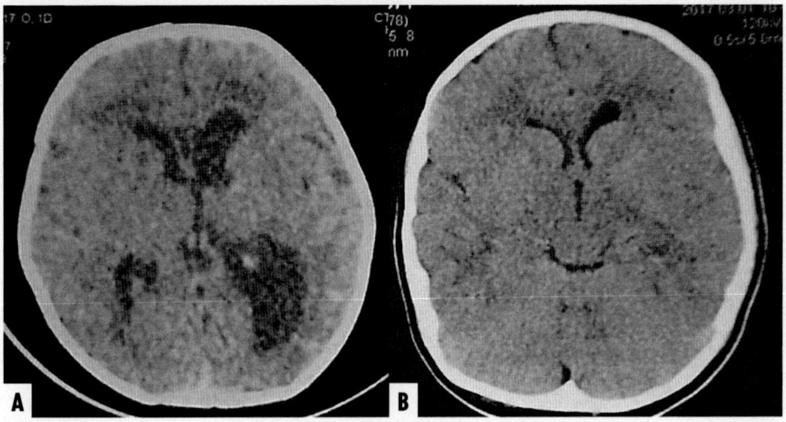

Fonte: Cortesia do Hospital das Clínicas da Faculdade de Medicina da Universidade de São Paulo (HC-FMUSP).

Figura 32.3 – Criança com diagnóstico pré-natal de VM assimétrica (32 mm a direita, 15 mm a esquerda). (A) TC com 2 dias de vida; (B) RM com 3 meses de vida; (C) TC com 7 meses de vida, 4 meses após derivação ventriculoperitoneal.

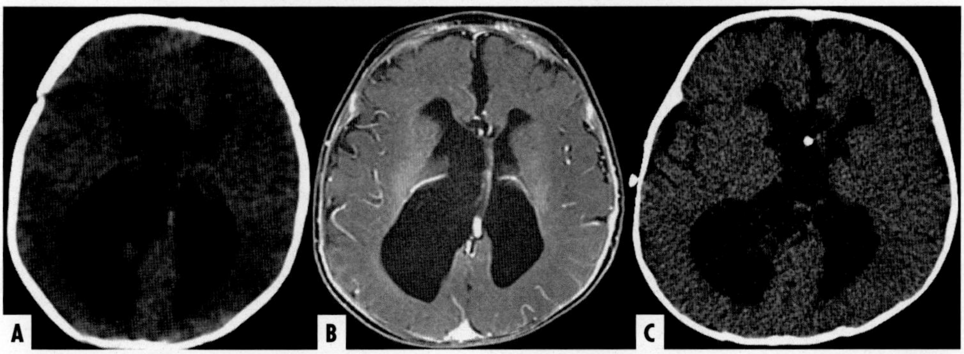

Fonte: Cortesia do Hospital das Clínicas da Faculdade de Medicina da Universidade de São Paulo (HC-FMUSP).

As hidrocefalias associadas a cisto aracnoide, atresia do forame de Monro, agenesia do corpo caloso e secundária à hemorragia cerebral apresentam boa evolução clínica. Já holoprosencefalia, encefalocele, infecções virais e hidrocefalia sindrômica associam-se a uma pior evolução clínica.

Referências bibliográficas

1. Lam SJ, Kumar S. Evolution of fetal ventricular dilatation in relation to severity at first presentation. Journal of Clinical Ultrasound. 2014;42(4):193-8.

2. Pisapia JM et al. Fetal ventriculomegaly: diagnosis, treatment and future directions. Child's Nervous System. 2017;33(7):1113-23.
3. Cavalheiro S et al. Fetal hydrocephalus. Child's Nervous System. 2011;27(10):1575-83.
4. Yamasaki M et al. Diagnosis, treatment and long-term outcomes of fetal hydrocephalus. Seminars in Fetal and Neonatal Medicine. 2012;17(6):330-5.
5. Gu JL et al. Correlating prenatal imaging findings of fetal ventriculomegaly with the need for surgical intervention in the first 3 months after birth. Pediatric Neurosurgery. 2017;52(1):20-5. Disponível em: https://www.karger.com/Article/FullText/449003.
6. Hannon T, Tennant PWG, Rankin J et al. Epidemiology, natural history, progression and postnatal outcome of severe fetal ventriculomegaly. Obstetrics & Gynecology. 2012;120(6):1345-53. Disponível em: http://content.wkhealth.com/linkback/openurl?sid=WKPTLP:landingpage&an=00006250-201212000-00014.
7. Chiu TH et al. A retrospective study on the course and outcome of fetal ventriculomegaly. Taiwanese Journal of Obstetrics and Gynecology. 2014;53(2):170-7. Disponível em: http://linkinghub.elsevier.com/retrieve/pii/S1028455914000655.
8. Behrendt N et al. Ultrasound versus MRI: is there a difference in measurements of the fetal lateral ventricles? Journal of Maternal-Fetal & Neonatal Medicine. 2017;30(3):298-301. Disponível em: https://www.tandfonline.com/doi/full/10.3109/14767058.2016.1171310.
9. Madazli R et al. Characteristics and outcome of 102 fetuses with fetal cerebral ventriculomegaly: experience of a university hospital in Turkey. Journal of Obstetrics and Gynaecology. 2011;31(2):142-5.
10. Winkler A et al. Prognostic features and long-term outcome in patients with isolated fetal ventriculomegaly. Fetal Diagnosis and Therapy. 2018;44:210-20. Disponível em: https://www.karger.com/?doi=10.1159/000480500.
11. Gezer C et al. Chromosome abnormality incidence in fetuses with cerebral ventriculomegaly. Journal of Obstetrics and Gynaecology. 2014;34(5):387-91. Disponível em: http://www.tandfonline.com/doi/full/10.3109/01443615.2014.896885.
12. Chen Y et al. A novel low-profile ventriculoamniotic shunt for fetal aqueductal stenosis. Journal of Medical Engineering & Technology. 2016;40(4):186-98. Disponível em: http://www.tandfonline.com/doi/full/10.3109/03091902.2016.1154617.
13. Wang KC et al. Fetal ventriculomegaly: postnatal management. Child's Nervous System. 2011;27(10):1571-73.
14. Morgan CD et al. Early elective delivery for fetal ventriculomegaly: are neurosurgical and medical complications mitigated by this practice? Child's Nervous System. 2018 May;34(5):829-35. doi: 10.1007/s00381-017-3662-0 [Epub 2017 Dec 1].

Capítulo 33

Tratamento da Hidrocefalia

Gustavo Correa Lordelo
Bárbara Albuquerque Morais
Rodolfo Casimiro Reis
Matheus Fernandes de Oliveira
Fernando Campos Gomes Pinto

Princípios básicos do tratamento

A hidrocefalia, em geral, é tratada com desvio do fluxo do líquido cefalorraquidiano (LCR) para um compartimento onde possa ser absorvido.[1-4] Este desvio pode ser transitório ou definitivo. No transitório, temos como exemplo a derivação ventricular externa secundária a infecção ou hemorragia. No definitivo, o LCR pode ser direcionado para diferentes cavidades, entre elas, cisternas aracnóideas, cavidade peritoneal, sistema venoso [jugular, átrio cardíaco direito, seio sagital superior (SSS)], pleura, bolsa omental, vesícula-biliar e ureter.[4]

Mesmo em doentes com hidrocefalia grave, podemos obter uma reexpansão do manto cortical após a derivação e redução da pressão ventricular, particularmente em crianças.[5]

Hidrodinâmica da derivação do líquido cefalorraquidiano

Todos os sistemas implantáveis para derivação de LCR atuam graças ao gradiente pressórico entre o cateter proximal (ventricular ou do LCR) e o distal. A drenagem do LCR irá variar de acordo com o tratamento escolhido e com as características do paciente, sendo influenciada por diversos fatores. Entre estes, temos a diferença de pressão entre as cavidades, a posição do indivíduo, o diâmetro e o comprimento dos cateteres de derivação, o tipo e a regulagem do sistema valvular e a viscosidade do LCR.[1,4]

Tipos de derivação do líquido cefalorraquidiano

Transitória

- **Derivação ventricular externa (DVE):** consiste na drenagem do conteúdo ventricular para o meio externo, através de sistema estéril conectado à bolsa coletora. Através da DVE também podemos realizar monitorização da pressão intracraniana e infundir medicamentos de forma intratecal. Este procedimento está indicado em situações em que não se sabe se o paciente precisará de uma derivação definitiva ou em que a derivação definitiva se encontra transitoriamente contraindicada. Alguns exemplos são: ventriculite e/ou meningite, hemorragia intraventricular e hidrocefalia secundária a tumor cerebral não ressecado.[4,5] Esta modalidade de derivação é transitória, sendo que, pacientes que se mostrem dependentes do *shunt* após tratamento inicial devem ser submetidos a novo procedimento. A principal complicação da DVE é a elevada taxa de infecção. Este índice aumenta em pacientes com manutenção prolongada da derivação (> 5 e 7 dias) e inúmeras manipulações do sistema. Outras complicações incluem hiperdrenagem, obstrução, fratura ou mobilização acidental do sistema.

Definitiva

- **Derivação ventriculoperitoneal (DVP):** nos dias atuais, a DVP é o tratamento de escolha na maioria dos pacientes com hidrocefalia. Em geral, apesar de ao longo dos anos ter uma taxa razoável de mal funcionamento (até 20%), o procedimento é de baixa complexidade, sendo a cavidade peritoneal de fácil acesso. O cateter ventricular pode ser implantado, via trepanação, na região frontal ou parietoccipital, geralmente no hemisfério cerebral direito (não dominante). A escolha do local de implantação irá variar de acordo com o padrão ventricular do paciente e com a preferência do cirurgião. A extremidade do cateter deve ser alocada, preferencialmente, no corno anterior do ventrículo lateral onde não há plexo coroide, o que reduz a possibilidade de obstrução dos orifícios laterais de drenagem. O cateter distal é locado na cavidade peritoneal através de pequena abertura na região do hipocôndrio ou epigástrio. As principais complicações associadas à DVP incluem infecção, mal funcionamento e complicações dinâmicas. Entre as últimas, podemos ter aumento da drenagem (hiperdrenagem) – o que pode ocasionar hematoma subdural crônico secundário bilateral, craniossinostose secundária e ventrículo em fenda.[6]
- **Derivação ventriculoatrial (DVA):** nesta derivação, o cateter distal é implantado a partir do acesso à veia facial ou jugular interna para alcançar a veia cava superior e, através dela, o átrio direito. No átrio, a sua extremidade deve alocar-se proximamente à valva tricúspide. Apesar de essa ser a técnica mais utilizada no passado, ela vem sendo cada vez mais preterida diante das facilidades de implante na cavidade peritoneal. Atualmente, a DVA segue como opção para pacientes que têm contraindicação à utilização da cavidade peritoneal como primeira opção ou aos pacientes que, após realizado DVP, apresentarem complicações recorrentes e necessitarem de outra opção para o cateter distal. São desvantagens desta técnica o maior número de complicações relacionadas à infecção no sistema vascular (granulomas) e complicações sistêmicas, incluindo insuficiência cardíaca, trombose venosa, insuficiência renal e sepse. O cateter distal na DVA deve ter a medida exata para atingir o átrio cardíaco, sendo que, em excesso, apresenta risco de arritmia cardíaca. Devido a isso, com o crescimento da criança, o cateter pode ser deslocado da posição, necessitando de cirurgias para revisão.
- **Derivação ventrículossinusal (DVS):** consiste em derivar o ventrículo lateral para o SSS na direção oposta à do fluxo sanguíneo. Durante o procedimento, é realizado uma pequena abertura na dura-máter na região parietal para punção ventricular, seguida de posicionamento da extremidade distal do cateter no sentido inverso do fluxo sanguíneo do SSS através de pequena abertura da dura-máter sobre o seio, na extensão de

2 cm. O procedimento reduz os riscos do efeito sifão, de infecção e de disfunção do sistema, pois dispensa o uso de válvula. Antes do procedimento, é recomendada a avaliação do sistema vascular intracraniano.

» **III Ventriculostomia endoscópica ou estereotáctica (TVE):** a III ventriculostomia endoscópica (TVE) pode ser usada como tratamento inicial da hidrocefalia (TVE primária) ou como alternativa quando há necessidade de revisão decorrente de complicações de derivações prévias (TVE secundária). Consiste na fenestração com visão endoscópica do túber cinéreo (assoalho do terceiro ventrículo) e comunicação do III com as cisternas interpeduncular e pré-pontina. É indicada principalmente na hidrocefalia obstrutiva quando há obstrução do trânsito do LCR na região do aqueduto silviano (estenose idiopática do aqueduto, tumor do *tectum* mesencefálico) ou no quarto ventrículo (tumor da fossa posterior, malformação de Dandy-Walker, cistos aracnoides). Atualmente, as indicações da TVE vêm sendo expandidas para hidrocefalia secundária a outras etiologias. Entre as complicações, temos o mal funcionamento, sangramento e lesão do fórnix. Em casos raros, podemos ter acometimento da artéria basilar.[7]

Referências bibliográficas

1. Siqueira MG (ed.). Tratado de neurocirurgia. Manole, 2015.
2. Rengachary SS, Ellenbogen RG (ed.). Princípios de neurocirurgia. 2 ed. DiLivros, 2006.
3. Greenberg MS. Handbook of neurosurgery. 8th ed. Thieme, 2016.
4. Winn HR. Youmans neurological surgery. 6th ed. Saunders, 2011.
5. Chen S, Luo J, Reis C et al. Hydrocephalus after subarachnoid hemorrhage: pathophysiology, diagnosis and treatment. Biomed Res Int. 2017;2017:8584753. doi: 10.1155/2017/8584753 [Epub 2017 Mar 8].
6. Filis AK, Aghayev K, Vrionis FD. Cerebrospinal fluid and hydrocephalus: physiology, diagnosis and treatment. Cancer Control. 2017;24:6-8.
7. McLaughlin MR, Wahlig JB, Kaufmann AM et al. Traumatic basilar aneurysm after endoscopic third ventriculostomy: case report. Neurosurgery. 1997;41:1400-4.

Capítulo 34

Sistemas de Derivação

Rodolfo Casimiro Reis
Matheus Fernandes de Oliveira
Bárbara Albuquerque Morais
Fernando Campos Gomes Pinto

Sistemas específicos de derivação

As válvulas podem ser classificadas quanto à pressão de funcionamento em três grupos: válvula de pressão fixa, válvula autorregulável e válvula programável. Podem ser acompanhadas ou não de dispositivo antissifão.[1-4]

Válvula de pressão fixa

As válvulas de pressão fixa apresentam menor custo, sendo dez vezes mais baratas do que as programáveis. Elas podem ser de baixa, média ou alta pressão, dependendo do volume de drenagem do líquido cefalorraquidiano (LCR) desejável: quanto maior a pressão, menos LCR é drenado.[1,2] O tipo de válvula para tratar doentes com hidrocefalia de pressão normal (HPN) depende da pressão final de drenagem aferida após a retirada de 40 a 50 mL de LCR durante o *tap test*:

- **0 a 5 cmH_2O:** válvula de baixa pressão.
- **5 a 10 cmH_2O:** válvula de pressão média.
- **> 10 cmH_2O:** válvula de elevada pressão.

A manutenção do fluxo unidirecional é realizada com mecanismos de fenda, diafragma, bola-mola-cone ou bico de pato (Figura 34.1).[1,5,6]

Válvula autorregulável

O fluxo de drenagem do LCR com válvula de pressão fixa aumenta na posição ortostática. Devido à diferença de altura entre o cateter ventricular e o abdominal – fenômeno justificado através da Lei de Poiseuille, resumida pela equação: $\mathbf{Q = \Delta P \times \pi \times r4/8 \times L \times \eta}$, onde ΔP é a diferença entre as pressões, "r" é o raio do tubo; "L", o comprimento do tubo; e "η", a viscosidade do fluido analisado –, a hiperdrenagem pode ocasionar a síndrome dos ventrículos colabados e as efusões subdurais.

Figura 34.1 – Dispositivos de controle das válvulas de derivação ventriculoperitoneal.

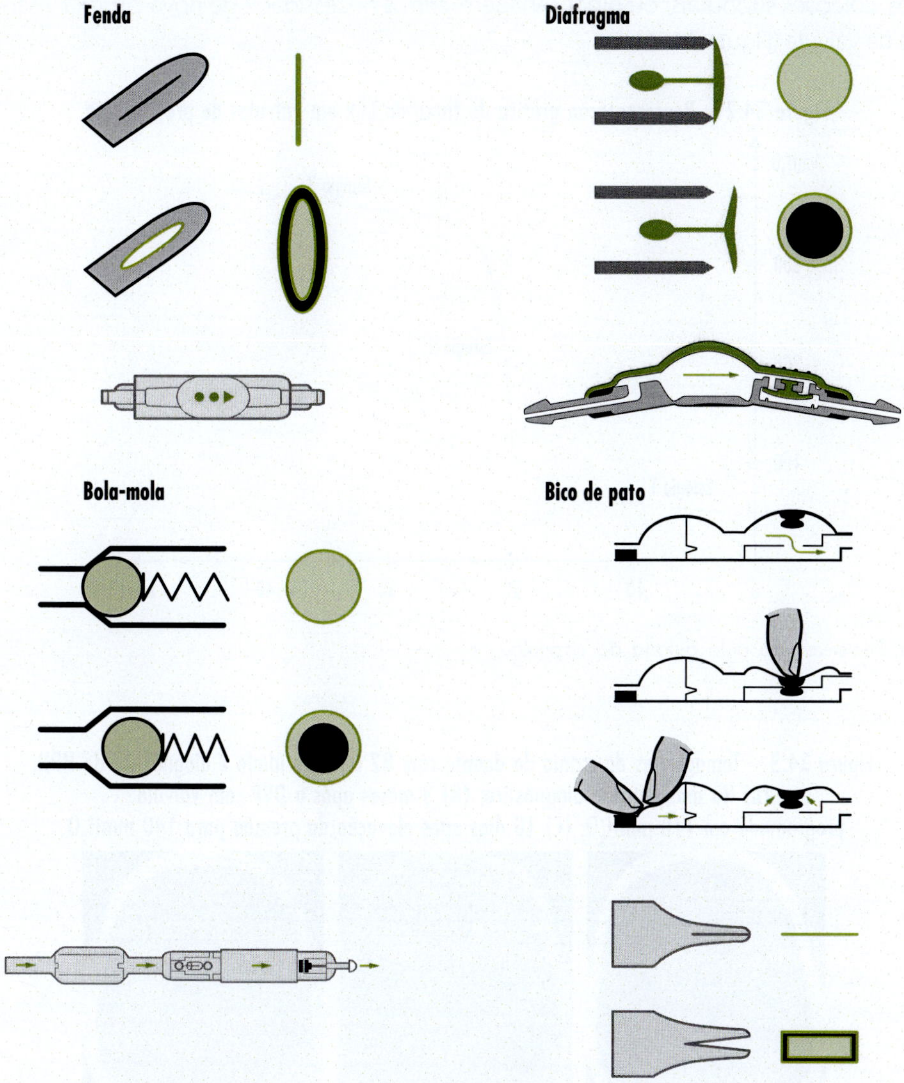

Fonte: Desenvolvida pela autoria do capítulo.

Para minimizar os efeitos da hiperdrenagem, foram desenvolvidas as válvulas autorreguláveis, também chamadas de "fluxo fixo", que incorporam um mecanismo que aumenta a resistência ao fluxo do líquido cefalorraquidiano à medida em que a diferença de pressão aumenta (Figura 34.2).[1,7]

Válvula programável

Apesar de serem cerca de dez vezes mais dispendiosas do que as válvulas de pressão fixa, as válvulas programáveis possibilitam modificar a pressão e o volume do LCR drenado graças aos ajustamentos realizados por dispositivos magnéticos ou eletromagnéticos. Variando-se a pressão, pode-se tratar as intercorrências decorrentes da hiperdrenagem (ventrículos colabados, coleções subdurais) ou hipodrenagem, sem a necessidade de nova cirurgia visando a troca da válvula (Figura 34.3).[8-10]

Figura 34.2 – Representação gráfica do fluxo do LCR em válvulas de pressão fixa.

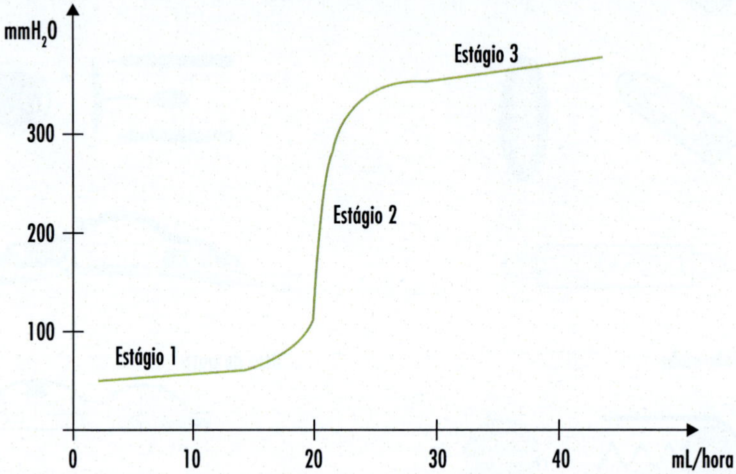

Fonte: Desenvolvida pela autoria do capítulo.

Figura 34.3 – Tomografias do crânio de doente com 82 anos de idade e diagnóstico de HPN. (A) No momento do diagnóstico; (B) 3 meses após a DVP com válvula programada em 110 mmH$_2$O; (C) 10 dias após elevação da pressão para 140 mmH$_2$O.

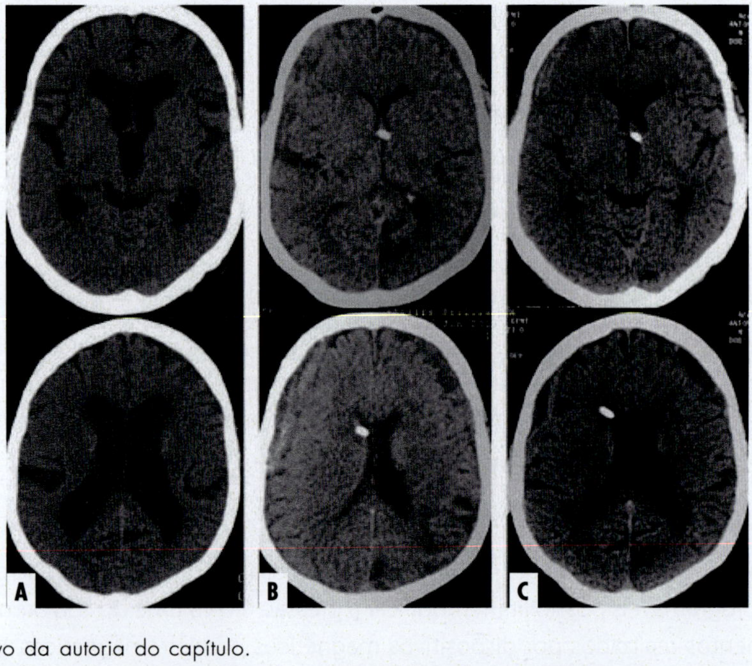

Fonte: Acervo da autoria do capítulo.

As válvulas programáveis disponíveis no mercado brasileiro são das marcas Progav (Aesculap), Strata (Medtronic), Sophy e Polaris (Sophysa) – francesa, Codman (Johnson-Johnson) e Sphera Pro (brasileira).

Mecanismo antissifão

As válvulas podem incorporar mecanismo antissifão para reduzir em até 30% as complicações da hiperdrenagem. O mecanismo pode ser do tipo membrana ou esferas gravitacionais.[1,9]

Referências bibliográficas

1. Siqueira MG (ed.). Tratado de neurocirurgia. Manole, 2015. cap. 164.
2. Rengachary SS, Ellenbogen RG (ed.). Princípios de neurocirurgia. 2. ed. DiLivros, 2006. cap. 8.
3. Greenberg MS (ed.). Handbook of neurosurgery. 7. ed. Thieme, 2010. chap. 15.
4. Langner S, Fleck S, Baldauf J et al. Diagnosis and differential diagnosis of hydrocephalus in adults. Rofo. 2017;189:728-39.
5. Filis AK, Aghayev K, Vrionis FD. Cerebrospinal fluid and hydrocephalus: physiology, diagnosis and treatment. Cancer Control. 2017;24:6-8.
6. Wright Z, Larrew TW, Eskandari R. Pediatric hydrocephalus: current state of diagnosis and treatment. Pediatr Rev. 2016;37:478-90.
7. Marmarou A, Young HF, Aygok GA et al. Diagnosis and management of idiopathic normal-pressure hydrocephalus: a prospective study in 151 patients. Collections. 2012;116:987-97.
8. Oliveira MF, Reis RC, Pinto FCG et al. Chronic subdural hematoma treatment with adjustment of programmable valve in idiopathic normal pressure hydrocephalus patient: a case report. Arquivos de Neuropsiquiatria. 2014;33:139-41.
9. Toma AK, Tarnaris A, Kitchen ND et al. Use of proGAV shunt valve in normal-pressure hydrocephalus. Neurosurgery. 2011 Jun;68(2 Suppl Operative):245-9. doi: 10.1227/NEU.0b013e318214a809.
10. McGirt MJ, Wodworth G, Coon AL et al. Diagnosis, treatment and analysis of long-term outcomes in idiopathic normal-pressure hydrocephalus. Neurosurgery. 2005;57:699-705.

Capítulo 35

Neuroendoscopia no Tratamento da Hidrocefalia

Daniel Dante Cardeal
Hamilton Matushita

Introdução

O primeiro endoscópio foi desenvolvido por Maximilian Nitze, em 1879. A neuroendoscopia ventricular foi desenvolvida, em 1910, pelo urologista Victor Darwin de L'Espinasse que introduziu um cistoscópio rígido no compartimento intraventricular para coagular o plexo coroide de dois doentes com hidrocefalia.[1] Walter Dandy realizou sua primeira III ventriculostomia e plexectomia em 1922.[2] Desde então, os neuroendoscópios são progressivamente mais utilizados para tratar a hidrocefalia de modo minimamente invasivo.

A hidrocefalia é a afecção neurocirúrgica mais comum atualmente tratada com neuroendoscopia (Quadro 35.1).

Quadro 35.1 – Procedimentos endoscópicos mais comuns no tratamento da hidrocefalia.

- III Ventriculostomia endoscópica
- Septostomia endoscópica
- Aquedutoplastia
- Fenestração de cistos intraventriculares
- Coagulação do plexo coroide
- Implante de cateteres intraventriculares
- Lavagem endoscópica

Fonte: Desenvolvido pela autoria do capítulo.

A III ventriculostomia endoscópica (TVE) é o procedimento neuroendoscópico mais utilizado para tratar a hidrocefalia obstrutiva.

III Ventriculostomia endoscópica

Os candidatos ideais para o tratamento neuroendoscópico são aqueles em que a hidrocefalia é obstrutiva e secundária a diversas causas, incluindo-se as anomalias congênitas primárias, como estenose do aqueduto, mielomeningocele, tumores (como gliomas de *tectum* mesencefálico) e lesões expansivas da região da pineal; ou quando é idiopática. O método possibilita a biópsia da lesão concomitante ao procedimento de III ventriculostomia.[3-6]

Em algumas situações, a indicação é relativa ou ainda controversa; incluindo-se o tratamento da hidrocefalia decorrente de tumores da fossa posterior e da hidrocefalia obstrutiva previamente tratada com derivação ventriculoperitoneal (DVP) que sofreu falha em decorrência de obstrução do sistema, infecção, pseudocisto abdominal ou outras complicações.[7]

O procedimento consiste na realização de uma incisão frontal em arco, seguida de trepanação na região frontal e da introdução do neuroendoscópio rígido no corno frontal do ventrículo lateral. Após a inspeção da cavidade ventricular, deve-se identificar a veia talamoestriada, a veia septal anterior e o plexo coroide no forame de Monro. Após acessar o terceiro ventrículo é possível identificar o túber cinéreo e a ampliação da estomia com balão de Fogarty. A seguir, deve-se inspecionar a cisterna pré-pontina e a presença de septos ou membranas que possam comprometer a circulação do líquido cefalorraquidiano do ventrículo para a cisterna interpeduncular (Figuras 35.1 e 35.2).

Figura 35.1 – Trajeto e localização da perfuração da III ventriculostomia.

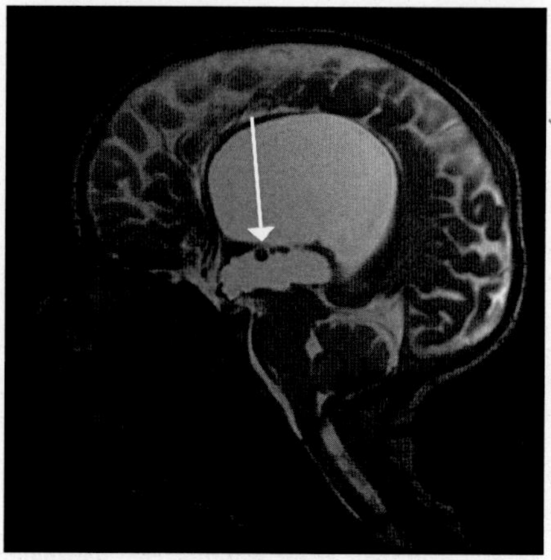

Fonte: Cortesia do Hospital das Clínicas da Faculdade de Medicina da Universidade de São Paulo (HC-FMUSP).

Figura 35.2 – III Ventriculostomia endoscópica.

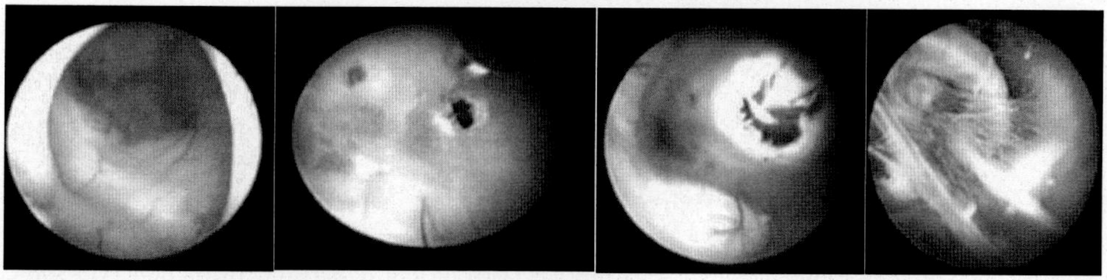

Fonte: Cortesia do Hospital das Clínicas da Faculdade de Medicina da Universidade de São Paulo (HC-FMUSP).

Os resultados relacionam-se à idade do doente no momento da TVE, à etiologia da hidrocefalia, à ocorrência de DVP prévia e à experiência do cirurgião ou do centro onde a cirurgia é realizada.

De acordo com Kulkarni e colaboradores (2011), os resultados insatisfatórios da TVE relacionam-se à idade inferior a 6 meses.[8]

Duru e colaboradores (2018)[9] concluíram que a etiologia da hidrocefalia também relaciona-se ao sucesso da TVE; em casos de hidrocefalia obstrutiva decorrente da estenose do aqueduto, a TVE é indicada mesmo em crianças com menos de 6 meses, apesar de a taxa de sucesso ter sido de 56%, inferior à taxa de sucesso de 94% em crianças com mais de 2 anos de idade. Warf e colaboradores (2008)[3] observaram que a TVE acompanhada de coagulação endoscópica do plexo coroide com endoscópico flexível proporcionava taxa de sucesso superior a 70% em crianças com hidrocefalia e mielomeningocele.

Acredita-se que a melhora proporcionada com a TVE aumenta paralelamente à progressão da idade das crianças e que, quando ocorre estenose do aqueduto e mielomeningocele, a associação da TVE com coagulação do plexo coroide possibilita alcançar taxas aceitáveis de controle da hidrocefalia mesmo em crianças com menos de 6 meses de idade.

Septostomia endoscópica

Os procedimentos auxiliados com endoscopia também podem ser utilizados para tratar a hidrocefalia ventricular lateral isolada decorrente da obstrução unilateral do forame de Monro. A septostomia endoscópica visa criar comunicações entre os ventrículos laterais e prevenir a necessidade da derivação ventricular unilateral.[10]

Fenestração de cistos

Os cistos intracranianos são comuns na população pediátrica. Podem localizar-se nas regiões intraventriculares, paraventriculares, cisternais ou nos espaços subaracnóideos. Frequentemente são descobertos incidentalmente, pouco sintomáticos e geralmente não requerem tratamento. Quando causam efeito de massa, hipertensão intracraniana, deformidades e défices neurológicos, devem ser tratados preferentemente com a técnica neuroendoscópica (Quadro 35.2).

Quadro 35.2 – Principais cistos tratados com neuroendoscopia.

- Cistos aracnoides (suprasselares)
- Cistos intraventriculares
- Cistos da fossa posterior (aracnoide/Blake)
- Cistos tumores (craniofaringioma)
- Cistos infecciosos (neurocisticercose)
- Cisto coloide de III ventrículo

Fonte: Desenvolvido pela autoria do capítulo.

As crianças com cistos podem apresentar macrocefalia, tremor de cabeça idiopático (*head bobbing*), cefaleia, crises epilépticas e/ou deterioração do desenvolvimento neuropsicomotor.

Os cistos suprasselares devem ser tratados com fenestração e comunicação da sua cavidade com a cisterna pré-pontina[11] (Figura 35.3). Na fossa posterior, o cisto mais comum é o de Blake, e também deve ser tratado com o auxílio da endoscopia.

Figura 35.3 – Fenestração endoscópica de cisto suprasselar.

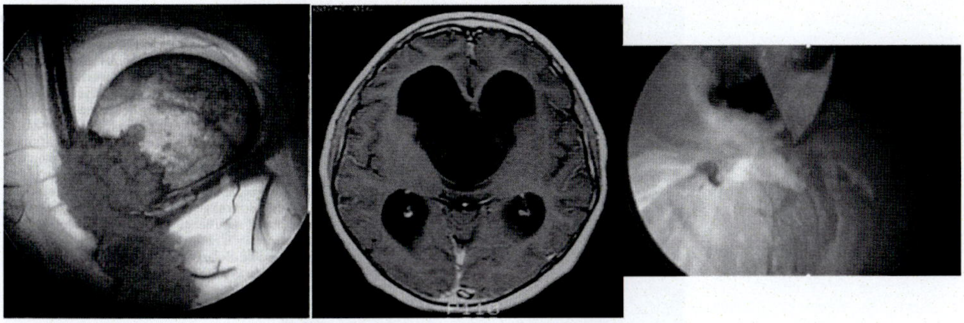

Fonte: Cortesia do Hospital das Clínicas da Faculdade de Medicina da Universidade de São Paulo (HC-FMUSP).

Os cistos aracnoides ou ventriculares podem ser tratados com fenestração direta para a cavidade ventricular; os cistos coloides devem ser aspirados e retirados, quando possível, e cistos de cisticercose devem ser retirados.[12]

Implante de cateteres ventriculares

A neuroendoscopia pode possibilitar o implante de cateteres ventriculares em doentes com hidrocefalias complexas (Figura 35.4), especialmente do IV ventrículo isolado. Possibilita a aquedutoplastia, que consiste no implante de *stent* no aqueduto para possibilitar a comunicação entre as cavidades ventriculares e o IV ventrículo.[13] Esse procedimento tem taxa de sucesso superior a 70% e baixo índice de complicações. A aquedutoplastia pode ser realizada de modo direto ou retrógrado, ou seja, acessando o aqueduto via ventrículo lateral e III ventrículo ou via IV ventrículo (Figura 35.5).

Quando doentes com hidrocefalia têm cateter aderido ao plexo coroide, a neuroendoscopia possibilita a coagulação da estrutura plexular e a retirada do cateter evitando a hemorragia intraventricular.[14]

Figura 35.4 – Implante de cateter ventricular em doente com hidrocefalia complexa.

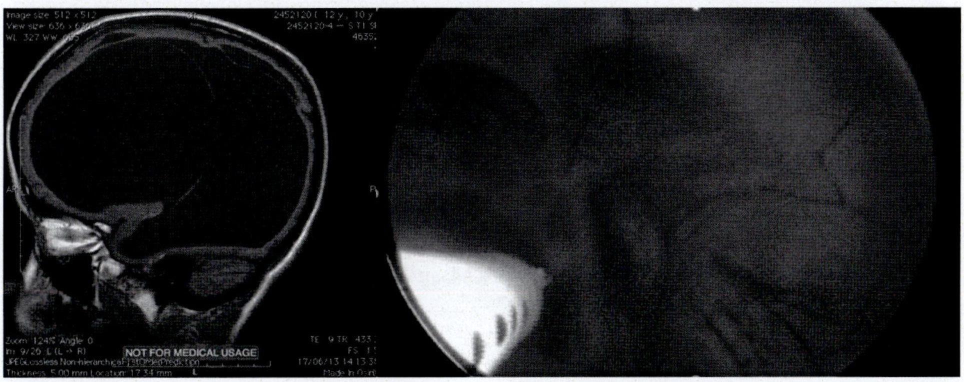

Fonte: Cortesia do Hospital das Clínicas da Faculdade de Medicina da Universidade de São Paulo (HC-FMUSP).

Figura 35.5 – Doente com IV ventrículo isolado. A seta mostra a presença de *stent* no aqueduto silviano.

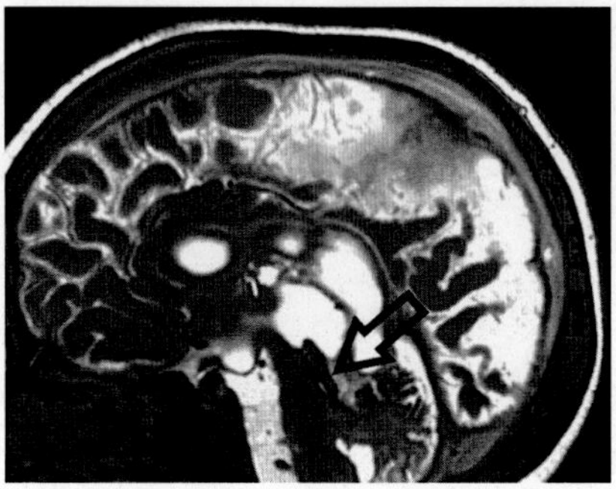

Fonte: Cortesia do Hospital das Clínicas da Faculdade de Medicina da Universidade de São Paulo (HC-FMUSP).

Lavagem endoscópica

A neuroendoscopia com lavagem das cavidades pode auxiliar no tratamento da infecção dos doentes com ventriculite refratária ou granuloma infeccioso intraventricular. A lavagem endoscópica possibilita a remoção de coágulos ventriculares e a aspiração de *debris* e de granulomas que geralmente não podem ser tratados com a antibioticoterapia (Figura 35.6).

Figura 35.6 – Doente com ventriculite refratária. (A) Seta indica granuloma bacteriano; (B e C) fotografia de lavagem endoscópica com aspiração de *debris* intraventriculares.

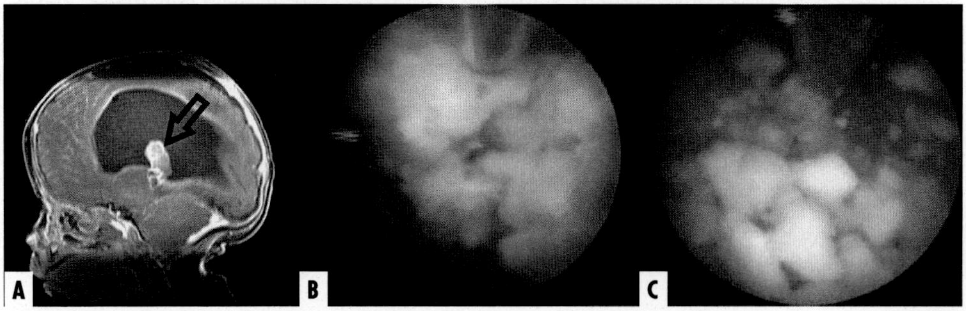

Fonte: Cortesia do Hospital das Clínicas da Faculdade de Medicina da Universidade de São Paulo (HC-FMUSP).

Complicações

A neuroendoscopia utilizada para tratamento da hidrocefalia apresenta baixo índice de complicações. A principal complicação da III ventriculostomia é a hemorragia durante a perfuração do assoalho do III ventrículo. Quando ocorre, deve-se realizar a lavagem exaustiva da cavidade e o implante de cateter de derivação ventricular externa (Figura 35.7). Fístula do líquido cefalorraquidiano incisional é outra possibilidade que pode ser tratada com o fechamento da pele e da dura-máter.[15]

Figura 35.7 – Sangramento intraventricular durante a realização de III ventriculostomia.

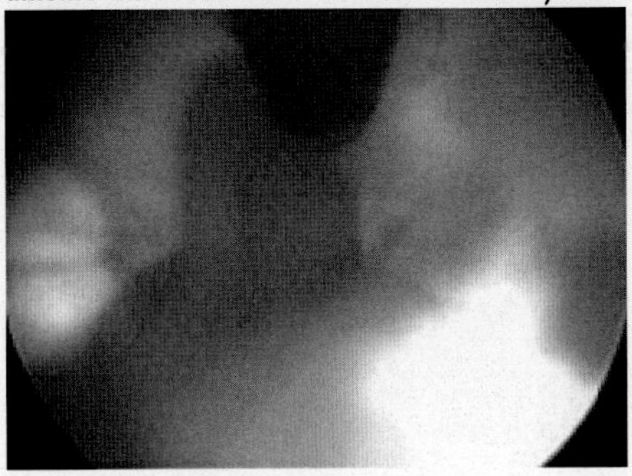

Fonte: Cortesia do Hospital das Clínicas da Faculdade de Medicina da Universidade de São Paulo (HC-FMUSP).

Referências bibliográficas

1. Schultheiss D, Truss MC, Jonas U. History of direct vision internal urethrotomy. Urology. 1998;52:729-34.
2. Dandy W. Cerebral ventriculoscopy. Bull Johns Hopkins Hosp. 1922;33:82-4.
3. Warf BC, Campbell JW. Combined endoscopic third ventriculostomy and choroid plexus cauterization as primary treatment of hydrocephalus for infants with myelomeningocele: long-term results of a prospective intent to treat study in 115 East African infants. J Neurosurg Pediatr. 2008;2:310-6.
4. Al-Tamimi YZ, Bhargava D, Surash S et al. Endoscopic biopsy during third ventriculostomy in paediatric pineal region tumours. Child's Nerv Syst. 2008;24:1323-6.
5. Wellons 3rd JC, Tubbs RS, Banks JT et al. Long-term control of hydrocephalus via endoscopic third ventriculostomy in children with tectal plate gliomas. Neurosurgery. 2002;51:63-7.
6. King JA, Auguste KI, Halliday W et al. Ventriculocystostomy and endoscopic third ventriculostomy/shunt placement in the management of hydrocephalus secondary to giant retrocerebellar cysts in infancy. J Neurosurg Pediatr. 2010;5:403-7.
7. Sainte-Rose C, Cinalli G, Roux FE et al. Management of hydrocephalus in pediatric patients with posterior fossa tumors: the role of endoscopic third ventriculostomy. J Neurosurg. 2001;95:791-7.
8. Kulkarni AV, Drake JM, Kestle JR et al.; Canadian Pediatric Neurosurgery Study Group. Predicting who will benefit from endoscopic third ventriculostomy compared with shunt insertion in childhood hydrocephalus using the ETV success score. J Neurosurg Pediatr. 2010;6:310-5.
9. Duru S, Peiro JL, Oria M et al. Successful endoscopic third ventriculostomy in children depends on age and etiology of hydrocephalus: outcome analysis in 51 pediatric patients. Child's Nerv Syst. 2018 Aug;34(8):1521-8. doi: 10.1007/s00381-018-3811-0 [Epub 2018 Apr 25].
10. Oi S, Hidaka M, Honda Y et al. Neuroendoscopic surgery for specific forms of hydrocephalus. Child's Nerv Syst. 1999;15:56-68.
11. Rizk E, Chern JJ, Tagayun C et al. Institutional experience of endoscopic suprasellar arachnoid cyst fenestration. Child's Nerv Syst. 2013;29:1345-7.
12. Maqsood AA, Devi IB, Mohanty A et al. Third ventricular colloid cysts in children. Pediatr Neurosurg. 2006;42:147-50.
13. Fallah A, Wang AC, Weil AG et al. Predictors of outcome following cerebral aquedutoplasty: an individual participant data meta-analysis. Nerosurgery. 2015;78:285-96.
14. Villavicencio AT, Leveque JC, McGirt MJ et al. Comparison of revision rates following endoscopically versus nonendoscopically placed ventricular shunt catheters. Surg Neurol. 2003;59:375-9.
15. Teo C, Rahman S, Boop FA et al. Complications of endoscopic neurosurgery. Child's Nerv Syst. 1996;12:248-53.

Capítulo 36

Tratamento da Hidrocefalia na Infância

Diego de Angelis Ramos
Hamilton Matushita

Introdução

A hidrocefalia (HCF), geralmente refere-se à dilatação ventricular decorrente de anomalias da fisiologia do líquido cefalorraquidiano (LCR) associada à hipertensão intracraniana (HIC). A HCF é uma das condições mais comuns em neurocirurgia pediátrica e tem prevalência de 1 a 32/10.000 nascimentos.[1] A estimativa de custo anual desta doença no sistema de saúde norte-americano é de 2 bilhões de dólares.[2] Predomina em crianças até os 2 anos de idade e sua ocorrência se reduz, gradativamente, após essa idade. Há predileção pelo sexo apenas nos doentes com HCF ligada ao cromossomo X.

Classificação

O conceito fisiopatológico tradicional do fluxo do LCR mantido (*bulk flow model*) ainda é dominante no direcionamento da escolha do melhor tratamento das HCFs. Neste conceito, o LCR é produzido pelo epitélio do plexo coroide nos ventrículos, flui para os espaços subaracnóideos (ESA) e entra no sistema venoso pelas granulações aracnóideas. Neste modelo, a HCF decorre de obstruções do LCR em qualquer ponto desta via. A hipersecreção do LCR é admitida como exceção dentro deste conceito.

O conceito alternativo da fisiopatologia da HCF consiste nos distúrbios de pulsação cerebral.[3] Neste modelo, as ondas da pressão sistólica arterial são normalmente dissipadas pelo sistema do LCR e pelos vasos venosos de capacitância. Em condições de alteração no sistema de dissipação das ondas, resultaria num aumento da amplitude da pulsação e consequente dilatação ventricular.

Dandy (1913) classificou as HCFs como comunicantes e não comunicantes (ou obstrutivas). Diversas outras classificações foram desenvolvidas a seguir. A mais aceita foi elaborada em um consenso internacional,[4] que adotou o princípio básico de classificar as HCFs como comunicantes e obstrutivas, mas apontando o local da obstrução (Quadro 36.1).

Quadro 36.1 – Métodos de tratamento disponíveis de acordo com a classificação das HCFs.

Ponto de obstrução	Causa	Tratamento mais recomendável
Forame de Monro	• Tumor • Ausência congênita • Ventriculite	• Ressecção do tumor • TVE ou DVP + septostomia endoscópica
Aqueduto silviano	• Tumor • Defeito congênito	• Ressecção do tumor • TVE ou DVP
Saída do IV ventrículo – Lushka e Magendie	• Infecção • Tumor • Chiari	• DVP ou TVE + CPC • Ressecção do tumor • DVP
Bloqueio entre o ESA espinal e cerebral	• Hemorragia subaracnóidea	• Derivação ventricular
Granulações aracnóideas	• Hemorragia • Infecção	• Derivação ventricular
Hipertensão venosa	• Pseudotumor	• Derivação ventricular • Derivação lombar

TVE: III ventriculostomia endoscópica; DVP: derivação ventriculoperitoneal; CPC: coagulação endoscópica do plexo coroide; ESA: espaço subaracnoide espinal e cerebral.

Fonte: Grupo de Neurocirurgia Infantil do Hospital das Clínicas da Faculdade de Medicina da Universidade de São Paulo (HC-FMUSP).

Manejo das HCFs na infância

A HCF é uma doença grave, associada à elevada taxa de mortalidade ou a restrições intensas na qualidade de vida dos doentes. Vários são os procedimentos atualmente utilizados (Quadros 36.2 e 36.3).[5]

A seleção do tratamento deve considerar vários fatores (Quadro 36.4).[5] Frequentemente, essas crianças necessitam de modalidades combinadas e várias intervenções, em decorrência do mal funcionamento ou infecção do equipamento implantado.

Quadro 36.2 – Procedimentos utilizados no tratamento da HCF.

Derivações do LCR utilizando válvulas e cateteres	
Derivações extratecais	**Derivações intratecais**
• Ventriculoperitoneal • Ventriculoatrial • Ventriculopleural • Ventriculojugular • Ventriculobiliar • Ventrículo-omental • Ventriculossubgaleal • Lombo-peritoneal	• Ventriculocisternostomia (Torkildsen) • Canulação do aqueduto (Dandy) • Ventriculosseio sinusal (Payr) • Ventriculocisternostomia quiasmática (Brocklehurst) • Ventrículo-cisterna pericalosa (Lazorthes)

Fonte: Giordano M, 2015.

Quadro 36.3 – Procedimentos fisiológicos utilizados no tratamento da HCF.

- III Ventriculostomia
- Cauterização do plexo coroide

Fonte: Giordano M, 2015.

Quadro 36.4 – Fatores relacionados à seleção do método de tratamento da HCF em crianças.

- Idade/peso
- Tipo de HCF
- Etiologia
- Local de obstrução
- Cirurgias prévias
- Intercorrências (infecções e hemorragias)

HCF: hidrocefalia.
Fonte: Giordano M, 2015.

No período neonatal concentra-se a maioria dos doentes com HCF em pediatria. Muitos podem estar em estado crítico, especialmente os prematuros de baixo peso extremo. O controle do crescimento do perímetro cefálico e o uso da ultrassonografia (USG) transfontanelar podem recomendar o melhor momento de intervir. No recém-nascido com hemorragia da matriz germinativa, a dilatação ventricular pode não representar uma HCF ativa, e a escolha da necessidade de tratamento e do melhor momento envolve outros fatores relacionados à prematuridade.[5]

Técnicas de tratamento da HCF

Derivações ventriculares

As derivações ventriculares são as cirurgias mais realizadas em neurocirurgia pediátrica e as mais indicadas no contexto da HCF. A técnica é simples, eficaz e universalmente disponível nos centros especializados em neurocirurgia. A principal dificuldade técnica das derivações ventriculares é a colocação exata do cateter ventricular. Vários recursos tecnológicos são sugeridos: punção ventricular guiada por USG, punção neuronavegada com dispositivos eletromagnéticos e neuroendoscopia.

As válvulas para HCF baseiam-se em dois princípios: a) reguladas por diferença de pressão hidrostática; ou b) reguladas por fluxo. As válvulas podem ter pressão fixa, serem programáveis e disponibilizadas com mecanismo antissifão ou sistema antigravitacional. Apesar do progresso tecnológico, o desenho valvular tem pouco efeito na eficácia e nos índices de complicações mecânicas. No Quadro 36.5, são apresentadas as principais indicações de cada tipo de válvula.

Crianças com HCF em uso de válvulas apresentam índices crescentes de complicações ao longo do tempo, com 40% de nova cirurgia em 2 anos após a cirurgia de implante do sistema.[6] Falhas no funcionamento do sistema valvular são diagnosticadas pelo aumento dos ventrículos, em imagens de tomografia recentes, comparadas com exames prévios (Figura 36.1). As crianças ficam sintomáticas, com cefaleia, vômitos, irritabilidade, perda de tônus e equilíbrio e sonolência. Em crianças menores de 2 anos, pode se evidenciar aumento progressivo do perímetro cefálico e abaulamento da fontanela. Em crianças muito sintomáticas, o tratamento deve ser urgente. A estimativa de mortalidade relacionada às derivações, em 30 anos de seguimento, é de 5% a 10%.[7]

Quadro 36.5 – Tipos de válvula para derivação e suas indicações.

Válvulas	Indicação
Baixa pressão	Poucas indicações (prematuros)
Média pressão	Derivações ventriculares em geral
Alta pressão	HCF associado a tumores da fossa posterior
Válvula programável	Tem mostrado indicação quando se atua ativamente na troca da pressão em função do desenvolvimento motor da criança
Válvula com mecanismo antissifão ou antigravitacional	Síndrome de hiperdrenagem

HCF: hidrocefalia.

Fonte: Grupo de Neurocirurgia Infantil do Hospital das Clínicas da Faculdade de Medicina da Universidade de São Paulo (HC-FMUSP).

Figura 36.1 – TC seriada de criança com 9 anos de idade, em uso de DVP desde 4 meses de idade. (A) TC de base; (B) TC da criança com sintomas há 1 semana; (C) TC com piora dos sintomas. Observar a necessidade de comparar as TCs da admissão da criança com a TC antiga de base, para se diagnosticar mal funcionamento da DVP.

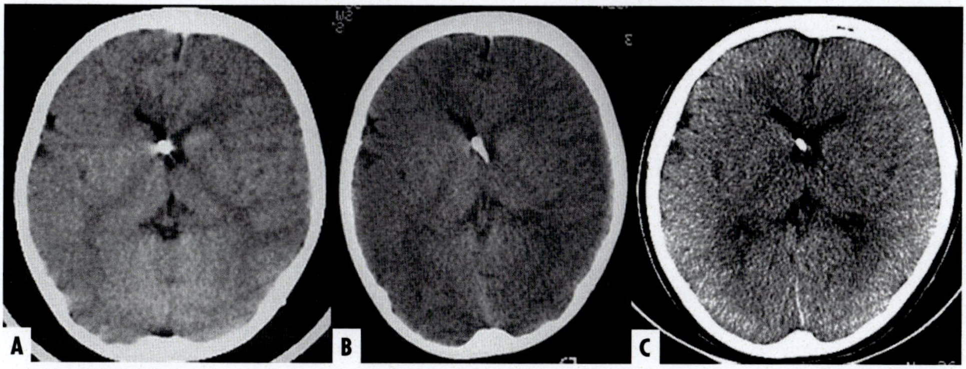

27/04/2009
Assintomático

15/05/2009
Cefaleia intermitente

02/06/2009
Cefaleia, vômitos e sonolência

TC: tomografia de crânio; DVP: derivação ventriculoperitoneal.

Fonte: Acervo da autoria do capítulo.

A taxa de infecção das derivações varia de 5% a 9% por procedimento, a maioria manifestando-se nos 3 meses iniciais, e com febre, cefaleia, irritabilidade, inflamação local e sinais de mal funcionamento da válvula.[8,9] O diagnóstico é confirmado por culturas de amostras de LCR obtidas da punção do reservatório do sistema valvular. O agente infeccioso mais frequente são bactérias comensais da pele (*Staphylococcus* spp. coagulase-negativa, *Staphylococcus aureus* e *Propionibacterium* spp.). A presença de pseudocistos abdominais pode indicar manifestação infecciosa nas derivações peritoneais.

O uso profilático de antibiótico, técnicas e protocolos cirúrgicos rígidos são eficazes na redução dos índices de infecção cirúrgica.[10,11] Novas tecnologias, como cateteres impregnados de antibióticos (clindamicina e rifampicina) ou de prata, reduzem significativamente os riscos de infecção e os custos das cirurgias.[12]

O Quadro 36.6 indica os princípios a serem seguidos nas cirurgias das derivações, o Quadro 36.7 os princípios da técnica cirúrgica e a Figura 36.2 ilustra o posicionamento correto da criança.

Tratamento endoscópico

As técnicas endoscópicas aplicadas ao tratamento da HCF propiciam tratamentos mais fisiológicos e sem a utilização de implantes de cateteres ou válvulas. Estas estão ilustradas no Quadro 36.8.

Quadro 36.6 – Princípios cirúrgicos das derivações de HCF.

1. Seleção do paciente (problemas locais e sistêmicos)
2. Sala cirúrgica lacrada para circulação de pessoas
3. Agendar para primeira cirurgia do dia e não mais de quatro cirurgias
4. Sempre realizar com neurocirurgiões experientes
5. Assepsia do paciente por 10 minutos (clorexidina degermante e alcoólico)
6. Assepsia do cirurgião por pelo menos 5 minutos
7. Utilização de 2 luvas
8. Cobrir toda a mesa cirúrgica com campos estéreis
9. Uso de antibiótico profilático na indução anestésica e por 48 horas no pós-operatório imediato
10. Evitar manuseio da pele do paciente – uso de campos aderentes
11. Evitar manuseio da válvula com as luvas
12. Limitar número de pessoas na sala cirúrgica
13. Abrir o *kit* de válvula somente no momento do uso

Fonte: Kestle JR, Riva-Cambrin J, Wellons 3rd JC et al.; Hydrocephalus Clinical Research Network, 2011.

Quadro 36.7 – Técnica cirúrgica das DVP em crianças.

1. Posicionamento – decúbito dorsal em rotação contralateral e extensão da cabeça, com retificação da cabeça e tórax (Figura 36.2)
2. Uso de coxins de silicone ou feitos com compressas estéreis
3. Assepsia com clorexidina degermante + alcoólico por 10 minutos
4. Demarcação das incisões cirúrgicas (frontal – Kocher/parietal – Frazier/abdominal para mediana no quadrante superior ipsilateral)
5. Delimitação do campo cirúrgico com campos estéreis + campo plástico aderente
6. Abertura simultânea craniana e abdominal
7. Tunelização e passagem do cateter distal + conexão da válvula
8. Punção ventricular + conexão com a válvula
9. Testar fluxo de LCR pelo sistema e sepultamento de todo o cateter distal na cavidade peritoneal

LCR: líquido cefalorraquidiano.

Fonte: Kestle JR, Riva-Cambrin J, Wellons 3rd JC et al.; Hydrocephalus Clinical Research Network, 2011.

Figura 36.2 – Posicionamento da criança durante a realização da derivação ventriculoperitoneal. (A) Rotação da cabeça e marcação dos pontos para punção ventricular e sepultamento da válvula; (B) ponto de escolha de Kocher, parassagital e à frente da sutura coronal; (C) alinhamento da cabeça com o tronco para facilitar a passagem do cateter distal.

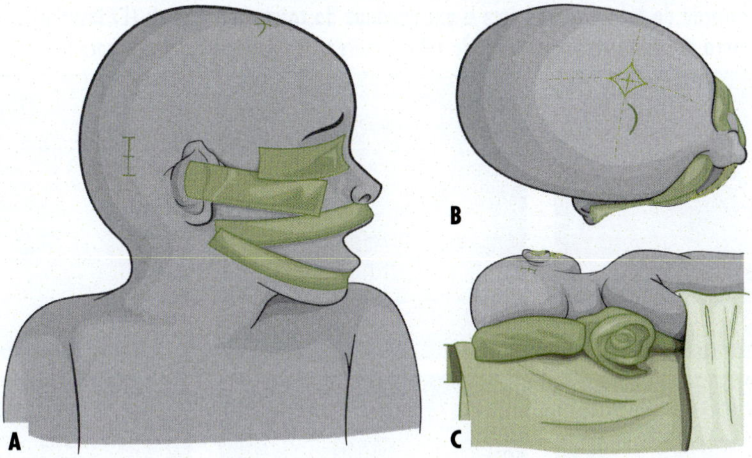

Fonte: Adaptada de Giordano M, 2015.

Quadro 36.8 – Técnicas neuroendoscópicas aplicadas ao tratamento da HCF.

- III Ventriculostomia
- Coagulação do plexo coroide
- Aquedutoplastia + *stent*
- Septostomias
- Lavagem ventricular
- Lise de septos e remoção de *debris*

Fonte: Kulkarni AV, Drake JM, Mallucci CL et al., 2009.

A III ventriculostomia ressurgiu devido à melhoria de imagens cirúrgicas obtidas com o uso de novos endoscópicos e como alternativa eficaz no tratamento das HCF, em particular, das formas não comunicantes. Este procedimento consiste na passagem do neuroendoscópio por trepanação frontal (ponto de Koscher) até o corno anterior do ventrículo lateral, forame de Monro e atingir o assoalho do III ventrículo. No assoalho do III ventrículo procede-se uma comunicação direta do sistema ventricular com o ESA pré-pontino (Figura 36.3). A TVE apresenta eficácia variável conforme três fatores principais: idade, etiologia e presença prévia de derivação ventriculoperitoneal. A taxa de sucesso da TVE pode ser medida através do sistema de pontuação de sucesso da TVE (STV *sucess score*) de Kulkarni (2009)[13] (Tabela 36.1). A Figura 36.4 ilustra criança com estenose do aqueduto tratada por TVE.

Embora a TVE seja eficaz para muitas crianças, apresenta alta taxa de falha, principalmente naquelas menores de 6 meses de idade e para formas comunicantes de HCF.[14] A coagulação do plexo coroide ressurgiu como método complementar a TVE no tratamento de crianças com HCF pós-meningite. Estudo comparativo do tratamento somente com TVE e TVE combinado com CPC mostrou melhores resultados em crianças menores de 1 ano de idade, em diferentes etiologias das HCFs.[14-18]

Figura 36.3 – Ilustração da técnica de TVE. (A) Cateterizado o corno frontal do ventrículo lateral direito, visibilizam-se a veia septal, o plexo coroide, o forame de Monro, os corpos mamilares e a veia talamoestriada sob o plexo coroide; (B) penetração do ventriculoscópio no III ventrículo, revelando os corpos mamilares, túber cinéreo e o infundíbulo da hipófise; (C) penetração de cateter de Fogart; (D) perfuração do túber cinéreo com a extremidade do cateter de Fogart; (E) insuflação do balão para aumentar a fenestração do túber cinéreo; (F) aspecto final do procedimento.

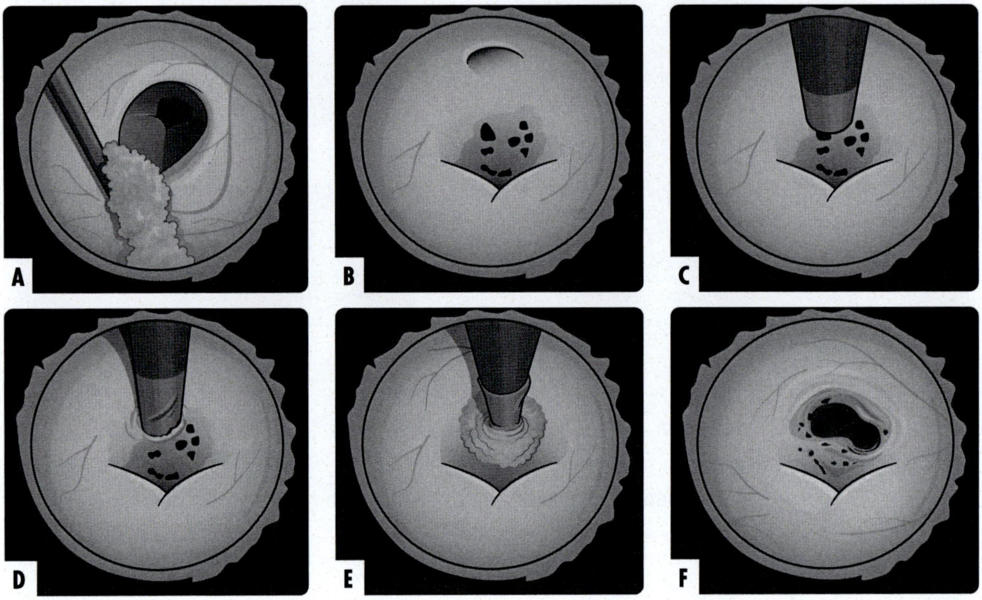

Fonte: Adaptada de Giordano M, 2015.

Tabela 36.1 – Sistema de pontuação de sucesso da 3VT endoscópica de Kulkarni. Esta tabela estratifica o paciente com alta (> 80%), moderada (50% a 70%) e baixa (< 40%) probabilidade de sucesso.

Pontuação	Idade	Etiologia	Derivação prévia
0	< 1 mês	Pós-infecção	Sim
10	> 1 mês e < 6 meses	–	Não
20	–	Mielomeningocele, hemorragia intraventricular, tumor cerebral não tectal	–
30	> 6 meses e < 1 ano	Estenose do aqueduto (glioma de *tectum* e outros)	–
40	> 1 ano e < 10 anos	–	–
50	≥ 10 anos	–	–

Fonte: Kulkarni AV, Drake JM, Mallucci CL et al., 2009.

Figura 36.4 – Imagens de RM pré e pós-operatória da III VT endoscópica de uma criança com 9 anos de idade com HCF decorrente da estenose do aqueduto.

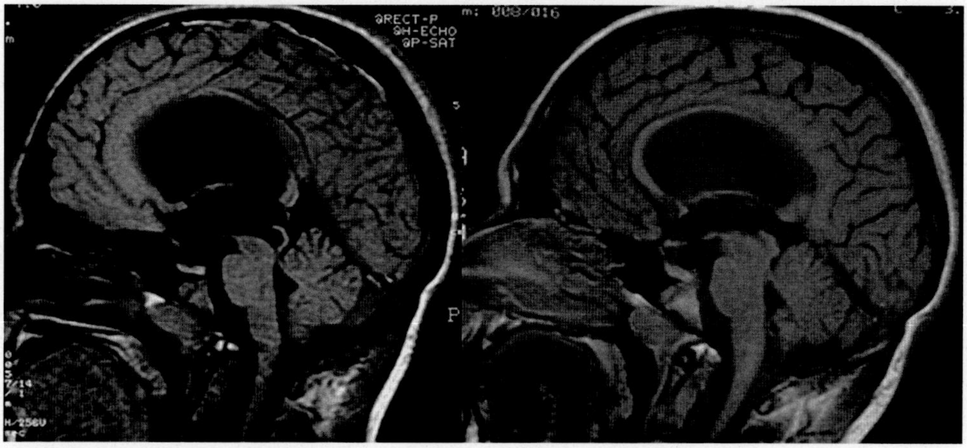

Fonte: Acervo da autoria do capítulo.

A maioria das falhas das TVE ocorrem nos 6 primeiros meses. Falhas tardias são raras, porém podem ser fatais. Complicações infecciosas nos procedimentos endoscópicos são menores (2%). Outras complicações são raras e incluem lesão da artéria basilar (0,2%), endocrinopatia permanente (0,9%), lesão hipotalâmica (0,2%) e mortalidade intraoperatória (0,2%).[19]

Prognóstico

A qualidade de vida está prejudicada na maioria das crianças com HCF, sendo que apenas 20% apresentam qualidade próxima do normal.[20] O grau de comprometimento cognitivo depende principalmente da etiologia da HCF e da presença de dimorfismos e displasias do sistema nervoso central.

Referências bibliográficas

1. Tully HM, Dobyns WB. Infantile hydrocephalus: a review of epidemiology, classification and causes. European Journal of Medical Genetics. 2014;57:359-68.
2. Simon TD, Riva-Cambrin J, Srivastava R et al.; Hydrocephalus Clinical Research Network. Hospital care for children with hydrocephalus in the United States: utilization, charges, comorbidities and deaths. J Neurosurg Pediatr. 2008;1:131-7.
3. Wagshul ME, Eide PK, Madsen JR. The pulsating brain: a review of experimental and clinical studies of intracranial pulsatility. Fluids Barriers CNS. 2011;8:5.
4. Rekate HL. A consensus on the classification of hydrocephalus: its utility in the assessment of abnormalities of cerebrospinal fluid dynamics. Child's Nervous System. 2011;27:1535.
5. Giordano M. Principles and practice of pediatric neurosurgery. Springer, 2015.
6. Kulkarni AV, Riva-Cambrin J, Butler J et al.; Hydrocephalus Clinical Research Network. Outcomes of CSF shunting in children: comparison of Hydrocephalus Clinical Research Network cohort with historical controls – Clinical article. J Neurosurg Pediatr. 2013;12:334-8.
7. Vinchon M, Baroncini M, Delestret I. Adult outcome of pediatric hydrocephalus. Child's Nerv Syst. 2012;28:847-54.

8. Kulkarni AV, Drake JM, Lamberti-Pasculli M. Cerebrospinal fluid shunt infection: a prospective study of risk factors. J Neurosurg. 2001;94:195-201.
9. Kestle JR, Riva-Cambrin J, Wellons 3rd JC et al.; Hydrocephalus Clinical Research Network. A standardized protocol to reduce cerebrospinal fluid shunt infection: the Hydrocephalus Clinical Research Network Quality Improvement Initiative. J Neurosurg Pediatr. 2011;8:22-9.
10. Choux M, Genitori L, Lang D et al. Shunt implantation: reducing the incidence of shunt infection. Neurosurg. 1992;77:875-80.
11. Ratilal B, Costa J, Sampaio C. Antibiotic prophylaxis for surgical introduction of intracranial ventricular shunts: a systematic review. J Neurosurg Pediatr. 2008;1:48-56.
12. Mallucci CL, Jenkinson MD, Conroy EJ et al. Antibiotic or silver versus standard ventriculoperitoneal shunts (BASICS): a multicentre, single-blinded, randomized trial and economic evaluation. Lancet. 2019 Oct 26;394(10208):1530-9. doi: 10.1016/s0140-6736(19)31603-4.
13. Kulkarni AV, Drake JM, Mallucci CL et al. Endoscopic third ventriculostomy in the treatment of childhood hydrocephalus. J Pediatr. 2009;155:254-59.
14. Warf BC. Comparison of endoscopic third ventriculostomy alone and combined with choroid plexus cauterization in infants younger than 1 year of age: a prospective study in 550 African children. J Neurosurg. 2005;103(Suppl):475-81.
15. Warf BC, Dewan M, Mugamba J. Management of Dandy-Walker complex-associated infant hydrocephalus by combined endoscopic third ventriculostomy and choroid plexus cauterization. J Neurosurg Pediatr. 2011;8:377-83.
16. Warf BC, Tracy S, Mugamba J. Long-term outcome for endoscopic third ventriculostomy alone or in combination with choroid plexus cauterization for congenital aqueductal stenosis in African infants. J Neurosurg Pediatr. 2012;10:108-11.
17. Warf BC. Congenital idiopathic hydrocephalus of infancy: the results of treatment by endoscopic third ventriculostomy with or without choroid plexus cauterization and suggestions for how it works. Child's Nerv Syst. 2013;29:935-40.
18. Kulkarni AV, Riva-Cambrin J, Browd SR et al.; Hydrocephalus Clinical Research Network. Endoscopic third ventriculostomy and choroid plexus cauterization in infants with hydrocephalus: a retrospective Hydrocephalus Clinical Research Network study. J Neurosurg Pediatr. 2014;14:224-9.
19. Bouras T, Sgouros S. Complications of endoscopic third ventriculostomy. J Neurosurg Pediatr. 2011;7:643-9.
20. Kulkarni AV. Quality of life in childhood hydrocephalus: a review. Child's Nerv Syst. 2010;26: 737-43.

Capítulo 37

Complicações das Derivações do Líquido Cefalorraquidiano

Matheus Fernandes de Oliveira
Bárbara Albuquerque Morais
Rodolfo Casimiro Reis
Fernando Campos Gomes Pinto

Introdução

Um número considerável de complicações pode decorrer das derivações do LCR. Durante a vida, mais de 50% dos doentes podem necessitar de revisão do dispositivo implantado, sendo a maioria (30% a 40%) durante os primeiros anos após a cirurgia. Em até 10% podem ocorrer complicações infecciosas, especialmente nos grupos vulneráveis, como recém-nascidos e idosos.

Os três elementos fundamentais dos sistemas de derivação do LCR são cateter proximal (ou ventricular), válvula unidirecional e cateter distal. A válvula exerce dupla função: evita o refluxo e estabelece gradiente mínimo de pressão para abrir e permitir o fluxo do líquido cefalorraquidiano (LCR). As modalidades de derivação ventriculoatrial (DVA) e ventriculopleural (DVPL) são reservadas para casos especiais.

Derivação ventriculoperitoneal

O implante da derivação ventriculoperitoneal (DVP) consiste em quatro tempos: preparo dos acessos (crânio e abdome); passagem do cateter distal e conexão à válvula; punção ventricular; e conexão à válvula. A punção ventricular pode ser realizada nas regiões frontal ou parietal. Pode ou não haver necessidade de incisão retroauricular. O sentido de passagem do tunelizador subcutâneo pode ser craniocaudal ou caudocranial.

O passo mais importante para evitar complicações são a precisão do diagnóstico e a indicação cirúrgica. A derivação sem indicação apropriada pode implicar complicações hidrodinâmicas e funcionais. A técnica operatória bem executada, obedecendo protocolos rigorosos, é o segundo elemento em importância para prevenir complicações, especialmente infecciosas.

A DVP é um procedimento altamente eficaz e com baixa frequência de complicações agudas. Podem ocorrer complicações relacionadas à passagem do tunelizador ou à punção ventricular. As principais complicações agudas em crianças, principalmente nos recém-nascidos prematuros, são a fístula do LCR e a infecção bacteriana. As complicações tardias podem ser funcionais e infecciosas.

As principais complicações funcionais/mecânicas são: rompimento do cateter; desconexão entre os elementos do sistema de derivação; migração; mal posicionamento proximal, distal ou obstrução da válvula; hiper ou hipodrenagem; e síndrome dos ventrículos em fenda (*slit ventricle*). Podem ocorrer loculação de coleções no compartimento abdominal, ascite, pseudocistos e perfuração (intestinal ou vesical). Essas complicações são graves e podem requerer reoperação ou mesmo causar a morte.

A obstrução do sistema de derivação pode ocorrer a qualquer momento após a cirurgia e em qualquer segmento do sistema implantado. São mais comuns na extremidade do cateter ventricular, que pode ser bloqueada pelo plexo coroide, e na válvula, que pode ser bloqueada pelo sangue ou detritos teciduais. A obstrução do cateter peritoneal por aderências, cicatrizes ou torção da porção distal do cateter é menos comum.

A digitopressão do reservatório da válvula é fundamental para avaliar a ocorrência da obstrução. À digitopressão, deve ocorrer esvaziamento imediato e sem resistência do reservatório valvular, seguido de seu enchimento rápido, o que denota bom fluxo distal e proximal, respectivamente. A dificuldade para esvaziamento sugere obstrução distal à válvula e o enchimento alentecido sugere disfunção ou obstrução proximal.

A obstrução geralmente implica a necessidade de revisão cirúrgica no cateter proximal, na válvula ou cateter distal, dependendo do cenário clínico e das investigações complementares.

A hiperdrenagem ocorre após todas as DVPs, mas nem sempre é sintomática. Quando o doente adota posição ortostática, o cateter distal atua como uma coluna líquida e gera gradiente de pressão sobre a válvula, o que resulta em esvaziamento dos ventrículos e induz todo o sistema a atuar sob pressão inferior à atmosférica. Os sintomas da hiperdrenagem são cefaleia e vômitos dependentes da posição ortostática. Podem ocorrer complicações como a formação de hematoma extra-axial ou a síndrome dos ventrículos colabados, condição em que os ventrículos assumem conformação diminuída, em fenda, e a complacência cerebral torna-se extremamente baixa.

Para prevenir a hiperdrenagem, pode-se utilizar válvulas programáveis reguladas por fluxo (Orbis Sigma) e o sistema antissifão gravitacional.

A hipodrenagem decorre de falha mecânica em qualquer ponto do sistema, geralmente pela obstrução (*debris*), desconexão ou uso de válvula com pressão de abertura inadequada para o doente. Nesses casos, a troca da válvula pode ser necessária; as válvulas programáveis têm a vantagem de mitigar essa necessidade.

Os doentes com síndrome do ventrículo em fenda queixam-se de sintomas sugestivos de mal funcionamento da derivação, como cefaleias repetitivas ou cíclicas. A cefaleia é geralmente intermitente e pode ser acompanhada de náuseas e vômitos e sinais e sintomas consistentes com os de hipotensão intracraniana. Nos doentes com síndrome do ventrículo em fenda, os sintomas são comumente posturais e ocorrem melhoras quando se adota a posição supina prolongada. A complacência encefálica pode reduzir-se e o cateter ventricular pode obstruir-se intermitentemente pelo colapso ventricular. A obstrução pode ser sintomática, sem alteração mensurável da dimensão ventricular devido à falta de compensação.

As complicações infecciosas podem relacionar-se à infecção da ferida cirúrgica do sistema nervoso central (SNC), peritoneal (pseudocisto ou peritonite) ou ao longo do trajeto dos dispositivos implantados. A contaminação geralmente ocorre no ato cirúrgico e é causada por bactérias da pele do doente ou do cirurgião e, habitualmente, manifesta-se antes do 2º mês após a cirurgia, mas pode ocorrer de maneira tardia.

Quando a infecção é superficial, sem contato com o SNC, o tratamento com antibióticos pode ser suficiente. O tratamento da ventriculite ou da meningite consiste na retirada do sistema – com exteriorização da DVP ou remoção total do sistema e instalação de derivação ventricular externa (DVE), concomitante à administração de antibióticos durante 14 a 21 dias.

Muitas complicações funcionais ou mecânicas estão reciprocamente relacionadas às complicações infecciosas. É possível que um êmbolo séptico cause obstrução da derivação e a obstrução do fluxo da derivação pode causar estase do LCR e favorecer a adesão de micro-organismos nos dispositivos implantados.

Para evitar complicações infecciosas, deve-se adotar a técnica cirúrgica apropriada. As cirurgias idealmente devem ser as primeiras do dia e realizadas por cirurgiões experientes, para reduzir sua duração. Antibiótico profilático é fundamental, além da exposição mínima do material sintético e troca de luvas ao se manipular a prótese. Cateteres impregnados com derivados de prata ou antibióticos (clindamicina) podem ser úteis em situações de alto risco, como reoperações e ambientes em que a taxa de infecções é elevada.

Derivação ventriculoatrial e ventriculopleural

As principais complicações dos DVAs incluem colonização durante bacteremias sistêmicas, trombose venosa, endocardite bacteriana, arritmias cardíacas, tamponamento cardíaco, tromboembolização pulmonar crônica com a consequente hipertensão pulmonar e nefrite de derivação.

Ocorre nefrite de derivação em 0,7% a 2,25% dos doentes com DVAs infectadas. Esta é uma causa significativa de morte nestes doentes. Podem apresentar hematúria, febre, anemia, proteinúria, hepatoesplenomegalia, síndrome nefrótica, púrpura não trombocitopênica e hipertensão arterial. Em 70% dos casos, o agente etiológico é o *Staphylococcus epidermidis*. O tratamento consiste em remoção do sistema implantado e uso de antibióticos. Ocorre recuperação completa em 51% dos doentes sem danos irreversíveis pela nefrite. Pode ocorrer obstrução devido a coágulos do cateter distal em até 5% dos casos.

A DVPL tem aplicação limitada. Geralmente é uma alternativa quando a DVP e a DVA não são eficazes ou possíveis. Recomenda-se a participação de cirurgião torácico para realizar acesso. Sua principal complicação é o derrame pleural de difícil manejo e a dispneia. A presença de LCR no espaço pleural pode causar pneumonite e pleurite reacionais inflamatórias, que podem ser fonte de pneumonias de repetição graves.

Referências bibliográficas

1. Browd SR, Gottfried ON, Ragel BT et al. Failure of cerebrospinal fluid shunts – Part II: Overdrainage, loculation and abdominalcomplications. Pediatr Neurol. 2006;34:171-6.
2. Browd SR, Ragel BT, Gottfried ON et al. Failure of cerebrospinal fluid shunts – Part I: Obstruction and mechanical failure. Pediatr Neurol. 2006;34:83-92.
3. Choux M, Camboulives J, Rigaut F. Prevention of infections in ventriculoperitoneal shunts in children. Ann Fr Anesth Reanim. 1992;11:699-704.
4. Oliveira MF, Saad F, Reis RC et al. Programmable valve represents an efficient and safe tool in the treatment of idiopathic normal-pressure hydrocephalus patients. Arq Neuropsiquiatr. 2013;71:229-36.
5. Pinto FC, Pereira RM, Saad F et al. Performance of fixed-pressure valve with antisiphon device SPHERA® in hydrocephalus treatment and overdrainage prevention. Arq Neuropsiquiatr. 2012;70:704-9.

Capítulo 38

Instruções para Doentes Submetidos à Derivação do Líquido Cefalorraquidiano

Rodolfo Casimiro Reis
Matheus Fernandes de Oliveira
Bárbara Albuquerque Morais
Fernando Campos Gomes Pinto

Introdução

Os doentes e seus familiares devem ser orientados sobre a indicação da cirurgia de derivação ventriculoperitoneal (DVP), seus cuidados pós-operatórios precoces e tardios, bem como a possíveis complicações associadas ao procedimento.[1-4]

Orientações pré-operatórias

O procedimento operatório para a DVP pode causar complicações gerais, específicas e técnicas. Devem-se adotar medidas para prevenir ou minimizar estas complicações.

Complicações gerais

São complicações clínicas associadas ao procedimento cirúrgico, como infarto agudo do miocárdio, trombose venosa profunda, tromboembolismo pulmonar e infecções não relacionadas ao campo cirúrgico. Muitos doentes têm idade avançada e morbidades associadas, devendo submeter-se à avaliação cardiológica e clínica geral para aferição dos riscos. Antiagregantes plaquetários e anticoagulantes devem ser suspensos antes do procedimento, sendo sua reintrodução individualizada.[5-8]

Complicações específicas

Relacionam-se ao ato operatório e são representadas pelas infecções de sítio cirúrgico (2% a 30%), deiscência das suturas, hemorragia ventricular, mal posicionamento do cateter ventricular ou abdominal, além de pseudocisto abdominal.[5-9]

Complicações técnicas

Relacionam-se ao equipamento utilizado para a cirurgia, como a desconexão entre os integrantes do sistema da derivação.[9,10]

Orientações pós-operatórias

Os cuidados pós-operatórios com as feridas envolvem a troca diária dos curativos, manter as feridas secas, o banho diário com sabonete neutro e a retirada dos pontos de 10 a 14 dias após a operação. Os doentes devem ser orientados a procurar o pronto-socorro em caso de ocorrência de cefaleia, sonolência, crise convulsiva, perda de força, febre, presença e secreção ou abaulamento nas feridas operatórias.[2,3,9] O cartão da válvula (Figura 38.1) deve ser fornecido ao doente, que deve portá-lo durante os atendimentos médicos, pois nele constam informações importantes de sua identificação e funcionamento.

Figura 38.1 – Cartão da válvula de DVP (carteira da empresa HpBio).

Nome do paciente: ______________________________

Idade: ____________ **Telefone:** ____________________

Causa da hidrocefalia: ______________________________

Data do implante da válvula: _____/_____/________

Marca da válvula: ______________________________

Tipo da válvula ☐ **Fixa** ☐ **Autorregulável** ☐ **Programável**

Pressão de abertura: ______________________________

Sítio distal do cateter: ☐ **Peritônio** ☐ **Pleura** ☐ **Átrio**

Fonte: Desenvolvida pela autoria do capítulo.

Também é importante informar sobre a necessidade de procurar a unidade de emergência caso ocorram sintomas de disfunção valvular ou hiperdrenagem (cefaleia, sonolência, vômitos). Algumas válvulas programáveis requerem novo ajuste após o exame de ressonância magnética, devendo essa informação ser checada com o distribuidor da válvula.[7,8]

Referências bibliográficas

1. Siqueira MG (ed.). Tratado de neurocirurgia. Manole, 2015. cap. 163.
2. Rengachary SS, Ellenbogen RG (ed.). Princípios de neurocirurgia. 2. ed. DiLivros, 2006. cap. 8.
3. Greenberg MS (ed.). Handbook of neurosurgery. 7th ed. Thieme, 2010. chap. 15.
4. Langner S, Fleck S, Baldauf J et al. Diagnosis and differential diagnosis of hydrocephalus in adults. Rofo. 2017;189:728-39.
5. Filis AK, Aghayev K, Vrionis FD. cerebrospinal fluid and hydrocephalus: physiology, diagnosis and treatment. Cancer Control. 2017;24:6-8.
6. Wright Z, Larrew TW, Eskandari R. Pediatric hydrocephalus: current state of diagnosis and treatment. Pediatr Rev. 2016;37:478-90.
7. Oliveira MF, Reis RC, Pinto FCG et al. Chronic subdural hematoma treatment with adjustment of programmable valve in idiopathic normal pressure hydrocephalus patient: a case report. Arquivos de Neuropsiquiatria. 2014;33:139-41.
8. Toma AK, Tarnaris A, Kitchen ND et al. Use of proGAV shunt valve in normal-pressure hydrocephalus. Neurosurgery. 2011;6:245-9.
9. Lima MMM, Pereira CU, Silva AM. Infecções em dispositivos neurológicos implantáveis em crianças e adolescentes. Arq Neuropsiquiatr. 2007;65:118-23.
10. McGirt MJ, Wodworth G, Coon AL et al. Diagnosis, treatment and analysis of long-term outcomes in idiopathic normal-pressure hydrocephalus. Neurosurgery. 2005;57:699-705.

Capítulo 39

Pseudotumor Cerebral

Bárbara Albuquerque Morais
Rodolfo Casimiro Reis
Matheus Fernandes de Oliveira
Fernando Campos Gomes Pinto

Introdução

Pseudotumor cerebral (PTC), ou hipertensão intracraniana idiopática (HII), caracteriza-se como aumento da pressão intracraniana na ausência de evidências de lesões que a justifiquem. Predomina em doentes obesas do sexo feminino e em idade fértil (20 a 44 anos).[1] A prevalência estimada nesta população é de 12 a 21 casos/100 mil habitantes, e de 1 a 2/100 mil na população geral.[2,3]

Fisiopatologia

A fisiopatologia ainda não é completamente compreendida. Algumas teorias foram formuladas para justificá-la, destacando-se:

» **Teoria mecânica:** aumento da resistência vascular periférica (p. ex., obesidade causando aumento da pressão intra-abdominal) ocasiona elevação da pressão venosa central e, subsequentemente, aumento da pressão intracraniana.

» **Teoria hormonal:** a conversão pelos adipócitos de androstenediona em estrona ocasiona aumento da produção do LCR e da pressão intracraniana.[3]

» **Teoria venosa:** em alguns doentes pode haver disfunção intermitente do sistema venoso intracraniano que resulta em alentecimento do fluxo sanguíneo encefálico e, ulteriormente, em hipertensão intracraniana.[3]

As principais causas secundárias de PTC, são:

» **Drogas:** tetraciclinas, nitrofurantoína, sulfametoxazol, corticosteroides, contraceptivos orais, clorpromazina, carbonato de lítio, amiodarona, indometacina, entre outras.

» **Anormalidades metabólicas e nutricionais:** deficiências enzimáticas de galactoquinase, hipervitaminose A, deficiência de vitamina D, fibrose cística, obesidade.

» **Doenças sistêmicas:** doença de Addison, síndrome de Cushing, doenças tireoidianas, doenças das glândulas paratireoides, anemia, uremia, entre outras.

» **Obstrução dos seios venosos:** doença idiopática, estados hipercoaguláveis (traumatismo do crânio, tumores, doença crônica do ouvido interno, doença de Behçet, lúpus eritematoso sistêmico).

» **Hipertensão venosa:** acometimento das veias jugulares, malformações arteriovenosas do sistema nervoso central (SNC), insuficiência cardíaca, doença respiratória crônica.

Quadro clínico

O doente habitualmente queixa-se de cefaleia insidiosa usualmente matinal que pode acordá-lo, às vezes, acompanhada de tontura e anormalidades visuais. Em alguns doentes pode haver fístula do LCR nasal espontânea de baixo débito e imperceptível, associadamente à meningite de repetição.

As anormalidades da acuidade visual costumam ocorrer nos estágios avançados da doença, mas as alterações campimétricas transitórias ou permanentes podem surgir no início do quadro, o que sugere decorrer do edema do nervo óptico e da hipoperfusão derivada da oclusão da artéria da retina. Pode haver acometimento uni ou bilateral de função do VI nervo craniano.

Diagnóstico (Quadro 39.1)

Quadro 39.1 – Critérios de Dandy modificados para diagnóstico de PTC.

- Sinais e sintomas de pressão intracraniana aumentada (cefaleia, náusea, vômitos, distúrbio visual transitório e papiledema)
- Ausência de défice neurológico focal (com exceção de paralisia do VI nervo craniano)
- Pressão de abertura do LCR na punção lombar > 25 cmH_2O, sem outras anormalidades quimiocitológicas
- Ventrículos de tamanho normal a reduzido, sem lesão expansiva intracraniana
- Ausência de outra explicação para o aumento da pressão intracraniana

Fonte: Fraser C, Plant GT, 2011.

O PTC é diagnóstico de exclusão, sendo baseado em alguns critérios previamente descritos (Quadro 39.1). A investigação radiológica é necessária para descartar hidrocefalia, processo expansivo e trombose dos seios durais. Consiste em exames de tomografia computadorizada ou ressonância magnética do encéfalo, particularizando a avaliação com estudo do sistema venoso (angiotomografia ou angiorressonância). Estes exames podem revelar sinais indiretos do aumento da pressão intracraniana, como ventrículos com dimensões normais ou reduzidas, sela vazia, discreto apagamento dos sulcos corticais, giros e cisternas. Em alguns doentes, identificam-se anormalidades vasculares relacionadas aos seios venosos. Nestes casos, pode ser realizada investigação adicional com angiografia encefálica.[4]

A punção do LCR lombar (PL) com manometria é outra ferramenta importante para o diagnóstico. No PTC, a pressão do LCR de abertura encontra-se superior a 20 cmH_2O e, após a punção, o paciente pode apresentar alívio transitório da cefaleia. Em geral, a análise quimiocitológica do LCR se encontra dentro dos valores normais. Em caso de alteração, podem se revelar doenças causais, como a neurocriptococose.

Tratamento

O principal objetivo do tratamento é o controle da hipertensão intracraniana, resultando na melhora dos sintomas e prevenção de sequelas visuais.

O doente deve ser tratado por uma equipe multidisciplinar. Para os obesos, recomenda-se reduzir o índice de massa corpórea com orientação de um nutricionista. A perda de peso pode modificar a evolução da doença, podendo inclusive, em alguns casos, normalizar a pressão intracraniana. Pacientes com obesidade grave podem ser candidatos à cirurgia bariátrica.

As drogas causadoras de PTC devem ser suspensas; as doenças nutricionais, metabólicas e sistêmicas devem ser corrigidas e a trombose dos seios venosos cranianos deve ser tratada com procedimento endovascular ou anticoagulação.

A acetazolamida, na dose de 500 mg a 1 g/dia, é a principal opção medicamentosa, pois inibe a anidrase carbônica e, consequentemente, reduz a produção do LCR pelo plexo coroide. A principal complicação de seu uso é a acidose metabólica, devendo-se realizar o controle periódico com gasometria venosa.

Outras medicações também utilizadas e/ou associadas incluem furosemida e corticosteroides. O topiramato inibe os canais de sódio, cálcio e potássio, controla a cefaleia do tipo migrânea e contribui para a perda ponderal.

As punções lombares de alívio seriadas com o intuito de manter a pressão do LCR normal (10 a 20 cmH_2O) podem ser uma opção transitória até a execução do tratamento definitivo.

O comprometimento visual irreversível é a principal complicação do PTC e deve ser evitado. Quando há refratariedade ao tratamento conservador ou défice de acuidade e/ou campo visual deve-se realizar o tratamento cirúrgico. A derivação ventriculoperitoneal (DVP) ou lomboperitoneal (DLP) é o procedimento mais indicado.

Quando os sintomas visuais predominam ou se apresentam isoladamente, a descompressão da bainha do nervo óptico torna-se uma opção terapêutica.

Como os ventrículos laterais têm volume geralmente reduzido, a punção ventricular pode ser facilitada e guiada com neuronavegação ou estereotaxia. A válvula de DVP deve disponibilizar sistema antissifão para evitar a hiperdrenagem e a síndrome dos ventrículos colabados. É elevada a taxa de complicações mecânicas e de herniação tonsilar (Chiari iatrogênico) da DLP.

Quando o PTC é refratário aos tratamentos convencionais supracitados (Quadro 39.2), a craniectomia descompressiva temporal bilateral pode ser realizada, no intuito de aumentar o continente craniano e reduzir a hipertensão intracraniana.

Quadro 39.2 – Protocolo do Centro de Pesquisas em Hidrodinâmica Cerebral da Divisão de Clínica Neurocirúrgica do Hospital das Clínicas da Faculdade de Medicina da Universidade de São Paulo (HC-FMUSP) para avaliação e tratamento do doente com PTC.

	Diagnóstico	Tratamento clínico
Quadro clínico	• Cefaleia, anormalidades visuais, papiledema e, frequentemente, obesidade	• Redução do peso corpóreo em obesos • Acetazolamida: 250 mg (via oral), 8 horas (contraindicado para diabéticos) • Topiramato: 25 a 100 mg/dia

(Continua)

Quadro 39.2 – Protocolo do Centro de Pesquisas em Hidrodinâmica Cerebral da Divisão de Clínica Neurocirúrgica do Hospital das Clínicas da Faculdade de Medicina da Universidade de São Paulo (HC-FMUSP) para avaliação e tratamento do doente com PTC (continuação).

	Diagnóstico	Tratamento clínico
Quadro clínico	• Cefaleia, anormalidades visuais, papiledema e, frequentemente, obesidade	**Tratamento cirúrgico** • DVP guiada por estereotaxia ou neuronavegação. Válvula com faixa de pressão de abertura, cobrindo a pressão inicial pós-PL e provida de mecanismo antissifão, para prevenir a síndrome dos ventrículos colabados • DLP com faixa de pressão de abertura cobrindo a pressão inicial pós-PL • Fenestração da bainha do nervo óptico (pacientes com predominância de sintomas visuais) **Tratamento endovascular**
Neuroimagem (TC, RM, angio-TC, angio-RM)	• Ventrículos normais ou em fenda e/ou sela vazia, evidências de trombose dos seios venosos • Punção lombar com manometria antes e após a retirada de 20 mL de LCR, revelando pressão inicial > 20 cm/H_2O com avaliação quimiocitológica e pesquisa de neurotuberculose e neurocriptococose. Deve haver melhora passageira dos sintomas após a retirada do LCR	• Desobstrução dos seios venosos com *stents* • Oclusão de fístulas durais

Fonte: Pinto FCG, 2015.

Complicações

Quando não tratados, os doentes podem apresentar cefaleia crônica limitante para as atividades diárias, défice visual progressivo e amaurose. Meningite de repetição decorrente de fístula do LCR secundária pode ocorrer e ocasionar anormalidades cognitivas a longo prazo.

Referências bibliográficas

1. Fraser C, Plant GT. The syndrome of pseudotumor cerebri and idiopathic intracranial hypertension. Curr Opin Neurol. 2011;24:12-7.
2. Pinto FCG. Pseudotumor cerebral. *In*: Figueiredo EG, Teixeira MJ (ed.). Manual de clínica neurocirúrgica: Rio de Janeiro: Thieme, 2015. p. 245-6.
3. McGeeney BE, Friedman D. Pseudotumor cerebri pathophysiology. Journal of Head and Face Pain. 2014;54:445-58.
4. Degnan AJ, Levy LM. Pseudotumor cerebri: brief review of clinical syndrome and imaging findings. AJNR. 2011;32:1986-93.

Seção IX

Neurocirurgia Espinal

Capítulo 40

Malformação de Chiari e Invaginação Vertebrobasilar

Adilson Jose Manuel de Oliveira
Rodrigo Kei Kuromoto
Roger Schmidt Brock

Malformação de Chiari tipo I

Definição

A malformação de Chiari (MC) definida pela herniação das tonsilas cerebelares 5 mm abaixo da linha de McRae, a qual liga a porção mais caudal do *clivus* ao *opisthion* no osso occipital, definindo o forame magno e a transição craniocervical.

Embora possa parecer indicar graus e progressão de uma mesma doença, a nomenclatura das patologias de MC tipos I, II, III e IV, designa, na verdade, quatro doenças distintas descritas pelo médico patologista Hans Chiari, a partir de 1890, em homenagem de quem receberam o nome.[1-3]

Classificação

» **Chiari tipo I:** herniação das tonsilas cerebelares 5 mm abaixo do forame magno, sem herniação de tronco nem malformações supratentoriais. Geralmente associada à siringomielia (Figura 40.1) e, mais raramente, à hidrocefalia.

» **Chiari tipo II:** herniação das tonsilas cerebelares, *vermis* cerebelar, tronco e IV ventrículo (Figura 40.2). Atualmente, a denominação de MC tipo II restringe-se a pacientes com disrafismo espinal, como mielomeningocele. Comumente associada à hidrocefalia.

» **Chiari tipo III:** inclui as mesmas alterações da Chiari II, porém com herniação do cerebelo e do tronco para uma encefalocele occipital. É a forma mais rara da doença, quase sempre incompatível com a vida.

» **Chiari tipo IV:** consiste em hipoplasia e aplasia cerebelar.

O termo Chiari tipo 0 pode ser encontrado na literatura e refere-se a pacientes com siringomielia sem a herniação das tonsilas cerebelares. Acredita-se que a fisiopatologia da siringomielia e dos sintomas semelhantes aos pacientes com Chiari decorram da alteração do fluxo do líquido cefalorraquidiano (LCR) mesmo na ausência de herniação, estando o tratamento cirúrgico de descompressão indicado.[4,5]

Neste capítulo, abordaremos a MC do adulto, ou seja, malformação de Chiari tipo I (MC-I).

Figura 40.1 – RM em T2 evidenciando MC tipo I e siringomielia associada.

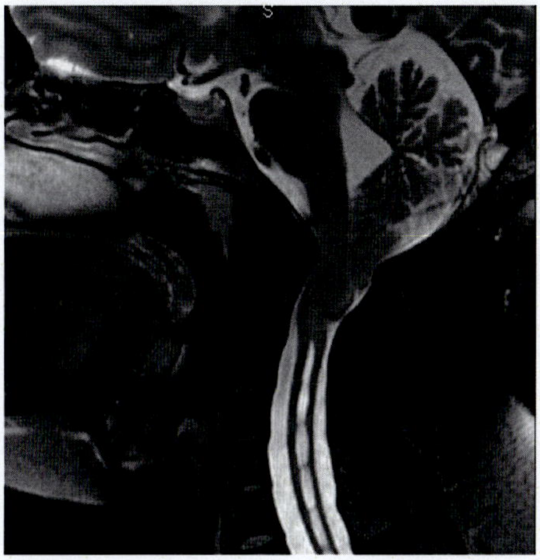

RM: ressonância magnética.

Fonte: Acervo da autoria do capítulo.

Figura 40.2 – Ultrassonografia com identificação anatômica. (1) Tronco encefálico; (2) tonsila cerebelar; (3) dura-máter; (4) espaço retrocerebelar; (5) medula espinal com cavidade siringomiélica.

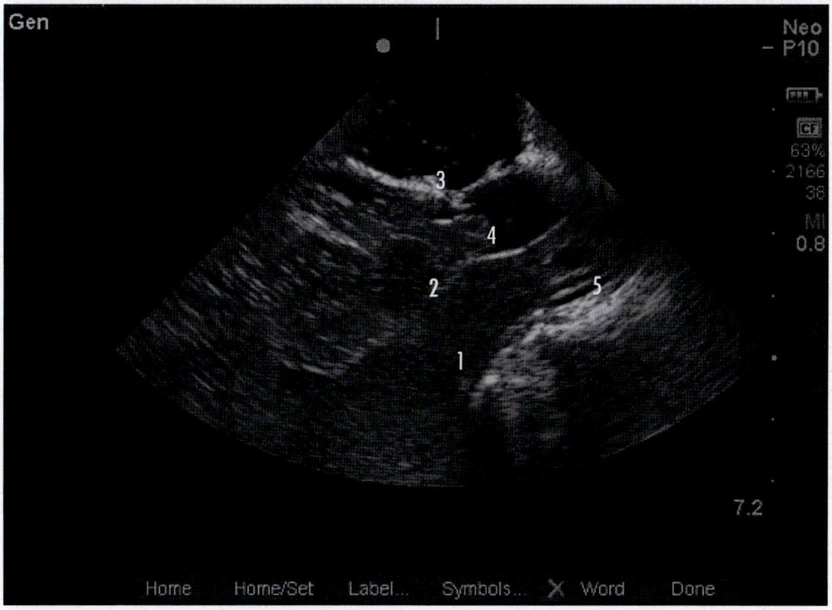

Fonte: Acervo da autoria do capítulo.

Etiologia

A MC-I é considerada uma doença congênita primária decorrente de uma hipoplasia da fossa posterior durante o desenvolvimento embrionário. Está comumente relacionada a outras malformações do basicrânio, como platibasia e invaginação basilar, ou mesmo da coluna espinal, como fusão de corpos vertebrais, Klippel-Feil, hemivértebras e escoliose.

Algumas situações podem levar a ocorrência de herniação das tonsilas cerebelares abaixo da linha de McRae decorrente de outras patologias, sendo, nestas situações, chamadas de MC secundária. Dentre as causas, podemos citar:

» Lesão expansiva intracraniana.
» Hipotensão do LCR após derivação lomboperitoneal ou punções lombares múltiplas.
» Anomalias da junção craniocervical (hipermobilidade, occipitalização do atlas etc.).
» Síndrome de Ehlers-Danlos.
» Cranioestenose.

Quadro clínico

A incidência de MC-I, em alguns trabalhos, chega a 0,8% da população. Estima-se que a maioria seja assintomática ao longo da vida. Os sintomas, quando presentes, manifestam-se usualmente entre as 3ª e 4ª décadas de vida. O sintoma mais frequente consiste em cefaleia. A cefaleia dos pacientes com MC-I é caracteristicamente de localização occipital com piora à manobra de Valsalva, exercícios físicos ou extensão cervical.

Os sintomas neurológicos, quando presentes, decorrem de compressão direta das estruturas da fossa posterior, como cerebelo e tronco encefálico, alterações decorrentes da obstrução do fluxo do LCR pelos forames magno e de Lushka e Magendie, ou secundários à formação de siringomielia, presente em até 70% dos pacientes.

Dentre os sintomas neurológicos, destacam-se: ataxia, que pode apresentar componentes mistos com alterações sensitivas, motoras e cerebelares; défice sensitivo, com parestesias e perda de sensibilidade suspensa devido ao acometimento centromedular; e síndrome piramidal, com alteração de marcha e espasticidade do neurônio motor inferior, em especial dos membros superiores, quando da associação com siringomielia. Em alguns pacientes, sintomas decorrentes do acometimento de nervos cranianos, em especial IX e X e XII, podem ocorrer com sintomas como disfagia e disfonia, em casos extremos de irregularidades respiratórias.

Exames complementares

O método de escolha para o diagnóstico é a ressonância magnética (RM). A RM permite a avaliação detalhada da anatomia da transição craniocervical; a identificação da herniação tonsilar para dentro do canal cervical; a avaliação do grau de platibasia definido pelo ângulo de Welcher, ângulo clivo-canal e eventuais compressões medulares; alterações do sinal medular; e presença ou não de hidrocefalia.

A tomografia computadorizada para avaliação das estruturas ósseas, em especial das articulações atlantoccipital e atlantoaxial é utilizada buscando-se identificar desalinhamentos que possam sugerir instabilidade, como gênese da malformação, conforme preconizado por Goel.

Mais recentemente, tem se dado importância para o alinhamento sagital global e da região cervical, com relação com a angulação C0-C2, grau de lordose cervical. Para tal, faz-se necessária a realização de radiografia simples e panorâmica da coluna, em posição ortostática, assim como provas dinâmicas em flexão e extensão que podem indicar instabilidade.

Tratamento

Pacientes assintomáticos e oligossintomáticos podem ser acompanhados clinicamente, em especial quando o único sintoma apresentado consiste em cefaleia, devendo-se buscar controle medicamentoso para a mesma. Quando do aparecimento de sinais e sintomas neurológicos, do crescimento de cavidades siringomiélicas ou da refratariedade ao tratamento clínico, está indicado o tratamento cirúrgico como terapêutica de escolha.

O tratamento cirúrgico tem por objetivo primordial restabelecer o fluxo do LCR e descomprimir as estruturas através do forame magno. Classicamente, a descompressão da fossa posterior é o tratamento de escolha, entretanto, a extensão da descompressão ainda é motivo de discussão na literatura especializada. A descompressão óssea com abertura e plástica dural é o tratamento mais difundido com ou sem coagulação e ressecção das tonsilas cerebelares.

Mais recentemente, diversas publicações têm demonstrado eficácia na descompressão óssea isolada com debridamento dural sem a abertura da mesma, em especial em crianças, com menor morbidade relacionada à fístula do LCR e lesões vasculares intracranianas.[3]

Acreditamos que o restabelecimento do fluxo do LCR é situação necessária para a obtenção de resultado favorável; para tal, defendemos a realização de craniotomia suboccipital e debridamento para expansão dural conforme publicado por Brock e colaboradores. Após adequada descompressão óssea, pode-se realizar a medida do fluxo do LCR através do forame magno, com ultrassonografia com efeito *doppler*. Quando a velocidade for considerada adequada, acima de 3 cm, a descompressão óssea isolada pode ser admitida como suficiente.[3]

Nos pacientes sem fluxo adequado, a abertura dural em "Y" e a comunicação do espaço subaracnóideo com o IV ventrículo são realizadas através do debridamento da aracnoide. A coagulação das tonsilas deve ser realizada quando da necessidade de manter este pertuito aberto, sendo raro a necessidade de ressecção tonsilar.

Nos pacientes com instabilidade atlantoaxial identificada em exames dinâmicos, ou com desalinhamento das superfícies articulares maior que 2 mm, associa-se a descompressão à fixação occipitocervical.[3]

Seguimento

Deve-se trabalhar com o paciente e seus familiares as expectativas referentes ao tratamento cirúrgico e alívio dos sintomas. A melhora da cefaleia, quando característica, ocorre entre 70% e 90% dos pacientes. Cefaleia holocraniana, frontal e sem correlação com exercício físico e manobras de Valsalva apresenta resultado promissor em menos de 50% dos pacientes operados. Os sintomas neurológicos, em especial aqueles instaurados há mais de 6 meses, podem ser irreversíveis, devendo ser apresentada esta realidade ao paciente. A cirurgia tem como objetivo parar a evolução dos sintomas neurológicos, infelizmente não sendo possível o restabelecimento das condições plenas de saúde ulterior. Bons resultados, considerando-se melhora ou estabilização dos sintomas ocorrem em 87% dos pacientes. Destes, 10% a 20% voltam a apresentar piora dos sintomas com progressão da doença – estando, nestes casos, indicadas reabordagem e nova exploração da fossa posterior.[2,6]

Invaginação vertebrobasilar

A invaginação basilar foi inicialmente descrita por Chamberlain, em 1939, como sinônimo de platibasia. Hoje, no entanto, sabemos se tratar de duas entidades diferentes.[1] A invaginação basilar é resultante do desenvolvimento anormal do osso occipital e da coluna cervical alta, com a migração cranial do processo odontoide do áxis para o espaço intracraniano, geralmente associado a outras anomalias do desenvolvimento da junção craniocervical, como MC-I (30% a 90% dos casos), e assimilação do atlas. Pode ser uma doença congênita ou adquirida, esta última relacionada à instabilidade atlantoaxial em pacientes com artrite reumatoide.[7,8] Já a platibasia pode ser definida como aumento do ângulo de Welcher acima de 140º.

Pode-se diagnosticar quando a extremidade do odontoide projeta-se 3 mm acima da linha de Chamberlain, definida pela projeção rostral do palato duro até o *opisthion*.[1,2,8]

Classificação

A invaginação basilar classifica-se em dois tipos:

- **Tipo I:** refere-se a pacientes com invaginação do processo odontoide do áxis para o interior do forame magno em direção ao tronco encefálico. A extremidade do processo odontoide distancia-se do arco anterior do atlas e da porção inferior do *clivus* e pode refletir instabilidade da transição craniocervical. O ângulo formado entre o *clivus* e a fossa craniana posterior permanece inalterado.
- **Tipo II:** existe assimilação entre o odontoide, o arco anterior do atlas e o *clivus*, todos migrados superiormente com redução do volume da fossa craniana posterior e platibasia.

Quando sintomáticos, os pacientes apresentam cefaleia, dor cervical por instabilidade, sinais e sintomas neurológicos por compressão do tronco encefálico e medula espinal, conforme descritos previamente.[7,8]

Tratamento

O tratamento da invaginação basilar, quando sintomática, é exclusivamente cirúrgico. A avaliação da estabilidade craniocervical através de exames dinâmicos é obrigatória, tendo ultimamente ganhado espaço a realização de exames de tomografia e RM dinâmicas com exames em flexão e extensão.

Nos pacientes com MC-I associadas deve-se realizar inicialmente a descompressão posterior, associada ou não com a artrodese a depender da presença de instabilidade.

Nos pacientes com IB tipo I é determinante a avaliação da redutibilidade da invaginação basilar. Dada a importância da redutibilidade na abordagem cirúrgica, a tração pré-operatória é uma ferramenta valiosa na determinação do grau de redutibilidade e avaliação do estado neurológico do paciente. A obtenção de redução adequada permite a descompressão do canal, seguida de fixação atlantoaxial ou occipitocervical conforme proposta por Goel.[8-10]

A descompressão anterior através da remoção do processo odontoide pode ser realizada por via transoral ou transnasal endoscópica. Nestes pacientes, o estudo cuidadoso das estruturas vasculares é fundamental para as corretas programação e segurança da cirurgia. As descompressões por via anterior ficam restritas a pacientes sintomáticos com compressão fixa, não redutíveis e aqueles que apresentam progressão dos sintomas a despeito da descompressão posterior, devido a maior dificuldade técnica e morbidade cirúrgica.[11]

Referências bibliográficas

1. Winn HR. Youmans neurological surgery. Saunders Elsevier, 2003.
2. Greenberg MS, Arredondo N. Handbook of neurosurgery. New York: Thieme, 2001. v. 1013.
3. Brock RS, Taricco MA, Oliveira MF et al. Intraoperative ultrasonography for definition of less invasive surgical technique in patients with Chiari type I malformation. World Neurosurg. 2017 May;101:466-75.
4. Aboulezz AO, Sartor K, Geyer CA et al. Position of cerebellar tonsils in the normal population and in patients with Chiari malformation: a quantitative approach with MR imaging. Journal of Computer Assisted Tomography. J Comput J Comput Assist Tomogr. 1985 Nov-Dec;9(6):1033-6.
5. Nishikawa M, Sakamoto H, Hakuba A et al. Pathogenesis of Chiari malformation: a morphometric study of the posterior cranial fossa. J Neurosurg. 1997 Jan;86(1):40-7.
6. Munshi I, Frim D, Stine-Reyes R et al. Effects of posterior fossa decompression with and without duraplasty on Chiari malformation-associated hydromyelia. Neurosurgery. 2000 Jun;46(6):1384-9; discussion 1389-90.
7. Smith JS, Shaffrey CI, Abel MF et al. Basilar invagination. Neurosurgery. 2010 Mar;66(3 Suppl):39-47.
8. Goel A. Basilar invagination, Chiari malformation, syringomyelia: a review. Neurol India. 2009 May-Jun;57(3):235-46.
9. Chandra PS, Kumar A, Chauhan A et al. Distraction, compression and extension reduction of basilar invagination and atlantoaxial dislocation. Neurosurgery. 2013 Jun;72(6):1040-53; discussion 1053.
10. Zileli M, Cagli S. Combined anterior and posterior approach for managing basilar invagination associated with type I Chiari malformation. J Spinal Disord Tech. 2002 Aug;15(4):284-9.
11. Atul G, Shah A. Atlantoaxial joint distraction as a treatment for basilar invagination: a report of an experience with 11 cases. Neurology India. Neurol India. 2008 Apr-Jun;56(2):144-50.

Capítulo 41

Siringomielia

Roger Schmidt Brock
Rodrigo Kei Kuromoto
Henrique Oliveira Martins

Introdução

Siringomielia (*syrinx* = tubo, *melos* = medula) é uma formação cística no interior da medula preenchida com líquido. A presença da cavitação resulta em compressão e atrofia dos elementos neurais da medula espinal. Foi descrita por Charler d'Angers, no século XVI. Charles d'Angers utilizou o termo *siringomielia* pela primeira vez em 1827 para designar as cavidades da medula espinal. A descrição da síndrome clínica da siringomielia é creditada a Fredrich Schultz que, em 1882, correlacionou clínico-patologicamente os cistos com a sintomatologia clínica e enfatizou as sensibilidades dolorosas e térmicas.[1,2]

Epidemiologia

A incidência da siringomielia é de, aproximadamente, 8 casos/ano/100.000 pessoas. A média de idade em que se realiza o diagnóstico é por volta dos 30 anos. Muitos pacientes tornam-se muito sintomáticos 1 a 2 anos após o diagnóstico, mas vários anos podem transcorrer até que os sintomas tornem-se intensos.[1,2]

Etiologia

Em aproximadamente 80% dos doentes, a siringomielia associa-se a malformações da junção craniocervical, como malformação de Chiari I (Figura 41.1) ou II (Figura 41.2) e a impressão basilar.[1] Em 10% dos casos, decorre de tumor intramedular.[2]

O terceiro tipo de siringomielia é a pós-traumática (5%) e, por último, a associada à hidrocefalia (1%), especialmente quando a dilatação ventricular decorre de aracnoidite das cisternas da base. A coexistência de siringomielia e malformação de Chiari resulta em superposição dos sintomas causados por ambas as doenças.[1,2]

Figura 41.1 – Siringomielia associada a Chiari tipo I. (A) Imagem de RM evidencia herniação das tonsilas através do forame magno, em paciente com Chiari tipo I, e extensa cavidade siringomiélica nas medulas cervical e torácica. O corte axial (B) evidencia o afilamento e compressão das estruturas neurológicas devido à dilatação do canal central da medula.

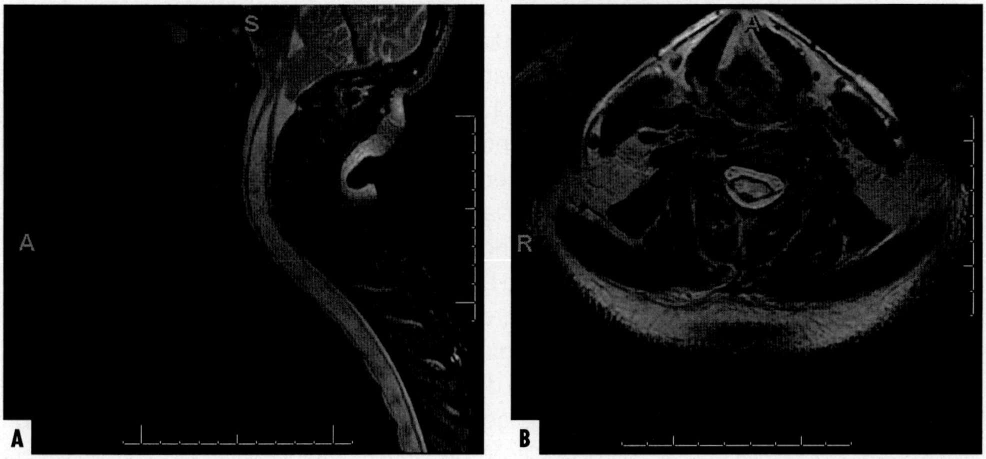

RM: ressonância magnética.

Fonte: Cortesia do Grupo de Coluna do Hospital das Clínicas da Faculdade de Medicina da Universidade de São Paulo (HC-FMUSP).

Figura 41.2 – Paciente portador de Chiari tipo II com histórico de mielomeningocele corrigida ao nascimento, evoluindo na adolescência com escoliose grave e siringomielia. O raio X mostra a deformidade da coluna vertebral (A) e a imagem de RM (B) evidencia extensa cavidade siringomiélica com a deformidade da coluna.

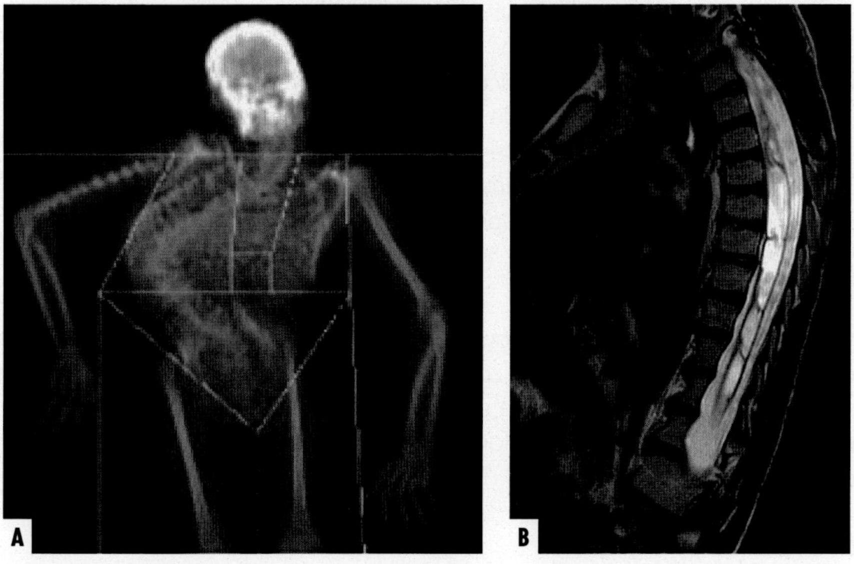

RM: ressonância magnética.

Fonte: Cortesia do Grupo de Coluna do Hospital das Clínicas da Faculdade de Medicina da Universidade de São Paulo (HC-FMUSP).

Fisiopatologia

O líquido cefalorraquidiano (LCR) produzido nos ventrículos laterais e 3º e 4º ventrículos é transferido para fora da caixa craniana graças à pulsação oriunda dos vasos sanguíneos e da respiração. O LCR alcança o espaço subaracnóideo através das duas aberturas laterais (forame de Luschka) e média (forame de Magendie) do 4º ventrículo, circula pelos espaços subaracnóideo espinal e da convexidade cerebral e é absorvido nos vilos aracnoides ao longo do seio venoso sagital do crânio. Aproximadamente 150 mL de LCR são produzidos, circulam e são absorvidos a cada 8 horas. O forame de Magendie localiza-se na proximidade do forame magno. Vasos, LCR, meninges e transição bulbocervical preenchem a região do forame magno. Ocorrendo obstrução do forame, por neoplasia ou tonsilas cerebelares herniadas (malformação de Chiari), anormalidades ósseas no próprio forame ou nas suas proximidades (impressão basilar, assimilação do atlas etc.), o trânsito do LCR torna-se comprometido.[1]

As teorias modernas sobre origem, progressão e manutenção da siringomielia baseiam-se na alteração da circulação do LCR. De acordo com a "teoria do martelo d'água", de Gardner, a obstrução dos orifícios de escoamento do LCR do 4º ventrículo para o canal central da medula espinal induz a cavitação espinal e gera a cavidade siringomiélica. De acordo com Williams, a siringomielia decorre da dissociação pressórica craniocervical, ou seja, das alterações da pressão do LCR no forame magno parcialmente obstruído. Outra possibilidade é a penetração do LCR na medula espinal através do próprio parênquima medular edemaciado, seguindo o trajeto das raízes dorsais ou os espaços perivasculares de Virchow-Robin – teoria que justifica o desenvolvimento da siringomielia em doentes com tumor extramedular, cavitações pós-traumáticas ou aracnoidite. Turbulência e diferença da pressão decorrente do bloqueio parcial do LCR no local da lesão seriam responsáveis pela cavitação na medula espinal. Possivelmente, em muitos casos, mais de um mecanismo está envolvido na formação, na manutenção e na progressão da siringomielia.[1]

As siringomielias podem ser classificadas como:

» Comunicante com o 4º ventrículo.
» Não comunicante com o 4º ventrículo:
  - Pelo bloqueio do trânsito de LCR do forame magno.
  - Pelo bloqueio do trânsito de LCR da medula espinal.
» Cavitações primárias do parênquima medular.
» Cavitações atróficas da medula espinal.
» Associada a tumores medulares.
» Idiopática.[3]

As siringomielias comunicantes com o 4º ventrículo e as não comunicantes decorrentes de bloqueio do LCR no forame magno constituem mais de 70% dos casos. As malformações ósseas na transição occipitocervical e a ectopia das tonsilas cerebelares constituem o substrato anatômico mais frequente para a formação, desenvolvimento e progressão da cavitação na medula espinal.[1]

Quadro clínico

A síndrome siringomiélica caracteriza-se por dissociação sensitiva; anormalidade do neurônio motor inferior, principalmente os segmentos distais dos membros superiores e do tronco; comprometimento dos tratos longos e distrofia cutânea. Em alguns casos, desde a instalação da siringomielia, ocorre comprometimento do sistema nervoso neurovegetativo, dor intercostal, paraparesia, escoliose e artropatia. A cavitação medular ocorre predominantemente no terço inferior da medula espinal cervical, particularmente na porção localizada entre a região central da substância cinzenta e a comissura anterior da medula espinal, resultando em interrupção do cruzamento das fibras espinotalâmicas, responsáveis pela transmissão da sensibilidade térmica e dolorosa e, consequentemente, em dissociação sensitiva termoalgésica. O exame clínico evidencia a abolição dessas modalidades sensitivas em faixa suspensa e preservação da sensibilidade tátil, vibratória e proprioceptiva segmentar.[1,2,4]

Diagnóstico

Havendo suspeita de siringomielia, deve-se realizar o exame de ressonância magnética (RM). Além da cavidade, a RM pode revelar diversas anormalidades coexistentes na transição occipitocervical e na medula espinal, como cicatrizes aracnóideas que comprometem a circulação do LCR e pequenas cavidades siringomiélicas em doentes oligossintomáticos ou com sintomas difusos.

Tratamento operatório

O tratamento operatório deve ser executado quando houver evidência de piora progressiva dos défices neurológicos e visa restabelecer o fluxo adequado do LCR por meio da descompressão da transição occipitocervical nos pacientes com malformação de Chiari, desbridamento aracnoide ou outra abordagem direcionada a eliminar os mecanismos que alteram a circulação do LCR. As primeiras técnicas cirúrgicas foram realizadas por Penfield e Coburn, em 1938. Bertrand, em 1973, descreveu a ressecção subpial das tonsilas cerebelares para descomprimir a transição craniovertebral modificada posteriormente. A descompressão craniovertebral com tonsilectomia e a plástica da dura-máter são as estratégias operatórias utilizadas por Batzdorf, em 1991,[1,2] e atualmente.

Os doentes são operados em decúbito ventral horizontal ou sentados. A cirurgia consiste em pequena craniectomia suboccipital, abrangendo os 2/3 inferiores mediais da escama occipital e da borda posterior do forame magno, laminectomia e englobando o atlas e todo ou parte do áxis. A tonsilectomia pode ser total ou parcial. Em alguns casos, quando não muito aderidas, realiza-se a coagulação das tonsilas para retraí-las e expor o forame de Magendie, que geralmente está obstruído por fina membrana aracnóidea e deve ser fenestrada para criar nova cisterna magna. A dura-máter deve ser fechada frouxamente com pericárdio bovino ou aponeurose para não angustiar a região.

Alguns doentes apresentam compressão do tronco encefálico na região do forame magno, ventralmente pelo dente do áxis ou posteriormente pela hérnia das tonsilas cerebelares. Quando anterior, pode ocorrer angulação do tronco encefálico entre o bulbo e a ponte (grande aumento da flexura). Nesses casos, inicialmente deve-se realizar a descompressão craniovertebral posterior, seguida da fixação occipitocervical com haste metálica, associadamente a enxerto ósseo. Quando alguns doentes mantêm os sintomas inalterados, deve-se retirar o dente do áxis, via transoral, 3 a 6 meses após a cirurgia original. Quando o dente do áxis é removido antes da descompressão e fixação posterior, os doentes devem ser mantidos em tração cervical ou com colar cervical rígido até a realização do procedimento posterior. Idealmente, deve-se realizar as duas intervenções (anterior e posterior) ao mesmo tempo.

A cirurgia via transoral seguida de fixação occipitocervical imediata ou em segundo tempo é indicada para tratar doentes com invaginação basilar isolada. A descompressão craniovertebral e a fixação occipitocervical são os melhores tratamentos para doentes sintomáticos com malformação de Chiari e invaginação basilar.

A descompressão craniovertebral com acesso posterior, abertura da cavidade do 4º ventrículo, tonsilectomia e plástica da dura-máter são suficientes sem outras anormalidades para tratar doentes com malformação de Chiari.

A complicação operatória mais frequente é a pseudomeningocele na região occipital, que geralmente se resolve espontaneamente em 1 a 2 semanas. Em alguns doentes, existe a necessidade de drenagem lombar contínua e, mais raramente, reintervenção para executar a plástica da meninge. Outras complicações possíveis são pneumonia, trombose venosa profunda, meningite, hérnia do biventre cerebelar (ptose cerebelar), pneumotórax (em decorrência da retirada de costela), fístula palatina (doentes submetidos à cirurgia transoral) e exposição da haste da fixação occipitocervical.[4]

Nas siringomielias decorrentes de processos inflamatórios, pós-traumática ou pós-infecções do sistema nervoso, o tratamento inicial deve focar no restabelecimento do fluxo do LCR por meio de descompressão do canal vertebral, quando presente, e exploração cirúrgica do local acometido para desbridamento de traves de aracnoide e restabelecimento do fluxo adequado.[1,5]

A utilização de derivações da cavidade siringomiélica deve ser reservada para pacientes refratários ao tratamento da causa de base. As derivações siringossubdurais são realizadas com a interposição de cateter comunicando a cavidade siringomiélica com o espaço do LCR subdural, devendo ser realizadas quando este se encontra patente.[1,5]

Quando não há patência do espaço do LCR subdural, com intensa aracnoidite, deve-se realizar as derivações da siringomielia para estruturas cavitárias como pleura e espaço intra-abdominal. Dá-se preferência para a derivação siringopleural, pois o próprio mecanismo de pressão negativa da cavidade pleural e a oscilação durante os movimentos respiratórios, acaba por criar mecanismo valvular, o qual previne a hiperdrenagem.[1,5]

Embora possa haver melhora da sintomatologia, o objetivo primordial da operação é evitar a progressão da doença.

Referências bibliográficas

1. Akiyama Y, Koyanagi I et al. Interstitial spinal-cord oedema in syringomyelia associated with Chiari type I malformations. J Neurol Neurosurg Psychiatry. 2008;79:1153-8.
2. Ball MJ, Dayan AD. Pathogenesis of syringomyelia. Lancet. 1972;2:799-801.
3. Horcajadas A, Román A, Olivares G et al. Idiopathic syringomyelia: report of a case. Neurocirugia (Astur). 2008;19:556-61.
4. Batzdorf U. Syringomyelia: current concepts in diagnosis and treatment. Baltimore: Williams & Wilkins, 1991. v. 20, n. 3, p. 163-82.
5. Sung WS, Chen YY et al. Spontaneous regression of syringomyelia-review of the current etiological theories and implications for surgery. J Clin Neurosci. 2008;15:1185-8.

Capítulo 42

Infecções da Coluna Vertebral

Matheus Fernandes de Oliveira
Vitor Nagai Yamaki

Introdução

As infecções da coluna vertebral, assim como as infecções das demais estruturas ósseas, são com frequência vistas na prática clínica, quer sejam espontâneas ou secundárias a procedimentos invasivos diagnósticos ou terapêuticos, isoladas ou em associação com outras enfermidades. O avanço das técnicas de imagem e laboratório facilitaram o diagnóstico e manejo dessas infecções.[1-5]

Elas podem ser causadas por protozoários e fungos, mas as bactérias são, de longe, os patógenos mais frequentes. O uso de drogas ilícitas intravenosas e a infecção pelo HIV são alguns dos fatores que mais contribuem para o crescimento das infecções vertebrais. Também são vulneráveis pacientes com diabetes, doença renal crônica, hepatopatias avançadas, imunossupressão, uso crônico de corticosteroides, quimioterapia, cateteres intravenosos de longa duração, pacientes esplenectomizados e em casos de infecções de outros sistemas, em especial, do sistema geniturinário. As vias de infecção podem ser arteriais, retrógradas venosas, por inoculação direta através de procedimento ou extensão por contiguidade.[1-5]

Etiopatogenia

A maioria das infecções da coluna vertebral ocorre por disseminação bacteriana via hematogênica, cujo objeto final é geralmente uma estrutura óssea (osteomielite) ou cartilaginosa (discite). Geralmente existem sobreposições de condições clínicas, associando-se frequentemente graus de miosite e formação de coleções (abscessos e empiemas).[1-4]

A bactéria mais frequentemente envolvida é o *Staphylococcus aureus*. Outras bactérias Gram-positivas também são comuns, como *Staphylococcus epidermidis*, *Streptococcus viridans*, *Streptococcus pneumoniae*, *Streptococcus faecalis* (enterococcus) e *Propionibacterium acnes*, e tipicamente encontradas em casos com infecções geniturinárias, gastrointestinais contíguas ou em infecções secundárias a procedimentos, e incluem *Escherichia coli*, Pseudomonas, Salmonella, Enterobacter e Klebsiella.[1,2,4,5] Em nosso meio, a tuberculose também deve ser lembrada.

Quadro clínico

As principais manifestações clínicas são a dor relacionada ao sítio da infecção, seguida pelo agravamento de sintomas neurológicos, que incluem parestesias, dor de caráter radicular e défice motor. A dor tende a ser pior ao iniciar movimentos e com tendência a reduzir variavelmente com a repetição dos mesmos. Sintomas sistêmicos como febre intensa, calafrios, taquicardia, taquipneia e elevação da contagem leucocitária são vistos em poucos casos, geralmente em situações de agravamento.[1,4,5]

A dor axial ou radicular espinal em paciente previamente assintomático, principalmente se pertencente aos grupos de risco citados anteriormente, devem garantir imediata investigação laboratorial e de imagem.[1-5]

Avaliação laboratorial e de imagem

A investigação laboratorial deve ser feita como método de triagem, diagnóstico e seguimento terapêutico. A contagem leucocitária, a dosagem de proteína C-reativa (PCR) e a velocidade de hemossedimentação (VHS) são mandatórias. A leucocitose é o parâmetro menos sensível, mas costuma elevar-se na presença de acometimento sistêmico mais pronunciado. A PCR e a VHS são os parâmetros mais sensíveis, sendo o primeiro mais específico.[1-5]

Da mesma forma, recomenda-se a coleta de hemoculturas, que podem ser positivas em 20% a 50% dos casos, correlacionando-se com a gravidade da doença.[1-5]

A avaliação de imagem é etapa fundamental para definição diagnóstica, caracterização da doença, definição das estratégias de tratamento e seguimento clínico. Radiografias simples e tomografias podem mostrar poucas alterações em fases iniciais, mas em fases avançadas, podem demonstrar o grau de acometimento ósseo, o alinhamento e a estabilidade. Além disso, evidenciam envolvimento de tecido pré-vertebral e paravertebral, perda de altura dos discos intervertebrais e erosão trabecular. Além disso, a tomografia pode ser usada em tempo real para guiar punções percutâneas de diagnóstico ou tratamento.[4,5]

A ressonância magnética (RM) deve ser feita sempre que possível, pois complementa a avaliação fornecida pelas radiografias e tomografias e caracteriza todo o acometimento de estruturas moles e neurais, estudando detalhadamente o compartimento ósseo, o canal vertebral, coleções, inflamações incipientes e o acometimento mielorradicular. O uso de contraste, tanto nas tomografias quanto nas RM facilita a identificação de regiões onde há metabolismo aumentado, melhorando a caracterização das osteomielites, discites e empiemas (Figura 42.1). Nesses últimos, a RM com estudo de difusão é um método com alta sensibilidade e especificidade.[3-5]

Métodos complementares, como PET, SPECT e cintilografia, podem ser usados em casos duvidosos ou complexos, identificando hipermetabolismo nos focos de infecção.[2-5]

Diagnóstico diferencial

É necessário rastrear e tratar situações potencialmente associadas, especialmente em pacientes com fatores de risco. Essas condições incluem infecções piogênicas em outros

Figura 42.1 – Paciente portador do mal de Pott. Imagem de TC com lesão em vértebra T9, erosão óssea intensa, deformidade em cifose ao nível da transição toracolombar e preservação dos discos intervertebrais. Em RM, evidencia-se importante osteosclerose dos platôs vertebrais e retropulsão do osso sequestrado com compressão medular neste nível.

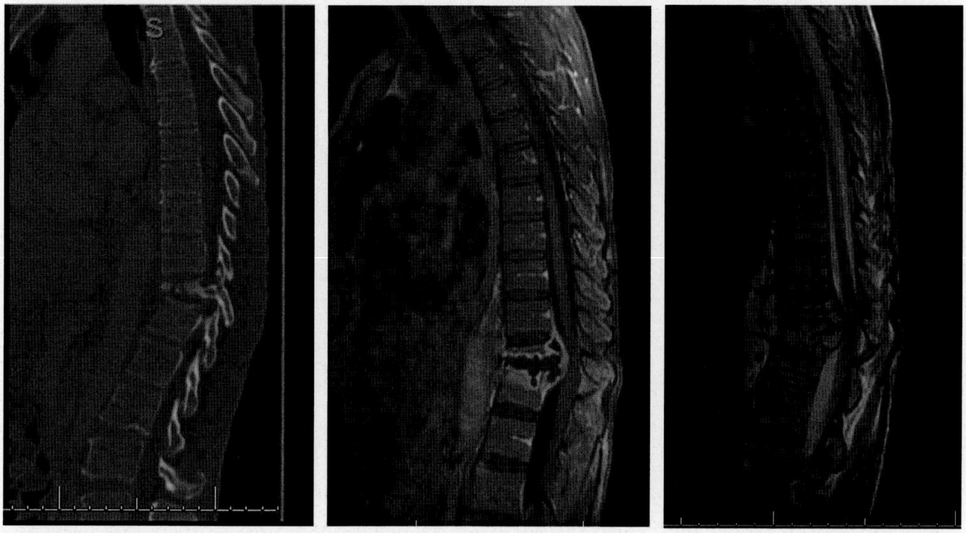

TC: tomografia computadorizada; RM: ressonância magnética.
Fonte: Acervo da autoria do capítulo.

sítios, endocardite e meningite associada. Além disso, é importante suspeitar e identificar enfermidades que possam ser diagnósticos diferenciais. Essas incluem artrite piogênica do quadril, sacroileíte séptica ou autoimune, pielonefrite, abscesso do músculo psoas, espondilite autoimune, trauma raquimedular, fraturas osteoporóticas por compressão, hematoma espinal epidural, hemorragia subaracnóidea espinal espontânea e doença metastática leptomeníngea.[1-5]

A tuberculose óssea espinal deve ser descartada em casos suspeitos. O nível mais acometido é a junção toracolombar. A natureza da infecção espinal tuberculosa é um pouco diferente das infecções piogênicas. Primeiro, a tuberculose tende a se manifestar de maneira mais indolente. O envolvimento lento e progressivo pode determinar deformidades sem comprometimento neurológico grave. Os discos, muitas vezes, são relativamente preservados e há frequente formação de coleções caseosas paravertebrais. A necrose óssea com erosão e perda da integridade ligamentar contribui para o desenvolvimento de angulação e deformidade. A retropulsão do osso sequestrado no canal vertebral pode causar défices agudos. Com a resolução do processo infeccioso agudo, pode desenvolver-se uma situação mais crônica, na qual ocorre formação de cicatrização fibrosa e serve para restaurar a estabilidade relativa. Podem ocorrer a calcificação e, finalmente, a ossificação.[1-5]

Tratamento

O tratamento das infecções da coluna espinal consiste na administração de antibióticos, controle sintomático e desbridamento cirúrgico ou estabilização, quando necessários. O fluxo simplificado está ilustrado na Figura 42.2.

Figura 42.2 – Fluxograma simplificado para conduta de pacientes com infecção da coluna vertebral.

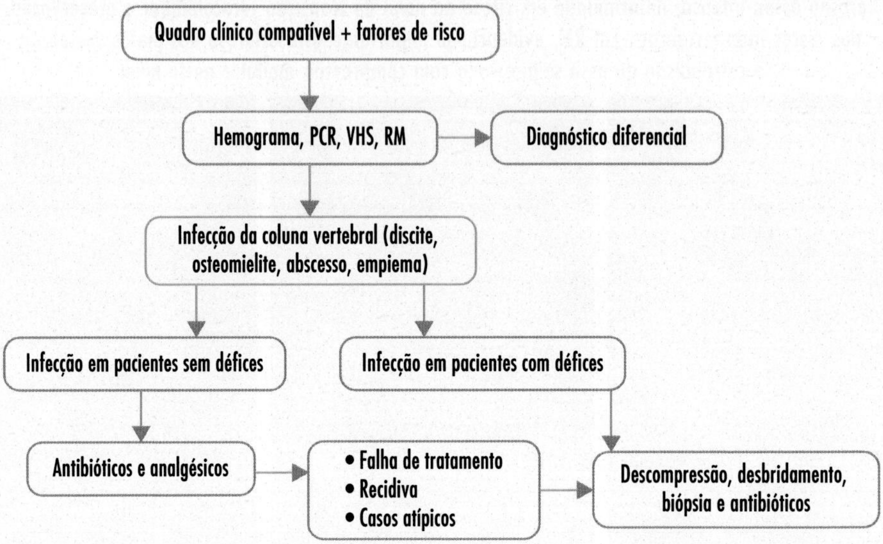

PCR: proteína C-reativa; VHS: velocidade de hemossedimentação; RM: ressonância magnética.
Fonte: Adaptada de Grupo de Coluna da disciplina de Neurocirurgia do Hospital das Clínicas da Faculdade de Medicina da Universidade de São Paulo (HC-FMUSP).

Sintomáticos incluem analgésicos, anti-inflamatórios, opioides e, se necessário, o uso de coletes para restringir a movimentação e evitar irritação e dor.[1-5]

O uso de antibióticos é a base do tratamento e existe evidência suficiente para realizá-lo mesmo que empiricamente, contanto que existam achados laboratoriais e de imagem compatíveis. Em casos com patógeno identificado, geralmente se trata 1 a 2 semanas com antibiótico endovenoso, seguido de antibiótico oral até completar 6 a 8 semanas. Em casos de tratamento empírico, recomenda-se 6 a 8 semanas de terapia parenteral exclusiva. O tempo pode ser estendido de acordo com a resposta clínica. Os antibióticos utilizados habitualmente são aqueles que têm sensibilidade à flora de pele, estafilococos e germes Gram-negativos. Uma combinação frequentemente utilizada é a vancomicina e o meropeném ou cefepima. Os fármacos podem ser adaptados ao perfil da instituição ou de acordo com os patógenos identificados.[1-5]

A biópsia óssea do disco ou de alguma coleção pode ser feita com o objetivo de isolar o patógeno e pode ser tentada, contanto que não atrase o início do tratamento antibiótico, podendo ser feita por métodos percutâneos ou abertos. A positividade microbiológica da biópsia gira em torno de 50%, por isso não é um exame imprescindível. Em geral, é recomendada em casos atípicos, com grande extensão, suspeita de germes infrequentes e em caso de falha terapêutica. A biópsia também pode ser feita caso a cirurgia seja necessária devido à necessidade de descompressão mielorradicular.[1-5]

O tratamento cirúrgico inclui desbridamento de tecido necrótico, descompressão de elementos neurais, correção de deformidade, fusão e instrumentação, conforme indicado pela situação clínica, juntamente com antimicrobianos apropriados. A decisão de prosseguir com a cirurgia deve ser tomada após consideração do estado neurológico do paciente, nível de envolvimento vertebral, extensão da destruição vertebral e achados na RM. A presença de défices neurológicos é o mais importante desses critérios. A intervenção cirúrgica de emergência deve ser considerada em todos os pacientes com défices neurológicos, independentemente da duração da paresia, a menos que os défices sejam mínimos (p. ex., radiculopatia) ou comorbidades clínicas do paciente (p. ex., coagulopatia, sepse) impeçam a intervenção cirúrgica.[1-4]

Em casos de infecção pós-operatória da coluna, o tratamento segue aproximadamente o mesmo raciocínio. A discite pós-operatória ocorre em cerca de 0,1% a 5% dos pacientes após a discectomia lombar. A infecção geralmente ocorre após a contaminação intraoperatória e os organismos causadores típicos são a flora cutânea – comumente *S. aureus* e *S. epidermidis*. Raramente, no entanto, organismos Gram-negativos e anaeróbios podem produzir infecções fulminantes no leito cirúrgico. Nesses casos, a necessidade de biópsia e desbridamento se faz mais frequente, com redução do inócuo infeccioso e esclarecimento etiológico.[3-5]

O uso de instrumentação aumenta claramente o risco de infecção pós-operatória. Nesses casos, a presença de material não biológico inerte pode servir de reservatório a micro-organismos, especialmente em casos de germes que formam biofilme. O desbridamento cirúrgico é geralmente indicado. A retirada do material de síntese se reserva a casos de gravidade, recidivas de infecções ou respostas insuficientes ao tratamento antimicrobiano.[1,2]

Referências bibliográficas

1. Arnold PM, Baek PN, Bernardi RJ et al. Surgical management of nontuberculous thoracic and lumbar vertebral osteomyelitis. Surg Neurol. 1997;47:551-61.
2. Baker AS, Ojemann RG, Swartz MN et al. Spinal epidural abscess. N Engl J Med. 1975;293:463-8.
3. Butler JS, Shelly MJ, Timlin M et al. Nontuberculous pyogenic spinal infection in adults: a 12-year experience from a tertiary referral center. Spine. 2006;31:2695-700.
4. Carragee E, Iezza A. Does acute placement of instrumentation in the treatment of vertebral osteomyelitis predispose to recurrent infection: long-term follow up in immune suppressed patients. Spine. 2008;33:2089-93.
5. Levi AD, Dickman CA, Sonntag VK. Management of post-operative infections after spinal instrumentation. J Neurosurg. 1997;86:975-80.

Capítulo 43

Hérnia de Disco Cervical

Roger Schmidt Brock
Yuri Estevam Bandeira

Introdução

A hérnia de disco cervical caracteriza-se por abaulamento ou extrusão do disco intervertebral cervical além das bordas do corpo vertebral correspondente. É frequente no processo degenerativo da coluna cervical e geralmente é assintomática. Em alguns casos, pode causar dor referida nas regiões cervical e interescapular.[1,2]

Quando a herniação discal comprime isoladamente a raiz cervical, instalam-se sintomas conhecidos como radiculopatia. Quando a herniação discal comprime a medula espinal, podem ser desencadeados sintomas neurológicos decorrentes da compressão dos tratos espinais, conhecida como mielopatia. Quando ambas as estruturas são comprimidas e há sobreposição de sintomas, instala-se a mielorradiculopatia.[1,2]

História clínica

O quadro clínico varia de acordo com a estrutura comprimida e acometida pela hérnia discal. A radiculopatia caracteriza-se por dor neuropática (sensação de choque, queimação, parestesias) no trajeto dos dermátomos cervicais. A dor irradiada localiza-se no trajeto da região correspondente à área de inervação da raiz acometida. Quando a raiz comprometida é uma cervical alta (p. ex., C4), a dor pode ser confundida com doenças osteoarticulares que comprometem o ombro, e quando as raízes acometidas são cervicais caudais (p. ex., C7 ou C8), pode ser confundida com a compressão nervosa no seu trajeto distal. Havendo compressão radicular, a dor piora com a extensão do pescoço e melhora com a elevação sobre a cabeça do membro superior acometido, sendo o pescoço mantido em ligeira flexão.[3]

Havendo compressão medular, o quadro clínico pode ter início insidioso. Dificuldade para caminhar e manipular objetos e défice da destreza das mãos (p. ex., dificuldade para abotoar) são muitas vezes as únicas queixas iniciais. O comprometimento do trato corticoespinal e das sensibilidades superficial e profunda também podem estar presentes. Menos frequentemente, o doente com mielopatia pode apresentar hiperalgesia e hiperpatia normalmente em faixa na zona da tensão entre a pele com sensibilidade normal e a alterada.[2,4]

Exame físico

O exame físico consiste na inspeção e avaliação das eventuais posições antálgicas da região cervical, seguida da palpação da musculatura paravertebral cervical e dorsal rostral para pesquisar a presença de pontos musculares gatilho ou dolorosos. Deve-se avaliar a amplitude da movimentação do pescoço (rotação lateral, inclinação lateral, flexão e extensão) e as manobras de sensibilização com a abdução e extensão do membro superior oposto e movimentar também o pescoço para induzir a dor radicular. Deve-se a apoiar o membro superior doloroso sobre a cabeça do doente; alívio da dor à execução desta manobra é indicativo de compressão radicular. O teste de Spurling, com compressão e rotação do pescoço para o lado acometido, tem alta especificidade para compressão radicular.[3,4]

Deve-se realizar o exame neurológico completo com avaliação da força com manobras de oposição e deficitárias, associada à avaliação da sensibilidade dolorosa e táctil, das áreas hipoestésicas, hiperelgesia ou hiperpatia e avaliação dos reflexos miotendíneos para aferir o acometimento radicular (hiporreflexia) ou medular (hiperreflexia).

Não havendo comprometimento motor significativo, deve-se optar, inicialmente, pela conduta clínica significativa. Havendo alteração motora considerável ou sinais de comprometimento medular, torna-se necessária a confirmação diagnóstica.[5]

Diagnóstico

A suspeita diagnóstica deve fundamentar-se na avalição clínica, ou seja, na história e no exame físico. As anormalidades evidenciadas nos exames complementares, especialmente nos de imagem, são frequentes e acentuem-se com o envelhecimento e podem não justificar o quadro clínico. A correlação clínico-radiológica é essencial para a interpretação dos exames complementares.[3]

A ressonância magnética (RM) da coluna vertebral cervical é o principal exame complementar. Visa avaliar a anatomia do canal raquidiano, a medula espinal, os forames vertebrais e as raízes espinais, assim como as estruturas osteomusculares, os discos intervertebrais, os diagnósticos diferenciais comuns, as doenças degenerativas, inflamatórias e compressivas e os processos expansivos que acometem a raiz ou a medula espinal.[2,3]

Doentes impossibilitados de realizar o exame de RM podem ser submetidos à tomografia computadorizada e, em casos selecionados, à tomomielografia cervical (TC), essencial para avaliar as estruturas ósseas e possíveis ossificações dos discos intervertebrais e do ligamento longitudinal posterior.[2,3]

As radiografias simples e dinâmicas da coluna cervical devem ser realizadas nos doentes candidatos ao tratamento operatório para avaliar o alinhamento da coluna vertebral em ortostase, a dinâmica vertebral e identificar instabilidades (caracterizadas por movimentos translacionais superiores a 3,5 mm ou 11 graus entre os corpos vertebrais). A manutenção ou inversão da lordose cervical são achados importantes para a seleção da via de acesso cirúrgico para descomprimir o tecido nervoso.[2,3]

Diagnósticos diferenciais

Dentre os diagnósticos diferenciais, destacam-se as radiculopatias; as mielopatias decorrentes de processos neoplásicos, inflamatórios ou infecciosos; as doenças osteoarticulares dos ombros; as síndromes dolorosas miofasciais; as contraturas da musculatura escapular e as compressões de nervos periféricos no seu trajeto no membro superior.[3]

O diagnóstico diferencial deve ser realizado com as plexites do plexo braquial (síndrome de Parsonage-Turner), as quais se apresentam com intensa dor neuropática no trajeto das raízes do plexo braquial, seguida, muitas vezes, por atrofia muscular. Na plexite braquial, a distribuição da dor é normalmente multirradicular ou troncular, devendo ser feito o diagnóstico por exame de eletroneuromiografia.[3,5]

Tratamento

A maioria dos doentes com radiculopatia secundária à hérnia discal cervical (95%) apresenta boa evolução, com melhora dos sintomas em até 12 semanas com tratamento não cirúrgico. Recomenda-se a utilização de analgésicos simples, opioides, anti-inflamatórios não hormonais e corticoterapia associada à gabapentina ou pregabalina como forma de obtenção de alívio dos sintomas. Reabilitação com fisioterapia analgésica e postural, com fortalecimento isométrico da musculatura cervical, também está recomendada.[5]

Havendo importante comprometimento motor e não ocorrendo melhora da dor com o tratamento clínico nos doentes em que os exames de imagem revelam compressão radicular, é indicado tratamento cirúrgico para descomprimir a raiz sintomática e a medula espinal por acesso ventral à coluna cervical, com a retirada do disco e a descompressão radicular ou por acesso posterior. Realiza-se pequena fenestração parcial da lâmina e da região medial da faceta articular, onde há a compressão, para visualizar a raiz e o fragmento discal que a comprime. A solução da via de acesso depende do quadro clínico e da imagem no exame de RM. Se além do quadro radicular houver comprometimento medular ou presença de hérnia mediana no exame de RM (Figura 43.1), realiza-se acesso anterior e discectomia. Havendo apenas compressão radicular e exames de imagem revelando fragmento discal herniado localizado na região psoterolateral do canal raquidiano ou foraminal, o acesso posterior pode ser suficiente (Figura 43.2).[5-7]

O acesso posterior com uso de novos afastadores e técnicas menos agressivas possibilita realizar o procedimento, gerar menos dor pós-operatória e recuperação mais rápida, sem a necessidade da utilização de material de síntese ou espaçadores intersomáticos. O acesso anterior pode ser utilizado em todas as situações.[7]

Figura 43.1 – Corte axial de RM da coluna cervical revelando hérnia de disco mediana.

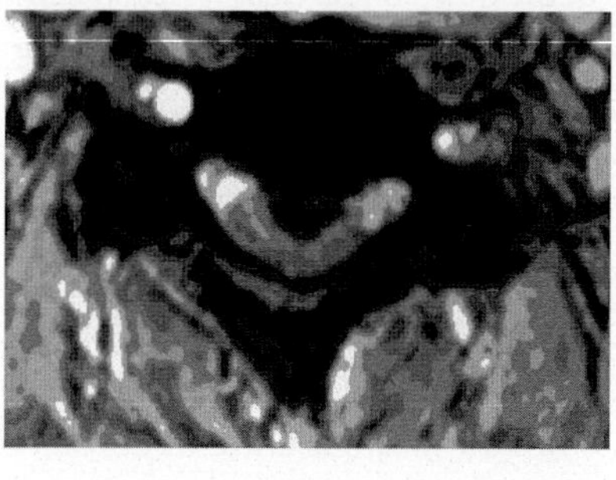

RM: ressonância magnética.

Fonte: Acervo da autoria do capítulo.

Figura 43.2 – Corte axial de RM cervical revelando hérnia de disco psoterolateral esquerda.

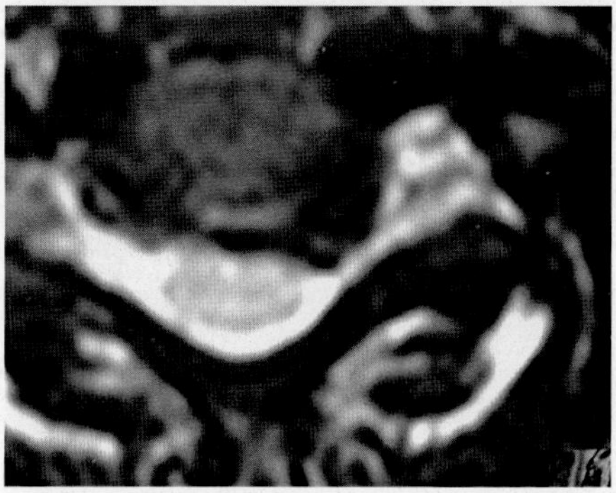

RM: ressonância magnética.
Fonte: Acervo da autoria do capítulo.

Complicações

As complicações no tratamento clínico podem decorrer dos efeitos adversos das medicações utilizadas. O tratamento cirúrgico pode agravar os défices neurológicos devido à lesão medular e dos tratos longos ou da raiz, gerando dor, alodinia e défices motores radiculares. O uso do acesso anterior pode causar disfagia, devido à compressão, ou edema da orofaringe e rouquidão, devido à tração do nervo laríngeo recorrente, que ocorre mais frequentemente nos acessos anteriores nos segmentos mais baixos da coluna cervical.[6,7]

Prognóstico

O prognóstico do tratamento da hérnia de disco cervical é favorável, na maioria dos casos. Ocorre melhora completa dos sintomas com medidas não cirúrgicas em até 12 semanas em 95% dos pacientes com radiculopatia. Nos doentes tratados cirurgicamente, a recuperação das dores radiculares geralmente é favorável. Os quadros medulares tendem à estabilização dos sintomas, não sendo a recuperação dos quadros neurológicos já instalados alcançada na maioria dos casos.[5-7]

Referências bibliográficas

1. Dowdell J, Erwin M, Choma T et al. Intervertebral disk degeneration and repair. Neurosurgery. 2017 Mar;80(3):546-54.
2. De Rooij, Judith D et al. Management of symptomatic cervical disk herniation: a survey among Dutch neurosurgeons. Spine. 2017;42(5):311-7.
3. Polston DW. Cervical radiculopathy. Neurologic Clinics. 2007;25(2):373-85.
4. Shah KC, Rajshekhar V. Reliability of diagnosis of soft cervical disc prolapse using Spurling's test. Brit J Neurosurg. 2004;18(5):480-3.
5. Caridi JM, Pumberger M, Hughes AP. Cervical radiculopathy: a review. HSS Journal. 2011;7(3):265-72.
6. Saal JS, Saal JA, Yurth EF. Nonoperative management of herniated cervical intervertebral disc with radiculopathy. Spine. 1996;21(16):1877-83.
7. Murphy DR et al. A nonsurgical approach to the management of patients with cervical radiculopathy: a prospective observational cohort study. J Manipulative Physiological Ther. 2006;29(4):279-87.

Capítulo 44

Hérnia de Disco Torácica

Roger Schmidt Brock
Vitor Nagai Yamaki

Definição e epidemiologia

A hérnia de disco torácica (HDT) é uma condição rara; a prevalência estimada na população mundial é de 1/1 milhão de habitantes. Cerca de 30% das HDTs são assintomáticas. Acometem preferencialmente indivíduos com 30 a 50 anos de idade e, em 75% das vezes, localizam-se distalmente, a partir dos segmentos torácicos (T) T7-T8. O segmento T11-T12 é o mais vulnerável à herniação devido à sua maior mobilidade. A HDT tem potencial importante de comprometer a funcionalidade, seu tratamento apresenta dificuldades técnicas e se associa a elevado risco de complicações.[1,2]

Avaliação clínica

A principal manifestação da HDT é a dor – presente em mais de 90% dos doentes –, seguida por anormalidades sensitivas e motoras.[3] A dor pode manifestar-se como lombalgia inespecífica, dor mielopática ou radiculopatia em banda no dermatomo específico da superfície torácica. A HDT T1-T2 pode gerar dor escapular unilateral e, raramente, síndrome de Horner, definida pelo comprometimento da raiz T1 e do gânglio estrelado.[4] Pode haver comprometimento progressivo das funções motoras e sensitivas da medula espinal em decorrência da compressão desta pelo disco herniado. A coluna torácica representa o segmento mais vulnerável à compressão medular[3] devido as suas características anatômicas, tais como potencialidade de compressão intradural (possibilidade de violação do ligamento longitudinal posterior por ser mais frágil na coluna torácica e posterior à dura-máter, cifose torácica, diâmetro reduzido do anal raquidiano e presença de ligamento denteado que limita a mobilização da medula espinal, tornando-a mais vulnerável à compressão.[4]

Diagnóstico

As hérnias de disco, de forma geral, podem ser classificadas conforme sua localização no canal raquidiano como centrais, posterolaterais, laterais e foraminais. O exame de ressonância magnética (RM) é essencial para o diagnóstico e a avaliação das HDTs.[5] A RM possibilita caracterizar as dimensões da HDT, eventual extensão intradural, localização, padrão de compressão medular e presença de mielopatia. Quando acometem mais de 40% do canal medular, são consideradas hérnias gigantes (Figura 44.1). A evidência de mielopatia é recomendação de tratamento cirúrgico mesmo em doentes assintomáticos.[1,4,5]

Figura 44.1 – (A) RM em corte sagital e T2 identificando hérnia discal torácica. (B) Tomografia axial do nível correspondente indicando calcificação do fragmento herniado.

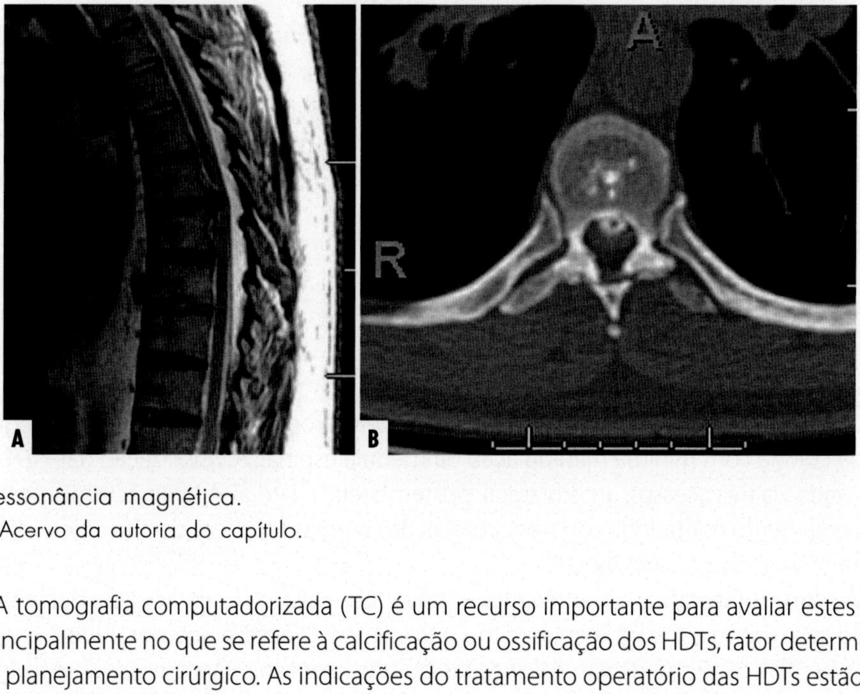

RM: ressonância magnética.
Fonte: Acervo da autoria do capítulo.

A tomografia computadorizada (TC) é um recurso importante para avaliar estes doentes, principalmente no que se refere à calcificação ou ossificação dos HDTs, fator determinante para o planejamento cirúrgico. As indicações do tratamento operatório das HDTs estão apresentadas no Quadro 44.1.[1,4,5]

Quadro 44.1 – Indicações de tratamento cirúrgico para hérnias de disco torácicas.

- Dor típica* refratária
- Mielopatia progressiva

*Radiculopatia em banda ou dor axial em coluna torácica.
Fonte: Cortesia do Grupo de Coluna da disciplina de Neurocirurgia do Hospital das Clínicas da Faculdade de Medicina da Universidade de São Paulo (HC-FMUSP).

Tratamento cirúrgico

Os acessos cirúrgicos para tratar as HDTs são complexos. O planejamento cirúrgico é mandatório para realizar a cirurgia com segurança e evitar complicações.

Avaliação pré-operatória

A arteriografia pode ser útil para o planejamento da cirurgia. A identificação da localização e origem da artéria de Adamkiewicz são importantes para a manipulação em segurança com a identificação de seu local de origem e selecionar o lado do acesso cirúrgico. A angio-RM é uma alternativa a ser considerada, mas sua acurácia e interpretação são limitadas.[1,4]

A correta identificação da localização de HDT com exata determinação do nível a ser operado durante a cirurgia é etapa essencial para que o tratamento seja satisfatório. Diversos métodos foram descritos para localizar o nível correto da coluna torácica, como injeção percutânea de corantes (p. ex., azul de metileno), vertebroplastia pré-operatória, administração de material radiopaco no periósteo do pedículo do nível acometido (p. ex., molas destacáveis de Guglielmi, fios de Kirschner) ou no compartimento subpleural do lado superior da costela do nível acometido.[1]

Não é incomum realizar microdiscectomia em nível equivocado, visto que a determinação com radioscopia é limitada devido à quantidade de gordura presente no tecido colunar subcutâneo, variações na anatomia regional e visibilidade reduzida pelas estruturas da caixa torácica, exceto para localizar as hérnias calcificadas em que a radioscopia desempenha função satisfatória.

Monitorização intraoperatória

Há evidências de menor risco de défice neurológico permanente, como complicação pós-operatória, com o registro do potencial evocado somatossensitivo.[2,3]

Técnicas operatórias

Os acessos cirúrgicos para tratar as HDTs devem proporcionar exposição da região anterior da coluna com mínima manipulação da medula espinal. A visibilização das HDTs pode ser realizada via três acessos: anterolateral, posterolateral e lateral. A laminectomia posterior é um procedimento contraindicado nas cirurgias das hérnias torácicas devido ao elevado risco de piora neurológica e paraplegia.[4,5]

- **Via anterolateral:** a via anterolateral deve ser realizada com acessos transtorácicos, ou seja, transesternal, transpleural ou retropleural. O acesso anterior é ideal para tratar as hérnias centromedianas, calcificadas ou não, e acessar vários níveis. É mais invasiva devido à necessidade de toracotomia, intubação seletiva e desinsuflação do pulmão ipsilateral. A manipulação das estruturas neurais é menor, então, consequentemente, há melhor preservação do quadro neurológico. Entretanto, há risco de se lesar estruturas vasculares; o acesso deve ser realizado contralateralmente à artéria de Adamkiewicz, nos níveis torácicos baixos. A toracoscopia e procedimentos menos invasivos por acessos laterais tubulares também podem ser aplicados pela via anterior, objetivando reduzir as morbidades decorrentes de intervenção.[2,3]
- **Vias laterais:** os acessos laterais são representados pela costotransversectomia ou pelos acessos laterais extracavitários. Estes acessos permitem alcançar regiões de interesse dorsal e lateralmente, assim como a instrumentação pela via posterior com parafusos pediculares. A principal complicação é a lesão pleural. A costotransversectomia consiste na hemilaminectomia com extensão lateral, que, por sua vez, é a retirada do processo transverso e da região mais medial da costela adjacente. A dissecação extrapleural e a

ressecção do segmento mais lateral da costela caracteriza o acesso lateral extracavitário, o qual possibilita melhor visibilidade das regiões anteriores às HDTs. Entretanto, além da grande manipulação de tecidos, estes acessos implicam na seção do nervo espinal do nível de interesse e a interrupção das artérias radiculares.[2,3]

» **Vias posterolaterais:** os acessos posterolaterais são indicados para tratar as HDTs foraminais ou do recesso lateral e/ou aliviar a compressão de vários segmentos espinais devido à ossificação do ligamento longitudinal posterior. Consiste na realização de incisão na linha média, dissecação da lâmina do processo transverso ipsilateral do acesso ao espaço discal através do espaço intervertebral (transforaminal) ou via exérese da faceta articular uni ou bilateral, a depender do grau de extensão anterior da hérnia de disco. Esta via é a mais empregada, sendo auxiliada por afastadores tubulares, microscópio cirúrgico ou endoscópios angulados.[2,3] O padrão de compressão medular das hérnias de disco torácicas é que determinam o melhor acesso cirúrgico (Figura 44.2).

Figura 44.2 – Desenho ilustrativo dos acessos utilizados para exérese das hérnias de disco dorsais. Compressões centromedianas (setores 3 e 4) das hérnias de disco calcificadas, gigantes, devem ser operadas via acessos anteriores e, quando possível, guiadas com assistência endoscópica.

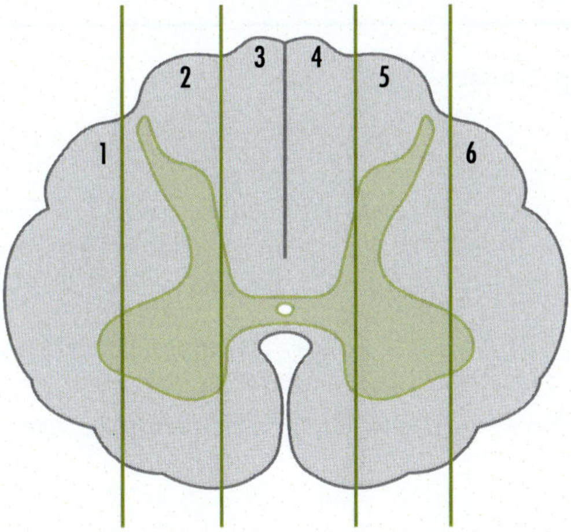

Fonte: Desenvolvida pela autoria do capítulo.

Acessos posterolaterais são preferíveis para remover as hérnias de disco localizadas no recesso lateral, causando compressão anterolateral da medula espinal, desde que limitada à linha média (setores 1+2+3 ou 4+5+6). Hérnias discais com extensão contralateral (setores 1+2+3+4 ou 3+4+5+6) devem ser acessadas pelas vias anteriores ou lateral com maior extensão de ressecção das costelas em caos de costotransversectomia ou acesso lateral extracavitário. Compressões laterais (setores 1+2 ou 5+6) são facilmente acessíveis pela via posterolateral (acesso transpedicular ou transfacetário).

Artrodese após discectomia torácica

A artrodese da coluna com instrumentação após cirurgia de hérnia discal torácica não é via de regra necessária. Diversas variáveis devem ser consideradas para a decisão de instrumentação após discectomia, inclusive, evidência indubitável de instabilidade da coluna torácica que causa dor mecânica intensa pré-operatória, casos em que há necessidade de discectomias de múltiplos níveis ou associa-se à cifose torácica, assim como as ressecções extensas com corpectomia (> 50% do corpo vertebral), discectomia pela via anterior ou acessos posteriores em que a artrectomia se estende ao pedículo em vários segmentos adjacentes.[2,3]

Após discectomia torácica, deve haver melhora considerável da dor em mais de 80% dos doentes e há expectativa de melhora dos défices motores ou sensitivos e das disfunções esfincterianas (50% a 90%). Podem apresentar piora neurológica em 5% dos casos. São complicações dos acessos à coluna torácica: fístula do líquido cefalorraquidiano (LCR) e neuralgia intercostal, instabilidade vertebral pós-operatória e complicações pulmonares.[2-4]

Considerações finais

A HDT é uma doença desafiadora quanto à suspeição diagnóstica e seu tratamento. A anatomia favorável e a compressão da medula espinal com hérnias de pequeno volume são indicativos válidos de cirurgia precoce para tratar as HDTs. Técnicas minimamente invasivas parecem proporcionar resultados satisfatórios e menor potencial de complicações.[4]

Referências bibliográficas

1. Bouthors C, Benzakour A, Court C. Surgical treatment of thoracic disc herniation: an overview. Int Orthop. 2019 Apr;43(4):807-16. doi: 10.1007/s00264-018-4224-0 [Epub 2018 Nov 8].
2. Yoshihara H. Surgical treatment for thoracic disc herniation: an update. Spine. 2014;39(6):e406-12.
3. Court C, Mansour E, Bouthors C. Thoracic disc herniation: surgical treatment. Orthop Traumatol Surg Res. 2018 Feb;104(1 Suppl):S31-40. doi: 10.1016/j.otsr.2017.04.022 [Epub 2017 Dec 7].
4. Winn HR. Evaluation and treatment of thoracic disk herniation. *In*: Moraes OJS, Milano JB (ed.). Neurological surgery. 7th ed. Philadelphia, 2017. p. 2363-9.
5. Greenberg MS. Handbook of neurosurgery. 8th ed. New York: Thieme, 2016.

Capítulo 45

Hérnia de Disco Lombar

Luiz Henrique Sandon
Roger Schmidt Brock

Introdução

A coluna vertebral lombar humana possibilita a adoção de postura ereta e ampla variedade de movimentos. Para cumprir essas funções, é essencial a presença de discos intervertebrais fibrocartilaginosos, finos e compressíveis. Com o progredir da idade, os discos degeneram-se, o que compromete sua capacidade de exercer estas finalidades. As lesões e défices podem acelerar anormalidades e comprometer as características de suporte de carga do disco intervertebral.[1]

A degeneração discal como fenômeno bioquímico associado ao envelhecimento e as alterações radiológicas correspondentes distinguem-se da doença do disco como entidade clínica sintomática. Os achados radiográficos da degeneração discal são comuns na população, mesmo sem sintomas. Boden e colaboradores (1990) evidenciaram em exames de ressonância magnética (RM) anormalidades substanciais consistentes com degeneração discal lombar em 34% de 67 doentes assintomáticos entre 20 a 39 anos de idade, 59% naqueles entre 40 e 59 anos e em 93% nos com 60 a 80 anos.[2]

Anamnese

A história completa – incluindo informações sobre início, qualidade, gravidade e cronicidade dos sintomas –, fatores exacerbadores e atenuantes e sintomas associados devem ser sinalizados.[3]

A lombalgia e a dor na lombar (ciática) irradiada ou referida nos membros inferiores são muito prevalentes nos países industrializados; pelo menos 30% da população sofre destas dores em algum momento da vida, que pode ter várias origens. Estima-se que causas não relacionadas à coluna vertebral respondam por 85% dos casos.[4]

Ocorre hérnia quando parte do disco intervertebral desloca-se para o interior do canal raquidiano ou forame intervertebral e distorce a dura-máter e/ou as raízes nervosas. Os brotamentos nervosos no ânulo discal, particularmente no tecido de granulação vascularizado presente nas fissuras anulares, resulta em sensibilização nervosa com mediadores inflamatórios como a prostaglandina E2 e as interleucinas-6 e 8 e agrava a intensidade da dor,[4,5] manifestada como lombalgia e dor irradiada no membro inferior com distribuição correspondente aos dermátomos das raízes nervosas envolvidas.[1]

A dor discal, não radicular, é muitas vezes vaga, descrita como "profunda" e exacerbada com a adição de posições e atividades que aumentem a carga axial da coluna e a pressão intradiscal, como a flexão do tronco, ortostatismo e a posição sentada.[6]

Exame físico e neurológico

Os doentes que apresentam protrusão ou herniação do núcleo pulposo resultante de doença discal degenerativa podem desenvolver sintomas relacionados à compressão radicular e, mais raramente, claudicação neurogênica. O ligamento longitudinal posterior é robusto na linha média e esparso lateralmente, o que torna a hérnia discal posterior direta mais rara e a posterolateral, que comprime as raízes nervosas, mais frequente. A raiz nervosa comprometida pela hérnia posterolateral geralmente é a que emerge distalmente ao pedículo da vértebra situada caudalmente.[7]

A ciática geralmente é unilateral e apresenta-se como dor presente nas regiões glútea medial posterior, lombar irradiada na face lateral (L5) ou face posterior da coxa (S1) até o pé. A compressão da raiz L4 causa dor na face anterolateral da coxa. O início pode ser súbito, com ou sem um fator desencadeante reconhecível. A dor pode ser bilateral quando a hérnia localiza-se mais centralmente, quando há estenose do canal raquidiano ou espondilolistese associada, condição em que pode causar a síndrome da claudicação neurogênica.[1]

Dentro dos testes evocativos dos sintomas radiculares relacionados à compressão da raiz nervosa causada pelo disco herniado, destaca-se o teste de Lasègue: mantendo o doente em decúbito dorsal, eleva-se o membro inferior ipsilateral lenta e passivamente; o teste é positivo quando a ciática é reproduzida com a elevação inferior a 30 graus. De acordo com a metanálise de Devillé e colaboradores (2000), a sensibilidade e a especificidade do teste de Lasègue para detectar a hérnia de disco lombar (HDL) é de 91% e 26%, respectivamente. A reprodução dos sintomas com elevação do membro inferior contralateral (teste de Fajersztajn) é mais específico (88%), mas não mais sensível (29%).[8]

Os achados de "síndrome da cauda equina" aguda (paresia, anestesia em sela, incontinência esfincteriana), causada pela extrusão de disco, são sinais de alerta que requerem avaliação e tratamento emergencial (nas primeiras 24 a 48 horas após o início dos sintomas), a fim de minimizar a probabilidade de sequelas neurológicas.[9]

Exames complementares

Na ausência de sintomas ou sinais de doenças graves emergentes, o prognóstico dos doentes com lombalgia aguda é bom, com resolução espontânea em até 12 semanas. Quando da apresentação inicial dos doentes com lombalgia aguda com ou sem radiculopatia não complicada, a realização de exames de imagem geralmente não é necessária ou indicada.[10]

O exame de RM é a modalidade mais adequada de investigação para avaliação do disco intervertebral e suplanta a tomografia computadorizada (TC) e a mielografia como avaliação inicial porque não expõe o doente à radiação, não é invasivo e possibilita o diagnóstico de ampla variedade de condições.[11]

Quando os doentes apresentam sintomas persistentes ou progressivos durante 4 a 6 semanas, deve-se realizar a RM; a TC deve ser reservada para doentes incapazes de se submeter à RM. O exame de RM revela perda da intensidade do sinal em T2 da altura do espaço intervertebral discal quando ocorre degeneração do disco,[11] assim como a sua protusão e compressão radicular (Figura 45.1).

Figura 45.1 – (A) Hérnia de disco lombar extrusa ao nível de L4-L5. Em corte axial (B), evidencia-se maior compressão foraminal e em recesso lateral à direita.

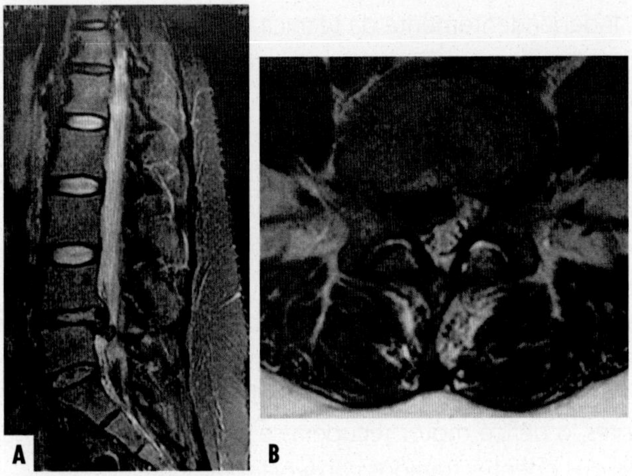

Fonte: Acervo da autoria do capítulo.

A eletroneuromiografia (ENMG) contribui para o diagnóstico em casos atípicos, mas não fornece informações úteis para a tomada de decisões terapêuticas em doentes com ciática.[12]

Evolução clínica

Na maioria dos doentes com hérnia discal, ocorre regressão imaginológica do material herniado, achado mais comum quando o fragmento for extruso ou sequestrado. De acordo com revisão sistemática de Chiu e colaboradores (2015), a taxa de regressão espontânea dos sequestros discais é de 96%, de 70% para extrusão discal, 41% para protrusões e de apenas 13% para abaulamento do disco.[13] Macki e colaboradores (2014) avaliaram 53 doentes com sequestro discal e concluíram que existe discrepância significativa entre a duração média da resolução dos sintomas (1,3 ± 1,3 meses) e a resolução imaginológica das anormalidades relacionadas (9,7 ± 13,3 meses) e que, embora o modo de apresentação dos sequestros seja o mesmo em relação aos demais subtipos de HDL, provavelmente a resolução no exame de imagem é significativamente mais rápida do que a dos demais subtipos.[14]

Tratamento

O tratamento inicial da dor lombar aguda, incluindo a resultante da doença do disco lombar, geralmente não é cirúrgico. A história natural da ciática causada pela HDL é favorável em médio e longo prazos na maioria dos doentes. Recomenda-se inicialmente o tratamento conservador, vez que a elevada porcentagem de doentes se recupera ou sofre melhora gradual e substancial da dor em 4 a 6 semanas. O repouso prolongado não é recomendado e o tratamento com analgésicos com medidas de reabilitação para aliviar a dor é eficaz na maioria dos doentes.[15,16] De acordo com a diretriz do Institute for Clinical Systems Improvement sobre lombalgias agudas e subagudas em adultos, os principais pilares terapêuticos são a tranquilidade e a educação do doente.[17,18]

Os benefícios proporcionados com a fisioterapia e os diversos modos de exercícios de reabilitação são difíceis de se determinar. Não há recomendação específica além da promoção da mobilização precoce. Nenhuma modalidade de fisioterapia específica é mais eficaz (Pilates *versus* fisioterapia). Independentemente da técnica, recomenda-se a mobilização gradual da coluna lombar, o fortalecimento da musculatura axial e, particularmente, dos músculos que estabilizam a coluna vertebral (*core*).[19]

Quando os doentes têm sintomas prolongados ou a dor e os sintomas neurológicos são progressivos e debilitantes, a intervenção cirúrgica deve ser considerada.[1] Geralmente é indicada quando ocorre défice neurológico grave (força motora grau III ou menos), progressivo ou quando o doente apresenta dor incapacitante persistente apesar da fisioterapia e/ou do tratamento com analgésicos.[12] De acordo com Alentado e colaboradores (2014), o período ideal para indicar-se a cirurgia em doentes com radiculopatia lombar é após 4 a 8 semanas de tratamento conservador, pois cerca de 70% dos doentes com radiculopatia lombar melhoram durante as primeiras 4 semanas desde a instalação dos sintomas. De acordo com a revisão de Balaji e colaboradores, o défice motor recupera-se completamente em 38,4% dos doentes operados e em 32% dos doentes tratados conservadoramente.[20]

Cirurgia

Como em 85% dos doentes com lombalgia a dor é autolimitada e se resolve com o tratamento não cirúrgico, não há como prever quem beneficiar-se-ia com a cirurgia. Doentes com sinais e sintomas neurocirúrgicos emergentes, como a síndrome da cauda equina ou défice motor intenso, podem beneficiar-se da intervenção neurocirúrgica imediata visando a descompressão das estruturas neurais.[21,22]

Os seguintes princípios são utilizados para selecionar doentes para tratamento operatório:

- » Doentes devem ser sintomáticos.
- » Os sintomas devem corresponder aos achados dos exames clínico e de imagem.
- » Os sintomas devem ser refratários ao tratamento não cirúrgico apropriado durante 4 a 8 semanas.
- » Deve haver expectativa de que a cirurgia melhore os sintomas e a condição funcional.
- » O grau esperado de melhora deve justificar os riscos das complicações cirúrgicas.[1]

A cirurgia da coluna da doença degenerativa pode ser dispendiosa e associa-se a morbidades, devendo obedecer aos princípios da prática microcirúrgica e consistir na remoção do material herniado. Apesar do grande número de dispositivos implantáveis utilizados para tratar a HDL e outras doenças vertebrais degenerativas e do desenvolvimento de técnicas percutâneas e minimamente invasivas, até o momento, nenhuma destas inovações proporcionam melhora significativa em relação aos resultados obtidos pela discectomia microcirúrgica.[23-27]

Momento cirúrgico e prognóstico

A cirurgia precoce não parece beneficiar o doente em termos de morbidade perioperatória ou recorrência. No entanto, parece proporcionar benefício em termos de duração da dor. Doentes sem radiculopatia grave que se submetem à cirurgia tardiamente obtêm resultados semelhantes aos que se submetem à cirurgia precocemente. Após os primeiros 6 meses, no entanto, os resultados da cirurgia tardia parecem piorar.[28]

Técnicas operatórias de acordo com a medicina baseada em evidências

Não se demonstram diferenças significativas a favor de uma técnica específica e nem de qualquer técnica claramente superior à discectomia simples com microscopia.[29] Nenhuma das várias técnicas mais recentemente desenvolvidas, incluindo-se a discectomia percutânea, a discectomia a *laser*, a quimionucleólise e a discectomia transforaminal endoscópica, revelaram-se superior a qualquer outra e algumas foram abandonadas.[30] De acordo com o estudo de Righesso e colaboradores (2007),[31] a discectomia microendoscópica prolonga o ato operatório, exige menor incisão cutânea e menor permanência hospitalar em relação à discectomia convencional, mas não interferiu no resultado geral, o qual foi bom em ambos os grupos. De acordo com Teli e colaboradores (2010), ocorrem mais complicações, como durotomias não intencionais, lesão radicular e recorrência, com a microdiscectomia endoscópica em relação às técnicas convencional, além de implicar custo mais elevado. Além disso, os resultados clínicos são semelhantes aos da técnica convencional.[32,33] De acordo com a metanálise de Dasenbrock e colaboradores (2012), as técnicas a céu aberto e as minimamente invasivas proporcionam alívio equivalente e substancial da dor ciática e remetem à descompressão apropriada da raiz e não do método operatório executado. Observaram também que as técnicas minimamente invasivas causaram mais durotomias incidentais, embora a morbidade tenha sido semelhante. De acordo com a revisão de Rasouli e colaboradores (2014),[34,35] o alívio da dor ciática proporcionado pelas técnicas minimamente invasivas e de microdiscectomia clássica convencional ou discectomia são semelhantes. Seriam vantagens potenciais das técnicas minimamente invasivas a redução da taxa de infecção da ferida operatória e a duração média da internação. De acordo com a metanálise de Kamper e colaboradores (2014), a técnica convencional e as modalidades interlaminar e transforaminal da discectomia endoscópicas proporcionam resultados clínicos semelhantes e têm evidência moderada a baixa.[36] De acordo com as técnicas tubulares de MIS e o ensaio de Arts e colaboradores (2009), não há vantagem da técnica tubular em relação à microdiscectomia de acordo com o questionário de incapacidade de Roland-Morris; os resultados são piores no que diz respeito ao manejo da lombalgia e da dor irradiada.[37] De acordo com a pesquisa realizada por Franke e colaboradores (2009), a técnica tubular minimamente invasiva proporciona resultados em médio prazo semelhantes e não causa maiores complicações do que a microdiscectomia simples.[38] Bhatia e colaboradores (2016) observaram que os resultados do tratamento de doentes submetidos à cirurgia utilizando a técnica tubular foram equivalentes aos de microdiscectomia em relação ao controle da dor após 1 ano. A duração da internação hospitalar foi menor e o retorno ao trabalho, mais rápido nos doentes operados com a técnica tubular, mas a taxa de durotomia acidental foi maior, ou seja, de 10,4% com a discectomia percutânea; 7,4% com a técnica tubular; e de 6,5% com a microdiscectomia.[39]

Considerações finais

O tipo da técnica cirúrgica para tratar a HDL não influencia significativamente o resultado clínico e a morbidade em médio prazo.

Os dados da literatura levam à conclusão de que, no manejo cirúrgico da HDL, o que mais importa é a indicação e não a técnica utilizada.[12]

Referências bibliográficas

1. Winn HR. Youmans and Winn neurological surgery. 8th ed. Elsevier, 2022.
2. Boden SD, McCowin PR, Davis DO et al. Abnormal magnetic-resonance scans of the cervical spine in asymptomatic subjects: a prospective investigation. J Bone Joint Surg Am. 1990;72:1178-84.
3. Henschke N, Maher CG, Refshauge KM. A systematic review identifies five "red flags" to screen for vertebral fracture in patients with low back pain. J Clin Epidemiol. 2008;61:110-8.
4. Madigan L, Vaccaro AR, Spector LR et al. Management of symptomatic lumbar degenerative disk disease. J Am Acad Orthop Surg. 2009;17:102-11.
5. Peng B, Hao J, Hou S et al. Possible pathogenesis of painful intervertebral disc degeneration. Spine. 2006;31:560-6.
6. White AP, Grossman EL, Hilibrand AS. Clinical presentation of disc degeneration. *In*: Phillips FM, Lauryssen C (ed.). The lumbar intervertebral disc. New York: Thieme, 2009. p. 121-5.
7. Lawry GV (ed.). Systematic musculoskeletal examinations. New York: McGraw-Hill, 2012. chap. 7.
8. Devillé WL, Windt DA, Dzaferagic A et al. The test of Lasègue: systematic review of the accuracy in diagnosing herniated discs. Spine. 2000;25:1140-7.
9. Ahn UM, Ahn NU, Buchowski JM et al. Cauda equina syndrome secondary to lumbar disc herniation: a meta-analysis of surgical outcomes. Spine (Phila Pa 1976). 2000;25:1515-22.
10. Davis PC, Wippold II FJ, Cornelius RS et al. ACR Appropriateness Criteria® low back pain. Reston (VA): American College of Radiology, 2011.
11. Modic MT, Hardy Jr RW, Weinstein MA et al. Nuclear magnetic resonance of the spine: clinical potential and limitation. Neurosurgery. 1984;15:583-92.
12. Deyo RA, Mirza SK. Herniated lumbar intervertebral disk. N Engl J Med. 2016;374:1763-72.
13. Chiu CC, Chuang TY, Chang KH et al. The probability of spontaneous regression of lumbar herniated disc: a systematic review. Clin Rehabil. 2015;29:184-95.
14. Macki M, Hernandez-Hermann M, Bydon M et al. Spontaneous regression of sequestrated lumbar disc herniations: literature review. Clin Neurol Neurosurg. 2014;120:136-41.
15. Vroomen PC, De Krom MC, Knottnerus JA. Predicting the outcome of sciatica at short-term follow-up. Br J Gen Pract. 2002;52:119-23.
16. Lequin MB, Verbaan D, Jacobs WC et al. Surgery versus prolonged conservative treatment for sciatica: 5-year results of a randomized controlled trial. BMJ Open. 2013;3:e002534.
17. Goertz M, Thorson D, Bonsell J et al. Adult acute and subacute low back pain. 15th ed. Bloomington (MN): Institute for Clinical Systems Improvement, 2012.
18. Engers A, Jellema P, Wensing M et al. Individual patient education for low back pain. Cochrane Database Syst Rev. 2008;(1):CD004057.
19. Keller A, Hayden J, Bombardier C et al. Effect sizes of non-surgical treatments of non-specific low-back pain. Eur Spine J. 2007;16:1776-88.
20. Alentado VJ, Lubelski D, Steinmetz MP et al. Optimal duration of conservative management prior to surgery for cervical and lumbar radiculopathy: a literature review. Global Spine J. 2014;4:279-86.

21. Shapiro S. Medical realities of cauda equina syndrome secondary to lumbar disc herniation. Spine. 2000;25:348-51 [discussion 352].
22. Fager CA. Observations on spontaneous recovery from intervertebral disc herniation. Surg Neurol. 1994;42:282-6.
23. Atlas SJ, Deyo RA, Keller RB et al. The Maine Lumbar Spine Study – Part II: 1-Year outcomes of surgical and nonsurgical management of sciatica. Spine (Phila Pa 1976). 1996;21:1777-86.
24. Atlas SJ, Keller RB, Chang Y et al. Surgical and nonsurgical management of sciatica secondary to a lumbar disc herniation: five-year outcomes from the Maine Lumbar Spine Study. Spine (Phila Pa 1976). 2001;26:1179-87.
25. Atlas SJ, Keller RB, Wu YA et al. Long-term outcomes of surgical and nonsurgical management of sciatica secondary to a lumbar disc herniation: 10 year results from the Maine Lumbar Spine Study. Spine (Phila Pa 1976). 2005;30:927-35.
26. Jacobs WC, Rubinstein SM, Willems PC et al. The evidence on surgical interventions for low back disorders: an overview of systematic reviews. Eur Spine J. 2013;22:1936-49.
27. Resnick DK, Choudhri TF, Dailey AT et al. Guidelines for the performance of fusion procedures for degenerative disease of the lumbar spine – Part VII: Intractable low-back pain without stenosis or spondylolisthesis. J Neurosurg Spine. 2005;2:670-2.
28. Schoenfeld AJ, Bono CM. Does surgical timing influence functional recovery after lumbar discectomy? A systematic review. Clin Orthop Relat Res. 2015;473:1963-70.
29. Gibson JN, Waddell G. Surgical interventions for lumbar disc prolapse. Cochrane Database Syst Rev. 2007;2:CD001350.
30. Katayama Y, Matsuyama Y, Yoshihara H et al. Comparison of surgical outcomes between macro discectomy and micro discectomy for lumbar disc herniation: a prospective randomized study with surgery performed by the same spine surgeon. J Spinal Disord Tech. 2006;19:344-7.
31. Righesso O, Falavigna A, Avanzi O. Comparison of open discectomy with microendoscopic discectomy in lumbar disc herniations: results of a randomized controlled trial. Neurosurgery. 2007;61:545-9 [discussion 549].
32. Teli M, Lovi A, Brayda-Bruno M et al. Higher risk of dural tears and recurrent herniation with lumbar micro-endoscopic discectomy. Eur Spine J. 2010;19:443-50.
33. Huang TJ, Hsu RW, Li YY et al. Less systemic cytokine response in patients following microendoscopic versus open lumbar discectomy. J Orthop Res. 2005;23:406-11.
34. Dasenbrock HH, Juraschek SP, Schultz LR et al. The efficacy of minimally invasive discectomy compared with open discectomy: a meta-analysis of prospective randomized controlled trials. J Neurosurg Spine. 2012;16:452-62.
35. Rasouli MR, Rahimi-Movaghar V, Shokraneh F et al. Minimally invasive discectomy versus microdiscectomy/open discectomy for symptomatic lumbar disc herniation. Cochrane Database Syst Rev. 2014;9:CD010328.
36. Kamper SJ, Ostelo RW, Rubinstein SM et al. Minimally invasive surgery for lumbar disc herniation: a systematic review and meta-analysis. Eur Spine J. 2014;23:1021-43.
37. Arts MP, Brand R, Akker ME et al.; Leiden – The Hague Spine Intervention Prognostic Study Group (SIPS). Tubular diskectomy vs conventional microdiskectomy for sciatica: a randomized controlled trial. JAMA. 2009;302:149-58.
38. Franke J, Greiner-Perth R, Boehm H et al. Comparison of a minimally invasive procedure versus standard microscopic discotomy: a prospective randomized controlled clinical trial. Eur Spine J. 2009;18:992-1000.
39. Bhatia PS, Chhabra HS, Mohapatra B et al. Microdiscectomy or tubular discectomy: is any of them a better option for management of lumbar disc prolapse. J Craniovertebr Junction Spine. 2016;7:146-52.

Capítulo 46

Mielopatia Cervical Espondilótica

Vinícius Monteiro de Paula Guirado
Ricardo Moscardi
Vitor Nagai Yamaki

Introdução

A mielopatia cervical espondilótica (MCE) é um tipo de mielopatia não traumática. A frequência da mielopatia não traumática varia de 5,1 a 80 casos/milhão de habitantes e a MCE, 1,6 casos/100 mil habitantes.[1] Há aumento da frequência de MCE com o avançar da idade em decorrência da progressão da osteoartrose da coluna vertebral.[2] É a causa mais comum de anormalidades da medula espinal em indivíduos com mais de 55 anos.[3] Os doentes com sinais e sintomas leves de MCE devem ser monitorados a intervalos curtos. A descompressão cirúrgica pelos acessos anteriores ou posteriores devem ser consideradas em doentes com défices neurológicos progressivos e nos casos de mielopatia moderados a graves. Os doentes com MCE podem se apresentar com sinais e sintomas de anormalidades próprias da medula espinal acompanhadas ou não de lesão das raízes espinais, dor cervical e nos membros superiores. A despeito do significante avanço das modalidades diagnósticas complementares, a confirmação da MCE continua baseada nos sintomas e nos sinais do exame clínico.[4]

Patogênese

Estudos em espécimes cadavéricos humanos com espondilose da coluna cervical e mielopatia demonstraram variações no formato da medula espinal de acordo com movimentos de flexão e extensão do pescoço. Na flexão, o aumento do comprimento da medula espinal foi associado à diminuição do diâmetro anteroposterior. O local mais comprometido da medula foi na altura da barra espondilótica projetada para dentro do canal vertebral, especialmente quando o estreitamento lateral era concomitante. A coluna lateral da medula espinal e o corno anterior estavam bastante deformados pela compressão mecânica durante a flexão. Os vasos arteriais medulares transversos ficam muito vulneráveis ao estreitamento do lúmen quando a medula é alongada ou encurtada. As artérias que penetram a coluna medular anterior e posterior a partir da pia-máter correm em direção anteroposterior e ficam estreitadas por forças mecânicas aplicadas sobre elas. Esta estreita relação entre a deformidade da medula espinal e os vasos medulares pode explicar o padrão da lesão medular que ocorre na espondilose cervical. Além disso, quando existe espessamento das lâminas e do ligamento amarelo, o canal vertebral torna-se extremamente estreitado durante o movimento de extensão do pescoço.[5]

Fisiopatologia

O fenômeno apoptótico exerce papel central na desmielinização tardia e na lesão axonal que promovem deterioração neurológica em doentes com MCE. O receptor de superfície celular, Fas, é ativado e atua na fisiopatologia da MCE ao promover a apoptose neuronial e dos oligodendrócitos caracterizadas como inflamação persistente, desmielinização e degeneração axonal, especialmente localizadas na região central da medula espinal.[6] É possível que esta cascata de eventos inicia-se em decorrência de isquemia. Em espécimes cadavéricos humanos, evidenciou-se que as disfunções iniciais decorrem do infarto da substância cinzenta da medula espinal devido ao comprometimento da microcirculação no local da compressão. Adicionalmente, ocorre achatamento e perda celular no corno anterior da substância cinzenta da medula espinal, cavitação cística, desmielinização e degeneração walleriana das fibras ascendentes e descendentes dos tratos de fibras laterais da substância branca e proliferação hialina nos pequenos vasos sanguíneos.[7,8] Existem semelhanças histo e fisiopatológicas entre a lesão da medula espinal decorrente da MCE e do traumatismo (Figura 46.1).

Figura 46.1 – Fisiopatologia da mielopatia espondilótica cervical.

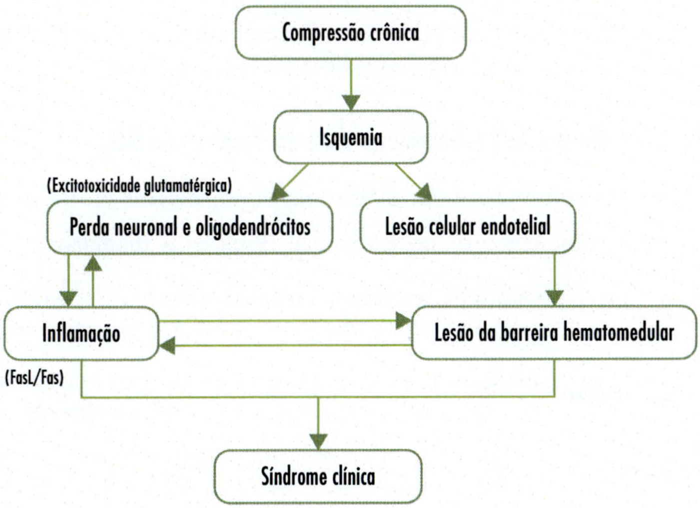

Fonte: Desenvolvida pela autoria do capítulo.

Etiologia

Excluindo-se as metástases espinais, a principal causa de mielopatia não traumática é a osteoartrótica.[9] A espondilose ocorre em 34,5% a 53% dos casos de lesão medular espinal não traumática. Em países em desenvolvimento, a espondilótica é mais comum do que a tumoral.[10]

Achados clínicos

As principais manifestações clínicas ao exame físico da radiculopatia cervical foram descritas por Carette e Fehlings[11] e são apresentadas no Quadro 46.1.

Quadro 46.1 – Principais manifestações clínicas radiculares associadas à MCE.

Nível discal	Raiz	Distribuição da dor	Défice motor	Défice sensitivo	Hiporreflexia
C4-C5	C5	Borda medial da escápula, lateral superior do braço para o cotovelo	Deltoide, supra e infraespinais	Lateral superior do braço	Reflexo supinador
C5-C6	C6	Região lateral do antebraço, polegar e indicador	Bíceps, braquiorradial e extensores do punho	Polegar e dedo indicador	Reflexo bicipital
C6-C7	C7	Região medial da escápula, face posterior do braço, dorso do antebraço e dedo médio	Tríceps, flexores do punho e extensores dos dedos	Face posterior do antebraço e terceiro dedo	Reflexo tricipital
C7-T1	C8	Ombro, face ulnar do antebraço e quinto dedo mínimo	Músculos flexor do polegar, abdutores e intrínsecos da mão	Dedo mínimo	–

Fonte: Carette S, Fehlings MG, 2005.

Os principais sintomas e achados do exame físico em doentes com MCE também foram descritos por Carette e Fehlings[11] e estão apresentados no Quadro 46.2.

Quadro 46.2 – Sintomas e sinais em doentes com MCE.

Sintomas	Hiperreflexia, hipertonia, clônus aquiliano, patelar ou de punho, reflexo	
Sinais	Patológicos, como os de Hoffmann, Babinski e Lhermitte	
Graduação clínica	**Leve**	Sintomas sensitivos, fraqueza subjetiva, hiperreflexia (sem ou com sinal de Hoffmann e Babinski); sem prejuízo funcional
	Moderada	Sinais motores e sensitivos objetivos (FM > 4/5); sem ou com leve prejuízo funcional (p. ex., marcha levemente alentecida)
	Grave	Sinais motores e sensitivos objetivos com prejuízo funcional (p.ex., fraqueza nas mãos, marcha instável, anormalidades)

FM: força muscular.
Fonte: Carette S, Fehlings MG, 2005.

O sinal de Hoffmann é avaliado mantendo-se o doente com a mão sustentada pelo examinador. O sinal é evocado ao tocar para baixo a unha da falange terminal do dedo médio. O sinal de Hoffmann é mais prevalente em doentes com MCE submetidos a tratamento cirúrgico em relação ao sinal de Babinski. Também é evocado com défices neurológicos menos graves em doentes com estenose da coluna vertebral lombar e sem sintomas relacionados à coluna cervical. O sinal de Hoffmann bilateral é marcador altamente sensível para se identificar a compressão da medula cervical oculta.[12]

O sinal de Trömner é evocado com o toque na face volar da pele que cobre a falange terminal do dedo médio. Há relação linear negativa entre a amplitude dos potenciais de ação muscular do sinal de Trömner e o grau de compressão da medula espinal de doentes com MCE em (p = 0,017). A compressão da medula espinal em doentes com MCE é maior do que a amplitude dos potenciais de ação muscular do sinal de Trömner. A análise eletrofisiológica do sinal de Trömner é marcador objetivo para avaliar-se a gravidade da compressão da medula espinal em doentes com MCE.[13]

As principais síndromes medulares decorrentes de MCE, segundo Crandall e Batzdorf (1966),[14] estão apresentadas no Quadro 46.3.

Quadro 46.3 – Principais síndromes evidenciadas em doentes com MCE.

Síndrome	Características
Transversa	Acometimento dos tratos corticoespinal, espinotalâmico e do cordão posterior, espasticidade grave, envolvimento esfincteriano e sinal de Lhermitte
Motora	Acometimento dos cornos ventrais da substância cinzenta da medula espinal e dos tratos corticoespinais, discreta espasticidade e ausência de anormalidades sensitivas
Centromedular	Acometimento dos tratos medulares mais centrais, grave comprometimento motor e sensitivo predominantemente nas extremidades superiores e fenômeno de Lhermitte
Brown-Séquard	Acometimento dos tratos corticoespinais ipsilateral à compressão e dos tratos espinotalâmicos contralaterais
Braquial	Acometimento do neurônio motor inferior nas extremidades superiores, do neurônio motor superior nas extremidades inferiores e dor radicular

Fonte: Crandall PH, Batzdorf U, 1966.

Diagnóstico de imagem

Os exames de radiografia da coluna cervical na posição ortostática, nas projeções de frente e perfil dinâmico em flexão e extensão são recomendados para o diagnóstico e planejamento operatório. A classificação de Takeshima[15] é utilizada para avaliar as curvas sagitais da coluna vertebral cervical em: (A) lordose, (B) retificada, (C) cifose, (D) curva em S com lordose alta e cifose baixa e (E) curva em S com cifose alta e lordose baixa.

O exame de tomografia computadorizada (TC) da coluna vertebral cervical com janela para partes moles e ósseas e a ressonância magnética (RM) são importantes para diagnóstico, quantificação e estimativa prognóstica dos doentes com MCE. O diâmetro sagital médico do canal raquidiano cervical varia de 14 a 22 mm. Portanto, doentes com diâmetro do canal cervical < 13 mm são portadores de estenose congênita do canal cervical. Doentes portadores de canal cervical < 10 mm apresentam alto risco para desenvolvimento de sintomas.[15-17]

A classificação de SEKI modificada[16] é utilizada para avaliar a presença de ossificação do ligamento longitudinal posterior (OLLP) em: (A) contínua – ossificação estende-se aos ossos das vértebras adjacentes; (B) segmentar – lesão ossificada limitada ao anel posterior do corpo vertebral; (C) misto – lesões contínuas e segmentares; e (D) herniado – ossificação após herniação discal intervertebral.

Diversos parâmetros radiológicos foram estudados como forma de prever o resultado cirúrgico dos doentes e possibilitar a indicação cirúrgica precisa, incluindo procedimentos para a correção de instabilidades focais e distorções da curvatura cervical. Os demais parâmetros são úteis no aconselhamento pré-operatório dos doentes, estratificando aqueles com maior risco de resultado pós-operatório insatisfatório devido à doença avançada.

Os fatores prognósticos do tratamento cirúrgico evidenciados com o exame radiológico de doentes com MCE foram revisados recentemente e estão resumidos no Quadro 46.4.

Quadro 46.4 – Fatores de prognóstico radiológicos.

Exame realizado	Parâmetro avaliado	Resultado
Radiografia cervical	Cifose cervical	Cifose cervical correlaciona-se com pior desfecho pós-operatório
	Alinhamento cervical C2-C7	Aumento do desalinhamento correlaciona-se com maior intensidade da mielopatia
	Instabilidade (translação em exame dinâmico)	Instabilidade cervical e compressão dinâmica estão associadas a pior desfecho pós-operatório
Ressonância magnética	Razão de compressão da medula espinal	Relações menores que 0,43 correlacionam-se com pior desfecho pós-operatório
	Medula com hipossinal em T1	Correlaciona-se com pior desfecho funcional
	Medula com hipersinal em T2	Correlaciona-se com pior desfecho pós-operatório

Fonte: Desenvolvido pela autoria do capítulo.

Prognóstico

A MCE pode ser graduada de acordo com a gravidade da apresentação clínica com a escala da Associação Ortopédica Japonesa (JOA) (Tabela 46.1).[18]

De acordo com as pontuações da escala JOA, a gravidade da MCE pode ser classificada como leve, moderada ou grave (Tabela 46.2).[19]

Outro instrumento utilizado para avaliar clinicamente doentes com MCE de acordo com os critérios de gravidade é escala de Nurick (Tabela 46.3).[20]

Tabela 46.1 – Graduação da gravidade da apresentação clínica baseada na escala da Associação Ortopédica Japonesa (JOA).

Itens	Características	Pontuação
Disfunção motora das extremidades superiores		
I	Incapaz de mover as mãos	0
	Incapaz de comer com colher, mas capaz de mover as mãos	1
	Incapaz de abotoar a camisa, mas capaz de comer com colher	2
	Capaz de abotoar a camisa com grande dificuldade	3
	Capaz de abotoar a camisa com leve dificuldade	4
	Sem disfunção	5
Disfunção motora das extremidades inferiores		
II	Perda completa das funções sensorial e motora	0
	Preservação sensorial sem capacidade de mover as pernas	1
	Capaz de mover as pernas, mas incapaz de andar	2
	Capaz de andar no plano com auxílio de bengala ou muleta	3
	Capaz de subir ou descer escadas com o auxílio de corrimão	4
	Falta de estabilidade moderada a grave, mas capaz de subir ou descer escadas sem auxílio de corrimão	5
	Falta de estabilidade leve, mas anda sem auxílio com passos alternados	6
	Sem alteração da função	7
Sensibilidade		
III	Perda completa de sensação nas mãos	0
	Perda grave de sensação ou dor	1
	Perda sensorial leve	2
	Sem perda de sensação	3
Anormalidades esfincterianas		
IV	Incapaz de urinar espontaneamente	0
	Grande dificuldade para urinar	1
	Leve a moderada dificuldade para urinar	2
	Urina normalmente	3

Fonte: Augusto MT, Diniz JM, Dantas FL et al., 2018.

Tabela 46.2 – Pontuações da escala de gravidade JOA.

Gravidade	Pontuação JOA
Leve	15 a 17
Moderada	12 a 14
Grave	≤ 11

Fonte: Fehlings MG, Tetreault LA, Riew KD et al., 2017.

Tabela 46.3 – Escala de Nurick de gravidade de MCE.

Grau	Características
0	Sinais e sintomas de envolvimento radicular, mas sem evidência de doença na medula espinal
1	Sinais de doença na medula espinal, mas sem dificuldade para caminhar
2	Ligeira dificuldade da marcha, mas que não impede o trabalho integral
3	Dificuldade para alinhar a marcha que impede o trabalho integral ou a capacidade para realizar atividades domésticas, mas não grave o suficiente para necessidade de auxílio para caminhar
4	Capaz de caminhar com algum auxílio ou necessita de apoio
5	Restrito à cadeira ou acamado

Fonte: Nurick S, 1972.

Tratamento

As opções de tratamento da MCE segundo Meyer, Börn e Thomé (2008)[21] estão apresentadas no Quadro 46.5.

De acordo com as pontuações da escala JOA, a gravidade da MCE pode ser classificada como leve, moderada ou grave e a escolha do tratamento poderá ser recomendada com nível de evidência estabelecido (Quadros 46.6 e 46.7).[14,19,22]

Quadro 46.5 – Opções de tratamento da MCE.

Tratamento	Características

Conservador	• Imobilização com colar cervical
	• Medicamentos: anti-inflamatórios não hormonais, relaxantes musculares
	• Repouso relativo no leito
	• Exercícios com tração do pescoço (extensão longitudinal da coluna cervical)
	• Medidas para estabilizar a cervicotorácica:
	  • Fortalecimento da musculatura nucal
	  • Fortalecimento da musculatura do quadrante superior do corpo
	  • Fortalecimento da musculatura da escápula
	• Evitar atividades de estresse sobre a coluna cervical

(Continua)

Quadro 46.5 – Opções de tratamento da MCE (continuação).

Tratamento	Características
Cirúrgico	• Procedimentos por vias anteriores: • Espondilose intersomática (discectomia + gaiola +/- placa de osteossíntese) • Corpectomia + placa de osteossíntese • Procedimentos para manter a mobilidade (prótese discal intervertebral) • Procedimentos por via posterior: • Laminectomia • Laminectomia com fusão vertebral • Laminoplastia
	• Procedimentos combinados: • Fusão ventral + laminoplastia • Fusão ventral + laminectomia com ou sem estabilização posterior

Fonte: Meyer F, Börn W, Thomé C, 2008.

Quadro 46.6 – Gravidade pela escala JOA e escolha do tratamento.

Gravidade	Pontuação JOA	Orientação de tratamento	Grau de recomendação	Nível de evidência
Leve	15 a 17	• Oferecer intervenção cirúrgica (Quadro 46.7) ou reabilitação estruturada supervisionada • Se o tratamento não cirúrgico for escolhido e houver deterioração neurológica ou se não houver melhora, recomenda-se intervenção cirúrgica	Fraca	Muito baixa ou baixa
Moderada	12 a 14	Recomendada intervenção cirúrgica	Forte	Moderada
Grave	≤ 11	Recomendada intervenção cirúrgica	Forte	Moderada

Fonte: Crandall PH, Batzdorf U, 1966 e Fehlings MG, Tetreault LA, Riew KD et al., 2017.

Quadro 46.7– Questões que devem ser consideradas para a seleção dos procedimentos operatórios visando tratar a MCE.

Questões	Características	Acesso
Qual é o perfil sagital da coluna cervical?	Cifose fixa ou grave (> 10°)	Ventral ou dorsoventral
	Perfil normal com estenose multissegmentar	Melhorar o dorsal
Existe instabilidade?	Sim	Procedimentos de não fusão, como a prótese do disco intervertebral, estão excluídos
Qual a qualidade do osso?	Osteoporose grave e estenose multissegmentar	Provavelmente dorsal
Quantos níveis estão afetados?	Mono ou bissegmentar	Provavelmente ventral
	Multissegmentar	Provavelmente dorsal
Quão curta é a estenose?	Estreitamento congênito do canal vertebral	Provavelmente dorsal
	Compressão predominantemente ventral	Provavelmente ventral

Fonte: Desenvolvido pela autoria do capítulo.

O algoritmo de tratamento está apresentado na Figura 46.2.

Figura 46.2 – Algoritmo de tratamento para mielopatia espondilótica cervical.

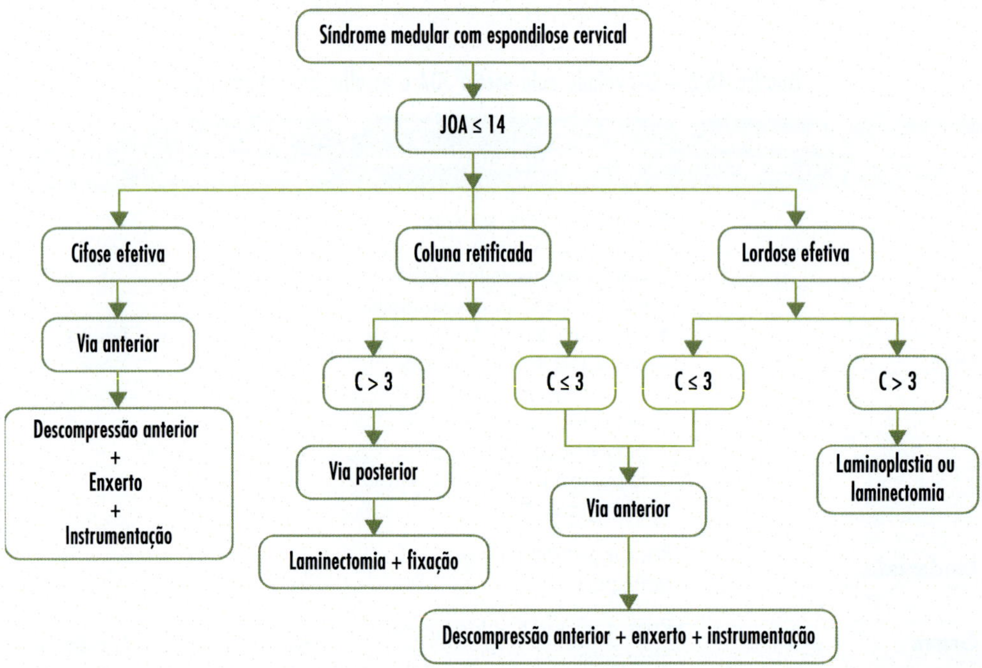

Fonte: Desenvolvida pela autoria do capítulo.

Casos ilustrativos (Figuras 46.3 a 46.5)

Figura 46.3 – P. D. Jr., 80 anos, masculino, branco. História de dificuldade a marcha de evolução lenta e progressiva há 18 meses, sem queixa de dor. Antecedente de DM e HAS; JOA = 12. (A) RM pré-operatória; (B) RM pós-operatória.

Laminectomia

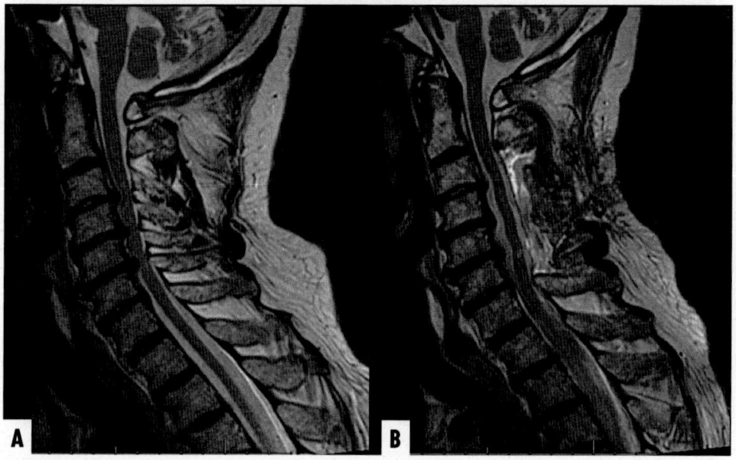

Fonte: Acervo da autoria do capítulo.

Figura 46.4 – G. N. J., 68 anos, masculino, branco. História de cervicalgia progressiva há 8 meses com cervicobraquialgia direita. Evoluiu com rápida dificuldade para a marcha em 3 meses. Antecedente de HAS; JOA = 11. (A) RM pré-operatória; (B) RM pós-operatória; (C) raio X (AP) pós-operatório; (D) raio X (perfil) pós-operatório.

Laminectomia + fixação de massa lateral

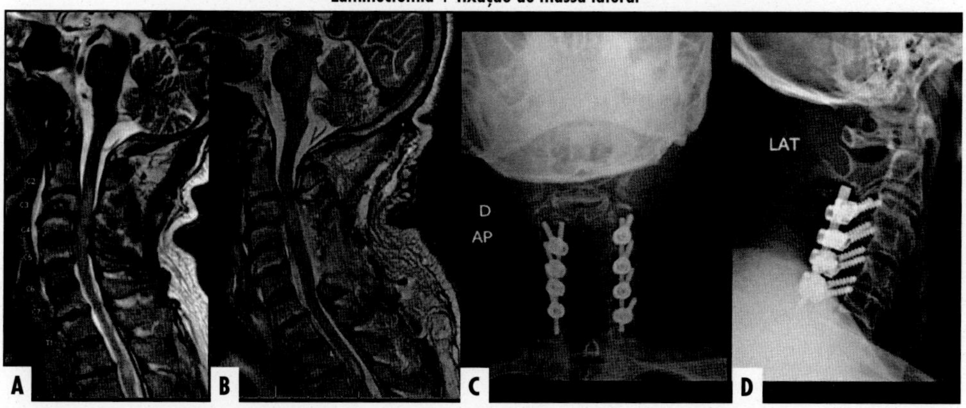

Fonte: Acervo da autoria do capítulo.

Figura 46.5 – E. C. O., 65 anos, masculino, branco. História de dificuldade lenta e progressiva para mover as mãos há 20 meses. Evoluiu com dificuldade para a marcha de evolução há 8 meses. Há 4 meses evoluiu com disfunção urinária e cervicalgia moderada. Antecedente de DM e HAS; JOA = 1. (A) RM pré-operatória; (B) TC pós-operatória.

Corpectomia + discectomia cervical anterior + placa

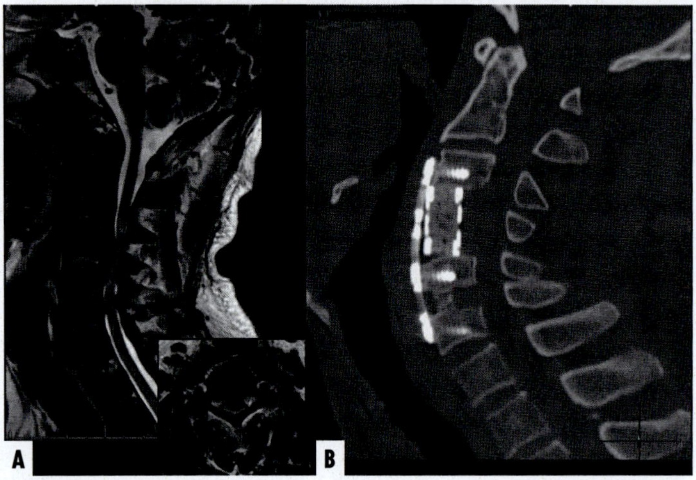

Fonte: Acervo da autoria do capítulo.

Considerações finais

Os profissionais de saúde devem estar familiarizados com esta afecção, que se torna cada vez mais comum na prática médica. A efetividade do tratamento conservador não foi comprovada em casos moderados e graves (JOA < 15), sendo necessárias medidas cirúrgicas. A descompressão cirúrgica melhora as funções neurológicas em alguns doentes e previne a piora em outros, mas está associada a riscos. A dificuldade diagnóstica e a demora para se iniciar o tratamento estão associadas a resultados terapêuticos ruins, baixa eficiência das medidas de reabilitação e agravamento de seus impactos socioeconômicos. A duração e a gravidade dos sintomas e a idade avançada influenciam negativamente o prognóstico.

Referências bibliográficas

1. Boogaarts HD, Bartels RH. Prevalence of cervical spondylotic myelopathy. Eur Spine J. 2013 Apr 25.
2. Wu JC, Ko CC, Yen YS et al. Epidemiology of cervical spondylotic myelopathy and its risk of causing spinal cord injury: a national cohort study. Neurosurg Focus. 2013;35(1):e10.
3. Lawrence RC, Helmick CG, Arnett FC et al. Estimates of the prevalence of arthritis and selected musculoskeletal disorders in the United States. Arthritis Rheum. 1998;41(5):778-99.
4. Rhee JM, Heflin JA, Hamasaki T et al. Prevalence of physical signs in cervical myelopathy: a prospective, controlled study. Spine (Phila Pa 1976). 2009;34(9):890-5.
5. Breig A, Turnbull I, Hassler O. Effects of mechanical stresses on the spinal cord in cervical spondylosis: a study on fresh cadaver material. J Neurosurg. 1966;25(1):45-56.

6. Yu WR, Liu T, Kiehl TR et al. Human neuropathological and animal model evidence supporting a role for Fas-mediated apoptosis and inflammation in cervical spondylotic myelopathy. Brain. 2011;134(Pt 5):1277-92.
7. Mizuno J, Nakagawa H, Chang HS et al. Postmortem study of the spinal cord showing snake-eyes appearance due to damage by ossification of the posterior longitudinal ligament and kyphotic deformity. Spinal Cord. 2005;43(8):503-7.
8. Fehlings MG, Skaf G. A review of the pathophysiology of cervical spondylotic myelopathy with insights for potential novel mechanisms drawn from traumatic spinal cord injury. Spine (Phila Pa 1976). 1998;23(24):2730-7.
9. Catz A, Goldin D, Fishel B et al. Recovery of neurologic function following nontraumatic spinal cord lesions in Israel. Spine (Phila Pa 1976). 2004;29(20):2278-82.
10. New PW, Cripps RA, Lee BB. Global maps of non-traumatic spinal cord injury epidemiology: towards a living data repository. Spinal Cord. 2014;52(2):97-109.
11. Carette S, Fehlings MG. Clinical practice: cervical radiculopathy. N Engl J Med. 2005;353(4):392-9.
12. Houten JK, Noce LA. Clinical correlations of cervical myelopathy and the Hoffmann sign. J Neurosurg Spine. 2008;9(3):237-42.
13. Chang CW, Chang KY, Lin SM. Quantification of the Trömner signs: a sensitive marker for cervical spondylotic myelopathy. Eur Spine J. 2011;20(6):923-7.
14. Crandall PH, Batzdorf U. Cervical spondylotic myelopathy. J Neurosurg. 1966;25(1):57-66.
15. Takeshima T, Omokawa S, Takaoka T et al. Sagittal alignment of cervical flexion and extension: lateral radiographic analysis. Spine (Phila Pa 1976). 2002;27(15):e348-55.
16. Seki H, Tsuyama N, Hayashi K. Clinical evaluation for 185 cases of ossification of the posterior longitudinal ligament of the cervical spine. Seikeigeka. 1974;25:704-10.
17. Maus TP. Imaging of spinal stenosis: neurogenic intermittent claudication and cervical spondylotic myelopathy. Radiol Clin N Am. 2012;50(4):651-79.
18. Augusto MT, Diniz JM, Dantas FL et al. Development of the Portuguese version of the modified Japanese Orthopaedic Association score: cross-cultural adaptation, reliability, validity and responsiveness. World Neurosurg. 2018;116:e1092-7.
19. Fehlings MG, Tetreault LA, Riew KD et al. A clinical practice guideline for the management of degenerative cervical myelopathy: introduction, rationale and scope. Global Spine Journal. 2017;7(3 Suppl):S21-7.
20. Nurick S. The natural history and the results of surgical treatment of the spinal cord disorder associated with cervical spondylosis. Brain. 1972;95(1):101-8.
21. Meyer F, Börn W, Thomé C. Degenerative cervical stenosis: current strategies in diagnosis and treatment. Dtsch Arztebl Int. 2008;105(20):366-72.
22. Kubota S, Abe T, Kadone H et al. Walking ability following hybrid assistive limb treatment for patient with chronic myelopathy after surgery for cervical ossification of the posterior longitudinal ligament. J Spinal Cord Med. 2019;42(1):128-36.

Capítulo 47

Estenose de Canal Lombar

Igor Araújo Ferreira da Silva

Introdução

A estenose de canal lombar é uma doença heterogênea definida como o estreitamento do canal raquidiano, dos recessos e forames no nível acometido, produzindo um quadro clínico típico de claudicação neurogênica. A estenose pode ser congênita ou adquirida; a primeira possui recomendação diagnóstica radiológica a partir de diâmetro sagital do canal < 10 mm, estenose absoluta, e entre 10 a 12 mm, estenose relativa.

No entanto, não temos uma definição diagnóstica radiológica para estenose adquirida assintomática, explicando a escassez e heterogeneidade de estudos epidemiológicos, sendo esta uma definição clínico-radiológica.

Epidemiologia

Nos Estados Unidos, a estenose lombar é a patologia que mais leva pacientes acima de 65 anos a procedimentos cirúrgicos. No Japão, um estudo com 1.009 indivíduos com uma idade média de 66,3 anos revelou uma prevalência de estenose de coluna lombar sintomática em 9,3%, associada ou não a outras patologias.

Pacientes com estenose congênita desenvolvem sintomas na 3ª a 5ª década de vida; já os com estenose adquirida, entre a 6ª e a 7ª década de vida.

O *spine patient outcome research trial* (SPORT) é o melhor estudo epidemiológico sobre estenose lombar. A idade média de apresentação foi de 64,6 anos; discretamente mais comum em homens (H:M → 1,5:1); 84% dos que procuram tratamento eram caucasianos e com IMC médio de 29,5 kg/m^2.

O segmento lombar mais acometido é o L4-L5, seguido de L3-L4, L2-L3, L5-S1 e L1-L2. Em estudo retrospectivo com 275 pacientes, em torno de 44% dos casos são bissegmentares, 29% monossegmentares e 22% trissegmentares.

Patogenia

Para a estenose congênita, existe uma redução constitucional dos diâmetros sagitais do canal vertebral associada a presença de pedículos curtos que aproximam as facetas articulares e comprimem as raízes nos forames de conjugação.

Para a estenose adquirida no tipo degenerativo, o fator desencadeante inicial é a desidratação discal que resulta em abaulamento do disco intervertebral e redução da altura do disco com consequente diminuição do canal vertebral e do espaço dos respectivos forames. Com isso, são produzidas alterações da movimentação por hipermobilidade ou instabilidade relativa, que podem levar à hipertrofia das estruturas ligamentares e facetárias, assim como a formação de osteófitos. O resultado disso é a redução volumétrica do canal vertebral e, por conseguinte, o comprometimento do aporte vascular das raízes neurais, alterando a condução nervosa.

A posição ortostática e a deambulação acentuam a lordose lombar, o que reduz ainda mais o diâmetro do canal lombar, causando piora da dor nos membros inferiores ao deambular e, à ortostase, alívio dos sintomas na posição sentada ou em flexão, que atenuam a lordose lombar e aumentam o canal raquidiano.

Classificação

A classificação mais comum da estenose do canal lombar quanto à etiologia:

» **Congênita:** idiopática ou acondroplásica.

» **Adquirida:** degenerativa, traumática, iatrogênica ou associada a doenças (doença de Paget, espondilite anquilosante, fluorose).

Das classificações quantitativas com ainda poucos estudos e baixa aplicabilidade clínica, Lurie e colaboradores propuseram, a partir da análise de ressonância magnética na sequência T2, definir como estenose leve, a redução do espaço para os elementos neurais em 1/3; moderada, de 1/3 a 2/3; e grave, acima de 2/3. Schizas e colaboradores apresentaram a classificação da estenose lombar central baseada no aspecto do saco dural na ressonância magnética, conforme Tabela 47.1, a seguir.

Tabela 47.1 – Classificação para estenose de canal lombar.

A	Líquido cefalorraquidiano (LCR) presente no saco dural, mas a distribuição não é homogênea
A1	Radículas são dorsais e LCR ocupa > 50% do canal
A2	Radículas dorsais em contato com a dura e em padrão de **ferradura**
A3	Radículas dorsais ocupando > 50% do canal
A4	Radículas centrais ocupando > 50% do canal
B	**Ainda é possível** distinguir as radículas, mas ocupam todo o canal
C	**Não é possível** distinguir as radículas individualmente, todo o canal é um homogêneo sinal cinza
D	**Não é possível** distinguir as radículas individualmente e **não** há gordura epidural posterior

Fonte: Schizas C, Theumann N, Burn A et al., 2010.

Para exemplificar a classificação de Schizas, apresentamos dois casos com tipos mais relevantes do ponto de vista clínico-radiológico. No primeiro exemplo (Figura 47.1), o canal raquidiano está todo preenchido por radículas, mas ainda podemos distingui-las; portanto, é classificada em tipo B e não A4, no qual teríamos mais LCR com perfeita distinção das radículas.

Figura 47.1 – (A) Estenose de canal lombar L4-L5; (B) o canal está demarcado em amarelo, no qual ainda conseguimos perceber as radículas, classificação de Schizas B.

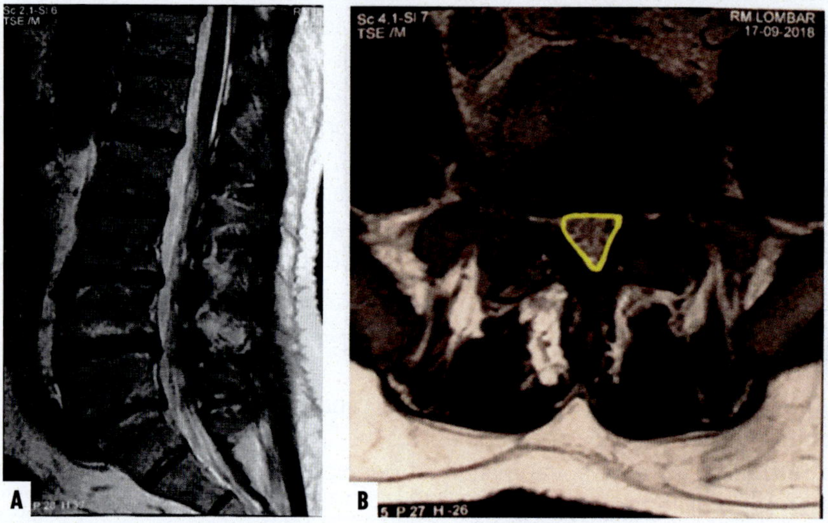

Fonte: Acervo da autoria do capítulo.

No segundo exemplo (Figura 47.2), com o canal raquidiano demarcado em amarelo, temos apenas um cinza homogêneo, não sendo mais possível identificar as radículas individualmente e, portanto, podendo ser do tipo C ou D. Ao mesmo tempo, está circundada, em vermelho, importante hipertrofia ligamentar na qual não se observa gordura epidural, sendo assim, classificada em tipo D.

Apesar de as classificações apresentadas terem pouca utilidade na prática assistencial, podem ajudar a melhorar a qualidade das pesquisas ao estratificar as gravidades de estenose e homogeneizar grupos de tratamento.

Clínica e diagnóstico

A lombalgia é o sintoma mais comum, associado em 95% dos casos; claudicação neurogênica, em 91%; dor radicular em membros inferiores, 71%; diminuição de força, em 33% apenas; e queixas urinária, em 12% dos casos. Portanto, queixas urinárias nesses pacientes, principalmente homens idosos, devem ser investigadas antes de ser atribuídas à patologia em questão.

A claudicação neurogênica é o sintoma típico desta doença, podendo ou não estar associada à radiculopatia dolorosa. Devemos, na história clínica, diferenciá-la da claudicação vascular, a qual apresenta o sintoma doloroso com reprodução confiável numa quantidade fixa de exercício, melhora imediata no repouso, não ocorrendo melhora ou piora dependente da posição, e uma distribuição em forma de meia.

Figura 47.2 – (A) Estenose de canal lombar L3-L4 com fusão de corpos L4-L5; (B) o canal está demarcado em amarelo, no qual não conseguimos distinguir as radículas e não há gordura epidural, portanto, classificação de Schizas D.

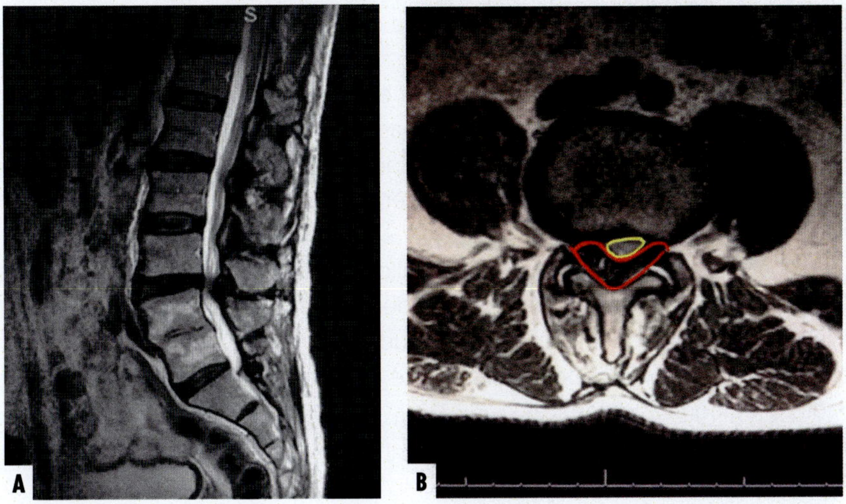

Fonte: Acervo da autoria do capítulo.

Já na claudicação neurogênica, a dor aparece em distâncias percorridas variáveis ou mesmo de pé e em repouso, não ocorre melhora imediata no repouso, geralmente exige que o paciente sente ou flexione a coluna lombar para melhorar, caminhar em subida ou subir escadas é mais confortável por flexionar a coluna, a dor tem uma distribuição radicular e não possui palidez do membro.

O exame físico é pobre, podendo até ser normal; no entanto, devemos realizar exame minucioso para determinação de radiculopatia como alteração da sensibilidade, força ou reflexo em membros inferiores, como, também, procurar sinais de mielopatia cervical devido à associação concomitante em 5% a 28% dos casos, principalmente nos pacientes acima de 65 anos. O sinal de Lasègue frequentemente é negativo.

Radiologicamente, se considera estenose de canal central um diâmetro anteroposterior < 12 mm ou área do corte transversal < 100 mm². Já para estenose foraminal basta diâmetro foraminal < 3 a 5 mm ou altura foraminal < 15 mm, sendo este melhor delimitado na sequência T1 sagital de ressonância magnética para melhor visualização da gordura perirradicular.

Steuer e colaboradores apresentaram definições radiológicas a partir da revisão da literatura para estenose lombar de recesso lateral como sendo a altura do recesso lateral < ou = 2 mm (definido como o espaço mais estreito entre a faceta articular superior e a borda posterior do corpo vertebral); a profundidade do recesso lateral < ou = 3 mm (definido como o espaço entre a faceta articular superior e a borda posterior do corpo vertebral na borda cefálica do pedículo); e o ângulo do recesso lateral < 30° (definido como o ângulo entre as linha do assoalho e teto do recesso).

O papel atual da radiografia é inferir instabilidade mecânica a partir de radiografias dinâmicas de perfil em posição ortostática, extensão e flexão. A definição de instabilidade é a presença de movimentação translacional de 4 mm ou alteração angular entre os platôs de um disco vertebral maior que 10° a 12°.

A tomografia computadorizada da coluna lombar é diagnóstica para a estenose de canal lombar congênita; auxilia no diagnóstico radiológico de estenose adquirida quando detectadas alterações concomitantes, como fraturas associadas, espondilolistese, anquilose, ossificação do ligamento longitudinal posterior e ossificação do ligamento amarelo; e realiza o seguimento dos casos operados.

A ressonância magnética da coluna lombar é o exame padrão-ouro para diagnóstico de estenose de canal lombar, pois visualiza melhor as partes moles e, portanto, o saco tecal e as raízes neurais, além de determinar as estruturas principais responsáveis pela estenose, como herniações discais, hipertrofias ligamentares, osteófitos facetários, cistos sinoviais e estenoses foraminais.

A ressonância também pode inferir instabilidade sagital quando identifica aumento do líquido interfacetário lombar. Também é capaz de facilmente identificar tumores e infecções que podem mimetizar o quadro clínico. O estudo que realizou essa correlação incluiu 50 pacientes, dos quais 55% (28) apresentaram esse achado, com 82% sendo instáveis quando comparados a radiografias dinâmicas.

Tratamento

O tratamento conservador fica indicado aos pacientes com sintomas leves, infrequentes ou comorbidades proibitivas a procedimentos anestésicos e cirúrgicos. O tratamento conservador inclui medicamentos analgésicos comuns e para dor neuropática, como antidepressivos tricíclicos e análogos GABAérgicos, fisioterapia e infiltrações epidurais e foraminais. Estudo publicado por Weinstein, em 2008, incluindo 289 pacientes com estenose de canal lombar sem espondilolistese, randomizou coortes entre tratamento cirúrgico e conservador demonstrando melhor desfecho funcional em 3 meses para o tratamento cirúrgico, com manutenção do efeito nos 2 anos de seguimento. O mesmo grupo publicou, em 2007, trabalho com 607 pacientes com estenose de canal lombar e espondilolistese degenerativa que também demonstrou superioridade do tratamento cirúrgico em melhorar a dor e funcionalidade.

O tratamento cirúrgico para estenose de canal lombar com claudicação neurogênica apresenta grau de recomendação B (evidência fraca e estudos nível II/III), tendo indicação para os pacientes com sintomas moderados a graves (dor intensa e incapacitante, défices motores, disfunção vesical ou cauda equina), frequentes e não respondedores ao tratamento conservador após 12 semanas.

A técnica clássica é a laminectomia aberta, com intuito de descomprimir os canal raquidiano, recesso lateral e forames. Todas as outras técnicas possuem o mesmo princípio, no entanto, diferenciam-se tentando ser menos invasivas, o que preserva a estabilidade mecânica.

Dentre as técnicas abertas, temos a laminectomia bilateral/unilateral ou fenestração. Esse procedimento preserva os ligamentos supraespinal e interespinal e os dois terços laterais das facetas articulares. Apresenta um controle de sintomas em até 76% nos questionários aplicados a pacientes, e manutenção do resultado em média até 5,5 anos. A hemilaminectomia coronal é outra técnica aberta que retira os dois terços do processo espinal e lâmina superior e um terço do processo espinal e lâmina inferior ao nível de interesse.

A laminoplastia expansiva lombar é outra modalidade técnica que preserva a estrutura ligamentar posterior ao realizar um levantamento rotatório das lâminas. Promove expansão do canal lombar em até 119%, com resultados de bom a excelente em 73% dos casos.

Das técnicas minimamente invasivas, temos o dispositivo X-STOP, criado para tratar a estenose de canal lombar de um ou dois níveis. O X-STOP causa uma descompressão indireta dos canal raquidiano e forames, e é inserido com anestesia local e sedação. Existe uma série de trabalhos demonstrando eficácia e segurança em relação ao tratamento conservador, no entanto, não existe comparação com as técnicas clássicas e ainda há uma considerável taxa de reoperação de 26% a 85% por outras técnicas.

Outra técnica minimamente invasiva é a descompressão endoscópica por acesso interlaminar para estenoses com comprometimento mais importante foraminais ou em recessos laterais.

Finalmente, como técnica minimamente invasiva e muito usada, a descompressão bilateral por acesso unilateral assistido por microscópio ou descompressão, *over the top* ou laminectomia tubular promove a descompressão das estruturas neurais com menores incisões; reduz lesão à musculatura paravertebral e facetas articulares devido ao acesso unilateral; preserva a anatomia contralateral; preserva os ligamentos intraespinal e supraespinal, mantendo estabilidade segmentar, em teoria; possibilita bom controle visual da dura-máter e raízes neurais; e proporciona menor lesão de partes moles, com menor perda sanguínea e menor dor pós-operatória. A Figura 47.3, a seguir, ilustra a hemilaminectomia unilateral, em vermelho, e a visão que deve ser obtida com descompressão óssea e de partes moles bilateral.

Figura 47.3 – Tomografia computadorizada de coluna lombar pós-operatória, ilustrando, em vermelho, o acesso via hemilaminectomia direita para descompressão óssea e de partes moles bilateralmente por estenose de canal lombar.

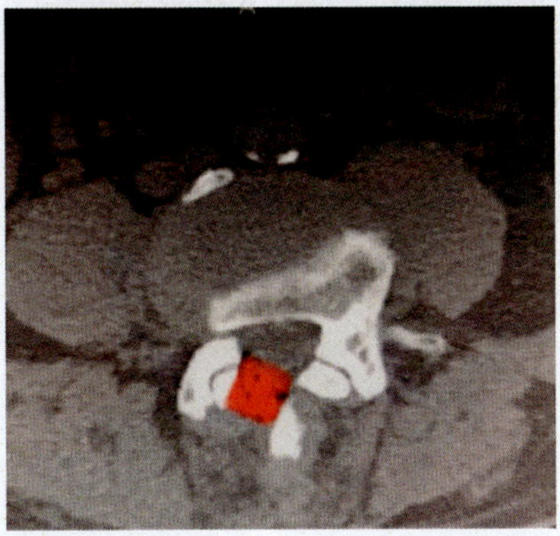

Fonte: Acervo da autoria do capítulo.

O caso representado na Figura 47.4, a seguir, pertence a um paciente com insuficiência renal crônica dialítica diagnosticado com espondilodiscite L4-L5 associada a estenose de canal lombar com quadro clínico de claudicação neurogênica intratável no qual optou-se por descompressão unilateral *over the top*.

As dificuldades técnicas do procedimento são a curva de aprendizado que exige treinamento microcirúrgico e necessita de microscópio ou no mínimo foco de cabeça e lupa (o que não é recomendável) e de tempo operatório longo para estenoses multissegmentares; para estenoses muito laterais, é praticamente impossível tratá-las adequadamente sem realizar facectomia ipsilateral iatrogênica e a contralateral é tecnicamente difícil, o que pode comprometer os resultados.

Figura 47.4 – Paciente com espondilodiscite L4-L5 e estenose de canal lombar L4-L5 submetido à descompressão bilateral microcirúrgica, *over the top*, por acesso unilateral esquerdo, com melhora imediata de claudicação neurogênica, mas manutenção de lombalgia. (A e C) Imagens de ressonância magnética ponderadas em T2 pré-operatória com estenose do tipo C de Schizas (visualização de gordura epidural); (B e D) imagens pós-operatórias da referida técnica no mesmo paciente.

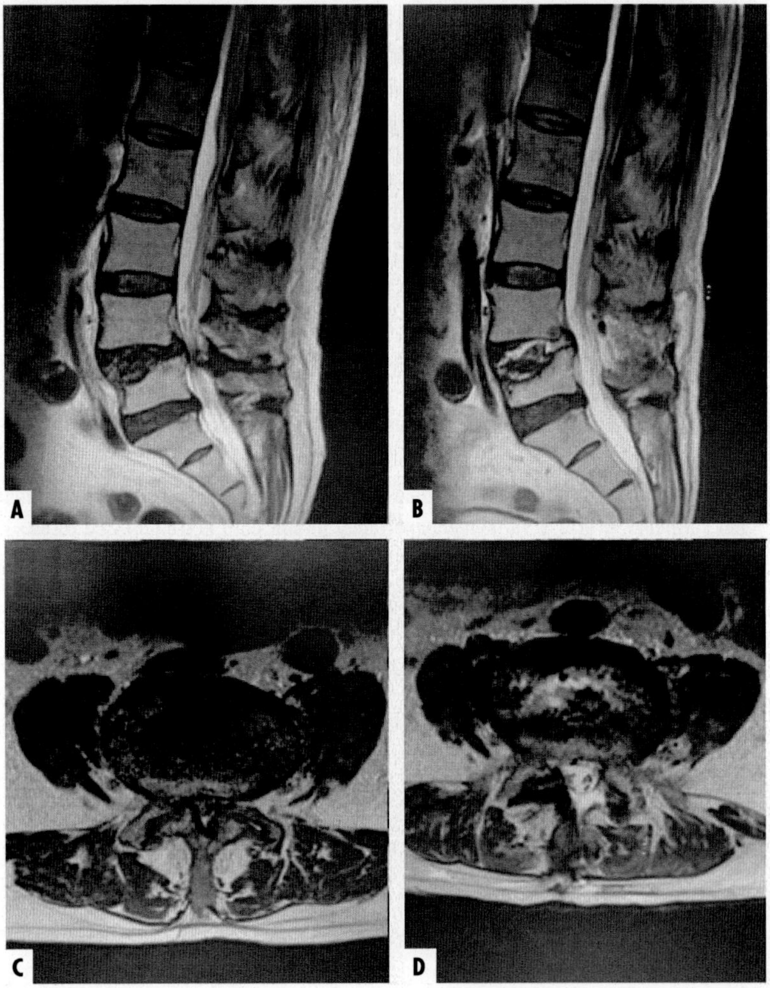

Fonte: Acervo da autoria do capítulo.

Outra questão relacionada à programação cirúrgica é a inclusão de procedimentos de fusão à cirurgia de descompressão. Dois estudos muito importantes tentando responder essa questão foram publicados em 2016. O estudo sueco incluiu 247 pacientes diagnosticados com estenose de canal lombar com ou sem espondilolistese (listese de até 3 mm) e randomizou em cirurgia de descompressão e cirurgia descompressão com fusão, sendo a técnica determinada pelo cirurgião. Este trabalho não demonstrou diferença funcional para cirurgia descompressiva com ou sem fusão, independentemente da presença ou não de espondilolistese. No período médio de 6,5 anos de seguimento, 22% do grupo de descompressão e fusão e 21% do grupo descompressão foram submetidos a procedimentos adicionais.

O estudo americano randomizou 66 pacientes com estenose de canal lombar e com espondilolistese grau I (listese 3 a 14 mm), portanto, mais grade, em grupos de cirurgia de descompressão isolada e descompressão e fusão com parafusos pediculares. Este trabalho demonstrou melhora clinicamente significativa na qualidade de vida relacionada à saúde pelo SF-36 e sem melhora na incapacidade relacionada à dor lombar pelo ODI. O grupo sem fusão apresentou taxa de reoperação por instabilidade em 34% dos casos. Já o grupo com fusão apresentou taxa de reoperação de 14%, sendo todas relacionadas à doença do disco adjacente.

Para concluir, pelos *guidelines* de atualização para realização de procedimentos de fusão em doenças degenerativas lombares, a estenose de canal sem espondilolistese exige indicação de cirurgia de descompressão sem fusão com grau de recomendação B (evidência fraca com estudos nível II/III). Já a estenose de canal lombar com espondilolistese tem indicação de cirurgia descompressiva com fusão e também com grau de recomendação B. No entanto, não existe evidência para recomendar um método específico de fusão. Em nosso serviço, utilizamos a fusão instrumentada com parafusos pediculares (Figura 47.5).

Figura 47.5 – Fluxograma de decisão terapêutica para tratamento de estenose de canal lombar.

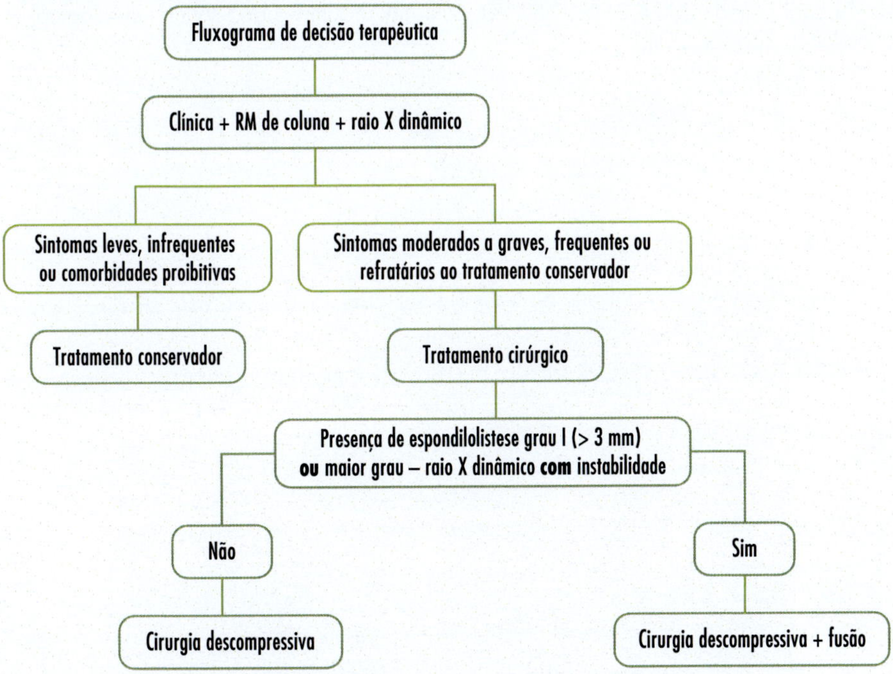

RM: ressonância magnética.
Fonte: Desenvolvida pela autoria do capítulo.

Referências bibliográficas

1. Försth P et al. A randomized, controlled trial of fusion surgery for lumbar spinal stenosis. N Engl J Med. 2016;374:1413-23.

2. Ghogawala Z et al. Laminectomy plus fusion versus laminectomy alone for lumbar spondylolisthesis. N Engl J Med. 2016;374:1424-34.
3. Härtl R, Korge A. Minimally invasive spine surgery: techniques, evidence and controversies. New York: Thieme, 2012.
4. Resnick DK et al. Guideline update for the performance of fusion procedures for degenerative disease of the lumbar spine – Part IX: Lumbar fusion for stenosis with spondylolisthesis. J Neurosurg Spine. 2014;21:54-61.
5. Resnick DK et al. Guideline update for the performance of fusion procedures for degenerative disease of the lumbar spine – Part X: Lumbar fusion for stenosis without spondylolisthesis. J Neurosurg Spine. 2014;21:62-6.
6. Schizas C, Theumann N, Burn A et al. Qualitative grading of severity of lumbar spinal stenosis based on the morphology of the dural sac on magnetic resonance images. Spine (Phila Pa 1976). 2010;35(21):1919-24.
7. Schroeder GD, Kurd MF, Vaccaro AR. Lumbar spinal stenosis. Journal of the American Academy of Orthopaedic Surgeons. 2016;24(12):843-52.
8. Siqueira MG. Tratado de neurocirurgia. São Paulo: Manole, 2016.
9. Weinstein JN et al. Surgical versus nonsurgical therapy for lumbar spinal stenosis. N Engl J Med. 2008;358:794-810.
10. Weinstein JN et al. Surgical versus nonsurgical treatment for lumbar degenerative spondylolisthesis. N Engl J Med. 2007;356:2257-70.Winn HR. Youmans and Winn neurological surgery. Philadelfia: Elsevier, 2011.

Capítulo 48

Espondilite Anquilosante e Outras Entesopatias

Matheus Fernandes de Oliveira
Henrique Oliveira Martins

Introdução

As espondiloartropatias são um grupo de desordens articulares inflamatórias que compartilham uma predileção pelas articulações da coluna e sacroilíacas (SI). Embora muitas características sejam comuns à artrite reumatoide, a falta de soropositividade para o fator reumatoide levou à designação de espondiloartropatias soronegativas. Os principais distúrbios do grupo são espondilite anquilosante (EA), artrite reativa (incluindo síndrome de Reiter), artrite psoriática e artrite enteropática (associada à doença inflamatória intestinal). As espondiloartropatias têm associação com o antígeno do complexo de histocompatibilidade HLA-B27, que apresenta antígenos microbianos aos linfócitos T.[1-4]

A EA representa a espondiloartropatia prototípica e é a mais comumente vista na prática de um cirurgião de coluna. Embora os homens sejam mais comumente afetados (proporção de 3:1), as mulheres têm um risco maior de ter um filho afetado. Disfunção significativa e incapacidade progressiva são a regra, embora uma grande porcentagem de pacientes consiga manter o emprego e a produtividade. Após uma década de doença, uma deformidade no plano sagital clinicamente significativa se desenvolverá em aproximadamente metade dos pacientes com EA.[1-4]

Fisiopatologia

As espondiloartropatias afetam a inserção de tecidos musculares e ligamentares no osso, ou enteses – daí o termo entesopatia. A ossificação é observada em tais locais, bem como ao nível do anel fibroso e das articulações zigoapofisárias, e leva à anquilose progressiva. A ossificação também ocorre em locais heterotópicos. O processo inflamatório subjacente envolve células T e citocinas, incluindo o fator de necrose tumoral-α (TNF-α). A metaloproteinase-3 (MMP-3) é uma enzima que se acredita estar relacionada à patogênese e é usada como um marcador de doença. A EA foi encontrada em associação com condições como a esclerose múltipla, aumentando, assim, a possibilidade de um caminho comum para a doença.[1,2,4]

Quadro clínico e diagnóstico

O envolvimento do esqueleto axial mais do que o esqueleto apendicular é característico. As manifestações extraesqueléticas incluem envolvimento dos olhos, pele e sistema cardiovascular. Febre, perda de peso e sintomas sistêmicos podem ser observados nos períodos de doença ativa. As espondiloartropatias têm achados clínicos um pouco variáveis, dependendo do subtipo.[1,3,4]

Tomaremos a EA como referência. Uma combinação de histórico e achados no exame físico, juntamente com exames de imagem e laboratoriais, é usada no diagnóstico dessas condições. Embora a doença avançada possa ter marcas óbvias, a doença precoce pode ser sutil.[1]

Vários sistemas validados foram desenvolvidos para auxiliar na análise gradual de pacientes, como os critérios do Grupo Europeu de Estudo da Espondiloartropatia e os critérios de Amor. Os critérios de Nova York modificados e os critérios de Roma são usados especificamente para o diagnóstico de EA. Os sintomas mais específicos incluem dor durante a segunda metade da noite, rigidez matinal com duração de 30 minutos, dor alternada nas articulações SI e melhora com exercício.[1-4]

Ao exame físico, observa-se que os pacientes apresentam rigidez, atrofia muscular e, potencialmente, uma postura cifótica (dependendo do estágio da doença). O teste de Schober mede a excursão vertebral toracolombar. É realizado marcando um comprimento de 15 cm de pele que se estende de 10 cm acima da junção lombossacra a 5 cm abaixo dela. O paciente é, então, solicitado a flexionar; em um paciente com rigidez significativa, o comprimento não deve aumentar mais de 5 cm.[1-4]

A doença extracelular envolve doença cardiovascular, mais especificamente insuficiência aórtica e distúrbios de condução; doença pulmonar, tal como fibrose pulmonar apical; doença de depósito, tal como amiloidose com a sua disfunção renal associada; e doença neurológica, tal como encefalite, mielite transversa e neuropatia periférica.[4]

Défices neurológicos podem surgir como resultado de estenose espinal, instabilidade cervical alta e inflamação crônica. A ossificação do ligamento longitudinal posterior (OLLP) em associação com EA contribuem para a estenose adquirida.[1-3]

Os testes laboratoriais revelam elevação da velocidade de hemossedimentação (VHS) em 70% dos doentes e uma fosfatase alcalina elevada em 50%, mas não existe um teste diagnóstico laboratorial específico para estas condições. O teste para o HLA-B27 não é necessário para o diagnóstico, e uma grande porcentagem de pacientes apresenta resultados negativos para o gene.[1-3]

Os achados característicos de imagem são observados em radiografias e a sua extensão tem sido correlacionada clinicamente com a mobilidade e a função da coluna vertebral do paciente. Uma das marcas registradas é a "coluna de bambu", caracterizada pela anquilose intervertebral pelos sindesmófitos e vista em fase avançada da doença. Além disso, 5% dos pacientes com EA podem ter espondilodiscite. Frequentemente, o alargamento anterior do espaço em disco é observado. Curiosamente, apesar do estado de imobilidade e rigidez osteomuscular, a densidade mineral óssea é reduzida devido a uma progressiva perda de osso trabecular.[1,4]

Tratamento medicamentoso

Os anti-inflamatórios não esteroidais (AINEs) são usados extensivamente para desordens inflamatórias e reumáticas, como as espondiloartropatias. Os AINEs não apenas tratam os sintomas da poliartropatia inflamatória, mas também podem ter um papel "modificador da doença" ao retardar a progressão radiográfica e os sintomas da artrite. Celecoxibe, indometacina, naproxeno e fenilbutazona estão entre esses medicamentos. Analgésicos narcóticos e corticosteroides orais são usados apenas ocasionalmente.[1-4]

Drogas antirreumáticas modificadoras de doença (DMARDs) abriram um novo caminho para o tratamento. A sulfasalazina e o metotrexato têm um histórico de uso efetivo em pacientes com artrite reumatoide e são usados para o tratamento das espondiloartropatias. No entanto, sua eficácia no tratamento da patologia axial da coluna vertebral é relativamente limitada. Outros DMARDs incluem adalimumabe, etanercepte e infliximabe. Essas drogas são exemplos de inibidores do TNF-α e receptores do TNF-α recombinantes que se ligam à molécula no soro, impedindo a atividade sistêmica.[1-4]

A fisioterapia também é útil na manutenção da função do paciente e há evidências de um efeito biológico direto dessa terapia. Os exercícios indicados são aqueles que se concentram no fortalecimento isométrico dos músculos extensores da coluna e na manutenção da mobilidade articular periférica.[1-4]

Suscetibilidade ao traumatismo

A EA e as demais espondiloartropatias aumentam o risco de fraturas da coluna, mesmo com trauma mínimo. A coluna ossificada e inelástica, associada à perda de controle fino do centro de gravidade e equilíbrio, gera uma propensão à instabilidade postural, queda e fratura. A coluna atua como um único osso longo com altos momentos de força em cada extremidade da fratura. A osteopenia associada e as deformidades de plano coronal, principalmente sagital, predispõem ainda mais o paciente a lesões.[1]

Uma mudança de padrão na dor do paciente, por si só, é uma indicação para investigação. As fraturas são mais comuns na coluna cervical. Fraturas de menor gravidade podem ser tratadas com analgesia e medidas como colar ou colete. A cirurgia é indicada para lesões instáveis que demonstram instabilidade.[1]

Tratamento operatório

A principal indicação cirúrgica em uma situação não traumática é a deformidade do plano sagital. Algum grau de desequilíbrio coronal pode ocorrer e requer atenção. Os pacientes têm desequilíbrio sagital fixo e queixas de dificuldade em manter o olhar para frente, especialmente ao subir escadas. A dor nas costas é agravada pela postura e o espasmo muscular é comum. Instabilidade cervical superior e espondilodiscite são outras condições que podem requerer tratamento operatório.[1-4]

Esses pacientes possuem demandas especiais na avaliação pré-operatória e no planejamento cirúrgico. Eles podem necessitar de avaliação específica devido à disfunção cardíaca, pulmonar e renal associada, como discutido anteriormente. A avaliação nutricional pré-operatória, com dosagem de pré-albumina sérica, albumina e desnutrição proteica pode ser benéfica na antecipação da necessidade de hiperalimentação suplementar ou nutrição periférica. Algumas evidências sugerem que a maioria desses pacientes, se não todos, se beneficiam da suplementação nutricional pós-operatória. Algum grau de disfagia ocorre após a osteotomia cervical e pode interferir ainda mais na nutrição.[1-4]

A avaliação radiográfica pré-operatória com planejamento cirúrgico inclui a avaliação das radiografias anteroposteriores e laterais em comprimento total de toda a coluna vertebral. Deformidades não avaliadas adequadamente e não corrigidas contribuirão para falha cirúrgica devido à sobrecarga mecânica. A avaliação da densidade mineral óssea também se faz importante.[1-4]

Os pacientes com espondiloartropatias merecem atenção quanto à anestesia, principalmente quanto à entubação orotraqueal, que deve ser fibroscópica, sempre que possível. Em caso de cirurgia em decúbito ventral, deve-se tomar cuidado com o posicionamento, especialmente do pescoço, pelo risco de fratura ou subluxações.[1-4]

A técnica operatória tem algumas peculiaridades. Cirurgias eletivas sem instabilidade podem ser, na maioria das vezes, conduzidas de maneira padrão, mas quando há necessidade de instrumentação, essa deve sempre ser mais longa para suportar o momento de força sobrecarregado. Muitas vezes, a abordagem combinada anterior e posterior é mais segura para dar melhor suporte mecânico. Osteotomias cervicais e toracolombares também fazem parte da rotina do tratamento cirúrgico desses casos.[1-4]

Referências bibliográficas

1. Winn HR. Youman's neurological surgery. 6th ed. Saunders, 2012.
2. Greenberg MS. Handbook of neurosurgery. 7th ed. Thieme, 2010.
3. Pudles E, Defino HLA. A coluna vertebral: conceitos básicos. Artmed, 2014.
4. Steinmetz MP, Benzel EC. Benzel's Spine surgery. 4th ed. Elsevier, 2016.

Capítulo 49

Ossificação do Ligamento Longitudinal Posterior

Bruno Monteiro Reis
Roger Schmidt Brock

Definição

Consiste em uma ossificação ectópica patológica deste ligamento, podendo causar mielorradiculopatia como resultado de uma pressão crônica sobre a medula espinal e raízes nervosas (Figura 49.1).

Figura 49.1 – Anatomia da coluna vertebral.

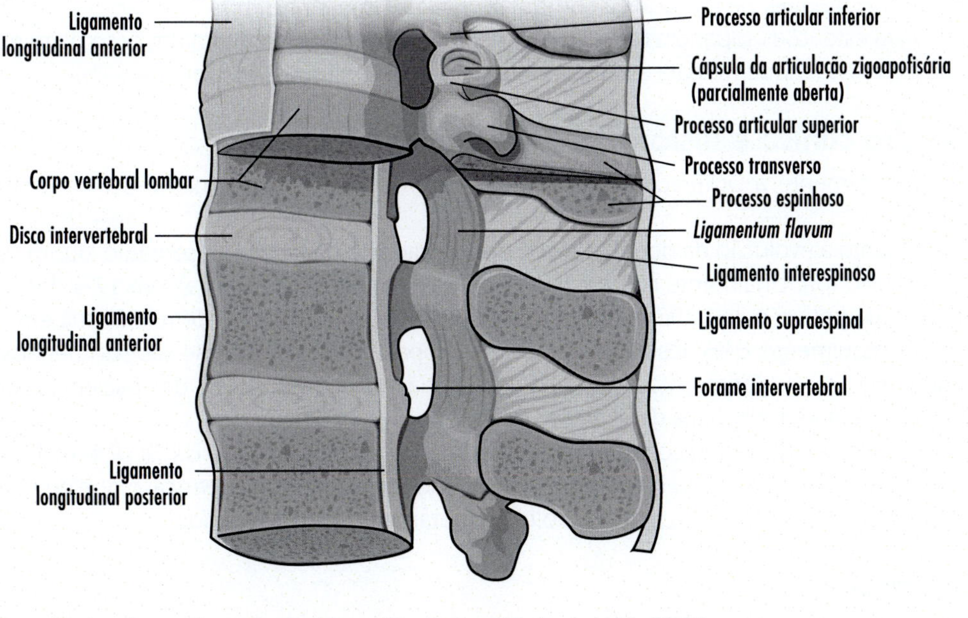

Fonte: Traduzida e adaptada de Moore KL, Dalley AF, Agur AMR, 2019.

Epidemiologia

A ossificação do ligamento longitudinal posterior (OLLP) ocorre mais frequentemente na coluna cervical (principalmente entre os níveis de C4 a C6), podendo ser responsável por até 25% das mielopatias cervicais.

Existe evidente correlação da progressão da prevalência com o aumento da idade (com pico dos casos sintomáticos ocorrendo na sexta década de vida).

Outros fatores de risco para a doença incluem:

- População oriental (a prevalência estimada no Japão é ao redor de 4,6%; enquanto em países caucasianos é de 0,17% a 0,2%. Além disso, enquanto a maioria dos casos no Oriente é entre familiares, no Ocidente predominam os casos esporádicos da doença).
- Sexo masculino (com risco 2 a 3 vezes maior do que o sexo feminino).
- Instalação de obesidade na fase adulta e diabetes *mellitus*.
- Doenças sistêmicas de hiperossificação e entesopatias (como hiperostose esquelética difusa idiopática – DISH).
- Fatores genéticos (como polimorfismos genéticos em genes codificantes de alguns tipos de colágenos, como 11A2 e 6A1).
- Outras condições: hipoparatireoidismo, raquitismo hipofosfatêmico, dietas com alto teor de sal e pouca proteína, horas de sono (< 5 horas ou > 9 horas).

Fisiopatologia

A sintomatologia na OLLP se deve tanto a fatores biomecânicos estáticos (subtipo da OLLP, locação predominantemente lateral ou central da ossificação, proporção de estenose do canal vertebral etc.) como a fatores dinâmicos (p. ex., o fato de C4-C5 formarem o ápice angular durante a hiperextensão e C5-C6, durante a hiperflexão, o que explica serem os níveis mais frequentemente acometidos pela doença).

A proporção de défices motores aumenta consideravelmente quando o diâmetro sagital do canal medular na tomografia computadorizada é inferior a 8 mm.

Para estenoses superiores a 60% do canal espinal, estudos apontam um risco de mielopatia de 100% (enquanto para estenoses inferiores a 60%, o risco é ao redor de 50%).

Quadro clínico e história natural da doença

Clinicamente, a OLLP apresenta-se sindromicamente como um quadro de mielorradiculopatia.

Quanto à evolução da doença; 86,7% dos portadores de OLLP apresentarão algum sintoma clínico (principalmente os portadores do tipo contínuo da doença); em 17% dos pacientes que optam pelo tratamento conservador há desenvolvimento de mielopatia em 10 anos de seguimento; 64% dos pacientes com mielopatia clínica e que não são submetidos a tratamento cirúrgico apresentam piora da mielopatia em 10 anos; e 5,2% dos pacientes com OLLP apresentam mielopatia debilitante.

Estudos epidemiológicos demonstram que a taxa de progressão da OLLP é mais comum em pacientes mais jovens e com os tipos contínuo ou misto da doença, o que deve ser consideravelmente relevante para a escolha do tratamento mais adequado.

Diagnóstico

Quanto aos métodos de imagem disponíveis para o diagnóstico de OLLP, têm-se:

1. **Radiografia simples:** desvantagem para níveis cervicais mais inferiores devido à sobreposição da cintura escapular. Baseado neste exame, classifica-se a OLLP em:
   - Contínuo: ligamento calcificado se estende por duas ou mais vértebras contíguas (Figura 49.2 A).
   - Segmentar: calcificação posterior a um ou mais corpos vertebrais (Figura 49.2 B).
   - Misto: ocorrência concomitante dos tipos segmentar e contínuo (Figura 49.2 C).
   - Circunscrito: ossificação em forma de arco posterior ao disco intervertebral (Figura 49.2 D).

Figura 49.2 – Classificação da OLLP.

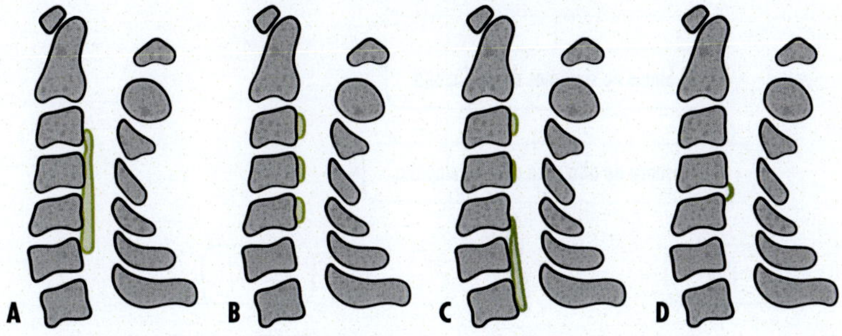

Fonte: Adaptada de Sartip KA, Dong T, Ndukwe M et al., 2015.

2. **Tomografia computadorizada:** melhor método para diagnóstico e planejamento cirúrgico. Com este método, a OLLP pode ser classificada em dois subtipos: ponte (Figura 49.3 A) e não ponte (Figura 49.3 B e C). Além de seu importante papel no planejamento cirúrgico, a tomografia computadorizada ainda tem função em predizer o risco de desenvolvimento de mielopatia clínica. Na indisponibilidade de potencial evocado somatossensorial, considerar as seguintes características tomográficas como alto risco para mielopatia:
   - Taxa de ocupação do diâmetro anteroposterior pela OLLP > 45%.
   - Taxa de ocupação da área do canal vertebral pela OLLP > 36%.

Figura 49.3 – Padrões de apresentação da OLLP.

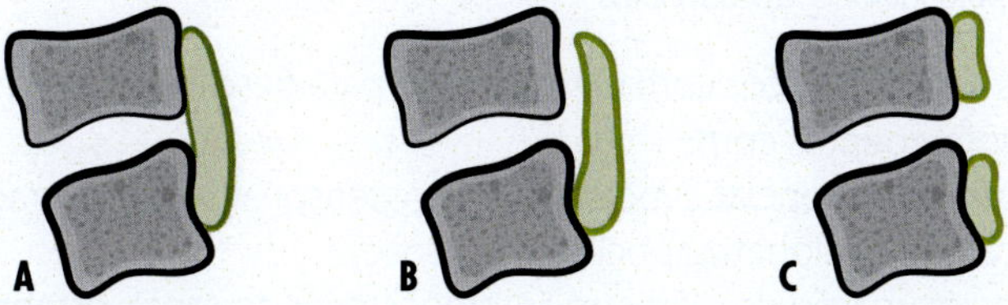

Fonte: Adaptada de Kawaguchi Y, Matsumoto MO, Iwasaki M et al., 2014.

3. **Ressonância magnética nuclear:** a principal função deste método deve-se à predizer o prognóstico pós-operatório dos pacientes com OLLP. Desta forma, existe correlação positiva diretamente proporcional entre o aumento de sinal medular em T2 (sinal indireto de mielopatia) com pior desfecho de recuperação neurológica pós-operatória.

Tratamento cirúrgico

Pode-se considerar que existem, de forma geral, duas indicações para tratamento cirúrgico de pacientes com OLLP (Figura 49.4):

1. Pacientes com mielopatia clínica.

Figura 49.4 – Modelo de fluxograma para manejo da OLLP.

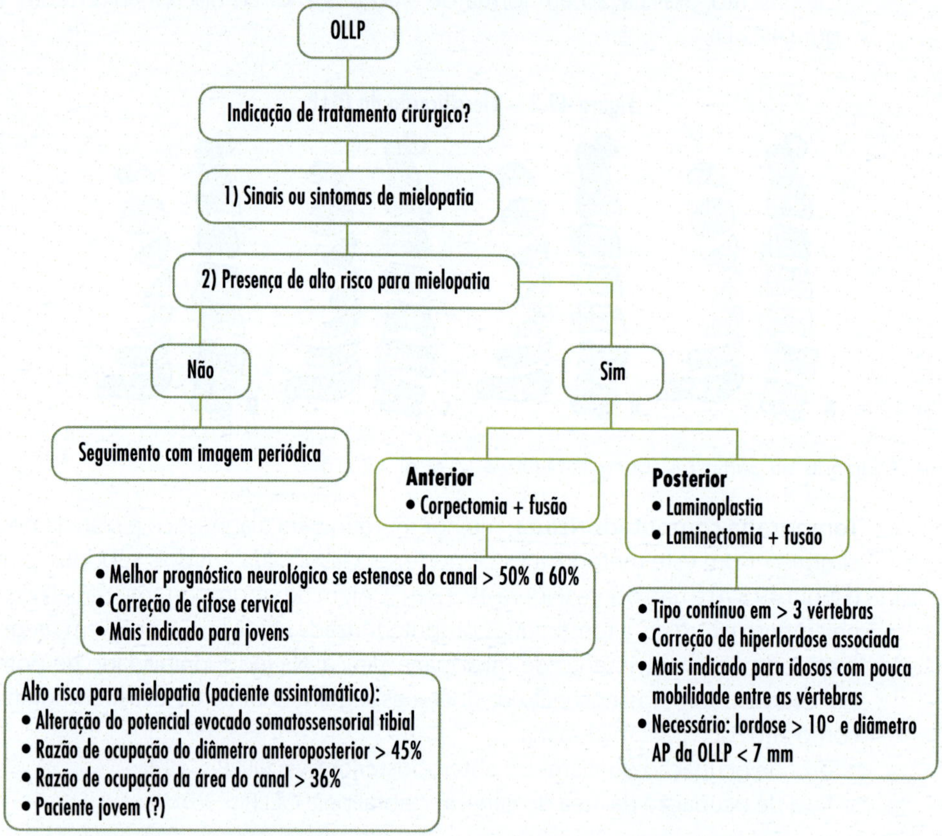

OLLP: ossificação do ligamento longitudinal posterior; AP: anteroposterior.
Fonte: Desenvolvida pela autoria do capítulo.

2. Pacientes assintomáticos com elevado risco para desenvolverem mielopatia clínica, que incluem doentes com:
   - Alteração do potencial evocado somatossensorial tibial (alteração sensível para indicação de mielopatia subclínica precoce).
   - Razão de ocupação do diâmetro anteroposterior do canal vertebral superior a 45%.
   - Razão de ocupação da área do canal vertebral acima de 36%.
   - Pacientes jovens (critério discutível, porém considerado por muitos autores).

Tecnicamente, deve-se considerar a existência de duas vias cirúrgicas para o tratamento da OLLP (Quadro 49.1):

1. Via anterior:
   - laminoplastia;

— laminectomia com fusão.

2. Via posterior:
   — corpectomia anterior com fusão.

Quadro 49.1 – Vias de acesso cirúrgico.

Vantagens	
Via anterior	**Via posterior**
Melhor prognóstico neurológico se estenose do canal > 50% a 60%	Tecnicamente mais fácil
Menor risco de progressão da OLLP	Menor tempo de internação pós-operatória
Mais adequada para correção de cifose cervical	Mais adequada para subtipo contínuo da doença em mais de três vértebras contíguas
Mais indicada para pacientes jovens	Mais adequada para correção de hiperlordose associada
–	Mais indicada para pacientes idosos com pouca mobilidade entre as vértebras (o que reduz o risco de progressão da OLLP)
Desvantagens	
Via anterior	**Via posterior**
Tecnicamente mais difícil	Maior risco de lesão radicular de C5
Maior tempo cirúrgico	Maior risco de cifose
Maior risco de complicações cirúrgicas (como disfagia e rouquidão)	Maior progressão da OLLP (assim, menos indicada para pacientes mais jovens)
Risco de pseudoartrodese (caso múltiplas corpectomias)	Piora de espondilolistese
Elevada chance de fístula liquórica (risco de 35%)	Risco de dor axial e radiculopatia

Fonte: Desenvolvido pela autoria do capítulo.

Comparando-se as duas modalidades de tratamento cirúrgico pela via anterior, a opção pela laminoplastia apresenta, se comparada à laminectomia com fusão, maior incidência de:

» Progressão para deformidade cifótica.
» Descompressão ineficaz de radiculopatia.
» Dor axial ou de membro superior no pós-operatório.
» Progressão da OLLP (por provável menor restrição a forças de cisalhamento).

Referências bibliográficas

1. Chen Y, Guo Y, Chen D et al. Diagnosis and surgery of ossification of posterior longitudinal ligament associated with dural ossification in the cervical spine. Eur Spine J. 2009 Oct;18(10):1541-7.
2. Choi BW, Hum TW. Significance of intramedullary high signal intensity on magnetic resonance imaging in patients with cervical ossification of the posterior longitudinal ligament. Clin Orthop Surg. 2015 Dec;7(4):465-9.

3. Choi BW. Clinical and radiological characteristics of ossification of the posterior longitudinal ligament of the cervical spine in patients without myelopathy: results of a 1-year pilot study. Turk Neurosurg. 2017;27(3):414-9.
4. Feng F, Ruan W, Liu Z et al. Anterior versus posterior approach for the treatment of cervical compressive myelopathy due to ossification of the posterior longitudinal ligament: a systematic review and meta-analysis. Int J Surg. 2016 Mar;27:26-33.
5. Fujimori T, Le H, Hu SS et al. Ossification of the posterior longitudinal ligament of the cervical spine in 3161 patients: a CT-based study. Spine (Phila Pa 1976). 2015 Apr 1;40(7):e394-403.
6. Inamasu J, Guiot BH, Sachs DC. Ossification of the posterior longitudinal ligament: an update on its biology, epidemiology and natural history. Neurosurgery. 2006 Jun;58(6):1027-39; discussion 1027-39.
7. Ito K, Imagama S, Ito K. MRI signal intensity classification in cervical ossification of the posterior longitudinal ligament. Spine (Phila Pa 1976). 2017 Jan 15;42(2):e98-103.
8. Ito K, Yukawa Y, Ito K et al. Dynamic changes in the spinal cord cross-sectional area in patients with myelopathy due to cervical ossification of posterior longitudinal ligament. Spine J. 2015 Mar 1;15(3):461-6.
9. Jeon TS, Chang H, Choi BW. Analysis of demographics, clinical and radiographical findings of ossification of posterior longitudinal ligament of the cervical spine in 146 Korean patients. Spine (Phila Pa 1976). 2012 Nov 15;37(24):e1498-503.
10. Kawaguchi Y, Matsumoto M, Iwasaki M et al. New classification system for ossification of the posterior longitudinal ligament using CT images. J Orthop Sci. 2014 Jul;19(4):530-6.
11. Kim TJ, Bae KW, Uhm WS et al. Prevalence of ossification of the posterior longitudinal ligament of the cervical spine. Joint Bone Spine. 2008 Jul;75(4):471-4.
12. Matsunaga S, Nakamura K, Seichi A et al. Radiographic predictors for the development of myelopathy in patients with ossification of the posterior longitudinal ligament. Spine (Phila Pa 1976). 2008 Nov 15;33(24):2648-50.
13. Mehdi SK, Alentado VJ, Lee BS et al. Comparison of clinical outcomes in decompression and fusion versus decompression only in patients with ossification of the posterior longitudinal ligament: a meta-analysis. Neurosurg Focus. 2016 Jun;40(6):e9.
14. Nishida N, Kanchiku T, Kato Y et al. Cervical ossification of the posterior longitudinal ligament: biomechanical analysis of the influence of static and dynamic factors. J Spinal Cord Med. 2015 Sep;38(5):593-8.
15. Sasaki E, Ono A, Yokoyama T et al. Prevalence and symptom of ossification of posterior longitudinal ligaments in the Japanese general population. J Orthop Sci. 2014 May;19(3):405-11.
16. Smith ZA, Buchanan CC, Raphael D et al. Ossification of the posterior longitudinal ligament: pathogenesis, management, and current surgical approaches: a review. Neurosurg Focus. 2011 Mar;30(3):e10.
17. Sohn S, Chung CK, Yun TJ et al. Epidemiological survey of ossification of the posterior longitudinal ligament in an adult Korean population: three-dimensional computed tomographic observation of 3,240 cases. Calcif Tissue Int. 2014 Jun;94(6):613-20.
18. Wang MY, Thambuswamy M. Ossification of the posterior longitudinal ligament in non-Asians: demographic, clinical and radiographic findings in 43 patients. Neurosurg Focus. 2011 Mar;30(3):e4.
19. Wu JC, Liu L, Chen YC eta al. Ossification of the posterior longitudinal ligament in the cervical spine: an 11-year comprehensive national epidemiology study. Neurosurg Focus. 2011 Mar;30(3):e5.
20. Yang H, Lu X, Wang X et al. A new method to determine whether ossified posterior longitudinal ligament can be resected completely and safely: spinal canal "Rule of Nine" on axial computed tomography. European Spine Journal. 2015 Jul;24(8):1673-80.
21. Yang H, Yang L, Chen D. Implications of different patterns of "double-layer sign" in cervical ossification of the posterior longitudinal ligament. Eur Spine J. 2015 Aug;24(8):1631-9.
22. Yoon SY, Park TH, Eun NL et al. The cutoff value of ossification of posterior longitudinal ligament (OPLL) for early diagnosis of myelopathy using somatosensory evoked potential in cervical OPLL patients. Spinal Cord. 2017 Jun;55(6):606-11.
23. Yoshimura N, Nagata K, Muraki S et al. Prevalence and progression of radiographic ossification of the posterior longitudinal ligament and associated factors in the Japanese population: a 3-year follow-up of the ROAD study. Osteoporos Int. 2014 Mar;25(3):1089-98.

Capítulo 50

Cuidados Imediatos Destinados aos Lesados Medulares

Paulo Ricardo Correia Soares
Roger Schmidt Brock

Introdução

A lesão medular, seja ela de origem traumática ou não, gera grande impacto econômico não apenas ao paciente e seus familiares, mas a toda a sociedade. Nos Estados Unidos, a incidência de casos de lesão medular traumática foi de 54/milhão de habitantes em 2012.[1-3] No Brasil, alguns poucos estudos realizaram análise da incidência de lesão medular traumática, chegando a uma estimativa de 16 a 26/ milhão de habitantes.[4]

O impacto causado por uma lesão medular traumática em um paciente é devastador, visto que a maioria destes são adultos jovens, previamente hígidos e em plena vida produtiva; é do sexo masculino e com idade média de 31 anos.[3-6] Em pacientes vítimas de lesão medular não traumática, a idade média é de 48 anos, com predomínio de 53% do sexo masculino.[7]

Etiologia

As causas mais comuns de lesão medular traumática incluem acidente automobilístico, agressão física, quedas e lesões relacionadas ao trabalho e à atividade esportiva.[8] É observada a manutenção dos acidentes automobilísticos, aumento do número de lesões por agressão física e diminuição daquelas atribuídas a atividades esportivas. Em relação ao segmento da coluna, a cervical é a mais atingida – cerca de 48% a 61% dos casos.[9] A região toracolombar é atingida por se tratar de uma zona de transição, de um segmento rígido, como o torácico, para um móvel, como o lombar. Podemos também encontrar lesões não relacionadas a fraturas, as contusões medulares e as lesões medulares sem nenhuma alteração radiológica, chamadas de SCIWORA.[10]

As lesões medulares não traumáticas podem ter diversas causas: vasculares, infecciosas (viral, bacteriana, fúngica, parasitária), autoimune, nutricional, oncológicas, metabólicas, desmielinizantes, intoxicações e degenerativas.[11]

Lesões de origem vascular podem surgir de forma súbita – com quadros de isquemia ou hemorragia – ou progressiva – causadas por isquemia progressiva devido ao roubo de fluxo. Elas são classificadas de acordo com suas conexões arteriovenosas e sua região anatômica. As lesões mais comumente encontradas são as fístulas arteriovenosas durais, malformações arteriovenosas, fístulas arteriovenosas perimedulares, fístulas arteriovenosas epidurais e cavernomas ou malformações cavernosas.[12] Isquemias importantes da medula ocorrem em casos de dissecção aórtica, principalmente os tipos I e III.[13]

Lesões infecciosas da medula espinal podem se apresentar de forma aguda, como em casos de abscesso epidural (lesão essa mais comum no sexo masculino, com idade entre 50 e 70 anos). Fatores de risco para o seu desenvolvimento são: imunossupressão, cirurgias prévias, diabetes *mellitus*, doença degenerativa das articulações e uso de drogas injetáveis. A localização mais comum é a coluna torácica, seguida da lombar e cervical. Sua forma de disseminação é hematogênica, tendo como origem infecções distantes, como do trato urinário, lesões de pele, pneumonias, problemas dentários, endocardite infecciosa e faringites. O agente bacteriano mais comum é o *Staphylococcus aureus*, seguido do Streptococcus e bacilos Gram-negativos. Em pacientes imunossuprimidos, podemos encontrar mielopatia por vírus varicela-zoster (VZV), vírus da herpes simples (HSV), citomegalovírus (CMV) e *Toxoplasma gondii*.[11] No Brasil a tuberculose é endêmica, e o *Mycobacterium tuberculosis* pode atingir a coluna espinal na forma da doença de Pott, causando mielopatia compressiva. O *Mycobacterium tuberculosis* é, dentre todos os agentes infecciosos, o segundo mais comum, respondendo por 31% dos casos, contra 38% do *Staphylococcus aureus*.[14]

Entre as causas de mielopatia não traumática compressiva, as doenças degenerativas da coluna vertebral e as lesões tumorais são as mais prevalentes. As principais causas de compressão tumoral são as metástases, os meningiomas e os neurofibromas. Entre a lesões degenerativas, a principal é a mielopatia cervical espondilótica, seguido da espondilolistese, sendo a mielopatia cervical espondilótica a principal causa em países desenvolvidos.[15]

Devemos lembrar de outras causas de mielopatia não traumática, como a crise aguda da esclerose múltipla, mielopatia do HIV, esclerose lateral amiotrófica, atrofias espinais hereditárias, paraplegia espástica familiar, degeneração espinocerebelar, degeneração combinada subaguda, paraparesia espástica tropical, mielopatia por radiação, mielite transversa e mielopatia por carcinomatose sistêmica.[11]

Quadro clínico

Pacientes portadores de mielopatia traumática ou não traumática podem se apresentar com uma clínica diversa, sendo possível avaliar a localização e a extensão do dano à medula através de um exame neurológico completo. Os pacientes podem ser portadores de lesão medular completa, quando ocorre perda de todas as funções motoras e sensitivas abaixo do nível acometido, ou incompleta, quando ocorre a preservação de algum grau de função sensitivo ou motor abaixo do nível da lesão. Pacientes portadores de lesões completas podem se apresentar com quadro de tetraplegia, com perda de função motora nos quatro membros e nível sensitivo cervical, inferindo uma lesão neste segmento. Outra apresentação é a paraplegia, na qual a perda sensitiva e motora se encontra em nível torácico, se estendendo para região lombar, sacral e membros inferiores.[11,15]

Lesões medulares incompletas são mais frequentes em pacientes que não sofreram lesão traumática. Entre elas, a síndrome medular central, que se apresenta com maior perda motora em membros superiores em relação aos inferiores. Possui bom prognóstico, ocorre em região cervical e é causada frequentemente por quedas de idosos portadores de espondilose cervical. Na síndrome medular anterior, ocorre perda de todas as funções motoras e sensitivas, com preservação da coluna posterior e, consequentemente, propriocepção e vibração. Ocorrem lesões da artéria medular anterior devido à retropulsão óssea ou discal. A síndrome de Brown-Séquard causa perda da função motora, vibração e propriocepção ipsilateral à lesão; contralateralmente, teremos perda das funções sensitivas de dor e temperatura. Essa lesão ocorre mais frequentemente em situações de trauma e agressões físicas utilizando armas brancas ou de fogo. A contusão medular tem como principal característica o défice transitório, que ocorre em situações de trauma com recuperação gradual do défice inicial. Na síndrome medular posterior, o paciente terá perda das funções de vibração, propriocepção e tato epicrítico, sendo encontrados défice de vitamina B12, esclerose múltipla, *tabes dorsalis*, lesões compressivas e aids.[15]

Abordagem geral

Pacientes vítimas de politrauma devido à acidente automobilístico são os mais acometidos por lesão medular traumática. Estudos mostram uma taxa de lesão medular que pode variar de 13% a 30% dos casos.[16,17] Estes pacientes são portadores de diversas lesões e, por isso, devem ser atendidos seguindo-se os preceitos do ATLS.[16] O algoritmo A se refere a manutenção da via aérea e proteção da coluna cervical. Devido ao fato de 25% das lesões medulares se desenvolverem após o trauma inicial, a imobilização precoce é imperativa.[18] Pacientes devem ser imobilizados utilizando colar cervical rígido, prancha rígida e blocos para imobilização.[16-18] Os pacientes vítimas de politrauma devem ser manejados como portadores de lesão da coluna vertebral até que seja possível sua exclusão. Isso é particularmente importante em pacientes inconscientes ou sob intoxicação, visto ser impossível – e, se possível, não confiável – uma correta avaliação neurológica. Pacientes conscientes com dor na região da coluna vertebral durante a movimentação passiva ou ativa devem ser mantidos imobilizados até a avaliação radiográfica. Pacientes inconscientes apresentando priapismo ou atonia do esfíncter retal ao toque devem ser considerados como portadores de lesão medular.[19]

Os algoritmos B e C são importantes, pois situações de queda da pressão de perfusão medular por hipotensão sistêmica ou hipóxia consequente a contusões pulmonares ou pneumotórax podem levar à piora da lesão medular, prejudicando a funcionalidade final do paciente.[19]

O algoritmo D refere-se à avaliação neurológica. Em pacientes em atendimento pré-hospitalar, a avaliação do nível de consciência, movimentação grosseira de membros superiores e inferiores e nível sensitivo permitem uma rápida avaliação sem prejudicar o andamento do atendimento.[18,19] Em pacientes já admitidos e estabilizados, uma avaliação neurológica pormenorizada é realizada utilizando a ferramenta ASIA, criada pela American Spinal Injury Association (Figura 50.1). A ASIA é uma escala baseada na investigação motora dos miótomos, sensitiva dos dermátomos e sensitivo-motora anorretal. Ela permite uma padronização do exame físico, podendo ser utilizada para acompanhamento do paciente, comunicação entre profissionais, prognóstico quanto à função, avaliação se a lesão é completa ou incompleta e encaminhamento para avaliações radiológicas ou cirúrgicas.[20-23]

Figura 50.1 – Escala de avaliação neurológica dos lesados medulares da American Spinal Injury Association (ASIA).

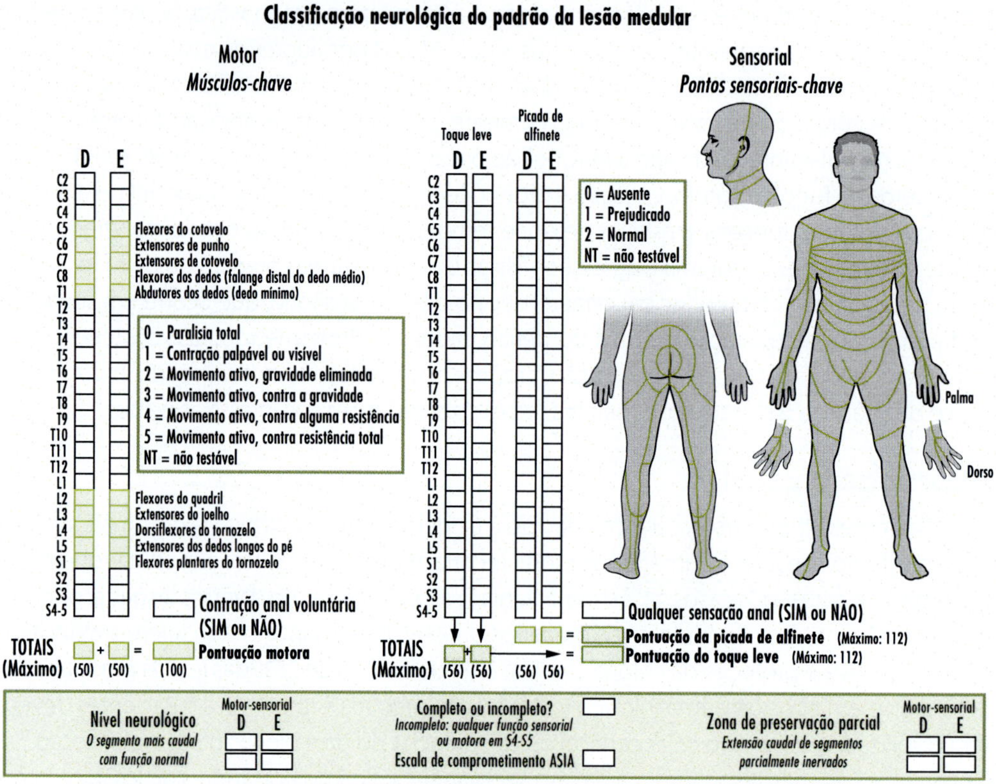

Fonte: Traduzida e adaptada de Roberts TT, Leonard GR, Cepela DJ, 2017.

No último estágio, algoritmo E, realizamos investigação externa da coluna vertebral rolando o paciente, mas mantendo-o alinhado em decúbito lateral, e procuramos sinais de trauma, como escoriações. Com a palpação podemos identificar fraturas ou deslocamentos dos processos espinais, o que também pode nos inferir um trauma local.[18,19]

Avaliação radiológica

Existem, hoje, alguns estudos que nos orientam quanto à avaliação de pacientes com lesão ou suspeita de lesão medular. A decisão de como realizar essa avaliação depende de fatores como nível de consciência, sintomas e mecanismo do trauma. Para pacientes com suspeita de lesão cervical, podemos utilizar os critérios do *National Emergency X-Radiography Utilization Study* (NEXUS) ou o *Canadian C-Spine Rule*, ambos com alta sensibilidade diagnóstica. São pacientes assintomáticos, alertas, conscientes, sem dor à palpação cervical na linha média, sem sinais de intoxicação e sem défices neurológicos. Pacientes que não apresentem nenhuma alteração desses critérios não precisam ser submetidos à avaliação radiológica e à imobilização com colar cervical descontinuada. Pacientes que não preenchem os critérios do NEXUS ou *Canadian C-Spine Rule* devem ser submetidos à tomografia computadorizada; na sua impossibilidade, radiografias em incidências anteroposterior, perfil e transoral, podendo ser complementado com tomografia, caso a imagem não seja esclarecedora.[18,24]

Em paciente portadores de lesão medular não traumática, a ressonância magnética é o exame de escolha. Na sua impossibilidade, a mielografia é uma ferramenta importante, principalmente em pacientes com défice em progressão, sendo mais sensível para o diagnóstico de causas compressivas de lesão medular não traumáticas.

Abordagem em unidade de terapia intensiva

Alterações pulmonares

Pacientes vítimas de lesão medular acima da terceira vértebra cervical apresentarão perda da inervação dos músculos do diafragma, musculatura abdominal e intercostais, sendo incompatível com a vida sem o devido suporte ventilatório. Pacientes com lesões altas exibirão padrão de respiração paradoxal, com retração abdominal durante a inspiração e protrusão na fase expiratória, devido a fragilidade dos músculos intercostais externos e flacidez da parede abdominal. Já aqueles pacientes com lesões incompletas altas, como C2-C4 ou abaixo de C5, ainda podem manter ventilação espontânea, com esforço elevado, mas a taxa de falha e a necessidade de ventilação mecânica são elevadas nos 4 primeiros dias.[25] Alguns estudos indicam a intubação eletiva nesses pacientes, visto que aguardar a insuficiência respiratória pode levar à intubação de urgência e, com isso, à manipulação incorreta da cervical e hipóxia, com risco de maior dano neurológico. Em paciente vítima de lesão medular alta, o diafragma é responsável por 90% da sua ventilação; a perda da musculatura expiratória leva ao acúmulo de secreções e o aumento da produção de secreções secundária leva à disfunção autonômica. A associação do aumento de secreções com a incapacidade de eliminá-las favorece o surgimento de atelectasias.[25-28] A preservação da função do diafragma é o objetivo primário, sendo utilizada a ventilação invasiva em modo assistido com fluxo e o parâmetro para novo ciclo inspiratório. Em caso de falha no disparo de um novo ciclo inspiratório, retiramos o auto-PEEP, principal causador dessa falha. E em caso de má sincronia do paciente com o ventilador, medidas como aumento do tempo expiratório, adição de PEEP externa e redução da sensibilidade do disparo de fluxo podem ser utilizadas. O volume corrente deve ser mantido entre 15 e 20 mL/kg. Outra medida importante é a drenagem de secreções, que pode ser atingida com drenagem postural e técnicas de tosse assistida. Em relação ao PEEP, este deve ser mantido em 0 cmH_2O, pois pode causar aprisionamento de ar em pacientes com défice na musculatura expiratória.[25] A traqueostomia, quando realizada em menos de 7 dias da hospitalização, especialmente em pacientes vítimas de lesão medular em nível cervical, mostrou diminuir o tempo de internação, menores taxas de complicações laringotraqueais e período menor de tempo sob ventilação mecânica.

Alterações hemodinâmicas

A lesão medular secundária devido à hipotensão, com consequente isquemia medular, deve ser evitada. Nesse sentido, a hipotensão e o choque neurogênico devem ser tratados agressivamente com reposição volêmica. Os objetivos são uma pressão arterial sistólica de 90 a 100 mmHg, frequência cardíaca de 60 a 100 batimentos por minuto e débito urinário > 30 mL/hora com normotermia.[24,29] O 3º Simpósio Internacional de Neurotrauma da AANS e CNS preconiza pressão arterial média > 85 mmHg e evitar queda na pressão arterial sistólica menor que 90 mmHg pelos 7 primeiros dias. Em caso de falha na manutenção dos níveis pressóricos adequados, vasopressores estão indicados e devem ser utilizados conforme o nível acometido. Pacientes acometidos acima do nível de T6 devem ter como escolha vasopressores com atividade α e β-adrenérgicas, devido a bradiarritmias que ocorrem por falta de oposição à atividade vagal. Lesões abaixo de T6 causarão hipotensão devido à vasodilatação, portanto, vasopressores com atividade apenas α-adrenérgicas são eficazes. Formas mais acuradas de estimar a pressão de perfusão medular estão sendo investigadas; uma delas é a utilização de cateter intradural.[30,31]

Alterações gastrointestinais

As manifestações gastrointestinais dependem do local da lesão medular. Acima do cone medular levam à lesão do primeiro neurônio motor, resultando em aumento do tônus colônico e do esfíncter anal. Lesões ao nível do cone medular ou cauda equina produzem sintomas de segundo neurônio motor, atonia intestinal e do esfíncter anal externo. O manejo desses pacientes dependerá de qual síndrome ele apresenta. As primeiras medidas são dietéticas e externas, como massagem abdominal. Medidas farmacológicas, como o uso de laxativos orais, são a primeira linha no manejo da constipação, enquanto supositórios retais e enemas ajudam na evacuação. O uso de procinéticos e secretagogos está indicado, com mínimos efeitos colaterais, apresentando melhoria do trânsito intestinal e consequente constipação.[32]

Alterações geniturinárias

A lesão medular com consequente choque medular pode durar até 3 meses. Por este período, o músculo detrusor da bexiga perde sua inervação autonômica parassimpática e, com isso, se torna flácido, atônico e o paciente perde a percepção do enchimento da bexiga. Com a perda do reflexo miccional, não ocorre o relaxamento do esfíncter uretral, ocasionando retenção urinária. No caso de lesões suprassacrais, após os choque medular, a inervação da bexiga retorna, com retorno parcial ou não da sensação de enchimento, mas sem o reflexo miccional, levando a um quadro de hiperatividade do detrusor da bexiga com dissinergia detrusor e esfíncter externo. Lesões sacrais causam uma perda da sensibilidade de enchimento, perda do reflexo miccional, relaxamento acentuado do músculo detrusor e tônus fixo do esfíncter uretral externo, sem controle voluntário. As principais complicações da bexiga neurogênica são as infecções, cálculos renais e insuficiência renal. As infecções são manejadas com o uso de cateterização intermitente associada ao uso profilático e alternado de antibióticos, 1 vez por semana, sem demonstrar aumento da resistência bacteriana e com melhora dos sintomas. Manobras para esvaziamento vesical como as de Credé e Valsalva estão proscritas, provaram causar pressão elevada, mas com grandes valores residuais. A realização de cateterização intermitente provou ser eficaz, sendo realizada de 4 a 6 vezes ao dia. Para pacientes com hiperatividade do detrusor, a utilização de medicação anticolinérgica é a primeira escolha e, em casos de refratariedade, tratamentos antimuscarínicos são uma opção.[33]

Dor

A dor na lesão medular possui diversas origens, sendo as principais a nociceptiva e a neuropática. A nociceptiva é mais comum, devido a causas musculoesqueléticas como lesões musculares, ósseas, deformidades e espasticidade. Dores de origem visceral podem surgir devido a alterações no abdome, tórax ou pelve. A dor neuropática tem origem no nível da lesão medular, por compressão de estruturas nervosas ou abaixo do nível da lesão, como consequência de isquemia da medula espinal ou compressão. O manejo da dor nociceptiva é baseado no uso de analgésicos simples e opioides. Anti-inflamatórios são utilizados por curto período. Em situações de dor devido à espasticidade, o dantrolene é a medicação de escolha. Se os efeitos colaterais não forem suportáveis, o baclofeno é a segunda opção. Tratamentos envolvendo fisioterapia, mudança de postura e fortalecimento da musculatura são eficazes. Nas dores nociceptivas de origem visceral, a causa base deve ser investigada. Em situações de dor neuropática, os anticonvulsivantes, antidepressivos e opioides fortes e fracos são as medicações mais indicadas. De forma geral, conseguimos um nível de redução do quadro doloroso de 50%. Os anticonvulsivantes são as medicações iniciais, seguidos dos antidepressivos tricíclicos, ambos considerados de primeira linha. Os opioides fracos e fortes são considerados de segunda e terceira linha, respectivamente.[34]

Cuidados gerais

Uma das grandes preocupações com pacientes portadores de lesão medular é a formação de úlceras de pressão: 27% a 40% dos pacientes desenvolvem úlcera de pressão já na primeira internação. O seu surgimento está relacionado a diversos fatores, mas os mais relevantes são aqueles associados aos posicionamento e ao tempo de imobilização. As medidas mais eficazes na profilaxia de úlceras de pressão é a mudança de decúbito a cada 2 horas associada a colchões com amortecimento apropriado. Deve ser evitada a posição de decúbito lateral em 90º, visto ser, essa, a de maior risco para a formação de úlceras em região de trocânter.[35]

Considerações finais

O manejo do paciente vítima de lesão medular traumática ou não é desafiador, sendo a abordagem multidisciplinar primordial para um bom resultado no atendimento destes pacientes. Algumas condutas estão bem estabelecidas na literatura, mas é evidente que existem muitas controvérsias.

Referências bibliográficas

1. Jain NB, Ayers GD, Peterson EN. Traumatic spinal cord injury in the United States, 1993-2012. JAMA. 2015 Jun 9;313(22):2236-43.
2. McDonald JW, Sadowsky C. Spinal-cord injury. Lancet. 2002;359(9304):417-25.
3. DeVivo MJ. Epidemiology of traumatic spinal cord injury: trends and future implications. Spinal Cord. 2012;50(5):365-372.
4. Rouanet C, Reges D, Rocha E et al. Traumatic spinal cord injury: current concepts and treatment update. Arquivos de Neuro-Psiquiatria. 2017;75(6):387-393.
5. Noonan VK, Fingas M, Farry A. Incidence and prevalence of spinal cord injury in Canada: a national perspective. Neuroepidemiology. 2012;38(4):219-26.
6. Berkowitz M, O'Leary P, Kruse DL et al. Spinal cord injury: an analysis of medical and social costs. New York: Demos Medical, 1998. p. 188.
7. Pinto WBVR, Souza PVS, Albuquerque MVC et al. Clinical and epidemiological profiles of non-traumatic myelopathies. Arq Neuropsiquiatr. 2016 Feb;74(2):161-5.
8. Chen Y, He Y, DeVivo MJ. Changing demographics and injury profile of new traumatic spinal cord injuries in the United States, 1972-2014. Archives of Physical Medicine and Rehabilitation. 2016;97(10):1610-9.
9. Singh A, Tetreault L, Kalsi-Ryan S et al. Global prevalence and incidence of traumatic spinal cord injury. Clin Epidemiol. 2014 Sep 23;6:309-31.
10. Szwedowski D, Walecki J. Spinal cord injury without radiographic abnormality (SCIWORA): clinical and radiological aspects. Pol J Radiol. 2014;79:461-4.

11. Adams RD, Salam-Adams M. Chronic nontraumatic diseases of the spinal cord. Neurologic Clinics. 1991;9(3):605-23.
12. Moftakhar P, Hetts S, Ko N. Vascular myelopathies. Seminars in Neurology. 2012;32(02):146-53.
13. Kawabata A, Tomori M, Arai Y. Spinal cord infarction with aortic dissection. Case Reports in Orthopedics. 2018 Jun 28;2018:7042829.
14. Musubire AK, Meya DB, Bohjanen PR et al. A systematic review of non-traumatic spinal cord injuries in Sub-Saharan Africa and a proposed diagnostic algorithm for resource-limited settings. Front Neurol. 2017;8:618.
15. Kunam VK, Velayudhan V, Chaudhry ZA et al. Incomplete cord syndromes: clinical and imaging review. RadioGraphics. 2018;38(4):1201-22.
16. ACoS Committee. Advanced trauma life support (ATLS®) for doctors. Chicago (IL), 2004 July.
17. Laurer H, Maier B, El-Salman A et al. Distribution of spinal and associated injuries in multiple trauma patients. Eur J Trauma Emerg Surg. 2007;33:476-81.
18. Shank CD, Walters BC, Hadley MN. Management of acute traumatic spinal cord injuries. Handb Clin Neurol. 2017;140:275-98.
19. Schmidt OI, Gahr RH, Gosse A et al. ATLS® and damage control in spine trauma. World J Emerg Surg. 2009 Mar 3;4:9.
20. Roberts TT et al. Classifications in brief: American Spinal Injury Association (ASIA) impairment scale. Clinical Orthopaedics and Related Research. 2017;475(5):1499-504.
21. Fehlings MG, Vaccaro A, Wilson JR. Early versus delayed decompression for traumatic cervical spinal cord injury: results of the Surgical Timing in Acute Spinal Cord Injury Study (STASCIS). PLoS ONE. 2012;7(2):e32037.
22. Liu Y, Shi CG, Wang XW et al. Timing of surgical decompression for traumatic cervical spinal cord injury. International Orthopaedics (SICOT). 2015;39:2457-63.
23. Yousefifard M, Rahimi-Movaghar V, Baikpour M et al. Early versus late spinal decompression surgery in treatment of traumatic spinal cord injuries: a systematic review and meta-analysis. Emerg (Tehran). 2017;5(1):e37.
24. Walters BC, Hadley MN, Hurlbert RJ et al. Guidelines for the management of acute cervical spine and spinal cord injuries. Neurosurgery. 2013;60:82-91.
25. Vázquez RG, Sedes PR, Fariña MM et al. Respiratory management in the patient with spinal cord injury. Biomed Res Int. 2013;2013:168757.
26. Royster RA, Barboi C, Peruzzi WT. Critical care in the acute cervical spinal cord injury. Topics in Spinal Cord Injury Rehabilitation. 2004;9(3):11-32.
27. Gelmahos GC, Toutouzas K, Chan L et al. Intubation after cervical spinal cord injury: to be done selectively or routinely? American Surgeon. 2003;69(10):891-4.
28. Leelapattana P, Fleming JC, Gurr KR et al. Predicting the need for tracheostomy in patients with cervical spinal cord injury. Journal of Trauma Injury, Infection and Critical Care. 2012;73(4):880-4.
29. Yue JK, Winkler EA, Rick JW et al. Update on critical care for acute spinal cord injury in the setting of polytrauma. Neurosurgical Focus. 2017;43(5):e19.
30. 3rd Joint Symposium of the International and National Neurotrauma Societies and AANS/CNS Section on Neurotrauma and Critical Care – 2018 August 11-16, Toronto, Canada. Journal of Neurotrauma. 2018 Aug;35(16):A-1-A-285.
31. Saadoun S, Papadopoulos MC. Spinal cord injury: is monitoring from the injury site the future? Crit Care. 2016 Oct 5;20(1):308.
32. Qi Z, Middleton JW, Malcolm A. Bowel dysfunction in spinal cord injury. Curr Gastroenterol Rep. 2018 Aug 29;20(10):47.
33. Al-Taweel W, Seyam R. Neurogenic bladder in spinal cord injury patients. Res Rep Urol. 2015 Jun 10;7:85-99.
34. Siddall PJ, Middleton JW. Spinal cord injury-induced pain: mechanisms and treatments. Pain Management. 2015;5(6):493-507.
35. Groah SL, Schladen M, Pineda CG et al. Prevention of pressure ulcers among people with spinal cord injury: a systematic review. PMR. 2015;7(6):613-36.

Capítulo 51

Reabilitação no Lesado Medular

Luciana Delboni Taricco

Introdução

O objetivo da reabilitação é dotar o doente atingido de independência funcional de acordo com seu potencial residual.

Os fatores determinantes para um bom prognóstico funcional na lesão medular são: etiologia da lesão, nível da lesão (conforme a classificação da American Spinal Injury Association's Impairment Scale) e condição que o doente apresenta ao ser atendido no centro de reabilitação.[1]

Reabilitação durante a internação hospitalar

O processo de reabilitação deve ser iniciado na unidade de terapia intensiva e mantido durante todo o período de internação para prevenir complicações que podem interferir negativamente no resultado do tratamento.[3-5]

Sistema respiratório

As anormalidades ventilatórias são mais importantes nos doentes que sofrem de lesão medular espinal cervical ou torácica alta. Para doentes com lesões da medula cervical alta e que apresentam défice da função do diafragma, deve-se realizar a traqueostomia precocemente e, quando possível, a decanulação ainda durante a internação hospitalar. Nos doentes com lesão de medula espinal torácica, ocorre manutenção da respiração espontânea, mas a tosse pode ser ineficaz (doentes que sofrem lesão de T2 a T4 apresentam redução de até 50% da capacidade vital normal e têm tosse fraca) e, portanto, devem manter a fisioterapia respiratória.[3]

Vias de administração de medicamentos

Quando possível, é preferível administrar medicamentos pela via oral ao invés da parenteral, pois os acessos venosos e as sondas dificultam a mobilização do doente.[3-5]

Tromboembolismo

O risco de trombose venosa profunda é maior entre as 1ª e 2ª semanas após a lesão da medula espinal. A profilaxia farmacológica para tromboembolismo deve ser iniciada assim que possível, mantida durante o período de internação hospitalar e durante, pelo menos, 3 meses após a ocorrência de lesão da medula.[3-5]

Suporte nutricional

Deve-se priorizar o aporte nutricional pela via oral e, quando necessário, pelas vias enteral ou parenteral.[3-5]

Profilaxia da lesão por pressão

A avaliação da integridade da pele deve ser rotineira e criteriosa. Deve-se manter a pele limpa, hidratada, seca e realizar as mudanças de decúbito a cada 2 horas nos doentes graves. O uso de colchão e almofada de espuma piramidal ou com células de ar são úteis para posicionar os doentes. É essencial manter-se o aporte nutricional e hídrico adequado. Os locais mais acometidos em doentes acamados são: as regiões sacral e trocantéricas, os calcâneos e o occipício.[1,2] As lesões por pressão são classificadas em estágios de acordo com a National Pressure Ulcer Advisory Panel (NPUAP).[2]

- **Estágio 1:** pele íntegra, porém com eritema que não desaparece após ser retirada a pressão; cor roxa ou marrom indicam lesão tecidual mais profunda (lesão por pressão tissular profunda).
- **Estágio 2:** rompimento da epiderme; a ferida apresenta cor rosa ou vermelha e aspecto úmido ou pode apresentar bolha intacta ou não e exsudato seroso.
- **Estágio 3:** perda de toda a espessura da pele, tornando visíveis o tecido adiposo e de granulação e défices; não há acometimento muscular, ligamentar, tendíneos e cartilagíneos.
- **Estágio 4:** perda da pele e exposição das fáscias, músculos, tendões, ligamentos, cartilagem e/ou osso.

Também existem lesões por pressão relacionadas a dispositivos médicos, por fricção, cisalhamento e dermatite por excesso de umidade.[2]

Cuidados com a bexiga neurogênica

A sonda vesical de demora deve ser mantida na fase aguda caso haja instabilidade hemodinâmica e necessidade de monitoramento do débito urinário ou quando houver indicação urológica. Deve-se evitar seu uso durante período de tempo prolongado, pois sua manutenção propicia a formação de cálculos urinários, infecções repetidas, lesão uretral e dificulta a mobilidade do doente. Assim que possível, o esvaziamento vesical deve ser realizado a cada 4 horas com cateterismo intermitente limpo.[3-5]

Não deve ser colhida urocultura na ausência de sinais ou sintomas de infecção, pois a presença de bacteriúrias assintomáticas geralmente não necessita de tratamento. As disfunções vesicoesfincterianas de origem neurológica necessitam de avaliação urológica e estudo urodinâmico após a estabilização do quadro neurológico, pelo risco de deterioração da função renal.[3-5]

Obstipação

Deve-se evitar a obstipação prolongada. Para preveni-la e tratá-la, deve-se adequar a dieta e o aporte hídrico, realizar massagem abdominal para estimular o peristaltismo e preservar os formadores de massa fecal e laxantes.[3-5]

Profilaxia de deformidades

Deve-se evitar a ocorrência de deformidades com o posicionamento adequado, uso de coxins ou órteses e fisioterapia motora diariamente. As deformidades mais comuns no lesado medular são os pés em equino devido à ação da gravidade e a flexão de joelhos decorrente do uso prolongado de coxim que mantém os joelhos fletidos. O uso de órteses anti-equino (goteiras) na posição deitada pode causar lesão por pressão nos calcanhares. As deformidades dos membros inferiores podem possibilitar o bom posicionamento na cadeira de rodas e dificultar as transferências. Mesmo que o doente não tenha prognóstico de marcha, geralmente é possível realizar ortostatismo com o auxílio de dispositivos como a prancha ortostática ou *stand in table* e a deformidade pode impedir essa prática.

Hipotensão arterial ortostática

Ocorre hipotensão ortostática com maior frequência quando o doente sofre lesão cervical ou torácica alta. Deve-se iniciar elevação gradativa do decúbito e sedestação em poltrona assim que possível, desde que o doente não tenha instabilidade hemodinâmica ou na coluna vertebral. Meias elásticas de média compressão três quartos podem ser eficazes nesses doentes.

Controle da dor

O diagnóstico e o tratamento da dor, quando realizados precocemente, facilitam a mobilização. A dor ou lesado medular pode ser neuropática central ou periférica, nociceptiva e decorrente do imobilismo, instabilidade vertebral, traumatismos e fraturas concomitantes ou mistas.

Espasticidade

Em doentes graves é maior o risco de deformidades, o que dificulta a aplicação dos cuidados e pode causar dor. Infecções urinárias, lesão por pressão, ossificação heterotópica e outros estímulos nociceptivos podem agravar a espasticidade. O tratamento consiste de cinesioterapia, alongamento muscular e medicamentos miorrelaxantes, como baclofeno, diazepam, tizanidina, dantrolene e clonidina. Pode haver necessidade de se tratar agrupamentos musculares específicos com a aplicação da toxina botulínica tipo A ou neurólise dos nervos motores com fenol.[3-5]

Crises neurovegetativas hipertensivas e disreflexia

As crises neurovegetativas podem ocorrer em doentes com lesão medular rostral T6. São desencadeadas por estímulos nociceptivos como distensão vesical (checar obstrução na sonda) ou intestinal e estímulos dolorosos distalmente ao nível da lesão. Em associação, podem ocorrer rubor facial, bradicardia, cefaleia, alteração visual e hipertensão arterial de instalação súbita.[3-5]

Ossificação heterotópica

Pode instalar-se do 1º mês ao 1º ano da lesão e manifestar-se como edema, hiperemia, limitação da amplitude articular e/ou febre. O quadril é a articulação mais comprometida. Ao longo do tempo, podem ocorrer bloqueio da articulação e perda funcional que podem dificultar o ato de sentar devido a défice de flexão do quadril. São diagnósticos diferenciais fratura, celulite e trombose venosa. A ocorrência de ossificação heterotópica pode causar febre sem foco aparente. A cintilografia óssea possibilita o diagnóstico precoce.[3-5]

Suporte psicológico

Foram descritas quatro fases psicocomportamentais nos lesados medulares: choque, negação, reconhecimento e adaptação. Podem não ocorrer nessa sequência e cada doente as vivencia de modo parcial. Recomenda-se suporte psicológico para auxiliar o processo de reabilitação.[3-5]

Momento da alta

O doente e seus cuidadores devem ser orientados, pelo menos, quanto a uso de medidas profiláticas para úlcera por pressão, cuidados com o posicionamento articular para prevenir deformidades e esvaziamento vesical e intestinal. É importante que os doentes sejam encaminhados ao centro de reabilitação, pois durante o período dos primeiros 12 a 18 meses, ocorre maior possibilidade de recuperação neurológica.[3-5]

No centro de reabilitação

O prognóstico da reabilitação no centro de reabilitação depende de:

- Adesão do doente e de sua família ao tratamento.
- Condição psicológica e expectativas do paciente.
- Condição clínica; nos centros de reabilitação geralmente não se iniciam as terapias quando há lesão por pressão.
- Ausência de complicações secundárias e geralmente adquiridas durante a internação hospitalar.
- Doente e cuidadores têm conhecimento da nova condição; não apenas das anormalidades motoras, mas também das implicações do défice de sensibilidade e das anormalidades vesicais, intestinais e sexuais (nas mulheres, a possibilidade de gestação não se reduz).

O objetivo final é a reabilitação motora (otimização de função), a reintegração social e familiar, sempre que possível, o retorno ao trabalho e o início das atividades esportivas adaptadas.[3-5]

Referências bibliográficas

1. United States of America. American Spinal Injury Association (ASIA) [homepage na internet]. Disponível em: http://asia-spinalinjury.org. Acesso em: dez. 2017.
2. National Pressure Injury Advisory Panel (NPIAP) [homepage na internet]. Disponível em: https://npiap.com. Acesso em: dez. 2017.
3. Saulino MF. Rehabilitation of persons with spinal cord injuries. 14 abr. 2021. Medscape. Disponível em: https://emedicine.medscape.com/article/1265209-overview. Acesso em: fev. 2023.
4. Fernandes AC, Ramos ACR, Filho MCM et al. Reabilitação. 2. ed. Manole, 2015.
5. Burns AS, Marino RJ, Kalsi-Ryan S et al. Type and timing of rehabilitation following acute and subacute spinal cord injury: a systematic review. Global Spine J. 2017;7(3 Suppl):S175-94.

Seção X

Neuro-Oncologia

Capítulo 52

Aspectos Gerais das Neoplasias do Sistema Nervoso Central e Princípios de Quimioterapia

Augusto Saito
Yuri Estevam Bandeira
Iuri Santana Neville
Aline Veludo
Guilherme Alves Lepski

Introdução

Durante muitos anos, o tratamento de primeira linha para os tumores do sistema nervoso central (SNC) era baseado em cirurgia e radioterapia (RT). O uso de agentes quimioterápicos no esquema terapêutico de doentes com tumores cerebrais foi incluído recentemente nos principais protocolos, após um importante estudo ter estabelecido a RT associada à temozolamida (TMZ) concomitante e adjuvante em pacientes com glioblastoma recém-diagnosticado como o tratamento padrão.[1] A sobrevida global mediana (SGm) aumentou de forma significativa: 14,6 meses comparado aos 12,1 meses do grupo de pacientes que recebeu RT exclusiva.

Os agentes quimioterápicos administrados sistemicamente, por via oral ou endovenosa, devem ultrapassar a barreira hematoencefálica (BHE) para penetrar nas células tumorais no encéfalo. A passagem de substâncias pela BHE é limitada pelo tamanho, solubilidade lipídica e estado de ionização, o que restringe bastante o arsenal terapêutico disponível para tratar os tumores cerebrais. Temozolamida, nitrosureias (carmustina e lomustina) e procarbazina são alguns dos principais quimioterápicos utilizados na neuro-oncologia, pois são pequenas substâncias lipofílicas capazes de ultrapassar a BHE. De fato, poucas drogas foram aprovadas pela Food and Drug Administration (FDA) para uso específico em pacientes com tumor cerebral: TMZ, carmustina (BCNU), lomustina (CCNU), irinotecano, vincristina e bevacizumabe.

Tumores de baixo grau segundo a Classificação dos Tumores do SNC de 2016 da Organização Mundial da Saúde (OMS):

- » Astrocitoma difuso – IDH mutado.
- » Astrocitoma difuso – IDH selvagem.
- » Oligodendroglioma – IDH mutado e codeleção 1p/19q.

O tratamento dos pacientes com gliomas de baixo grau se baseia na categorização dos doentes quanto ao risco de má evolução oncológica em dois grupos: baixo e alto. O Quadro 52.1[2,3] traz os critérios adotados.

Quadro 52.1 – Fatores de mau prognóstico de acordo com grupos de estudo em neuro-oncologia.

EORTC 22844
• Idade > 40 anos • Diâmetro do tumor > 6 cm • Tumor que acomete ambos os hemisférios cerebrais (cruza o corpo caloso) • Diagnóstico histológico de astrocitoma difuso • Défice neurológico pré-operatório (não inclui convulsão)
RTOG 9802
• Idade > 40 anos • Ressecção subtotal ou biópsia

EORTC: European Organisation for Research and Treatment of Cancer; RTOG: Radiation Therapy Oncology Group.

Fonte: Adaptado de Karim AB, Maat B, Hatlevoll R et al., 1996 e Buckner JC, Shaw EG, Pugh SL et al., 2016.

Admite-se o tratamento exclusivamente cirúrgico de pacientes com gliomas de baixo grau que sejam classificados como baixo risco, reservando as modalidades adjuvantes (radioterapia – RT e quimioterapia – QT) para o momento de progressão da doença. Doentes considerados de baixo risco incluem:

» Idade < 40 anos.
» ≤ 2 fatores de risco do EORTC 22844.
» Ressecção macroscópica completa.

O tratamento adjuvante é indicado para doentes classificados como alto grau:

» > 3 fatores de risco do EORTC 22844.
» Idade > 40 anos.
» Ressecção subtotal/biópsia em doentes com idade entre 18 e 39 anos.

O estudo de fase III RTOG 9802 avaliou doentes com gliomas de baixo grau de alto risco randomizados para RT ou RT seguida de tratamento com PCV (procarbazina, CCNU e vincristina). Após análise inicial, houve aumento da mediana (SLPm) da sobrevida livre de progressão no braço submetido à RT e à QT, mas não quanto à SGm. No seguimento de 11,9 anos, o ganho em SLPm foi mantido (10,4 anos *versus* 4 anos; *hazard ratio* = 0,5) e houve incremento significativo da SGm no grupo experimental (13,3 anos *versus* 7,8 anos; *hazard ratio* = 0,59). Houve maior benefício da adição da QT nos doentes com mutação do IDH e oligodendroglioma e oligoastrocitoma associados. Desta forma, a RT seguida de PCV tornou-se o tratamento padrão dos gliomas grau II em doentes de alto risco.[4] O esquema terapêutico indicado é:

» **Radioterapia seguida de PCV:**
  - Procarbazina: 60 mg/m²/dia, via oral, 8 a 21 dias.
  - CCNU: 110 mg/m², via oral, 1 dia.
  - Vincristina: 1,4 mg/m², via intravenosa, 8 a 29 dias (máximo de 2 mg).
  - A cada 6 semanas, em 6 ciclos.

- O estudo de fase II RTOG 0424 avaliou o tratamento com TMZ concomitantemente à RT seguida de 12 ciclos de TMZ adjuvante em doentes com glioma de baixo grau com três ou mais fatores de risco adotados pelo grupo RTOG, conforme o Quadro 52.1. O esquema proposto neste *trial* foi:

» **RT e TMZ concomitante, seguidas de TMZ adjuvante:**
- TMZ 75 mg/m², via oral, diariamente durante a RT (incluindo fins de semana).
- TMZ 150 a 200 mg/m², via oral, 1 a 5 dias a cada 28 dias, em 6 a 12 ciclos.
- A taxa de sobrevida global em 3 anos foi de 73,1% e 54% (p = 0,001) nos doentes tratados com TMZ ou controle histórico, respectivamente. Embora não existam estudos prospectivos em que tenha sido comparada a eficácia da TMZ em relação à do PCV, o esquema com TMZ é uma opção satisfatória, tendo em vista o bom perfil de sua tolerabilidade e a facilidade da posologia.[5]

Tratamento dos pacientes com oligodendroglioma anaplásico (grau III – OMS)

» Oligodendroglioma anaplásico – IDH mutado e codeleção 1p/19q.
» Oligodendroglioma anaplásico – SOE (sem outras especificações).

O tratamento dos pacientes com oligodendroglioma anaplásico após ressecção cirúrgica, independentemente da extensão da ressecção, foi avaliada em dois estudos de fase III, que reportaram os resultados da adição do esquema PCV à RT em doentes randomizados com oligodendroglioma anaplásico. De acordo com o estudo EORTC 26951, em que se comparou o efeito da RT seguida de seis ciclos de PCV com RT, a SGm foi significativamente maior no braço RT/PCV (42,3 meses *versus* 30,6 meses; HR = 0,75; IC: 95%; 0,6 a 0,95), e houve manutenção do benefício do SLPm (24,3 meses *versus* 13,2 meses; HR = 0,66; IC: 95%; 0,52 a 0,83). Houve codeleção 1p/19q em 25% dos doentes; neste subgrupo de doentes, houve incremento da SGm, com tendência estatística para o braço da RT/PCV (não alcançada *versus* 112 meses; *hazard ratio* = 0,56; IC: 95%; 0,31 a 1,03).[3] De acordo com o estudo RTOG 9402, em que avaliou-se o efeito do tratamento com quatro ciclos de PCV seguidos de RT em relação ao tratamento apenas radioterápico, não houve diferença em SGm entre os tratamentos (4,6 anos com PCV/RT *versus* 4,7 anos com RT; HR = 0,79; IC: 95%); no subgrupo de doentes com codeleção 1p/19q (48%), a associação de PCV com RT dobrou a SGm em relação ao tratamento apenas com RT (14,7 *versus* 7,3 anos; HR = 0,59; IC: 95%), ao passo que nos doentes com tumores sem codeleção 1p/19q não ocorreu este ganho (2,6 *versus* 2,7 anos; HR = 0,85; IC: 95%; 0,58 a 1,23).[4,6,7] O esquema proposto foi:[6]

» **Radioterapia seguida de PCV:**
- Procarbazina: 60 mg/m²/dia, via oral, 8 a 21 dias.
- CCNU: 110 mg/m², via oral, 1 dia.
- Vincristina: 1,4 mg/m², via intravenosa, 8 a 29 dias (máximo de 2 mg).
- A cada 6 semanas, em 6 ciclos.

Tratamento dos pacientes com astrocitoma anaplásico (grau III – OMS)

» Astrocitoma anaplásico – IDH mutado.
» Astrocitoma anaplásico – IDH selvagem.
» Astrocitoma anaplásico – SOE.

Da mesma forma que para pacientes com oligodendroglioma grau III – OMS, após cirurgia, o tratamento adjuvante com RT e QT tem sido proposto para pacientes com astrocitoma anaplásico independentemente da extensão da ressecção.

Recentemente, foi realizado o CATNON, ensaio clínico randomizado e multicêntrico, de fase III, com desenho fatorial 2×2, em que se avaliou a eficácia do uso da TMZ concomitantemente à RT e como adjuvante no tratamento de doentes com gliomas anaplásicos sem codeleção 1p/19q. Randomizados (1:1:1:1) para RT; RT concomitantemente à TMZ; RT seguida de TMZ adjuvante ou RT concomitantemente à TMZ seguida de TMZ adjuvante; doentes que foram tratados com 12 ciclos de TMZ adjuvante apresentaram sobrevida mais prolongada em relação àqueles não tratados com a medicação adjuvante.[8] A terapia adjuvante foi:

» **Radioterapia seguida de TMZ:**
  - TMZ 150 a 200 mg/m², via oral, 1 a 5 dias a cada 28 dias em 12 ciclos.
  - O uso de TMZ concomitantemente à RT seguida da manutenção com TMZ para tratar doentes com astrocitomas anaplásicos carece de evidências baseadas em estudos prospectivos. Apenas 3% dos doentes incluídos no estudo EORTC-NCIC, em que se avaliou este esquema em doentes com gliomas de alto grau, apresentavam astrocitoma anaplásico.[9] O esquema proposto foi:

» **Radioterapia (60 Gy) concomitante à TMZ seguida de TMZ adjuvante:**
  - TMZ: 75 mg/m², via oral, diariamente durante a RT (incluindo fins de semana).
  - TMZ: 150 a 200 mg/m², via oral, 1 a 5 dias a cada 28 dias, em 6 a 12 ciclos.

Tratamento dos pacientes com glioblastoma (grau IV – OMS)

» Glioblastoma – IDH mutado.
» Glioblastoma – IDH selvagem.
» Glioblastoma – SOE.

O tratamento proposto para pacientes com glioblastoma grau IV – OMS, após biópsia ou ressecção cirúrgica depende da idade e do *status* funcional:

» Idade ≤ 70 anos.
» KPS (Karnofsky *Performance Status Scale*) ≥ 70.

De acordo com um estudo de fase III coordenado pelos grupos EORTC-NCIC, em que se comparou o resultado do tratamento com RT isoladamente com a RT concomitantemente à TMZ, seguida de 6 ciclos de TMZ de manutenção, em doentes recém-diagnosticados com glioblastoma, observou-se que houve ganho quanto à SGm (14,6 meses *versus* 12,1 meses; HR = 0,63; IC: 95%; 0,52 a 0,75) e à SLPm (6,9 meses *versus* 5 meses; HR = 0,54; IC: 95%; 0,45 a 0,64) no braço experimental. O benefício em relação à sobrevida manteve-se em 5 anos.[9] O tratamento proposto foi:

» **Radioterapia 60 Gy concomitantemente à administração do TMZ seguida de TMZ adjuvante:**
  - TMZ: 75 mg/m², via oral, diariamente durante a RT (incluindo fins de semana).
  - TMZ: 150 a 200 mg/m², via oral, 1 a 5 dias a cada 28 dias em 6 a 12 ciclos.

Pacientes idosos e com KPS ≥ 70

De acordo com estudo canadense de fase III em que foram avaliados doentes recém-diagnosticados com glioblastoma, com idade superior a 65 anos e boa condição clínica

(ECOG 0-2), randomizados para tratamento com 40 Gy (15 frações) de RT concomitantemente à administração de 75 mg/m² de TMZ, seguido de 150 a 200 mg/m² de TMZ, por via oral, durante 5 dias, e 12 ciclos, a cada 28 dias, a SGm foi superior no braço RT/TMZ (9,3 meses *versus* 7,6 meses; HR = 0,67; IC: 95%; 0,56 a 0,8), assim como a SLPm (5,3 meses *versus* 3,9 meses; HR = 0,5; IC: 95%; 0,41 a 0,6). Tanto os doentes com metilação do MGMT quanto aqueles não metilados beneficiaram-se da combinação TMZ/RT. A toxicidade do braço experimental foi bem tolerada e a qualidade de vida foi similar entre os dois grupos.[10] A estratégia utilizada foi:

» **Radioterapia 40 Gy concomitante à TMZ seguidas de TMZ de manutenção:**
- TMZ: 75 mg/m², via oral, diariamente durante a RT (incluindo fins de semana).
- TMZ: 150 a 200 mg/m², via oral, 1 a 5 dias a cada 28 dias em 12 ciclos.

O estudo de fase III NORDIC avaliou doentes com idade superior a 60 anos e diagnóstico recente de glioblastoma randomizados em três grupos: 200 mg/m² de TMZ, durante 5 dias, a cada 28 dias, em 6 ciclos; RT hipofracionada (34 Gy em 10 frações, em 2 semanas) ou RT convencional (60 Gy em 30 frações, durante 6 semanas). A RT convencional e o tratamento com TMZ aumentaram a SGm (8,3 meses *versus* 6 meses; HR = 0,7) em relação aos doentes tratados com RT, mas não houve diferença significativa quanto à SGm entre o tratamento com TMZ e RT hipofracionada (8,4 meses *versus* 7,4 meses; *hazard ratio* = 0,82). O tratamento com TMZ e RT hipofracionada proporciona aumento da SGm ainda mais exuberante em relação ao tratamento com RT convencional no subgrupo de doentes com idade superior a 70 anos. A presença da metilação do MGMT nos doentes tratados com TMZ está associada a melhor prognóstico.[11]

Em outro estudo de fase III, NOA-08, em que se comparou a eficácia e segurança da dose de TMZ com o tratamento radioterápico na população idosa, os doentes com gliomas de alto grau (astrocitoma anaplásico ou glioblastoma) com idades superiores a 65 anos e KPS > 60, randomizados para receber TMZ 100 mg/m² durante 7 dias em semanas alternadas ou RT com 60 Gy, observou-se que não houve diferença em relação à SGm entre os dois grupos e que se alcançou o desfecho primário de não inferioridade da TMZ em relação à RT. Os doentes com metilação do MGMT (cerca de 10% dos pacientes com glioblastoma) desfrutaram maior benefício com o tratamento com TMZ em relação à RT e ocorreu o inverso nos doentes do subgrupo sem metilação.[12] O tratamento quimioterápico proposto foi:

» **TMZ isoladamente:**
- TMZ: 100 mg/m², por 7 dias, a cada 14 dias.
- TMZ: 200 mg/m², por 5 dias, a cada 28 dias.

Tratamento da recidiva do glioblastoma

De acordo com o estudo multicêntrico, randomizado e não comparativo de fase II BRAIN em que se avaliou a eficácia do bevacizumabe combinadamente ou não com o irinotecano em doentes com glioblastoma recidivado após o tratamento padrão com RT e TMZ e que teve como desfechos primários a SLPm em 6 meses e a taxa de resposta (TR), doentes tratados apenas com bevacizumabe ou bevacizumabe associadamente ao irinotecano apresentaram, respectivamente, SLPm em 6 meses de 42,6% *versus* 50,3%; TR de 28,2% *versus* 37,8% e SGm de 9,2 meses *versus* 8,7 meses. Ambos esquemas revelaram-se eficazes e seguros para tratar doentes com glioblastoma recidivado.[13] O esquema quimioterápico foi:

» **Bevacizumabe associado ao irinotecano:**
- Bevacizumabe: 10 mg/kg, 1 e 15 dias.
- Irinotecano: 125 mg/m², 1 e 15 dias (340 mg/m² se uso de anticonvulsivantes indutores enzimáticos).
- A cada 28 dias.

O estudo multicêntrico de fase II BELOB avaliou doentes com a primeira recorrência do glioblastoma após a QT/RT com TMZ randomizados em três braços: dose única de CCNU 110 mg/m² a cada 6 semanas; bevacizumabe 10 mg/kg a cada 2 semanas; ou combinação de CCNU 110 mg/m² a cada 6 semanas com bevacizumabe 10 mg/kg a cada 2 semanas. A dose da CCNU no grupo combinado foi reduzida ulteriormente para 90 mg/m² a cada 6 semanas devido à trombocitopenia. O aumento da SGm em 9 meses foi de 43% no grupo tratado com CCNU, 38% no tratado com bevacizumabe e 63% no tratado com a combinação de CCNU com bevacizumabe. De acordo com este estudo, a taxa de SGm foi superior no braço dos doentes tratados com a combinação das drogas.[14] Essa foi a estratégia avaliada neste estudo:

» **Bevacizumabe associado a CCNU:**
- Bevacizumabe 10 mg/kg a cada 2 semanas.
- CCNU 90 mg/m² (dose máxima de 160 mg), via oral, a cada 6 semanas.

De acordo com o estudo de fase III EORTC 26101, em que se comparou o tratamento com a combinação da CCNU com bevacizumabe com a CCNU em doentes com glioblastoma que apresentaram progressão da doença após QT/RT; a SGm foi de 9,1 meses nos doentes tratados com a combinação de drogas e de 8,6 meses para os tratados com monoterapia, mas a diferença não foi estatisticamente significativa. No entanto, a SLPm foi superior nos doentes tratados com combinação das drogas (4,2 meses *versus* 1,5 meses; *hazard ratio* = 0,49; IC: 95%; 0,39 a 0,61). A TR foi de 41,5% no braço da terapia combinada e de 13,9% no da CCNU isoladamente. A adição de bevacizumabe ao esquema de QT agregou mais toxicidade (grau 3 a 5 – 63,6% *versus* 38,1%), mas não comprometeu a qualidade de vida ou as funções cognitivas dos doentes.[15]

O estudo de fase II RESCUE avaliou a reexposição à TMZ em doentes com astrocitoma anaplásico e glioblastoma que sofreram progressão da doença a partir do 3º ciclo do TMZ adjuvante e nos doentes com glioblastoma tratados com 50 mg/m²/dia de TMZ durante 1 ano ou até a progressão da doença. A SLPm em 6 meses variou de 7,4% a 35,7% e a SGm em 1 ano foi de 14,8% a 28,6%, dependendo do momento em que ocorreu a progressão. De acordo com o estudo, houve benefício nos subgrupos de doentes que completaram a adjuvância e permaneceram livres do tratamento durante intervalo superior a 2 meses e naqueles que sofrem progressão precoce antes do 6º ciclo da QT adjuvante.[16]

Dose densa de TMZ

» TMZ: 50 mg/m²/dia.
» Durante 1 ano ou até a progressão da doença.

Foi avaliado no estudo de fase II DIRECTOR dois esquemas de reexposição à TMZ em doentes com glioblastoma que sofreram progressão do tumor após a QT/RT e TMZ adjuvante, ou seja, com 120 mg/m² de TMZ, por 7 dias, em semanas alternadas (braço A), ou 80 mg/m² de TMZ 80 mg/m², por 21 dias, a cada 28 dias (braço B). O estudo encerrou-se prematuramente devido ao baixo recrutamento dos doentes e não revelou diferenças significativas entre os dois esquemas. A metilação do MGMT foi preditiva de eficácia; a SLPm em 6 meses nos doentes com metilação do MGMT foi de 39,7%, e, nos não metilados, de apenas 6,9%:[17]

» TMZ: 120 mg/m², durante 7 dias, em semanas alternadas.

» TMZ: 80 mg/m², por 21 dias, a cada 28 dias.

Considerações finais

A QT em pacientes com tumores do SNC é um campo em constante evolução. Poucos são os agentes quimioterápicos que demonstraram benefício nesta população com desfechos de interesse oncológico (SLPm e SGm). A Tabela 52.1 resume os principais esquemas quimioterápicos utilizados em doentes com gliomas.

Tabela 52.1 – Drogas e regimes quimioterápicos mais empregados em neuro-oncologia.

Regime	Dose	Intervalo
TMZ (concomitante à RT)	75 mg/m²/dia, VO, durante a RT (incluindo fins de semana)	Contínuo
TMZ (manutenção)	150 a 200 mg/m², VO, D1 a D5 em 6 a 12 ciclos	28 dias
TMZ (dose densa/ metronômico)	50 mg/m²/dia, VO	Contínuo
TMZ (dose intensa)	150 mg/m², D1 a D7	1 semana
PCV	• Procarbazina: 60 mg/m²/dia, VO, D8 a D21 • CCNU: 110 mg/m², VO, D1 • Vincristina: 1,4 mg/m², via IV, D8 e D29 (máximo de 2 mg)	6 semanas
Bevacizumabe + CCNU	10 mg/kg + 90 mg/m² (dose máxima de 160 mg), VO	14 dias, a cada 6 semanas
Bevacizumabe + irinotecano	10 mg/kg, D1 e D15 + 125 mg/m², D1 e D15 (340 mg/m² se uso de anticonvulsivantes indutores de enzimáticos)	28 dias
CCNU	110 mg/m² (dose máxima de 200 mg), VO	6 semanas

TMZ: temozolamida; RT: radioterapia; CCNU: lomustina; VO: via oral; D: dia; IV: intravenosa; PCV: procarbazina, CCNU e vincristina.

Fonte: Grupo de Neuro-Oncologia do Hospital das Clínicas da Faculdade de Medicina da Universidade de São Paulo (HC-FMUSP).

Referências bibliográficas

1. Stupp R, Mason WP, Bent MJ et al. Radiotherapy plus concomitant and adjuvant temozolomide for glioblastoma. N Engl J Med. 2005;352:987-96.
2. Karim AB, Maat B, Hatlevoll R et al. A randomized trial on dose-response in radiation therapy of low-grade cerebral glioma: European Organization for Research and Treatment of Cancer (EORTC) study 22844. Int J Radiat Oncol Biol Phys. 1996 Oct 1;36(3):549-56.

3. Buckner JC, Shaw EG, Pugh SL et al. Radiation plus procarbazine, CCNU and vincristine in low-grade glioma. N Engl J Med. 2016 Apr 7;374(14):1344-55.
4. Laack NN, Sarkaria JN, Buckner JC. Radiation therapy oncology group 9802: controversy or consensus in the treatment of newly diagnosed low-grade glioma? Semin Radiat Oncol. 2015;25(3):197-202.
5. Fisher BJ, Hu C, Macdonald DR et al. Phase II study of temozolomide-based chemoradiation therapy for high-risk low-grade gliomas: preliminary results of radiation therapy oncology group 0424. Int J Radiat Oncol Biol Phys. 2015;91(3):497-504.
6. Bent MJ, Brandes AA, Taphoorn MJ et al. Adjuvant procarbazine, lomustine and vincristine chemotherapy in newly diagnosed anaplastic oligodendroglioma: long-term follow-up of EORTC brain tumor group study 26951. J Clin Oncol. 2013;31(3):344-50.
7. Cairncross G, Wang M, Shaw E et al. Phase III trial of chemoradiotherapy for anaplastic oligodendroglioma: long-term results of RTOG 9402. J Clin Oncol. 2013;31(3):337-43.
8. Bent MJ, Baumert B, Erridge SC et al. Interim results from the CATNON trial (EORTC study 26053-22054) of treatment with concurrent and adjuvant temozolomide for 1p/19q non--co-deleted anaplastic glioma: a phase III, randomized, open-label intergroup study. Lancet. 2017;390(10103):1645-53. Erratum in: Lancet. 2017 Oct 7;390(10103):1644.
9. Stupp R, Hegi ME, Mason WP et al. Effects of radiotherapy with concomitant and adjuvant temozolomide versus radiotherapy alone on survival in glioblastoma in a randomized phase III study: 5-year analysis of the EORTC-NCIC trial. Lancet Oncol. 2009;10(5):459-66.
10. Perry JR, Laperriere N, O'Callaghan CJ et al. Short-course radiation plus temozolomide in elderly patients with glioblastoma. N Engl J Med. 2017;376(11):1027-37.
11. Malmström A, Gronberg BH, Marosi C et al. Temozolomide versus standard 6-week radiotherapy versus hypofractionated radiotherapy in patients older than 60 years with glioblastoma: the NORDIC randomized, phase III trial. Lancet Oncol. 2012;13(9):916-26.
12. Wick W, Platten M, Meisner C et al. Temozolomide chemotherapy alone versus radiotherapy alone for malignant astrocytoma in the elderly: the NOA-08 randomized, phase III trial. Lancet Oncol. 2012;13(7):707-15.
13. Peters KB, Lou E, Desjardins A et al. Phase II trial of upfront bevacizumab, irinotecan and temozolomide for unresectable glioblastoma. Oncologist. 2015;20(7):727-8.
14. Taal W, Oosterkamp HM, Walenkamp AM et al. Single-agent bevacizumab or lomustine versus a combination of bevacizumab plus lomustine in patients with recurrent glioblastoma (BELOB trial): a randomized controlled phase II trial. Lancet Oncol. 2014;15(9):943-53.
15. Wick W, Gorlia T, Bendszus M et al. Lomustine and bevacizumab in progressive glioblastoma. N Engl J Med. 2017;377(20):1954-63.
16. Perry JR, Bélanger K, Mason WP et al. Phase II trial of continuous dose-intense temozolomide in recurrent malignant glioma: RESCUE study. J Clin Oncol. 2010;28(12):2051-7. Erratum in: J Clin Oncol. 2010 Jul 20;28(21):3543.
17. Weller M, Tabatabai G, Kästner B et al. MGMT promoter methylation is a strong prognostic biomarker for benefit from dose-intensified temozolomide rechallenge in progressive glioblastoma: the DIRECTOR trial. Clin Cancer Res. 2015;21(9):2057-64.

Capítulo 53

Neoplasias Primárias do Sistema Nervoso Central
Aspectos Gerais e Classificação

Aline Veludo
Iuri Santana Neville
Guilherme Alves Lepski

Introdução

Os tumores do sistema nervoso central (SNC) são neoplasias que se originam de células do próprio SNC ou de outra parte do corpo, mas que afetam secundariamente o SNC, como as metástases cerebrais de cânceres sistêmicos. Por fim, as neoplasias originadas de estruturas como ossos, mucosas, tegumento e tecido muscular da região cefálica também podem acometer o compartimento intracraniano por contiguidade.

Epidemiologia e patogenia

A incidência e o tipo histológico dos tumores intracranianos variam bastante conforme a idade do doente. Nas crianças, a neoplasia sólida é a mais frequente, sendo responsável por 4% das mortes relacionadas ao câncer no país e correspondem a 2% dos tumores malignos no mundo. A incidência das neoplasias do SNC no sexo masculino é de 3,9/100 mil, ou seja, ocupa o 14º lugar em frequência nos homens e o 15º nas mulheres. As metástases respondem por até 30% dos tumores intracranianos nos adultos.

A origem da maior parte das neoplasias primárias do SNC não está bem estabelecida. Observa-se que as neoplasias com características embrionárias são mais frequentes na infância. A correlação entre a irradiação do SNC e a ocorrência de meningiomas é outra observação bastante documentada na literatura médica, sendo, também, observado o surgimento de gliomas mesmo após a exposição a baixas doses. Substâncias carcinogênicas, tais como os compostos nitrosos, presentes em produtos de higiene e alimentação, e os derivados do petróleo estão relacionados aos gliomas. Além destas, é documentada a correlação entre linfomas do SNC e estados de imunossupressão, como se observa na síndrome de imunodeficiência adquirida (aids) e em transplantados. Até 5% das neoplasias do SNC estão associadas a síndromes familiares genéticas.[1] São elas: neurofibromatose tipos 1 e 2, esclerose tuberosa, síndrome de Li-Fraumeni, de von Hippel-Lindau e de Turcot (tumor do SNC associado à polipose adenomatosa familiar ou ao câncer colorretal hereditário sem polipose) e deficiência de reparo do DNA (*mismatch repair*).[2]

Classificação da OMS e graduação dos tumores do SNC

A coleta de material proveniente do tumor cerebral é fundamental para que se possa estabelecer o diagnóstico histopatológico. A ressecção cirúrgica da massa tumoral ou a remoção de material para biópsia, seja ela aberta ou guiada por estereotaxia ou neuronavegação, são os métodos comumente empregados.

A análise do material coletado é feita de rotina com microscopia óptica com coloração com hematoxilina e eosina (HE), além de imuno-histoquímica (IHQ) e, mais recentemente, testes moleculares. O grau de diferenciação baseia-se em grau de celularidade, presença de atipias, índice de proliferação, presença de proliferação microvascular e necrose e testes moleculares.

Por cerca de um século, a classificação dos tumores cerebrais foi baseada em conceitos de histogênese, em especial tendo como base a aparência microscópica nas sessões histológicas coradas com HE e a expressão IHQ de proteínas. Em 2016, a classificação da Organização Mundial da Saúde (OMS) foi atualizada e incorporou parâmetros moleculares na classificação das neoplasias encefálicas primárias, mudando o paradigma de utilizar apenas os já consolidados aspectos histológicos de forma isolada.[3,4] Desta forma, a inclusão de marcadores moleculares permitiu uma análise mais fidedigna da sobrevida do doente do que a antiga classificação, possibilitando a identificação de pacientes com subtipos mais favoráveis a estratégias terapêuticas individualizadas.[5]

A graduação histológica tem por objetivo predizer o comportamento biológico de uma neoplasia. De forma geral, os tumores classificados como grau I apresentam baixo potencial proliferativo e possibilidade de cura após a remoção cirúrgica. As lesões de grau II geralmente são infiltrativas e com alta taxa de recidiva, apesar de apresentarem relativa baixa atividade proliferativa. Alguns tumores de grau II tendem a progredir para graus mais elevados de malignidade. Por sua vez, os tumores de grau III são aqueles com claras evidências histológicas de malignidade, como atipia nuclear e elevada atividade mitótica. Por último, os tumores de grau IV são lesões com achados inequívocos de malignidade, mitoticamente ativos, com alta propensão a apresentarem necrose e muito associados a rápida progressão da doença e mau prognóstico, quase sempre com evolução fatal. Os glioblastomas e a maior parte dos tumores embrionários são exemplos clássicos de tumores com grau IV.[3,4]

Os gliomas circunscritos, que incluem os gliomas mistos (neuronais e gliais), ocorrem predominantemente em doentes mais jovens e apresentam prognóstico melhor do que os difusos. Alguns gliomas circunscritos (astrocitoma pilocítico, ganglioglioma, xantoastrocitoma pleomórfico) podem apresentar alterações do BRAF, incluindo a mutação V600 detectada com IHQ. A diferenciação inicial entre neoplasia difusa e circunscrita é o ponto de partida para seguir o processo até se estabelecer o diagnóstico definitivo. O conhecimento da idade do doente, da duração dos sintomas, da localização da lesão e as características identificadas nos exames possibilitam elaborar as hipóteses diagnósticas prováveis.

Após a última atualização da classificação da OMS, o estudo da mutação IDH-1 (isocitrato desidrogenase) passou a ter grande relevância, especialmente nos casos de gliomas difusos. Esta mutação pode ser detectada através de técnicas de IHQ com o uso de anticorpo monoclonal para IDH1-R132H (mutação responsável por 90% de todas as mutações de IDH1 em gliomas) e sua presença implica em melhor prognóstico,[6] possibilita diferenciar o glioma difuso do circunscrito e evidenciar células neoplásicas entremeadas no tecido encefálico não neoplásico ou gliótico.[7]

A mutação da IDH-1 não contribui para diferenciar o astrocitoma difuso do oligodendroglioma, dois gliomas de grau II. Para essa finalidade, a identificação da mutação do ATRX (*Alpha-Thalassemia X-Linked Intellectual Disability*) através da IHQ, sendo esta caracterizada por ausência de marcação nuclear, ou seja, perda do ATRX associada à mutação do p53, ocorre nos astrocitomas difusos, mas não nos oligodendrogliomas. Nestes, a marcação nuclear com ATRX permanece preservada e é necessária a pesquisa da codeleção 1p19q, que pode ser feita através do método FISH (*fluorescence in situ hybridization*) ou por sequenciamento de nova geração (*next generation sequencing* – NGS).[2]

A Figura 53.1 demonstra algumas das modificações incorporadas na classificação da OMS de 2016. A IHQ para o estudo do IDH ganhou grande relevância. Quando os métodos de IHQ não estiverem disponíveis ou forem inconclusivos, o diagnóstico histopatológico deve ser acrescido do termo SOE (sem outras especificações).

Figura 53.1 – Atualização da classificação da OMS de 2016.

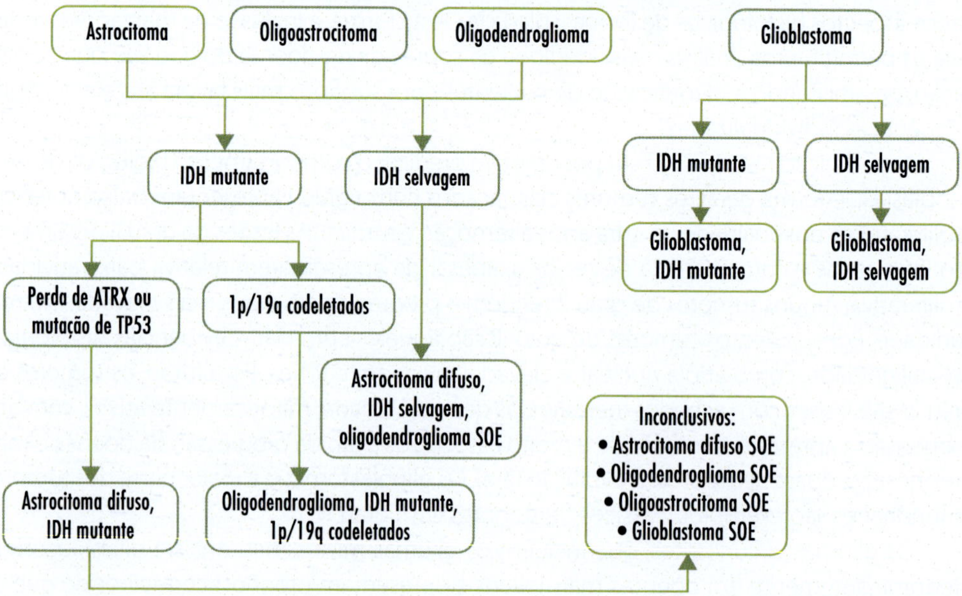

IDH: isocitrato desidrogenase; ATRX: *Alpha-Thalassemia X-Linked Intellectual Disability*; SOE: sem outras especificações.

Fonte: Adaptada de Louis DN, Ohgaki H, Wiestler OD et al., 2016.

Destacam-se outras modificações que foram atualizadas em 2016 nesta classificação. São elas:

» O termo PNET foi excluído. Assim, todos eles fazem parte do grupo dos tumores embrionários, alguns dos quais apresentam particularidades histológicas ou moleculares, como o até então denominado meduloblastoma. A ativação da via Wnt, SHH – *sonic hedgehog* (com ou sem a mutação do p53), não Wnt/não SHH e seus graus possibilitam a estratificação do risco de recorrência, disseminação, resposta ao tratamento e a sobrevida específica de acordo com a histologia e o perfil genético.

» Os meningiomas passaram a ser classificados como atípicos (grau II) caso tenham 4 ou mais mitoses por 10 campos de grande aumento ou invasão do tecido cerebral, definidos pela presença de meningioma penetrando o parênquima encefálico adjacente sem nenhuma camada intermediária de tecido conjuntivo.

A Tabela 53.1 reúne as neoplasias primárias encefálicas com o respectivo grau de acordo com a última atualização da classificação da OMS ocorrida em 2016.

Tabela 53.1 – Neoplasias encefálicas primárias e grau histológico segundo a classificação da OMS de 2016.

Astrocitoma difuso e tumores oligodendrogliais	
Astrocitoma difuso – IDH mutante	II
Astrocitoma anaplásico – IDH mutante	III
Glioblastoma – IDH selvagem	IV
Glioblastoma – IDH mutante	IV
Glioma difuso da linha média (H3 K27M mutado)	IV
Oligodendroglioma – IDH mutante e 1p/19q codeletados	II
Oligodendroglioma anaplásico – IDH mutante e 1p/19q codeletados	III
Outros tumores astrocitários	
Astrocitoma pilocítico	I
Astrocitoma subependimário de células gigantes	I
Xantoastrocitoma pleomórfico	II
Xantoastrocitoma anaplásico pleomórfico	III
Tumores ependimários	
Subependimoma	I
Ependimoma mixopapilar	I
Ependimoma	II
Ependimoma RELA *fusion positive*	II ou III
Ependimoma anaplásico	III
Outros gliomas	
Glioma angiocêntrico	I
Glioma cordoide do III ventrículo	II

(Continua)

Tabela 53.1 – Neoplasias encefálicas primárias e grau histológico segundo a classificação da OMS de 2016 (continuação).

Tumores de plexo coroide	
Papiloma do plexo coroide	I
Papiloma atípico do plexo coroide	II
Carcinoma do plexo coroide	III
Tumores neurogliais, neuronais ou mixoides	
Tumor disembrioplásico neuroepitelial (DNET)	I
Gangliocitoma	I
Ganglioglioma	I
Ganglioglioma anaplásico	III
Gangliocitoma displásico do cerebelo (Lhermitte-Duclos)	I
Astrocitoma e ganglioglioma desmoplásico infantil	I
Tumor papilar glioneuronal	I
Tumor glioneuronal formador de rosetas	I
Tumor glioneuronal leptomeníngeo difuso	NSA
Neurocitoma central	II
Neurocitoma extraventricular	II
Liponeurocitoma cerebelar	II
Tumores da região pineal	
Pineocitoma	I
Tumor do parênquima pineal com diferenciação intermediária	II ou III
Pineoblastoma	IV
Tumor papilar de região pineal	II ou III
Tumores embrionários	
Meduloblastoma (e subtipos)	IV
Tumor embrionário com rosetas em multicamadas, C19MC alterado	IV
Meduloepitelioma	IV
Neuroblastoma do SNC	IV
Ganglioneuroblastoma do SNC	IV
Tumor embrionário do SNC, SOE	IV
Tumor teratoide/rabdoide atípico	IV
Tumor embrionário do SNC com características rabdoides	IV

(Continua)

Tabela 53.1 – Neoplasias encefálicas primárias e grau histológico segundo a classificação da OMS de 2016 (continuação).

Tumores de nervos craniano e paraespinais	
Schwannoma	I
Neurofibroma	I
Perineurioma	I
Tumor maligno da bainha nervosa (MPNST)	II, III ou IV
Meningiomas	
Meningioma	I
Meningioma atípico	II
Meningioma anaplásico	III
Tumor mesenquimal, não meningotelial	
Tumor fibroso solitário/hemangiopericitoma	I, II ou III
Hemangioblastoma	I
Tumores de região selar	
Craniofaringioma	I
Tumor das células granulares da região selar	I
Pituicitoma (tumores pituitários)	I
Oncocitoma de células em fuso	I

IDH: isocitrato desidrogenase; SNC: sistema nervoso central; SOE: sem outras especificações.
Fonte: Louis DN, Perry A, Reifenberger G et al., 2016.

Considerações finais

As neoplasias primárias do SNC representam um grupo bastante heterogêneo de tumores. A incidência, bem como o tipo histológico, varia bastante com a faixa etária acometida. Em crianças, os tumores do SNC são os neoplasmas sólidos, mais comuns nesta faixa etária, enquanto em adultos, aproximadamente metade dos casos são metástases de cânceres sistêmicos.

A origem da maior parte das neoplasias primárias do SNC não está bem estabelecida, apesar de alguns fatores ambientais e síndromes genéticas estarem associadas a um risco maior de desenvolvimento deste tipo de tumor.

A classificação da OMS, atualizada em 2016, acrescentou a IHQ e os testes moleculares à rotina para avaliação dessas neoplasias, permitindo, assim, melhor caracterização do tumor, conhecimento sobre o seu comportamento biológico e resposta aos tratamentos disponíveis.

Referências bibliográficas

1. Bondy ML, Lustbader ED, Buffler PA et al. Genetic epidemiology of childhood brain tumors. Genet Epidemiol. 1991;8(4):253-67. doi: 10.1002/gepi.1370080406.

2. Michaud D, Batchelor T. Risk factors for brain tumors. 2020. UpToDate. Disponível em: https://www.uptodate.com/contents/risk-factors-for-brain-tumors. Acesso em: 28 jul. 2020.
3. Louis DN, Perry A, Reifenberger G et al. The 2016 World Health Organization classification of tumors of the central nervous system: a summary. Acta Neuropathol. 2016 Jun;131(6):803-20. doi: 10.1007/s00401-016-1545-1.
4. Louis DN, Ohgaki H, Wiestler OD et al. (ed.). WHO Classification of tumours of the central nervous system. 4th ed. rev. Lyon: IARC, 2016.
5. Brat DJ, Verhaak RGW, Aldape KD et al.; Cancer Genome Atlas Research Network. Comprehensive, integrative genomic analysis of diffuse lower-grade gliomas. N Engl J Med. 2015 Jun 25;372(26):2481-98. doi: 10.1056/NEJMoa1402121.
6. Molenaar RJ, Maciejewski JP, Wilmink JW et al. Wild-type and mutated IDH1/2 enzymes and therapy responses. Oncogene. 2018;37(15):1949-60. doi: 10.1038/s41388-017-0077-z. Erratum in: Oncogene. 2018 Oct;37(43):5810.
7. Turkalp Z, Karamchandani J, Das S. IDH mutation in glioma: new insights and promises for the future. JAMA Neurol. 2014;71(10):1319-25. doi: 10.1001/jamaneurol.2014.1205.

Capítulo 54

Ependimomas

Glaucio Cardoso Pinheiro
Iuri Santana Neville
Guilherme Alves Lepski

Introdução

Os ependimomas correspondem ao grupo de tumores gliais originados na/ou adjacentes à camada de células ependimárias que revestem o sistema ventricular. A localização mais frequente é a fossa posterior, em contato com o 4º ventrículo, ou a medula espinal, apesar de eventualmente surgirem no parênquima cerebral, fora do compartimento infratentorial, ou até mesmo fora do sistema nervoso central.[1,2]

Epidemiologia e patogenia

O ependimoma intracraniano é mais comum na população infantil. É o terceiro tumor cerebral mais incidente nesta faixa etária, estando atrás apenas do meduloblastoma e do astrocitoma. Corresponde a 10% dos tumores cerebrais em pediatria; a média de idade das crianças com ependimoma varia de 4 a 6 anos. É relativamente raro nos adultos; corresponde apenas a 2% a 6% das neoplasias encefálicos nesta população.

De acordo com a classificação atual da Organização Mundial da Saúde (OMS),[3] possuem três graus de apresentação, a depender do padrão celular e do grau de anaplasia dos marcadores moleculares:

» **Grau I:** ependimoma mixopapilar e subependimoma.
» **Grau II:** ependimoma papilar, de células claras, tanicítico e ependimoma RELA com fusão positiva.
» **Grau III:** ependimoma anaplásico.

O ependimoma RELA com fusão positiva grau II é uma variante do ependimoma que foi incluído na última revisão da classificação de 2016 da OMS.[3] Caracteriza-se como tumor supratentorial com predileção nas crianças, semeadura cerebroespinal e expressão do gene-fusão RELA, que pode ser avaliado pelo método de hibridização fluorescente *in situ*, conhecido como FISH (do inglês *fluorescence in situ hybridization*).

Apresentação clínica

O quadro clínico depende da localização, tamanho e comportamento biológico do tumor. O crescimento é tipicamente lento, de modo que pode alcançar grandes dimensões antes de sua detecção, com exceção dos ependimomas anaplásicos, que tendem a ter crescimento mais rápido.

Em 90% dos casos em crianças, os ependimomas localizam-se no compartimento intracraniano, sendo um terço no compartimento supratentorial e dois terços no infratentorial. Desta forma, a ocorrência de elevação da pressão intracraniana (PIC) devido a hidrocefalia obstrutiva é um mecanismo comum e se manifesta com cefaleia, náuseas e vômitos. Observa-se também compressão cerebelar e envolvimento de nervos cranianos (especialmente do VI ao X), além de invasão do tronco encefálico, o que pode causar ataxia, nistagmo, alterações do equilíbrio e da marcha e síndrome dos nervos cranianos.

Nos casos de ependimoma localizados no compartimento supratentorial, outros sintomas neurológicos podem ser observados: crises convulsivas e défice neurológico focal que pode incluir a paresia, afasia, alterações do campo visual, alterações comportamentais e síndromes cognitivas. Sintomas decorrentes do aumento da PIC, como cefaleia, náusea e vômito, também podem estar presentes.

Diagnóstico

O diagnóstico definitivo de ependimoma requer confirmação histológica, mas alguns achados radiológicos pré-operatórios aliados à localização do tumor, quadro clínico e idade do paciente devem levantar a suspeita para esse tipo de neoplasia.

Ressonância magnética

O diagnóstico baseia-se nos achados clínicos e nos exames de imagem, sendo a ressonância magnética (RM) o método de escolha. Na sequência ponderada em T1, as porções sólidas do ependimoma apresentam hipo ou isossinal, enquanto costumam exibir hipersinal na sequência T2. Após a administração do meio de contraste, manifesta padrão heterogêneo de captação de contraste. Na sequência de difusão, são lesões que podem mostrar restrição à movimentação das moléculas de água, especialmente no componente sólido das lesões anaplásicas. Outro achado comum neste tipo de neoplasia é a extensão ao forame de Luschka.[4]

Tomografia computadorizada

Nesta modalidade, os ependimomas geralmente manifestam-se como lesões iso ou hiperdensas; cistos (50%) e calcificações (50%) são comuns. Após a injeção de contraste, mostram realce heterogêneo.

O meduloblastoma, uma neoplasia com muitas características comuns aos ependimomas em termos de faixa etária acometida, localização infratentorial e apresentação clínica, costuma ser sempre incluído no diagnóstico diferencial antes da confirmação histopatológica. O meduloblastoma tende a se localizar no interior do 4º ventrículo e respeitar os seus limites superiores, inferiores e laterais, enquanto os ependimomas infratentoriais geralmente se originam no 4º ventrículo e alcançam o forame de Luschka, podendo ocupar a cisterna cerebelopontina, ou se estendem distalmente através do forame de Magendie para o espaço subaracnoide da cisterna cerebelomedular.

Avaliação da extensão da doença

Todos os pacientes com suspeita ou diagnóstico confirmado de ependimoma devem ser submetidos a investigação de todo o neuroeixo com RM com contraste e coleta lombar de líquido cefalorraquidiano. Até 10% dos pacientes apresentam evidência de disseminação leptomeníngea no momento do diagnóstico, podendo ser até mais frequente nos casos de ependimoma anaplásico.

Tratamento

Cirurgia

A cirurgia é a modalidade terapêutica mais importante para tratar os ependimomas intracranianos. O objetivo principal é a máxima ressecção segura do tumor, uma vez que a extensão da ressecção está diretamente relacionada à possibilidade de cura ou de longa sobrevida livre da doença e sobrevida global, principais desfechos em neuro-oncologia. Para cumprir tal mister, deve-se utilizar os recursos da microcirurgia, da neuroendoscopia, da neuronavegação, da monitorização neurofisiológica intraoperatória e de imagens intraoperatórias, como a RM e a ultrassonografia.

O tratamento dos ependimomas localizados no compartimento infratentorial geralmente necessitam de craniotomia suboccipital e, dependendo da extensão da lesão, remoção do arco posterior de C1. Recomenda-se a monitorização neurofisiológica intraoperatória de tratos longos (ascendentes e descendentes) e dos nervos cranianos. A dura-máter costuma ser aberta com uma incisão em formato de "Y" através do forame magno. O tumor pode ser exposto após a elevação das tonsilas cerebelares e o afastamento do verme cerebelar e exposição do 4º ventrículo. A seguir, pode-se direcionar o acesso através da fissura cerebelomedular até a tela coroideia e o *velum* medular inferior. A elevação da superfície tonsilar contra a medula posterolateral possibilita expor a tela e o acesso ao 4º ventrículo do óbex para o aqueduto silviano e lateralmente para o recesso lateral. O assoalho do 4º ventrículo deve ser inspecionado e rigorosamente protegido, evitando-se qualquer manipulação desta área.

Para acessar os tumores localizados na região do forame de Luschka, deve-se realizar a craniotomia suboccipital na linha média, elevar as tonsilas cerebelares e retrair o hemisfério cerebelar ipsilateral. Outra possibilidade é o acesso suboccipital retossigmoide que conduz diretamente ao forame de Luschka em uma trajetória lateromedial. Este acesso torna-se limitado quando o tumor estende-se medialmente à fissura cerebelomedular.

As técnicas de drenagem ventricular externa e derivação ventriculoperitoneal podem ser consideradas em casos isolados. Ambas estão associadas a complicações, como hiperdrenagem, formação de hematoma subdural, infecção, semeadura intraperitoneal e herniação transtentorial ascendente.

Os ependimomas supratentoriais intraventriculares podem ser acessados pelas vias transcortical ou inter-hemisférica transcalosa, dependendo da angulação de visão necessária para visibilizar o tumor. O acesso transcortical está associado com o aumento de incidência de síndromes convulsivas no seguimento pós-operatório (29% a 70%), em contraste com o acesso transcaloso, que apresenta menor incidência (0% a 10%). Em contrapartida, o acesso transcaloso está mais fortemente associado com a síndrome de desconexão, uma debilitante sequela neurológica.

Radioterapia

A radioterapia pós-operatória integra o tratamento dos doentes com ependimoma e, hoje, é o padrão em todos os casos de ressecção total ou quase total de pacientes com ependimoma graus II ou III para reduzir a chance de recidiva local.[5-7] Apesar das técnicas atuais de irradiação serem mais seletivas, com redução de efeitos adversos neurotóxicos, endócrinos e cognitivos, as exceções para essa modalidade de tratamento são:

» Pacientes muito jovens (< 1 ano de idade) que são submetidos à quimioterapia como tratamento adjuvante.
» Pacientes com ependimoma supratentorial submetidos a exérese total do tumor, situação em que pode ser decidido apenas o seguimento com exames seriados.

Nos adultos, recomenda-se a radioterapia para tratar os ependimomas anaplásicos. Há controvérsias sobre sua utilização no tratamento do ependimoma grau II.

Quimioterapia

O benefício da quimioterapia como modalidade terapêutica para os ependimomas ainda é incerto, mas podem ser oferecidas dentro de um contexto de cuidados paliativos, ajudando no controle de sintomas. As respostas a essa estratégia terapêutica, costumam ser fugazes, com rápida progressão da doença quando são oferecidas como tratamento adjuvante isoladamente.[8]

Prognóstico

Os principais fatores prognósticos dos ependimomas intracranianos em adultos são extensão da ressecção do tumor, localização e desempenho na escala Karnofsky *performance status*. Na população pediátrica, crianças mais velhas apresentam melhor prognóstico, além dos mesmos fatores descritos em adultos. A investigação molecular genética tem revelado padrões associados a melhor prognóstico, apesar de ainda necessitarem de estudos prospectivos de qualidade.[9]

Referências bibliográficas

1. Shuangshoti S, Rushing EJ, Mena H et al. Supratentorial extraventricular ependymal neoplasms: a clinicopathologic study of 32 patients. Cancer. 2005;103:2598.
2. Taylor MD, Poppleton H, Fuller C et al. Radial glia cells are candidate stem cells of ependymoma. Cancer Cell. 2005;8:323.
3. Louis DN, Perry A, Reifenberger G et al. The 2016 World Health Organization classification of tumors of the central nervous system: a summary. Acta Neuropathol. 2016 Jun;131(6):803-20. doi: 10.1007/s00401-016-1545-1.
4. Prince MR, Chew FS. Ependymoma of the fourth ventricle. Am J Roentgenol. 1991 Dec;157(6):1278.
5. Reni M. Guidelines for the treatment of adult intra-cranial grade II-III ependymal tumors. Forum (Genova). 2003;13:90.
6. Rudà R, Reifenberger G, Frappaz D et al. EANO guidelines for the diagnosis and treatment of ependymal tumors. Neuro Oncol. 2018;20:445.
7. Merchant TE. Current clinical challenges in childhood ependymoma: a focused review. J Clin Oncol. 2017;35:2364.
8. National Comprehensive Cancer Network (NCCN). NCCN clinical practice guidelines in oncology. Disponível em: https://www.nccn.org/professionals/physician_gls. Acesso em: 17 jan. 2020.
9. Amirian ES, Armstrong TS, Aldape KD et al. Predictors of survival among pediatric and adult ependymoma cases: a study using surveillance, epidemiology and end results data from 1973 to 2007. Neuroepidemiology. 2012;39:116.

Capítulo 55

Tumores Neuronais e Glioneuronais Mistos

Antonio Nogueira de Almeida

Introdução

A última atualização, realizada na 4ª edição da classificação histopatológica para tumores cerebrais da Organização Mundial da Saúde (OMS), em 2016, criou um novo paradigma para a neuro-oncologia ao tornar necessária a informação genética e molecular dos tumores. Agora, estas características fazem parte do diagnóstico fenotípico-genotípico integrado da lesão.[1]

Nesta classificação, os tumores neuronais e mistos glioneuronais contêm tipos mais comuns, como o gangliocitoma, ganglioglioma, ganglioglioma anaplásico (grau III), tumor disembrioplásico neuroepitelial (DNET) e neurocitoma central; e outros menos frequentes, como o neurocitoma extraventricular, liponeurocitoma cerebelar, tumor papilar glioneuronal, tumor glioneuronal com rosetas, gangliocitoma displásico do cerebelo (doença de Lhermitte-Duclos), paraganglioma, astrocitoma infantil desmoplásico, tumores neuronais multinodulares com vacúolos do cérebro e tumores glioneurais difusos da leptomeninge.[1]

Devido à maior frequência e importância na prática clínica, o capítulo será focado nos gangliocitomas, gangliogliomas e DNET. Apesar destes tumores serem os mais comuns desse grupo, eles representam apenas 2% a 5% dos tumores em pacientes com neoplasia encefálica.[2]

Patologia

De acordo com a classificação da OMS de 2016, os gangliocitomas são definidos como tumores neuroepiteliais bem diferenciados e de crescimento lento, compostos por células ganglionares maduras e neoplásicas. Nos gangliogliomas existe a associação de células de origem glial imunorreativas ao marcador de células-tronco, o CD34. As duas lesões são classificadas em grau I de malignidade e, em geral, apresentam o tipo selvagem do IDH1/2 ou mutação do BRAF Val600Glu. Gangliocitomas e gangliogliomas não apresentam mutações ou deleções genéticas tipicamente observadas em gliomas difusos (IDH1, ATRX, codeleção 1p/19q). No entanto, ao contrário dos gliomas, nos gangliogliomas a ausência de mutação do IDH1/2 é associada a bom prognóstico.[3]

Os gangliogliomas anaplásicos são tumores com anaplasia do componente glial, classificados em grau III de malignidade. Uma casuística publicada em 2008, antes da introdução dos critérios genéticos/moleculares da OMS de 2016, reportou recorrência em 2% dos gangliogliomas operados, com malignização em 0,6% das lesões.[4] Assim, são necessários novos estudos para avaliar o risco de progressão destes tumores.

O DNET é considerado, em sua forma simples, uma neoplasia com elemento glioneuronal único. Na forma complexa, apresenta nódulos gliais em combinação com o elemento glioneuronal. É classificado em grau I e, assim como os gangliocitomas e gangliogliomas de grau I, devem apresentar o tipo selvagem do IDH1/2 ou mutação do BRAF Val600Glu. No entanto, também podem apresentar a mutação FGFR1.[1]

Os gangliocitomas, gangliogliomas e DNET são considerados tumores que surgem durante o desenvolvimento do sistema nervoso. Frequentemente, em suas adjacências, são encontradas alterações da arquitetura cortical (delaminação cortical, hipoplasia com perda da estrutura de seis camadas) e/ou da composição citoarquitetônica (neurônios hipertróficos) do neocórtex (displasia cortical FCD IIIb).[5] Em razão destas peculiaridades, a ILAE (International League Against Epilepsy) publicou, em 2016, o protocolo de investigação em neuropatologia para avaliar neoplasias encefálicas associadas com epilepsia refratária.[6] Apesar dos avanços, ainda existe muita ambiguidade nos critérios de histopatologia devido à presença de lesões com características mistas que não se encaixam em grupos definidos.[7]

Diagnóstico

Clínico

Os tumores neuronais e mistos glioneuronais, além de alguns gliomas de baixo grau, têm sido reconhecidos como pertencentes ao grupo dos tumores associados a epilepsia refratária (*long-term epilepsy-associated tumors* – LEAT). Este termo foi criado para caracterizar um grupo de tumores benignos, via de regra localizados no lobo temporal, que se apresentavam com crises convulsivas desde a infância, se tornavam refratárias na adolescência e usualmente eram o único sintoma dos pacientes.[8] Os gangliogliomas e DNETs são as lesões mais frequentes desse grupo.

Os critérios diagnósticos para epilepsia (número de crises e duração) são menos rigorosos nos casos em que uma lesão cerebral estrutural pode ser identificada.[9] Nestes casos, pode se considerar como epilepsia de difícil controle quando a localização do tumor é coerente com a semiologia clínica e há falha no tratamento medicamentoso (duas drogas antiepilépticas de primeira escolha).

Imagem

De acordo com Demir e colaboradores,[10] os achados de ressonância magnética em gangliogliomas e gangliocitomas são variados. Essas lesões costumam ser iso ou hipointensas em T1 e hiperintensas em T2. Podem aparecer como massa sólido-cística ou inteiramente sólida e captação de contraste anular ou nodular (Figura 55.1). Calcificações não são raras. Embora esses tumores envolvam com frequência os lobos temporais, eles podem ocorrer em qualquer parte do neuroeixo, incluindo o cerebelo.

Figura 55.1 – RM nas aquisições T1 (A), T2 (B) e FLAIR (C) de ganglioglioma temporal associado a crises convulsivas refratárias ao tratamento medicamentoso. A seta indica a lesão em T1. Deve-se notar o envolvimento do hipocampo pelo tumor.

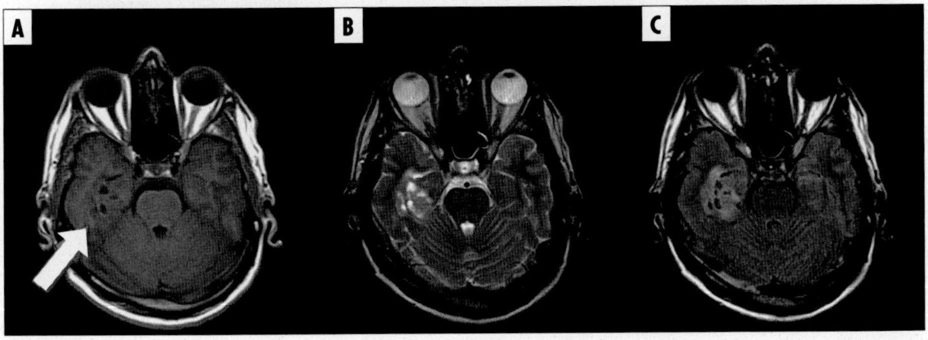

RM: ressonância magnética.
Fonte: Acervo da autoria do capítulo.

Da mesma forma, os DNETs mostram hipointensidade em T1 e hiperintensidade no FLAIR e em T2, sem efeito de massa ou edema perilesional. Embora normalmente sejam encontrados dentro do parênquima cerebral, também podem ser vistos como giros aumentados com aparência cística. O formato de cunha apontando para o ventrículo ocorre em cerca de metade dos casos.[11]

Tratamento

Os tumores neuronais e mistos glioneuronais usualmente se manifestam com quadro de epilepsia refratária ao tratamento medicamentoso. Do ponto de vista histopatológico, apresentam, com frequência, a associação com displasia. Assim, é desejável que sejam conduzidos em serviços com estrutura para avaliação e tratamento de pacientes com epilepsia refratária. A experiência nestes serviços aumenta a chance de ressecção cirúrgica adequada do tumor e o controle da epilepsia. Cerca de 80% dos pacientes ficam livres de crises epilépticas com a ressecção completa do tumor, embora em alguns pacientes o controle efetivo das crises necessitem de extensão da ressecção para além dos limites da lesão (supratotal).[12] Em crianças, cerca de 90% dos pacientes operados apresentam desenvolvimento dentro da normalidade, tanto do ponto de vista educacional como profissional.[13] Assim como em cirurgias para outras lesões de crescimento lento, a extensão da ressecção deve respeitar áreas corticais que possam levar a défices neurológicos que comprometam a qualidade de vida do paciente. Como regra, caso a epilepsia do paciente esteja bem controlada, é possível realizar apenas a lesionectomia. Em casos de epilepsia refratária, é importante que a investigação pré-operatória seja realizada em serviço especializado.

Quando o tumor é encontrado de forma incidental, sem sintomas, o acompanhamento clínico é possível. No entanto, o paciente deve entender que há risco pequeno, mas real, de malignização da lesão. Além disso, deve entender as limitações dos exames de imagem para determinar o diagnóstico histopatológico desse grupo peculiar de tumores encefálicos. A Figura 55.2 mostra uma proposta de fluxograma para tratamento dos doentes.

Figura 55.2 – Fluxograma de tratamento.

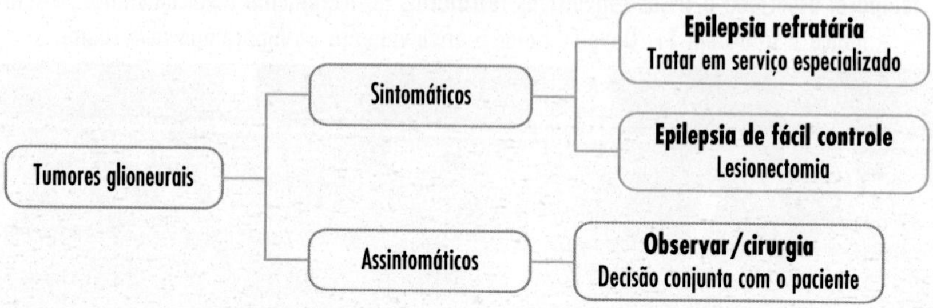

Fonte: Desenvolvida pela autoria do capítulo.

Referências bibliográficas

1. Blumcke I, Aronica E, Becker A et al. Low-grade epilepsy-associated neuroepithelial tumours: the 2016 WHO classification. Nat Rev Neurol. 2016;12(12):732-40. doi: 10.1038/nrneurol.2016.173.
2. Jemal A, Siegel R, Ward E et al. Cancer statistics, 2006. CA Cancer J Clin. 2006;56(2):106-30.
3. Brat DJ, Verhaak RGW, Aldape KD et al.; Cancer Genome Atlas Research Network. Comprehensive, integrative genomic analysis of diffuse lower-grade gliomas. N Engl J Med. 2015 Jun 25;372(26):2481-98. doi: 10.1056/NEJMoa1402121.
4. Majores M, Lehe M, Fassunke J et al. Tumor recurrence and malignant progression of gangliogliomas. Cancer. 2008;113(12):3355-63. doi: 10.1002/cncr.23965.
5. Blumcke I, Thom M, Aronica E et al. The clinicopathologic spectrum of focal cortical dysplasias: a consensus classification proposed by an ad hoc Task Force of the ILAE Diagnostic Methods Commission. Epilepsia. 2011;52(1):158-74. doi: 10.1111/j.1528-1167.2010.02777.x.
6. Blumcke I, Aronica E, Miyata H et al. International recommendation for a comprehensive neuropathologic workup of epilepsy surgery brain tissue: a consensus Task Force report from the ILAE Commission on Diagnostic Methods. Epilepsia. 2016;57(3):348-58. doi: 10.1111/epi.13319.
7. Blumcke I, Coras R, Wefers AK et al. Challenges in the histopathological classification of ganglioglioma and DNT: microscopic agreement studies and a preliminary genotype-phenotype analysis. Neuropathol Appl Neurobiol. 2019 Feb;45(2):95-107. doi: 10.1111/nan.12522.
8. Luyken C, Blumcke I, Fimmers R et al. The spectrum of long-term epilepsy-associated tumors: long-term seizure and tumor outcome and neurosurgical aspects. Epilepsia. 2003;44(6):822-30.
9. Fisher RS, Acevedo C, Arzimanoglou A et al. ILAE official report: a practical clinical definition of epilepsy. Epilepsia. 2014;55(4):475-82. doi: 10.1111/epi.12550.
10. Demir MK, Yapicier O, Yilmaz B et al. Magnetic resonance imaging findings of mixed neuronal-glial tumors with pathologic correlation: a review. Acta Neurol Belg. 2018 Sep;118(3):379-86. doi: 10.1007/s13760-018-0981-1.
11. Isler C, Erturk-Cetin O, Ugurlar D et al. Dysembryoplastic neuroepithelial tumors: clinical, radiological, pathological features and outcome. Br J Neurosurg. 2018;32(4):436-41. doi: 10.1080/02688697.2018.1476671.
12. Englot DJ, Han SJ, Berger MS et al. Extent of surgical resection predicts seizure freedom in low-grade temporal lobe brain tumors. Neurosurgery. 2012;70(4):921-8; discussion 28. doi: 10.1227/NEU.0b013e31823c3a30.
13. Wessling C, Bartels S, Sassen R et al. Brain tumors in children with refractory seizures-a long-term follow-up study after epilepsy surgery. Childs Nerv Syst. 2015;31(9):1471-7. doi: 10.1007/s00381-015-2825-0.

Capítulo 56

Tumores de Células Germinativas Intracranianos

Hamilton Matushita

Introdução

Os tumores de células germinativas intracranianos (TCG) correspondem a de 0,5% a 3% dos tumores primários do sistema nervoso central (SNC) em crianças e adultos jovens nos países ocidentais, e de 8% a 14% na população asiática.[1,2] O comprometimento de adultos é incomum, somente 9% dos TCGs ocorrem, principalmente, entre 30 e 44 anos de idade.[3,4] Prevalecem na 2ª década da vida, entre os 10 e 12 anos e predominam no sexo masculino.

Histogenia e classificação

Os TCGs originam-se das células embrionárias primordiais. Diferenciam-se em células embrionárias (tecidos germinativos – gonadal) e extraembrionárias (tecidos anexos do embrião) e expressam vários marcadores que definem o subtipo histológico. Os tumores originados destas diferentes fontes expressam diferentes proteínas específicas, como a CD117/KIT, POU5F1, α-fetoproteína (AFP), beta-gonadotrofina coriônica humana coriônica (beta-HCG) e CD30.

A ocorrência extragonadal das TCGs é atribuída à migração anormal das células progenitoras durante a embriogênese. Os teratomas podem originar-se de outras células embrionárias não progenitoras (epiderme, mesoderma e endoderma).

De acordo com a classificação da Organização Mundial da Saúde (OMS) de 2016,[5] os TCGs são classificados em sete tipos: germinomas, carcinomas embrionários, tumores do seio endodérmico, teratomas (maduros e imaturos), teratomas com transformação maligna e tumores mistos. Esses tumores podem ser agrupados como germinomas e não germinomas. Pertencem ao grupo TCG não germinoma: carcinoma embrionário, tumor do seio endodérmico, coriocarcinoma, teratoma (imaturo, maturo, teratoma com transformação maligna) e tumores mistos (contendo mais de um elemento celular). Os germinomas compreendem 65% a 75% de todos os TCGs e mais da metade dos não germinomas é constituída de tumores mistos.[6]

Os TCGs intracranianos podem ser, também, definidos de acordo com o tipo de marcador tumoral que secretam no líquido cefalorraquidiano (LCR) e no sangue, assim como pela presença de marcadores das células tumorais. Os marcadores tumorais analisados presentes no sangue ou LCR são a α-fetoproteína (AFP) e a beta-HCG, e os evidenciados com imuno-histoquímica em material de biópsia são a fosfatase alcalina placentária (PLAP) e o c-KIT.

Os TCGs intracranianos podem, ainda, ser classificados como secretantes e não secretantes. São secretantes quando o exame do LCR revela AFP > 10 μg/L e/ou concentração de beta-HCG > 50 VI/L. Estes marcadores devem ser avaliados no LCR e no soro circulante, pois a beta-HCG é mais elevada no LCR e a AFP, no soro. Os tumores secretantes geralmente apresentam comportamento mais agressivo e têm prognóstico pior. Os germinomas puros não secretam AFP e beta-HCG. No entanto, em alguns doentes com germinomas, as concentrações da beta-HCG podem ser elevadas no LCR e no sangue. Estes germinomas, ainda considerados puros, porém secretores de beta-HCG, contêm sinciciotrofoblastos que produzem o beta-HCG e não apresentam o componente anaplásico, como ocorre nos coriocarcinomas.

De acordo com a classificação japonesa, baseado no prognóstico, o TCG pode ser bom, intermediário e mau (Tabela 56.1).

Tabela 56.1 – Classificação prognóstica dos TCGs intracranianos.

Classificação	Tipos histológicos	Prognóstico (sobrevida)
Bom	• Germinomas puros • Teratoma maduro	90%
Intermediário	• Teratoma imaturo • Germinomas mistos	70%
Mau	• Coriocarcinoma • Tumor do saco vitelino • Carcinoma embrionário	40%

TCG: tumor de células germinativas intracraniano.
Fonte: Matsutani M, 2008.

Histologia e biologia molecular

Os germinomas puros são compostos de aglomerados de células indiferenciadas, poligonais grandes, com citoplasma abundante, separadas por tecido conjuntivo e infiltrado linfocitário. A histologia dos TCGs não germinomas depende do tipo da célula que os originou e do seu componente mais anaplásico.

A biologia molecular dos TCGs do SNC, particularmente dos germinomas, baseia-se principalmente na presença do isocromossomo 12p, ganho de função do gene c-KIT e baixo perfil de metilação do DNA. Ocorre amplificação do cromossomo 12p em 50% dos TCGs do SNC.[6]

Características clínicas

O pico de incidência dos TCGs ocorre na segunda década de vida. Localizam-se principalmente na linha média, sendo a região da pineal (50% a 60%) duas vezes mais acometida do que a suprasselar (30% a 40%).[1] Ocorrem menos nos núcleos da base, tálamo, hemisférios cerebrais e cerebelo. Podem ocorrer tumores bifocais, geralmente germinomas puros, localizados na região da pineal e na região anterior do III ventrículo em 5% a 10% dos doentes. A presença de nódulos tumorais disseminados nas vias do LCR pode ser diagnóstica em 10% na apresentação clínica dos pacientes. O quadro clínico mais constante decorre da hipertensão intracraniana secundária à hidrocefalia obstrutiva do aqueduto cerebral e com sinais neuro-oftalmológicos (síndrome de Parinaud) devido à compressão do *tectum* mesencefálico. Os tumores suprasselares comumente causam disfunção hipotálamo-hipofisária, muitas vezes de natureza crônica, tipicamente iniciando com diabetes *insipidus* e alterações visuais por compressão direta das vias ópticas (Figura 56.1).

Figura 56.1 – RM (T1 com gadolínio) evidenciando germinoma na porção anterior do III ventrículo, com espessamento da haste hipofisária. Paciente apresentava diabetes *insipidus* com 2 anos de evolução.

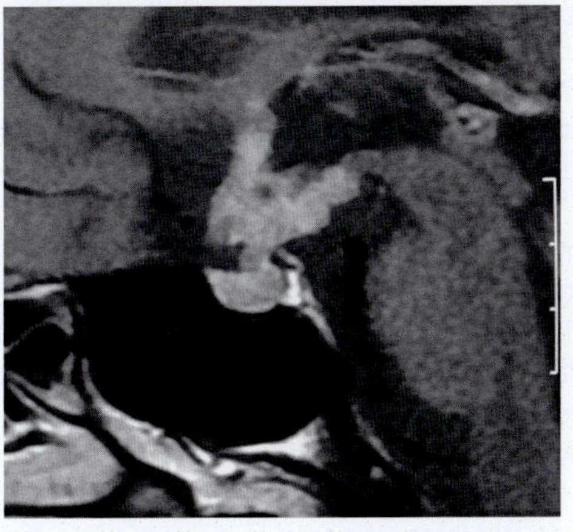

RM: ressonância magnética.

Fonte: Cortesia do Hospital das Clínicas da Faculdade de Medicina da Universidade de São Paulo (HC-FMUSP).

Diagnóstico

O tipo histológico dos TCGs pode ser definido sem biópsia e presença de marcadores tumorais (Tabela 52.6). Doentes com tumores do seio endodérmico ou coriocarcinoma puro apresentam concentrações elevadas de AFP (> 500 μg/L) e beta-HCG (> 1.000 UI), respectivamente. A detecção da beta-HCG e da AFP no LCR e no soro determina o tipo de tumor e, portanto, o regime de tratamento. A detecção destes marcadores divide os TCGs em secretantes e não secretantes.[7,8]

Além da beta-HCG e da AFP, outros marcadores podem ser utilizados na prática clínica: PLAP, c-KIT solúvel, antígeno carcinoembrionário, proteína ácida fibrilar glial (GAFP), S-100 e enolase neurônio-específica. A imunorreatividade ao c-KIT e ao PLAP caracteriza o germinoma.

O exame de ressonância magnética (RM) do crânio e do neuroeixo é essencial para acessar a extensão da doença. Habitualmente, os TCGs são iso ou hipointensos em T1, hiperintensos em T2 e sofrem captação homogênea de contraste. A presença de hemorragia, sinais de necrose e componentes císticos sugere tratar-se de TCGs não germinoma. Geralmente, é difícil definir o subtipo histológico ou excluir-se outras lesões baseando-se somente nas imagens de RM. A citologia do LCR é recomendável e, quando possível, a punção lombar, para o estadiamento do tumor, mesmo quando a RM de neuroeixo é negativa.

Tabela 56.2 – Marcadores tumorais de cada subtipo de TCG.

Histologia	α-Fetoproteína	Beta-HCG	PLAP	c-KIT
Teratoma maduro	+/-	-	-	-
Coriocarcinoma	-	+++	+/-	-
Tumor do saco vitelino	+++	-	+/-	-
Carcinoma embrionário	+/-	+/-	+	-
Germinoma	-	-	+/-	+
Teratoma imaturo	+/-	+/-	-	+/-

TCG: tumor de células germinativas intracraniano.

Fonte: Adaptada de Bourdillon P, Frappaz D, Vasiljevic A et al., 2013 e Nagasawa DT, Lagman C, Sun M et al., 2017.

A obtenção de material para análise histológica é necessária nas lesões não secretantes, pois a distinção do germinomas de teratoma maduro e outros tumores da região é extremamente prioritária.

A biópsia pode ser realizada por técnica estereotáctica ou endoscópica. A técnica endoscópica permite a obtenção e maior quantidade de material e possibilita o tratamento da hidrocefalia por III ventriculostomia endoscópica. A biópsia pode ser incorreta nos tumores mistos devido a exiguidade de material obtido. A realização de biópsia associada à ressecção total do tumor é recomendável para os teratomas maduros e para outros tumores de linhagem não germinativa. A remoção total dos germinomas puros não é necessária devido a alta sensibilidade para com o tratamento oncológico. Para os tumores não germinomas, é controverso o benefício de sua ressecção total. A cirurgia destes tumores pode ser facilitada pela realização de quimio ou radioterapia (RDT) prévias.

Tratamento

Atualmente, o tratamento dos TCGs está centrado em quimioterapia e RDT. A cirurgia tem indicação em condições muito específicas. Estudos genômicos recentes têm mostrado que terapias-alvo das vias MAPK e PI3K podem ser úteis no combate de TCGs intracranianos refratários ao tratamento oncológico e utilizados para reduzir ou limitar a utilização da RDT.

Germinomas localizados

Os germinomas são extremamente sensíveis à RDT (Figura 56.2). A sobrevida de 5 anos nos doentes tratados apenas com RDT pode atingir 90%.[9,10] Habitualmente, os doentes com germinoma são tratados com 36v Gy para irradiação cranioespinal e, adicionalmente, com até 50 a 55 Gy no local do tumor. Com objetivo de reduzir os efeitos tóxicos da RDT, principalmente em crianças, outros esquemas de tratamento oncológico foram propostos:

- **Substituição da irradiação cranioespinal por RDT de todo cérebro ou de todo ventrículo:** esta estratégia resultou em recorrências espinais de 10%, semelhantes a irradiação cranioespinal total, portanto, a irradiação somente dos ventrículos e do tumor substituiu o esquema antigo.
- **Redução da dose de RDT:** atualmente, um novo padrão de dose está estabelecido em 21 a 24 Gy para os ventrículos e um adicional para o tumor até dose total de 40 a 45 Gy.

» **Quimioterapias baseadas em cisplatina ou carboplatina:** apresentam grande eficácia nos TCGs, porém, não substituíram o uso da RDT. O uso de quimioterapia e RDT localizado no tumor apresenta índices de recorrências elevadas comparadas a RDT em ventrículos (26% *versus* 6%).[11] O uso exclusivo da quimioterapia é efetivo na obtenção de remissão total do tumor, porém resultados a longo prazo estão associados a altas taxas de morbidade e mortalidade.[12]

Figura 56.2 – RM de paciente de 14 anos evidenciando dupla lesão (pineal e região suprasselar) de germinoma, tratado com RDT. (A) RM prévia a RDT; (B) RM após RDT com 3 anos de seguimento.

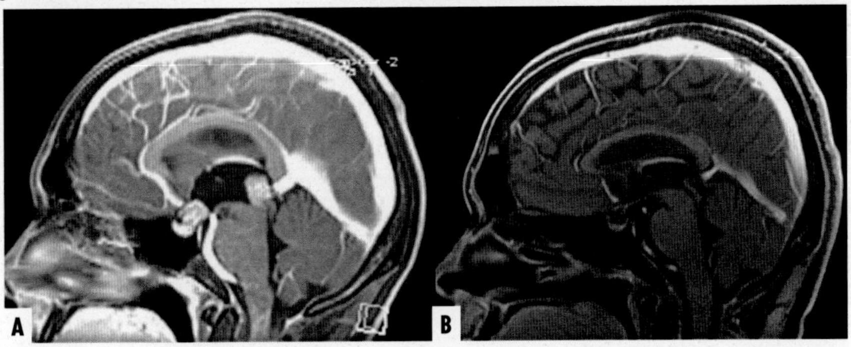

RM: ressonância magnética; RDT: radioterapia.

Fonte: Cortesia do Hospital das Clínicas da Faculdade de Medicina da Universidade de São Paulo (HC-FMUSP).

Germinomas disseminados

A disseminação do germinoma deve ser diagnosticada com base na RM ou na citologia do LCR (Figura 56.3). Tumores bifocais (suprasselar e pineal) (Figura 56.2) não devem ser considerados como disseminados. Recomendações para essa situação são manter a redução da dose no tumor de 40 Gy e reduzir a dose de 24 Gy cranioespinal associada à quimioterapia.[13]

Figura 56.3 – RM de adolescente de 15 anos mostrando TCG misto com disseminação do LCR.

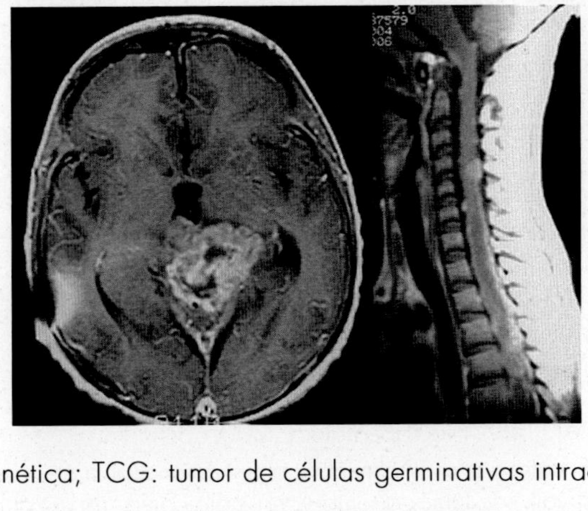

RM: ressonância magnética; TCG: tumor de células germinativas intracraniano; LCR: líquido cefalorraquidiano.

Fonte: Cortesia do Hospital das Clínicas da Faculdade de Medicina da Universidade de São Paulo (HC-FMUSP).

TCGs não germinomas

Devido à raridade destes tumores, não há consenso para o tratamento dos seus vários subtipos. Estes tumores são pouco sensíveis à RDT e, embora a sua combinação com quimioterapia melhore os resultados, estes ainda são inferiores aos dos germinomas.[14] Não existe definição se a ressecção total destes tumores melhora o prognóstico, porém o tratamento oncológico prévio reduz a morbidade cirúrgica. A ressecção dos tumores residuais após o tratamento quimioterápico e/ou com RDT pode melhorar a sobrevida.[14,15]

Referências bibliográficas

1. Echevarría ME, Fangusaro J, Goldman S. Pediatric central nervous system germ cell tumors: a review. Oncologist. 2008;13(6):690e699.
2. Lee SH, Jung KW, Ha J et al. Nationwide population-based incidence and survival rates of malignant central nervous system germ cell tumors in Korea, 2005-2012. Cancer Res Treat. 2017;49:494-501.
3. Makino K, Nakamura H, Yano S et al. Incidence of primary central nervous system germ cell tumors in childhood: a regional survey in Kumamoto Prefecture in Southern Japan. Pediatr Neurosurg. 2013;49(3):155e158.
4. Packer RJ, Cohen BH, Cooney K et al. Intracranial germ cell tumors. Oncologist. 2000;5(4): 312e320.
5. Louis DN, Perry A, Reifenberger G et al. The 2016 World Health Organization classification of tumors of the central nervous system: a summary. Acta Neuropathol. 2016 Jun;131(6):803-20. doi: 10.1007/s00401-016-1545-1.
6. Fujimaki T. Central nervous system germ cell tumors: classification, clinical features and treatment with a historical overview. J Child Neurol. 2009;24:1439-45.
7. Bourdillon P, Frappaz D, Vasiljevic A et al. Human chorionic gonadotropin elevation is not an intracranial germ cell tumor signature. Acta Neurochir (Wien). 2013;155:1037-8.
8. Nagasawa DT, Lagman C, Sun M et al. Pineal germ cell tumors: two cases with review of histopathologies and biomarkers. J Clin Neurosci. 2017;38:23-31.
9. Chen YW, Huang PI, Ho DMT et al. Change in treatment strategy for intracranial germinoma: long-term follow-up experience at a single institute. Cancer. 2012;118:2752-62.
10. Rogers SJ, Mosleh-Shirazi MA, Saran FH. Radiotherapy of localized intracranial germinoma: time to sever historical ties? Lancet Oncol. 2005;6:509-19.
11. Matsutani M. Treatment of intracranial germ cell tumors: the second phase II study of Japanese GCT Study Group. J Neurooncol. 2008;10:420.
12. Kellie SJ, Boyce H, Dunkel IJ et al. Intensive cisplatin and cyclophosphamide-based chemotherapy without radiotherapy for intracranial germinomas: failure of a primary chemotherapy approach. Pediatr Blood Cancer. 2004;43:126.
13. Calaminus G, Kortmann R, Worch J et al. SIOP CNS GCT 96: final report of outcome of a prospective, multinational nonrandomized trial for children and adults with intracranial germinoma, comparing craniospinal irradiation alone with chemotherapy followed by focal primary site irradiation for patients with localized disease. Neuro Oncol. 2013;15:788.
14. Calaminus G, Bamberg M, Harms D et al. AFP/beta-HCG secreting CNS germ cell tumors: long-term outcome with respect to initial symptoms and primary tumor resection: results of the cooperative trial MAKEI 89. Neuropediatrics. 2005;36:71.
15. Ushio Y, Kochi M, Kuratsu J et al. Preliminary observations for a new treatment in children with primary intracranial yolk sac tumor or embryonal carcinoma: report of five cases. J Neurosurg. 1999;90:133.

Capítulo 57

Meningiomas

Ricardo Moscardi
Wellingson Silva Paiva

Introdução

Os meningiomas são lesões neoplásicas originárias das células das granulações aracnoides associadas à dura-máter ou ao plexo coroide, o segundo tumor primário intracraniano mais frequente, com incidência estimada em 7,86 a cada 100 mil e prevalência de 97,5 a cada 100 mil pessoas, com predomínio no sexo feminino variável entre séries de 1.8:1 até 3:1. A idade média de diagnóstico é de 65 anos.

A localização destes tumores é variável, observável em todos os segmentos do neuroeixo, onde se apresentam as células das granulações aracnoides, podendo ocorrer no compartimento supratentorial, infratentorial, intrarraquiano e intraventricular, principalmente no trígono ventricular.

Dentre suas características mais marcantes, está a existência de uma base dural relacionada ao local de diagnóstico, com recrutamento de vasos durais para o suprimento arterial do tumor.

A sobrevida prolongada destes doentes, visto a característica benigna na maioria das lesões, leva à necessária ponderação quanto ao grau de agressividade cirúrgica a ser empregado e o risco de défices neurológicos permanentes.

O seguimento de longo prazo torna-se imperativo, haja vista que mesmo doentes submetidos à ressecção completa e remoção da dura-máter e ossos infiltrados apresentam taxa de recidiva significativa em 10 anos.

Histologia e marcadores moleculares

Segundo os critérios da Organização Mundial da Saúde (OMS), o meningioma classifica-se em 3 graus e diversos subtipos histológicos (Tabela 57.1). A acurada estratificação dos graus de diagnóstico guiará o tratamento complementar e a periodicidade do seguimento destes doentes.

Tabela 57.1 – Classificação da OMS para meningiomas.

Grau histológico	Subtipo histológico	Incidência	Sobrevida em 10 anos
1	Meningotelial, fibroso, transicional, psamomatoso, angiomatoso, microcístico, secretor, rico em linfoplasmócitos, metaplásico	80%	80% a 90%
2	Atípico, cordoide, células claras	15% a 18%	50% a 79%
3	Anaplásico, rabdoide, papilífero	2% a 4%	12% a 34%

Fonte: Louis DN, Perry A, Wesseling P et al., 2021.

A gradação histológica baseia-se na avaliação do índice mitótico, na invasão do córtex cerebral pela lesão e na presença de características atípicas (necrose, células pequenas, formação de paliçadas, macronúcleos e hipercelularidade). A classificação está pormenorizada na Tabela 57.2.

Tabela 57.2 – Gradação histológica.

Parâmetro	Grau I	Grau II	Grau III
Índice mitótico	< 4	4 a 19	> 20
Invasão cerebral	Não	Sim	Sim
Atipias histológicas	< 3	> 3; histologia cordoide ou rabdoide	Anaplasia franca sarcoma-*like*, carcinoma-*like*, melanoma-*like*
Mutação promotor TERT ou deleção homozigótica CDKNA2/B	Não	Não	Sim

Fonte: Louis DN, Perry A, Wesseling P et al., 2021.

Atualmente, as principais alterações genéticas observadas são a homozigose do cromossomo 22q e a alteração funcional dos genes: NF-2, AKT1, TRAF7, SMO, PIK3CA, KLF4, SMARCE1 e BAP1. Alterações no gene promotor TERT e perda homozigótica do gene CDKN2A/B elevam a classificação para o grau III.

Diversos estudos moleculares focam em identificar as alterações gênicas relacionadas com o local de crescimento dos meningiomas. Atualmente, a relação embriológica das meninges e a correlação com a alteração gênica identificada nos meningiomas é estudada como forma de compreensão da fisiopatologia implicada na gênese dos meningiomas.

A radiação ionizante é um dos fatores desencadeantes mais bem estudados em coortes de longa duração e está bem estabelecida como fator de risco para o surgimento de meningiomas. Para um diagnóstico adequado de meningioma induzido por radioterapia, ele deve estar presente em campo de irradiação prévia. Para tanto, faz-se necessário o estudo do planejamento radioterápico ao qual o doente foi submetido. Tais neoplasias induzidas por radioterapia apresentam comportamento mais agressivo do que as demais e frequentemente necessitam de diversas abordagens cirúrgicas, independentemente do grau histológico.

Quadro clínico

O aumento do uso de exames de imagem para investigação de diversas queixas pode revelar o diagnóstico de um meningioma assintomático que, por vezes, pode ser seguido em observação próxima.

O quadro clínico associado ao crescimento dos meningiomas está intimamente ligado à sua localização.

A maior parte dos diagnósticos dos pacientes sintomáticos (até 60%) decorre de síndromes epilépticas devido à compressão sobre o córtex cerebral, que podem ser divididas entre síndromes parciais focais (37%), generalizadas (60%) ou uma combinação de ambas.

Os demais sintomas decorrem de défice motor/sensitivo devido à compressão direta, défice visual por compressão de estruturas relacionadas à via óptica, hidrocefalia por obstrução das vias de saída do líquido cefalorraquidiano ou síndrome de hipertensão intracraniana.

A síndrome de hipertensão intracraniana consiste em cefaleia, alteração do nível de consciência, náuseas e vômitos.

As localizações mais frequentes associadas ao quadro clínico apresentado são detalhadas na Tabela 57.3.

Tabela 57.3 – Sinais e sintomas segundo a localização do meningioma.

Localização	Sinais e sintomas	Frequência
Parassagital	Défice motor de predomínio crural, epilepsia focal	25%
Convexidade	Défice motor de predomínio braquifacial, alteração comportamental, epilepsia focal	20%
Asa do esfenoide	Epilepsia focal, perda visual (medial), síndrome de nervos cranianos (medial)	20%
Placa cribriforme	Anosmia, alterações comportamentais	10%
Suprasselar	Défices de campo visual, hipopituitarismo, hidrocefalia obstrutiva	10%
Fossa posterior	Défice motor, síndrome dos nervos cranianos, ataxia cerebelar, hidrocefalia obstrutiva	10%

Fonte: Ogasawara C, Philbrick BD, Adamson DC, 2021.

Diagnóstico

A partir de uma alteração do exame neurológico, o exame diagnóstico inicial mais frequentemente disponível é a tomografia computadorizada de crânio. No exame de tomografia é possível observar uma lesão isodensa que pode exibir calcificações em seu interior, intensa captação de contraste com cauda dural característica e, na sequência óssea, pode-se observar hiperostose do osso subjacente (Figuras 57.1 e 57.2).

O exame de ressonância magnética detalha as relações anatômicas da neoplasia com o córtex cerebral, nervos, artérias, veias e auxilia no planejamento pré-operatório (Figura 57.3). Quando existe a suspeita de invasão de seios venosos, a angiorressonância venosa ou a angiografia com subtração digital podem ser utilizadas para avaliar a patência dos seios venosos e a presença de circulação colateral, que deve ser preservada durante a cirurgia (Figura 57.4).

Figura 57.1 – Meningiomas em tomografia computadorizada. (A) Tomografia de crânio sem contraste evidencia lesão isodensa ao córtex cerebral em região frontal direita e edema perilesional subjacente; (B) tomografia de crânio em fase contrastada com captação intensa do contraste e definição dos limites lesionais.

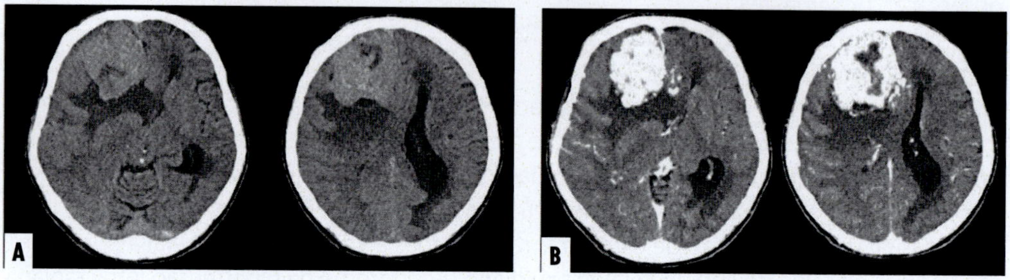

Fonte: Acervo da autoria do capítulo.

Figura 57.2 – Hiperostose em meningiomas. (A) Tomografia computadorizada em fase óssea, observa-se hiperostose de clinoide e *planum* esfenoidal à esquerda; (B) tomografia computadorizada em fase óssea, evidência de hiperostose em asa menor do esfernoide, parede lateral da órbita e escama do osso temporal à direita.

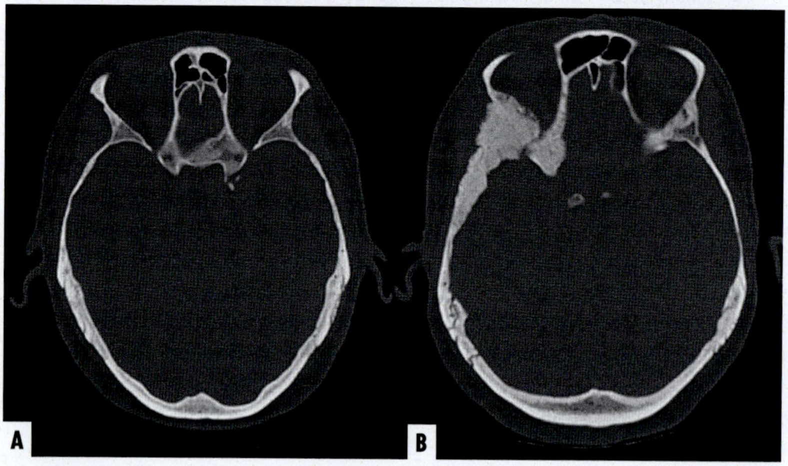

Fonte: Acervo da autoria do capítulo.

Tratamento

O adequado manejo dos meningiomas consiste na definição precisa da indicação cirúrgica. Meningiomas de pequena convexidade, sem efeito compressivo significativo, edema ou epilepsia associada são passíveis de observação e seguimento.

Meningiomas volumosos, com compressão significativa de estruturas neurais, epilepsia sintomática ou ocasionando défices neurológicos focais têm indicação de intervenção cirúrgica.

O objetivo cirúrgico é a maior ressecção possível sem ocasionar défices neurológicos decorrentes da manipulação. A exérese completa da lesão, com a infiltração da dura-máter subjacente e todo o osso que, porventura, esteja infiltrado, estaria relacionada com menor risco de recidiva lesional em 10 anos. A classificação de Simpson busca estratificar o risco de recidiva ou recrescimento lesional e está pormenorizada na Tabela 57.4.

O planejamento deve sempre levar em consideração os limites de segurança nos quais a cirurgia pode ocasionar défices irreversíveis para o paciente.

Figura 57.3 – Meningiomas em ressonância magnética contrastada. (A) Meningioma com implante em placa cribriforme e *tectum* orbitário à esquerda, observa-se edema volumoso; (B) meningioma esfeno-orbitário volumoso com compressão de estruturas intraorbitárias e edema lesional; (C) meningioma petroclival com deslocamento de tronco cerebral e hidrocefalia.

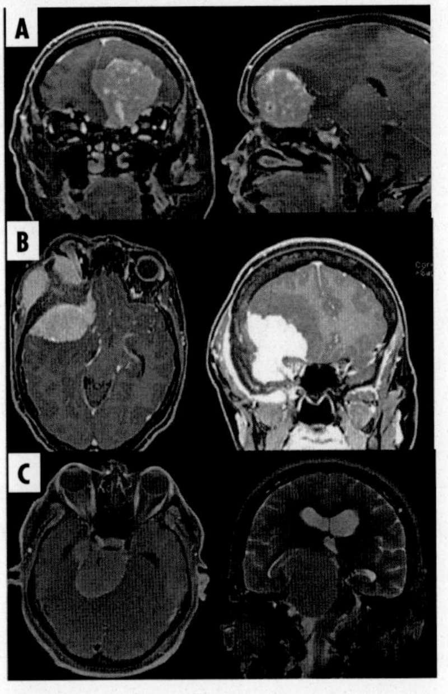

Fonte: Acervo da autoria do capítulo.

Figura 57.4 – (A) Visão coronal de lesão parassagital volumosa e oclusão de seio sagital superior em terço médio; (B) angiorressonância venosa em visão sagital demonstrando oclusão de seio sagital superior.

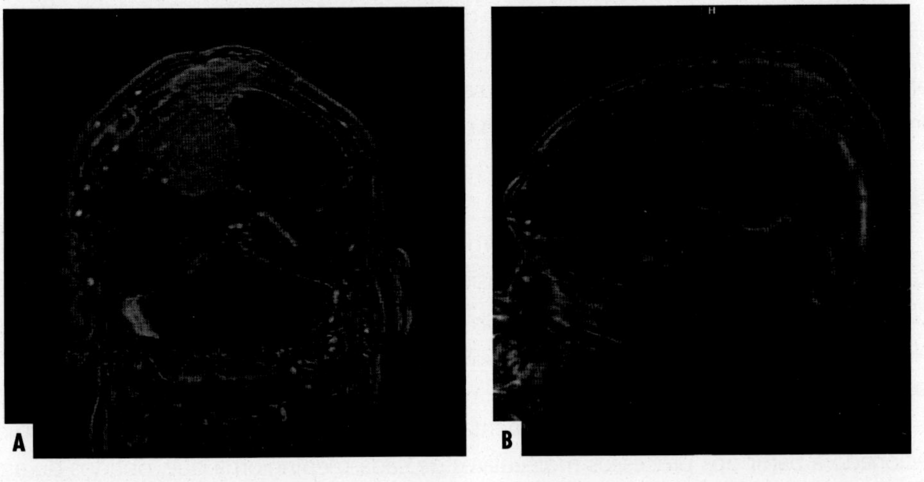

Fonte: Acervo da autoria do capítulo.

Tabela 57.4 – Classificação de Simpson.

Classificação de Simpson	Detalhamento	Taxa de recidiva em 10 anos
1	Remoção macrototal, juntamente com a dura-máter infiltrada e o osso infiltrado	9%
2	Remoção macrototal com coagulação da dura-máter infiltrada	19%
3	Remoção macrototal sem coagulação da dura-máter	29%
4	Remoção subtotal	44%
5	Biópsia	NA

NA: não avaliada.

Fonte: Ogasawara C, Philbrick BD, Adamson DC, 2021.

O paradigma da ressecção cirúrgica dos meningiomas sofreu mudanças a partir do desenvolvimento de técnicas mais refinadas de radiocirurgia, com conformação de dose mais adequada e, consequentemente, menores efeitos colaterais. Pequenos resíduos tumorais em locais de alta morbidade cirúrgica são efetivamente controlados através da radioterapia.

Após o diagnóstico de meningiomas graus II e III associa-se radioterapia de leito cirúrgico no caso de ressecções completas ou radiocirurgia de lesões residuais.

Prognóstico

O prognóstico correlaciona-se com o tipo histológico da neoplasia, sendo maior a sobrevida e o tempo livre de recidiva em meningiomas grau I do que em atípicos ou anaplásicos. A sobrevida dos meningiomas grau I, em 5 anos, é em torno de 90%, enquanto os meningiomas atípicos apresentam sobrevida média de 80%.

O comportamento dos meningiomas anaplásicos torna-se mais agressivo, com maior frequência de recidivas e sobrevida em 5 anos de apenas 30%.

Os fatores que influenciam na redução da sobrevida são o grau histológico da neoplasia, idade e funcionalidade no momento da cirurgia, doentes do sexo feminino ou com neurofibromatose tipo 2, localização parassagital ou em foice cerebral, reabordagem cirúrgica devido a progressão ou radioterapia para lesões em crescimento.

Perspectivas futuras

A partir do aprimoramento da radiocirurgia e da radioterapia conformacional em 3D, o tratamento dos meningiomas passou a considerar ressecções menos agressivas, com preservação funcional e irradiação de áreas críticas. Vários estudos buscam elucidar os mecanismos moleculares desencadeantes dos meningiomas de forma a desenvolver medicamentos de terapia-alvo.

No futuro, é possível que a complementação do tratamento derive de um medicamento direcionado a partir dos processos moleculares de cada meningioma que, obtidos durante a cirurgia e a radioterapia, seja direcionada aos doentes com neoplasias refratárias às terapias-alvo.

Referências bibliográficas

1. Louis DN, Perry A, Wesseling P et al. The 2021 WHO classification of tumors of the central nervous system: a summary. Neuro Oncol. 2021 Aug 2;23(8):1231-51. doi: 10.1093/neuonc/noab106. PMID: 34185076; PMCID: PMC8328013.
2. Ostrom QT, Cioffi G, Gittleman H et al. CBTRUS statistical report: primary brain and other central nervous system tumors diagnosed in the United States in 2012-2016. Neuro-Oncology. 2019;21(Suppl 5):1-100. doi: 10.1093/neuonc/noz150.
3. Ogasawara C, Philbrick BD, Adamson DC. Meningioma: a review of epidemiology, pathology, diagnosis, treatment and future directions. Biomedicines. 2021;9(3):319. doi: 10.3390/biomedicines9030319.
4. McGuone D, Huttner A. Histopathology and grading of meningiomas. *In*: Moliterno J, Omuro A (ed.). Meningiomas. Cham: Springer, 2020. doi: 10.1007/978-3-030-59558-6_2.
5. Perry A, Gutmann DH, Reifenberger G. Molecular pathogenesis of meningiomas. Journal of Neuro-Oncology. 2004;70(2):183-202. doi: 10.1007/s11060-004-2749-0.
6. Birzu C, Peyre M, Sahm F. Molecular alterations in meningioma: prognostic and therapeutic perspectives. Current Opinion in Oncology. 2020 Nov;32(6):613-22. doi: 10.1097/CCO.0000000000000687.
7. Okano A, Miyawaki S, Hongo H et al. Associations of pathological diagnosis and genetic abnormalities in meningiomas with the embryological origins of the meninges. Scientific Reports. 2021;11(1):1-13.
8. Preusser M, Brastianos P, Mawrin C. Advances in meningioma genetics: novel therapeutic opportunities. Nat Rev Neurol. 2018;14(2):106-15. doi: 10.1038/nrneurol.2017.168.
9. Santos AG, Solla DJF, Moscardi R et al. Adjuvant radiotherapy did not reduce recurrence of World Health Organization grade i meningiomas with venous sinus involvement: a propensity score adjusted analysis and literature review. World Neurosurg. 2019 Oct;130:e1015-9. doi: 10.1016/j.wneu.2019.07.068 [Epub 2019 Jul 12]. PMID: 31306847.
10. Umansky F, Shoshan Y, Rosenthal G et al. Radiation-induced meningioma. Neurosurgical Focus. 2008;24(5):e7. doi: 10.3171/FOC/2008/24/5/E7.
11. Modan B, Baidatz D, Mart H et al. Radiation-induced head and neck tumors. Lancet. 1974;1(7852):277-9. doi: 10.1016/s0140-6736(74)92592-6.
12. Kerr K, Qualmann K, Esquenazi Y et al. Familial syndromes involving meningiomas provide mechanistic insight into sporadic disease. Neurosurgery. 2018;83(6):1107-18. doi: 10.1093/neuros/nyy121.
13. Whittle IR, Smith C, Navoo P et al. Meningiomas. Lancet. 2004;363(9420):1535-43. doi: 10.1016/S0140-6736(04)16153-9.
14. DaBroi M, Borrelli P, Meling TR. Predictors of survival in atypical meningiomas. Cancers (Basel). 2021;13(8):1970. doi: 10.3390/cancers13081970.
15. Champeaux-Depond C, Weller J, Froelich S et al. A nationwide population-based study on overall survival after meningioma surgery. Cancer Epidemiol. 2021 Feb;70:101875. doi: 10.1016/j.canep.2020.101875 [Epub 2020 Dec 24].
16. Wu A, Garcia MA, Magill ST et al. Presenting symptoms and prognostic factors for symptomatic outcomes following resection of meningioma. World Neurosurg. 2018 Mar;111:e149-59. doi: 10.1016/j.wneu.2017.12.012 [Epub 2017 Dec 14]. PMID: 29248774.
17. Champeaux C, Jecko V. World Health Organization grade III meningiomas: a retrospective study for outcome and prognostic factors assessment. Neurochirurgie. 2016 Aug;62(4):203-8. doi: 10.1016/j.neuchi.2016.05.001 [Epub 2016 Jun 20]. PMID: 27339832.
18. Wang YC, Chuang CC, Wei KC et al. Long-term surgical outcome and prognostic factors of atypical and malignant meningiomas. Sci Rep. 2016;6:35743.
19. Pereira BJA, Almeida AN, Paiva WS et al. Impact of radiotherapy in atypical meningioma recurrence: literature review. Neurosurg Rev. 2019;42:631-7.
20. Oya S, Kim SH, Sade B et al. The natural history of intracranial meningiomas. Journal of Neurosurgery. 2011;114(5):1250-6.

Capítulo 58

Craniofaringiomas em Crianças

Hamilton Matushita

Introdução

Os craniofaringiomas (CF) são os tumores intracranianos não gliais mais frequentes em crianças. Devido à sua localização extra-axial e natureza histológica benigna, sua remoção total pode possibilitar a cura do paciente. No entanto, sua íntima relação com estruturas neurovasculares da região selar e suprasselar e muitas vezes infiltrativa das estruturas neurais vizinhas impede a sua remoção e causa grande morbimortalidade pós-operatória. Além disso, os CF apresentam grande variação de tamanho, expansão, local de origem, consistência sólido-cística e comprometimento neuroendócrino. Assim, estes tumores são muito heterogêneos na sua apresentação, sendo, portanto, as estratégias de tratamento multimodais e individualizadas.

Epidemiologia

Os CF compreendem 5% a 10% dos tumores cerebrais em crianças e 56% dos tumores selares e suprasselares. Dados do serviço de registro central de tumores cerebrais dos Estados Unidos mostraram incidência de 0,19/ 100 mil pessoas, sem predominância quanto ao sexo. Apresentam distribuição quanto à idade com dois picos: em crianças entre 5 e 14 anos e entre adultos de 65 e 74 anos de idade. A estimativa de ocorrência é de 96 casos/ ano entre crianças de 0 a 14 anos.[1]

Patologia e biologia molecular

Os CFs são tumores constituídos de epitélio escamoso e calcificado, frequentemente císticos, localizados nas regiões selar e suprasselar. Duas hipóteses explicam a origem dos CFs: embriogenética e metaplásica. Estas duas teorias são complementares e elucidam a grande variabilidade destes tumores. A teoria embriogenética admite a origem de remanescentes embriológicos do ducto craniofaríngeo, formador da adeno-hipófise. A teoria metaplásica admite a transformação a partir de células maturas da adeno-hipófise. Estas teorias explicam a histologia dupla dos CFs: o tipo adamantinomatoso (mais prevalente em crianças) originados de remanescentes embrionários, e o tipo papilífero escamoso (mais prevalente em adultos) originados da metaplasia de células adultas da adeno-hipófise.

Estes dois tipos histológicos também apresentam características genéticas e moleculares distintas. Os CFs adamantinomatosos apresentam ativação da via sinalizadora Wnt, decorrentes da mutação no CTNNB1, gene que codifica a proteína citoplasmática β-catenina. Observa-se a expressão da β-catenina por imuno-histoquímica em muitas situações da carcinogênese humana. A mutação CTNNB1 é encontrada em 96% dos CFs adamantinomatosos, e os CFs papilíferos apresentam mutação no oncogene BRAF em 95% dos casos.[2,3] Estes novos conhecimentos genômicos estão abrindo possibilidades para a quebra dos paradigmas no tratamento dos CFs.[4]

Apresentação clínica

Os CFs manifestam-se lenta e progressivamente. O intervalo entre o início dos sintomas e o seu diagnóstico é maior em crianças do que em adultos (20 meses *versus* 13 meses).[5] O local de origem do CF é importante na determinação da sintomatologia. Os tumores intrasselares ou intrassuprasselares, originam-se na porção inferior da haste hipofisária, portanto infradiafragmáticos, manifestam-se predominantemente com sintomas endócrinos, cefaleia sem relação com hipertensão intracraniana e, devido a expansão habitual anterossuperior do tumor, apresentam alterações visuais. Os tumores supradiafragmáticos originam-se na região superior da haste hipofisária, junto ao túber cinéreo, crescem e expandem superiormente o assoalho do III ventrículo, determinam hidrocefalia e manifestam hipertensão intracraniana. O crescimento do tumor além dos limites da região selar-suprasselar pode determinar outros sintomas.

Em crianças, pela incapacidade de referirem sintomas e pela adaptação a deficiências visuais e endócrinas, a hipertensão intracraniana muitas vezes é o quadro inicial. Constata-se que 64% das crianças com CF apresentam défice visual, enquanto apenas 22% destas tinham queixa visual. Em adolescentes e adultos, as queixas visuais e endócrinas são predominantes. A compressão das vias ópticas pela expansão do CF determina alterações de campo visual, sendo mais frequentes nos tumores intrassuprasselar com expansão pré-quiasmática. A incidência das alterações visuais varia na literatura de 44% a 97,91%.[6]

As alterações endócrinas na evolução do CF são muito frequentes, variam de 31,9% a 100%, porém, como sintomatologia principal, ocorre em menos de 16%, sendo o défice de crescimento a forma mais frequente.[6] Em crianças, a deficiência do hormônio do crescimento é o mais frequente. As deficiências do hormônio tireotrófico e adrenocorticotrófico são infrequentes. A ocorrência de diabetes *insipidus* dentro da investigação inicial varia de 0% a 29% (média de 15,69%).

Diagnóstico

Os exames de neuroimagem, tomografia computadorizada (TC) e ressonância magnética (RM) podem sugerir fortemente o diagnóstico de CF. A maior característica dos CFs é a constatação de uma massa cística calcificada. Os CFs apresentam algum componente cístico em 70% e calcificação em até 90% em crianças. A TC é um método eficaz para avaliação das calcificações e pode delinear as porção sólida e cápsula tumoral com o uso de contrastes radiopacos. A RM demonstra, em suas imagens multiplanares e variadas, sequências de aquisição de imagem e toda a relação anatômica do tumor com as estruturas vizinhas[7] (Figuras 58.1 e 58.2).

Figura 58.1 – CF predominantemente cístico. (A) TC axial com lesão cística + calcificações; (B e C) RM axial e sagital mostrando volumosa lesão cística, multibocelada, com captação periférica de contraste.

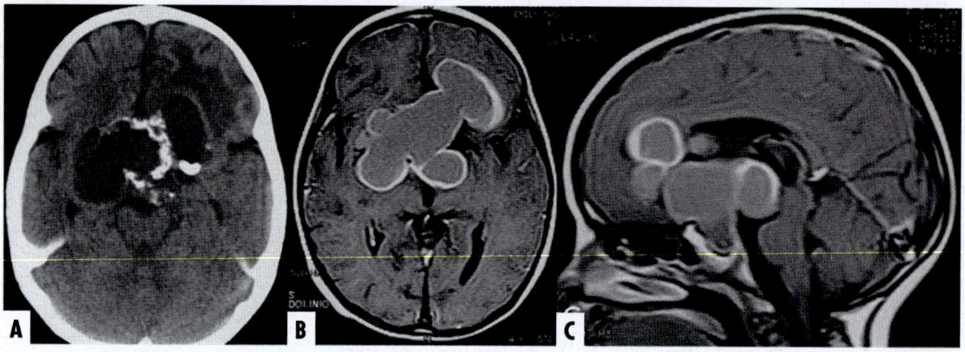

CF: craniofaringioma; TC: tomografia computadorizada; RM: ressonância magnética.
Fonte: Cortesia do Hospital das Clínicas da Faculdade de Medicina da Universidade de São Paulo (HC-FMUSP).

Figura 58.2 – Craniofaringioma predominantemente sólido.
RM com contraste mostrando lesão sólida com múltiplos cistos.

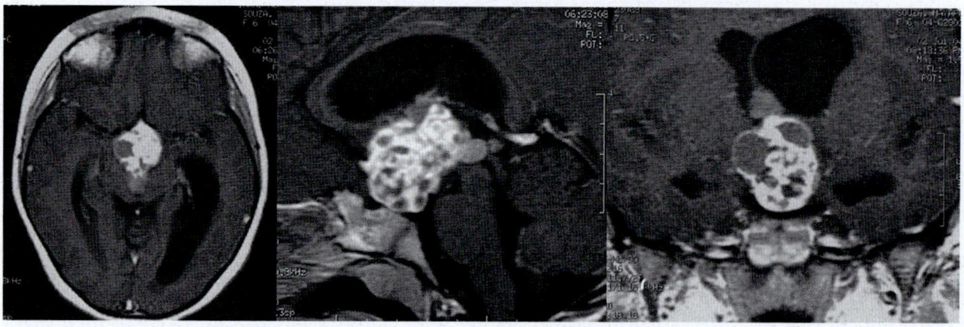

RM: ressonância magnética.
Fonte: Cortesia do Hospital das Clínicas da Faculdade de Medicina da Universidade de São Paulo (HC-FMUSP).

Estudos endocrinológicos deverão ser realizados antes de qualquer medida terapêutica. Assim, o teste endócrino deve iniciar com da dosagem de eletrólitos séricos e urinários, níveis basais de hormônios tiroidianos, hormônios sexuais, hormônio do crescimento e cortisol. Hormônios hipofisários deverão ser examinados. A reposição hormonal é muito importante durante a fase de tratamento da criança.

Tratamento

Muitos autores concordam que o tratamento ideal do CF é a sua remoção total, pois pode propiciar a cura do paciente. No entanto, a postura sempre agressiva da remoção do tumor implica altas taxas de morbimortalidade.[8,9] O principal fator associado a estas complicações é a relação do tumor com o hipotálamo. Consequências graves relacionadas à lesão hipotalâmica são: obesidade, distúrbios metabólicos, alterações do controle de temperatura e comprometimento cognitivo. As cirurgias agressivas estão associadas a altas morbidades endócrinas com ocorrência de diabetes *insipidus*, variando entre 68% e 75%, e pan-hipopituitarismo, entre 75% e 100%. A intimidade da relação do CF com o hipotálamo não é possível de antecipar pelos exames de neuroimagem. Somente aspectos intraoperatórios podem definir o caráter infiltrativo do CF no hipotálamo. No entanto, Puget e colaboradores[10] sugerem que a RM pré-operatória poderia auxiliar na definição da invasibilidade tumoral no hipotálamo. Estes autores classificam os CFs em três tipos dependentes da relação com hipotálamo (Figura 58.3). Trabalhos recentes mostram que é possível realizar cirurgias seguras com ressecção total em 50% a 80% dos casos e com diminuição da morbidade quando as estratégias cirúrgicas são planejadas baseadas nesta classificação. Estudos mostram que as taxas de obesidade e diabetes *insipidus* são menores em crianças tratadas por cirurgias melhores planejadas.[11,12] Trabalho recente de Cheng e colaboradores[13] demostra que a preservação da haste hipofisária foi possível em 11,9% dos pacientes, sendo a ausência de diabetes *insipidus* em 87,5%, sem diferenças na incidência de recorrências.

Figura 58.3 – Classificação dos CFs dependendo da relação com o hipotálamo.[10] (A) Grau 0: sem envolvimento hipotalâmico; (B) grau 1: o tumor desloca o hipotálamo; (C) grau II: o tumor envolve o hipotálamo.

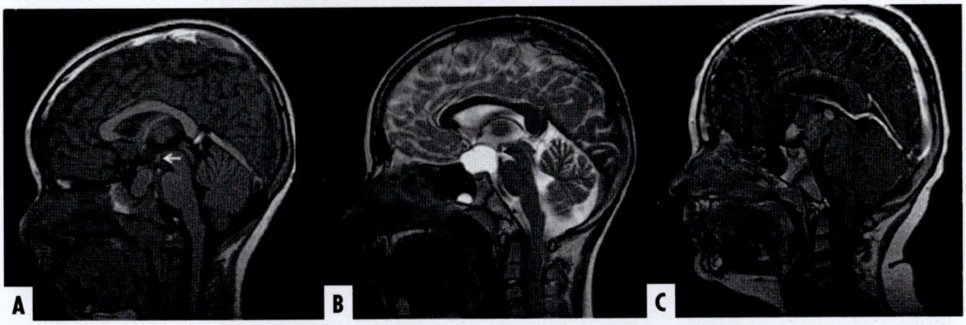

CF: craniofaringioma.

Fonte: Cortesia do Hospital das Clínicas da Faculdade de Medicina da Universidade de São Paulo (HC-FMUSP).

Várias abordagens cirúrgicas são propostas na literatura em função da heterogeneidade da expansão destes tumores. Todas mostram vantagens e limitações. Quando da impossibilidade de remoção total do CF numa estatística média da literatura de 30%, outras formas de tratamento fazem-se necessárias. Quando não é possível a remoção total do tumor, de modo intencional ou não, devido a fortes infiltrações no tecido neural, propõe-se o uso de radioterapia (RT). As técnicas de RT atuais permitem grande precisão do alvo e diminuição da toxicidade. As técnicas são variadas: RT estereotáctica, RT com intensidade modulada e RT de próton. O uso da RT como adjuvante após ressecções subtotais reduz o risco de recorrências locais.[14,15] O risco de crescimento do resíduo tumoral após ressecções incompletas é de 71% a 90%, mas diminui para 15% a 20% quando a RT é realizada.

As complicações relacionadas a RT são: piora visual, complicações vasculares (cavernomas, doença de Moyamoya) e tumores secundários (meningiomas e tumores gliais anaplásicos). A RT com prótons tem mostrado redução dos distúrbios cognitivos e dos efeitos tardios da irradiação em estruturas vizinhas. Metanálise recente mostrou que os resultados quanto à sobrevida global e a sobrevida livre de progressão, comparando a ressecção total e a ressecção subtotal com RT, são semelhantes.[16]

Posturas menos agressivas de tratamento primário dos CFs têm sido propostas na literatura. Assim, para formas císticas, propõem-se o uso de terapias locais intracísticas de várias substâncias: radioisótopos de emissão beta,[17] bleomicina[18] (Figura 58.4), interferon alfa[19] e mesmo tão somente a realização de punções repetidas esvaziadoras.[20] Ainda não existem estudos randomizados para atestar a eficácia destes métodos, assim como muitas limitações na avaliação dos trabalhos.[21]

Figura 58.4 – RM de paciente de 16 anos com CF cístico tratado com injeção intracística de bleomicina. Realizado apenas 1 ciclo de 80 UI de bleomicina. (A e B) RM pré-tratamento em agosto de 2010; (C e D) RM pós-tratamento em outubro de 2012.

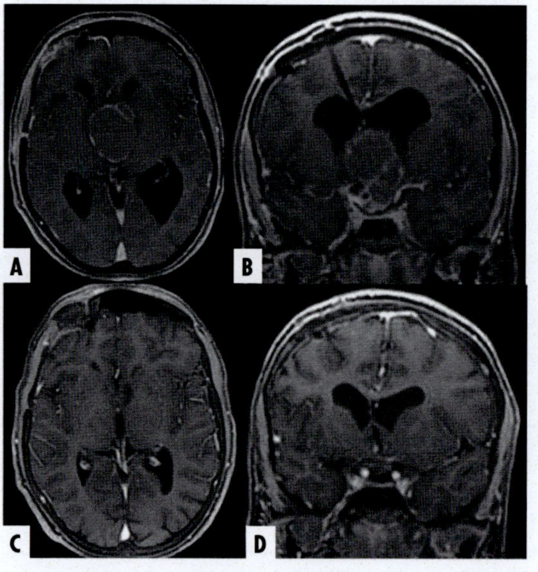

RM: ressonância magnética; CF: craniofaringioma.

Fonte: Cortesia do Hospital das Clínicas da Faculdade de Medicina da Universidade de São Paulo (HC-FMUSP).

Recorrências

CFs estão associados à alta taxa de recorrência, geralmente, nos 3 primeiros anos após a cirurgia. A recorrência varia entre 0% e 17% após ressecções totais. Dificuldades maiores são encontradas nas cirurgias das recorrências do tumor devido a aderências provocadas por tratamentos prévios ou à natureza infiltrativa no hipotálamo. A possibilidade de ressecção total das recorrências do CF varia entre 16% e 42% e está associada à maior morbidade.[22]

Referências bibliográficas

1. Bunin GR, Surawicz TS, Witman PA et al. The descriptive epidemiology of craniopharyngioma. J Neurosurg. 1998;89(4):547.
2. Brastianos PK, Taylor-Weiner A, Manley PE et al. Exome sequencing identifies BRAF mutations in papillary craniopharyngiomas. Nat Genet. 2014 Feb;46(2):161-5.
3. Buslei R, Nolde M, Hofmann B et al. Common mutations of beta-catenin in adamantinomatous craniopharyngiomas but not in other tumors originating from the sellar region. Acta Neuropathol. 2005 Jun;109(6):589-97.
4. Robinson LC, Santagata S, Hankinson TC. Potential evolution of neurosurgical treatment paradigms for craniopharyngioma based on genomic and transcriptomic characteristics. *Neurosurg Focus*. 2016 Dec;41(6):e3.
5. Choux M, Lena G, Genitori L. Le craniopharyngiome de l'enfant. Neurochirurgie. 1991;37(Suppl 1).
6. Beer-Furlan A, Andrade F, Matushita H. Craniofaringiomas. *In*: Figueiredo G, Teixeira J (ed.). Manual de clínica neurocirúrgica. Revinter. cap. 55, p. 250-5.
7. Johnson LN, Hepr RS, Yee RD et al. Magnetic resonance imaging of craniopharyngioma. Am J Ophthalmol. 1986;102:242-4.
8. Shi XE, Wu B, Fan T et al. Craniopharyngioma: surgical experience of 309 cases in China. Clin Neurol Neurosurg. 2008;110:151.
9. Elliott RE, Hsieh K, Hochm T et al. Efficacy and safety of radical resection of primary and recurrent craniopharyngiomas in 86 children. J Neurosurg Pediatr. 2010;5:30.
10. Puget S, Garnett M, Wray A et al. Pediatric craniopharyngiomas: classification and treatment according to the degree of hypothalamic involvement. J Neurosurg. 2007;106(1 Suppl):3-12.
11. Cohen M, Bartels U, Branson H et al. Trends in treatment and outcomes of pediatric craniopharyngioma, 1975-2011. Neuro Oncol. 2013;15:767.
12. Elowe-Gruau E, Beltrand J, Brauner R et al. Childhood craniopharyngioma: hypothalamus-sparing surgery decreases the risk of obesity. J Clin Endocrinol Metab. 2013;98:2376.
13. Cheng J, Fan Y, Cen B. Effect of preserving the pituitary stalk during resection of craniopharyngioma in children on the diabetes insipidus and relapse rates and long-term outcome. J Craniofac Surg. 2017 Sep;28(6):e591-5.
14. Lin LL, El-Naqa I, Leonard JR et al. Long-term outcome in children treated for craniopharyngioma with and without radiotherapy. J Neurosurg Pediatr. 2008;1:126.
15. Stripp DC, Maity A, Janss AJ et al. Surgery with or without radiation therapy in the management of craniopharyngiomas in children and young adults. Int J Radiat Oncol Biol Phys. 2004;58:714.
16. Wang G, Zhang X, Feng M et al. Comparing survival outcomes of gross total resection and subtotal resection with radiotherapy for craniopharyngioma: a meta-analysis. J Surg Res. 2018 Jun;226:131-9.
17. Voges J, Sturm V, Lehrke R et al. Cystic craniopharyngioma: long-term results after intracavitary irradiation with stereotactically applied colloidal beta-emitting radioactive sources. Neurosurgery. 1997;40:263.
18. Hukin J, Steinbok P, Lafay-Cousin L et al. Intracystic bleomycin therapy for craniopharyngioma in children: the Canadian experience. Cancer. 2007;109:2124.
19. Cavalheiro S, DiRocco C, Valenzuela S et al. Craniopharyngiomas: intratumoral chemotherapy with interferon-alpha: a multicenter preliminary study with 60 cases. Neurosurg Focus. 2010;28:e12.
20. Zhu W, Li X, He J et al. A reformed surgical treatment modality for children with giant cystic cranipharyngioma. Childs Nerv Syst. 2017:1491-500.
21. Liu W, Fang Y, Cai B et al. Intracystic bleomycin for cystic craniopharyngiomas in children. Neurosurgery. 2012 Nov;71(5):909-15.
22. Minckle JP. Recurrent craniopharyngioma. Concepts Pediat Neurosurg. 1987;7:45-57.

Capítulo 59

Cordomas e Condrossarcoma

Vinícius Trindade Gomes da Silva
Thales Bhering Nepomuceno
Marcelo Prudente do Espirito Santo

Introdução

Os cordomas são tumores originários de remanescentes da notocorda. Podem surgir ao longo do neuroeixo (base do crânio, corpos vertebrais e sacro). Neste capítulo, focaremos no estudo dos cordomas da base do crânio.

Cordomas

Epidemiologia

Constituem de 1% a 4% de todos os tumores malignos do osso, com incidência estimada de 0,08 por 100 mil pessoas. Sua distribuição anatômica é de 50% na região sacrococcígea, 35% na base do crânio e 15% nas demais vértebras (mais comum na coluna lombar).[1] Alguns estudos recentes revelaram uma mudança nessas proporções: base do crânio – 32%; coluna – 32,8% e sacro – 29,2%). A média de idade do diagnóstico é de 58 anos. É duas vezes mais frequente em homens.[2]

Histopatologia

Classificação histológica

Os cordomas são classificados em três variantes histológicas (Figura 59.1):

1. **Convencional:** lesões osteolíticas multilobuladas separadas por septos fibrosos. Cada lobo é composto por cordões de células claras bolhosas (padrão *physaliphorous*), com citoplasma vacuolado e depósitos de mucina intracelular inseridas em matriz mucinosa e núcleo redondo ou oval de coloração escura com atipias e pleomorfismo.
2. **Condroide:** menos agressivo e com características histológicas semelhantes tanto com cordomas quanto com condrossarcoma com áreas semelhantes a tecido cartilaginoso.

3. **Desdiferenciado:** mais agressivo, comportamento de alto grau com mais atipias e componente sarcomatoso.

Figura 59.1 – (A) Cordoma convencional; (B) células *physaliphorous*; (C) células fusiformes compatíveis com transformação sarcomatosa do cordoma desdiferenciado.

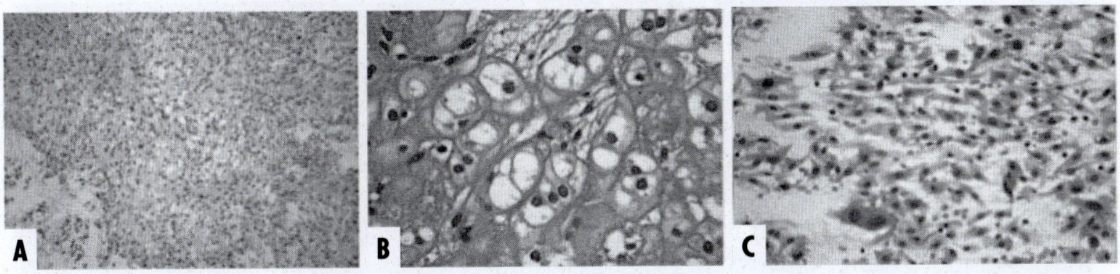

Fonte: Acervo da autoria do capítulo.

Imuno-histoquímica

São positivos para citoqueratina, antígeno epitelial de membrana (EMA) e proteína S-100. Um fator de transcrição nuclear denominado Brachyury[3] foi identificado como marcador de cordoma e, associado com a citoqueratina, atinge sensibilidade e especificidade maiores que 90%.

Clínica

Os cordomas geralmente envolvem o *clivus* e seus sintomas se associam ao comprometimento de nervos cranianos e compressão do tronco encefálico. Outras manifestações mais raras são epistaxe e hemorragia intracraniana.

Diagnóstico

O diagnóstico é realizado através de exames de imagem. A tomografia de crânio evidencia lesão osteolítica centrada usualmente no *clivus* com destruição óssea. Calcificações estão presentes em até 70% dos casos. Apresenta, ainda, captação de contraste.

A ressonância magnética (RM) revela imagem com hipossinal ou isossinal em T1 com lesões císticas e calcificações. Apresenta captação heterogênea de contraste e uma característica marcante é o hipersinal em T2. A lesão pode se estender para seio cavernoso, região suprasselar, nasofaringe, ângulo ponto-cerebelar e coluna cervical (C1 e C2, principalmente) (Figura 59.2).

A biópsia em lesões da base do crânio deve ser realizada em caso de dúvida diagnóstica após a realização da neuroimagem.

Diagnósticos diferenciais

São condrossarcomas, lesões metastáticas, plasmocitoma, linfoma, carcinomas invasivos e lesões de remanescentes da notocorda.

Estadiamento

Como forma de estadiamento, deve-se realizar o estudo de imagem de todo o neuroeixo e tomografia computadorizada (TC) de tórax, abdome e pelve.

Figura 59.2 – (A e B) Lesão osteolítica em *clivus*; (C) RM evidenciando intensa captação de contraste; (D) corte em T2 demonstrando hipersinal da lesão em *clivus*; (E) corte sagital: extensão da lesão para *clivus* inferior, C1, processo odontoide e rinofaringe.

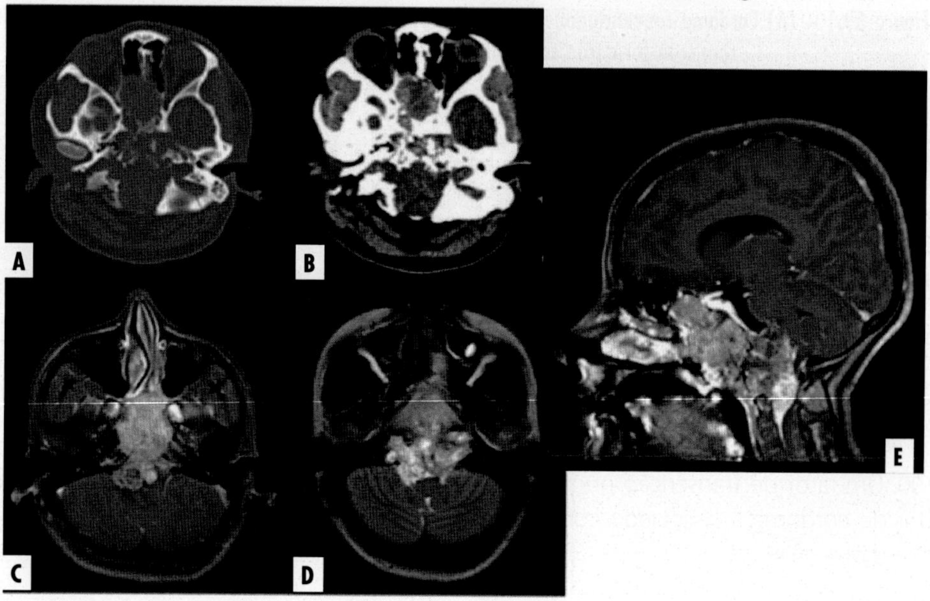

RM: ressonância magnética.
Fonte: Acervo da autoria do capítulo.

Tratamento

Categoria 2A – baseado na National Comprehensive Cancer Network (NCCN).

1. **Convencional e condroide:**
   - Ressecável: ressecção macrototal ou subtotal + radioterapia (RDT) (ressecção R1 – doença residual microscópica e R2 – doença residual macroscópica; R0 – sem doença microscópica residual).
   - Não ressecável: considerar apenas RDT.
   - Recorrência:
     - Local: considerar nova ressecção, RDT e/ou quimioterapia.
     - Metástase: considerar ressecção, quimioterapia e RDT; avaliar cuidados paliativos.
   - RDT: realizar RDT adjuvante após ressecções R1 e R2 com dose de, pelo menos, 70 Gy.
   - Quimioterapia: pouca resposta à quimioterapia. Em geral utiliza-se o imatinibe. Pode-se utilizar o lapatinibe nos pacientes com tumores que expressam receptor do fator de crescimento epidérmico (EGFR).
2. **Desdiferenciado:**
   - Segue o tratamento de sarcoma de partes moles.
   - Em resumo, ressecção macrototal, quando for viável, associada a RDT e quimioterapia.
   - Considerar quimioterapia neoadjuvante (categoria 1).
   - Tumores com metástase: cirurgia associada a RDT e quimioterapia; considerar cuidados paliativos.

Prognóstico

Apresenta taxa de 50% de recorrência e 20% de metástase a distância. Taxa de sobrevida em torno de 75% em 5 anos,[2] com média de sobrevida de 7,7 anos.

Condrossarcomas

São tumores mesenquimais não meningoteliais malignos originados de regiões de ossificação endocondral. Podem ocorrer ao longo do neuroeixo. A ossificação endocondral se manifesta em inúmeras regiões da formação da base do crânio: sincondroses petroclival, esfeno-petrosa, petro-occipital e esfeno-occipital.

Epidemiologia

Representam 20% dos tumores ósseos malignos primários. Apenas 2% ocorrem na base do crânio, correspondendo de 0,1% a 0,2% de todos os tumores intracranianos.[4]

Histopatologia

Podem ser classificados em[5,6] (Figura 59.3):

- **Convencional:** compreendem 90% dos casos. Composto por células multinucleadas em uma matriz cartilaginosa. São divididos em três graus histológicos, baseando-se no grau de atipias, número de mitoses, relação núcleo-citoplasma e quantidade da matriz cartilaginosa. Noventa por cento são de graus I e II. O grau I é denominado baixo e apresenta poucas atipias e volumosa matriz cartilaginosa; o grau II apresenta maior celularidade e atipias e o grau III corresponde a menos de 10% e se caracteriza por maior celularidade e menor quantidade de matriz cartilaginosa.
- **Mesenquimal:** apresentam duas áreas de agrupamentos celulares, uma composta por células mesenquimais primitivas e outra composta por células com padrão de tecido cartilaginoso (semelhante ao convencional).
- **Desdiferenciado:** apresentam padrão misto com células tumorais de origem cartilaginosa e células fusiformes, compatíveis com outros tipos de sarcoma.
- **Células claras:** tumores malignos de baixo grau que se caracterizam por apresentarem células com citoplasma abundante, rico em glicogênio, que se agrupam em lóbulos.

Figura 59.3 – (A) Convencional grau I, grande quantidade de matriz cartilaginosa; (B) padrão de células fusiformes compatível com transformação sarcomatosa, sugerindo desdiferenciado; (C) padrão desdiferenciado à esquerda e convencional à direita.

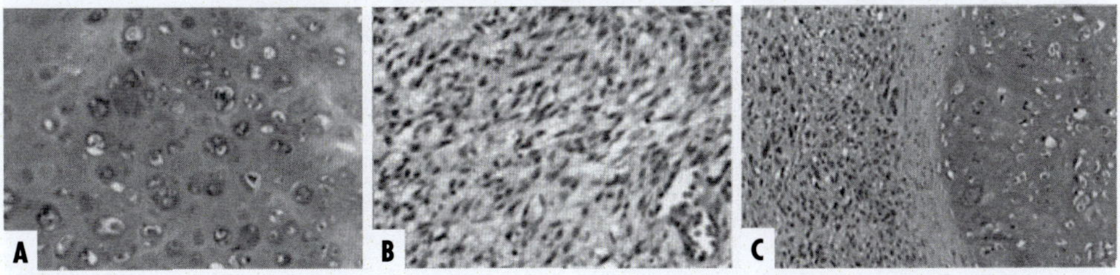

Fonte: Acervo da autoria do capítulo.

Clínica

Semelhante à do cordoma.

Diagnóstico

TC de crânio evidencia lesão lítica com destruição óssea. Calcificações podem estar presentes. Classicamente, ocupam as regiões paramedianas na base do crânio (região das sincondroses) em relação ao cordoma. A RM também revela imagem com hipossinal/isossinal em T1 e hipersinal em T2, com captação heterogênea de contraste.

A biópsia em lesões da base do crânio também deve ser realizada em caso de dúvida diagnóstica.

Tratamento

Categoria 2A – baseado na National Comprehensive Cancer Network (NCCN).

1. **Convencional (graus I, II e III) e células claras:**
   - Ressecável: ressecção cirúrgica macrototal (Figura 59.4).
   - Irressecável: radioterapia.

Figura 59.4 – (A) Lesão em ápice petroso (círculo branco) com discreta captação de contraste sugestiva de condrossarcoma; (B e C) T2 e FLAIR evidenciando hipersinal da lesão; (D) realizada a petrosectomia anterior (Kawase) – AP: ápice petroso, seta indica a lesão tumoral de coloração escurecida no ápice petroso, V2: ramo maxilar do nervo trigêmio, V3: ramo mandibular do nervo trigêmeo; (E) aspecto final após a petrosectomia. Realizada a remoção da lesão – seta indicando a artéria carótida intrapetrosa completamente esqueletizada, asterisco representando a cavidade cirúrgica final após a remoção da lesão. Observação: paciente já apresentava isquemia cerebelar prévia.

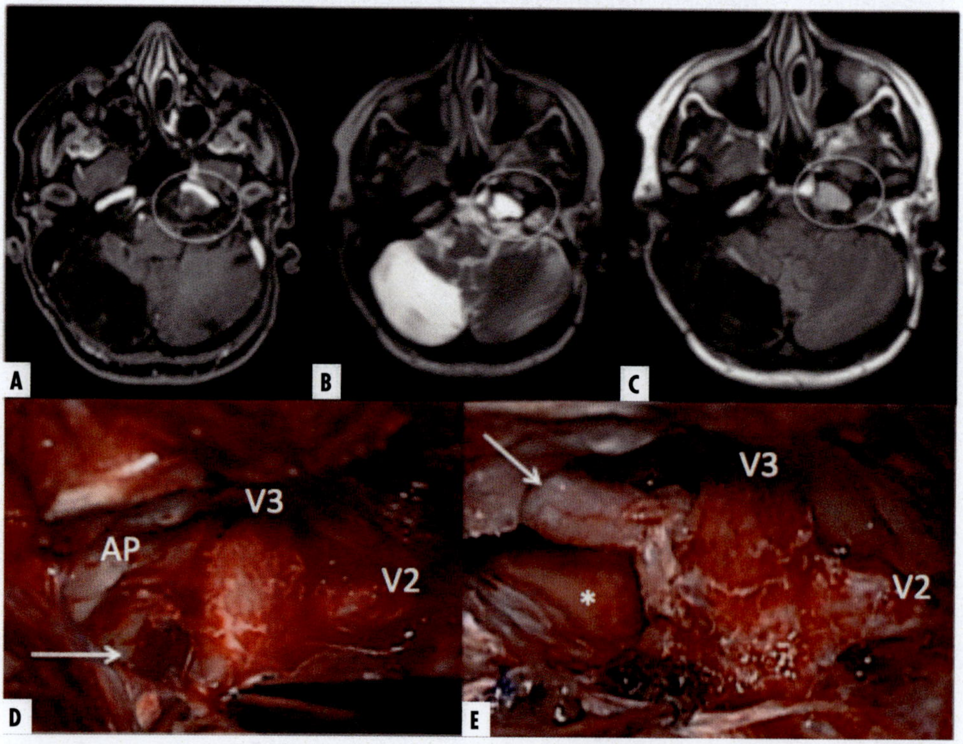

Fonte: Acervo da autoria do capítulo.

2. **Mesenquimal e desdiferenciado:** seguem o tratamento proposto para sarcoma de Ewing e osteossarcoma, respectivamente:
   - Com biópsia prévia: realizar quimioterapia neoadjuvante (categoria 1), seguida de cirurgia, RDT e quimioterapia.
   - Sem biópsia: ressecção macrototal + quimioterapia + RDT.
   - RDT:
     - Dose > 70 Gy.
     - Realizar nas ressecções com margem comprometida (R1 e R2), nos casos de tumores irressecáveis e nos tumores mesenquimais/desdiferenciados.

Prognóstico

De modo geral, são menos agressivos do que os cordomas. A taxa livre de recorrência é de 95% em 5 anos. O subtipo mesenquimal apresenta taxas de sobrevida em 5 anos de 50% e o desdiferenciado, de 0% a 20%.

Tumor benigno de células da notocorda

Desde 2013, a Organização Mundial da Saúde (OMS) passou a reconhecer uma nova entidade no contexto de tumores do *clivus*, o tumor benigno de células da notocorda (BNCT). É um tumor benigno derivado de células da notocorda e que pode ser um precursor do cordoma.[3]

Histopatologia

Células tumorais vacuoladas adipócitos-símile e eosinofílicas. Não apresentam configuração lobular e nem matriz mixoide. Mitoses são raras. Na imuno-histoquímica, é positiva para Brachyury, vimentina e proteína S-100.[3]

Diagnóstico

O diagnóstico é realizado através de neuroimagem. A TC de crânio revela lesão esclerótica, sem lesões osteolíticas ou extensão extraóssea. A RM evidencia lesão homogênea com hipossinal em T1 e hipersinal em T2 sem captação de contraste (Quadro 59.1 e Figura 59.5).

Ecchordosis physaliphora (EP) é um subtipo do BNCT. São lesões bem delimitadas, intradurais que normalmente ocupam a cisterna pré-pontina na altura do canal de Dorello[7] (Figura 59.6).

A biópsia deve ser realizada apenas em caso de dúvida diagnóstica.

Tratamento e prognóstico

Excelente prognóstico, sem necessidade de tratamento cirúrgico (Figura 59.7). Necessita de seguimento com RM pelo risco potencial de transformação para cordoma.[3]

Quadro 59.1 – Comparação radiológica das lesões de *clivus*.

	T1	T2	Captação de contraste	Destruição óssea	Localização preferencial
Cordoma	Hipo ou iso	Hipersinal	Sim	Sim	Linha mediana
Condrossarcoma	Hipo ou iso	Hipersinal	Sim	Sim	Paramediana
BNCT	Hipo	Hipersinal	Não	Não	Intraóssea
EP	Hipo	Hipersinal	Não	Não	Linha mediana, intradural

EP: *Ecchordosis physaliphora*; BNCT: tumor benigno de células da notocorda.
Fonte: Desenvolvido pela autoria do capítulo.

Figura 59.5 – (A e B) TC e RM evidenciando lesão sugestiva de BNCT. Trabéculas ósseas e cortical preservadas, sem lesões osteolíticas; (C e D) conformação do *clivus* mantida, sem erosão da cortical. RM com contrate sem evidência de captação de gadolínio.

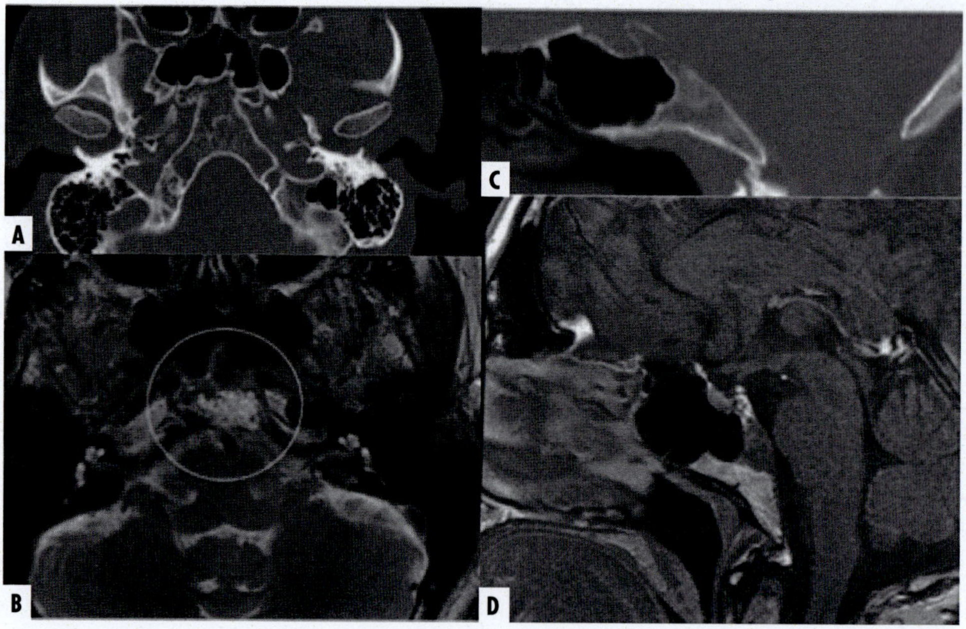

TC: tomografia computadorizada; RM: ressonância magnética; BNCT: tumor benigno de células da notocorda.
Fonte: Acervo da autoria do capítulo.

Figura 59.6 – Lesão no *clivus* com extensão à cisterna pré-pontina (seta), sugestiva de *Ecchordosis physaliphora*.

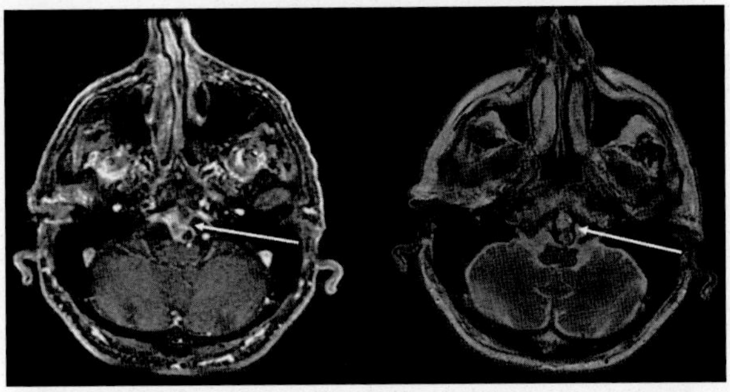

Fonte: Acervo da autoria do capítulo.

Figura 59.7 – Estratégias cirúrgicas para as lesões do *clivus*.

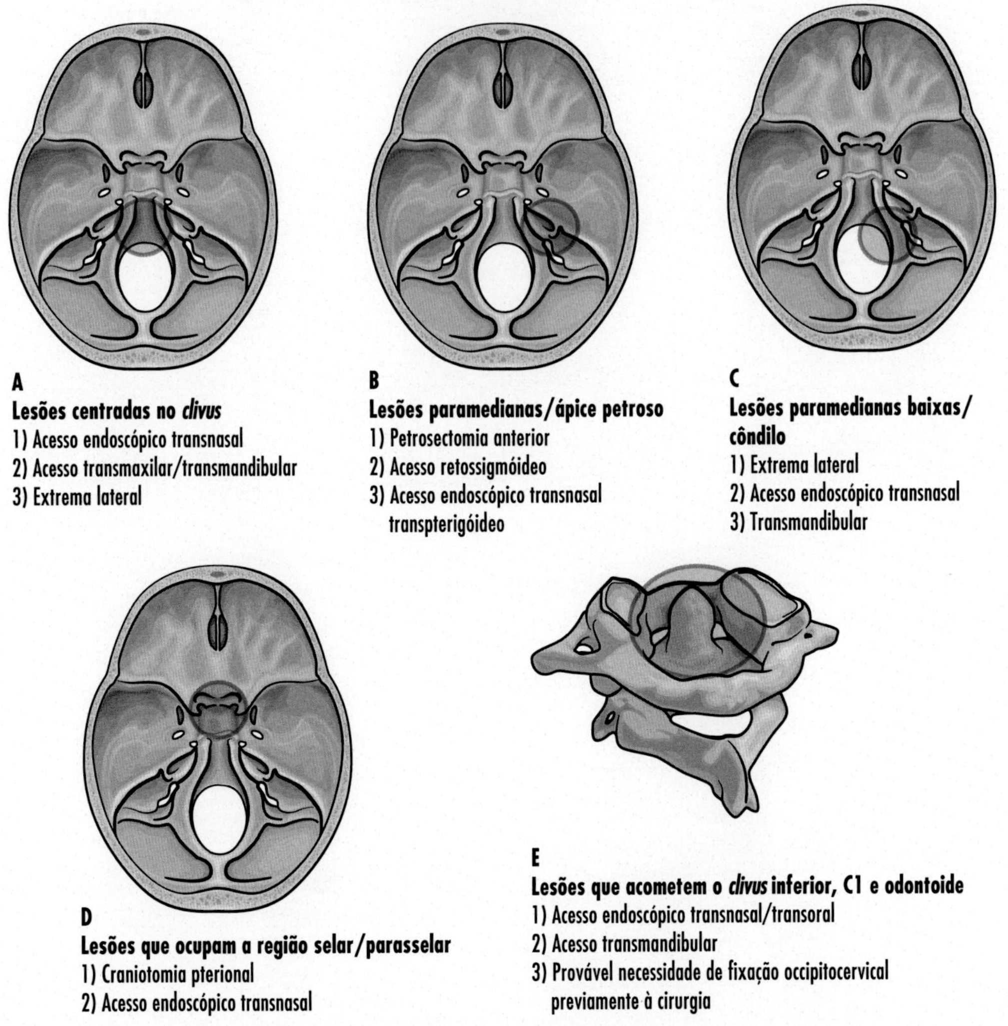

Fonte: Desenvolvida pela autoria do capítulo.

Referências bibliográficas

1. Zou MX, Zhang QS, Wang SF et al. Prognostic factors in skull base chordoma: a systematic literature review and meta-analysis. World Neurosurg. 2018;109:307-27.
2. Jahangiri A, Jian B, Miller L et al. Skull base chordomas: clinical features, prognostic factors and therapeutics. Neurosurg Clin N Am. 2013;24:79-88.
3. Yamaguchi T, Imada H, Iida S et al. Notochordal tumors: an update on molecular pathology with therapeutic implications. Surg Pathol Clin. 2017;10:637-56.
4. Awad M, Gogos AJ, Kaye AH. Skull base chondrosarcoma. J Clin Neurosci. 2016;24:1-5.
5. Raza SM, Gidley PW, Meis JM et al. Multimodality treatment of skull base chondrosarcomas: the role of histology specific treatment protocols. Neurosurgery. 2017;81:520-30.
6. Santegoeds RGC, Temel Y, Beckervordersandforth JC et al. State-of-the-art imaging in human chordoma of the skull base. Curr Radiol Rep. 2018;6:16.
7. Park HH, Lee KS, Ahn SJ et al. Ecchordosis physaliphora: typical and atypical radiologic features. Neurosurgical Review. 2017;40:87-94.

Capítulo 60

Estesioneuroblastoma

Nícollas Nunes Rabelo
Bruno Braga Sisnando da Costa
Marcelo Prudente do Espirito Santo

Introdução

Um caso de estesioneuroblastoma foi descrito pela primeira vez em 1974. É um tumor que corresponde a 3% das neoplasias intranasais. O tratamento e o acompanhamento devem ser realizados por equipe multidisciplinar, incluindo médicos neurocirurgiões otorrinolaringologistas e cirurgiões bucomaxilofaciais (BMF), em centros bem equipados.

Anatomopatologia

O estesioneuroblastoma tem estrutura patológica similar à do neuroblastoma da glândula adrenal (sistema nervoso simpático). Suas células têm aspecto lobular, densas concentrações neurofibrilares e microtúbulos, escassos núcleos ovais e citoplasma pouco definido. Ocasionalmente, apresenta-se como rosetas olfatórias ou pseudorrosetas. As características imuno-histoquímicas estão descritas no Quadro 60.1 e a classificação e a gradação histológica de Hyams, na Tabela 60.1.

Quadro 60.1 – Características dos reagentes de imuno-histoquímica do estesioneuroblastoma.

Imuno-histoquímica	Estesioneuroblastoma
Neurofilamento	NSE (*neuron specific enolase*)
Sinaptofisina	S-100
Cromogranina	–
Leu-7	–

Fonte: Desenvolvido pela autoria do capítulo.

Tabela 60.1 – Classificação e gradação histológica de Hyams.

Características	I	II	III	IV
Citoarquitetura	Lobular	Lobular	Variável	Variável
Razão micótica	–	Baixa	Moderada	Alta
Pleomorfismo nuclear	Ausente	Leve	Moderado	Marcado
Rosetas	Variável	Variável	Verdadeiras	–
Necrose	Ausente	Ausente	Suave	Extensa

Fonte: Desenvolvida pela autoria do capítulo.

Aspectos clínicos

A sintomatologia clínica é geralmente nasal crônica, inicialmente unilateral e com epistaxes recorrentes. Caracterize-se como massa densa e friável. Progressivamente, podem surgir sintomas como cefaleia, alterações visuais, rinorreia, hiposmia, proptose ondular, anormalidades mentais, presença de tumor cervical, dor facial, diplopia e tumor facial. Acomete igualmente ambos os sexos, tem distribuição bimodal e pico de ocorrência nas 2ª e 5ª décadas de vida, podendo, também, acometer idosos e crianças. A classificação de Kadish modificada possibilita descrever sua invasibilidade e disseminação (Quadro 60.2).

Quadro 60.2 – Classificação de Kadish modificada para estadiar a invasibilidade do estesioneuroblastoma.

A	Tumor confinado, cavidade nasal
B	Tumor que se estende à cavidade nasal
C	Tumor presente na cavidade nasal e seio paranasal, incluindo placa cribriforme, base do crânio e cavidade intracraniana, com ou sem envolvimento orbitário
D	Tumor e metástases para linfonodos cervicais e locais distantes

Fonte: Desenvolvido pela autoria do capítulo.

Ocorre metástase em 17% a 48% dos doentes. Estas localizam-se predominantemente nos linfonodos cervicais, seguindo-se as localizações incluindo pulmões e ossos e, menos comumente, fígado, mediastino, adrenais, ovários, baço, parótidas, sistema nervoso central e compartimento epidural espinal.

A tomografia computadorizada (TC) do crânio costuma revelar acometimento e frequente erosão dos seios paranasais, ossos, assoalho da fossa anterior e parede orbitária. A ressonância magnética (RM) do crânio pode avaliar a extensão intracraniana da lesão. As metástases podem ser identificadas com os exames de TC/RM e cintilografia da razão cervical, tórax e abdome. A biópsia realizada pelo médico otorrinolaringologista possibilita o diagnóstico histológico da lesão.

Tratamento

Radioterapia

Para lesões classificadas como Kadish A e B, a radioterapia precoce apresenta bons resultados. A radioterapia pré-operatória proporciona benefício teórico de diminuir a viabilidade celular e o efeito da massa e minimizar a disseminação operatória do tumor e a disseminação metastática. As doses de radioterapia variam de 50 a 60 Gy para tumores recorrentes. A taxa de recorrência após cirurgias alcança 50% em 5 anos e, quando a cirurgia é completada, a radioterapia reduz-se para 20%. Dentre as complicações por radiação destacam-se a neuropatia óptica actínica, a retinopatia e a ceratoconjuntivite.

Quimioterapia

Proporciona resultados melhores quanto à sobrevida quando realizada após a cirurgia e é indicada porque o tumor dificilmente pode ser ressecado por completo. Os métodos quimioterápicos mais utilizados são à base de ciclofosfamida e a vincristina.

Checklist pré-operatório

» História e exame físicos, incluindo-se exame sistêmico para se avaliar a ocorrência de metástases.
» TC/RM com e sem contraste do crânio e dos seios paranasais.
» Avaliação otorrinolaringológica.
» TC de pescoço, tórax, abdome e pelve para se identificar metástases (em casos de recidiva documentada).
» Tomografia com emissão de pósitrons.
» Cintilografia óssea.

Cirurgia

O tratamento cirúrgico é o de escolha. A radiocirurgia estereotáctica tem efeito limitado. Para a cirurgia, o doente deve ser mudado da posição supina, fixado à mesa cirúrgica com cabeceira de pinos. Deve-se realizar incisão bicoronal por planos e rebater a pele e o tecido celular subcutâneo com o uso de craniótomo para se proceder com a craniotomia frontal. Deve-se preparar a fáscia lata e, eventualmente, a gordura abdominal ou a fáscia de Scarpa (fáscia superficial do abdome) para preencher as falhas ósseas e durais. Deve-se evitar grandes falhas na dura-máter para facilitar o fechamento dural. A ressecção, quando possível, deve acontecer com o volume tumoral grande. Pode-se realizar o esvaziamento da lesão tendo o cuidado de se coagular as suas artérias nutridoras – principalmente as etmoidais. Muitas vezes, é necessária a remoção de placa cribriforme e das células etmoidais. O endoscópio pode auxiliar a ressecção, pois proporciona boa visibilização do caso operatório. A derivação lombar externa induz o relaxamento cerebral e a retração extradural.

As principais complicações operatórias são: infecção do abcesso epidural, meningite, infecção do retalho ósseo, fístula do líquido cefalorraquidiano, pneumoencéfalo e anormalidades visuais (diplopia, défice de acuidade visual, exoftalmia).

Doentes com mais de 50 anos de idade, grau histológico avançado, doença metastática e baixo grau de ressecção têm pior desfecho. Doentes classificados como Kadish A e B não possuem mortalidade elevada e os classificados como C podem ter sobrevivida de 50% em 8 anos. Tal recorrência do tumor pode chegar a 14% dos doentes em 2 a 6 anos e até 19 anos após o tratamento. Portanto, acompanhamento vitalício é fundamental (Figuras 60.1 e 60.2).

Figura 60.1 – Lesão expansiva sugestiva de estesioneuroblastoma, com cerca de 6 × 4,5 × 4 cm, realce heterogêneo pós-contraste centrada na face superior das fossas nasais, fossa craniana anterior, parênquima frontobasal e trabeculado etmoidal. RM do crânio em T1 com gadolínio revelado. (A e C) Sagital; (B e D) coronal.

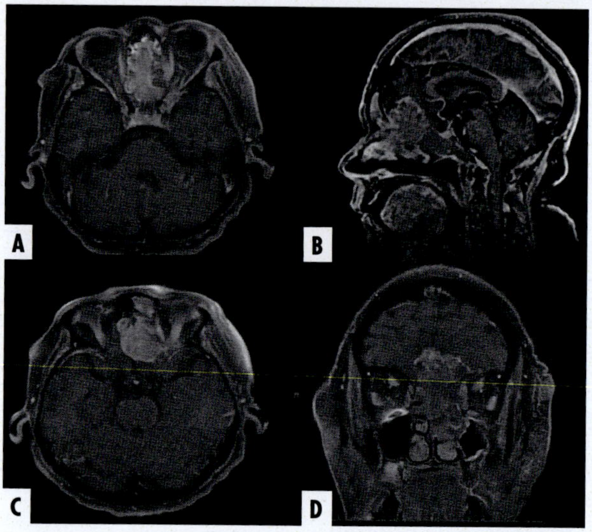

RM: ressonância magnética.

Fonte: Cortesia do Grupo de Neurocirurgia da Base do Crânio do Hospital das Clínicas da Faculdade de Medicina da Universidade de São Paulo (HC-FMUSP).

Figura 60.2 – (A) Acesso realizado pela via transnasal (*open door*) da razão anterior das células etmoidais; (B) acesso bicoronal; (C) gálea amplamente dissecada para reconstrução da base do crânio; (D) visibilização do tumor na fossa anterior, evidenciando o seio frontal aberto. Seio frontal foi reparado com retalho de gálea.

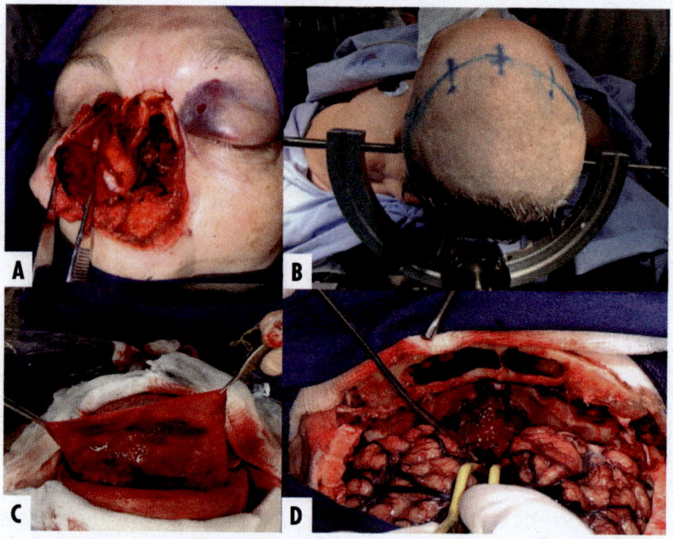

Fonte: Cortesia do Grupo de Neurocirurgia da Base do Crânio do Hospital das Clínicas da Faculdade de Medicina da Universidade de São Paulo (HC-FMUSP).

Referências bibliográficas

1. Beitler JJ, Fass DE, Brenner HA et al. Esthesioneuroblastoma: is there a role for elective neck treatment? Head Neack. 1991;13:321-6.
2. Hyams VJ. Tumor of the upper respiratory tract and ear. *In*: Hyams VJ, Batsakis JG, Michaels L (ed.). Atlas of tumor pathology. Washington (DC): Armed Forces Institute of Pathology, 1988. 2nd series, fascile 25, p. 240-8.
3. Kadish S, Goodman M, Wang CC. Olfatory neuroblastoma: a clinical analysis of 17 cases. Cancer. 1976;37:1571-6.
4. Loy AH, Reibel JF, Read PW et al. Esthesioneuroblastoma: continued follow-up of a single institution's experience. Arch Otol Head Neck Surg. 2006;132:134-8.
5. Winn HR et al. Youmans and Winn neurological surgery. DTL ed. Philadelphia (PA): Elsevier, 2017. p. 1624-32.

Capítulo 61

Hemangioblastoma

Clemar Corrêa da Silva

Introdução

Hemangioblastomas (HGB) são tumores histologicamente benignos, de crescimento lento, que acometem principalmente cerebelo, tronco encefálico e medula espinal. Representam cerca de 2% dos tumores intracranianos, 7% a 12% dos tumores da fossa posterior e 2% a 7% dos tumores da medula espinal. Raramente são supratentoriais (Figura 61.1) e, nesse compartimento, acometem a haste hipofisária ou túber cinéreo em cerca de 30% dos pacientes.

Figura 61.1 – RM mostrando HGB supratentorial.

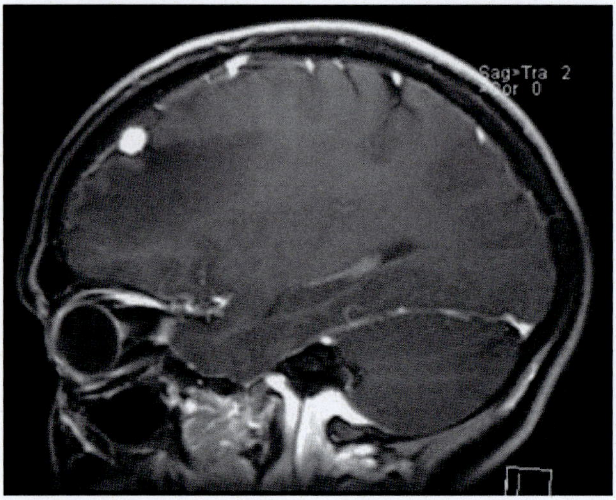

RM: ressonância magnética; HGB: hemangioblastoma.
Fonte: Acervo da autoria do capítulo.

Ocorrem de modo isolado em cerca de 75% dos pacientes e aproximadamente 20% a 30% dos casos estão associados à doença de von Hippel-Lindau (DVHL).

A DVHL contempla HGB ou angioma de retina, tumor do saco endolinfático (ouvido médio), carcinoma renal de células claras, feocromocitoma, cistoadenoma seroso pancreático, tumor neuroendócrino e cistoadenoma papilar de epidídimo e de ligamento largo do útero. Pode apresentar, também, policitemia em decorrência da produção de eritropoetina pelo próprio HGB.

Como entidade isolada, os HGBs geralmente são únicos, tendo como pico de incidência a 4ª década de vida. Quando associados à DVHL, manifestam-se principalmente na 3ª década. Raramente acometem crianças (menos de 0,5% dos tumores pediátricos), embora tal incidência aumente quando na vigência de DVHL. Quando não associados à DVHL, originam-se do cerebelo em 83% a 95% dos casos, da medula espinal em 3% a 13%, do bulbo em 2% e do compartimento supratentorial em 1,5%. Acometem mais homens que mulheres, na proporção de 1,5 a 2:1.

Sintomatologia

Como entidade isolada, geralmente causam quadros decorrentes de compressão de estruturas neurais, sangramento ou complicações paraneoplásicas. Dados precisos sobre a incidência de hemorragias por HGB ainda são escassos. Tais apoplexias são raras, embora estudos sugiram que alguns sangramentos considerados como decorrentes de malformações arteriovenosas, na realidade, possam ter sido causados por HGB.

Diagnóstico

Tomografia computadorizada, tanto cerebral como medular, pode não mostrar tumores pequenos. A ressonância magnética (RM) é o exame de excelência, mostrando massas sólidas ou associadas a cistos, fortemente realçadas por contraste (Figura 61.2) e comumente causando edema adjacente. Quando da presença de massas sólidas, angiografias mostram que tais lesões são altamente vascularizadas (Figura 61.3). Tais achados não são patognomônicos, mas permitem o diagnóstico diferencial com outras lesões, principalmente gangliogliomas, astrocitomas e metástases. Na medula espinal, geralmente os exames de imagem revelam siringomielia e/ou edema medular.

Em cerca de 80% dos casos, estes tumores estão associados a cistos (Figura 61.4) que, por seu volume, colaboram no surgimento de sintomas.

Os cistos peritumorais costumam ter atenuação/sinal semelhante ao líquido cefalorraquidiano, exceto quando da presença de alto teor proteico ou hemorragias. Tais cistos estão presentes em 90% dos HGB espinais sintomáticos e 70% dos HGB cerebelares e do tronco encefálico sintomáticos.[1,2] O líquido do cisto é constituído de ultrafiltrado plasmático de parte sólida. Na cirurgia, não é necessária a retirada ou fenestração da parede do cisto que, na realidade, não é uma cápsula verdadeira. Os cistos crescem frequentemente em maior velocidade que a parte sólida do tumor. É comum a presença de edema no tecido cerebral adjacente.

O nódulo mural dos HGB tem realce intenso ao contraste e, em geral, difusão facilitada (hipossinal na sequência pesada em difusão), o que ajuda na diferenciação com outros tumores sólido-císticos.

Figura 61.2 – RM mostrando volumoso HGB sólido-cístico com intenso realce ao contraste.

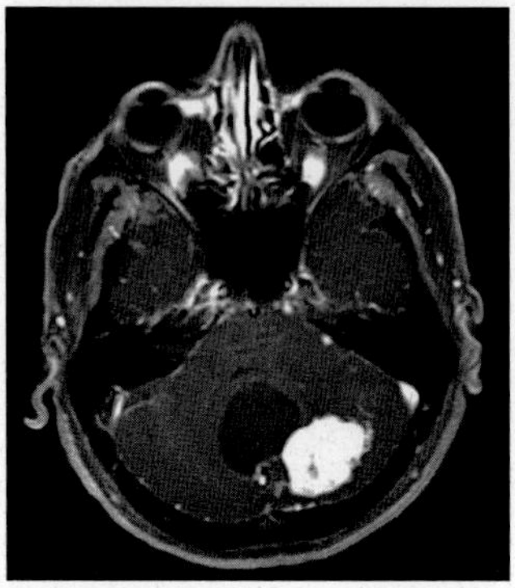

RM: ressonância magnética; HGB: hemangioblastoma.
Fonte: Acervo da autoria do capítulo.

Figura 61.3 – Angiografia digital com fases arterial e venosa mostrando HGB de fossa posterior.

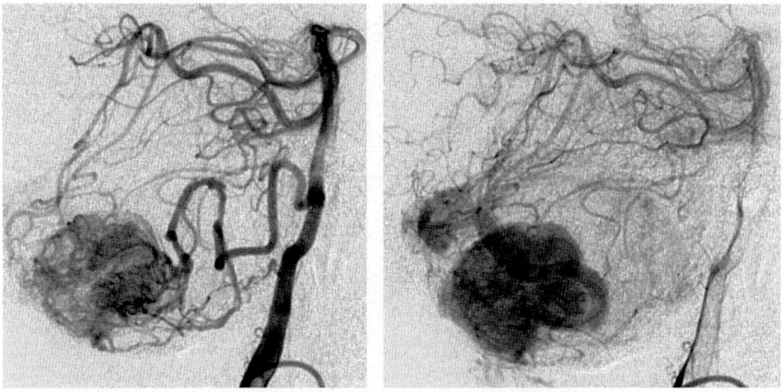

HGB: hemangioblastoma.
Fonte: Acervo da autoria do capítulo.

Figura 61.4 – RM mostrando HGB como nódulo mural.

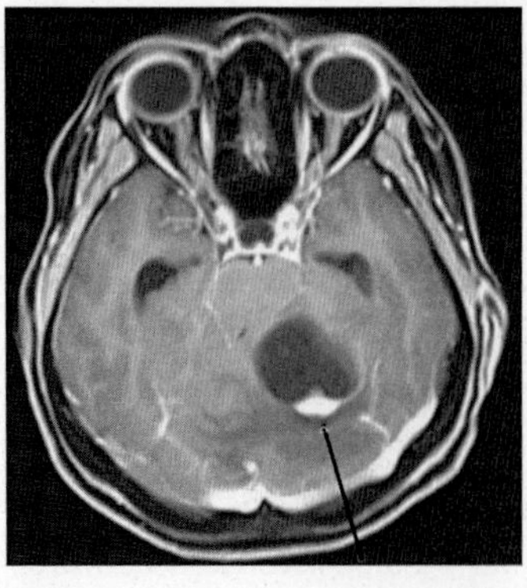

RM: ressonância magnética; HGB: hemangioblastoma.
Fonte: Acervo da autoria do capítulo.

Geralmente mostram hipo/isossinal nas imagens ponderadas em T1 e hipersinal nas imagens ponderadas em T2, com realce da porção sólida após o contraste em T1, podendo apresentar áreas tubulares de *flow void* quando nutridos ou drenados por vasos calibrosos. Pode ocorrer facilitação à difusão (hipossinal em DW1 e hipersinal no mapa ADC) a qual, em uma lesão infratentorial, sugere fortemente HGB.

Também pode haver vasos dilatados próximos à lesão correspondendo a artérias nutridoras e/ou drenagem venosa. Angiografias mostram um *nidus* vascular neoplásico com *blush* homogêneo e, muitas vezes, drenagem venosa precoce.

Diante de imagem mostrando forte suspeita de HGB na fossa posterior, é fundamental investigação radiológica do neuroeixo. Alguns HGB podem acometer retina ou nervo óptico e sangramento de tais lesões podem causar descolamento de retina e comprometimento visual.

Patologia

Macroscopicamente são lesões avermelhadas com limites na maioria das vezes nítidos (Figura 61.5), intensamente vascularizadas (Figura 61.3) e quase sempre associadas a cistos. Frequentemente são nódulos murais de cistos associados à cápsula gliótica, considerada "não verdadeira". Mesmo havendo implantes à distância do sítio operado, não há relatos de malignização do HGB. Sua histogênese é incerta. A origem glial é sugerida pela presença de filamentos intermediários no citoplasma das células do HGB, identificados pela microscopia eletrônica, mas não confirmados pela imuno-histoquímica. Recentes observações por microscopia eletrônica de grânulos secretórios nas células estromais levantam a hipótese de origem neuroendócrina, confirmada por alguns estudos de imuno-histoquímica, mas ainda não aceita universalmente. Muitas vezes o aspecto ao microscópio lembra alguns tipos de carcinomas renais de células claras (CRCC). Como carcinomas renais podem compor a DVHL e metastatizar para o sistema nervoso central (SNC), estudos de imuno-histoquímica são necessários para o diagnóstico específico nas situações de incerteza.

Figura 61.5 – Imagem cirúrgica mostrando HGB sólido altamente vascularizado.

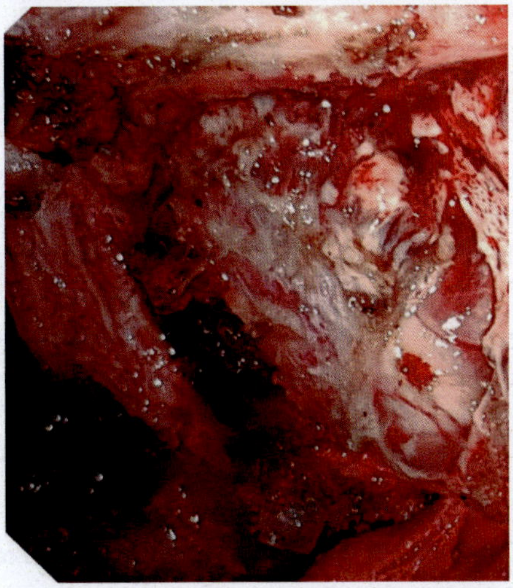

HGB: hemangioblastoma.

Fonte: Acervo da autoria do capítulo.

São conhecidos três tipos de HGB: juvenil, transicional e de células claras. Seus padrões císticos são:[3]

- Sem cisto associado → 28%.
- Com cisto peritumoral → 51%.
- Com cisto intramural → 17%.
- Com cistos peritumoral e intramural → 4%.

Biologia molecular

O gene von Hippel-Lindau (gVHL) é um gene supressor tumoral cuja função principal é inibir a proliferação e diferenciação celular. A inativação desse gene, localizado no cromossomo 3p, é envolvida na patogênese de HGB isolados ou associados à DVHL. Mutações somáticas do gVHL e/ou deleção alélica desse gene podem estar presentes em cerca de 50% dos HGB esporádicos (não associados à DVHL). Nessa categoria de casos, a perda da função desse gene desempenha papel crítico no desenvolvimento dos HGB, atuando como fator predisponente ou catalítico no processo que culmina na formação tumoral. Por outro lado, a totalidade dos HGB associados à DVHL apresenta perda da função do gVHL. Contudo, de acordo com hipóteses mais recentes para a histogênese desses tumores, bem como após análise epidemiológica dos HGB associados à perda da função do gVHL, constatou-se que tal perda, por si só, não é condição suficiente ou essencial para os surgimento e desenvolvimento dos HGB. Estes são resultado de uma interação de múltiplos genes e fatores, ainda não conhecidos, que criam um ambiente favorável à proliferação das células-tronco neurais e consequente diferenciação nas células estromais e vasculares que compõem o tumor.

Evolução natural

Não há dados definitivos sobre idade, sexo, localização, características radiológicas ou marcadores moleculares que permitam prever a evolução natural precisa de uma lesão fortemente sugestiva de HGB. Assim, o acompanhamento clínico e radiológico é essencial. HGBs podem permanecer sem crescimento por longos períodos de tempo, terem padrão de crescimento errático (não homogêneo) ou mesmo crescimento acelerado.

Acredita-se que o crescimento da lesão pode ser importante, mas pode haver reabsorção do líquido, tornando o volume total estável. Portanto, **edema ou formação de cistos em pacientes assintomáticos não são necessariamente indicações absolutas de cirurgia. O consenso atual é que o paciente deve ser operado somente se houver progressão com sintomas neurológicos, hemorragias, crescimento real do tumor e/ou do cisto**.[4] Numa revisão de Lonser e colaboradores[5] com 225 pacientes portando 1.921 HGB, 51% das lesões não cresceram. Das 49% restantes, 72% cresceram de forma errática, 6% de forma linear e 22% de forma exponencial. O risco de sangramento em HGB tratados não é bem estabelecido.

Seguimento

A imprevisibilidade relacionada à localização e ao momento do aparecimento dos cistos e tumores associados à DVHL implica no seguimento **vitalício** dos doentes e familiares afetados e identificados por testes genéticos. A detecção de lesões em fase precoce permite abordagens terapêuticas mais adequadas e melhor qualidade de vida. As principais causas de morte são a metastatização dos CRCC e as lesões neurológicas decorrentes de HGB do SNC.

A regularidade com que os exames devem ser feitos é relativamente consensual, mas há disparidade de opiniões no tocante à idade em que devem ser iniciados. Com relação aos HGB diagnosticados em contexto de DVHL, há relatos de feocromocitomas em crianças de 5 anos, bem como de HGB do SNC e CRCC na puberdade.[1,6]

Tratamento

Os HGB podem ser tratados com cirurgia, algumas vezes precedidas de embolização, principalmente quando de grande volume e sem componente cístico. Radioterapia pode ser indicada e há estudos mostrando o papel da quimioterapia (a seguir).

Na DVHL, o frequente aparecimento de múltiplas lesões em vários locais exige esforços tanto diagnósticos quanto terapêuticos, inclusive no sentido de evitar procedimentos cirúrgicos múltiplos **e, muitas vezes, desnecessários**. Lesões pequenas podem ser seguidas com rigorosa vigilância, pois, embora as cirurgias sejam o tratamento principal, tais procedimentos podem ser reservados para lesões sintomáticas, como citado anteriormente. **Alguns autores defendem que mesmo diante de pequenos crescimentos das lesões, quando assintomáticas, a conduta expectante pode ser adotada, principalmente em locais de difícil acesso**.

Mulheres com lesões retinianas, cerebrais e medulares têm maior risco de crescimento de tais lesões durante a gravidez e podem ser necessárias considerações específicas durante o trabalho de parto.[7]

Cirurgia

Diante de lesões fortemente sugestivas de HGB, a cirurgia é o tratamento de escolha para lesões isoladas (Figuras 61.5 e 61.6), para o diagnóstico específico, melhora de sintomas e, muitas vezes, cura da doença. Em ressecções não totais, a taxa de recidiva alcança até 27% em alguns estudos. Cumpre frisar que, **na vigência da DVHL confirmada, a cirurgia para HGB deve ser criteriosamente indicada (como citado anteriormente), principalmente considerando-se o número de lesões e quadro sistêmico do paciente. Para pacientes com DVHL confirmada, assintomáticos e com uma ou mais lesões pequenas sugestivas de HGB, autores sugerem observação rigorosa, ao invés de imediata cirurgia**.

Figura 61.6 – Imagem cirúrgica mostrando HGB sólido altamente vascularizado.

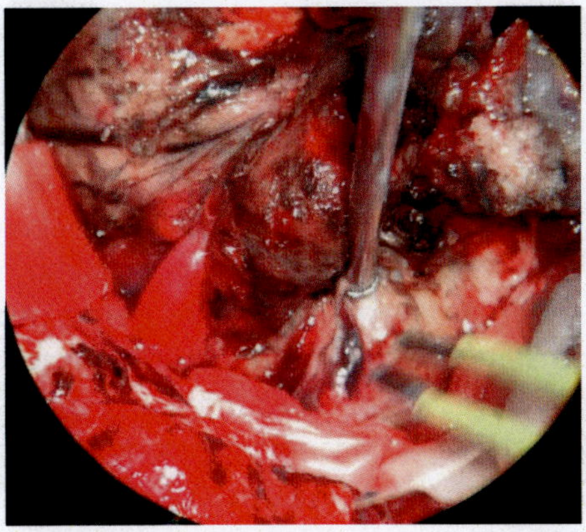

HGB: hemangioblastoma.

Fonte: Acervo da autoria do capítulo.

Em casos de cistos com nódulos murais, a parte sólida deve ser ressecada completamente, o que evita seu recrescimento na quase totalidade das vezes. A parede do cisto não precisa ser retirada ou fenestrada, exceto quando houver nítido acometimento pelo tumor. Quando da retirada da lesão sólida, normalmente a produção do exsudato cessa e o cisto geralmente desaparece. **É importante ressaltar que diante de volumosas lesões sólidas em fossa posterior, fortemente sugestivas de HGB (principalmente na vigência de DVHL), a indicação cirúrgica deve ser extremamente cuidadosa, uma vez que tais lesões costumam apresentar sangramentos abundantes e de difícil controle durante o procedimento cirúrgico. Principalmente nesses casos, a embolização prévia deve ser fortemente considerada** (Figura 61.7).

Figura 61.7 – RM mostrando HGB volumoso. Angiografias digitais durante a embolização mostrando o resultado após o procedimento. As três imagens são do mesmo paciente.

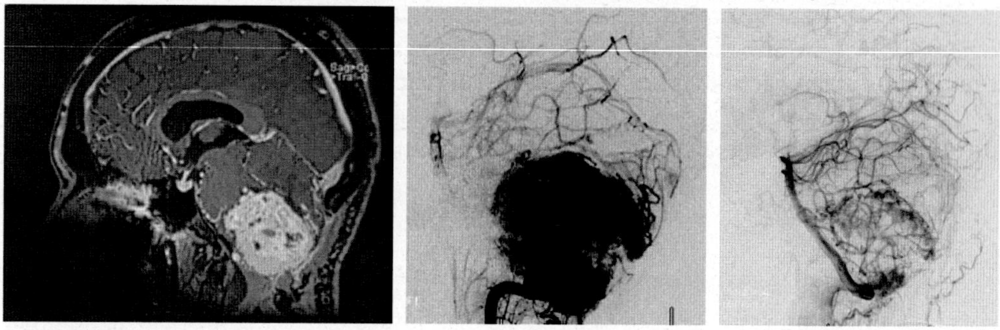

HGB: hemangioblastoma.
Fonte: Acervo da autoria do capítulo.

Cumpre ressaltar que, principalmente na presença de DVHL, a não detecção e tratamento pré-operatório de feocromocitoma (que pode ocorrer em portadores assintomáticos) poderá causar graves complicações cirúrgicas.

Embolização e cirurgia para HGB sólidos

Lesões com volumosos componentes sólidos constituem um grande desafio terapêutico, particularmente quando indicada a cirurgia. Tais lesões têm aspecto muito denso, grosseiramente esférico e muitas vezes volumoso. São extremamente vascularizados, conferindo apresentação angiográfica e macroscópica semelhante a uma malformação arteriovenosa.

Para HGB sólidos, a ressecção em bloco é a estratégia cirúrgica ideal. A tentativa de ressecção fragmentada desse tipo de lesão apresenta altíssimo risco de complicações intraoperatórias com consequências devastadoras. Assim, **para a ressecção segura de tumores sólidos, deve ser rigorosamente considerada a embolização pré-operatória**,[8] ampla exposição, dissecção circunferencial e ressecção em bloco, o que exige grande habilidade cirúrgica. Com a embolização adequada, o sangramento intraoperatório diminui significativamente, o tempo da cirurgia é muito reduzido, a dissecção segura é facilitada e a possibilidade de ressecção total do tumor é otimizada. A taxa de complicações pós-operatórias diminui sensivelmente. Sem embolização prévia e quando da necessidade absoluta da cirurgia, no ato operatório, pode ser difícil distinguir artérias de veias perilesionais. A eletrocoagulação inadvertida de vasos de drenagem obviamente pode causar inchaço, aumento da pressão venosa intratumoral e sangramento grave, dificultando brutalmente a hemostasia e a dissecção da lesão, com consequências muitas vezes trágicas. Ultrassonografia microvascular intraoperatória com *doppler* pode ajudar a identificar as artérias do tumor e veias de drenagem. Nesse tipo de abordagem, a estratégia cirúrgica é semelhante à usada para malformações arteriovenosas. Deve se evitar, a todo custo, abordagem inicial direta do tecido tumoral, o que geralmente causa sangramento de dificílimo controle. Devem, sim, ser identificadas e eletrocoaguladas as artérias responsáveis diretamente pela vascularização da lesão, ficando para fases finais do procedimento a eletrocoagulação das veias de drenagem, geralmente dilatadas. Quando da embolização prévia, os vasos embolizados podem inclusive orientar melhor a dissecção.

Na impossibilidade ou insucesso da embolização, altas taxas de mortalidade e morbidade estão intimamente associadas à dificílima hemostasia intraoperatória. Assim, **sem adequada embolização pré-operatória, a indicação cirúrgica deve ser rigorosamente analisada**, devendo ser consideradas outras opções terapêuticas (incluindo radioterapia) ou mesmo contraindicação da cirurgia.

Radioterapia

Estudos têm sugerido que a radioterapia (RDT) tem papel importante em casos de lesões múltiplas, com alto risco cirúrgico ou em lesões de difícil acesso. Foi sugerido, também, seu uso em lesões residuais pós-cirúrgicas. A maioria dos relatos são de radiocirurgia estereotáctica (SRS).[9] Também há relatos de casos onde a RDT meses antes da cirurgia sugeriram melhor condição para a manipulação de tumores muito vascularizados.

Numa série de 31 pacientes (26 com DVHL), 92 HGBs intracranianos e medulares foram tratados com radiocirurgia, e o controle local em até 5 anos foi de 82%. Em 88% dos casos, sintomas relacionados às lesões melhoraram.[10] Em outra série de 32 pacientes (13 com DVHL), 74 HGBs foram tratados com radiocirurgia e acompanhamento radiológico mostrou controle em 92% das lesões. Sobrevida livre de progressão em 5 anos foi obtida em 90%.[11]

De forma geral, a RDT não é indicada para o tratamento profilático de lesões pequenas, pois, mesmo sem a RDT, muitas continuam estáveis por anos, inclusive comprometendo a correta interpretação dos resultados dessa forma de terapia para os HGB. A indicação de RDT deve ser criteriosa, pois a mesma pode aumentar a permeabilidade capilar do tumor, favorecendo o aparecimento de edema ou mesmo de novos cistos.

Em resumo, formas de RDT devem ser reservadas a casos de tumores de difícil ressecabilidade. A cirurgia ainda é a melhor opção de tratamento, quando bem indicada.

Quimioterapia

Em vista do papel do VEGF (*vascular endothelial growth factor*) na formação de HGB, inibidores da angiogênese podem vir a representar uma possível terapia para lesões não ressecáveis e não tratáveis com RDT. Experiências preliminares com essa opção terapêutica foram obtidas pelo tratamento de pacientes com angiomas retinianos.

Até o momento não há tratamento padronizado sistêmico para HGB, mas Kim e colaboradores relataram resposta moderada ao antiangiogênico pazopanibe, um inibidor de pan-VEGFR, PDGFR e c-KIT tirosino-quinase.[12] Estudos têm sido conduzidos também com bevacizumabe e vorinostat, com resultados limitados.

Considerações finais

Hemangioblastomas são tumores histologicamente benignos, com padrão de crescimento ora homogêneo, ora errático, que podem surgir como entidades isoladas no SNC ou retina, muitas vezes associados à DVHL. O tratamento cirúrgico deve ser indicado em casos muito específicos, mormente quando há crescimento evidente, importante e causador de sintomas. Radioterapia pode ser uma opção terapêutica, principalmente para lesões residuais ou recorrentes após cirurgias ou para aquelas nas quais a ressecabilidade envolva riscos importantes. Diante do diagnóstico de HGB, rigorosa e ampla investigação deve ser iniciada e direcionada para a DVHL, uma doença potencialmente grave, discutida em detalhes em capítulo específico deste livro.

Referências bibliográficas

1. Shuin T, Yamasaki I, Tamura K et al. Von Hippel-Lindau disease: molecular pathological basis, clinical criteria, genetic testing, clinical features of tumors and treatment. Jpn J Clin Oncol. 2006;36(6):337-43.
2. Butman JA, Linehan WM, Lonser RR. Neurologic manifestations of von Hippel-Lindau disease. JAMA. 2008;300:1334-42.
3. Jagannathan J, Lonser RR, Smith R et al. Surgical management of cerebelar hemangioblastomas in patients with von Hippel-Lindau disease. J Neurosurgery. 2008;108:210-22.
4. Wanebo JE, Lonser RR, Glenn GM et al. The natural history of hemangioblastomas of the central nervous system in patients with von Hippel-Lindau disease. J Neurosurgery. 2003;98:82.
5. Lonser RR, Butman JA, Huntoon K et al. Prospective natural history study of central nervous system hemangioblastomas in von Hippel-Lindayu disease. J Neurosurgery. 2014;120:1055.
6. Nordstrom-O'Brien M, Luijt RB, Rooijen E et al. Genetic analysis of von Hippel-Lindau disease. Hum Mutat. 2010;31:521-37.
7. Frantzen C, Kruizinga RC, Asselt SJ et al. Pregnancy: related hemangioblastoma progression and complications in von Hippel-Lindau disease. Neurology. 2012;79:793.
8. Cui H, Zou J, Wang Y et al. Surgical treatment of solid hemangioblastomas of the fossa posterior: a report of 28 cases. Onco Lett. 2017 Mar;13(3):1125-30.
9. Kano H, Shuto T, Iwai Y et al. Stereotactic radiosurgery for intracranial hemangioblastomas: a retrospective international outcome study. J Neurosurg. 2015 Jun;122(6):1469-78.
10. Moss JM, Choi CY et al. Stereotactic radiosurgical treatment of cranial and spinal hemangioblastomas. Neurosurgery. 2009;65:79.
11. Kano H, Niranjan A, Mongia S et al. The role of stereotactic radiosurgery for intracranial hemangioblastomas. Neurosurgery. 2008;63:443.
12. Kim BY, Jonasch E, McCutcheon IE. Pazopanib therapy for cerebellar hemangioblastomas in von Hippel-Lindau disease: case report. Target Oncol. 2012 Jun;7:145.

Capítulo 62

Genética dos Tumores do Sistema Nervoso Central

Fernando Pereira Frassetto
Sergio Rosemberg

Introdução

Pela Organização Mundial da Saúde (OMS), neoplasias pediátricas do sistema nervoso central (SNC) são aquelas diagnosticadas até os 20 anos de idade e a principal causa de óbito relacionada a malignidades na infância. As neoplasias mais comuns na infância são os gliomas de baixo grau histológico, em especial o astrocitoma pilocítico, e os tumores embrionários, principalmente o meduloblastoma. Neste capítulo, as neoplasias serão descritas de acordo com a corrente classificação de tumores do SNC da OMS, publicada em 2016.

Gliomas difusos

Os gliomas são as neoplasias mais comuns do SNC em crianças e adolescentes e apresentam uma gama extremamente ampla de comportamento clínico. A maioria deles é de baixo grau histológico (compreendendo os graus I e II da classificação da OMS), com a evolução para os graus mais elevados (III e IV) ocorrendo em baixa porcentagem dos casos. Deste modo, depreende-se que os gliomas de alto grau histológico, em sua maioria, surge *de novo*, ou seja, não têm um precursor de baixo grau.

A classificação vigente da OMS preserva o agrupamento das neoplasias de acordo com seus aspectos morfológicos, ao mesmo tempo em que introduz categorias determinadas por alterações moleculares (genéticas e epigenéticas). A mutação do gene IDH1, a codeleção 1p/19q e a mutação dos genes codificadores de histonas são exemplos significativos.

Em crianças e adolescentes, determinadas neoplasias são morfologicamente semelhantes às de adultos, mas apresentam perfis moleculares distintos. Tais diferenças são citadas na classificação vigente da OMS, entretanto, em sua maioria, ainda não são caracterizadas como entidades em separado.

Tumores astrocitários difusos pediátricos de alto grau

Ainda não estabelecidos como entidades em separado, exceto quando da presença da mutação H3K27M (a seguir). 50% destas neoplasias estão localizadas na linha média – tronco encefálico, medula espinal e tálamos. Tumores centrados na ponte eram previamente conhecidos como gliomas difusos intrínsecos de ponte, denominação que deve ser evitada por descrever apenas sua diferenciação e topografia, sem relação com as vias moleculares envolvidas na carcinogênese.

Nos hemisférios cerebrais, um grupo de gliomas de alto grau apresenta mutação no gene H3.3, caraterizada por substituição da glicina 34 por arginina (G34R) ou, menos frequentemente, valina (G34V). Tal mutação, no estágio atual de conhecimento, não indica um prognóstico mais reservado em relação aos tumores de topografia semelhante sem a mesma.

Glioma difuso de linha média – H3K27M mutante

Definido como glioma infiltrativo de alto grau da linha média com diferenciação predominantemente astrocitária e mutação K27M nos genes H3F3A e/ou HIST1H3B/C. Na presença de achados histopatológicos de neoplasias de alto grau (pleomorfismo nuclear, figuras de mitose, necrose, proliferação microvascular), esta entidade sempre recebe grau IV da OMS, pelo seu prognóstico bastante reservado (sobrevida em 2 anos < 10%, sobrevida média de 11 meses). Sua definição provém da presença de mutações heterozigóticas na posição K27 nos genes codificadores de histonas H3F3A, HIST1H3B e HIST1H3C. Outras mutações estão frequentemente presentes nos genes TP53, ACVR1, PPM1D e ATRX. Amplificações nos genes PDGFRA, CDK4/6, CCND1-3 e MYC/PVT1 também são relativamente constantes.

Astrocitoma pilocítico

O astrocitoma é caracterizado por um padrão morfológico bifásico, com variáveis proporções de células bipolares densamente agrupadas, com deposição de fibras de Rosenthal e áreas menos densamente celulares, com microcistos, corpos granulares e células multipolares. Mais comumente, encontra-se no cerebelo e em região de hipotálamo e quiasma óptico. Pela classificação da OMS, seu grau histológico é I. Na presença de atividade mitótica evidente (> 4 figuras de mitose em 10 campos de grande aumento), com ou sem necrose, deve-se graduar a neoplasia como III (anaplásico). Geneticamente, a mais frequente anormalidade é uma duplicação em *tandem* na região 7q34 do cromossomo 7, resultando num gene de fusão entre KIAA1549 e BRAF, e ativação da via da MAP quinase. Tal alteração é mais frequente nos tumores centrados no cerebelo.

Outras mutações que resultam em ativação dessa via estão presentes nos astrocitomas pilocíticos, envolvendo os genes NF-1, KRAS, BRAF (substituição de aminoácidos no loco 600 do gene BRAF-V600E), entre outros. Tais alterações são mais frequentes em tumores supratentoriais. Uma variante é o astrocitoma pilomixoide, geralmente presente na região do quiasma óptico e do hipotálamo. Afeta mais comumente crianças de até 1 ano de idade. Tem prognóstico mais reservado pela sua localização e maior tendência à disseminação pelo líquido cefalorraquidiano (LCR). Sua graduação histológica ainda não está estabelecida.

Ependimoma

É definido como glioma circunscrito composto de células pequenas de aspecto relativamente uniforme, núcleo arredondado, formando zonas acelulares perivasculares (pseudorrosetas) e rosetas ependimárias verdadeiras (cerca de 1/4 dos casos) sobre a matriz fibrilar.

Os ependimomas foram classicamente agrupados em graus II e III (anaplásico), sendo que na classificação corrente da OMS foi introduzida uma nova entidade, designada ependimoma com fusão RELA (grau II ou III). Tal neoplasia perfaz cerca de 70% dos ependimomas supratentoriais infantis e é caracterizada pela fusão dos genes C11orf95-RELA, formada num contexto de cromotripsia (quebra e reorganização cromossômica). Tal fusão pode ser correlacionada relativamente bem com a expressão imuno-histoquímica do L1CAM; entretanto, esta não substitui a pesquisa da anterior.

A fossa posterior é mais comumente acometida na faixa pediátrica e os ependimomas dessa topografia tendem a ser mais agressivos. De acordo com a classificação baseada nos perfis moleculares, topografia e faixa etária, citada na corrente classificação da OMS, tais tumores podem ser classificados em grupos A e B, sendo que o primeiro tem pior prognóstico. O Quadro 62.1, a seguir, descreve essa classificação.

Quadro 62.1 – Classificação dos ependimomas conforme a OMS.

Localização	Perfil molecular
Supratentorial	• Fusão RELA • Fusão YAP1 • Subependimoma
Fossa posterior	• Grupo A – genoma balanceado • Grupo B – instabilidade cromossômica • Subependimoma
Medula espinal	• Mixopapilar • Mutação de NF-2 • Subependimoma

Fonte: Louis DN, Ohgaki H, Wiestler OD et al., 2016.

Meduloblastoma

Tumor neuroepitelial embrionário de origem no cerebelo ou tronco encefálico dorsal, predominante na infância, consistindo em células pequenas e arredondadas indiferenciadas, densamente agrupadas, com pleomorfismo nuclear discreto a moderado e alto índice mitótico.

Trata-se da neoplasia maligna mais comum da infância, sempre de grau IV pela classificação da OMS (assim como as demais neoplasias embrionárias). Atualmente, classifica-se de acordo com dois parâmetros principais, ambos com utilidade clínica: morfológico e molecular. A classificação molecular baseia-se em estudos de transcriptoma e ganha cada vez mais espaço.

Tal classificação baseia-se na presença da ativação das vias de sinalização da Wnt ou SHH (*sonic hedgehog*), ou na ausência delas – subclassificadas, então, em grupos (com expressão relativamente elevada do gene MYC). O Quadro 62.2 a seguir detalha, de modo prático, os referidos grupos.

Quadro 62.2 – Classificação dos meduloblastomas conforme a OMS.

Perfil genético	Histologia	Prognóstico
Wnt ativado	Clássica	Baixo risco
	Grandes células/anaplásico (muito raro)	Significado incerto
SHH ativado, TP53 mutante	Clássica (infrequente)	Alto risco
	Grandes células/anaplásico	Alto risco
	Desmoplásico/nodular (muito raro)	Significado incerto
SHH ativado, TP53 selvagem	Clássica	Risco intermediário
	Grandes células/anaplásico	Significado incerto
	Desmoplásico/nodular	Baixo risco
	Extensamente nodular	Baixo risco
Não Wnt/ SHH, grupo 3	Clássica	Risco intermediário
	Grandes células/anaplásico	Alto risco
Não Wnt/ SHH, grupo 4	Clássica	Risco intermediário
	Grandes células/anaplásico (raro)	Significado incerto

Fonte: Louis DN, Ohgaki H, Wiestler OD et al., 2016.

Do quadro, depreendem-se algumas informações muito relevantes. Uma delas refere-se ao prognóstico relativamente bom dos tumores Wnt ativados, considerados de baixo risco quando de morfologia clássica (praticamente 100% dos casos). No outro extremo, tumores SHH ativados na presença da mutação TP53 e aqueles pertencentes ao grupo 3 têm prognóstico especialmente ruim. Destaca-se ainda que, na presença de morfologia desmoplásica/nodular ou extensamente nodular, a via de sinalização amplificada quase sempre é a SHH.

Outras neoplasias embrionárias

Até a publicação da classificação corrente da OMS, em 2016, os tumores embrionários afetando o compartimento supratentorial e, menos comumente, a medula espinal, muitas vezes eram classificados como tumores neuroepiteliais primitivos (PNETs). Tal designação foi abandonada, já que pouco informava acerca das características genéticas e epigenéticas, além de servir como um "guarda-chuva" que acabava recebendo um número excessivo de neoplasias, com pouca uniformidade de critérios.

Deste modo, na atual classificação, os tumores embrionários com rosetas multicamadas foram agrupados de acordo com a presença ou ausência de alterações (amplificações ou fusões) no loco C19MC do cromossomo 19q13.42. Tais alterações podem ser identificadas pela imunoexpressão da proteína LIM28A, que, entretanto, não é específica desta entidade.

O meduloepitelioma permanece como entidade em separado nos casos em que não apresenta alterações C19MC. O tumor teratoide rabdoide atípico (TTRA) é entidade estabelecida pela presença de mutação do gene SMARCB1, que pode ser identificada pela perda da expressão imuno-histoquímica do anticorpo INI1, ou menos comumente do gene SMARCA4. Conforme já citado, as neoplasias embrionárias sempre são de grau IV histológico.

Tumores associados à epilepsia

Neoplasias de baixo grau histológico, gliais ou glioneuronais, frequentemente estão associadas à epilepsia de longa duração. Cunhou-se, recentemente (Blumcke e colaboradores, 2014), o termo tumores associados à epilepsia de longa duração (*long-term epilepsy-associated tumors* – LEATs), que engloba tais neoplasias, das quais cerca de 65% são gangliogliomas e tumores disembrioplásicos neuroepiteliais (DNET), ambas entidades de grau I histológico que predominam nos lobos temporais. O gangliogliomas pode ser subclassificado de acordo com a positividade para o epítopo de classe II oncofetal da glicoproteína CD34 em BNET – *basic (oncofetal) neuroepithelial tumor* (CD34+) e GNET – *(predominant) gangliocytic neuroepithelial tumor* (CD34-).

O xantoastrocitoma pleomórfico, de grau II ou III (anaplásico) histológico, apesar de não se incluir estritamente neste grupo designado como LEAT, é relativamente frequente na presença de epilepsia crônica. De 50% a 80% dos casos contém a mutação V600E do gene BRAF. Tal mutação, conforme já visto, também é frequente no astrocitoma pilocítico. O glioblastoma epitelioide é outra entidade na qual a mutação é frequentemente encontrada.

Referências bibliográficas

1. Blumcke I, Aronica E, Urbach H et al. A neuropathology-based approach to epilepsy surgery in brain tumors and proposal for a new terminology use for long-term epilepsy-associated brain tumors. Acta Neuropathol. 2014 Jul;128(1):39-54.
2. Chiang JC, Ellison DW. Molecular pathology of paediatric central nervous system tumors. J Pathol. 2017 Jan;241(2):159-72.
3. Kallappagoudar S, Yadav RK, Lowe BR et al. Histone H3 mutations: a special role for H3.3 in tumorigenesis? Chromosoma. 2015;124(2):177-89.
4. Louis DN, Ohgaki H, Wiestler OD et al. (ed.). WHO Classification of tumors of the central nervous system. 4th ed. rev. Lyon: IARC, 2016.
5. Mackay A, Burford A, Carvalho D et al. Integrated molecular meta-analysis of 1,000 pediatric high-grade and diffuse intrinsic pontine glioma. Cancer Cell. 2017 Oct 9;32(4):520-37.
6. Pajtler KW, Witt H, Sill M et al. Molecular classification of ependymal tumors across all CNS compartments, histopathological grades and age groups. Cancer Cell. 2015 May 11;27(5):728-43.
7. Sturm D, Pfister SM, Jones DTW. Pediatric gliomas: current concepts on diagnosis, biology and clinical management. J Clin Oncol. 2017 Jul 20;35(21):2370-7.

Capítulo 63

Metástases Encefálicas

Vitor Nagai Yamaki
Carlo Emanuel Petitto
Guilherme Alves Lepski
Iuri Santana Neville

Introdução

As metástases encefálicas (ME) são os tumores intracranianos mais comuns na população adulta, representando mais da metade de todas as neoplasias encefálicas. O aumento de sua frequência deve-se, em parte, à melhoria das técnicas de diagnóstico por imagem, que passou a permitir a detecção de lesões milimétricas, além do avanço das terapias com aumento da sobrevida de pacientes com cânceres sistêmicos (Johnson JD e colaboradores 1996). Em estágios mais avançados da doença oncológica, quando ocorre a disseminação de células tumorais através do líquido cefalorraquidiano (LCR) e leptomeninges, denomina-se carcinomatose leptomeníngea (CL).

Epidemiologia

Estima-se que as MEs ocorrem em 10% a 30% dos pacientes durante a evolução de doença neoplásica maligna sistêmica. A epidemiologia com relação aos sítios primários mais comuns de metástases cerebrais está resumida no Quadro 63.1.

Em relação à CL, cerca de 6% dos doentes podem se apresentar com esta condição no diagnóstico oncológico inicial. A incidência varia conforme o sítio primário: 2% a 5% em câncer de mama; 9% a 25% em câncer de pulmão; e 23% em melanomas. A CL associada a tumores primários do sistema nervoso central (SNC) apresentam uma evolução clínica diferente e não necessariamente representam um fator de mau prognóstico, a exemplo de tumores de células germinativas do SNC, altamente radiossensível. O **caso clínico 1** é um exemplo de doente portador de glioblastoma e evolução com CL.

Quadro 63.1 – Epidemiologia com relação aos sítios primários mais comuns de metástases cerebrais.

Sítios primários mais comuns na população geral	1. Pulmão 2. Mama (mais comum em mulheres) 3. Pele (melanoma) 4. Rim 5. Gastrointestinal
Tumor primário com maior probabilidade de gerar ME	Melanoma
Sítios primários mais comuns na população pediátrica	1. Neoplasias hematológicas • Leucemias • Linfomas 2. Tumores sólidos • Tumores de células germinativas • Osteossarcoma • Sarcoma de Ewing • Rabdomiossarcoma • Tumor de Wilms

ME: metástase encefálica.

Fonte: Boire A, Brastianos PK, Garzia L et al., 2020.

Caso clínico 1 (Figura 63.1)

Doente, sexo masculino, 30 anos, diagnóstico de glioblastoma (IDH1 mutado, p53 positivo e ki-67 70%) há 3 anos.

Figura 63.1 – RM do encéfalo. (A) Ponderado em FLAIR demonstra áreas de alto sinal na periferia dos ventrículos laterais (transudação ependimária), além de formações expansivas relacionadas às paredes dos ventrículos; (B, C e D) sequências ponderadas em T1 pós-gadolínio revelando a presença de lesões que captam contraste no interior ou relacionadas aos limites dos ventrículos laterais.

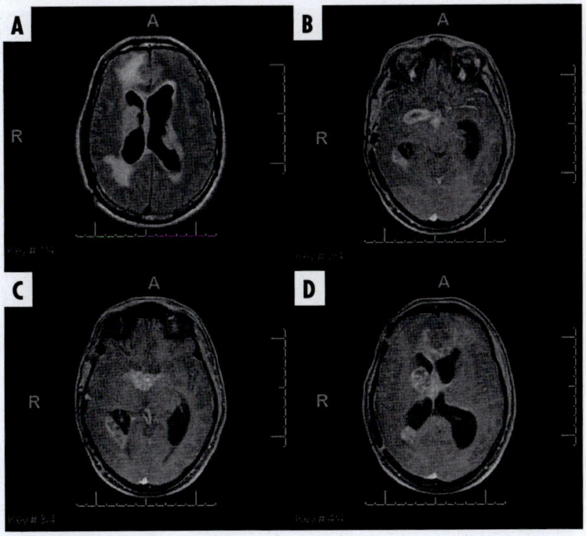

RM: ressonância magnética.

Fonte: Acervo da autoria do capítulo.

Apresentação clínica

Após o implante tumoral, a metástase intra-axial (no parênquima encefálico) desenvolve-se e gera edema vasogênico, o que também contribui para a sintomatologia. Os sintomas mais comuns das MEs são cefaleia, crises convulsivas, défices neurológicos focais e ataxia, sendo este último mais comumente observado nas lesões em fossa posterior. Em alguns casos, as MEs são assintomáticas e terminam sendo descobertas durante o rastreamento de doentes com câncer. Além disso, tanto MEs como CL podem causar hipertensão intracraniana por hidrocefalia comunicante ou obstrutiva.

Alguns doentes com CL podem apresentar síndrome de neuropatia de múltiplos nervos cranianos, o que pode ser indicativo de extensa infiltração leptomeníngea por toda extensão da emergência dos nervos cranianos no tronco cerebral, além de alterações cognitivas, como disfunção executiva e défice atencional. O **caso clínico 2** é um exemplo de doente com metástase cerebral e evolução com CL após 1 ano do diagnóstico inicial.

Caso clínico 2 (Figura 63.2)

Doente masculino, 58 anos, diagnóstico de adenocarcinoma de pulmão EGFR selvagem após ressecção de metástase frontal direita (Figura 63.2 A). Em seguimento há 6 meses, recidiva de lesão frontal direita (Figura 63.2 B) e, após 1 ano do diagnóstico inicial, evolução com hidrocefalia secundária à CL.

Figura 63.2 – (A e B) RM do encéfalo em sequência ponderada em T1 após a administração de gadolínio demonstrando a presença de múltiplas lesões encefálicas corticossubcorticais, associadas aos sulcos cerebrais, com captação de contraste periférica, antes (A) e após (B) a ressecção da lesão expansiva frontal direita; (C, D e E) tomografia computadorizada de crânio, evindenciando hidrocefalia aguda secundária a carcinomatose leptomeníngea.

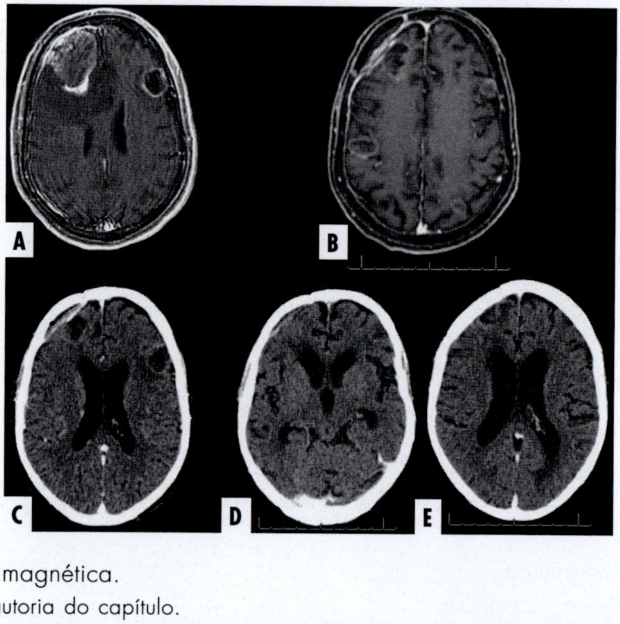

RM: ressonância magnética.
Fonte: Acervo da autoria do capítulo.

Diagnóstico

A indicação dos exames de imagem se baseia na presença de sintomas ou défices neurológicos focais. O estadiamento de doentes com cânceres sólidos frequentemente diagnostica MEs oligo ou assintomáticas. Na prática clínica, a RM do encéfalo é a modalidade mais comumente realizada. As MEs apresentam-se como lesões subcorticais, com limites bem definidos e realce após injeção de contraste. Além disso, os métodos avançados (espectroscopia e perfusão) permitem diferenciar lesões neoplásicas das inflamatórias ou infecciosas, como os abscessos encefálicos.

Em casos de suspeita de CL, RM de neuroeixo deve ser solicitada. Realce difuso leptomeníngeo e paquimeníngeo dos envoltórios da corticalidade e da base de crânio, com espessamento irregular e eventualmente nodular associado a depósitos subependimários ventriculares e hidrocefalia comunicante são os achados mais comuns na RM. O **caso clínico 3** é um exemplo de paciente com tumor sólido e realce difuso leptomeníngeo em RM.

Caso clínico 3 (Figura 63.3)

Doente feminino, 67 anos, diagnóstico de carcinoma ductal infiltrante de mama metastático. RM para estadiamento inicial com achado de ME frontal direita e sinais de CL, confirmado no LCR lombar.

Figura 63.3 – RM do encéfalo ponderada em T1, após a administração de gadolínio endovenoso. (A) Realce paquimeníngeo após administração do contraste na região temporal direita; asa maior do osso esfenoide e temporal à direita (B), frontotemporal à direita (C) e frontal à direita (D). (C) Lesão expansiva no lobo frontal direito em íntimo contato com a dura-máter, além de diminuta lesão intra-axial frontal esquerda. (D) Lesão expansiva intra-axial frontal direita apresentando captação periférica e heterogênea pelo contraste, e hipossinal no lobo frontal direito sugestivo de edema vasogênico perilesional, causando efeito de massa local.

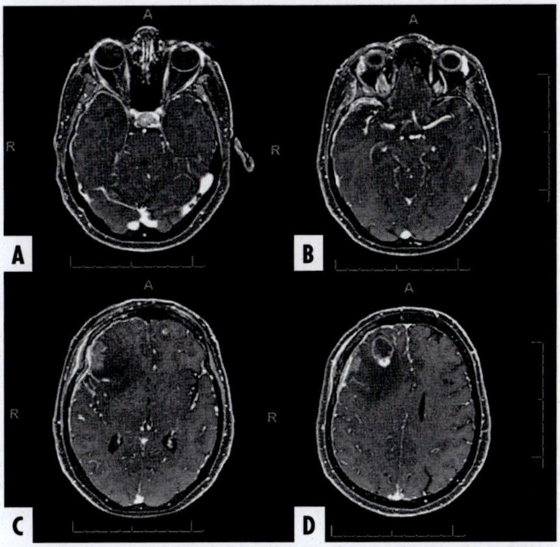

RM: ressonância magnética.

Fonte: Acervo da autoria do capítulo.

A coleta e a análise do LCR representam um importante instrumento diagnóstico com alta especificidade em coletas seriadas. A contagem das células; o valor da pressão de abertura; as concentrações de proteína, glicose e lactato; e a citologia oncótica são essenciais para o diagnóstico de CL. Apenas 50% dos doentes apresentam anormalidades no LCR na primeira coleta. A estratégia de coletas seriadas aumenta significativamente a positividade, que pode alcançar mais de 90% quando são realizadas três punções lombares do LCR.

Tratamento

O tratamento das MEs baseia-se em três características: **1) avaliação clínica do doente; 2) exames de imagem, especialmente a RM, como número de lesões, tamanho, efeito de massa e localização e 3) avaliação do *status* da doença oncológica primária**. Em casos de CL concomitante, o planejamento adequado e seus propósitos devem ser elaborados antes do início do tratamento, principalmente quando há CL decorrente de tumores sólidos sistêmicos. O prognóstico é desfavorável e a expectativa de vida é baixa, de modo que as medidas terapêuticas devem promover conforto e melhorar os sintomas neurológicos e controlar a dor e os efeitos adversos durante o tratamento.

Avaliação clínica do paciente com ME

Durante a avaliação dos doentes com ME, as condições clínica e de desempenho (*performance*) são fundamentais para a decisão terapêutica. As classificações de Karnofsky *Performance Status Scale* (KPS) e do Eastern Cooperative Oncology Group (ECOG) são as mais utilizadas para avaliação objetiva de *performance* em doentes oncológicos. O *recursive partitioning analysis* (RPA) avalia a sobrevida média em doentes portadores de neoplasias metastáticas para SNC, conforme idade, KPS, controle do tumor primário e presença de metástases extracranianas.

Avaliação dos exames de imagem

Durante muitos anos, os pacientes com MEs eram tratados com radioterapia de crânio total (RCT). Os estudos de Patchell (1990) e Vecht (1993) definiram o tratamento cirúrgico como a modalidade de escolha para pacientes com MEs únicas. Entretanto, com o avanço no tratamento oncológico de tumores primários, as indicações de ressecção de MEs múltiplas têm aumentado. Advoga-se que a cirurgia em doentes com MEs múltiplas limita-se à ressecção das lesões sintomáticas ou potencialmente fatais e à coleta de material para confirmação do diagnóstico histopatológico. Em geral, o tratamento consiste em ressecção do tumor metastático, seguida de radiocirurgia (RCx) de leito cirúrgico, em caso de lesão única, ou RCT, em casos de múltiplas metástases.

A RCx isoladamente pode ser eficaz no tratamento de até dez MEs menores de 3 cm de diâmetro sem efeito de massa ou edema vasogênico significativo.

No que diz respeito à localização da lesão metastática, os fatores mais comumente avaliados são: **1) lesão superficial *versus* profunda; 2) lesão em área cerebral eloquente; e 3) lesão em fossa posterior**. Pacientes com lesões profundas em que o acesso cirúrgico está associado com o aumento da morbidade perioperatória geralmente são bons candidatos para o tratamento com RCx. O avanço das técnicas de mapeamento cerebral e dos métodos de localização intraoperatória (neuronavegação e ultrassonografia) reduziram significativamente os riscos relacionados à cirurgia de tumores em áreas cerebrais eloquentes. Particularmente, poucas regiões do encéfalo ainda apresentam alta morbidade cirúrgica e, portanto, são preferencialmente tratadas com outras modalidades que não a cirurgia. São elas o tronco encefálico e os núcleos da base e tálamo. Lesões em fossa posterior são peculiares devido às menores dimensões do compartimento em fossa posterior e ao risco de hidrocefalia obstrutiva.

Avaliação do *status* da doença oncológica primária

O tipo histológico e *status* atual da doença oncológica primária devem ser considerados para decisões terapêuticas em doença metastática. A intratabilidade de tumor primário agressivo é contraindicação relativa ao tratamento cirúrgico de múltiplas MEs. Além disso, o conhecimento do subtipo histológico das MEs apresenta expectativa quanto à radiossensibilidade ou resposta a tratamento sistêmico adjuvante. Classicamente, o câncer de pulmão de pequenas células, os linfomas e os tumores de células germinativas são sensíveis à quimioterapia e à radioterapia. Por outro lado, as MEs de carcinomas de células claras renais, melanomas e sarcomas são radiorresistentes, apesar de poderem responder à RCx.

Modalidades de tratamento das MEs

Tratamento cirúrgico

Pacientes com bom *status performance*, metástase única, não profunda, maior que 3 cm e com doença sistêmica recém-diagnosticada ou controlada têm indicação absoluta de tratamento cirúrgico.

A ressecção cirúrgica possibilita o esvaziamento rápido de MEs volumosas e potencialmente fatais e é benéfica para tratar doentes com sinais e sintomas neurológicos relacionados ao efeito de massa causado pela doença metastática. A cirurgia alivia o efeito de massa e a hipertensão intracraniana, restaura o fluxo do LCR e reduz a dependência dos doentes aos corticosteroides ao diminuir a presença do edema vasogênico peritumoral. Havendo melhora do estado funcional, após a cirurgia, os doentes podem usufruir de melhor resposta com o tratamento complementar. A exérese cirúrgica também fornece material para o exame anatomopatológico. Por fim, convulsões decorrentes das MEs refratárias ao tratamento medicamentoso podem ser controladas com a exérese.

Na prática clínica, a decisão individualizada baseada nas condições clínicas dos doentes e a perspectiva de linhas de tratamento oncológico em concordância com as expectativas do paciente e familiares é o tratamento ideal. As Figuras 63.4 a 63.6 ilustram o fluxograma da tomada de decisões no tratamento de metástases cerebrais em nosso serviço em relação às diversas modalidades de tratamento.

Radiocirurgia

A radiocirurgia (RCx) consiste em uma técnica de radioterapia com concentração de dose de radiação em alvo de pequeno volume, em geral, metástases < 3 cm. Pode ser realizada em uma ou em até três sessões, com doses de radiação variando de 10 a 30 Gy, a depender da técnica utilizada e do tipo histológico do tumor. Consiste em tratamento alternativo à cirurgia para lesões pequenas, sendo menos invasiva, com menor risco de hemorragia intratumoral, sem riscos de complicações operatórias, além de não necessitar de internação hospitalar. Entretanto, a RCx pode agravar o efeito expansivo do tumor por piora do edema perilesional, além de poder ocasionar efeitos de tratamento relacionados à radioterapia, como radionecrose.

Radioterapia do crânio total

A radioterapia do crânio total (RCT) é frequentemente utilizada em casos de múltiplos tumores sólidos metastáticos ou com disseminação leptomeníngea. Deve incluir a base do crânio, cisterna interpeduncular e as primeiras vértebras cervicais (C1 e C2), e ser administrada fracionada, com doses de 3 Gy até alcançar a dose total de 30 a 36 Gy. A RCT pode efetivamente reduzir o tamanho de lesões macroscópicas e até restaurar o fluxo do LCR, o que pode favorecer a efetividade de outros tratamentos, como quimioterapia intratecal. Apesar do efeito positivo na sobrevida global ser controverso, essa modalidade pode ser bastante efetiva no controle sintomático de tumores intracranianos.

Dentre os principais efeitos adversos da RCT estão fadiga, sonolência, anorexia, queda de cabelo, dermatite no escalpo e hiperpigmentação da pele, que podem ocorrer logo após as sessões e que tendem a melhorar com 6 semanas. Queixas cognitivas a longo prazo podem ocorrer em até 10% dos doentes, portanto, deve ser indicada com bastante critério, com intuito de manter a boa qualidade de vida dos doentes.

Figura 63.4 – Fluxograma para manejo inicial de metástases cerebrais.

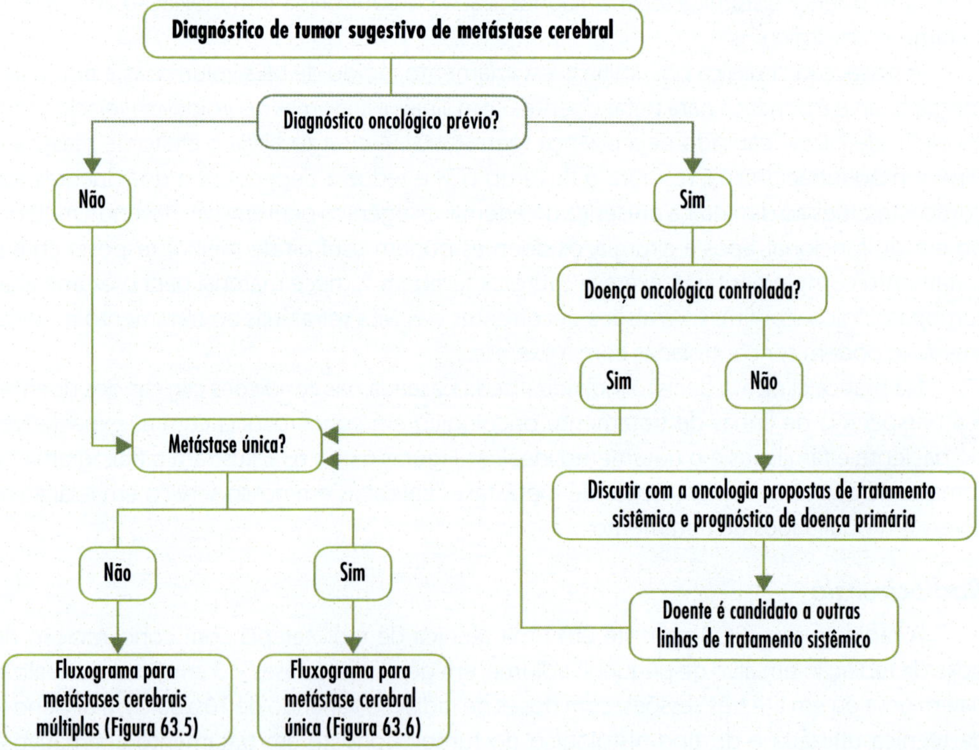

Fonte: Adaptada de Grupo de Neuro-Oncologia do Hospital das Clínicas da Faculdade de Medicina da Universidade de São Paulo (HC-FMUSP).

Figura 63.5 – Fluxograma para manejo de metástases cerebrais múltiplas.

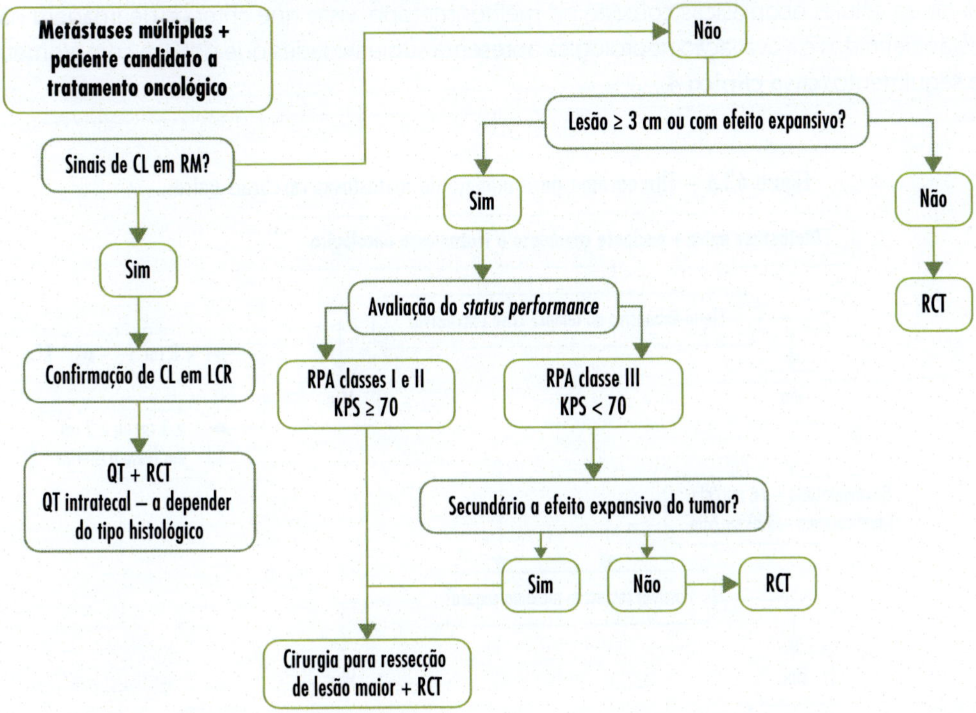

CL: carcinomatose leptomeníngea; RM: ressonância magnética; LCR: líquido cefalorraquidiano; QT: quimioterapia; RCT: radioterapia de crânio total; KPS: *Karnofsky performance status scale*.

Fonte: Adaptada de Grupo de Neuro-Oncologia do Hospital das Clínicas da Faculdade de Medicina da Universidade de São Paulo (HC-FMUSP).

Seguimento/avaliação de recorrência

A ressecção macrototal da lesão metastática, seguida de radioterapia de leito cirúrgico e associada a controle adequado da doença oncológica primária tem se mostrado como a melhor estratégia para a maior progressão livre de doença oncológica. Em 2015, o Response Assessment in Neuro-Oncology Brain-Metastasis (RANO-BM) definiu a resposta ao tratamento de metástases sólidas como desaparecimento do tumor sólido alvo por pelo menos 4 semanas, sem novas lesões, sem uso de corticosteroides e doente com quadro neurológico estável ou em melhora.

O controle de tratamento para CL baseia-se no controle da quantidade de células neoplásicas no LCR, idealmente do mesmo sítio de punção – lombar ou câmara de Ommaya.

Embora impreciso em alguns ensaios clínicos, atualmente, o acompanhamento da celularidade de células neoplásicas consiste no melhor método, visto que critérios de imagem não estão definidos e a avaliação neurológica apresenta subjetividades que podem comprometer o seguimento (**caso clínico 4**).

Figura 63.6 – Fluxograma para manejo de metástases cerebrais únicas.

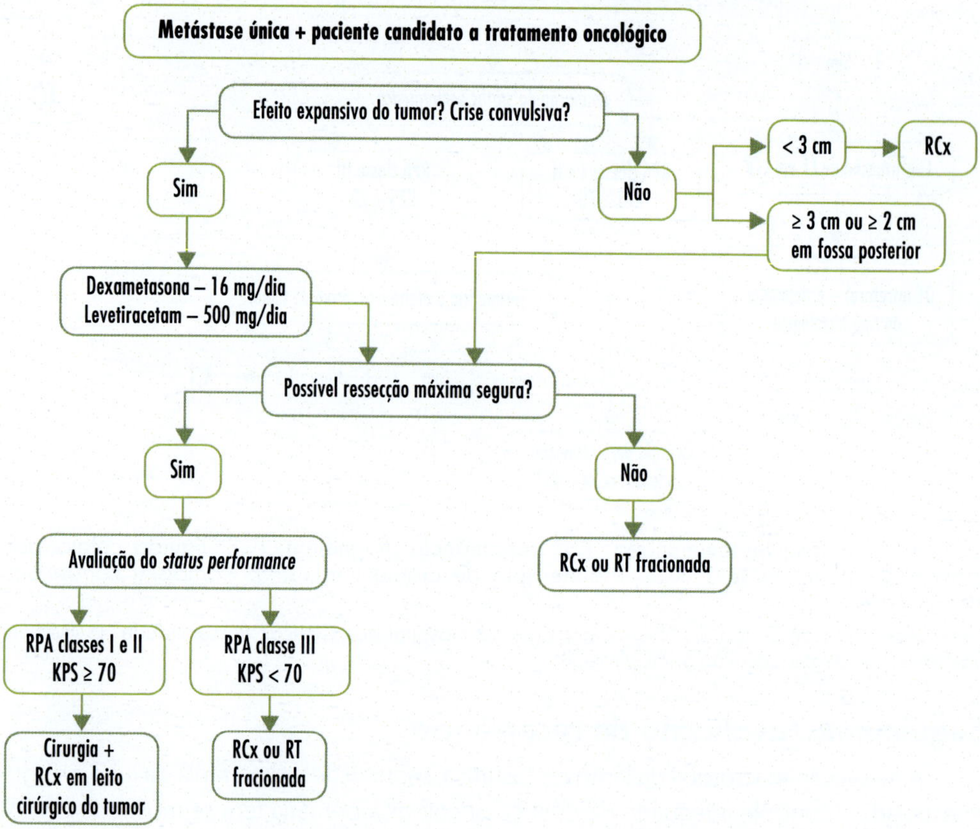

RCx: radiocirurgia; RPA: *recursive partitioning analysis*; KPS: Karnofsky *performance status scale*; RT: radioterapia.

Fonte: Adaptada de Grupo de Neuro-Oncologia do Hospital das Clínicas da Faculdade de Medicina da Universidade de São Paulo (HC-FMUSP).

Caso clínico 4 (Figura 63.7)

Doente, 34 anos, sexo masculino com diagnóstico de adenocarcinoma pulmonar metastático. Em RM, apresentou hidrocefalia comunicante com sintomas de hipertensão intracraniana e confirmação de CL em LCR lombar.

Figura 63.7 – RM do encéfalo ponderada em FLAIR (A e B) e T1 pós-gadolínio (C e D). (A) É possível verificar o aumento das dimensões do corno temporal dos ventrículos laterais e a presença de hiperssinal delineando as folhas cerebelares; (B) dilatação ventricular e discreto hiperssinal na periferia dos ventrículos (transudação ependimária); (C e D) captação de contraste leptomeníngeo, mais evidente nas folhas cerebelares (C) e no opérculo frontal direito (D); (E) o gráfico demonstra a citologia oncótica no LCR (eixo Y – vertical) e os dias desde o início da terapia intratecal (eixo X – horizontal).

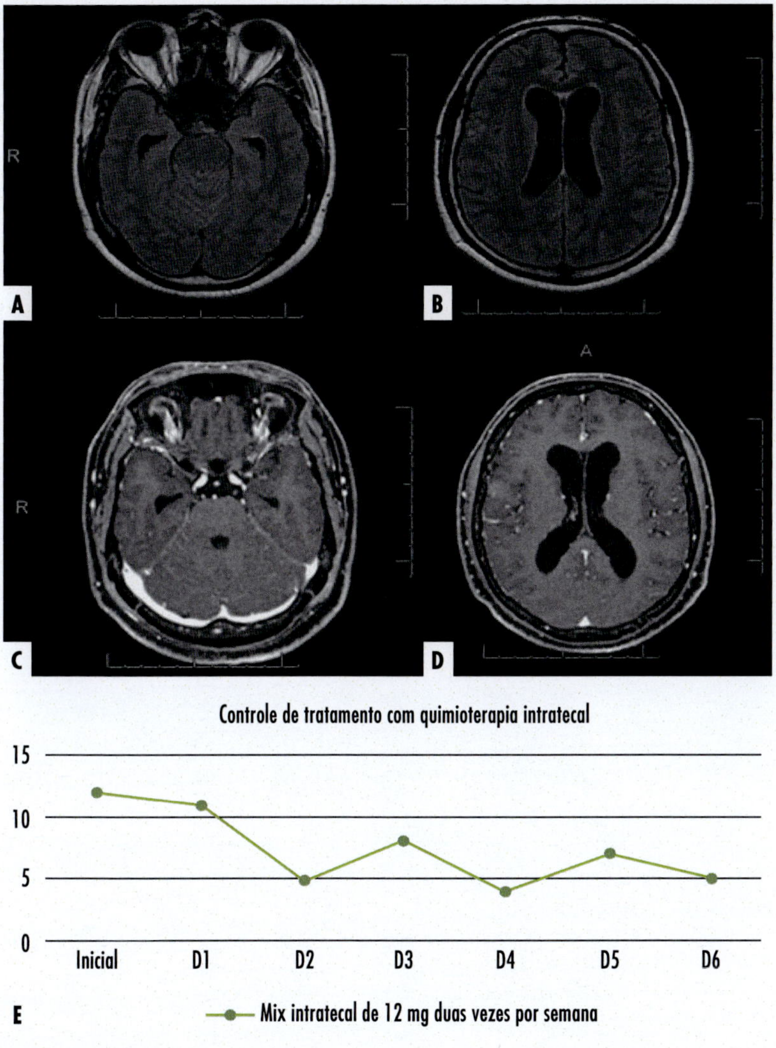

Fonte: Adaptada de Grupo de Neuro-Oncologia do Hospital das Clínicas da Faculdade de Medicina da Universidade de São Paulo (HC-FMUSP).

Referências bibliográficas

1. Boire A, Brastianos PK, Garzia L et al. Brain metastasis. Nat Rev Cancer. 2020 Jan;20(1):4-11. doi: 10.1038/s41568-019-0220-y.
2. Bush NA, Chang SM, Berger MS. Current and future strategies for treatment of glioma. Neurosurg Rev. 2017 Jan;40(1):1-14. doi: 10.1007/s10143-016-0709-8.

3. Chamberlain M, Junck L, Brandsma D et al. Leptomeningeal metastases: a RANO proposal for response criteria. Neuro Oncol. 2017;19:484-92.
4. Johnson JD, Young B. Demographics of brain metastasis. Neurosurg Clin N Am. 1996;7(3):337-44.
5. Lin NU, Lee EQ, Aoyama H et al.; Response Assessment in Neuro-Oncology (RANO) Group. Response assessment criteria for brain metastases: proposal from the RANO Group. Lancet Oncol. 2015 Jun;16(6):e270-8. doi: 10.1016/S1470-2045(15)70057-4.
6. Patchell RA, Tibbs PA, Walsh JW et al. A randomized trial of surgery in the treatment of single metastases to the brain. N Engl J Med. 1990 Feb 22;322(8):494-500. doi: 10.1056/NEJM199002223220802.
7. Tsao MN, Xu W, Wong RK et al. Whole brain radiotherapy for the treatment of newly diagnosed multiple brain metastases. Cochrane Database Syst Rev. 2018 Jan 25;1(1):CD003869. doi: 10.1002/14651858.CD003869.pub4.
8. Wang N, Bertalan MS, Brastianos PK. Leptomeningeal metastasis from systemic cancer: review and update on management. Cancer. 2018;124(1):21-35.
9. Winn HR. Youmans and Winn neurological surgery [E-book]. 6th ed. Elsevier, 2011.

Capítulo 64

Quimioterapia em Neuro-Oncopediatria

Lilian Maria Cristofani

Introdução

Os tumores primários do sistema nervoso central (SNC) constituem um grupo heterogêneo de neoplasias que, em conjunto, são os tumores sólidos mais comuns na infância.[1] O tratamento depende, especificamente, do diagnóstico histopatológico e do estadiamento. Cerca de 70% das crianças com tumor encefálico são curáveis, dependendo da localização e do subtipo histológico. O tratamento ideal da maioria dos tumores primários do SNC na infância ainda não foi estabelecido e muitos doentes são incluídos em protocolos de investigação. A cirurgia é essencial para o tratamento. A quimioterapia (QT) contribui para melhorar o resultado e possibilita na redução da dose e do campo da radioterapia (RDT) e, consequentemente, das sequelas das crianças em fase de desenvolvimento.[2]

Tumores embrionários

Meduloblastoma

O tratamento atual dos meduloblastomas (MDBs) está baseado na identificação de fatores prognósticos clínicos: idade da criança, presença de metástases, extensão da ressecção cirúrgica e aspectos histológicos. Marcadores biológicos favoráveis, como a monossomia 6, e desfavoráveis, como a amplificação MYC/MYCN e isocromossomo 17q, têm sido identificados. Somente a identificação da amplificação MYC tem sido prospectivamente mostrado ser um fator independente para o uso em futuras estratificações de risco.[3] O tratamento dos MDBs baseado nos fatores prognósticos pode ser dividido para: a) crianças menores de 3 anos; b) crianças maiores de 3 e 5 anos – baixo risco; e c) crianças maiores de 3 e 5 anos – alto risco (Tabela 64.1).

A estratificação dos MDBs baseia-se na detecção de metástases por exame liquórico e de imagens do neuroeixo por ressonância magnética (RM) (Quadro 64.1).

Tabela 64.1 – Estratificação dos MDBs para crianças maiores de 3 e 5 anos de idade.

Baixo risco	Alto risco
Remoção radical (resíduo < 1,5 cm^2)	Remoção incompleta (resíduo > 1,5 cm^2)
Metástases negativas (estágio M0*)	Com metástases (estágio > M1)

*O baixo risco é válido somente para M0.

Fonte: Ellison DW, Kocak M, Dalton J et al., 2011.

Quadro 64.1 – Sistema de estadiamento de MDB de Chang.

Estágio	Descrição
M0	Sem evidências de metástases
M1	Células tumorais presentes no líquido cefalorraquidiano
M2	Tumores além do local primário
M3	Disseminações nodulares grosseiras no espaço subaracnóideo
M4	Metástases fora do neuroeixo (especialmente óssea)

Fonte: Desenvolvido pela autoria do capítulo.

Alguns protocolos também consideram a histologia e incluem os MDBs de células grandes e os de anaplasia difusa como de alto risco. A implicação no tratamento é a redução da dose de irradiação cranioespinal para crianças de baixo risco.[4] Controvérsias ainda subsistem quanto a duração e o esquema de QT ideal para os MDBs de alto risco.[1,2,5] Segue, na Tabela 64.2, as estratégias neuro-oncológicas realizadas no Instituto de Tratamento do Câncer Infantil (ITACI).

Tabela 64.2 – Tratamento neuro-oncológico para MDB aplicado no ITACI.

	Baixo risco	Alto risco
RDT	Dose cranioespinal 23,4 Gy + *boost* fossa posterior até 54 ou 55,8 Gy	Dose cranioespinal 23,4 Gy + *boost* fossa posterior e locais de metástase até 54 ou 55,8 Gy
QT	Concomitante à RDT (vincristina semanal + combinação com cisplatina/ lomustina ou cisplatina/ ciclofosfamida)	Concomitante com RDT (vincristina semanal + combinação com cisplatina/ lomustina ou cisplatina/ ciclofosfamida)
Resultado (sobrevida livre de progressão em 5 anos)	80%	67% (com metástase de 30% a 40%)

RDT: radioterapia; QT: quimioterapia.

Fonte: Desenvolvida pela autoria do capítulo.

O esquema neoadjuvante conhecido como "8 em 1" (oito drogas em um dia: vincristina, metilprednisolona, lomustina, hidroxiureia, procarbazina, cisplatina, ciclofosfamida e citarabina), o protocolo PNET-3 (etoposida, carboplatina, ciclofosfamida e vincristina) e o protocolo HIT-91 (ifosfamida, etoposida, cisplatina, citarabina e doses elevadas de metotrexato antes da RDT) resultaram em baixa sobrevida dos doentes de alto risco. A adição de carboplatina e vincristina com o objetivo de radiossensibilização durante a fase de RDT parece melhorar o prognóstico e proporcionar até 70% de sobrevida.[1,2,5] A mega-QT com resgate de células-tronco hematopoiéticas como aplicação única, como *tandem*, utilizando-se carboplatina, tiotepa e etoposida-6, também é aplicada.

Em crianças menores de 3 anos de idade, a QT é utilizada com o intuito de retardar ou evitar o uso de RDT, devido à sua alta neurotoxicidade nesta faixa etária. A perspectiva de sobrevida em 5 anos é de 30% a 70%. Os resultados são melhores em doentes com doença não metastática e totalmente ressecada, com histologia desmoplásica, ou com extensa nodularidade, com taxas de sobrevida maiores de 80%.[1,2,5] Poli-QT inclui a ciclofosfamida, o etoposida, a cisplatina e a vincristina com ou sem metotrexato por via intravenosa e/ou intratecal/intraventricular. As variantes histológicas desmoplásica e nodular favorecem prognóstico melhor em relação à histologia clássica ou anaplásica (sobrevida livre de eventos em 5 anos de 90% ± 7% *versus* 30% ± 11%, no protocolo *German Hirntumor* – HIT 2000, e 77% ± 9% *versus* 17% ± 5%, no protocolo CCG-9921 – p < 0,0001) para os doentes que não receberam RDT até o momento da progressão. Outra opção terapêutica para menores de 3 anos de idade é a QT utilizando-se carboplatina, tiotepa, etoposida ou vincristina seguida de transplante autólogo da medula óssea, que proporciona bons resultados em alguns doentes com doença localizada.[6]

Avanços genéticos moleculares da última década permitiram a proposição de uma nova estratificação dos MDBs[7] (Tabela 64.3).

Tabela 64.3 – Proposta de estratificação de risco dos MDBs, baseada em novos dados biológicos.

Categoria de risco dos MDBs (> 3 e 5 anos)	Baixo risco	Risco padrão	Alto risco	Risco muito alto
Sobrevida (%)	> 90%	75% a 90%	50% a 75%	< 50%
Subgrupos/ características clínicas e moleculares	Não metastático	Não metastático, TP53 selvagem, sem amplificação de MYCN	Metastático com ou sem amplificação de MYCN	Mutação de TP53
	Não metastático, perda do cromossomo 11	Não metastático, sem amplificação de MYC	Metastático	Mutação
		Não metastático, sem perda do cromossomo 11		

As cores referem-se a critérios moleculares – azul: WNT; vermelho: SHH; amarelo: grupo 3; verde: grupo 4.

Fonte: Ramaswamy V, Remke M, Bouffet E et al., 2016.

Muitos ensaios clínicos em andamento poderão embasar e melhorar tais propostas de estratificação dos MDBs, assim como novas terapias-alvo serão incorporadas.[8]

Tumor teratoide rabdoide atípico

São tumores raros e agressivos que acometem crianças geralmente com menos de 3 anos de idade. Associa-se a mutações somáticas e germinativas do gene supressor do tumor SMARCB1. Devido ao pequeno número de casos, ainda não há consenso sobre o seu tratamento. A QT e a RDT constituem o tratamento adjuvante e neoadjuvante, mas a perspectiva de cura varia de 14% a 52%.[9] A ressecção cirúrgica completa e a ausência de metástases quando do diagnóstico favorecem o bom prognóstico. Regimes intensivos como o protocolo *Head Start* III proporcionaram sobrevida em 4 anos de apenas 13% para crianças com menos de 3 anos de vida. O grupo IRS-III utiliza RDT, QT intratecal com metotrexato/citarabina/hidrocortisona e poli-QT sistêmica que melhora os resultados em doentes com tumor totalmente ressecado e com mais de 3 anos de idade. Alguns grupos incluem o transplante autólogo de medula óssea para consolidar o tratamento.[6,10,11]

Outros tumores embrionários não MDBs incluem: tumor embrionário com rosetas em multicamadas, neuroblastoma do SNC e meduloepitelioma. O tratamento destes tumores é semelhante ao dos MDBs.[5,6,10-12]

Pineoblastomas

Apesar de não serem classificados como tumores embrionários, os pineoblastomas também são tratados de modo semelhante aos MDBs.[10-12]

Tumores de células germinativas

Os tumores de células germinativas (germinomas e tumores mistos) geralmente localizam-se nas regiões da glândula pineal ou suprasselar e são dificilmente ressecados. O diagnóstico baseia-se na presença de marcadores (alfafetoproteína, gonadotrofina coriônica) no líquido cefalorraquidiano ou sangue e, na ausência destes, no material da biópsia.[1,2]

Os germinomas são sensíveis à RDT e à QT e a perspectiva de cura é superior a 90%. A QT neoadjuvante é utilizada com o intuito de possibilitar a redução da dose e da área a ser irradiada, de modo a reduzir os efeitos colaterais tardios da irradiação no desenvolvimento cognitivo das crianças.

Protocolos incluindo ciclofosfamida, ifosfamida, etoposida, cisplatina e carboplatina são muito úteis no tratamento dos germinomas; as respostas completas aparecem em cerca de 84% quando os doentes são tratados apenas com QT. Entretanto, o número de recaídas em doentes tratados exclusivamente com QT é elevado, o que justifica a necessidade da complementação terapêutica com RDT ventricular total com 24 Gy e *boost* no local acometido de até 40 Gy em casos de tumor localizado e RDT cranioespinal com 24 Gy e *boost* de 40 Gy em casos de tumor metastático.[13]

Os tumores mistos ou não germinomas são mais agressivos e podem ser tratados com combinações de carboplatina, etoposida, bleomicina, ifosfamida e vimblastina associadamente à RDT. Entretanto, o esquema e a duração do tratamento ainda estão sendo investigados. O Children's Oncology Group avaliou o uso de QT neoadjuvante – seis ciclos de carboplatina/etoposida alternados com ifosfamida/etoposida, seguindo-se RDT cranioespinal com 36 Gy e *boost* de 54 Gy no leito tumoral (ACNS0122 [NCT00047320]) – e concluiu que a sobrevida em 5 anos foi de 84%. O grupo europeu SIOP-CNS-GCT-96 (NCT00293358) utilizou quatro ciclos de QT neoadjuvante com cisplatina, etoposida e ifosfamida, seguidos de RDT localizada

(54 Gy) em doentes não metastáticos e concluiu que a sobrevida livre de progressão foi de 72% em 5 anos.[13]

Astrocitomas de baixo grau

A QT é indicada para reduzir e ou estabilizar os tumores sintomáticos e não ressecáveis, como os gliomas hipotalâmicos e a síndrome diencefálica, e retardar ou evitar a RDT, seus efeitos deletérios e a indução de segundas neoplasias, como ocorre, por exemplo, em doentes com neurofibromatose tipo 1 (NF-1) e glioma de vias ópticas.[1,2]

Os esquemas mais empregados constituem-se de carboplatina e vincristina ou a combinação de tioguanina, procarbazina, lomustina e vincristina. A sobrevida livre de eventos em crianças com gliomas de baixo grau do quiasma óptico/hipotálamo varia de 39% a 52% em crianças sem NF-1 e 69% para aquelas com NF-1. Portanto, a presença de NF-1 tem valor favorável no prognóstico. A adição de etoposida à combinação carboplatina/vincristina não foi benéfico. No grupo de crianças sem NF-1 e com 1 ano de idade, o prognóstico é pior. Apesar de reduzir ou estabilizar o crescimento destes tumores, não está claro se a QT proporciona melhora da visão.[14]

Outros quimioterápicos utilizados para tratar crianças sintomáticas ou com doença progressiva são a vimblastina, a temozolomida e a vinorelbina. Os agentes inibidores de mTOR, everolimo e sirolimo, proporcionam pelo menos 50% de regressão do volume do tumor e melhora dos sintomas em crianças com astrocitoma subependimário de células gigantes (SEGAs).[2,14]

Astrocitomas de alto grau

O tratamento dos astrocitomas de alto grau consiste em cirurgia, RDT e QT. Doentes submetidos à ressecção cirúrgica completa associadamente à QT e RDT apresentam melhor prognóstico em relação àqueles submetidos à ressecção parcial seguida de QT e RDT (sobrevida livre de progressão em 5 anos de 40% *versus* 19%, respectivamente).[1,2,14]

A adição de QT adjuvante com lomustina, vincristina e prednisona proporciona melhores resultados do que a RDT exclusiva, ou seja, 40% de sobrevida livre de progressão em 5 anos. A evolução das crianças com tumores parcialmente ressecados e com hiperexpressão de MGMT (O6-metilguanina-DNA-metiltransferase) tumoral é melhor com o tratamento com lomustina e temozolomida. Doentes com mutação do gene IDH1 também apresentam sobrevida discretamente melhor. A temozolomida proporciona resultados semelhantes às nitrosureias em crianças, sendo as melhores respostas quando há hiperexpressão de MGMT14.

A associação de ácido valproico à poli-QT e à RDT proporciona sobrevida livre de progressão em 5 anos de 48% nas crianças com tumores totalmente ressecados e de apenas 13% nos parcialmente ressecados.

Doentes com tumores com mutação BRAFV600E podem beneficiar-se com o uso de inibidores de BRAF como a vemurafenibe ou dabrafenibe. Há estudos de fase I dirigidos aos tumores recidivados ou refratários em andamento.[1,2]

Referências bibliográficas

1. Louis DN, Perry A, Reifenberger G et al. The 2016 World Health Organization classification of tumors of the central nervous system: a summary. Acta Neuropathol. 2016 Jun;131(6):803-20. doi: 10.1007/s00401-016-1545-1.

2. Wells EM, Packer RJ. Pediatric brain tumors. Continuum (Minneap Minn). 2015;21(2):373-96.
3. Ellison DW, Kocak M, Dalton J et al. Definition of disease-risk stratification groups in childhood medulloblastoma using combined clinical, pathologic and molecular variables. J Clin Oncol. 2011,29:1400-7.
4. Packer RJ, Gajjar A, Vezina G et al. Phase III study of craniospinal radiation therapy followed by adjuvant chemotherapy for newly diagnosed average-risk medulloblastoma. J Clin Oncol. 2006;24:4202-8.
5. Gottardo NG, Hansford JR, McGlade JP et al. Medulloblastoma down under 2013: a report from the 3rd Annual Meeting of the International Medulloblastoma Working Group. Acta Neuropathol. 2014;127(2):189-201.
6. Guerra JA, Dhall G, Marachelian A et al. Marrow-ablative chemotherapy followed by tandem autologous hematopoietic cell transplantation in pediatric patients with malignant brain tumors. Bone Marrow Transplant. 2017;52:1543-8.
7. Ramaswamy V, Remke M, Bouffet E et al. Risk stratification of childhood medulloblastoma in the molecular era: the current consensus. Acta Neuropathol. 2016;131:821-31.
8. Robinson GW, Orr BA, Wu G et al. Vismodegib exerts targeted efficacy against recurrent sonic hedgehog-subgroup medulloblastoma: results from phase II Pediatric Brain Tumor Consortium Studies PBTC-025B and PBTC-032. J Clin Oncol. 2015;33:2646-54.
9. Frühwald MC, Biegel JA, Bourdeaut F et al. Atypical teratoid/rhabdoid tumors-current concepts, advances in biology and potential future therapies. Neuro Oncol. 2016;18:764-78.
10. Fangusaro J, Finlay J, Sposto R et al. Intensive chemotherapy followed by consolidative myeloablative chemotherapy with autologous hematopoietic cell rescue (AuHCR) in young children with newly diagnosed supratentorial primitive neuroectodermal tumors (sPNETs): report of the Head Start I and II experience. Pediatr Blood Cancer. 2008;50:312-8.
11. Friedrich C, Bueren AO, Hoff K et al. Treatment of young children with CNS-primitive neuroectodermal tumors/pineoblastomas in the prospective multicenter trial HIT 2000 using different chemotherapy regimens and radiotherapy. Neuro Oncol. 2013;15:224-34.
12. Horwitz M, Dufour C, Leblond P et al. Embryonal tumors with multilayered rosettes in children: the SFCE experience. Childs Nerv Syst. 2016;32:299-305.
13. Millard NE, Dunkel IJ. Advances in the management of central nervous system germ cell tumors. Curr Oncol Rep. 2014;16(7):393.
14. Sturm D, Pfister SM, Jones DTW. Pediatric gliomas: current concepts on diagnosis, biology and clinical management. J Clin Oncol. 2017 Jul 20;35(21):2370-7.

Capítulo 65

Gliomas das Vias Ópticas em Crianças

Benicio Oton de Lima
Hamilton Matushita

Introdução

O termo glioma das vias ópticas (GVO) aplica-se aos tumores gliais de baixo grau de malignidade que acometem vias ópticas – ou seja, os nervos ópticos, o quiasma, os tratos ópticos e, mais raramente, nas radiações ópticas, o córtex visual. São os tumores mais comuns das vias ópticas anteriores. Correspondem a 1% dos tumores intracranianos, 2% dos gliomas cerebrais e 3% a 5% dos tumores encefálicos da infância.[1] 90% dos GVOs são diagnosticados antes dos 20 anos de idade e 75% antes dos 10 anos de idade. Na infância, o astrocitoma pilocítico é preponderante, seguido do astrocitoma pilomixoide. Nos adultos, os tumores de baixo grau são raros; as apresentações malignas dos gliomas, como o glioblastoma multiforme, são quase que exclusivas dessa faixa etária. Associa-se, frequentemente, com a neurofibromatose tipo 1 (NF-1), e 15% a 20% dos doentes com NF-1 apresenta glioma óptico.[2] O comprometimento de ambos os nervos ópticos, frequentemente está relacionado a NF-1.

A história natural desses tumores é variável. Há pacientes não tratados em que o tumor se mantém estável ou pode até sofrer regressão espontânea. Existe maior risco de progressão nos primeiros 6 anos de vida; apenas 9% das crianças apresenta progressão do tumor.[3] Quase todos os GVOs gigantes originam-se do quiasma e não do nervo óptico, podem causar disfunção das vias visuais e do hipotálamo e ocasionar hidrocefalia por obstrução da porção anterior do III ventrículo.

Classificação

Os GVOs são classificados conforme sua localização topográfica e associação com NF-1.[4]

Localização topográfica (Figura 65.1)

Os GVOs comprometem os nervos ópticos (vias visuais anteriores – em 25% a 35% dos casos), o quiasma e os tratos ópticos (vias visuais posteriores). Os gliomas das vias visuais anteriores são subdivididos em orbital, intracanalicular e intracranianos prequiasmáticos. Estes tumores ocorrem mais frequentemente na idade pré-puberal. Os tumores podem apresentar crescimento tubular de ambos os nervos ópticos ou isoladamente, e de forma tumoral expansiva de um nervo óptico.

Figura 65.1 – Classificação dos GVOs. (A) Glioma orbital unilateral; (B) glioma quiasmático-hipotalâmico; (C) glioma quiasmático com expansão para o trato óptico.

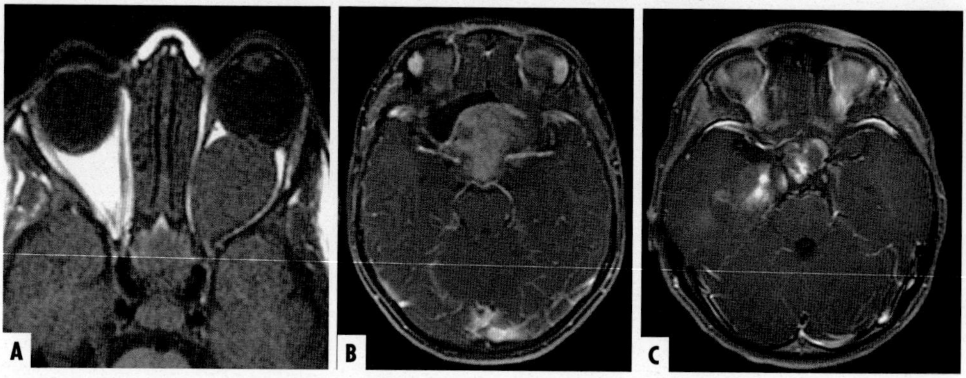

GVO: glioma das vias ópticas.
Fonte: Cortesia do Hospital de Base do Distrito Federal.

Os gliomas das vias ópticas posteriores ocorrem principalmente no quiasma e no hipotálamo. Tumores do quiasma óptico correspondem de 40% a 75% dos GVOs. Estes tumores frequentemente mostram expansões para o III ventrículo, com comprometimento hipotalâmico, sendo denominados gliomas quiasmáticos-hipotalâmicos.

Associação com NF-1 (Figura 65.2)

Figura 65.2 – Comprometimento das vias visuais ópticas. Nervos bilateralmente que se apresentam tortuosos, espessados e com extensão para o quiasma óptico em criança com NF-1.

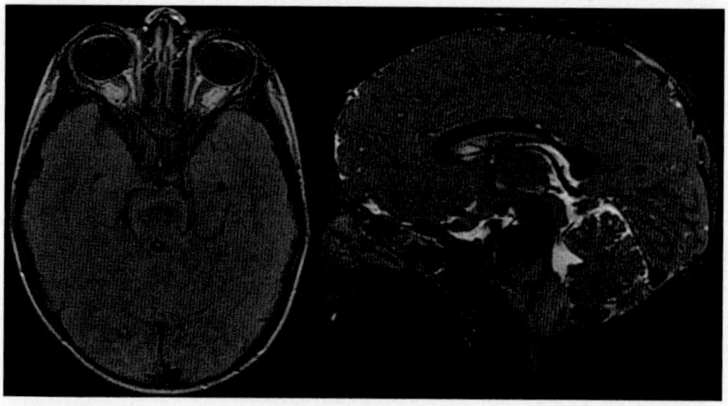

Fonte: Cortesia do Hospital de Base do Distrito Federal.

GVOs são os tumores intracranianos mais frequentemente associados com NF-1. Estima se que 15% dos pacientes com NF-1 apresentem GVOs. O comprometimento das vias ópticas na NF-1 ocorre de modo característico nos nervos ópticos, principalmente quando bilaterais, e menos comumente nos tratos ópticos.

Patogenia

Os GVOs são classificados como gliomas de baixo grau e de crescimento muito lento. Histologicamente, constituem-se de astrocitomas pilocíticos (grau I, Organização Mundial da Saúde – OMS). Raros casos são descritos com comportamento mais invasivo e disseminação pelas vias do líquido cefalorraquidiano, chamado de gliomatose leptomeníngea. Na região quiasmática-hipotalâmica ocorre uma variante histológica denominada astrocitoma pilomixoide, que ocorre em crianças jovens. Na classificação da OMS são considerados como grau II. Os astrocitomas pilomixoides apresentam um crescimento mais rápido e prognóstico mais sinistro em relação aos astrocitomas pilocíticos. Casos esporádicos de transformações malignas dos astrocitomas pilocíticos podem ocorrer.

A patogenia dos astrocitomas pilocíticos das vias ópticas é pouco esclarecida. Estão entre os tumores cerebrais que mais frequentemente apresentam ativação da via MAPK, o qual pode decorrer de mutações dos genes NF-1, Raf1, BRAF e N-RAS. O significado prognóstico destas mutações ainda é desconhecido.

Apresentação clínica

O quadro clínico dos GVOs geralmente se desenvolve no curso de meses a anos e depende da localização do tumor. Tumores orbitários comumente manifestam-se com proptose e menos com estrabismos ou com queixas de comprometimento visual. O exame de fundo de olho pode demonstrar edema ou palidez da papila óptica. Quanto aos gliomas quiasmáticos-hipotalâmicos, a queixa mais predominante é a perda visual e/ou cefaleia e vômitos decorrentes de hidrocefalia obstrutiva ocasionada pelo crescimento do tumor para o III ventrículo. Devido ao acometimento hipotalâmico, podem causar a síndrome diencefálica de Russell, observada em lactentes e que se manifesta como atraso no ganho do peso corpóreo e caquexia apesar da ingesta calórica normal ou mesmo elevada, hiperatividade motora e euforia, e, às vezes, irritabilidade muito frequente associada à hidrocefalia (Figura 65.3). Os tumores que invadem o hipotálamo ocorrem mais precocemente e, em geral, antes do final do 1º ano de idade.[5] Manifestações endócrinas podem estar presentes em 10% a 20% dos GVOs, sendo a puberdade precoce a forma de manifestação mais comum, especialmente nas crianças com NF-1.

Formas assintomáticas podem ser diagnosticadas em exames eventuais ou durante rastreamento de crianças com NF-1.

Diagnóstico

O diagnóstico de GVOs deve ser considerado em qualquer criança com perda visual, associada ou não a outros sinais e sintomas.

Os exames diagnósticos de imagem são muito sugestivos quando indicam o envolvimento primário das vias ópticas. Podemos identificar três padrões diferentes nos estudos de imagem: espessamento tubular dos nervos e quiasma, tumor suprasselar contíguo com expansão do nervo óptico e tumor suprasselar com envolvimento dos tratos ópticos.

Figura 65.3 – (A) Criança com 4 meses de idade com síndrome de Russel; (B e C) mesma criança com glioma comprometendo quiasma e hipotálamo, com implantes tumorais em espaços do líquido cefalorraquidiano e meninges da base com encéfalo, fossa posterior e canal raquiano cervical.

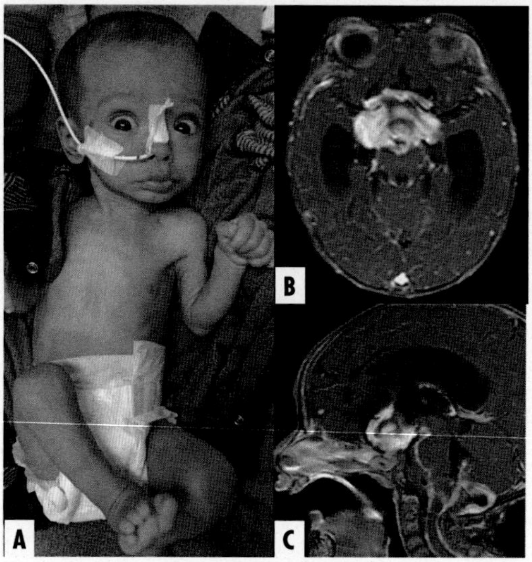

Fonte: Cortesia do Hospital de Base do Distrito Federal.

O comprometimento intraorbitário nos tumores isolados e unilaterais, e mesmo tumores com crescimentos tubulares bilateral dos nervos, em pacientes com NF-1 são típicos. GVOs com envolvimento quiasmático-hipotalâmico apresentam-se como tumores sólidos e homogêneos na região suprasselar, eventualmente com expansão lateral ao mesencéfalo ao longo dos tratos ópticos.

Nas imagens de tomografia computadorizada (TC), mostram-se como lesões intraorbitárias e/ou quiasmático-hipotalâmicas, isodensas ou levemente hipodensas, com acentuada captação homogênea de contraste iodado. Formas císticas e calcificações são raras.

Imagens da ressonância nuclear magnética (RNM) são distintas de outros tumores suprasselares. Nas imagens de T1 mostram-se iso ou levemente hipointensas com captação, geralmente homogênea, do contraste. Imagens de difusão não mostram restrição, indicando a natureza benigna do tumor. Nas imagens em T2 mostram-se hiperintensas e com limites bem distintos do cérebro.[6]

O diagnóstico diferencial dos tumores da região suprasselar incluem os germinomas de III ventrículo, craniofaringioma, gliomas hipotalâmicos e doenças infiltrativas, como sarcoidose, linfoma ou histiocitose.

Tratamento

No tratamento dos GVOs deve-se considerar a idade do paciente, a associação com NF-1 e a localização do tumor.

Os GVOs associados à NF-1 são quiescentes e os esporádicos podem sofrer progressão. A tomada de decisão terapêutica deve basear-se na história, exame clínico, exame oftalmológico e neuroimagem.[7,8] A conduta inicial, na maioria das vezes, consiste na observação clínica com exames oftalmológicos e de neuroimagem seriados. Défice visual progressivo ou aumento do tumor são indicativos de necessidade de tratamento. Deve-se tratar as crianças apenas quando o tumor ameaça a visão, causa anormalidades endocrinológicas ou sinais de hipertensão intracraniana. É importante acompanhá-las com exames neuro-oftalmológicos repetidos para se diagnosticar precocemente a eventual piora da visão.

A quimioterapia é considerada o tratamento de primeira linha para os GVOs sintomáticos (défices visual e hormonal, hipertensão intracraniana), principalmente em menores de 5 anos de idade. Apesar da histologia benigna destes tumores, a resposta ao tratamento quimioterápico apresenta alta taxa de resposta positiva, entre 40% e 60%. Não há esquema de quimioterapia consensual; a associação de carboplatina com vincristina é a mais utilizada como primeira linha, seguindo-se a vimblastina, cisplatina, ciclofosfamida, bevacizumabe, irinotecano e vinorelbina.[7] Com o reconhecimento crescente das alterações BRAF nestes tumores, propostas de tratamento-alvo têm sido utilizadas com trametinibe (inibidor MEK1/MEK2) e vemurafenibe.

A radioterapia é indicada para crianças maiores de 7 anos com tumores quiasmáticos, com ou sem NF-1, que apresentam crescimento progressivo. A radioterapia pode estabilizar a piora visual e neurológica, sendo que os efeitos desta estabilização duram até 60 meses. A estabilização ou melhora visual ocorre em 80% e a taxa de sobrevida geral, em 10 anos, é de 90%. Complicações radioterápicas têm sido relatadas em crianças menores de 3 anos de idade. As principais toxicidades da irradiação são: défices cognitivos, endocrinopatias e vasculopatias (tipo Moyamoya). Novas técnicas radioterápicas, como a radioterapia de próton, podem minimizar estes efeitos colaterais.

Os GVOs não são passíveis de ressecção total. A cirurgia é indicada quando há acometimento de um único nervo óptico com proptose acentuada ou crescimento do tumor com extensões intracranianas para o quiasma. Paciente com GVOs quiasmáticos hipotalâmicos submetidos à remoção radical do tumor ou de seu componente exofítico podem apresentar estabilização ou melhora visual[9] (Figura 65.4). Tumores gigantes quiasmáticos-hipotalâmicos submetidos a remoção radical podem apresentar estabilização ou melhora visual em 77%, associado a mortalidade cirúrgica de 6%.[10]

Figura 65.4 – Criança com GVO com comprometimento quiasmático-hipotalâmico, exofítico lateral à esquerda. Submetido à remoção cirúrgica radical associada a tratamento quimioterápico com carboplatina e vincristina. (A) Antes e (B) depois do referido tratamento.

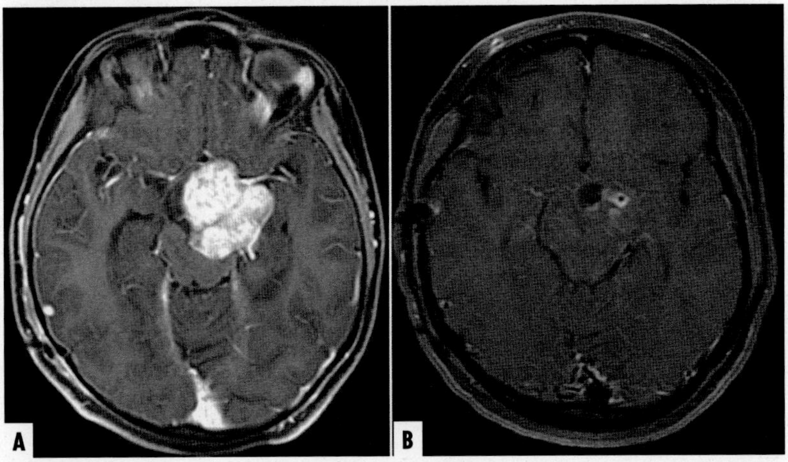

Fonte: Cortesia do Hospital de Base do Distrito Federal.

Recomendações

1. Só se deve tratar uma criança com GVO quando há sinais evidentes de progressão da doença.
2. A maioria dos GVOs em crianças é quiescente e não necessita de tratamento agressivo.
3. Alguns tumores podem regredir espontaneamente.
4. O exame oftalmológico anual é o teste mais preciso para avaliar a progressão do tumor e a necessidade de tratamento, principalmente nos doentes com NF-1.
5. Os exames de neuroimagem (RM) devem ser repetidos anualmente até os 10 anos de vida, mas a frequência deve ser individualizada.
6. Para estabelecer o diagnóstico, o quadro clínico e a RM são suficientes; a biópsia não é obrigatória.
7. A cirurgia visando a citorredução não proporciona melhora da expectativa de sobrevida, mas pode melhorar as anormalidades clínicas tanto visuais como a hidrocefalia.

Referências bibliográficas

1. Rasool N, Odel G, Kazim M. Optic pathway glioma of childhood. Curr Opin Ophthalmol. 2017;28:289-95.
2. Blazo MA, Lewis RA, Chintagumpala MM et al. Outcomes of systematic screening for optic pathway tumors in children with neurofibromatosis type 1. Am J Med Genet A. 2004 Jun 15;127A(3):224-9. doi: 10.1002/ajmg.a.20650.
3. Listernick R, Charrow J, Greenwald M et al. Natural history of optic pathway tumors in children with neurofibromatosis type 1: a longitudinal study. J Pediatr. 1994;125:63-6.
4. Binning MJ, Liu JK, Kestle JR et al. Optic pathway gliomas: a review. Neurosurg Focus. 2007;23:e2.
5. D'Arco F, Culleton S, De Cocker LJL et al. Current concepts in radiologic assessment of pediatric brain tumors during treatment – Part I. Pediatr Radiol. 2018 Dec;48(13):1833-43. doi: 10.1007/s00247-018-4194-9.
6. Park ES, Park JB, Ra Y. Pediatric glioma at the optic pathway and thalamus. J Korean Neurosurg Soc. 2018;61:352-62.
7. Azizi AA et al. Current and emerging treatment strategies for children with progressive chiasmatic-hypothalamic glioma diagnosed as infants: a web-based survey. J Neurooncol. 2018;136:127-34.
8. Bessero AC, Freaser C, Acheson J et al. Management options for visual pathway compression from optic gliomas. Postgrad Med J. 2013;89:47-51.
9. Wisoff JH, Abbot R, Epstein F. Surgical management of exophytic chiasmatic-hypothalamic tumors of childhood. J Neurosurg. 1990;73:661.
10. Konovalov A, Gorelsysher S, Serova N. Surgery of giant gliomas of chiasma and 3rd ventricle. Acta Nerurochir (Wien). 1994;130:71.

Capítulo 66

Tumores do Tronco Encefálico em Crianças

Hamilton Matushita

Introdução

O diagnóstico de tumor do tronco cerebral (TTC) evoca senso de intenso ceticismo e desesperança. Entretanto, o refinamento dos recursos diagnósticos como tomografia computadorizada (TC) e ressonância magnética (RM) possibilitou melhorar o detalhamento da distribuição anatômica desses tumores e, consequentemente, o desenvolvimento de melhores classificações relacionadas ao prognóstico. O conhecimento da sua heterogeneidade contribuiu para o desenvolvimento de várias estratégias eficazes de tratamento, especialmente ressecção microcirúrgica.

Epidemiologia

Os TTCs representam 10% dos tumores do sistema nervoso central (SNC) em crianças.[1] Ocorrem em qualquer faixa etária, são mais frequentes nas crianças com 5 e 9 anos e não apresentam predominância na distribuição quanto ao sexo e predileção geográfica ou racial.

Classificação dos TTCs

O exame de RM com imagens multiplanares e de alta definição possibilitou melhorar a classificação e definir o tratamento dos TTCs. A característica principal da classificação dos TTCs é a definição do local de origem do tumor, ou seja, do seu epicentro no mesencéfalo, ponte ou bulbo. São também classificados quanto ao modo e extensão do crescimento como difusos, quando comprometem mais da metade de um segmento do tronco encefálico ou expandem-se para mais de um segmento e apresentam margens mal definidas; focais, quando ocupam menos da metade de um segmento e apresentam margens bem definidas; e exofíticos, quando expandem-se para as cisternas ou o IV ventrículo (Figura 66.1). Há diferenças significativas quanto à sobrevida das crianças conforme o local primário do tumor. De acordo com Barkovich e colaboradores (1990),[2] a sobrevida é de 100% em 2 anos para os tumores mesencefálicos; 50%, para os bulbares; e 20%, para os pontinos. A estratificação clínica e imaginológica deve ser complementada por classificação que considere os conhecimentos da biologia molecular, o que justifica realizar biópsias estereotácticas para coleta de material para estudos microscópicos, genéticos e moleculares.[3,4]

Figura 66.1 – Classificação dos TTCs de acordo com a topografia e as características de crescimento observadas nas imagens da RM.

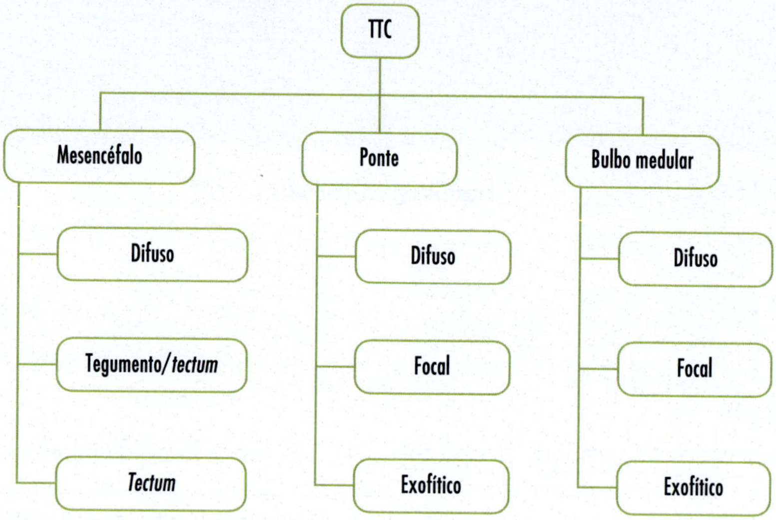

TTC: tumor de tronco encefálico; RM: ressonância magnética.
Fonte: Desenvolvida pela autoria do capítulo.

Diagnóstico

A apresentação clínica das crianças com TTC varia conforme a localização e o padrão de crescimento do tumor.

Tumores mesencefálicos

Os tumores mesencefálicos podem crescer na região anterior do mesencéfalo (tegumento) ou na região posterior (*tectum*). A maioria dos tumores mesencefálicos consiste em gliomas de baixo grau, sendo que um terço é maligno e de crescimento difuso.[5] Os do tegumento comumente causam défice motor contralateral, devido ao envolvimento do pedúnculo cerebral, ou défice de nervos cranianos, devido ao acometimento do núcleo do nervo oculomotor. Geralmente são tumores focais, captam contraste homogeneamente, apresentam margens nítidas e bem demarcadas e podem expandir rostral e caudalmente, invadindo o tálamo e a ponte, respectivamente. Nas imagens do AM em T1 e T2, são sobreponíveis em relação ao tamanho e limites, denotando seu pequeno caráter infiltrativo (Figura 66.2).

Os tumores do *tectum* mesencefálico caracterizam-se por ocasionar obstrução do aqueduto silviano, resultando em hidrocefalia e hipertensão intracraniana. Os tumores localizados apenas no *tectum* mesencefálico, na região dorsal, raramente ocasionam alteração dos movimentos conjugados dos olhos (síndrome de Parinaud). Caracteristicamente, são gliomas de crescimento muito lento; antes da introdução da RM, estes tumores não eram bem evidenciados no exame na TC, de modo que muitos doentes com hidrocefalia foram rotulados com estenose tardia do aqueduto cerebral. No exame de RM apresentam-se como imagem globular ou aumento difuso do *tectum*, iso ou hipointenso em T1 e levemente hiperintensa em T2; o aumento de captura de gadolínio é mínimo ou ausente (Figura 66.3).

Figura 66.2 – RM axial de doente com astrocitoma pilocítico do tegumento mesencefálico. (A) Imagem em T1 sem contraste revelando tumor isointenso no tegumento mesencefálico com expansão anterior; (B) imagem contrastada em T1 revelando retenção marcante e heterogênea de contraste.

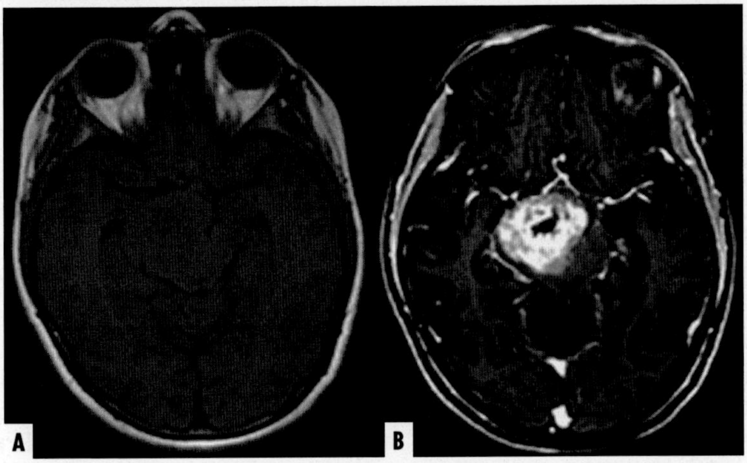

Fonte: Cortesia do Hospital das Clínicas da Faculdade de Medicina da Universidade de São Paulo (HC-FMUSP).

Figura 66.3 – RM do crânio de doente com tumor de *tectum* mesencefálico. (A) Imagem axial em T1 com contraste revelando assimetria do *tectum* mesencefálico, mais proeminente à direita; (B) imagem axial em FLAIR revelando lesão nodular hiperintensa mais nítida no *tectum* a direita; (C) imagem sagital contrastada em T1 revelando aumento difuso do *tectum* mesencefálico, obstrução do aqueduto e hidrocefalia.

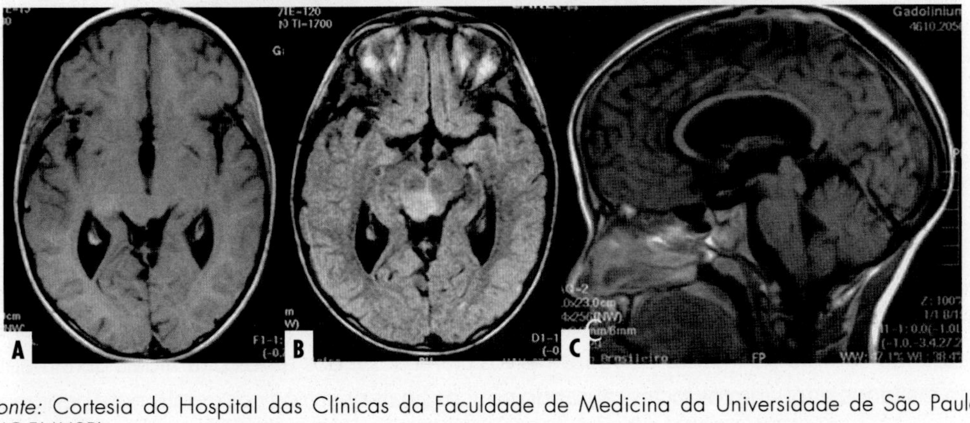

Fonte: Cortesia do Hospital das Clínicas da Faculdade de Medicina da Universidade de São Paulo (HC-FMUSP).

Tumores da ponte

A maioria dos TTCs são intrínsecos da ponte. Apresentam-se como difusos ou como hipertrofia pontina. Expandem a ponte em todas as direções e têm caráter infiltrativo rostral no mesencéfalo e caudal no bulbo. Manifestam-se como disfunções cerebelares (72%), vários nervos cranianos, especialmente nos VI e VII nervos (90%) e défices motores (54%), em decorrência de infiltração de tratos e de núcleos de nervos cranianos.[4] Ocasionalmente, podem causar alterações comportamentais, anorexia e anormalidades da sensibilidade. Na maioria das crianças, a duração dos sintomas é de cerca de 6 meses. A duração antes do diagnóstico correlaciona-se com o prognóstico; é significantemente pior nas crianças com sintomas com duração de 1 mês e melhor nas com duração superior a 6 meses. Ocorre hidrocefalia em apenas 23% das crianças no momento do diagnóstico.

Estes tumores são hipointensos nos exames de RM em T1, têm margens indistintas dos tecidos vizinhos, geralmente ocasionam aumento do volume da ponte e expansões exofíticas anteriores e laterais envolvendo a artéria basilar. Nas imagens em T2 e FLAIR, apresentam-se hiperintensos e maiores do que nas imagens em T1, refletindo seu caráter infiltrativo (Figura 66.4). A maioria tem caráter difuso e consiste em astrocitomas fibrilares de graus III ou IV, assemelhando-se aos gliomas fibrilares dos adultos. Raramente disseminam-se a distância, mas apresentam caráter infiltrativo no tálamo e no cerebelo. Ocorre disseminação do líquido cefalorraquidiano em 4% a 39% dos doentes.

Figura 66.4 – RM do crânio de doente com tumor difuso da ponte. (A) Imagem axial não contrastada em T1 demonstrando lesão hipointensa que causa aumento difuso da ponte, deslocamento do IV ventrículo e envolvimento da artéria basilar; (B) imagem axial em T2 revelando lesão e hipersinal no tumor; (C) imagem sagital contrastada em T1 demonstrando comprometimento difuso da ponte e expansão cranial e caudal do tumor.

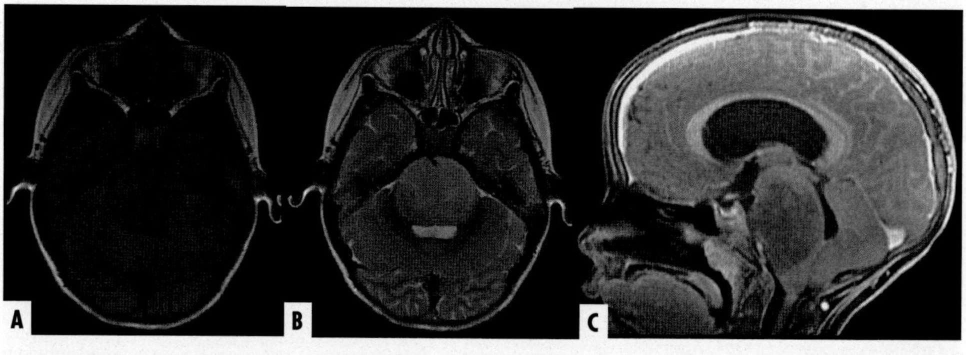

Fonte: Cortesia do Hospital das Clínicas da Faculdade de Medicina da Universidade de São Paulo (HC-FMUSP).

Os tumores focais da ponte manifestam-se com défice na função dos V, VI, VII e VIII nervos cranianos e do trato piramidal unilateral. O exame físico mostra adormecimento de uma hemiface, estrabismo, paresia facial, défice auditivo e hemiparesia. Os tumores focais da ponte causando comprometimento de vários nervos cranianos e dos tratos piramidais geralmente são malignos, enquanto os focais causando poucos sinais neurológicos geralmente benignos. O exame de RM possibilita a diferenciação ao evidenciar o caráter infiltrativo dos tumores de alto grau. Os tumores focais da ponte geralmente representam a fase inicial dos tumores difusos e, portanto, apresentam a mesma histologia maligna.

Tumores do bulbo

Os tumores focais bulbares são raros. Quando difusos, comprometem todo o bulbo e, geralmente, apresentam componentes exofíticos anterolaterais ou posteriores. Os tumores focais e difusos com ou sem componente exofítico parecem representar fases diferentes da mesma doença, pois não apresentam diferenças histológicas e prognósticas.[6] Crianças com tumores bulbomedulares podem apresentar pneumonia de repetição, disfonia, disfagia, hemiparesia e atrofia de hemilíngua, denunciando o comprometimento dos IX, X, e XII nervos cranianos. A progressão dos sintomas é lenta; quando o glioma é de baixo grau, a história clínica é prolongada, por vezes, durante décadas e os doentes são pouco sintomáticos durante estes anos. O exame de RM não apresenta características próprias distintas das de outros gliomas de baixo grau, exceto pela sua localização bulbar como epicentro do tumor (Figura 66.5). Via variante, descrita como cervicomedular, é considerada a extensão intramedular cervical do tumor, pois apresenta a mesma histologia e prognóstico dos tumores intramedulares. Pode manifestar-se como disfunção dos nervos cranianos bulbares ou como disfunção da medula espinal cervical.

Figura 66.5 – RM de doentes com tumor difuso do bulbo. (A) Imagem axial contrastada em T1 revelando lesão hipointensa à direita, sem captura de gadolínio; (B) imagem axial em T2 revelando lesão hiperintensa com margens mal definidas; (C) imagem axial em FLAIR revelando lesão hiperintensa difusa comprometendo todo o bulbo.

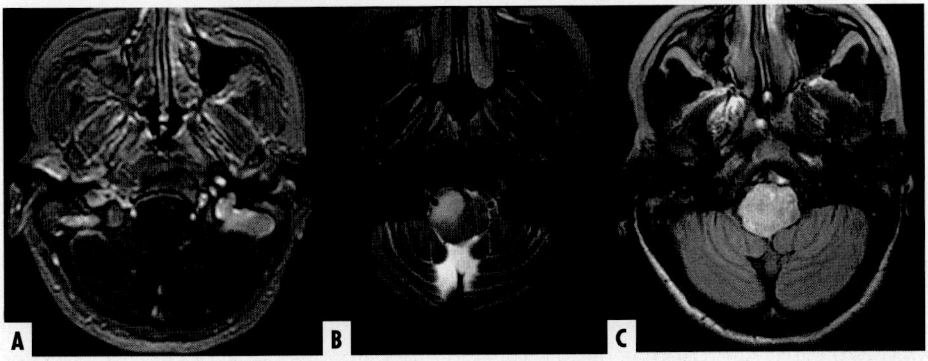

Fonte: Cortesia do Hospital das Clínicas da Faculdade de Medicina da Universidade de São Paulo (HC-FMUSP).

Tumores exofíticos

Os tumores exofíticos originam-se dos tecidos subependimários do tronco encefálico. Apesar de se originarem aí, não crescem para dentro do tecido nervoso, mas lentamente para o interior do IV ventrículo cerebral, determinando obstrução ao trânsito do líquido cefalorraquidiano e hidrocefalia. Comumente causam hidrocefalia e hipertensão intracraniana. Podem originar-se da ponte, da transição pontobulbar ou do bulbo. Pode ocorrer envolvimento dos pedúnculos cerebelares e ataxia apendicular decorrente do efeito expansivo do tumor. É raro o acometimento dos nervos cranianos e dos sinais piramidais. Vômitos recorrentes podem ser observados principalmente em crianças pequenas, devido à presença do tumor no assoalho do IV ventrículo, junto à área postrema. O exame de RM revela lesões hipointensas bem demarcadas em T1 e hiperintensas em T2; exceto pela porção cística o tumor capta contraste intenso e homogeneamente[7] (Figura 66.6).

Figura 66.6 – RM de doente com tumor exofítico dorsal da ponte. (A) Imagem axial contrastada em T1 revelando lesão sólido-cística com captação acentuada na região sólida do tumor; (B) imagem sagital sem contraste em T1 revelando tumor exofítico dorsal da ponte.

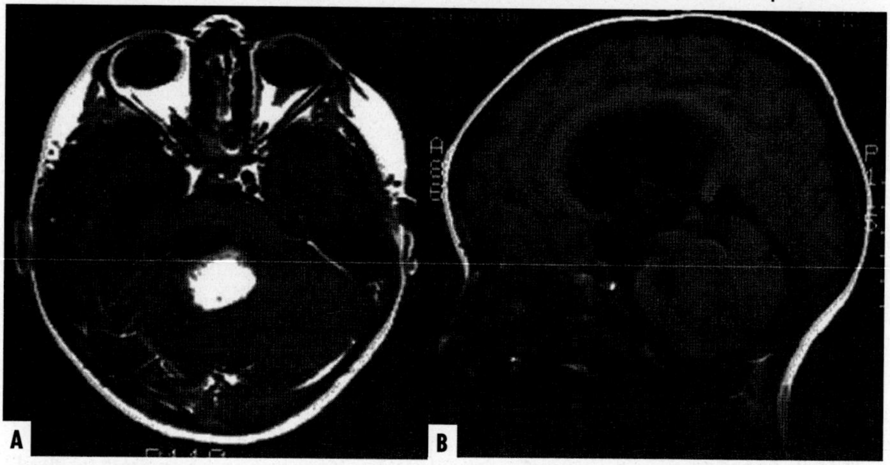

Fonte: Cortesia do Hospital das Clínicas da Faculdade de Medicina da Universidade de São Paulo (HC-FMUSP).

Os TTCs exofíticos com expansões lateral ou ventral comumente associam-se a tumores intrínsecos e difusos do tronco encefálico e apresentam histologia maligna, principalmente quando alocados na ponte.

Biópsia dos TTCs

A necessidade de biópsia dos TTCs é uma questão controversa. Para alguns, a biópsia deve restringir-se a lesões com características duvidosas. A maioria dos tumores difusos tem histologia maligna, mas as características histopatológicas podem não se relacionar ao prognóstico clínico· Os gliomas difusos da ponte geralmente são astrocitomas fibrilares de alto grau. Exames de necropsia revelaram que são astrocitomas anaplásicos ou glioblastoma multiforme, mesmo que biópsias prévias tenham revelado astrocitoma de baixo grau, o que sugere transformação maligna ou erro de amostragem das biópsias realizadas. Mais raramente, outros tumores podem acometer o tronco encefálico, como linfomas, gangliogliomas, oligodendrogliomas e ETMR (*embryonal tumors with multilayered rosettes*), assim como lesões não neoplásicas, como cavernomas, tuberculomas e cistos epidermoides.

O conhecimento histológico destes tumores é justificado por: constatação de crianças com tumores difusos da ponte que podem ter sobrevida superior a 10 anos; o diagnóstico de astrocitoma pilocítico modifica o tratamento original; falta correlação clínica ou das características do exame de RM com o prognóstico; a biópsia estereotáctica é segura e eficaz; as imagens dos exames de PET-FDG ou PET-C-metionina podem direcionar o local da biópsia estereotáctica para focos mais hipermetabólicos do tumor, diminuir os riscos e aumentar a eficácia do procedimento; e existe a necessidade do estudo das características biológicas e genéticas dos tumores para desenvolver novos tratamentos.

Tratamento

Os TTCs localizam-se numa das áreas mais eloquentes do SNC. Tais tumores foram considerados intratáveis apesar de sua histologia benigna, pois sua topografia os tornava inoperáveis e malignos. O desenvolvimento de melhores imagens diagnósticas e sistemas de orientação/monitoração intraoperatória possibilitam a remoção radical destes tumores com preservação tecidual e da função neurológica.

A previsão do comportamento biológico com base nos dados clínicos e nas características das imagens de RM são os principais determinantes do tratamento, que depende principalmente do tamanho e do aspecto difuso ou focal. Geralmente os tumores difusos apresentam mau prognóstico e são tratados paliativamente, enquanto os focais são de bom prognóstico e passíveis de tratamento cirúrgico.

Os tumores difusos da ponte não devem ser operados, apresentam mau prognóstico, geralmente histologia maligna, grande morbidade cirúrgica e sua remoção não proporciona benefício. Os tumores exofíticos dorsais, os mesencefálicos e os bulbares devem ser inicialmente operados, pois apresentam histologia e prognóstico geralmente benignos. O algoritmo para tratar os TTCs está representado na Figura 66.7.

Figura 66.7 – Algoritmo para tratar os TTCs em crianças. É importante caracterizar a topografia e a extensão do crescimento do tumor. Hoje, há maior recomendação de realização de biópsia sempre que a cirurgia de ressecção não for recomendável.

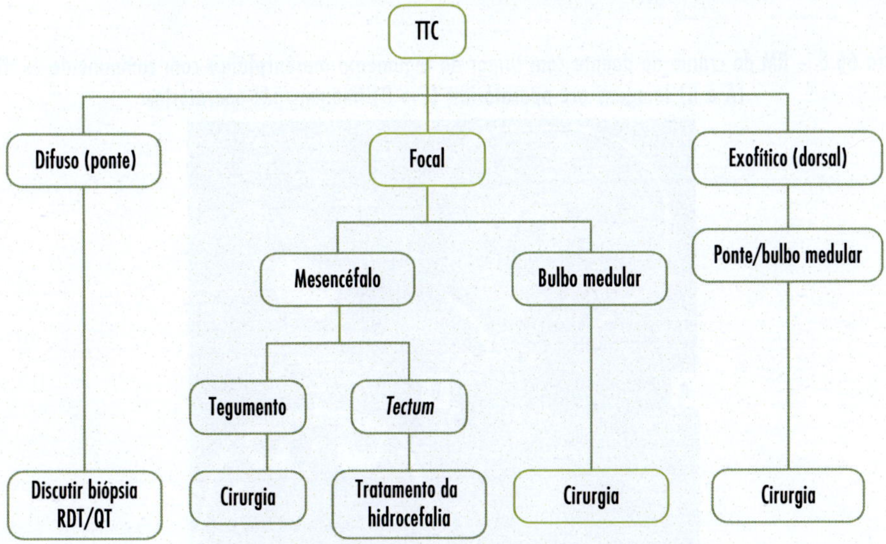

TTC: tumor de tronco encefálico; RDT: radioterapia; QT: quimioterapia.
Fonte: Desenvolvida pela autoria do capítulo.

Tumores difusos da ponte

Os gliomas difusos da ponte apresentam mau prognóstico e arsenal terapêutico pouco eficaz. A sua remoção resulta em altas taxas de morbidade e traz impacto na sobrevida. Não há evidências de que a remoção parcial melhore a sobrevida dos doentes, independentemente da histologia.[8,9] A operabilidade é definida pela infiltração das células tumorais entre as fibras e núcleos dos nervos cranianos; estes tumores são representados pelos astrocitomas fibrilares malignos que se infiltram pelos tratos longos da substância branca do mesencéfalo, do tálamo e transversalmente da ponte, acarretando hipertrofia desta estrutura.

A sintomatologia em crianças com tumores difusos do tronco encefálico melhora com corticosteroides devido ao controle do edema peritumoral, mas seu uso prolongado causa diversos efeitos colaterais. O tratamento padrão consiste na dose total de 54 a 59,4 Gy de radioterapia, distribuída em frações diárias de 180 cGy. Aproximadamente 70% dos doentes tratados com radioterapia apresentam melhoras clínica e radiológica transitórias sem, entretanto, haver melhora da sobrevida, que é, em média, de 10 meses.[10]

Outros TTCs

Os TTCs focais ou com crescimento dorsal exofítico têm prognóstico mais favorável, tendem a ser gliomas de baixo grau e são passíveis de ressecção cirúrgica. Os TTCs focais do tronco encefálico acometem principalmente o mesencéfalo e o bulbo. A maioria dos tumores focais são de baixo grau, exceto os focais, císticos ou não, presentes na ponte, que podem ser malignos. Tumores focais do tegumento mesencefálico e gliomas bulbomedulares são comumente gliomas de baixo grau e passíveis de ressecção cirúrgica com baixa morbidade[11] (Figura 66.8).

Figura 66.8 – RM do crânio de doente com tumor do tegumento mesencefálico com componente exofítico. (A e B) Imagens pré-operatórias; (C e D) imagens pós-operatórias.

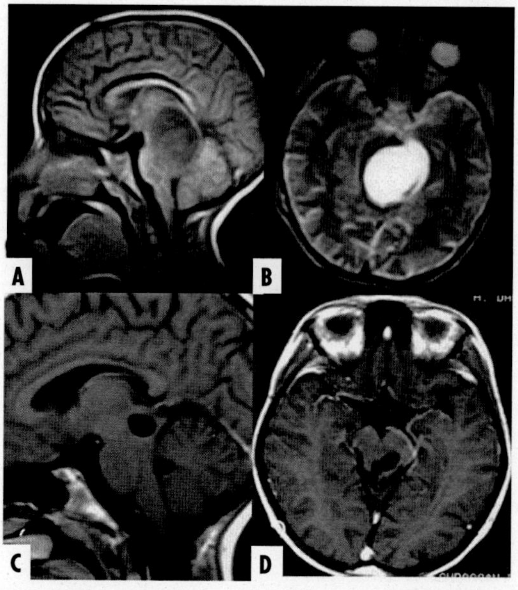

Fonte: Cortesia do Hospital das Clínicas da Faculdade de Medicina da Universidade de São Paulo (HC-FMUSP).

Tumores bulbares focais são raros. Abbott e colaboradores[12] descreveram 7 doentes submetidos a ressecção subtotal, sem mortalidade, porém 3 deles necessitaram de gastrostomia e traqueostomia devido ao acometimento de nervos cranianos bulbares. Se os tumores são removidos incompletamente, uma segunda cirurgia pode ser indicada, principalmente se tratando de astrocitomas pilocíticos. Havendo recorrência de tumores benignos, o tratamento multimodal, ou seja, reoperação, quimioterapia e radioterapia localizada, deve ser considerado.

Os tumores mesencefálicos tectais são gliomas de caráter indolente, de baixo grau e que permanecem estáveis, sem crescimento, durante muitos anos. Devido a esse comportamento, o tratamento consiste do controle da hidrocefalia com III ventriculostomia endoscópica ou derivação ventriculoperitoneal e seguimento com imagem,[13] pois seu crescimento requer tratamento para manter a doença controlada. A cirurgia é indicada quando se detecta crescimento da lesão, embora, ainda, associada à morbidade importante.

A região exofítica no IV ventrículo dos tumores exofíticos dorsais, geralmente pontinos ou bulbares, são passíveis de ressecção. Em geral são gliomas de baixo grau com predomínio do astrocitoma pilocítico. Embora comumente incompletas as ressecções em que permanece pequeno fragmento no assoalho do IV ventrículo, proporcionam prolongamento da sobrevida livre de sintomas durante muitos anos. A sobrevida e a progressão livre da doença e de 100% e 67%, respectivamente.

Novas perspectivas

Novas modalidades de liberação de agentes terapêuticos diretamente no tumor são investigadas com o intuito de oferecer maior concentrações e menos risco de toxicidade sistemicamente, como a *convection-enhanced delivery* (CED),[14] com microesferas, injeção endovascular ou injeção estereotáctica. Essas técnicas possibilitam o aumento da concentração local de medicamentos até 10 mil vezes mais em relação aos medicamentos infundidos intravenosamente e não expondo os efeitos colaterais sistêmicos.

O desenvolvimento de vacinas antitumorais,[15] técnicas de terapia genética, entre outras, justificam a conveniência de biópsia com a finalidade de se conhecer sua biologia molecular e de desenvolver novos medicamentos que atuem nas vias críticas da carcinogênese ou de seu desenvolvimento.[16]

Referências bibliográficas

1. Bleyer WA. Epidemiologic impact of children with brain tumors. Childs Nerv Syst. 1999;15:758-63.
2. Barkovich AJ, Krischer J, Kun LE et al. Brain stem gliomas: a classification system based on magnetic resonance imaging. Pediatr Neurosurg. 1990;16:73-83.
3. Roujeau T, Machado G, Garnett M et al. Stereotactic biopsy of diffuse pontine lesions in children. J Neurosurg. 2007;107:1-4.
4. Hargrave D, Chuang N, Bouffet E. Conventional MRI cannot predict survival in childhood diffuse intrinsic pontine glioma. J Neurooncol. 2008;86:313-9.
5. Wang C, Zhang J, Liu A et al. Surgical treatment of primary midbrain gliomas. Surg Neurol. 2000 Jan;53(1):41-51.

6. Fischbein NJ, Praos MD, Wara W et al. Radiologic classification of brain stem tumors: correlation of magnetic resonance imaging appearance with clinical outcome. Pediatr Neurossurg. 1996;24:9-23.
7. Khatib ZA, Heidman RL, Kovnr EH et al. Predominance of pilocytic histology in dorsally exophitic brain stem tumors. Pediatr Neurosurg. 1994;20:2-10.
8. Epstein F, Wisoff JH. Intrinsic brain stem tumors in childhood: surgical indications. J Neuro-Oncol. 1988;6:309-17.
9. Teo C, Siu TL. Radical resection of focal brainstem gliomas: is it worth doing? Childs Nerv Syst. 2008;24:1307.
10. Massimino M, Spreafico F, Biassoni V et al. Diffuse pontine gliomas in children: changing strategies, changing results? A mono-institutional 20-year experience. J Neurooncol. 2008;87:355-61.
11. Lesniak MS, Klem JM, Weingart J et al. Surgical outcome following resection of contrast-enhanced pediatric brainstem gliomas. Pediatr Neurosurg. 2003;39:314-22.
12. Abbott R, Shminski-Maher T, Wisoff et al. Intrinsic tumors of the medulla: surgical complications Pediatric Neurosurg. 1991;17:239-44.
13. Bowers DC, Georgiades C, Aronson LJ et al. Tectal gliomas: natural history of a indolent lesion in pediatric patients. Pediatr Neurosurg. 2000;32:24.
14. Occhiogrosso G, Edgar MA, Sandberg DI et al. Prolonged convection-enhanced delivery into the rat brain-stem. Neurosurgery. 2003;52:388-94.
15. Wheeler CJ, Yu JS, Black KL. Cellular immunity in the treatment of brain tumors. Clin Neurosurg. 2004;51:132-9.
16. Pulkkanen KJ, Yla-Herttuala S. Gene therapy for malignant glioma: current clinical status. Mol Ther. 2005;12:585-98.

Capítulo 67

Tumores Talâmicos em Crianças

Franklin Bernardes Faraj de Lima
Diego da Silveira
Hamilton Matushita

Introdução

O tálamo consiste em uma estrutura diencefálica com volume inferior a 2% do total do sistema nervoso central (SNC). As neoplasias talâmicas representam apenas 1% dos tumores do SNC e 5% a 15% das neoplasias malignas do SNC na faixa pediátrica. Ocorrem predominantemente em crianças e adultos jovens. A maioria é constituída de gliomas de baixo grau. As características clínicas refletem a expansão do tumor para o III ventrículo, trato piramidal, núcleos talâmicos e tratos ópticos. Trata-se de um desafio terapêutico especial, pois a remoção cirúrgica, geralmente, é limitada. O desfecho dos tratamentos requer a combinação da experiência do neurocirurgião com o profundo conhecimento anatômico das regiões e a interação com equipes multidisciplinares (neurocirurgião, neurofisiologista, radiologistas, patologistas, oncologistas e intensivistas), e a incorporação das novas tecnologias cirúrgicas e de neuroimagem.

Classificação

São considerados tumores talâmicos apenas quando o epicentro e a maior parte da neoplasia concentram-se no tálamo. Muitos relatos incluem os tumores talâmicos com os tumores com comprometimento dos gânglios da base ou do mesencéfalo, pela dificuldade de se identificar a sua origem. Puget e colaboradores (2007)[1] classificaram os tumores do tálamo como unilaterais (73,2%), bilaterais (13%) e talamopedunculares (3,6%). Entre os tumores unilaterais, 40,7% são gliomas de alto grau. Tumores bilaterais, embora astrocíticos de baixo grau, são infiltrativos e difusos. Tumores talamopedunculares, na sua maioria, são astrocitomas pilocíticos passíveis de remoção cirúrgica. A distribuição histológica entre os tumores uni e bilaterais é controversa. Estudo multicêntrico canadense mostrou predomínio de tumores de baixo grau entre os unilaterais e de alto grau nos bitalâmicos. O crescimento tumoral pode ocorrer para o mesencéfalo, hipotálamo, pineal, III ventrículo e para a porção mesial do lobo temporal. O crescimento múltiplo ocorre em 3%.[2] Raybaud e colaboradores (2016)[3] observaram, baseados em imagens de ressonância nuclear magnética (RM), uma relação muito grande entre as características de expansão do tumor com o local de origem dentro do tálamo. A partir desta observação, dividiram os tumores talâmicos em quatro grupos (Quadro 67.1).

Quadro 67.1 – Classificação dos tumores talâmicos em crianças baseada nas origem e características de extensão do tumor.

Tipo	Região de origem	Extensão
Grupo 1 – talamoventricular	Justaventricular	Ventricular
	Medial	III Ventrículo
	Superomedial	Corpo do ventrículo lateral (envolve fórnix e septo pelúcido)
	Posterior	Átrio do ventrículo lateral (envolve comissura do fórnix e esplênio do corpo caloso)
Grupo 2 – talamomesencefálico	Tálamo inferior	Mesencéfalo ou temporal (abaixo dos gânglios da base e acima do corno temporal)
Grupo 3 – talamopalidal lateral	Tálamo lateral	Cápsula interna e globo pálido
	Tálamo posterolateral	Lobo temporal profundo
Grupo 4 – bitalâmico	Tálamo bilateral	Mesencéfalo dorsal (assimétrico)

Fonte: Raybaud C, 2016.

Quadro clínico

Não há diferença quanto à distribuição de gêneros.[1,2] A idade na apresentação varia de 7 a 12 anos (média de 8,9 anos), havendo tendência dos tumores bilaterais apresentarem-se mais precocemente (6 anos).[2] A duração dos sintomas até o diagnóstico corresponde a 8,7 meses em tumores unilaterais e 2,5 meses nos bilaterais.[4] Considerando somente gliomas de alto grau, a duração dos sintomas é de 1,3 meses.[5] Apresentação aguda pode ocorrer em 20%.[6,7] Os sinais e sintomas geralmente manifestam-se como hipertensão intracraniana (65%), défices motores (40%), crises epilépticas (35%), alterações mentais ou comportamentais (25%), movimentos involuntários (10%) e síndrome talâmica clássica (5%). Crianças menores de 1 ano podem apresentar macrocrania e atraso no desenvolvimento neuropsicomotor.[6]

A hidrocefalia está presente em 45% a 75% dos tumores unilaterais e em 100% dos bilaterais.[2] Os tumores talâmicos originados da porção dorsomedial produzem obstruções do líquido cefalorraquidiano mais precoces do III ventrículo.

Diagnóstico por imagem

A RM possibilita imagens multiplanares, com melhor sensibilidade e definição anatômica das características de expansões e infiltrações do tumor.[3,8,9] Estes tumores mostram imagens hipointensas em T1 com captação heterogênea de contraste, variando de 61% a 74%, e imagens heterogêneas em T2, variando de 52% a 68%.[1,2,9] Em 31%, os tumores apresentam cistos, sendo que apenas 42% destes correspondem a astrocitoma pilocítico.[2] Astrocitomas pilocíticos são tumores mais circunscritos, com pouco edema perilesional, hipointensos em T1, com captação homogênea de contraste, hiperintensas em T e com cistos (Figura 67.1). Astrocitomas difusos apresentam caráter infiltrativo, com margens pouco definidas, hipo ou isointensas em T1, com captação heterogênea de contraste, hiperintensa em T2 e, frequentemente, com infiltração contralateral.[4,9] Os tumores bilaterais são heterogêneos nas imagens em T1 e T2, e em 20% mostram captação heterogênea de contraste[2] (Figura 67.2). Além das técnicas básicas de RM, outros recursos avançados podem ser utilizados:

- **Neuronavegação:** devido a suas altas sensibilidade e definição anatômica, as técnicas de neuronavegação podem ser utilizadas associadas à RM para facilitar a remoção dos tumores.
- **Técnica de difusão de imagem (coeficiente de difusão relativa):** oferece informações relacionadas à densidade celular, portanto, da malignidade do tumor.
- **Técnica tridimensional de difusão (tratografia):** permite o mapeamento tridimensional da substância branca quanto à direcionabilidade dos axônios.
- **Imagens de perfusão com uso de meios de contraste externo (gadolínio) ou de marcação das moléculas de água:** fornece informações sobre a vascularização tumoral.
- **Espectroscopia por RM:** oferece informações sobre marcadores metabólicos dos tumores.[3,10]

Figura 67.1 – RM de tumor talâmico unilateral, astrocitoma pilocítico. (A) Imagem axial em T1 com contraste – tumor hipointenso homogêneo; (B) imagem axial em T2 – tumor hiperintenso homogêneo e sem edema periférico sobreponível à imagem em T1.

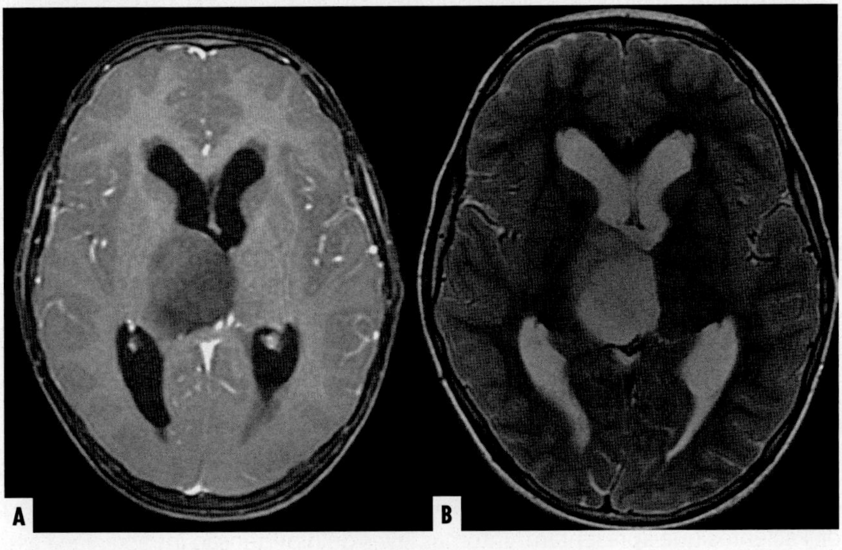

RM: ressonância magnética.

Fonte: Cortesia da Santa Casa de Belo Horizonte.

Figura 67.2 – RM de tumor talâmico bilateral, astrocitoma anaplásico. (A) Imagem axial em T1 com contraste – tumor hipointenso com captação heterogênea de contraste do lado direito; (B) imagem coronal em T2 mostrando aspecto infiltrativo com edema bilateral.

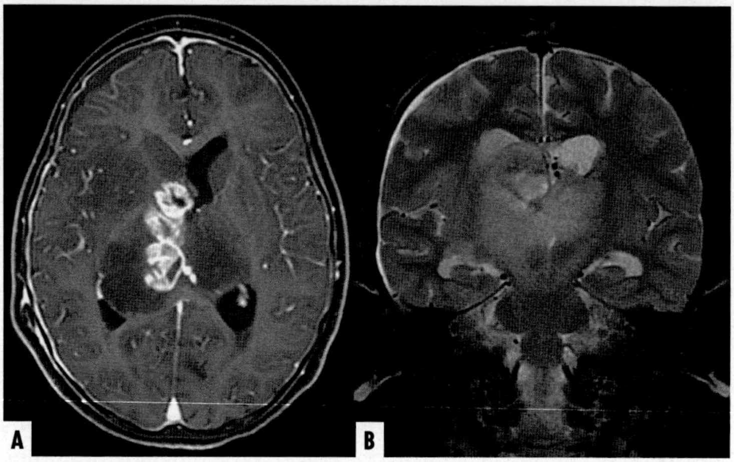

RM: ressonância magnética.

Fonte: Cortesia da Santa Casa de Belo Horizonte.

Patologia

Gupta e colaboradores (2017),[8] em revisão de literatura de 265 casos de gliomas talâmicos em pacientes menores de 18 anos de idade, encontrou: 81% (241/265) de astrocitomas, dos quais 2/3 (146/214) eram difusos e 1/3 (68/2014) pilocíticos. Entre os astrocitomas difusos, 34% (49/146) eram de baixo grau (grau II, OMS) e 55% (81/146) eram de alto grau, tornando este último grupo o maior entre os tipos histológicos em crianças. Oligodendrogliomas e ependimomas, na sua maioria anaplásicos, corresponderam de 3% a 10% entre os tumores talâmicos em crianças.

Apesar da similitude histológica com adultos, os astrocitomas difusos em crianças, raramente, apresentam alterações em IDH1, IDH2, EGFR, PTEN e ATRX.

Recentemente, uma nova classificação genética de tumores difusos de linha média foi introduzida na classificação dos tumores do SNC da Organização Mundial da Saúde (OMS). Esta nova categoria corresponde a crianças e adultos jovens com astrocitomas difusos com mutação H3K27M, presentes em 65% a 90% destes pacientes e que cursam com prognóstico ruim. Broniscer e colaboradores (2018)[11] mostraram que esta mutação não está presente nos gliomas bitalâmicos de alto grau, sugerindo que os gliomas talâmicos de alto grau sejam entidades moleculares distintas.

Tratamento

O tratamento dos tumores talâmicos consiste no controle inicial da hipertensão intracraniana relacionada à hidrocefalia e secundária à obstrução ventricular e ao efeito expansivo do tumor. Pacientes que apresentam sintomas leves de hipertensão intracraniana associados a ventriculomegalias moderadas podem ser controlados temporariamente com corticosteroides. A hidrocefalia controlada antes da ressecção do tumor pode facilitar a abordagem do tumor. Em pacientes muito sintomáticos para hipertensão intracraniana, o controle da hidrocefalia pode ser realizado através de terceiro-ventriculostomia endoscópica ou derivação ventrículo-peritoneal.[1,2,7] Após a remoção do tumor, pode ocorrer formação ou descompensação de hidrocefalia agudamente, necessitando vigilância e tratamentos de urgência.

A ressecabilidade dos tumores talâmicos depende da histologia e das características de crescimento e expansão. A remoção radical (> 90%) dos tumores talâmicos unilaterais é possível em 60% a 68,7%[7,12,13] e para gliomas de alto grau talâmicos em apenas 19,2%.[5] Para Baroncini e colaboradores (2007),[7] as imagens de RM baseadas em T2 constituem estudo pré-operatório mais importante da relação do tumor com a cápsula interna e com os gânglios da base. Se estas estruturas mostrarem-se infiltradas, procede-se a biópsia e o tratamento oncológico. Em outras situações, a remoção cirúrgica está indicada, especialmente se as imagens favorecerem tumores benignos. A remoção estagiada em duas cirurgias pode ser necessária em casos de tumores grandes.[12] Esta estratégia propicia melhor reconhecimento da interface do tumor com o cérebro nas porções mais profundas do tumor, a qual não era distinta na primeira cirurgia (Figura 67.3).

Figura 67.3 – RM de tumor falso-talâmico bilateral (astrocitoma difuso de grau II). (A, B e C) Imagens pré-operatórias de tumor talâmico unilateral esquerdo com crescimento expansivo contralateral; (D, E e F) imagens pós-operatórias, após 8 meses da cirurgia.

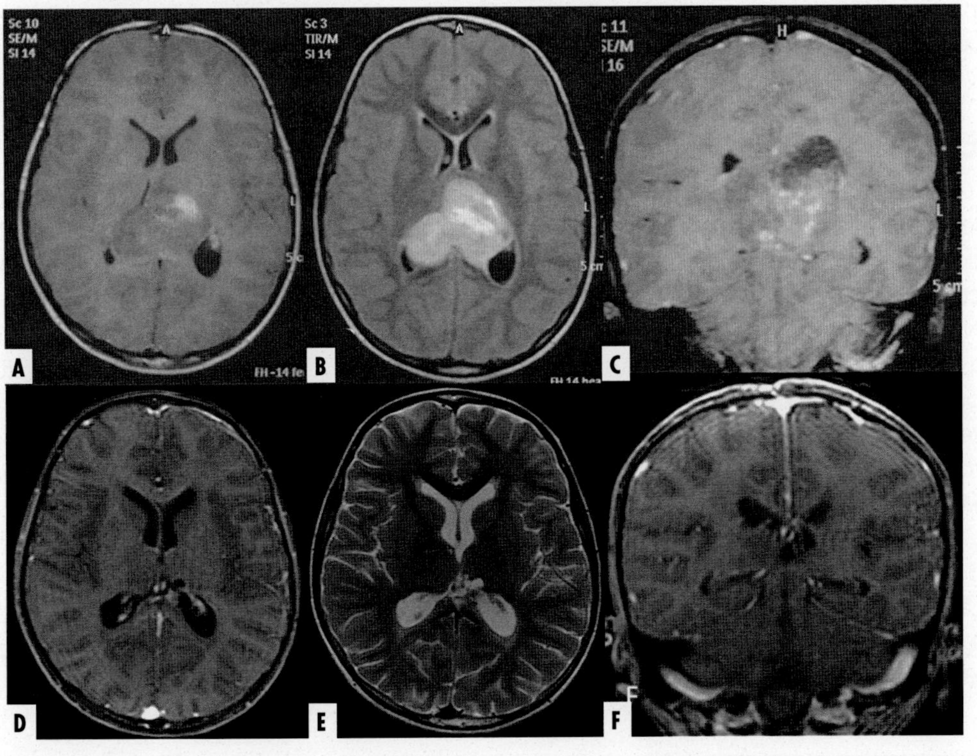

Fonte: Cortesia da Santa Casa de Belo Horizonte.

Alguns autores indicam remoção cirúrgica quando ocorre intensa e homogênea captação de contraste nas imagens em T1 e nos tumores com margens bem definidas nas imagens em T2, independentemente da contrastação, ou quando discretas e com margens bem definidas nas sequências ponderadas em T2 com ou sem captação de contraste.[14-16] A biópsia pode ser indicada para as demais situações. O envolvimento do trato corticoespinal observado em imagens de tratografia não deve ser contraindicação para a remoção cirúrgica, pois o efeito de massa exercido pelo tumor pode mostrar efeito falso-positivo do exame. Nestas circunstâncias, a remoção do tumor pode propiciar melhora funcional motora dos pacientes.[10,12,13] Os tumores bitalâmicos apresentam crescimento difuso e infiltrativo, frequentemente associado à histologia maligna, apresentando prognóstico ruim, ficando restritos a biópsias e tratamento oncológico.[7,12,13]

A escolha do melhor acesso cirúrgico para os tumores unilaterais do tálamo depende da localização no tálamo e das relações com as estruturas vizinhas. Embora várias vias de acesso tenham sido descritas, o mapeamento da substância branca, por técnica de tratografia por RM, é o principal parâmetro para escolha do melhor acesso. Esta técnica minimiza as morbidades pós-operatórias e maximiza a extensão da remoção tumoral.[1,2,7,8,10,12,13,16]

A monitorização neurofisiológica intraoperatória possibilita uma ressecção mais ampla e segura, reduz os riscos de défices motores e possibilita maior quantidade de material para análise histológica e genética.[17]

Técnicas de imagem intraoperatória, como ultrassom, tomografia computadorizada ou RM, são importantes para não superestimarem a quantidade de tumor já removida.[12]

As principais complicações cirúrgicas estão relacionadas a danos de estruturas vizinhas: pioras motoras, défices de campo visual, movimentos involuntários (ataxia e tremores).[7] Ressecções de tumores talâmicos no hemisfério dominante podem ocasionar afasia nominativa.[13] Morbidade e mortalidade cirúrgica podem ser altas (50% e 7,4%; respectivamente).[12,16]

Evolução e prognóstico

O prognóstico final dos pacientes está relacionado com o grau de ressecção e a histologia dos tumores talâmicos unilaterais, sendo melhores quando comparados ao tratamento conservador.[1,2,5,8,18] A sobrevida em 5 anos é melhor em doentes com gliomas unilaterais (80%) com remoção radical (> 95%), se comparados com ressecções parciais ou biópsias (52%).[1,2] Nos gliomas talâmicos de alto grau, a sobrevida global em 5 anos também é melhor para as remoções radicais (13,6%) em relação às biópsias (9,2%). A histologia mostra-se um fator prognóstico importante, pois a sobrevida global, em 5 anos, para os tumores talâmicos unilaterais de baixo grau (84%) é melhor que os unilaterais de alto grau (6,9%).[5] Estudo imuno-histoquímico de crianças com astrocitomas difusos com índice proliferativo (MIB1 > 36%), gene MGMT e expressão do gene p53 apresentam prognóstico ruim.[19]

Estudo recente mostra que a mutação H3K27M está correlacionada com prognóstico desfavorável nos gliomas talâmicos em crianças. Gliomas talâmicos em crianças cuja localização primária de origem é a região pulvinar do tálamo, apresentam alta taxa de recorrências e disseminação, sugerindo comportamento biológico agressivo e com grande similitude aos astrocitomas difusos de linha média de criança com mutação H3K27M.[20]

Referências bibliográficas

1. Puget S, Crimmins DW, Garnett MR et al. Thalamic tumors in children: a reappraisal. J Neurosurg Pediatr. 2007;106(5):354-62.

2. Steinbok P, Gopalakrishnan CV, Hengel AR et al. Pediatric thalamic tumors in the MRI era: a Canadian perspective. Child's Nerv Syst. 2016;32(2):269-80.
3. Raybaud C. Cerebral hemispheric low-grade glial tumors in children: preoperative anatomic assessment with MRI and DTI. Child's Nerv Syst. 2016;32:1799-1811.
4. Hinojosa J, Gil-Robles S, Pascual B. Clinical considerations and surgical approaches for low-grade gliomas in deep hemispheric locations: insular lesions. Child's Nerv Syst. 2016;32(10):1875-93.
5. Kramm CM, Butenhoff S, Rausche U et al. Thalamic high-grade gliomas in children: a distinct clinical subset? Neuro Oncol. 2011 Jun;13(6):680-9.
6. Martínez-Lage JF, Pérez-Espejo MA, Esteban JA et al. Thalamic tumors: clinical presentation. Child's Nerv Syst. 2002 Aug;18(8):405-11.
7. Baroncini M, Vinchon M, Minéo JF et al. Surgical resection of thalamic tumors in children: approaches and clinical results. Child's Nerv Syst. 2007 Jul;23(7):753-60.
8. Gupta A, Shaller N, McFadden KA. Pediatric thalamic gliomas: an updated review. Arch Pathol Lab Med. 2017 Oct;141(10):1316-23.
9. Colosimo C, DiLella GM, Tartaglione T et al. Neuroimaging of thalamic tumors in children. Child's Nerv Syst. 2002 Aug;18(8):426-39.
10. Moshel YA, Elliott RE, Monoky DJ et al. Role of diffusion tensor imaging in resection of thalamic juvenile pilocytic astrocytoma. J Neurosurg Pediatr [Internet]. 2009;4(6):495-505.
11. Broniscer A, Hwang SN, Chamdine O et al. Bithalamic gliomas may be molecularly distinct from their unilateral high-grade counterparts. Brain Pathol. 2018 Jan;28(1):112-20.
12. Cinalli G, Aguirre DT, Mirone G et al. Surgical treatment of thalamic tumors in children. J Neurosurg Pediatr [Internet]. 2017 Dec 22;21(3):247-57.
13. Ozek MM, Ture U. Surgical approach to thalamic tumors. Child's Nerv Syst. 2002;18(8):450-6.
14. Bilginer B, Narin F, Isikay I et al. Thalamic tumors in children. Child's Nerv Syst. 2014;30:1493-8.
15. Thakar S, Dadlani R, Mohan D et al. Surgical management of thalamic gliomas: case selection, technical considerations and review of literature. Neurosurg Rev. 2013;36:383-93.
16. Lee RP, Foster KA, Lillard JC et al. Surgical and molecular considerations in the treatment of pediatric thalamopeduncular tumors. J Neurosurg Pediatr. 2017 Sep;20(3):247-55.
17. Carrabba G, Bertani G, Cogiamanian F et al. Role of intraoperative neurophysiologic monitoring in the resection of thalamic astrocytomas. World Neurosurg [Internet]. 2016;94:50-6.
18. Albright ALJ. Feasibility and advisability of resections of thalamic tumors in pediatric patients. Neurosurg. 2004 May;100(5 Suppl):468-72.
19. Eisenstat DD, Pollack IF, Demers A et al. Impact of tumor location and pathological discordance on survival of children with midline high-grade gliomas treated on Children's Cancer Group high-grade glioma study CCG-945. J Neurooncol. 2015;121(3):573-81.
20. Chiba K, Aihara Y, Masui K et al. Pulvinar locus is highly relevant to patient's outcomes in surgically resected thalamic gliomas in children. World Neurosurg. 2020 Feb;134:e530-9.

Capítulo 68

Hamartomas Hipotalâmicos

Hamilton Matushita

Introdução

O hipotálamo ocupa menos de 1% do volume encefálico. Sua estrutura é complexa e inclui diferentes agrupamentos nucleares e várias conexões recíprocas com numerosas estruturas encefálicas. O hipotálamo regula várias funções, como o sono, o apetite, a temperatura corporal, a reprodução, o comportamento sexual, a agressividade e as atividades neuroendócrinas e neurovegetativas.[1]

Os hamartomas hipotalâmicos (HHs) são malformações expansivas não neoplásicas da substância cinzenta, compostas de neurônios maduros hiperplásicos com diferentes tamanhos, originados no hipotálamo entre o recesso infundibular e os corpos mamilares em meio às células gliais. A celularidade glial é moderada e não há diferenciação neoplásica ou anomalia genética, exceto na síndrome de Pallister-Hall. Sua prevalência em crianças e em adolescentes é de 1 a 2/100 mil.[2]

Manifestações clínicas

As manifestações clínicas dos HH variam entre os doentes. As crianças portadoras de hamartoma assintomático podem ter sintomas endócrinos isolados, como puberdade precoce ou crises epilépticas gelásticas com gravidade variada, associados ou não a alterações cognitivas e comportamentais intensas.

Sintomas endócrinos

A manifestação endócrina mais frequente nos doentes com HH é a puberdade precoce, que se manifesta antes dos 2 anos de vida em 82% dos casos. Ocorre progressão rápida dos sinais puberais e do avanço da idade óssea. Associa-se a crises gelásticas em 30% a 40% dos casos.[3] A puberdade precoce decorre da ativação dos mecanismos secretivos do fator de liberação do hormônio luteinizante.[4] Os fatores de liberação do hormônio luteinizante seriam ativados pelas células ectópicas ou células astrogliais presentes nos hamartomas. Anormalidades na produção do crescimento, como diabetes *insipidus* ou hipogonadismo, são raras.

Sintomas neurológicos

Os hamartomas apresentam atividade epileptogênica intrínseca, pois abrangem pequenos agrupamentos de interneurônios GABAérgicos que geram potenciais espontaneamente, o que sugere que a disgenesia tecidual seja a origem da epilepsia. A dimensão da lesão é um fator importante para a ocorrência das epilepsias, mais frequentes quando as lesões apresentam > 1 cm de diâmetro. A atividade epileptiforme observada nos lobos temporais e frontais parece decorrer do espraiamento das crises originadas no hamartoma e a dispersão da atividade epiléptica do hipotálamo pelo trato mamilo-talâmico e áreas associativas parece causar a deterioração cognitiva progressiva de doentes com HH.[5]

As crises gelásticas são uma das apresentações mais frequentes e características dos HHs. Surgem precocemente na infância, às vezes no período neonatal, e caracterizam-se por episódios breves e estereotipados de riso imotivado e não contextual e, ocasionalmente, de discreto comprometimento do nível de consciência, gritos e contrações orofaciais. As crises noturnas são comuns e frequentemente confundidas com outras intercorrências da criança, como sorrisos, anormalidades do sono ou cólicas intestinais. Frequentemente, os doentes com HHs apresentam sinais neurovegetativos como taquicardia, alterações respiratórias, dilatação pupilar e rubor facial. Outras manifestações epilépticas podem ocorrer, como as crises parciais e/ou generalizadas e atribuídas a processos secundários da epileptogênese. Durante o curso da doença, as manifestações gelásticas podem mesclar-se com as crises parciais. Podem ocorrer crises generalizadas como as tônicas, tônico-clônicas e *drop-attacks*.

Défices cognitivos, como atraso no desenvolvimento da linguagem e do aprendizado, e alterações comportamentais, como défices de atenção, hiperatividade, agressividade e ansiedade, são comuns nos doentes com HH e epilepsia. Estas anormalidades parecem relacionar-se à persistência das crises gelásticas.

Síndrome de Pallister-Hall

É a apresentação sindrômica do HH que acomete várias regiões do corpo, como polissindactilia das mãos e dos pés, malformações das vias aéreas e renais e imperfuração anal. A herança é autossômica dominante e relacionada ao gene GLI3.

Classificação

Existem dois tipos de HH: os pedunculados e os sésseis. Os HHs conectam-se ao assoalho do III ventrículo ou são suspensos da região inferior do hipotálamo. Quando pequenos, podem ser assintomáticos ou causar puberdade precoce, inicialmente. Os hamartomas sésseis ou intra-hipotalâmicos localizam-se na parede do III ventrículo e deslocam localmente os tecidos vizinhos. O tamanho varia, mas podem ter dimensões gigantes, aparentemente originados bilateralmente no hipotálamo. Estes hamartomas gigantes geralmente relacionam-se às manifestações epilépticas e dois terços das crianças afetadas apresentam atraso no desenvolvimento cognitivo, anormalidades comportamentais e má qualidade de vida.[6] Delalande e colaboradores (2003)[7] propõem uma classificação dos HHs com epilepsia focada em abordagem cirúrgica: tipo I – apresentam plano de implante horizontal; tipo II – apresentam inserção vertical no III ventrículo; tipo III – combinam os tipos I e II e tipo IV – compreendem os hamartomas gigantes. Li e colaboradores (2014)[8] classificam os HHs baseados nos achados de ressonância magnética (RM): tipos I e II – aderem ao assoalho do III ventrículo por conexão estreita (tipo I) ou larga (tipo II); tipo III – apresentam extensão para o interior do III ventrículo e para a cisterna interpeduncular e tipo IV – localizam-se totalmente no interior do III ventrículo (Figura 68.1).

Figura 68.1 – Classificação dos HHs de acordo com as características das imagens de RM.

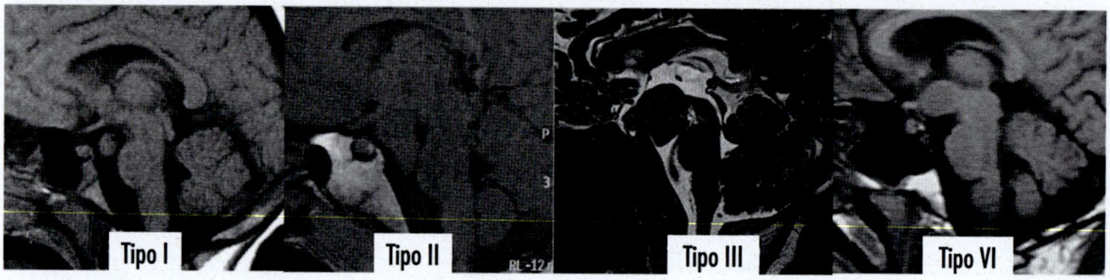

HH: hamartoma hipotalâmico; RM: ressonância magnética.
Fonte: Cortesia do Hospital das Clínicas da Faculdade de Medicina da Universidade de São Paulo (HC-FMUSP).

Exames diagnósticos

A anormalidade eletroencefalográfica mais comum nos doentes com HH são as descargas bilaterais de espículas e de espículas-onda com início focal e propagação para as regiões frontotemporais.[9]

O exame de RM é a escolha para diagnóstico do HH. As imagens em T1 revelam a presença de massa sólida não calcificada e isointensa com a substância cinzenta que não se impregna com contraste e, em T2, apresentam-se iso ou levemente hiperintensa. Exame de espectroscopia com RM sugere haver redução da densidade neuronal e gliose, o que contribui para distingui-los das estruturas vizinhas.

Tratamento

O tratamento da puberdade precoce em crianças com HH consiste no uso de agonistas dos fatores de liberação do hormônio luteinizante de longa ação. O uso prolongado destes agonistas inibe a secreção das gonadotrofinas, bloqueia a maturação puberal, promove regressão das características sexuais secundárias e preserva o potencial de crescimento das crianças.[10]

As crises gelásticas em crianças com HH são resistentes as drogas antiepilépticas, mesmo em altas doses e em regime de politerapia. O tratamento cirúrgico é a melhor opção para erradicar a epilepsia, melhorar a cognição e o comportamento.[11-13] Não há necessidade de remoção total da lesão, desde que seja realizada a desconexão do hamartoma para eliminar a dispersão das descargas epilépticas. Diferentes métodos de tratamento cirúrgico e não cirúrgico foram desenvolvidos.

» **Técnicas microcirúrgicas:** consistem do uso de acessos transcranianos (craniotomias trans-silviana, subtemporal, translâmina *terminalis*, transfrontal, transcaloso interfornicial ou transforaminal). Apresentam morbidade elevada apesar de os resultados pós-operatórios serem satisfatórios; ocorre alívio das crises em 54% dos doentes[12] (Figura 68.2).

Figura 68.2 – RM nas fases pré (A) e pós-operatórias (B) de uma criança de 18 meses com HH tipo III, com crises gelásticas e puberdade precoce.

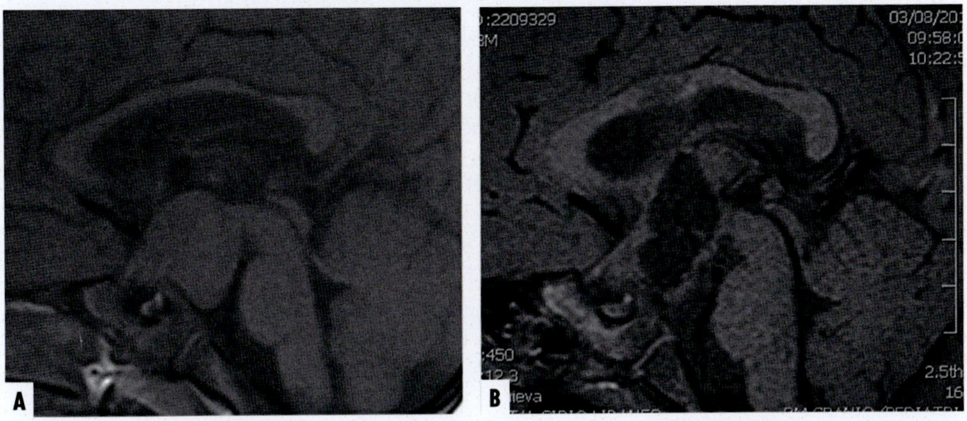

Fonte: Cortesia do Hospital das Clínicas da Faculdade de Medicina da Universidade de São Paulo (HC-FMUSP).

- » **Desconexões ou remoções endoscópicas:** são menos invasivas. Os resultados são melhores quando as lesões são pequenas; possibilidade limitada para tratar lesões com mais de 1,5 cm. Proporciona alívio das crises de 49%.[14]
- » **Lesão com radiofrequência ou *laser*:** técnicas pouco invasivas que consistem na termocoagulação orientada com estereotaxia.
- » **Radiocirurgia:** os riscos são baixos e proporciona bons resultados tanto para o controle da epilepsia como das anormalidades cognitivas e comportamentais. São desvantagens do método: resultado terapêutico possivelmente tardio (após aproximadamente 6 meses) e lesão cognitiva hipotalâmica devido à irradiação.
- » **Estimulação cerebral profunda do hamartoma:** seus riscos potenciais são representados pela lesão hipotalâmica, défices de memória, polifagia, diabetes *insipidus*, infarto talâmico e lesões vasculares.

Considerações finais

O tratamento dos HH deve incluir a melhora do controle medicamentoso, das anormalidades funcionais, a definição dos doentes em que os resultados operatórios possam ser melhorados, da melhor idade cirúrgica e da natureza das intervenções.[15]

Referências bibliográficas

1. Kupfermann I. Hypothalamus and the limbic system. *In*: Kandell E, Schwartz JH, Jessell TM (ed.). Principles of neural science. 3rd ed. Amsterdam: Elsevier, 1991. p. 433-60.

2. Kerrigan JF, Chung S, Recake HL et al. The hypothalamic hamartoma: a model of subcortical epileptogenesis and encephalopathy. Semin Pediatr Neurol. 2005;12:119-31.
3. Striano S, Striano P, Sarappa C et al. The clinical spectrum and natural history of gelastic epilepsy-hypothalamic hamartoma syndrome. Seizure. 2005;14:232-9.
4. Jung H, Ojeda SR. Pathogenesis of precocious puberty in hypothalamic hamartoma. Horm Res. 2002;57:31-4.
5. Liow K, Craig GH, Korenman LM et al. Cognitive deficits in children with gelastic seizures and hypothalamic hamartoma. Neurology. 2001;57:43-6.
6. Arita K, Ikawa F, Kurisu K et al. The relationship between magnetic resonance imaging findings and clinical manifestations of hypotalamic hamartoma. J Neurosurg. 1999;91:212-20.
7. Delalande O, Fohlen M. Disconnecting surgical treatment of hypothalamic hamartoma in children and adults with refractory epilepsy and proposal of a new classification. Neurol Med Chir. 2003;43:61-8.
8. Li CD, Luo SQ, Tang J et al. Classification of hypothalamic hamartoma and prognostic factors for surgical outcome. Acta Neurol Scand. 2014;130:18-26.
9. Harvey AS, Freeman JL, Berkovic SF et al. Transcallosal resection of hypothalamic hamartomas in patients with intractable epilepsy. Epileptic Disord. 2003;5:257-65.
10. Conn PM, Croeley Jr WF. Gonadotropin: realising hormone and its analogue. N Eng J Med. 1991;324:93-103.
11. Berkovic SF, Arzimanoglou A, Kuzniecky R et al. Hypothalamic hamartoma and seizures: a tratable epileptic encephalopathy. Epilepsia. 2003;44:969-73.
12. Hastriter EV, Wethe J, Chapman KE et al. Surgical resection of hypothalamic hamartomas for severe behavioral symptoms. Epilepsy Behav. 2011;20:75-8.
13. Harvey AS, Freeman JL. Epilelepsy in hypothalamic hamartoma: clinical and EEG features. Semin Pediatr Neurol. 2007;14:60-4.
14. Rekate HL, Prenger EC, Wang NC et al. Endoscopic resection of hypothalamic hamartomas for refractory symptomatic epilepsy. Neurology. 2008 Apr 22;70:1543-8.
15. Sasaki K, Ohsawa Y, Sasaki M et al. Cerebral cortical dysplasia: assessment by MRI and SPECT. Pediatr Neurol. 2000;23:410-5.

Capítulo 69

Tumores Intraventriculares em Crianças

Felipe Hada Sanders
Hamilton Matushita

Introdução

Os tumores intraventriculares (TIVs) são raros, correspondendo de 0,8% a 1,6% de todos os tumores do sistema nervoso central (SNC). Apresentam maior incidência em crianças, perfazendo 16% dos tumores intracranianos pediátricos.[1] Constituem um grupo heterogêneo de tumores com histologia variável e são classificados como primários ou secundários.

Os primários, intraventriculares verdadeiros, desenvolvem-se a partir do tecido ependimário e da glia subependimária que revestem os ventrículos, do epitélio do plexo coróideo e do tecido de suporte aracnóideo.

Os secundários, denominados paraventriculares, desenvolvem-se do parênquima cerebral ou de estruturas adjacentes aos ventrículos e são definidos como intraventriculares secundários quando mais de dois terços da superfície do tumor protuberam-se na cavidade do ventrículo.

Os TIVs são agrupados com base nas semelhanças quanto à apresentação clínica, manejo e dificuldade de ressecção cirúrgica.

Ocupam um espaço não funcional e, muitas vezes, adquirem grandes dimensões antes de gerarem manifestações clínicas.

Epidemiologia

Os TIVs são mais comuns nas crianças do que nos adultos. Em crianças, os tumores dos ventrículos laterais apresentam distribuição preferencial: 42,8% localizam-se no corno frontal e na região do forame de Monro; 22,3%, no corpo do ventrículo e no septo pelúcido; 19,7%, no átrio ou no trígono; 8,9%, no corno temporal; e 6,3%, no corno occipital. Os diferentes tipos histológicos dos TIVs apresentam topografia preferencial[2] (Quadro 69.1).

Quadro 69.1 – Distribuição preferencial dos TIVs de acordo com sua localização.

Localização	Patologia
Ventrículo lateral	
Trígono	Papiloma do plexo coroide, ependimoma, meningioma
Corpo	Glioma, teratoma
Corno anterior	SEGA, glioma
III Ventrículo	
Forame de Monro/ anterior	Astrocitoma pilocítico, craniofaringioma, germinoma, papiloma do plexo coroide, cisto coloide
Posterior	Pineal, glioma, ependimoma, germinoma
IV Ventrículo	
	Astrocitoma pilocítico, meduloblastoma, ependimoma

TIV: tumor intraventricular; SEGA: astrocitoma subependimário de células gigantes.
Fonte: Hospital das Clínicas da Faculdade de Medicina da Universidade de São Paulo (HC-FMUSP).

Apresentação clínica

As manifestações clínicas dos TIVs decorrem, principalmente, da hidrocefalia secundária a obstruções ventriculares. A ressonância nuclear magnética (RM) é a modalidade preferencial para avaliação pré-operatória. Ela possibilita avaliar, em planos multiplanares, as dimensões e possível origem do tumor, as características de tumores benignos ou malignos, a vascularização tumoral e a dinâmica da circulação do líquido cefalorraquidiano (LCR).

Tratamento cirúrgico

Existe uma variedade de procedimentos cirúrgicos preferenciais, dependentes da localização do tumor e sua possível histologia. Tais procedimentos podem incluir: biópsias endoscópicas ou estereotácticas, remoções microcirúrgicas citorredutoras, remoções exclusivamente endoscópicas e inserções de cateteres em tumores císticos. A estratégia cirúrgica deve estabelecer o melhor ponto de acesso ao ventrículo, considerando a importância funcional do tecido cerebral envolvente dos ventrículos e a presença de hidrocefalia (Quadro 69.2 2).

A ressecção radical da maioria dos TIVs pode ser curativa, devido à histologia benigna destes tumores. A utilização de técnicas avançadas de cirurgia como neuronavegação, mapeamento e neuromonitorização podem ser determinantes para a obtenção de melhores resultados cirúrgicos. Abordagens endoscópicas apresentam o benefício de serem minimamente invasivos, a possibilidade de restabelecimento do trânsito do LCR por fenestrações (septo pelúcido e III ventriculostomia) e a segurança de biópsias sob visibilização direta. No entanto, esta técnica apresenta limitações para tumores vascularizados ou de consistência fibrosa, tumores de grandes dimensões e na inexistência de hidrocefalia.

Quadro 69.2 – Principais abordagens cirúrgicas para os TIVs supratentoriais.

Localização	Acesso	Limitações	Complicações
Ventrículo lateral			
Corno anterior + 1/3 anterior do corpo	Transcortical (sulco frontal superior)	Ventrículos pequenos/ tumores bilaterais	Crise epiléptica
	Transcalosa	Veias em ponte para o seio sagital superior	Síndrome de desconexão
2/3 Posteriores do corpo	Transcalosa	Veias em ponte para o seio sagital superior	Síndrome de desconexão
Átrio	Transcortical (sulco interparietal/ temporal superior)	Trajetória longa/ orientação mais difícil	Crise epiléptica, défice visual, apraxia/acalculia, afasia
	Transcalosa posterior	Veias em ponte para o seio sagital	Síndrome de desconexão
Corno temporal	Transcortical (sulco temporal superior/ médio)	Extensão tumoral para o corpo do ventrículo lateral	Crise epiléptica, défice visual, afasia
III Ventrículo			
Anterior	Transforaminal	Forame pequeno/ lesão vascular ou do fórnix	Défice de memória, défice motor, défice cognitivo
	Interfornicial	Lesão do fórnix/veias cerebrais internas	Défice de memória, défice cognitivo
Médio/ posterior	Transfissura coroideia	Lesão do fórnix ou talâmica/vascular	Défice de memória, défice motor

Fonte: Hospital das Clínicas da Faculdade de Medicina da Universidade de São Paulo (HC-FMUSP).

Principais TIVs pediátricos

Tumores do plexo coroide

Os tumores do plexo coroide (TPCs) representam menos de 1% dos tumores cerebrais, porém, são 12% a 20% dos tumores cerebrais em crianças menores de 1 ano de idade. De acordo com a última classificação da Organização Mundial da Saúde (OMS) – 2016, estes tumores são classificados em: papiloma do plexo coroide (grau I), papiloma do plexo coroide atípico (grau II) e carcinoma do plexo coroide (grau III). Entre todos os TPCs, 80% são papilomas, 15% papilomas atípicos e 5% carcinomas.[3] O subtipo papiloma atípico foi introduzido na classificação da OMS de 2007 e reconhecido como um tumor de histologia intermediária, com comportamento biológico mais agressivo, metástases precoces e taxas de recorrência maiores em relação aos papilomas. Os TPCs são mais frequentes nos ventrículos laterais (50%) e IV ventrículo (40%). Frequentemente estão associados à hidrocefalia, decorrentes de fenômenos obstrutivos intraventriculares ou por hiperprodução do LCR. Imagens diagnósticas padrões destes tumores consistem de tumores lobulados (aspecto de couve-flor) dentro do átrio do ventrículo lateral. As imagens de RM em T1 mostram-se isointensas, com forte captação homogênea de contraste (Figura 69.1). A presença de invasão parenquimatosa, tumores heterogêneos com focos de necrose e metástases em neuroeixo sugerem carcinoma.

Figura 69.1 – RM dos principais TIVs em crianças. (A) Papiloma do plexo coroide; (B) SEGA; (C) ependimoma; (D) cisto coloide; (E) neurocitoma central; (F) germinoma.

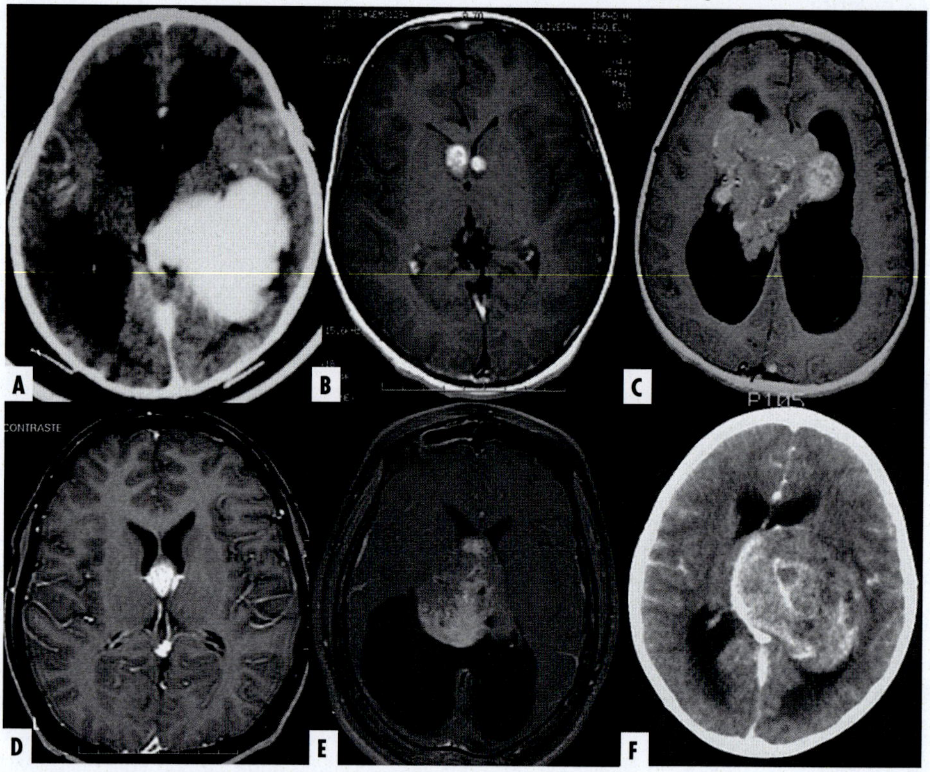

Fonte: Cortesia do Hospital das Clínicas da Faculdade de Medicina da Universidade de São Paulo (HC-FMUSP).

Embora exista consenso sobre os benefícios da remoção cirúrgica dos TPCs, a estratégia cirúrgica e o tratamento adjuvante para papilomas atípicos e carcinoma é controversa. Os papilomas apresentam-se menos sangrantes, o que possibilita a remoção completa com menores riscos e sobrevida de 100% em 5 anos. O planejamento cirúrgico consiste em identificação, coagulação precoce do pedículo vascular e remoção em bloco, quando possível, para evitar grande perda sanguínea intraoperatória. As orientações para tratamento dos papilomas atípicos não são muito claras na literatura devido à baixa incidência destes tumores. No entanto, concorda-se com os benefícios da remoção cirúrgica como fator de bom prognóstico e indicação de quimioterapia em remoções incompletas do tumor. Os papilomas atípicos em crianças menores de 3 anos apresentam comportamento biológico semelhantes aos dos papilomas, porém, em crianças maiores de 3 anos e em adultos, apresentam altas taxas de recorrência.[4]

Os carcinomas têm alta tendência de invasão do parênquima cerebral adjacente e com presença de metástases em 45% ao diagnóstico do tumor. Acredita-se que a maioria dos carcinomas são tumores primariamente malignos e não progressão de papilomas. O tratamento consiste de remoção cirúrgica seguido de tratamento oncológico adjuvante. O maior desafio no tratamento cirúrgico dos carcinomas é a grande perda sanguínea intraoperatória em crianças de baixa idade. Várias estratégias pré-operatórias têm sido utilizadas para redução do sangramento intraoperatório, entre elas, embolização com cianoacrilato das principais artérias nutridoras do tumor (artérias coroideias anteriores e posteriores) e quimioterapia neoadjuvante (ifosfamida, carboplatina e etoposida). Publicação recente com o uso de quimioterapia intensiva quimioablativa mostrou sobrevida de 3 e 5 anos em 83% e 62%, respectivamente. Para crianças maiores de 3 anos de idade, a radioterapia adjuvante tem aumentado a sobrevida. Metanálise mostrou sobrevida de 5 anos de 68% em crianças irradiadas e de 16% sem radioterapia.[5]

Astrocitoma subependimário de células gigantes

Os astrocitomas subependimários de células gigantes (SEGAs) são tumores gliais intraventriculares de baixo grau (grau I, OMS) que se desenvolvem em 10% a 15% dos pacientes com complexo de esclerose tuberosa (CET). O CET é uma síndrome genética autossômica dominante, multissistêmica, caracterizada por crescimento de hamartomas e tumores em vários órgãos. A maioria dos pacientes apresenta neomutação nos genes TSC1 (9p34) e TSC2 (16p13), que fazem parte da via mTOR, responsável pelo crescimento e pela proliferação celular. Os SEGAs estão frequentemente associados a hidrocefalia e são, potencialmente, de tratamento cirúrgico. Ocorrem três tipos de lesões cerebrais no CET: túberes corticais, nódulos subependimários e SEGAs. Os SEGAs (Figura 69.1 B) se desenvolvem na parede dos ventrículos laterais, próximos ao forame de Monro, apresentam propensão de crescimento, obstrução do LCR e hidrocefalia. Os nódulos subependimários são estáveis e assintomáticos, e questiona-se a tendência destes na transformação para SEGA. Os túberes corticais são classificados como displasia cortical tipo IIB e constituem o substrato anatômico das epilepsias presentes no CET.

A remoção cirúrgica dos SEGAs mantém-se como tratamento de escolha em: a) pacientes sintomáticos; b) crescimento progressivo do tumor, mesmo em pacientes assintomáticos; e c) presença de hidrocefalia ou dilatação ventricular progressiva. O uso de inibidores mTOR (everolimo) tem indicação restrita para crianças maiores de 3 anos de idade que apresentem contraindicação cirúrgica ou anestésica.[6] O resultado do tratamento com inibidores mTOR tem efeitos apenas temporários sobre o tumor, vez que a suspensão do medicamento implica recrescimento tumoral. A taxa de recorrência após remoção completa é muito rara.[7]

Ependimomas

Os ependimomas são tumores gliais raros, apresentam crescimento lento e surgem no interior ou nas adjacências do revestimento ependimário ventricular. Entre os ependimomas em pacientes menores de 18 anos, 54% são infratentoriais; 33%, supratentoriais; e 13%, espinais. Os ependimomas supratentoriais, especialmente em crianças, são mais comumente extraventriculares, decorrentes de tecidos ependimários ectópicos. Nos pacientes pediátricos, a média das idades quando do diagnóstico é de 8 anos. Os doentes geralmente apresentam convulsões e défices neurológicos localizados quando o tumor encontra-se no compartimento supratentorial (Figura 69.1 C).

Os ependimomas apresentam, ao exame de RM, iso ou hipossinal em T1, hiperssinal em T2 e captação heterogênea de contraste. Os ependimomas supratentoriais são distintos, no aspecto molecular, de outros ependimomas em outras topografias. Atualmente, são classificados em 2 subgrupos, conforme as características de fusão do cromossomo 11, envolvendo a coativação RELA e, menos frequentemente, a fusão YAP1. O prognóstico está diretamente relacionado a extensão da remoção do tumor e seus aspectos histológicos e moleculares.[8]

Cisto coloide

Os cistos coloides (CCs) são lesões congênitas, embora de origem celular ainda controversa. Relatos iniciais sugerem origem neuroepitelial derivada de remanescentes da paráfise. Ocorrem tipicamente na porção anterior do *tectum* do III ventrículo, próximo ao forame de Monro. Esta localização propicia obstruções progressivas do forame de Monro, levando à hidrocefalia. Obstruções agudas ou intermitentes posicionais do forame de Monro são raros (0% a 1,9%). Os CCs tornam-se sintomáticos em adultos jovens, sendo raros em crianças. Estima-se que apenas 1% a 2% de todos os CCs ocorram durante a primeira década de vida.[9] Entre os pacientes assintomáticos, 8% a 9% das lesões resultam em sintomas. Sintomas agudos ou deterioração neurológica aguda nos cistos incidentais assintomáticos são raros na ausência de traumatismos. Entre os pacientes sintomáticos; 12,3% apresentam sintomas agudos com risco de fatalidade de 3,1%.[10]

As imagens de RM (Figura 69.1 D) são variáveis, porém tipicamente consistem de lesões esféricas hiperintensas em T1 e hipointensa em T2. A presença de hiperintensidade em T2 e FLAIR denota alta quantidade de moléculas de água com possível expansão do cisto, fator de risco para obstrução do LCR e hidrocefalia. A hiperintensidade em imagens em T1 e hiperdensidade em tomografia computadorizada (TC) decorrem da presenta de alta quantidade de cristal de colesterol nos CCs.

Os fatores de risco para o desenvolvimento de CCs sintomáticos e, portanto, para indicação cirúrgica são: idade inferior a 65 anos, presença de hidrocefalia, diâmetro axial do cisto de 7 mm ou mais, imagens hiperintensas em FLAIR e cistos próximos ao forame de Monro ou ao aqueduto cerebral. A remoção cirúrgica dos CCs constitui o tratamento de consenso, com poucas taxas de recorrência. Diferentes técnicas cirúrgicas são propostas: microcirurgia convencional transcortical ou transcalosa, microcirurgia com uso de retratores tubulares e endoscópica. Os riscos da abordagem convencional são maiores, porém, a presença de resíduos dos cistos é significantemente maior nas técnicas endoscópicas.[11]

Subependimomas

Estes tumores originam-se da camada glial subependimária dos ventrículos. São gliomas bem diferenciados, indolentes e classificados pela OMS como grau I. São mais incidentes em pacientes maiores de 18 anos e há predileção para o sexo masculino de 2,3/1. De 50% a 60% ocorrem no IV ventrículo, 30% a 40% são encontrados nos ventrículos laterais.[12] As imagens de RM podem ser características de tumor se apresentarem em T1 iso ou hipointenso, T2 iso ou levemente hiperintenso e pouca captação de contraste. Nos ventrículos laterais, geralmente originam-se do septo pelúcido, próximo ao forame de Monro. A maioria são tumores pequenos, com média de 2 cm de diâmetro, assintomáticos e tipicamente não invadem o tecido cerebral subjacente. Formas gigantes com sangramento e múltiplos são raros. Manifestam-se por hidrocefalia secundária a obstruções do forame de Monro. A cirurgia tem sido o tratamento padrão para os subependimomas sintomáticos e podem ser curativos quando totalmente removidos.

Neurocitoma central

Os neurocitomas centrais (NCs) são tumores neuronais bem diferenciados, originados do septo pelúcido na proximidade do forame de Monro, podem obstruir o fluxo de LCR e causar hidrocefalia (Figura 69.1 E). São mais incidentes em adultos jovens, entre 20 e 40 anos de idade. Na população pediátrica, são tumores incomuns e a média de idade é de 16 anos. A evolução clínica destes tumores é benigna e muito dependente do grau de remoção cirúrgica do tumor.[9] Fatores indicativos de mau prognóstico têm sido relacionados às características imuno-histoquímicas do tumor (índice de marcação MIB1 > 4%).[13] Neurocitomas extraventriculares foram classificados como nova entidade na classificação da OMS de 2007 e com comportamento biológico mais agressivo.

Tumores de células germinativas (TCG)

O SNC constitui o segundo local mais frequente dos tumores de células germinativas (TCGs). Estes tumores são 2,5 vezes mais prevalentes no Oriente em relação aos países ocidentais. No SNC, originam-se, mais frequentemente, nas regiões pineal, anterior do III ventrículo e gânglios da base (Figura 69.1 F). Manifestam-se em crianças e adultos jovens até a 3ª década de vida. Determinam sintomas específicos em relação ao local de origem. Na região da pineal manifestam-se com a síndrome de Parinaud por compressão do teto mesencefálico, ataxia e dismetria por compressão dos pedúnculos cerebelares superiores. No III ventrículo, o aparecimento de diabetes *insipidus* central por comprometimento da neuro-hipófise é um indicador precoce de TCG. Nos núcleos da base e no tálamo, hemiparesia contralateral por envolvimento da cápsula interna constitui o sinal predominante nas fases iniciais do crescimento tumoral. O diagnóstico por imagens (TC e RM) não são específicos, no entanto, a constatação de marcadores tumorais (alfafetoproteína, beta-hormônio gonadotrófico coriônico, fosfatase alcalina placentária) podem determinar os vários subtipos dos TCGs. O tratamento é multimodal, baseado principalmente em quimioterapia e radioterapia. Intervenções cirúrgicas estão indicadas em duas circunstâncias: 1ª) para biópsia endoscópica de tumores com marcadores tumorais negativos e 2ª) para tumores residuais após tratamento oncológico com quimio e radioterapia.

Referências bibliográficas

1. Suh DY, Mapstone T. Pediatric supratentorial intraventricular tumors. Neurosurg Focus. 2001;10:e4.
2. Varma A, Giraldi D, Mills S et al. Surgical management and long-term outcome of intracranial subependymoma. Acta Neurochir (Wien). 2018 Sep;160(9):1793-9.
3. Dhillon RS, Wang YY, McKelvie PA et al. Progression of choroid plexus papilloma. J Clin Neurosci. 2013;20:1775-8.
4. Thomas C, Ruland V, Kordes U et al. Pediatric atypical choroid plexus papilloma reconsidered: increased mitotic activity is prognostic only in older children. Acta Neuropathol. 2015;129(6):925-7.

5. Wolff JE, Sajedi M, Coppes MJ et al. Radiation therapy and survival in choroid plexus carcinoma. Lancet. 1999;353:2126.
6. Józwiak S, Nabbout R, Curatolo P; TSC Consensus Meeting for SEGA and Epilepsy Management. Management of subependymal giant cell astrocytoma (SEGA) associated with tuberous sclerosis complex (TSC): clinical recommendations. Eur J Paediatr Neurol. 2013 Jul 17(4):348-52.
7. Katz JS, Milla SS, Wiggins GC et al. Intraventricular lesions in tuberous sclerosis complex: a possible association with the caudate nucleus. Neurosurg Pediat. 2012;9:406-13.
8. Dorfer C, Tonn J, Rutka JT. Ependymoma: a heterogeneous tumor of uncertain origin and limited therapeutic options. Handbook of Clinical Neurology. 2016;134:417-31.
9. Goldberg EM, Schwartz ES, Younkin D et al. Atypical syncope in a child due to colloid cyst of the third ventricle. Pediatr Neurol. 2011 Nov;45(5):331-4.
10. Beaumont TL, Rich KM, Wippold FJ et al. Natural history of colloid cysts of the third ventricle. J Neurosurg. 2016:1-11.
11. Sabanci PA, Aras Y, Ali A et al. Transcortical removal of third ventricular colloid cysts: comparison of conventional, guided microsurgical and endoscopic approaches and review of the literature. Turk Neurosurg. 2017;27(4):546-55.
12. Ragel BT, Osborn AG, Whang K et al. Subependymomas: an analysis of clinical and imaging features. Neurosurgery. 2006;58:881-90; discussion-90.
13. Kaur G, Kane AJ, Sughrue ME et al. MIB-1 labeling index predicts recurrence in intraventricular central neurocytomas. J Clin Neurosci. 2013;20:89-93.

Capítulo 70

Tumores do Plexo Coroide

Mario Moraes Lima Neto
Matheus Miranda Mendes
Iuri Santana Neville
Guilherme Alves Lepski

Introdução

Os tumores do plexo coroide (TPCs) têm origem epitelial e geralmente acometem os ventrículos cerebrais; porém podem ocorrer ectopicamente no parênquima encefálico ou disseminado no neuroeixo.

O papiloma do plexo coroide corresponde a 80% desses tumores, sendo classificado como grau I pela Organização Mundial da Saúde (OMS). O papiloma atípico, presente em 15% dos casos, é classificado como grau II e o carcinoma do plexo coroide, presente nos 5% restantes, como grau III.[1]

Epidemiologia e patogenia

Cerca de 70% dos TPCs ocorre na população pediátrica e mais da metade nas crianças com menos de 2 anos de idade. A incidência anual é de 0,3 caso/milhão de pessoas. Representam cerca de 1% de todos os tumores intracranianos na população geral e 2% a 4% dos tumores intracranianos em crianças, mas respondem por 10% a 20% dos tumores intracranianos no 1º ano de vida.[1]

Cerca de três quartos dos TPCs em crianças localizam-se nos ventrículos laterais, particularmente no átrio, contrastando com o que ocorre na população adulta, em que existe predileção pelo IV ventrículo. Em 12% dos doentes evidenciam-se metástases por disseminação do líquido cefalorraquidiano (LCR) e 7% ocorrem metástases em outras regiões.[1]

Na maioria das vezes são esporádicos, porém doentes com síndrome de Li-Fraumeni apresentam predisposição para os TPCs, enquanto aqueles com síndrome de Aicardi podem apresentar TPCs múltiplos. A progressão maligna é rara[1] (Tabela 70.1).

Tabela 70.1 – Características gerais dos TPCs.

	Papiloma (80%)	Papiloma atípico (15%)	Carcinoma (5%)
Histologia	Haste fibrovascular circundada por epitélio cuboide simples arranjados em papilas	Histologia intermediária com atividade mitótica aumentada	Apresenta pelo menos 4 das seguintes características: hipercelularidade, borramento do arranjo papilar, alta atividade mitótica, pleomorfismo nuclear, necrose
Atividade mitótica	< 2/10 CGA	> 2/10 CGA	5 > 10 CGA
Características radiológicas	Lesões intraventriculares bem delimitadas, de aspecto em couve-flor, iso ou hiperdensos no exame de TC e iso ou hipointenso na RM em T1	Similar ao de papiloma, porém pode haver margens irregulares ou invasão do parênquima com edema associado	Geralmente maiores que os papilomas e frequentemente invadem o parênquima com edema associado, captura heterogênea de contraste com possíveis calcificações, hemorragia, necrose ou sinais de realce leptomeníngeo

TPC: tumor do plexo coroide; CGA: campos de grande aumento; TC: tomografia computadorizada; RM: ressonância magnética.

Fonte: Louis et al (2016)

Vias moleculares associadas ao TPC

Diversos genes da via TRAIL encontram-se metilados nos TPCs. Essa alteração resulta na diminuição da apoptose celular induzida por fatores de necrose tumoral. Foi observada também metilação nos genes responsáveis pela síntese da glicoproteína E-caderina, o que leva a um aumento na migração celular. Sinalização aberrante através do receptor de fator de crescimento derivado de plaquetas (PDGFR) e do receptor da Notch3 associa-se à formação e crescimento tumoral. Mutações dos genes TP53 e hSNF5/INI1 (SMARCB1) exercem atividade fundamental na remodelação da cromatina e associam-se aos TPCs. A metilação do TWIST1, um inibidor do p53, e a estratifina, proteína reguladora do ponto de checagem G2, também estão associados aos TPCs.[2]

Clínica e diagnóstico

A maioria dos sintomas relacionados aos TPCs decorre de hidrocefalia resultante da obstrução mecânica do fluxo do LCR no interior dos ventrículos (hidrocefalia não comunicante) ou das granulações aracnóideas (hidrocefalia comunicante) pela hemorragia ou hiperprodução do LCR. Menos frequentemente estão presentes sinais neurológicos focais relacionados à localização do tumor e ao efeito de massa da lesão. Sinais de disfunção hipotalâmica podem ocorrer associados a lesões no III ventrículo.[3]

No exame de tomografia computadorizada (TC), os TPCs são evidenciados como massas esféricas ou multilobuladas e hiperdensas em relação ao córtex cerebral. Áreas císticas são comuns e, em aproximadamente 20% das lesões, há calcificações, especialmente nos adultos ou crianças mais velhas. O tumor apresenta captação intensa e homogênea de contraste.[3]

Nas imagens da ressonância magnética (RM) ponderada em T1 os TPCs são iso ou discretamente hipointensos, enquanto em T2 são iso ou hiperintensos (Figura 70.1). O aspecto lobulado e a presença de *flow voids* (sequência T2 da RM) reforçam a natureza vascular da lesão. Tanto os papilomas quanto os carcinomas podem comprimir o parênquima cerebral adjacente. Os carcinomas podem invadir o parênquima cerebral adjacente, causando edema vasogênico. A angiorressonância magnética acrescenta informações relativas à vascularização desta neoplasia, revelando o suprimento arterial e a drenagem venosa das lesões. A pesquisa de disseminação leptomeníngea deve ser feita com RM de neuroeixo e análise do LCR.[3]

Figura 70.1 – No estudo com a RM de crânio pré-operatória (A, B e C), é possível identificar as principais características desta lesão. (A) Corte axial da sequência T1 pós-gadolínio demonstra realce heterogêneo pelo meio de contraste de lesão localizada no átrio do ventrículo lateral esquerdo; (B) corte coronal ponderado em T2 revela uma lesão expansiva com isossinal e *flow voids*, sugerindo a presença de vasos no interior da lesão; (C) mapa de anisotrofia fracionada derivada da aquisição do DTI demonstra a proximidade da lesão do trato corticoespinal (em azul) próximo da margem anterior; (D) corte axial na sequência T1 gadolínio pós-tratamento cirúrgico demostrando a remoção completa da lesão.

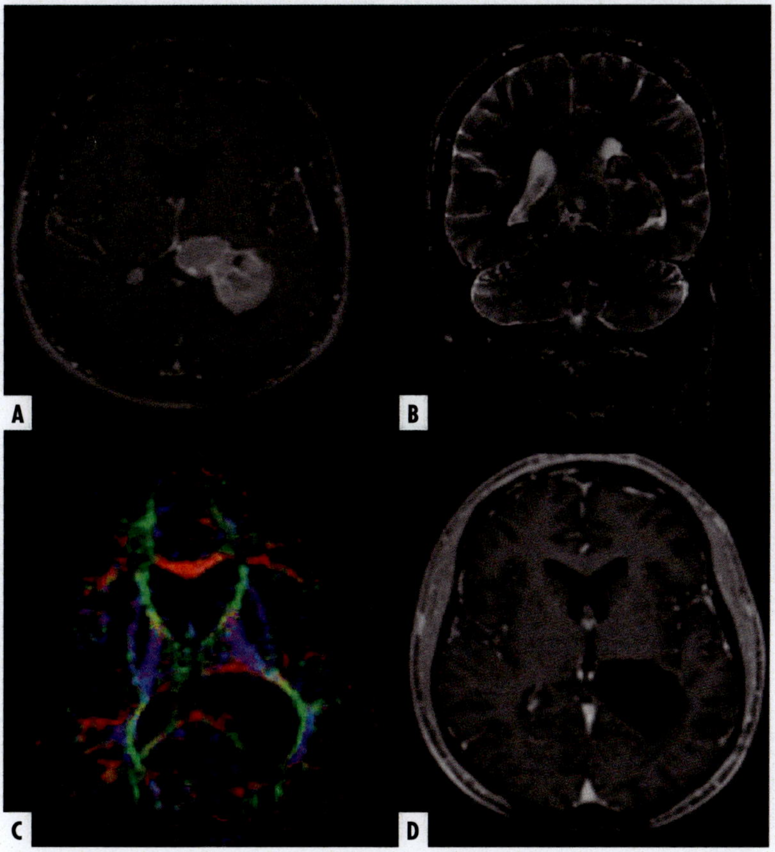

RM: ressonância magnética; DTI: *diffusion tensor imaging*.

Fonte: Acervo da autoria do capítulo.

Os diagnósticos diferenciais estão no Quadro 70.1.

Quadro 70.1 – Diagnóstico diferencial radiológico dos TPCs.

- Ependimoma
- Meningioma
- Astrocitoma
- Germinoma
- Teratoma
- Metástase no plexo coroide
- Outros: xantogranuloma, cisto do plexo coroide

TPC: tumor do plexo coroide.
Fonte: Louis DN, Ohgaki H, Wiestler OD et al., 2016.

Caso clínico 1

Doente do sexo masculino, 19 anos, com história de cefaleia refratária ao uso de analgésicos comuns. Mãe com diagnóstico prévio de síndrome de Li-Fraumeni. O paciente foi submetido a RM de crânio que revelou lesão em topografia de átrio ventricular esquerdo exibindo captação heterogênea por gadolínio. Foi submetido a tratamento cirúrgico com ressecção completa da lesão, seguida por quimio e radioterapia adjuvantes. O exame anatomopatológico revelou carcinoma do plexo coroide (Figura 70.1).

Tratamento

Cirurgia

O tratamento cirúrgico radical é a melhor terapêutica, independentemente do grau histológico. O planejamento pré-operatório para identificar o suprimento arterial da lesão possibilita a ressecção macroscópica total com baixa morbidade. A embolização pré-operatória das artérias nutridoras da lesão pode ser útil, porém é dificultada pelo baixo calibre dos vasos. Na revisão de Wrede e colaboradores,[4] foi possível a ressecção completa em 80,4% dos papilomas; em 61,5% dos papilomas atípicos; e somente em 39,6% dos carcinomas.

Radioterapia

A radioterapia adjuvante é reservada para tratar doentes com carcinoma do plexo coroide com mais de 3 anos de idade. Não há um consenso sobre a dose de irradiação em volume alvo nem tampouco a respeito da irradiação do neuroeixo, sendo essa decisão feita sempre caso a caso.[5]

Quimioterapia

A quimioterapia adjuvante é reservada para tratar carcinomas. Geralmente consiste na combinação de ciclofosfamida, etoposido, vincristina e um agente de platina. A quimioterapia em carcinomas prolonga a sobrevida global de 2 anos de 24,4% para 54,8%.[6]

Prognóstico

De acordo com a revisão de Bahar e colaboradores,[7] a sobrevida média dos doentes com papiloma é indefinida, enquanto pacientes com carcinoma apresentaram média de

2,7 anos. Além do mau prognóstico, a doença metastática é mais frequente nos carcinomas, ocorrendo em 25% a 70% dos casos. A adoção dos avanços da terapia adjuvante, como técnicas de terapia-alvo molecular, pode proporcionar melhora de sobrevida e da qualidade de vida dos doentes.[8]

Referências bibliográficas

1. Louis DN, Ohgaki H, Wiestler OD et al. (ed.). WHO Classification of tumours of the central nervous system. 4th ed. rev. Lyon: IARC, 2016.
2. Safaee M et al. Choroid plexus papillomas: advances in molecular biology and understanding of tumorigenesis. Neuro-Oncology. 2013;15:255-67.
3. Bahar M et al. Choroid plexus tumors in adult and pediatric populations: the Cleveland Clinic and University Hospital experience. J Neurooncol. 2017;132:427-32.
4. Wrede B, Liu P, Ater J et al. Second surgery and the prognosis of choroid plexus carcinoma: results of a meta-analysis of individual cases. Anticancer Res. 2005;25(6C):4429-33.
5. Mallick S et al. Effect of surgery, adjuvant therapy and other prognostic factors on choroid plexus carcinoma: a systematic review and individual patient data analysis. Int J Radiation Oncol Biol Phys. 2017;99:1199-206.
6. Passarelo A et al. Role of chemotherapy and surgical removal in treatment of choroid plexus carcinoma and atypical papillomas. Child's Nerv Syst. 2015;31:1079-88.
7. Bahar M, Hashem H, Tekautz T et al. Choroid plexus tumors in adult and pediatric populations: the Cleveland Clinic and university hospitals experience. J Neurooncol. 2017 May;132(3):427-32 [Epub 2017 Mar 13]. doi: 10.1007/s11060-017-2384-1. PMID: 28290001.
8. Cornelius A et al. Molecular guided therapy provides sustained clinical response in refractory choroid plexus carcinoma. Front Pharmacol. 2017;8:652.

Capítulo 71

Tumores da Região da Pineal

João Gustavo Rocha Peixoto dos Santos
Hamilton Matushita

Aspectos gerais

A região da pineal ocupa o espaço incisural posterior e inclui a glândula pineal, envolvida pela cisterna quadrigeminal e limitada pelo esplênio do corpo caloso, complexo venoso profundo, *tectum* mesencefálico e pulvinar talâmico. A glândula da pineal mede menos de 8 mm em seu diâmetro maior; geralmente apresenta calcificações, embora raras em crianças abaixo de 10 anos de idade.

Os tumores da região da pineal (TRPs) constituem 1% dos tumores do sistema nervoso central (SNC) em adultos e 3% a 8% em crianças.[1] Apresentam grande diversidade histológica e são classificados em 3 categorias:

1. **Tumores de células germinativas (TCGs):**
   - germinomas;
   - coriocarcinoma;
   - tumores do saco vitelínico;
   - carcinoembrionário;
   - teratoma maduro;
   - teratoma maligno.
2. **Tumores do parênquima da pineal (TPPs):**
   - pineocitoma;
   - tumores papilares (órgão subcomissural);
   - TPP de diferenciação intermediária – baixo grau (II, OMS) e alto grau (III, OMS);
   - pinealoblastoma.
3. **Tumores extrapineais de estruturas adjacentes e neuroepiteliais (TEPs):**
   - astrocitomas;
   - ependimomas;
   - meningiomas;

– cistos dermoide/epidermoide;
– cisto de aracnoide.

Em países ocidentais da Europa e nos Estados Unidos, a distribuição histológica corresponde a 35% para os TCGs, 28% para os TPPs e 32% para os tumores extrapineais (TEPs).[2,3] Nos países orientais, como o Japão, existe alta incidência de TCGs, correspondendo a 80% dos TRPs. Os TRPs predominam no sexo masculino (3:1), proporção ainda maior quando os tumores são de células germinativas (12:1). Os TPPs não apresentam predominância em relação a gênero, e o pinealoblastoma é o tumor mais frequente em crianças abaixo de 2 anos de idade.

Os TCGs são tumores originados de células gonadais; contudo, 2% a 3% são extragonadais. Devido ao padrão de migração das células germinativas durante o desenvolvimento embrionário, os TCGs ocorrem na linha média do retroperitônio, mediastino anterior e SNC. Os locais mais frequentes dos TCGs intracranianos são a região da pineal (58%) e a porção anterior do III ventrículo (28%); ocasionalmente, ocorrem nos gânglios da base e no tálamo.[4] Têm distribuição etária unimodal, sendo que 68% se manifestam entre 20 e 21 anos de idade.[5]

A Organização Mundial da Saúde (OMS) classifica os tumores germinativos intracranianos em germinomas (TCG-G) (65%), não germinomas (TCG-NG) (35%) e tumores germinativos mistos (25%).[6] Entre os TCG-NGs, incluem-se os coriocarcinomas, os tumores do saco vitelínico, os carcinomas embrionários e os teratomas (maduro, imaturo e maligno). O TCG-G origina-se de células germinativas primordiais, enquanto os TCG-NGs originam-se de células dos folhetos embrionários, do endoderma do saco vitelino e do trofoblasto. Exceto os teratomas maduros, todos os demais TCGs são considerados malignos. Os tumores germinativos mistos apresentam agressividade dependente dos tecidos mais malignos, à exceção dos germinomas com tecido sinciciotrofoblástico, que secretam baixos níveis de fração beta da gonadotrofina coriônica (beta-HCG), que se comportam como germinomas puros.[7]

Os TPPs são tumores originados de pinealócitos. Estes tumores abarcam um contínuo de tumores estratificados, desde formas benignas (pineocitomas) até malignas (pinealoblastomas). Em 2007, a OMS introduziu, neste subgrupo de TPPs, um tumor peculiar desta região, originado do órgão subcomissural, denominado tumor papilar da região da pineal[8] (graus II ou III, OMS). Os pineocitomas constituem 14% a 30% dos TPPs. Ocorrem em adultos entre a 3ª e a 6ª décadas de vida. São tumores circunscritos e de natureza compressiva. Os pinealoblastomas compreendem 24% a 50% dos TPPs e são classificados em grau IV pela OMS. Afetam crianças com grande variação de idade, com média de 12,6 anos.[9] Apresentam crescimento invasivo e infiltrativo, com tendência da disseminação do líquido cefalorraquidiano (LCR) em 45%. Os TPPs de diferenciação intermediária ainda apresentam controvérsias relacionadas a classificação e tratamento. Os tumores papilares da região da pineal foram incorporados na classificação da OMS como nova entidade, com características anatômicas, histológicas e imunofenotípicas próprias. A sua característica histológica principal é a arquitetura papilar, motivo de grande confusão diagnóstica com outros tumores com estrutura semelhante, tais como ependimoma, tumores do plexo coroide, meningiomas ou carcinomas papilares. A característica imuno-histoquímica é definitiva no diagnóstico. Clinicamente, afetam tanto crianças como adultos.

Cistos pineais

Os cistos pineais frequentemente são achados incidentais, ou seja, assintomáticos. São observados em até 4% dos exames de ressonância nuclear magnética (RM) do encéfalo e em 25% a 45% das autópsias. Em exames consecutivos de RM em pacientes abaixo dos 25 anos de idade, os cistos foram mais predominantes entre 6 e 25 anos, com prevalência próxima de 2%. Meninas entre 6 e 12 anos de idade apresentaram pico de prevalência de 3,7% e mulheres adultas, na 3ª década de vida, tiveram prevalência de 5,8%.[10,11] A origem destes cistos não é bem conhecida. Duas teorias são consideradas: 1ª) sequestro do recesso da pineal do III ventrículo e 2ª) processos isquêmicos degenerativos de células gliais ou de pinealócitos. Os cistos habitualmente não crescem; quando aumentam de volume, podem tornar-se sintomáticos e causar anormalidades neurológicas decorrentes de compressão do tecido nervoso ou da hidrocefalia. Podem não ser evidenciados no exame de tomografia computadorizada (TC) por serem pequenos e terem densidade próxima ao do LCR. A RM em T1 evidencia melhor a lesão, que são isointensas ou discretamente hiperintensas; em T2 são hiperintensas e suas paredes, com espessura máxima de 2 mm, captam homogeneamente o contraste em formato anelar. Captação irregular do contraste ou presença de nodularidade interna podem ser evidenciados em cistos com histologia benigna.

Apresentação clínica

Há três grupos da apresentação de sintomas:

1. Hipertensão intracraniana (HIC) por obstrução do LCR e hidrocefalia.
2. Compressão do tronco encefálico ou do cerebelo.
3. Disfunção neuroendócrina.

O sintoma mais comum é a cefaleia decorrente de hidrocefalia secundária à obstrução do aqueduto silviano. Demais sinais e sintomas de HIC podem estar associados: vômitos, alteração do nível de consciência, ataxia e papiledema. A compressão tumoral do dorso do mesencéfalo, mais precisamente dos colículos superiores, ocasiona a síndrome de Parinaud, que pode ser completa: paralisia do olhar conjugado para cima, midríase, ausência de reação pupilar à luz e incapacidade de convergência ocular. A compressão mesencefálica pode causar a síndrome do aqueduto silviano que consiste da paralisia do olhar para baixo ou do olhar horizontal e do sinal de Collier, caracterizado pela retração palpebral (falsa exoftalmia). As anormalidades endocrinológicas, tais como puberdade precoce e hipogonadismo são raras, e podem ocorrer como consequência da hidrocefalia ou da disseminação das células tumorais, principalmente de germinomas para a região hipotalâmica.[2]

A duração dos sintomas varia de 5 a 10 meses.

Diagnóstico

Imagem

A TC e a RM já demonstram o tumor na porção posterior do III ventrículo e hidrocefalia por obstrução aquedutal. Não existe especificidade histológica nas imagens diagnósticas de TC e RM (Figura 71.1). A presença de calcificação é comumente vista em todos os tumores da região, não ajudando no diagnóstico; no entanto, a associação de calcificações grosseiras, tecido gorduroso e grandes cistos sugerem teratomas, assim como a presença de lesões tumorais concomitantes, bifocais, na região da pineal e suprasselar, sugerem germinoma (Figura 71.2).

Figura 71.1 – RM do crânio de doente com germinoma (A e B); (C e D) pinealoblastoma.

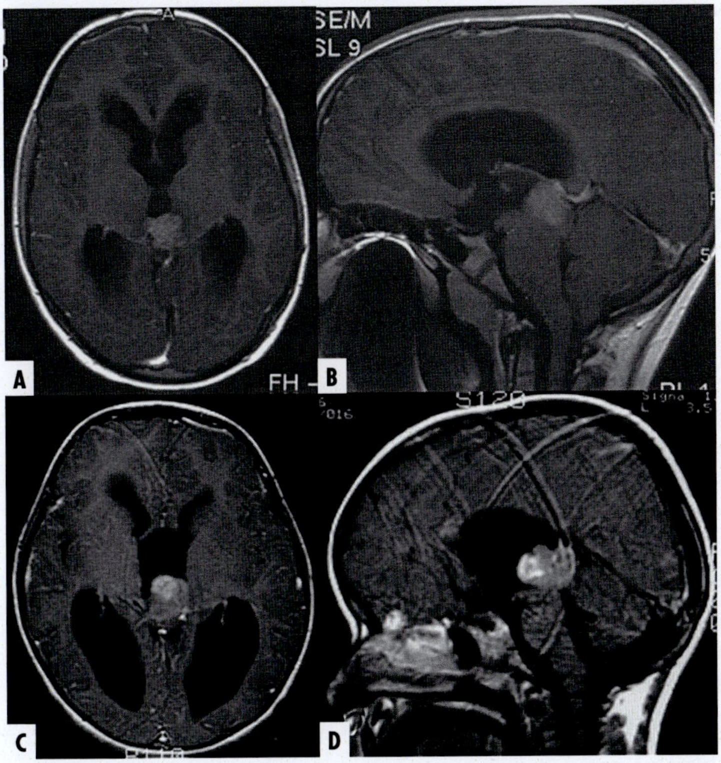

RM: ressonância magnética.

Fonte: Cortesia do Hospital das Clínicas da Faculdade de Medicina da Universidade de São Paulo (HC-FMUSP).

Figura 71.2 – TC do crânio de doente revelando lesão (germinoma puro) bifocal, ou seja, na região pineal e porção anterior do III ventrículo.

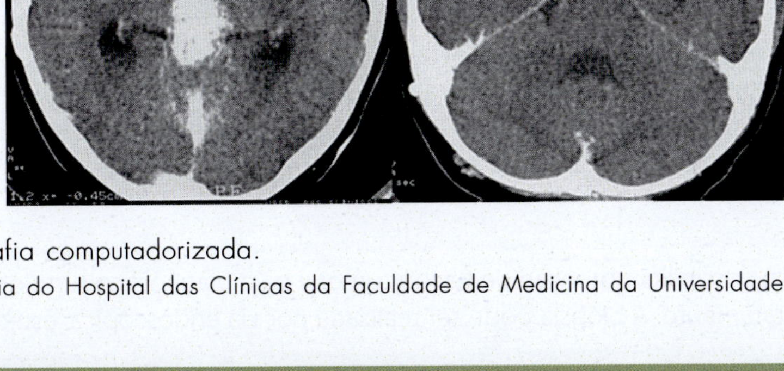

TC: tomografia computadorizada.

Fonte: Cortesia do Hospital das Clínicas da Faculdade de Medicina da Universidade de São Paulo (HC-FMUSP).

O estudo por RM do neuroeixo pode demostrar presença de disseminação do LCR tumoral em 10% dos pacientes com TCGs.

Marcadores tumorais

Devido à predominância de TCGs na região da pineal, a pesquisa de marcadores tumorais, séricos e do LCR é de grande ajuda diagnóstica. Com base na concentração de alfafetoproteína (AFP) e de beta-HCG, os TCGs intracranianos podem ser divididos em: secretantes e não secretantes. Estes marcadores devem ser dosados no LCR e no sangue, pois tem-se verificado que o beta-HCG é significantemente maior no LCR, enquanto a AFP é maior no sangue. Níveis de concentração destes marcadores para se determinar os tipos de TCGs secretantes são: AFP > 10 mg/L ou beta-HCG > 50 IU/L.

Entre os tumores não secretantes:

» Germinomas puros não apresentam marcadores elevados.
» Formas de germinomas mistos, com elementos de sinciciotrofoblastos, podem apresentar aumento de beta-HCG, porém não superior a 50 IU/L.
» Teratomas maduros não apresentam marcadores presentes.
» Carcinoma embrionário pode apresentar traços de ambos os marcadores.

Entre os tumores secretantes:

» Coriocarcinoma apresenta altos níveis de beta-HCG (> 1.000 IU/L).
» Tumores de saco vitelínico apresentam altos níveis de AFP (> 500 mg/L).
» Teratomas malignos ou imaturos apresentam elevação leve/moderada de ambos os marcadores (abaixo do nível de corte).

Na Tabela 71.1 apresentam-se os principais marcadores e sua relação com os possíveis diagnósticos histológicos.

Tabela 71.1 – Marcadores tumorais nos TCGs da região da pineal.

Histologia	Beta-HCG	AFP	PFAP
Coriocarcinoma	+++	-	-
Germinoma puro	-	-	+
Carcinoma embrionário	+/	+/-	-
Tumor de saco vitelino	-	+++	+/-
Teratoma imaturo	+/-	+/-	-
Teratoma maduro	-	+/-	-

Fonte: Desenvolvida pela autoria do capítulo.

Outros marcadores tumorais podem ser utilizados no diagnóstico dos TCGs intracranianos: c-KIT, fosfatase alcalina placentária e antígeno carcinoembrionário podem caracterizar germinomas.[12] A fosfatase alcalina placentária é mais utilizada em imuno-histoquímica, sendo sua positividade muito significante para germinoma.

Biópsias

A biópsia possibilita obtenção de tecido tumoral para diagnóstico histológico e planejamento do tratamento. A biópsia pode ser realizada por via endoscópica, estereotáctica ou sob acesso direto. Estudos recentes são mais favoráveis à via endoscópica, pois apresentam positividade diagnóstica de até 94% e possibilitam o tratamento simultâneo da hidrocefalia por III ventriculostomia.[13-15] As biópsias estereotácticas apresentam eficácia semelhantes, mas não possibilitam o tratamento concomitante da hidrocefalia. A biópsia obtida por acessos abertos é preferida por alguns autores por ter maior acurácia histológica, principalmente para TCGs mistos, ou quando houver conflito com dosagem dos marcadores tumorais; para realizar citorredução tumoral, mesmo nas neoplasias malignas e realizar análises por congelação, a qual possibilitaria a remoção radical de certos tumores em tempo cirúrgico.[16,17] Para os tumores que não apresentam níveis elevados de marcadores tumorais, a biópsia é fortemente recomendada; no entanto, para pacientes com marcadores elevados, o tratamento pode ser iniciado sem a biópsia.[18]

Tratamento

A Figura 71.3 representa o fluxograma de tratamento dos TRPs em crianças observadas na Divisão de Neurocirurgia do Hospital das Clínicas da Faculdade de Medicina da Universidade de São Paulo (HC-FMUSP).

Figura 71.3 – Fluxograma de tratamento dos TRPs.

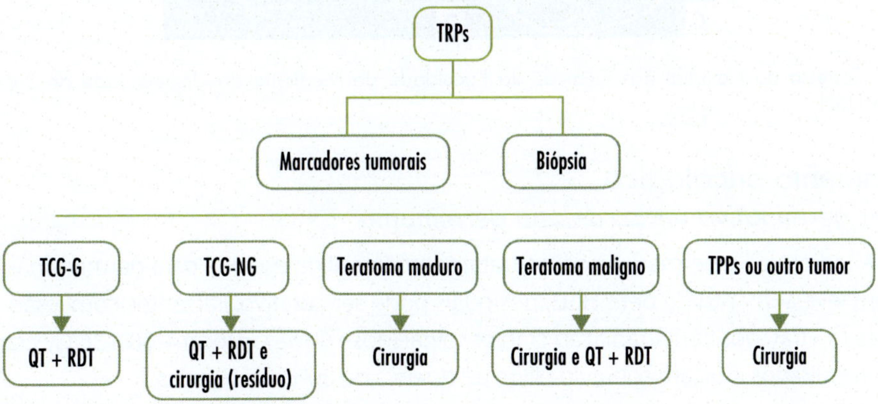

TRP: tumor da região pineal; TCG-G: tumor germinativo intracraniano em germinoma; TCG-NG: tumor germinativo intracraniano não germinoma; TPP: tumor do parênquima da pineal; QT: quimioterapia; RDT: radioterapia.

Fonte: Desenvolvida pela autoria do capítulo.

As indicações de cirurgia incluem:

- Lesões benignas sintomáticas para as quais a cirurgia pode ser curativa (Figura 71.4).
- Citorredução tumoral para melhor resposta do tratamento oncológico para tumores malignos.
- Remoção de tumores residuais após tratamento oncológico.

As abordagens cirúrgicas utilizadas para a região da pineal são:

- infratentorial supracerebelar;
- supratentorial transtentorial;
- inter-hemisférica transcalosa.

Figura 71.4 – RM de crânio. Teratoma atípico em criança com 12 dias de vida, com diagnóstico pré-natal de tumor cerebral. (A e B) Pré-operatório; (C e D) pós-operatório (1 ano de vida).

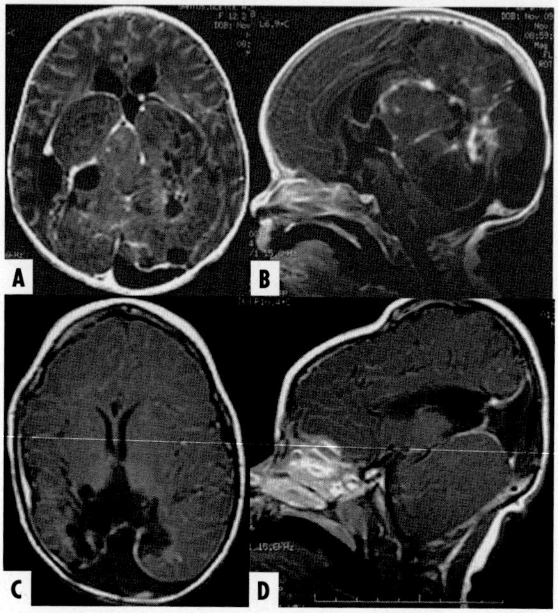

Fonte: Cortesia do Hospital das Clínicas da Faculdade de Medicina da Universidade de São Paulo (HC-FMUSP).

Tratamento oncológico

Tumor germinativo intracraniano germinoma

A radioterapia permanece como tratamento inicial de escolha para germinomas puros ou com leve aumento de beta-HCG, nos quais pode ser curativo. Pacientes com lesão disseminada são tratados com irradiação cranioespinal (dose de 55 Gy local + 30 a 36 Gy cranioespinal). Resultados indicam sobrevida livre de doença de 80% em 10 anos.

O uso de quimioterapia como regime único em TCGs apresenta alta taxa de recorrências; porém, quando combinada com doses menores de irradiação, tem resultados melhores, ao mesmo tempo que reduz a toxicidade da radioterapia.

Tumor germinativo intracraniano não germinoma

A radioterapia também tem papel importante nos tumores germinativos. Protocolo de tratamento com quimioterapia neoadjuvante + radioterapia projeta a sobrevida próxima de 90%.[19]

Pinealoblastoma

Os resultados do tratamento pós-operatório dos pinealoblastomas apresentam diferentes prognósticos em função da idade do paciente. Em crianças menores de 3 anos, a progressão livre da doença em 5 anos varia de 0% a 9%, enquanto em crianças maiores, a sobrevida varia de 54% a 76%.[20]

Referências bibliográficas

1. Blakeley JO, Grossman SA. Management of pineal region tumors. Curr Treat Options Oncol. 2006;7:505-16.
2. Fauchon F, Jouvet A, Paquis P et al. Parenchymal pineal tumors: a clinicopathological study of 76 cases. Int J Radiat Oncol Biol Phys. 2000;46(4):959-68.
3. Konovalov AN, Pitskhelauri DI. Principles of treatment of the pineal region tumors. Surg Neurol. 2003;59(4):250-68.
4. Srinivasan N, Pakala A, Mukkamalla C et al. Pineal germinoma. South Med J. 2010;103:1031-7.
5. Jennings MT, Gelman R, Hochberg F. Intracranial germ-cell tumors: natural history and pathogenesis. J Neurosurg. 1985;63(2):155-67.
6. Sato K, Takeuchi H, Kubota T. Pathology of intracranial germ cell tumors. Prog Neurol Surg. 2009;23:59-75.
7. Ogino H, Shibamoto Y, Takanaka T et al. CNS germinoma with elevated serum human chorionic gonadotropin level: clinical characteristics and treatment outcome. Int J Radiat Oncol Biol Phys. 2005;62:803-8.
8. Louis DN, Ohgaki H, Wiestler OD et al. (ed.). WHO Classification of tumours of the central nervous system. 4th ed. rev. Lyon: IARC, 2016.
9. Mena H, Rushing E, Ribas J et al. Tumors of pineal parenchymalcells: a correlation of histological features, including nucleolar organization regions, with survival in 35 cases. Hum Pathol. 1995;26:20-30.
10. Al-Holou WN, Garton HJL, Muraszko KM et al. Prevalence of pineal cysts in children and young adults: clinical article. J Neurosurg Pediatr. 2009;4:230-6.
11. Sawamura Y, Ikeda J, Ozawa M et al. Magnetic resonance images reveal a high incidence of asymptomatic pineal cysts in young women. Neurosurgery. 1995;37:11-6.
12. Nagasawa DT, Lagman C, Sun M et al. Pineal germ cell tumors: two cases with review of histopathologies a biomarker. J Clin Neurosci. 2017;38:23-31.
13. Sawamura Y, Tribolet N, Ishii N et al. Management of primary intracranial germinomas: diagnostic surgery or radical resection? J Neurosurg. 1997;87:262-6.
14. Al-Tamimi YZ, Bhargava D, Surash S et al. Endoscopic biopsy during third ventriculostomy of pediatric pineal region tumors. Child's Nerv Syst. 2008;24:1323-6.
15. Kumar SV, Mohanty A, Santosh V et al. Endoscopic options in management of posterior third ventricular tumors. Child's Nerv Syst. 2007;23:1135-45.
16. Stein BM, Bruce JN. Surgical management of pineal region tumors honored guest lecture. Clin Neurosurg. 1992;39:509-32.
17. Weiner HL, Finlay JL. Surgery in the management of primary intracranial germ cell tumors. Child's Nerv Syst. 1999;15(11-12):770-3.
18. Murray MJ, Bartels U, Nishikawa R et al. Consensus on the management of intracranial germ-cell tumors. Lancet Oncol. 2015;16:e470-7.
19. Goldman S, Bouffet E, Fisher G et al. Phase II trial assessing the ability of neoadjuvant chemotherapy with or without second-look surgery to eliminate measurable disease for nongerminomatous germ cell tumors: a Children's Oncology Group Study. J Clin Oncol. 2015 Aug 1;33(22):2464-71.
20. Silva NS, Cappellano AM, Diez B et al. Primary chemotherapy for intracranial germ cell tumors: results of the third international CNS germ cell tumor study. Pediatr Blood Cancer. 2010;54:377-83.

Capítulo 72

Tumores Intramedulares

Matheus Fernandes de Oliveira
Henrique Oliveira Martins
Roger Schmidt Brock

Introdução

As neoplasias intramedulares constituem 4% a 10% dos tumores do sistema nervoso central (SNC) e 24% dos tumores gliais. Os mais comuns são os astrocitomas, ependimomas, hemangioblastomas, linfomas, lipomas, teratomas, cavernomas, meningiomas, schwannomas e as metástases. Esses tumores manifestam-se em várias faixas etárias, têm crescimento lento e podem cursar com escassa sintomatologia. As manifestações mais frequentes são a dor localizada na região da coluna vertebral e défices sensitivos e motores.[1-6]

O diagnóstico fundamenta-se nos exames de imagem, particularmente, na ressonância magnética (RM). O tratamento cirúrgico deve ser tentado e, quando indicado ou necessário, complementado com radioterapia e, excepcionalmente, com quimioterapia. O prognóstico depende da extensão e do grau de remoção.[1-6]

Quadro clínico

Esses tumores evoluem insidiosamente. Frequentemente, o diagnóstico é concretizado quando o tumor atingiu grande dimensão. A partir de então, a evolução pode tornar-se mais rápida, com importante comprometimento motor, sensitivo e neurovegetativo. O quadro clínico varia de acordo com a localização. O sintoma mais comum é a dor radicular, seguindo-se o défice sensitivo e a paresia. O défice sensitivo muitas vezes é suspenso, como ocorre na siringomielia. Os tumores cervicais podem causar atrofia muscular nos membros superiores, principalmente nas mãos. As anormalidades esfincterianas são tardias e se manifestam quando já se instalou défice acentuado da motricidade, mas pode ser precoce, quando o tumor localiza-se no cone medular. Os sintomas podem instalar-se rapidamente quando ocorre hemorragia intratumoral.[1-6]

Tipos de tumores

Os ependimomas originam-se das células ependimárias presentes no revestimento do canal central da medula espinal ou no filo terminal. São mais frequentes nos adultos, em geral jovens, e distribuem-se igualmente de acordo com os sexos. São mais comuns na medula cervical, cone medular e filo terminal. Nesta última localização predomina o subtipo mixopapilar, que apresenta ótimo prognóstico. No exame da RM, o tumor tem aspecto homogêneo, é isointenso em T1 e hiperintenso em T2 e intensifica-se fortemente após a administração de contraste (gadolínio). Cresce a partir do canal central, ocupa geralmente a região e alarga a medula espinal central e afila-se nas suas extremidades. Pode conter cisto sem células tumorais, geralmente localizado na região superior do tumor. Os cistos intratumorais são raros.[1-3]

Os astrocitomas podem ser de todos os graus histológicos. São mais comuns em crianças, faixa etária em que há alguma predominância no sexo masculino e na medula cervical, seguindo-se a torácica. Os mais comuns são os de baixo grau de malignidade. Muitos atingem grandes extensões e podem comprometer quase toda a medula espinal. Os cervicais podem alcançar o bulbo e progredir até o óbex do quarto ventrículo. O crescimento é lento e as anormalidades neurológicas são progressivas. Em crianças, comumente causa cifoescoliose e torcicolo. No exame de RM são centrais ou excêntricos, têm áreas heterogêneas e contêm pequenos cistos com limites mal definidos em relação à medula espinal normal, apresentam-se ligeiramente hipointensos em T1 e hiperintenso em T2 e realçam pouco com o contraste.[4-6]

Os hemangioblastomas constituem cerca de 10% dos tumores intramedulares. Um terço é familiar e pode ser componente da doença de von Hippel-Lindau (associação de hemangioblastoma do cerebelo, angioma da retina e rins policísticos). Predominam no sexo masculino, na quarta década da vida e são raros em crianças. São mais comuns na coluna torácica, seguindo-se a cervical. Apresentam-se como nódulo bem vascularizado, com vasos finos, entremeados de células grandes e frequentemente contêm cistos. Predominam na região dorsal da medula espinal quando, inicialmente, geram sintomas relacionados ao défice da sensibilidade proprioceptiva decorrente da lesão dos cordões posteriores. Podem atingir grandes extensões e alcançar o bulbo. No exame de RM, apresentam-se como nódulo hiperintenso após a administração de contraste e cisto quase sempre maior que o nódulo.[1-4]

Os lipomas são mais frequentes em crianças com disrafismo espinal. A localização intramedular é rara. Geralmente são diagnosticados das segunda e quarta décadas de vida e não há predominância sexual. São constituídos por tecido adiposo e intensamente aderidos ao tecido nervoso. A evolução é bastante lenta e, quando diagnosticados, geralmente têm grande volume. No exame de RM são hiperintensos em T1, hipointensos em T2 e não realçam com a injeção de contraste.[5,6]

Os cavernomas compõem 3% das lesões expansivas intramedulares. Não são neoplasias propriamente ditas, mas provavelmente malformações vasculares constituídas de lacunas venosas e veias, com pequeno componente de circulação arterial circundado por gliose. Podem sangrar, gerar sintomas abruptos ou hemorragias pequenas e repetitivas que causam défices neurológicos progressivos. No exame de RM, têm aspecto de "pipoca", ou seja, áreas hipo e hiperintensas, em razão das várias fases de degradação da hemoglobina.[4-6]

As metástases, principalmente dos cânceres de mama e do pulmão, constituem 8% das lesões expansivas intramedulares. Os sinais de mielopatia instalam-se rapidamente e a sobrevida é de poucos meses.[1]

Os linfomas são de ocorrência excepcional. Têm instalação rápida e geralmente ocorrem em doentes imunodeprimidos, muitas vezes associados a outros linfomas do SNC. O tratamento consiste em quimio e radioterapia.[4]

Tratamento cirúrgico

São objetivos da cirurgia a coleta de tecido para exame histológico e a remoção total do tumor, preservando as funções neurológicas. Os doentes classificados como graus I e II apresentam possibilidade de melhora, que dificilmente ocorre com os classificados nos demais graus. É controverso propor-se cirurgia para tratar um tumor intramedular em doente que apresenta apenas anormalidades sensitivas ou dor radicular e estado funcional bom, pois pode piorar e tornar-se tetra ou paraplégico, como também é a indicação de cirurgia para doente muito espástico ou paraplégico, que provavelmente não melhora.[5,6]

Recomenda-se realizar laminotomia e reimplante das lâminas, que devem ser fixadas com fios ou placas para prevenir-se a cifose ou a cifoescoliose, de ocorrência mais comum em crianças. O ependimoma, embora seja localizado na porção central da medula espinal, apresenta plano de clivagem com o tecido nervoso e dele desprende-se durante a dissecção microcirúrgica após a mielotomia realizada na linha média, evitando-se coagulação. Geralmente tem cor cinza-avermelhado e é pouco sangrento. As extremidades superior e inferior do tumor são regiões mais difíceis para a dissecção e nelas, muitas vezes, permanecem pequenos restos tumorais. Os cistos vizinhos do tumor não necessitam ser removidos, pois esvaziam-se com a retirada do tumor e não se recidivam. A radioterapia deve ser evitada, mas a avaliação sequencial com RM e a reoperação, quando necessário, é indicada.[1-5]

A remoção total dos astrocitomas é difícil sem que ocorram défices funcionais. A remoção parcial ou subtotal para citorredução pode ser considerada especialmente quando realizada em dois tempos. A lesão tem aspecto acinzentado, avascular e o uso do aspirador ultrassônico é bastante útil. Os astrocitomas pilocíticos são mais circunscritos, com melhor plano para dissecação e frequentemente contêm um cisto associado.[1-6]

O nódulo vascularizado dos hemangioblastomas quase sempre localiza-se na região posterior da medula espinal e pode ser totalmente removido.[1-6]

Os lipomas dificilmente são totalmente extirpados, em razão da intensa aderência à medula espinal e do risco funcional. A extirpação parcial ou subtotal é possível em muitos doentes, com finalidade de descompressão.[1-6]

Geralmente, na cirurgia, ocorre piora neurológica. Quando a manipulação cirúrgica gera défice discreto, o doente passa a melhorar e pode resgatar a condição neurológica pré-operatória em poucos dias. As anormalidades sensitivas não recuperadas até o 3º mês geralmente permanecem, mas as motoras podem ainda melhorar com o auxílio de fisioterapia.[1-6]

É controversa a indicação da radioterapia nos doentes em que a remoção de tumores benignos foi incompleta ou parcial. Muitos autores sugerem reoperar. Mesmo em casos de tumores malignos, a radioterapia possui efeito duvidoso e pode piorar défices em decorrência do edema pós-radiação ou mielopatia pós-radiação. A quimioterapia pode ser utilizada para tratar os tumores malignos, mas os resultados são precários.[1-6]

Prognóstico

O resultado do tratamento operatório vincula-se ao estado funcional pós-operatório dos doentes. A classificação de McCormick, que considera principalmente a capacidade de marcha e deambulação, é útil para estabelecer o prognóstico do tratamento operatório (Quadro 72.1).[4]

Quadro 72.1 – Classificação funcional dos doentes com lesões expansivas intramedulares.

Grau I	Doente caminha bem, sem apoio
Grau II	Doente caminha com discreto apoio; por exemplo, com auxílio de bengala
Grau III	Doente caminha com auxílio de grande apoio; por exemplo, suporte de pessoas ou andador
Grau IV	Doente praticamente impossibilitado de caminhar, mantém-se acamado

Fonte: McCormick PC, Stein BM, 1991.

Considerações finais

Tumores intramedulares devem ser removidos precocemente, visto que a condição neurológica pré-operatória é determinante para a evolução pós-operatória. O grau de ressecção dos ependimomas é habitualmente maior do que dos astrocitomas. Doentes submetidos à ressecção subtotal dos tumores não malignos podem manter-se estáveis e, eventualmente, uma reoperação pode ser alternativa em caso de crescimento tumoral.[4]

Os tumores localizados na medula espinal torácica têm evolução pior em relação às demais localizações devido às peculiaridades anatômicas e vasculares regionais. A idade, o sexo e o tamanho da lesão não influenciam na evolução pós-operatória.[4]

Referências bibliográficas

1. Miller DC. Surgical pathology of intramedullary spinal cord neoplasms. J Neurooncol. 2000; 47:194-8.
2. McCormick PC, Stein BM. Microsurgical approaches to cervical spine. *In*: Young PH (ed.). Microsurgery of the cervical spine. New York: Raven Press, 1991. p. 159-74.
3. Samii M, Klekamp J. Surgical results of 100 intramedullary tumors in relation to accompanying syringomyelia. Neurosurgery. 1994;35:865-73.
4. Winn HR. Youmans neurological surgery. 6th ed. Saunders, 2011.
5. Taricco MA, Guirado VM, Fontes RB et al. Surgical treatment of primary intramedullary spinal cord tumors in adult patients. Arq Neuropsiquiatr. 2008 Mar;66(1):59-63.
6. Guirado VM, Taricco MA, Nobre MR et al. Quality of life in adult intradural primary spinal tumors: 36-item short form health survey correlation with McCormick and Aminoff-Logue scales. J Neurosurg Spine. 2013 Dec;19(6):721-35.

Capítulo 73

Neoplasias Intradurais Extramedulares

Vinícius Monteiro de Paula Guirado

Introdução

As neoplasias espinais intradurais primárias (NEIP) têm baixa incidência, são anatomopatologicamente heterogêneas e estão sujeitas a diversos modos de tratamento.

Epidemiologia

Doenças raras têm incidência inferior a 50 casos/100 mil habitantes/ano.[1] As NEIPs são classificadas como doenças raras, pois têm incidência de 1,5 casos/100 mil habitantes/ano.[2] Representam cerca de 3% das neoplasias do sistema nervoso[3] e 4% das neoplasias espinais.[4]

Predominam no sexo feminino,[2,5-7] sendo mais comuns no sexo masculino apenas no Japão.[8] São mais comuns nas pessoas com cerca de 80 anos.[7]

No centro de estudos da disciplina de neurologia da Faculdade de Medicina da Universidade de São Paulo (FMUSP), a média das idades dos casos operados é de 49 anos,[5] tal como no Japão ou na Noruega (50 anos).[2,8] A maioria (78%) dos tumores é benigna.[6,7]

Classificação

As NEIPs podem ser classificadas de acordo com sua origem e compartimento espinal acometido (extradurais, intradurais extramedulares e intradurais intramedulares).[9]

São extramedulares as localizadas no compartimento intradural, em 70%.[5,8] A localização na cauda equina é menos comum.[6,7]

Os meningiomas correspondem a 30% dos tumores; os da bainha neural, a 25%; e os ependimomas, a 20%.[6,7] Em alguns estudos, 50% dos tumores são da bainha neural.[2,8]

As neoplasias da bainha neural podem ser classificadas em quatro tipos: schwannomas, neurofibromas, neurofibromas plexiformes e schwannomas malignos.[10]

A escala da localização dos tumores espinais de Jinnai[11] é a mais utilizada para classificar os achados nos exames de imagem (Tabela 73.1).

Tabela 73.1 – Escala da localização dos tumores espinais de Jinnai.

Grau	Localização
I	Totalmente no interior do saco dural
II	Intra e extradural, mas inteiramente no interior do canal vertebral
III	Extradural, mas no interior do canal vertebral
IV	Extradural com extensão no forame
V	Intra e extradural com extensão no forame e na raiz espinal

Fonte: Jinnai T, Koyama T, 2005.

Quadro clínico

As principais escalas utilizadas para avaliação clínica de doentes com NEIP são a McCormick[12] e a Aminoff-Logue[13] (Tabelas 73.2 e 73.3).

Tabela 73.2 – Escala de McCormick para avaliar doentes com NEIP.

Grau	Característica
1	Défice focal leve, sem acometimento significativo da função do membro envolvido; espasticidade leve ou reflexos anormais
2	Défice sensitivo-motor acometendo a função do membro envolvido; leve a moderada dificuldade para a marcha; dor intensa ou síndrome disestésica prejudicando a qualidade de vida; deambulação e funções ainda independentes
3	Défice neurológico mais grave; necessidade do uso de bengala (apoio) para deambulação ou comprometimento significativo bilateral das extremidades superiores; pode ou não haver função independente
4	Défice grave; necessidade do uso de cadeira de rodas ou bengala (apoio); comprometimento bilateral grave das extremidades superiores; ausência de independência

Fonte: McCormick PC, Torres R, Post KD et al., 1990.

Tabela 73.3 – Escala de Aminoff-Logue para avaliar doentes com NEIP.

	Marcha
1	Instalação de fraqueza nos membros inferiores, marcha ou atitude anormal, sem restrição para atividades locomotoras
2	Tolerabilidade restrita ao exercício
3	Necessidade de bengala e um pouco de apoio para caminhar

(Continua)

Tabela 73.3 – Escala de Aminoff-Logue para avaliar doentes com NEIP (continuação).

	Marcha
4	Necessidade de muletas ou duas bengalas para caminhar
5	Incapaz de ficar em pé, limitação a cama ou cadeira de rodas
	Micção
1	Hesitação, urgência ou frequência moderadas
2	Incontinência urinária moderada ocasional ou retenção
3	Incontinência urinária acentuada total ou retenção persistente
	Defecação
1	Constipação moderada
2	Incontinência fecal moderada ocasional ou intratável e grave
3	Incontinência fecal grave

Fonte: Aminoff MJ, Logue V, 1974.

Tratamento cirúrgico

O principal tratamento disponível das NEIPs é o cirúrgico, com a finalidade de eliminar ou estabilizar a evolução da doença.[14] Em situações específicas relacionadas à inoperabilidade clínica ou a recidivas sucessivas, a radiocirurgia pode ser indicada.[15]

O objetivo do tratamento cirúrgico é alcançar a cura sem causar novos défices e proporcionar melhora ou boa qualidade de vida, vez que a maior parte das lesões é benigna e a sobrevida dos doentes é longa. Guirado e colaboradores (2013) demonstraram que existe boa confiabilidade, com coeficiente alfa de Cronbach no valor de 0,891 ($p < 0,001$) entre as escalas de avaliação da função medular de McCormick e Aminoff-Logue com o Questionário de Qualidade de Vida SF-36 (Tabela 73.4). A escala de McCormick apresentou relação consistente com a qualidade de vida ($p = 0,001$) e informações sobre a capacidade funcional e a limitação causadas pelos aspectos físicos ($p < 0,001$). A escala de Aminoff-Logue e para análise da deambulação também proporcionou informações consistentes sobre a capacidade funcional, os aspectos sociais ($p < 0,001$) e a influência das anormalidades de micção e defecação na qualidade de vida ($p < 0,001$)[5], indicando que o deambular e o controle da função esfincteriana influenciam na qualidade de vida dos doentes.

Tabela 73.4 – Relação dos escores das escalas de McCormick e Aminoff-Logue com os escores do Questionário de Qualidade de Vida SF-36.

Variáveis	n	Alfa de Cronbach	Significância estatística (p)
McCormick, Aminoff-Logue e SF-36	100	0,891	< 0,001

Fonte: Desenvolvida pela autoria do capítulo.

Conhecer as implicações das variáveis associadas aos resultados da ressecção dessas neoplasias na qualidade de vida é essencial para o planejamento das condutas de modo racional e adequado.

Acesso cirúrgico convencional

A primeira cirurgia para exérese de uma neoplasia espinal intradural foi realizada em Londres (Inglaterra), em 09 de junho de 1887, pelo neurocirurgião inglês Victor Alexander Haden Horsley (1857-1916).[16] J. Grafton Love (1903-1987),[17] da clínica Mayo (EUA), descreveu a técnica clássica de laminectomia para tratar as neoplasias intrarraquidianas, utilizada até hoje em muitos centros neurocirúrgicos. Anthony J. Raimondi (1928-2000),[18] em 1976, idealizou a primeira laminotomia com base em aspectos funcionais, ou seja, a remoção em bloco das lâminas com osteótomo de alta velocidade seguindo o seu reposicionamento.

Acessos minimamente invasivos

Os acessos minimamente invasivos para tratar as neoplasias espinais objetivam executar um pequeno corredor do campo operatório e minimizar o traumatismo tecidual sem aumentar o risco cirúrgico. Os primeiros conceitos sobre neurocirurgia minimamente invasiva foram apresentados, em 1927, por Olivecrona (1891-1980).[19] Adson (1887-1951)[20] descreveu a hemilaminectomia cervical para exérese de tumores espinais; Eggert e colaboradores[21] popularizaram o procedimento, de 1976 a 1980, e realizaram o acesso unilateral para tratar 39 doentes, sendo em 18 deles utilizado o acesso unilateral. Descreveram três doentes com tumores intramedulares, ou seja, astrocitoma, cisto e epidermoide. Esses tumores foram abordados com laminectomia e acesso unilateral. Chiou, Freiburg e colaboradores[22] também apresentaram, a partir de 1979, técnica cosmética envolvendo 256 doentes com lesões espinais tratados com acesso unilateral. Na maior parte dos doentes, os tumores eram extradurais, correspondendo a 59% dos procedimentos. Dentre os intradurais, 87 eram intradurais extramedulares e 17, intramedulares. Recomendam a hemilaminectomia estendida lateralmente complementada a facetectomia medial e pediculectomia parcial, e laminectomia quando intramedulares ou na dificuldade para confecção de cirurgia. Quarenta e um por cento dos doentes foram tratados com laminectomia e 59%, com acesso unilateral por hemilaminectomia. Cinco doentes com lesões intramedulares (gliomas) foram tratados com laminectomia via unilateral, um com hemilaminectomia para realizar biópsia. Yasargil[23] aperfeiçoou a técnica de hemilaminectomia unilateral para tratar lesões intrarraquidianas e até intradurais. De 1967 até 1991, realizou 328 cirurgias para tratar lesões espinais, incluindo-se 78 malformações arteriovenosas espinais e 250 tumores (46 extradurais, 94 extramedulares e 110 intramedulares). De 1973 a 1980, realizou laminectomia osteoplástica para tratar essas lesões. Desde 1980, realizou 100 procedimentos menos invasivos. Bertalanffy[24] tratou três doentes com lesões espinais ressecadas com acesso unilateral, ou seja, C1-C2 neurilemoma (2 doentes) e lipoma (1 doente), e concluiu que a lateralização de 15º auxiliou a visibilização do campo operatório. Sarioglu e colaboradores[25] realizaram a ressecção de lesões neoplásicas espinais intrarraquianas com acesso unilateral com hemilaminectomia em 40 doentes e concluíram que essas lesões podem ser ressecadas com segurança, exceto em caso de extensão extradural bilateral do tumor. Perneczky (1945-2009),[26] de junho de 1992 a junho de 2005, trataram 78 doentes com acesso unilateral e fenestração interlaminar, sendo nove intramedulares. Bertalanffy[27] tratou

16 doentes com cavernoma intramedular com acesso unilateral com hemilaminectomia. Inicialmente, utilizou este acesso para remover lesões extra e intradurais extramedulares. A maior casuística envolveu 542 doentes chineses submetidos à ressecção de tumores espinais com o acesso unilateral e hemilaminectomia.[28]

Os critérios de elegibilidade para a execução dos acessos minimamente invasivos na coluna vertebral para tratar as neoplasias espinais intradurais extramedulares estão apresentadas no Quadro 73.1.[29]

Quadro 73.1 – Critérios de elegibilidade para procedimentos minimamente invasivos para tratar neoplasias espinais intradurais extramedulares.

- Tumores segmentares menores do que três níveis
- Tumores localizados dorsal ou lateralmente, particularmente sobre o cone medular
- Ausência de cirurgia prévia no mesmo nível
- Tumores torácicos ou lombares com componentes extradurais que necessitam ser ressecados com facetectomia e fixação não são contraindicações, porque os parafusos para fixação da coluna podem ser colocados via percutânea (o implante de parafusos na coluna cervical é menos praticado)
- Imagens fluoroscópicas de alta qualidade para esclarecer dúvidas, localizar nível vertical correto e local da exposição da coluna vertebral

Fonte: Mannion RJ, Nowitzke AM, Efendy J et al., 2011.

Os fatores que influenciam as estratégias para os acessos espinais minimamente invasivos estão apresentados na Tabela 73.5.[30]

Tabela 73.5 – Fatores que influenciam as estratégias do acesso espinal minimamente invasivo.

1	Planejamento pré-operatório
2	Posicionamento do doente na mesa cirúrgica
3	Localização da incisão
4	Técnica de dissecação
5	Instrumentais e materiais de implantes

Fonte: Mayer HM, 2006.

Os princípios para os acessos espinais minimamente invasivos estão apresentados no Quadro 73.2.

A utilização de técnicas de fixação e artrodese no tratamento dessas neoplasias ainda é rara (8%). São recomendações para seu uso: doentes jovens (menos de 33 anos de idade), deformidade prévia, especialmente da coluna cervical, três ou mais níveis de laminectomia, laminectomia nas regiões de transição dos segmentos vertebrais, facetectomia uni ou bilateral (50%), deformidade pós-operatória persistente e laminectomia de C2. Recomenda-se atenção especial durante o acompanhamento ambulatorial para aferir-se a necessidade de fixação vertebral.[31]

Alguns fatores estão associados ao risco de instabilidade da coluna cervical após a cirurgia de ressecção dessas neoplasias (Quadro 73.3).[32]

Quadro 73.2 – Princípios para acessos espinais minimamente invasivos.

Incisão	• Localização adequada • Tamanho adequado • Cosmético
Trajeto ao alvo	• Menos traumático (corredor anatômico) • Rápido
Lesão colateral	• Desprezível • Reparável
Exposição do alvo	• Adequada
Tratamento do alvo	• Eficiente • Sem restrições devido ao acesso pequeno
Sinais pós-operatórios	• Desprezível • Não relevante para o resultado • Opção para recorrência

Fonte: Desenvolvido pela autoria do capítulo.

Quadro 73.3 – Fatores relacionados ao risco de instabilidade da coluna vertebral cervical após tratamento de NEIPs.

Situação	Fatores	Características	Orientações
Ressecção de tumores espinais intradurais cervicais	1	Mielopatia cervical com sintomas motores	Indicação de fusão cervical
	2	Laminectomia cervical ≥ 3 níveis	

Fonte: Sciubba DM, Chaichana KL, Woodworth GF et al., 2008.

Algoritmo de tratamento (Figura 73.1)

Os princípios de tratamento das NEIPs estão apresentados na Tabela 73.6.

Casos clínicos

» **Caso clínico 1:** V. E. G., 30 anos, sexo masculino. Cervicalgia persistente há 2 anos; parestesias no membro inferior esquerdo; cervicalgia EVA 8/10, McCormick II, Aminoff-Logue 3/2/2; acesso minimamente invasivo unilateral C2-C3 à esquerda; hemilaminotomia osteoplástica C2-C3 à esquerda; schwannoma C2-C3 à esquerda, 1 a 3 meses após o procedimento cirúrgico; cervicalgia EVA 1/10, McCormick I, Aminoff-Logue 1/1/1 (Figura 73.2).

» **Caso clínico 2:** E. P., 57 anos, sexo feminino. Dorsalgia crônica persistente há 1 ano; fraqueza muscular no membro inferior direito; EVA 7/10, McCormick III, Aminoff-Logue 4/2/2; acesso minimamente invasivo unilateral T2-T3 à direita; hemilaminotomia osteoplástica T2-T3 à direita; meningioma meningotelial espinal T2-T3 à direita, após 1 ano de pós-operatório; EVA 0/10, McCormick I, Aminoff-Logue 1/1/1 (Figura 73.3).

Figura 73.1 – Algoritmo de tratamento das NEIPs.

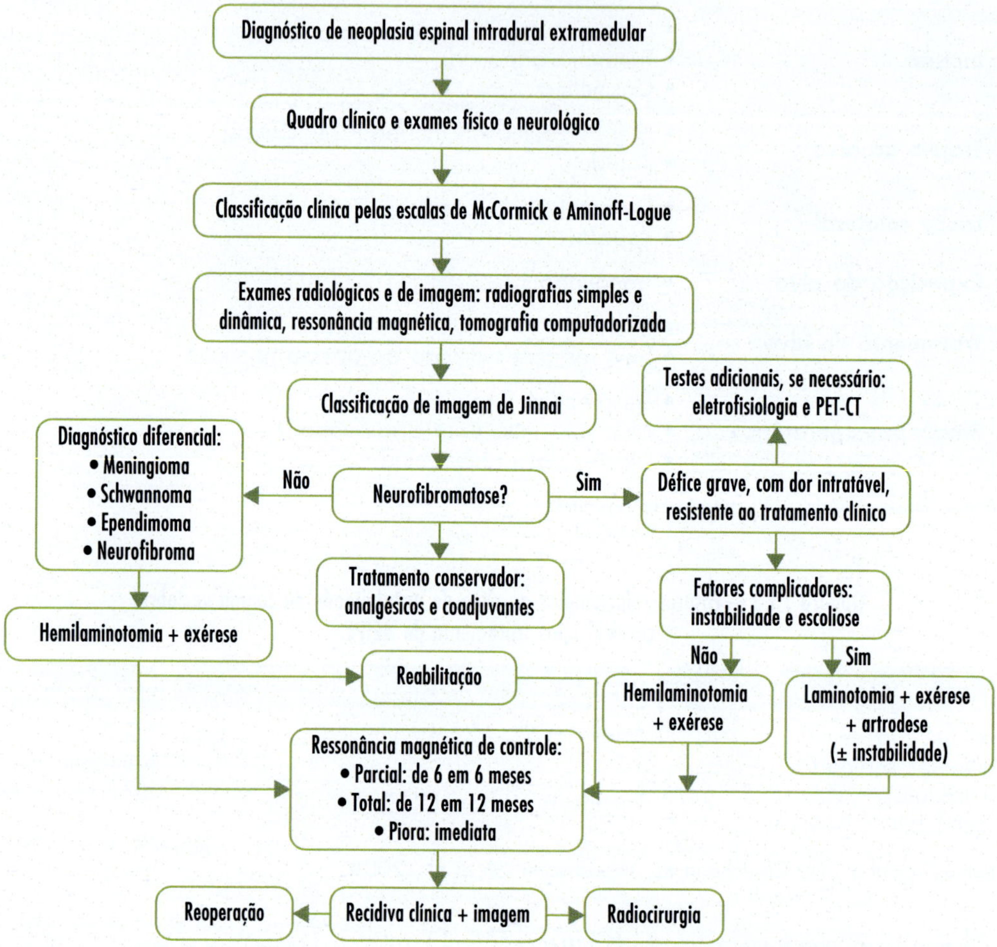

Fonte: Desenvolvida pela autoria do capítulo.

Tabela 73.6 – Princípios de tratamento das neoplasias espinais intradurais.

Princípios	Descrição
1	Esclarecer detalhadamente ao doente que o objetivo primário é melhorar sua qualidade de vida
2	Realizar exame neurológico completo e classificar pelas escalas clínicas de McCormick e Aminoff-Logue. Classificar os exames de imagem segundo a escala de Jinnai
3	Escolher o melhor acesso cirúrgico, dependendo da localização e tamanho do tumor, exame neurológico e familiaridade técnica do cirurgião
4	Planejar ressecção radical (100%) ou subtotal (90% a 99%), com técnica microcirúrgica e hemostasia meticulosa

(Continua)

Tabela 73.6 – Princípios de tratamento das neoplasias espinais intradurais (continuação).

Princípios	Descrição
5	Realizar durorrafia hermética e proteger o conteúdo do canal vertebral durante o fechamento, preferencialmente com laminoplastia
6	Não causa instabilidade espinal iatrogênica
7	Atenção especial para com os 10% do período final do procedimento por ressecar e não piorar ou, ao menos, preservar o défice neurológico pré-operatório
8	Encaminhar precocemente para reabilitação neurológica
9	Orientar acompanhamento ambulatorial com ressonância magnética durante, pelo menos, 5 anos, monitorando-se a possibilidade de recidiva tumoral
10	Considerar a possibilidade de reoperação ou radiocirurgia para tratar as lesões residuais com manifestações clínicas

Fonte: Eggert HR, Scheremet R, Seeger W et al., 1983.

Figura 73.2 – Caso clínico 2 – NEIP na coluna torácica.

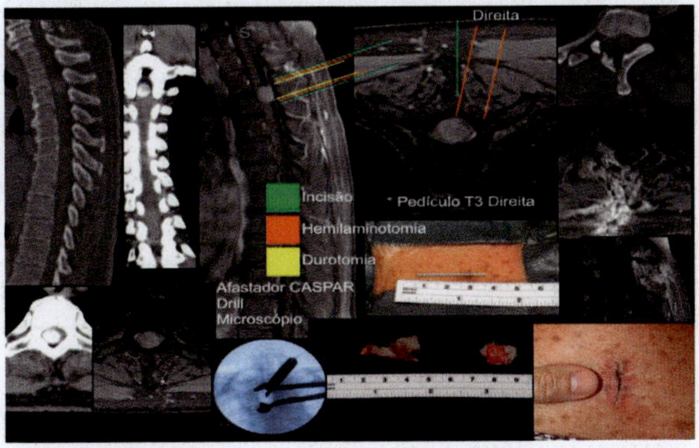

Fonte: Acervo da autoria do capítulo.

Figura 73.3 – Caso clínico 3 – NEIP na coluna lombar.

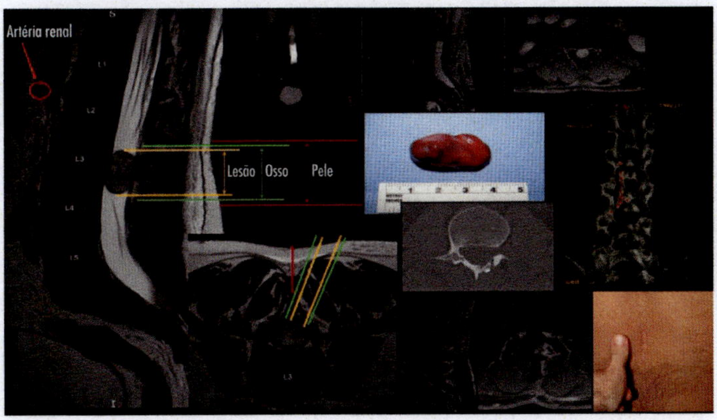

Fonte: Acervo da autoria do capítulo.

» **Caso clínico 3:** D. A. C., 46 anos, sexo masculino. Lombociatalgia esquerda persistente há 3 anos; parestesias no pé esquerdo; lombalgia EVA 9/10, McCormick II, Aminoff-Logue 3/2/2; acesso minimamente invasivo unilateral L3 à esquerda; hemilaminotomia osteoplástica L3 à esquerda; ependimoma do *film terminale*, após 1 a 6 meses do procedimento cirúrgico; lombalgia EVA 1/10, McCormick I, Aminoff-Logue 1/1/1 (Figura 73.4).

Figura 73.4 – Caso clínico 1 – NEIP na coluna cervical.

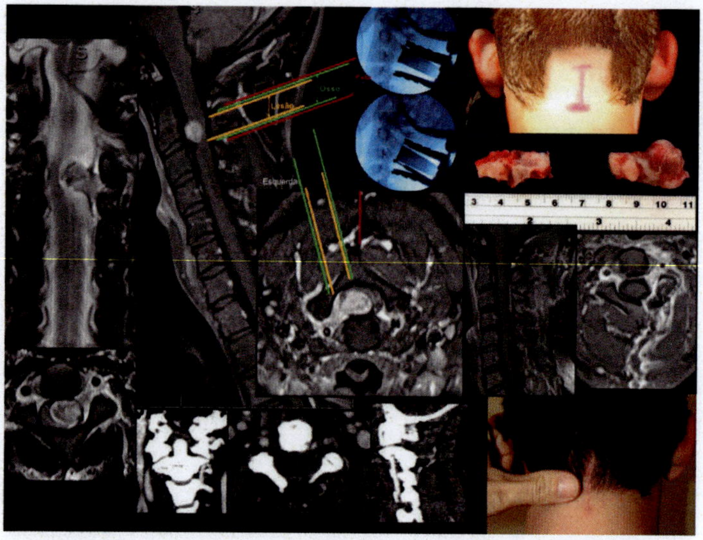

Fonte: Acervo da autoria do capítulo.

Referências bibliográficas

1. Richter T, Nestler-Parr S, Babela R et al.; International Society for Pharmacoeconomics and Outcomes Research Rare Disease Special Interest Group. Rare disease terminology and definitions: a systematic global review – Report of the ISPOR rare disease special interest group. Value Health. 2015;18:906-14.
2. Weber C, Gulati S, Jakola AS et al. Incidence rates and surgery of primary intraspinal tumors in the era of modern neuroimaging: a national population-based study. Spine (Phila Pa 1976). 2014;39:e967-73.
3. Ostrom QT, Gittleman H, Fulop J et al. CBTRUS statistical report: primary brain and central nervous system tumors diagnosed in the United States in 2008-2012. Neuro Oncol. 2015(Suppl 4):S1-62.
4. Williams R, Foote M, Deverall H. Strategy in the surgical treatment of primary spinal tumors. Global Spine J. 2012;2:249-66.
5. Guirado VM, Taricco MA, Nobre MR et al. Quality of life in adult intradural primary spinal cord tumors: 36-Item Short Form Health Survey correlation with McCormick and Aminoff-Logue scales. J Neurosurg Spine. 2013;19:721-35.
6. Duong LM, McCarthy BJ, McLendon RE et al. Descriptive epidemiology of malignant and nonmalignant primary spinal cord, spinal meninges and cauda equina tumors, United States, 2004-2007. Cancer. 2012;118:4220-7.
7. Schellinger KA, Propp JM, Villano JL et al. Descriptive epidemiology of primary spinal cord tumors. J Neurooncol. 2008;87:173-9.

8. Hirano K, Imagama S, Sato K et al. Primary spinal cord tumors: review of 678 surgically treated patient in Japan: a multicenter study. Eur Spine J. 2012;21:2019-26.
9. Elsberg CA. Some aspects of the diagnosis and surgical treatment of tumors of the spinal cord: with a study of the end results in a series of 119 operations. Ann Surg. 1925;81:1057-73.
10. Harkin JC. Pathology of nerve sheath tumors. Ann NY Acad Sci. 1986;486:147-54.
11. Jinnai T, Koyama T. Clinical characteristics of spinal nerve sheath tumors: analysis of 149 cases. Neurosurgery. 2005;56:510-5.
12. McCormick PC, Torres R, Post KD et al. Intramedullary ependymoma of the spinal cord. J Neurosurg. 1990;72:523-32.
13. Aminoff MJ, Logue V. The prognosis of patients with spinal cord vascular malformations. Brain. 1974;97:211-18.
14. Karsy M, Guan J, Sivakumar W et al. The genetic basis of intradural spinal tumors and its impact on clinical treatment. Neurosurg Focus. 2015;39:e3.
15. Purvis TE, Goodwin CR, Lubelski D et al. Review of stereotactic radiosurgery for intradural spine tumors. CNS Oncol. 2017;6:131-8.
16. Gowers WR, Horsley V. A case of tumor of the spinal cord: removal, recovery. Medico-Chirurgical Transactions (Med Chir TR). 1888;71:377-430.
17. Love JG. Laminectomy for the removal of spinal cord tumors. J Neurosurg. 1966;25:116-21.
18. Raimondi AJ, Gutierrez FA, DiRocco C. Laminotomy and total reconstruction of the posterior spinal arch for spinal canal surgery in childhood. J Neurosurg. 1976;45:555-60.
19. Olivecrona H. Die chirurgische behandlung der gehirntumoren: eine klinische studie – Privatdozent, oberarzt an der chirurgischen Universitätsklinik im Seraphimerkrankenhaus, Stockholm. Berlin: Julius Spriner, 1927.
20. Adson AW, Ott WO. Results of removal of tumors of the spinal cord. Arch Neurol Psychiatry. 1922; 8(5):520-37.
21. Eggert HR, Scheremet R, Seeger W et al. Unilatetal microsurgical approaches to extramedullary spinal tumors: operative technique and results. Acta Neurochir (Wien).1983;67:245-53.
22. Chiou SM, Eggert HR, Laborde G et al. Microsurgical unilateral approaches for spinal tumor surgery: eight year's experience in 256 primary operated patients. Acta Neurochir (Wien).1989;100:127-33.
23. Yasargil MG, Tranmer BI, Adamson TE et al. Unilateral partial hemi-laminectomy for the removal of extra-and intramedullary tumors and AVMs. Adv Tech Stand Neurosurg. 1991;18:113-32.
24. Bertalanffy H, Mitani S, Otani M et al. Usefulness of hemilaminectomy for microsurgical management of intraspinal lesions. Keio J Med. 1992;41:76-9.
25. Sarioglu AC, Hanci M, Bozkus H et al. Unilateral hemilaminectomy for the removal of the spinal space-occupying lesions. Minim Invasive Neurosurg. 1997;40:74-7.
26. Koch-Wiewrodt D, Wagner W, Perneczky A. Unilateral multilevel interlaminar fenestration instead of laminectomy or hemilaminectomy: an alternative surgical approach to intraspinal space-occupying lesions: technical note. J Neurosurg Spine. 2007;6:485-92.
27. Bian LG, Bertalanffy H, Sun QF et al. Intramedullary cavernous malformations: clinical features and surgical technique via hemilaminectomy. Clin Neurol Neurosurg. 2009;111:511-7.
28. Chen HF, Yang KY, Ju Y et al. Clinical analysis of 542 intraspinal tumors microsurgically resected by hemilaminectomy. Zhonghua Yi Xue Za Zhi. 2010;90:874-7.
29. Mannion RJ, Nowitzke AM, Efendy J et al. Safety and efficacy of intradural extramedullary spinal tumor removal using a minimally invasive approach. Neurosurgery. 2011;68(1 Suppl):208-16.
30. Mayer HM. Minimally invasive spine surgery. *In*: Mayer HM (ed.). Minimally invasive spine surgery. 2. ed. Berlin Heidelberg: Springer-Verlag, 2006. p. 1-7.
31. Avila MJ, Walter CM, Skoch J et al. Fusion after intradural spine tumor resection in adults: a review of evidence and practices. Clin Neurol Neurosurg. 2015;138:169-73.
32. Sciubba DM, Chaichana KL, Woodworth GF et al. Factors associated with cervical instability requiring fusion after cervical laminectomy for intradural tumor resection. J Neurosurg Spine. 2008;8:413-9.

Capítulo 74

Doença Metastática da Coluna Vertebral

Luiz Henrique Sandon
Gilberto Nakagawa
Roger Schmidt Brock

Introdução

O aumento da expectativa de vida e a melhora dos métodos de tratamento dos doentes com câncer resulta em aumento do diagnóstico de metástases na coluna vertebral. A doença espinal metastática é uma das mais temidas complicações do câncer, pois pode causar dor, comprometimentos neurológicos (especialmente défices sensitivos e motores), disfunção sexual e incontinências urinária e fecal. O diagnóstico precoce e o tratamento adequado das metástases melhoram a qualidade de vida dos doentes.[1] Metástases podem reduzir a expectativa e a qualidade de vida e agravar a sobrecarga física, social, econômica e psicológica dos doentes.

A combinação das técnicas cirúrgicas por descompressão e reconstrução com a radioterapia da coluna vertebral revelou-se superior à radioterapia isolada em doentes selecionados com lesões espinais metastáticas.[2]

Doença metastática da coluna vertebral

A coluna vertebral é o local mais comum de metástases ósseas. Até 70% dos doentes com câncer têm metástases na coluna vertebral e até 10% dos doentes com câncer desenvolvem compressão medular em decorrência das metástases.[3]

Os tumores metastáticos são a mais comum lesão maligna da coluna vertebral. O diagnóstico e a identificação imediata do local primário da neoplasia são importantes para que o resultado do tratamento seja satisfatório. Inúmeros fatores afetam o desfecho, incluindo-se natureza da neoplasia, número de lesões, presença de metástases distantes não esqueléticas, presença e/ou gravidade da compressão da medula espinal e instabilidade espinal.[4]

A doença metastática da coluna vertebral envolve os corpos vertebrais (80%) mais frequentemente do que os elementos posteriores (20%). A semeadura metastática inicial geralmente ocorre na junção entre o corpo vertebral e o pedículo e resulta em invasão inicial da metade dorsal do corpo vertebral, seguida da região ventral, antes de se estender para os pedículos e lâminas. Os corpos vertebrais são vulneráveis ao acolhimento de metástases, vez que são o principal repositório de osso esponjoso no corpo e apresentam extensos sistemas arteriais e venosos. Embora as metástases acometam todos os segmentos espinais, as vértebras torácicas são mais frequentemente acometidas e respondem por 60% a 70% das metástases vertebrais. Cerca de 20% a 30% das lesões localizam-se na região lombossacral e 10%, na cervical. Mais de um segmento está acometido em mais de 50% dos doentes e mais de dois segmentos espinais não contíguos em 10% a 38%.[5] Metástases esqueléticas estendendo-se no espaço epidural comprimem os elementos nervosos[6] em 25% das vezes, causando fratura óssea, que pode ser seguida de colapso e comprometimento do alinhamento vertebral ou deslocamento de fragmentos ósseos para o canal espinal e resultar em comprometimento da medula espinal.[7-9]

Epidemiologia

Os tumores primários que mais causam metástase da coluna vertebral, são os da próstata (15% a 20%), pulmões (15% a 20%), mama (15% a 20%), linfoma não Hodgkin (5% a 10%), mieloma múltiplo (5% a 10%) e renal (5% a 10%). Isto significa que as neoplasias da mama, próstata e pulmão constituem cerca de 80% das doenças metastáticas da coluna vertebral, devido à elevada prevalência desses tumores, bem como o curso clínico relativamente longo de alguns cânceres de mama e próstata.[9] Os tumores colorretais, os sarcomas e os tumores de origem desconhecida raramente causam metástases na coluna vertebral.[6]

A doença metastática da coluna vertebral manifesta-se em 3,4% dos doentes com câncer nos Estados Unidos e depende da idade.[8] A prevalência é de 4% a 39% nos doentes com 40 a 50 anos de idade; de 3% a 85% nos com 50 a 60 anos; de 2% a 88% nos com 60 a 70 anos; de 1% a 66% nos com 70 a 80 anos; e de 0% a 54% nos com mais de 80 anos.[10]

Quadro clínico

A doença metastática da coluna vertebral pode apresentar-se de modo variado, incluindo sinais e sintomas de doenças sistêmicas, como astenia, anorexia, sudorese noturna e perda de peso não intencional. Entretanto, a dor axial é o sintoma mais precoce e comum. A dor nas costas decorrente de metástase vertebral pode ser de três tipos, podendo apresentar-se isolada ou associadamente: mecânicas, medulares ou radiculares a outras manifestações relacionadas ao tumor.[9]

A dorsalgia ocorre em mais de 90% dos doentes com lesões metastáticas vertebrais e, muitas vezes, precede durante semanas ou meses o aparecimento de sintomas neurológicos.[9] Geralmente instala-se de modo insidioso e intensifica-se ao longo de semanas ou meses. Decorre da osteólise induzida pelo tumor, produção de fatores tróficos e citocinas, fratura patológica e infiltração e compressão ou irritação das raízes nervosas e dos tecidos moles adjacentes pelo tumor.[11]

A dor noturna ou ao amanhecer pode relacionar-se à congestão venosa e ao alongamento da coluna vertebral, mecanismos que amplificam o efeito de massa exercido pela metástase nas estruturas vizinhas sensíveis à dor, como o periósteo, dura-máter e raízes nervosas. A dor mecânica resulta do comprometimento da integridade óssea e da instabilidade da coluna vertebral, que se torna incapaz de resistir à carga axial e gera aumento do estresse nos elementos de sustentação e de estabilização espinal, como músculos, tendões, ligamentos e cápsulas articulares.[11]

A dor radicular resulta da compressão ou irritação das raízes nervosas pelo tumor ou fragmentos ósseos deslocados. É frequentemente descrita como pontada, queimor ou choque ao longo da distribuição dos dermátomos correspondentes.[11]

Mais raramente, as metástases de coluna causam radiculopatia sensitiva traduzida como anestesia, parestesias (dormência ou formigamento) ou hiperestesia. A compressão é a causa da mielopatia, que inicialmente manifesta-se como anormalidades da marcha, hiperreflexia dos reflexos miotáticos, clônus, espasticidade e reflexo plantar em extensão (sinal de Babinski) e, ao longo do tempo, progride para a instalação de défices sensitivos e motores distalmente ao nível da lesão e anormalidades neurovegetativas urinárias, fecais e sexuais.[11,12]

Diagnóstico

Após a realização de anamnese – incluindo história detalhada do início dos sintomas e presença de envolvimento sistêmico e atentando-se para os antecedentes pessoais, como histórico de tabagismo, exposição ocupacional a agentes ionizantes e histórico familiar que sugira riscos maiores de ocorrência de determinadas neoplasias específicas – e do exame físico, deve-se atribuir atenção especial ao exame da coluna vertebral quanto à ocorrência de dor à movimentação, palpação, percussão, ocorrência de deformidade e limitação dos movimentos.[9]

O exame neurológico deve contemplar os testes de função muscular dos quatro membros e de sensibilidade para a definição do segmento espinal acometido. Hiperreflexia e assimétrica abolição dos reflexos e os sinais de Babinski e Hoffmann sugerem lesão de elementos nervosos. A escala da American Spinal Injury Association (ASIA) é frequentemente utilizada para avaliar o défice neurológico.[13] O exame retal digital possibilita avaliar o tônus do esfíncter anal, a presença de massa pré-sacral ou lesões prostáticas.

Exames complementares

Radiografia simples

A radiografia simples da coluna vertebral geralmente é o primeiro exame solicitado, principalmente no atendimento primário. Entretanto, dificilmente a radiografia simples detecta precocemente as lesões, pois 30% a 50% do osso trabecular deve ser destruído antes de a radiografia revelar anormalidades. A radiografia é útil para avaliar aspectos vertebrais qualitativas, local anatômico acometido e integridade estrutural da coluna vertebral. O primeiro sinal radiológico da lesão metastática vertebral na incidência em anteroposterior é a ausência de pedículo, o que gera a imagem conhecida como "sinal da coruja piscando", porque mimetiza a face da ave sem que um dos olhos (pedículo acometido) seja visibilizado. O disco intervertebral geralmente é preservado nas lesões neoplásicas, contrariando as condições infecciosas, em que existe a destruição dos platôs vertebrais adjacentes e do disco intervertebral (Figura 74.1).[14]

Cintilografia óssea

A cintilografia possibilita avaliar o grau da neoformação óssea e detectar lesões de até 2 mm de diâmetro nos ossos cortical ou trabecular. O método apresenta alta sensibilidade, mas baixa especificidade e é útil para o rastreamento, mas não para o diagnóstico. Ou seja, quando o diagnóstico é confirmado, ele possibilita determinar a extensão do processo metastático esquelético.[14]

Figura 74.1 – Radiografia indicando invasão do pedículo de T12 à esquerda.

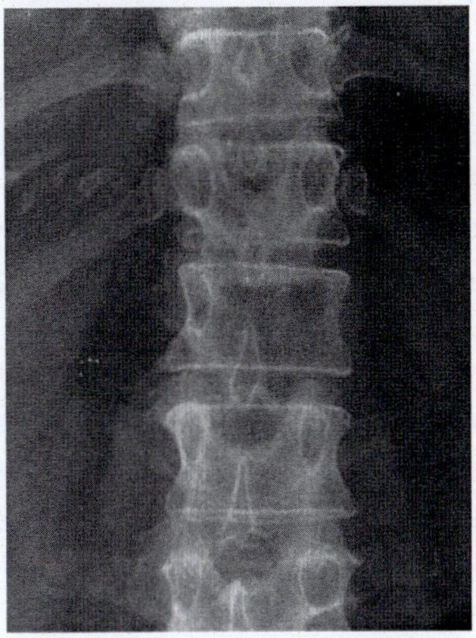

Fonte: Acervo da autoria do capítulo.

PET-scan

A tomografia computadorizada com emissão de pósitrons (PET) com [18F] fluorodesoxiglicose (FDG) é mais sensível que a cintilografia para a identificação de metástases esqueléticas.[9]

Possibilita o estadiamento da neoplasia e a diferenciação entre as doenças ósseas degenerativas e as fraturas causadas pela lesão neoplásica. A quantificação do FDG possibilita monitorar a neoplasia em relação ao tratamento adjuvante. Entretanto, apresenta custo elevado.[15]

Ressonância magnética e tomografia computadorizada

A ressonância magnética (RM) é a técnica de imagem padrão-ouro para avaliar a doença metastática da coluna vertebral. É bastante útil como exame inicial e pode ser a única modalidade de exame para o diagnóstico.[14] É considerada a modalidade de escolha para avaliar metástases espinais, pois possibilita avaliar adequadamente as morfologia e extensão da neoplasia. Tem especificidade de 97% e sensibilidade de 93% para diagnosticar as compressões medulares. Apresenta elevada sensibilidade para delinear tecidos moles, incluindo-se os discos intervertebrais, meninge, raízes nervosas, medula espinal, músculos e ligamentos.[16]

As imagens no plano sagital, com e sem contraste, devem incluir todos os segmentos da coluna vertebral e imagens contrastadas dos planos axial e sagital, as regiões com anormalidades ou evidências de metástase.[14]

A alteração mais característica de acometimento neoplásico do corpo vertebral é a substituição da medula óssea por tecido tumoral no corpo e nos elementos posteriores e pedículos, caracterizado pela substituição do hipersinal em T2 e T1 do corpo vertebral pelo iso ou hipossinal.

A tomografia computadorizada (TC) possibilita avaliar melhor a integridade óssea vertebral e a natureza osteolítica ou osteoblástica das lesões. É muito importante em casos de fraturas patológicas e possibilita o diagnóstico diferencial com as fraturas decorrentes de insuficiência osteoporótica. O acometimento do pedículo, das estruturas posteriores e partes moles adjacentes e a presença de fragmentos ósseos que "não se encaixam" e indicam áreas de osteólise sugerem que há acometimento metastático e não fraturas osteoporóticas.

Tratamento

O algoritmo de tratamento da doença espinal metastática consiste em quimioterapia, radioterapia e cirurgia no contexto de um ambiente multidisciplinar centrado no doente, contemplando suas características específicas (condições neurológica e funcional, saúde geral, tratamentos prévios, probabilidade de complicações e prognóstico) e preferências. As estratégias terapêuticas parecem afetar positivamente a qualidade de vida dos doentes, mas, em grande parte, são paliativas e visam aliviar a dor, manter ou restaurar a função neurológica, corrigir deformidades, proporcionar estabilidade espinal, prolongar a sobrevida, possibilitar o controle tumoral localizado e a cura oncológica.[17] O tratamento implica o envolvimento de equipe multidisciplinar, composta de médicos da atenção primária, oncologistas, radioterapeutas, cirurgiões de coluna, neurologistas, radiologistas, psicólogos e radiologistas intervencionistas, profissionais especializados em dor, fisioterapeutas, terapeutas ocupacionais e profissionais de cuidados paliativos.[18]

As lesões metastáticas vertebrais assintomáticas e diagnosticadas incidentalmente podem ser acompanhadas conservadoramente com exames seriados de imagem e tratamento oferecido quando os sintomas se desenvolvem. O tratamento (radioterápico ou cirúrgico) da metástase espinal em crescimento assintomático não é recomendado, exceto para tratar a instabilidade vertebral real ou iminente.[18]

A maioria dos doentes com câncer, especialmente quando a doença é sistêmica, em determinado momento é tratada com quimioterapia. A quimioterapia pode melhorar a sobrevida, mas proporciona benefícios limitados para o controle local. A hormonioterapia apresenta eficácia relativamente fraca. A quimioterapia e a hormonioterapia raramente são usadas como monoterapia para tratar metástases espinais sintomáticas agudas, mas geralmente são introduzidas e iniciadas após o tratamento localizado com cirurgia e/ou radioterapia.[19]

A escala de Karnofsky é classicamente utilizada para estratificar os doentes quanto ao desempenho funcional.[20] A escala de Tokuhashi e colaboradores (1990) é a mais usada pelos neurocirurgiões para estimar a sobrevida dos doentes com metástases vertebrais e decidir sobre a modalidade de tratamento; as pontuações de 0 a 8 representam a expectativa de vida inferior a 6 meses e sugerem tratamento conservador; pontuações de 9 a 11 significam expectativa de vida variando de 6 a 11 meses e recomendam tratamento cirúrgico paliativo; pontuações variando de 12 a 15 significam sobrevida superior a 12 meses e recomendação de tratamento cirúrgico radical.

Analgésicos

As metástases vertebrais podem causar dor neuropática, nociceptiva ou mista. A dor contribui para a ocorrência de depressão, ansiedade, fadiga e, consequentemente, para a resolução insatisfatória frente ao tratamento. A dor nociceptiva deve ser tratada com analgésicos simples, como paracetamol e dipirona, ou analgésicos anti-inflamatórios hormonais como o cetoprofeno, naproxeno e ibuprofeno. Em casos de dor intensa ou resistente, opioides, preferentemente administrados pelas vias oral ou transdérmica, podem ser necessários. A dor neuropática é melhor controlada com anticonvulsivantes analgésicos, antidepressivos tricíclicos ou duais e neurolépticos.[9,21,22]

Corticosteroides

Os corticosteroides reduzem o processo inflamatório, o edema vasogênico e a dor, e possibilitam melhora da condição neurológica. Adicionalmente, exercem atividade oncolítica, principalmente nos doentes com linfoma, mieloma múltiplo ou carcinoma de mama. A dexametasona é frequentemente indicada para estes doentes, porém não há consenso sobre a dose ideal que varia de menos de 16 a 96 mg/dia. A dose deve ser individualizada. Recomenda-se dose inicial de 16 mg/dia.[9,22]

Bisfosfonatos

Os bisfosfonatos inibem ou eliminam a atividade osteoclástica, suprimem a reabsorção óssea decorrente das metástases ósseas, reduzem a ocorrência de fraturas patológicas, a dor e a hipercalcemia. O pamidronato dissódico é utilizado na dose de 90 mg a 4 quatro semanas.[9,22]

Quimioterapia e terapias hormonais

A escolha do agente quimioterápico relaciona-se ao tipo histológico e à biologia dos tumores. As neoplasias que melhor respondem aos quimioterápicos são os linfomas, o carcinoma de mama e os tumores de células germinativas.[9]

Respondem à terapia hormonal as metástases do câncer de mama e da próstata na dependência da presença de receptores. Drogas que bloqueiam seletivamente os receptores estrogênicos, como o tamoxifeno e os inibidores da aromatase, como o letrozol, o anastrozol e o exemestano, revelarem-se eficazes no tratamento das metástases decorrentes do carcinoma da mama.[23]

Os agonistas da GnRH e os antiandrogênicos, como a flutamida e a bicalutamida, são drogas eficazes no controle do crescimento do carcinoma da próstata, ao reduzirem as concentrações séricas da testosterona.[24]

Radioterapia e radiocirurgia

A radioterapia é indicada para tratar metástases espinais com elevada radiossensibilidade, caso ocorra com o mieloma, linfoma, seminoma testicular e carcinoma pulmonar de células pequenas, com dose total de 25 a 40 Gy.[25] A radioterapia é indicada quando o défice neurológico inexiste ou é mínimo; o doente é incapaz de tolerar o procedimento operatório; há acometimento de vários segmentos vertebrais (> 2); a dor é resistente a outras modalidades de tratamento; os escores do KPS são inferiores a 70%; e a expectativa de vida é inferior a 3 meses. O local irradiado deve incluir a vértebra afetada com margem de 5 cm e os tecidos adjacentes, incluindo-se a medula espinal. A irradiação do tecido nervoso pode causar mielopatia actínica. Geralmente consiste de oito a dez frações de radioterapia.

A radiocirurgia possibilita irradiar, com alta taxa de dose, apenas o local selecionado com pequena liberação de irradiação nos tecidos sadios em uma única sessão. A radiocirurgia é indicada na ausência de instabilidade biomecânica da coluna vertebral e na ausência ou défice neurológico mínimo, envolvimento de no máximo dois segmentos vertebrais adjacentes, escores do KPS superiores a 70% e expectativa de vida superior a 3 meses. A dose total recomendada é de cerca de 8 a 18 Gy.[26]

Cirurgia

O tratamento cirúrgico das metástases vertebrais visa à melhora dos défices neurológicos, controle da dor, diagnóstico histopatológico, reconstrução do corpo vertebral e estabilização do segmento acometido.[27]

O organograma da *neurologic, oncologic, mechanical instability and systemic disease* (NOMS) é o melhor modo de condição terapêutica dos pacientes com metástases para a coluna vertebral. Enfatiza o histológico, a radiossensibilidade da lesão, o grau de compressão, os sintomas neurológicos, a instabilidade da coluna vertebral e as condições sistêmicas dos doentes. A instabilidade pode ser avaliada com a escala de SINS.[21]

Quando há compressão dos elementos nervosos e instabilidade da coluna vertebral significativas, é recomendada a descompressão da medula espinal, reconstruir o corpo vertebral e estabilizar a coluna vertebral (artrodese) muitas vezes com instrumentação, a fim de manter as propriedades anatômicas e biomecânicas espinais e preservar a função neurológica.[25]

O acesso à coluna pode ser realizado pelas vias anterior, posterior ou combinada. A anterior visa proporcionar acesso ao corpo vertebral, possibilitado com a cervicotomia anterior, toracotomia ou toracoscopia, laparoscopia retroperitoneal ou laparotomia, dependendo do segmento vertebral acometido. Essas vias são indicadas para descomprimir anteriormente ao corpectomia ou vertebrectomia o tecido nervoso; após a descompressão, deve-se reconstruir o corpo vertebral com implantes de gaiola, placas e parafusos de titânio. A abordagem posterior é a mais utilizada na prática neurocirúrgica e baseia-se na laminectomia seguida da fixação das vértebras adjacentes com parafusos transpediculares de titânio. A extensão da fixação depende da qualidade óssea, do segmento vertebral acometido, do tipo de implante e da presença de metástases em outras vértebras.[13]

A descompressão cirúrgica seguida de instrumentação para estabilização proporciona resultados neurológicos favoráveis, mas diretrizes e algoritmos precisam ser estabelecidos para se determinar em que condições a cirurgia é mais benéfica.[28,29] A cirurgia com radioterapia adjuvante é segura e eficaz para o tratamento das metástases da coluna vertebral. A radiocirurgia estereotáctica foi o procedimento que influenciou e modificou as técnicas cirúrgicas utilizadas para tratar os tumores da coluna vertebral e possibilitou o desenvolvimento das cirurgias de separação.[30]

A cirurgia de separação visa à criação de quantidade mínima de espaço entre o tumor e a medula espinal, mesmo sem haver ressecção de quantidade extensa do tumor, para permitir o tratamento com radiação segura sem causar as morbidades decorrentes de descompressão, como uso do método aberto.[31,32] Além disso, a navegação intraoperatória é também muito útil.[33]

Os procedimentos percutâneos minimamente invasivos visando ao resgaste do volume vertebral podem ser eficazes no tratamento das metástases dolorosas envolvendo o corpo vertebral. A cifoplastia e a vertebroplastia são procedimentos minimamente invasivos e geralmente realizados nas colunas lombar e/ou torácica dos doentes com dor axial decorrente do colapso do corpo vertebral e sem evidências de compressão de estruturas nervosas. A vertebroplastia consiste em injeção percutânea, sob orientação radioscópica geralmente através do pedículo vertebral, de metacrilato de metila (cimento ósseo) no corpo vertebral. A cifoplastia consiste na dilatação prévia do corpo vertebral colapsado com balão para formar uma cavidade que possibilite a injeção de material acrílico da TC. Ambos visam preencher os dois terços anteriores do corpo vertebral com acrílico e corrigir a deformidade. São suas principais complicações o extravasamento inadvertido de metacrilato no canal raquidiano como consequente dano das estruturas nervosas e a absorção da substância injetada pelos vasos do plexo epidural, resultando em embolia pulmonar. Estes métodos possibilitam controlar a dor em 50% a 80% dos doentes.[13]

Embora as estratégias terapêuticas para tratar as metástases espinais tornem-se mais sofisticadas, diversificadas e melhorem a qualidade de vida dos doentes, geralmente ainda têm paliativo e visam aliviar a dor, manter ou restaurar a função neurológica, corrigir deformidades, assegurar estabilidade espinal e, raramente, fornecer controle tumoral localizado e cura oncológica (Figura 74.2).[2]

Figura 74.2 – Fratura secundária por neoplasia prostática (A) tratada por cimentação vertebral (B).

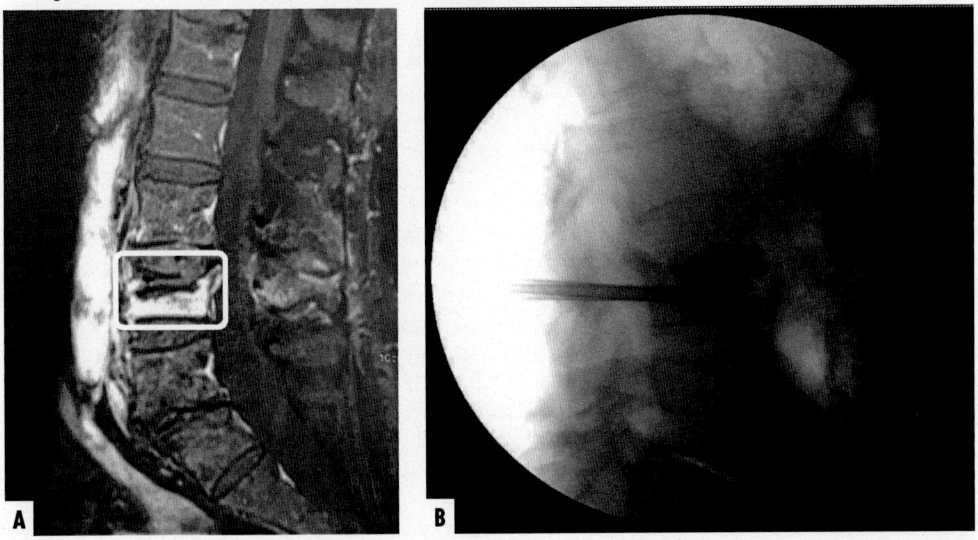

Fonte: Acervo da autoria do capítulo.

Referências bibliográficas

1. Nater A, Sahgal A, Fehlings M. Management-spinal metastases. Handb Clin Neurol. 2018;149: 239-55.
2. Winn HR. Youmans and Winn neurological surgery [E-book]. Elsevier Health Sciences, 2022. ISBN: 9780323674997.
3. Choi D, Crockard A, Bunger C et al. Review of metastatic spine tumour classification and indications for surgery: the consensus statement of the Global Spine Tumour Study Group. Eur Spine J. 2010;19(2):215-22.
4. Heary RF, Bono CM. Metastatic spinal tumors. Neurosurg Focus. 2001 Dec 15;11(6):e1.
5. Abrahm JL. Assessment and treatment of patients with malignant spinal cord compression. J Support Oncol. 2004;2:377-88; discussion 391-393, 398, 401.
6. Mak KS, Lee LK, Mak RH et al. Incidence and treatment patterns in hospitalizations for malignant spinal cord compression in the United States, 1998-2006. Int J Radiat Oncol Biol Phys. 2011;80:824-31.
7. Maccauro G, Spinelli MS, Mauro S et al. Physiopathology of spine metastasis. Int J Surg Oncol. 2011;2011:107969.

8. Cole JS, Patchell RA. Metastatic epidural spinal cord compression. Lancet Neurol. 2008;7:459-66.
9. Sciubba DM, Petteys RJ, Dekutoski MB et al. Diagnosis and management of metastatic spine disease: a review. J Neurosurg Spine. 2010;13:94-108.
10. Mak KS, Lee LK, Mak RH et al. Incidence and treatment patterns in hospitalizations for malignant spinal cord compression in the United States, 1998-2006. Int J Radiat Oncol Biol Phys. 2011;80:824-31.
11. Coleman RE. Clinical features of metastatic bone disease and risk of skeletal morbidity. Clin Cancer Res. 2006;12:6243-9.
12. Taylor JW, Schiff D. Metastatic epidural spinal cord compression. Semin Neurol. 2010;30:245-53.
13. Vaccaro AR, Betz RR, Zeidman SM. Principles and practice of spine surgery. New York: Elsevier, 2003. p. 213-22.
14. Bilky MH, Vitaz TW. Metastatic spine tumors. *In*: Benzel EC (ed.). Spine surgery. 2nd ed. Philadelphia: Elsevier, 2005. cap. 76, p. 1025-61.
15. Laufer I, Lis E, Pisinski L et al. The accuracy of [F] fluorodeoxyglucose positron emission tomography as confirmed by biopsy in the diagnosis of spine metastases in a cancer population. Neurosurgery. 2009;64:107-13; discussion 113-4.
16. Abdi S, Adams CI, Foweraker KL et al. Metastatic spinal cord syndromes: imaging appearances and treatment planning. Clin Radiol. 2005;60:637-47.
17. Dea N, Fisher CG. Evidence-based medicine in metastatic spine disease. Neurol Res. 2014; 36:524-9.
18. National Collaborating Centre for Cancer (NICE). NICE clinical guidelines n. 75: metastatic spinal cord compression: diagnosis and management of patients at risk of or with metastatic spinal cord compression. London: National Institute for Health and Clinical Excellence, 2008.
19. Bartels RH, Linden YM, Graaf WT. Spinal extradural metastasis: review of current treatment options. CA Cancer J Clin. 2008;58:245-59.
20. Tokuhashi Y, Matsuzaki H, Toriyama S et al. Scoring system for the preoperative evaluation of metastatic spine tumor prognosis. Spine. 1990;15:1110-3.
21. Tokuhashi Y, Matsuzaki H, Oda H et al. A revised scoring system for preoperative evaluation of metastatic spine tumor prognosis. Spine. 2005;30(19):2186-91.
22. Schuster JM, Grady MS. Medical management and adjuvant therapies in spinal metastatic disease. Neurosurg Focus. 2001;11(6):e3.
23. Morandi P, Rouzier R, Altundag K et al. The role of aromatase inhibitors in the adjuvant treatment of breast carcinoma: the MD Anderson Cancer Center evidence-based approach. Cancer. 2004;101:1482-9.
24. Conti PD, Atallah AN, Arruda H et al. Intermitent versus continuous androgen suppression for prostatic cancer. Cochrane Database Syst Rev. 2007(4):CD005009.
25. Daniel JW, Veiga JCE. Diretrizes no tratamento das metástases epidurais da coluna vertebral: atualização. Arq Bras Neurocir. 2007;26(3):93-110.
26. Sheehan JP, Jagannathan J. Review of spinal radiosurgery: a minimally invasive approach for the treatment of spinal and paraspinal metastases. Neurosurg Focus. 2008;25(2):e18.
27. Quraishi NA, Gokaslan ZL, Boriani S. The surgical management of metastatic epidural compression of the spinal cord. J Bone Joint Surg Br. 2010;92:1054-60.
28. Sundaresan N, Sachdev VP, Holland JF et al. Surgical treatment of spinal cord compression from epidural metastasis. J Clin Oncol. 1995;13:2330-5.
29. Klekamp J, Samii H. Surgical results for spinal metastases. Acta Neurochirurgica. 1998;140(9):957-67.
30. Joaquim AF, Powers A, Laufer I et al. An update in the management of spinal metastases. Arquivos de Neuro-Psiquiatria. 2015;73:795-802.
31. Bate BG. Stereotactic radiosurgery for spinal metastases with or without separation surgery. Journal of Neurosurgery Spine. 2015;22:409-15.
32. Moussazadeh N. Separation surgery for spinal metastases: effect of spinal radiosurgery on surgical treatment goals. Cancer Control. 2014;21:168-74.
33. Houten JK, Nasser R, Baxi N. Clinical assessment of percutaneous lumbar pedicle screw placement using theO-arm multidimensional surgical imaging system. Neurosurgery. 2012;70:990-5.

Capítulo 75

Tumores Ósseos Primários da Coluna Vertebral

Matheus Fernandes de Oliveira
Roger Schmidt Brock

Tumores ósseos benignos da coluna vertebral

Os tumores benignos localizam-se mais frequentemente na região posterior das vértebras e ocorrem geralmente em doentes com 20 a 30 anos de idade. Localizam-se preferencialmente na coluna cervical, seguindo-se a torácica. Os tipos histológicos mais comuns são os osteocondromas, os osteomas osteoides e os osteoblastomas; os mais raros são os tumores de células gigantes, os cistos ósseos aneurismáticos, os hemangiomas e os granulomas eosinofílicos. Raramente levam a comprometimento da função neurológica.[1-4]

Tipos de tumor

Os osteocondromas são os tumores ósseos benignos mais comuns. Desenvolvem-se a partir da fise adjacente ou de remanescente cartilaginoso da fise e apresentam-se como protuberância óssea coberta com cartilagem. Em mais de 50% dos doentes, localizam-se na coluna vertebral cervical e quase sempre envolvem seus elementos posteriores. Podem causar dor de fraca intensidade quando pequenos, caracteristicamente pior com o movimento ou deformidade vertebral quando maiores. O exame radiográfico simples geralmente os revela como lesão saliente com bordas bem delimitadas. A ressecção cirúrgica raramente é necessária, exceto quando a dor é incontrolável, ocorrem défices neurológicos ou crescimento tumoral acelerado. O prognóstico geralmente é excelente quando o periósteo e a cartilagem circundantes são ressecados completamente. Entretanto, pode haver degeneração maligna, transformando-se em condrossarcomas malignos.[1-3]

Os osteomas osteoides e os osteoblastomas compartilham a origem, mas diferem quanto a dimensões e ocorrência de acometimento vertebral. Os osteomas osteoides representam 2,6% de todos os tumores ósseos primários e até 18% dos tumores primários do esqueleto axial. Geralmente têm menos de 2 cm de diâmetro. As lesões maiores são classificadas como osteoblastomas. Aproximadamente 40% dos osteomas localizam-se na coluna lombar e na maioria dos doentes nos elementos vertebrais posteriores. A maioria dos pacientes é jovem e do sexo masculino. Em cerca de 50% dos doentes as lesões sintomáticas são diagnosticadas na segunda década da vida. Dores no período noturno são comuns e provavelmente decorrem da produção de prostaglandinas pelo tumor e, classicamente, são aliviadas com aspirina. A lesão caracteriza-se como área radiolúcida com foco central circundado por esclerose no exame radiológico simples. O tratamento consiste em exérese da lesão e de instrumentação e fusão quando ocorre escoliose grave; as deformidades pequenas desaparecem após a ressecção. O prognóstico geralmente é excelente e a taxa de recorrência relaciona-se à excisão.[1,2]

Os osteoblastomas têm dimensões superiores às dos osteomas osteoides (> 2 cm), são histologicamente equivalentes, mas menos comuns, e representam menos de 2% dos tumores ósseos benignos vertebrais primários. Aproximadamente 30% a 40% dos osteoblastomas envolve o esqueleto axial e a maioria envolve os elementos posteriores e podem causar deformidade vertebral (Figura 75.1). Noventa por cento dos doentes têm 30 anos de idade ou menos. Predominam no sexo masculino, na proporção 2:1. Frequentemente causam défices neurológicos relacionados à dimensão da lesão. O tratamento consiste em sua ressecção em bloco, que, adicionalmente, proporciona melhoria da deformidade escoliótica. Quando a remoção é adequada, o prognóstico torna-se favorável. As taxas de recorrência em longo prazo aproximam-se de 10%.[1-4]

Figura 75.1 – Exemplo de osteoblastoma acometendo elementos posteriores.

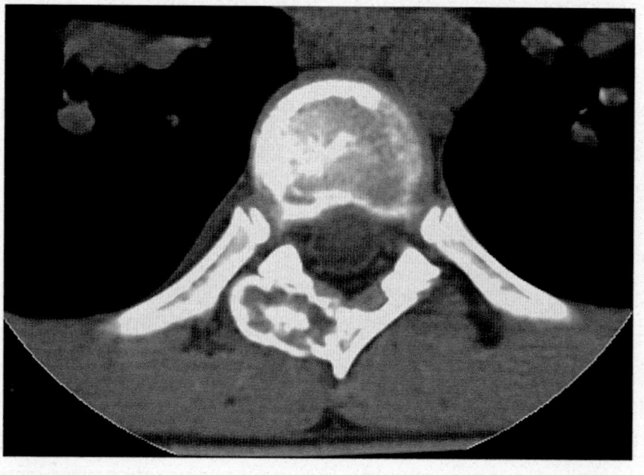

Fonte: Acervo da autoria do capítulo.

Os tumores de células gigantes são benignos, mas agressivos; apresentam potencial maligno e elevada frequência de recidiva localizada. Correspondem a 21% dos tumores ósseos benignos primários. Localizam-se na coluna vertebral, especialmente nas vértebras sacrais em 8% a 11% dos doentes. Tendem a ser diagnosticados em indivíduos nas 3ª e 4ª décadas de vida. O exame radiográfico demonstra a presença de expansão cortical e pouca esclerose reativa ou reação periostal. Ao exame de ressonância magnética (RM), apresenta sinais homogêneos. O exame de tomografia computadorizada (TC) possibilita delinear melhor o grau de acometimento ósseo e as margens cirúrgicas. O tratamento consiste na sua ressecção em bloco. Devido à elevada taxa de recorrência (50%), o prognóstico é considerado pior. Esses tumores potencialmente sofrem transformação maligna, especialmente após a radioterapia.[1-4]

Os cistos ósseos aneurismáticos são lesões não neoplásicas benignas, mas proliferativas. Representam apenas 1% a 2% dos tumores ósseos primários, mas localizam-se no esqueleto axial em 12% a 25% dos doentes. Contêm espaços preenchidos com material fluido, separados por septos fibrosos. Localizam-se mais frequentemente na coluna vertebral toracolombar. Semelhante ao que ocorre com a maioria das lesões ósseas benignas, 60% dos cistos ósseos aneurismáticos espinais acometem os elementos vertebrais posteriores. Cistos ocorrem geralmente na segunda 2ª da vida e há pequeno predomínio em doentes do sexo feminino. O exame de RM e de TC demonstram lesão osteolítica multiloculada, expansiva e altamente vascularizada, com uma borda cortical semelhante à casca do ovo – ou seja, delgada e bem demarcada. Várias vértebras são acometidas em até 40% dos doentes. O tratamento consiste em embolização pré-operatória e ressecção cirúrgica. A radioterapia pós-operatória pode ser útil quando as margens cirúrgicas permanecem infiltradas. As taxas de recorrência variam de 6% a 70% e dependem da extensão da ressecção e da realização da radioterapia pós-operatória.[4]

Os hemangiomas são tumores benignos de origem vascular. São os tumores benignos mais comuns da coluna vertebral. Estão presentes no esqueleto axial em 10% a 12% das pessoas. Caracterizam-se por terem crescimento lento e por predominar no sexo feminino. Localizam-se mais frequentemente na coluna vertebral toracolombar e no corpo vertebral. Raramente são sintomáticos. O sintoma inicial mais comum é a lombalgia. As lesões são melhor diagnosticadas com o exame de RM. Muitos são evidenciados incidentalmente durante investigações por outras causas. O tratamento, quando lesão sintomática, consiste em embolização, seguida de ressecção cirúrgica e, eventualmente, radioterapia.[1-4]

Os granulomas eosinofílicos são lesões ósseas solitárias raras no esqueleto axial caracterizadas como proliferação anormal de células de Langerhans. Associam-se a várias doenças, como histiocitose X e doenças de Letterer-Siwe e Hand-Schüller-Christian. Localizam-se mais frequentemente no corpo vertebral. A maioria manifesta-se em crianças; o pico de ocorrência situa-se entre os 5 e 10 anos de idade. Os exames de RM e de TC são os métodos de investigação de escolha. O diagnóstico requer biópsia. O tratamento é controverso, mas recomenda-se exérese seguida de radioterapia adjuvante. A quimioterapia é reservada a lesões disseminadas.[1-4]

Tumores ósseos malignos da coluna vertebral

Os tumores malignos da coluna vertebral podem ser metastáticos ou primários. As metástases resultam da extensão direta ou disseminação hematogênica dos tumores como os de mama, pulmão ou próstata. O mieloma múltiplo, o cordoma, o condrossarcoma, o sarcoma osteogênico e o sarcoma de Ewing são as neoplasias malignas primárias mais comuns do esqueleto axial. As neoplasias primárias e as metastáticas acometem mais frequentemente o corpo vertebral, ao contrário do que ocorre com as neoplasias benignas, que geralmente poupam o corpo e acometem os elementos vertebrais posteriores.[3,4]

Tipos de tumor

O mieloma múltiplo e o plasmocitoma solitário são manifestações da doença linfoproliferativa de células B. O mieloma múltiplo é a neoplasia maligna óssea mais comum nos adultos. Acometem a coluna vertebral em 30% a 50% dos doentes. A coluna torácica é a mais acometida, seguindo-se da lombar e, raramente, da cervical (< 10%). Localiza-se predominantemente no corpo vertebral. O diagnóstico baseia-se na presença de anormalidades das proteínas séricas específicas nos exames imagiológicos. A radiografia simples e a TC da coluna vertebral revelam áreas com osteólise, sem bordas escleróticas no corpo vertebral, com preservação dos elementos vertebrais posteriores (Figura 75.2). O tratamento e o prognóstico dependem do diagnóstico ser de plasmocitoma solitário ou de mieloma múltiplo sistêmico. Ambas condições são radiossensíveis, mas a sobrevida dos doentes com plasmocitoma solitário é significativamente maior.[1]

Figura 75.2 – Exemplo de mieloma múltiplo com acometimento difuso vertebral e causando compressão medular.

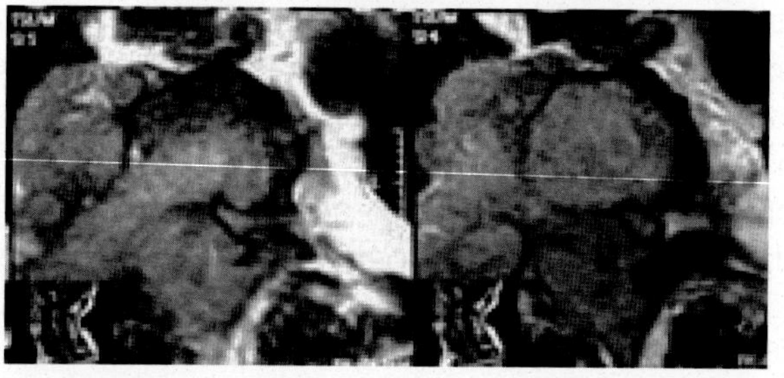

Fonte: Acervo da autoria do capítulo.

Os cordomas são tumores que se originam da notocorda embrionária. Cordomas constituem 1% a 2% dos sarcomas esqueléticos. Localizam-se no esqueleto axial e na base do crânio. São lesões localmente invasivas e com elevado risco de recidiva local. Também pode cursar com metástases em 5% a 43% dos doentes. Mais de 50% das lesões localizam-se na região lombossacral, 35% no *clivus* e as demais no restante da coluna vertebral. São a neoplasia primária mais comum da região sacrococcígea. Ocorrem predominantemente nas 5ª e 6ª décadas de vida. Os exames de TC e RM revelam comprometimento ósseo e lesão das partes moles peritumorais. O diagnóstico baseia-se na biópsia da lesão e o tratamento recomendado é a sua ressecção em bloco, com altas doses de radioterapia complementar. A idade, quando da apresentação e da ressecção em bloco, é provavelmente o melhor indicador prognóstico de sobrevida; os doentes mais jovens têm prognósticos melhores.[1-4]

Os condrossarcomas são neoplasias malignas raras, formadoras de cartilagem. São primários e originam-se de elementos cartilaginosos de osteocondromas solitários preexistentes, exostose múltipla hereditária ou doença de Paget e acometem, principalmente, o esqueleto apendicular dos adultos; raramente acometem a coluna vertebral. Às imagens de RM e TC, caracterizam-se como destruição óssea, tumores em tecidos moles adjacentes e calcificações floculentas. O diagnóstico fundamenta-se na biópsia do tumor. O tratamento consiste de sua ressecção em bloco.[1,2]

Os sarcomas osteogênicos são tumores ósseos primários e malignos que raramente envolvem o esqueleto axial. Apenas 2% dos sarcomas osteogênicos localizam-se primariamente na coluna vertebral. Podem surgir primária ou secundariamente e gerar metástases. Distribuem-se uniformemente ao longo da coluna vertebral. O corpo vertebral é acometido em mais de 95% dos casos. A maioria dos sarcomas osteogênicos primários manifesta-se durante os primeiros 20 anos de idade e os secundários, nas 5ª e 6ª décadas de vida. Há pequena predileção pelo sexo masculino. Radiologicamente, caracterizam-se como áreas líticas e escleróticas, com destruição cortical e ossificação. A biópsia guiada com TC ou fluoroscopia proporciona o diagnóstico. A embolização pré-operatória, a quimioterapia, a exérese e a radioterapia adjuvante são as modalidades de tratamento disponíveis. A expectativa de vida varia de 10 meses a 1,5 ano.[1-4]

O sarcoma de Ewing (tumor de células azuis pequenas) acomete principalmente crianças. Em mais de 85% dos casos, ocorre nas duas primeiras décadas de vida. Apenas 3% a 4% dos sarcomas de Ewing localizam-se no esqueleto axial; constituem apenas 6% dos tumores ósseos malignos primários. O envolvimento da coluna vertebral é mais frequente nas porções caudais, sendo mais da metade dos sarcomas de Ewing localizados no sacro. O corpo vertebral é a região mais frequentemente acometida. Os homens são mais frequentemente acometidos do que as mulheres, na proporção de 2:1. As imagens de RM e TC revelam lesão lítica, possivelmente com componente blástico. O diagnóstico baseia-se na biópsia e o tratamento consiste em exérese, radioterapia e quimioterapia. A taxa de sobrevida em 5 anos é de cerca de 75%.[1-4]

Referências bibliográficas

1. Winn HR. Youmans neurological surgery. 6th ed. Saunders, 2011.
2. Greenberg MS. Handbook of neurosurgery. 7th ed. Thieme, 2010.
3. Pudles E, Defino HLA. A coluna vertebral: conceitos básicos. Artmed, 2014.
4. Steinmetz MP, Benzel EC. Benzel's spine surgery. 4th ed. Elsevier, 2016.

Capítulo 76

Tumores Metastáticos da Coluna Vertebral

William Gemio Jacobsen Teixeira
Adilson Jose Manuel de Oliveira

Introdução

A coluna vertebral é o local mais comum de metástases ósseas. Os sintomas relacionados à metástase de coluna são a manifestação inicial do câncer em até 20% dos doentes. São mais comuns na coluna vertebral torácica (70%), seguindo-se a coluna lombar (20%) e a coluna cervical (10%). Podem ser extradurais (98%), intradurais extramedulares e intramedulares. As metástases vertebrais podem gerar sintomas pela expansão tumoral, fratura ou compressão das raízes nervosas ou da medula espinal. A compressão medular metastática é a complicação mais grave e ocorre em 5% a 14% dos doentes com câncer.[1-4]

Quadro clínico

A queixa mais comum da metástase vertebral é a dor. Dor localizada na coluna vertebral torácica média ou alta, dor progressiva que se acentua com a manobra de Valsalva e dor noturna são sintomas de alarme.

Histórico de quedas frequentes, anormalidades do equilíbrio e da marcha, défice de força, anormalidades sensitivas, incontinência ou retenção urinária e piora do desempenho para a execução de atividades que exigem controle motor fino e da força podem indicar compressão da medula espinal. O exame físico pode evidenciar dor à palpação ou à percussão dos processos espinhosos, manobra que pode auxiliar na localização da lesão sintomática. Deformidade vertebral nova ou limitação da amplitude dos movimentos da coluna podem ser decorrentes de fraturas.

Diagnóstico

Avaliação com imagens da coluna vertebral

Está indicada quando o doente apresenta dor axial persistente, deformidade recente, sinais de alarme ou para o acompanhamento clínico.

» **Radiografia simples:** possibilita avaliar o alinhamento e a estabilidade da coluna vertebral. A sensibilidade é baixa, pois é necessário haver 30% a 50% do trabeculado ósseo comprometido para lesão metastática óssea ser identificada.
» **Tomografia computadorizada:** é o melhor exame para avaliar a matriz óssea e a estabilidade da coluna vertebral. A duração da aquisição das imagens é rápida, mas é um exame menos sensível do que a ressonância magnética (RM).
» **Ressonância magnética:** é o melhor exame para diagnosticar as metástases da coluna vertebral. Possibilita diagnosticar o comprometimento das partes moles como a medula espinal, as raízes nervosas e a musculatura paravertebral. Havendo compressão da medula espinal, recomenda-se realizar o exame de RM de toda a coluna vertebral, pois a presença de várias lesões impacta as decisões de tratamento. O exame de RM possibilita diagnosticar carcinomatose leptomeníngea e lesões intramedulares.

Avaliação da estabilidade vertebral

É difícil avaliar a estabilidade da coluna vertebral. De acordo com um consenso internacional, a instabilidade relacionada à presença de metástase consiste em perda da integridade espinal resultante do processo neoplásico, ocorrência de dor durante a movimentação, deformidade sintomática ou progressiva e/ou comprometimento da função neurológica. A escala *spinal instability neoplastic score* (SINS) possibilita avaliar a ocorrência da instabilidade mecânica da coluna vertebral (Tabela 76.1).

Tabela 76.1 – *Spinal instability neoplastic score* (SINS).

Localização	Pontuação
Juncional (occipício C2, C7-T2, T11-L1, L5-S1)	3
Coluna móvel (C3-C6, L2-L4)	2
Semirrígida (T3-T10)	1
Rígida (S2-S5)	0
Dor	**Pontuação**
Sim	3
Ocasional, mas não mecânica	1
Lesão indolor	0
Lesão óssea	**Pontuação**
Lítica	2
Mista (lítica e blástica)	1
Blástica	0
Alinhamento radiográfico da coluna vertebral	**Pontuação**
Subluxação/translação	4

(Continua)

Tabela 76.1 – *Spinal instability neoplastic score* (SINS) (continuação).

Alinhamento radiográfico da coluna vertebral	Pontuação
Deformidade nova (cifose/escoliose)	2
Alinhamento normal	0
Colapso do corpo vertebral	**Pontuação**
> 50% de colapso	3
< 50% de colapso	2
Sem colapso com > 50% de envolvimento do corpo	1
Nenhuma das acima	0
Envolvimento posterolateral dos elementos da coluna vertebral	**Pontuação**
Bilateral	3
Unilateral	1
Nenhuma das acima	0
Categoria	**Pontuação total**
Estável	0 a 6
Indeterminada	7 a 12
Instável	13 a 18

Fonte: Laufer I, Rubin DG, Lis E et al., 2013.

A avaliação do especialista em coluna é recomendável quando a pontuação da escala SINS for igual ou maior do que 7 pontos.[3]

Avaliação do prognóstico

Há diversas escalas para estabelecer o prognóstico dos doentes. As mais conhecidas são as de Tokuhashi e Tomita. Devido aos avanços observados no tratamento oncológico, torna-se essencial determinar o prognóstico junto ao oncologista, frente à expectativa de melhora com terapia sistêmica.

Tratamento

O tratamento das metástases vertebrais é paliativo e tem o objetivo de aliviar a dor, manter ou recuperar a função, reestabelecer a estabilidade vertebral e melhorar a qualidade de vida dos doentes.

A decisão sobre a melhor modalidade de tratamento depende de fatores relacionados à condição sistêmica, ao prognóstico, à estabilidade da coluna vertebral, à condição neurológica e à radiossensibilidade do tumor. Laufer e colaboradores (2013)[3] desenvolveram um fluxograma para auxiliar a seleção do tratamento de *neurologic, oncologic, mechanical instability, systemic illness* (NOMS) (Figura 76.1).

Figura 76.1 – Fluxo para decisão de tratamento baseado nos conceitos do NOMS.

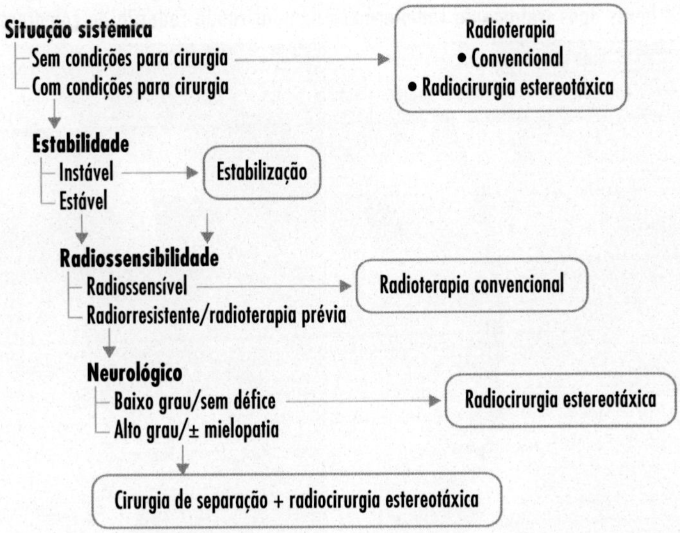

Fonte: Adaptada de Laufer I, Rubin DG, Lis E et al., 2013.

A cirurgia deve ser realizada apenas para tratar doentes com desempenho suficiente para suportar o procedimento operatório e que tenham potencial de beneficiar-se com risco aceitável.[4] A compreensão da biologia do tumor, da sensibilidade à terapia sistêmica, os antecedentes do tratamento prévio e a extensão sistêmica da doença são fundamentais para a definição do melhor tratamento. O oncologista deve participar das decisões terapêuticas.

Havendo instabilidade mecânica, deve-se indicar a cirurgia para estabilizar ou reforçar as vértebras com cimento, independentemente da sensibilidade radioterápica do tumor.[4,5]

Havendo compressão medular por tumor radiossensível, como ocorre com os linfomas, seminomas, mieloma múltiplo, a radioterapia pode ser indicada com o objetivo de descompressão do tecido nervoso, independentemente do grau de compressão da medula espinal ou do défice neurológico (Figura 76.2).

As metástases dos tumores de mama e de próstata são radiossensíveis; os de rim, tireoide e cólon, os melanomas e os sarcomas são radiorresistentes à radioterapia convencional e devem ser tratados com cirurgia para descomprimir a medula espinal quando há compressão do tecido nervoso. A radioterapia guiada com imagem (IGRT) possibilita tratar tumores com doses elevadas de radiação e preservar as estruturas radiossensíveis de modo a proporcionar controle localizado de tumores considerados radiorresistentes.[5] Os tumores radiorresistentes que não comprimem a medula espinal podem ser tratados com IGRT (Figura 76.3).

Quando há contato do tumor com a medula espinal, deve-se realizar cirurgia de separação para criar um espaço de pelo menos 2 mm entre o tumor e a medula espinal para possibilitar o tratamento com IGRT visando o controle com segurança localmente à neoplasia[2] (Figura 76.4).

Figura 76.2 – (A) Paciente com compressão medular por leucemia aguda; (B) imagem de controle realizada 48 horas após tratamento radioterápico demonstrando redução da compressão medular.

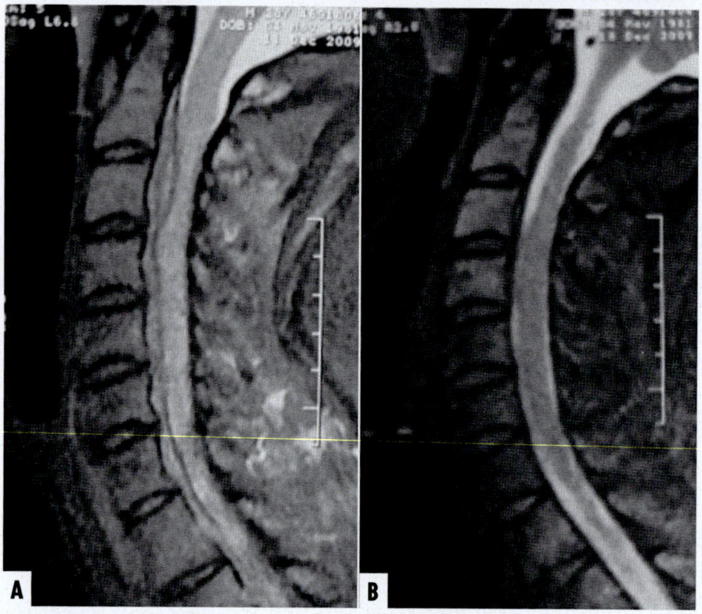

Fonte: Acervo da autoria do capítulo.

Figura 76.3 – Paciente com metástase de tumor renal em L3 tratado com IGRT.

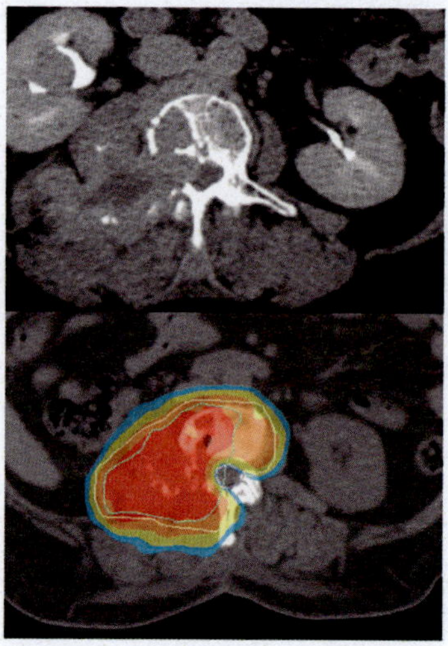

Fonte: Acervo da autoria do capítulo.

Figura 76.4 – (A) Paciente com tumor renal metastático de T12 com contato com a medula espinal; (B) imagem pós-cirurgia de separação para preparo para tratamento com IGRT.

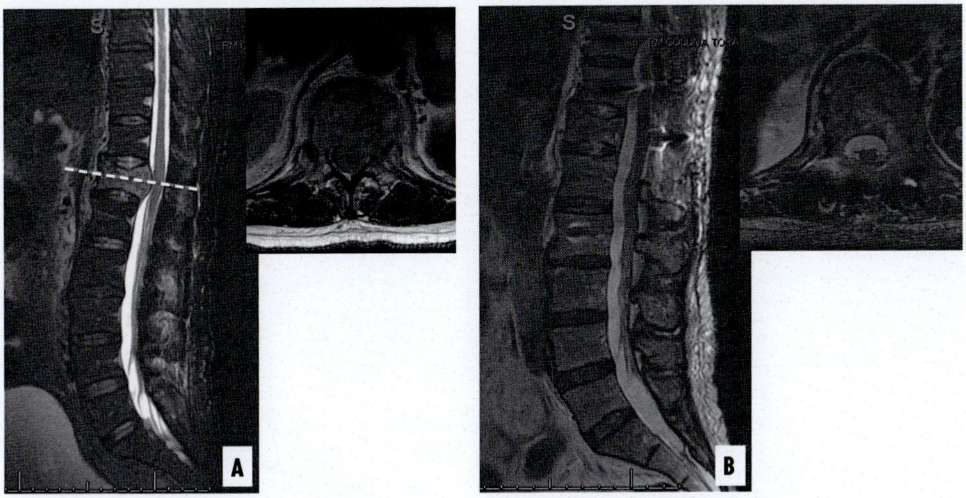

Fonte: Acervo da autoria do capítulo.

Considerações finais

A metástase vertebral é comum nos doentes com câncer. Esforços devem ser aprendidos com a intenção de pesquisar metástases vertebrais quando o doente relatar sintomas ou sinais de alarme. O tratamento da doença metastática deve considerar o desempenho e o prognóstico do doente, a ocorrência de instabilidade vertebral, a compressão da medula espinal e a sensibilidade do tumor à radioterapia.

Referências bibliográficas

1. Fisher CG, DiPaola CP, Ryken TC et al. A novel classification system for spinal instability in neoplastic disease: an evidence-based approach and expert consensus from the Spine Oncology Study Group. Spine (Phila Pa 1976). 2010 Oct 15;35(22):e1221-9.
2. Gerszten PC, Mendel E, Yamada Y. Radiotherapy and radiosurgery for metastatic spine disease: what are the options, indications and outcomes? Spine (Phila Pa 1976). 2009 Oct 15;34(22 Suppl):S78-92.
3. Laufer I, Rubin DG, Lis E et al. The NOMS framework: approach to the treatment of spinal metastatic tumors. Oncologist. 2013;18:744-51.
4. Patchell RA, Tibbs PA, Regine WF et al. Direct decompressive surgical resection in the treatment of spinal cord compression caused by metastatic cancer: a randomized trial. Lancet. 2005;643-8.
5. Rades D, Huttenlocher S, Dunst J et al. Matched pair analysis comparing surgery followed by radiotherapy and radiotherapy alone for metastatic spinal cord compression. J Clin Oncol. 2010;28(B):3597-604.

Seção XI

Neurocirurgia da Base do Crânio

Capítulo 77

Acesso Endoscópico Transnasal

Vinícius Trindade Gomes da Silva

Introdução

O acesso endoscópico transnasal permite atingir praticamente todas as regiões da base do crânio através de corredores naturais (cavidade nasal e seios paranasais). Classicamente descrito para cirurgia de hipófise, como uma evolução da cirurgia microscópica, ao longo dos anos – através de detalhado conhecimento anatômico – foi possível evoluir para o acesso endoscópico expandido. Detalharemos brevemente a anatomia endoscópica, as indicações e os tipos de acesso transnasal.

Anatomia da cavidade nasal

A cavidade nasal compreende as narinas, coanas, parede lateral, septo nasal, lâmina cribriforme (superiormente) e palato (assoalho). A parede lateral apresenta projeções ósseas chamadas conchas (cornetos). São três as conchas nasais: superior, média e inferior. Sob as conchas existem espaços denominados meatos (Figuras 77.1 e 77.2):[1]

1. **Meato inferior:** sob a concha inferior, local onde o ducto nasolacrimal desemboca.
2. **Meato médio:** sob a concha nasal média, local que apresenta reparos anatômicos importantes:
   a) processo uncinado;
   b) hiato semilunar;
   c) bulha etmoidal;
   d) óstio do seio maxilar;
   e) óstio das células etmoidais anteriores e médias;
   f) óstio do ducto nasofrontal.
3. **Meato superior:** óstio das células etmoidais posteriores.

4. **Recesso esfenoetmoidal:** acima da concha superior, local de abertura do óstio do seio esfenoidal.

Figura 77.1 – (A) Lâmina papirácea; (B) bulha etmoidal; (C) processo uncinado; (D) concha nasal média; (E) seio maxilar; (F) concha nasal superior; (G) concha nasal média e meato médio; (H) concha nasal inferior; (I) seio etmoidal posterior.

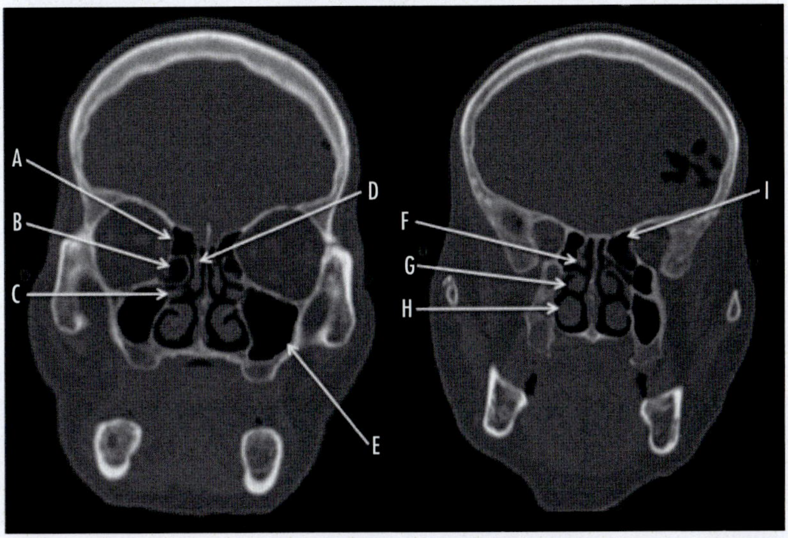

Fonte: Acervo da autoria do capítulo.

Figura 77.2 – Acesso endoscópico.

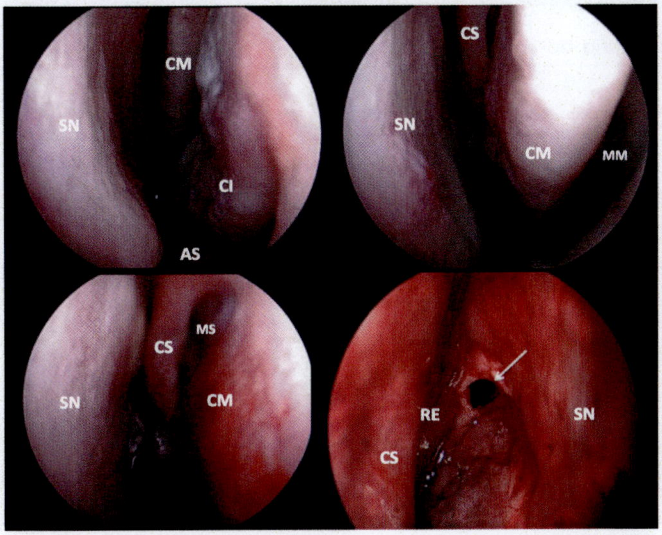

CM: concha nasal média; CI: concha inferior; AS: assoalho nasal; SN: septo nasal; CS: concha superior; MM: meato nasal médio; MS: meato superior; RE: recesso esfenoetmoidal; seta: óstio do seio esfenoidal.

Fonte: Acervo da autoria do capítulo.

O septo nasal é uma estrutura ósseo-cartilaginosa (vômer, lâmina perpendicular do etmoide e cartilagem do septo anteriormente) que separa em duas câmaras a cavidade nasal. É nutrido pela artéria esfenopalatina (ramo septal posterior, continuação do ramo septal da artéria esfenopalatina), que é ramo da artéria maxilar e entra na cavidade nasal pelo forame esfenopalatino. A artéria nasoseptal (ramo da artéria septal posterior) compõe o pedículo do retalho nasoseptal utilizado na reconstrução dos acessos endoscópicos a base do crânio, retirado do septo nasal.[2]

Na porção posterior, a cavidade nasal é delimitada pelas coanas (inferiormente) e pelo seio esfenoidal (superiormente). A parede anterior do seio esfenoidal apresenta dois óstios que drenam o seio para o recesso esfenoetmoidal. Na linha mediana se situa a crista etmoidal, que continua inferiormente com o rostro esfenoidal, região que se articula com o osso vômer. Esses parâmetros são úteis como marcos anatômicos para osteotomia e abertura do seio esfenoidal. O seio esfenoidal apresenta relações importantes com estruturas da base do crânio (Figura 77.3).

Figura 77.3 – Parede posterior do seio esfenoidal. (A) Parede da sela túrcica; (B) tubérculo selar; (C) nervo óptico; (D) recesso óptico-carotídeo; (E) artéria carótida intracavernosa; (F) *clivus* superior.

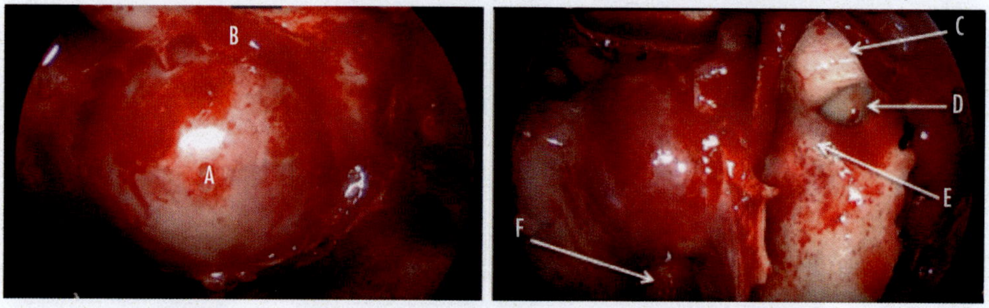

Fonte: Acervo da autoria do capítulo.

Classificação dos acessos expandidos

Divididos a depender de sua disposição em relação aos planos sagital e coronal.[3]

1. **Plano sagital (Figura 77.4):**
   a) transfrontal;
   b) transcribriforme;
   c) *transplanum*;
   d) transselar;
   e) transclival:
      - superior: dorso da sela.
      - médio: *clivus* médio.
      - inferior: forame magno.
   f) transodontoide.
2. **Plano coronal:**
   a) Anterior:
      - supraorbital;

- transorbital.

b) Médio:

- transpterigoide;
- transcavernoso:
  - medial;
  - lateral.
- ápice petroso medial;
- suprapetroso/*cavum* de Meckel.

c) Posterior:

- transcondilar;
- infrapetroso;
- espaço parafaríngeo;
- medial (forame jugular);
- lateral.

Figura 77.4 – Classificação dos acessos endoscópicos transnasais no plano sagital. (A) Transfrontal; (B) transcribriforme; (C) *transplanum*; (D) transselar; (E) transclival; (F) transodontoide.

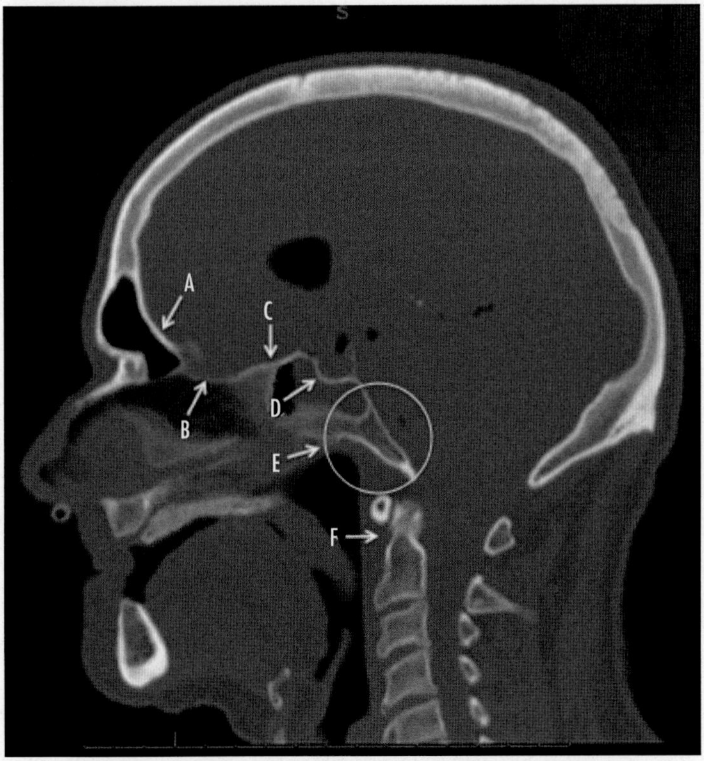

Fonte: Acervo da autoria do capítulo.

Indicações do acesso transnasal[4-6]

Lesões selares (Figura 77.5)

Figura 77.5 – Adenoma hipofisário.

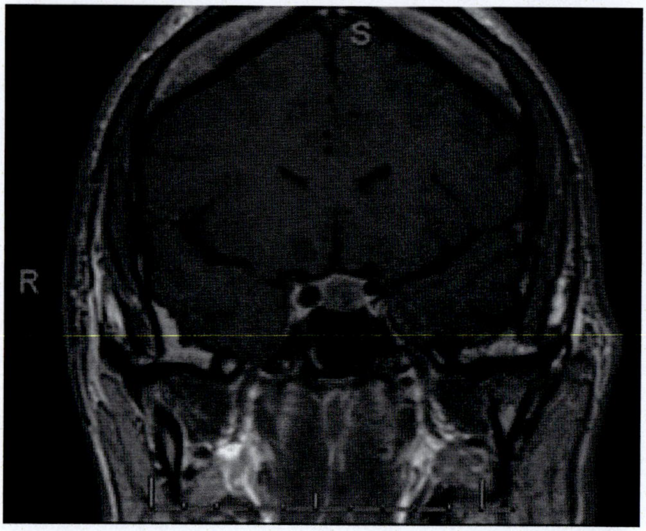

Fonte: Acervo da autoria do capítulo.

Lesões suprasselares (Figura 77.6)

Figura 77.6 – Craniofaringioma.

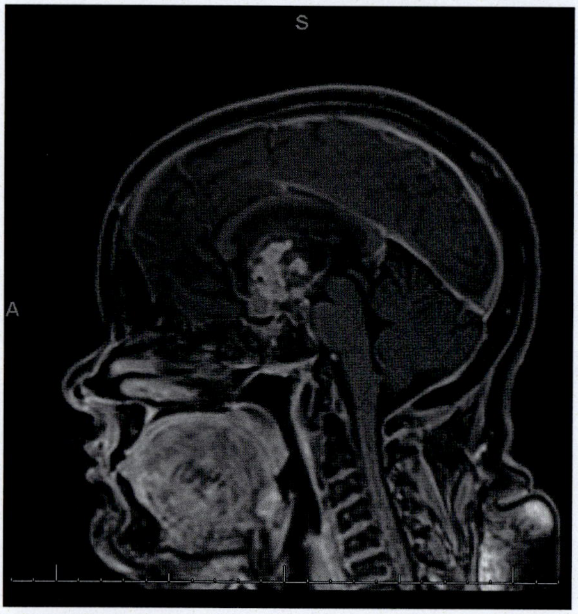

Fonte: Acervo da autoria do capítulo.

Lesões no tubérculo selar/plano esfenoidal (Figura 77.7)

Figura 77.7 – Meningioma de tubérculo selar.

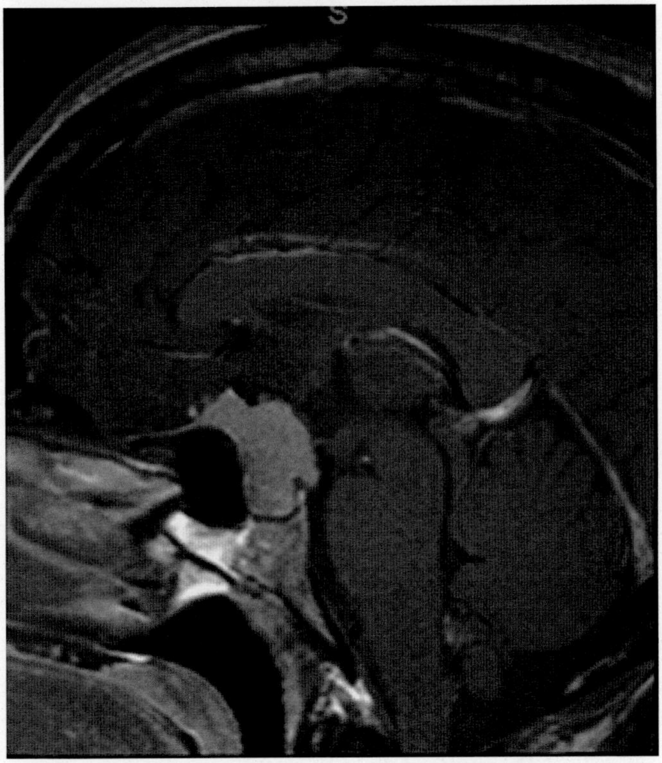

Fonte: Acervo da autoria do capítulo.

Lesões de goteira olfatória (Figura 77.8)

Figura 77.8 – Meningioma de goteira olfatória.

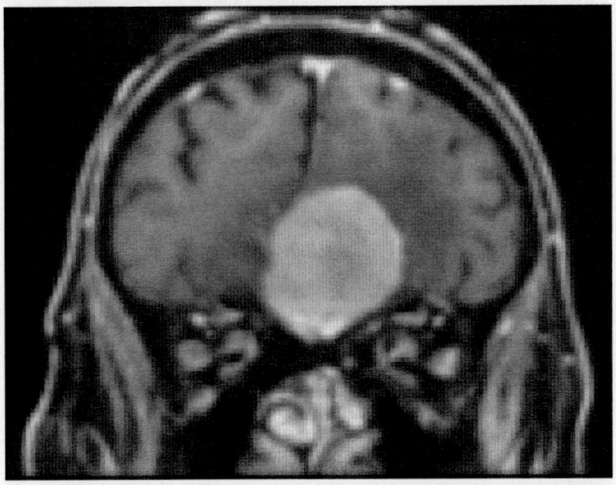

Fonte: Acervo da autoria do capítulo.

Lesões no *clivus* (Figura 77.9)

Figura 77.9 – Cordoma de *clivus*.

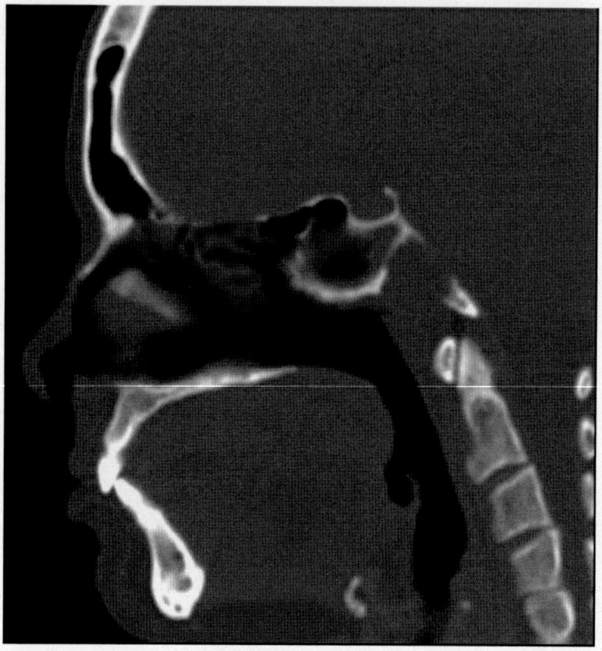

Fonte: Acervo da autoria do capítulo.

Lesões em C1 e C2 (Figura 77.10)

Figura 77.10 – Invaginação do odontoide.

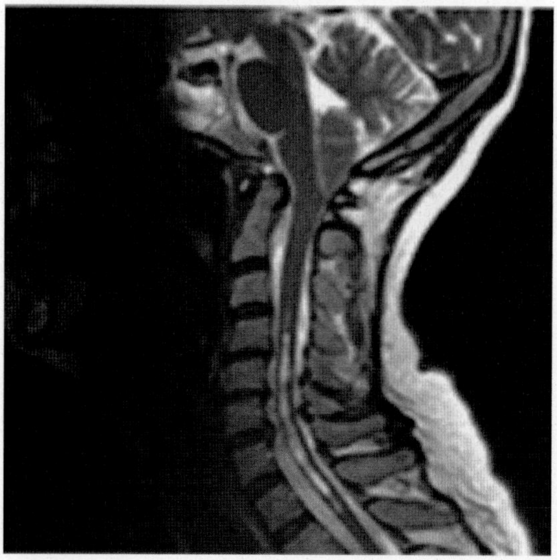

Fonte: Acervo da autoria do capítulo.

Lesões no ápice petroso (Figura 77.11)

Figura 77.11 – Condrossarcoma no ápice petroso.

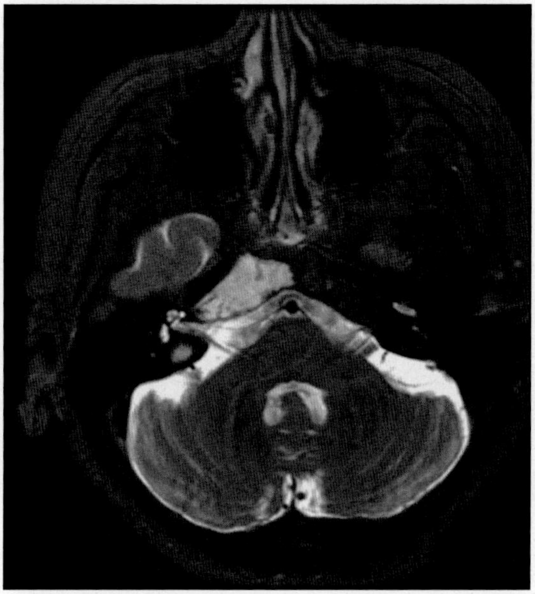

Fonte: Acervo da autoria do capítulo.

Lesões na fossa pterigopalatina (Figura 77.12)

Figura 77.12 – Schwannoma em fossa pterigopalatina.

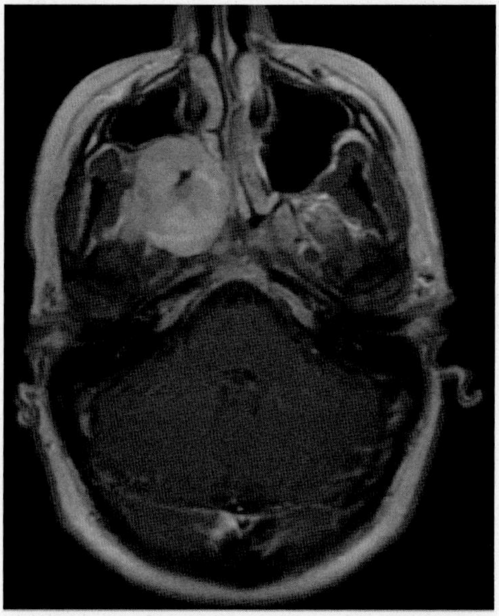

Fonte: Acervo da autoria do capítulo.

Fístulas da base do crânio (Figura 77.13)

Figura 77.13 – (A) TC de crânio evidenciando fratura de parede do seio esfenoidal com pneumocrânio associado; (B) visão endoscópica evidenciando fratura com fístula do LCR (LCR corado com fluoresceína).

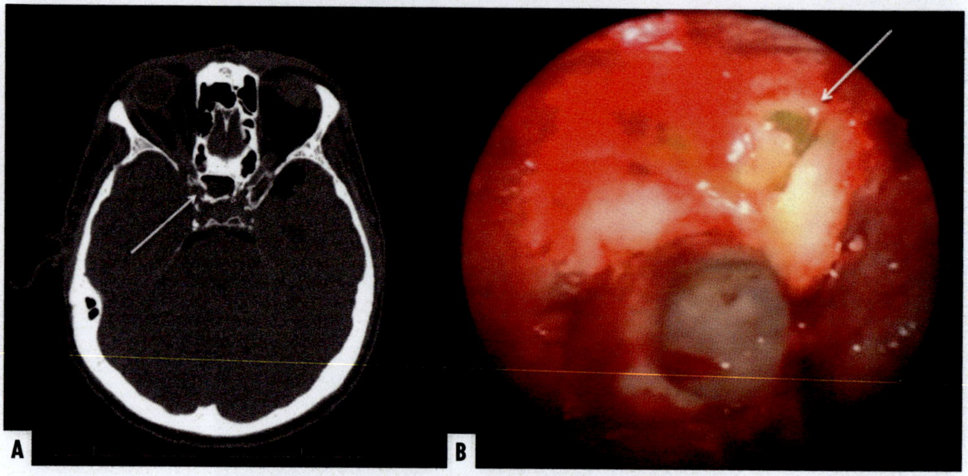

TC: tomografia computadorizada; LCR: líquido cefalorraquidiano.
Fonte: Acervo da autoria do capítulo.

Referências bibliográficas

1. Ogle OE, Weinstock RJ, Friedman E. Surgical anatomy of the nasal cavity and paranasal sinuses. Oral Maxillofac Surg Clin North Am. 2012;24:155-66.
2. Hadad G, Bassagasteguy L, Carrau RL et al. A novel reconstructive technique after endoscopic expanded endonasal approaches: vascular pedicle nasoseptal flap. Laryngoscope. 2006;116:1882-6.
3. Todeschini AB, Otto BA, Carrau RL et al. Endoscopic endonasal approaches for the management of skull base meningiomas: selection criteria and clinical outcomes. J Neurosurg Sci. 2018;62:617-26.
4. Mangussi-Gomes J, Beer-Furlan A, Balsalobre L et al. Endoscopic endonasal management of skull base chordomas: surgical technique, nuances and pitfalls. Otolaryngol Clin North Am. 2016;49:167-82.
5. Mangussi-Gomes J, Vellutini EA, Truong HQ et al. Endoscopic endonasal transplanum transtuberculum approach for the resection of a large suprasellar craniopharyngioma. J Neurol Surg B Skull Base. 2018;79:S249-50.
6. Kassam AB, Gardner P, Snyderman C et al. Expanded endonasal approach: fully endoscopic, completely transnasal approach to the middle third of the clivus, petrous bone, middle cranial fossa and infratemporal fossa. Neurosurg Focus. 2005;19:e6.

Capítulo 78

Cisto Epidermoide e Dermoide

Nícollas Nunes Rabelo
Bruno Braga Sisnando da Costa
Vinícius Trindade Gomes da Silva
Marcelo Prudente do Espirito Santo

Introdução

Cistos epidermoides e dermoides são patologias raras, correspondendo a menos de 1% das lesões tumorais do encéfalo e da medula. Caracterizam-se por crescerem devido a falhas de migração ou fechamento dos folhetos embrionários durante a fase de gastrulação, entre as 3ª e 5ª semanas embrionárias.

Não possuem três folhetos embrionários, diferenciando-se de outras lesões congênitas, como os teratomas. Apesar de serem classificados como cistos, nem sempre apresentam conteúdo líquido. Em 1936, Love e Kernohan foram os primeiros a descreverem os cistos epidermoides e dermoides como tumor epitelial congênito.

Cisto epidermoide

Corresponde a menos de 1% das lesões intracranianas. São tumores de inclusão de elementos não pertencentes ao tubo neural. O local mais predominante é a cisterna do ângulo pontocerebelar (40%), seguido da região parasselar (18%). Raramente ocupam regiões intraventriculares, como IV ventrículo (< 10%). Ocupar região intraparenquimatosa é rara. Apresenta predominância em mulheres. A idade média de aparecimento é em torno dos 35 anos.

Apresenta aspecto nacarado, irregular, perláceo e nodular brilhante. O cisto contém células epiteliais planas escamosas da epiderme, queratinizadas, com colesterol, cabelo, folículo piloso, glândulas sebáceas e lamelas córneas.

Quando no conduto auditivo, podem ser descritos como colesteatomas.

Do ponto de vista histopatológico, são tumores de células escamosas epiteliais fortemente queratinizadas, com rede de colágeno ao redor. Apresentam camadas anucleadas de restos celulares com queratina e cristais de colesterol, distribuídos em lâminas como casca de cebola. Em contato com tecidos circunjacentes, esse tecido pode gerar inflamação com formação de granulomas.

Sintomas clínicos dependem da compressão de estruturas cerebrais e neurovasculares. Hidrocefalia e hipertensão intracraniana são infrequentes e o seu conteúdo não costuma causar irritação meníngea. Os achados mais comuns são hipoacusia, paralisia facial e hipoestesia de hemiface. Dor trigeminal pode ser a primeira manifestação. Quando extradural, manifesta-se com massa local, acompanhada ou não de dor de cabeça. Quando intradural, está associada à cefaleia, distúrbio visual e alteração hipotalâmica. Meningite aguda indica ruptura do cisto. Cistos epidermoides espinhais são frequentemente associados à anomalia vertebral.

Somente 1,5% dos casos apresentam invasão do tecido cerebral, sendo rara epilepsia secundária. Quando invade o lobo temporal, a estratégia adotada é: lesionectomia, lobectomia, com ou sem amigdalohipocampectomia associada.

A ressonância magnética (RM) é o melhor método diagnóstico. T1 mostra-se hipointenso e T2 hiperintenso, assemelhando-se ao conteúdo líquido. As sequências T2 auxiliam na localização dos nervos cranianos e seu envolvimento no tumor. São lesões plásticas que não invadem o parênquima, mas preenchem os espaços liquóricos. A difusão é padrão-ouro: mostra restrição à movimentação das moléculas de água, levando ao brilho, hipersinal da lesão quase inconfundível. Na tomografia computadorizada (TC), são isodensos ao líquido cefalorraquidiano (LCR). Não apresentam realce na TC e nem na RMN, decorrente da integridade da barreira hematoencefálica.

Os diagnósticos diferenciais são: cisto de bolsa de Rathke, craniofaringioma, cisto de tumor e cisto aracnoide.

CA19,9 pode ser positivo em alguns casos, sua utilidade prática é questionável, já que ainda não há um corte estabelecido e ser positivo para outras lesões císticas e outras doenças.

Tratamento

Eminentemente cirúrgico, sem tratamento adjuvante. Tecnicamente, apresenta-se com dificuldades devido a sua adesão a estruturas profundas. Os tumores são bem delimitados, cápsula hipovascular e de tecido maleável. Primeiro recomenda-se realizar *debulking* intracapsular e remoção subsequente da mesma. Aspirador ultrassônico é extremamente útil. Os fragmentos da cápsula aderem a importantes estruturas. A ressecção subtotal aumenta o risco de recorrência. O crescimento lento faz essas lesões serem problemáticas e a cápsula não deve ser removida do cisto intramedular. A cor branca de madrepérola é inconfundível. Seu conteúdo avascularizado permite esvaziamento sem sangramento.

O uso de corticosteroide no pós-operatório é recomendável, pela inflamação e aracnoidite, apesar do tumor não causar edema vasogênico. Monitorização intraoperatória dos nervos por eletroneuromiografia, potencial evocado somatossensitivo e motor deve fazer parte da cirurgia. A Figura 78.1 ilustra um caso operado no Hospital das Clínicas da Faculdade de Medicina da Universidade de São Paulo (HC-FMUSP).

Complicações

A mortalidade é baixa e pode chegar a 10%. A meningite, apesar do número considerável de ocorrências, não tem impacto na mortalidade. O uso de corticosteroide parece diminuir a complicação da meningite asséptica, bem como anti-histamínico.

Figura 78.1 – (A, B e C) Caso de cisto epidermoide. Lesão amorfa extra-axial localizada na cisterna do ângulo pontocerebelar esquerdo, com restrição à difusão e sem reação no pós-contraste, em contato com os nervos VII e VIII, bem como com o terço proximal do segmento cisternal do nervo trigêmeo deste lado, junto a sua entrada na ponte. Mede cerca de 1,6 × 1 cm; (D) imagem cirúrgica evidenciando tumor perláceo na cisterna do ângulo pontocerebelar, descrito por Dandy como "tumor mais bonito do corpo humano".

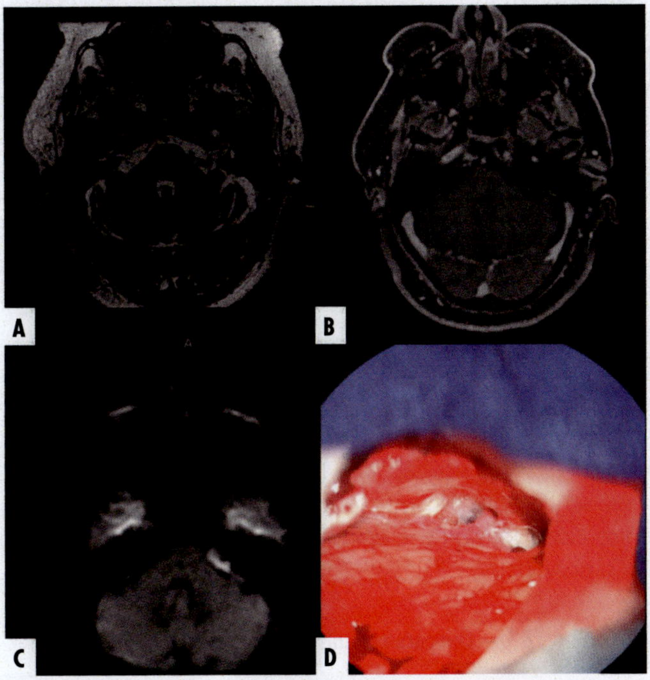

Fonte: Acervo da autoria do capítulo.

Transformação maligna

A apresentação mais rápida e má resposta à cirurgia desses casos torna o prognóstico extremamente sombrio. Radioterapia deve ser instituída, no entanto, essas lesões apresentam somente de 4 meses a 1 ano de sobrevida.

Mais de 80% das transformações malignas em carcinoma vem de cistos de inclusão.

São raros, mas existem relatos na literatura de transformação maligna. Podem se dividir em cinco grupos:

1. Transformação maligna inicial de um cisto epidermoide.
2. Transformação maligna de um remanescente.
3. Transformação maligna com carcinomatose leptomeníngea.
4. Carcinoma de células escamosas oriundo de outros cistos.
5. Outros carcinomas não escamosos oriundos de outros cistos.

Cisto dermoide

Também biologicamente benigno, mas com problema de efeito de massa. Representa malformação da gastrulação, afetando a superfície do ectoderma e causando disfunção no fechamento do tubo neural. Há uma teoria que afirma ser, essa malformação, secundária ao disrafismo.

Corresponde a 0,04% a 0,6% dos tumores intracranianos, ocorre em linha média e é associado à síndrome de Klippel-Feil. A idade média de aparecimento é de 15 anos. Também apresenta discreta predominância em mulheres.

Seu conteúdo é semifluido, viscoso, contendo restos epiteliais, queratina e material sebáceo. Contém células de ectoderma e do mesoderma, portanto, podem ser confundidas com teratomas que possuem três folhetos completos, conforme seu conteúdo.

Quando supracerebelares, podem fazer parte de região selar e parasselar, frontobasal ou temporais. Na fossa posterior, tendem a ser vermianos. Há relatos no seio cavernoso e na fossa posterior são os vermianos. Sua clínica principal é o efeito de massa junto à localização. A rotura do cisto com meningite não costuma ser observada.

São mais heterogêneos, com alto sinal em T1 e T2, porque os cistos dermoides são mais sólidos. Crescem menos em regiões vasculares e tendem a demonstrar mais efeito de massa local.

Tratamento

Tratamento cirúrgico, menos problemático que o epidermoide, por conta de ter consistência menos firme. Podem recorrer, porém as cirurgias são mais difíceis quando recidiva. As lesões geralmente não invadem o parênquima e possuem um plano de clivagem, podem ser removidas em bloco, com preservação da cápsula.

O prognóstico pós-operatório é bom, com baixa taxa de recidiva, vez que o cisto pode ser removido por completo com sua cápsula. A complicação mais temida e rara é a meningite bacteriana, que deve ser tratada com antibióticos e corticosteroides. O Quadro 78.1 apresenta o comparativo entre cisto dermoide e epidermoide para realizar o diagnóstico diferencial, sendo, este último, o principal.

Quadro 78.1 – Comparativo entre cisto dermoide e epidermoide.

	Cisto dermoide	Cisto epidermoide
Localização mais comum	Selar/parasselar/frontal-nasal – linha média	APC – fora da linha média
Frequência	0,3%	0,5% a 1,5%
Conteúdo	Líquido com folículo piloso, dente, glândula sebácea	Queratina, colesterol, *debris* celulares
Associações	Klippel-Feil	Lesões isoladas
Sexo	Feminino	Feminino
Idade média de aparecimento	15 anos	35 anos
Meningite	Surtos de meningite bacteriana	Meningite asséptica
T1	Hiperintenso	Iso ou pouco hiperdenso
T2	Heterogêneo (hipo/hiper)	Iso ou discretamente hipointenso
Realce com contraste	Não	Não +/- mínimo contraste com realce em formato de rim
DWI	Não	Restringe

APC: ângulo pontocerebelar; DWI: *diffusion weighted imaging*.

Fonte: Desenvolvido pela autoria do capítulo.

Referências bibliográficas

1. Altschuler EM, Jungreis CA, Sekhar LN et al. Operative treatment of intracranial epidermoid cysts and cholesterol granulomas: report of 21 cases. Neurosurgery. 1990;26:606-14.
2. Siqueira MG (ed.). Tratado de neurocirurgia. Barueri (SP): Manole, 2016. p. 304-11.
3. Trindade VG, Gomes MQT, Santo MPE et al. Giant epidermoid cyst: a rare cause of temporal lobe epilepsy. Journal of Neurological Surgery Reports. 2017;78(3):e101-5.
4. Winn HR. Youmans and Winn neurological surgery. 7th ed. Philadelphia (PA): Elsevier, 2017. p. 1523-5.
5. Yasargil MG, Abernathey CD, Sarioglu AC. Microneurosurgical treatment of intracranial dermoid and epidermoid tumors. Neurosurgery. 1989;24:561-7.

Capítulo 79

Meningiomas da Asa do Esfenoide

Cesar Casarolli
Thales Bhering Nepomuceno
Marcelo Prudente do Espirito Santo

Introdução

Os meningiomas da asa do esfenoide constituem 15% dos meningiomas e podem se apresentar de diferentes formas de acordo com sua localização na asa do esfenoide.

Os clinoides e da região alar localizam-se nos dois terços anteriores da asa do esfenoide e emergem geralmente da asa menor. Os pterionais emergem da asa maior. Os do grupo clinoide dividem-se em três tipos, com base na sua relação com a clinoide e com a aracnoide do sistema carotídeo:

» **Grupo 1:** crescem inferiormente à clinoide e proximamente ao término da cisterna carotídea.

» **Grupo 2:** originam-se superior e lateralmente à clinoide e acima do limite da cisterna carotídea.

» **Grupo 3:** originam-se medial e inferiormente à clinoide na região do canal óptico e estendem-se ao topo desse processo, geralmente proximamente ao limite da cisterna carotídea.

Essa classificação justifica o plano de membrana aracnoide preservada nos tumores dos grupos 2 e 3, enquanto os do grupo 1, aderem na adventícia da artéria carótida. Frequentemente, os tumores do terço medial (clinoides) da asa do esfenoide envolvem os segmentos lateral e superior do seio cavernoso e podem estender-se ao longo do canal óptico e região póstero-lateral da órbita.

Os meningiomas "em placa" da asa do esfenoide constituem entidade distinta clínica e cirurgicamente. Esses tumores apresentam fina cobertura de lesão intradural associada a hiperostose da asa do esfenoide, que geralmente é maior do que o componente tecidual amolecido do tumor propriamente dito. Frequentemente atravessam as estruturas ósseas laterais, invadem o músculo temporal e tendem a envolver a periórbita da região póstero-lateral e a fossa infratemporal. Ocorre envolvimento ósseo em cerca de 95% dos doentes, invasão da periórbita em 27% a 75% e da fossa infratemporal em 25% a 36%.

Quadro clínico

O quadro clínico depende do tipo e da localização do tumor. Pacientes com meningiomas da clinoide geralmente sofrem perda visual unilateral lentamente progressiva, cefaleia, convulsões e exoftalmia (quando o tumor é grande). A perda visual não é tão proeminente nos doentes com meningiomas do terço médio da asa. Esses tumores podem alcançar grandes volumes antes do doente apresentar cefaleia, convulsões, anormalidades mentais ou hemianopsia homônima. Meningiomas pterionais também podem apresentar grandes proporções antes de o doente apresentar cefaleia e convulsões; frequentemente, nos doentes com este tumor ocorre edema no lobo temporal com evidência de papiledema. Nos doentes com meningiomas em placa, a história é típica: mulheres de meia idade que durante longo período observaram exoftalmia unilateral lentamente progressiva, acometimento recente da visão, inchaço da região temporal e edema na região inferior da pálpebra. Nos doentes com meningiomas da clinoide ou que causam hiperostose, podem ocorrer défices que resultam em paresia da motricidade ocular extrínseca devido ao envolvimento do seio cavernoso e da fissura orbitária superior.

Características radiológicas

O exame de escolha é a ressonância magnética (RM) com contraste. Havendo evidência de hiperostose, a tomografia computadorizada (TC) é indicada para avaliar o acometimento ósseo. A aquisição de imagens no plano axial e coronal são importantes para avaliar o envolvimento da órbita e deve-se realizar RM com sequências com supressão de gordura para esclarecer a existência de acometimento ou não do canal óptico e da periórbita posterior. O *flow void* (vazio de fluxo) evidencia o envolvimento de estruturas vasculares como o seio cavernoso e a artéria carótida interna nos segmentos clinoide e supraclinoide, que podem ser melhor definidos com a angiografia cerebral. Durante a realização de angiografia, é possível embolizar os ramos da artéria carótida externa que irrigam o tumor (como a artéria meníngea média e a artéria faríngea ascendente).

Os doentes com alterações visuais devem ser submetidos ao exame neuroftalmológico, que inclui campimetria automática, percepção de cores, avaliação da acuidade visual e da movimentação ocular extrínseca e mensuração da proptose ocular (exoftalmometria).

Técnica operatória

» **Meningiomas mediais à asa do esfenoide (incluindo seio cavernoso e esfenopetroclival):** acessos pterional e orbitozigomático.
» **Meningiomas do terço médio da asa do esfenoide:** acessos pterional (para tumores pequenos) ou frontotemporal orbitozigomático (para tumores grandes).
» **Meningiomas do terço lateral (pterional) da asa do esfenoide:** acesso pterional.
» **Meningiomas em placa:** acesso frontotemporal orbitozigomático.

A escolha do acesso cirúrgico depende basicamente do tamanho do tumor e do propósito da cirurgia. Tumores grandes (com mais de 3 cm de diâmetro) requerem maior ressecção óssea para evitar retração cerebral. Para tratar tumores clinóideos grandes do terço médio da asa do esfenoide ou meningiomas em placa, o acesso frontotemporal orbitozigomático é a melhor opção. Tumores pequenos da clinoide, ocupando o terço médio da asa do esfenoide e/ou pterionais, podem ser tratados com acesso frontotemporoesfenoidal. Para tratar tumores que envolvam o seio cavernoso ou estruturas orbitárias em que a ressecabilidade total é improvável, o acesso deve ser limitado e visar o preparo do doente para a terapia adjuvante (radioterapia).

Para tratar tumores grandes que necessitam de acessos mais amplos, recomenda-se utilizar a drenagem lombar externa do líquido cefalorraquidiano (LCR) durante o ato operatório. Quanto mais dura a lesão, mais difícil a ressecção.

As asas maior e menor do esfenoide devem ser removidas com o uso de broca de alta rotação, após a confecção da craniotomia. A fissura orbitária superior, a região superior da fissura orbitária inferior e os forames oval e redondo devem ser expostos e o osso, removido até essa área. A maioria dos autores prefere remover a clinoide anterior e abrir o canal óptico pela via intradural. Quando o osso não é envolvido, pode-se remover somente as asas maior e menor durante a exposição cirúrgica. A dura-máter é aberta com incisão curvilínea centrada no ptério. Em casos de tumores da clinoide, deve-se abrir o terço médio da asa do esfenoide – e, nos meningiomas em placa, a fissura silviana –, seguindo-se os planos da aracnoide. A artéria cerebral média pode, então, ser identificada e seguida até sua origem na artéria carótida interna. Os tumores grandes necessitam ser esvaziados antes de proceder à dissecação do plano em contato com o parênquima encefálico. A remoção óssea deve ser limitada quando os tumores são laterais, podendo, estes, serem ressecados em bloco juntamente do local da implantação dural. Devemos ter cuidado especial quando os tumores são mais mediais porque as estruturas presentes na fissura orbitária superior podem estar envolvidas.

Após a ressecção tumoral, a dura-máter deve ser fechada o mais hermeticamente possível, com o uso de pericrânio pediculado ou com substitutos sintéticos durais. Cola de fibrina pode ser utilizada ao longo das linhas de sutura para se prevenir fístula do LCR. As paredes lateral e superior da órbita devem ser reconstruídas com osso autólogo ou malhas de titânio para se evitar enoftalmia.

Complicações

O risco de complicações é maior quando as lesões possuem mais de 3 cm de diâmetro. As principais complicações pós-operatórias são fístula do LCR e infecções, que se manifestam em até 10% dos casos, e lesões vasculares, em até 6%. Os resultados são bons em 85% dos casos; regulares, em 11,5%; e ruins, em 2,5%, e a mortalidade é de cerca de 1%. Existe significância estatística entre a dimensão da lesão, o envolvimento vascular e a idade dos doentes com a ocorrência de complicações e mortalidade.

Prognóstico

A recorrência desses tumores, de acordo com a classificação de Simpson (1957), aumenta conforme o grau de ressecção tumoral. As porcentagens de recorrência são de 9%, 16%, 29%, 39% e 100%, de acordo com os graus 1 a 5, respectivamente. As principais causas de recorrência são: invasão dos seios venosos, infiltração óssea ou das artérias, coagulação dural ao invés da ressecção e grau de consistência tumoral.

As cirurgias precoces proporcionam maior probabilidade de cura e ressecção completa, inclusive do local de implantação dural. A ressecção dural, das estruturas ósseas e da parede dos seios podem determinar a cura.

Referências bibliográficas

1. Greenberg MS. Handbook of neurosurgery. 7th ed. Thieme, 1994.
2. Yasargil MG. Microneurosurgery of CNS tumors. Stuttgart: Thieme, 1996. v. 4B, p. 134-65.
3. Winn HR. Youmans neurological surgery. 5th ed. Philadelphia: Saunders, 2004. ISBN: 0-7216-8291-X.

Capítulo 80

Schwannoma Vestibular

Paulo Sérgio Sarkis de Cerqueira Dias
Thales Bhering Nepomuceno
Marcelo Prudente do Espirito Santo

Histórico

Em 1777, Eduard Sandifort (1742-1814) registrou a primeira autópsia relatando a presença de "um tumor aderido ao nervo auditivo" em um paciente surdo. Inicialmente denominado erroneamente **neuroma** ou **neurinoma do acústico**, foi definido com o nome "schwannoma vestibular", fazendo referência à sua origem, na célula de Schwann do nervo vestibular do VIII nervo craniano.[1] No século XIX, as tentativas de ressecção por neurocirurgiões pioneiros, como Fedor Krause (1857-1937) e Sir Victor Horsley (1857-1916), resultaram em elevadas taxas de mortalidade, de até 86%. No início do século XX, Harvey Cushing (1869-1939) alcançou sensível redução da mortalidade, para 10% a 15%, com ressecção subtotal, mas taxas elevadas de recorrência. Walter Dandy (1886-1946) modificou a técnica para uma craniectomia suboccipital unilateral, com ressecção completa e mortalidade de 10%, mas sem preservação do nervo facial.[2]

A microscopia cirúrgica proporcionou melhores resultados operatórios, com melhora da mortalidade e preservação dos nervos facial e coclear. Os métodos neurofisiológicos de monitoração auxiliaram na preservação da função neurológica, incluindo até mesmo a audição. O desenvolvimento da radiocirurgia estereotáctica, por Lars Leksell (1907-1986), impactou o tratamento desses tumores por disponibilizar uma alternativa em relação à cirurgia.[3]

Epidemiologia

De acordo com a coorte dinamarquesa, a mais fidedigna de que dispomos, a incidência anual de schwannoma vestibular é de 1,9 casos novos por 100 mil habitantes, sem diferença entre sexos e com idade média ao diagnóstico de 58 anos.[4]

A presença de schwannoma vestibular bilateral define o diagnóstico de neurofibromatose tipo II, doença autossômica dominante com prevalência de 1 em 35 mil.[1]

Histopatologia

Origina-se próximo à zona de Obersteiner-Redlich, onde ocorre a transição entre células de Schwann e gliais, no meato acústico interno. A divisão inferior do nervo vestibular é acometida em 90% dos casos. São tumores encapsulados e bem delimitados, com classificação grau I pela Organização Mundial da Saúde (OMS).[1]

Macroscopicamente é formado por tecido fibroelástico, podendo conter áreas císticas ou hemorrágicas devido à sua capacidade de indução de angiogênese.

Histopatologicamente, é constituído por células de Schwann em dois arranjos:

1. **Antoni A:** células fusiformes compactas, com núcleos alongados e citoplasma róseo, com presença dos corpos de Verocay, que são arranjos em paliçada alternando células e núcleos.
2. **Antoni B:** arquitetura celular menos organizada, com formação de microcistos.

Mostra-se positivo para S-100 e vimentina na análise imuno-histoquímica.[1]

Apresentação clínica

Cushing foi pioneiro ao descrever a progressão dos sintomas, desde a disfunção auditiva até o comprometimento do tronco encefálico. O sintoma inicial mais comum é a perda auditiva unilateral, que constitui queixa inicial em 79,5% a 90% dos doentes.[5]

A disfunção auditiva é de natureza neurossensorial, sobretudo para as frequências mais agudas e com perda mais significativa da discriminação da fala.

Outros sintomas que podem estar presentes são: zumbido, cefaleia, vertigem, desequilíbrio, dor ou hipoestesia facial, paralisia ou espasmos faciais.[5]

Lesões maiores podem causar obstrução do fluxo do líquido cefalorraquidiano (LCR), entretanto, mesmo os tumores menores podem causar hidrocefalia comunicante por elevação da concentração das proteínas no LCR.

Diagnóstico

A ressonância magnética (RM) (Figura 80.1) possibilita a análise do componente intrameatal e da extensão do tumor para o ângulo pontocerebelar, elementos importantes para o planejamento terapêutico. As imagens em T1 variam entre hipo e isointensas e as em T2 são hiperintensa de forma heterogênea. O realce por contraste é intenso e homogêneo nos tumores pequenos e heterogêneo nos maiores e/ou císticos.[1]

A classificação de Hannover divide os tumores de acordo com a localização e a compressão das estruturas do ângulo pontocerebelar:[6]

- **T1:** puramente intrameatal.
- **T2:** intra e extrameatal.
- **T3a:** ocupando a cisterna pontocerebelar.
- **T3b:** toca no tronco encefálico.
- **T4a:** comprime o tronco encefálico.
- **T4b:** desloca o tronco encefálico e comprime o IV ventrículo.

A tomografia computadorizada (TC) do crânio pode indicar detalhes do comprometimento das estruturas ósseas, de modo mais relevante que a RM, detalhando o alargamento do meato acústico interno, o grau de pneumatização do osso temporal e a relação entre a mastoide e o seio sigmoide, útil no planejamento do acesso cirúrgico.

Figura 80.1 – RM contrastada da sequência T1 demonstrando schwannoma vestibular. (A) Sinal típico de "sorvete de casquinha", com o cone representado pelo componente intracanalicular e o "sorvete", pelo cisternal. (B) Corte coronal T1 com contraste.

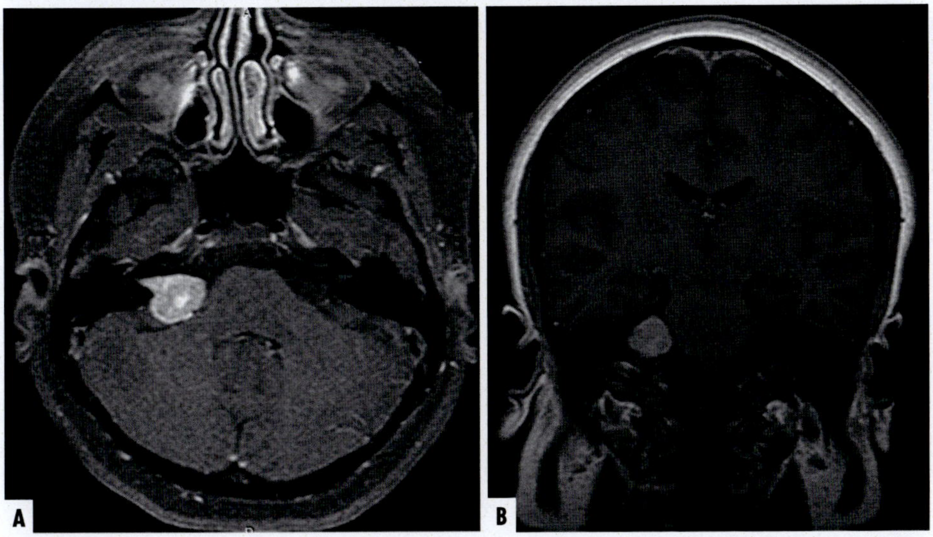

RM: ressonância magnética.
Fonte: Acervo da autoria do capítulo.

Tratamento

Expectante

A melhora da qualidade das imagens possibilitou detectar tumores intracanaliculares e até mesmo assintomáticos e muito contribuiu para fundamentar a conduta expectante.

Doentes com graus T1 ou T2 podem ser acompanhados clínica e radiologicamente, evitando os riscos cirúrgicos, mas devendo ser considerada a possibilidade de perda funcional espontaneamente com o crescimento do tumor, além da possibilidade de aumento da complexidade da cirurgia, se necessária, posteriormente.

A presença de tumor maior que 1,5 cm a 2 cm, perda auditiva significativa, crescimento do tumor no primeiro ano de seguimento, latência anormal no potencial evocado auditivo do tronco encefálico e acometimento do fundo do meato acústico interno são indicadores de prognóstico ruim para a preservação da audição e devem ser levados em consideração na definição do tratamento.[1]

Radiocirurgia e radioterapia estereotácticas fracionadas

A radiocirurgia estereotáctica não fracionada atinge resultados de controle local maiores que 90%, com risco de neuropatia facial ou trigeminal entre 1% e 3%.[7] A transformação maligna induzida por radiocirurgia é muito rara, mas existe risco descrito entre 0,01% e 0,1%.[8]

Pode ser utilizada precocemente como substituição ao tratamento expectante, com relatos de melhores resultados de preservação auditiva.[9]

A radiocirurgia estereotáctica fracionada possibilita os benefícios da diminuição da dose de radiação usada e o controle do crescimento tumoral, mas sem alteração significativa de preservação da audição ou função do nervo facial em relação aos regimes não fracionados.[10]

O uso de tratamento híbrido, com cirurgia com o objetivo de preservação dos nervos cranianos e radiocirurgia em caso de recrescimento de lesão residual, leva a bons resultados de preservação do nervo facial (> 95%), mas prejudica a condição operatória quando necessária nova cirurgia após o tratamento radioterápico.[11]

Cirurgia

Há controvérsias sobre o melhor acesso cirúrgico para a ressecção dos schwannomas vestibulares: retrossigmóideo, via fossa média ou via translabiríntica. Considera-se que o acesso deve refletir o objetivo principal da cirurgia, o estado funcional do doente e a experiência da equipe cirúrgica.

A via translabiríntica não é apropriada quando a preservação da audição é meta importante. Alguns autores sugerem que o acesso pela fossa média é preferível em casos de tumores de pequenas dimensões, intracanaliculares e com preservação funcional da audição. A via retrossigmóidea pode oferecer resultados satisfatórios quanto à preservação da audição, Samii e colaboradores relatam série de 200 doentes e 51% de preservação funcional da audição e 81% de função ótima do nervo facial com o uso da via retrossigmóidea.[12]

De modo geral, indica-se tratamento microcirúrgico para todos os doentes jovens, independentemente do volume do tumor; para os doentes com tumores maiores sem considerar grupo etário; para tumores císticos; e para casos em que o crescimento do tumor foi constatado após período de observação. Nas últimas décadas, houve melhora significativa da preservação dos nervos facial e coclear, bem como na incidência de complicações cirúrgicas. Estes aspectos resultaram em diagnóstico precoce, melhor domínio da anatomia microcirúrgica e da monitorização neurofisiológica transoperatória.

Atualmente, existe uma revisão da meta para o tratamento do schwannoma vestibular movida pela valorização da qualidade de vida e pela possibilidade de tratamento complementar por meio de radiocirurgia. Assim, a remoção cirúrgica total deixou de ser o paradigma de destaque. A preservação do nervo facial tornou-se ainda mais importante, se possível com a remoção total e preservação funcional da audição.

- **Via retrossigmóidea:** o acesso mais familiar para os neurocirurgiões. Esta via possibilita visibilizar satisfatoriamente os nervos cranianos e é flexível, pois permite acesso de tumores intracanaliculares pequenos a tumores extracanaliculares, mesmo os que causam compressão do tronco encefálico. Os tumores pequenos podem ser removidos com preservação da audição. Recomenda-se monitorar o nervo facial rotineiramente. Quando a meta for a preservação da audição, deve-se monitorar a reatividade acústica do tronco encefálico (*acoustic brainstem response*, ou ABR).
- **Via fossa média:** técnica aperfeiçoada por House e Hitselberger, que desenvolveram a técnica microcirúrgica para sua execução, assim como o conceito de tratamento multidisciplinar dos doentes com schwannoma vestibular. Esta via é utilizada por opção de muitos neurocirurgiões para tratar tumores menores e laterais, e tem como meta preservar a audição. O acesso não é adequado para tratar tumores com extensão

extracanalicular, vez que a visibilização do ângulo pontocerebelar e do tronco encefálico não é adequada.

» **Acesso translabiríntico:** foi descrito por House e é muito utilizada em otorrinolaringologia. Possibilita identificar o nervo facial junto ao meato auditivo interno e constitui técnica apropriada para remover tumores maiores de doentes com défice auditivo consolidado.

Preservação do nervo facial

A escala de avaliação da função do nervo facial mais utilizada é a idealizada por House e Brackmann (Tabela 80.1).[13]

Tabela 80.1 – Escala de gradação da função do nervo facial de House-Brackmann.

Grade	Descrição	Características
I	Normal	• Função normal
II	Disfunção leve	• Fechamento completo dos olhos • Fraqueza leve percebida à inspeção
III	Disfunção moderada	• Fechamento completo dos olhos com esforço significativo • Movimento: assimetria óbvia • Simétrico em repouso
IV	Disfunção moderadamente grave	• Fechamento incompleto dos olhos • Movimento: assimetria desfigurante • Simétrico em repouso
V	Disfunção grave	• Fechamento incompleto dos olhos • Movimento: quase imperceptível • Assimetria ao repouso
VI	Paralisia completa	• Nenhum movimento

Fonte: House JW, Brackmann DE, 1985.

É possível preservar a função do nervo facial com tratamento cirúrgico ou radiocirúrgico. Os tumores císticos têm pior prognóstico quanto à preservação da função do nervo facial do que os sólidos. Samii e Mathies observaram que houve manutenção funcional do nervo facial em 93% dos doentes com tumor sólido e em 88% daqueles com tumor cístico.[6]

A disfunção do nervo facial é diretamente relacionada ao volume do tumor. Os resultados dependem mais da experiência da equipe cirúrgica do que da via de acesso utilizada. Geralmente, os resultados são piores com o acesso via fossa média que, por sua vez, é mais conveniente para tratar tumores pequenos ou intracanaliculares com pequena ou nula expansão para o ângulo pontocerebelar.

Friedman observou que cada cm^3 de aumento do volume do tumor eleva para 17% a incidência de disfunção do nervo facial de doentes tratados com radiocirurgia ou radioterapia fracionada estereotáctica. Outros autores observaram que a cada aumento de 250 cGy na dose da radiação resulta em elevação significativa dos resultados desfavoráveis. Doses variando de 12 a 13 Gy são mais adequadas para manter o controle do tumor e diminuir a ocorrência de disfunção do VII nervo craniano.[14]

Preservação da audição

Em uma metanálise de 5.064 doentes operados por múltiplas vias, foram comparadas as taxas de preservação auditiva de acordo com a via, localização e tamanho extracanalicular do tumor. Em tumores com diâmetro extracanalicular menor que 1,5 cm, o acesso pela fossa média obteve melhores resultados que o acesso retrossigmóideo (64,3% *versus* 43,6% de preservação auditiva).[15]

Satar e colaboradores observaram que ocorreu preservação satisfatória da audição utilizando o acesso pela fossa média em 34% dos doentes com tumor extracanalicular ocupando o ângulo pontocerebelar (APC) com 10 a 18 mm de diâmetro. Os resultados são similares com o uso de via retrossigmóidea que, por sua vez, possibilita preservar a condição em 14% a 83% dos doentes. Os resultados geralmente são melhores quando os tumores são menores e sem extensão significativa para o APC.[16]

O acesso pela fossa média pode proporcionar boa preservação auditiva quando os tumores são menores e intracanaliculares, mas quando os tumores são maiores, o acesso retrossigmóideo parece proporcionar maior preservação da audição e função do nervo facial.

Complicações

Paralisia ou disfunção do nervo facial

A lesão do nervo facial é a principal complicação do tratamento de doentes com schwannoma vestibular com extensão para o APC. A complicação tem como causas: traumatismo direto, tração, lesão vascular e efeito térmico.

A introdução rotineira do potencial evocado do VII nervo com sua estimulação elétrica intracraniana possibilita o monitoramento funcional contínuo do nervo facial.

Havendo secção do nervo facial, a neurorrafia imediata deve ser realizada, com anastomose terminoterminal ou com interposição de enxerto do nervo sural ou, ainda, com anastomose entre o XII e o VII nervos cranianos.

A paralisia do nervo facial no período pós-operatório imediato implica a adoção de alguns cuidados, como a oclusão palpebral e o uso de colírios ou pomadas oftálmicas para minimizar a disfunção do músculo orbicular e prevenir a ceratite e a úlcera de córnea.

Lesão do nervo coclear

O monitoramento transoperatório do VIII nervo craniano é realizado com a resposta evocada do tronco encefálico ou o monitoramento direto do nervo coclear. O monitoramento direto do nervo fornece potenciais com amplitude maior e informações mais rápidas e requer aplicação do eletródio diretamente no nervo coclear, sendo o acesso retrossigmóideo mais adequado para a sua realização.

É possível que o vasoespasmo pós-operatório seja importante na gênese da disfunção do VII e VIII nervo. Strauss e colaboradores observaram que a administração de nimodipino durante período médio de 9 dias pós-operatório pode prevenir a disfunção do nervo acústico.[17,18]

Fístula do líquido cefalorraquidiano

Após a disfunção do VII e VIII nervos cranianos, a fístula do LCR é a complicação pós--operatória mais frequente após a ressecção do schwannoma vestibular. Ocorre em 2% a 30% das operações. As nasais e incisionais são as mais frequentes. A oclusão rigorosa de células aéreas da mastoide com cera de osso ou músculo e selante é fundamental para prevenir esta complicação. As fístulas de aparecimento precoce são comumente relacionadas à técnica de suturas, e as tardias podem decorrer de anormalidades da circulação do LCR que geram graus mais ou menos acentuados de hidrocefalia e gradiente de pressão favorável ao vazamento do LCR. As fístulas precoces frequentemente resolvem-se após a revisão das linhas de suturas e as tardias podem implicar a necessidade de derivação do trânsito do LCR.

Complicações vasculares

As complicações vasculares podem se traduzir como doenças isquêmicas ou hemorrágicas. Os acidentes isquêmicos decorrem da coagulação inadvertida das artérias do tronco encefálico aderidas ao tumor ou oclusão dos seios sigmoide ou transverso, causando infarto venoso. Em 50% dos casos, o infarto venoso sofre transformação hemorrágica.

A artéria anterior inferior do cerebelo (AICA) é mais frequentemente lesada nas cirurgias para tumores maiores por relacionar-se de modo íntimo a 40% dos tumores com menos de 2,5 cm de diâmetro; a 58% dos tumores com 2,5 a 4 cm; e a 100% dos com mais de 4 cm.[19]

A artéria posterior inferior do cerebelo (PICA) e superior do cerebelo e outros vasos dependentes do sistema vertebrobasilar também podem ser lesadas quando os tumores são maiores.

Hidrocefalia

A hidrocefalia, comunicante ou não comunicante, é observada em 3,7% a 41% dos doentes. A hidrocefalia não comunicante relaciona-se a tumores maiores que bloqueiam o IV ventrículo. A hidrocefalia comunicante pode ocorrer mesmo em tumores pequenos. Entre as causas determinantes das anormalidades do trânsito do LCR destaca-se o acentuado aumento da concentração de proteína do LCR.

A hidrocefalia também pode ocorrer em 11% dos doentes submetidos à radioterapia fracionada, possivelmente em decorrência do aumento dos resíduos teciduais e da concentração da proteína do LCR.

Referências bibliográficas

1. Winn HR. Youmans and Winn neurological surgery. 7th ed. Philadelphia (PA): Elsevier, 2016.
2. Koerbel A, Gharabaghi A, Safavi-Abbasi S et al. Evolution of vestibular schwannoma surgery: the long journey to current success. Neurosurg Focus. 2005 Apr 15;18(4):e10.
3. Niranjan A, Lunsford LD. Radiosurgery: where we were, are and may be in the third millennium. Neurosurgery. 2000 Mar;46(3):531-43.
4. Stangerup SE, Tos M, Thomsen J et al. True incidence of vestibular schwannoma? Neurosurgery. 2010 Nov;67(5):1335-40; discussion 1340.

5. Pinna MH, Bento RF, Neto RVB. Vestibular schwannoma: 825 cases from a 25-year experience. Int Arch Otorhinolaryngol [Online]. 2012 Oct 16(4):466-75 [citado em 12 abr. 2020]. Disponível em: https://www.ncbi.nlm.nih.gov/pmc/articles/PMC4435437.
6. Samii M, Matthies C. Management of 1000 vestibular schwannomas (acoustic neuromas): hearing function in 1000 tumor resections. Neurosurgery. 1997 Feb;40(2):248-60; discussion 260-2.
7. Braunstein S, Ma L. Stereotactic radiosurgery for vestibular schwannomas. Cancer Manag Res [Online]. 2018 Sep 20;10:3733-40 [citado em 12 abr. 2020]. Disponível em: https://www.ncbi.nlm.nih.gov/pmc/articles/PMC6159807.
8. Seferis C, Torrens M, Paraskevopoulou C et al. Malignant transformation in vestibular schwannoma: report of a single case, literature search and debate. J Neurosurg. 2014 Dec;121(Suppl):160-6.
9. Régis J, Carron R, Park MC et al. Wait-and-see strategy compared with proactive gamma knife surgery in patients with intracanalicular vestibular schwannomas. J Neurosurg. 2010 Dec;113(Suppl):105-11.
10. Meijer OWM, Vandertop WP, Baayen JC et al. Single-fraction vs. fractionated linac-based stereotactic radiosurgery for vestibular schwannoma: a single-institution study. Int J Radiat Oncol Biol Phys. 2003 Aug 1;56(5):1390-6.
11. Gerganov VM, Giordano M, Samii A et al. Surgical treatment of patients with vestibular schwannomas after failed previous radiosurgery: clinical article. J Neurosurg [Online]. 2012 Apr 1;116(4):713-20 [citado em 12 abr. 2020]. Disponível em: https://thejns.org/view/journals/j-neurosurg/116/4/article-p713.xml.
12. Samii M, Gerganov V, Samii A. Improved preservation of hearing and facial nerve function in vestibular schwannoma surgery via the retrosigmoid approach in a series of 200 patients. J Neurosurg. 2006 Oct;105(4):527-35.
13. House JW, Brackmann DE. Facial nerve grading system. Otolaryngol-Head Neck Surg. 1985 Apr;93(2):146-7.
14. Friedman WA, Bradshaw P, Myers A et al. Linear accelerator radiosurgery for vestibular schwannomas. J Neurosurg. 2006 Nov;105(5):657-61.
15. Ansari SF, Terry C, Cohen-Gadol AA. Surgery for vestibular schwannomas: a systematic review of complications by approach. Neurosurg Focus. 2012 Sep;33(3):e14.
16. Satar B, Yetiser S, Ozkaptan Y. Impact of tumor size on hearing outcome and facial function with the middle fossa approach for acoustic neuroma: a meta-analytic study. Acta Otolaryngol (Stockh). 2003 May;123(4):499-505.
17. Strauss C, Romstöck J, Fahlbusch R et al. Preservation of facial nerve function after postoperative vasoactive treatment in vestibular schwannoma surgery. Neurosurgery. 2006 Sep;59(3):577-84; discussion 577-84.
18. Strauss C, Bischoff B, Neu M et al. Vasoactive treatment for hearing preservation in acoustic neuroma surgery. J Neurosurg. 2001 Nov;95(5):771-7.
19. Yurtseven T, Savas R, Koçak A et al. Relationship between anterior inferior cerebellar artery and facial-vestibulocochlear nerve complex: an anatomical and magnetic resonance images correlation study. Minim Invasive Neurosurg. 2004 Oct;47(5):306-11.

Capítulo 81

Tumores da Órbita

Bruno Braga Sisnando da Costa
Nícollas Nunes Rabelo
Thales Bhering Nepomuceno
Marcelo Prudente do Espirito Santo

Introdução

Grande variedade de lesões acometem as órbitas. O avanço nos métodos de imagem e acessos cirúrgicos melhoraram significativamente o prognóstico dos doentes com tumores da órbita e reduziram a necessidade de biópsias diagnósticas, assim como os métodos endoscópicos possibilitaram terapêuticas menos invasivas.

Manifestações clínicas e classificação

Os tumores da órbita podem ser primários ou secundários. No Quadro 81.1, relacionam-se os principais tumores orbitários.[1]

Quadro 81.1 – Principais tumores da órbita.

Tumores primários	Tumores secundários
• Hemangioma • Meningioma da órbita ou do NO • Glioma de NO • Tumores linfoides • Tumores dermoides	• Metástases • Meningioma esfeno-orbitário • Carcinomas nasossinusais

NO: nervo óptico.
Fonte: Gardner PA, Marron JC, Stefko ST, 2017.

Um dos sinais mais comuns e precoces é a proptose (até 44% dos casos). A redução da acuidade visual é detectada mais tardiamente e decorre da distorção ou compressão do nervo óptico (NO) no ápice da órbita. A diplopia decorre do acometimento ou distorção da musculatura extraocular e/ou dos nervos oculomotor, troclear e abducente.

Os tumores orbitários podem ser classificados anatomicamente como intraconais, extraconais e intracanaliculares. Os intraconais localizam-se no interior do cone muscular extraocular e podem causar redução precoce de acuidade visual, limitação da motricidade ocular extrínseca e proptose axial como resultado da compressão ou distorção dos nervos cranianos II, III, IV e VI e dos músculos intraconais. Os extraconais localizam-se fora da periórbita e causam, inicialmente, proptose ocular e, tardiamente, défice da acuidade visual. Os intracanaliculares causam défice visual precocemente devido à compressão do NO no canal óptico (CO), assim como o desenvolvimento de "varizes" venosas no disco óptico, em decorrência da compressão venosa, e somente tardiamente causam proptose[1] (Figura 81.1).

Figura 81.1 – Tomografia computadorizada de doente com tumor da asa do esfenoide, invasão de órbita, e consequente proptose ocular à esquerda.

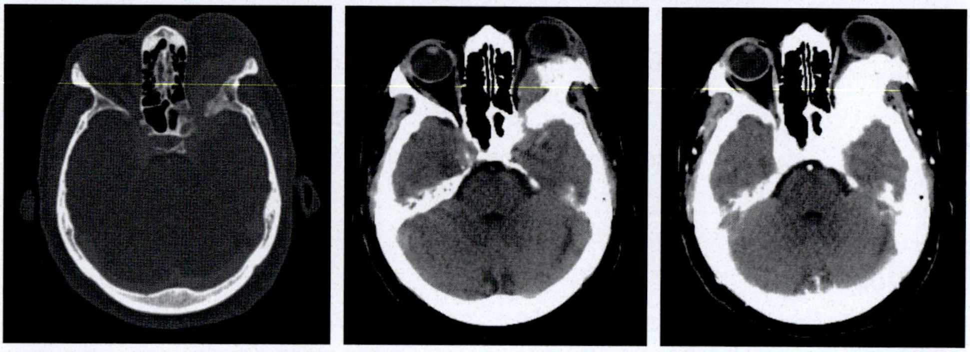

Fonte: Acervo da autoria do capítulo.

Anatomia

A órbita é composta pela reunião de sete ossos do crânio. A parede superior é formada pelo osso frontal; a inferior, pelo maxilar, zigoma e osso palatino, posteriormente; a lateral, pelo zigoma e asa maior do esfenoide; e a medial, pelo maxilar, lacrimal, parte do frontal superiormente e esfenoide e etmoide, posteriormente. O ápice da órbita é constituído pelo CO, pela fissura orbitária superior (FOS) e pela fissura orbitária inferior (FOI). Através do CO passam o NO e a artéria oftálmica (AOf). A FOS contém as divisões superior e inferior do III nervo craniano, o IV nervo, o ramo oftálmico do nervo trigêmeo (V1) dividido em nervos frontal, lacrimal e nasociliar, o VI nervo, a veia oftálmica superior (VOfs) e as fibras simpáticas oriundas do seio cavernoso. Através da FOI passam os nervos infraorbitário e zigomático, a artéria infraorbitária e a veia oftálmica inferior (VOfI).

A largura média do CO é de 4,5 mm e o comprimento, de 5 mm a 10 mm. O pilar óptico é uma ponte óssea entre a clinoide anterior e o corpo do esfenoide que constitui a parede inferolateral do CO e separa este da FOS. Na abertura superior do CO, há uma dobra dural conhecida como ligamento falciforme.

A dura-máter penetra no CO como membrana única, e distalmente divide-se como dura do NO (bainha do nervo óptico) e periórbita. A aracnoide e a pia-máter fundem-se no globo ocular.

O anel tendíneo comum (ânulo de Zinn) é o local de origem dos quatro músculos retos. Os outros três músculos que compõem a musculatura extrínseca ocular são: o elevador da pálpebra (parede posteromedial do teto orbitário), o oblíquo superior (parede medial) e o oblíquo inferior (lateralmente à fenda lacrimal).

A AOf origina-se no primeiro segmento da artéria carótida intracraniana (ACI) e adota percurso inferolateral em relação ao NO, em direção ao CO e, à medida que progride no ápice orbitário, assume posição mediana em relação ao NO. O ramo terminal da AOf é a artéria central da retina (ACr), que penetra o NO e cursa em seu centro, sendo a única artéria suprindo a retina. Os ramos menores da AOf que emergem ao longo do canal são as artérias ciliares (suprem o globo e a musculatura oculares) e as artérias etmoidais anterior e posterior (vascularizam as estruturas intraorbitárias, a mucosa etmoidal e o septo nasal). A drenagem venosa depende das VOfs e VOfl; a VOfs atravessa a FOS rumo ao seio cavernoso e a VOfl drena tanto a VOfs quanto o plexo pterigóideo através da FOI.[1-3]

Acessos cirúrgicos

O acesso cirúrgico à órbita deve evitar cruzar o plano do NO, ou seja, deve-se situar anatomicamente à lesão e decidir pelas vias laterais ou mediais em relação ao NO (Figura 81.2).

Figura 81.2 – Organização em "relógio" dos acessos crânio-orbitais que tem o NO ao centro. O acesso frontotemporal (pterional) pode combinar-se com a osteotomia superolateral da órbita, a osteotomia lateral e incluir o zigoma. A micro-orbitotomia e os acessos endoscópicos proporcionam as mesmas facilidades, exceto pela profundidade da lesão em relação ao cone orbitário.

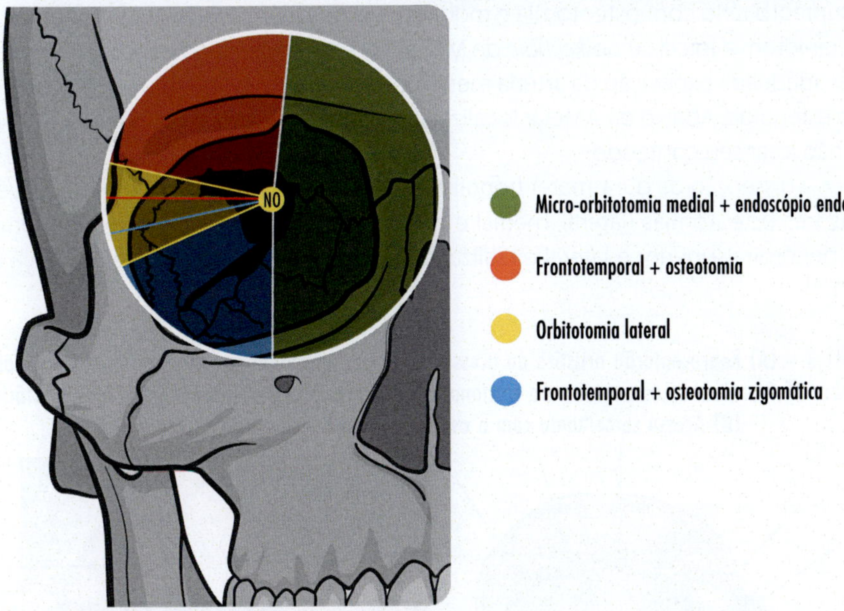

NO: nervo óptico.
Fonte: Adaptada de Gidalti Moura Jr.

A maioria dos tumores estende-se superolateralmente ao NO e devem ser acessados com craniotomia pterional ou fronto-órbito-zigomática (com ou sem osteotomia do zigoma). Outro acesso menos invasivo para tratar os tumores laterais é a orbitotomia lateral.

Os tumores localizados na região anterior da órbita podem ser acessados por micro-osteotomia anteromedial ou transconjuntival, enquanto os tumores mediais mais profundos, mais próximos do ápice orbitário, podem ser tratados com técnica endoscópica. A cirurgia endoscópica possibilita acessos satisfatórios para tratar os tumores mediais e inferiores ao NO.

Acessos laterais

Pterional e fronto-órbito-temporal

São indicados para tratar a maioria dos tumores com extensão intracraniana e orbitária, com incisão cutânea e craniotomia definidas de acordo com os compartimentos que precisam ser acessados.

A incisão cutânea realizada na região frontotemporal estende-se do ponto adiante do *tragus* até a linha média atrás da linha do implante capilar. A incisão e o acesso utilizado para a craniotomia minipterional também podem ser usados. Em algumas situações, a incisão bicoronal completa ou incompleta ("3/4"), pode ser necessária para acesso superolateral à órbita. A retração do retalho pode ser realizada em plano único (subperiosteal) ou em etapas (plano da gálea, dissecção interfascial e plano muscular). A exposição deve alcançar a borda superior do zigoma ou avançar além deste, como ocorre com o acesso fronto-órbito-zigomático (FOZ). O plano de dissecção é, então, dirigido para a órbita, transpondo o rebordo orbitário superior e expondo a periórbita superior, onde há maior adesão a osso na região da sutura zigomaticofrontal. O nervo supraorbitário e a artéria correspondente devem ser liberados do forame supraorbitário com osteotomia e mobilizados para além da craniotomia.

A craniotomia inicia-se no *keyhole* de McCarthy e estende-se posteriormente para proporcionar adequada exposição da artéria meningo-orbitária (AMeOr), na profundidade da asa maior do esfenoide. Abaixo da AMeOr localiza-se a FOS que, por sua vez, não deve ser incluída, para não lesar seu conteúdo.

Após a dissecção da dura-máter frontal de um lado e da periórbita do outro, devem ser realizadas três osteotomias (lateral, medial e posterior), com o objetivo de expor completamente a periórbita superior e lateral e realizar a craniotomia fronto-orbitária em peça única[2] (Figura 81.3).

Figura 81.3 – (A) Representação artística do acesso combinado pterional com a osteotomia superolateral da órbita. Evidenciam-se os pontos para tracionar a periórbita e expor distalmente o cone orbitário. (B) Acesso semelhante com o uso de tela para reconstruir a órbita.

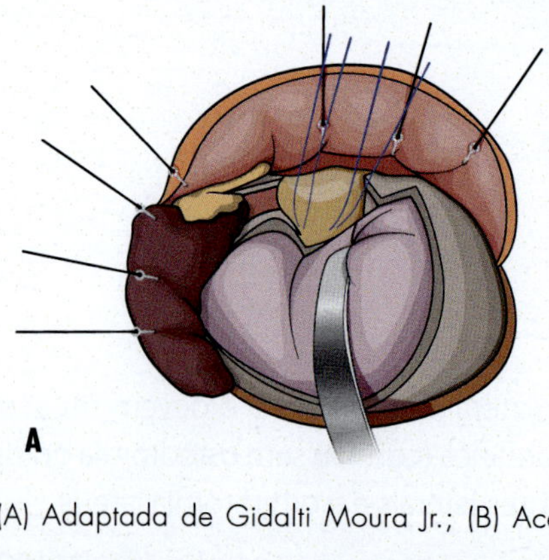
A

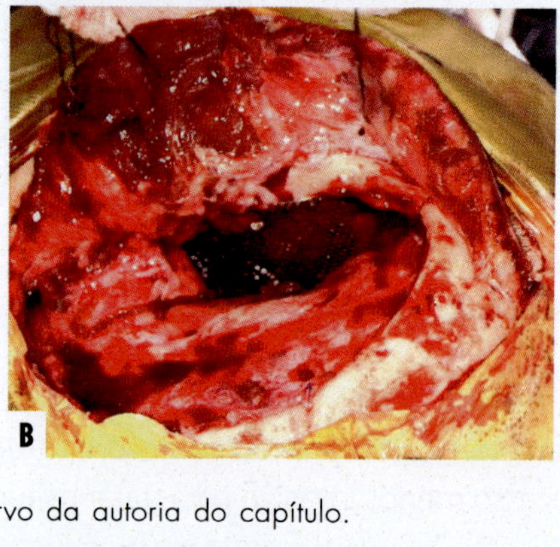
B

Fonte: (A) Adaptada de Gidalti Moura Jr.; (B) Acervo da autoria do capítulo.

Esse acesso é indicado para mover tumores como os meningiomas com componentes tanto intracranianos quanto orbitários. Quando há extensão para fossa média, pode haver necessidade de retirada complementar em bloco do zigoma com o restante da craniotomia.

A abertura da periórbita é linear, na direção anteroposterior, seguindo-se a dissecção da gordura intraconal e a exposição do tumor. Quando houver necessidade de descompressão do NO, deve-se recorrer à abertura do ânulo de Zinn, medialmente aos músculos reto superior e elevador da pálpebra para evitar a lesão do nervo oculomotor. Entretanto, pode ocorrer lesão inadvertida do nervo troclear. A reconstrução orbitária deve ser meticulosa, para evitar o aprisionamento do conteúdo intraorbitário que possa determinar restrições à motricidade ocular.[2]

Orbitotomia lateral

É indicado para tumores dos compartimentos superolaterais ou inferolaterais, sem extensão extraorbitária. Consiste em incisão cutânea estendendo-se do ângulo interpalpebral lateral, cerca de 3 a 4 cm posteriormente e, no máximo, 2 cm além do processo ósseo, para evitar lesão do ramo frontal do nervo facial, seguindo de incisão da região óssea lateral da órbita para expor a periórbita e possibilitar a dissecção da sua parede interna. A seguir, deve-se retrair posteriormente o músculo temporal e realizar duas osteotomias que se encontram, sendo uma logo acima da sutura zigomaticofrontal e outra logo acima do zigoma para possibilitar o desgaste com broca de alta rotação da asa maior do esfenoide até atingir o ápice orbitário para realizar incisão paralelamente ao músculo reto lateral (identificável externamente). A coagulação da gordura periorbital deve ser cuidadosa, para possibilitar a identificação dos limites do NO em relação ao tumor e sua dissecção microcirúrgica.[4]

Acessos mediais

Acesso micro-orbitário anterior

É utilizado para tratar os tumores mediais anteriores da órbita. Consiste da retração das pálpebras com retrator, seguido por peritomia conjuntival e isolamento, diérese e retração medial do músculo reto medial para realizar orbitotomia lateral (opcional, para disponibilizar mais espaço para retrair lateralmente o globo ocular sem comprometer seu conteúdo) e realizar a retração medial do globo ocular da gordura periorbitária (via de entrada entre o globo e o músculo reto medial). Após a exérese microcirúrgica tumoral, realiza-se a síntese do muscular reto medial ao globo ocular e a síntese da conjuntiva.

Acesso endoscópico

É indicado para remover as lesões mediais e inferiores da órbita, principalmente as que deslocam o NO superolateralmente. Acessíveis pela via orbitária desde que não haja grandes extensões intracranianas. São três as vias de acesso mais utilizadas para a abordagem endoscópica: a inferomedial extraconal, transmaxilar extraconal e medial intraconal, sendo a último um acesso combinado. Em todos os casos, a neuronavegação contribui para a execução mais satisfatória, especialmente nas lesões pequenas.[5]

Referências bibliográficas

1. Gardner PA, Marron JC, Stefko ST. Tumor of the orbit. *In*: Winn HR (ed.). Youmans and Winn neurological surgery. Elsevier, 2017. chap. 161, p. 1310-21.
2. Krisht AF. Pterional/orbital-pterional craniotomy. *In*: Snyderman C, Gardner P (ed.). Master techniques in otolaryngology – Head and neck surgery: skull base surgery. Wolters Kluwer, 2014. p. 103-13.
3. Chahal HS, Allen RC. Orbital bone tumors. *In*: Fay A, Dolman PJ (ed.). Diseases and disorders of the orbit and ocular adnexa. Elsevier, 2016. chap. 16, p. 644-80.
4. Ducasse A, Merol JC, Bonnet F et al. Tumeurs de l'orbite de l'adulte. J Fr Ophtalmol. 2016;39:387-99.
5. Shin M, Kondo K, Hanakita S et al. Endoscopic transnasal approach for resection of locally aggressive tumors in the orbit. J Neurosurg. 2015 Sep;123(3):748-59.

Capítulo 82

Tumores do Glomo Jugular

Nícollas Nunes Rabelo
Bruno Braga Sisnando da Costa
Thales Bhering Nepomuceno
Marcelo Prudente do Espirito Santo

Introdução

Os tumores do glomo jugular têm incidência de 1 caso por 1 milhão habitantes por ano. Representam 0,012% a 0,03% de todas as neoplasias e 0,6% dos tumores do pescoço, sendo que mulheres apresentam incidência três vezes maior que os homens. Entre seus diagnósticos diferenciais estão os paragangliomas, os schwannomas e os meningiomas.[1]

A expressão **paraganglioma** refere-se a tumores originados do tecido paragangliônico da crista neural, cujas células liberam catecolaminas. A alteração genética mais comum é ocasionada por mutação no **cromossomo 11 em 11q13 e q2.7**. Lesões como essa apresentam grande dificuldade no tratamento cirúrgico por conta do envolvimento de importantes estruturas vasculares e nervosas. Com o desenvolvimento de novas técnicas de diagnóstico, da embolização pré-operatória, da radioterapia e da cirurgia da base do crânio, um tratamento curativo e com baixa mortalidade tem sido possível em muitos casos.[1-3]

Clínica

Os paragangliomas têm crescimento lento, sendo, em média, de 1 mm/ano, podendo demorar até 5 anos para início dos sintomas. A clínica depende de sua extensão, que pode ser intracraniana e/ou extracraniana.[3]

Variantes[3,4]

1. **Glomo jugular:** esses tumores se originam na adventícia da veia jugular e podem acometer os nervos vago, acessório e hipoglosso. As síndromes clássicas são: Vernet, Collet-Sicard, Villaret, Tapia, Jackson e Schmidt.
2. **Glomo timpânico:** relacionado com o ramo timpânico do nervo glossofaríngeo, o qual é vinculado à sensibilidade da membrana timpânica, tuba auditiva e região mastóidea. Sua compressão determina *tinnitus*, surdez de condução e vertigem.

3. **Glomo vagal:** relacionado com o nervo de Arnold, o qual emerge entre os gânglios superior e inferior do vago (ramo auricular do nervo vago), é responsável pela inervação sensitiva da pele sobre a concha do ouvido externo.

Diagnóstico

O exame clínico e a complementação por exames de imagem são essenciais para detectar e diferenciar as extensões intra e/ou extracranianas do tumor. Exames de tomografia computadorizada (TC) com contraste e de cortes finos (1 mm) são importantes para delimitar as relações ósseas do tumor. A ressonância magnética (RM) do encéfalo é importante para avaliar as relações neurovasculares. Em T1, o tumor glômico é hipo/isointenso ao tronco encefálico, mas, uma vez injetado gadolínio, este "brilha" com o padrão clássico de realce em "sal e pimenta". A imagem em "pimenta" representa o sinal hipointenso em vácuo (*void sign*) e a imagem em "sal", o sinal hiperintenso causado por baixo fluxo vascular ou hemorragia subaguda intratumoral.[1,3]

A avaliação vascular é um pré-requisito para estudar suas relações e vascularização, sendo útil para se avaliar a possibilidade de embolização prévia para redução de sangramento intraoperatório (geralmente empregada 3 a 4 dias antes da cirurgia). Um teste de oclusão por balão deve ser realizado no caso de envolvimento de artéria carótida interna.

Na avaliação pré-operatória, é necessária a dosagem de catecolamina sérica e urinária, ácido vanilmandélico e metanefrinas urinárias para determinar a possibilidade de secreção neuroendócrina do tumor. Essa característica do tumor corresponde a 5% dos tumores glômicos do forame jugular. Nesses casos, é preconizado o uso pré-operatório (2 semanas prévias) de alfa-bloqueadores, no intuito de eliminar episódios de hipertensão arterial. Betabloqueadores são raramente utilizados, sendo reservados apenas para os tumores que secretam norepinefrina e não devem ser usados para controlar a pressão arterial. O uso dos beta antes dos alfa-bloqueadores pode resultar em infarto do miocárdio e isquemia e é imprescindível avaliar sua necessidade, caso a caso, junto a um endocrinologista experiente.[4,5]

Classificação

A classificação de Glasscock-Jackson é a mais comum, sendo usada para tumores glômicos de forame jugular, como mostra a Tabela 82.1, a seguir:

Tabela 82.1 – Classificação de Glasscock-Jackson.

I	Tumor envolvendo bulbo jugular, orelha média e mastoide
II	Tumores se estendendo por baixo do meato acústico interno; pode apresentar extensão intracraniana
III	Tumores se estendendo para o ápice petroso; pode apresentar extensão intracraniana
IV	Tumor se estendendo além do ápice petroso para o *clivus* ou fossa infratemporal; pode apresentar extensão intracraniana

Fonte: Adaptada de Alford BR, Guilford FR, 1962; Winn HR, 2016 e Ramina R, Tatagiba MS, 2017.

A classificação de Fisch para tumores glômicos da região temporal, por sua vez, é dividida em: A) tumores limitados ao espaço da orelha média; B) tumores limitados ao espaço da orelha média ou mastoide, sem envolvimento do espaço infralabiríntico do osso temporal; C) tumor envolvendo o espaço infralabiríntico e espaços apicais do osso temporal, com extensão para o ápice petroso; C1) tumor com pouco envolvimento da porção vertical do canal carotídeo; C2) tumor invadindo a porção vertical do canal carotídeo; C3) tumor invadindo a porção horizontal do canal carotídeo; D1) tumor com extensão intracraniana com menos de 2 cm de diâmetro; D2) tumor com extensão intracraniana com mais de 2 cm de diâmetro (Figura 82.1).[3]

Figura 82.1 – Imagem ilustrativa da base do crânio com os principais acessos para os tumores de forame jugular.

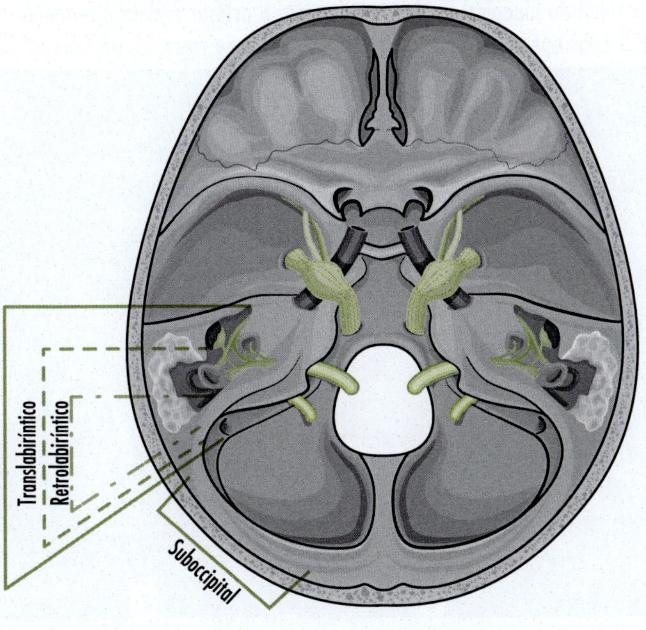

Fonte: Adaptada de Gidalti Moura Jr.

A classificação de schwannomas do forame jugular mais utilizada é a de Samii, que dividiu os schwannomas de forame jugular em quatro grupos: tipo A – tumores primários do ângulo pontocerebelar com alargamento mínimo do forame jugular; tipo B – tumores primários do forame jugular com extensão intracraniana; tipo C – tumores extracranianos com extensão para o forame jugular e tipo D – tumores em "ampulheta" com acometimento intra e extracraniano.

Histopatologia

Os paragangliomas (Figura 82.2). apresentam células em formato de "bolas celulares" (*zellballen*). São células epitelioides poligonais com citoplasma claro e abundante em pequenos lóbulos (arranjo alveolar), com capilares em proximidade a células tumorais, irrigando-o. Tumor neuroendócrino, com muitos capilares, alguns colapsados. Existe um grupo de células principais (*chief cells*) secretoras neuroendócrinas circulando por células menores. As menores são células de sustentação ou suporte. Na imuno-histoquímica, será positivo nos reagentes da Quadro 82.1.[2-4]

Figura 82.2 – (A, B, C e D) RM mostra paraganglioma jugular: lesão expansiva sólida hipervascularizada centrada no forame jugular esquerdo, alargando-o, com contornos lobulados, apresentando sinal intermediário em T1, T2 e FLAIR, sem restrição difusional, com impregnação intensa pelo contraste paramagnético. Esta lesão avança posterior e superiormente para a fossa posterior, ocupando a cisterna do ângulo pontocerebelar, envolvendo o complexo VII-VIII, à esquerda. A lesão ainda comprime e desloca posteriormente o pedúnculo cerebelar médio e a face anterior do hemisfério cerebelar esquerdo. Medialmente, a lesão erode o *clivus* e invade o canal de Dorello. Lateralmente, a lesão invade o conduto auditivo interno esquerdo. Anteriormente a lesão se estende ao canal petroso, tocando a porção petrosa da artéria carótida interna esquerda, que se mantém pérvia e com calibre preservado. Inferiormente, a lesão infiltra o canal do hipoglosso e faz contato com a artéria vertebral esquerda no segmento V4; (E e F) imagens 3 anos após cirurgia e radioterapia com lesão residual, porém com controle da doença.

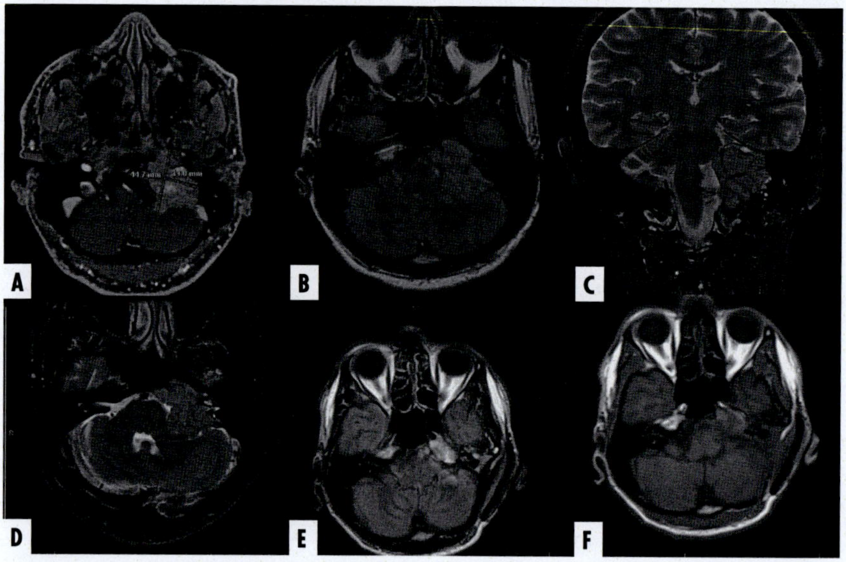

RM: ressonância magnética.

Fonte: Cortesia do Grupo de Neurocirurgia da Base do Crânio do Hospital das Clínicas da Faculdade de Medicina da Universidade de São Paulo (HC-FMUSP).

Quadro 82.1 – Características dos reagentes positivos no paraganglioma.

Imuno-histoquímica	Paraganglioma
Reticulina	NSE
Cromogranina	S-100
GFAP	VIM
CD34	–

NSE: enolase neurônio-específica; VIM: vimentina.

Fonte: Adaptado de Al-Mefty O, Teixeira A, 2002; Winn HR, 2016 e Ramina R, Tatagiba MS, 2017.

Tratamento

A escolha do acesso cirúrgico depende da localização anatômica do tumor, podendo ser utilizados os acessos retossigmóideo, lateral extremo e acessos transpetrosos.

Em alguns casos, a melhor conduta é a observacional. Isso é válido para idosos e pacientes com pequenos tumores, pelo seu crescimento lento. O acompanhamento deve ser próximo, com retornos breves e exames de imagem periódicos até que se possa excluir a possibilidade de lesões malignas, algo que demandaria tratamento mais agressivo.[2,3]

Radioterapia

A radiocirurgia é usada com sucesso em até 65% dos pacientes, havendo parada de progressão de sintomas neurológicos ou até sua melhora relativa.[2]

Complicações e resultados pós-operatórios

Podem ser encontradas complicações, como: lesão do nervo facial, nervos cranianos baixos, artéria carótida interna e hemorragia excessiva devido ao envolvimento vascular. Em tumores maiores, as taxas de complicação são obviamente maiores, como as lesões de nervos cranianos e paralisia facial (6%), fístula do líquido cefalorraquidiano (5%), hemiparesia, défice auditivo e taxa de mortalidade em torno de 2,8%.[1]

Considerações finais

A ressecção desses tumores é possível desde que haja avaliação rigorosa do quadro clínico e exames pré-operatórios. A embolização no pré-operatório pode reduzir consideravelmente sangramentos intraoperatórios, mas esse procedimento pode ter complicações como paralisia de nervo craniano em função da obstrução da *vasa nervorum* culminando com isquemia de nervos. O tratamento com radiocirurgia proporciona um índice de controle aceitável das lesões.

Referências bibliográficas

1. Siqueira MG (ed.). Tratado de neurocirurgia. Barueri (SP): Manole, 2016. p. 469-88.
2. Winn HR. Youmans and Winn neurological surgery. 7th ed. Philadelphia (PA): Elsevier, 2016.
3. Ramina R, Tatagiba MS. Tumors of the jugular foramen. Switzerland: Springer, 2017.
4. Al-Mefty O, Teixeira A. Complex tumors of the glomus jugular: criteria, treatment and outcome. J Neurosurg. 2002;97:1356-66.
5. Alford BR, Guilford FR. A comprehensive study of tumors of the glomus jugular. Laryngoscope. 1962;72:765-805.

Capítulo 83

Tumores Hipofisários

Valter Angelo Sperling Cescato
Nina Rosa de Castro Musolino
Malebranche Berardo Carneiro da Cunha Neto
Gilberto Ochman da Silva

Introdução

A hipófise localiza-se no interior da sela turca, pesa aproximadamente 600 mg, mede 3 × 6 × 9 mm em cada um dos seus três eixos, divide-se em adenoipófise (AH), ou hipófise anterior, e a neuroipófise (NH), ou hipófise posterior (Figura 83.1). A AH origina-se da invaginação ectodérmica da cavidade oral (bolsa de Rathke) e a NH é a expansão ventral do hipotálamo. A hipófise conecta-se pelo infundíbulo ao túber cinéreo presente na região média do hipotálamo, posteriormente ao quiasma óptico, pelas fibras do trato hipotálamo-hipofisário. Estas transportam a vasopressina e a oxitocina até a NH e liberam hormônios que controlam a AH pela via circulatória do sistema porta-hipofisário.

Figura 83.1 – Ressonância magnética de hipófise normal. Imagens adquiridas em T1, coronal antes (A) e após (B) contraste e sagital (C) antes do contraste onde observa-se o hipersinal espontâneo típico da neuroipófise (seta).

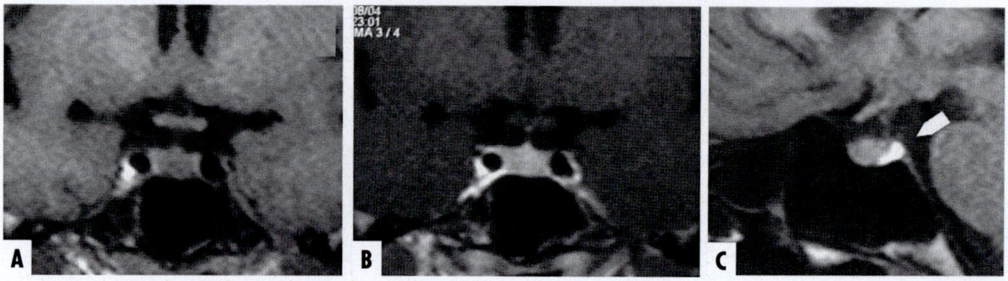

Fonte: Acervo da autoria do capítulo.

Por imuno-histoquímica (IHQ) identificam-se cinco tipos celulares diferentes na AH, responsáveis pela produção de hormônios específicos, como segue: lactotróficos – prolactina

(PRL); somatotróficos – hormônio do crescimento (GH); gonadotróficos – hormônio luteinizante (LH) e hormônio folículo-estimulante (FSH); corticotróficos – hormônio adrenocorticotrófico (ACTH); e tireotróficos – hormônio tireotrófico (TSH).

Os hormônios da AH atuam nas glândulas-alvo que, por sua vez, secretam hormônios que regulam, via mecanismos de *feedback*, a liberação dos hormônios hipotalâmicos e hipofisários e fecham o circuito.

Tumores hipofisários

São definidos como neoplasias localizadas na sela turca, em sua maioria, adenomas hipofisários. Porém podem incluir, também, lesões mesenquimais, neurais epiteliais e as metástases. Correspondem a, aproximadamente, 15% dos tumores intracranianos, sem distinção entre gêneros. São raros na infância (2%) e pouco frequentes nos idosos (8%). Podem classificar-se de acordo com o seu perfil morfológico, funcional e histológico.

A ressonância magnética (RM) com imagens adquiridas em cortes coronal, sagital e axial com aquisições em T1, sem e com contraste, e em T2 é o principal exame de imagem para avaliação dos tumores hipofisários e permite sua classificação morfológica e avaliação de sua relação com estruturas parasselares e quiasma óptico.

Classificação morfológica

Dependendo do tamanho, são classificados como microadenoma (MIC), quando menor que 10 mm; macroadenoma (MAC), quando maior que 10 mm; e gigante, quando maior que 40 mm de maior diâmetro. Podem, ainda, ser intrasselares, invasivos ou expansivos. A invasão das estruturas parasselares, principalmente do seio cavernoso (SC), é determinante para o prognóstico de "cura" cirúrgica. O envolvimento circunferencial da artéria carótida interna (ACI) pelo tumor caracteriza a invasão do SC; a presença de tecido hipofisário normal entre a lesão e o SC exclui a invasão[1] (Figura 83.2).

Classificação funcional

São chamados de funcionantes quando causam aumento da concentração sérica de hormônios da AH ou de não funcionantes (ACNF) quando isto não ocorre (Tabela 83.1). No entanto, os ACNFs podem mostrar positividade para hormônios, especialmente gonadotrofinas, em exame imuno-histoquímico (IHQ), mas não secretam quantidade suficiente para causar síndrome clínica ou dosagem sérica alterada.

Classificação histológica

Em 2017, a Organização Mundial da Saúde (OMS) divulgou a nova classificação dos AHs baseada na IHQ para os hormônios hipofisários e fatores de transcrição relacionados à diferenciação das células da AH. Os adenomas do tipo *null cell* são aqueles negativos tanto para hormônios como para fatores de transcrição e correspondem a apenas 5% a 10% dos tumores da AH. Diagnóstico de carcinoma apenas quando há metástases. O Ki67 é marcador de agressividade, principalmente quando associado a outros fatores, como invasão de SC.[2]

Diagnóstico

O tumor hipofisário pode ser diagnosticado a partir de suspeita clínica ou como achado incidental. A suspeita clínica pode depender dos efeitos de massa do tumor ou das alterações hormonais, seja de seu excesso ou de sua falta (hipopituitarismo).

Figura 83.2 – RM com amplificação da região selar em cortes coronais ponderados em T1. (A) Hipófise normal com captação homogênea do contraste, identificando ACI no SC (seta longa) e quiasma óptico (seta curta); (B) observa-se MIC (seta) com menor contrastação do que o parênquima hipofisário normal; (C) MAC selar com discreto abaulamento do contorno superior causando pequena expansão suprasselar sem compressão do quiasma; (D) MAC invasivo para o SCD com ACI totalmente circundada pelo tumor (seta longa), mas sem compressão do quiasma (seta curta); (E) MAC expansivo para a região suprasselar com compressão do quiasma (seta); (F) MAC com extensão suprasselar e também invasivo para SCE (seta).

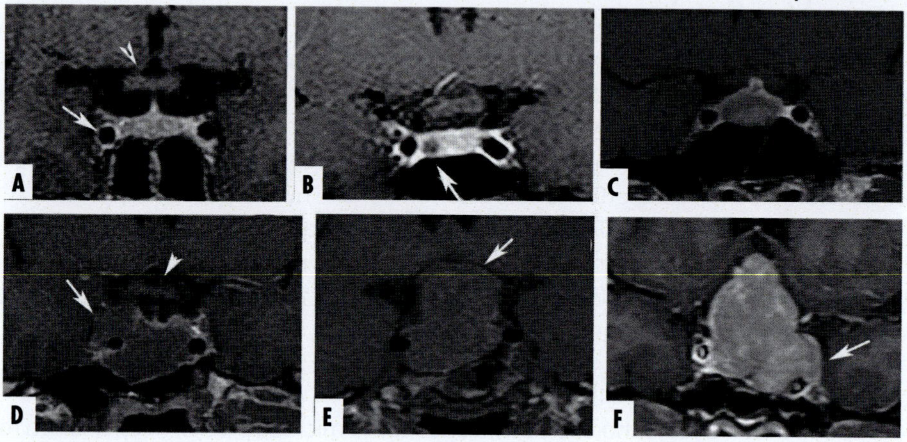

RM: ressonância magnética; ACI: artéria carótida interna; SC: seio cavernoso; MAC: macroadenoma; SCD: seio cavernoso direito; SCE: seio cavernoso esquerdo.

Fonte: Acervo da autoria do capítulo.

Tabela 83.1 – Classificação funcional dos adenomas hipofisários.

Hormônio	Diagnóstico	Prevalência
GH	Acromegalia	10% a 15%
PRL	Prolactinoma	40%
ACTH	Doença de Cushing	10% a 15%
TSH	Tirotrofinoma	Muito raro causando hipertireoidismo
LH e FSH	Gonadotrofinoma	Raramente causa síndrome clínica
Nenhum	ACNF	40%

GH: hormônio do crescimento; PRL: prolactina; ACTH: hormônio adrenocorticotrófico; TSH: hormônio tireotrófico; LH: hormônio luteinizante; FSH: hormônio folículo-estimulante; ACNF: adenoma hipofisário clinicamente não funcionante.

Fonte: Desenvolvida pela autoria do capítulo.

Prolactinomas

São os mais comuns e prevalecem nas mulheres (2,5:1). No entanto, nestas predominam MIC e, em homens, MAC:[3]

» **Mulheres:** amenorreia, galactorreia, infertilidade e défice de libido.

» **Homens:** impotência sexual, de libido e infertilidade.

O diagnóstico é confirmado pela dosagem elevada de PRL, uma vez afastadas outras causas de hiperprolactinemia (Quadro 83.1). De modo geral, PRL > 200 ng/mL confirma prolactinoma, mas microprolactinomas podem apresentar PRL < 100 ng/mL.[3]

Quadro 83.1 – Causas de hiperprolactinemia.

Fisiológicas	Gestação, amamentação, coito, estresse
Farmacológicas	• Antipsicóticos e neurolépticos: metoclopramida, domperidona, sulpirida, haloperidol, clorpromazina, outros • Estrogênios, antidepressivos (tricíclicos e inibidores da recaptação de serotonina) e opioides (morfina, metadona, outros)
Patológicas	• Desconexão hipotálamo-hipofisária • Insuficiência renal, hipotireoidismo • Lesões torácicas: traumatismo, cirurgia, herpes zoster • Hipofisárias: prolactinoma, acromegalia, idiopática

Fonte: Desenvolvido pela autoria do capítulo.

A desconexão da haste hipofisária é diagnóstico diferencial importante em casos de MAC ou outras lesões que comprometam a haste hipofisária, impedem a chegada de dopamina no lactótrofo normal e causam hiperprolactinemia, geralmente inferior a 100 ng/mL.

Acromegalia

A incidência é igual para homens e mulheres, com pico nos adultos jovens. O quadro clínico depende da idade: na infância, acarreta o gigantismo; em adultos, o aumento de extremidades (mãos, pés, nariz, mento e fronte) e dos tecidos moles, além de dores articulares, apneia do sono, diaforese, anormalidades dentárias, insuficiência cardíaca congestiva (ICC), tumores de cólon, entre outros.

A suspeita clínica pode ser confirmada pela concentração sérica basal elevada de IGF-1 e de GH. Quando o GH é normal e o IGF-1, pouco elevado, o teste de tolerância com 75 g de glicose por via oral (oGTT) pode ser indicado e o diagnóstico é confirmado se não houver supressão de GH a valores inferiores a 0,4 ng/mL.[4]

Doença de Cushing[5]

A doença de Cushing (DC) apresenta os mesmos sinais e sintomas da síndrome de Cushing ocasionados pela elevada concentração séricas de glicocorticoide, exógeno ou endógeno: obesidade centrípeta, hipertensão arterial sistêmica, hiperglicemia, fácies pletóricas, giba dorsal, hirsutismo, estrias avermelhadas em abdome e membros, fraqueza muscular, fragilidade capilar, osteoporose, depressão, entre outros.

Na DC, a síndrome de Cushing é dependente do ACTH produzido por adenoma hipofisário e predomina no sexo feminino na relação 8:1 em relação ao masculino. Embora rara na infância, nestes casos, não há diferença entre os gêneros.

A confirmação do hipercortisolismo é determinada pela dosagem aumentada do cortisol urinário de 24 horas ou do cortisol salivar à meia-noite e pelo teste da dexametasona administrada na dose de 1 mg à meia-noite com coleta de cortisol às 8 horas da manhã seguinte com valor normal de cortisol inferior a 1,8 μg/dL. Na DC, pela falta da supressão da produção do ACTH pela dexametasona, o resultado do cortisol deve ser superior a 5 μg/dL. Valores entre 1,8 e 5 μg/dL vão indicar repetição de exames para confirmar diagnóstico.

Confirmado o hipercortisolismo deve-se avaliar a concentração sérica do ACTH. Se a concentração for normal ou elevada, a síndrome de Cushing é dependente do ACTH. São diagnósticos diferenciais da DC: obesidade, síndrome dos ovários policísticos, depressão, alcoolismo, administração exógena de corticosteroides, tumor adrenal produtor de cortisol (independente do ACTH) e tumores ectópicos produtores de ACTH.

Após a confirmação do hipercortisolismo dependente do ACTH, deve-se identificar sua fonte de produção: hipofisária, como ocorre na DC, ou ectópica. O exame da imagem da hipófise deve ser, a seguir, realizado. Na maioria dos casos, o tumor é MIC, mas em até 1/3 dos doentes a lesão não é identificada. Não se identificando a lesão, deve-se realizar exames de imagem do tórax e do abdome e, quando a lesão não é localizada, deve-se realizar o cateterismo bilateral dos seios petrosos para coleta simultânea de ACTH bilateralmente e no sangue periférico no momento basal e após o estímulo com CRH ou DDAVP. O gradiente centro-periferia > 2:1 no momento basal ou 3:1 após o estímulo significa produção hipofisária do ACTH, portanto DC.

Tireotropinomas

São raros, apenas cerca de 2% dos AHs. A manifestação clínica é o hipertireoidismo, geralmente com bócio difuso, associado ou não ao efeito de massa do MAC. A confirmação laboratorial depende da concentração sérica aumentada de T3 e T4 com TSH normal ou elevado, não suprimido como esperado nos casos de hipertireoidismo de origem tiroidiana.

Adenomas hipofisários clinicamente não funcionantes (ACNF)

Habitualmente, decorre dos sintomas neurológicos resultantes da compressão das estruturas circunvizinhas à sela turca, como défice visual caracteristicamente a hemianopsia bitemporal, a paresia ou paralisia de nervos cranianos, cefaleia, sintomas de hipopituitarismo e, mais raramente, hipertensão intracraniana (HIC) e coma. Muitas vezes são diagnósticos incidentais dos exames de imagem do crânio realizados por outros motivos.

Pela falta de hipersecreção hormonal, o diagnóstico é feito por exames de imagem, preferencialmente RM, compatível com adenoma hipofisário (80% dos casos MAC) associadamente ao quadro clínico e concentração sérica dos hormônios da AH normal ou reduzida.

Tratamento

Cirúrgico

Excetuando-se os prolactinomas, cujo tratamento inicial deve ser farmacológico, o padrão-ouro de tratamento dos demais AHs é a cirurgia pela via transesfenoidal (via baixa). Em apenas cerca de 10% dos doentes é indicada craniotomia (via alta), geralmente pterional.

» **Objetivos do tratamento cirúrgico:**

- Melhorar os sintomas da hipersecreção hormonal.
- Redução tumoral para diminuir o efeito de massa.
- Preservar ou recuperar a função hipofisária.
- Prevenir recrescimento ou recidiva tumoral e das anormalidades endócrinas.
- Confirmar o diagnóstico.

» **Emergências neurocirúrgicas:**
  - Apoplexia hipofisária com défice visual (ideal operar nos primeiros 7 dias).
  - Hidrocefalia.
  - Coma.
  - Défice motor (exceto em prolactinomas que podem apresentar redução rápida com agonista dopaminérgico – AD, mesmo que quadros compressivos).

» **Eletivas:**
  - Macroadenomas sem défice visual agudo.
  - Microadenomas secretores de GH: acromegalia, doença de Cushing, tireotropinoma.
  - Prolactinoma em casos de ausência de melhora com tratamento farmacológico intolerância às drogas, em fístula do líquido cefalorraquidiano (LCR) durante o tratamento com agonistas dopaminérgicos, ou ainda por opção do doente.
  - Determinação diagnóstica.
  - Reoperação quando a avaliação sugere possível "cura" ou quando o resíduo tumoral ainda causa efeito compressivo sintomático, como perda visual.

Opções cirúrgicas

» Via baixa ou transesfenoidal: são acessadas pela via baixa ou transesfenoidal, pode consistir em técnica tradicional, microscópica ou endoscópica.
  - Microadenoma.
  - Macroadenoma com expansão na linha média ventral ou dorsal.

» Endoscópica estendida, se:
  - Macroadenoma com expansão extensa, anterior, posterior ou no seio esfenoidal.
  - Como alternativa à craniotomia no tratamento de outras lesões não adenomatosas da região selar (meningioma, craniofaringioma etc.).

» Via alta ou craniotomia: nos doentes portadores de lesões com expansão lateral (região temporal). A via alta é mais utilizada para reoperações e remoção de restos ou recidivas tumorais não passíveis da ressecção pela via baixa. A via alta geralmente consiste em craniotomia pterional realizada no lado aonde há a maior expansão; quando é simétrica, deve ser realizada no lado em que a visão é pior.

» A opção pela técnica operatória deve contemplar a experiência do cirurgião e a disponibilidade dos equipamentos.

» O *minidoppler* intraoperatório possibilita localizar a artéria carótida.

» A neuronavegação é útil quando se realizam reoperações e quando não há referências anatômicas.

» A RM transoperatória é útil para avaliar a extensão da ressecção dos tumores extensos e invasivos.

Cuidados perioperatórios

» **Pré-operatório:**
  - Dosagem dos hormônios da AH.
  - Corrigir as anormalidades dos eixos corticotrófico e tireotrófico.

– Administrar antibióticos durante a indução anestésica. É discutível a profilaxia antibiótica no período pré-operatório ou após a passagem da DLE. Cefuroxima 1,5 g durante a indução anestésica e 750 mg via intravenosa a cada 8 horas, enquanto é mantida a DLE é prática comum em nosso meio.

» **Pós-operatório (PO) imediato:**
  – Avaliar a possibilidade de ocorrência de fístula do LCR: a presença de fístula do LCR pós-operatória após a ressecção dos tumores da região selar é confirmada pela presença de glicose > 40 mg/L no líquido nasal não contaminado com sangue. A passagem de derivação lombar externa (DLE) deve ser realizada e mantida durante 4 a 5 dias, caso haja fístula.
  – Controlar os eletrólitos e diurese para avaliar risco de diabetes *insipidus* nos primeiros dias (hipernatremia) e de secreção inapropriada do hormônio antidiurético (SIADH), mais comum do 7º ao 10º dia pós-operatórios (hiponatremia).
  – Dosar hormônios da AH e eletrólitos no momento de alta.
  – Realizar RM no pós-operatório precoce apenas nos casos sem melhora do défice visual com anormalidades não esperadas.

Critérios de "cura" após a cirurgia

» **Prolactinomas:** concentração sérica de PRL normal.
» **Acromegalia:** GH < 1 ng/mL com IGF-1 normal (3 meses após a cirurgia).
» **Doença de Cushing:** concentração sérica de cortisol < 5 ou < 1,8 mg/dL (PO precoce).
» **ACNF:** RM 3 a 4 meses após a cirurgia – ausência de lesão.

Acompanhamento

» **Funcionantes:** efetuar o exame de RM/PO e dosagens hormonais 3 a 4 meses depois e repetir o exame de RM somente havendo indícios laboratoriais de recidiva.
» **ACNF:** realizar as dosagens hormonais para acompanhar função hipofisária e RM a cada 6 meses ou a cada ano em caso de suspeita de resíduo ou recidiva tumoral durante, no mínimo, 5 anos.

Medicamentoso

Prolactinomas[3]

Nos prolactinomas, o tratamento medicamentoso primário com AD é o mais indicado na maioria dos casos (Figura 83.3).

Bromocriptina (BRC) ou cabergolina (CAB) são opções, mas a CAB tornou-se o medicamento de escolha. Iniciar com 1/2 comprimido de 0,5 mg de CAB 2 vezes por semana e progredir até 3,5 mg/semana. A dose deve ser progressivamente aumentada até ocorrer normalização da concentração sérica da PRL e redução do volume tumoral, resultado observado em até 90% dos doentes tratados primariamente com CAB. Não havendo resposta adequada ou intolerância persistente à medicação, deve-se avaliar individualmente a substituição do tratamento clínico pelo cirúrgico.[3]

Atenção: doentes com macroprolactinoma invasivo do seio esfenoidal e base do crânio podem apresentar fístula do LCR e meningite quando ocorre regressão do tumor, e deve ser corrigida cirurgicamente.

Figura 83.3 – Paciente com prolactinoma. (A) Cortes coronais de RM ponderada em T1 após administração de contraste, MAC expansivo para a região suprasselar e invasivo para ambos SC e ocupando o seio esfenoidal (seta); (B) observa-se importante redução do tumor com descompressão do quiasma óptico após 8 meses de CAB. Na ocasião, com queixas clínicas compatíveis com fístula do LCR. Observa-se material semelhante ao LCR ocupando o seio esfenoidal (seta) onde antes havia tumor; (C) a TC confirma alargamento e erosão da sela túrcica (seta).

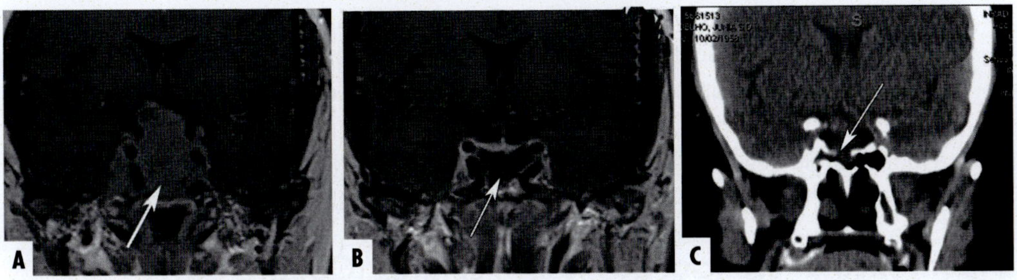

RM: ressonância magnética; MAC: macroadenoma; SC: seio cavernoso; CAB: cabergolina; LCR: líquido cefalorraquidiano; TC: tomografia computadorizada.

Fonte: Acervo da autoria do capítulo.

Outros tumores

Com exceção dos prolactinomas, o tratamento medicamentoso para os tumores de hipófise costuma ser indicado em casos não "curados" ou não "controlados" com a cirurgia.

- **Acromegalia:**[4] pode ser tratada com análogos da somatostatina (octreotida ou lanreotida) em injeções mensais; CAB, via oral, geralmente em dose maior que a indicada em prolactinomas; e o pegvisomanto (antagonista do receptor de GH ainda não inserido no protocolo do Ministério da Saúde), em injeção diária. A maior desvantagem dos tratamentos injetáveis é o custo elevado e a necessidade de tratamento prolongado. O seguimento é feito pelas dosagens de GH e IGF-1 e exame de imagem.
- **Doença de Cushing:** a CAB pode ser indicada, pois os corticotropinomas têm receptor da dopamina. Drogas que atuam nas adrenais, como o cetoconazol e a metirapona, também são alternativas e o análogo da somatostatina, pasireotida, também está aprovado para uso no Brasil, embora ainda não tenha protocolo aprovado no Ministério da Saúde para seu uso. Nenhum dos tratamentos apresenta grande eficácia e tolerância em uso prolongado.
- **Tireotropinomas:** os análogos da somatostatina podem reduzir o TSH e T4 livre para preparo cirúrgico ou em casos não curados com a cirurgia.
- **ACNF:** não possui medicação aprovada para tratamento. No entanto, a CAB pode ser utilizada em casos com resíduo tumoral após a cirurgia, quando não se considera que a reoperação ou a radioterapia tenham boa relação custo/benefício. Nestes casos, a CAB pode controlar o crescimento ou mesmo reduzir a lesão residual em parte dos pacientes tratados.[6]

Para o tratamento de **tumores agressivos ou malignos** (com metástases) não responsivos ao tratamento clínico convencional e radioterápico, pode ser feito uso de temozolomida, já que alguns casos podem apresentar resposta a esta medicação.[7]

Radioterapia complementar em casos não "curados"[7]

» A radioterapia objetiva controlar o crescimento tumoral e a atividade hormonal; entretanto, pode causar défice da função hipofisária, lesão de estruturas circunvizinhas (nervos e quiasma óptico, principalmente) e lesões secundárias.

» Nos adenomas de hipófise, a telerradioterapia, seja conformacional fracionada ou em dose única (radiocirurgia) podem ser indicadas. Sua indicação em doentes com adenomas hipofisários não curados pela cirurgia ocorre quando se considera que o risco de crescimento do tumor, associado à ineficácia de medicamentos disponíveis, indica tratamento complementar.

» A radiocirurgia deve ser privilegiada, mas sua limitação depende do tamanho do alvo e de sua proximidade com estruturas mais radiossensíveis, como as vias ópticas.

Diagnóstico diferencial das lesões selares (Quadro 83.2)

Tem base, principalmente, em exames de imagem.

Quadro 83.2 – Diagnóstico diferencial das lesões selares.

Tumorais	• Adenomas • Craniofaringiomas • Meningiomas (Figura 83.4) • Gliomas de vias ópticas • Cistos dermoides e epidermoides • Germinomas e teratomas
Não tumorais	• Cistos de Rathke (Figura 83.5) • Cistos de aracnoide • Mucocele
Inflamatórias	• Abscesso • Sarcoidose, tuberculose, histiocitose, doença relacionada à IGG-4 • Hipofisite linfocítica

Fonte: Desenvolvido pela autoria do capítulo.

Figura 83.4 – RM de paciente com meningioma. As imagens após contraste mostram captação intensa da lesão envolvendo o SCD com redução do diâmetro da ACI (seta escura). No corte sagital, observa-se realce da dura adjacente ao tumor (seta clara), chamado de cauda dural (*dural tail*).

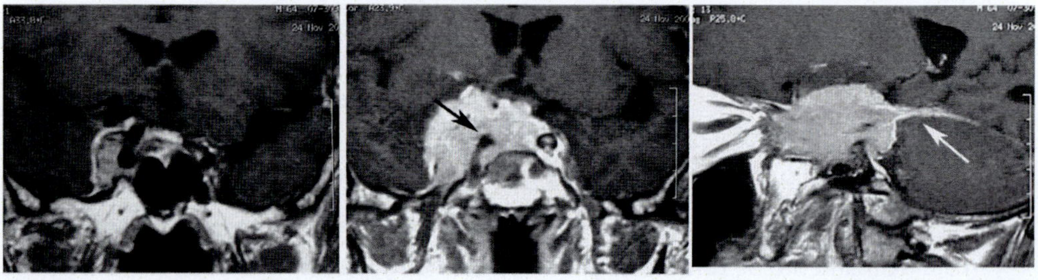

RM: ressonância magnética; SCD: seio cavernoso direito; ACI: artéria carótida interna.
Fonte: Acervo da autoria do capítulo.

Figura 83.5 – RM sugestiva de cisto de Rathke em paciente assintomático com achado incidental. (A) Cortes coronais ponderados em T1 sem contraste mostrando hipersinal em lesão intrasselar (seta) identificada com hipossinal na imagem ponderada em T2 (B); (C) observa-se, na imagem sagital ponderada em T1, o hipersinal da lesão (seta) justaposta entra a adeno e a neuroipófise.

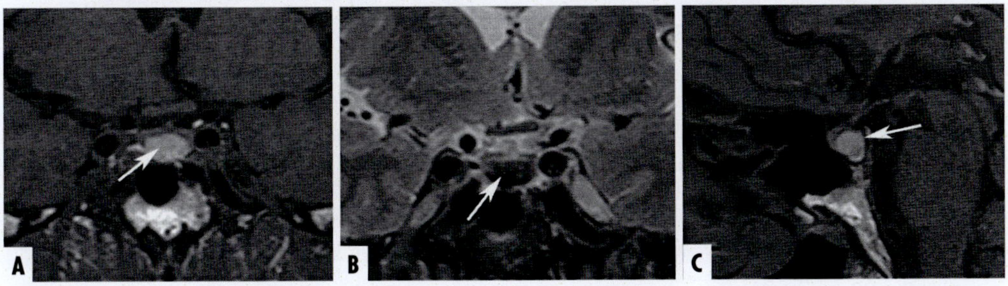

RM: ressonância magnética.
Fonte: Acervo da autoria do capítulo.

Incidentalomas

Incidentalomas são massas selares descobertas acidentalmente com exames de imagem realizados para avaliar outras doenças em doentes que não apresentam sintomas associados à sua presença (cefaleia e traumatismos do crânio são as mais frequentes). De acordo com estudos baseados em exames de necropsia, foram encontrados tumores selares em até 19,4% dos casos estudados, mas apenas 0,2% são maiores que 10 mm.

Conduta nos incidentalomas

» Dosagem sérica de PRL e IGF-1 e cortisol salivar à meia-noite.
» Dosagem de cortisol sérico matinal, T4 livre, TSH e testosterona em homens e LH e FSH quando maiores que 10 mm.
» Descartar artefatos e outras alterações anatômicas (hiperplasia puberal, aneurismas etc.).
» Lesões funcionantes: tratamento individualizado.
» Lesões não funcionantes:
  – < 10 mm: repetir exame de RM em 1 ano.
  – 10 mm: avaliar por campimetria se a lesão toca o quiasma mesmo sem queixa clínica.
  – Sólida: pensar em cirurgia, avaliando idade, risco cirúrgico e desejo de gestação.
  – Cística: com campimetria normal ou ausência de compressão de quiasma: observação.

Referências bibliográficas

1. Knosp R, Steiner E, Kitz K et al. Pituitary adenomas with invasion of the cavernous sinus space: a magnetic ressonance imaging classification compared with surgical findings. Neurosurgery. 1993;33:610-7.
2. Lopes MBS. The 2017 World Health Organization classification of tumors of the pituitary gland: a summary. Acta Neuropathol. 2017 Oct;134:521-35.

3. Vilar L, Abucham J, Albuquerque JL et al. Controversial issues in the management of hyperprolactinemia and prolactinomas: an overview by the Neuroendocrinology Department of the Brazilian Society of Endocrinology and Metabolism. Arch Endocrinol Metab. 2018;62:236-63.
4. Vieira Neto L, Abucham J, Araujo LA et al. Recommendations of Neuroendocrinology Department from Brazilian Society of Endocrinology and Metabolism for diagnosis and treatment of acromegaly in Brazil. Arq Bras Endocrinol Metabol. 2011;55:91-105.
5. Nieman LK, Biller BM, Findling JW et al. Treatment of Cushing's syndrome: an Endocrine Society clinical practice guideline. J Clin Endocrinol Metab. 2015;100:2807-31.
6. Batista RL, Musolino NRC, Cescato VAS et al. Cabergoline in the management of residual nonfunctioning pituitary adenoma: a single-center, open-label, 2-year randomized clinical trial. Am J Clin Oncol. 2019;42:221-7.
7. McCormack A, Dekkers OM, Petersenn S et al. Treatment of aggressive pituitary tumors and carcinomas: results of a European Society of Endocrinology (ESE) survey 2016. Eur J Endocrinol. 2018;178:265-76.

Seção XII

Neurocirurgia Vascular

Capítulo 84

Hemorragias Subaracnóideas Espontâneas

Saul Almeida da Silva
Vitor Salviato Nespoli
Eberval Gadelha Figueiredo

Etiologia

A hemorragia subaracnóidea (HSA) pode ter origem traumática (mais comum) ou espontânea. Dentre as causas espontâneas, a mais frequente é a ruptura de aneurismas intracranianos (75% a 85% das HSAs espontâneas). As demais inserem-se no padrão da hemorragia perimesencefálica não aneurismática (cerca de 10%) ou no grupo de várias anormalidades raras (5%), além das discrasias sanguíneas. O mecanismo causal não é identificado em aproximadamente 10% dos casos[1-5] (Quadro 84.1).

Quadro 84.1 – Etiologias das HSAs espontâneas.

Malformações vasculares	Aneurismas intracranianos, ateroscleróticos, fusiformes e micóticos
Malformações arteriovenosas	Fístula arteriovenosa dural, cavernomas, malformações vasculares espinais, telangiectasia capilar
Perimesencefálica e idiopática	A causa da hemorragia não é conhecida, mas suspeita-se de lesões venosas perimesencefálicas
Alterações hemodinâmicas encefálicas	Trombose venosa central, doença de Moyamoya, síndrome de hiperperfusão, anemia falciforme, síndrome da vasoconstrição cerebral (Call-Fleming), estenose crítica da carótida
Doenças vasculares	Angiopatia amiloide, displasia fibromuscular, dissecção arterial cervical e intracraniana, vasculites, doenças do colágeno, síndrome de Rendu-Osler-Weber
Discrasias sanguíneas	Anormalidades congênitas e adquiridas (anticoagulantes/fibrinolíticos) da coagulação, coagulação intravascular disseminada, leucemias, trombocitopenias

(Continua)

Quadro 84.1 – Etiologias das HSAs espontâneas (continuação).

Infecções	Sepse, meningoencefalite, endocardite bacteriana, parasitoses
Causas tóxicas	Drogas ilícitas (cocaína, anfetamina), medicações (fenilefrina, sildenafila)
Tumores intracranianos	Gliomas, metástases, apoplexia hipofisária, hemangioblastomas
Intervenções neurocirúrgicas	Cirurgias cranianas e espinhais

Fonte: Desenvolvido pela autoria do capítulo.

Para o desenvolvimento de aneurisma intracraniano, é necessário estresse hemodinâmico inicial que promova lesão na lâmina elástica interna da artéria e reação miointimal. Essas alterações geralmente ocorrem na bifurcação ou onde existe angulação da artéria principal. A disposição tridimensional do aneurisma coincide com a continuação do fluxo sanguíneo quando não há mudança na direção da artéria. Durante a formação do aneurisma, ocorrem reações inflamatórias e formação de zonas de baixa tensão de cisalhamento em sua parede, fenômeno que induz seu crescimento adicional, enfraquecimento da sua parede e a sua ruptura.[3-5]

Os aneurismas intracranianos apresentam muitas possibilidades etiológicas (Quadro 84.2).

Quadro 84.2 – Etiologias dos aneurismas intracranianos.

Predisposição congênita	Relacionados a alterações estruturais nas artérias intracranianas
Aterosclerose ou hipertensão arterial	Principal etiologia dos aneurismas saculares; apresenta interação com a predisposição congênita
Embólica	Tumores cardíacos, como o mixoma atrial, ou tumores infiltrativos da parede arterial podem gerar êmbolos relacionados à formação dos aneurismas intracranianos
Infecciosa	Lesões causadas por êmbolos bacterianos ou, mais raramente, fungos. Associa-se à endocardite bacteriana subaguda, doentes imunocomprometidos ou usuários de drogas; o aneurisma tende a ser da circulação distal
Traumática	Geralmente são pseudoaneurismas que decorrem de ferimentos penetrantes ou traumatismo craniano fechado
Outras condições	Doença renal policística autossômica dominante, displasia fibromuscular, malformações arteriovenosas (incluindo a doença de Moyamoya), doenças do tecido conjuntivo (pseudoxantoma elástico, síndrome de Marfan, síndrome de Ehlers-Danlos), aneurismas familiares, síndrome de Rendu-Osler-Weber

Fonte: Desenvolvido pela autoria do capítulo.

Fatores de risco

A HSA espontânea apresenta vários fatores de risco, como a hipertensão arterial; o tabagismo; o uso de anticoncepcionais orais; o abuso de substâncias, como cocaína e álcool; gravidez e parto; idade avançada; e procedimentos invasivos, como a punção lombar.[1-5]

As taxas de morbidade e mortalidade são bastante elevadas quando a HSA resulta da ruptura de um aneurisma; 10% a 15% dos doentes falece antes do atendimento hospitalar, e a taxa de mortalidade pode chegar a 50% na fase aguda. Os principais fatores de risco para a ocorrência da HSA aneurismática podem ser modificáveis e não modificáveis[1-5] (Quadro 84.3).

Quadro 84.3 – Fatores de risco para HSA aneurismática.

Fatores de risco modificáveis	
HAS	A possibilidade de pessoas com HAS e aneurisma cerebral não roto é 2,5 a 3,5 vezes maior nas que apresentam HSA. A HAS causa lesão endotelial, oclusão dos *vasa vasorum* e alteração da síntese de elastina e de colágeno da camada muscular das artérias
Tabagismo	Pessoas que fumam têm 2 a 3 vezes mais possibilidade de apresentar HSA. Essa incidência pode ser de até 6 vezes havendo história familiar de ruptura de aneurisma intracraniano. Pessoas tabagistas com HAS sofrem ruptura de aneurismas com tamanho menor em relação às que apresentam apenas um destes fatores
Álcool	O consumo intenso de álcool (> 150 g de álcool/semana) aumenta o risco de HSA devido ao estresse oxidativo no endotélio. O consumo discreto/moderado apresenta risco mais reduzido de HSA, o que pode representar um efeito protetor, embora controverso
Fatores de risco não modificáveis	
Idade	Há pico de ocorrência nas 5ª e 6ª décadas de vida, para, a seguir, haver estabilização ou ligeiro declínio
Sexo	A possibilidade de as mulheres apresentarem HSA é de 1,2 a 1,7 vezes maior do que os homens (possível influência hormonal)
Etnia	Minorias étnicas apresentam maior risco de HSA em relação à população caucasiana. A prevalência de fatores de risco e o acesso aos serviços de saúde para controlar esses fatores parecem influenciar a diferença
História familiar	Aneurismas familiares são fortes fatores de risco. Dois familiares de 1° grau com aneurisma aumentam o risco de ruptura em doentes mais jovens (pico nas 3ª ou 4ª décadas de vida) e nas mulheres (80%) em aneurismas < 6 mm (40% dos aneurismas) e aumenta a tendência de aneurismas múltiplos. A história familiar da HSA aneurismática também deve ser considerada
Síndromes genéticas	A prevalência de aneurismas em doentes com doença renal policística (doença autossômica dominante) é de 10% a 30% e a de múltiplos aneurismas, 31%. O risco de ruptura é de 10 a 20 vezes superior ao da população e há sangramento em 64% dos doentes antes dos 50 anos

(Continua)

Quadro 84.3 – Fatores de risco para HSA aneurismática (continuação).

Fatores de risco não modificáveis	
Localização do aneurisma	A possibilidade de ruptura é menor nos aneurismas da circulação posterior. Dentre os aneurismas da circulação anterior, há maior tendência de ruptura dos aneurismas da ACo e do CoP. Os ACI e da ACM são mais prevalentes
Tamanho do aneurisma	Este parâmetro não deve ser analisado isoladamente. Nos estudos ISUIA e ISAT, 50% dos aneurismas apresentavam menos do que 5 mm e 40% de 6 a 10 mm. Devem-se considerar os aneurismas que apresentam crescimento nos exames imagiológicos de controle. Aumento do tamanho indica necessidade de tratamento
Morfologia do aneurisma	Quanto maior a relação entre a altura do domo e a largura do colo, maior o risco da HSA. Outro fator é a presença de várias lobulações
História prévia de HSA	Doentes com HSA prévia apresentam maior risco de um novo evento hemorrágico
Sintomas compressivos	Défices de nervos cranianos decorrentes de compressão devem ser tratados emergentemente devido à elevada propensão à ruptura

HAS: hipertensão arterial sistêmica; HSA: hemorragia subaracnóidea; ACo: artéria comunicante anterior; CoP: segmento comunicante posterior da carótida interna; ACI: aneurismas da carótida interna; ACM: artéria cerebral média; ISUA: *International Study of Unruptured Intracranial Aneurysms Investigators*; ISAT: *International Subarachnoid Aneurysm Trial*.

Fonte: Desenvolvido pela autoria do capítulo.

Diagnóstico

O quadro clínico da HSA é bastante típico. Havendo suspeita, algumas medidas terapêuticas devem ser imediatamente adotadas. A cefaleia é descrita como a "pior dor de cabeça da vida", tem início súbito e comumente acompanha-se de náusea, vômitos e redução do nível e/ou conteúdo da consciência. Cinquenta por cento a 60% dos doentes podem apresentar cefaleia sentinela, ou seja, dor de cabeça súbita com intensidade menor, 1 a 2 semanas antes do sangramento principal. A hemorragia sentinela geralmente é causada por pequenas hemorragias no espaço subaracnóideo, crescimento ou hemorragia confinada à parede do aneurisma. São apresentações atípicas: crise convulsiva, desmaio, estado confusional e traumatismo craniano sem causa aparente.[1-5]

O exame físico revela meningismo em mais de 70% dos doentes, síndrome de Terson (hemorragia vítrea) decorrente do aumento abrupto da pressão intracraniana, hipertensão arterial, arritmia cardíaca decorrente da descarga simpática e défices focais que podem possibilitar localizar o aneurisma, como o acometimento do II nervo craniano (aneurisma do segmento oftálmico) da artéria carótida, III nervo craniano (aneurisma do segmento comunicante da artéria carótida interna), VI nervo craniano (hipertensão intracraniana ou lesão na fossa posterior), hemiparesia (aneurisma da artéria cerebral média), crises convulsivas e afasia (aneurisma da artéria cerebral média), abulia (aneurisma da ACo).[1-5]

Existem duas escalas clínicas que preveem o desfecho dos doentes com HSA aneurismática: a escala de Hunt-Hess e a da World Federation of Neurological Surgeons (WFNS) (Tabela 84.1).

Tabela 84.1 – Classificação clínica de Hunt-Hess e da WFNS *versus* mortalidade.

Grau	Hunt-Hess	WFNS (escala de coma de Glasgow para défice motor)		Mortalidade
I	Assintomático, cefaleia fraca	15	Ausente	11%
II	Cefaleia moderada a intensa, rigidez de nuca, comprometimento de nervo craniano	13 a 14	Ausente	26%
III	Sonolência, confusão mental, défice motor direto	13 a 14	Presente	37%
IV	Coma, hemiparesia	7 a 12	Presente ou não	71%
V	Coma profundo, descerebração, doente moribundo	3 a 6	Presente ou não	95% a 98%

WFNS: World Federation of Neurological Surgeons.
Fonte: Desenvolvida pela autoria do capítulo.

Após a adoção das medidas iniciais de estabilização, o primeiro exame complementar com o objetivo de confirmar o diagnóstico da HSA é a tomografia computadorizada (TC) do crânio (Figura 84.1). Sua sensibilidade é de cerca de 95% nas primeiras 24 horas e se reduz para 60% a 80% após 6 dias. Os achados tomográficos de sangramento podem ser graduados de acordo com a escala de Fisher (Tabela 84.2). Esses correlacionam-se com o risco de vasoespasmo.[2-4]

Figura 84.1 – Tomografia de crânio sem contraste de três doentes com HSA, evidenciando sangramento subaracnóideo, intraparenquimatoso e intraventricular.

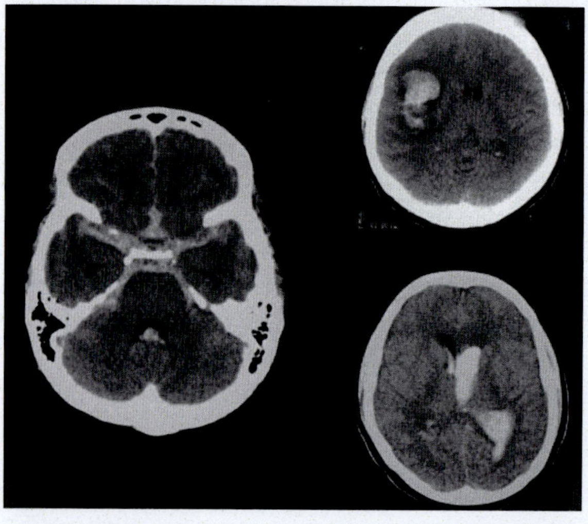

Fonte: Acervo da autoria do capítulo.

Tabela 84.2 – Classificação de Fisher baseada em achados tomográficos.

I	Sem sangramento visibilizado
II	Sangramento difuso no espaço subaracnóideo < 1 mm
III	Sangramento difuso > 1 mm
IV	Sangramento intraventricular ou intraparenquimatoso

Fonte: Desenvolvida pela autoria do capítulo.

Quando não há sinais de sangramento na TC do crânio, deve-se realizar a punção lombar. Havendo HSA, identifica-se quantidade anormal de eritrócitos. Deve-se descartar a hipóteses de acidente de punção, o qual é possível com a pesquisa de xantocromia após centrifugação do líquido cefalorraquidiano ou por espectrofotometria (mais sensível). Confirmando-se o diagnóstico de HSA, devem-se realizar exames de imagem para estabelecer o diagnóstico etiológico da HSA (Figura 84.2).

Figura 84.2 – Fluxograma para o diagnóstico da HSA.

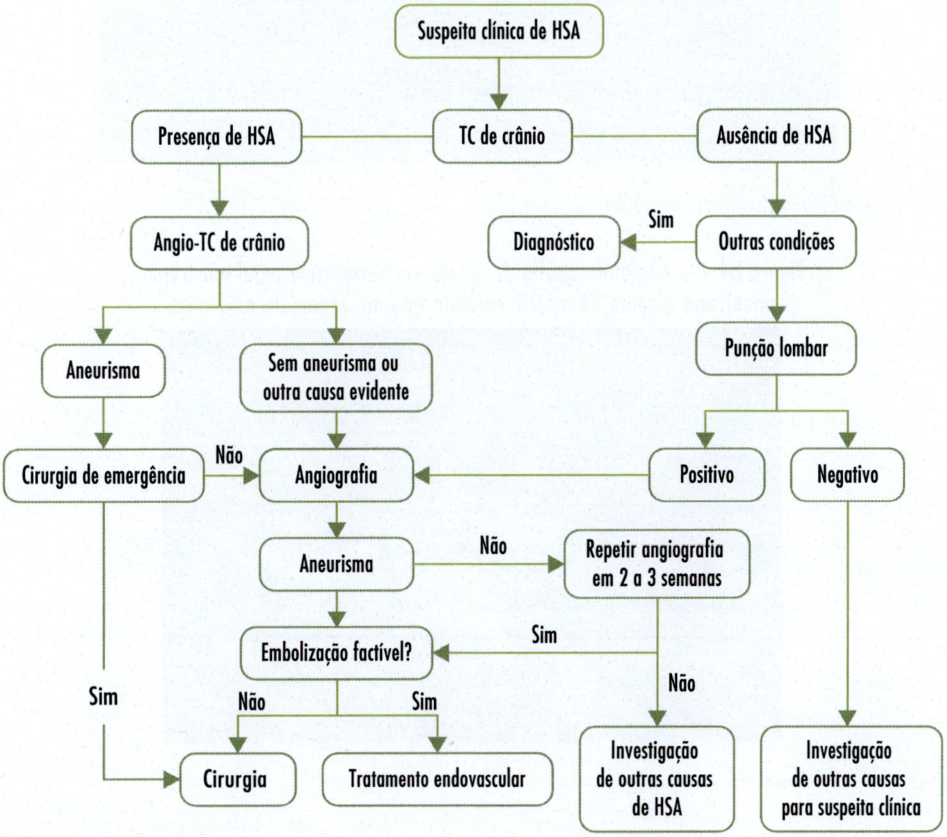

HSA: hemorragia subaracnóidea; TC: tomografia computadorizada.

Fonte: Acervo da autoria do capítulo.

O padrão-ouro para diagnóstico dos aneurismas intracranianos e para a avaliação de sua anatomia é a angiografia com subtração digital (Figura 84.3). Apesar de ser invasiva, a taxa de complicação é baixa, de 1,3%. Em condições de urgência, a angio-TC do crânio constitui excelente opção, apresenta boa disponibilidade, é segura, de rápida realização e capaz de demonstrar com mais clareza a relação dos aneurismas com as estruturas ósseas da base do crânio, bem como as calcificações na parede dos aneurismas, achados muito importantes para planejar o tratamento cirúrgico (Figura 84.4).[1-5]

Figura 84.3 – Angiografia com subtração digital em perspectiva de perfil mostrando aneurisma gigante de artéria carótida interna, segmento oftálmico.

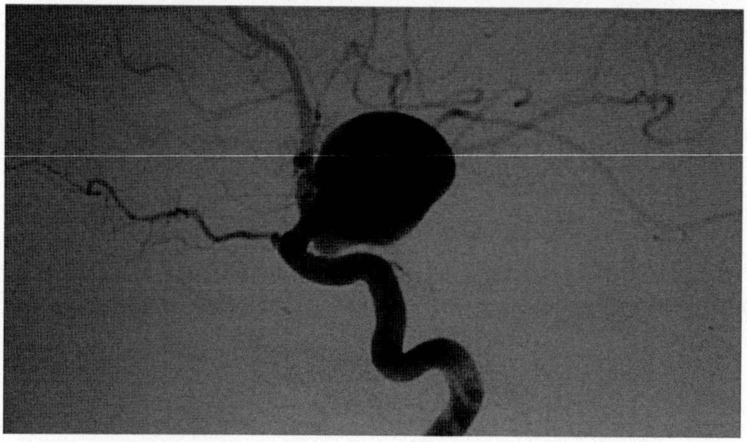

Fonte: Acervo da autoria do capítulo.

Figura 84.4 – Angiotomografia de crânio em perspectiva axial mostrando aneurisma gigante de artéria carótida interna, segmento oftálmico.

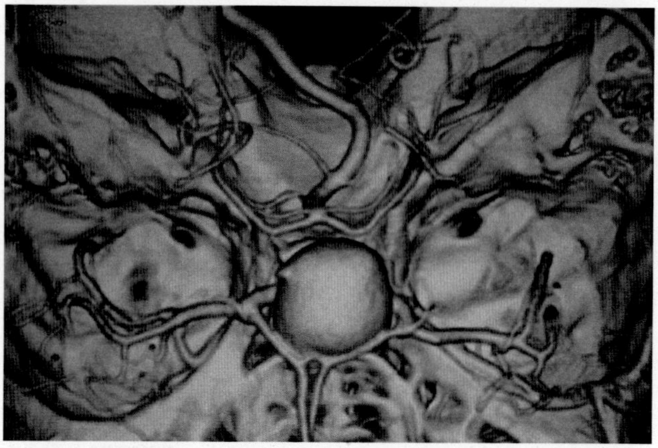

Fonte: Acervo da autoria do capítulo.

A angio-TC apresenta sensibilidade diagnóstica de 90% a 95% que se reduz à medida que o tamanho do aneurisma diminui (83% nos aneurismas menores que 5 mm). Geralmente, a angio-TC é o primeiro exame realizado para estabelecer o diagnóstico etiológico da HSA.

Havendo dúvidas diagnósticas ou necessidade de avaliação mais minuciosa, a angiografia torna-se necessária.[1-5]

HSA e aneurismas múltiplos

Vinte por cento a 30% dos doentes com HSA podem apresentar aneurismas múltiplos. Nesses casos, é importante definir o aneurisma roto com a TC do crânio para analisar os padrões do sangramento que podem sugerir a sua localização, além de outras variáveis (Quadro 84.4).[1,2,5]

Quadro 84.4 – Aneurismas múltiplos *versus* localização do aneurisma roto.

Localização do sangramento	Fissura silviana, fissura inter-hemisférica basal, fissura inter-hemisférica alta, cisterna interpeduncular e III ventrículo, fossa posterior e IV ventrículo, hematomas temporais
Localização do aneurisma	ACM, CoA, artéria pericalosa, topo de artéria basilar, AICA e PICA, CoP
Morfologia do aneurisma com maior possibilidade de rompimento	Aneurismas maiores, multilobulados, relação domo/colo aumentada, irregularidade do saco aneurismático
Local do aneurisma e possibilidade de HSA	• Circulação posterior > circulação anterior • Circulação anterior: CoA > CoP > ACM
Distribuição do vasoespasmo	Observar na angio-TC ou angiografia a localização predominante do vasoespasmo

ACM: artéria cerebral média; CoA: artérica comunicante anterior; CoP: segmento comunicante posterior da carótida interna; AICA: artéria cerebelar anteroinferior; PICA: artéria cerebelar pósteroinferior.

Fonte: Desenvolvido pela autoria do capítulo.

Em 10% a 15% dos doentes com HSA, não se identifica inicialmente a lesão vascular intracraniana. O aneurisma pode ser dificilmente visibilizado devido ao vasoespasmo ou compressão por hematoma adjacente. Quando houver sugestão de HSA aneurismática em doente em que a angiografia encefálica foi normal, nova angiografia deve ser realizada 2 a 3 semanas após a primeira.[1-5] Em casos de HSA perimesencefálica, não há necessidade de se repetir o exame.[4]

Referências bibliográficas

1. Vieira E, Azevedo Filho HC, Almeida NS et al. Hemorragia subaracnoidea por ruptura de aneurisma cerebral: diagnóstico e tratamento na fase aguda. *In*: Siqueira MG (ed.). Tratado de neurocirurgia. Barueri (SP): Manole, 2016. v. 1, p. 603-25.
2. Brown Jr RD, Broderick JP. Unruptured intracranial aneurysms: epidemiology, natural history, management options and familial screening. Lancet Neurol. 2014;13:393-404.
3. Andreasen TH, Bartek J, Andresen M et al. Modifiable risk factors for aneurysmal subarachnoid hemorrhage. Stroke. 2013;44:3607-12.
4. Conolly ES, Rabinstein AA, Carhuapoma JR et al. Guidelines for the management of aneurysmal subarachnoid hemorrhage: a guideline for healthcare professionals from the American Heart Association/American Stroke Association. Stroke. 2012;43:17111-37.
5. Suarez JI, Tarr RW, Selman WR. Aneurysmal Subarachnoid Hemorrhage. N Engl J Med. 2006;354:387-96.

Capítulo 85

Anomalias do Desenvolvimento Venoso e Telangiectasia

Nícollas Nunes Rabelo
Bruno Braga Sisnando da Costa
Vitor Salviato Nespoli
Eberval Gadelha Figueiredo

Anomalias do desenvolvimento venoso

A anomalia do desenvolvimento venoso (ADV), anomalia venosa, angioma venoso ou malformação venosa são anomalias venosas congênitas de baixo fluxo e baixa pressão não hereditárias. Existe a hipótese de que a isquemia intrauterina é precursora do desenvolvimento das veias medulares e resultaria no crescimento de veias colaterais para a drenagem venosas.[1] Diferem das malformações arteriovenosas (MAVs) porque são anomalias venosas entremeadas por tecido encefálico funcionante.

Apresenta como característica principal paredes venosas finas e hialinizadas com pouca camada elástica interna e camada muscular com espessura fina. As artérias e parênquimas nervosos situados entre os vasos são normais. Portanto, os angiomas venosos drenam o tecido encefálico normal[2] (Figura 85.1).

A exata prevalência das ADVs é desconhecida. Em alguns estudos, ela representa cerca de 0,4 casos/100 mil pessoas.[3] Ocorre em 2,9% das necropsias, mas com 65% dos casos revelando ser uma MAV. É comum associação entre MAVs e ADV, podendo chegar até 50%.

O diagnóstico geralmente é realizado na 3ª década de vida, mas também em crianças e em idosos, e não há distinção de prevalência entre homens e mulheres. O achado geralmente é incidental e habitualmente realizado durante a investigação da epilepsia, infarto cerebral ou tumor do sistema nervoso (10% a 20%).[3]

Localizam-se geralmente na região dos sistemas venosos superficial e profundo, mais frequentemente no cerebelo e cérebro, respectivamente, em locais adjacentes à superfície ependimária dos ventrículos supridas pela artéria cerebral média ou na região da veia de Galeno. No cérebro e nas proximidades do plexo coroide e núcleo denteado no cerebelo.

Associa-se a outras malformações como as MAVs, cavernomas (23% a 33%) e telangectasias.[4] Supõe-se que a hipertensão venosa regional induz a formação da malformação cerebral (MC) devido à diapedese das hemácias e liberação de fatores tróficos angiogênicos.

Figura 85.1 – Representação artística de ADV, ou seja, da malformação congênita de algumas veias cerebrais que se dilatam mais do que o habitual.

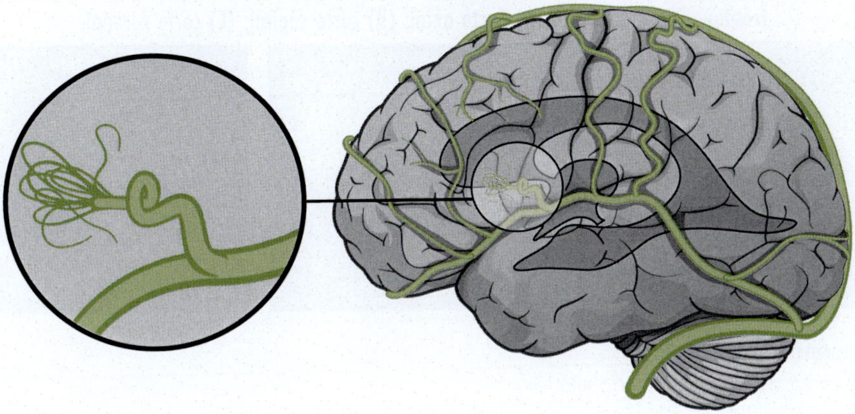

ADV: anomalia do desenvolvimento venoso
Fonte: Adaptada de Gidalti Moura Jr.

Nos exames de imagem as ADVs são evidenciadas como estruturas que captam contraste, têm formato estrelado ("explosão estrelar") ou linear, como veias transcorticais, sem evidências de anomalias parenquimatosas. As fases capilar e arterial do exame de angiografia são normais e, na fase venosa, evidencia-se lesão com forma de "cabeça de medusa", ou seja, de arcada de veias. Pode também apresentar-se com a aparência de veias de drenagem longas, *blush* capilar e *flow-void* (ressonância magnética).[4]

As ADVs geralmente são silenciosas. Raramente são sintomáticas e podem causar: crises convulsivas, hemorragia, infarto venoso défice focal e cefaleia. As hemorragias respondem por 8% a 43% dos casos sintomáticos.[3] São mais frequentes quando as ADVs localizam-se na fossa posterior ou nas gestantes; o risco de sangramento anual é 0,22% e não se relaciona ao sexo, localização e tamanho da lesão. A taxa de sangramento dos MCs é semelhante e a taxa de ressangramento corresponde a 18,5% no 1º ano. As convulsões podem decorrer da trombose das veias, mecanismo também envolvido nos défices focais.[5]

As ADVs raramente causam morbi/mortalidade significativas porque drenagem venosa do parênquima cerebral é normal; mas, havendo anormalidade do fluxo, pode ocorrer infarto venoso. Os angiomas devem ser mantidos quando se realiza a cirurgia para tratar a MC associada. A cirurgia para tratar o angioma propriamente dito é reservada apenas quando há sangramento documentado ou crise convulsiva incontrolável atribuídas à ADV (Figura 85.2).

Telangiectasia

A telangiectasia, também denominada malformação capilar, compõe-se de dilatações capilares contendo tecido nervoso normal. Consiste de ectasia de capilares com paredes finas, entremeados de tecido nervoso com arquitetura normal, sem gliose e sem deposição de hemossiderina.

Sua prevalência varia de 0,06% a 0,4%, nos estudos de necrópsia. É mais frequente na ponte e pode coexistir com outras malformações vasculares e síndromes vasculares do sistema nervoso central, como a de Rendu-Osler-Weber, ataxia-telangiectasia e Wyburn-Mason e com MC.

Figura 85.2 – RM ponderada contrastada em T1 revelando vasos sanguíneos confluentes no angioma venoso com cavernoma associado. Evidencia-se um vaso de drenagem dilatado e hematoma parassagital frontoparietal esquerdo. (A) Corte axial; (B) corte sagital; (C) corte coronal.

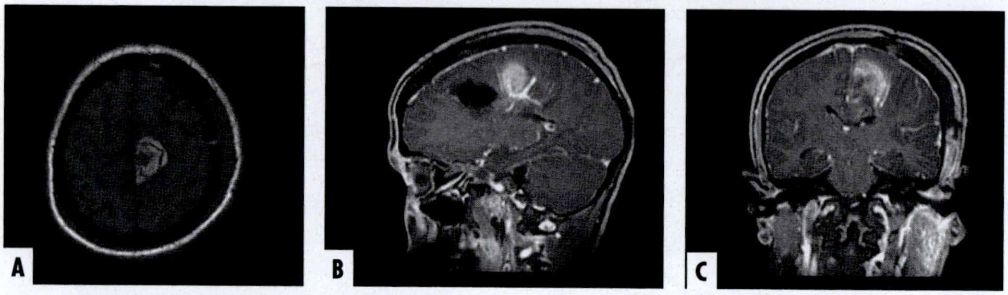

RM: ressonância magnética.
Fonte: Acervo da autoria do capítulo.

A doença de Rendu-Osler (telangiectasia hemorrágica hereditária) é uma síndrome neurocutânea familiar caracterizada pela presença de malformação vascular multissistêmica. As malformações do fígado, pulmão e regiões musculocutâneas são malformações venosas complexas, e não necessariamente telangiectasias. Está presente em 5% a 11% dos doentes com MAVs, propriamente ditas, associadas.

É frequente a identificação de telangiectasias capilares nos exames de imagem sem sangramento e frequentemente ocultas angiograficamente. O exame de tomografia computadorizada do crânio na maioria das vezes é normal, mas pode haver captação e realce variáveis de contraste sem efeito de massa. Pode apresentar realce no exame de ressonância magnética, particularmente na ponte. O diagnóstico diferencial é com neoplasias e doenças inflamatórias.

Os doentes geralmente são assintomáticos. Há relatos de associar-se a hemorragias, convulsões, paralisia de nervos cranianos, anormalidades extrapiramidais e síndromes isquêmicas focais. A hemorragia é muito rara, devendo haver cautela antes de atribuir-se sangramento intracraniano à telangiectasia.

Referências bibliográficas

1. Saito Y, Kobayashi N. Cerebral venous angiomas: clinical evaluation and possible etiology. Radiology [Online]. 1981 Apr;139(1):87-94. Disponível em: http://www.ncbi.nlm.nih.gov/pubmed/7208947.
2. Maeder P, Gudinchet F, Meuli R et al. Development of a cavernous malformation of the brain. AJNR Am J Neuroradiol [Online]. 1998;19(6):1141-3. Disponível em: http://www.ncbi.nlm.nih.gov/pubmed/9672028.
3. Hon JML, Bhattacharya JJ, Counsell CE et al. The presentation and clinical course of intracranial developmental venous anomalies in adults: a systematic review and prospective, population-based study. Stroke [Online]. 2009 Jun;40(6):1980-5. Disponível em: http://www.ncbi.nlm.nih.gov/pubmed/19390075.
4. Töpper R, Jürgens E, Reul J et al. Clinical significance of intracranial developmental venous anomalies. J Neurol Neurosurg Psychiatry [Online]. 1999 Aug;67(2):234-8. Disponível em: http://www.ncbi.nlm.nih.gov/pubmed/10407000.
5. Garner TB, Kelly DL, Laster DW et al. The natural history of intracranial venous angiomas. J Neurosurg [Online]. 1991 Nov;75(5):715-22. Disponível em: http://www.ncbi.nlm.nih.gov/pubmed/1919693.

Capítulo 86

Cavernomas

Maurício Mandel
Vitor Salviato Nespoli
Eberval Gadelha Figueiredo

Introdução

Os cavernomas, também conhecidos como malformações cerebrais cavernomatosas, hemangiomas cavernosos ou angiomas cavernosos são lesões vasculares de baixo fluxo compostas de canais vasculares finos e dilatados com propensão variável para hemorragia. Não há parênquima encefálico entre essas lesões.

Epidemiologia

Os cavernomas são comuns (0,4% a 0,5% da população, de acordo com estudos de ressonância magnética – RM e de necrópsia). Podem estar localizados em todo o sistema nervoso central (80% são supratentoriais, 15% localizam-se no tronco encefálico e gânglios da base e 5%, na medula espinal).[1] Acometem igualmente homens e mulheres. Podem ser esporádicos ou familiares. Os esporádicos são mais comuns e ocorrem em doentes com uma ou duas lesões sem história familiar. Os familiares são autossômicos dominantes e raras (6% dos casos) e caracterizam-se com presença de lesões. Três genes foram relacionados às apresentações familiares: KRIT1 (CCM1), MGC4607 (CCM2) e PDCD10 (CCM3).[2]

Anatomia patológica

Têm aparência macroscópica de amora, resultado de diversos episódios de trombose e de recanalização. Apesar de não serem encapsuladas, estas lesões são envoltas por tecido gliótico resultante de micro-hemorragias repetidas. As malformações cavernomatosas são aglomerados de cavidades sinusoidais recobertas por endotélio sem evidência de desenvolvimento de estruturas vasculares normais, como *tight junctions*, músculos lisos ou adventícia.

História natural

Hemorragias

O risco de hemorragia dos cavernomas não está definido, em parte porque a definição do que seria a hemorragia é controversa. Os cavernomas são recobertos por camada de hemossiderina, indicativa de pequenos sangramentos, mas a maioria dos autores não considera esse achado como hemorragia. Há consenso de que o risco da hemorragia clinicamente significativa é bem inferior do que ocorre com as malformações arteriovenosas. Na classificação de Zabramski, esse impasse é parcialmente solucionado (Quadro 86.1).[3]

De acordo com estudos retrospectivos, o risco de hemorragia varia de 0,25% a 2,3% ao ano. Já de acordo com estudos prospectivos, doentes que já apresentaram hemorragia apresentam grande possibilidade de apresentar um novo episódio hemorrágico (4,5% ao ano) em relação aos doentes em que o cavernoma foi achado incidental (0,6% ao ano). As lesões localizadas no tronco encefálico apresentam maior probabilidade de sangrar (10,6% ao ano).[4]

Os dados sobre doentes com cavernoma na medula espinal são escassos e controversos. Nesses doentes, o risco de sangramento estimado é de 1,4% a 4,5% ao ano e, quando as lesões são sintomáticas, o risco de ressangramento é muito elevado.[4]

Apesar das controvérsias, para alguns autores, gravidez e puerpério são fatores de risco para o sangramento dos cavernomas. Questiona-se se a presença de cavernoma deve ser argumentada para influenciar a conduta obstétrica.

Epilepsia

O risco de nova crise em doentes com cavernoma supratentorial é de aproximadamente 2,4% ao ano.

Apresentações clínicas

Lesões supratentoriais

De 40% a 80% dos sintomas apresentados pelos doentes com cavernoma supratentorial decorrem das crises epiléticas, muitas vezes relacionados a novos sangramentos. Possivelmente decorre da decomposição da hemossiderina que liberaria ferro, elemento epileptogênico, no tecido encefálico adjacente. Outros sintomas relacionam-se a novos sangramentos em áreas específicas, causando défices específicos; motores ou sensitivos, por exemplo[5] (Figura 86.1).

Lesões do tronco cerebral

Nos doentes com lesões no tronco encefálico, podem ocorrer défices neurológicos focais relacionados à localização do cavernoma e ao sentido do sangramento. Os sintomas podem se resolver espontaneamente alguns meses após o sangramento (Figura 86.2).

Lesões da medula espinhal

Os doentes com cavernoma na medula espinhal apresentam défice motor ou sensitivo súbito decorrente de importante hemorragia aguda, mielopatia ou radiculopatia lentamente progressivas decorrentes de pequenos sangramentos repetidos (Figura 86.3).

Quadro 86.1 – Classificação de Zabramski.

Tipo	Ressonância	Patologia	História natural
Tipo IA	• T1: hipersinal no foco de hemorragia • T2: hiper ou hipossinal no foco da hemorragia • Pode haver edema localizado	Foco de sangramento ao redor da lesão, fora da cápsula	• Praticamente todas as lesões são sintomáticas. Novas hemorragias são muito frequentes nas lesões sintomáticas do tronco encefálico (até 60% ao ano) • A média é de 25% a 30% por ano
Tipo IB	• T1: foco de hemorragia com hipersinal • T2: foco de hemorragia com hiper ou hipossinal envolto por camada de hipossinal	Foco subagudo de sangramento no interior da lesão	• Risco de hemorragia aumentado quando as lesões do tronco encefálico e dos gânglios da base são sintomáticas (5% a 10% ao ano) • Menor risco quando as lesões são assintomáticas (0,5% a 1% por ano)
Tipo II	• T1 e T2: sinal misto heterogêneo central	Áreas loculadas de sangramento e trombose em vários estágios evolutivos envoltos por áreas de gliose e encefálica com hemossiderina. Pode haver calcificação	• Risco de 4% a 5% ao ano em doentes sintomáticos • Risco de 0,5% a 1% ao ano em doentes assintomáticos
Tipo III	• T1: iso ou hipossinal • T2: hipossinal • T2:* periferia da lesão com hipossinal, mas magnificada em relação ao T2	Hemorragia crônica resolvida havendo tecido encefálico com depósito de hemossiderina ao redor da lesão	• Raramente sintomáticas • Risco de sangramento baixo (< 0,5% ao ano)
Tipo IV	• T1: má visibilização • T2: má visibilização • T2:* lesões puntiformes	Telangiectasias	• Nunca são sintomáticas • Baixíssimo risco de sangramento

Fonte: Zabramski JM, Wascher TM, Spetzler RF et al., 1994.

Diagnóstico

Como os cavernomas têm fluxo sanguíneo lento, não são visibilizados nos exames de angiografia. A tomografia computadorizada (TC), apesar de ter sensibilidade inferior a 50%, possibilita identificar sangramentos agudos e visibilizar calcificações. O melhor método diagnóstico é o exame de RM, pois possibilita identificar e caracterizar os cavernomas. Apresenta-se como lesões focais, reticuladas, em "sal e pimenta" em T2 e circundados por anel de hipossinal (depósito de hemossiderina). As imagens em gradiente eco apresentam grande sensibilidade para a hemossiderina e podem demonstrar lesões puntiformes sugestivas de cavernomas. As imagens em T1 com contraste possibilitam identificar anomalias do desenvolvimento venoso, muitas vezes associadas aos cavernomas. Cavernomas associados a anomalias do desenvolvimento venoso apresentam risco maior de sangramento clinicamente significativo.[3]

Figura 86.1 – RM axial do encéfalo de doente do sexo feminino, com 43 anos de idade, portador de lesão tipo II, de acordo com a classificação de Zabramski, que apresentou crise convulsiva. (A e B) Evidencia-se lesão frontal esquerda com aspecto de "amora"; (C) magnificação clássica de lesão com o gradiente eco.

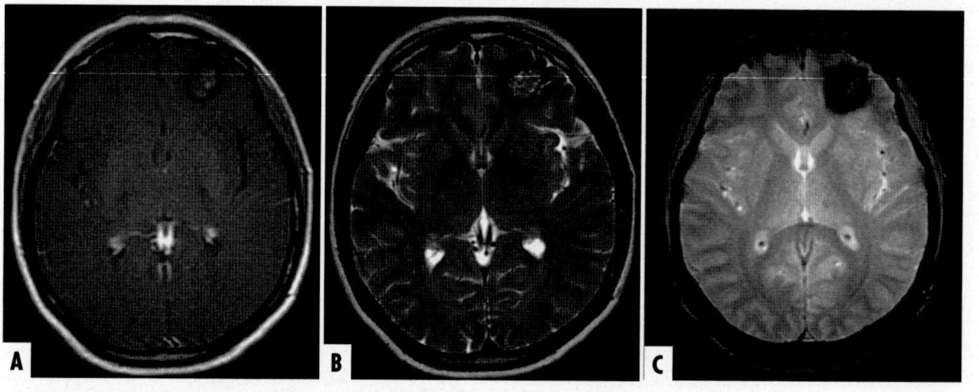

RM: ressonância magnética.

Fonte: Cortesia do Departamento de Neurologia do Hospital das Clínicas da Faculdade de Medicina da Universidade de São Paulo (HC-FMUSP).

Figura 86.2 – RM axial do crânio de doente do sexo feminino, com 32 anos de idade, grávida (28 semanas) que apresentou défice motor súbito e parestesias no hemicorpo esquerdo. Presença de área de hipersinal com T1, localizada exteriormente ao cavernoma (lesão do tipo IA).

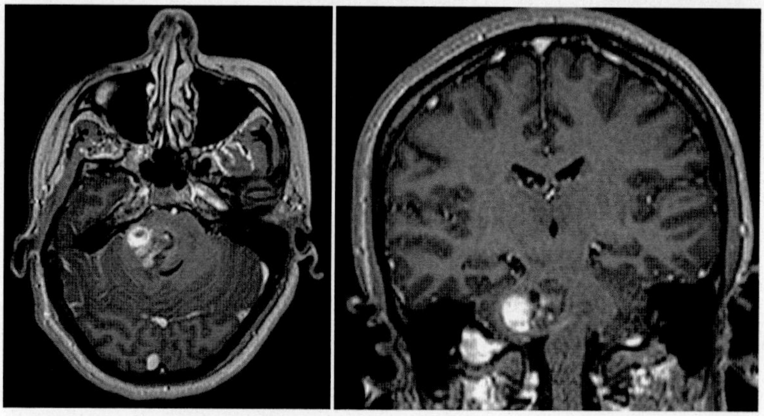

Fonte: Cortesia do Departamento de Neurologia do Hospital das Clínicas da Faculdade de Medicina da Universidade de São Paulo (HC-FMUSP).

Figura 86.3 – RM da medula espinal cervical de doente do sexo masculino, com 33 anos de idade, quadro progressivo e insidioso de parestesia nos quatro membros e défice motor no membro superior direito. (A e B) Cortes sagitais revelando lesão circundada por alo de hemossiderina; (C) corte axial revelando lesão tipo III de Zabramski.

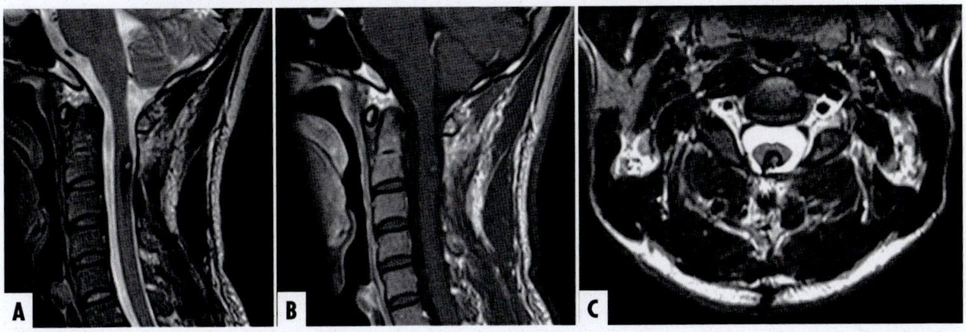

RM: ressonância magnética.

Fonte: Cortesia do Departamento de Neurologia do Hospital das Clínicas da Faculdade de Medicina da Universidade de São Paulo (HC-FMUSP).

Tratamento

Indicação de tratamento

A indicação de tratamento ainda é controversa, pois a história natural dos cavernomas ainda não foi compreendida. Não há recomendações baseadas em evidências para a conduta. Há consenso relativo em classificar-se os doentes como assintomáticos (cavernomas incidentais) e sintomáticos ou de acordo com a localização dos cavernomas superficiais em áreas não eloquentes. A indicação de tratamento diverge dos cavernomas profundos e/ou localizados em áreas eloquentes (Figuras 86.4 e 86.5).

Cirurgia

O tratamento curativo dos cavernomas deve ser cirúrgico. O neurocirurgião deve adotar cuidados para definir os riscos do procedimento operatório em relação à história natural do cavernoma. A técnica cirúrgica varia na dependência da localização ou hábitos do local em que o doente é operado. O uso de equipamentos de localização especial (neuronavegação ou estereotaxia) e de monitorização eletrofisiológica são recomendáveis para tratar esses doentes. Recomenda-se remover o halo de hemossiderina e o tecido infiltrado com hemossiderina juntamente com a lesão de doentes com epilepsia e cavernoma supratentorial quando não houver risco de défice neurológico[6] (Figuras 86.6 e 86.7).[7]

Radioterapia

A radioterapia, incluindo-se a radioterapia estereotáctica fracionada e a radiocirurgia, não são indicadas para tratar cavernomas, pois não evitam eventos hemorrágicos imediatos, só tardiamente. Doentes com lesões profundas alocadas no tronco encefálico ou gânglios da base podem apresentar novos défices neurológicos decorrentes da atividade actínica e muitos (17% a 59%) apresentam edema encefálico decorrente da irradiação.[6]

Figura 86.4 – Fluxograma para tratamento dos cavernomas superficiais supra e infratentoriais. As setas tracejadas indicam o fluxo de conduta para doentes assintomáticos e, as setas contínuas, para sintomáticos.

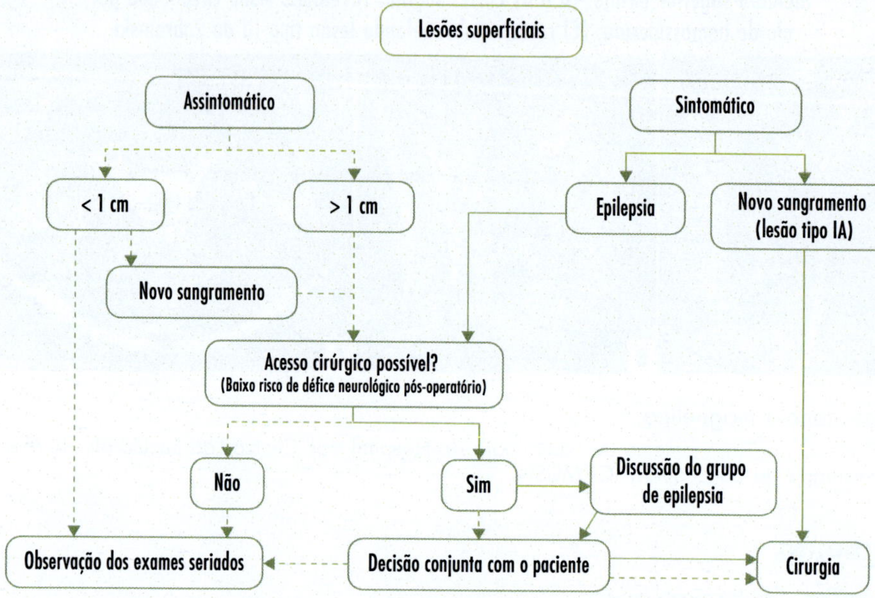

Fonte: Adaptada de Spetzler RF, Yashar M, Kalani S et al., 2015.

Figura 86.5 – Fluxograma para tratamento dos cavernomas profundos (tronco encefálico ou gânglios da base). Há tendência de se tratar as lesões sintomáticas profundas com novo sangramento com cirurgia; entretanto, o doente deve ser avaliado individualmente, principalmente em relação à localização e ao montante do sangramento.

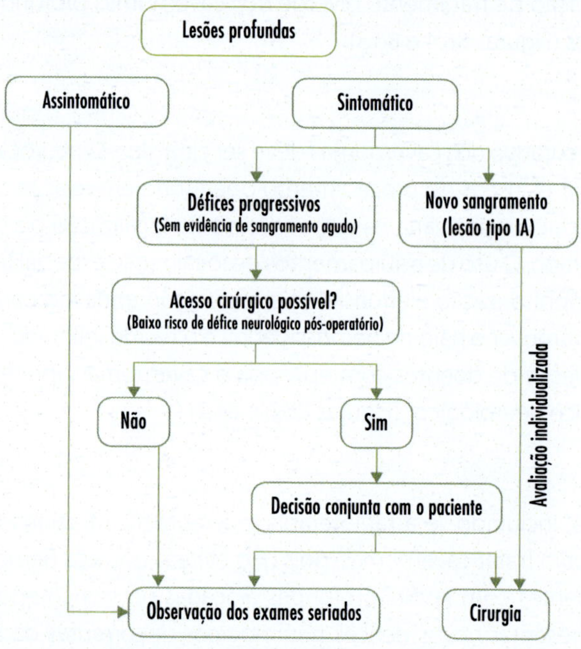

Fonte: Adaptada de Spetzler RF, Yashar M, Kalani S et al., 2015.

Figura 86.6 – RM e TC do crânio de doente do sexo masculino, com 45 anos de idade, com cavernoma mesial temporal à esquerda que apresentou crise convulsiva. (A) Corte axial em T1 com contraste de RM do encéfalo; (B) corte coronal em T2; (C) corte sagital em T1 com contraste. Evidenciam-se regiões em que houve sangramento intralesional (lesão tipo IB de Zabramski); (D) doente foi submetido à ressecção da lesão pelo acesso transpalpebral sem intercorrência; (E) TC do crânio no momento pós-operatório imediato demonstrando ressecção completa da lesão; (F) reconstrução tridimensional da TC revelando a minicraniotomia fronto-orbital-zigomática realizada através do acesso transpalpebral.

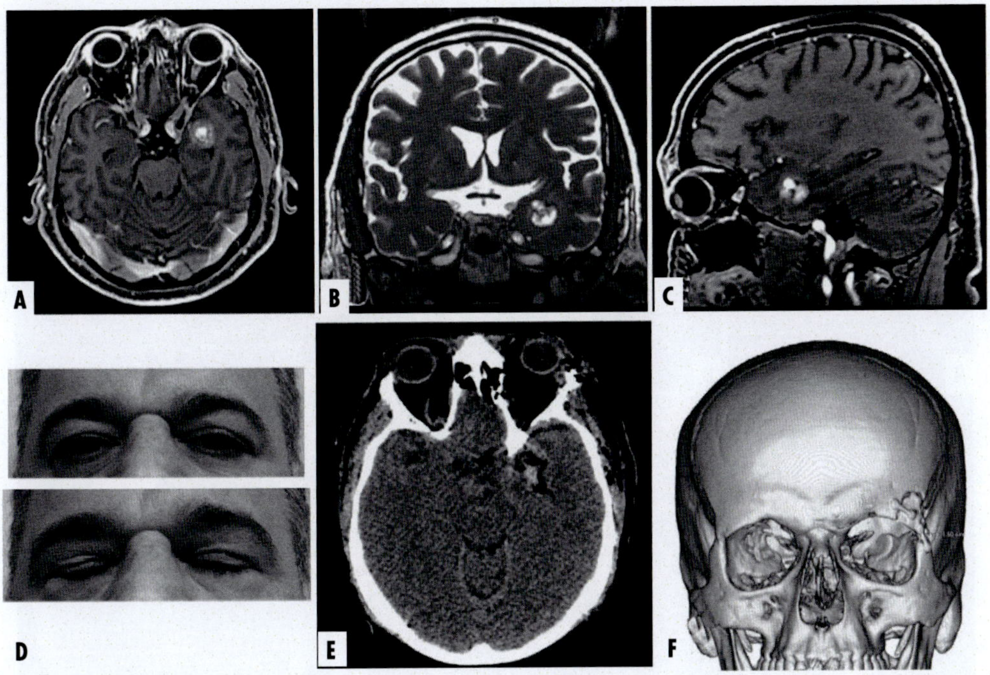

RM: ressonância magnética; TC: tomografia computadorizada.
Fonte: Acervo da autoria do capítulo.

Prognóstico

Quando o cavernoma é removido completamente, o doente deve ser considerado curado; mas quando a remoção é parcial, o doente mantém-se sob risco de novos eventos hemorrágicos.

Figura 86.7 – (A, B e C) RM, TC do crânio e fotografias do campo operatório de doente do sexo feminino, de 56 anos de idade e diagnóstico de doença de Parkinson. A RM evidenciou cavernoma talamomesencefálico. Foi submetida ao implante dos eletrodos encefálicos profundos para tratamento da doença e apresentou melhora dos sintomas e 4 anos depois apresentou défice motor progressivo, espasticidade no hemicorpo esquerdo; (D) visão intraoperatória do campo operatório demonstrando parede posterior do mesencéfalo. A seta azul destaca uma veia presente no sulco mesencefálico posterolateral e a seta verde, o IV nervo craniano contornando o tronco encefálico; (E) início da ressecção expondo o cavernoma (aspecto de amora com pequenas lobulações); (F) final da ressecção e cavidade cirúrgica sem cavernoma; (G) TC pós-operatória do crânio revelando a ressecção completa da lesão.

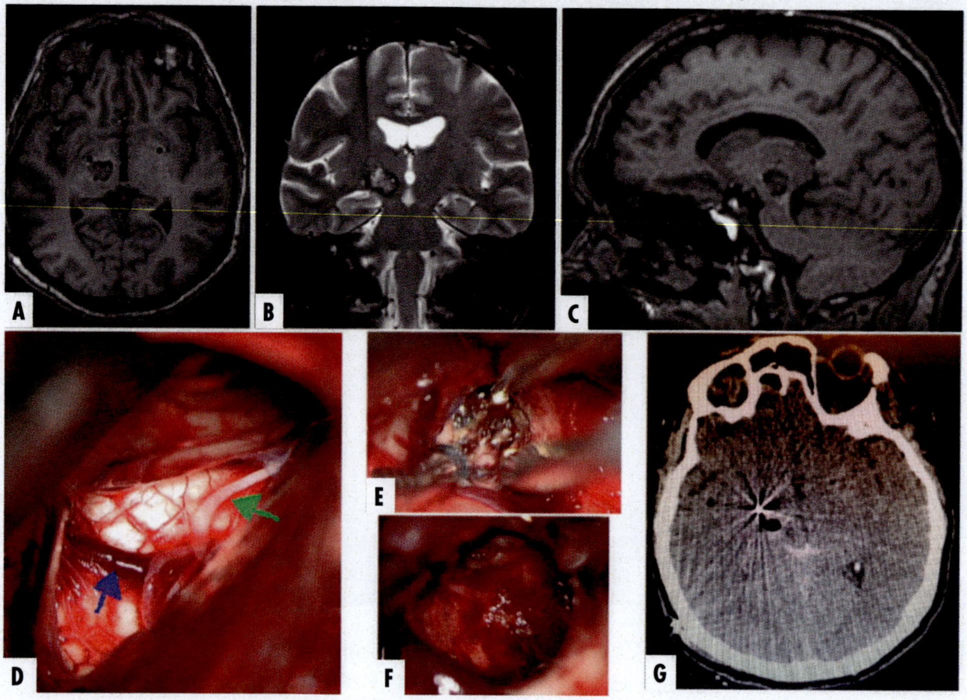

RM: ressonância magnética; TC: tomografia computadorizada.
Fonte: Acervo da autoria do capítulo.

Referências bibliográficas

1. D'Angelo VA, Amoroso R, Cali A et al. Supratentorial cerebral cavernous malformations: clinical, surgical and genetic involvement. Neurosurg Focus [Online]. 2006 Jul 15;21(1):e9. Disponível em: http://www.ncbi.nlm.nih.gov/pubmed/16859262.
2. Leblanc GG, Golanov E, Awad IA et al. Biology of vascular malformations of the brain. Stroke [Online]. 2009 Dec;40(12). Disponível em: https://www.ahajournals.org/doi/10.1161/STROKEAHA.109.563692.
3. Zabramski JM, Wascher TM, Spetzler RF et al. The natural history of familial cavernous malformations: results of an ongoing study. J Neurosurg [Online]. 1994 Mar;422-32. Disponível em: https://thejns.org/view/journals/j-neurosurg/80/3/article-p422.xml.

4. Taslimi S, Modabbernia A, Amin-Hanjani S et al. Natural history of cavernous malformation. Neurology [Online]. 2016 May 24;86(21):1984-91. Disponível em: http://www.neurology.org/lookup/doi/10.1212/WNL.0000000000002701.
5. Rosenow F, Alonso-Vanegas MA, Baumgartner C et al. Cavernoma-related epilepsy: review and recommendations for management – Report of the Surgical Task Force of the ILAE Commission on Therapeutic Strategies. Epilepsia [Online]. 2013 Dec;54(12):2025-35. Disponível em: http://doi.wiley.com/10.1111/epi.12402.
6. Spetzler RF, Yashar M, Kalani S et al. Neurovascular surgery [Online]. Stuttgart: Georg Thieme Verlag, 2015. Disponível em: http://www.thieme-connect.de/products/ebooks/book/10.1055/b-003-122312.
7. Mandel M, Figueiredo EG, Mandel SA et al. Minimally invasive transpalpebral endoscopic-assisted amygdalohippocampectomy. Oper Neurosurg [Online]. 2017 Feb 1;13(1):2-14. Disponível em: https://academic.oup.com/ons/article/13/1/2/2608022.

Capítulo 87

Malformações Cavernosas em Crianças

Hamilton Matushita

Introdução

As malformações cavernosas ou cavernomas (CVs) foram classificadas no passado como lesões vasculares (malformações arteriovenosas – MAVs ocultas, malformações venosas e malformações capilares ou telangiectasias), sob a denominação de malformações vasculares crípticas. O termo descrevia lesões vasculares pequenas (menores de 2 cm), não visibilizadas angiograficamente até a manifestação das hemorragias. O diagnóstico destas lesões aumentou após a aplicação da ressonância magnética (RM) na prática neurológica. Os CMs e as MAVs ocultas são as causas mais frequentes de hemorragias e epilepsia. As malformações venosas e as telangiectasias raramente têm significado clínico e comumente são diagnosticados incidentalmente.

Epidemiologia e anatomia patológica

Os CVs representam 5% a 13% das malformações vasculares, manifestam-se mais frequentemente nas 3ª a 5ª décadas de vida e são menos frequentes em crianças, cuja incidência é desconhecida. Fortuna e colaboradores (1989)[1] reuniram 50 casos de CVs em crianças antes de 1988; a média das idades foi de 7,7 anos; houve distribuição bimodal, antes dos 3 anos e aos 11 anos de idade e foram mais frequentes no compartimento supratentorial (80%) do que no infratentorial (15% no cerebelo, 5% no tronco encefálico).

Macroscopicamente, as lesões assemelham-se a framboesas, têm dimensões variadas, são lobuladas, têm cor vinhosa, podem apresentar cistos e áreas calcificadas e desenvolvem-se no interior do parênquima encefálico. Microscopicamente, são constituídas de pequenos vasos dilatados compostos de camada endotelial, adventícia delgada sem fibras elásticas e sem tecido cerebral no seu interior. Perifericamente, o tecido é gliótico, há resíduos de hemorragias prévias e, frequentemente, anomalias venosas associadas. A suplência vascular é múltipla e de pequenas artérias.

Manifestações clínicas e fisiopatologia

São descritas várias apresentações de CVs: solitárias, múltiplas, iatrogênicas e familiares. As solitárias são mais frequentes; predominam no compartimento supratentorial.[2] São múltiplos e muitas vezes familiares (18,7%) dos CMs. Apresenta-se como múltiplos nas formas familiares, variando de 50% a 70%, e entre 33% nas formas esporádicas. Correlacionam-se as apresentações familiares com três *locus* genéticos: CCM1, CCM2 e CCM3. CCM1, do cromossomo 7q, está presente em famílias hispânicas e 7q21-22, em famílias não hispânicas; famílias brancas e não hispânicas estão relacionadas aos *locus* CCM2 e CCM3 nos cromossomos 7q15-p13 e 3q25.2-q27, respectivamente. Embora a maioria dos CVs seja espontâneo ou genético, há apresentações adquiridas secundárias à irradiação. Em aproximadamente 20% dos casos familiares e esporádicos de CVs múltiplos não há mutação genética identificada.[3,4]

A epilepsia é a apresentação clínica mais comum (45,4%) dos CVs supratentoriais. É causada pela irritação cortical, presença de calcificação e gliose periférica ao CV e acúmulo de produtos da degradação da hemoglobina (hemossiderina). O risco de o doente com CVs apresentar crise epiléptica é de 6% em 5 anos.[5]

A hemorragia é a segunda forma mais comum de apresentação clínica (27,3%). Histologicamente, a hemorragia está presente em todos os CVs. As crianças queixam menos frequentemente de cefaleia e apresentam menos défices neurológicos focais do que os adultos. A hemorragia decorre da fragilidade dos vasos sinusoides dos CVs e de variações dos parâmetros hemodinâmicos. A hemorragia pode ser microscópica ou formar hematoma e compressões encefálicas. Nas micro-hemorragias, ocorrem extravasamento ou diapedese de hemácias e são identificadas como halo de hemossiderina ao redor do CV nas imagens de RM em T2 (Figura 87.1). Ocorre hemorragia sintomática em 56% dos doentes. O risco anual de sangramento é de 0,6% e aumenta para 4,5% quando o CV CMs já sangrou previamente. Na Tabela 87.1, apresentam-se os riscos de sangramento dos CVs.

Figura 87.1 – Paciente com 14 anos de idade com CV frontal direita. (A) TC sem contraste revelando lesão calcificada; (B a D) RM revelando lesão frontal captante de contraste e com aspecto de pipoca. Na imagem em T2, evidencia-se halo hipointenso de hemossiderina.

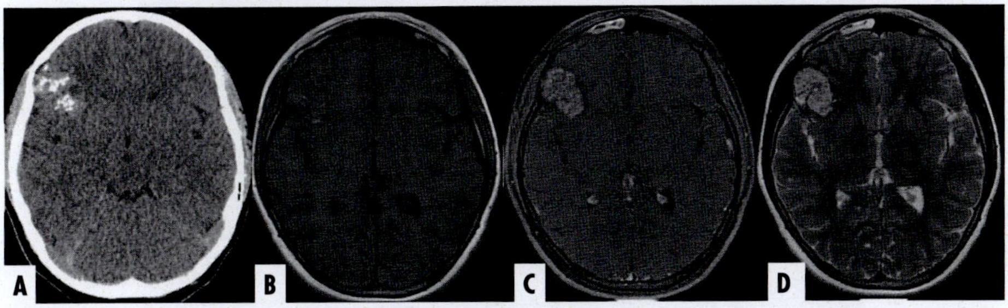

CV: cavernoma; TC: tomografia computadorizada; RM: ressonância magnética.

Fonte: Cortesia do Hospital das Clínicas da Faculdade de Medicina da Universidade de São Paulo (HC-FMUSP).

Os CVs podem crescer com o passar do tempo, em decorrência do processo de sangramento, formação e organização do coágulo pelas células- gliais, recanalização e novos sangramentos. Esse mesmo processo justifica a formação de cistos grandes, resultados da absorção de áreas de coágulo e subsequente crescimento devido a processos osmóticos.

Tabela 87.1 – Risco anual de sangramento dos CVs.

Situações	Risco anual de sangramento
Geral	1,6% a 3,1%
Incidentais	0,08% a 0,2%
Qualquer CV não roto	0,3% a 0,6%
CVs rotos	4,5% a 22,9%
Risco no 1° ano em CVs rotos	14% a 18%

CV: cavernoma.

Fonte: Kivelev J, Laakso A, Niemela M et al., 2011.

Tratamento

O tratamento expectante consiste nos cuidados direcionados aos sintomas, ao sangramento agudo e à epilepsia. O tratamento conservador é adotado quando o CV é incidental, assintomático e, principalmente, quando profundo e localizado em áreas eloquentes e quando a lesão sintomática não é identificada nos doentes com CVs múltiplos. A ressecção cirúrgica geralmente é indicada para tratar os CVs sintomáticos, principalmente quando não localizados em áreas eloquentes. Mesmo quando a epilepsia é bem controlada com medicamentos antiepilépticos, a cirurgia pode ser indicada com a finalidade de curá-la. Fortuna e colaboradores (1989) observaram que a taxa de cura da epilepsia foi de 73,2% com o tratamento operatório das áreas eloquentes.[1] Recomenda-se a ressecção cirúrgica dos CVs presentes em áreas eloquentes devido à elevada tendência de ressangramento (Figura 87.2); o mapeamento anatômico e fisiológico minimiza os riscos das cirurgias nas áreas eloquentes.

Figura 87.2 – CV do tronco encefálico (ponte baixa, infratrigeminal). (A, B e C) Imagens pré-operatórias; (D, E e F) imagens de RM operatória (intervalo de seguimento de 2 anos).

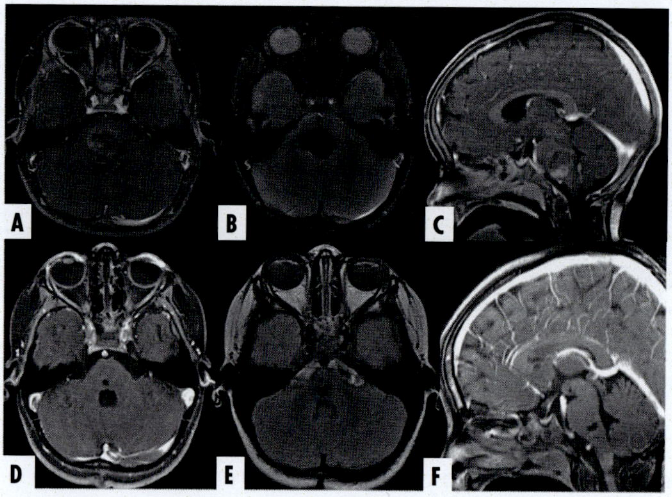

CV: cavernoma; RM: ressonância magnética.

Fonte: Cortesia do Hospital das Clínicas da Faculdade de Medicina da Universidade de São Paulo (HC-FMUSP).

De acordo com o sistema de estratificação de risco cirúrgico dos CVs (Tabela 87.1), os resultados são bons em 87% dos CVs grau I, em 79% dos CVs grau II e em 46% dos CVs grau III. Os resultados cirúrgicos dependem da condição neurológica pré-operatória e da localização da lesão. O tamanho dos CVs se relacionou ao risco cirúrgico.[6]

A classificação envolve três graus de CVs: grau 1 = 1 ponto; grau 2 = 2 pontos; e grau 3 = 3 pontos (Tabela 87.2).[6]

É controversa a utilização de radioterapia em crianças para tratar os CVs.[7] Os efeitos deletérios da irradiação em crianças incluem: edema, necrose, indução de tumores, novos CVs e défice cognitivo. Em adultos, a radioterapia tem como principal indicação as lesões profundas e inacessíveis. O conhecimento dos mecanismos genéticos específicos subjacentes às diferentes apresentações dos CVs pode possibilitar o tratamento específico, a prevenção da formação e de progressão dos CMs.

Tabela 87.2 – Sistema de estratificação de risco cirúrgico baseado em pontos.

Variáveis	Pontos
Localização	
Gânglios da base, infratentorial e medula espinal	2
Lobares	1
Défice neurológico focal	
Sim	1
Não	0

Fonte: Kivelev J, Laakso A, Niemela M et al., 2011.

Referências bibliográficas

1. Fortuna A, Ferrante L, Mastonardi L et al. Cerebral cavernous angiomas in children. Child's Nerv Syst. 1989;5:201-7.
2. Biondi A, Scotti G, Scialfa G et al. Magnetic resonance imaging of cerebral cavernous angiomas. Acta Radiol Suppl. 1986;369:82.
3. Gunel M, Awad IA, Finberg L et al. Genetic heterogenicity of inherited cerebral cavernous malformations. Neurosurgery. 1996;38:1265-71.
4. Bacigaluppi S, Retta SF, Pileggi S et al. Genetic and cellular basis of cerebral cavernous malformations: implications for clinical management. Clin Genet. 2013;83:7-14.
5. Josephson CB, Leach JP, Duncan R et al.; Scottish Audit of Intracranial Vascular Malformations (SAIVMs) Teering Committee and Collaborators. Seizure risk from cavernous or arteriovenous malformations. Neurology. 2011;76:1548-54.
6. Kivelev J, Laakso A, Niemela M et al. A proposed grading system of brain and spinal cavernomas. Neurosurgery. 2011;69:807.
7. Liu KD, Chung WY, Wu HM et al. Gamma knife surgery for cavernous hemangiomas: an analysis of 125 patients. J Neurosurg. 2005;102(Suppl):81.

Capítulo 88

Malformações Vasculares Intracranianas
Considerações Gerais

Djalma Felipe da Silva Menéndez
Vitor Salviato Nespoli
Eberval Gadelha Figueiredo

Introdução

Inúmeros subtipos de malformações vasculares (MVs) podem acometer o sistema nervoso central (SNC). Antigamente, essas malformações eram classificadas em quatro categorias: arteriovenosas (MAVs), venosas, cavernosas e capilares. Entretanto, outras lesões vasculares apresentam características celulares, genéticas, biomoleculares, clínicas e imagiológicas distintas entre si. Uma classificação mais abrangente para as MVs é apresentada no Quadro 88.1.

Quadro 88.1 – Classificação das MVs.

- Malformações capilares (telangiectasias)
- Malformações venosas
- Malformações cavernosas (cavernomas)
- Malformações arteriais (sem *shunt* arteriovenoso)
  - Angiodisplasia congênita
  - Aneurismas intracranianos
- Malformações arteriovenosas com *shunt*
  - MAV encefálica clássica
  - Fístula arteriovenosa pial
  - Fístula carotidocavernosa
  - Fístula arteriovenosa dural
  - Malformação da ampola de Galeno
- Malformações mistas
- Malformações sindrômicas do SNC

MV: malformação vascular; MAV: malformação arteriovenosa; SNC: sistema nervoso central.
Fonte: Whitehead KJ, Smith MCP, Li DY, 2013.

As MAVs e os cavernomas são as mais comuns MVs. Os principais sintomas relacionados às MVs decorrem de hemorragia intracraniana devido à sua ruptura, crises epilépticas e défices neurológicos focais.

Malformações arteriovenosas

Caracterizam-se por conexões diretas entre o sistema vascular arterial e venoso, na ausência de um leito capilar, e ocasionam uma ou várias fístulas arteriovenosas na mesma lesão. O emaranhado de vasos arteriais e venosos, desenvolvido pelo regime de alto fluxo, é chamado de *nidus* e representa a lesão vascular propriamente dita (Figura 88.1).

Figura 88.1 – Representação artística da angioarquitetura de um cavernoma (A) e de uma MAV (B).

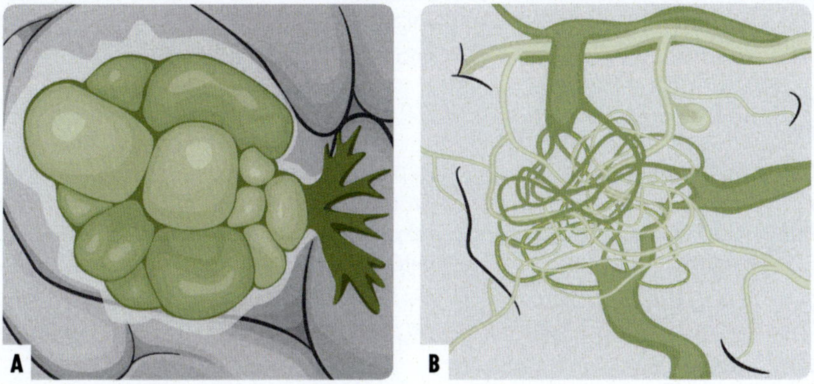

MAV: malformação arteriovenosa.
Fonte: Adaptada de Leblanc GG, Golanov E, Awad IA et al., 2009.

As MAVs podem ocorrer esporadicamente ou no contexto de alguma síndrome genética (2% dos casos), como na telangiectasia hemorrágica hereditária (THH), ou síndrome de Rendu-Osler-Weber, e nas síndromes metaméricas arteriovenosas cerebrofaciais.[1] A hipótese etiopatogênica para as MAVs esporádicas é baseada nas observações do desenvolvimento normal da circulação encefálica no período embrionário. Algumas evidências contradizem essa teoria: média de idade de detecção clínica das MAVs com pico aos 40 anos; exames de imagem pré-natal detectam outras lesões presentes ao nascimento, mas não as MAVs; relatos de MAVs *de novo*; MAVs podem ser desenvolvidas em modelo experimental. Essas evidências sugerem que as MAVs não são defeitos congênitos estáticos, mas alterações ativas com potencial de surgimento ou crescimento no pós-natal.

Cavernomas

São lesões bem circunscritas e de baixo fluxo sanguíneo compostas de canais vasculares sinusoidais dilatados (cavernas), com paredes irregulares e sem interposição de parênquima nervoso. No seu interior, podem ocorrer hialinização, trombos em diversas fases de organização, calcificação, cistos e cristais de colesterol (Figura 88.1). Frequentemente, há sinais de micro-hemorragias prévias no parênquima adjacente.

O cavernoma pode ter origem congênita (conceito mais antigo) ou ser *de novo*, seja secundário a uma anomalia venosa do desenvolvimento ou a fatores como radioterapia ou trajetos de biópsias estereotácticas. Apresentam-se na forma esporádica ou familiar (hereditária). Esta última caracteriza-se pela presença de vários cavernomas e tem padrão de herança autossômica dominante com penetrância incompleta. Foram identificados três *locus* nos doentes com cavernoma familiar: CCM1, CCM2 e CCM3 (Quadro 88.2), cada *locus* relacionado a alguma via de angiogênese. A apresentação familiar é mais frequente nas pessoas hispânico-americanas.[2]

Quadro 88.2 – Genes envolvidos na ocorrência dos cavernomas familiares.

	CCM1	CCM2	CCM3
Locus	7q11-q22	7p15-13	3q25.2-q27
Gene	KRIT1	MGC4607 (malcavernina)	PDCD10
Tipo da mutação	Défice da função	Défice da função	Défice da função
Função molecular	Modulador da ICAP1-α, interação com a malcavernina, associação com microtúbulos	KRIT1 interação com proteínas-quinases relacionados à atividade mitótica	–
Função celular/tecidual	Adesão/migração celular, morfogênese arterial	Osmorregulação	Apoptose

Fonte: Leblanc GG, Golanov E, Awad IA et al., 2009.

A mutação nos *locus* CCM1 é responsável por mais de 50% das apresentações familiares; ele codifica a proteína KRIT1 presente no endotélio, nos astrócitos e nas células piramidais. Camundongos *knockout* desta proteína KRIT1 apresentam marcantes anormalidades vasculares, porém os camundongos *knockout* para o gene CCM1 isoladamente não sofrem a formação dos cavernomas, o que sugere a necessidade de uma segunda anormalidade genética (supressora tumoral). A proteína KRIT1 liga-se a uma integrina, chamada ICAP1-α, envolvida na sinalização e na adesão celular. A proteína KRIT1 também interage com tubulinas no endotélio, e possivelmente no citoesqueleto, o que prejudica a junção celular endotelial durante a fase crítica da angiogênese. O resultado é a formação de capilares dilatados.[2]

As mutações do CCM2 estão presentes em 10% a 20% das apresentações familiares e relacionam-se ao gene *malcavernin*, responsável por codificar uma proteína que interage com a KRIT1 e influencia a transdução necessária para o remodelamento e a maturação vascular.[2]

O *locus* CCM3 é responsável por 40% das apresentações familiares. O gene CCM3 ou PDCD10 codifica uma proteína ligada à apoptose, processo importante na morfogênese arterial.[2]

Biologia molecular das malformações vasculares

Foram identificadas mutações genéticas e fatores de risco genéticos para justificar a ocorrência das MVs. Aqueles associados aos cavernomas, THH e MAVs esporádicas possibilitaram o desenvolvimento de modelos animais destas doenças.

Angiogênese da vascularização encefálica

A vascularização encefálica ocorre em duas fases: a vasculogênese (formação dos vasos sanguíneos no período embrionário) e a angiogênese (crescimento de novos vasos sanguíneos a partir dos pré-existentes). A primeira fase da angiogênese envolve a proliferação e migração das células endoteliais, cujo mediador é o fator de crescimento endotelial vascular (VEGF). Como reação à hipóxia, o VEGF promove regulação ascendente da permeabilidade e do desenvolvimento dos capilares.

A próxima fase consiste na estabilização vascular, durante a qual células endoteliais formam tubos capilares, fortalecem suas junções e recrutam células musculares lisas para suas paredes, através de interações entre as células endoteliais e os pericitos (precursores das células musculares lisas dos vasos).[2] Acredita-se que a diferenciação dos pericitos e a produção da matriz extracelular seja desencadeada pelo fator β de crescimento endotelial derivado das plaquetas e pelo fator β-1 de crescimento transformante (TGF-β-1).[2,3] Uma vez diferenciados, os pericitos suprimem o brotamento capilar, estimulam o crescimento da parede e promovem a formação das junções intercelulares e a adesão da matriz extracelular mediada pela angiopoietina-1 e outros inibidores de metaloproteinases e efrina-B2.[3]

A angiogênese, também regulada pelo VEGF e angiopoietinas, pode ser reativada como reações fisiológicas a estímulos e no contexto de processos inflamatórios, como:[3]

» Exercícios.
» Hipóxia crônica.
» Forças e tensão de cisalhamento.
» Atividade hormonal.
» Condições patológicas (regulação ascendente): tumores, traumatismos e acidente vascular encefálico.

Angiogênese das malformações vasculares

As síndromes hereditárias dos cavernomas e as MAVs resultam da perda da função de uma cópia de um gene relevante em todas as células que normalmente a expressam (p. ex., todas as células endoteliais para o CCM1).[2] Porém as lesões geralmente são localizadas, observação esta que gerou proposta de um mecanismo genético composto de dois eventos (2-*hits*) para a formação das MVs, em que a mutação herdada em uma cópia de um gene para a MV é seguida de mutação somática na segunda cópia ou da mutação em gene diferente que atua na mesma via.[4] O segundo impacto (2-*hit*) pode ser ambiental (fatores angiogênicos, citocinas inflamatórias), anormalidades fisiológicas ou patológicas localizadas, tal como ocorre com os fatores hemodinâmicos.[5]

Cavernomas

Há três genes envolvidos (CCM 1, CCM2 e CCM3) e três proteínas codificadas com expressão no endotélio vascular que podem ligar-se a um único complexo associado às proteínas da junção citoesquelética e interendotelial, bem como a componentes de certas vias de transdução de sinal[2] (Figura 88.2).

De acordo com estudos experimentais, as lesões resultam de defeitos na dinâmica endotelial do citoesqueleto e na adesão célula-célula que aumentam a permeabilidade e causam dilatação capilar, que, por sua vez, predispõem a hemorragias. Mas um segundo mecanismo genético é necessário para formar a lesão, geralmente uma anormalidade ambiental. A hiperpermeabilidade observada em camundongos *knockout* CCM2 foi revertida com o uso de estatinas (sinvastatina), que inibe a isoprenilação da RhoA, uma GTPase que regula o citoesqueleto, achado que as apontam como possível terapia.[2,3]

Figura 88.2 – Possível modelo genético e vias relacionadas à sinalização da CCM. As proteínas CCM formam um complexo molecular que interage intimamente com as proteínas do citoesqueleto e modula as junções das células interendoteliais. As mutações em uma cópia de um gene da CCM podem predispor à permeabilidade vascular que, por sua vez, pode resultar em extravasamento vascular e vulnerabilidade para formação de vasos dismórficos. As mutações somáticas na mesma via genética, as reações imunes ou a alteração da permeabilidade capilar após lesão por radiação podem atuar como 2-*hit* e induzir a gênese dos cavernomas.

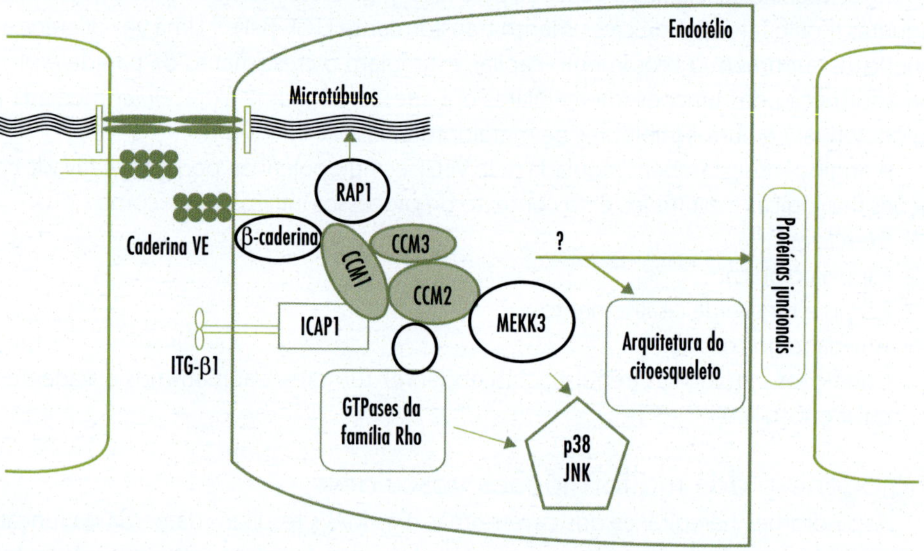

Fonte: Adaptada de Leblanc GG, Golanov E, Awad IA et al., 2009.

Malformações arteriovenosas

A THH, síndrome relacionada à ocorrência de MAVs encefálicas, pode ser de dois tipos: a do tipo 1, resultado de uma mutação com perda da função em uma cópia do gene endoglina (ENG); e a do tipo 2, que relaciona-se a uma cópia do gene do *activin-like kinase receptor* 1 (ACVRL1; ALK-1).[2,3] MAVs esporádicas podem também relacionar-se a variantes da ALK-1. Mutações em um terceiro gene, SMAD4, foram recentemente descritas em casos de polipose juvenil com síndrome THH. ALK-1, ENG e SMAD4 são componentes das vias de sinalização da superfamília do TGF[2] (Quadro 88.3).

Durante o desenvolvimento, as proteínas ALK-1 ou ENG são expressas de modo mais proeminente no endotélio vascular e exercem várias ações no desenvolvimento vascular. Passam a ser reguladas negativamente na idade adulta, mas são reativadas durante a reparação vascular.[2] Camundongos *knockout* para uma cópia do gene ALK-1 ou ENG desenvolvem vascularização madura relativamente normal, mas apresentam malformações de pequenos vasos e perda de músculo liso vascular, semelhantemente ao encontrado na THH dos seres humanos e nas MAVs esporádicas, em que há redução da cobertura dos pericitos na região dos capilares perinidais (Figura 88.3).

Quadro 88.3 – Genes envolvidos na origem das MAVs/THH.

Gene	Nome alternativo	Funções celulares
ENG	THH tipo 1	Correceptor da superfamília TGF-β; modula sinalização via receptor do TGF-β tipo II, ALK-1 e ALK-5
ALK-1	*Activin A receptor type II-like* (ACVRL-1), THH tipo 2	Receptor de TGF-β tipo I
SMAD4	SMAD *family member* 4	Mediador comum de várias vias de sinalização da superfamília do TGF

MAV: malformação arteriovenosa; THH: telangiectasia hemorrágica hereditária; ENG: endoglina; THH: telangiectasia hemorrágica hereditária.

Fonte: Leblanc GG, Golanov E, Awad IA et al., 2009.

Figura 88.3 – Modelo genético e das vias provavelmente envolvidas na patogênese das MAVs. Os genes associados à formação das MAVs (em cinza) relacionam-se à via de sinalização da superfamília do TGF-β. O TGF-β e as proteínas morfogênicas ósseas (BMPs) ligam-se ao TGF-β-PII e BMPRII, respectivamente. Os receptores tipo II fosforilam os tipos I (ALK 1, 3, 4, 5 ou 6) que, por sua vez, recrutam e fosforilam receptores regulados pelos SMADs (1, 5 e 8 ou SMADs 2 e 3); formam complexos com o mediador comum, SMAD4 e translocam ao núcleo celular sua participação na regulação e transcrição de genes-alvo. A ENG, correceptor de TGF-β, pode modular a sinalização via complexos TGF-β ou BMP ligados à membrana. Há uma forma extracelular solúvel de ENG, a Endoglina, que pode ligar-se e sequestrar BMPs ou TGF-β. As mutações dos genes podem desregular os processos necessários para estabilizar a parede dos vasos.[4] Em pacientes suscetíveis, a formação de uma MAV pode resultar em uma resposta de reparo defeituosa até insultos menores.[2]

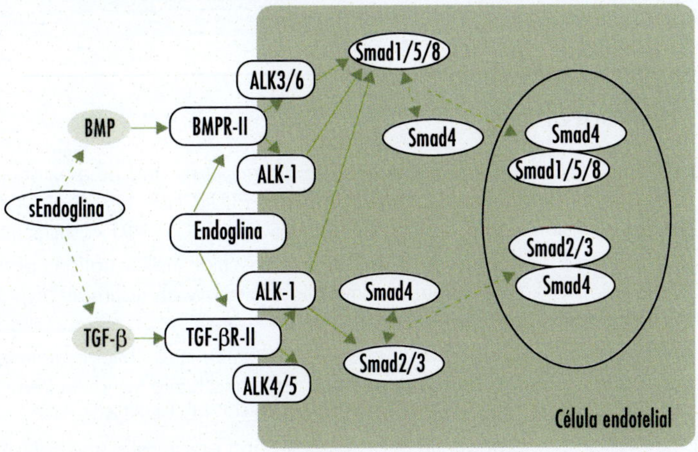

Fonte: Adaptada de Leblanc GG, Golanov E, Awad IA et al., 2009.

O processo patológico para a formação da MAV inicia-se no endotélio vascular, onde são expressas ENG, ALK-1 e SMAD4. Porém apenas as duas últimas são especificamente necessárias para recrutar o músculo liso. O defeito primário na THH pode localizar-se numa via de sinalização endotelial danificada, específica para o TGF. Outra possível causa das lesões na THH envolve a sintetase do óxido nítrico endotelial, cuja desregulação libera superóxidos e altera a reação miogênica, contribui para a vasodilatação nos estágios iniciais. O superóxido pode causar lesão endotelial localizada e desencadear quebra da parede capilar.[2]

Fatores estimuladores para formação e progressão das malformações vasculares

Alguns fatores são muito importantes para a formação e progressão das MVs, além do defeito genético inicial (Quadro 88.4).

Quadro 88.4 – Fatores estimuladores da formação e progressão das MVs.

Mecanismos 2-*hit*	• Genético: mutação somática da segunda cópia do gene envolvido ou mutação em outro gene, porém atuando na mesma via celular • Ambiental: fatores angiogênicos e citocinas inflamatórias produzidas por fatores hemodinâmicos
Fatores angiogênicos	• Regulação ascendente do VEGF e possíveis fatores angiogênicos na fase adulta; aumento da permeabilidade BHE predispondo à ruptura das paredes vasculares
Inflamação	• MVs são locais onde existe inflamação ativa: citocinas inflamatórias (TNF-α, interleucinas) atuam na angiogênese e na quebra da BHE
Quebra da BHE	• Defeito primário nos cavernomas ou efeito da angiogênese ativada e/ou da inflamação localizada

MV: malformação vascular; VEGF: fator de crescimento endotelial vascular; BHE: barreira hematoencefálica.

Fonte: Leblanc GG, Golanov E, Awad IA et al., 2009.

Referências bibliográficas

1. Whitehead KJ, Smith MCP, Li DY. Arteriovenous malformations and other vascular malformation syndromes. Cold Spring Harb Perspect Med [Online]. 2013 Feb 1;3(2):a006635. Disponível em: http://perspectivesinmedicine.cshlp.org/lookup/doi/10.1101/cshperspect.a006635.
2. Leblanc GG, Golanov E, Awad IA et al. Biology of vascular malformations of the brain. Stroke [Online]. 2009 Dec;40(12). Disponível em: https://www.ahajournals.org/doi/10.1161/STROKEAHA.109.563692.
3. Rangel-Castilla L, Russin JJ, Soriano-Baron H et al. Molecular and cellular biology of cerebral arteriovenous malformations: a review of current concepts and future trends in treatment. Neurosurg Focus. 2014 Sep;37(3):e1. doi: 10.3171/2014.7.FOCUS14214.
4. Thomas JM, Surendran S, Abraham M et al. Genetic and epigenetic mechanisms in the development of arteriovenous malformations in the brain. Clinical Epigenetics. 2016 Jul 22;8:78. doi: 10.1186/s13148-016-0248-8.
5. Moftakhar P, Hauptman JS, Malkasian D et al. Cerebral arteriovenous malformations – Part I: Cellular and molecular biology. Neurosurg Focus [Online]. 2009 May;26(5):e10. Disponível em: http://www.ncbi.nlm.nih.gov/pubmed/19408988.

Capítulo 89

Malformações Arteriovenosas Encefálicas

Bruno Braga Sisnando da Costa
Nícollas Nunes Rabelo
Vitor Salviato Nespoli
Eberval Gadelha Figueiredo

Introdução

As malformações arteriovenosas (MAVs) encefálicas ou malformações arteriovenosas, propriamente ditas, são defeitos na angiogênese do sistema nervoso central (SNC), ou seja, representam uma estruturação anômala dos vasos sanguíneos do SNC, que se acredita ocorrer logo durante a embriogênese orgânica. Alguns autores consideram a existência de um "gatilho" angiogenético e de uma pré-disposição congênita para tal, a exemplo de mutações em genes HHT1, ACVRL1 e ALK-1, causadores, também, de outras malformações vasculares.

Trata-se de uma doença vascular evolutiva, em que a grande maioria dos pacientes manifesta sintomas tardiamente (pico nas 4ª e 5ª décadas de vida), os quais são de instalação súbita e grave, propensos à elevada morbimortalidade e que requerem tratamento rápido, efetivo e multidisciplinar, que atualmente conta com cirurgia, radiocirurgia e endovascular.

Considerações gerais

A organização angioarquitetural de uma MAV consiste em uma ou mais artérias nutridoras (*feeders*) e uma ou mais veias de drenagem, que se interconectam por arteríolas e capilares malformados, os quais são entremeados por tecido cerebral gliótico e afuncional, cujo conjunto é denominado de *nidus*.

A ausência de uma resistência vascular capilar fisiológica determina a existência de um alto fluxo sanguíneo na MAV, assim como uma arterialização reacionária de suas veias de drenagem, assumindo um padrão de fluxo fistular arteriovenoso. Modificações adquiridas ao longo do tempo determinam risco progressivamente maior de ruptura, a exemplo: estenose em veias de drenagem e aneurismas em artérias nutridoras ou intranidais (10% a 15%).

A localização anatômica preferencial das MAVs é supratentorial (90%), com destaque para os lobos temporal e parietal (34%, juntos) e aproximadamente 15% em áreas profundas (núcleos da base, corpo caloso e tronco). Áreas eloquentes, como as classificadas por Spetzler-Martin, são afetadas em 71% dos casos e a drenagem venosa profunda exclusiva ocorre em 55%. MAVs profundas, periventriculares e em fossa posterior são mais propensas a sangramentos.

A taxa de sangramento anual média é de 2% a 4%, com elevação para 44% após o primeiro sangramento, especialmente no 1º mês, retornando ao valor de 6% nos próximos 4 anos. O risco de sangramento é maior nos primeiros 5 anos após o início dos sintomas. A hemorragia provocada por uma MAV, quando comparada à de um aneurisma cerebral, é menos propensa a eventos de vasoespasmo (1% *versus* 25%) ou ressangramento (1% ao mês *versus* 20% em 2 semanas) e menos mortal (15% *versus* 40%).

MAVs são usualmente diagnosticadas após o advento de uma hemorragia intracraniana espontânea, mas achados de cefaleia persistente, défice neurológico progressivo e crises epilépticas também são vistos, com até 70% dos pacientes apresentando pelo menos uma crise convulsiva ao longo de sua vida e 15% a 35% como o primeiro sintoma da doença.

Após uma hemorragia suspeita, o paciente deve ser submetido a estudos tomográficos, ressonância magnética, estudos vasculares adicionais, como angiotomografia ou angioressonância, e, principalmente, angiografia por subtração digital (DSA), a qual pode ser realizada tanto em fase aguda quanto repetida posteriormente (em fase mais propícia de reabsorção de hematomas) para uma maior elucidação diagnóstica.

A DSA é o exame fundamental para a classificação da MAV e conseguinte elaboração terapêutica e planejamento cirúrgico, pois mostra com detalhes quais são os pedículos vasculares, o tamanho exato da lesão, a sua drenagem venosa e outros fatores hemodinâmicos. Evidencia, ainda, se há aneurismas intranidais ou restrição à drenagem venosa e se há roubo de fluxo do sistema arterial normal para o sistema fistular.

Classificação das malformações arteriovenosas

Atualmente existem diversas formas de se classificar uma MAV e os sistemas de classificação continuam evoluindo à medida que se avança com o entendimento dessa patologia.

A organização clássica das MAVs proposta por Spetzler-Martin (SMC) leva em consideração tamanho do *nidus*, localização (se eloquente ou não) e drenagem venosa (profunda ou superficial), conforme mostrado na Tabela 89.1.

Tabela 89.1 – Classificação de Spetzler-Martin para MAVs.

Tamanho	Grau
0 a 3 cm	1
3 a 6 cm	2
> 6 cm	3
Eloquência	
Não	0
Sim	1

(Continua)

Tabela 89.1 – Classificação de Spetzler-Martin para MAVs (continuação).

Tamanho	Grau
Drenagem venosa	
Superficial	0
Profunda	1
Áreas eloquentes	
Córtex sensório-motor, visual, linguagem, hipotálamo, tálamo, cápsula interna, bulbo, pedúnculos cerebrais e núcleos cerebelares	
Drenagem profunda	
Sistema venoso profundo para veia cerebral magna e seio reto (veias talamoestriadas, veias cerebrais internas, veia basilar e veia pré-central cerebelar)	

Fonte: Spetzler RF, Ponce FA, 2011.

Autores como Yasargil, Lajuniaias e Lawton trabalharam com classificações anatômicas para diferentes sítios de MAV, propondo acessos cirúrgicos ou medidas terapêuticas de acordo com cada subtipo. Lawton e Young desenvolveram ainda uma suplementação para SMC, incluindo idade, compactação do *nidus* e história prévia de hemorragia (Tabela 89.2).

Tabela 89.2 – Classificação suplementar de Lawton e Young.

Tamanho	Grau*
0 a 3 cm	1
3 a 6 cm	2
> 6 cm	3
Eloquência	
Não	0
Sim	1
Drenagem venosa	
Superficial	0
Profunda	1
Apresentação não rota	
Não	0
Sim	1
Idade	
< 20 anos	1
20 a 40 anos	2
> 40 anos	3

(Continua)

Tabela 89.2 – Classificação suplementar de Lawton e Young (continuação).

Tamanho	Grau*
***Nidus* difuso**	
Não	0
Sim	1

*Pontuações abaixo de 6 falam a favor de uma ressecção cirúrgica mais favorável.
Fonte: Lawton MT, Kim H, McCulloch CE et al., 2010.

Uma classificação abrangente e voltada para organização terapêutica das MAVs, em geral, foi proposta por Spetzler e Ponce (SPC), que leva em consideração os graus de SMC I e II como SPC A; o grau SMC III como SPC B; e os SMC IV e V como SPC C.

Indicação terapêutica

O primeiro passo é classificar a MAV; o segundo é definir a urgência de tratamento em relação ao quadro clínico e patológico presente; e o terceiro, por fim, é definir a melhor estratégia, dentro das opções disponíveis em cada centro. A Figura 89.1 é uma sugestão proposta por Morgan.

Tratamento

Cirúrgico

A excisão microcirúrgica completa de uma MAV pode ser alcançada na maioria dos pacientes com pequena morbimortalidade para lesões de classificação SPC A e B (menos de 9% e 18%, respectivamente). A abordagem operatória consiste na remoção total da lesão após a oclusão das artérias nutridoras, dissecção e ressecção do *nidus*, tangencial e em bloco (sempre que possível) e por fim oclusão das veias de drenagem.

Por vezes, existe a necessidade da drenagem de forma emergencial de um hematoma associado à MAV. Não é aconselhável tentar ressecar qualquer MAV sem um estudo angiográfico pormenorizado da lesão e, tendo em vista o baixo risco de ressangramento, a cirurgia definitiva, quando possível, é feita preferencialmente algumas semanas após o primeiro sangramento, depois da estabilização clínica do paciente, melhora do edema cerebral e reabsorção parcial do coágulo.

As principais complicações operatórias são: 1) hemorragia cerebral intraoperatória; 2) injúria por retração do tecido cerebral; 3) isquemia/infarto cerebral por oclusão de vasos *en passage* que suprem tecido cerebral normal; 4) hemorragia e edema cerebral pós-operatórios associados ao fenômeno de *breakthrough* (*normal perfusion pressure breakthrough*).

Como proposto por Spetzler (1992), o *breakthrough* ocorre quando a oclusão das artérias nutridoras da MAV leva a uma sobrecarga de fluxo para arteríolas e capilares adjacentes, que estariam não responsivas (perda parcial da autorregulação), levando a hemorragias e congestão tecidual. É uma complicação grave que ocorre principalmente no pós-operatório de grandes MAVs. A causa provável dessa hemorragia no leito de ressecção pode ser relacionada à permanência de parte do *nidus* da MAV (mesmo que microscopicamente). Outra teoria seria a de oclusão da drenagem venosa (por trombose venosa distal) do tecido encefálico normal adjacente, causando a chamada hiperemia oclusiva. Evitar hipertensão sistêmica no pós-operatório seria uma forma de prevenir esse fenômeno.

Figura 89.1 – Estratificação terapêutica proposta por Morgan de acordo com a classificação de Spetzler e Ponce.

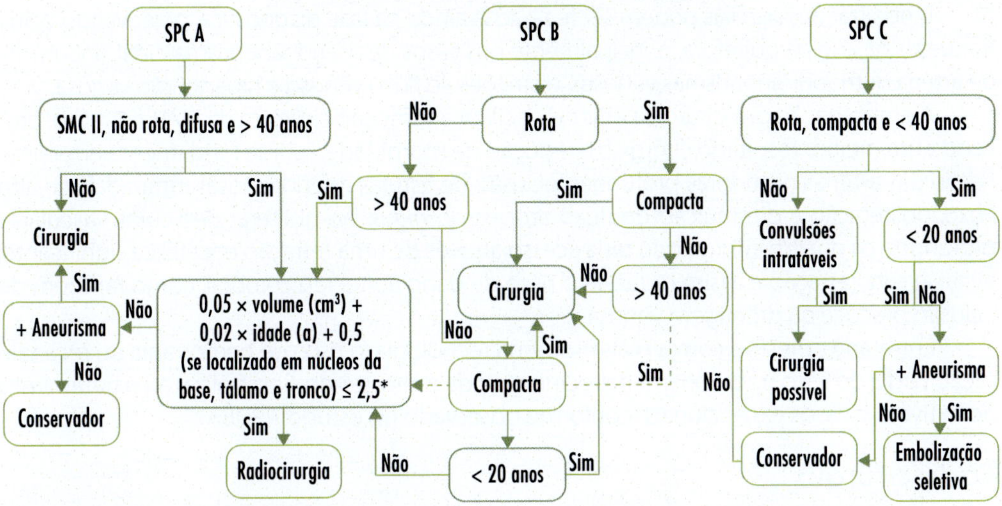

SPC: Spetzler e Ponce.
*Escore de Pollock-Flickinger.
Fonte: Adaptada de Morgan MK, Korja M, 2017.

A ressecção cirúrgica das MAVs está associada com os melhores resultados em termos de controle pós-operatório de crises epilépticas (56% dos pacientes livres de crises). Com a identificação intraoperatória e excisão de regiões corticais epileptogênicas associada à cirurgia da MAV, o controle pós-operatório das crises pode chegar a 75% dos pacientes (Figura 89.2).

Figura 89.2 – Pacientes com MAVs em RM (A) e angiografia (B). Foto intraoperatória de outro paciente com volumosa MAV frontoparietal (C).

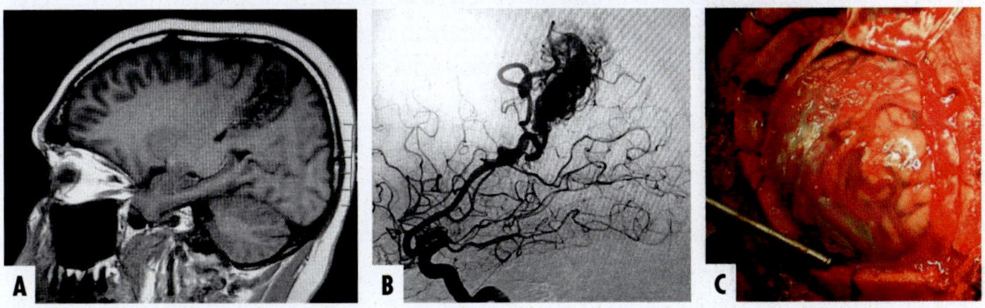

MAV: malformação arteriovenosa; RM: ressonância magnética.
Fonte: Acervo da autoria do capítulo.

Endovascular

A cateterização superseletiva das artérias nutridoras de uma MAV permite a oclusão endovascular das artérias nutridoras ou do próprio *nidus* da MAV através do uso de colas, partículas plásticas, molas metálicas destacáveis ou *onyx*. Mesmo com o grande avanço nas técnicas de embolização (com técnicas de navegação, microcateteres e angiografia de alta resolução), a completa e permanente oclusão endovascular de uma MAV só pode ser alcançada nas MAVs menores, sendo incomum nas grandes e complexas. Uma MAV tratada de forma incompleta (mesmo que cirurgicamente) apresenta ainda significativa chance de sangramento. Portanto, a meta do tratamento deve ser sempre a oclusão completa da MAV.

Embolizações parciais podem ser realizadas ainda na fase diagnóstica, objetivando ocluir fraquezas na angioarquitetura, principalmente nos casos de pseudoaneurisma nidal, aneurisma de artéria nutridora, aneurismas venosos, restrições ao fluxo venoso e hipertensão venosa.

A embolização pré-cirúrgica objetiva facilitar a remoção cirúrgica da MAV, com isto, provendo um melhor resultado cirúrgico e redução de morbidade. Esta se fundamenta em: eliminação das artérias nutridoras profundas, oclusão de fístulas arteriovenosas intranidais de alto fluxo, obliteração e diminuição do fluxo através do *nidus*. Ao obliterar pedículos vasculares profundos, os quais o cirurgião só teria acesso através de uma retração encefálica significante, evita-se esta retração e assim reduz-se o risco de dano ao tecido cerebral, como também de oclusão precoce da drenagem venosa.

Entretanto, mesmo com a mais moderna tecnologia, o risco de hemorragia ou recanalização tardia do vaso transitoriamente ocluído ainda é alto, sendo a embolização o tratamento definitivo em casos excepcionais (conforme observado no estudo ARUBA).

Radiocirurgia

Uma pequena parcela dos pacientes com MAV pode estar sujeita a uma alta morbimortalidade cirúrgica, sendo, portanto, eventual candidata a tratamentos alternativos como a radiocirurgia estereotáctica (RCE). Esses pacientes são, principalmente, os que albergam MAVs profundas (p. ex., diencéfalo e tronco encefálico), os que apresentam *nidus* residual após múltiplas cirurgias, ou ainda, os pacientes com comorbidades importantes que contraindiquem uma grande cirurgia.

O sucesso da radiocirurgia relaciona-se, entretanto, com o tamanho do *nidus* da MAV irradiada. Obliteração completa de até 80% a 90% dos indivíduos é obtida em algumas séries de pacientes com pequenas MAVs (menores que 25 mm de diâmetro ou volume inferior a 4 cm^3) em comparação às grandes MAVs que são obliteradas em uma percentagem significativamente menor de indivíduos. É importante lembrar-se que, ao se optar por RCE, o tempo para o efeito obliterativo se concluir é tardio, podendo chegar a 18 meses (média), tempo em que o paciente não está isento do risco de hemorragia.

Referências bibliográficas

1. Choi JH, Mast H, Sciacca RR et al. Clinical outcome after first and recurrent hemorrhage in patients with untreated brain arteriovenous malformation. Stroke. 2006;37:1243-7.
2. Kano H, Lunsford LD, Flickinger JC et al. Stereotactic radiosurgery for arteriovenous malformations – Part I: Management of Spetzler-Martin grade I and II arteriovenous malformations. J Neurosurg. 2012;116:11-20.
3. Lawton MT, Kim H, McCulloch CE et al. A supplementary grading scale for selecting patients with brain arteriovenous malformations for surgery. Neurosurgery. 2010;66:702-13.
4. Mohr JP, Parides MK, Moskowitz AJ et al. Medical management with or without interventional therapy for unruptured brain arteriovenous malformations (ARUBA): a multicentre, non-blinded, randomized trial. Lancet. 2014 Feb 15;383(9917):614-21.
5. Morgan MK, Korja M. Therapeutic decision making in the management of arteriovenous malformations of the brain. Youmans and Winn Neurological Surgery. 7th ed. Elsevier, 2017.
6. Spetzler RF, Ponce FA. A 3-tier classification of cerebral arteriovenous malformations. J Neurosurg. 2011;114:842-9.

Capítulo 90

Malformações Arteriovenosas em Crianças

Hamilton Matushita

Introdução

As malformações arteriovenosas (MAVs) consistem em conexões anormais entre artérias e veias através de rede de vasos anormais, denominadas *nidus*. Embora sua patogenia seja desconhecida, geralmente têm origem congênita. De acordo com muitas teorias sobre a embriogênese, decorre da persistência de conexões arteriovenosas primitivas ou a seu desenvolvimento após o fechamento inicial das conexões primitivas.

As MAVs são as apresentações sintomáticas mais frequentes das malformações vasculares do sistema nervoso central. São formadas de um conjunto compacto de vasos anormais de paredes finas, denominado *nidus*, que atuam como anastomose direta entre as artérias que as suprem e as veias dilatadas que as drenam. Microscopicamente, são zonas de fibrose inespecífica, excesso de colágeno, interrupção da média ou da interrupção da camada elástica interna; não há tecido encefálico no *nidus*, mas somente gliose periférica. As MAVs são incomuns; a prevalência na população geral é de 0,5% a 1% e, nas crianças, representam 17,9% a 20% das doenças vasculares, resultando na prevalência de 0,014% a 0,028% da população pediátrica.

Tipos de malformações arteriovenosas

» **MAVs subpiais:** são as MAVs mais comuns. O *nidus* localiza-se no espaço subpial no córtex e/ou substância branca, têm diâmetro e forma variada, geralmente é triangular e tem base voltada para o córtex. As artérias aferentes são os ramos intradurais da circulação carotídea ou do sistema vertebrobasilar. As MAVs corticais podem ter suplência arterial dural (artéria meníngea média ou posterior) ou anastomoses subcutâneas das artérias occipital ou temporal superficial e apresentar aneurismas arteriais decorrentes do hiperfluxo intraluminal ou das anomalias congênitas do tecido conjuntivo dos vasos encefálicos. Os aneurismas podem ser do polígono de Willis, paranidais ou intranidais. Os intranidais são pequenos, representam o ponto de ruptura da lesão e fator de risco das hemorragias acusados pelas MAVs, o que os diferem dos demais aneurismas. Os aneurismas venosos representam pontos de ectasias venosas e de fragilidade, principalmente quando associados a tromboses.

» **MAVs piais superficiais:** estas MAVs são comumente observadas na população pediátrica e compostas de *shunt* quase direto. O fluxo é muito elevado, os vasos são dilatados, havendo grande potencial de hemorragia.

» **MAVs durais:** estas MAVs são incorretamente denominadas de fístulas durais, pois apresentam *nidus*, localizados junto à parede dos seios venosos durais. Correspondem a cerca de 10% a 15% das MAVs intracranianas, são adquiridas e desenvolvem-se após episódios de flebites encefálicas que não são percebidas. Nesses doentes, pode haver antecedentes de cirurgias cranianas, infecções (mastoidites), traumatismo ou trombose venosa. A principal causa destas MAVs é a hipertensão venosa e localiza-se mais frequentemente no seio sigmoide. O *nidus* é pequeno (milímetros) e as imagens do encéfalo revelam rede anormal de veias durais ou corticais. A suplência arterial é constituída quase exclusivamente de ramos durais da artéria carótida externa (artérias meníngea média, occipital, faríngea ascendente), artéria vertebral (artéria meníngea posterior) ou, mais raramente, de ramos das artérias intracranianas.

Apresentação clínica

A distribuição topográfica e a apresentação clínica das MAVs em crianças assemelham-se às dos adultos; os sintomas mais frequentes são hemorragia e epilepsia.

O sangramento pode ser intraparenquimatoso e/ou intraventricular e decorre da rotura intranidal ou de dilatações aneurismáticas das veias de drenagem. Estima-se que, em adultos, o risco de sangramento varia de 2% a 4% para lesões que nunca sangraram. Os riscos são maiores em casos de MAVs complexas com drenagem profunda. O risco de ressangramento agudo pode ser elevado, ou seja, de 30% no 1º ano, quando as MAVs são profundas.

As hemorragias em crianças são mais frequentes que nos adultos. Há controvérsias quanto à apresentação clínica, morbidade do sangramento e história natural das MAVs em crianças. De acordo com Samson e colaboradores, as crianças apresentam mais propensão para epilepsias e menos propensão para recorrência de hemorragia, baixa morbidade e mortalidade dos ressangramentos, apesar da sobrevida prolongada em relação aos adultos. Sedzimir e colaboradores (1973) concluíram que a taxa de ressangramento foi de 41,3% e da mortalidade, de 25%. De acordo com Gerosa e colaboradores (1981), a apresentação clínica das MAVs pediátricas manifesta-se com hemorragia em 75% dos casos e com epilepsia, em 17,8%; a hemorragia inicial foi intensa, gerou coma, comprometimento neurológico grave e a taxa de ressangramento foi de 28,5%. De acordo com a revisão de Celli e colaboradores (1984), envolvendo 242 crianças e 1.798 adultos, não houve diferença quanto à apresentação clínica das MAVs entre as duas faixas etárias (73,3% e 73,7%; respectivamente), mas o risco de sangramento intraparenquimatoso ou intraventricular foi maior nas crianças (56,5%) do que nos adultos (40%), assim como o de morte no primeiro episódio de sangramento. Durante o seguimento de 105 doentes (24 crianças e 81 adultos) com MAVs supratentoriais durando pelo menos 1 ano, concluiu-se que os riscos significativos de ressangramento em crianças foram de 50% para 10 anos, 100% para 25 anos, 30% para 10 anos e 64% para 25 anos. Estima-se que a taxa de ressangramento seja de aproximadamente 6% no 1º ano após o sangramento e de 1,5% a 3% nos anos subsequente. O risco de sangramento dos MAVs sem hemorragias prévias é de 1,5% a 3% ao ano, ou seja, risco de 30% a 40% de morbidade intensa e de 10% a 15% de mortalidade por década. Procurou-se identificar fatores de risco para hemorragia, como presença de aneurisma, localização, profundidade no hemisfério cerebral e padrão da drenagem venosa das MAVs.

A maioria das crianças apresenta forma isolada das MAVs. Duas síndromes associam-se às MAVs: a telangiectasia hemorrágica hereditária, ou síndrome de Osler-Weber-Rendu (associada a MAVs múltiplas), e a síndrome de Wyburn-Mason, caracterizada como presença de MAVs nas vias ópticas e mesencefálicas ipsilaterais aos nervos faciais.

As MAVs durais manifestam-se com sintomas localizados dependentes do local onde se alocam: zumbido pulsátil nas MAVs do seio sigmoide; congestão ocular nas MAVs do seio cavernoso; tetraparesia nas MAVs próximas ao forame occipital; entre outros.

Tratamento

Os objetivos principais do tratamento das MAVs são eliminar o risco de sangramento, controlar a epilepsia e impedir o roubo de fluxo sanguíneo dos territórios normais do encéfalo. A remoção cirúrgica das MAVs é considerada o tratamento principal, porém, não aconselhável para tratar todas as MAVs. A combinação das remoções cirúrgicas com embolizações endovasculares e radioterapia podem minimizar os riscos do tratamento e proporcionam resultados positivos melhores.

Spetzler e Martin publicaram um sistema de graduação em cinco graus (I a V) para se avaliar os riscos do tratamento cirúrgico das MAVs, conforme a presença dos seguintes fatores de risco: tamanho, padrão de drenagem venosa e eloquência da região. A cirurgia geralmente é recomendada para as MAVs graus I e II e é avaliada individualmente nas MAVs grau III (Figura 90.1). Para os graus IV e V, a cirurgia não é recomendada, pois os riscos cirúrgicos são superiores ao tratamento conservador. A embolização endovascular prévia ao tratamento cirúrgico pode minimizar os riscos cirúrgicos ao melhorar o controle do sangramento intraoperatório. O tratamento endovascular pode promover a cura das MAVs em apenas 5% dos casos, embora a embolização incompleta não reduz o risco do sangramento. Embolização paliativa pode ser indicada para estabilizar a progressão dos défices neurológicos e controlar a epilepsia quando a microcirurgia ou radioterapia não são indicações.

A radiocirurgia combinada com outras técnicas ou isoladamente na população pediátrica proporciona obstrução angiográfica da MAV em 56% a 92% dos doentes, mas os resultados variam de acordo com o volume da lesão. A principal limitação da radiocirurgia é o tamanho da lesão e a dose de irradiação, predominantemente em crianças. A radiocirurgia é pouco efetiva para lesões com mais de 10 mL ou volumes maiores de 3,5 cm de diâmetro. Além disto, a irradiação apresenta latência para oclusão dos vasos das MAVs; habitualmente, de 2 a 3 anos após o tratamento (Figura 90.2). Estima-se que o risco de hemorragia após a radioterapia seja discretamente maior do que a história natural (5%). Há risco de desenvolvimento de défice neurológico após a radioterapia em 8% dos casos. Complicações tardias radioinduzidas compreendem défices neurológicos permanentes em 2% a 4% dos casos.

Figura 90.1 – Angiografia de MAV grau II operada. (A) Pré-operatório; (B) pós-operatório.

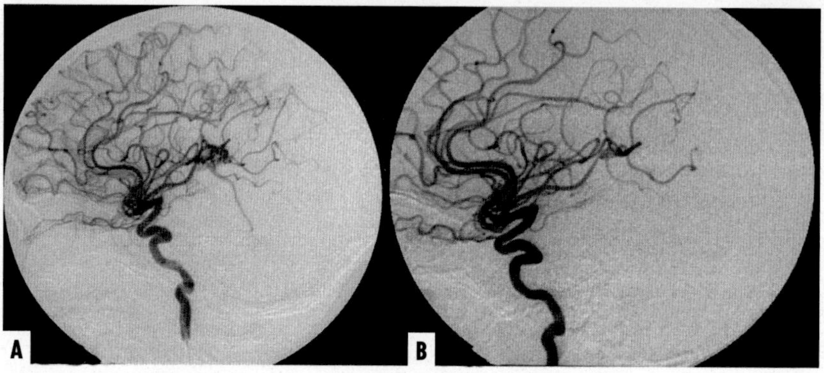

MAV: malformação arteriovenosa.

Fonte: Cortesia do Hospital das Clínicas da Faculdade de Medicina da Universidade de São Paulo (HC-FMUSP).

Figura 90.2 – Evidências imaginológicas de MAV frontoparietal esquerda (Spetzler III) tratada com radiocirurgia. (A e B) Imagens da angiografia pré-tratamento; (C e D) RM em T1 com gadolínio revelando trombose da MAV 3 anos após o tratamento.

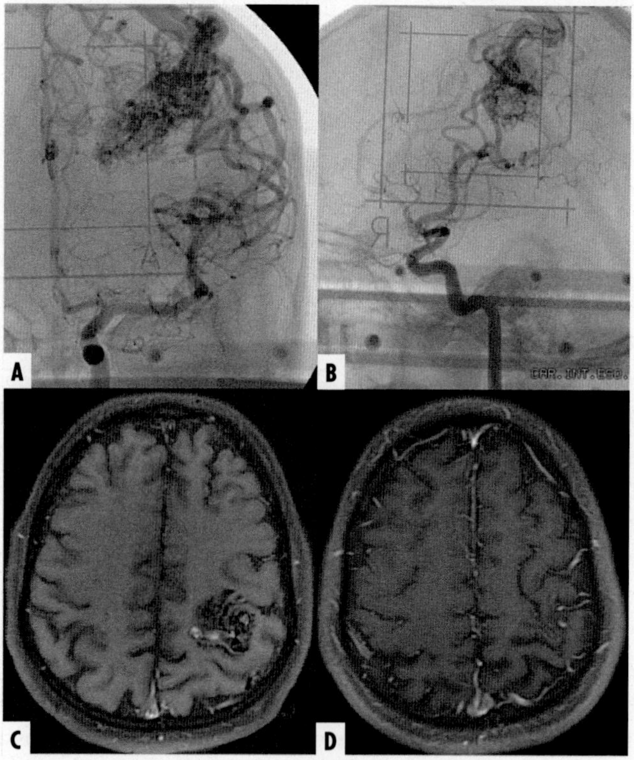

MAV: malformação arteriovenosa; RM: ressonância magnética.

Fonte: Cortesia do Hospital das Clínicas da Faculdade de Medicina da Universidade de São Paulo (HC-FMUSP).

Referências bibliográficas

1. Celli P, Ferrante L, L Palma et al. Cerebral arteriovenous malformations in children: clinical features and outcome of treatment in children and in adults. Surg Neurol. 1984;22:43-9.
2. Flickinger JC, Kondziolka D, Lunsford LD et al. A multi-institutional analysis of complication outcomes after arteriovenous malformation radiosurgery. Internat J Rad Oncol Biol Phy. 1999;44:67-74.
3. Gerosa MA, Cappellotto P, Licata C et al. Cerebral arteriovenous malformation in children (56 cases) Child's Brain. 1981;8:356-71.
4. Mohr JP, Parides MK, Stapf C et al.; International ARUBA Investigators. Medical management with or without interventional therapy for unruptured brain arteriovenous malformations (ARUBA): a multicentre, non-blinded, randomized trial. Lancet. 2014;383(9917):614-21.
5. Samson D, Batjer HH. Preoperative evaluation of risk/benefit ratio for arteriovenous malformations of the brain. *In*: Wilkins RH, Rengachary SS (ed.). Neurosurgery: update II. New York: McGraw-Hill, 1991. p. 129-33.
6. Sedzimir CB, Robinson J. Intracranial hemorrhage in children and adolescents. J Neurosurg. 1973;38:269-81.
7. Spetzer RF, Martin NA. A proposed grading system for arteriovenous malformations J Neurosurg. 1986;65:476.

Capítulo 91

Malformações da Veia de Galeno

Hamilton Matushita

Introdução

As malformações da veia de Galeno (MVG) compreendem 1% de todas as malformações cerebrovasculares. Ocorrem em 1/25 mil crianças e predominam no sexo masculino na relação de 3:1. Constituem a malformação arteriovenosa (MAV) mais comum em fetos e neonatos e manifestam-se precocemente na infância. Têm origem congênita e caracterizam-se pela presença de dilatação da veia de Galeno em decorrência da persistência de comunicações arteriovenosas fetais associada a malformações do próprio sistema venoso profundo. Acredita-se que a MVG decorra da persistência da veia embrionária mediana do prosencéfalo de Markowski,[1] precursora da veia de Galeno que drena as veias coroideias do plexo coroide durante o primeiro trimestre gestacional. A persistência da veia de Markowski mantém as artérias nutridoras em sua parede e possibilita o desenvolvimento das fístulas arteriovenosas diretas. A dilatação aneurismática da veia de Galeno, embora iniciada durante o período embrionário (6 a 11 semanas de gestação), torna-se detectável com o exame de ultrassom (USG) e *doppler* no final do segundo trimestre da gestação. As artérias nutridoras da fístula participam do círculo límbico formado pelas artérias pericalosas anteriores e posteriores ao redor do corpo caloso. As veias cerebrais internas não drenam para a veia de Galeno malformada e seguem um curso lateral para veias temporais. Não há refluxo para as veias cerebrais internas nas verdadeiras MVGs.[2]

Quadro clínico

As manifestações clínicas relacionam-se à idade dos doentes. Muitas vezes, as MVGs são diagnosticadas no período pré-natal, por meio do USG pré-natal. A apresentação mais comum da MVG no período neonatal é dependente da insuficiência cardíaca congestiva. O desvio superior a 25% do débito cardíaco para a fístula arteriovenosa cerebral resulta em sobrecarga cardíaca. A combinação do débito cardíaco elevado necessário para compensar a fístula arteriovenosa e da elevada pressão endocárdica pode gerar isquemia e infarto miocárdico. O fluxo sanguíneo preferencial para a fístula ocasiona roubo de fluxo arterial encefálico que, combinado com a hipertensão venosa e disfunção miocárdica, gera isquemia e infartos cerebrais. A mortalidade de crianças com diagnóstico pré-natal de MVG é de 25%;[3] a mortalidade ocasionada pela insuficiência cardíaca é de 100%.

Macrocrania e alterações da circulação do líquido cefalorraquidiano (LCR) são evidenciadas em crianças menores de 2 anos de idade. Admite-se que a hidrocefalia decorra da diminuição da absorção do LCR nas vilosidades aracnoides ocasionadas pela hipertensão venosa nos seios sagitais.[3]

Classificação

Quatro grupos de artérias contribuem para formação das MVGs:

1. artérias coroideias anterior e posteriores;
2. artéria pericalosa;
3. ramos mesencefálicos da artéria basilar;
4. ramos proximais das artérias cerebrais posteriores.

O planejamento terapêutico e o prognóstico das crianças relacionam-se a esta classificação. Yazargil (1988) classificou-as em quatro tipos, baseando-se na localização da fístula:[4]

- **Tipo I:** fístula interna pura, única ou múltipla, nutrida pelas artérias pericalosas ou cerebrais posteriores.
- **Tipo II:** participação das artérias talamoperfurantes.
- **Tipo III:** combinação dos tipos I e II.
- **Tipo IV:** não representa a MVG verdadeira, pois associa-se à malformação arteriovenosa.

Lasjaunias e colaboradores (1991) classificaram-na em 2 tipos (Figura 91.1), ou seja, MVG verdadeira, quando há fístula arteriovenosa direta, e MVG falsa, quando associada a malformações arteriovenosas (MAVs) adjacentes.[5] As MVGs verdadeiras são subclassificadas como murais e coroidais, dependendo da nutrição arterial. No tipo mural, geralmente há mais de uma artéria nutridora e comunicação direta do sistema arterial com o sistema venoso dilatado; e no tipo coroidal, geralmente localizado na linha média e bilateral, há recrutamento de todas as artérias coroideias posteriores (Quadro 91.1). As MVGs mistas correspondem a 31,7%; as murais, a 29,3%; e as coroidais, a 26,8%.[6]

Anormalidades hemodinâmicas

Devido à presença de intensa afluência arteriovenosa para a ampola de Galeno ou veia persistente de Markowski, ocorre comprometimento da drenagem das veias intracranianas e risco de estase venosa encefálica crônica. A congestão venosa crônica pode ocasionar: a) destruição progressiva do parênquima cerebral conhecido como *melting brain syndrome*; b) aumento da pressão no sistema venoso que resulta em diminuição da absorção do LCR pelas granulações de Pacchioni e em hidrocefalia (que pode agravar-se devido à obstrução do aqueduto silviano pela dilatação da veia de Galeno); c) alterações estruturais nas paredes das veias dilatadas (veias jugulares) representadas pela hiperplasia intimal, que cronicamente gera fenômenos obstrutivos no nível do bulbo da veia jugular (que paradoxalmente melhora a descompensação cardíaca, mas piora a estase venosa cerebral); d) insuficiência cardíaca congestiva; e e) acentuado desvio de fluxo do sangue cerebral para a fístula (fenômeno de roubo) e consequente isquemia cerebral crônica.

Figura 91.1 – Angiografia digital com subtração. (A e B) MVG tipo mural com nutrição por uma artéria (artéria coroideia posterior direita); (C e D) MVG tipo coroidal nutrida por ramos mesencefálicos da artéria basilar.

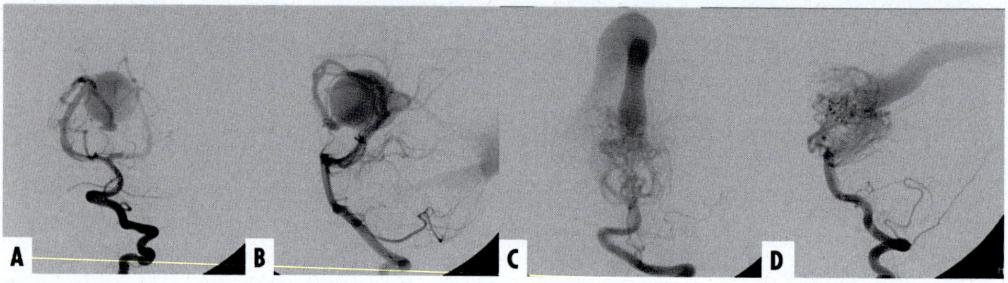

MVG: malformação da veia de Galeno.

Fonte: Cortesia do Hospital das Clínicas da Faculdade de Medicina da Universidade de São Paulo (HC-FMUSP).

Quadro 91.1 – Classificação das MVGs verdadeiras de Lasjaunias.

Tipo	Descrição
Coroidal	• Neonatos com grave insuficiência cardíaca • Nutridores arteriais múltiplos (pericalosas/coroideias/talamoperfurantes) • As fístulas localizam-se na face anterior da veia prosencefálica mediana dilatada
Mural	• Apresentam-se tardiamente, com hidrocefalia • Poucos nutridores arteriais, localizados no espaço subaracnóideo • Uni ou bilaterais na parede da veia prosencefálica mediana dilatada • Pode estar associado a estenose dos seios venosos durais

MVG: malformação da veia de Galeno.

Fonte: Lasjaunias P, Garcia-Monaco R, Rodesch G et al., 1991.

Tratamento

O tratamento cirúrgico não proporciona resultados melhores em relação à evolução natural da MVG. De acordo com a revisão de Johnston e colaboradores (1987),[7] a mortalidade foi de 77,2% e apenas 7% das crianças desenvolvem-se normalmente; a mortalidade dos neonatos foi de 96%. As principais causas da fatalidade decorrem de complicações cardíacas em neonatos e de infartos cerebrais repetidos e contínuos decorrentes do roubo de fluxo sanguíneo cerebral em crianças maiores.

A mortalidade no passado era de 84,6%.[8] Na casuística de Hoffman e colaboradores (1982), a mortalidade foi de 57% após o tratamento cirúrgico, sendo mais elevada no subgrupo dos neonatos (87%).[9] O tratamento endovascular proporciona resultados superiores à oclusão microcirúrgica e inclui técnicas transarteriais, transvenosas e transtorculares (Figura 91.2).

Figura 91.2 – Angiografia digital com subtração vertebral esquerda. (A) Pré-embolização; (B) pós-embolização com oclusão total da MVG.

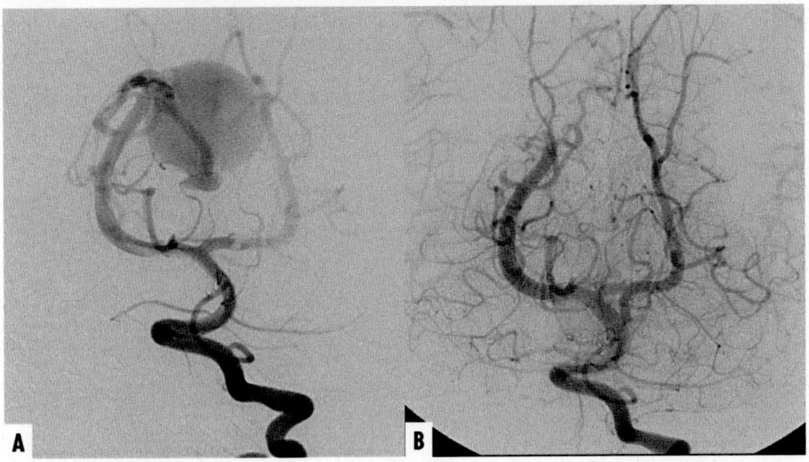

MVG: malformação da veia de Galeno.

Fonte: Cortesia do Hospital das Clínicas da Faculdade de Medicina da Universidade de São Paulo (HC-FMUSP).

A indicação do tratamento endovascular é dependente do grau de insuficiência cardíaca e da presença de lesões cerebrais isquêmicas pré-existentes. A resolução completa da MVG ocorre com a técnica endovascular em 57% dos doentes[10] às custas de taxas de morbidade e mortalidade elevados. Lasjaunias e colaboradores (1991) relataram mortalidade de 8% e morbidade de 75% com técnicas de oclusão transarterial.[5] O tratamento endovascular proporciona 77,8% de bons prognósticos, apesar da mortalidade de 15%. Os resultados variam de acordo com a idade: o prognóstico é bom em apenas 32,7% dos neonatos (< de 1 mês de idade) e a mortalidade é de 35,6%; na infância, o prognóstico é bom em 75,3% das crianças e a mortalidade é de 6,5%.[6,8,11] Recém-nascidos com insuficiência cardíaca congestiva refratária ao tratamento clínico devem ser tratadas com urgência para proporcionar estabilidade hemodinâmica e possibilitar o desenvolvimento normal do coração e do encéfalo. Em recém-nascidos sem insuficiência cardíaca congestiva, o tratamento visa prevenir a hipertensão cerebral venosa, a lesão da substância branca periventricular e a *melting brain syndrome*. Nestes casos, o tratamento pode ser postergado até que a criança tenha 5 a 6 meses de idade, quando existe maior maturação encefálica e aumento do diâmetro das artérias utilizadas para o tratamento endovascular.

O tratamento da hidrocefalia com derivação ventriculoperitoneal quando as MVGs são tratadas incompletamente associa-se a taxas de complicações e à fatalidade elevada.[12,13]

Trombose espontânea da MVG é rara, ocorre de modo imprevisível, geralmente tardia, estimada em 1% dos pacientes e muitas crianças já apresentam grave comprometimento neurológico.

Prognóstico

Os fatores de risco mais importantes para mau prognóstico são as anormalidades presentes no parênquima cerebral, evidenciadas nos exames de tomografia computadorizada e ressonância magnética. A perda do parênquima encefálico decorre da síndrome de roubo arterial, hidrocefalia e hipertensão venosa, principalmente da dilatação das veias periventriculares. A detecção de calcificações, geralmente subcorticais, sinaliza a irreversibilidade do dano encefálico cerebral, achado associado ao estado crônico de hipertensão venosa cerebral. O tipo de MVG (mural ou coroidal) não se relaciona ao prognóstico. O prognóstico relaciona-se ao volume da comunicação arteriovenosa e, indiretamente, à quantidade das artérias nutridoras e tamanho da dilatação venosa.[14]

Na casuística de Lasjaunias e colaboradores (2006), as condições são muito ruins em 19% das crianças antes do tratamento e, após o tratamento e o prognóstico (neurológico e cognitivo), é ruim em 34%.[15,16]

Referências bibliográficas

1. Raybaud C, Strother C, Hald J. Aneurysms of the vein of Galen: embryonic and anatomical features relating to the pathogenesis of the malformation. Neuroradiology. 1989;31:109-28.
2. Rodesch G, Hui F, Alvarez H et al. Prognosis of antenatally diagnosed vein of Galen aneurysmal malformations. Child's Nerv Syst. 1994;10:79-83.
3. Zerah M, Garcia-Monaco R, Rodesch G et al. Hydrodynamics in the vein of Galen malformations. Child's Nerv Syst. 1992;8:111-7.
4. Yazargil MG. Microsurgery. New York: Thieme, 1988. v. 3B.
5. Lasjaunias P, Garcia-Monaco R, Rodesch G et al. Vein of Galen malformations: endovascular management of 43 cases. Child's Nerv Syst. 1991;7:360-7.
6. Chow ML, Cooke DL, Fullertopn HJ et al. Radiological and clinical features o vein of Galen malformations. J Neurointerv Surg. 1917;7:443-8.
7. Johnston I, Whittele I, Besser M et al. Vein of Galen malformation: diagnosis and management. Neurosurgery. 1987;20:196-201.
8. Khullar D, Andeejani AMI, Bulsara KR. Evolution of treatment option for vein of Galen malformations. J Neurosurg Pediatr. 2010, 6:444-51.
9. Hoffman H, Chuang S, Hendrick B et al. Aneurysms of the vein of Galen. J Neurosurg. 1982;57:316-22.
10. Yan J, Wen J, Gopaul R et al. Outcome and complications of endovascular embolization for vein of Galen malformations: a systematic review and meta-analysis. J Neurosurg. 2015;123:872-90.
11. Friedman DM, Madrid M, Berenstein A et al. Neonatal vein of Galen malformations: experience in developing a multidisciplinary approach using an embolization treatment protocol. Clin Pediatr (Phila). 1991;30:621-9.
12. Jea A, Bradshaw TJ, Whitehead WE et al. The high risks of ventriculoperitoneal shunt procedures for hydrocephalus associated with vein of Galen malformations in childhood: case report and literature review. Pediatr Neurosurg. 2010;46:141-5.
13. Meila D, Grieb D, Melber K et al. Hydrocephalus in vein of Galen malformation: etiologies and therapeutic management implications. Acta Neurochir (Wien). 2016;158:1279-84.
14. Geibprasert S, Krings T, Armstrong D et al. Predicting factors for the follow-up outcome and management decisions in vein of Galen aneurysmal malformations. Child's Nerv Syst. 2017;26:35-46.
15. Lasjaunias P, Berenstein A, Brugge K. Surgical neuroangiography: clinical and interventional aspects in children. Berlin: Springer, 2006.
16. Lasjaunias PL, Chng SM, Sachet M et al. The management of vein of Galen aneurysmal malformations. Neurosurgery. 2006;59:S184-94.

Capítulo 92

Considerações Gerais e Técnicas Operatórias dos Aneurismas Intracranianos

Gabriel Reis Sakaya
Eberval Gadelha Figueiredo

Introdução

A microcirurgia vascular intracraniana é um dos procedimentos mais elegantes na neurocirurgia. A cirurgia é realizada navegando-se nos espaços naturais do crânio (cisternas) e muitas vezes pode ser executada sem transgressão do encéfalo. É, também, uma das cirurgias mais desafiadoras, pois há risco constante da ruptura súbita do aneurisma e de sangramento vultuoso com risco imediato de morte. É situação de elevado estresse, assim, o cirurgião precisa manter-se calmo, adotar decisões rápidas, corretas e executá-las com precisão.[1-3]

A ruptura intraoperatória dos vasos nem sempre pode ser evitada, porém há alguns aspectos técnicos que, se cumpridos, transferem a ocorrência dessa complicação para um momento cirúrgico mais oportuno.

Posicionamento

Os princípios gerais de posicionamento do doente neurocirúrgico devem ser respeitados. A cabeça deve ser mantida acima do nível do coração e o pescoço deve ser posicionado sem tensão, para facilitar o retorno venoso.

Para cirurgias de aneurismas, é essencial observar o grau da deflexão, rotação e lateralização da cabeça; a deflexão é determinante, pois, pela ação da gravidade, induz o cérebro a se afastar da base do crânio, ampliando o corredor cirúrgico.[2]

A localização do aneurisma determina o grau adequado da deflexão. Os aneurismas da artéria carótida interna (ACI), segmento oftálmico, comunicante posterior ou coroide, não necessitam de maior deflexão e o rebordo orbitário é o ponto mais elevado do posicionamento. A maior deflexão da cabeça é indicada em doentes com aneurisma da bifurcação das artérias carótida e cerebral média (ACM) e do complexo comunicante anterior, para reduzir a retração cerebral; a referência é ter a região malar como o ponto mais alto.

O grau de rotação deve ser ajustado conforme a localização da lesão. Via de regra, não se deve rodar a cabeça mais de 30°, para evitar a queda do lobo temporal sobre o campo microcirúrgico. Uma rotação de 5° a 15° é suficiente para a acessar a maioria dos aneurismas da circulação anterior. O paciente deve estar fixado à mesa cirúrgica com faixas para que se possa corrigir o grau de rotação da cabeça durante a operação, realizando-se pequenas lateralizações da mesa.

A lateralização da cabeça consiste em se afastar a cabeça do ombro ipsilateral. Essa medida aumenta a área de trabalho do cirurgião e promove mais conforto.

Acesso

O acesso aos aneurismas consiste na abertura das cisternas da circulação anterior, em particular, da cisterna silviana. Esses acessos são realizados ao redor do ptérion, ponto craniométrico relacionado às cisternas da base.[1-4]

O acesso pterional clássico descrito por Yasargil foi amplamente difundido, pois proporciona excelente exposição.[1-4] Recentemente, foram desenvolvidos acessos menos invasivos: o supraorbitário lateral, o transpalpebral e o minipterional.[3] Todos têm em comum a remoção e o aplainamento da asa menor do esfenoide.[1,4] A asa menor do esfenoide deve ser descolada da dura-máter e removida até a emergência da artéria meningo-orbitária para disponibilizar adequado ângulo de visão e penetração da iluminação durante a microcirurgia.[1-4]

Retração encefálica

O conceito atual é de se causar mínima retração do encéfalo. Cada vez menos utilizam-se retratores autoestáticos como os de Layla ou de Greenberg. A anestesia de boa qualidade contribui para manter o encéfalo relaxado.

A drenagem do líquido cefalorraquidiano (LCR) é essencial. A drenagem natural do LCR contribui para a abrir espaços e relaxar o encéfalo e permitir que sua manipulação não seja traumática.[1,4] Este deve ser o primeiro passo para ganhar espaço antes do início da dissecação da cisterna silviana. Para contemplar essa finalidade, deve-se abrir a cisterna carotídea e aspirar o LCR. Quando, durante a cirurgia, a drenagem não tiver sido suficiente, deve-se ampliar a dissecação das cisternas da base, abrir a membrana de Liliequist e abrir as cisternas posteriores ou abrir a lâmina *terminalis* e drenar o LCR ventricular. A drenagem excessiva pode causar hemorragia cerebelar.[1,4]

Técnica microcirúrgica

Antes de se iniciar a fase microcirúrgica, recomenda-se avaliar a ergonomia do ato operatório, como o posicionamento da cadeira e do microscópio e a iluminação da sala de operações. A microcirurgia consiste na dissecação das cisternas e da identificação das estruturas neurovasculares; a membrana aracnoide deve ser separada dessas estruturas e seccionada. Para a dissecação, são utilizados microdissectores, microtesouras e pinça bipolar, que devem ter tamanhos variados para que o cirurgião possa trabalhar em diferentes profundidades com mãos confortáveis, sem tremor e cansaço. Recomenda-se, também, apoiar a região hipotenar nos bordos da craniotomia e os braços, em suportes acessórios.[1,4]

O microdissector é instrumento de exploração e dissecação; movimentos delicados realizados com sua extremidade na direção paralela ao plano descolado possibilita afastar a membrana aracnoide das artérias e das veias presentes nas cisternas. A microtesoura deve ser inserida fechada, para reduzir a distância entre suas extremidades e evitar lesões durante o trajeto da dissecação. Deve ser aberta apenas o necessário quando próxima à membrana aracnoide a ser cortada. Recomenda-se usar a extremidade interna da tesoura para afastar a aracnoide dos demais elementos da cisterna; assim, além de cortar, a microtesoura também disseca.

A pinça bipolar exerce função de coagulação e dissecação. Para utilizá-la, o cirurgião deve segurar-se de que está no espaço cisternal, segurança confirmada quando encontra uma artéria. A pinça bipolar é introduzida fechada, posicionada paralelamente ao vaso e aberta gentilmente para dissecar a cisterna. Essa manobra é conveniente quando há inchaço cerebral e a dissecação das cisternas é difícil.

Controle proximal

A direção da dissecação e a sequência das cisternas a serem abertas deve seguir o planejamento de acordo com a localização e a orientação do aneurisma. Deve-se, inicialmente, preparar-se para o controle proximal, ou seja, de se disponibilizar um seguimento arterial proximal ao aneurisma bem dissecado e preparado para permitir a aplicação de um clipe e realizar a "clipagem temporária".[1,3,4]

Para tratar o aneurisma do segmento oftálmico, pode não ser possível o controle proximal da ACI pela craniotomia, de modo que a cirurgia deve iniciar com a dissecação da carótida cervical para disponibilizar o controle proximal no pescoço.

Clipagem temporária

A clipagem temporária pode ser utilizada para controlar o sangramento decorrente da ruptura intraoperatória ou preveni-la. No segundo caso, a clipagem temporária reduz a tensão intra-aneurismática e facilita a dissecação do aneurisma.[1] A clipagem temporária reduz o fluxo sanguíneo na área irrigada pela artéria clipada, portanto, deve ter a duração mais curta possível. Antes da clipagem temporária preventiva, deve-se revisar a ordenação dos instrumentos e certificar-se de que as pinças são apropriadas para os clipes definitivos, para reduzir a duração da clipagem.

Clipagem definitiva

Para eliminar o risco de sangramento, deve-se reconstruir o vaso com a clipagem definitiva do aneurisma. A dissecação do aneurisma deve iniciar-se com a preparação do colo e a identificação da artéria proximal e dos ramos distais baseando-se nos exames de imagem, para certificar-se de que os vasos regionais são adequadamente visibilizados e dissecados.[1,4] O domo do aneurisma deve ser a última região dissecada, o que pode ser realizado após a clipagem definitiva do colo. Após a exposição dos colos proximal e distal, deve-se certificar de que haja espaço suficiente para aplicação em ambos os lados das pás do clipe. Com o colo completamente exposto, deve-se rever a configuração do aneurisma e do vaso aferente e seus ramos distais e selecionar o(s) clipe(s), que devem ter tamanhos e formatos variados, especialmente se houver necessidade de se reconstruir vasos. Os clipes fenestrados são úteis há ramos que devem ser preservados alocados entre o colo do aneurisma e o trajeto de inserção do clipe.

É importante lembrar-se do fenômeno de "ovalização". O exame de imagem possibilita medir o comprimento da reta que se estende de uma a outra extremidade do colo do aneurisma. No entanto, o colo tem formato circular, de modo que a mensuração no exame de imagem é, na verdade, o diâmetro do colo. Para calcular a circunferência do colo, deve-se multiplicar a medida do exame pelo valor de π (pi). Ao se fechar o clipe, as paredes do colo juntam-se, possibilitando mensurar o diâmetro multiplicado pelo valor de π dividido por dois. Geralmente, o clipe deve ser aproximadamente 50% maior que a medida do colo no exame de imagem.

Quando os aneurismas são grandes, o domo pode limitar a visibilidade. Nessas situações, os clipes-piloto podem ser aplicados na região exposta do aneurisma para reduzir seu tamanho e liberar espaço para melhorar a visibilização. Após a clipagem do colo do aneurisma, o clipe-piloto deixa de ser útil e deve ser removido.[1,4]

Revisão da clipagem

A clipagem definitiva deve ser revisada para verificar se o aneurisma foi totalmente ocluído, se os vasos ao redor foram preservados, se não houve estenoses e se o fluxo sanguíneo é satisfatório. É possível mobilizar com mais facilidade o aneurisma clipado. Nesse momento, é possível puncioná-lo para esvaziá-lo e melhorar a visão da artéria aferente e seus ramos distais, as artérias perfurantes, o colo do aneurisma e as extremidades das hastes do clipe. Para complementar a revisão, pode-se injetar intravenosamente a indocianina verde (ICG) ou realizar-se o exame de *doppler* intraoperatório.[1,4]

Técnicas alternativas

Em alguns casos, não é possível reconstruir o vaso e realizar a clipagem do aneurisma de modo seguro, como ocorre, por exemplo, quando o aneurisma tem a parede espessada devido à calcificação ou às placas de ateroma. Nesses casos, a clipagem pode quebrar e causar a migração de fragmentos da placa e gerar isquemia distal. A endarterectomia seguida da clipagem é a alternativa para solucionar essa questão. Consiste na realização da clipagem temporária seguida da abertura do aneurisma e da remoção das placas parietais para realizar-se a clipagem definitiva. Outra alternativa consiste em reforçar a parede do aneurisma com um material sintético, como o rayon (*wrapping*).[4] Essa tela sintética é aplicada ao redor do aneurisma para envolvê-la completamente para, a seguir, ser fixada localmente com um clipe ou cola biológica. O risco de sangramento futuro do aneurisma com *wrapping* é maior do que com a clipagem, porém é menor do que com o tratamento conservador. Também é possível realizar uma anastomose de alto fluxo ou a exclusão do segmento vascular de onde se origina o aneurisma (*trapping*), para excluí-lo da circulação, obviamente após a realização prévia do teste de oclusão.

Ruptura intraoperatória

A ruptura intraoperatória é um risco inerente ao procedimento. Aneurismas já rotos são mais instáveis e apresentam mais possibilidade de ressangramento durante o procedimento cirúrgico. O bom planejamento cirúrgico e a execução adequada da cirurgia tornam as condições mais favoráveis para lidar com essa complicação. É imprescindível a disponibilidade de dois aspiradores desde o início da cirurgia para esse momento, sendo, um deles, de extremidade mais calibrosa.

A compressão do local onde ocorre sangramento com cotonoide e a clipagem temporária melhoram as condições para prosseguir o ato cirúrgico. A serenidade e a concentração do cirurgião possibilitam manter o foco e resolver as intercorrências que surgem.

Referências bibliográficas

1. Lawton MT. Seven aneurysms: tenets and techniques for clipping. Thieme, 2010.
2. Chaddad Neto F, Doria Netto HL, Campos Filho JM et al. Head positioning for anterior circulation aneurysms microsurgery. Arq Neuropsiquiatr. 2014;72:832-40.
3. Figueiredo EG, Welling LC, Preul MC et al. Surgical experience of minipterional craniotomy with 102 ruptured and unruptured anterior circulation aneurysms. J Clin Neurosci. 2016;27:34-9.
4. Lehecka M, Laakso A, Oka H et al. Helsinki microneurosurgery: basic and tricks. Helsinki (FI): Aesculap AG, 2011.

Capítulo 93

Aneurismas Paraclinóideos

Bruno Braga Sisnando da Costa
Nícollas Nunes Rabelo
Eberval Gadelha Figueiredo

Introdução

Aneurismas de origem intracraniana da artéria carótida interna (ACI) compõem, juntamente com o grupo de aneurismas de circulação posterior, os de tratamento microcirúrgico mais desafiador. A principal razão consiste na proximidade com estruturas vitais, como nervos ópticos (NO), quiasma e processo clinoide anterior (clinoide).

A inclusão dos ***stents*** **diversores de fluxo** no armamento da neurorradiologia intervencionista definitivamente mudou os paradigmas do tratamento dos aneurismas paraclinóideos. No entanto, várias peculiaridades, tanto inerentes à patologia quanto aos serviços de saúde, ainda demandam um bom e rigoroso tratamento microcirúrgico.

Anatomia

A **clinoide anterior** (clinoide) é a continuação mais posterior e medial da asa menor do esfenoide. Forma o teto do **canal óptico** (CO) e a **fissura orbitária superior** (FOS) ao se conectar anterossuperiormente ao corpo do esfenoide e *planum* esfenoidal. Dividindo CO de FOS está uma ponte óssea conhecida como *strut* ou **pilar óptico**, que representa a conexão clinoide-corpo do esfenoide. A clinoide é coberta por dura-máter em toda sua extensão e pregas durais estratégicas podem ser identificadas, que são: **ligamento falciforme** (LF), que cobre a entrada do CO; **anel dural** (AD), que envolve a artéria carótida em sua entrada; e **membrana carótido-oculomotora** (MCO), a qual une o ponto de saída da carótida no seio cavernoso ao nervo oculomotor na parede lateral. O AD tem a particularidade de possuir dois folhetos, com um recesso entre eles, denominado **cavo carotídeo**. O **nervo óptico** (NO), ao penetrar no CO, está em situação inferomedial à clinoide.

A **ACI**, ao penetrar no espaço subaracnóideo, cria uma indentação na região inferomedial do pilar óptico, em um sulco denominado goteira carotídea infraclinóidea. Os segmentos de ACI relacionados com a clinoide são C5 (clinóideo) e C6 (oftálmico), onde C5 está entre o AD e a MCO, enquanto C6 começa acima de AD, no ponto de saída da **artéria oftálmica** (Aof), e vai até a origem da **artéria comunicante posterior** (ACop). O segmento C5 é inferomedial à clinoide, enquanto C6 é superomedial. A Aof, a artéria mais importante desta região, surge da superfície dorsomedial de ACI e penetra CO em situação inferolateral ao NO. Outra artéria importante é a **hipofisária superior** (AHipS), considerada a perfurante mais calibrosa de C6, que surge da superfície inferomedial da ACI, logo após sua saída pelo AD (Figura 93.1).

Figura 93.1 – Representação esquemática de diferentes sítios de aneurismas paraclinoidais.

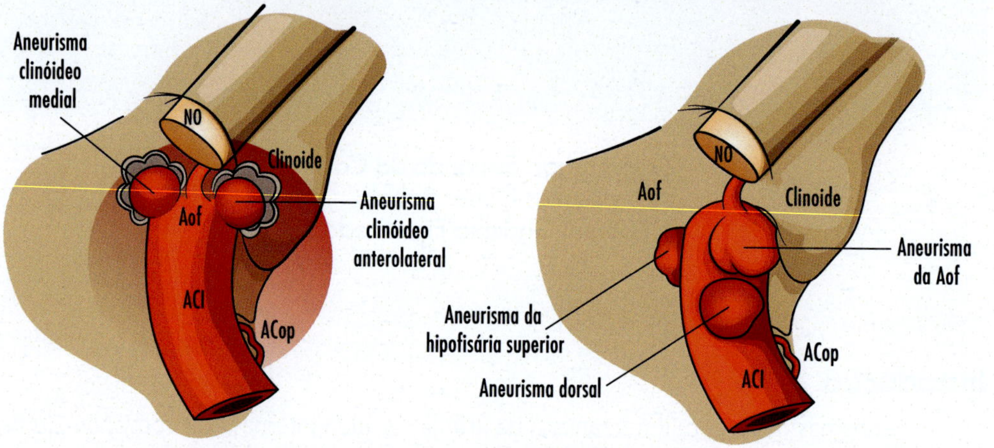

NO: nervo óptico; Aof: artéria oftálmica; ACI: artéria carótida interna; ACop: artéria comunicante posterior.

Fonte: Desenvolvida pela autoria do capítulo.

Classificação

Aneurismas paraclinóideos

- **Localização:** entre MCO e AD ou segmento C5.
- **Projeção:** lateral e anterior à ACI ou medial.
- **Efeito local possível:** redução de acuidade visual (em campos) por compressão indireta de NO ou Aof, extensão para seio esfenoidal com risco de epistaxe gravíssima, cefaleia referida no trajeto de V1 (ramo oftálmico do nervo trigêmeo), raramente hemorragia para dentro da sela simulando apoplexia.
- **Risco de sangramento:** baixo, o menor do grupo.
- **Considerações terapêuticas:** colos estreitos, *domus* grandes e calcificados.

Aneurismas oftálmicos

- **Localização:** origem de Aof.
- **Projeção:** dorsal ou dorso-medial a ACI.
- **Efeito local possível:** deslocamento e compressão do NO contra LF (défice de campo visual).
- **Risco de sangramento:** baixo.
- **Considerações terapêuticas:** parede por vezes calcificada, o que prejudica a clipagem.

Aneurismas da hipofisária superior

- **Localização:** origem de AHipS ou *cavum*.
- **Projeção:** superfície medial de ACI.
- **Efeito local possível:** compressão de haste e quiasma óptico (gigantes).
- **Considerações terapêuticas:** perfurantes de ACI (complexo AHipS), de difícil exposição cirúrgica.

Aneurismas dorsais de carótida oftálmica

- **Localização:** ACI segmento oftálmico (C6).
- **Projeção:** face dorsal de ACI (origem dissecante presumível).
- **Efeito local possível:** expansão para lesões fusiformes.
- **Risco de sangramento:** elevado, o maior do grupo.
- **Considerações terapêuticas:** *domus* frágeis e de fácil ruptura, colos largos.

Considerações gerais

Aneurismas paraclinóideos possuem predominância feminina elevada (9:1) e alta incidência de multiplicidade. Cerca de mais da metade dos pacientes com aneurismas oftálmicos possuem aneurismas em outro lugar.

A abordagem inicial dessas lesões deve incluir avaliação de movimentos oculares extrínsecos, sensação facial, *screening* endocrinológico e acuidade visual e campimetria. Deve se ter em mente que os achados são discretos e, em raríssimos casos, situações como uma síndrome de seio cavernoso podem estar presentes.

O diagnóstico deve estar centrado no estudo angiográfico digital, para a precisa localização anatômica do aneurisma, podendo ser acrescido de angiotomografia com reconstrução 3D para demonstrar melhor as relações ósseas da lesão, especialmente com a clinoide.

Indicação terapêutica

Aneurismas únicos, assintomáticos e menores que 10 mm no segmento clinóideo podem ser exclusivamente observados, enquanto aneurismas **pequenos**, porém **sintomáticos**, merecem tratamento, assim também para aneurismas clinóideos com **mais de 10 mm**, por já terem extensão subaracnóidea, mesmo sendo assintomáticos. Pacientes com défices visuais merecem tratamento urgente e, se possível, cirúrgico.

Tratamento

Cirúrgico

O posicionamento do paciente segue todos os preceitos estabelecidos para o tratamento dos demais aneurismas carotídeos. O acesso de escolha clássico para os aneurismas paraclinóideos é a pterional, mas pode ser substituído, sem restrições, por um acesso minipterional.

A peculiaridade imprescindível aqui é o controle proximal, que é obtido na ACI cervical, devendo levar em consideração a presença de placas de ateroma nessa região que possam dificultar ou complicar uma clipagem temporária. Outras peculiaridades são a manutenção da artéria temporal superficial, para a eventualidade de um *by-pass*, e uma inclusão de orbitotomia (p. ex., retirada do teto da órbita), como forma de maximizar a exposição para aneurismas complexos.

Uma vez realizada a craniotomia, a asa menor do esfenoide é removida até se alcançar a base da clinoide anterior, por via extradural. É realizada, então, quando oportuna, a **clinoidectomia** por via extradural (Dolenc) ou, como praticado preferencialmente em nosso serviço, por via intradural, sob visão direta de NO, ACI e aneurisma. Por via intradural é feita uma incisão da dura-máter sobre a asa menor do esfenoide, partindo da ponta da clinoide, assim como incisão do LF. A dura-máter é, então, dissecada e o osso, progressivamente "*drillado*" até a satisfatória exposição do aneurisma, ACI e NO. Passos complementares podem incluir abertura do teto do CO (para mobilização do NO), retirada do pilar ou abertura do AD. O objetivo da clinoidectomia é permitir acesso às porções mais proximais dos aneurismas paraclinóideos, acesso ao pilar óptico e LF em toda sua extensão.

Aneurismas clinóideos são expostos após clinoidectomia e abertura do AD. Em sua dissecção e clipagem, deve se ter cuidado com a transposição de MCO e abertura do seio cavernoso, como também com lesão de III nervo e Aof. Aneurismas clinóideos mediais ou de AHipS pode ter seu *domus* aderido à hipófise e/ou haste hipofisária.

Aneurismas de segmento oftálmico costumam ter a Aof oculta pela clinoide e seu *domus*, e antes de começar sua dissecção é interessante a abertura do LF para se evitar compressão adicional ao NO. Após a clipagem, o esvaziamento do aneurisma é frequente como forma de abolir qualquer efeito compressivo local.

Aneurismas de AHipS são desafiadores em virtude de sua projeção medial rumo à sela ou *cavum*, possuem colos proximais de difícil visualização e requerem clipes fenestrados sobre ACI. Não somente a haste pode estar aderida a seu *domus*, mas, também, ACop.

Aneurismas da parede dorsal da ACI oftálmica são os mais frágeis do grupo e a clipagem temporária é sempre aconselhada. O clipe deve seguir o eixo da ACI para evitar torções da delicada parede (Figura 93.2).

Figura 93.2 – Paciente do sexo feminino com 48 anos e história de redução progressiva de acuidade visual à esquerda, devido a aneurisma trilobado de segmento oftálmico de ACI, o qual determinava compressão e deslocamento do NO ipsilateral (A). A abordagem cirúrgica contou com clinoidectomia e abertura do LF (lateralmente) para mobilização de NO e exposição de colos para clipagem. (A) Aneurisma antes da clipagem; (B) pós-clipagem do aneurisma.

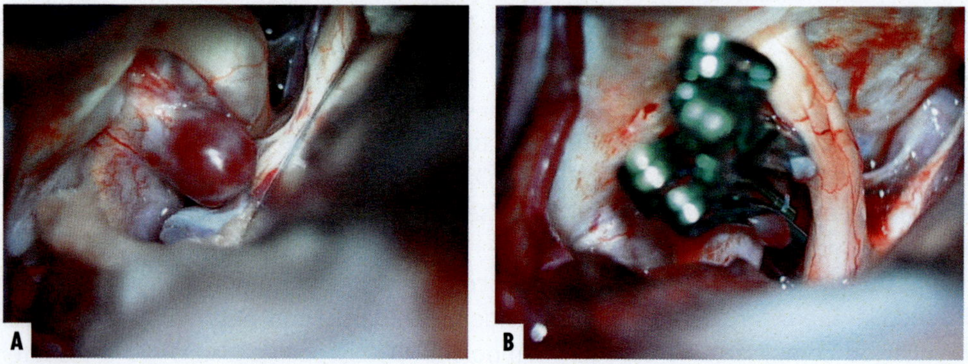

Fonte: Acervo da autoria do capítulo.

Endovascular

Os *stents* diversores de fluxo constituem excelente opção para aneurismas paraclinóideos complexos, com uma taxa de oclusão descrita de 84% (oclusão completa ou quase completa) e melhora de sintomas visuais em até 75%. Riscos de trombose do *stent* existem, apesar de baixos, e a superioridade desse método sobre o uso de molas para este segmento da carótida é bem documentada na maioria dos trabalhos. Porém, quando se objetiva a descompressão aguda do NO, ambas as modalidades são inferiores à cirurgia e esta, por sua vez, traz resultados comparativos de superior taxa de obliteração, menor índice de retratamento, mas uma taxa levemente maior de morbidade.

Referências bibliográficas

1. Figueiredo EG, Deshmukh P, Nakaji P et al. The minipterional craniotomy: technical description and anatomic assessment. Neurosurg. 2007;61(Suppl 2):256-65.
2. Lawton MT. Ophthalmic artery aneurysms. *In*: Lawton MT (ed.). Seven aneurysms: tents and techniques for clipping. Thieme, 2011. chap. 17, p. 121-46.
3. Turkmani AH, Day AL. Microsurgery of paraclinoid aneurysms. *In*: Winn HR (ed.). Youmans and Winn neurological surgery. 7th ed. Elsevier, 2017.
4. Yasargil MG. Infraclinoid internal carotid artery aneurysms. *In*: Yasargil MG (ed.). Microneurosurgery. Thieme, 1984. p. 33-55.
5. Zanaty M, Chalouhi N, Barros G et al. Flow-diversion for ophthalmic segment aneurysms. Neurosurg. 2015;76(3):286-90.

Capítulo 94

Aneurismas da Artéria Comunicante Posterior

Gabriel Reis Sakaya
Eberval Gadelha Figueiredo

Introdução

Aneurismas cerebrais são lesões relativamente comuns e sua ruptura configura situação clínica de alto risco, sendo condição médica de emergência. Entretanto, os aneurismas cerebrais também podem ser diagnosticados incidentalmente. Apesar de não configurar emergência médica, muitas vezes são lesões difíceis de tratar. A região da artéria comunicante posterior é local frequente de aneurismas.[1-3] Os aneurismas do segmento comunicante correspondem a 30% a 50% dos aneurismas intracranianos.[2]

Anatomia

A artéria comunicante posterior emerge da parede posteromedial da artéria carótida interna e cursa medial e inferiormente rumo a artéria cerebral posterior ipsilateral, medialmente ao III nervo craniano (nervo oculomotor). A emergência da artéria comunicante posterior marca o final do segmento oftálmico da artéria carótida interna e o início do segmento comunicante.[1-3]

Durante a fase embrionária, a artéria comunicante posterior é importante para irrigar os lobos temporal e occipital. Habitualmente, diminui de calibre após o desenvolvimento das artérias cerebrais posteriores. Em cerca de 20% das pessoas, o segmento proximal das artérias cerebrais posteriores não se desenvolve completamente e permanece hipoplásico ou atrésico. Nesses casos, na vida adulta, a artéria comunicante posterior preserva sua importância clínica e recebe o nome de padrão fetal.[2,3] Deve-se evitar ocluir a artéria comunicante posterior durante o tratamento do aneurisma quando o padrão fetal está presente. Há ramos talamoperfurantes originados da artéria comunicante posterior, muito relevantes clinicamente. Seu acometimento pode causar défices neurológicos significativos, como a hemiplegia contralateral.[1]

Quadro clínico e diagnóstico

Os aneurismas cerebrais geram sintomas quando se rompem ou devido a efeito expansivo. A manifestação clínica mais comum dos aneurismas da artéria comunicante posterior é a paresia ou paralisia do nervo oculomotor, caracterizada como estrabismo divergente, ptose e midríase não fotorreagente.[1,3] Esses achados nos doentes conscientes com história de hemorragia subaracnóidea sugerem ruptura de aneurisma da artéria comunicante posterior. Lesões expansivas volumosas de várias etiologias podem causar paralisia do nervo oculomotor devido à herniação do *uncus* do lobo temporal, geralmente associada ao comprometimento do estado de consciência.

A tomografia computadorizada (TC) do crânio é o exame de escolha que confirma a ocorrência da hemorragia subaracnóidea (HSA), sendo simples, rápido e de alta sensibilidade. A HSA decorrente de rotura da artéria comunicante posterior caracteriza-se como imagem hiperdensa nas cisternas da base, muitas vezes com extensão a fissura silviana e cisternas da fossa posterior. Há predominância nas cisternas suprasselar lateral ou *ambiens*. As hemorragias na região do *uncus*, corno temporal ou subdural também são achados que sugerem ruptura de aneurisma localizado na artéria comunicante posterior.[1,3] Havendo história típica e TC sem sinais de sangramento, deve ser realizado a pesquisa de hemácias no líquido cefalorraquidiano. Exames de imagem específicos para avaliar a anatomia vascular cerebral são necessários para a confirmação diagnóstica e determinam a localização, orientação, tamanho e colo do aneurisma e, em alguns casos, pode revelar irregularidades no seu contorno que sugerem sangramento. O exame padrão para confirmar a presença do aneurisma cerebral é a angiografia cerebral com subtração digital. A angio-CT e a angiorressonância magnética são exames de triagem úteis, pois são menos invasivos e apresentam boa sensibilidade para lesões com diâmetro superior a 3 mm.[1-3]

Dilatação infundibular

Em 10% dos doentes, a emergência da artéria comunicante posterior tem a forma de um funil, a chamada dilatação infundibular. A artéria emerge no ápice dessa dilatação, diferenciando-se dos aneurismas. A dilatação apresenta pequeno risco de crescimento ou ruptura. Recomenda-se acompanhar os doentes com dilatação infundibular com exames de imagem. A cirurgia é reservada quando ocorre crescimento ou sangramento, ou quando o doente é submetido à cirurgia para tratar outro aneurisma. O achado de parede fina ou protuberância na região recomenda clipagem.[1-3]

Tratamento

O acesso para o segmento comunicante posterior é direto, tanto para realizar microcirurgia quanto para o procedimento endovascular.

A decisão entre o tratamento com uma das duas modalidades deve ser adotada após avaliação dos profissionais com experiência em ambas as modalidades terapêuticas. Idade do doente, presença de hematoma, tamanho do aneurisma e seu colo são essenciais para a tomada de decisão. Doentes mais jovens, aneurismas maiores ou com colo largo e presença de hematoma com necessidade de drenagem cirúrgica, indicam que o benefício é maior com o tratamento microcirúrgico.[1-3]

Em longo prazo a clipagem proporciona menor recorrência do aneurisma, o que torna tratamento de escolha para doentes mais jovens e em bom estado neurológico. O tratamento microcirúrgico do aneurisma da artéria comunicante posterior é, em geral, considerado relativamente mais simples que os demais devido à localização anatômica. Pode ocorrer paresia ou paralisia do nervo oculomotor em decorrência da manipulação cirúrgica, complicação que na maioria das vezes é reversível em algumas semanas ou meses.[1-3]

Prognóstico

Apesar do aneurisma incidental não se classificar como urgência, é de suma importância a interlocução com o doente para planejar o tratamento. O prognóstico é pior quando o tratamento é realizado após a ruptura do aneurisma. Havendo HSA, o estado neurológico do doente relaciona-se diretamente com a possibilidade de sobrevida e da recuperação funcional.[1,3]

Referências bibliográficas

1. Brown Jr RD, Broderick JP. Unruptured intracranial aneurysms: epidemiology, natural history, management options and familial screening. Lancet Neurol. 2014;13:393-404.
2. Lawton MT. Seven aneurysms: tenets and techniques for clipping. Thieme, 2010. chap. 14, p. 45-64.
3. Winn RH. Youmans and Winn neurological surgery. 7th ed. Elsevier, 2016. chap. 385, p. 3307-14.

Capítulo 95

Aneurismas do Complexo Comunicante Anterior

Leonardo Christiaan Welling
Eberval Gadelha Figueiredo

Introdução

O complexo comunicante anterior é o local mais comum de aneurismas intracranianos rotos e não rotos em muitas casuísticas. Correspondem a 30% a 37% de todos os aneurismas intracranianos e existe uma discreta predominância no sexo masculino. Pela sua proximidade com o aparato óptico, assim como estruturas profundas na linha média, como substância perfurada anterior, hipotálamo, parte do sistema límbico e assoalho do III ventrículo, sua ruptura nessa topografia acarreta grande morbidade e mortalidade. Distúrbios cognitivos, neuroendócrinos, hidrocefalia e distúrbios metabólicos estão entre as complicações mais frequentes. Os aneurismas nessa região são tecnicamente complexos. A relação com as estruturas que devem ser dissecadas antes da clipagem final tornam os aneurismas do complexo comunicante anterior (AcomA) um desafio mesmo para mãos experientes. A consideração da morfologia do aneurisma deve ser utilizada para orientar os acessos cirúrgicos e a sua projeção deve ser o principal critério morfológico para a escolha da abordagem. Com o conhecimento anatômico da área a ser exposta e nos ângulos de trabalho necessários, o cirurgião minimizará os riscos de complicações transoperatórias.

A hemorragia subaracnóidea espontânea corresponde a apenas 5% dos acidentes vasculares encefálicos; entretanto, é responsável por elevada morbidade e mortalidade.[1] Apesar dos recentes avanços diagnósticos e terapêuticos, com melhora nos resultados clínicos e maior sobrevida, ainda representa perda de anos produtivos, uma vez que atinge uma população mais jovem, visto que mais da metade dos indivíduos acometidos tem menos de 55 anos.[2]

No mundo, sua incidência é variável, sendo que a maior observada é na Finlândia com cerca de 22,5 casos para cada 100 mil habitantes. Em contrapartida, na China, a incidência é a menor, com cerca de 2 para cada 100 mil habitantes. Nos Estados Unidos, esse valor é de aproximadamente 14,5 a cada 100 mil habitantes.[3] Observa-se que 15% a 30% dos óbitos por hemorragia subaracnoide espontânea ocorrem antes da admissão hospitalar, portanto, os números reais possivelmente são maiores. Assim, quanto mais falho for o sistema de saúde, principalmente nos países subdesenvolvidos, maior será a subnotificação dos casos e menos fidedigna será a incidência descrita.[4]

Os AcomAs representam o sítio mais frequente de aneurismas intracranianos rotos e não rotos, sejam em séries cirúrgicas ou em autópsias.[5] Correspondem a aproximadamente 30% a 37% de todos os aneurismas intracranianos e existe uma discreta predominância no sexo masculino (2:1).[6]

Dada a sua proximidade com os nervos e quiasma ópticos, assim como estruturas profundas na linha mediana, como a substância perfurada anterior e o hipotálamo, sua ruptura é responsável por grande morbidade e mortalidade.[7]

Está bem estabelecido que o estresse hemodinâmico desempenha um papel fundamental no crescimento do aneurisma, sendo que o colo aneurismático está quase sempre relacionado ao segmento A1 mais calibroso, frequentemente o principal responsável pelo enchimento aneurismático.[7-9]

Apresentação clínica

A hemorragia subaracnóidea está associada ao quadro clínico característico de cefaleia súbita, considerada como a "pior dor de cabeça da vida e de início repentino", podendo estar associada a vômitos, défices neurológicos, crises convulsivas e rebaixamento do sensório. Os aneurismas de AcomA raramente causam distúrbios nas vias visuais por efeito de massa, uma vez que rompem antes de atingir dimensões maiores. Nesse contexto, os aneurismas dessa topografia são geralmente diagnosticados após ruptura.[7,9]

Alguns aspectos tomográficos sugerem que o sítio da ruptura é o complexo comunicante anterior, entre eles, hemorragia que envolve todas as cisternas da base, hemoventrículo e hemorragia no giro reto (sinal da chama). Salienta-se que a angiografia convencional é o exame padrão-ouro para diagnosticar tais aneurismas,[10] mas, ao contrário dos aneurismas em outras localizações, a incidência de angiografias falso-negativas é maior. Uma das explicações para tais resultados é que, além da necessidade de ângulos diferentes para evitar a sobreposição dos vasos A1 e A2, o fluxo balanceado entre ambas as artérias A1 e a comunicante anterior comprometem o enchimento do aneurisma pelo contraste. Assim sendo, a injeção na carótida com compressão cervical contralateral pode se fazer necessária.[10,11] Além disso, outros métodos de imagem, como angiotomografia e angiorressonância, ajudam a delinear a relação do aneurisma com as estruturas ósseas ao redor e eventuais trombos intra-aneurismáticos.[3]

Anatomia da artéria comunicante anterior

As primeiras descrições feitas sobre a artéria comunicante anterior datam do século XVIII, por Thomas Willis, no livro intitulado *Cerebri Anatome*. Após as primeiras descrições, o conhecimento microneurocirúrgico do complexo comunicante anterior aumentou consideravelmente.[12,13]

Existem dois tipos de artéria comunicante anterior, a do tipo adulto e a do tipo fetal. A primeira é caracterizada por uma artéria comunicante anterior aproximadamente 1/3 da espessura de A1 e, nestes casos, o aneurisma costuma estar localizado na junção A1-A2. No tipo fetal, a artéria comunicante anterior tem a mesma espessura que A1 e o aneurisma está localizado no complexo comunicante anterior.[7,9,12]

Inúmeros vasos perfurantes originam-se de A1, A2 e da própria artéria comunicante anterior. São responsáveis pela vascularização do hipotálamo, da substância perfurada anterior, da área supraquiasmática, do dorso do aparato óptico, da parte anterior do III ventrículo e do lobo frontal. Uma das artérias perfurantes mais conhecidas e importantes é a artéria recorrente de Heubner, que origina-se da junção A1-A2, tem uma trajetória retrógrada em relação a A1, penetra na substância perfurada anterior e supre a cabeça anterior do núcleo caudado, a perna anterior da cápsula interna, o terço anterior do putâmen, o globo pálido lateral e o hipotálamo anterior.[14,15]

Ainda em relação às artérias perfurantes, estudos anatômicos mostram resultados conflitantes. Alguns autores descrevem de zero a quatro artérias perfurantes; outros, que há pelo menos três. Nesse contexto, as mais importantes são a artéria hipotalâmica anterior e a artéria subcalosa. Por se localizarem na superfície posterior do complexo comunicante, sua visualização frequentemente é prejudicada no transoperatório.[12,14,16]

A artéria comunicante anterior apresenta inúmeras variações anatômicas. As mais observadas são as assimetrias, frequentemente identificadas quando aneurismas de comunicante anterior são diagnosticados. Além dessas, pode ser observada aplasia de A1, sendo que essa pode ter uma origem anômala na artéria oftálmica ou na carótida interna supraclinoide. Variações da comunicante anterior, propriamente dita, incluem fenestrações, duplicações, triplicações, entre outras.[14,16,17]

Fenestração da artéria cerebral anterior pode ser identificado em 0,058% das angiografias convencionais e 1,2% das angiorressonâncias arteriais do encéfalo. Essa diferença observada pode se dar, em parte, por sobreposição de vasos na aquisição das imagens tridimensionais pela ressonância.[7,17]

Classificação dos aneurismas da artéria comunicante anterior

Yasargil classificou os aneurismas de AcomA baseado na projeção e direção do fundo aneurismático. São eles os aneurismas de projeção superior, anterior, posterior, inferior e projeções complexas. Sua frequência estimada é de 34%, 23%, 14%, 13% e 16%, respectivamente.[12]

Através do acesso inter-hemisférico, Inagawa e colaboradores propuseram uma classificação dos aneurismas de AcomA em seis subtipos (A até F), a depender da projeção do aneurisma e da técnica de dissecção utilizada.[18] Sadamoto e colaboradores classificaram os aneurismas da artéria comunicante anterior baseado nos diâmetros de ambas as artérias A2. Quando essas eram semelhantes, o aneurisma era classificado como AA; quando eram distintos, era classificado como AB.[19]

Técnica cirúrgica

Yasargil descreveu resultados cirúrgicos excelentes com craniotomia pterional e seu uso nessas situações foi considerada como técnica padrão nos aneurismas de AcomA nas últimas décadas.[12,13] O aneurisma pode ser visualizado no mesmo eixo da fissura silviana, o que permite dissecção ampla e possibilidade de aplicação dos clipes definitivos com a menor retração cerebral possível. Dissecção ampla da fissura silviana é necessária para expor sua parte mais profunda e suas cisternas. Traves aracnoides que estão conectadas ao *uncus*, lobo frontal, artéria carótida interna e cerebral média são seccionadas.[20,21]

A altura da AcomA em relação ao processo clinoide também deve ser avaliada. Pode ser necessária a realização de osteotomias fronto-orbitárias, uma vez que aneurismas projetados 13 mm acima da clinoide anterior serão mais bem visualizados com menor retração cerebral. Nesse contexto, as extensões da craniotomia pterional – como as craniotomias orbitozigomática, transorbital transzigomática e orbitopterional – podem ser utilizadas. Figueiredo e colaboradores compararam os diferentes ângulos de acesso e área de exposição do complexo AcomA e concluíram que os ângulos horizontais e verticais são significativamente maiores nas craniotomias orbitopterional e orbitozigomática quando comparadas à craniotomia pterional clássica.[22]

Alguns autores referem que aneurismas localizados 8 mm acima do plano esfenoidal necessitam de ressecção ampla do giro reto para menor retração cerebral. Alternativamente, abordagens inter-hemisféricas nessas situações podem ser úteis.[12,15,18]

O desenvolvimento da neuroanestesia, permitindo que o edema cerebral transoperatório seja menor, associado ao avanço do conhecimento microneurocirúrgico possibilitaram o desenvolvimento de acessos menos invasivos. Os principais acessos aqui representados são a craniotomia frontal transpalpebral e a craniotomia minipterional. Suas principais vantagens são menor incisão na pele, redução do tempo cirúrgico e maior proteção do tecido cerebral, além de melhores resultados cosméticos.[23,24]

Estudos prospectivos randomizados demonstram que a segurança e os resultados clínicos são semelhantes quando comparamos os acessos minimamente invasivos com a craniotomia pterional clássica. Adicionalmente, não há diferenças nos ângulos de visualização do aneurisma que prejudiquem a sua abordagem.[23,25]

Os fatores mais importantes na escolha do lado da abordagem incluem a predominância de A1, a projeção do aneurisma, a disposição de ambas artérias A2 e a presença de aneurismas múltiplos. Nos aneurismas projetados anteriormente, o fator preponderante na escolha do lado da abordagem é a dominância do segmento A1, visto que o fundo aneurismático irá comprometer a visualização de A1 contralateral e, se essa for dominante, o controle proximal será prejudicado. A maioria dos aneurismas da AcomA apresenta essa projeção, e uma ampla dissecção das membranas aracnoides da porção anterior da fissura inter-hemisférica permite uma boa exposição.[7,12,18]

Nos aneurismas de projeção superior, além da identificação do lado do enchimento, outros fatores podem contribuir na escolha do lado da abordagem. Nessas situações, escolhe-se o lado em que o segmento A2 está projetado mais posteriormente (direção da abertura do garfo de A2), uma vez que, nas situações opostas (ou seja, naquelas em que o segmento A2 está mais anteriorizado), ocorrerá prejuízo na visualização e dissecção do colo aneurismático e a dominância de A1 não será levada em consideração, uma vez que o controle proximal pode ser facilmente obtido mesmo em abordagens contralaterais. Concomitantemente, esses aneurismas estão escondidos pelo giro reto e têm uma relação direta com os vasos perfurantes. Esse contexto faz com que aneurismas nessa projeção tenham resultados piores, com maior índice de complicações metabólicas e neuropsicológicas, assim como maior persistência de colos residuais.[7,9]

Em contrapartida, nos aneurismas de projeção posterior e inferior, a dissecção do colo aneurismático será facilitada se o aneurisma for abordado pelo lado em que o segmento A2 está mais anterior no plano sagital. Nessas situações, atenção especial deve ser dada à retração precoce do lobo frontal, uma vez que o fundo aneurismático está intimamente relacionado ao quiasma óptico.[7,9]

Nos aneurismas gigantes e complexos, o ângulo de ataque deve ser levado em consideração, assim como o lado de enchimento do aneurisma, uma vez que suas dimensões prejudicam a visualização de A1 contralateral.[7,9,12,13]

Complicações clínicas e cirúrgicas

As complicações secundárias à ruptura dos AcomA atingem várias esferas. As complicações podem ser neurológicas, neuropsiquiátricas, metabólicas e cognitivas.

Greene e colaboradores descrevem uma complicação caracterizada por paraparesia, amnésia e alterações de personalidade. Outros défices, como distúrbios olfatórios, comprometimento visual e distúrbios da motricidade ocular, também são descritos.[26]

Em até 30% dos casos, observam-se alterações endocrinológicas. Pela sua proximidade com o hipotálamo anterior e o sistema porta-hipofisário, distúrbios como diabetes *insipidus*, síndrome da secreção inapropriada do hormônio antidiurético (SIADH) e síndrome perdedora de sal são descritos. Portanto, distúrbios da concentração sérica de sódio devem ser acompanhados rigorosamente.[3,11]

Pela sua projeção no lobo frontal e proximidade com parte do sistema límbico, hemorragias secundárias à ruptura aneurismática da AcomA podem comprometer diversas funções cognitivas e os défices neuropsicológicos são frequentemente observados. Em algumas situações, os distúrbios de personalidade são tão graves que geram prejuízos no convívio social. Alterações amnésicas semelhantes a síndrome de Korsakoff também são relatadas.[3,4]

Outra complicação também descrita é a ocorrência de hidrocefalia. Essa pode ser dividida em hidrocefalia aguda – causada por obstrução das vias do líquido cefalorraquidiano (LCR) por conteúdo hemático – e crônica – quando acontece semanas ou meses após a hemorragia subaracnoide e é secundária à disfunção nas granulações aracnoides e fibrose das leptomeninges. Pacientes dependentes de derivação ventriculoperitoneal apresentam pior prognóstico e maior mortalidade e permanência hospitalar. Além disto, é um fator preditor independente de desfecho funcional ruim.[7] Na série de Yasargil, a necessidade de derivação ventrículo peritoneal foi de 8%.[12] De acordo com Pietilä e colaboradores, a ocorrência de hidrocefalia é aproximadamente 19%, atrás somente das rupturas aneurismáticas do topo da artéria basilar que em 53% dos casos fez-se necessário ventriculoperitoneostomia.[27]

A fenestração da lâmina terminal (FLT) é um procedimento muito útil para drenagem do LCR e redução da pressão intracraniana durante a cirurgia de aneurismas da circulação anterior. Deve respeitar a linha média para evitar danos à vascularização do quiasma e do trato óptico. Idealmente, o diâmetro do orifício deve ser entre 5 mm e 6 mm. Apesar de teoricamente ser útil, os resultados da FLT e a ocorrência de hidrocefalia são controversos. Em uma recente metanálise, Mao e colaboradores identificaram 11 estudos de qualidade que avaliaram a eficácia da FLT. Enquanto seis estudos demonstravam resultados favoráveis, cinco refutavam os benefícios da FLT para evitar a ocorrência de hidrocefalia crônica pós-hemorragia subaracnoide. Ao analisar todos os pacientes em conjunto, observou-se que a incidência de hidrocefalia era de 11,8% no grupo que foi submetido à FLT e de 15,3% naquelas em que a fenestração não foi realizada (p = 0,008). Uma das críticas dessa metanálise é que a seleção dos estudos incluiu ensaios prospectivos e retrospectivos.[28]

Xie e colaboradores demonstraram que aneurismas da circulação posterior são mais propensos ao desenvolvimento de hidrocefalia. Uma das possíveis explicações é o fato da proximidade com o III ventrículo, com obstrução do fluxo do LCR por coágulos. A despeito disso, a maioria dos aneurismas da circulação posterior são tratados com técnicas endovasculares e a elaboração de um estudo prospectivo nesse contexto é difícil. Ainda nesse estudo, observou-se que os aneurismas localizados na AcomA também constituem fator de risco para o desenvolvimento de hidrocefalia.[29] Partindo do pressuposto da proximidade da lâmina terminal com a topografia da comunicante anterior, não há motivos, na opinião dos autores, para não realizar a FLT.

Considerações finais

Os aneurismas do complexo comunicante anterior são cirurgicamente desafiadores. A relação dos vasos perfurantes, proximidade com o hipotálamo, assoalho do III ventrículo, aparato óptico e estruturas do sistema límbico, assim como o número de vasos que devem ser dissecados antes da clipagem final, tornam os AcomAs um desafio mesmo para mãos experientes. A consideração da morfologia do aneurisma deve ser utilizada para orientar os acessos cirúrgicos e a sua projeção deve ser o principal critério morfológico para a escolha da abordagem. A escolha da craniotomia deve ser baseada na área a ser exposta e nos ângulos de trabalho necessários para que o cirurgião possa observar diretamente o colo do aneurisma sem a intervenção das A2s. A maioria dos aneurismas da artéria comunicante anterior pode ser abordada por meio de uma craniotomia minipterional, embora as craniotomias pterional clássica, orbitopterional, orbitozigomática, inter-hemisférica ou suas modificações possam ser usadas em casos selecionados, dependendo da preferência do cirurgião. Às vezes, é necessária a ressecção do reto do giro para obter uma boa exposição operatória, especialmente em um complexo AcomA em posição mais alta em relação ao plano esfenoidal.

Os principais obstáculos à clipagem microcirúrgica dos aneurismas de AcomA incluem relações arteriais complexas, preservação das artérias perfurantes, variações anatômicas observadas e altas chances de disfunção cognitiva pós-operatória. A adequada avaliação das imagens no pré-operatório e o domínio da técnica microcirúrgica, aliados à escolha da via de acesso ideal, são imprescindíveis para o sucesso terapêutico.

São observações a se destacar:

- As projeções aneurismáticas devem ser consideradas em conjunto com o lado de enchimento do aneurisma na escolha do lado do acesso.
- Não há diferenças entre as técnicas minipterional e pterional clássica no que se refere a segurança, resultados clínicos e funcionais. Além disso, os acessos minimamente invasivos têm melhor resultado estético.
- A altura do aneurisma em relação ao processo clinoide anterior e plano esfenoidal devem ser levados em consideração para eventual osteotomia fronto-orbitária e resseção do giro reto.
- A identificação e preservação da artéria recorrente de Heubner é fundamental.
- O manejo das complicações pós-operatórias dos aneurismas de AcomA necessita de uma equipe multidisciplinar (intensivistas, endocrinologistas, neuropsicólogos e demais membros da equipe).

Referências bibliográficas

1. King JTJ. Epidemiology of aneurysmal subarachnoid hemorrhage. Neuroimaging Clinics of North America. 1997 Nov;7(4):659-68.
2. Australasian Cooperative Research on Subarachnoid Hemorrhage Study (ACROSS). Epidemiology of aneurysmal subarachnoid hemorrhage in Australia and New Zealand: incidence and case fatality from the Australasian Cooperative Research on Subarachnoid Hemorrhage Study (ACROSS). Stroke. 2000 Aug;31(8):1843-50.
3. Connolly ES, Rabinstein AA, Carhuapoma JR et al. Guidelines for the management of aneurysmal subarachnoid hemorrhage: a guideline for healthcare professionals from the American Heart Association/American Stroke Association. Stroke. 2012 Jun;43(6):1711-37.
4. Rouanet C, Silva GS. Aneurysmal subarachnoid hemorrhage: current concepts and updates. Arquivos de Neuropsiquiatria. 2019;77(11):806-14.
5. Kassell NF, Torner JC, Haley ECJ et al. The International Cooperative Study on the Timing of Aneurysm Surgery – Part I: Overall management results. Journal of Neurosurgery. 1990 Jul;73(1):18-36.
6. Krzyzewski RM, Klis KM, Kucala R et al. Intracranial aneurysm distribution and characteristics according to gender. British Journal of Neurosurgery. 2018 Oct;32(5):541-3.
7. Agrawal A, Kato Y, Chen L et al. Anterior communicating artery aneurysms: an overview. Minimally Invasive Neurosurgery. 2008;51(3):131-5.
8. Ferguson GG. Physical factors in the initiation, growth and rupture of human intracranial saccular aneurysms. Journal of Neurosurgery. 1972 Dec;37(6).
9. Hernesniemi J, Dashti R, Lehecka M et al. Microneurosurgical management of anterior communicating artery aneurysms. Surgical Neurology. 2008;70(1):8-28.
10. Romijn M, Walderveen MA, Sprengers ME et al. Diagnostic accuracy of CT angiography with matched mask bone elimination for detection of intracranial aneurysms: comparison with digital subtraction angiography and 3D rotational angiography. American Journal of Neuroradiology. 2008 Jan;29(1):134-9.
11. Long B, Koyfman A, Runyon MS. Subarachnoid hemorrhage: updates in diagnosis and management. Emergency Medicine Clinics of North America. 2017 Nov;35(4):803-24.
12. Yasargil MG, Fox JL. The microsurgical approach to intracranial aneurysms. Surg Neurol. 1975 Jan;3(1):7-14.
13. Yasargil MG. Intracranial microsurgery. Clin Neurosurg. 1970;17:250-6.
14. Rhoton ALJ. The supratentorial arteries. Neurosurgery. 2002 Oct;51(4 Suppl):S53-120.
15. Rhoton ALJ. Aneurysms. Neurosurgery. 2002 Oct;51(4 Suppl):S121-58.
16. Crowell RM, Morawetz RB. The anterior communicating artery has significant branches. Stroke. 1977;8(2):272-3.
17. Uchino A, Nomiyama K, Takase Y et al. Anterior cerebral artery variations detected by MR angiography. Neuroradiology. 2006 Sep;48(9):647-52.
18. Inagawa T. Dissection from fundus to neck for ruptured anterior and middle cerebral artery aneurysms at the acute surgery. Acta Neurochirurgica. 1999;141(6):563-70.
19. Sadatomo T, Yuki K, Migita K et al. The characteristics of the anterior communicating artery aneurysm complex by three-dimensional digital subtraction angiography. Neurosurgical Review. 2006 Jul;29(3):201-7.
20. Yasargil MG, Kasdaglis K, Jain KK et al. Anatomical observations of the subarachnoid cisterns of the brain during surgery. Journal of Neurosurgery. 1976 Mar;44(3):298-302.
21. Wen HT, Oliveira E, Tedeschi H et al. The pterional approach: surgical anatomy, operative technique and rationale. Operative Techniques in Neurosurgery. 2001 Jun;4(2):60-72.

22. Silva SA, Yamaki VN, Solla DJF et al. Pterional, pretemporal and orbitozygomatic approaches: anatomic and comparative study. World neurosurgery. 2019 Jan;121:e398-403.
23. Welling LC, Figueiredo EG, Wen HT et al. Prospective randomized study comparing clinical, functional and aesthetic results of minipterional and classic pterional craniotomies. Journal of Neurosurgery. 2015;122(5).
24. Figueiredo EG, Deshmukh P, Nakaji P et al. The minipterional craniotomy: technical description and anatomic assessment. Neurosurgery. 2007 Nov;61(5 Suppl 2):255-6.
25. Figueiredo EG, Welling LC, Preul MC et al. Surgical experience of minipterional craniotomy with 102 ruptured and unruptured anterior circulation aneurysms. Journal of Clinical Neuroscience. 2016 May;27:34-9.
26. Greene KA, Marciano FF, Dickman CA et al. Anterior communicating artery aneurysm paraparesis syndrome: clinical manifestations and pathologic correlates. Neurology. 1995 Jan;45(1):45-50.
27. Pietilä TA, Heimberger KC, Palleske H et al. Influence of aneurysm location on the development of chronic hydrocephalus following SAH. Acta Neurochirurgica. 1995;137(1-2):70-3.
28. Mao J, Zhu Q, Ma Y et al. Fenestration of lamina terminalis during anterior circulation aneurysm clipping on occurrence of shunt-dependent hydrocephalus after aneurysmal subarachnoid hemorrhage: meta-analysis. World Neurosurgery. 2019 Sep;129:e1-5.
29. Xie Z, Hu X, Zan X et al. Fenestration of lamina terminalis during anterior circulation aneurysm clipping on occurrence of shunt-dependent hydrocephalus after aneurysmal subarachnoid hemorrhage: meta-analysis. World Neurosurgery. 2017 Sep;129:844-60.

Capítulo 96

Aneurismas Distais da Artéria Cerebral Anterior

Nícollas Nunes Rabelo
Bruno Braga Sisnando da Costa
Eberval Gadelha Figueiredo

Introdução

Os aneurismas da artéria pericalosa (APca) localizam-se no segmento distal da artéria cerebral anterior (ACA). Representam 3% a 6% dos aneurismas intracranianos.[1-3] Apesar de pequenos, têm elevada taxa de sangramento e consequente hemorragia subaracnóidea (HSA) e, comumente associam-se a outros aneurismas. Costumam apresentar localização distal, pequeno tamanho, ramos de pequeno calibre e colos largos com frequentes ramos emergentes.[1-5]

Anatomia

A APca é definida como o segmento da ACA distal à artéria comunicante anterior (ACoA). Divide-se em quatro segmentos (A2-A5): o A2 inicia-se na ACoA e cursa ao longo do rostro do corpo caloso; o segmento A3 curva-se no joelho do corpo caloso até assumir trajetória posterior; os segmentos A4 e A5 localizam-se no corpo do corpo caloso e dividem-se no plano da sutura coronal; já A2 e A3 referem-se ao segmento ascendente e A4 e A5, ao horizontal.[2,4]

A artéria calosomarginal (ACma) não define um segmento próprio da ACA. Origina-se comumente do segmento de A3, mas pode estar ausente em 18% das pessoas. A ACma localiza-se ao longo do sulco do cíngulo, paralelamente à APca que, por sua vez, cursa na cisterna pericalosa ao longo do corpo caloso.[1-4] São equivalentes em tamanho em 30% dos casos, porém a APca pode ser maior em até 50% dos indivíduos.

Os ramos da APca dividem-se em duas categorias: central (perfurantes basais) e cerebral (corticais, subcorticais e corpo caloso). Os ramos centrais originam-se de A2 e penetram no quiasma óptico e na lâmina terminal, suprem o hipotálamo, a comissura anterior, o pilar do fórnix e o estriado anteroinferior. Os ramos subcorticais (p. ex., artéria recorrente de Heubner) originam-se comumente de A2, segmento que supre o núcleo caudado e a cápsula interna anteroinferior. Os ramos centrais e subcorticais são os mais relevantes na ACoA.[2,4]

Os ramos da ACA são:

- **A2:** artéria orbitofrontal e orbitopolar.
- **A3:** artérias frontais e mediais e ACma.
- **A4:** artéria paracentral.
- **A5:** artérias parietais superior e inferior.

A artéria frontal interna posterior pode se originar de A3, A4 ou ACma. Os ramos corticais emergem mais frequentemente da APca. As anomalias anatômicas da ACA incluem a triplicação de A2 (p. ex., A2 acessória), A2 não pareada, ou seja, com um único tronco (p. ex., ACA Azygos), e ACA bi-hemisférica.[2,4]

Classificação

Os aneurismas classificam-se de acordo com o segmento da ACA do qual se originam. Mais comumente, originam-se de A3 (80%), mas podem também surgir do segmento A2 e segmento horizontal, denominada bifurcação calosal-calosomarginal ou *locus* clássico. A maioria é sacular, ou seja, 98% rotos e 100% dos não rotos, e tendem a ocorrer no ponto de bifurcação dos ramos. Os demais tipos fusiformes, traumáticos e micóticos, são raros. O tamanho médio pode ser de até 7,4 mm. São raros os aneurismas gigantes nessa topografia.[1-5]

Imagem

É necessário avaliar a presença de calcificações, trombose parcial, reconstrução tridimensional, padrão de drenagem venosa no seio sagital superior (SSS), domo ou colo, calibre dos ramos arteriais e localização de ramos adjacentes. Tomografia computadorizada, angiotomografia, angiorressonância e arteriografia digital podem ser utilizadas para este estudo, sendo a angiografia digital o exame considerado padrão-ouro.[1]

Tratamento

A microcirurgia é o tratamento tradicional, pois o método endovascular geralmente estuda os segmentos distais da ACA e a tecnologia disponível não possibilita preservar com segurança os ramos adjacentes. Algoritmos de tratamento endovascular devem considerar os aneurismas com colo pequeno que não incluam ramos arteriais adjacentes, os aneurismas proximais localizados na região ascendente até a curva do joelho do corpo caloso e os doentes com quadro clínico deteriorado, várias morbidades e risco elevado para cirurgia aberta. Há risco elevado de oclusão incompleta e de recorrência com o tratamento endovascular.[1,3]

O tratamento precoce é aconselhado quando ocorre HSA para prevenir ressangramento. A microcirurgia é o procedimento de escolha quando ocorre hemorragia intraparenquimatosa. Antes de se tratar os aneurismas não rotos evidenciados incidentalmente, deve-se considerar: idade, histórico familiar, tabagismo, morbidades médicas, fatores psicológicos e a preferência do doente.[1,3] Geralmente, os doentes com aneurisma com menos de 3 mm devem ser acompanhados com exames seriados de imagem. De acordo com os estudos UCAS e ISUIA, o risco anual dos aneurismas da circulação anterior com mais de 4 mm de diâmetro é de 1%. Os aneurismas com 4 mm a 5 mm ou mais devem ser tratados (Figura 96.1).

Figura 96.1 – Tratamento dos APca.

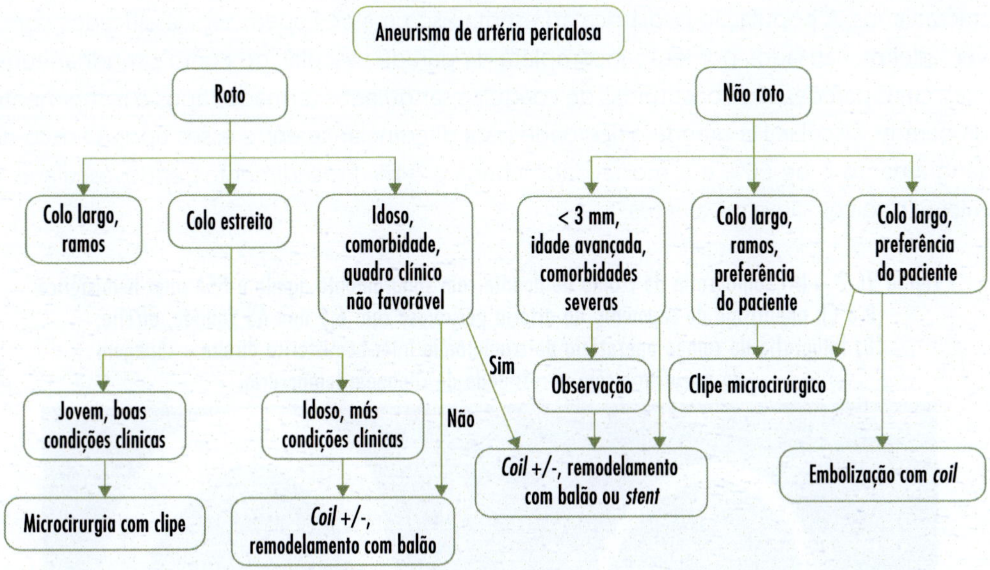

Fonte: Desenvolvida pela autoria do capítulo.

Os aneurismas dos segmentos A2 e A3 localizam-se na linha mediana, paralelamente à foice, e devem ser acessados pela via inter-hemisférica, geralmente por um acesso unilateral preferentemente pelo lado direito. A técnica de neuronavegação facilita o planejamento da incisão cirúrgica, da craniotomia e da trajetória microcirúrgica[1,3] (Figura 96.2).

O doente deve ser posicionado em supino, com a cabeça neutra ou ligeiramente estendida. A seguir, deve-se realizar a incisão coronal ou parcial bicoronal estendida do zigoma à linha temporal superior contralateral. Retalho do pericrânio pode ser usado se houver violação do seio frontal. A dura-máter é aberta protegendo o SSS e retraída medialmente. As veias em ponte tornam-se mais numerosas quanto mais posterior é a craniotomia, havendo necessidade de sua dissecação e liberação para facilitar a manipulação e a visibilização em diversas angulações.[1,3]

Os aneurismas da APca geralmente localizam-se na bifurcação da ACA entre APca e a ACma, seu domo projeta-se nos sentidos anterior e superior. Dependendo da angioarquitetura, o controle proximal pode ser feito de modo mais proximal no segmento anterior e interior ao aneurisma na fissura inter-hemisférica ou mais distal (mais comum), pela dissecação da região posterior para a anterior ao longo do complexo da APca.[1-4]

Diversos acessos podem ser utilizados, como o pterional subfrontal, o inter-hemisférico anterior e o parassagital inter-hemisférico. Com o advento das técnicas minimamente invasivas e de novas tecnologias, desenvolveram-se os acessos supraorbitário, supraciliar e inter-hemisférico de menor amplitude (Figura 96.1).[1-5]

Aneurismas traumáticos

Os aneurismas de APca relacionam-se com os espaços livres da foice cerebral. Os aneurismas podem resultar da lesão direta traumática ou das fraturas de base do crânio, que lesam a parede arterial. São raros e representam menos que 1% dos aneurismas intracranianos. A população pediátrica apresenta risco maior. Podem ser classificados como verdadeiros, causados por lesão incompleta da parede vascular, ou como pseudoaneurismas, cujas paredes são constituídas de coágulos sanguíneos formados após o rompimento da parede vascular. Há grande dificuldade para diferenciar-se entre esses tipos. O risco de sangramento é de 60% e a mortalidade chega a 54%. Procedimentos endovasculares e microcirúrgicos são equivalentes.[1-5]

Figura 96.2 – (A) Tomografia do crânio de doente com sangramento agudo e HSA inter-hemisférica (B e C); aneurisma do segmento da artéria pericalosa com 6,9 mm A3 voltado, direita; (D) fotografia do campo operatório de craniotomia inter-hemisférica direita e clipagem do aneurisma sem necessidade de clipagem temporária.

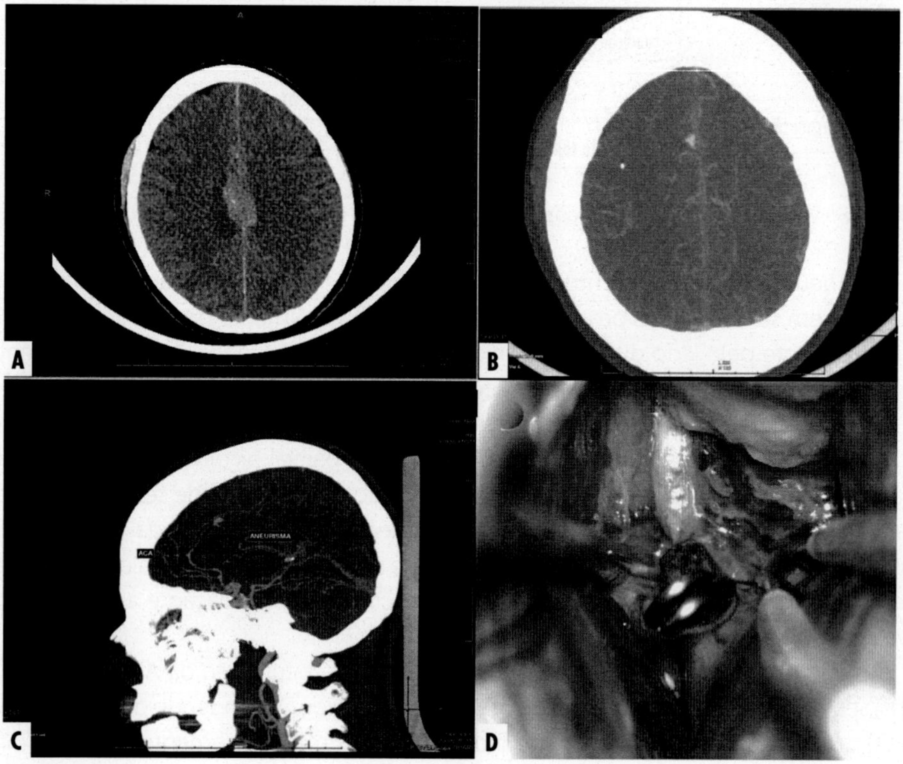

Fonte: Acervo da autoria do capítulo e cortesia do Dr. Wen Hung Tsu.

Complicações

Devido à proximidade do lobo frontal medial, as complicações incluem mutismo acinético, anormalidades comportamentais, défice isolado do membro inferior e síndrome da área motora suplementar.[1,3]

Os riscos da cirurgia microvascular e endovascular são similares. Os riscos de tromboembolismos do tratamento são superiores aos dos aneurismas proximais. A coagulação eventual das veias em ponte pode causar infarto venoso.[1,3]

Referências bibliográficas

1. Lawton MT. Seven aneurysms: tenets and techniques for clipping. New York: Thieme, 2022. p. 147-63.
2. Perlmutter D, Rhoton Jr AL. Microsurgical anatomy of the distal anterior cerebral artery. J Neurosurg. 1978;49:204-28.
3. Yasargil MG, Carter LP. Saccular aneurysms of the distal anterior cerebral artery. J Neurosurg. 1974;40:218-23.
4. Lehecka M, PorrasM, Dashti R et al. Anatomic features of distal anterior cerebral artery aneurysms: a detailed angiographic analysis of 101 patients. Neurosurgery. 2008;63:219-28; discussion 228-9.
5. Abla AA, Lawton MT. Anterior cerebral artery bypass for complex aneurysms: an experience with intracranial-intracranial reconstruction and review of bypass options. J Neurosurg. 2014;120:1364-77.

Capítulo 97

Aneurismas da Bifurcação Carotídea

Bruno Braga Sisnando da Costa
Nícollas Nunes Rabelo
Eberval Gadelha Figueiredo

Introdução

Aneurismas originados no tronco, no segmento comunicante e na bifurcação da artéria carótida interna (ACI) representam 30% a 50% de todos os aneurismas intracranianos e constituem o grupo de demanda técnica neurocirúrgica menos complexa, em comparação com os demais aneurismas, assim como também permitem resultados bastante favoráveis e minimamente arriscados para as técnicas endovasculares.

Uma vez presente o cenário de uma hemorragia subaracnóidea (HSA), a qual costuma ocorrer em idades mais precoces para este tipo de aneurisma, o diagnóstico se faz por exame de angiotomografia com reconstrução tridimensional ou uma angiografia com subtração digital (DSA). Estes são os principais exames para o planejamento pré-operatório ou pré-embolização, tratamentos os quais devem ocorrer preferencialmente dentro das primeiras 24 a 48 horas após o quadro ictal, no intuito de erradicar a possibilidade de ressangramento.

Anatomia

A **ACI** se encerra em sua bifurcação nos ramos terminais: **artéria cerebral anterior** (ACA) e **artéria cerebral média** (ACM), o que ocorre abaixo do lobo frontal e da substância perfurada anterior (SPA). A ACA, em seu primeiro segmento (A1), volta-se medialmente até encontrar sua correspondente contralateral no ponto de encontro propiciado pela **artéria comunicante anterior** (ACoA). A ACM, por sua vez, em seu primeiro segmento (M1), volta-se lateralmente rumo à fissura silviana. Após a ACoA, o segundo segmento da ACA (A2) emite o seu ramo recorrente, ou **artéria de Heubner**, a qual passa medialmente em relação à bifurcação carotídea. De M1 partem diversas artérias perfurantes para a SPA, entre as quais as principais correspondem às **artérias lentículo-estriadas** (ALetEst), que vão propiciar nutrição dos núcleos da base, como também do aparato óptico, hipotálamo e lobo temporal mesial.

Morfologia, incidência e considerações gerais

Aneurismas da bifurcação de ACI tendem a voltar seu fundo ou domo superiormente, haja vista que o fluxo sanguíneo ascendente pela carótida incide contra a parede da bifurcação, de modo que a força vetorial que determina a formação do aneurisma seja direcionada superiormente, rumo à SPA. Não necessariamente o aneurisma deve estar centrado na bifurcação, mas pode ocupar situação mais proximal em relação à A1 ou à M1.

A orientação de seu domo costuma ser anterossuperior, médio-superior (a mais comum) ou posterossuperior, sendo esta última orientação aquela com maior contato ou aderência, com as ALetEst, fenômeno que é também observado naturalmente nos aneurismas grandes e gigantes dessa localização. Alguns autores ainda comentam uma classificação posteroinferior que estaria com o domo voltado para as cisternas interpeduncular ou crural, sendo, portanto, o aneurisma de mais difícil abordagem cirúrgica deste grupo.

Estes aneurismas correspondem a 5% de todos os aneurismas intracranianos. Podem ocasionalmente promover hemorragias para dentro do lobo frontal, podendo atingir os núcleos da base e simular um acidente vascular encefálico hemorrágico (AVEh) hipertensivo.

Conforme mencionado, o diagnóstico pode ser obtido por estudo angiográfico digital, angiotomografia ou angiorressonância, ressaltando-se que, neste último método, há um limite de diagnóstico para aneurismas com diâmetro inferior a 3 mm. Nenhum método atual é capaz de demonstrar satisfatoriamente a relação do domo com as perfurantes localizadas na bifurcação, logo, é de suma importância sua identificação intraoperatória.

A classificação de Raymond-Roy é utilizada para a oclusão de aneurismas, sendo I (oclusão completa), II (presença de colo residual) e III (incompleta), estando II e III associados a maiores índices de insucesso no tratamento.

Tratamento

Cirúrgico

O posicionamento do paciente segue todos os preceitos estabelecidos para tratamento dos demais aneurismas carotídeos. O acesso de escolha clássico ou *standard* para os aneurismas da bifurcação é a **craniotomia pterional**, mas podendo ser substituída, sem restrições, por um **acesso minipterional**, o qual é mais estético, menos invasivo e operativamente mais rápido para o cirurgião.

A microcirurgia é centrada na fissura silviana, de modo que as estruturas contidas nas cisternas carotídea, óptica e silviana são progressivamente expostas pelo cirurgião, até que tenha obtido adequado controle proximal na ACI. A fissura silviana é então dissecada posteriormente para que haja exposição progressiva da bifurcação, na origem das ACM e ACA. É possível que somente o controle proximal obtido em ACI não seja suficiente para controlar o sangramento de uma ruptura intraoperatória, logo, este deve ser obtido também em A1. O domo do aneurisma geralmente se encontra enterrado na base do lobo frontal e não há necessidade objetiva de livrá-lo completamente.

O colo é exposto nas superfícies superiores de ACA e ACM, momento em que se deve ter atenção máxima com as perfurantes aí originadas, assim como a artéria de Heubner, a qual tem origem medial, curso voltado lateralmente e está frequentemente situada atrás do domo. Livrar o colo dos segmentos adjacentes, A1 e M1, é fundamental para que o clipe não promova estreitamento ou *kinking* dessas artérias. O clipe costuma ser aplicado perpendicularmente à ACA e ACM, com o cuidado de não exceder o tamanho do colo para não ocluir quaisquer perfurantes ocultas atrás do domo, assim como é interessante fazer-se uma revisão destas perfurantes após realizada a clipagem, quando possível.

Manobras adicionais são interessantes na presença de HSA, como a abertura da lâmina terminal, como forma de promover relaxamento cerebral. Outro detalhe que merecem ser relembrado é que a bifurcação ocupa o ponto mais elevado do polígono de Willis, logo, ocupa o início da fissura em seu ponto mais profundo e, em situação de pós-sangramento, pode encontrar-se aí importantes aderências entres ambos lobos e que retrações destes devem ser evitadas ao máximo (Figura 97.1).

Figura 97.1 – Aneurisma de bifurcação carotídea pré (A) e pós-embolização (B).

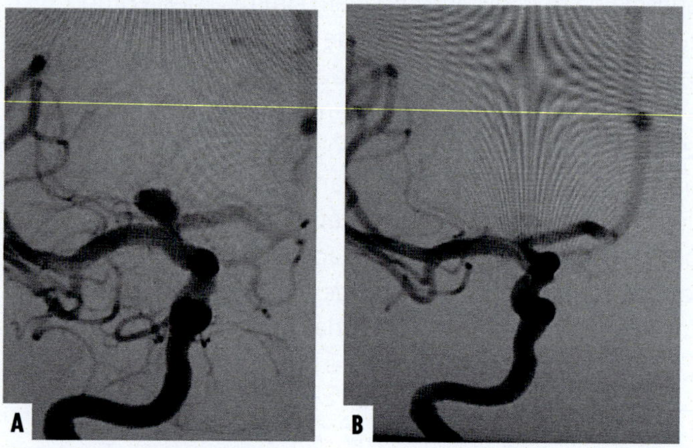

Fonte: Cortesia do Dr. Carlos Lisboa Neto.

Endovascular

A configuração em forma de "T" apresentada pelos aneurismas da bifurcação de ACI apresentam estresse hemodinâmico peculiar, o que se torna algo um pouco mais desafiador para o tratamento endovascular, haja vista o risco maior de recorrência.

Apesar dos resultados cada vez mais satisfatórios, a terapia endovascular ainda perde atualmente para a microcirurgia no quesito taxa de obliteração completa (100% *versus* 96%), recanalização tardia e formação de um novo colo aneurismático (Raymond-Roy II – 42%), assim como, por vezes, necessidade de retratamento. Sempre que não for possível realizar completamente o tratamento endovascular proposto, a cirurgia deve ser imediatamente considerada.

Os *stents* diversores de fluxo constituem excelente opção para aneurismas gigantes ou de colos complexos (p. ex., fusiformes), haja vista o maior risco cirúrgico para estes casos. Em angiografia de controle pós-*stent*, um achado comum é a obliteração natural de A1 ipsilateral, como parte da diversão de fluxo que, caso não ocorra, pode ser evidência futura de não obliteração do aneurisma. Nestes casos, o fluxo fisiológico deve então ser mantido pela A1 contralateral para ambas A2, ou seja, a existência de hipoplasia do segmento A1 contralateral é uma contraindicação natural a esta técnica.

Novas técnicas e dispositivos, como a remodelação de colo e os *endosaccular flow disruptors*, estão surgindo a todo momento, trazendo a promessa de tratamento para aneurismas de colos mais largos e situações mais complexas.

Indicação terapêutica

Aneurismas grandes em pacientes jovens, independentemente do tamanho do colo, podem ter melhores resultados a longo prazo com a cirurgia, devido a maior tendência dos aneurismas de bifurcação em progredir e gerar colos residuais, em virtude de seu vetor hemodinâmico e fluxo elevado.

Um tratamento expectante pode ser adotado para pacientes idosos e/ou com aneurismas pequenos não rotos (< 3 mm) ou em pacientes com alto risco clínico para tratamento ou baixíssimo prognóstico neurológico.

Todo aneurisma em que se é optado pelo tratamento expectante merece acompanhamento rigoroso, com exames angiográficos seriados, haja vista a possibilidade de ocorrer seu crescimento documentado, de modo que o tratamento cirúrgico ou endovascular possa ser imediatamente indicado.

Referências bibliográficas

1. Figueiredo EG, Deshmukh P, Nakaji P et al. The minipterional craniotomy: technical description and anatomic assessment. Neurosurg. 2007;61(Suppl 2):256-65.
2. Konczalla J, Platz J, Brawanski N et al. Endovascular and surgical treatment of internal carotid bifurcation aneurysms: comparison of results, outcome and mid-term follow-up. Neurosurg. 2015;76:540-51.
3. Rangel-Castilla L, Nakaji P, Siddiqui AH et al. Decision making in neurovascular disease. Thieme, 2018. p. 121-31.
4. Wallace MC. Intracranial internal carotid artery aneurysms. *In*: Winn HR (ed.). Youmans and Winn neurological surgery. 7th ed. Elsevier, 2017. chap. 385, p. 3307-14.
5. Yasargil MG. Microneurosurgery. Thieme, 1984. v. 2, p. 109-15.

Capítulo 98

Aneurismas da Circulação Posterior

Saul Almeida da Silva
Eberval Gadelha Figueiredo

Introdução

Os aneurismas da circulação posterior constituem até 20% dos aneurismas intracranianos. Localizam-se mais comumente no topo da artéria basilar. Outras localizações menos comuns são a artéria cerebelar posteroinferior, a artéria cerebelar superior, a artéria cerebelar anteroinferior e a artéria cerebral posterior. A maioria dos aneurismas da circulação posterior é do tipo sacular. No entanto, os aneurismas fusiformes e dissecantes são mais frequentes do que em outras regiões do encéfalo. A localização em circulação posterior, principalmente no topo da artéria basilar, aumenta a possibilidade de ruptura dos aneurismas não rotos.[1]

A proximidade de áreas eloquentes, a profundidade do campo cirúrgico e a relação com pequenas artérias que irrigam o tronco encefálico e o tálamo tornam o tratamento desses aneurismas desafiador.

Quadro clínico e diagnóstico

A maioria dos aneurismas intracranianos é assintomática e diagnosticada incidentalmente. Havendo ruptura dos aneurismas da circulação posterior, podem ocorrer cefaleia súbita, paralisia de nervos cranianos e evidências de lesão dos tratos longos contralaterais, além da hidrocefalia e da maior ocorrência do vasoespasmo encefálico, causando sintomas mesencefálicos. Há também maior tendência de ocorrência de anormalidades respiratórias e de edema pulmonar neurogênico do que quando os aneurismas intracranianos de outras localizações rompem.[1]

Alguns aneurismas gigantes da circulação posterior podem cursar com sintomas compressivos do tronco encefálico ou nervos cranianos. Nesses casos, os doentes podem apresentar sintomas progressivos de défice motor ou da sensibilidade.

O método diagnóstico de escolha é a arteriografia cerebral com subtração digital dos quatro vasos. Outros exames, como angiorressonância e angiotomografia, também podem ser utilizados para o diagnóstico e planejamento do tratamento.

Aneurismas do topo da artéria basilar

A artéria basilar é formada pela fusão das duas artérias vertebrais na face anterior do tronco encefálico, na transição entre o bulbo e a ponte. A artéria basilar ascende anteriormente à ponte e mesencéfalo e termina na cisterna interpeduncular, onde bifurca-se e forma as artérias cerebrais posteriores direita e esquerda. O clivo e a clinoide posterior localizam-se anteriormente à artéria basilar e superiormente é limitada pelos corpos mamilares, túber cinéreo e substância perfurada posterior. O curso da artéria basilar pode ser reto ou muito tortuoso e o ápice pode localizar-se da junção pontomesencefálica até a altura dos corpos mamilares.

A localização do ápice da artéria basilar é importante para o planejamento do acesso microcirúrgico de seus aneurismas. A posição do ápice também influencia a formação do ângulo entre a artéria basilar e as artérias cerebrais posteriores, assim como a estratégia de uso dos *stents* durante o tratamento endovascular.[2]

O nervo oculomotor emerge bilateralmente na fossa interpeduncular do tronco encefálico, entre as artérias cerebral posterior e cerebelar superior. Nessa região, há diversas artérias talamoperfurantes que emergem do topo da artéria basilar e das artérias cerebrais posteriores. Os aneurismas do topo da artéria basilar apresentam maior risco de ruptura e localizam-se na proximidade dessas estruturas (Figura 98.1).

Figura 98.1 – Reconstrução tridimensional anteroposterior de angiografia digital de doente com aneurisma do topo da artéria basilar.

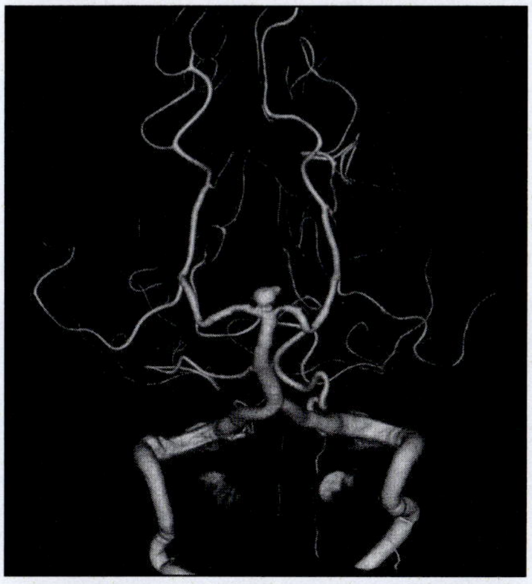

Fonte: Acervo da autoria do capítulo.

O tratamento microcirúrgico dos aneurismas do topo da artéria basilar pode ser realizado pelo acesso subtemporal. O doente é posicionado com a cabeça apoiada lateralmente e o acesso é realizado pelo lado direito, possibilitando boa visibilização da cisterna interpeduncular e das artérias perfurantes e o controle proximal adequado da artéria basilar. Entretanto, a junção entre a artéria basilar e a artéria cerebral posterior contralateral é dificilmente visibilizada com esse acesso.[2]

Outro acesso microcirúrgico para os aneurismas do topo da artéria basilar é o transilviano, desenvolvido por Yasargil. Consiste da exposição e abertura da membrana de Liliequist, dissecação tecidual medial ou lateralmente à artéria carótida interna com exposição ampla da cisterna interpeduncular. Uma das desvantagens desse acesso é a insuficiente visibilização das artérias perfurantes projetadas posteriormente. Várias modificações para a via transilviana foram propostas. A remoção do teto da órbita e do zigoma possibilitam visibilizar melhor os aneurismas localizados superiormente. A via pretemporal transcavernosa possibilita remover a clinoide posterior, facilita o acesso para o controle vascular proximal e ao colo dos aneurismas localizados inferiormente.[3]

A alta complexidade e a morbidade associada ao tratamento microcirúrgico dos aneurismas do topo da artéria basilar aumentaram o interesse pela indicação do tratamento endovascular. Entretanto, esses aneurismas apresentam anatomia desfavorável para a execução desse procedimento, além de colo largo, que geralmente envolve a origem da artéria cerebral posterior, que implica a necessidade da execução da sua embolização com mola assistida com balão ou *stent* ou com *stents* desviadores de fluxo.

Aneurismas da artéria cerebelar posteroinferior

Os aneurismas da artéria cerebelar posteroinferior representam 18% dos aneurismas da circulação posterior, ou seja, são o segundo mais comuns após os aneurismas do topo da artéria basilar. Localizam-se mais frequentemente na sua origem na artéria vertebral.[4]

A artéria cerebelar posteroinferior é o maior ramo intradural da artéria vertebral. Origina-se cerca de 1 cm acima do forame magno. Irriga o tronco encefálico ventral e lateral, o pedúnculo cerebelar inferior, o verme cerebelar e a superfície suboccipital do cerebelo e relaciona-se intimamente com os IX, X, XI e XII nervos cranianos. A relação entre os nervos cranianos e a artéria cerebelar posteroinferior são desafiantes para o tratamento microcirúrgico destes aneurismas (Figura 98.2).

Figura 98.2 – Reconstrução tridimensional da angiografia digital de doente com aneurisma da artéria cerebelar posteroinferior direita, nas incidências lateral e anterior.

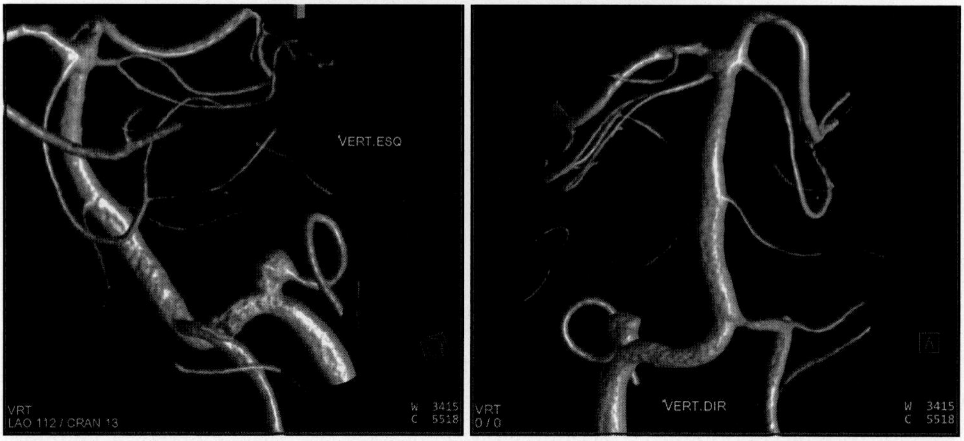

Fonte: Acervo da autoria do capítulo.

Devido à proximidade com os forames de Luschka e Magendie, a ruptura de aneurismas da artéria cerebelar posteroinferior frequentemente cursa com hemorragia intraventricular. A presença de hemorragia subaracnóidea na cisterna magna, a hemorragia no IV ventrículo e o hematoma na fossa posterior indicam a ocorrência de aneurisma da artéria cerebelar posteroinferior. A hemorragia no quarto IV, na maioria das vezes, leva a um quadro de hidrocefalia obstrutiva. O tratamento microcirúrgico destes aneurismas ainda prevalece, apesar do aumento das indicações de tratamento endovascular. As vias suboccipital mediana, retromastóidea ou lateral extrema, na dependência da localização do aneurisma, são as mais adequadas. A dissecação microcirúrgica preconiza os controles vasculares proximal e distal da artéria vertebral. Em decorrência da grande variedade dos aneurismas nessa localização, o neurocirurgião deve preparar-se para realizar procedimentos alternativos de tratamento como a revascularização com a artéria occipital, a ressecção do aneurisma, o reimplante da artéria cerebelar posteroinferior ou a interposição de enxerto com artéria radial.[4]

O resultado do tratamento endovascular é melhor quando os aneurismas se localizam na junção entre a artéria cerebelar posterior e a artéria vertebral. Os aneurismas distais, onde há envolvimento do vaso no seu colo, são fusiformes ou do tipo *blister* e dificilmente tratados com esse método; a taxa de falha é de até 50%. É controverso o tratamento que envolve o sacrifício da artéria cerebelar posteroinferior. Essa prática deve ser desencorajada frente às opções do tratamento microcirúrgico. O uso de novos materiais e métodos, como os *stents* desviadores de fluxo, é a opção para tratar os aneurismas dessa localização.[5]

Aneurismas da artéria cerebelar superior

A artéria cerebelar superior é um ramo da artéria basilar. Emerge na junção pontomesencefálica e geralmente cursa inferiormente ao nervo oculomotor e superiormente ao nervo troclear. Diferentemente do topo da artéria basilar, a origem da artéria cerebelar superior não se relaciona às artérias perfurantes (Figura 98.3).[2]

Figura 98.3 – Incidências anteroposterior e de perfil do exame de angiografia digital com subtração do doente com aneurisma da artéria cerebelar superior à esquerda.

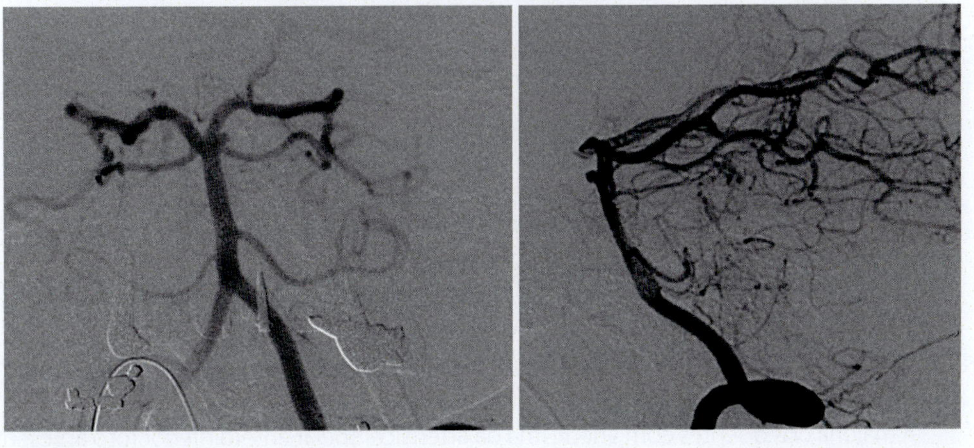

Fonte: Acervo da autoria do capítulo.

A oclusão da artéria cerebelar superior pode ser realizada sem repercussões clínicas ou causar complicações com o óbito do doente. Geralmente causa infarto do cerebelo, do núcleo denteado, do pedúnculo cerebelar superior e dos tratos sensitivos longos na porção rostral da ponte.

Dentre os aneurismas da circulação posterior, o aneurisma da artéria cerebelar superior é o mais propenso ao tratamento microcirúrgico, pois relaciona-se a poucas ou a nenhuma artéria perfurante e há menor complexidade para o acesso cirúrgico.[2] A relação do aneurisma com a borda livre da tenda é essencial para estabelecer o melhor acesso cirúrgico. Os acessos pterional ou subtemporal podem ser utilizados quando os aneurismas se localizam superiormente à borda livre da tenda. Quando o aneurisma se localiza abaixo da borda livre da tenda, deve-se utilizar a via transcavernosa para o acesso pterional ou a abertura da tenda associadamente à petrosectomia anterior para o acesso subtemporal.[5]

O tratamento endovascular pode ser dificultado quando a relação colo/domo é pequena ou há ramos emergindo diretamente do aneurisma. Geralmente, a embolização com molas é possível sem a necessidade da assistência de balão ou *stent*. As complicações isquêmicas distais são mais comuns do que no tratamento dos demais aneurismas da circulação posterior (7,2% *versus* 2,4%).[1,6]

Aneurismas da artéria cerebelar anteroinferior

Os aneurismas da artéria cerebelar anteroinferior são raros; correspondem a cerca de 2% dos aneurismas intracranianos. A artéria cerebelar anteroinferior origina-se do terço inferior da artéria basilar e é intimamente relacionada à ponte do pedúnculo cerebelar médio e à superfície petrosa do cerebelo (Figura 98.4).[6]

Figura 98.4 – Incidência anteroposterior de arteriografia digital com subtração de doente com aneurisma distal da artéria cerebelar anteroinferior à direita.

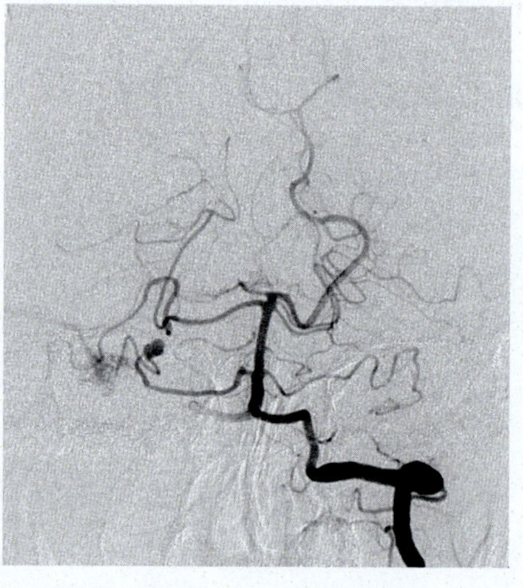

Fonte: Acervo da autoria do capítulo.

A maioria dos doentes com aneurisma da artéria cerebelar anteroinferior roto apresenta hemorragia subaracnóidea. Os aneurismas não rotos podem ser incidentais ou causar compressão do tronco encefálico e dos nervos cranianos. Alguns doentes queixam-se de défice auditivo ou apresentam sinais de disfunção cerebelar ou de paralisia facial.

O tratamento microcirúrgico desse aneurisma associa-se à elevada taxa de complicações devido à sua proximidade com nervos cranianos e ao pequeno corredor cirúrgico para acessá-lo. Acessos microcirúrgicos complexos, como a craniotomia extrema lateral com petrosectomia posterior ou a craniotomia subtemporal com petrosectomia anterior (Kawase), são as opções terapêuticas para esses aneurismas.[6]

O tratamento endovascular geralmente é o método de escolha para esses aneurismas. As técnicas de embolização assistida com balão são importantes para preservar a artéria cerebelar anteroinferior. Em alguns casos, a aplicação de *stent* com ou sem o uso de molas é a melhor alternativa.

Aneurismas da artéria cerebral posterior

As artérias cerebrais posteriores são os ramos terminais da artéria basilar. Quando supridas preferencialmente pelas artérias comunicantes posteriores, são chamadas de "padrão fetal". O padrão é adulto quando a artéria é suprida pelo segmento proximal (P1) da artéria cerebral posterior (Figura 98.5). O conhecimento do padrão de formação da artéria cerebral posterior e da perfusão colateral é importante quando se planeja o controle proximal e avaliar a necessidade da revascularização durante o tratamento dos aneurismas dessa localização.[7]

Figura 98.5 – Imagens anteroposterior e perfil de angiografia digital com subtração de doente com aneurisma da artéria cerebral posterior esquerda.

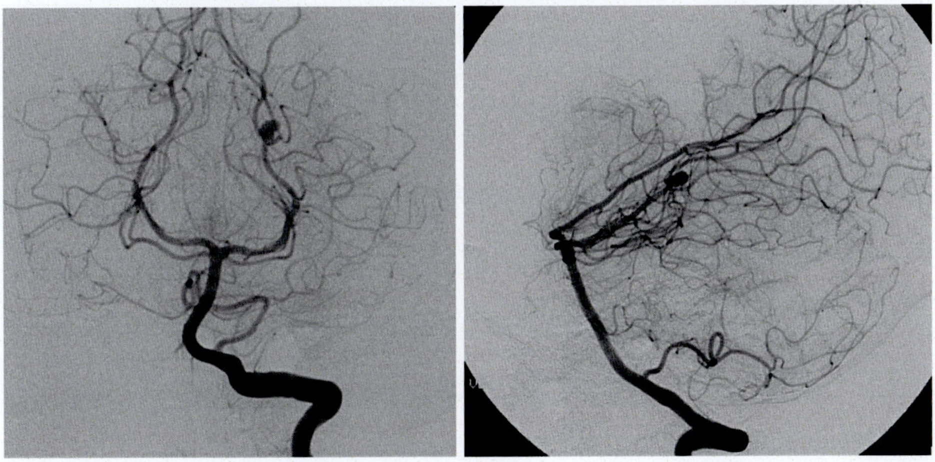

Fonte: Acervo da autoria do capítulo.

Aneurismas da artéria cerebral posterior são raros; correspondem a menos de 2% dos aneurismas intracranianos.

O tratamento microcirúrgico dos aneurismas dessa região pode ser realizado pelas vias de acesso anterior, lateral ou posterior, dependendo da sua localização. A craniotomia pterional ou sua modificação orbitozigomática são boas opções quando proximais. A craniotomia subtemporal pode ser utilizada para tratar os aneurismas localizados lateralmente ao mesencéfalo. O acesso supracerebelar infratentorial é o mais utilizado para tratar os aneurismas distais. Os aneurismas fusiformes, gigantes ou complexos, muitas vezes, não são passíveis de clipagem microcirúrgica. Para esses casos, deve-se optar pelos métodos de revascularização distal com revascularização associadamente à oclusão proximal do vaso.[7]

O tratamento endovascular consiste na embolização direta com molas ou métodos assistidos com balão ou *stent* quando o aneurisma é sacular. O território de irrigação da artéria cerebral posterior apresenta vários efeitos colaterais e resistência relativa à isquemia. Quando os aneurismas são dissecantes ou fusiformes, a oclusão arterial pode ser uma opção.

Referências bibliográficas

1. Garcia-Gonzalez U, Cavalcanti DD, Agrawal A et al. Anatomical study on the "perforator-free zone": reconsidering the proximal superior cerebellar artery and basilar artery perforators. Neurosurgery. 2012;70(3):764-72.
2. Sekhar LN, Tariq F, Morton RP et al. Basilar tip aneurysms: a microsurgical and endovascular contemporary series of 100 patients. Neurosurgery. 2013;72(2):284-99.
3. Silva SA, Yamaki VN, Solla DJF et al. Pterional, pretemporal and orbitozygomatic approaches: anatomic and comparative study. World Neurosurg. 2019;121:e398-403.
4. Bohnstedt BN, Ziemba-Davis M, Edwards G et al. Treatment and outcomes among 102 posterior inferior cerebellar artery aneurysms: a comparison of endovascular and microsurgical clip ligation. World Neurosurg. 2015;83(5):784-93.
5. Chalouhi N, Jabbour P, Starke RM et al. Endovascular treatment of proximal and distal posterior inferior cerebellar artery aneurysms. J Neurosurg. 2013;118(5):991-9.
6. Gonzalez LF, Alexander MJ, McDougall CG et al. Anteroinferior cerebellar artery aneurysms: surgical approaches and outcomes: a review of 34 cases. Neurosurgery. 2004;55(5):1025-35.
7. Ciceri EF, Klucznik RP, Grossman RG et al. Aneurysms of the posterior cerebral artery: classification and endovascular treatment. Am J Neuroradiol. 2001;22(1):27-34.

Capítulo 99

Aneurismas Micóticos e Fusiformes

Nícollas Nunes Rabelo
Bruno Braga Sisnando da Costa
Vitor Salviato Nespoli
Eberval Gadelha Figueiredo

Aneurismas micóticos

Aneurismas infecciosos intracranianos são conhecidos como aneurismas micóticos (AMs) e representam de 1% a 6% dos casos, sendo costumeiramente identificados em concomitância com infecção sistêmica (bactéria, fungo e micobactéria). São aneurismas de localização tipicamente distal, encontrados com maior frequência na artéria cerebral média (ACM), nos ramos M3 e M4 (57% a 77%) e na artéria cerebral anterior (ACA).

A história natural não é bem descrita. Sabe-se que o risco de ruptura é alto, com mortalidade de roto e não roto de 80% e 30%, respectivamente. Não existe uma clínica clara desses pacientes. Quando não tratado, a mortalidade pode chegar a 40%.

É muito comum os pacientes com AM apresentarem sepse e vegetação bacteriana valvar, sendo o aneurisma provavelmente causado por ascensão de embolo séptico para vasculatura distal. Os germes mais comumente encontrados são Streptococcus e *Staphylococcus species*, mas também fungos, parasitas ou outras bactérias.

O desenvolvimento desses aneurismas provavelmente se dá através do crescimento contínuo de um foco emissor de patógenos confinados, a exemplo, uma tromboflebite de seio cavernoso ou meningite. O principal determinante é a lesão e o enfraquecimento da parede dos vasos, haja vista que estudos em animais demonstraram bactérias no *vasa vasorum* que escapavam para o espaço de Virchow-Robin e eventualmente determinavam uma reação inflamatória na adventícia distal. Esse mecanismo é, então, espalhado para a musculatura e a lâmina elástica interna, causando "fraqueza" ou perda da resistência parietal naquele foco. O crescimento do aneurisma é propiciado por fatores hemodinâmicos, como a pulsatilidade da artéria e o fluxo sanguíneo.

Kannoth e colaboradores desenvolveram os seguintes critérios para o diagnóstico de AM: predisposição a infecção, características angiográficas evidenciando crescimento de aneurismas em vasos distais, idade abaixo de 45 anos, febre na apresentação e endocardite bacteriana conhecida. Esses critérios não são conclusivos, mas reforçam a hipótese de AM.

O tratamento cirúrgico é considerado benéfico em: aneurismas grandes, pacientes predispostos à infecção, história de aneurisma roto e colo largo. O fato de envolver extremidades distais significa uma larga razão domo/colo, ou seja, colos estreitos, o que pode facilitar a clipagem.

Em pacientes com aneurismas menores que 6 mm ou de difícil clipagem e sem história de sangramento, a melhor opção classicamente pode ser a monitorização com imagens seriadas e suporte com antibióticos/antifungos. Estudos atuais, no entanto, defendem um ponto claro que, para qualquer tamanho, os AMs são de risco elevado para sangramento, logo, não recomendam observação para aqueles que são facilmente operáveis. A Figura 99.1 ilustra o manejo do tratamento dos AMs.

Figura 99.1 – Manejo do tratamento dos AMs.

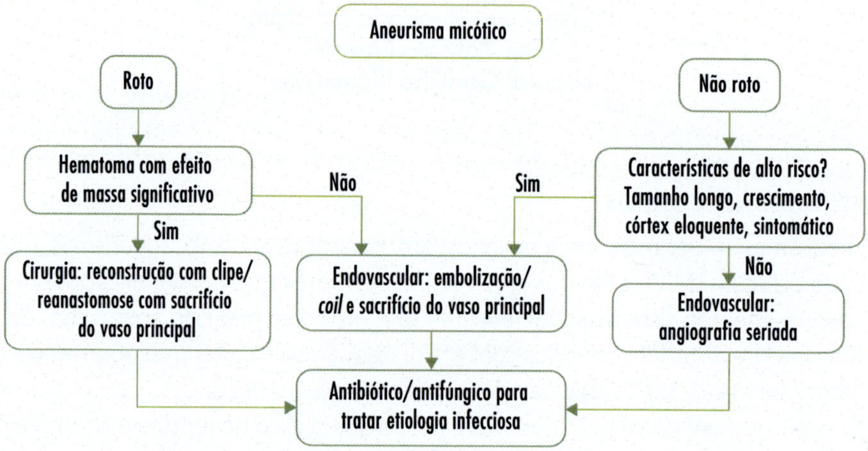

Fonte: Desenvolvida pela autoria do capítulo.

A escolha da melhor terapia depende da morfologia e da localização do aneurisma, porque, haja vista sua frágil e irregular parede, os aneurismas complexos proximais podem necessitar do sacrifício de seus vasos de origem, por via endovascular ou cirúrgica, ou da adição de *by-pass*. Quando distais, por sua vez, podem requerer sacrifício de vasos, a depender se há um envolvimento de área eloquente.

Fora o tratamento cirúrgico, é recomendado que os pacientes usem antibióticos por 4 semanas, mesmo que empiricamente, haja vista a bactéria causadora ser conhecida em somente 50% dos casos. Toda vez que o patógeno não for identificável, precisa-se do auxílio de um infectologista na tomada de decisões. Sempre é necessária a monitorização do aneurisma, que, em caso de crescimento durante o curso dos antibióticos, pode demandar um tratamento mais agressivo.

Tratamento endovascular

O tratamento endovascular se provou, para alguns tipos de AM, mais eficiente, mas com risco maior de sequelas neurológicas, quando há a necessidade de sacrifício de um vaso principal. É a melhor opção para tratamento de aneurismas cavernosos e de circulação posterior, que tem maior risco de progressão e complicações, como infarto isquêmico, risco de recanalização ou de obliteração incompleta. *Stents* e *coils*, no entanto, apesar de comprovadamente benéficos em aneurismas largos, mesmo que distais, ainda não contam com evidências significativas sobre seu uso na vigência de infecção.

Acompanhamento

Pacientes com tratamento conservador necessitam de *follow-up* de 4 a 6 semanas com antibiótico e monitorização.

Pacientes submetidos a procedimentos em que foi necessário sacrifício vascular necessitam de controle angiográfico imediatamente após o procedimento.

Para todos os pacientes com obliteração completa, repetir a angiografia em 6 meses.

Aneurismas fusiformes

Aneurismas fusiformes (AFs) são aneurismas complexos e envolvem 50% da circunferência arterial, com colos difíceis de diferenciar. São associados a piores desfechos, complicações e mortes. Representam 0,1% a 0,3% dos aneurismas da circulação anterior, mas sendo mais comuns de fato na circulação vertebrobasilar e mais prevalentes em homens (70%). A terapêutica depende de cada caso, podendo contar com microcirurgia (*wrapping*, *trapping*, *by-pass*, excisão e indução de trombose proximal com clipe) ou tratamento endovascular (*stent*, *flow diverters* com ou sem *coil* adjuvante). Em 60% dos casos, são descobertos incidentalmente.

AFs supraclinóideos tem 40% a 50% de chance de ruptura em 5 anos. Geralmente, crescem em segmento cavernoso (42%), restante da carótida (23% a 39%), bifurcação da ACM (32% a 41%), sendo raro na ACA (0,2% a 1%).

A fisiopatologia ainda é desconhecida. A aterosclerose é postulada como mecanismo em potencial de disfunção da lâmina elástica interna, que determina fissura da parede, alteração de fluxo, microdissecção e hemorragia intramural entre as camadas íntima e a média, fazendo com que haja progressão com dilatação e tortuosidade do vaso. Em pacientes jovens, a vasculopatia não é aterosclerótica, sendo a principal hipótese relacionada a alterações genéticas da síntese da parede dos vasos, ficando a aterosclerose como causa em pacientes mais velhos.

Entre outras causas, apesar de incomuns: infecção pode predispor sua formação ao correlacionar-se com fibrose, perda da elasticidade muscular, destruição da lâmina elástica interna e hiperplasia intimal; proliferação de células tumorais com infiltração via *vasa vasorum* têm associação com pseudoaneurismas e dilatações fusiformes; formação por doenças linfoproliferativas e respostas virais, como Epstein-Barr, são possíveis, mas extremamente raras.

Os AFs apresentam características patológicas distintas, como calcificação de parede, parede em formato de cebola, trombose parcial e ausência de colo aneurismático.

Podem ser classificados em quatro tipos diferentes:

» **Tipo 1 – Clássico:** são AFs com parede irregular com estenose da parede proximal ou distal. Apresenta alteração difusa na lâmina elástica interna com espessamento da íntima, presença de pseudolúmen com trombo.

» **Tipo 2 – Ectasia segmentar:** contornos fracos e associado com doença cerebrovascular. Lâmina elástica interna fragmentada, moderado espessamento da íntima e evidência de trombo.

» **Tipo 3 – Aneurisma dissecante dolicoestático:** na angiografia, apresenta opacificação irregular, causada por trombo intraluminal. Fragmentação da lâmina elástica interna combinada com múltipla dissecção da espessa íntima, com lâminas de trombo.

» **Tipo 4 – Aneurismas saculares que crescem no tronco arterial:** não estão relacionados com zonas de ramos. As características patológicas se assemelham com o tipo 1, mas sem organização do pseudolúmen e ausência de trombo na lâmina interna com adventícia distendida.

O tratamento apresenta, como principal objetivo, preservar artérias perfurantes e vasos principais, mas sempre levando em consideração que a oclusão parcial cirúrgica pode resultar em trombose do aneurisma. O tratamento conservador, por sua vez, pode requerer o uso de ácido acetilsalicílico (AAS) como forma de diminuir a formação de trombos. É prudente manter vigilância destas lesões em intervalos de 6 meses. As Figuras 99.2 e 99.3 evidenciam manejo no tratamento.

Figura 99.2 – Manejo do tratamento dos AFs de acordo com os sintomas.

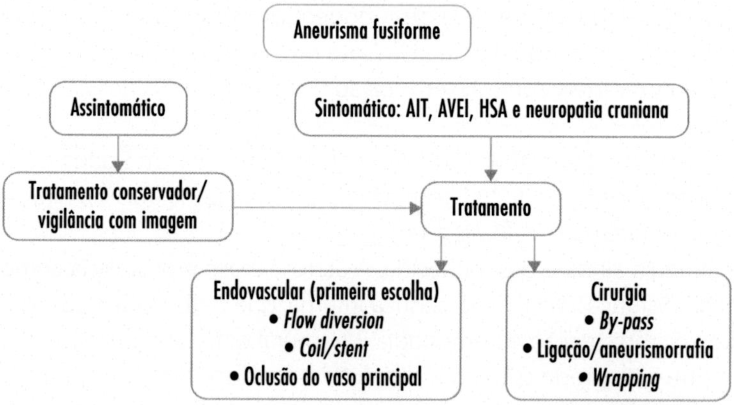

AIT: ataque isquêmico transitório; AVEI: acidente vascular encefálico isquêmico; HSA: hemorragia subaracnóidea.

Fonte: Desenvolvida pela autoria do capítulo.

Entre as complicações relacionadas à cirurgia observa-se a oclusão de vaso proximal, isquemia, ruptura intraoperatória e injúria de nervo craniano. Dentre outras complicações não relacionadas e incomuns, pode-se citar trombose, vasoespasmo, ruptura tardia, sangramento espontâneo devido a dupla antiagregação e migração ou oclusão de *stent*.

A taxa de mortalidade está em torno de 14% e 22%, com desfecho em *modified Rankin Scale* (mRS) entre 0 e 2, girando entre 60% e 78% nos procedimentos endovasculares e entre 58% e 84% para microcirurgia.

Em termos de *follow-up*, o ideal é o acompanhamento mensal, para se avaliar sinais de risco para as complicações mencionadas e efetuar imagens de controle com 3 e 6 meses após o procedimento.

Figura 99.3 – Manejo do tratamento dos AFs de acordo com a apresentação clínica.

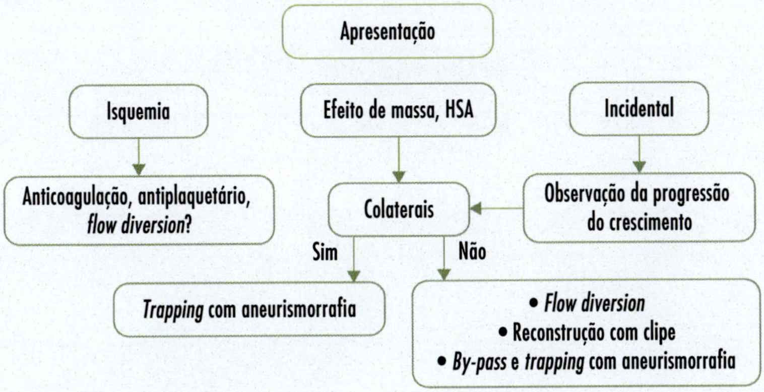

Fonte: Desenvolvida pela autoria do capítulo.

Referências bibliográficas

1. Ducruet AF, Hickman ZL, Zacharia BE et al. Intracranial infectious aneurysms: a comprehensive review. Neurosurg Rev. 2010;33(1):37-46.
2. Kannoth S, Iyer R, Thomas SV et al. Intracranial infectious aneurysm: presentation, management and outcome. J Neurol Sci. 2007;256(1-2):3-9.
3. Mizutani T, Miki Y, Kojima H et al. Proposed classification of nonatherosclerotic cerebral fusiform and dissecting aneurysms. Neurosurgery. 199;45(2):253-9; discussion 259-60.
4. Nakahara I, Taha MM, Higashi T et al. Different modalities of treatment of intracranial mycotic aneurysms: report of 4 cases. Sur Neurol. 2006;66(4):405-9; discussion e381.
5. Spetzler RF, Selman W, Carter LP. Elective EC-IC bypass for unclippable intracranial aneurysm. Neurol Res. 1984;6(1-2):64-9.

Capítulo 100

Aneurismas Cerebrais na População Infantil

Hamilton Matushita

Introdução

Aneurismas cerebrais são anomalias vasculares raras na população pediátrica e apresentam características clínicas, anatômicas e patogênicas diferentes dos adultos. Aneurismas em crianças representam apenas 0,5% a 4,6% de todos os aneurismas relatados na literatura.[1] Aneurismas saculares representam um terço dos aneurismas intracranianos, são muito raramente vistos em crianças com menos de 10 anos de idade e sua incidência aumenta com a idade. Apresentam maior incidência no sexo masculino, contrariando a distribuição em adultos. Anatomicamente, mostram maior distribuição na circulação posterior, na bifurcação da artéria carótida interna (ACI) e tendem a ser mais distais nas artérias cerebrais anterior e média. Os aneurismas em crianças estão associados a vasculopatias de base em 10% dos casos. As mais frequentes são: coartação da aorta, doença renal policística, esclerose tuberosa, displasia fibromuscular, síndrome de Ehlers-Danlos e síndrome de Marfan. Estudo com angiorressonância cerebral em crianças com coartação de aorta não confirmou maior prevalência de aneurismas cerebral nestes pacientes.[2]

Aneurismas gigantes, maiores de 25 mm em diâmetro, ocorrem com maior frequência em crianças e mostram predominância para a circulação posterior. Em adultos, 2% a 5% dos aneurismas são gigantes e, em crianças, pode variar de 20% a 54%.[3,4] No entanto, os aneurismas múltiplos são mais frequentes em adultos (10% a 20%) em relação a crianças (4% a 5%), indicando a influência provável de fatores adquiridos e degenerativos na sua origem.[3] Aneurismas dissecantes e fusiformes são muito mais frequentes em crianças, ocorrendo 4 vezes mais do que em adultos.[5] Estima-se que 50% destes aneurismas fusiformes evoluam com dissecção.

Patogenia

A origem dos aneurismas cerebrais, se congênitas ou adquiridas, é controversa. Tem sido identificada uma variedade de mutações genéticas responsáveis pela integridade dos vasos ou envolvendo proteínas da matriz extracelular em pacientes com aneurismas idiopáticos.[6,7]

Ocorrem, frequentemente, nas bifurcações das artérias do polígono de Willis ou dos grandes vasos originados do mesmo. Apresentam o seu fundo localizado na direção do fluxo dos grandes vasos arteriais. Têm forma esférica, podendo ser bilobulados ou multilobulados. Apresentam parede fina, geralmente o ponto de rotura. Muitos têm colo largo, que podem envolver a parede dos vasos menores. No ponto de bifurcação das artérias cerebrais, existe frequente perda de continuidade da camada média, permitindo contato direto entre a íntima e a adventícia. Estas falhas da média ocorrem geralmente no ápice das bifurcações e em ângulos laterais dos ramos arteriais. Constata-se, também, através de estudos histológicos, a fragmentação da membrana elástica interna, situada na íntima do vaso. Os pontos de bifurcação arterial são mais suscetíveis às pressões hidrodinâmicas e locais de maior concentração de fenestrações da lâmina elástica interna.[8,9] Acredita-se que estas alterações anatômicas da lâmina elástica interna sejam o evento inicial na origem dos aneurismas cerebrais.[9] Os mecanismos envolvidos na degeneração da lâmina elástica interna são desconhecidos. A deficiência de colágeno tipo III poderia explicar a fragmentação da lâmina elástica interna, conferindo maior distensibilidade da parede arterial e a formação de aneurismas maiores em crianças com tal deficiência de colágeno.[10]

A maior ocorrência em pacientes adultos, a prevalência de hipertensão arterial e aterosclerose e estudos histológicos podem explicar a origem dos aneurismas como resultante de processos degenerativos.[2,11]

Manifestação clínica

A hemorragia subaracnóidea (HSA) é a manifestação inicial mais comum dos aneurismas cerebrais. O aneurisma cerebral é a principal causa de HSA em crianças.[12] Outras causas de HSA em crianças são: malformações vasculares, malformação da veia de Galeno, hamartoma vascular, hemorragias tumorais, hemorragias intraparenquimatosas com extensão subaracnóidea, sangramento de lesões espinais, doenças vasculares oclusivas, leucemias, púrpuras trombocitopênicas, hemofilias e discrasias hemorrágicas.

Crianças têm maior tendência a apresentar sintomas decorrentes do volume do aneurisma e da compressão de nervos cranianos. Crianças com aneurismas fusiformes dissecantes podem apresentar sintomas relacionados a isquemias, hemorragias e até mesmo por efeito compressivo. Nestes pacientes, o risco de recorrência de hemorragias é alto e chegam a 80% na 1ª semana.[13]

A hidrocefalia ocorre, também, em maior proporção do que em adultos. Estes fatos refletem a maior incidência de aneurismas gigantes da circulação posterior em crianças. A predileção de localização dos aneurismas para a bifurcação da ACI e para porções distais da artéria cerebral média explicam a maior incidência de hemorragias intraparenquimatosas em crianças.[14]

Existe consenso que a mortalidade decorrente de HSA, secundária a aneurismas, em crianças, é menor que em adultos e apresentam melhores prognósticos. Estimativas de mortalidade variam de 13% a 34%.[3] Crianças apresentam menor incidência de vasoespasmo e maior tolerabilidade ao mesmo. As consequências isquêmicas cerebrais decorrentes do vasoespasmo são raramente observadas em crianças. Esta maior resistência ao vasoespasmo é imputada à existência de maior circulação colateral em crianças.[15]

Tratamento

Apesar dos progressos recentes no tratamento dos aneurismas intracranianos, a morbidade e mortalidade da hemorragia subaracnóidea permanecem altas. Crianças toleram mais a hemorragia subaracnóidea e suas complicações (vasoespasmo) devido à maior rede de colaterais leptomeníngeas e à neuroplasticidade. Devido à maior complexidade dos aneurismas e à maior expectativa de vida, as crianças apresentam maior chance de recorrências e *de novo* aneurismogênese. Estes fatores devem ser considerados na estratégia de tratamento dos aneurismas em crianças. O tratamento clínico inicial tem como objetivo estabilizar os parâmetros clínicos vitais e evitar as complicações decorrentes do sangramento. Deve-se tomar medidas agressivas de controle da pressão arterial, volemia, temperatura corpórea e distúrbios metabólicos. Analgesia, sedação e proximidade dos pais são medidas complementares para o controle dos parâmetros clínicos e para diminuição da ansiedade das crianças. O ressangramento do aneurisma é o principal risco durante as 48 horas iniciais. A estabilização clínica auxilia na diminuição deste risco.

A utilização de medidas adicionais no controle da pressão arterial pode ser necessária. Medicamentos anti-hipertensivos, incluindo bloqueadores dos canais de cálcio, betabloqueadores e vasodilatadores, podem ser implementados. É aconselhável o uso rotineiro de medicamentos antiepilépticos para se evitar epilepsia pós-HSA e seus efeitos secundários, como hipertensão arterial e hipóxia.

O controle da variação da pressão intracraniana pode ser auxiliado com o uso de corticosteroide e a vigilância quanto ao desenvolvimento de hidrocefalia. A utilização de agentes antifibrinolíticos, como o ácido épsilon aminocaproico e o ácido tranexâmico, para redução dos riscos de ressangramento têm eficácia controversa.

As indicações e técnicas de tratamento dos aneurismas em criança são similares às de adultos. A definição da melhor modalidade de tratamento deve ser concluída por equipe multidisciplinar familiarizada com todos os aspectos das doenças neurovasculares (Figuras 100.1 e 100.2). Deve-se ressaltar as menores dimensões anatômicas, a menor tolerância a perdas sanguíneas, a maior suscetibilidade a perda de calor e as menores reservas fisiológicas de líquidos das crianças.

Revisão sistemática de Beez e colaboradores de aneurismas intracranianos pediátricos (rotos e não rotos) mostrou bom prognóstico em 85% dos pacientes e ruim ou óbito em 15%.[4] O melhor preditor prognóstico foi a condição clínica prévia ao atendimento (escalas de Hunt-Hess e Fisher).

Aneurismas cerebrais infecciosos (ou micóticos)

Observa-se que aproximadamente 15% de todos os aneurismas pediátricos sejam secundários à infecção. A maioria ocorre nas porções mais distais da artéria cerebral média envolvendo ramos secundários e terciários e são múltiplos em 15% a 25% dos casos (Figura 100.3). Os agentes patogênicos mais comuns nos aneurismas intracranianos são o *Staphylococcus aureus*, seguido pelo *Streptococcus viridans* e outras bactérias Gram-negativas. Em

Figura 100.1 – Criança com aneurisma gigante de artéria cerebral anterior direita, parcialmente trombosado, tratado com procedimento endovascular. (A) Angio-TC; (B e C) angiografia cerebral por cateterismo antes e após embolização com molas.

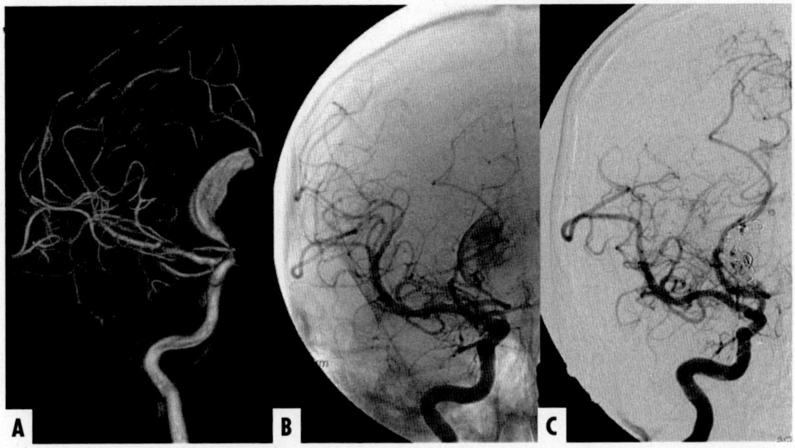

Fonte: Acervo da autoria do capítulo.

Figura 100.2 – Angiografia cerebral por cateterismo evidenciando aneurisma de ACI – artéria oftálmica tratada com clipagem microcirúrgica. (A) Pré-operatório; (B) pós-operatório.

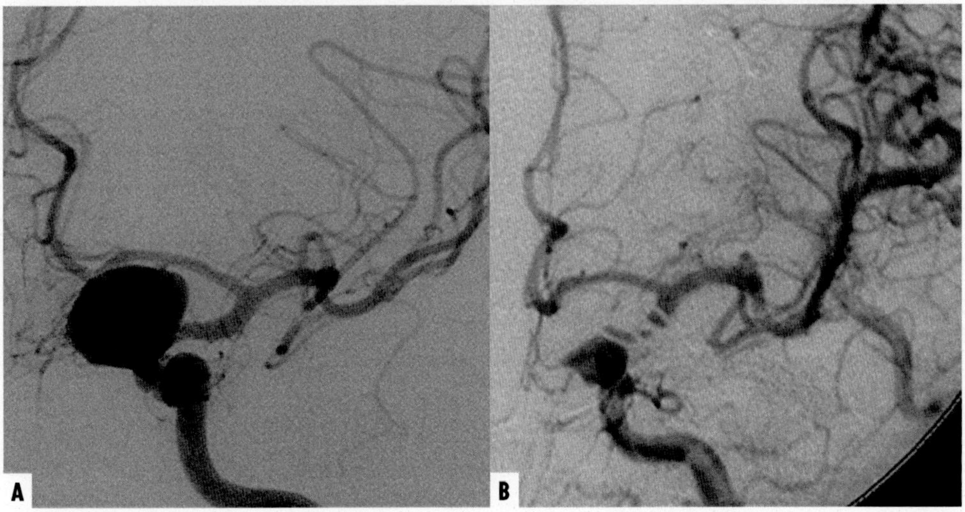

ACI: artéria carótida interna.
Fonte: Acervo da autoria do capítulo.

crianças, o foco infeccioso mais frequente é a endocardite bacteriana. Admite-se dois mecanismos patogênicos na formação destes aneurismas. Nas artérias distais, a infecção espalha-se do lúmen para o espaço extravascular com um embolo séptico danificando o endotélio. Nas artérias grandes, a infecção ocorre diretamente de estruturas adjacentes, tal como a osteomielite óssea, com a ocorrência de êmbolos sépticos na *vasa vasorum* das grandes artérias.[16] Portanto, histologicamente, são pseudoaneurismas que desenvolvem em resposta à reação inflamatória nas camadas adventícia e muscular, resultando em rotura integral das paredes. Devido à estrutura frágil, estes aneurismas sempre apresentam com hemorragias e com altas probabilidades de ressangramento.

Figura 100.3 – Angiografia cerebral (imagem de perfil) evidenciando aneurisma micótico em ramo terciário da artéria cerebral média esquerda. Observar retenção de contraste no aneurisma.

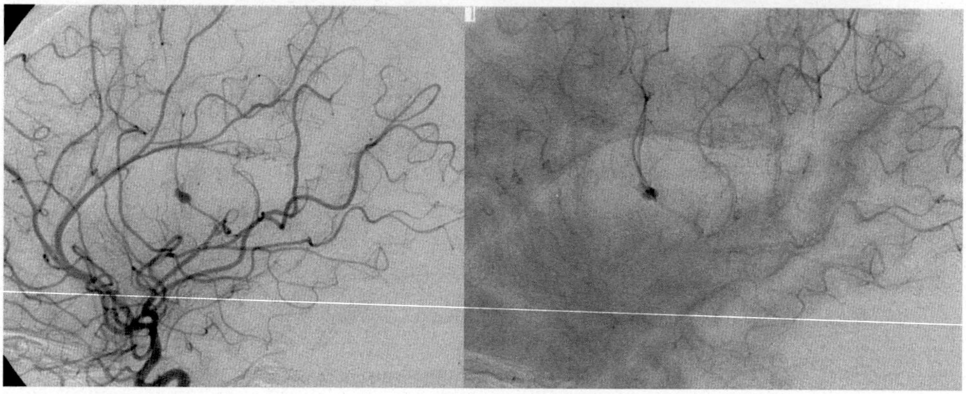

Fonte: Acervo da autoria do capítulo.

A terapêutica deve envolver o uso de antimicrobianos concomitante com o tratamento do aneurisma. Aneurismas infecciosos não rotos (incidentais) devem ser inicialmente tratados com antibióticos, por tempo variável de 6 a 8 semanas. Os aneurismas podem se resolver ou diminuir de tamanho com o tratamento antimicrobiano, porém isso pode demorar e expor o paciente ao risco de sangramento. O melhor tratamento do aneurisma deve considerar a relação da artéria envolvida e a eloquência da área cerebral, assim como da presença de hemorragias e hipertensão intracraniana. O tratamento cirúrgico pode ser difícil para localizar quando distais ou profundos. A remoção do hematoma, associado ao cérebro edemaciado, pode propiciar a rotura intraoperatória do aneurisma. Com a melhora da tecnologia dos microcateteres, a navegação intravascular tem tornado o tratamento endovascular o método mais seguro e eficaz.[17] A mortalidade é maior nos aneurismas rotos quando comparados aos não rotos (24% e 9%). Entre os pacientes com aneurismas rotos, a mortalidade é maior naqueles tratados somente com antibióticos comparados àqueles tratados com antibiótico e cirurgia (49% e 12%).[18]

Referências bibliográficas

1. Lynch JK, Hirtz DG, Nelson KB et al. Report of the National Institute of Neurological Disorder and Stroke workshop on perinatal and childhood stroke. Pediatrics. 2002;109:116-23.
2. Donti A, Spinardi L, Brighenti M et al. Frequency of intracranial aneurysms determined by magnetic resonance angiography in children (mean age 16) having operative or endovascular treatment of coarctation of the aorta (mean age 3) Am J Cardiol. 2015 Aug 15;116(4):630-3.
3. Schoenberg BS, Mellinger JF, Schoenberg DG. Cerebro-vascular disease in infants and children: a study of the incidence, clinical features and survival. Neurology. 1978;28:763-8.

4. Beez T, Steiger HJ, Hänggi D. Evolution of management of intracranial aneurysms in children: a systematic review of the modern literature. J Child Neurol. 2016;31:773-83.
5. Krings T, Geibprasert S, Brugge KG. Pathomechanisms and treatment of pediatric aneurysms. Child's Nerv Syst. 2010;26:1309-18.
6. Ruigrok YM, Rinkel GJ, Wijmenga C. Genetics of intracranial aneurysms. Lancet Neurol. 2005;4:179-89.
7. Ruigrok YM, Rinkel GJ, Wolfs M et al. Evidence in favor of the contribution of genes involved in the maintenance of the extracellular matrix of the arterial wall to the development of intracranial aneurysms. Hum Mol Genet. 2006;15:3361-8.
8. Meyer FB, Sundt Jr TM, Fode NC et al. Cerebral aneurysms in childhood and adolescence. J Neurosurg. 1989;70(3):420-5.
9. Ostergaard JR. Aetiology of intracranial saccular aneurysms in childhood. Br J Neurosurg. 1991;5:575-80.
10. Jian BJ, Hetts SW, Lawton MT et al. Pediatric intracranial aneurysms. Neurosurg Clin N Am. 2010;21:491-501.
11. Gerosa M, Licata C, Fiore DL et al. Intracranial aneurysms of childhood. Child's Brain. 1980;6:295-332.
12. Ferguson GG. Physical factors in initiation, growth and rupture of human intracranial saccular aneurysm. J Neurosurg. 1972;37:666.
13. Mizutani T, Aruga T, Kirino T et al. Recurrent subarachnoid hemorrhage from untreated ruptured vertebrobasilar dissecting aneurysms. Neurosurgery. 1995;36:905-11.
14. Ostergaard JR, Hog E. Incidence of multiple intracranial aneurysms: influence or arterial hypertension and gender. J Neurosurg. 1985;63:49-55.
15. Stehbens WE, Delahunt B, Hilless AD. Early berry aneurysms formation in Marfan's syndrome. Surg Neurol. 1989 Mar;31(3):200-2.
16. Marsot-Dupuch K, Riachi S, Berthet K et al. Infectious aneurysms of the cavernous carotid artery. J Radiol. 2000;81:891-8.
17. Dhomne S, Rao C, Shrivastava M et al. Endovascular management of ruptured cerebral mycotic aneurysms. Br J Neurosurg. 2008;22:46.
18. Peters PJ, Harrison T, Lennox JL. A dangerous dilemma: management of infectious intracranial aneurysms complicating endocarditis. Lancet Infect Dis. 2006;6:742.

Capítulo 101

Doença de Moyamoya

Nícollas Nunes Rabelo
Bruno Braga Sisnando da Costa
Vitor Salviato Nespoli
Eberval Gadelha Figueiredo

Introdução

A doença de Moyamoya (DMM) é uma vasculopatia esteno-oclusiva crônica que acomete os vasos na base do crânio. O número de casos cresce no mundo, o que a torna um problema não exclusivamente asiático, mas, sim, falta de diagnóstico decorrente de precariedade dos exames. Diversas são as síndromes associadas à DMM. É de ocorrência familiar em 10% a 15% dos casos o que implica na recomendação da *screening* familiar para esses doentes. A investigação é baseada nos exames de ressonância magnética (RM) e angiografia do encéfalo. A decisão sobre a cirurgia é individualizada para cada caso.

A DMM foi primeiramente descrita por Takeuchi e Shimizu, em 1957, que a apresentam como "hipoplasia bilateral das artérias carótidas internas". O termo "Moyamoya" foi criado por Suzuki e Takaku, em 1969. A ocorrência varia de acordo com a demografia dos doentes. Em 2005, foi reportada nos Estados Unidos como aproximadamente 0,086/100 mil pessoas e, no Japão, como 0,54/100 mil habitantes. A ocorrência aumentou de 0,57/100 mil pessoas, em 2006, para 0,94/100 mil pessoas, em 2012, nos respectivos países. Moyamoya apresenta distribuição bimodal; o primeiro pico ocorre nas crianças durante a primeira década da vida e o segundo pico, entre os 30 e 50 anos de idade.[1]

História natural

A história natural é a de anormalidades neurológicas progressivas. A doença unilateral progride para bilateral em 30% a 40% dos adultos em 2 a 3 anos. A taxa de progressão dos sintomas isquêmicos ou do desenvolvimento de isquemia é de cerca de 65% em 5 anos.

Alguns procedimentos, doenças ou síndromes associam-se à DMM: irradiação prévia da cabeça, encéfalo, síndrome de Down, neurofibromatose tipo 1, esclerose tuberosa, nanismo de Majewski primordial, anemia de Fanconi, anemia falciforme, doença de Graves, síndrome de Marfan, estenose da artéria renal, tuberculose, meningite, leptospirose, entre outros. Doentes com esses diagnósticos apresentam fadiga ou cefaleia e hipertensão arterial.

O gene **RNF213** foi identificado em doentes com DMM na população asiática. Em caucasianos, os genes **ZXDC** (p.562L) e OBSCN, relacionados aos complexos de histocompatibilidade (MHC) classe II e na miofibrilogenese, respectivamente. São familiares em 10% a 15% dos casos, havendo maior prevalência em gêmeos idênticos. É recomendável investigar a DMM em familiares de primeiro grau dos doentes com o exame de RM.

Anatomia patológica

A DMM é uma angiopatia caracterizada como estenose bilateral ou oclusão da bifurcação da artéria carótida interna (ACI) e ao longo dos segmentos proximais da artéria cerebral anterior (ACA) e da artéria cerebral média (ACM). A estenose ou oclusão também pode ser proximal distal ao longo da artéria cerebral posterior (ACP).

Ao longo do tempo, ocorre compensação de circulação pelo polígono de Willis, via carótida externa, para suprir a redução do fluxo sanguíneo da ACI e diversas artérias colaterais passam, a partir de então, a ganhar destaque. As artérias colaterais típicas da DMM são profundas (lenticuloestriadas, coroideias, talamoperfurantes e transdurais – artérias etmoidal e meníngea média), que se tornam vicariantes para compensar as necessidades do fluxo. O exame histopatológico revela redução fibrocelular da íntima devido à proliferação de fibroblastos.[2] Portanto, trata-se de angiopatia complexa, pouco conhecida, em que vários fenômenos, genes e anormalidades vasculares decorrentes de inflamação, estimulação autoimune e estresses hemodinâmicos contribuem para a sua gênese e progressão.

Classificação

Suzuki e colaboradores (1969) categorizaram a DMM em seis estágios baseados na aparência intracraniana dos vasos nos achados da angiografia.[3]

1. Estenose da ACI sem vasos colaterais.
2. Presença inicial de vasos colaterais decorrentes de MMA.
3. Aumento da estenose da ACI e visualização mais definida dos vasos colaterais.
4. Oclusão do polígono de Willis com colaterais diminuídas.
5. Redução maior dos vasos colaterais.
6. Desaparecimento dos vasos colaterais.

Avaliação clínica

Classicamente, apresenta-se como hemorragia (adultos) ou isquemia encefálica (criança). Há predileção para as pessoas do sexo feminino em que existe acometimento vascular bilateral, ataques isquêmicos transitórios (AITs), risco elevado de complicações pós-operatórias, mas o resultado da revascularização e dos desfechos não diferem entre os sexos.[2] Ocorre isquemia em 80% dos casos e hemorragia principalmente intracerebral, intraventricular ou subaracnóidea em até 50%; até 40% das hemorragias ocorrem nos gânglios da base; 30% são intraventriculares; e 15%, talâmicos.[4] Doentes com DMM apresentam pressão arterial elevada, o que contribui para o sangramento. Cefaleia é comum em adultos e crianças. Dentre outros sintomas, destacam-se fadiga crônica, anormalidades cognitivas, défice progressivo de memória e anormalidade dos movimentos (como coreia e hemibalismo). Os sintomas da DMM não são específicos e podem mimetizar outras doenças, como a esclerose múltipla.

Tratamento

O manejo dos doentes depende do grau da estenose na avaliação angiográfica. Doentes candidatos a revascularização encefálica devem ser avaliados clínica, cardíaca e neurologicamente. Exames de imagem como a arteriografia cerebral bilateral, a RM, o estudo da perfusão encefálica com ou sem PET, o *doppler* transcraniano e o SPECT podem complementar a investigação.

Cirúrgico

Há evidências de que a revascularização do encéfalo reduz a ocorrência de isquemia e hemorragia intracraniana nos doentes sintomáticos. O objetivo da revascularização é suplementar o fluxo sanguíneo encefálico. A decisão entre a revascularização direta ou indireta deve considerar fatores de risco específicos e a experiência do neurocirurgião. Não há evidências que apontem uma técnica ser melhor que outra (Figura 101.1).

Figura 101.1 – Algoritmo para os cuidados e tratamento dos doentes com DMM.

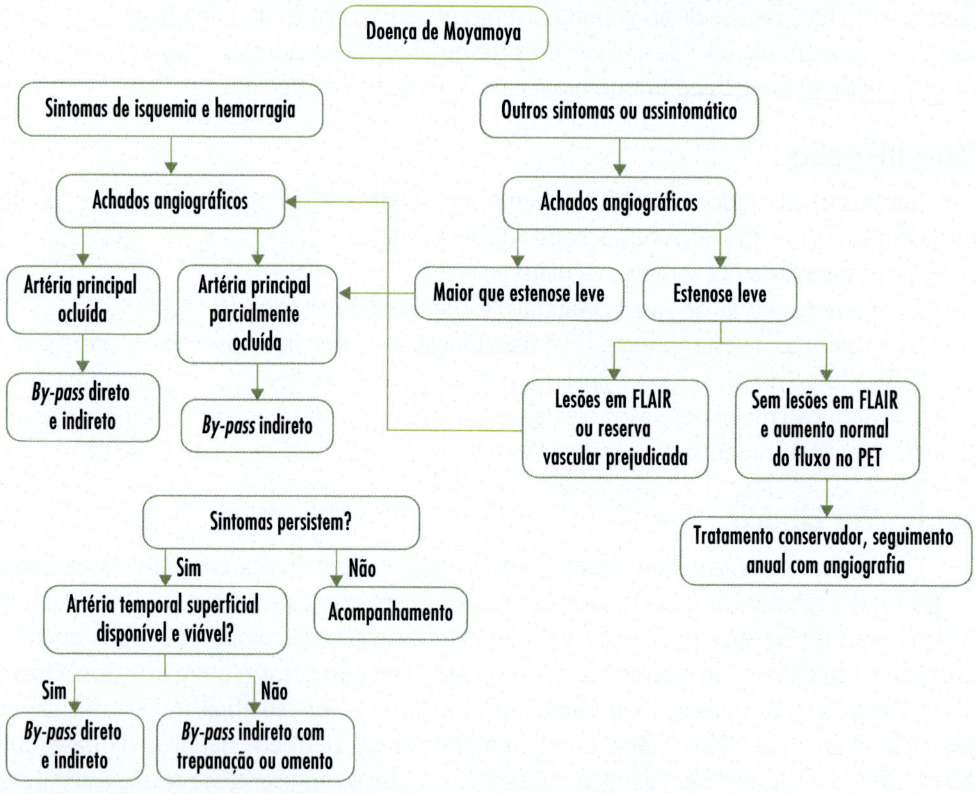

DMM: doença de Moyamoya.

Fonte: Desenvolvida pela autoria do capítulo.

São vantagens da técnica direta: disponibilização de fluxo sanguíneo imediato e mais consistente para formação de vasos colaterais, melhora dos sintomas e menor taxa de isquemia e sangramento em relação aos doentes tratados conservadoramente.[4,5]

A técnica indireta pode ser efetivada usando-se tecidos adjacentes, como a gálea aponeurótica, os músculos, o escalpo, as artérias temporais superficiais, múltiplas trepanações e a dura-máter ou distantes (omento) para cobrir o encéfalo. A revascularização decorre da encefalomiosinangiose (EMS), encefalogaleoperiosteosinangiose (EGPS), encefaloduroarteriosinangiose (EDAS), encefaloduroarteriomiosinangiose (EDAMS), sinangiose pial e sinangiose encéfalo-omental. Dependendo do grau da estenose estimada no exame angiográfico, é possível selecionar doentes assintomáticos para cirurgias profiláticas.

Revascularização

Direta – artéria temporal superficial/artéria cerebral média (ATS/ACM)

Os parâmetros mais importantes para adotar essa técnica são as dimensões dos tecidos doadores e receptores (0,9 mm ou maior) e a localização do segmento M4 da ACM distantes dos orifícios da craniotomia. A pressão arterial média (PAM) deve manter-se acima de 90 mmHg e a arteriorrafia deve ser realizada com fio 10-0.

Indireta – extraintracraniana

Mais indicada para doentes jovens que apresentam elevada angioplasticidade e consequente maior probabilidade de "colateralização" em relação aos mais velhos e para doentes com estenose da ACI ou da ACM. O procedimento pode promover a oclusão vascular secundária devido à competição do fluxo entre a circulação nativa e a do tecido implantado.

Endovascular

Envolve a angioplastia com ou sem *stent* dos vasos estenosados. Os resultados não são duradouros.

» **Complicações:** a PAM deve manter-se entre 90 e 110 mmHg e a aspirina deve ser administrada para manter o leito operado pérvio. A cirurgia bilateral deve ser realizada em dois tempos com espaço de 1 semana. Ocorre isquemia em 3,5% a 5% dos hemisférios tratados, evento devido geralmente à hipoperfusão encefálica. Esta complicação deve ser tratada com hidratação e manutenção da pressão venosa com valores de 8 a 10 mmHg.[5]

» **Desfecho:** o risco acumulativo perioperatório ou subsequente de isquemia e morte é de 5,5%. A possibilidade de desfecho favorável depende da experiência do cirurgião, dos achados intraoperatórios e da condição da revascularização.[4]

Seguimento

Recomenda-se realizar RM e angiografia encefálicas em 6 meses e ulteriormente 3, 10 e 20 anos após a cirurgia. Quando a doença é unilateral, o acompanhamento pode ser realizado com angiotomografia. Mesmo não havendo doença contralateral, inicialmente pode haver progressão em 8% dos casos. A doença bilateral pode ser identificada quando do diagnóstico em 71% dos doentes. Em até 83% dos doentes, a evolução é boa a despeito da gravidade da doença (escala de Ranking modificada – 0 a 1).[4]

Matsushima e Inaba (1984) graduaram as características da perfusão proporcionado pelos vasos colaterais avaliados no exame de angiografia de artéria carótida externa no período pós-operatório como:

» **Grau A:** área perfundida pela sinangiose superior a 2/3 do território da ACM.
» **Grau B:** área perfundida pela sinangiose situada entre 1/3 e 2/3 do território da ACM.
» **Grau C:** área perfundida pela sinangiose inferior a 1/3 do território da ACM.

O manejo da DMM inclui a terapia antiplaquetária, a regulação da pressão arterial e a hidratação. A aspirina previne a formação de microtrombos no local da estase sanguínea intracraniana e mantém a patência da revascularização extraintracraniana.

Considerações finais

A DMM causa isquemia e hemorragia encefálica. A preferência pela técnica de revascularização depende da anatomia e da gravidade dos sintomas. Na maioria dos casos, a revascularização direta proporciona desfechos melhores. Nos doentes com DMM classificados como Suzuki graus III e IV há indicação de cirurgia e, nos de menor grau, a revascularização operatória pode não ser necessária.

Referências bibliográficas

1. Acker G, Goerdes S, Schneider UC et al. Distinct clinical and radiographic characteristics of Moyamoya disease amongst European Caucasians. Eur J Neurol [Online]. 2015 Jun;22(6):1012-7. Disponível em: http://www.ncbi.nlm.nih.gov/pubmed/25847099.
2. Scott RM, Smith ER. Moyamoya disease and Moyamoya syndrome. N Engl J Med [Online]. 2009 Mar 19;360(12):1226-37. Disponível em: http://www.ncbi.nlm.nih.gov/pubmed/19297575.
3. Suzuki J, Takaku A. Cerebrovascular "Moyamoya" disease: disease showing abnormal net-like vessels in base of brain. Arch Neurol [Online]. 1969 Mar 1;20(3):288-99. Disponível em: http://archneur.jamanetwork.com/article.aspx?doi=10.1001/archneur.1969.00480090076012.
4. Miyamoto S, Yoshimoto T, Hashimoto N et al.; JAM Trial Investigators. Effects of extracranial-intracranial bypass for patients with hemorrhagic Moyamoya disease: results of the Japan Adult Moyamoya trial. Stroke [Online]. 2014 May;45(5):1415-21. Disponível em: http://www.ncbi.nlm.nih.gov/pubmed/24668203.
5. Qian C, Yu X, Li J et al. The efficacy of surgical treatment for the secondary prevention of stroke in symptomatic Moyamoya disease: a meta-analysis. Medicine (Baltimore) [Online]. 2015 Dec;94(49):e2218. Disponível em: http://www.ncbi.nlm.nih.gov/pubmed/26656359.

Capítulo 102

Doença de Moyamoya na População Pediátrica

Hamilton Matushita

Introdução

A doença de Moyamoya (DMM) é uma doença vascular oclusiva, crônica, idiopática e progressiva que compromete bilateralmente as artérias do polígono de Willis, associada à formação de uma rica rede de circulação colateral na base do cérebro. O termo "Moyamoya" refere-se ao aspecto angiográfico nebuloso formado pela rede de colaterais que se forma na base do cérebro.

Epidemiologia

A DMM é mais incidente na Ásia, particularmente no Japão, Coreia e China. A incidência e prevalência no Japão é de 0,35 a 0,94/100 mil pessoas e 3,2 a 10,5/100 mil pessoas, respectivamente. Estudo americano baseado em registro hospitalar, estimou incidência da DMM de 0,086 por 100 mil pessoas.[1] Existe predomínio para o sexo feminino de 1/1,8 a 1/2,2. Apresenta uma distribuição bimodal quanto à idade, com um pico de ocorrência maior na 1ª década, e outro menor, entre as 3ª e 4ª décadas de vida.[2] A incidência familiar ocorre em 10% a 15,4% dos pacientes.

Patologia

As artérias afetadas na DMM apresentam espessamento da íntima às custas do aumento da camada elástica interna e aparente migração de células da camada muscular, sem características inflamatórias. As artérias mais afetadas são a porção distal das artérias carótidas internas e porções proximais das artérias cerebrais anteriores e médias. O comprometimento do território posterior ocorre em 60% dos casos. Essas alterações patológicas da DMM podem envolver as artérias renais em 5% dos pacientes[3] (Figura 102.1).

Figura 102.1 – Esquema das alterações histológicas observadas na ACI da DMM. (1) Espessamento fibromuscular da íntima; (2) duplicação e maior ondulação da camada elástica interna; (3) adelgaçamento da camada média.

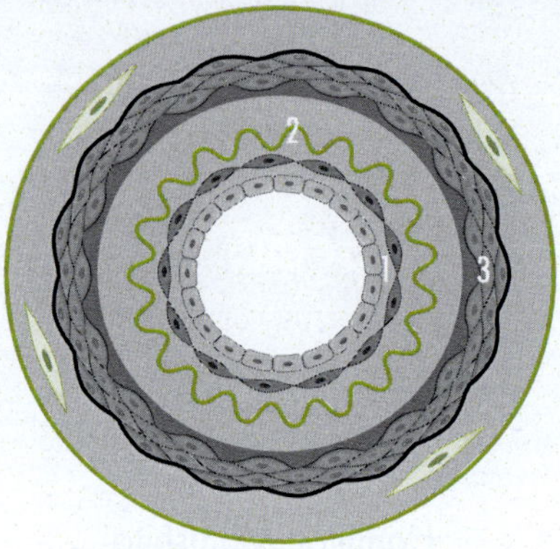

ACI: artéria carótida interna; DMM: doença de Moyamoya.
Fonte: Adaptada de Togao O, Mihara F, Yoshiura T et al., 2004.

Etiologia

A etiologia das alterações estruturais das artérias é desconhecida. A maior incidência familiar entre orientais sugere o envolvimento de fatores genéticos. Estudo de associação genômica identificou o RNF213 como o gene associado com a DMM, e estudo de metanálise demonstrou forte associação entre o polimorfismo nos *locus* p.R4859K e p.4810K do gene RNF213 e DMM. Esta mutação foi encontrada em 95% dos casos familiares, 73% em não familiares e apenas 1,4% dos controles.[4] Várias outras doenças podem apresentar manifestações da DMM, sendo as mais frequentes em nosso meio a síndrome de Down (SDw), a anemia falciforme e a neurofibromatose. Outra condição muito conhecida é a relação com radioterapia de patologias da região optoquiasmática. Essas situações são denominadas síndrome de Moyamoya e correspondem a 1/3 dos casos de Moyamoya.

Manifestações clínicas

A manifestação clínica da DMM é variada. Existe diferença regional e étnica na expressão da doença variando com a idade. Estudos japoneses e americanos mostram que a ocorrência de eventos isquêmicos é mais frequente tanto em crianças como em adultos, porém, hemorragias são mais frequentes em adultos.[5,6] Ao longo do curso da doença, os eventos isquêmicos podem ser únicos ou múltiplos e recorrentes, porém as hemorragias são diagnosticadas mais prontamente. Em crianças, os eventos isquêmicos podem ser desencadeados por febre, exercício físico e hiperventilação (tocar flauta, soprar alimentos quentes). Défices neurológicos mais frequentes são motores, afasias, crises epilépticas, deficiências cognitivas, movimentos involuntários (coreia, atetose, distonias) e alterações visuais.

Características hemodinâmicas da doença de Moyamoya

Indivíduos normais apresentam variação da hemodinâmica cerebral variando com a idade. O fluxo sanguíneo cerebral (FSC) e o metabolismo cerebral regional de oxigênio aumentam gradualmente desde o nascimento até o máximo, ao redor dos 7 anos de idade, quando há um leve decréscimo, atingindo níveis de adultos durante a adolescência.

Os estudos da hemodinâmica cerebral em pacientes com DMM indicam diferenças importantes entre crianças e adultos. A DMM em crianças apresenta cursos clínico e angiográfico mais rapidamente progressivos do que em adultos. A diferença mais importante entre crianças e adultos foi no volume sanguíneo cerebral (VSC) regional, estando mais aumentado em crianças. O aumento do VSC regional pode ser explicado pela vasodilatação compensatória após uma diminuição da pressão de perfusão e pelo desenvolvimento de numerosos vasos colaterais, mais proeminentes nos gânglios da base. Crianças desenvolvem vasos colaterais mais facilmente que adultos, resultando em aumento do VSC regional. Outra diferença é a fração de extração de oxigênio (FEO). Crianças apresentaram aumento da FEO em relação a controles e adultos. O aumento da FEO indica FSC insuficiente para a demanda de oxigênio ou *misery perfusion*. Crianças apresentam FSC regionais reduzidos comparados a adultos e tempo de trânsito prolongado, explicando a maior incidência de episódios isquêmicos transitórios. Em conclusão, devido aos mecanismos de compensação melhor desenvolvidos em crianças, os acidentes isquêmicos têm menor repercussão.

Avaliação diagnóstica

O fator mais importante no diagnóstico da DMM é tê-la como suspeita clínica quando frente a uma criança com suspeita de eventos isquêmicos cerebrais. Em pacientes com isquemia cerebral de etiologia não conhecida, o estudo de perfil de hipercoagulabilidade deve ser investigado (proteína C, proteína S, antitrombina III, homocisteína, fator V de Leiden), assim como vasculites (avaliar velocidade de hemossedimentação) devem ser excluídas.

Os métodos de neuroimagem não invasivos, como tomografia e ressonância, são os exames iniciais na investigação dos pacientes. Esses exames podem fornecer a extensão da lesão cerebral, bem como avaliar o grau de estenoses arteriais e de formação de colaterais. As transformações arteriais da DMM foram classificadas por Suzuki[7] (Tabela 102.1 e Figura 102.2).

Tabela 102.1 – Classificação angiográfica da DMM.

Estágio	Alterações angiográficas
Estágio 1	Estenose da bifurcação da ACI
Estágio 2	Início dos vasos Moyamoya; todos os vasos cerebrais estão dilatados
Estágio 3	Intensificação dos vasos Moyamoya; estenoses da ACM e da ACA são observadas
Estágio 4	Diminuição dos vasos Moyamoya; estenose da ACP é observada
Estágio 5	Redução dos vasos Moyamoya; falta de todas as artérias cerebrais
Estágio 6	Desaparecimento dos vasos Moyamoya; FSC suprido somente pela artéria carótida externa

DMM: doença de Moyamoya; ACI: artéria carótida interna; ACM: artéria cerebral média; ACA: artéria cerebral anterior; ACP: artéria cerebral posterior; FSC: fluxo sanguíneo cerebral.
Fonte: Suzuki J, Takaku A, 1969.

Figura 102.2 – Sistema de estadiamento angiográfico da DMM de Suzuki.

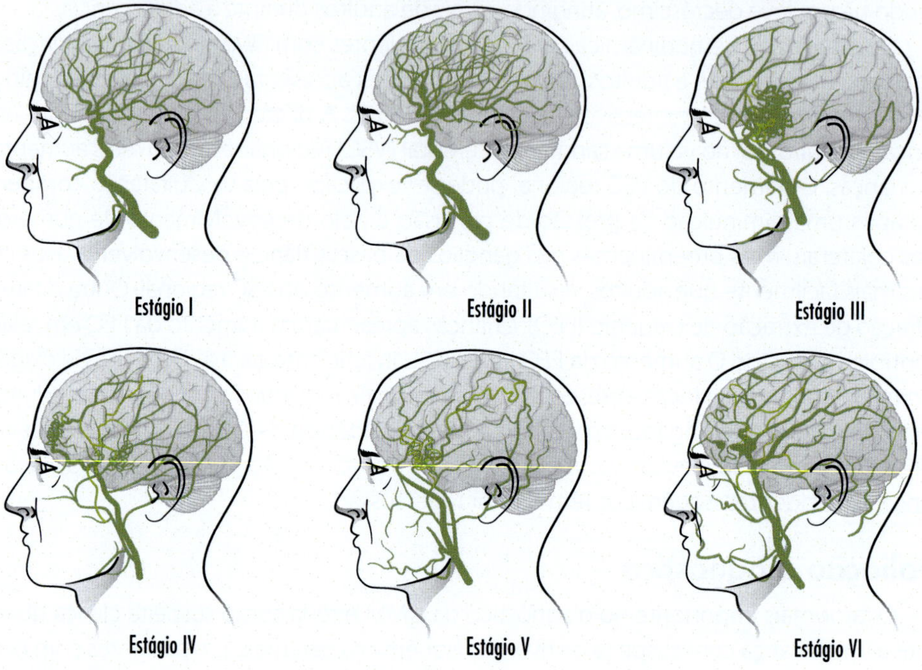

Fonte: Adaptada de Suzuki J, Takaku A, 1969.

Embora a angiografia cerebral digital por cateterismo seja padrão para o diagnóstico da DMM, a angiorressonância magnética (angio-RNM) é suficiente no estudo diagnóstico da DMM, principalmente em crianças. Quando a angio-RNM não fornece todos os elementos diagnósticos estabelecidos para o diagnóstico da doença, ou para formas incompletas da DMM, o estudo angiográfico está indicado. As normas para os diagnósticos da DMM são:

1. A angiografia cerebral por cateterismo (ACC) é indispensável para o diagnóstico (exceto como será discutido no próximo parágrafo) e deve apresentar os seguintes achados (Figura 102.3):
   a) Estenose ou oclusão da porção terminal da artéria carótida interna (ACI) ou da porção proximal das artéria cerebral anterior (ACA) e artéria cerebral média (ACM).
   b) Rede vascular anormal demonstrada na fase arterial nas vizinhanças da lesão estenótica ou oclusiva.
   c) Estes achados devem ser bilaterais.
2. Quando a ressonância magnética (RNM) ou a angio-RNM claramente demonstrarem os seguintes achados, a angiografia convencional não é mandatória (Figura 102.4):
   a) Estenose ou oclusão da porção terminal da ACI, da porção proximal das ACA e ACM, e rede vascular anormal nos gânglios da base na angio-RNM.
   b) A rede vascular anormal também pode ser diagnosticada quando mais de duas "ausências de sinal de fluxo" forem detectados nos gânglios da base na RNM.
   c) Os achados a) e b) devem ser bilaterais.

Figura 102.3 – (A) Angiografia cerebral digital por cateterismo demonstrando estenoses bilateral da ACI e das ACA e ACM, associadas à formação de colaterais na base do cérebro; (B) angiografia do lado esquerdo demonstra formação espontânea de anastomoses da artéria carótida externa.

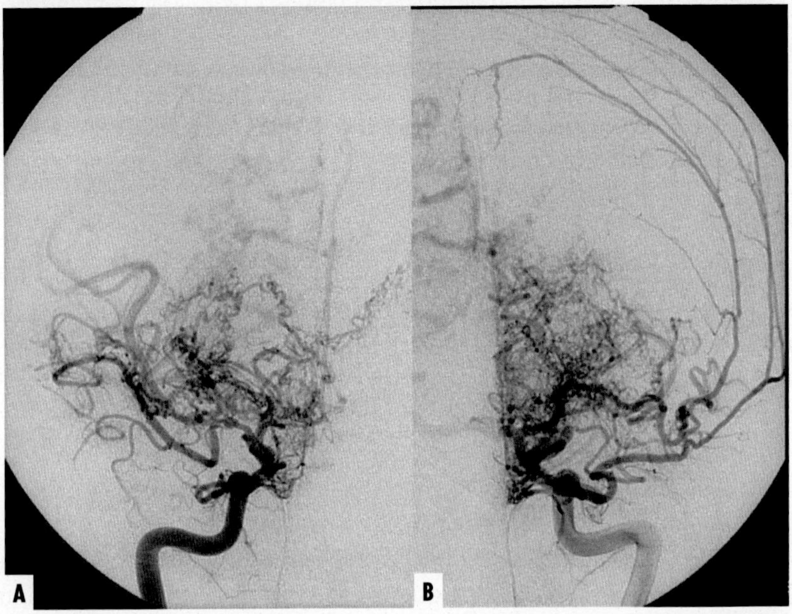

ACI: artéria carótida interna; ACA: artéria cerebral anterior; ACM: artéria cerebral média.
Fonte: Cortesia do Hospital das Clínicas da Faculdade de Medicina da Universidade de São Paulo (HC-FMUSP).

Figura 102.4 – Angiorressonância cerebral da mesma paciente da Figura 102.3, mostrando as mesmas alterações angiográficas.

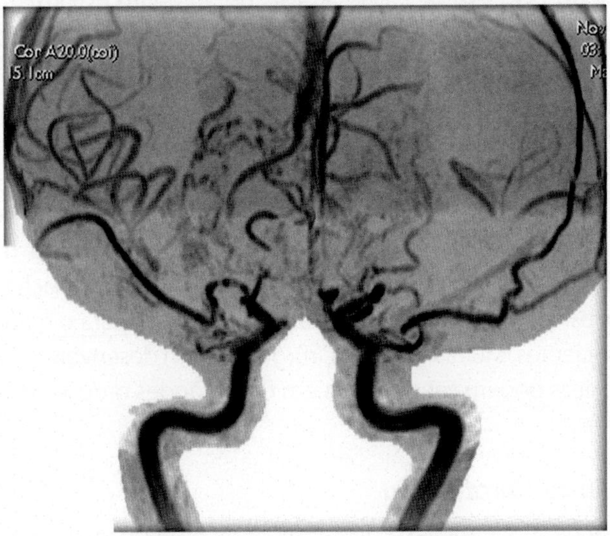

Fonte: Cortesia do Hospital das Clínicas da Faculdade de Medicina da Universidade de São Paulo (HC-FMUSP).

3. Devido à sua etiologia desconhecida, doenças cerebrovasculares associadas com as seguintes doenças ou condições não devem ser diagnosticadas como DMM: arterioesclerose, doenças autoimunes, meningites, neoplasia cerebral, SDw, neurofibromatose tipo 1 (NF-1), trauma cranioencefálico, radioterapia ou outras doenças conhecidas.

Os estudos da hemodinâmica cerebral em pacientes com DMM nos orienta sobre o estado perfusional de diferentes topografias do cérebro e auxilia na estratégia cirúrgica.

Tratamento

Nenhum tipo de medicamento tem se mostrado eficaz em prevenir a evolução do processo obstrutivo das artérias intracranianas da DMM. Todos os tratamentos medicamentosos têm por objetivo a melhora do FSC nos eventos isquêmicos e o controle do sangramento nas formas hemorrágicas. O tratamento atual tem por objetivo a prevenção de eventos isquêmicos e hemorrágicos.

Prevenção medicamentosa de eventos isquêmicos

Na DMM, embora o mecanismo principal das isquemias seja decorrente da queda de perfusão, devido à estenose dos vasos intracranianos proximais, constata-se, também, a presença de êmbolos como mecanismo de isquemia. O uso profilático de agentes antiplaquetários tem como objetivo principal os acidentes cerebrovasculares isquêmicos consequentes a mecanismos trombóticos ou tromboembóticos. O uso de agentes antiplaquetários, em geral, não é considerado na prevenção de isquemias secundárias à queda de perfusão, embora esta questão permaneça em aberto.

Bloqueadores de cálcio

Os bloqueadores do canal de cálcio através do aumento do fluxo sanguíneo cerebral têm sido usados com certa eficácia na DMM. A utilização de drogas bloqueadoras de cálcio tem sido aplicada a poucos pacientes. É necessária maior experiência para a recomendação deste medicamento na DMM.

Cirurgia

O objetivo da revascularização cerebral é estabelecer circulação colateral adequada para o tecido cerebral isquêmico. A revascularização cerebral deve ser realizada antes que danos irreversíveis aconteçam, pois não há desenvolvimento de circulação colateral em áreas infartadas. Os infartos múltiplos representam a principal razão para o mau prognóstico físico e intelectual dos pacientes. Muitas técnicas cirúrgicas foram desenvolvidas para o tratamento da DMM. Estas técnicas podem ser divididas em dois grandes grupos: revascularização cerebral direta e indireta.

Revascularização cerebral direta

A anastomose pode ser realizada diretamente na ACM ou em um de seus ramos maiores para aumentar o FSC. Pode-se realizar anastomoses terminolateral ou laterolateral entre as artérias. O procedimento é tecnicamente difícil, principalmente em crianças, devido ao calibre pequeno da artéria receptora. A principal dificuldade técnica é encontrar a artéria cortical receptora com diâmetro adequado, pois muitas artérias corticais, ramos da ACM, apresentam diâmetro reduzido. Embora a anastomose direta possa apresentar resultados melhores e mais imediatos, devido a dificuldades técnicas na sua execução, poucos autores obtiveram êxito na realização de anastomoses diretas em crianças. Em adultos, as anastomoses diretas têm se mostrado superiores aos procedimentos indiretos, porém, em crianças, os resultados são semelhantes (Figura 102.5).

Figura 102.5 – Angiografia seletiva da artéria carótida esquerda mostrando resultado pós-operatório de anastomose ATS-ACM. (A) Vista anteroposterior; (B) vista de perfil.

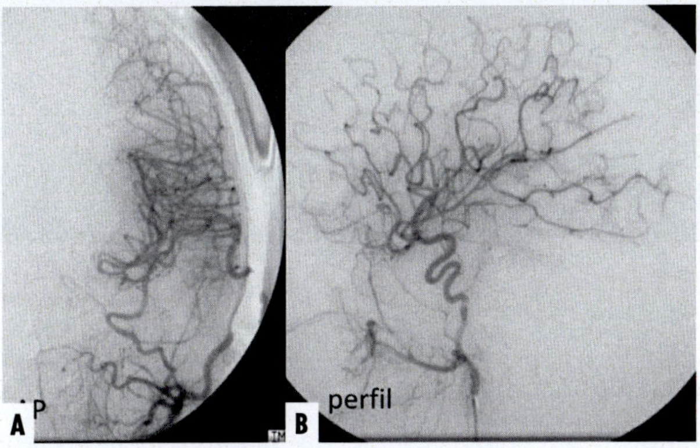

Fonte: Cortesia do Hospital das Clínicas da Faculdade de Medicina da Universidade de São Paulo (HC-FMUSP).

Revascularização cerebral indireta

As técnicas de revascularização cerebral indireta têm como princípio oferecer, por contato na superfície do cérebro, uma ampla rede de vasos doadores do sistema carotídeo externo para estimular a neovascularização e aumentar o fluxo colateral sanguíneo cerebral. Para formação de uma circulação colateral extensa pelas técnicas de revascularização indireta, é necessário que os ramos corticais arteriais da superfície do cérebro entrem em contato com tecidos extracranianos nutridos por ramos da artéria carótida externa, os mais amplos possíveis. Na DMM existe uma tendência de desenvolvimento de colaterais extra para intracraniana espontaneamente. As técnicas de revascularização cerebral indiretas são particularmente eficazes em pacientes com DMM, provavelmente porque estes pacientes apresentem áreas isquêmicas crônicas com carência de aporte sanguíneo e, portanto, alto nível de demanda por FSC. As técnicas de revascularização cerebral indireta podem induzir a formação de circulação colateral em 62% a 93% dos pacientes e diminuir o risco de isquemia em 75% a 88% deles. As técnicas de revascularização indireta na DMM em crianças são mais populares do que as técnicas diretas no Japão. A escolha da área cerebral a ser revascularizada pode ser importante no sucesso do tratamento, vez que a neovascularização cerebral se estabelece predominantemente na região cortical com baixa perfusão cerebral. A área escolhida deve representar o tecido cerebral mais hemodinamicamente comprometido, porém, ainda viável. A realização da anastomose indireta sobre áreas de infartos observados em exames pré-operatórios pode resultar em falha da neovascularização. Os métodos indiretos não propiciam um aumento do FSC imediato, necessitando de tempo para a neovascularização, que pode ser de meses (Figura 102.6).

Figura 102.6 – Angiografia cerebral seletiva da artéria carótida externa direita mostrando controle angiográfico pós-operatório de revascularização indireta (técnica EDAS). (A) Vista anteroposterior; (B) vista de perfil.

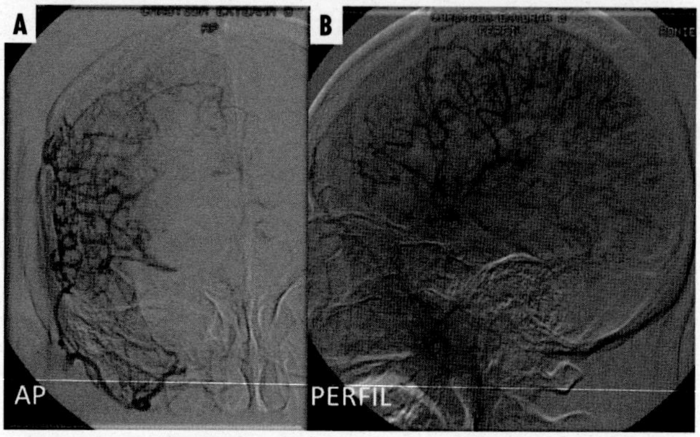

Fonte: Cortesia do Hospital das Clínicas da Faculdade de Medicina da Universidade de São Paulo (HC-FMUSP).

Revascularização cerebral mista

Para muitos autores, as técnicas combinadas diretas e indiretas representam a melhor opção. Quando a anastomose direta é possível, a combinação com técnicas indiretas pode ser a preferível. A anastomose direta oferece fluxo sanguíneo imediato, ajudando a estabilizar as condições clínicas do paciente, e as técnicas indiretas podem fornecer maior área de anastomose no córtex cerebral, incluindo territórios da ACA e artéria cerebral posterior (ACP). Além disto, as técnicas indiretas podem oferecer uma alternativa de suporte se a anastomose direta falhar.

Cirurgias para formas hemorrágicas

A prevenção do ressangramento é muito importante em pacientes adultos com DMM tipo hemorrágico, porque o ressangramento representa o evento mais grave na morbimortalidade dos pacientes adultos com DMM. A recorrência de hemorragia é de 20% a 30% em pacientes com DMM e apresenta mortalidade de 10%. O sangramento intracraniano ocorre em vasos Moyamoya frágeis e dilatados devido ao estresse hemodinâmico e em menor proporção de aneurismas localizados distalmente aos vasos colaterais. A diminuição do fluxo sanguíneo nos vasos Moyamoya pode ajudar na prevenção do ressangramento e, teoricamente, a revascularização cerebral pode ser um instrumento poderoso para este objetivo.

Complicações

Diferentes tipos de complicações têm sido relatados na literatura, relacionados às cirurgias de revascularização cerebral em pacientes com DMM. As principais complicações das revascularizações cerebrais da DMM estão relacionadas a mecanismos metabólicos e hemodinâmicos. A ocorrência de complicações isquêmicas intraoperatórias, não diretamente relacionadas à técnica cirúrgica, requer atenção especial. A revascularização cerebral na DMM apresenta maior risco de complicações isquêmicas comparada com anastomoses vasculares para outras doenças oclusivas, devido a condições especiais de vasorreatividade da DMM. A reserva vascular cerebral alterada torna os pacientes mais vulneráveis ao estresse hemodinâmico cirúrgico. Independentemente da técnica cirúrgica, os pacientes devem ser mantidos em estado normocapneico e normotenso durante os períodos intra e pós-operatório. A frequência de infarto e episódio isquêmico transitório (EIT) perioperatório é de 4,4% e 6,1%; respectivamente.[8]

A anastomose arterial direta extraintracraniana é o tratamento de escolha nos pacientes adultos com DMM. Contudo, a síndrome da hiperperfusão cerebral pode ocorrer após a cirurgia vascular reconstrutiva, incluindo a anastomose extraintracraniana de baixo fluxo. Este fato contraindica as anastomoses de alto fluxo.

Resultados

Vários trabalhos têm apontado para o êxito do tratamento cirúrgico: na melhora do prognóstico, em induzir angiogênese e em diminuir o risco de infarto e das hemorragias. Acredita-se que crianças não tratadas apresentam declínio neurológico contínuo e progressivo, culminando em infarto cerebral incapacitante. A revascularização cirúrgica pode efetivamente prevenir eventos isquêmicos e, assim, melhorar o prognóstico clínico em longo prazo. A revascularização cirúrgica é mais efetiva na melhora da qualidade de vida quando realizada em pacientes jovens e dentro de pouco intervalo de tempo após a isquemia inicial. Portanto, há necessidade do tratamento o mais precoce possível. Avaliação retrospectiva da literatura, quanto à qualidade de vida tardia dos pacientes, por Fung e colaboradores, demonstraram que 69% eram independentes; 23%, parcialmente dependentes; e 8%, totalmente dependentes para as atividades do dia.[8] Poucos estudos neuropsicológicos foram publicados para a avaliação dos comprometimentos das funções cognitivas dos pacientes com DMM. Avaliações neuropsicológicas mostraram que a perda da capacidade intelectual é mais intensa e frequente em crianças do que em adultos.

Referências bibliográficas

1. Duan, Bao WY, Yang WZ et al. Moyamoya disease in China: its clinical features and outcomes. Stroke. 2012;43(1)56-60.
2. Fung LW, Thompson D, Ganesan V. Revascularization surgery for paediatric Moyamoya: a review of the literature. Child's Nerv Syst. 2005;21:358-64.
3. Kamada F, Aoki Y, Narisawa A et al. A genome-wide association study indentifies RNF213 as the first Moyamoya disease gene. J Huma Genet. 2011;56:34-40.
4. Kitamura K, Fukui M, Oka K. Moyamoya disease. *In*: Handbook of clinical neurology. Amsterdam: Elsevier, 1989. v. 56, p. 293.
5. Suzuki J, Takaku A. Cerebrovascular "Moyamoya" disease. Arch Neurol. 1969;20:288-99.
6. Togao O, Mihara F, Yoshiura T et al. Prevalence of steno-occlusive lesions in the renal and abdominal arteries in Moyamoya disease. Am J Roentgenol. 2004;183(1):119.
7. Uchino K, Johnson A, Claiborne S et al. Moyamoya disease in Washington State and California. Neurology. 2005;65:956-8.
8. Zafar SF, Bershad EM, Gildersleeve KL et al. Adult Moyamoya disease in an urban center in the United States is associated with a high burden of watershed ischemia. J Am Heart Assoc. 2014;3(4).

Capítulo 103

Fístulas Carotídeas

Jefferson Rosi Junior
Eberval Gadelha Figueiredo

Introdução

Os seios cavernosos são cavidades limitadas pela dura-máter que drenam para as veias orbitárias inferiores e superiores, veias superficiais laterais do cérebro e veias dos plexos venosos próximos ao clivo. Um seio cavernoso comunica-se com o seio cavernoso contralateral por meio do seio intercavernoso ou circular.[1-4] A artéria carótida interna cruza o seio cavernoso, em cujas paredes alocam-se os nervos cranianos III, IV, V e VI.

Entende-se por fístula carótida cavernosa (FCC) a comunicação anormal entre o sangue arterial oriundo da carótida interna com o sangue venoso do seio, usualmente resultado da ruptura arterial, espontânea ou traumática.[1,3]

Epidemiologia e classificação

As FCCs classificam-se como diretas ou do tipo A – classificação de Barrow quando existe comunicação do sangue da artéria carótida interna com o do seio cavernoso, geralmente de origem pós-traumática e indiretas, através de malformações arteriovenosas (MAV).[1] As pós-traumáticas correspondem a 75% dos casos e ocorrem em 0,2% das pessoas que sofrem traumatismo cranioencefálico (TCE) e são mais comuns no sexo masculino e nos jovens porque são mais propensos a TCE de alta energia.[1,3] Podem também ocorrer de forma iatrogênica, como após a realização da punção do gânglio trigeminal ou de rizotomia percutânea do nervo trigêmeo, ou ainda da rotura de aneurisma da artéria carótida cavernosa durante o diagnóstico ou tratamento por via endovascular.[1-4]

As FCCs espontâneas indiretas são mais comuns nas mulheres adultas e correspondem a 25% dos casos de FCC. Classificam-se como:

» **Tipo B:** muito raras e mantidas por pequenas artérias presentes no segmento cavernoso da artéria carótida interna.[1]

» **Tipo C ou dural:** FCC decorre da comunicação entre os ramos durais da artéria carótida externa e o seio cavernoso.[1]

» **Tipo D:** a FCC ocorre entre o seio cavernoso e os ramos das artérias carótidas interna e externa.[1]

As FCC do tipo A geralmente têm elevado fluxo sanguíneo, ao passo que as do tipo B, C e D são fístulas de baixo fluxo. Ocorre óbito em até 3% dos doentes (Figura 103.1).[1,3]

Figura 103.1 – Angiografia de artéria carótida interna evidenciando FCC de alto fluxo com grande repercussão da drenagem do seio cavernoso.

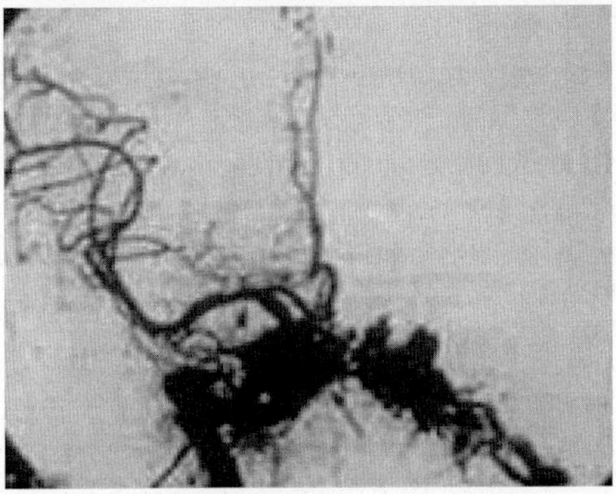

Fonte: Acervo da autoria do capítulo.

Quadro clínico

As FCCs caracterizam-se pela ocorrência de dor ocular e retro-ocular, cefaleia, quemose, proptose pulsátil, diminuição da acuidade visual, diplopia, oftalmoplegia, hemorragia subaracnóidea (HSA) – (raro), hiperemia conjuntival epistaxe e sopro decorrentes do turbilhonamento do fluxo sanguíneo arterial (Figura 103.2).[2,4] A reversão do fluxo sanguíneo para as veias oftálmicas causa exoftalmia, disfunção dos nervos cranianos que cruzam ou alojam-se na parede do seio cavernoso e pode causar hemorragias subdural ou subaracnóidea (HSA) ou epistaxe volumosa (sangramento via seio esfenoidal).[4]

Figura 103.2 – Paciente com diagnóstico de FCC à direita apresentando amaurose, oftalmoparesia e quemose.

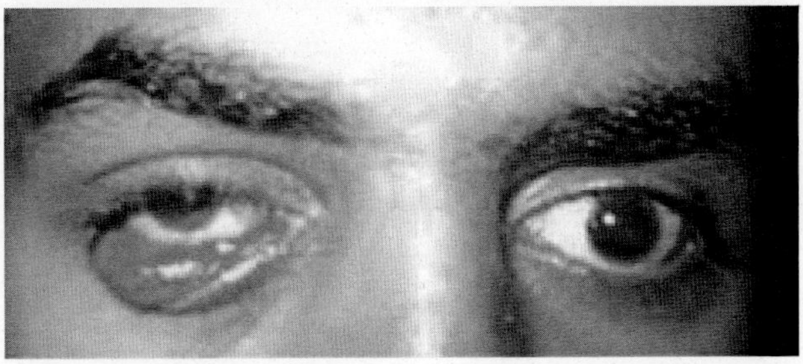

FCC: fístula carótida cavernosa.

Fonte: Acervo da autoria do capítulo.

A redução da resistência ao fluxo sanguíneo decorrente da FCC pode gerar "síndrome do roubo" de outras artérias dos sistemas carotídeo e/ou mesmo do sistema vertebrobasilar.[1-3]

Diagnóstico

Os sinais e sintomas previamente descritos e as imagens da angiografia digital estabelecem o diagnóstico. O exame de ultrassom com *doppler* da órbita, a tomografia computadorizada, a angiotomografia e a ressonância magnética são opções propedêuticas para o diagnóstico.[2,3]

Tratamento

A oclusão da FCC com técnica endovascular e o uso de molas ou de balão possibilita a cura em cerca de até 97% dos doentes, apesar dos riscos de trombose da artéria carótida interna e consequente isquemia encefálica. O implante de *stent* também é outra alternativa. A conduta expectante é outra opção, pois em aproximadamente 50% das FCCs, especialmente quando o fluxo sanguíneo é baixo, pode ocorrer oclusão em decorrência da trombose espontânea e autorresolução.[1-3]

Referências bibliográficas

1. Barrow DL, Spector RH, Braun IF et al. Classification and treatment of spontaneous carotid cavernous sinus fistulas. J Neurosurg. 1985;62:248-56.
2. Guerra PS, Rodrigues W, Soares JR et al. Diagnóstico e tratamento de fístulas carótido-cavernosas. Oftalmologia. 2010;34:379-84.
3. Rosi Jr J. Neurônio: perguntas e respostas em neurocirurgia. São Paulo: Scortecci, 2011. p. 105-6.
4. Borba R, Sonda I, Rini LJ et al. Fístula carótido-cavernosa com epistaxe letal: relato de caso. Arq Neuropsiquiatr. 2001;59:276-9.

Capítulo 104

Vasoespasmo Encefálico

Jefferson Rosi Junior
Vitor Salviato Nespoli
Eberval Gadelha Figueiredo

Definição

O vasoespasmo das artérias encefálicas é conceituado como redução do calibre localizado ou difuso das artérias que irrigam o encéfalo e resulta da atividade dos produtos da degradação do sangue presente no líquido cefalorraquidiano (LCR). O sangramento, em geral, decorre de hemorragia subaracnóidea aneurismática (HSA) ou de qualquer outra fonte de sangramento, como traumatismo cranioencefálico (TCE), rotura de malformação arteriovenosa e vasculite.

Ocorrência

O vasoespasmo pode ocorrer entre 3 e 21 dias após o sangramento ou mais tardiamente, especialmente em casos de aneurismas rotos. O pico de ocorrência é entre os 5º e 7º dias. Em doentes vítimas de TCE, o vasoespasmo costuma desenvolver-se precocemente após a hemorragia e geralmente desaparece em 24 a 48 horas. O diagnóstico de vasoespasmo é detectável com exame de angiografia panencefálica; cerca de 70% dos indivíduos que sofrem de HSA aneurismática apresentam porcentagem maior do que o observado com o uso de *doppler* transcraniano (DTC). Em 30% a 50% dos doentes ocorre vasoespasmo clínico especialmente, devido ao comprometimento de áreas eloquentes no encéfalo.[1]

Epidemiologia

São considerados fatores de risco para o desenvolvimento do vasoespasmo: tabagismo, hipertensão arterial, presença do polígono de Willis incompleto, idade igual ou inferior a 35 anos e estado de coma após HSA.

Fisiopatologia

A degradação do sangue, em especial da hemoglobina nas cisternas basais do LCR, desencadeia o vasoespasmo. As substâncias implicadas nesse processo são a tromboxana A2, as prostaglandinas, os leucotrienos, a trombina, a oxiemoglobina, a serotonina, a uridina trifosfato

(UTP derivado das plaquetas), a endotelina-1, os radicais livres, o ferro e o cálcio iônicos, o magnésio, o sódio, a histamina, a noradrenalina, o fator de relaxamento derivado do endotélio (óxido nítrico, FRDE – fator de relaxamento derivado do endotélio), o fator de crescimento derivado das plaquetas e o neuropeptídeo Y.[1]

Há evidências de que 10 minutos após a HSA, a serotonina e a UTP iniciam o vasoespasmo. A serotonina aumenta a permeabilidade ao cálcio na célula muscular lisa, fenômeno que promove a contração muscular. A endotelina é vasoconstritora e mitogênica na musculatura lisa e estimula a fibrose subendotelial. Havendo aumento da pressão intracraniana (PIC), ocorre aumento da trombina e da endotelina. A oxiemoglobina produz vasoespasmo intenso, pois sua metabolização gera meta-hemoglobina e superóxido (radical livre), além de aumentar a endotelina; sua concentração torna-se máxima no 7º dia.[1] O FRDE gera vasodilatação antivasoespástica; sua formação relaciona-se à presença de magnésio. Nesta, a baixa concentração de magnésio reduz o FRDE e induz a mais vasoespasmo.

As artérias acometidas de vasoespasmo ("arterite do vasoespasmo"), apresenta edema da íntima, proliferação das células endoteliais, irregularidades da túnica elástica, contratura e necrose de células musculares lisas, infiltração de macrófagos e linfócitos, fibrose, atrofia da túnica média e aumento da adventícia.

A frequência e a intensidade do vasoespasmo são maiores em doentes com aneurismas cerebrais rotos pois, nestes casos, a quantidade de sangue no LCR, especialmente nas cisternas basais, em contato com as grandes artérias encefálicas é maior e induz à instalação da arterite associada. Pode haver doença da parede arterial prévia à rotura do aneurisma e mais predisposição à rotura e ao vasoespasmo em alguns indivíduos, por razões ainda não compreendidas, sendo o aneurisma a região mais doente da artéria no contexto da arteriopatia.

O vasoespasmo induz isquemia devido à perda do mecanismo de autorregulação da circulação encefálica e, como consequência, geração de acidose e de radicais livres, que, por sua vez, causam arteriolodilatação secundária que aumenta o volume sanguíneo encefálico (VSE), edema localizado e redução do fluxo sanguíneo encefálico (FSE). Os edemas vasogênico e citotóxico nas áreas vizinhas à isquemia geram perfusão de luxo, caracterizada pela elevação do FSE e VSE subsequentemente ao edema completando o círculo vicioso que causa mais isquemia e infarto.[2]

Diagnóstico

Exames físicos

Os achados clínicos variam num espectro, desde o doente assintomático, quando o vasoespasmo ocorre em territórios menos eloquentes do encéfalo, transitando para ocorrência de confusão mental com défices neurológicos localizados, como plegia, coma e morte encefálica, decorrentes, respectivamente, da eloquência do tecido encefálico acometido ou a grande extensão da área isquêmica no tecido nervoso, associadamente ao desenvolvimento de hipertensão intracraniana e lesão maciça do encéfalo, herniação do tecido nervoso e morte ou síndrome acognitiva.

A hemorragia meníngea geralmente instala-se com cefaleia, associadamente ou não à irritação meníngea, febre ou estado subfebril, hipertensão arterial, taquicardia, confusão mental, sonolência, défices cognitivos e sinais localizatórios. Muitas vezes, o doente permanece assintomático após a hemorragia meníngea, ou seja, somente com o vasoespasmo angiográfico ou *doppler* fluxométrico, mas sem vasoespasmo sintomático ou oligossintomático. Ao se manifestarem os sintomas, podem ocorrer rápida evolução catastrófica e desfecho com morte encefálica mesmo com a adoção de todo o empenho da equipe de apoio e com o uso da melhor tecnologia disponível. A tomografia computadorizada (TC) do encéfalo pode revelar áreas de isquemia, infarto e os efeitos da terapia instituída.[3,4]

A TC perfusão, com o uso de contraste iodado venoso, pode detectar défices perfusionais, mas tem o inconveniente de expor o doente à radiação e à potencialidade de lesão renal. O exame de ressonância magnética (RNM) do encéfalo, do mesmo modo que a TC, é indicado para detectar áreas de isquemia e infarto. A sequência de difusão, em especial, pode revelar brilho (restrição ao movimento das moléculas de água), sendo sensível para detectar isquemias muito recentes, difíceis de serem visibilizadas com o TC e outras sequências. O SPECT e o PET avaliam o metabolismo celular e podem demonstrar áreas "quentes" e "frias", correspondentes à vitalidade ou não das variadas regiões encefálicas.[4]

Exames laboratoriais

O vasoespasmo clínico traduz falência hemodinâmica microcirculatória encefálica que acomete razões eloquentes, traduzindo-se por sintomatologia evidente. Implica a necessidade de vigilância clínica e monitorização nas unidades neurocríticas, por exemplo, com monitorização de PIC, oximetria cerebral e exames subsidiários, como o DTC, para possibilitar o tratamento mais agressivo, se necessário, quando identificada piora desses padrões de monitorização, antes do aparecimento dos sintomas. Leucocitose, elevação da proteína C reativa, hiponatremia e hipomagnesemia podem ocorrer em doentes com vasoespasmo. A hiponatremia pode preceder o vasoespasmo em 1 a 2 dias.[1,3]

Não se deve tratar doentes com vasoespasmo sem monitorização diária com DTC; vasoespasmo de finas artérias pode ser dificilmente detectado com *doppler*. Nesses casos, pode ocorrer discreto aumento dos índices de pulsatilidade. Doentes mais idosos podem ter fração de ejeção sistólica comprometida por vasoespasmo grave (índice de Lindegaard de 6) – pois suas artérias são mais endurecidas e menos elásticas em relação as dos indivíduos jovens –, mas quadro clínico não tão grave quanto o de um doente jovem com vasoespasmo grave.[2] Ao longo dos dias, deve-se verificar a tendência de progressão ou regressão do vasoespasmo. O índice de Lindegaard corresponde à divisão dos valores das velocidades médias do fluxo sanguíneo nas artérias cerebrais médias pelas artérias carótidas internas e é o parâmetro determinante para o diagnóstico de vasoespasmo com a técnica *doppler*. Quando o valor é igual ou maior que 3, o diagnóstico é de vasoespasmo nas grandes artérias do encéfalo. Este cálculo pode ser extrapolado e utilizado para todas as grandes artérias do encéfalo[1] (Tabela 104.1). Já a Tabela 104.2, em sequência, apresenta a classificação do vasoespasmo encefálico com base na angiografia panencefálica.[3]

Tabela 104.1 – Classificação do vasoespasmo encefálico de acordo com o índice de Lindegaard.

Grau do vasoespasmo	Índice de Lindegaard
Normal	Menor que 3
Moderado	3 a 6
Grave	Maior ou igual a 6

Fonte: Adaptada de Burns SK, Brewer KJ, Jenkins C et al., 2018 e Mayele MOF, Bertrand X, 2018.

Tratamento

Deve-se expandir o sistema vascular com soro, solução coloide expansora e/ou drogas vasoativas, como noradrenalina. Pare evitar a hipotensão arterial, o mesmo raciocínio aplicado ao uso de expansão do sistema vascular é ditado de acordo com as necessidades hemodinâmicas

Tabela 104.2 – Classificação angiográfica do vasoespasmo.

Grau do vasoespasmo	Achados angiográficos
Ausência	Até 10% de redução do calibre
Leve	11% a 30% de redução do calibre
Moderado	31% a 50% de redução do calibre
Grave	Mais de 50% de estenose

Fonte: Desenvolvida pela autoria do capítulo.

encefálicas baseadas na relação dos parâmetros do DTC e na sua correlação com outros parâmetros, como temperatura corporal, capnografia (CO_2 expirado), oximetria encefálica e PIC; alguns doentes podem necessitar de elevação da pressão de 120 mmHg arterial média para melhor perfundir o encéfalo. Crise convulsiva causa aumento abrupto do consumo energético do encéfalo, precipitação da instalação de isquemia, infarto do tecido encefálico e sinvastatina (ação remodeladora endotelial). A sedação com anestésicos gerais ou benzodiazepínicos pode diminuir o consumo energético encefálico, evitar a desidratação e outras situações que promovam a hipotensão arterial, como sepse, hiponatremia, hipomagnesemia e hipocalcemia. Deve-se realizar lavagem cisternal durante a cirurgia, retirando o sangue degradado:[1]

» Uroquinase via cateter lombar.[2]
» Nicardipina e papaverina intracisternal durante o ato operatório.
» Nimodipina 60 mg a cada 4 horas com sonda e sinvastatina (ação remodeladora endotelial); a nimodipina reduz a contratilidade da musculatura lisa de artérias sem uso que pode também diminuir a morte neuronal ao bloquear o influxo intraneuronal de cálcio.[1]

A angioplastia mecânica com cateterismo, associadamente ou não à injeção arterial de nicardipina, verapamil, papaverina, nimodipina e milrinona, deve ser indicada a doentes em coma baseando-se nos seguintes parâmetros do DTC na artéria cerebral média: aumento de 50 cm/s da velocidade média em 24 horas e duplicação da velocidade em 24 horas ou velocidade inferior a 200 cm/s.[1,2] Deve-se considerar a possibilidade de terapia imunossupressora em casos especiais. A monitorização da PIC deve ser realizada em casos mais graves, preferencialmente com cateter ventricular, para possibilitar a remoção de LCR, assim reduzindo a PIC e melhorando as complacência e elastância encefálicas.[2] A craniectomia descompressiva é indicada no caso de isquemia extensa, preferencialmente em fases precoces, quando se identifica a tendência de ampla grande isquemia e subsequente infarto cerebral, como medida heroica para salvaguardar a vida.

Referências bibliográficas

1. Burns SK, Brewer KJ, Jenkins C et al. Aneurysmal subarachnoid hemorrhage and vasospasm. Adv Crit Care [Online]. 2018;29(2):163-74. Disponível em: http://www.ncbi.nlm.nih.gov/pubmed/29875113.
2. Mayele MOF, Bertrand X. Subarachnoid hemorrhage resulting from a ruptured aneurysm: management in an emergency department. Rev Med Liege. 2018;73:344-50.
3. Radanovic M, Scaff M. Uso do doppler transcraniano para monitorização do vasoespasmo cerebral secundário à hemorragia subaracnoide. Ver Ass Med Brasil. 2001;47:59-64.
4. Rosi Jr J. Neurônio: perguntas e respostas em neurocirurgia. São Paulo: Scortecci, 2001. p. 235-46.

Capítulo 105

Trombose Venosa Central

Renata Harumi Gobbato Yamashita
Bárbara Albuquerque Morais
Rodolfo Casimiro Reis
Matheus Fernandes de Oliveira
Fernando Campos Gomes Pinto

Introdução

A trombose venosa central (TVC) é uma doença cerebrovascular que acomete as veias cerebrais e os seios durais. É uma condição rara que apresenta quadro clínico inespecífico, inúmeras etiologias e gravidade variável. Ao contrário das doenças cerebrovasculares arteriais, acomete mais crianças e adultos jovens.[1-4]

A TVC reduz o fluxo venoso encefálico, aumentando a pressão venosa, o que leva a hipóxia cerebral, quebra da barreira hematoencefálica e aumento do volume sanguíneo intracraniano, gerando hipertensão intracraniana. Os achados clínicos são variados, sendo resultado de edema cerebral difuso, hemorragia maciça, infartos venosos e hipertensão intracraniana com piora da perfusão cerebral.[5]

São inúmeras condições associadas ao maior risco de ocorrência da TVC: condições pró-trombóticas (anticorpos antifosfolípides, deficiência de proteínas C e S, e antitrombina III), medicamentos (anticoncepcionais orais), neoplasias, infecções, doenças sistêmicas (lúpus eritematoso, doença de Behçet, sarcoidose, diabetes *mellitus*), gravidez, puerpério, traumatismos cranianos, dentre outras.[2,6]

Há fatores predisponentes em 85% dos doentes, condições pró-trombóticas em 41% e doenças infecciosas (otite, mastoidite, sinusite) em 8,2%. Na população pediátrica, os fatores de risco mais comumente associados são doenças sistêmicas (doença do tecido conjuntivo, neoplasias) e quadros infecciosos. Já nos pacientes com mais de 65 anos, os fatores de risco mais comuns são trombofilias genéticas ou adquiridas, neoplasias e distúrbios hematológicos, como policitemia.[1,7]

Epidemiologia

A incidência exata é desconhecida devido ao amplo espectro de apresentações clínicas. Acredita-se que a condição acometa 5 a cada milhão de indivíduos por ano, porém o diagnóstico da TVC está aumentando com o maior número de pacientes que realizam exames de imagem. Acomete mais as mulheres do que os homens, na proporção de 3:1, especialmente as mais jovens, devido à associação com o uso de anticoncepcionais orais, gestação e puerpério.[1,2,8] A média de idade dos pacientes com TVC é de 37 anos e apenas 8% desses tem mais de 65 anos.[5,9]

Localiza-se no seio sagital superior em 62% dos doentes, seio transverso em 45%, seio reto em 18% e seio cavernoso em 1,3%. Há envolvimento de múltiplos seios em 71% dos doentes.[2]

A trombose das veias corticais sem envolvimento dos seios é rara. Nesses casos, pode existir relação da trombose com a coleta de líquido cefalorraquidiano (LCR) lombar, que acarreta hipotensão intracraniana e consequentemente deformação mecânica das veias, estase venosa e processo de trombogênese.[4]

Apresentação clínica

Geralmente o doente apresenta sintomas inespecíficos, muitas vezes decorrentes da hipertensão intracraniana, não existindo achados patognomônicos. As manifestações clínicas podem incluir: cefaleia, papiledema, baixa acuidade visual, crises convulsivas, défices neurológicos focais e alteração do nível de consciência.[1,2]

Cefaleia é o sintoma mais precoce e comum e está presente em mais de 89% dos casos, é um sintoma mais presente nos pacientes jovens e do sexo feminino, podendo ser o primeiro e único.[7,10]

Muitos apresentam sintomas decorrentes do aumento da pressão intracraniana, como náusea, vômitos e alterações visuais. Evidencia-se papiledema em até 50% dos casos, alteração do estado mental em 25%, défice neurológico focal em fases avançadas em 50% a 75% e crises convulsivas em 33%.[4]

A instalação pode ser aguda, subaguda ou crônica. É considerado aguda quando a instalação ocorre em menos de 2 dias (30% dos casos); subaguda, quando se instala de 2 dias a 1 mês (50% dos casos); e crônica quando superior a 1 mês (20% dos casos). Mais comumente, os doentes relatam queixas de sintomas flutuantes ou progressivos durante dias a semanas.[1,7]

Quando ocorre trombose do seio sagital superior ou seio transverso isoladamente, os sintomas normalmente relacionam-se à hipertensão intracraniana. Havendo extensão para as veias corticais, podem ocorrer convulsões e défices neurológicos focais. Pode ocorrer paralisia dos nervos cranianos III, IV, VI e, mais raramente, V1 e V2, sendo acompanhada de equimose, proptose, edema palpebral e oftalmoplegia dolorosa em decorrência da trombose do seio cavernoso. A trombose do sistema venoso profundo pode causar mutismo acinético, coma e descerebração, sendo potencialmente letais.[1,2,11,12]

Diagnóstico

Os exames de imagem são essenciais para determinar o diagnóstico. Não existem exames laboratoriais para confirmação diagnóstica, porém são de suma importância para identificar fatores predisponentes da TVC.[4]

Na suspeita de TVC, o exame de tomografia computadorizada (TC) habitualmente é o primeiro a ser realizado, devido a sua disponibilidade nas unidades de emergência. A TC é normal em até 30% dos pacientes e a maioria dos achados é inespecífico, porém auxilia em diferenciar a TVC de outras afecções em que a apresentação é semelhante.[1,13]

Podemos identificar falha no enchimento venoso dentro dos seios e topografar a patologia no exame contrastado (Figura 105.1). O "sinal do cordão", patognomônico para TVC, consiste em hiperdensidades curvilíneas ou lineares no córtex decorrente da presença de coágulos que tornam os seios venosos e as veias encefálicas hiperdensos e pode ser identificado no exame sem contraste (Figura 105.2). O "sinal do delta vazio" é caracterizado por uma área arredondada ou triangular na topografia do seio sagital superior que não contrasta pela presença de coágulo dentro do seio (Figura 105.3). Pode-se também observar sinais indiretos e inespecíficos, como hemorragias petequiais intraparenquimatosas, hemorragias subaracnoides, edema cerebral e ventrículos com volume reduzido.[13-15]

O exame de ressonância magnética (RM) possibilita visualizar diretamente o trombo, identificando se é agudo, subagudo ou crônico. Além disso, permite a identificação de lesões corticais e etiologias relacionadas, como tumores e infecções. Diagnósticos falso-positivos são possíveis quando os seios são congenitamente ausentes ou hipoplásicos.[1,2]

A angiografia encefálica é o padrão-ouro para diagnóstico de TVC. É indicada quando há dúvida diagnóstica. Pode revelar ausência de enchimento ou falhas do enchimento do sistema venoso.[1,6,13]

Tratamento

O principal objetivo do tratamento é melhorar o prognóstico do paciente. Na fase aguda, o tratamento visa: promover a recanalização da veia/seio ocluído, prevenir a propagação do trombo e tratar o estado trombogênico para evitar trombose em outros sítios. Deve-se instituir terapias para corrigir as condições predisponentes e oferecer o suporte clínico necessário.[1,2,4]

Figura 105.1 – Paciente do sexo masculino, 63 anos, história de cefaleia de forte intensidade e confusão mental. TC de crânio com contraste em fase venosa evidenciando falha de enchimento em seio sagital direito, devido a quadro de trombose.

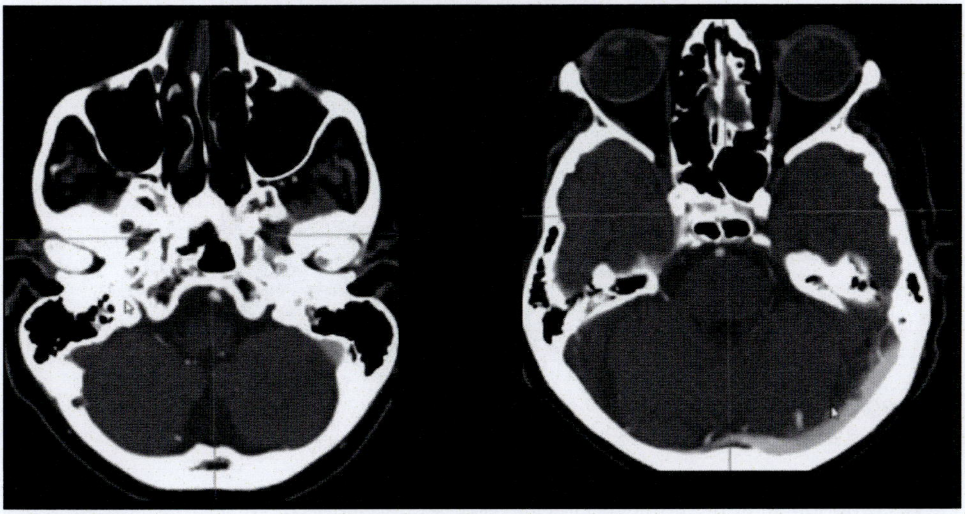

TC: tomografia computadorizada.

Fonte: Cortesia do Grupo de Hidrodinâmica do Hospital das Clínicas da Faculdade de Medicina da Universidade de São Paulo (HC-FMUSP).

Figura 105.2 – Paciente do sexo feminino com história de cefaleia há 7 dias e uso crônico de anticoncepcional oral. TC de crânio sem contraste evidenciando sinal do cordão e hiperdensidade curvilínea no sítio de uma veia frontal superficial do lado esquerdo.

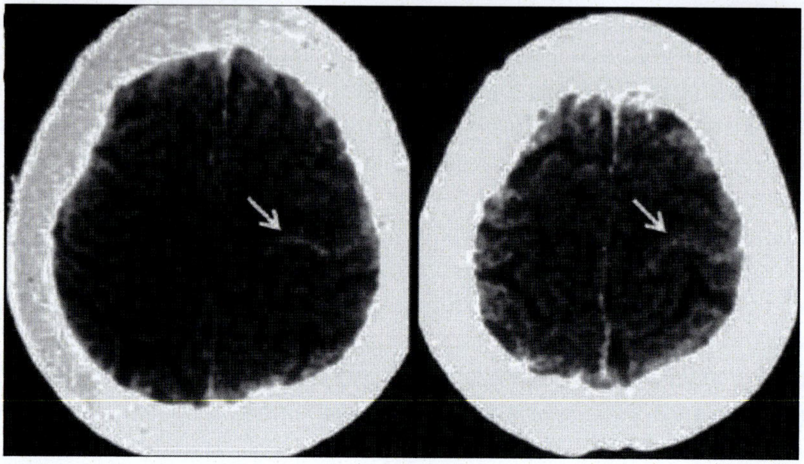

TC: tomografia computadorizada.
Fonte: Acervo da autoria do capítulo.

Figura 105.3 – Paciente do sexo feminino, 24 anos, com história de cefaleia há 10 dias e uso de anticoncepcional oral. TC de crânio com contraste, corte coronal. Observa-se no seio sagital superior realce triangular externo delimitando área central sem realce – sinal do delta vazio (ponta da seta).

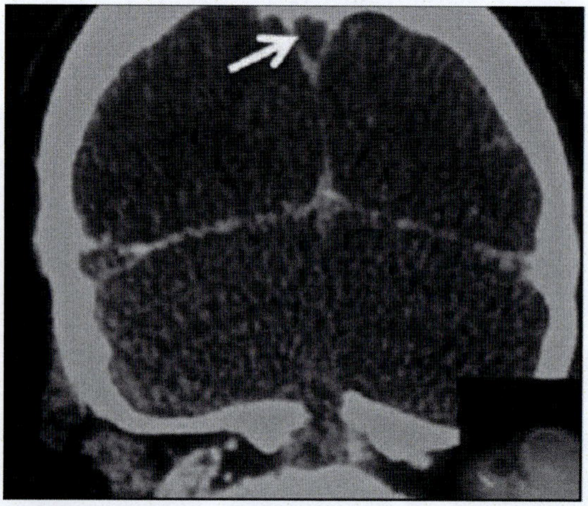

TC: tomografia computadorizada.
Fonte: Acervo da autoria do capítulo.

Recomenda-se anticoagulação inicial com heparina, que deve ser mantida até a resolução da fase aguda e estabilização clínica, quando, então, deve ser substituída por cumarínicos e outros anticoagulantes administrados por via oral, como a dabigatrana. Quando não se identifica a causa da TVC, o tratamento deve ser mantido durante 6 meses, objetivando INR na faixa de 2 a 3 em caso do uso de varfarina. A anticoagulação após a fase aguda visa evitar a recorrência da TVC e eventos trombóticos extracranianos.[1,7]

Agentes trombolíticos, como o uroquinase, a estreptoquinase e os ativadores do plasminogênio tecidual, também podem ser usados pela via sistêmica ou via injeção localizada, mas seu uso é controverso.[1,7]

Os procedimentos endovasculares podem ser usados para pacientes que mantêm piora neurológica a despeito da anticoagulação adequada, porém os procedimentos de trombólise e trombectomia mecânica não têm benefício comprovado até o momento.[16-18]

O tratamento cirúrgico é reservado para doentes que sofrem complicações ou falha nas medidas clínicas. Pode consistir em ventriculostomia com o objetivo de desviar o LCR e reduzir a hipertensão intracraniana, de remoção sob visibilização direta dos trombos.[1,2,7,19]

Prognóstico

A maioria dos doentes mantém boa condição funcional, menos de 10% apresentam crises convulsivas. A mortalidade varia de 5% a 30% e 15% a 25% dos pacientes adquire com algum défice neurológico permanente; com a melhora das técnicas de imagem e no atendimento dos pacientes, a taxa de mortalidade está diminuindo.[20,21]

São indicadores de mau prognóstico: deterioração clínica muito rápida, Glasgow < 9 na admissão, extremos de idade, idade > 37 anos, sexo masculino, presença de hemorragias, envolvimento das veias profundas e infecção do sistema nervoso central.[1,2]

Pode haver recorrência da TVC em 10% a 15% dos doentes, o que implica na necessidade da identificação dos fatores predisponentes e do tratamento das condições causais.[2,7,20]

Referências bibliográficas

1. Winn HR. Youmans neurological surgery. 7th ed. Elsevier, 2017.
2. Greenberg MS. Handbook of neurosurgery. 8th ed. Thieme, 2016.
3. Cruz ARA, Lins CC, Brandão MCM. Trombose venosa cerebral: relato de casos e revisão de literatura. J Bras Neurocir. 2012;23(2):160-5.
4. Stam J. Thrombosis of the cerebral veins and sinuses. N Engl J Med. 2005;352:1791.
5. Coutinho JM. Cerebral venous thrombosis. J Thromb Haemost. 2015;13(Suppl 1):S238.
6. Saposnik G, Barinagarrementeria F, Brown Jr RD et al. Diagnosis and management of cerebral venous thrombosis: a statement for healthcare professionals from the American Heart Association/American Stroke Association. Stroke. 2011;42:1158.
7. Ferro JM, Canhão P, Stam J et al. Prognosis of cerebral vein and dural sinus thrombosis: results of the International Study on Cerebral Vein and Dural Sinus Thrombosis (ISCVT). Stroke. 2004;35:664.
8. Coutinho JM, Ferro JM, Canhão P et al. Cerebral venous and sinus thrombosis in women. Stroke. 2009;40:2356.
9. Ferro JM, Canhão P, Bousser MG et al. Cerebral vein and dural sinus thrombosis in elderly patients. Stroke. 2005;36:1927.
10. Cumurciuc R, Crassard I, Sarov M et al. Headache as the only neurological sign of cerebral venous thrombosis: a series of 17 cases. J Neurol Neurosurg Psychiatry 2005;76:1084.
11. Jacobs K, Moulin T, Bogousslavsky J et al. The stroke syndrome of cortical vein thrombosis. Neurology. 1996;47:376.

12. Kuehnen J, Schwartz A, Neff W et al. Cranial nerve syndrome in thrombosis of the transverse/ sigmoid sinuses. Brain. 1998 Feb;121(Pt 2):381-8.
13. Bousser MG, Russell RR. Cerebral venous thrombosis. *In*: Warlow CP, Gijn J (ed.). Major problems in neurology. London: WB Saunders, 1997. p. 27, 104.
14. Lee EJ. The empty delta sign. Radiology. 2002;224:788.
15. Boukobza M, Crassard I, Bousser MG. When the "dense triangle" in dural sinus thrombosis is round. Neurology. 2007;69:808.
16. Dentali F, Squizzato A, Gianni M et al. Safety of thrombolysis in cerebral venous thrombosis: a systematic review of the literature. Thromb Haemost. 2010;104:1055.
17. Siddiqui FM, Dandapat S, Banerjee C et al. Mechanical thrombectomy in cerebral venous thrombosis: systematic review of 185 cases. Stroke. 2015;46:1263.
18. Gonçalves FG, Barra FR, Matos VL et al. Sinais em neurorradiologia – Parte I. Radiol Bras. 2011 Mar/Abr;44(2):123-8.
19. Benamer HTS, Bone I. Cerebral venous thrombosis: anticoagulants or thrombolyic therapy? J Neurol Neurosurg Psychiatry. 2000;69:427-30.
20. Canhão P et al. Causes and predictors of death in cerebral venous thrombosis. Stroke. 2005;36(8):1720-5.
21. Coutinho JM, Zuurbier SM, Stam J. Declining mortality in cerebral venous thrombosis: a systematic review. Stroke. 2014;45(5):1338-41.

Seção XIII

Infecções e Parasitoses

Capítulo 106

Infecções Operatórias

Jefferson Rosi Junior
Paulo Sérgio Sarkis de Cerqueira Dias
William Gemio Jacobsen Teixeira
Manoel Jacobsen Teixeira

Introdução

Exceto em cirurgias de hipófise e da base do crânio, cirurgias de emergência para tratar ferimentos expostos ou limpeza cirúrgica de leitos cirúrgicos infectados ou em trocas de cateteres de ventriculostomia em doentes em que o líquido cefalorraquidiano (LCR) está infectado, as demais neurocirurgias são cirurgias limpas. Na sala cirúrgica, contaminações podem ocorrer na colocação dos campos cirúrgicos e na inserção de sondas de ventilação, cateteres vasculares ou vesicais. A porta da sala deve manter-se fechada e todos os profissionais, aparamentados e com máscara cirúrgica.

A tricotomia é feita após a anestesia. Com uso de luvas estéreis, faz-se a limpeza mecânica do tegumento com solução degermante, aplicada com gaze para não ferir a pele, por vários minutos, seguida de solução alcoólica ou aquosa de antisséptico ou álcool a 70% e da marcação da incisão cirúrgica com caneta estéril e, finalmente, a colocação dos campos cirúrgicos fixos, de modo a isolar o campo operatório das regiões vizinhas, e a aplicação de adesivo plástico para minimizar o risco de molhar áreas não limpas.

Deve ser realizada a lavagem abundante do campo operatório com soro fisiológico precedendo o fechamento e finalização da cirurgia e associada à rápida execução do ato operatório, o que protege contra infecção, ao remover mecanicamente bactérias e detritos depositados no campo cirúrgico ao longo do procedimento. O curativo deve ser trocado diariamente e mantido seco, pois a umidade pode contaminar a ferida operatória pelo meio externo.

O risco de infecção na coluna vertebral lombar é maior em doentes diabéticos operados de controle difícil das flutuações da glicemia e obesos; a dieta normal deve ser restaurada o mais breve possível após a cirurgia e a menor duração cirúrgica relaciona-se a menor risco infeccioso. Obesos têm maior risco de infecção no implante de derivação ventricular externa (DVE). A infecção pós-operatória, em 96% das vezes, é causada pelo *Staphylococcus aureus*, seguindo-se os estafilococos coagulase-negativos. DVE sempre que possível deve permanecer até 3 dias. Após o 5º dia de permanência, o risco de infecção aumenta em progressão geométrica, sobretudo após o 7º dia.

Independentemente do local operado e do micro-organismo, a presença de corpo estranho – incluindo retalho ósseo, equipamentos para fixação óssea, substitutos de dura-máter, drenos externos ou dispositivos implantáveis (eletródios, geradores, sistemas de hidrocefalia/clipes) – relacionou-se em 95% dos casos e 90% dos doentes necessitou de nova cirurgia para limpeza.

Ocorrem 1% a 25% de infecções em implante de sistemas de estimulação encefálica profunda, de 0% a 10% para sistemas de estimulação da medula espinal e de 3% a 15% para sistemas de infusão intratecal. Havendo infecção, recomenda-se a retirada do sistema e a administração de antibióticos, durante semanas, até o seu reimplante. O *Staphylococcus aureus* é o organismo mais comum e a aplicação intraoperatória da vancomicina em pó não reduz o risco de infecção. O uso da vancomicina tópica na ferida operatória tem se tornado frequente na cirurgia de coluna, em especial nas cirurgias de alto risco de infecção, e pode reduzir o risco de infecção em até 7 vezes, segundo Lemans e colaboradores em metanálise. Para reimplante do sistema de derivação ventriculoperitoneal (DVP) para tratar hidrocefalia em crianças, relaciona-se a concentração da proteína do LCR acima de 100 mg/dL antes da inserção da DVP como maior risco de infecção; a febre é o sinal mais comum da ocorrência de infecção e os agentes infecciosos mais comuns são os estafilococos coagulase-negativos, seguindo-se os *Pseudomonas aeruginosa*, *Klebsiella pneumoniae* e *Staphylococcus aureus*. A DVP é removida e substituída por DVE com exames seriados do LCR até tornar-se estéril, o que possibilita reimplante da DVP. Em casos especiais, demanda-se uso de antibioticoterapia intratecal, às custas de riscos de ventriculite química ou infecções por outros agentes. A taxa de infecção das cirurgias de DVP é de 6%.

O segundo motivo de reinternação hospitalar dos doentes submetidos a tratamento cirúrgico do traumatismo cranioencefálico é a infecção. Há incidência de infecção hospitalar de 8%, o que incluiu, além do crânio, infecções dos tratos respiratório inferior e urinário. O risco maior de infecção após a craniotomia se relaciona à existência de infecções concomitantes, a necessidade de reoperações, aos vazamentos de LCR ou sua drenagem e duração da cirurgia superior a 4 horas.

O antibiótico venoso profilático em neurocirurgia deve ter boa penetração na barreira hematoencefálica e seu uso pós-operatório dura 24 horas, sucedendo a dose aplicada na indução anestésica. A molécula deve ser pequena, lipofílica e apresentar baixa ligação às proteínas; há maior penetração do LCR na vigência de inflamação ou infecção. Aminoglicosídeos como a amicacina, a clindamicina e a vancomicina têm baixa penetração. As penicilinas, especialmente a penicilina G aquosa, têm boa penetração. Dentre as aminopenicilinas, a ampicilina e a amoxicilina pela via parenteral alcançam concentrações adequadas no LCR. Entretanto, a amoxicilina via oral não penetra bem no LCR. Têm adequada penetração no LCR os carbapenêmicos meropenem e imipenem; o meropenem é preferível, pois causar menos convulsões; e o sulfametoxazol associado ao trimetoprima e o cloranfenicol têm boa penetração, porém são pouco utilizados devido a risco tóxico. Fosfomicina, linezolida, metronidazol, rifampicina (via oral) são também adequados. A tetraciclina e os antibióticos usados em tuberculose, incluindo a isoniazida, a pirazinamida e a estreptomicina, têm penetração adequada no LCR. Penetram adequadamente no LCR as seguintes cefalosporinas: cefuroxima, ceftriaxona, cefotaxima, ceftazidima, cefixima e cefepima. O antibiótico de escolha atual na profilaxia em neurocirurgia é a cefuroxima (1.500 mg na indução anestésica, seguido de 750 mg a cada 8 horas durante 24 horas).[1,2]

No Quadro 106.1 apresentam-se as etapas recomendadas para minimizar os riscos de infecção após cirurgias neurológicas.

Quadro 106.1 – Recomendações para minimizar os riscos de infecção após as cirurgias neurológicas.

- Administração de 750 mg de cefuroxima via IV antes do início da cirurgia e a cada 8 horas durante 24 horas
- Uso de luvas estéreis no preparo do doente
- Aplicação durante até 10 minutos com gaze de solução degermante na pele
- Aplicação de antisséptico alcoólico até secar
- Marcação da incisão cirúrgica com caneta estéril
- Aplicação de campos estéreis fixados na pele
- Fixação de saco plástico coletor de líquidos e resíduos
- Uso de campo colante estéril para fixar o saco/pele/campos cirúrgicos
- Reduzir a duração da cirurgia
- Correção das fístulas do LCR
- Evitar derivação externa do LCR durante mais do que 3 dias
- Reduzir o uso de materiais exógenos
- Lavar o leito operatório com soro fisiológico antes do fechamento dos planos cirúrgicos
- Manter o curativo seco até a alta

IV: intravenosa; LCR: líquido cefalorraquidiano.
Fonte: Desenvolvido pela autoria do capítulo.

Referências bibliográficas

1. Rosi Jr J. Neurônio: perguntas e respostas em neurocirurgia. São Paulo: Scortecc, 2011. p. 308-22.
2. Lemans JVC, Wijdicks SPJ, Boot W et al. Intrawound treatment for prevention of surgical site infections in instrumented spinal surgery: a systematic comparative effectiveness review and meta-analysis. Global Spine J. 2019;9(2):219-30.

Capítulo 107

Abscessos Encefálicos e Empiemas

Antônio Santos de Araújo Júnior
Mirella Martins Fazzito
Paulo Cesar Floriano da Silva
Fernanda Braga Benatti
Luis Filipe de Souza Godoy
Adilson Jose Manuel de Oliveira

Definição

O abscesso cerebral é uma infecção intracraniana focal que se inicia em uma área de cerebrite e evolui para uma coleção purulenta circundada por uma cápsula vascularizada.[1] Não se deve confundir os abscessos com os empiemas, que são coleções purulentas formadas em espaços pré-existentes ao redor do parênquima cerebral, extradural ou subdural.[1,2]

Epidemiologia

Antes do advento da infecção por HIV, os abscessos cerebrais eram raros, com incidência de 0,3 casos por 100 mil pessoas/ano nos Estados Unidos. Atualmente, essa incidência é de aproximadamente 1,3 casos/100 mil pessoas/ano, sendo maior em países subdesenvolvidos.[1-3]

Há prevalência no sexo masculino, de 2:1 a 3:1, e a idade média de infecção é entre 30 e 40 anos. Existe diferença de idade de acordo com o local da infecção, sendo os abscessos por otite complicada vistos em pessoas abaixo de 20 ou acima de 40 anos; e os abscessos por sinusite complicada vistos em pessoas de 30 a 40 anos.[2]

Cerca de 25% dos abscessos cerebrais ocorrem em crianças por otite complicada ou doença cardíaca cianótica congênita.[2]

Abscessos cerebrais podem ocorrer como complicação pós-operatória, sempre com incidência abaixo de 0,5% em grandes séries e com a maioria sem necessidade de nova intervenção cirúrgica.[3,4]

Fatores de risco para os abscessos cerebrais são pacientes imunocomprometidos (HIV), em tratamento de quimioterapia, em imunossupressão para transplante de órgãos ou em uso prolongado de corticosteroides.[3,4]

Patogênese

Micro-organismos podem adentrar o sistema nervoso central (SNC) através de uma infecção contígua (25% a 50% dos casos), por exemplo, sinusite, mastoidite ou otite média, ou através de disseminação hematogênica (20% a 35% dos casos), como septicemia ou trauma.[3-5]

Em geral, os abscessos secundários à otite média ocorrem na topografia do lobo temporal ou cerebelo, enquanto os secundários à sinusite paranasal ocorrem no lobo frontal. Infecções dentárias complicadas, principalmente do dente molar, podem cursar com abscessos frontais ou temporais.[5]

Disseminação hematogênica dos abscessos cerebrais geralmente cursa com abscessos múltiplos e multiloculados e são de pior prognóstico. Os sítios mais comuns de infecção são doenças pulmonares piogênicas, bronquiectasia e fibrose cística, seguidos por infecção pélvica e intra-abdominal.[5]

Traumas podem acarretar abscessos cerebrais por fratura craniana aberta com laceração meníngea ou por lesão por corpo estranho.[5]

Etiologia

Vários patógenos podem causar abscessos cerebrais, dentre eles bactérias, fungos e protozoários. Em pacientes imunocompetentes, as bactérias são responsáveis por mais de 95% dos abscessos.[2]

As bactérias mais comuns na causa de abscessos cerebrais são os estreptococos, que são isolados em 70% dos casos, e normalmente colonizam a cavidade nasossinusal; seguidos pelos *Estafilococos aureus*, isolados em 10% a 20% dos casos, geralmente secundários a neurocirurgia, trauma ou endocardite.[2]

Bacilos Gram-negativos entéricos (*Proteus* spp., *Escherichia coli*, *Klebsiella* spp.) são isolados em 23% a 33% dos pacientes, geralmente secundários à otite média, bacteremia ou em pacientes imunocomprometidos.[2]

Anaeróbios (*Bacteroides* spp., *Peptostreptococcus* spp., *Fusobacterium* spp., *Propionibacterium* spp.) são encontrados mais frequentemente em culturas mistas. Culturas mistas são encontradas em 14% a 28% dos casos com resultados positivos. A incidência de culturas negativas varia de 0% a 43%, principalmente quando a coleta é feita após o uso de antibioticoterapia.[2,5,6]

Os fungos mais comuns em abscessos cerebrais são do gênero Candida e os fatores de risco conhecidos para abscessos fúngicos são: a) uso prolongado de antibioticoterapia de amplo espectro; b) corticoterapia; c) parto prematuro; d) neutropenia; e) câncer; f) diabetes *mellitus* e g) presença de cateter venoso central.[5,7]

Estágios da infecção

Britt e colaboradores[3] identificaram quatro estágios relativamente distintos na formação dos abscessos cerebrais, segundo modificações histológicas, com a inoculação experimental de estreptococos no cérebro de cães:

1. **Cerebrite inicial (1º ao 3º dia):** infiltração aguda, com início de centro necrótico e inflamação local perilesional ao redor da adventícia dos vasos sanguíneos (predomínio neutrofílico), com formação de edema.

2. **Cerebrite tardia (4º ao 9º dia):** o centro necrótico atinge seu tamanho máximo; início de neoangiogênese perilesional, identificação de fibroblastos e rápida produção de reticulina.
3. **Formação de cápsula precoce (10º ao 13º dia):** redução do halo necrótico, término da neoangiogênese, redução do edema cerebral e evolução da reticulina para colágeno.
4. **Formação de cápsula tardia (a partir do 14º dia):** cápsula completa, regressão do edema cerebral, marcada gliose perilesional na 3ª semana.

Esses estágios dependem da patogenicidade do micro-organismo e de sua via de inoculação. Sabidamente, o *Staphylococcus aureus* é mais virulento do que o estreptococo alfa-hemolítico, resultando num maior volume de necrose e demorando mais tempo para formação da cápsula. Assim como a inoculação intracarotídea do patógeno resulta em uma distribuição miliar de patógenos, com menor atividade inflamatória, menor deposição de colágeno e retardo na formação da cápsula, o que contribui para sua maior mortalidade.[5,6]

Outrossim, essa cápsula não é simétrica e homogênea, sendo bem mais espessa em sua área voltada para corticalidade, e mais delgada voltada para os ventrículos, o que em parte justifica o porquê dos abscessos romperem mais para os ventrículos do que para o espaço subaracnoide.

Manifestação clínica

Os achados clínicos dependem do tamanho e da localização do abscesso, de sua velocidade de crescimento e da patogenicidade do micro-organismo.

A tríade clássica de sintomas ocorre, na verdade, em apenas 20% dos casos, e é composta de febre, défice neurológico focal e cefaleia. Sem dúvida a cefaleia é o sintoma mais frequente e ocorre em 70% a 75% dos pacientes.[5,7-9] Piora súbita da cefaleia associada a sinais de meningismo podem significar a rotura do abscesso para os ventrículos. Os défices neurológicos focais dependem em geral da localização dos abscessos, podendo cursar com uma miríade de sintomas secundários ao efeito de massa local.

Outros sintomas incluem rebaixamento do nível de consciência, convulsões, náusea e vômitos, rigidez da nuca e papiledema.

Diagnóstico

A ressonância magnética é o exame padrão-ouro na detecção dos abscessos cerebrais, assim como nos estágios precoces de cerebrite. Serve também para identificar a extensão do processo inflamatório em direção aos ventrículos e espaço subaracnoide, além de detectar possíveis lesões associadas. Na imagem ponderada-T1, a cápsula é iso/hiperintensa, com captação exuberante de gadolínio; em T2, a cápsula é hipointensa e a área de edema perilesional, bastante hiperintensa.[6]

A sequência mais importante para se diferenciar um abscesso de uma neoplasia é a difusão, em que se identifica um brilho intenso do conteúdo do abscesso – restrição à difusão. Outra sequência também importante é o mapa-ADC (coeficiente de difusão aparente), onde os abscessos, em geral, apresentam baixo sinal (Figura 107.1).

Figura 107.1 – Sequência T1 (A) evidencia fino halo de hipersinal nas margens da coleção, que se apresenta como hipossinal na sequência ponderada em T2; (B) o conteúdo espesso da coleção apresenta acentuado hipersinal na sequência de difusão (C) e baixo sinal no mapa-ADC (D); a sequência T1 pós-contraste (E) demonstra halo de realce fino e regular delineando as margens da coleção.

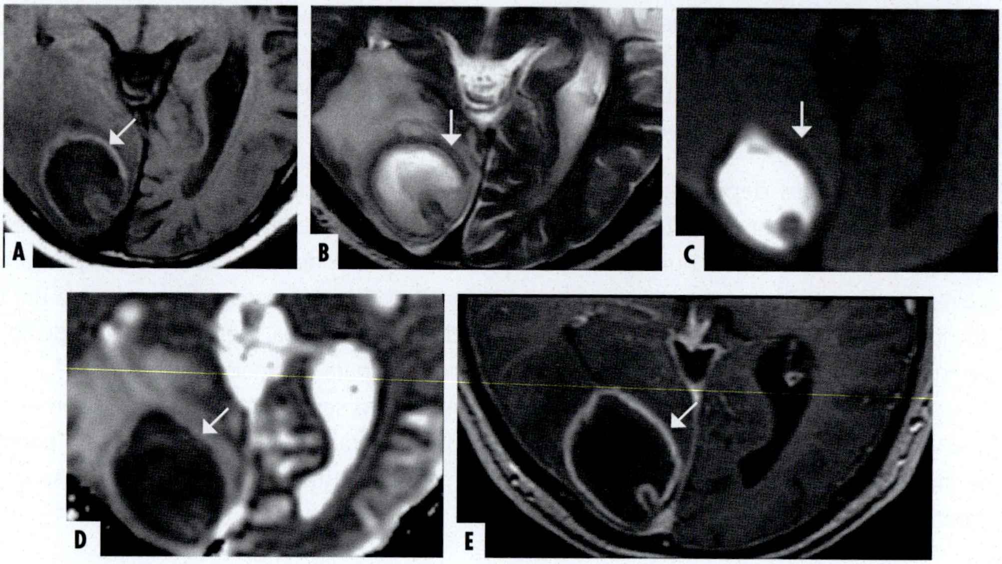

Fonte: Acervo da autoria do capítulo.

Em situações especiais onde persiste a dúvida diagnóstica, pode-se usar a técnica de espectroscopia de prótons, onde se costuma identificar um pico de lactato e lipídeos.[7]

Tratamento

Todos os pacientes com suspeita de abscesso cerebral devem ser manejados de forma interdisciplinar com o seguimento de um infectologista.

Todos os abscessos com tamanho acima de 3 cm devem ser operados, via craniotomia ou mesmo por aspiração guiada por estereotaxia. Após a coleta, este material deve ser enviado para análise e cultura aeróbia e anaeróbia para fungos e micobactéria e para exame anatomopatológico.

Logo após a exérese do abscesso deve-se proceder à introdução de antibioticoterapia empírica de amplo espectro, que em geral consiste na combinação de metronidazol com cefalosporina de 3ª geração, ceftriaxona.

Em casos suspeitos de infecção por *S. aureus*, como em pacientes no pós-operatório de neurocirurgia, a adição de vancomicina ao esquema terapêutico é necessária. A vancomicina apresenta excelente penetração no SNC e atinge altas concentrações intralesionais, de até 90% da vancocinemia.[7,9]

Em caso de bacilos Gram-negativos, como o *P. aeruginosa*, usa-se em geral ceftazidima, cefepima ou meropenem. Imipenem em geral deve ser evitado pelo risco aumentado de convulsões.

Uma escolha de tratamento para pacientes sem fatores de risco conhecidos é o uso de vancomicina, ceftriaxona e metronidazol, até a identificação do patógeno e a otimização do esquema segundo antibiograma. Em pacientes imunossuprimidos, a etiologia fúngica dos abscessos deve ser aventada, com introdução de antifúngicos como anfotericina B ou fluconazol.

A duração do tratamento ainda é controversa, mas recomenda-se, em geral, antibioticoterapia endovenosa por 6 a 8 semanas, seguida de tratamento via oral por mais 2 a 3 meses, podendo-se aumentar estes períodos de acordo com a virulência do patógeno.[3,5-7,9] Em geral, pacientes submetidos ao esvaziamento cirúrgico do abscesso necessitam de menos tempo de antibiótico do que pacientes tratados apenas clinicamente.

Alguns pacientes podem ser tratados apenas clinicamente, sem a necessidade de tratamento cirúrgico, entre eles: pacientes não elegíveis para cirurgia, abscessos menores que 3 cm, múltiplos, profundos e em áreas irressecáveis, associados à meningite e com redução significativa após a antibioticoterapia.

O uso de corticoterapia se reserva apenas àqueles abscessos que apresentam importante efeito de massa, com bastante edema perilesional, causando défice neurológico progressivo ou sinais de hipertensão intracraniana, com herniação cerebral incipiente.

Técnica cirúrgica

A cirurgia geralmente é indicada no manejo dos abscessos cerebrais. Os procedimentos incluem desde a exérese completa do abscesso via craniotomia até a punção por agulha guiada por estereotaxia ou neuronavegação via trepanação. Até o momento, parece não haver diferença estatística no desfecho clínico quando comparadas as técnicas de craniotomia *versus* estereotaxia, sendo ambas igualmente efetivas.

Em casos de abscessos pós-traumáticos, a craniotomia para retirada de corpo estranho e limpeza de *debris* ou fragmentos ósseos parece ser aconselhada, assim como nos casos para correção de fístula do líquido cefalorraquidiano.

Nos casos de rotura intraventricular do abscesso associada à ventriculite, indica-se a craniotomia em caráter de urgência para esvaziamento do abscesso e lavagem ventricular, seguida por antibioticoterapia intratecal.

A aspiração estereotáctica deve ser realizada em lesões profundas, ou mesmo em áreas eloquentes, no entanto, a aspiração parcial do conteúdo deve ser reabordada por nova aspiração.

Prognóstico

Em geral, a mortalidade dos abscessos cerebrais se reduziu bastante após o advento de novas classes de antibióticos e a possibilidade de seguimento radiológico por ressonância magnética, para se estimar efeito de tratamento. Nas últimas cinco décadas, a taxa de mortalidade caiu, em média, de 40% para 10%, enquanto a taxa de recuperação completa subiu de 33% para 70%.[7,9]

Atualmente, a mortalidade dos abscessos cerebrais gira em torno de 8% a 25%, e o prognóstico depende da *performance* neurológica quando do diagnóstico, presença de comorbidades ou concomitância com sepse.[7,9]

Pacientes com escala de coma de Glasgow maior que 12 ao diagnóstico, sem sinais de sepse, têm em geral bom prognóstico. Rotura intraventricular dos abscessos cerebrais é uma complicação grave e cursa com piora significativa do prognóstico, com taxas de mortalidade de 27% a 85%.[3]

A despeito de tratamento efetivo, os riscos de sequelas permanentes ainda existem, tais como hemiparesia, defeito de campo visual, disfunção cognitiva, hidrocefalia e convulsões – estas, podendo ocorrer em 30% a 50% dos pacientes tratados.

Tabela 107.1 – Antibioticoterapia no empiema subdural.

Apresentação clínica	Micro-organismo suspeito	Antibiótico recomendado
Empiema intracraniano de fonte desconhecida	Estreptococos, *Staphylococcus aureus*	Oxacilina (2 g, 4 em 4 horas) + ceftriaxona (2 g, 12 em 12 horas) + metronidazol (500 mg, 8 em 8 horas)
Empiema intracraniano por sinusite ou otite	Aeróbio, microaerófilo, estreptococos, *Staphylococcus aureus*	Oxacilina (2 g, 4 em 4 horas)* + ceftriaxona (2 g, 12 em 12 horas) + metronidazol (500 mg, 8 em 8 horas)
Empiema intracraniano pós-traumatismo	Estreptococos, *Staphylococcus aureus*	Oxacilina (2 g, 4 em 4 horas)*
Empiema intracraniano pós-cirúrgico	*Staphylococcus aureus*, *Staphylococcus epidermidis*, *Pseudomonas aeruginosas*	Vancomicina (1 g, 8 em 8 horas) + ceftazidima (2 g, 8 em 8 horas)
Empiema intrarraquiano	Estreptococos, *Staphylococcus aureus*	Oxacilina (2 g, 4 em 4 horas)*

*Em caso de suspeita de *Staphylococcus aureus* resistente à meticilina, a oxacilina deve se substituir por vancomicina (1 g, 8 em 8 horas).

Fonte: Brook I, 2017.

Figura 107.2 – Organograma de abordagem habitual dos abscessos cerebrais, podendo sofrer alterações de acordo com aspectos clínicos, radiológicos ou microbiológicos.

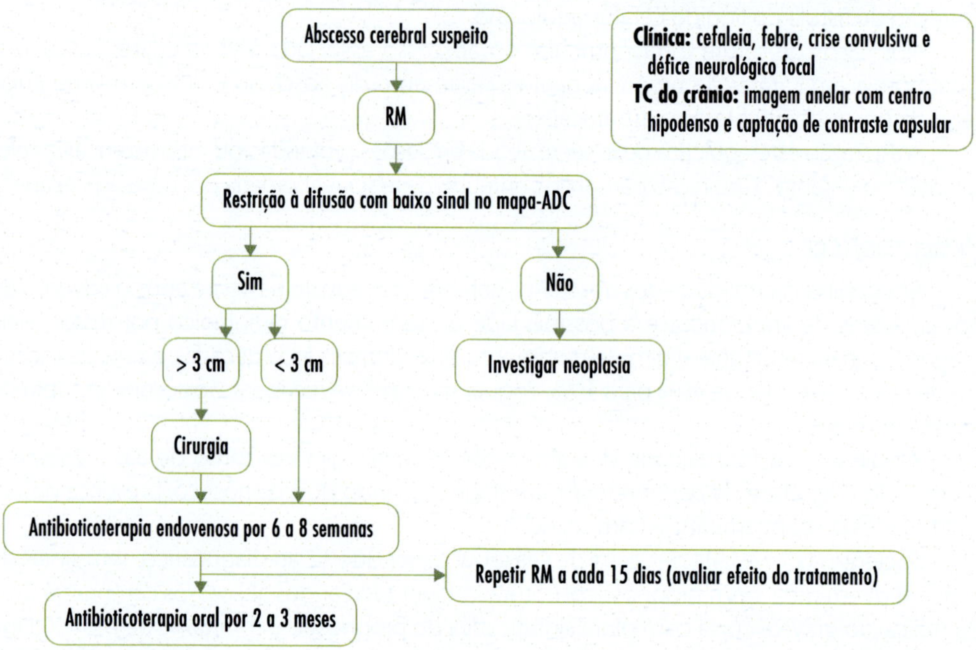

TC: tomografia computadorizada; RM: ressonância magnética; ADC: coeficiente de difusão aparente.

Fonte: Desenvolvida pela autoria do capítulo.

Referências bibliográficas

1. Brouwer MC, Tunkel AR, Beek D et al. Brain abscess. N Engl J Med. 2014 Jul 31;371(5):447-56.
2. Brook I. Microbiology and treatment of brain abscess. J Clin Neurosci. 2017 Apr;38:8-12.
3. Britt RH, Enzmann DR. Clinical stages of human brain abscesses on serial CT scans after contrast infusion: computerized tomographic, neuropathological and clinical correlations. J Neurosurg. 1983 Dec;59(6):972-89.
4. Slazinski T. Brain abscess. Crit Care Nurs Clin North Am. 2013 Sep;25(3):381-8.
5. Sonneville R, Ruimy R, Benzonana N et al.; Study Group for Infectious Diseases of the Brain (ESGIB). An update on bacterial brain abscess in immunocompetent patients. Clin Microbiol Infect. 2017 Sep;23(9):614-20.
6. Brouwer MC, Coutinho JM, Beek D. Clinical characteristics and outcome of brain abscess: systematic review and meta-analysis. Neurology. 2014 Mar 4;82(9):806-13.
7. Chaudhary V, Bano S. MR spectroscopy in the diagnosis of bacterial etiology in brain abscesses. Magn Reson Imaging. 2014 Dec;32(10):1434.
8. Lange N, Berndt M, Jörger AK et al. Clinical characteristics and course of postoperative brain abscess. World Neurosurg. 2018 Dec;120:e675-83.
9. Lange N, Berndt M, Jörger AK et al. Clinical characteristics and course of primary brain abscess. Acta Neurochir (Wien). 2018 Oct;160(10):2055-62.

Capítulo 108

Neurocisticercose

Paulo Sérgio Sarkis de Cerqueira Dias
Jefferson Rosi Junior
Manoel Jacobsen Teixeira

Introdução

A neurocisticercose (NCC) é a mais frequente infecção parasitária do sistema nervoso central (SNC), causada pelas formas larvárias da *Taenia solium*, da classe Cestoda, família Taeniidae. O homem é o hospedeiro único da forma adulta do parasita. No ciclo biológico, o suíno ingere ovos eliminados com as fezes humanas, devido ao seu hábito coprofágico. Os ovos ingeridos liberam embriões, que migram pela circulação sanguínea e se fixam em tecidos como músculos, tecido subcutâneo e SNC. Nestes locais, o embrião desenvolve a vesícula característica, *Cysticercus cellulosae*, com escólex interior, que constitui a forma larvária da *Taenia solium*. Ao ingerir carne de porco sem regras de asseio, contaminada com cisticercos, o homem desenvolve a teníase, fase adulta, no intestino delgado. A tênia desprende anéis repletos de ovos, eliminados com as fezes humanas. A NCC ocorre quando o humano ingere ovos do parasita, desempenhando o papel de hospedeiro intermediário. Assim, a NCC é causada pela forma larvária da *Taenia solium* no SNC. Cada cisticerco sobrevive cerca de 3 a 6 anos, evoluindo para a degeneração espontânea. Esta degeneração constitui o fundamento de intensos processos inflamatórios, recorrentes, responsáveis pela fase de maior gravidade da NCC.

Epidemiologia

A NCC é descrita em vários países, sobretudo naqueles da América Central, América do Sul, Ásia e África. Os casos da América do Sul têm incidência maior no Brasil, Equador e Peru. No Brasil, destaca-se a prevalência de casos nos estados de São Paulo, Minas Gerais, Paraná e Goiás. Na região de Ribeirão Preto (SP), houve incidência da NCC a ponto de representar 7% dos casos neurológicos internados. Mais recentemente, há um número crescente de casos nos Estados Unidos e na Europa que provavelmente decorre das correntes migratórias. Em 2001, a OMS estimou cerca de 50 mil mortes por ano decorrentes de NCC. Um número ainda maior corresponde a casos não fatais, de doentes que apresentam complicações crônicas da NCC, como epilepsia e hipertensão intracraniana (HIC), resultando um fator negativo sobre a qualidade de vida dos doentes. Em um período de 6 anos, de 1996 a 2002, foram analisadas cerca de 36.200 tomografias no Hospital Geral de Nova Iguaçu (RJ), trabalho desenvolvido pela Universidade Federal Fluminense. Constatou-se 72 casos sugestivos de NCC, em vários grupos etários. Em 93% dos casos, a imagem apontou para a fase crônica da doença.[1]

Garcia e colaboradores (2014) consideram que a infecção por *T. solium* não é registrada nos Estados Unidos, sendo a NCC resultante da imigração a partir de países endêmicos.[2] A incidência norte-americana é de 0,2 a 0,6 por 100 mil habitantes, sendo o diagnóstico final em 2% dos casos atendidos em serviços de urgência devido a crises convulsivas (Figura 108.1).

Figura 108.1 – Prevalência geográfica da *Taenia solium*.

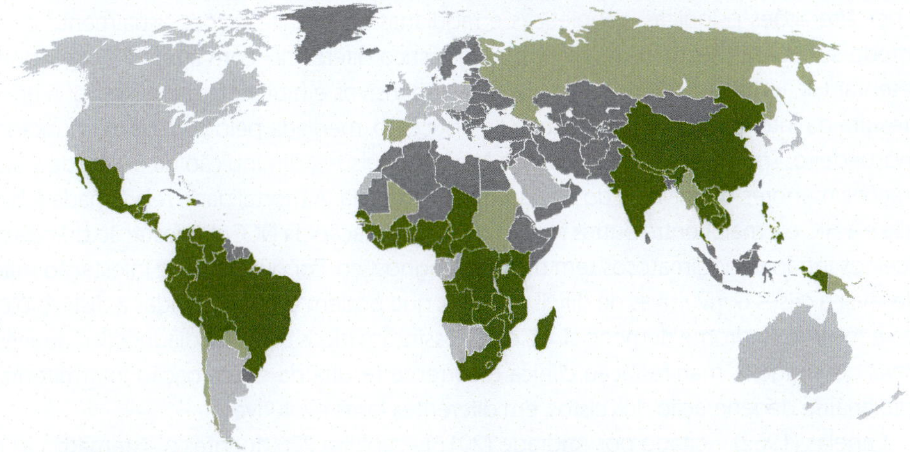

Fonte: Traduzida e adaptada Garcia HH, Nash TE, Del Brutto OH, 2014.

Patologia

Cisticercos são vesículas com escólex interior. Podem se localizar no parênquima cerebral, no interior dos ventrículos e no espaço subaracnóideo e comprometer o espaço raquimedular. Os cistos parenquimatosos, de modo mais frequente, localizam-se na corticalidade e transição corticossubcortical. Os ventriculares tornam-se aderidos ao plexo coroide ou flutuam livres na cavidade. A cisterna silviana e as cisternas da base são os locais dos cistos subaracnóideos. Os raquianos podem ser intramedulares ou no espaço do líquido cefalorraquidiano (LCR). Após infecção do SNC, o cisticerco desencadeia pouca reação inflamatória no tecido regional, sendo este o estágio vesicular. Diante da reação imunitária do hospedeiro, acontece o processo inflamatório, tendo início o processo de degeneração das vesículas. A degeneração passa por 3 estágios: coloidal, granular e granuloma calcificado. As reações inflamatórias desencadeiam alterações, como edema e focos de gliose no parênquima cerebral e espessamento da leptomeninge, com efeito constritivo sobre nervos cranianos e vasos sanguíneos, no espaço subaracnóideo. Os forames de Luschka e Magendie podem ser ocluídos com subsequente hidrocefalia. Ependimite com bloqueio do trânsito do LCR decorrente dos cistos intraventriculares, oclusão do forame de Monro ou do aqueduto cerebral resultam em hidrocefalia obstrutiva não comunicante.[3]

Aspectos clínicos

A expressão clínica depende do número, tipo, tamanho, localização e estágio evolutivo dos cisticercos, bem como da intensidade da reação do hospedeiro. A NCC, de modo típico, causa crises convulsivas, 70% a 90% das manifestações agudas dos doentes. Vários sinais focais também têm sido descritos. Cefaleia em 38% dos casos, défices motores e alterações sensitivas em 16% e HIC em 12%. Outros autores, como Colli e colaboradores (2016), relatam as seguintes porcentagens: crises convulsivas em 64%, forma hipertensiva em 35% e forma meningítica em 29%; tanto para formas puras como combinadas.[4] Formas menos frequentes são representadas por alterações psíquicas, apopléticas e raquianas. As manifestações usualmente cursam de modo subagudo, o que torna difícil o diagnóstico diferencial com anomalias que podem apresentar HIC, originada de encefalite, efeitos expansivos e hidrocefalia obstrutiva. A encefalite resulta da intensa reação inflamatória ao cisticerco, mediada pelo complexo imunológico do hospedeiro. Trata-se da forma grave da NCC, convulsões, diminuição da acuidade visual e alterações menores ou maiores do estado de consciência. A mortalidade relacionada à hidrocefalia e à HIC é a maior entre outras formas de apresentação da NCC. A infestação branda com cisticercos intraparenquimatosos tem melhor prognóstico. Por outro lado, a infestação maciça pode levar a crises convulsivas de difícil controle, que podem estar associadas a distúrbio cognitivo e mesmo síndrome demencial. Há casos assintomáticos que têm diagnóstico através de exames de imagem, manifestação clínica recorrente resulta da exacerbação intermitente da reação análise degeneração dos cistos, em diferentes fases evolutivas.

Canelas (1962) – citado por Andrade (2016) –, analisa 276 doentes e sistematiza as manifestações clínicas em quatro grupos: 1) forma hipertensiva relacionada à hidrocefalia, mais frequente nas formas racemosas do parasita; 2) forma convulsiva, expressão mais frequente, crises focais e generalizadas; 3) forma focal, com efeito expansivo, causando défices motores e alterações da sensibilidade; 4) forma psíquica, associada à HIC e crises convulsivas. Em estudo mais recente, Takanayagui e colaboradores (2001) relatam crises convulsivas em 62% dos casos, HIC em 38%, distúrbios psiquiátricos em 11% e meningite em 35%. Mais raramente, os doentes apresentam episódios apopléticos associados à vasculite (3%) e comprometimento raquimedular em 0,5% dos casos. Del Brutto e colaboradores (2016) descrevem síndromes clínicas polimórficas e inespecíficas: síndrome convulsiva, meningite subaguda e crônica, encefalite, síndrome tumoral, quadro ictal simulando AVC e mielopatia.[5] A NCC raquimedular é menos frequente, com relatos de incidência variando de 2% a 20%. O cisticerco atinge o canal raquiano por via sanguínea (forma intramedular) ou do LCR (forma extramedular).

Em casuística de 40 pacientes, com idade média de 39 anos, foi analisada a incidência de distúrbios cognitivos. Os pacientes apresentavam NCC em forma ativa, segundo critérios à ressonância magnética (RM) e foram comparados a grupo-controle de pacientes saudáveis e a grupo de 28 com epilepsia criptogenética. Considerou-se, para efeito comparativo, a similaridade etária, nível educacional e frequência das crises. Os doentes com NCC apresentaram comprometimento cognitivo significativo em relação aos controles saudáveis e aos controles de epilepsia criptogenética. Demência foi registrada em 12,5% dos casos.[6] Para Garcia e colaboradores (2014), o fator determinante maior da apresentação clínica tem substrato na localização intra ou extraparenquimatosa do parasita.[2] Geralmente, a forma intraparenquimatosa apresenta-se com crises convulsivas. Os cistos viáveis podem sobreviver por anos, ou até mesmo décadas, com manifestações neurológicas intermitentes. Por outro lado, a forma extraparenquimatosa relaciona-se a pior prognóstico, com mortalidade alta, cerca de 20% em zonas endêmicas, sem tratamento adequado.

A NCC afeta homens e mulheres desde a infância até a senescência, com pico de incidência entre os 20 e 50 anos de idade. As manifestações são diferentes em crianças e adultos. A reação imunológica com processos inflamatórios reacionais tende a ser mais graves em crianças e mulheres. Não se conhece a razão definitiva para este fato, porém haveria indícios de a resposta imunitária estar ligada à idade e ao sexo.[2]

Matushita e colaboradores (2011) relatam que a hidrocefalia varia entre 15% a 30% das manifestações clínicas.[7] O local mais frequente do bloqueio do LCR é o IV ventrículo. Em crianças, a localização no IV ventrículo pode simular processo expansivo da fossa posterior. Destaca-se que a HIC resultante de processos tumorais é associada mais frequentemente a distúrbios motores e a associada à NCC é mais acompanhada por crises convulsivas. A HIC em crianças é usualmente acompanhada por edema cerebral difuso, que tem curso clínico com gravidade, resultando em mortalidade elevada.

Diagnóstico

Del Brutto e colaboradores, em 2001 – citados por Andrade (2010) –, propõem critérios absolutos, maiores, menores e epidemiológicos visando o diagnóstico de NCC.[8]

A) Absolutos:

- A1: demonstração histológica do parasita, mediante biópsia do cérebro ou da medula espinal.
- A2: lesão cística com evidência do escólex por exames de imagem (tomografia computadorizada – TC ou RM).
- A3: fundoscopia ocular com visibilização subretiniana do parasita.

B) Maiores:

- B1: lesões altamente sugestivas de NCC por neuroimagem.
- B2: anticorpos anticisticercos, teste ELISA.
- B3: resolução de lesões císticas após terapia com albendazol ou praziquantel.
- B4: resolução espontânea de lesão única realçada em exame de imagem.

C) Menores:

- C1: lesões compatíveis com NCC observadas por TC ou RM.
- C2: quadro clínico sugestivo.
- C3: reação sorológica ELISA positiva para anticorpos relacionados ao parasita.

D) Epidemiológicos:

- D1: contactante doméstico com teníase.
- D2: naturais ou residentes de zonas endêmicas.
- D3: viagens frequentes para zonas endêmicas.

Conforme esse esquema, o diagnóstico seria assim definido:

» **Definitivo:** presença de 1 critério absoluto, 2 maiores, 1 menor e 1 epidemiológico.

» **Provável:**

  - 1 critério maior e 2 menores;
  - 1 maior, 1 menor e 1 epidemiológico;
  - 3 menores e 1 epidemiológico.

A TC e, sobretudo, a RM são essenciais para o diagnóstico, definição do estágio evolutivo do parasita e, consequentemente, perspectiva da evolução clínica. Em estágios precoces, o cisto viável é visto como anomalia esférica, hipoatenuante na TC e com hipersinal, superponível ao do LCR, aquisição T2. A TC e a RM demonstram a presença de escólex. A fase de degeneração do cisto exibe realce perilesional em fase com contraste. A presença de edema regional indica atividade inflamatória reacional. Em fase de degeneração mais tardia, ocorre a morte do parasita e sua mineralização, resultando em nódulos calcificados. Os cistos situados nas vias do LCR, praticamente tendo isossinal em relação ao LCR, podem ser evidenciados por meios indiretos, efeito expansivo, alteração do fluxo do LCR adjacente e obstrução do trânsito do LCR com hidrocefalia.

O exame do LCR revela pleocitose linfocítica e a presença de eosinófilos e anticorpos específicos. O LCR pode ser normal em cerca de 25% dos casos.[4]

Aspectos da tomografia computadorizada e da ressonância magnética

Figura 108.2 – Cisto no interior do IV ventrículo.

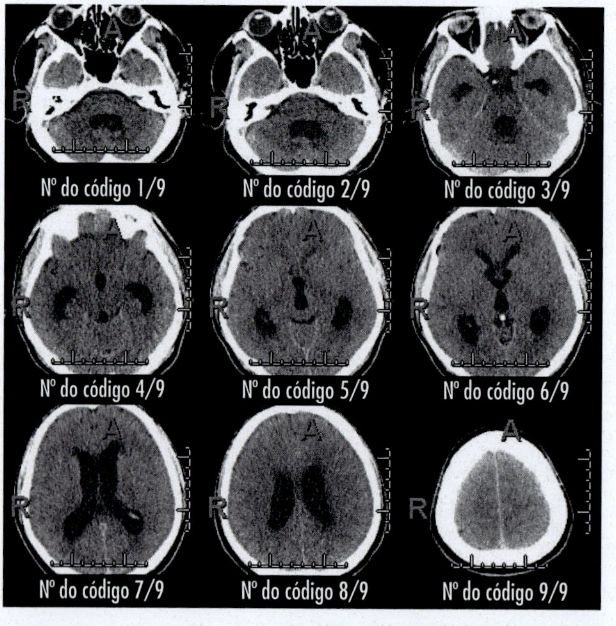

Fonte: Grupo de Hidrodinâmica da disciplina de Neurocirurgia do Hospital das Clínicas da Faculdade de Medicina da Universidade de São Paulo (HC-FMUSP).

Figura 108.3 – RM em T1; cisto no interior do IV ventrículo (mesmo caso da Figura 108.2).

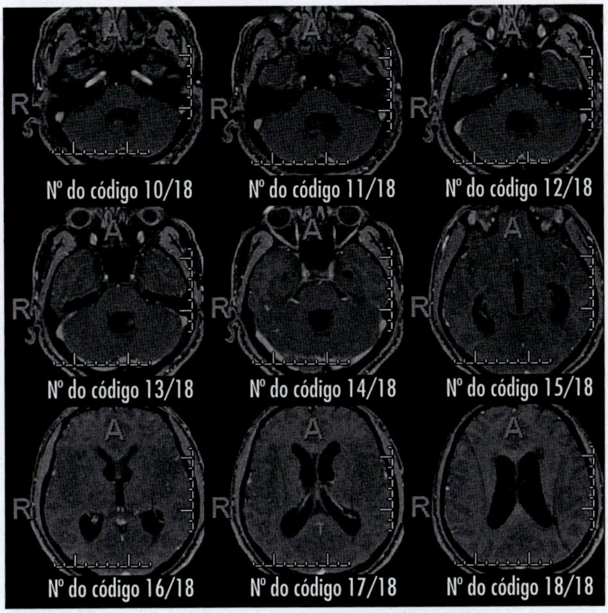

RM: ressonância magnética.

Fonte: Grupo de Hidrodinâmica da disciplina de Neurocirurgia do Hospital das Clínicas da Faculdade de Medicina da Universidade de São Paulo (HC-FMUSP).

Figura 108.4 – Cistos volumosos intraparenquimatosos, frontal e temporal à esquerda; cisto em sulco cortical, frontoparietal à direita; efeito pressórico sobre o VLE e estruturas da linha mediana.

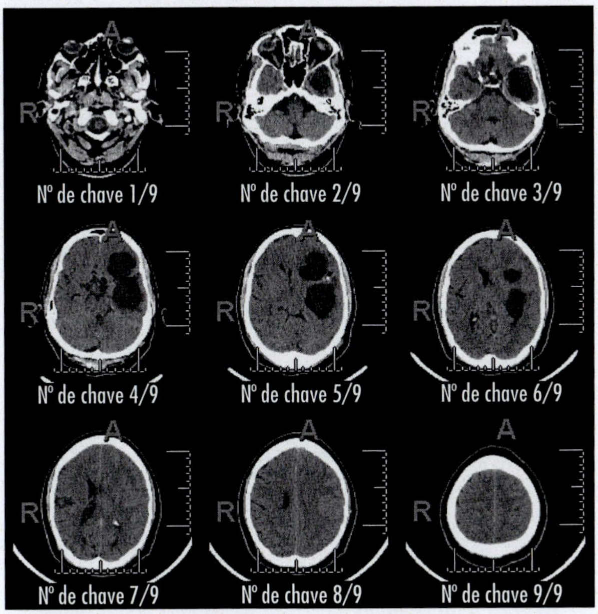

Fonte: Grupo de Hidrodinâmica da disciplina de Neurocirurgia do Hospital das Clínicas da Faculdade de Medicina da Universidade de São Paulo (HC-FMUSP).

Figura 108.5 – RM em T2. Cistos intraparenquimatosos. Conteúdo líquido isodenso em relação ao LCR; efeito pressórico sobre a cisterna perimesencefálica.

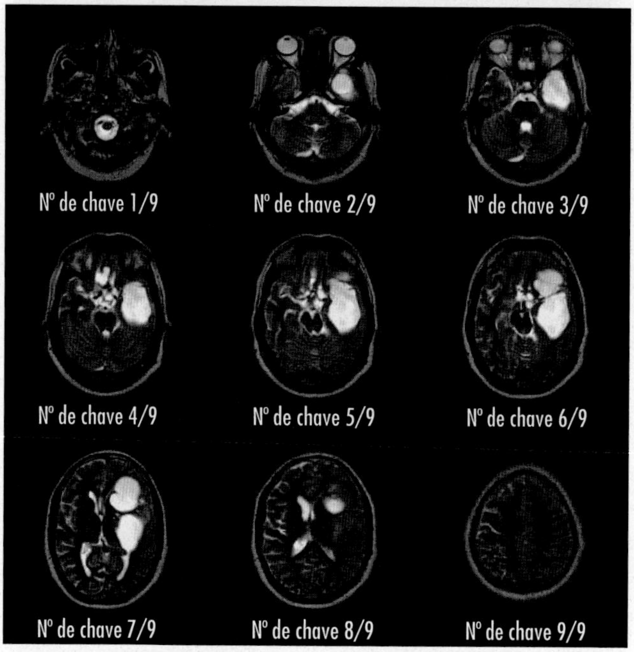

RM: ressonância magnética; LCR: líquido cefalorraquidiano.

Fonte: Grupo de Hidrodinâmica da disciplina de Neurocirurgia do Hospital das Clínicas da Faculdade de Medicina da Universidade de São Paulo (HC-FMUSP).

Figura 108.6 – Imagem coronariana (mesmo caso da Figura 108.5). Efeito pressórico com desvio mesial do lobo temporal com insinuação para a cisterna perimesencefálica.

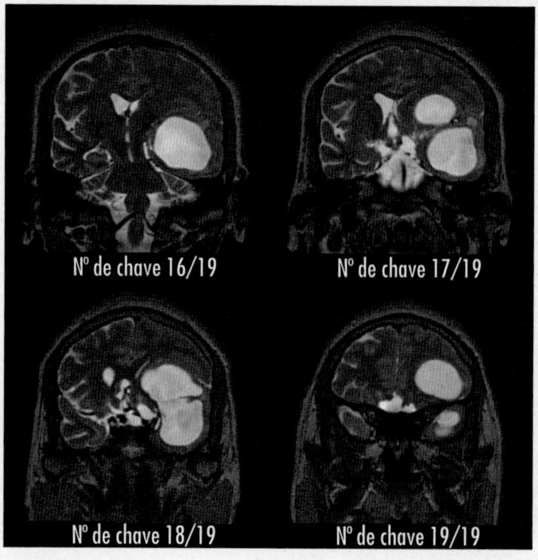

Fonte: Grupo de Hidrodinâmica da disciplina de Neurocirurgia do Hospital das Clínicas da Faculdade de Medicina da Universidade de São Paulo (HC-FMUSP).

Figura 108.7 – RM coronal em T1 com gadolínio. (A) Vesícula com escólex e granuloma calcificado sulcal à esquerda; (B) vesícula em degeneração com realce marginal em sulco parietal à direita.

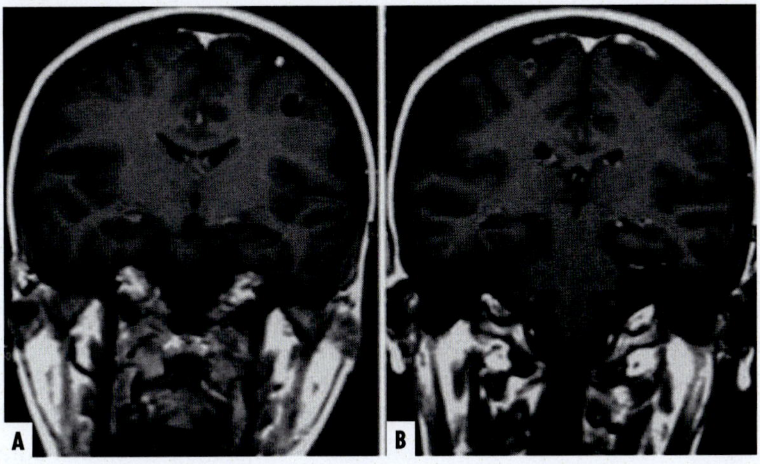

Fonte: Matushita H, Pinto FCG, Cardeal DD et al., 2011.

Tratamento

Sintomático

A terapia sintomática é, provavelmente, mais importante na NCC do que em outras infecções do SNC. As drogas anticonvulsivantes, como fenitoína e carbamazepina, frequentemente possibilitam o controle adequado das crises epilépticas. O tempo de uso é indeterminado, mas sugere-se que deva ser continuado até que a neuroimagem mostre resolução das lesões agudas.

O emprego de corticosteroide é indiscutível para atenuar os eventos inflamatórios reacionais associados a edema regional e imagens com realce de vesículas. Dexametasona é a mais usada. Prednisona pode ser eleita para tratamentos prolongados.

Drogas antiparasitárias

A meta do uso de parasiticidas é a destruição dos múltiplos cistos para, então, controlar o edema associado à reação inflamatória com corticosteroides. Albendazol (ALB) e praziquantel (PZQ) constituem as drogas em uso. A maioria das análises aponta para o ALB ser mais eficaz que o PZQ quanto à redução do número de cistos e ter menos efeitos adversos, porém há controvérsias. Os dados disponíveis que revelam a eficácia dos antiparasitários podem não ser absolutos devido ao tipo de análise efetuada. Evidências da atuação como parasiticidas são claras. Contudo, os benefícios trazidos ao quadro clínico têm sido questionados, sobretudo no sentido das recorrências do processo inflamatório (Takayanagui e colaboradores, 2001).

Vasques e Sorelo (1992) – citados por De Giorgio (2004) – relatam bons resultados quanto ao controle das crises convulsivas nos pacientes tratados com parasiticidas.[9] Del Brutto e colaboradores têm a mesma opinião, ao relatarem que 83% dos doentes tratados se tornaram livres de crises convulsivas, contra 26% do grupo não tratado. Outros autores questionam o uso dos parasiticidas alegando que podem ser prejudiciais, inclusive com riscos maiores aos pacientes, sobretudo diante de HIC e infestação maciça. Del Brutto também considera a contraindicação de cisticidas em doentes com encefalite, nos quais a morte dos cistos poderia exacerbar os sintomas. Estes doentes seriam melhor tratados com esteroides. Os cisticidas devem ser usados com cautela em doentes com formas subaracnóideas do parasita. A reação à morte dos cistos pode precipitar atividade inflamatória intensa e vasculite leptomeníngea. O uso concomitante de corticosteroides, aqui, é mandatório. A eficácia do tratamento de cisticidas para as formas raquimedulares da NCC não está definida.

Parasiticida associado a anti-histamínico

A proposta do uso concomitante de albendazol e dexclorfeniramina tem fundamento pelo bloqueio de receptores histaminérgicos e, assim, minimizar a intensidade da reação inflamatória reacional, que se torna intensa em decorrência do uso de parasiticidas e da degeneração e morte dos cistos. A dexclorfeniramina é um potente anti-histamínico que apresenta boa penetração no líquido cefalorraquidiano. Agapejev e colaboradores (1989, 1998) relatam os resultados obtidos em 40 doentes com esta associação.[10,11] Não houve nenhuma piora significativa em nenhum doente resultante de atividade inflamatória exacerbada durante o tratamento. Houve melhora clínica em 32 casos (80%), 4 doentes (10%) permaneceram inalterados e outros 4 (10%) foram a óbito. Mesmo doentes com quadro clínico grave, desde o início, tiveram melhora com o esquema associado. Os autores concluem que o uso de albendazol e dexclorfeniramina representa alternativa satisfatória para o tratamento da NCC, sobretudo em doentes com formas leve e moderada do ponto de vista clínico. As doses preconizadas do albendazol variaram de 15 a 30 mg/kg/dia durante cerca de 50 dias e a dexclorfeniramina, 18 mg/dia, simultaneamente e continuada durante 4 a 5 meses após o uso do parasiticida.

Os mesmos autores publicam sobre o uso preliminar de dexclorfeniramina, antes de se iniciar parasiticida (albendazol), casuística de 34 doentes. Resultados considerados satisfatórios sugerem a possibilidade de se adiar o uso concomitante de albendazol para os doentes que tiveram boa resposta ao tratamento isolado com anti-histamínicos. A casuística de 34 doentes foi referente a casos com queixas crônicas entre as quais a cefaleia foi prevalente em 94%, náuseas e vômitos em 47%, crises convulsivas em 41% e edema das papilas em 58%. Segundo os autores, o padrão de imagem foi similar ao da HIC idiopática: diminuição volumétrica dos ventrículos laterais, apagamento dos sulcos corticais e transição corticossubcortical menos nítida. Edema cerebral crônico associado à NCC foi a classificação sugerida pelos autores.

Cirurgia

A proposta de cirurgia deve ser reservada para casos de NCC com expressão expansiva, com sinais de cones pressóricos sobre o encéfalo, nervos cranianos e medula. Destaca-se a indicação cirúrgica para as formas que desenvolvem hidrocefalia e HIC. Colli e colaboradores (2016)[4] indicaram tratamento cirúrgico para reduzir a hipertensão intracraniana em 84% dos seus doentes. O acesso direto para a exérese dos cistos determinantes de compressão focal, pode ser apenas modo paliativo de tratar e deve considerar o estado clínico do doente.

As formas expansivas estão geralmente associadas a cisticercos de maiores dimensões, racemosos, comumente associados a formas meningíticas. A cirurgia visa o esvaziamento dos cistos, objetivo nem sempre alcançado de modo pleno. Os cistos em degeneração tornam-se aderidos ao parênquima e a vasos, o que torna difícil sua remoção. A tentativa pode originar danos adicionais. Procedimentos como abordagem endoscópica e estereotáctica têm sido indicados como possíveis alternativas, visto serem menos invasivos. Mais recentemente, a cirurgia endoscópica pode ser considerada como de primeira escolha para a retirada de cisticercos intraventriculares, vez ser muito menos invasiva. Proano e colaboradores (2009) – citados por Matushita (2011)[7] – consideram a endoscopia como eleita para a remoção de cistos do IV ventrículo e das cisternas basais. Para o procedimento endoscópico, é fundamental a exclusão de processo inflamatório ativo ao redor dos cistos, fato que resulta em maior aderência dos mesmos às paredes ventriculares, tornando a remoção mais complicada e com riscos adicionais ao paciente. A imagem da RM é bastante sensível ao mostrar atividade inflamatória pelo realce do epêndima, definindo ependimite.

A derivação do trânsito do LCR, DVP, é considerada o melhor modo de tratamento para a forma hipertensiva decorrente de hidrocefalia associada à obstrução inflamatória do LCR. Há alívio da HIC em 50% a 90% dos casos. Diversos autores indicam a derivação do LCR como tratamento inicial, adiando, assim, a possibilidade de remoção dos cistos. Em 50% dos doentes, houve necessidade de revisões da DVP, a maior parte no 1º ano após o primeiro procedimento. Apesar dos bons resultados iniciais, a evolução dos doentes operados não é satisfatória diante da necessidade de mais de um ato cirúrgico e complicações frequentes.

As formas de comprometimento raquimedular, com clínica de mielopatia e radiculopatia compressivas por cistos livres, devem ter tratamento cirúrgico. A resposta inicial é satisfatória, mas a longo prazo, há tendência de desenvolvimento de aracnoidite e recorrência ou aparecimento de novos sintomas.

O esquema a seguir reúne consensos da literatura para o tratamento das NCC de formas pura (Garcia e colaboradores, 2002) e combinada, envolvendo, esta, diversas alternativas terapêuticas possíveis a partir das sugeridas para as formas puras.

A) **Cistos parenquimatosos viáveis:**

- » A1 – Infecção leve (até 5 cistos): cisticida e corticosteroide (apenas diante de efeitos colaterais do antiparasitário). Sem tratamento, apenas controle clínico e de imagem.
- » A2 – Infecção moderada (mais de 5 cistos): cisticida e corticosteroide.
- » A3 – Infecção grave (mais de 100 cistos): cisticida e corticosteroide em altas doses. Terapia crônica com corticosteroides e controle mais frequente de imagens.

B) **Cistos em degeneração (lesões com realce em exames de imagem):**

- » B1 – Infecção leve a moderada: controle de imagem. Cisticida e corticosteroide apenas se houver efeitos colaterais.
- » B2 – Infecção grave (encefalite): sem cisticida; corticosteroide em alta dose e diuréticos osmóticos.

C) **Cistos calcificados em qualquer número:** sem tratamento; destaque para a impropriedade do uso de parasiticidas.

D) **Cistos extraparenquimatosos intraventriculares:** remoção endoscópica. São alternativas: DVP e exérese cirúrgica.

E) **Cistos subaracnóideos, incluindo forma racemosa associada a meningite crônica:** cisticida e corticosteroide; DVP se hidrocefalia associada.

F) **Hidrocefalia, sem o registro de cistos:** DVP; sem uso de cisticidas.

G) **Cistos raquianos intra ou extramedulares:** tratamento cirúrgico, apesar de relatos esparsos de resposta com ALB e corticosteroide.

H) **Cistos oculares:** ressecção cirúrgica.

O tratamento cirúrgico para grupo considerável dos doentes com NCC pode ser conceituado como conduta paliativa. Assim, ênfase deve ser dada à prática de medidas preventivas.

Medidas preventivas

Envolvem estratégias sanitárias direcionadas ao controle da teníase e da transmissão das formas larvárias, baseadas em intervenções médicas e veterinárias:

» Tratamento dos portadores humanos.

» Tratamento dos suínos com cisticercose.

» Melhoria geral de ordem sanitária, incluindo os locais de criação de suínos.

» Atenção para os que manipulam alimentos, sobretudo folhas verdes comestíveis.

Observa-se sensível redução dos casos de NCC em anos mais recentes. É provável que este fato já reflita alguma melhora decorrente dessas medidas de prevenção.[12]

Prognóstico

Em adultos e crianças que tiveram crise convulsiva como primeira manifestação da NCC, com cistos ativos em 49%, houve recorrência da crise em 4 anos. Após a segunda crise, nova manifestação ocorreu em 68% dos doentes em 6 anos. Os doentes com neuroimagem normalizada tiveram melhor prognóstico. Os episódios persistentes de crises convulsivas são mais frequentes entre os doentes com cistos ativos, 61% *versus* 22%, entre os que tiveram imagem normalizada. A ocorrência de convulsão é baixa em doentes com lesões calcificadas desde o início.[9]

Em crianças, relata-se relação significativa entre o número, a fase evolutiva dos parasitas e a incidência de crises epilépticas. Doentes com mais de 5 lesões ativas ou em estágio de transição tiveram crises com maior frequência, significando prognóstico pior a curto prazo.

Em 160 doentes submetidos a várias modalidades de tratamento cirúrgico, os que tiveram indicação de DVP por aracnoidite e ependimite tiveram evolução pior em relação aos tratados mediante a remoção do cisto. Infecções relacionadas ao *shunt* foram as mais frequentes e a mortalidade incidiu em 21% dos casos.[1]

Matushita e colaboradores (2011) relataram que cistos intraventriculares e intraparenquimatosos podem indicar melhor prognóstico.[7] Por outro lado, a hidrocefalia, com cistos em cisternas ou racemoso, preocupante a meningite, indica pior prognóstico. A localização no IV ventrículo tem se mostrado mais preocupante quanto à evolução. Após derivação do LCR, HIC, infecção do *shunt* e colapso funcional do sistema de drenagem são causas frequentes da mortalidade.

Figura 108.8 – Fluxograma para NCC e hidrocefalia.

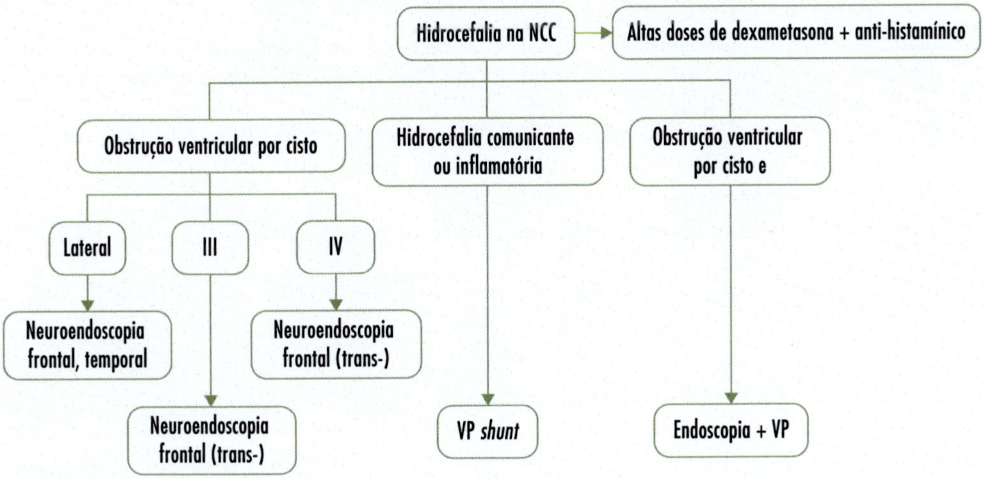

Fonte: Traduzida e adaptada de Matushita H, Pinto FCG, Cardeal DD et al., 2011.

Figura 108.9 – Fluxograma para o tratamento de pacientes com cisticercos cisternais e parenquimatosos.

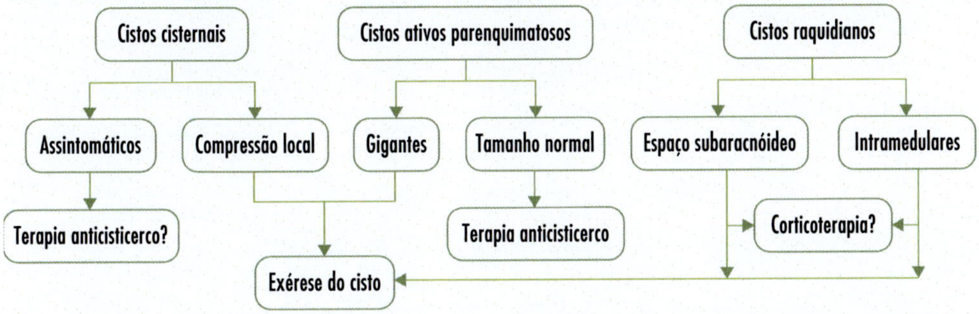

Fonte: Adaptada de Colli BO et al., 2016.

Referências bibliográficas

1. Guimarães RR et al. Neurocisticercose: atualização sobre antiga doença. Rev Neurocienci. 2010;18:581-94.
2. Garcia HH et al. Clinical symptoms, diagnosis and treatment of neurocysticercosis. Lancet Neurol. 2014;13:1202-15.
3. Del Brutto OH. Cestodes. *In*: Lisak RP, Truong DD, Carroll WM et al. (ed.). International neurology: a clinical approach. Wiley-Blackwell, 2009. chap. 83, p. 294-5.
4. Colli BO et al. Aspectos neurocirúrgicos das doenças infecciosas e parasitárias. In: Siqueira MG (ed.). Tratado de neurocirurgia. Manole, 2016. v. 2, p. 1955-65.
5. Del Brutto OH, Figueroa JJ, Garcia HH. Parasitic infections. *In*: Winn HR (ed.). Youmans and Winn neurological surgery. 7th ed. Elsevier, 2016.
6. Andrade DCA, Rodrigues CL, Abraham R et al. Cognitive impairment and dementia in neurocysticercosis: a cross sectional controlled study. Neurology. 2010;74:1280-95.

7. Matushita H, Pinto FCG, Cardeal DD et al. Hydrocephalus in meurocysticercosis. Child's Nerv Syst. 2011;27:709-1721.
8. Andrade DCA. Comprometimento cognitivo e demência na neurocisticercose ativa: estudo transversal controlado [tese de Doutorado]. São Paulo: Faculdade de Medicina da Universidade de São Paulo, 2010.
9. De Giorgio CM et al. Neurocysticercosis. Epilepsy Currents. 2004;4:107-11.
10. Agapejev S et al. Neurocysticercosis: treatment with albendazole and dextrochloropheniramе. Trans R Soc Trop Med Hyg. 1989;83(3):377-83.
11. Agapejev S et al. Edema cerebral crônico na neurocisticercose. Arq Neuropsiquiatr. 1998;56(3 B);569-76.
12. Takayanagui OM. Neurocysticercosis. Arq Neuropsiquiatr. 2013;71(9 B);710-3.

Seção XIV

Neurocirurgia Infantil

Capítulo 109

Encefaloceles

Clarissa Nascimento
Hamilton Matushita

Introdução

Encefalocele (ECF) é a herniação do conteúdo intracraniano para além dos limites normais do crânio. Pode incluir meninges, líquido cefalorraquidiano (LCR), encéfalo e ventrículos.

Epidemiologia

A prevalência das ECFs difere conforme área demográfica, por razões ainda desconhecidas. Na América do Norte, Europa e norte asiático, a prevalência é de 0,8 a 4 a cada 10 mil nascidos vivos. Nessas regiões, as ECFs posteriores são mais comuns. Ocorre um caso a cada 5 mil nascidos vivos no sudeste asiático, região em que as ECFs anteriores são mais frequentes.[1,2]

Classificação

As ECFs são classificadas de acordo com a topografia da falha óssea, como da convexidade, sincipitais (ou frontoetmoidais) e basais (Figura 109.1). As ECFs da convexidade são mais frequentes (73,1%): podem ser frontais, parietais, occipitais ou occipitocervicais. As ECFs sincipitais (21,5%) são classificadas como nasofrontais, nasoetmoidais, ou naso-orbitares (Figura 109.2).[3] As ECFs basais são as mais raras (5,3%) e classificam-se como etmoidais, esfenoetmoidais e transesfenoidais.

Fisiopatologia

Chapman e colaboradores (1989) revisaram as teorias sobre a embriogênese das ECFs posteriores.[4] A teoria inicial foi descrita por von Recklinghausen, o qual atribuiu a ECF ao espectro da raquísquise e, portanto, como defeito do fechamento do tubo neural. Considerando que a ECF é coberta por pele normal e que, muitas vezes, não há malformação do tecido neuronal, acredita-se que o fechamento do tubo neural ocorra normalmente.

Figura 109.1 – (A e B) Fotografia e RM do crânio de criança com ECF da convexidade (occipital); (C e D) ECF sincipital (frontonasal); (E e F) fotografia da cavidade oral e RM do crânio de criança com ECF basal (transesfenoidal).

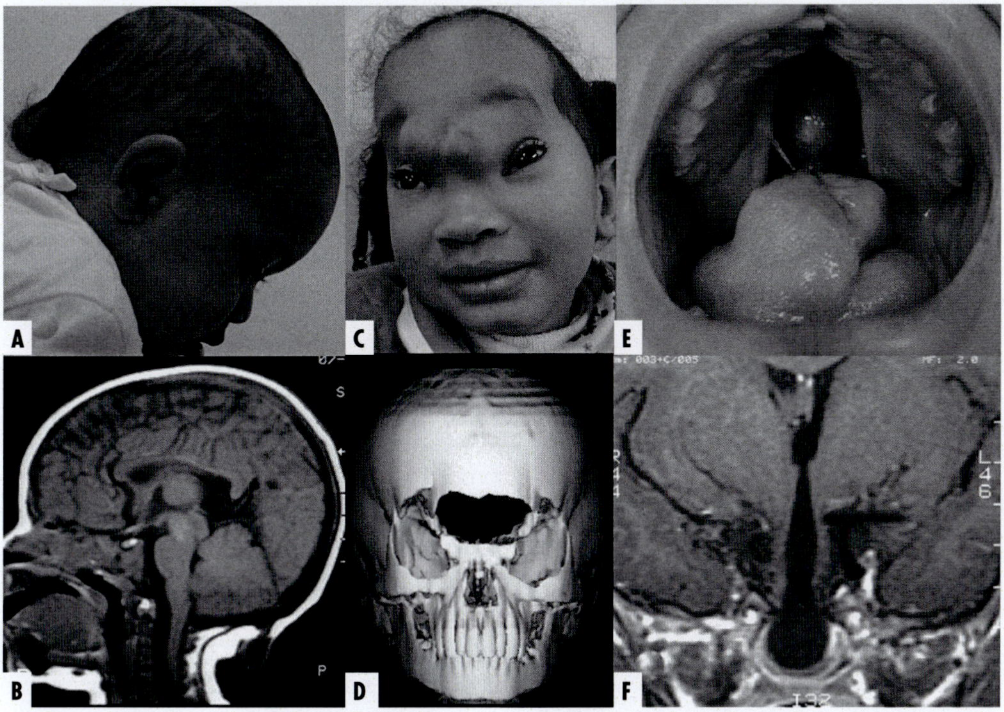

RM: ressonância magnética; ECF: encefalocele.

Fonte: Cortesia do Hospital das Clínicas da Faculdade de Medicina da Universidade de São Paulo (HC-FMUSP).

Figura 109.2 – Encefaloceles sincipitais.

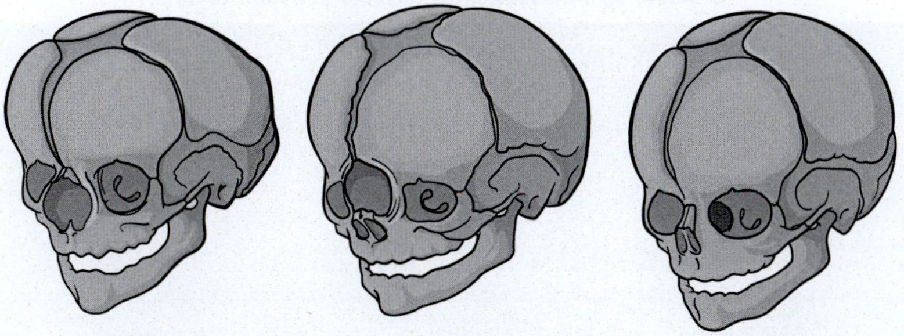

Fonte: Adaptada de Hoving E, Blaser S, Kelly E et al., 1999.

Marin-Padilla descreveu a teoria melhor reprodutível em animais. Atribuiu as ECFs posteriores ao descompasso entre o crescimento da base do crânio e as estruturas da fossa posterior. A exposição dos tecidos do crânio nas substâncias teratogênicas causaria redução da velocidade do crescimento da base do crânio, mantendo normal o fechamento do tubo neural.

Havendo crescimento do tecido neuronal maior do que o conteúdo da fossa posterior, ocorre estrangulamento do tecido nervoso contra o crânio em formação junto à escama occipital, ainda na fase membranosa. A hidrocefalia seria secundária ao estrangulamento do tecido nervoso e não a causa da ECF.

A outra teoria encaixa-se nos achados de Chiari ao descrever a malformação de Chiari tipo III. Chiari identificou hidrocefalia em todos os espécimes descritos e concluiu que a ECF seria secundária à ela. No entanto, a hidrocefalia não é obrigatória nas ECFs posteriores e, portanto, esta teoria também é pouco provável.

Não há consenso se ECFs anteriores formam-se antes ou após o fechamento do tubo neural. De acordo com Hoving e colaboradores (1990, 1997) de um defeito no fechamento do neuroporo rostral, na fase final do fechamento do tubo neural, devido à anormalidade da separação do ectoderma do tecido neural, justificando assim a abertura da base do crânio.[5,6]

Tratamento

Os objetivos no tratamento cirúrgico das ECFs são correção da deformidade do crânio, prevenção da fístula do LCR e preservação da função neurológica e das estruturas vasculares. É importante para o planejamento cirúrgico a complementação da investigação com o exame de ressonância magnética (RM) para identificar do conteúdo das ECFs (Figuras 109.3 e 109.4).

Como as ECFs são defeitos recobertos de pele normal, o procedimento deve ser eletivo. É, portanto, importante ponderar sobre o risco anestésico, o peso da criança e investigar outras malformações no pré-operatório.

Quando há ECFs posteriores, é necessário realizar-se a abertura da pele, dissecar o plano da dura-máter e abri-la. O tecido nervoso displásico pode ser removido. No entanto, não é possível remover todo o conteúdo da ECF quando contém estruturas vasculares ou relação direta com os ventrículos. Deve-se suturar a dura-máter e, quando necessário, corrigir a falha óssea (Figura 109.5).

Figura 109.3 – RM do crânio de criança com ECF parietal pequena e heterotopia da substância cinzenta periventricular.

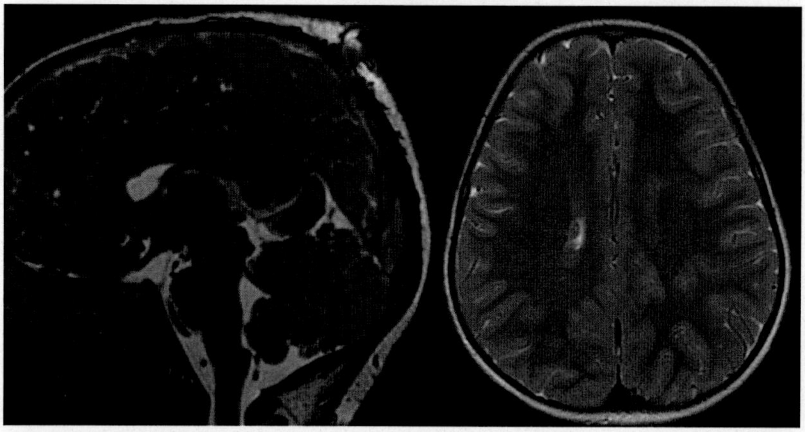

RM: ressonância magnética; ECF: encefalocele.

Fonte: Cortesia do Hospital das Clínicas da Faculdade de Medicina da Universidade de São Paulo (HC-FMUSP).

Figura 109.4 – (A) Criança com ECF da convexidade parietal, microcefalia e grande quantidade de tecido nervoso herniado; (B) TC do mesmo doente.

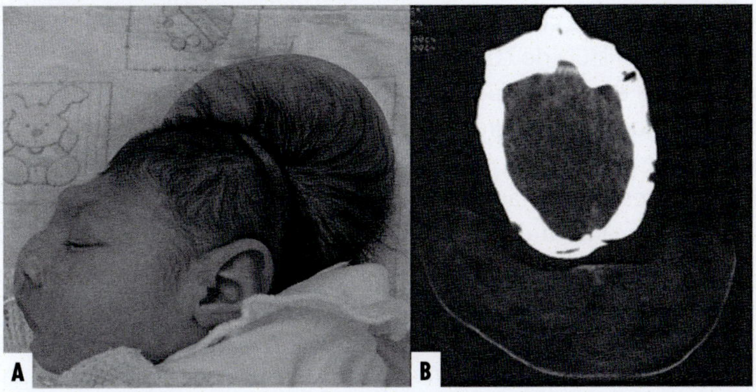

ECF: encefalocele; TC: tomografia computadorizada.

Fonte: Cortesia do Hospital das Clínicas da Faculdade de Medicina da Universidade de São Paulo (HC-FMUSP).

Figura 109.5 – (A e B) Fotografia e TC do crânio de recém-nascido com encefalocele da convexidade occipitocervical; (C e D) resultados pós-operatórios.

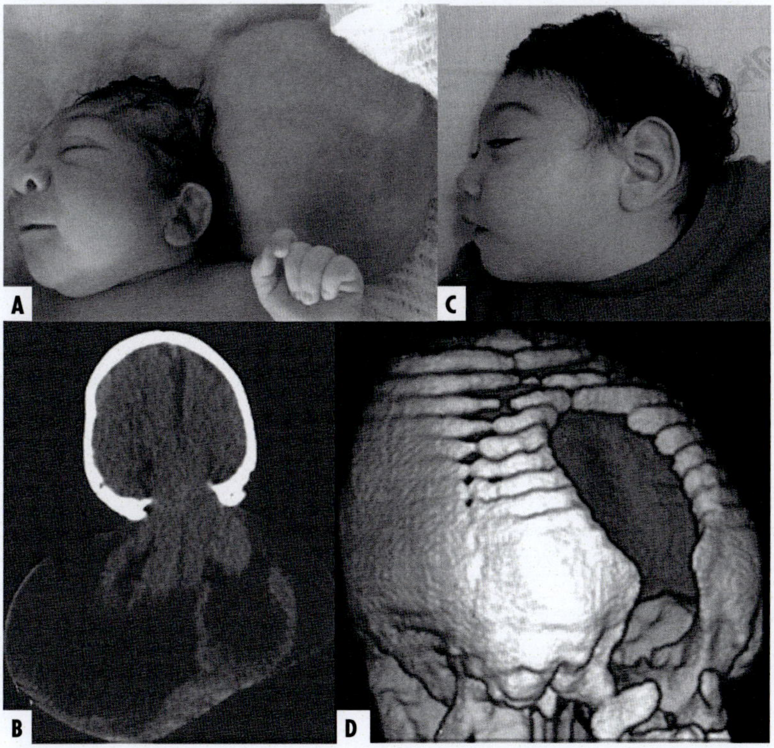

TC: tomografia computadorizada.

Fonte: Cortesia do Hospital das Clínicas da Faculdade de Medicina da Universidade de São Paulo (HC-FMUSP).

Pode haver hidrocefalia tanto no período pré como pós-operatório. É importante verificar a presença de abaulamento da ferida operatória e crescimento desproporcional do perímetro encefálico. Nessas circunstâncias, deve-se realizar a derivação ventriculoperitoneal precocemente, evitar a fístula do LCR e a consequente meningite. A hidrocefalia, outras malformações encefálicas e a quantidade do tecido nervoso herniado são os principais fatores relacionados ao mau desfecho neurológico das crianças com ECFs posteriores. As síndromes mais frequentemente associadas a elas são as de Meckel-Gruber e de Walker-Warburg.

As ECFs anteriores apresentam-se clinicamente de modo diferente das ECFs posteriores. Na maioria dos casos, causam deformidades da face, sendo muitas vezes recomendada a concorrência dos cirurgiões plásticos para melhorar os resultados cosméticos e funcionais. As ECFs sincipitais, exceto as naso-orbitárias, causam abaulamento na face que aumenta ou diminui de acordo com a manobra de Valsalva (quando chora, por exemplo). As ECFs basais muitas vezes são diagnosticadas tardiamente em decorrência de obstrução nasal, "rinorreia recorrente" (fístulas espontâneas) ou meningites de repetição. Os princípios da cirurgia têm os mesmos propósitos das ECFs posteriores, mas mais repercussão no resultado estético. Deve-se selar a base do crânio, inclusive o componente ósseo; corrigir e ressecar o conteúdo extracraniano; e corrigir o defeito do osso nasal e a órbita.[2] A melhor via de acesso para a correção desses defeitos ainda não está bem definida. A experiência do cirurgião com as técnicas endoscópicas ou por craniotomia deve definir a conduta.[7]

Referências bibliográficas

1. Lo BWY, Kulkarni AV, Rutka JT et al. Clinical predictors of developmental outcome in patients with cephaloceles. J Neurosurg Pediatr. 2008;2:254-7.
2. Kumar A, Helling E, Guenther D et al. Correction of frontonasoethmoidal encephalocele: the HULA procedure. Plast Reconstr Surg. 2009;123:661-9.
3. Hoving E, Blaser S, Kelly E et al. Anatomical and embryological considerations in the repair of a large vertex cephalocele: case report. J Neurosurg. 1999;90:537-41.
4. Chapman PH, Swearingen B, Caviness VS. Subtorcular occipital encephaloceles: anatomical considerations relevant to operative management. J Neurosurg. 1989;71:375-81.
5. Hoving EW, Vermeij-Keers C. Frontoethmoidal encephaloceles: a study of their pathogenesis. Pediatr Neurosurg. 1997;27:246-56.
6. Hoving EW, Vermeij-Keers C, Mommaas-Kienhuis AM et al. Separation of neural and surface ectoderm after closure of the rostral neuropore. Anat Embryol. 1990;182:455-63.
7. Komotar RJ, Starke RM, Raper DM et al. Endoscopic endonasal versus open repair of anterior skull base CSF leak, meningocele and encephalocele: a systematic review of outcomes. J Neurol Surg A Cent Eur Neurosurg. 2013;74(4):239-50.

Capítulo 110

Disrafismos Espinais Fechados

José Francisco Manganelli Salomao

Introdução

Disrafismos (do grego *dys* + *rhaphē*, fechamento defeituoso) espinais podem ser abertos ou fechados. Os disrafismos espinais fechados (DEFs), também denominados ocultos, são recobertos por pele íntegra, ou seja, não há exposição do sistema nervoso, mas são, muitas vezes, associados a estigmas cutâneos. Os DEFs podem comprometer os tecidos originados dos ectodermas cutâneo e neural, o mesoderma e, por vezes, o endoderma, resultando em malformações congênitas de maior ou menor gravidade. A sua real incidência é desconhecida.

A fixação do segmento terminal da medula espinal a estruturas inelásticas denomina-se medula ancorada, condição em que o cone medular situa-se distalmente ao corpo vertebral da segunda vértebra lombar (L2), pois sua ascensão embriológica é prejudicada, fenômeno que pode resultar na virtual ausência da cauda equina ou orientação cefálica das suas raízes. A disfunção neurológica decorrente dos DEFs é atribuída às anomalias estruturais ou compressão mecânica, tração e isquemia das estruturas nervosas que sofrem e interferem com mecanismos de oxidação e redução nos citocromos de neurônios espinais.[1]

Correlação embriopatogênica

A formação do tubo neural dos vertebrados surge nos estágios embrionários da gastrulação e de neurulações primária e secundária. Durante a gastrulação, forma-se o embrião trilaminar – ou gástrula –, estágio em que se desenvolvem o mesoderma e a notocorda, esta, indutora da neurulação. Quando os precursores da notocorda, ao invés de se fundirem, permanecem separados, induzem à formação de hemimedulas espinais por extensões variadas.[2] O espaço interposto entre as hemimedulas pode ser preenchido por células pluripotentes oriundas das três camadas primitivas, resultando na formação de tecidos ósseo, cartilaginoso ou derivados do tubo digestivo e do trato respiratório, entre outros. Durante a neurulação primária, os bordos da placa neural apõem-se e fundem-se na linha média para formar o tubo neural. As extremidades do tubo neural, ou neuroporos, são as últimas regiões a fechar; nesses locais, desenvolvem-se a maioria dos defeitos de fechamento. Admite-se a existência de vários neuroporos para justificar os defeitos distantes dos dois neuroporos classicamente descritos.[3] Os DEFs desse período embrionário são localizados, segmentares e relacionados à disjunção prematura ou incompleta entre o ectoderma neural e o ectoderma cutâneo. O lipoma do cone medular é o exemplo típico da disjunção prematura. A fístula neuroectodérmica (FNE) ou seio dérmico exemplifica a disjunção incompleta em que há solução de continuidade da epiderme. Durante a neurulação secundária, células mesenquimais indiferenciadas desenvolvem-se na cauda do embrião, já totalmente recoberto pela epiderme. A massa celular caudal ou eminência caudal, une-se ao tubo neural primário no plano da segunda vértebra sacral. Inúmeras cavitações coalescem e formam o ventrículo terminal que, por sua vez, involui no 52º dia pós-ovulação. Seus remanescentes originam o cone medular e o filamento terminal, em um processo chamado regressão caudal ou degeneração retrogressiva. No mesmo período, a cloaca origina o intestino inferior e o sistema urogenital que, por sua vez, resulta em maior ocorrência de síndromes viscerais. As principais malformações e os respectivos estágios embriológicos estão sumarizados no Quadro 110.1.

Quadro 110.1 – DEF e seus respectivos estágios no desenvolvimento embrionário.

Gastrulação	Neurulação primária	Neurulação secundária
MMF I	Hamartoma lipomatoso	MFT
MMF II	FNE	Lipoma
Cistos neuroentéricos	MDL	Ventrículo terminal
DSVs	• Dermoides • Epidermoides • Meningocele	Mielocistocele terminal

DEF: disrafismo espinal fechado; MMF: malformação da medula espinal fendida; MFT: malformações do filamento terminal; FNE: fístula neuroectodérmica; MDL: mielosquise dorsal limitada; DSV: defeito da segmentação vertebral.

Fonte: Desenvolvido pela autoria do capítulo.

Quadro clínico

Por ocasião do nascimento, sinais e sintomas podem estar ausentes ou ter expressão clínica muito discreta. Para efeitos práticos, podem ser identificadas quatro síndromes clínicas:

1. **Síndrome cutânea:** caracteriza-se pela presença de marcas ou assinaturas cutâneas da linha média ou próximas a ela; ocorrem em mais da metade dos casos. Essas alterações acontecem principalmente na região lombossacral e, mais raramente, nas regiões torácica e cervical (Quadro 110.2).
2. **Síndrome neuro-ortopédica:** inclui alterações neurológicas e deformidades ortopédicas; o acometimento dos membros inferiores é predominantemente distal. As anormalidades sensitivas são de difícil avaliação em neonatos e infantes (Quadro 110.2).
3. **Síndrome urológica:** caracteriza-se por bexiga neurogênica e pode causar infecções urinárias de repetição. As anormalidades vesicais podem manifestar-se como

bexiga hiperativa, dissinergia vesicoesfincteriana ou associação de ambas. A avaliação urodinâmica é importante para a decisão cirúrgica em muitos casos.

4. **Síndrome visceral:** caracteriza-se pela presença de ânus imperfurado, megacólon congênito, extrofia de cloaca (complexo OEIS) e malformações renais, pulmonares, cardiovasculares e de outras anormalidades da chamada associação VACTERL.

Quadro 110.2 – Principais achados nas síndromes cutânea e neuro-ortopédica.

Síndrome cutânea	Síndrome neuro-ortopédica
• Lipomas • Verrugas • Hipertricose • Hemangiomas • Massas subcutâneas • Crateras • Apêndices cutâneos • Fossetas • Nevos pigmentados • Displasia cutânea • Tufos de pele • Assimetria glútea	• Pé torto • Atrofia/assimetria dos pés • Paralisia distal • Défice motor • Anormalidades da marcha • Assimetria dos membros inferiores • Escoliose • Lordose • Défices sensitivos • Luxação do quadril • Úlceras tróficas distais • Dor

Fonte: Desenvolvido pela autoria do capítulo.

Diagnóstico por imagem

A ultrassonografia lombar constitui um método de rastreamento e seleção de recém-nascidos e infantes, sob suspeita de DEF, que deverão ser submetidos a melhor estudo diagnóstico com ressonância magnética (RM). A ocorrência de fossetas (*dimples*) sacrococcígeas isoladas constitui num marcador negligível para DEF, porém, a presença de seio dérmico associados a outros estigmas lombossacrais são considerados de alto risco para disrafismos espinais.

Disrafismos espinais fechados associados a defeitos da gastrulação

Malformações da medula fendida

A divisão da notocorda durante a formação das hemimedulas resulta nas chamadas malformações da medula fendida (MMF) que, por sua vez, correspondem a 3,8% dos DEFs. As MMFs podem ser do tipo I, também conhecida como diastematomielia, do tipo II ou diplomielia, ou formas compostas. A MMF I caracteriza-se pela presença de dois sacos durais contendo, cada um deles, uma hemimedula espinal, separadas entre si por trave óssea ou cartilaginosa (Figura 110.1). A MMF II caracteriza-se pela presença de hemimedulas contidas em um único estojo dural e separadas por bandas fibrosas ou tecido aracnóideo. A TC pode revelar septos ósseos e a RM, a medula dividida. O canal espinal pode estar alargado e apresentar defeitos de segmentação, como hemivértebras, vértebras em borboleta, síndrome de Klippel-Feil, entre outros. Como consequência dessas anomalias, pode ocorrer escoliose. A principal assinatura cutânea da MMF é a hipertricose.[2]

Figura 110.1 – MMF tipo I. (A) Hipertricose e gibosidade da coluna torácica; (B) TC da coluna vertebral revelando diversos defeitos da segmentação vertebral e alargamento do canal raquiano; (C) espícula óssea dividindo o canal raquiano; (D e E) RM revelando MMF, note-se a presença de escoliose acentuada; (F) setas apontam duas espículas ósseas.

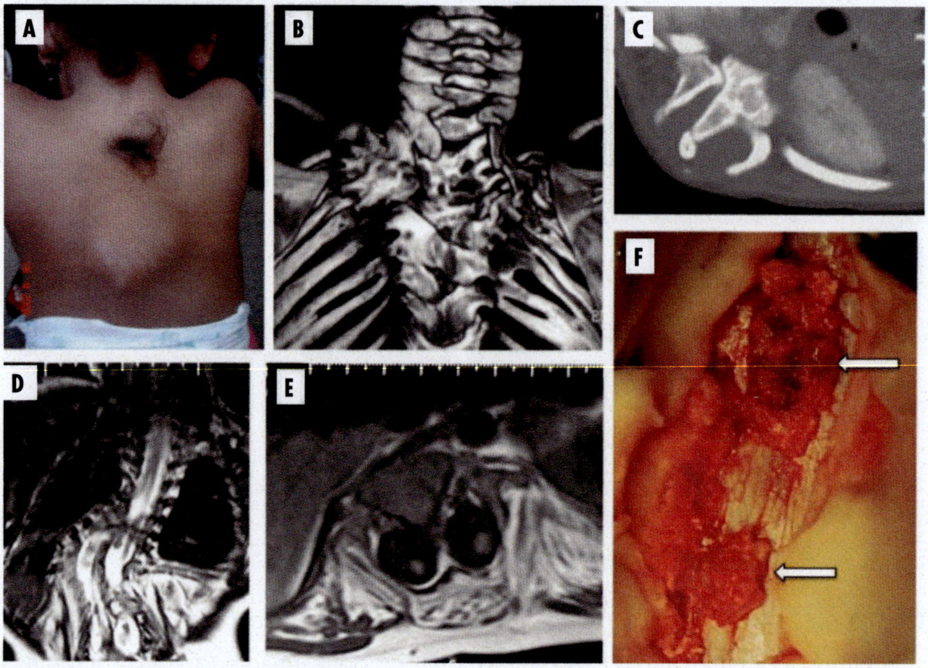

MMF: malformação da medula espinal fendida; TC: tomografia computadorizada; RM: ressonância magnética.

Fonte: Cortesia do Instituto Fernandes Figueira, Fundação Oswaldo Cruz (IFF/Fiocruz).

Cistos neuroentéricos

São supostamente relacionados à persistência do canal neuroentérico, comunicação direta entre o neuroectoderma e o endoderma, estrutura nunca identificada em mamíferos. Manifestam-se como síndrome de compressão medular associadamente à espinha bífida anterior ou posterior. O exame de RM revela cistos com alto conteúdo proteico, revestidos por epitélio de origem endodérmica oriundo das células do tubo alimentar.

Disrafismos espinais fechados associados a defeitos da neurulação primária

Lipomas do cone medular

São também denominados leptomielolipomas, lipomeningoceles ou lipomielomeningoceles. São hamartomas lipomatosos e podem conter associadamente cartilagem, músculos e ossos. São os DEFs mais frequentes. A sua principal característica é a adesão ao tecido nervoso e a continuidade com massas subcutâneas. Chapman (1982) classificou esses lipomas como dorsal, caudal e transicional, conforme sua interface com o cone medular.[4] No tipo dorsal, o lipoma conecta-se posteriormente ao cone próximo à zona de entrada das raízes dorsais e as raízes são ventrais à implantação da lesão. No tipo caudal, o lipoma situa-se na porção inferior do cone e há poucas raízes nervosas atuantes envoltas na massa gordurosa. O tipo transicional apresenta algumas características do lipoma dorsal, mas em sua região caudal, as raízes nervosas emergem anterolateralmente à lesão. Pang e colaboradores (2009) preservaram a descrição de Chapman para os tipo dorsal e transicional, mas excluíram a variedade caudal e introduziram o conceito do chamado lipoma caótico.[5] Nessa forma, o lipoma localiza-se, também, na face anterior do cone medular e das raízes lombossacrais (Figura 110.2).

Figura 110.2 – Hamartomas lipomatosos. (A, B e C) Lipoma do tipo caótico com massa envolvendo o cone medular e as raízes espinais; (D) lipoma dorsal; (E) lipoma caudal onde as setas apontam a fixação do cone medular, ascensão do cone após a ressecção subtotal da lesão.

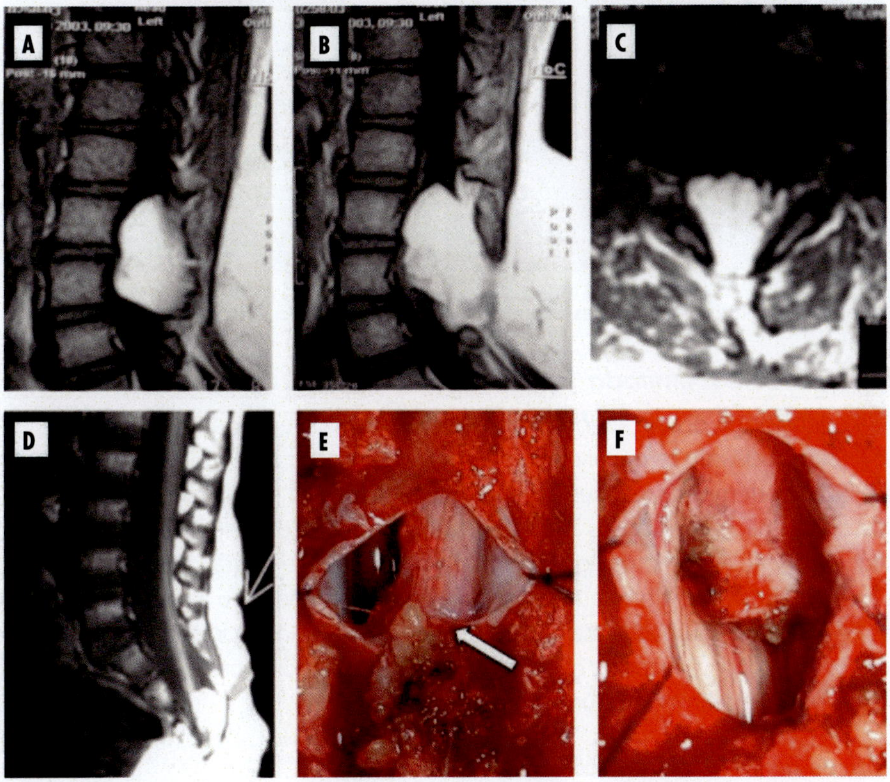

Fonte: Cortesia do Instituto Fernandes Figueira, Fundação Oswaldo Cruz (IFF/Fiocruz).

Fístula neuroectodérmica ou seio dérmico congênito

A extensão do trato a partir do orifício cutâneo varia; em mais da metade dos casos, alcança a dura-máter ou o interior do canal espinal. Frequentemente ocorre drenagem de líquido cefalorraquidiano (LCR) ou de secreções pelo orifício exterior. Em percentual significativo de casos, associa-se a cistos dermoides ou epidermoides, geralmente presentes no final do trato. Podem ocorrer meningites de repetição, abscessos e empiemas intrarraquidianos.[6] O exame de RM permite identificar o trajeto subcutâneo, geralmente localizado rostralmente à lesão cutânea, associado ou não a cistos dermoides (Figura 110.3). As FNEs devem ser diferenciadas das fossetas sacrais simples, ou seja, depressões cutâneas no sulco interglúteo presente em 5% dos recém-nascidos normais, sem significado cirúrgico.

Figura 110.3 – Fístula neuroectodérmica. (A) Setas apontam orifício cutâneo; (B) continuidade com trajeto fistuloso; (C) continuidade com cisto dermoide intradural; (D) peça cirúrgica.

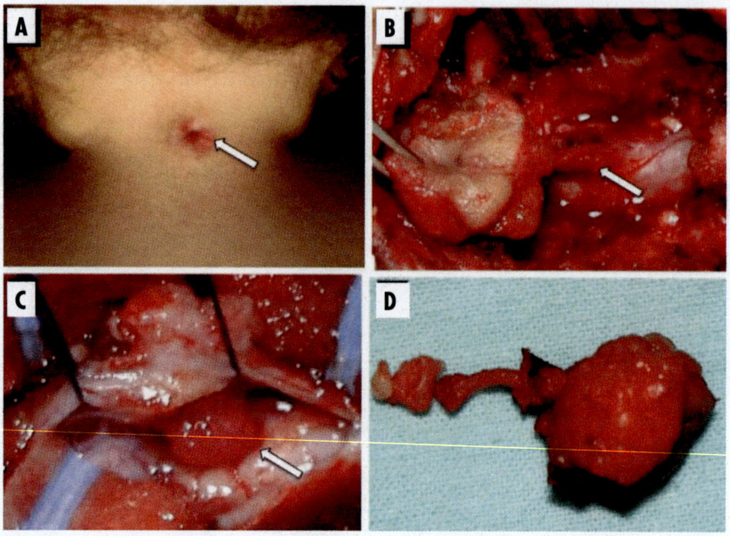

Fonte: Cortesia do Instituto Fernandes Figueira, Fundação Oswaldo Cruz (IFF/Fiocruz).

Mielosquise dorsal limitada

São defeitos da disjunção incompleta com rótulos diversos, dentre os quais meningocele, mielocistocele não terminal e mielomeningocele *manqué*. As mielosquises dorsais limitadas (MDLs) podem ser saculares ou não saculares. As não saculares se apresentam como vários estigmas não relacionados à solução de continuidade da pele.[7] As saculares têm domo revestido por epitélio escamoso ou cicatricial e sem placódio neural ou comunicação com o meio exterior. Uma haste fibroneurovascular conecta as paredes ou a base do cisto ao tecido nervoso e ancora-se na medula na região do cone e nas regiões torácica e cervical. Os doentes podem ser assintomáticos ou oligossintomáticos. Quando há progressão das lesões ou da sintomatologia, o tratamento cirúrgico pode ser necessário.

Apêndices neuroectodérmicos

São estruturas apendiculares medianas com dimensões variáveis, revestidas de pele íntegra, geralmente localizadas na região lombossacral e, eventualmente, nas regiões torácica e cervical. Quase sempre se associam, em sua base, a lipomas geralmente contínuos com o canal espinal. Apesar de algumas referências equivocadas que os relacionam à persistência de cauda vestigial, tais apêndices são estigmas cutâneos relacionados aos lipomas do cone medular ou à MDL.

Disrafismos espinais fechados associados a defeitos da neurulação secundária

Anomalias do filamento terminal

As principais anormalidades da neurulação secundária são as malformações do filamento terminal. Essas podem se apresentar como fibrolipomas (lipomas filares) ou filamento terminal curto ou espessado, considerando-se que, nesse último caso, seu diâmetro deve ser igual ou superior a 2 mm. As anomalias do filamento terminal são muitas vezes achados incidentais e frequentemente associados a malformações de estágios embrionários diversos.

Síndrome de regressão caudal

São malformações relacionadas à agenesia caudal. A proximidade entre o tubo neural secundário e a cloaca pode resultar em malformações associadas do sistema urogenital e do segmento distal do trato intestinal. Alguns doentes apresentam o chamado complexo OEIS (Figura 110.4) e outros, a chamada associação VACTERL. Suas características estão apresentadas no Quadro 110.3. Doentes com agenesia sacral podem ter sulco interglúteo curto, glúteos achatados, cintura pélvica estreita e atrofia distal dos membros inferiores, com a forma de "garrafa de champanhe invertida" (Figura 110.4).[8] As anomalias vertebrais mais graves podem comprometer os segmentos inferiores da coluna torácica e os arcos costais. As apresentações mais brandas acometem unicamente o sacro distal ou o cóccix. Em alguns casos, o cone vertebral termina abrupta ou obliquamente.

Figura 110.4 – Malformações da neurulação secundária. (A) Manifestações típicas da agenesia sacral com glúteos e sulco interglúteo curtos e hipotrofia em "garrafa de champanhe invertida"; (B) cone medular truncado e hipertrofia do filamento terminal (seta); (C) detalhe do ato operatório com o filamento terminal identificado; (D) extrofia da cloaca (complexo OEIS) e mielocistocele terminal; (E) cone medular com abertura em "boca de trompete" (seta).

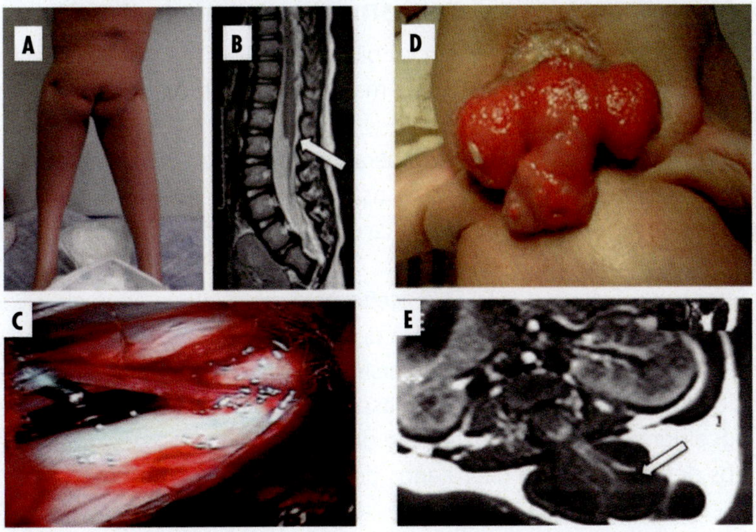

Fonte: Cortesia do Instituto Fernandes Figueira, Fundação Oswaldo Cruz (IFF/Fiocruz).

Mielocistocele terminal

Este disrafismo cístico caracteriza-se como massa localizada no sulco interglúteo. A medula espinal termina no interior do cisto, fora do canal raquidiano, assumindo a forma de boca de trompete que representa a abertura do ventrículo terminal. Geralmente evidencia-se um lipoma e a malformação, frequentemente relacionada ao complexo OEIS. Por ocasião do nascimento, muitos doentes são assintomáticos, mas, com o passar do tempo, é possível observa-se comprometimento neurológico progressivo.

Quadro 110.3 – Complexo OEIS e associação VACTERL.

Complexo OEIS	Associação VACTERL
• Onfalocele • Extrofia de cloaca • Imperfuração anal • Defeitos espinais	• Defeitos vertebrais • Imperfuração anal • Malformações cardíacas • Malformações traqueais • Malformações esofágicas • Malformações renais • Malformação dos membros

VACTERL: *vertebral defects, anal atresia, cardiac defects, tracheo-esophageal fistula, renal anomalies, limb abnormalities*; OEIS: *Omphalocele, Exstrophy, Imperforate anus, Spinal defects.*
Fonte: Desenvolvido pela autoria do capítulo.

Disrafismos complexos

Alguns doentes apresentam várias malformações originárias de diversos estágios embrionários, como a hemimielomeningocele que se associa à MMF, que, por sua vez, é concomitante aos lipomas filares. Os disrafismos complexos são mal explicados, envolvendo vários locais de fechamento do tubo neural e a expressão de genes da família HOX.

Tratamento cirúrgico dos disrafismos espinais fechados

O principal objetivo do tratamento cirúrgico dos DEFs é promover a liberação do cone medular. A operação deve ser realizada sob magnificação e monitorização neurofisiológica transoperatória.

Os doentes sintomáticos devem ser operados. O objetivo é reverter ou impedir a progressão dos sinais e sintomas. Malformações associadas demandam equipe multidisciplinar, principalmente de cirurgia pediátrica, urológica e ortopédica, desde que as prioridades sejam obedecidas.

O tratamento profilático dos DEFs é aceito pela maioria dos neurocirurgiões, haja vista a possibilidade de deterioração tardia. Há de se considerar, no entanto, que as sequelas decorrentes do tratamento podem ser irreversíveis e impactar marcadamente na qualidade de vida dos doentes. A cirurgia em doentes assintomáticos com lipoma do cone medular é contestada por alguns autores. A constatação de que mais de 40% dos doentes apresentam progressão dos défices ao longo de 10 anos de observação é argumento consistente para justificar a indicação operatória.[5]

A extensão da ressecção dos lipomas depende de suas relações com o cone medular e as raízes da cauda equina. Grande parte dos lipomas dorsais pode ser removida após a identificação de sua interface com o cone. O mesmo ocorre com os lipomas caudais. Os lipomas caóticos poucas vezes são amenos às remoções mais radicais.[5]

Em doentes com lipoma do cone medular, a dura-máter costuma ser deficiente posterior, lateral ou caudalmente e frequentemente necessita ser reconstruída. A síntese dos planos muscular e aponeurótico deve ser reforçada para minimizar fístulas de LCR ou pseudomeningocele. Drenos fechados podem ser mantidos por 48 horas para evitar a tensão sobre a sutura.

As FNEs devem ser tratadas logo após seu diagnóstico, devido ao risco de infecção. Em casos de meningite, a cirurgia deve ser postergada até a esterilização do LCR.

Ocorrem complicações com o tratamento cirúrgico dos DEFs em 10% a 20% dos doentes, principalmente naqueles com lipoma do cone. Dentre elas, incluem-se a piora dos défices neurológicos e/ou urológicos, que podem ser transitórios ou permanentes. Complicações localizadas, como as fístulas de LCR, as pseudomeningoceles, as deiscências da sutura e as infecções, também podem ocorrer.

Prognóstico

O prognóstico dos DEFs depende da condição neurológica dos doentes. Pessoas assintomáticas ou com défices discretos geralmente apresentam excelente evolução pós-operatória, mas doentes com défices intensos apresentam menor possibilidade de recuperação completa. O tipo da lesão e a qualidade da ressecção influenciam o prognóstico do tratamento do lipoma do cone; é menos favorável na variedade caótica e naqueles parcialmente removidos. Existe a possibilidade de reancoramento e deterioração em longo prazo em mais de 30% dos doentes operados, havendo, nesses casos, essa necessidade de cirurgia adicional.

Referências bibliográficas

1. Yamada S, Zinke DE, Sanders DC. Pathophysiology of "tethered cord syndrome". J Neurosurg. 1981;54:494-503.
2. Pang D, Dias MS, Ahab-Barmada M. Split cord malformation – Part I: A unified theory of embryogenesis for double spinal cord malformations. Neurosurgery. 1992;31:451-80.
3. Allen MI, Kalousek DK, Chernoff G et al. Evidence for multisite closure of the neural tube in humans. Am J Med Genet. 1993;47:724-43.
4. Chapman PH. Congenital intraspinal lipomas: anatomic considerations and surgical treatment. Child's Brain. 1982;9:37-47.
5. Pang D, Zovickian J, Oviedo A. Long-term outcome of total and near total resection of spinal cord lipomas and reconstruction of the neural placode – Part I: Surgical technique. Neurosurgery. 2009;65:511-29.
6. Radmanesh F, Nejat F, El-Khashab M. Dermal sinus tract of the spine. Child's Nerv Syst. 2010;26:349-57.
7. Pang D, Zovickian J, Oviedo A et al. Limited dorsal myeloschisis: a distinctive clinicopathological entity. Neurosurgery. 2010;67:1555-79.
8. Pang D. Sacral agenesis and caudal spinal cord malformations. Neurosurgery. 1993;32:755-8.

Capítulo 111

Mielomeningocele

Daniel Dante Cardeal
Hamilton Matushita

Introdução

A mielomeningocele (MMC) é uma malformação espinal e medular congênita decorrente do defeito do fechamento do tubo neural, que ocorre na 3ª semana gestacional. O defeito do fechamento resulta em abertura da pele, fáscia muscular, músculos, dura-máter, medula espinal e lâminas vertebrais e na exposição do tecido neural chamado *placode* (Figura 111.1). As malformações congênitas decorrentes do não fechamento espinal são, genericamente, denominadas espinhas bífidas ou disrafismos espinais. Os disrafismos são classificados em abertos – quando há exposição do tecido nervoso – e fechados – quando há cobertura de pele.

Figura 111.1 – Doentes com MMC planas (A e B) e distendidas (C, D e E).

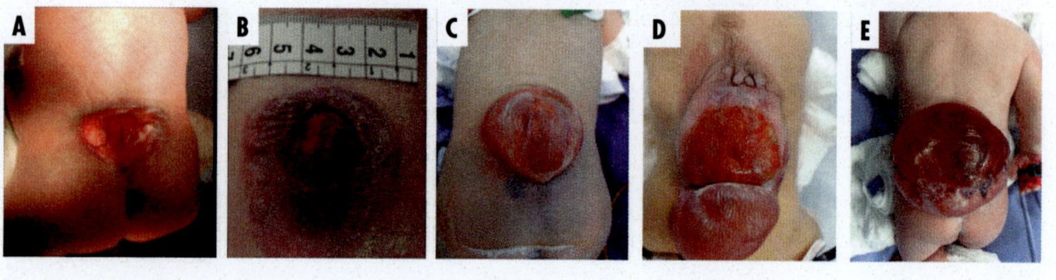

MMC: mielomeningocele.

Fonte: Cortesia do Hospital das Clínicas da Faculdade de Medicina da Universidade de São Paulo (HC-FMUSP).

Epidemiologia

A incidência global da MMC varia de 0,1 a 10 casos/1 mil nascidos vivos. É mais comum em regiões com baixo desenvolvimento socioeconômico e a ocorrência é menor em negros e asiáticos. No Brasil, a incidência da espinha bífida é de cerca de 1 caso para cada 1.139

nascidos vivos. A gestação prévia de recém-nascido com espinha bífida aumenta o risco de que a mesma patologia ocorra em gestações futuras. A suplementação com 0,4 mg de ácido fólico reduz em 70% o risco de recorrência.

Embriologia

As anormalidades embrionárias que induzem os defeitos do fechamento do tubo neural manifestam-se nas 3ª e 4ª semanas de gestação, período denominado neurulação primária. No 22º dia de gestação, ocorre espessamento e invaginação do ectoderma dorsal do embrião para formar o sulco neural que apresenta trajeto longitudinal e aprofunda-se progressivamente para formar a goteira neural e o tubo neural. O processo de neurulação termina com o fechamento do neuroporo caudal na região do segmento medular de S1 a S2. Os defeitos ocorridos durante a fase de neurulação primária que acometem a formação caudal do tubo neural geram a espinha bífida aberta ou MMC. Os defeitos que ocorrem após a fase de neurulação primária geram malformações espinais cobertas por pele que são denominadas disrafismos ocultos.

Etiologia

A etiologia da MMC é multifatorial; no entanto, a via metabólica do ácido fólico e da glicose parece estar relacionada à formação do tubo neural. A prevenção da ocorrência dos defeitos de fechamento do tubo neural pode ser realizada com a ingestão de 0,4 a 1 mg/dia de ácido fólico durante pelo menos 3 meses antes da gravidez e durante os 3 primeiros meses de gestação.

Outras condições associadas à MMC seriam o uso de medicações anticonvulsivantes (carbamazepina ou ácido valproico), diabetes *mellitus* e obesidade (Quadro 111.1).

Quadro 111.1 – Fatores etiológicos envolvidos na formação da MMC.

- Baixas condições socioeconômicas
- Baixa escolaridade dos pais
- Idade materna inferior a 19 anos e superior a 40 anos
- Origem hispânica
- Hiperglicemia
- Diabetes
- Obesidade materna
- Medicamentos antagonistas do folato
- Anticonvulsivantes

Fonte: Desenvolvido pela autoria do capítulo.

Diagnóstico

- **Alfafetoproteína sérica:** é aumentada em cerca de 80% dos casos de defeitos do tubo neural entre as 16ª e 18ª semanas de gestação. Está em desuso devido à possibilidade de resultados falso-positivos.
- **Ecografia fetal:** é o exame de escolha para diagnostico pré-natal da MMC. Possibilita predizer o nível da lesão em mais de 60% dos casos e apresenta sensibilidade em torno de 100%. O diagnóstico da MMC por insonação direta da lesão é evidenciado por volta

da 20ª semana de gestação. Achados indiretos, como anormalidades dos ângulos da base do crânio e da fossa posterior, assim como transluscência nucal alterada, são sinais indiretos da presença de MMC evidenciados antes da 20ª semana de gestação. A ecografia craniana de fetos com MMC pode revelar o "sinal do limão" (correspondente ao imbricamento das estruturas ósseas cranianas) (Figura 111.2) e o "sinal da banana" (deformidade do tronco encefálico e cerebelo com forma côncava em decorrência da fossa posterior pequena).

Figura 111.2 – Ecografia fetal evidenciando "sinal do limão" em doente com MMC. As setas mostram o imbricamento das estruturas ósseas cranianas.

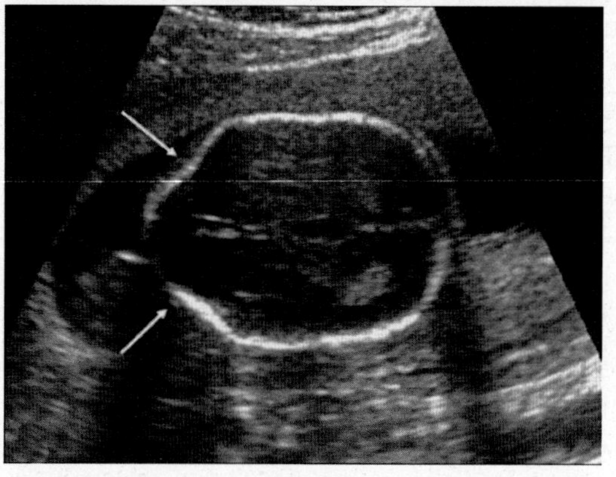

MMC: mielomeningocele.

Fonte: Cortesia do Hospital das Clínicas da Faculdade de Medicina da Universidade de São Paulo (HC-FMUSP).

» **Ressonância magnética (RM):** exame realizado quando a ecografia fetal não fornece informações consistentes sobre o diagnóstico de MMC ou quando há necessidade de informações adicionais aos demais exames de imagem. A RM não é mais sensível na identificação da MMC em relação à ecografia fetal.

Lesões associadas

Diversas alterações cranioencefálicas podem estar associadas à MMC (Quadro 111.2). Várias hipóteses foram formuladas para justificar a formação das lesões associadas. Uma das mais aceitas é a teoria unificada de McLone, que postula que a fístula do líquido cefalorraquidiano (LCR) decorrente da falha de fechamento do tubo neural é responsável pela falha de distensão primitiva do tubo neural que mantém o desenvolvimento normal das estruturas encefálicas e resulta em alteração da adesão e da migração teciduais e no desenvolvimento de fossa posterior pequena com a consequente ocorrência da malformação de Chiari tipo II; a fossa posterior pequena seria a principal causa da hidrocefalia (HC) em crianças com MMC.

De acordo com a teoria da *two-hit hypothesis*, a lesão neuronal e, consequentemente, a gravidade clínica e o aparecimento das lesões associadas das crianças com MMC relacionam-se à alteração neuronal primária causada pela falha do fechamento do tubo neural e, secundariamente, pelo tempo de exposição do tecido neuronal ao líquido amniótico ou ao longo período do traumatismo e distensão do *placode* no ambiente intrauterino.

Quadro 111.2 – Malformações cranianas associadas à MMC.

• Hidrocefalia • Malformação de Chiari tipo II • Colpocefalia • Massa intermédia alargada • Fossa posterior pequena	• *Breaking* do teto mesencefálico • Polimicrogiria • Heterotopias • Craniolacunia

MMC: mielomeningocele.
Fonte: Desenvolvido pela autoria do capítulo.

Tratamento

Como as principais teorias envolvem a duração da exposição do tecido nervoso ao líquido amniótico, traumatismo do *placode* ou a presença da fístula do LCR contínua no período pré-natal, recomenda-se o tratamento da MMC no período fetal. O trabalho MOMs (*Management of Myelomeningocele Study*), de 2012, evidenciou os benefícios do tratamento pré-natal da MMC em relação ao pós-natal. O tratamento pré-natal resulta em redução das taxas de HC e de malformação de Chiari tipo II, melhor desempenho cognitivo e melhor relação entre os níveis motores e anatômicos da lesão. No Quadro 111.3, apresentam-se os critérios para indicação e contraindicação da cirurgia fetal da Divisão de Clínica Neurocirúrgica do Hospital das Clínicas da Faculdade de Medicina da Universidade de São Paulo (HC-FMUSP).

Quadro 111.3 – Critérios de inclusão e contraindicação para realização da cirurgia fetal para MMC.

Critérios de inclusão	Critérios de contraindicação
• Gestação única • Nível mais alto da lesão T1 • Nível mais baixo da lesão S1 • Evidências de herniação cerebelar • Idade gestacional entre 20 e 26 anos • Cariótipo normal	• Anomalias fetais não relacionadas à MMC • Cifose severa • Risco de parto prematuro • Risco de descolamento placentário • IMC materno > 35 • Histerotomia prévia

MMC: mielomeningocele; IMC: índice de massa corporal.
Fonte: Desenvolvido pela autoria do capítulo.

O tratamento pré-natal da MMC deve ser multidisciplinar e envolver a equipe de medicina fetal, sendo realizado entre as 20ª e 26ª semanas de gestação. A técnica utilizada é a "aberta", ou seja, após mini-histerotomia e exposição do feto para fechamento da MMC. O tratamento pós-natal é reservado quando há contraindicação para o tratamento fetal. Preconiza-se a cirurgia no "tempo zero", ou seja, logo ao nascimento, quando o tratamento é no período pós-natal.

Tratamento pós-natal da mielomeningocele

O tratamento pós-natal da MMC é realizado logo ao nascimento e consiste nos seguintes passos: separação do *placode* do tecido transicional, neurulação do *placode*, dissecção e fechamento dural, dissecção e fechamento da fáscia muscular, quando possível, e fechamento do tecido subcutâneo e da pele (Figura 111.3).

Figura 111.3 – (A) Posicionamento do paciente com MMC; (B) MMC distendida com exposição do *placode*; (C) liberação do *placode* da pele; (D) aproximação das bordas e início da neurulação; (E) aspecto final da neurulação; (F) dissecção e liberação da dura-máter e da fáscia muscular; (G) aspecto final do fechamento dural e da fáscia muscular; (H) aspecto final do fechamento da pele.

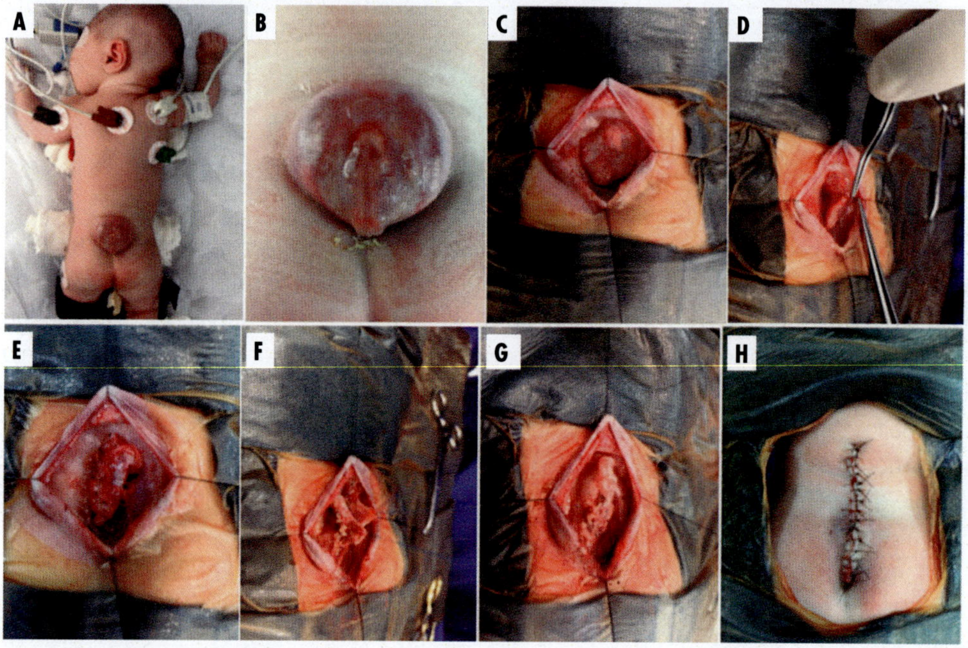

MMC: mielomeningocele.

Fonte: Cortesia do Hospital das Clínicas da Faculdade de Medicina da Universidade de São Paulo (HC-FMUSP).

Tratamento pré-natal da mielomeningocele

Após o posicionamento e a exposição do feto, corrige-se a MMC de modo semelhante ao tratamento pós-natal. No feto, o tecido fetal é mais frágil, o que implica a necessidade de utilização do microscópio cirúrgico e da dissecção muito cuidadosa dos planos cirúrgicos. A pele deve ser suturada com pontos contínuos de fio absorvível. Havendo dificuldade de se aproximar as bordas, deve-se realizar incisões laterais de alívio ou utilizar um enxerto de colágeno. A Figura 111.4 mostra a exposição uterina, histerotomia e exposição do feto com MMC, assim como as etapas de neurulação e fechamento da dura-máter, da fáscia muscular e da pele do feto. A Figura 111.5 mostra a ferida operatória do recém-nascido submetido à correção da MMC no período intrauterino após o nascimento.

Tratamento no Hospital das Clínicas da Faculdade de Medicina da Universidade de São Paulo

De acordo com o estudo MOMs, o tratamento pré-natal reduziu de 80% para 50% a taxa de derivação ventriculoperitoneal (DVP) em relação ao tratamento pós-natal. O Quadro 111.4 mostra os critérios de indicação de DVP nos pacientes com MMC no grupo de neurocirurgia pediátrica do HC-FMUSP. Apesar da principal causa da HC nas crianças com MMC ser obstrutiva e decorrente da fossa posterior pequena com obliteração do forame de Magendie, a HC pode ter outras origens que envolvem anormalidades venosas, plasticidade craniana e fontanelar, aumento do plexo coroide para compensar a presença de fístula do LCR no período fetal e a imaturidade das granulações de Pacchioni.

Figura 111.4 – Correção intrauterina da MMC. (A) Exposição uterina; (B) abertura uterina e aspiração do líquido amniótico; (C) posicionamento e exposição da MMC; (D) sob microscopia, dissecção e liberação do *placode*; (E) neurulação; (F) fechamento da dura-máter; (G) fechamento da pele.

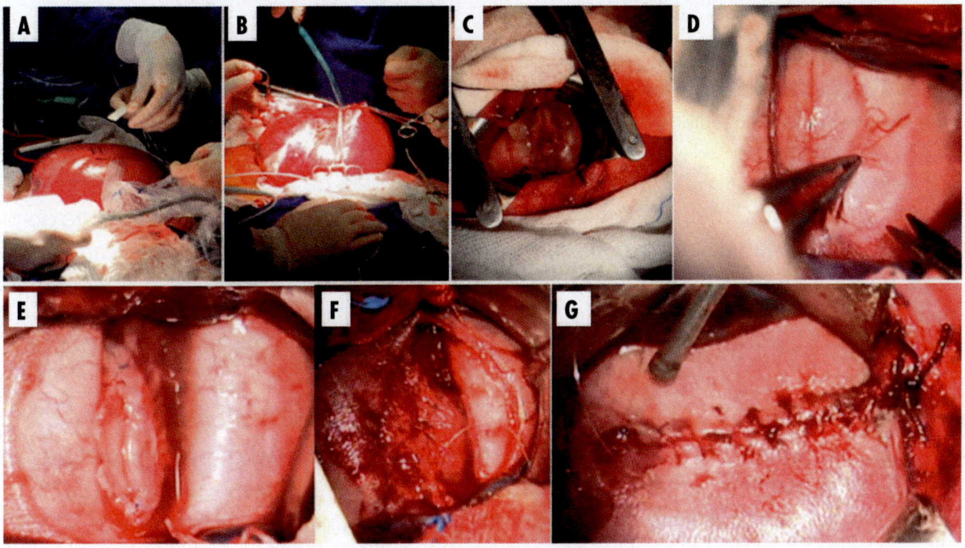

MMC: mielomeningocele

Fonte: Cortesia do Hospital das Clínicas da Faculdade de Medicina da Universidade de São Paulo (HC-FMUSP).

Figura 111.5 – Aspecto pós-natal das feridas na região lombar de pacientes submetidos à correção intrauterina da MMC. (A e B) Pacientes com fechamento primário da MMC; (C) paciente com necessidade de abertura de alívio lateral para fechamento da MMC.

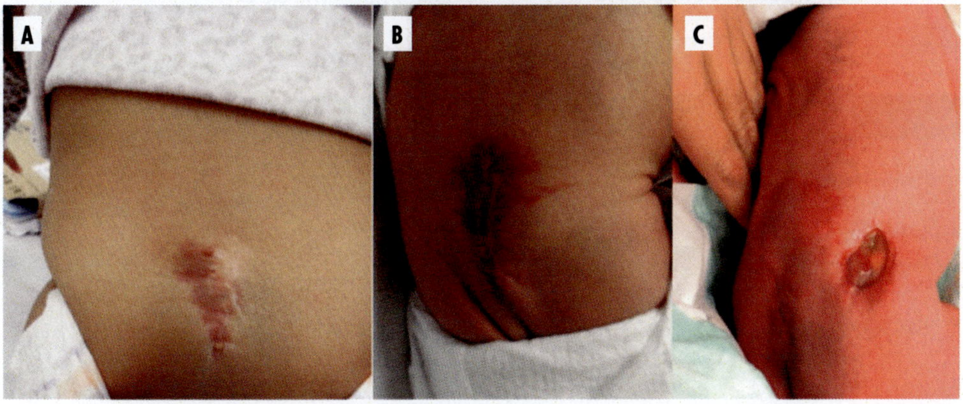

Fonte: Cortesia do Hospital das Clínicas da Faculdade de Medicina da Universidade de São Paulo (HC-FMUSP).

Quadro 111.4 – Critérios de indicação para DVP em doentes com MMC.

Pelo menos dois dos seguintes critérios:
• Aumento progressivo do perímetro cefálico • Aumento do índice ventricular • Fontanela abaulada • Perímetro cefálico > 97,5%
Ou:
• Siringomielia + ventriculomegalia • Sintomas de Chiari + ventriculomegalia • Fístula do LCR na ferida operatória da MMC

DVP: derivação ventriculoperitoneal; LCR: líquido cefalorraquidiano; MMC: mielomeningocele.
Fonte: Desenvolvido pela autoria do capítulo.

Visto isso, Warf e colaboradores (2013) obtiveram 70% de sucesso no tratamento da HC em crianças com MMC realizando a III ventriculostomia associadamente à coagulação do plexo coroide e utilização de endoscópios flexíveis. Esses resultados não foram replicados. Atualmente, na Divisão de Clínica Neurocirúrgica do HC-FMUSP, realiza-se a DVP como tratamento de escolha da HC nos doentes com MMC, reservando-se a III ventriculostomia para os casos de revisão ou mal funcionamento de DVP em crianças acima de 1 ano de idade.

Complicações

As complicações da MMC podem ser precoces ou tardias (Quadro 111.5). As precoces manifestam-se nas primeiras semanas de vida após o ato operatório. O desenvolvimento da HC costuma ocorrer após o tratamento da MMC; apenas 15% das crianças nascem com necessidade de realizar-se DVP concomitantemente à correção da MMC. Na presença de HC e de hipertensão intracraniana após o fechamento da MMC pode ocorrer abaulamento da ferida operatória e fístula incisional do LCR. O tratamento da HC com DVP no momento adequado previne complicações como fístula do LCR, abaulamento e deiscência da ferida operatória e, consequentemente, risco de infecção. A infecção pós-operatória é uma das complicações mais temidas, considerando-se a grandiosidade da manipulação cirúrgica e o implante de DVP associadamente à baixa imunidade dos recém-nascidos. Preconiza-se o uso de antibioticoterapia profilática visando reduzir as taxas de infecção das feridas operatórias e de infecção do sistema de DVP.

Quadro 111.5 – Complicações da MMC.

Precoces	Tardias
• Hidrocefalia • Deiscência de ferida • Fístula do LCR • Infecção	• Medula presa • Malformação de Chiari tipo II • Défice sensitivo/motor nos membros inferiores • Bexiga neurogênica • Deformidade de coluna • Alergia a látex • Siringomielia • Défice cognitivo • Complicações de DVP

MMC: mielomeningocele; LCR: líquido cefalorraquidiano; DVP: derivação ventriculoperitoneal.
Fonte: Desenvolvido pela autoria do capítulo.

As complicações tardias ocorrem meses ou anos após a correção da MMC e são consequência da lesão neuronal e da HC. As mais comuns são as intercorrências decorrentes do implante do sistema de DVP, manifestadas preferencialmente nos primeiros 6 meses após a cirurgia, mas podem ser mais tardias. As complicações tardias mais comuns da DVP relacionam-se à alteração da complacência ventricular e a problemas com o cateter proximal da DVP. Muitas vezes, as crianças apresentam sinais de mal funcionamento da DVP com pouca dilatação ventricular, mas sinais de hipertensão intracraniana grave decorrente do implante precoce do sistema de DVP. Podem também apresentar sintomas decorrentes da malformação de Chiari tipo II ou da siringomielia. Esses são mais comumente relacionados ao mal funcionamento da DVP, ou seja, recomenda-se a avaliação da presença de HC antes de atribuir a deterioração neurológica à malformação de Chiari II ou à siringomielia.

A bexiga neurogênica é a complicação tardia que mais interfere na qualidade de vida das crianças e implica a necessidade de sondagem intermitente ou uso de fraldas prolongadamente. Nos casos graves, as infecções urinárias podem ser recorrentes, aumentando o risco de insuficiência renal.

A exposição prolongada ao látex e as várias intervenções cirúrgicas aumentam a taxa de alergia a esse material em crianças com MMC. As cirurgias em doentes com MMC devem ser realizadas com materiais sem látex, a fim de se reduzir a exposição e minimizar os riscos de sensibilização.

Referências bibliográficas

1. Adzick NS, Thom EA, Spong CY et al.; MOMs Investigators. A randomized trial of prenatal versus postnatal repair of myelomeningocele. N Engl J Med. 2011;364(11):993-1004.
2. Allen MI, Kalousek DK, Chernoff GF et al. Evidence for multi-site closure of the neural tube in humans. Am J Med Genet. 1993;47:723-43.
3. Forest CP, Goodman D, Hahn RG. Meningomyelocele: early detection using 3-dimensional ultrasound imaging in the family medicine center. J Am Board Fam Med. 2010;23:270-2.
4. Hutchins GM, Meulli M, Meuli-Simmen C. Acquired spinal cord injury in human fetuses with myelomenigocele: implications for fetal surgery. J Pediatr Surg. 1997;32:448-52.
5. Majed M, Nejat F, Khashab ME et al. Risk factors for latex sensitization in young children with myelomeningocele: clinical article. J Neurosurg Pediatr. 2009;4:285-8.
6. McLone DG, Knepper PA. The cause of Chiari II malformation: a unified theory. Pediatr Neurosci. 1989;15:1-12.
7. Pinto FC, Matushita H, Furlan AL et al. Surgical treatment of myelomeningocele carried out at "time zero" immediately after birth. Pediatr Neurosurg. 2009;45:114-8.
8. Saleem SN, Said AH, Abdel-Raouf M et al. Fetal MRI in the evaluation of fetuses referred for sonographically suspected neural tube defects (NTDs): impact on diagnosis and management decision. Neuroradiology. 2009;51:761-72.
9. Warf BC. The impact of combined endoscopic third ventriculostomy and choroid plexus cauterization on the management of pediatric hydrocephalus in developing countries. World Neurosurg. 2013;79(2 Suppl):S23.
10. World Health Organization (WHO), Human Genetics Programme; International Centre for Birth Defects (ICBD) of the International Clearinghouse for Birth Defects Monitoring Systems; European Surveillance of Congenital Anomalies (EUROCAT). World atlas of birth defects. 2nd ed. Geneva: World Health Organization (WHO), 2003. Disponível em: https://apps.who.int/iris/bitstream/handle/10665/42630/9241580291_eng.pdf?sequence=1&isAllowed=y.

Capítulo 112

Síndrome da Medula Presa

Bárbara Albuquerque Morais
Hamilton Matushita

Introdução

Ocorrem defeitos do tubo neural (DTNs) em 1/1 mil nascidos vivos, que resultam da falha no fechamento do tubo neural durante a embriogênese.[1] A espinha bífida decorre da falha da fusão dos arcos vertebrais posteriores na linha média e caracteriza-se por ausência congênita do processo espinhoso e da lâmina. Espinha bífida oculta (EBO) é a apresentação mais comum dos DTNs, manifesta-se em 12% da população e constitui um conjunto de malformações isoladas ou combinadas entre si, incluindo a lipomielomeningocele (LPMMC), o seio dérmico, a diastematomielia, entre outros.[2]

A síndrome da medula presa ou do ancoramento medular (SAM) deriva do termo em inglês *tethered spinal cord*, cunhado por Hoffman na década de 1970.[3] A SAM apresenta-se como um conjunto de sinais e sintomas que podem estar associados a várias malformações da medula espinal que limitam a ascensão e a movimentação do tecido nervoso no canal vertebral. O ancoramento medular identificado nos exames de imagem nem sempre se manifesta clinicamente e, muitas vezes, é achado incidental.

Classificação

Quanto ao momento da instalação:[4]

- **Primária:** associada à malformação congênita sem procedimento cirúrgico prévio.
- **Secundária:** instalada após correções cirúrgicas de doenças espinais como mielomeningocele (MMC) e LPMMC.

Quanto às características fisiopatológicas:[5,6]

- **Categoria 1 (síndrome da medula presa verdadeira):** quadro clínico relacionado à fixação baixa do cone medular, como o *filum* inelástico e LPMMC. O prognóstico é bom após o tratamento, havendo melhora da dor e de outros sintomas.

- **Categoria 2 (síndrome da medula presa parcial):** quadro clínico típico, porém associado a outros achados. Após tratamento, ocorre melhora da dor e estabilização dos défices neurológicos.
  - 2A: associada a componentes compressivos ou aderências pós-operatórias, como MMC e LPMMC transacionais extensas.
  - 2B: parte dos sintomas decorrem de lesões rostrais, como disgenesias neuroniais.
- **Categoria 3:** paraplegia e incontinência urinária e/ou fecal, e abolição completa da função neuronial distalmente à lesão. Por exemplo, MMC toracolombar ou tecido fibrocicatricial extenso em toda a medula lombossacral. O prognóstico é pior não há indicação cirúrgica.

Fisiopatologia

O posicionamento da medula espinal no interior do canal vertebral modifica-se de acordo com o movimento realizado. As características fibroelásticas do *filum* terminal possibilitam pequenos deslocamentos sem lesão da medula espinhal. Ao longo do crescimento, crianças com ancoramento medular podem sofrer tração e estiramento anormal da medula espinal que origina da SAM.[3]

A tração da medula espinhal causa défices neurológicos reversíveis.[7] De acordo com estudos experimentais anatômicos, biomecânicos e neurofisiológicos realizados em gatos e em seres humanos, ocorre deterioração do potencial interneuronial simultaneamente ao comprometimento do metabolismo oxidativo na vigência da tração e do alongamento caudal da medula espinhal em doentes com *filum* terminal espesso. O estiramento reduz a circulação sanguínea nas raízes espinhais, o que sugere que a movimentação da medula espinal gera processo isquêmico intermitente, progressivo e crônico que pode resultar em lesão nervosa irreversível.

Fatores de risco relacionados à espinha bífida oculta[8]

- História familiar: o maior fator de risco é o diagnóstico de DTN em gestações prévias. O risco de DTN entre irmãos varia de 3% a 8%.[1]
- Diabetes gestacional: o risco aumenta 10 vezes.
- Deficiência de ácido fólico.
- Drogas antiepilépticas: ácido valproico e carbamazepina, que inibem o metabolismo do folato, aumentam o risco.[1]

Doenças associadas à síndrome do ancoramento medular

Lipomas espinais

Os lipomas espinais decorrem de anormalidades do desenvolvimento durante a neurulação secundária ou regressão caudal anormal/incompleta. O tecido lipomatoso sem elementos neurais incorpora-se ao cone medular e/ou *filum* terminal e pode herniar pelo defeito espinal posterior e imiscuir-se ao tecido celular subcutâneo. O acúmulo de gordura no canal raquiano representa 70% das lesões associadas à SAM; a EBO é a mais comum.[3] Os lipomas são classificados de acordo com sua localização e relação com estruturas medulares. O mais frequente é a LPMMC, que se apresenta de três modos distintos: dorsal, caudal e transicional.

O défice neurológico decorre do efeito da massa localizada sob os elementos neurais ou tração do cone medular, com ou sem cone medular baixo.[9] Podem estar presentes estigmas cutâneos; as anormalidades ortopédicas, que ocorrem em um terço dos doentes; bexiga neurogênica, em 50%; e anomalias anorretais, em cerca de 20%.

Seio dérmico

É uma malformação congênita decorrente da separação incompleta do ectoderma cutâneo e o neuroectoderma entre as 3ª e 8ª semanas de gestação que resulta na formação de um canal epitelizado que se estende e comunica a superfície cutânea com o canal raquidiano. Pode localizar-se em qualquer segmento ao longo da linha média do neuroeixo, sendo mais frequente na região lombossacral. Associa-se à ocorrência de fístula do líquido cefalorraquidiano (LCR), tumor dermoide ou epidermoide e com a SAM. É considerado fator de risco para ocorrência de meningite.

Síndrome da separação do cordão medular

Possivelmente remanesce do canal neuroentérico situado entre o saco vitelino e a cavidade amniótica. A síndrome da separação do cordão medular (SSCM) consiste em fissura sagital que se estende da medula espinal ao *filum terminale*, e forma dois hemicordões, cada um com um canal central. É mais frequente no sexo feminino (1,5:1) e comumente associa-se à presença de estigmas cutâneos e anormalidades ortopédicas. A maioria dos doentes é assintomática ao nascimento e sofre deterioração neurológica nos primeiros 3 anos de vida. Classifica-se em quatro tipos:

» **Tipo I (diastematomielia):** caracteriza-se como dois hemicordões separados por sacos durais independentes e um septo medial ósseo ou cartilaginoso. Anormalidades ósseas na coluna vertebral são comuns na região da divisão medular. Há estigmas cutâneos em dois terços dos doentes e deformidades ortopédicas frequentes.

» **Tipo II (diplomielia):** os dois hemicordões são separados por septo fibroso e incluídos em um saco dural único. Ocorrem anormalidades na coluna vertebral posterior da região lombossacra e incomumente na junção das hemimedulas.[9]

» **Tipo III:** combina um septo fibroso e membranoso.

» **Tipo IV:** caracteriza-se como duas duplicações separadas entre si por tecido normal.

Síndrome do filum terminale

Caracterizada em 29% dos doentes como *filum terminale* curto e espesso, infiltrado de tecido adiposo. Em 90% dos doentes, o cone medular localiza-se distalmente à L2. Entretanto, há doentes em que o posicionamento do cone medular é normal.[7]

Quadro clínico

O quadro clínico da SAM varia. Geralmente, associa-se a estigmas cutâneos, sintomas neurológicos, anormalidades das vias urinárias, anormalidades ortopédicas e défices neurológicos nos membros inferiores. Doentes que apresentam estigma cutâneo ao nascimento devem ser investigados quanto às anormalidades raquianas e, quando necessário, serem tratados cirurgicamente antes de completarem o 1º ano de idade.

Estigmas cutâneos (Figura 112.1)

» ***Dimples*:** podem ser relevantes quando presentes na região da coluna vertebral lombar ou sacral superior. Devem ser diferenciados do "sulco coccígeo benigno", que se localiza na região mais inferior do cóccix, na dobra glútea.

» **Hipertricose:** tufo de cabelo que cobre a linha média da coluna vertebral lombar.

» **Hemangioma:** lesão macular ou papular avermelhada localizada na linha média da coluna vertebral dorsal.
» **Seio dérmico:** abertura na pele que cobre a linha média da região situada a fenda glútea.
» **Lipoma subcutâneo:** massa subcutânea palpável e indolor, presente em mais de 90% dos doentes com LPMMC.[8]

Figura 112.1 – Estigmas cutâneos associados a disrafismos espinais ocultos. (A) Manchas hipocrômicas, hemangiomas e covinha sacral; (B) volumosa massa lipomatosa subcutânea lateralizada e hemangiomas; (C) covinha sacral profunda; (D) massa lipomatosa subcutânea, apêndice lipomatoso e hemangiomas.

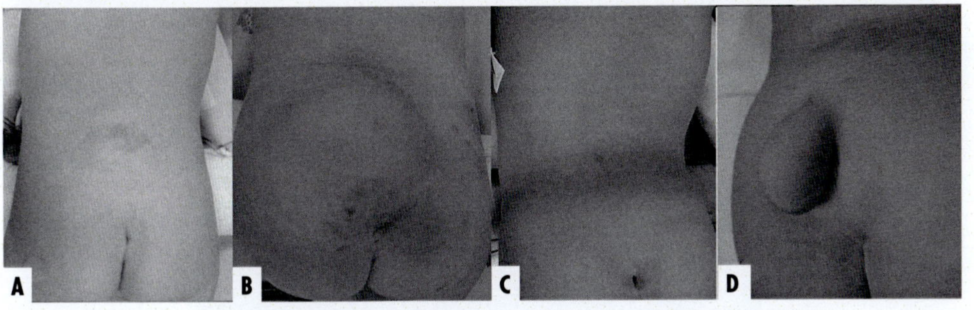

Fonte: Cortesia do Hospital das Clínicas da Faculdade de Medicina da Universidade de São Paulo (HC-FMUSP).

Sintomas neurológicos

Podem ser observadas fraqueza de membros inferiores, atrofia muscular, alteração sensitiva no períneo e/ou membros inferiores, dor radicular e alteração da marcha. O comprometimento da sensibilidade geralmente é mal definido, assimétrico e pode não haver correspondência com os dermátomos. Dor é uma queixa frequente, sendo o motivo principal de procura por assistência médica.

Alterações ortopédicas

As alterações ortopédicas (Figura 112.2) mais comuns são geno varo e o pé valgo e cavo, que podem estar presentes ao nascimento ou serem progressivas. Pode haver também diferença do comprimento dos membros inferiores e cifoescoliose progressiva.

Alterações urológicas

As anormalidades urológicas são difíceis de serem identificadas e avaliadas em crianças mais jovens. Enurese noturna persistente e infecções urinárias recorrentes devem ser valorizadas e investigadas.

Diagnóstico

» **Radiografia simples da coluna vertebral:** possibilita avaliar as deformidades ósseas associadas à SAM.
» **Ultrassonografia da coluna vertebral:** exame importante, muito útil para pesquisar a presença de malformações da coluna vertebral em crianças com menos de 6 meses de idade. Possibilita avaliar a localização do cone medular e sua mobilidade.
» **Tomografia computadorizada (TC) da coluna vertebral:** sua indicação é restrita. Deve ser realizada quando se suspeita de presença de anormalidades ósseas, cartilaginosas ou calcificações.

» **Ressonância magnética (RM) da coluna vertebral:** é o exame padrão-ouro para avaliar o disrafismo, determinar a posição do cone medular e as anormalidades associadas. A RM com o doente posicionado em decúbito ventral é muito útil para avaliar a presença de ancoramento medular naqueles com SAM (Figura 112.3).
» **Avaliação urodinâmica:** deve ser realizada quando há queixas de anormalidades intestinais ou urinárias. Compõe a avaliação pré-operatória com o intuito de documentar a função urológica basal.

Figura 112.2 – Assimetria e deformidade dos pés decorrente de défice neurológico das raízes L5 e S1 direitas.

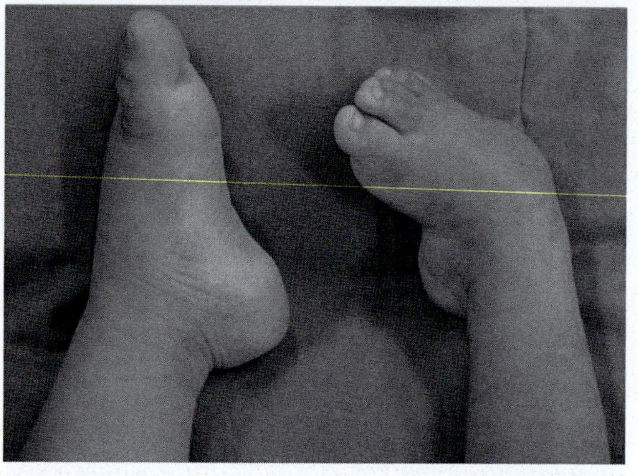

Fonte: Cortesia do Hospital das Clínicas da Faculdade de Medicina da Universidade de São Paulo (HC-FMUSP).

Figura 112.3 – Ressonância magnética da coluna vertebral lombossacral de crianças com lipoma do cone medular.

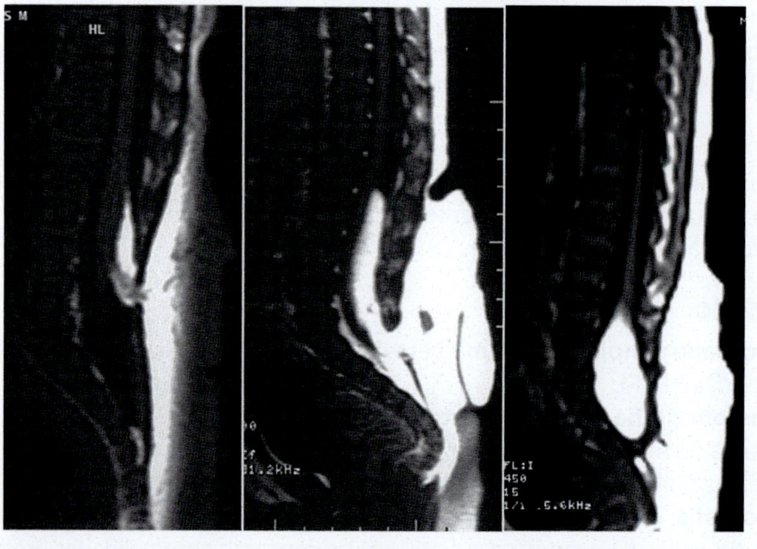

Fonte: Cortesia do Hospital das Clínicas da Faculdade de Medicina da Universidade de São Paulo (HC-FMUSP).

Tratamento

O tratamento cirúrgico é indicado visando prevenir, reverter ou estabilizar os défices neurológicos, ortopédicos ou urológicos. Deve ser indicado quando há défice neurológico progressivo (défice motor nos membros inferiores, comprometimento da marcha, anormalidades de sensibilidade ou anestesia em sela), dor refratária ao tratamento ou deterioração das anormalidades urodinâmicas.

O planejamento cirúrgico deve considerar o tipo de anomalia e/ou a causa da SAM, identificar o nível do cone medular e a idade do doente. O objetivo é liberar o ancoramento medular com a secção do *filum terminale* e eliminar outras malformações. A monitorização eletrofisiológica intraoperatória com eletroneuromiografia e potencial evocado motor e sensitivo deve ser utilizada regularmente para identificar o *filum terminale* e as raízes nervosas funcionais. O procedimento consiste em se identificar um plano anatômico normal rostralmente à região mais cranial do disrafismo para se reconhecer as distorções do tecido nervoso decorrentes das diferentes modalidades de disrafismos. Em algumas lesões, há falhas durais extensas que implicam a utilização de enxerto dural e de cola de fibrina. A manobra de Valsalva deve ser utilizada intraoperatoriamente para aferir adequado fechamento da fístula do LCR.[9]

Após o procedimento cirúrgico, o doente deve ser encaminhado ao leito de enfermaria. Recomenda-se analgesia pós-operatória. Para reduzir o risco de fístula do LCR, preconiza-se manter o doente em repouso no leito durante 3 dias. Após a alta hospitalar, o paciente deve retornar em cerca de 2 semanas para se avaliar a ferida operatória e descartar a ocorrência de fístula do LCR. A reabilitação baseada na fisioterapia é essencial.

Não há necessidade de exames de imagem de controle pós-operatório, são indicados apenas quando se suspeita de recidiva durante o seguimento em longo prazo (Figura 112.4). A avaliação urodinâmica pós-operatória é indicada quando a criança é muito nova ou não há melhora clínica urológica após o procedimento.

Prognóstico

A dor é o sintoma que sofre melhora mais significativa após a cirurgia, que pode ser de 80% a 100%.[1] Há melhora em longo prazo de 40% a 50% dos sintomas sensitivo-motores e das queixas urológicas. Pode haver melhora da escoliose quando as curvas são < 50°. McClone e colaboradores (1990, 1991) observaram que 63% dos doentes mantiveram as curvas estáveis ou melhoraram e 38% sofreram progressão durante acompanhamento de 2 a 7 anos.[2,10]

Complicações

- **Fístula do LCR:** é a complicação frequente, associa-se a malformações complexas e a falhas durais extensas; pode ser necessário tratamento operatório. Quando persistente, deve-se avaliar a possível presença de hidrocefalia.
- **Pseudomeningocele:** presença de coleção abaixo da incisão na ausência de sinais de infecção; pode sofrer resolução espontânea. Quando sintomática (p. ex., quando há cefaleia posicional), exploração operatória pode ser necessária.
- **Infecção:** pode ser superficial ou profunda. As infecções superficiais da ferida operatória podem ser tratadas com antibióticos administrados via oral (cobertura para Gram-positivo) e as profundas podem implicar a necessidade de exploração cirúrgica e desbridamento. Havendo febre, cefaleia e rigidez da nuca, deve-se avaliar a possibilidade de meningite.
- **Défice neurológico ou urinário:** pode ocorrer piora transitória ou sequelar dos défices pré-operatórios.

» **Recidiva da medula presa:** em 20% dos doentes operados é sintomática; pode haver necessidade de exploração cirúrgica.

Figura 112.4 – (A) RM de criança com lipoma de cone medular operada aos 8 meses de idade; (B) controle pós-operatório 5 anos depois, revelando remoção do lipoma e secção do *filum terminale*.

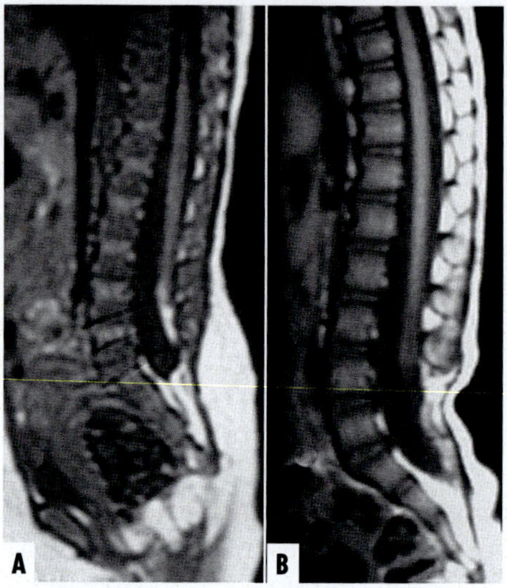

RM: ressonância magnética.

Fonte: Cortesia do Hospital das Clínicas da Faculdade de Medicina da Universidade de São Paulo (HC-FMUSP).

Referências bibliográficas

1. Cohen AR, Robinson S. Myelomeningocele and myelocystocele. *In*: Winn RH (ed.). Youmans neurological surgery. 6th ed. Elsevier, 2011. chap. 203, p. 3215-28.
2. McLone DG, Herman JM, Gabrieli AP et al. Tethered cord as a cause of scoliosis in children with a meningocele. Pediatr Neurosurg. 1990;16(1):8-13.
3. Hoffman HJ, Hendrick EB, Humphreys RP. The tethered spinal cord: its protean manifestations, diagnosis and surgical corrections. Child's Brain. 1976;2:145-55.
4. Cunha AHGB, Serra AMB, Lopez AO. Medula espinal presa. *In*: Siqueira MG (ed.). Tratado de neurocirurgia. Barueri (SP): Manole, 2016. p. 1758-66.
5. Yamada S, Won DJ, Yamada SM. Pathophysiology of tethered cord syndrome: correlation with symptomatology. Neurosurg Focus. 2004 Feb 15;16(2):e6.
6. Yamada S. Tethered cord syndrome in children and adults. 2nd ed. New York: Thieme, 2010. p. 1-4.
7. Garceau GJ. The filum terminal syndrome (the cord traction syndrome). J Bone Joint Surg Am. 1953 Jul;35-A(3):711-6.
8. Cohrane DG. Occult spinal dysraphism. *In*: Albright L, Pollack IF, Adelson P (ed.). Principles and practice of pediatric neurosurgery. 2nd ed. New York: Thieme, 2007. p. 367-93.
9. Conley A, Tye GW, Ward JD et al. Occult spinal dysraphism and the tethered spinal cord. *In*: Benzel EC (ed.). Spine surgery: techniques, complications avoidance and management. 3rd ed. Philadelphia (PA): Saunders, 2012. p. 1141-54.
10. Guerra LA, Pike J, Milks J et al. Outcome in patients who underwent tethered cord release for occult spinal dysraphsim. Uro. 2006;176:1729-32.

Capítulo 113

Síndrome da Regressão Caudal

Jorge Wladimir Junqueira Bizzi
Leticia Zimerman Bizzi
Marcelo Zimerman Bizzi

Introdução

A síndrome da regressão caudal (SRC) é uma anormalidade congênita rara resultante de graus variados da falha do desenvolvimento de um segmento da coluna vertebral e da medula espinal. As malformações vertebrais podem variar desde a agenesia do cóccix até a ausência do sacro ou de vértebras lombares caudais. Os défices neurológicos também podem variar desde anormalidades do controle das atividades vesical e intestinal até défices sensitivos e motores intensos nos membros inferiores. Como na maioria das anomalias ocorre somente envolvimento do sacro, o termo *agenesia sacral* é usado como sinônimo de SRC.[1] A SRC também é chamada de agenesia ou displasia caudal.[2] A SRC associa-se à ocorrência de malformações da medula espinal, como siringomielia, medula presa, lipomas e ausência do cone medular, além de outras, como anorretais, urinárias e da genitália externa, também com gravidade variada.[3-5] Malformações do sistema respiratório e défices neurológicos graves podem causar morte perinatal.[6] Acredita-se que sua etiologia vincula-se ao diabetes *mellitus* materno,[7,8] fatores genéticos[9] ou hipoperfusão vascular.[10] O defeito embriológico é precoce, ocorrendo durante o processo de neurulação secundária.[1,11] O diagnóstico pode ser realizado através do ultrassom (US) pré-natal e, definitivamente, com o exame de ressonância magnética (RM).[6,12-14] O tratamento neurocirúrgico é necessário quando a medula espinal estiver presa, condição que pode causar deterioração neurológica progressiva.[1,5]

Epidemiologia

A SRC é uma malformação congênita rara, ocorre em 1 a cada 75 a 100 mil nascidos vivos. A prevalência estimada é de 0,005% a 0,01%.[15] O amplo espectro clínico das malformações e a variabilidade do critério diagnóstico impossibilitam estimativas realmente acuradas.

A maioria dos casos de SRC é esporádica, embora haja evidências de contribuição genética.[9] Hiperglicemia materna é o teratógeno reconhecido; a SRC ocorre em até 1% das mães diabéticas e 16% a 20% das crianças com SRC tem mãe diabética.[7,8] O controle adequado do diabetes *mellitus* antes da concepção e durante as primeiras semanas da gestação reduz a ocorrência da SRC.[16]

Classificação

De acordo com Renshaw (1978), a classificação da SRC baseia-se na quantidade de remanescente do sacro e na articulação entre a coluna espinal e a pelve (Quadro 113.1 e Figura 113.1).[17]

Quadro 113.1 – Classificação da agenesia sacral de Renshaw.

Tipo I	Agenesia sacral parcial ou total unilateral
Tipo II	Agenesia sacral parcial com defeito bilateral simétrico vertebral sacral normal ou hipoplásica; articulação estável entre a vértebra S1 e o osso ilíaco
Tipo III	Agenesia sacral total e lombar variável: o osso ilíaco articula com a face das vértebras inferiores
Tipo IV	Agenesia sacral total e lombar variável: o osso ilíaco fundido (anfiartrose) articula com a placa caudal terminal das vértebras inferiores

Fonte: Adaptado de Renshaw TS, 1978 e Balioglu MB, Akman YE, Uepunar H et al., 2016.

Figura 113.1 – Esquema de classificação da agenesia sacral de Renshaw. (A, B, C e D) Parte superior, vista anteroposterior; (E, F, G e H) parte inferior, vista lateral.

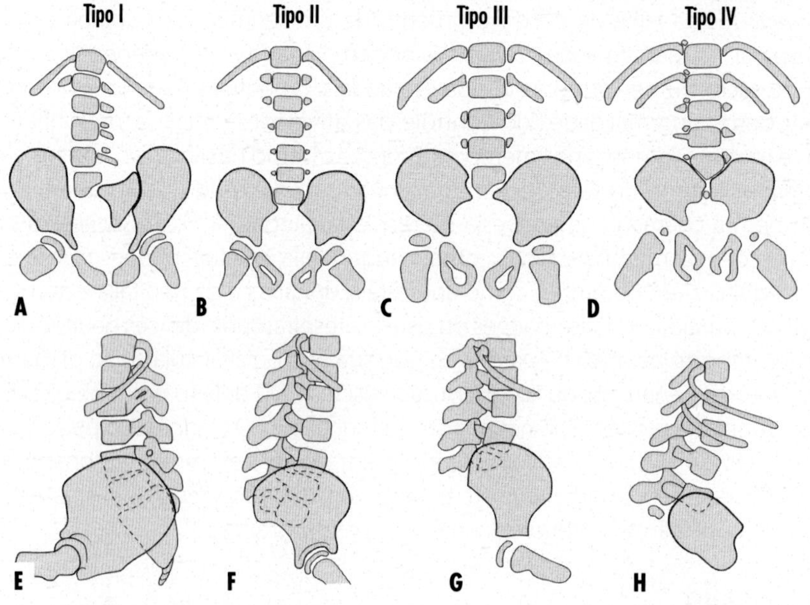

Fonte: Adaptada de Renshaw TS, 1978.

Embriogênese

A SRC resulta de anormalidades do mesoderma caudal, incluindo a massa celular caudal e a cloaca, durante o processo de neurulação secundária e antes da 4ª semana de gestação.

A anormalidade, ao que tudo indica, prejudica a migração normal dos neurônios, das células do mesoderma paraxial (somitos que formam os corpos vertebrais) e células do mesoderma lateral que formam o trato digestivo inferior. A lesão específica é desconhecida.[1]

O intestino posterior, que forma o cólon distal, o reto e o ânus; e o seio urogenital, que forma a bexiga, a uretra e a genitália, também originam-se na eminência caudal. Condições graves de agenesia caudal envolvendo vários órgãos presumivelmente originam-se de algum dano embrionário na eminência caudal. As anormalidades na diferenciação dos somitos ocasionam falha nos segmentos da notocorda e da medula espinal correspondentes. Falhas na diferenciação retrogressiva originam os lipomas, as mielocistoceles e outras anomalias relacionadas. As anomalias relacionadas aos tratos intestinal e urogenital originam-se nas anormalidades de cloaca. A deiscência precoce da membrana cloacal pode resultar em extrofia da cloaca, em que sua parede posterior hernia através de um defeito pélvico. Anormalidades renais também podem ocorrer porque a eminência caudal também induz a formação de algumas estruturas mesodérmicas, incluindo os metanefros.[1]

Assim, a SRC é, com frequência, associada às síndromes de malformações multissistêmicas. As mais importantes são as deformidades OEIS (onfalocele, extrofia cloacal, ânus imperfurado e deformidades espinais), presentes em aproximadamente 10% dos casos, e as anomalias VACTERL (anomalias vertebrais, malformações anorretais, malformações cardíacas, fístula traqueoesofágica e anomalias renais e os membros – *limb*), presentes em cerca de 10% dos casos.[2] Currarino (1981) descreveu uma tríade de achados que inclui a agenesia sacral, a massa pré-sacral e a malformação anorretal que, por sua vez, pode associar-se ao disrafismo espinal e à medula presa.[18] Outras anomalias que podem ocorrer isoladamente ou combinadamente e com agenesia sacral incluem a doença de Hirschsprung, a estenose e a anteriorização do ânus, as anomalias renais, a genitália ambígua, as anomalias salpingovaginais e as fístulas.

Ocorrem défices neurológicos progressivos em doentes com SRC e a SRC ocorre em 1/3 dos casos, associa-se ao *filum terminale* espessado (65%), mielocistocele terminal (15%), hidromielia terminal (10%) e lipomielomeningocele (10%).[1]

Manifestações clínicas e diagnóstico

Apresentação inicial e razões da avaliação neurocirúrgica

A idade do paciente quando do diagnóstico depende da associação das anomalias vertebrais às anomalias de outros órgãos ou deformidades musculoesqueléticas de disfunção neurológica. De acordo com Pang (1995), existem cinco padrões de encaminhamento para a avaliação neurocirúrgica:[5]

1. Recém-nascidos com características típicas das anomalias multissistêmicas, como o VACTERL e o OEIS; ânus imperfurado ou com características externas de agenesia sacral (quadris muito próximos); ou quando raramente apresentam estigmas cutâneos dos chamados disrafismos ocultos (tumorações, hemangiomas, lesões de pele etc.), podendo corresponder a lipoma, meningocele, mielocistocele, entre outros, cobertos com pele.
2. Lactentes com infecções urinárias repetidas associadamente a anomalias geniturinárias, como a hidronefrose, o refluxo vesicoureteral, a hipospádia e as malformações renais.
3. Crianças com deformidades ortopédicas comprometendo os quadris, joelhos ou pés.

4. Crianças mais velhas ou adolescentes com queixas sugestivas de medula presa, como lombalgia, dor nas pernas, disfunção vesical e alterações sensitivas ou motoras progressivas.
5. Mais raramente, adultos com diagnóstico recente de anomalias renais investigados para insuficiência renal ou achado de imagem incidental durante a investigação da lombar.

Características externas

O diagnóstico pode ser realizado observando-se a aparência das regiões inferiores do corpo do doente. Geralmente, a gravidade da amiotrofia e das anormalidades osteoarticulares relacionam-se de modo direto com a gravidade da agenesia óssea da coluna lombossacral. Vértebras faltantes e o modo como a coluna articula-se com os ilíacos podem constituir aspectos característicos. Podem ocorrer diminuição da massa glútea, achatamento das nádegas, diminuição do sulco interglúteo, fossetas bilaterais nas nádegas e proeminência aumentada das cristas ilíacas. Havendo agenesia sacral completa e ilíacos unidos, o diâmetro da pelve torna-se muito reduzido e o quadril, desproporcionalmente estreito em relação ao tórax. Em casos extremos, os membros inferiores tornam-se fundidos e conferem o aspecto de "sereia". Há pé torto em 80% dos casos e deformidade das articulações proximais dos membros inferiores e luxação do quadril, em geral associada à contratura em flexão e à deformidade do joelho (*genu recurvatum*), quando há acometimento neurológico rostral à L3. Ocorre escoliose em 30% das crianças com mais de 2 anos de idade e lesões cutâneas na coluna lombossacral em 10% dos doentes. As anormalidades espinais incluem tumorações – que podem ser constituídas de meningocele, mielocistocele e lipoma – ou alterações mais sutis, como hemangiomas ou desvios da prega glútea.

Alterações neurológicas (Figura 113.2)

O défice motor, em geral, é proporcional à intensidade das anormalidades ósseas. É mais frequente a agenesia sacral parcial; os músculos mais comumente acometidos são supridos pelas S2 a S5 e músculos do assoalho pélvico e intrínsecos dos pés. A paralisia pélvica e perineal é responsável pela incontinência urinária e fecal e pela impotência sexual. A ausência de inervação dos músculos intrínsecos dos pés quase sempre resulta em pé cavo e dedos em martelo (Figura 113.2 B). As alterações sensitivas normalmente são menos pronunciadas e previsíveis em relação às anormalidades ósseas.

Funções vesical e intestinal

Os sintomas de bexiga neurogênica são praticamente universais nos doentes com SRC, mesmo quando os defeitos sacrais são discretos. Os sintomas mais comuns são incontinência urinária em gotejamento e infecções urinárias repetidas. Alguns doentes podem apresentar dissinergia do esfíncter, retenção urinária, hidronefrose e lesão renal. Mesmo sem anormalidades anais, apenas 50% dos pacientes apresentam continência fecal.

Anomalias associadas

Ânus imperfurado e estenose anal são as anomalias mais frequentes[1,3,16,19] (Quadro 113.2 e Figura 113.2 A).

Figura 113.2 – Criança com SRC com disgenesia sacral, estenose anal, pé cavo e ausência de cone medular. Região distal da medula espinal rostral a L1 (sem medula presa – classificação de Pang, grupo I), estenose anal (A) e pé cavo (B) por amiotrofia intrínseca (predominantemente inervado pelo segmento S2 da medula espinal); (C) corte sagital de RM revelando o segmento distal da medula espinal em forma de bulbo, ausência de cone medular e raízes da cauda equina distribuídas em dois feixes.

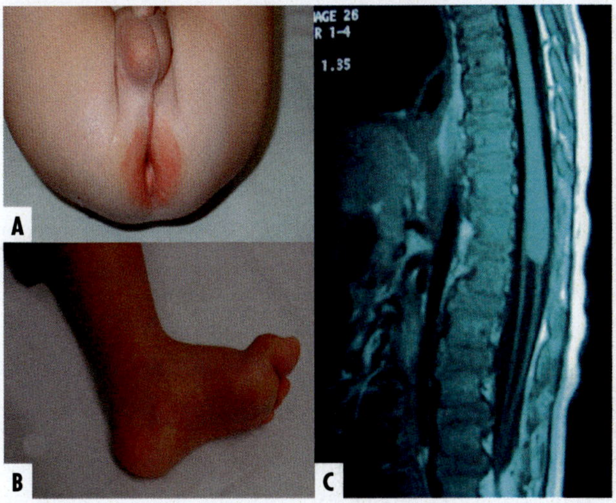

SRC: síndrome da regressão caudal; RM: ressonância magnética.
Fonte: Cortesia da Santa Casa de Misericórdia de Porto Alegre.

Quadro 113.2 – Anomalias associadas à síndrome de regressão caudal.

Anorretais	Urinárias	Genitais
• Ânus imperfurado • Estenose anal • Doença de Hirschprung • Posicionamento anteriorizado do ânus	• Rim pélvico • Agenesia renal unilateral • Extrofia da bexiga/cloaca • Rim em ferradura • Duplicação ureteral ou renal	• Genitália ambígua • Hipospádia/epispádia • Escroto bífido • Fístula retovaginal ou retouretral • Atresia da vagina • Aplasia salpingovariana

Fonte: Desenvolvido pela autoria do capítulo.

Achados de neuroimagem

O diagnóstico geralmente é formalizado no segundo ou terceiro trimestre da gestação com o uso do US pré-natal. O exame demonstra disgenesia sacrococcígea, terminação da medula espinal alta e abrupta, terminação contundente do cone medular e outras anomalias associadas como anomalias renais, incluindo a agenesia, displasia cística, caliectasia e anomalias gastrointestinais. O diagnóstico pré-natal auxilia no planejamento das intervenções pós-natais.[6,12]

O RM fetal pode ser útil para detalhar o diagnóstico.[3] É a modalidade de imagem de escolha para o diagnóstico em crianças e adultos.[4,19] A tomografia computadorizada (TC) da coluna vertebral possibilita identificar anormalidades vertebrais.

Além dos graus variados da agenesia vertebral, deve-se avaliar o segmento distal do canal raquiano, o saco dural e a medula espinal. O canal raquiano, via de regra, estreita-se gradualmente. Na maioria das vezes, não há constrição significativa do saco dural, que, comumente, é mais fino e termina proximalmente, em particular quando há mais agenesia óssea. Raramente, o saco dural é muito estreito e causa radiculopatia. A medula espinal é anormal na maioria dos casos, por vezes em formato de cunha[13] ou de bulbo, como um taco de beisebol.[4] De acordo com Pang (1995), pode-se classificar a SRC em dois grupos, conforme o posicionamento do cone medular:[5]

» **Grupo I:** refere-se aos doentes com cone medular localizado rostralmente ao bordo inferior de L1 (limite da normalidade), isto é, sem medula presa, achado observado em cerca de 41% dos casos. Na maioria das vezes, o exame de RM revela que a medula terminal apresenta forma de "bulbo",[13] em função da ausência do cone, e, em geral, termina nos segmentos T11 ou T12 (Figura 113.2 C). Outras vezes, a medula espinal pode ter, nos cortes sagitais, forma de cunha e aparenta faltar a região anterior do cone. Mais raramente, o cone, o canal raquiano e o saco dural são normais.

» **Grupo II:** refere-se aos doentes com cone medular que termina distalmente ao bordo inferior de L1, achado considerado medula presa (Figura 113.3). Nesses casos, o cone apresenta-se estirado e ancorado distalmente; na maioria deles, é alongado e afina-se em continuidade com o filamento terminal espessado e não difere dos casos de medula presa em que o filamento terminal é espesso. Outras lesões associadas ao cone medular incluem: lipomas terminal e transicional, meningocele, mielosquise dorsal limitada, diastematomielia, cisto dermoide intratecal e mielocistocele; esta última, comum nos doentes com extrofia da cloaca.

Figura 113.3 – (A e B) Corte sagital de RM da coluna lombossacral de paciente com SRC. Agenesia sacral tipo II (seta vermelha), término abrupto do saco dural, lipoma do filamento terminal (seta preta) e medula presa com cone na altura de L3 (classificação de Pang, grupo II); (C) fotografia intraoperatória do lipoma do filamento terminal (seta) seccionado no seu segmento caudal (pinçado), raízes da cauda equina formam dois feixes (asterisco).

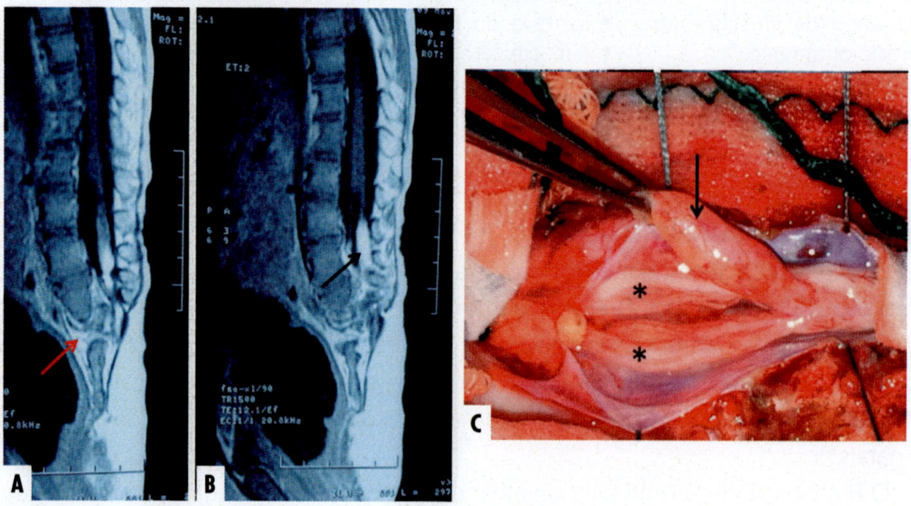

RM: ressonância magnética; SRC: síndrome da regressão caudal.

Fonte: Cortesia da Santa Casa de Misericórdia de Porto Alegre.

Tratamento

O manejo desses doentes visa à correção das anomalias geniturinárias e anorretais, objetivando preservar a função renal, proporcionar continência e prevenir infecções. Os procedimentos neurocirúrgicos, em geral visam liberar a medula presa e, mais raramente, à descompressão das raízes espinais. Há três categorias de doentes, sendo o momento definido de acordo com o tipo da lesão medular:[5]

1. **Tratamento precoce:** nas crianças com disrafismos espinais evidentes ou com malformações associadas em que a investigação revela medula presa (mielocistocele, lipomas, meningoceles, mielosquise dorsal limitada, filamento terminal espesso), o procedimento consiste na liberação da medula espinal de acordo com o tipo da lesão.
2. **Crianças com manifestações neurológicas e diagnóstico de medula presa mais tardios:** a maioria dos doentes apresentam filamento terminal espesso ou, menos frequentemente, de lipomas intraespinais terminais, tumores dermoides e meningocele anterior.
3. **Crianças mais velhas, adolescentes ou adultos jovens com sintomas de claudicação neurogênica e estenose do canal ou saco dural:** o objetivo primário é a descompressão da cauda equina, geralmente com laminectomia e duroplastia.

Correções ortopédicas

São indicadas, em especial, para tratar doentes em que a recuperação neurológica possibilita a deambulação. A instabilidade espinopélvica é a deficiência ortopédica mais séria, pois impossibilita a deambulação ou o equilíbrio para o ato de sentar. Nesses casos (geralmente tipo III e IV), a artrodese (comumente instrumentação lombopélvica pela via posterior) deve ser realizada precocemente para evitar as contraturas em flexão do quadril e a displasia permanente do quadril. A escoliose e a cifose progressivas também devem ser tratadas.

Referências bibliográficas

1. Pang D. Sacral agenesis and caudal spinal cord malformations. Neurosurgery. 1993;32:755-79.
2. Brockmeyer D. Congenital vertebral anomalies. *In*: Albright AL, Pollack IF, Adelson PD (ed.). Principles and practice of pediatric neurosurgery. 3rd ed. New York: Thieme, 2015.
3. Boulas MM. Recognition of caudal regression syndrome. Advances in Neonatal Care. 2009;9:61-9.
4. Kumar Y, Gupta N, Hooda K et al. Caudal regression syndrome: a case series of a rare congenital anomaly. Pol J Radiol. 2017;82:188-92.
5. Pang D. Caudal agenesis and dysembriogenesis of the caudal spinal cord. *In*: Pang D (org.). Disorders of the pediatric spine. New York: Raven Press, 1995.
6. Adra A, Cordero D, Mejides A et al. Caudal regression syndrome: etiopathogenesis, prenatal diagnosis and perinatal management. Obstet Gynecol Sur. 1994;49:508-16.
7. Mills JL. Malformations in infants of diabetic mothers. Teratology. 1982;25:385-94.
8. Passarge E, Lenz W. Syndrome of caudal regression in infants of diabetic mothers: observations of further cases. Pediatrics. 1966;37:672-5.
9. Warner T, Scullen TA, Iwanaga J et al. Caudal regression syndrome: a review focusing on genetic associations. World Neurosurg. 2020 Jun;138:461-7.

10. Dharmraj M, Gaur S. Sirenomelia: a rare case of fetal congenital anomaly. J Clin Neonat. 2014;4:221-3.
11. Nievelstein RA, Valk J, Smit LM et al. MR of the caudal regression syndrome: embryologic implications. Am J Neuroradiol. 1994;15:1021-9.
12. González-Quintero VH, Tolaymat L, Martin D et al. Sonographic diagnosis of caudal regression in the first trimester of pregnancy. J Ultrasound Med. 2002;21:1175-8.
13. Barkovich AJ, Raghavan N, Chuang S et al. The wedge-shaped cord terminus: a radiographic sign of caudal regression. Am J Neuroradiol. 1989;10:1223-31.
14. Beaumont C, Linam LE, Dajani NK. Prenatal imaging of caudal regression syndrome with post-natal correlation: novel insights. Fetal Diagn Ther. 2013;34(2):131-2.
15. Unsinn KM, Geley T, Freund MC et al. US of the spinal cord in newborns: spectrum of normal findings, variants, congenital anomalies and acquired diseases. Radiographics. 2000;20:923-38.
16. Balioglu MB, Akman YE, Uepunar H et al. Sacral agenesis: evaluation of accompanying pathologies in 38 cases, with analysis of long-term outcomes. Child's Nervous System. 2016 Sep;32(9)1693-702.
17. Renshaw TS. Sacral agenesis. J Bone Joint Surg Am. 1978;60:373-83.
18. Currarino G, Coln VT. Triad of anoretal, sacral and pre sacral anomalies. Am J Roentgenol. 1981;137:395-8.
19. Boruah DK, Dhingani DD, Achar S et al. Magnetic resonance imaging analysis of caudal regression syndrome and concomitant anomalies in pediatric patients. Journal of Clinical Imaging Science. 2016;6:1-7.

Capítulo 114

Malformação de Chiari

Daniel Dante Cardeal
Hamilton Matushita

Introdução

Em 1896, Hans Chiari, patologista austríaco, descreveu várias alterações morfológicas da fossa posterior caracterizadas como herniação de parte do cerebelo e do tronco encefálico através do forame magno. As herniações, conhecidas como malformações de Chiari (MCs), foram classificadas em tipos 1, 2 e 3, que representavam herniações progressivas das estruturas cerebelares e do tronco encefálico através do forame magno. O avanço dos métodos diagnósticos e o melhor conhecimento da fisiopatologia das MC possibilitaram elaborar outras classificações (tipos 0, 4 e 5) e constatar que os diferentes tipos da MC não são continuação progressiva da mesma doença, mas, sim, diferentes entidades fisiopatológicas. No Quadro 114.1, apresenta-se a classificação dos diferentes tipos de MC.[1,2]

Malformação de Chiari tipo 0

Caracteriza-se como ausência de ectopias cerebelares associadamente à siringomielia causada por provável anormalidade da dinâmica do fluxo do líquido cefalorraquidiano (LCR) na transição occipitocervical. A siringomielia idiopática difere de outras apresentações da siringomielia, como traumática, inflamatória e tumoral. O tratamento da siringomielia consiste na descompressão da fossa posterior.[3]

Malformação de Chiari tipo 1

A real prevalência da MC tipo 1 é desconhecida, visto que a maioria dos pacientes é assintomática e tem herniação tonsilar inferior a 3 mm. Estima-se que seja de 1% nas crianças e não há preferência de gênero. Pode ser congênita ou adquirida. No Quadro 114.2,[4] apresenta-se o quadro clínico nos pacientes com MC tipo 1.

Quadro 114.1 – Classificação dos tipos da MC.

Tipo	Características
Chiari tipo 0	• Presença de siringomielia sem ectopia cerebelar (fossa posterior "superpovoada")
Chiari tipo 1	• Herniação tonsilar > 5 mm através da linha de MacRae • Sem herniação do tronco encefálico ou anormalidades supratentoriais • Hidrocefalia incomum • Siringomielia comum
Chiari tipo 2	• Herniação do verme, tronco encefálico e IV ventrículo através do forame magno • Normalmente associada à mielomeningocele e às anormalidades supratentoriais • Hidrocefalia e siringomielia comuns
Chiari tipo 3	• Encefalocele occipital ou cervical alta com herniação do tecido cerebelar e do tronco encefálico • Hidrocefalia comum
Chiari tipo 4	• Hipoplasia ou aplasia cerebelar com hipoplasia pontina

Fonte: Chiapparini L, Saletti V, Solero CL et al., 2011.

Quadro 114.2 – Quadro clínico associado à MC tipo 1.

Sintomas	Cefaleia/disestesia, cervicalgia/dor nos membros ou ombros, disfagia, disartria, incoordenação motora
Síndrome cerebelar	Ataxia axial e apendicular
Síndrome de tronco encefálico	Irregularidade respiratória, nistagmo, síndromes dos nervos cranianos baixos, aspiração, atrofia da língua, anormalidades sensitivas ou dor facial (trigêmeo)
Síndrome medular	Défice de força muscular ou sensitiva, hiporreflexia, hiperreflexia, sinal de Babinski
Outros sinais	Escoliose progressiva, bradicardia sinusal, zumbido, incontinência urinária

Fonte: Milhorat TH, Chou MW, Trinidad EM et al., 1999.

Aventam-se quatro mecanismos principais em progressão responsáveis pela MC tipo 1: "superpovoamento" da fossa posterior, causado pelo hipodesenvolvimento das estruturas ósseas da fossa posterior e da base do crânio; anormalidades hidrodinâmicas; excesso de tecidos na região do forame magno e deslocamento caudal das estruturas do sistema nervoso central (SNC).[5]

O exame diagnóstico de escolha é a ressonância magnética (RM). Os achados mais comuns são herniação superior a 5 mm através da linha de MacRae e sem anormalidades supratentoriais; associação com hidrocefalia e siringomielia é incomum (Figura 114.1). Podem ocorrer instabilidade occipitocervical, invaginação vertebrobasilar, fusão das vértebras cervicais e outras doenças (Quadro 114.3).

Figura 114.1 – RM de paciente com MC tipo 1. A semirreta AB mostra a linha de McRae e, a seta, siringomielia.

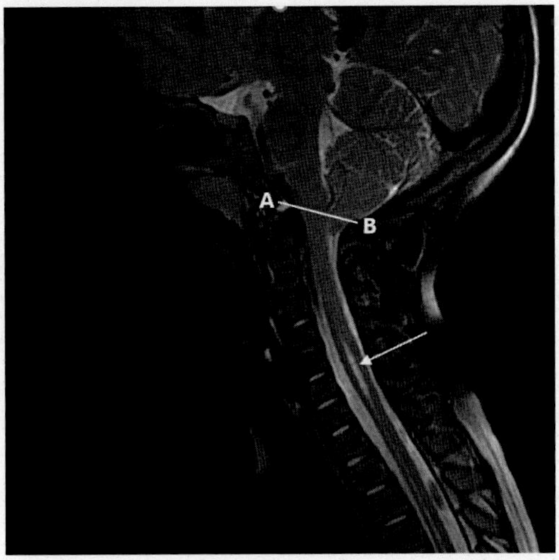

RM: ressonância magnética; MC: malformação de Chiari.

Fonte: Cortesia do Hospital das Clínicas da Faculdade de Medicina da Universidade de São Paulo (HC-FMUSP).

Quadro 114.3 – Doenças associadas à MC tipo 1.

- Klippel-Feil
- Neurofibromatose
- Síndrome de Pierre Robin
- Síndrome da regressão caudal
- Síndrome de Crouzon
- Síndrome de Apert
- Cranioestenoses multissuturais
- Doença de Paget
- Acromegalia

Fonte: Desenvolvido pela autoria do capítulo.

Tratamento

O tratamento da MC tipo 1 é reservado a pacientes sintomáticos. Há controvérsia sobre a conduta nos pacientes assintomáticos com siringomielia identificada em exames de imagem. A cirurgia é indicada em casos mais graves, quando o diâmetro da cavitação siringomiélica é superior a 8 mm.[6]

O tratamento cirúrgico da MC tipo 1 nos pacientes pediátricos consiste na craniectomia suboccipital, laminectomia C-1 e, dependendo da preferência do cirurgião e da anatomia do paciente, duraplastia. A duraplastia pode ser realizada com pericrânio, pericárdio bovino ou ligamento nucal visando a descompressão e expansão da fossa posterior. O uso dos enxertos sintéticos está associado a uma incidência maior de complicações.[7]

Apesar de haver evidências de melhora da siringomielia e da dinâmica do fluxo do LCR após a descompressão da fossa posterior nos pacientes sintomáticos, é provável que a maioria dos pacientes assintomáticos com Chiari tipo 1 tratados conservadoramente não sofram progressão clínica ou radiológica e que pacientes pediátricos não claramente sintomáticos e sem siringomielia não necessitam de descompressão profilática, vez que o desenvolvimento de novos sintomas e défices neurológicos é incomum.[8]

Malformação de Chiari tipo 2

A MC tipo 2 é presente quase exclusivamente em pacientes com disrafismo espinal aberto. É definida como uma síndrome que consiste no deslocamento caudal das estruturas da fossa posterior: tronco encefálico contendo o bulbo, o IV ventrículo e as regiões inferiores do cerebelo, também descrita como herniação do rombencéfalo.

Várias anormalidades supratentoriais e do tronco encefálico são observadas em pacientes com MC tipo 2, como displasia do corpo caloso e das estruturas comissurais, aumento ou duplicação de massa intermédia, anormalidades da substância branca e cinzenta hemisféricas, displasia do hipocampo, alongamento da ponte e elevação do teto mesencefálico. Podem ocorrer defeitos na foice e no tentório em muitos pacientes. A hidrocefalia está presente em até 80% dos casos, assim como anormalidades cardiovasculares, gastrointestinais ou geniturinários.

Sua ocorrência é justificada com base na teoria unificada da mielomeningocele. Devido à fistula do LCR contínua durante o período embrionário, altera-se o mesênquima, resultando na formação de uma fossa posterior com pequenas dimensões. O subsequente superpovoamento pelas estruturas cerebelares associadamente à migração caudal em decorrência da fístula do LCR gera as alterações anatômicas do Chiari tipo 2 (Figura 114.2).

Figura 114.2 – RM de paciente com MC tipo 2 e hidrossiringomielia.

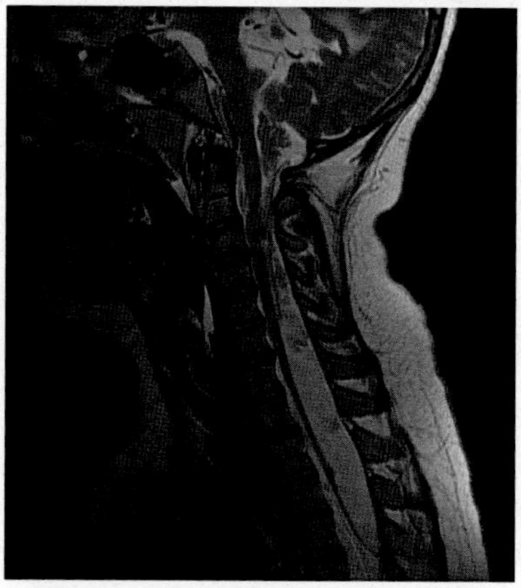

Fonte: Cortesia do Hospital das Clínicas da Faculdade de Medicina da Universidade de São Paulo (HC-FMUSP).

Os sintomas da MC tipo 2 incluem anormalidades de padrão respiratório, abolição do reflexo de vômito, anormalidades oculomotoras ou opistótono. Havendo siringomielia cervical, pode ocorrer dor irradiada no membro superior, défice sensitivo-motor ou cervicalgia.[9,10]

Tratamento

O fechamento precoce da mielomeningocele fetal proporciona regressão da herniação do rombencéfalo. As principais alterações associadas à MC tipo 2 estão apresentadas no Quadro 114.4.[9]

Quadro 114.4 – Principais achados associados à MC tipo 2.

- Craniolaculia
- Fossa posterior pequena
- Sinal do limão (ultrassom pré-natal)
- Invaginação basilar
- Hidrocefalia
- Colpocefalia
- Siringomielia
- Heterotopias
- *Breaking* do teto mesencefálico
- Massa intermédia alargada

Fonte: Salman MS, Sharpe JA, Eizenman M et al., 2005.

A cirurgia é indicada para pacientes com sintomas típicos da MC tipo 2, como apneia do sono, disfunção dos nervos cranianos inferiores, anormalidades nos membros superiores, tetraparesia e hidrossiringomielia progressiva. A neurocirurgia deve proceder a cirurgia ortopédica planejada para corrigir a escoliose. A descompressão visa aliviar a pressão contra as estruturas do tronco encefálico e os nervos cranianos e restabelecer o fluxo do LCR através do forame magno para tratar a siringomielia.[10] O procedimento preconizado consiste em descompressão da fossa posterior, laminectomia de C1 e, muitas vezes, de segmentos mais caudais, de acordo com a gravidade da compressão da medula espinal. Deve-se ampliar o compartimento dural com enxerto de pericrânio, gálea, pericárdio bovino ou fáscia muscular e evitar os enxertos sintéticos. A descompressão e a abertura dural em recém-nascidos podem ser controversas devido à presença do seio occipital associado a uma fossa posterior pequena. O risco de sangramento pode ser minimizado com a delaminação dural sem sua abertura completa.

Estridor e dificuldades para deglutição, voz rouca e baixa e postura em opistótono são sinais de MC tipo 2 sintomática. A compressão do tronco encefálico não é necessariamente a única causa dos sintomas. Estes podem estar relacionados à displasia do tronco encefálico, às complicações pós-infecciosas decorrentes de contaminação intrauterina do LCR e ao aumento da pressão intracraniana devido à hidrocefalia.

A hidrocefalia é frequentemente envolvida na MC tipo 2 sintomática, se presente, deve ser previamente tratada na maioria dos casos.[11]

Malformação de Chiari tipo 3

A MC 3 é uma apresentação rara e extrema de herniação cerebelar posterior. Ocorre em menos de 1% dos pacientes, os quais apresentam um saco cervical alto contendo montante significativo do cerebelo e/ou tronco encefálico (Figura 114.3). Hidrocefalia e anormalidades neurológicas e do desenvolvimento geralmente estão presentes. O tratamento consiste na cobertura das lesões para evitar complicações, como a fístula do LCR.[12]

Malformação de Chiari tipo 4

Pacientes com MC tipo 4 apresentam aplasia ou hipoplasia cerebelar e não constitui hérnia cerebelar posterior.[13]

Figura 114.3 – RM (A) e fotografia (B) de paciente com MC tipo 3.

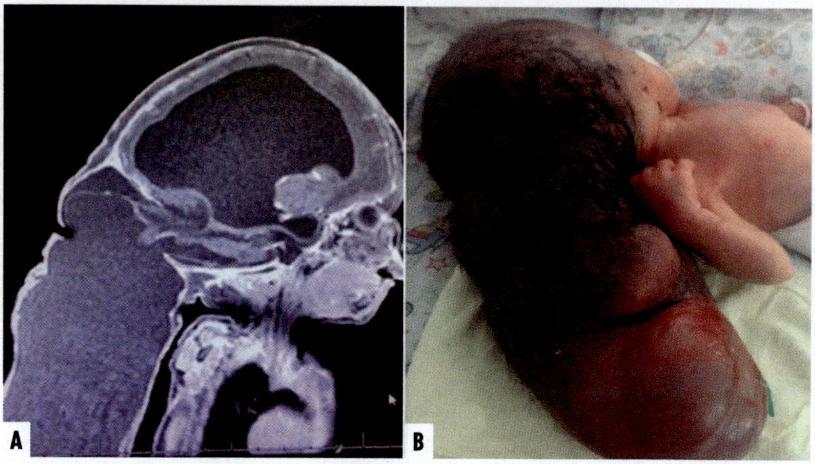

Fonte: Cortesia do Hospital das Clínicas da Faculdade de Medicina da Universidade de São Paulo (HC-FMUSP).

Referências bibliográficas

1. Chiapparini L, Saletti V, Solero CL et al. Neuroradiological diagnosis of Chiari malformations. Neurol Sci. 2011;32(Suppl 3):S283-6.
2. Tubbs RS, Oakes WJ. The Chiari malformations. New York: Springer, 2013.
3. Chern JJ, Gordon AJ, Mortazavi MM et al. Pediatric Chiari malformation type 0: a 12-year institutional experience. J Neurosurg Pediatr. 2011;8:1-5.
4. Milhorat TH, Chou MW, Trinidad EM et al. Chiari I malformation redefined: clinical and radiographic findings for 364 symptomatic patients. Neurosurgery. 1999;44:1005-17.
5. Buell TJ, Heiss JD, Oldfield EH. Pathogenesis and cerebrospinal fluid hydrodynamics of the Chiari I malformation. Neurosurg Clin N Am. 2015;26:495-9.
6. Schijman E, Steinbok P. International survey on the management of Chiari I malformation and syringomyelia. Child's Nerv Syst. 2004;20:341-8.
7. Cools MJ, Quinsey CS, Elton SW. Chiari decompression outcomes using ligamentum nuchae harvest and duraplasty in pediatric patients with Chiari malformation type I. J Neurosurg Pediatr. 2018;22:47-51.
8. Pomeraniec IJ, Ksendzovsky A, Awad AJ et al. Natural and surgical history of Chiari malformation type I in the pediatric population. J Neurosurg Pediatr. 2016;17:343-52.
9. Salman MS, Sharpe JA, Eizenman M et al. Saccades in children with spina bifida and Chiari type II malformation. Neurology. 2005;64:2098-101.
10. Messing-Jünger M, Röhrig A. Primary and secondary management of the Chiari II malformation in children with myelomeningocele. Child's Nerv Syst. 2013;29:1553-62.
11. Luigetti M, Losurdo A, Dittoni S et al. Improvement of obstructive sleep apneas caused by hydrocephalus associated with Chiari malformation type II following surgery. J Neurosurg Pediatr. 2010;6:336-9.
12. Ivashchuk G, Loukas M, Blount JP et al. Chiari III malformation: a comprehensive review of this enigmatic anomaly. Child's Nerv Syst. 2015;31:2035-40.
13. Poretti A, Boltshauser E, Doherty D. Cerebellar hypoplasia: differential diagnosis and diagnostic approach. Am J Med Genet C Semin Med Genet. 2014;166:211-26.

Capítulo 115

Cistos de Aracnoide

Hamilton Matushita

Definição

Os cistos de aracnoide (CAs) são coleções extra-axiais do líquido cefalorraquidiano (LCR) delimitadas por aracnoide. Existe uma distinção entre cistos intra-aracnóideos e subaracnóideos. Admite-se que os cistos intra-aracnóideos são anomalias congênitas que se desenvolvem por sequestro de LCR dentro da aracnoide primitiva. Os cistos subaracnóideos, também denominados cistos leptomeníngeos, podem ser congênitos ou adquiridos, e são delimitados em parte por aracnoide e pia-máter. Esses cistos podem decorrer de aracnoidites secundárias a traumas, hemorragias ou infecções. Nos cistos subaracnóideos, ocasionalmente, o fluido intracístico pode estar xantocrômico ou proteináceo.

Epidemiologia

Os CAs constituem 1% de todas as lesões expansivas intracranianas. A estimativa populacional é muito variável (0,2% a 2,6%). Prevalece no sexo masculino e entre 1 e 5 anos de idade.[1] Séries mistas da literatura mostram predomínio em crianças, variando de 60% a 90%.

Os CAs intracranianos são sempre intradurais e mais frequentes junto às cisternas de aracnoide. Aproximadamente 50% dos CAs ocorrem na fissura silviana e convexidade cerebral; 10%, na cisterna quadrigeminal; 10%, na cisterna suprasselar; 10%, na cisterna do ângulo pontocerebelar; 10%, posterior ao cerebelo; e 10%, em outras localizações intracranianas. Os CAs podem ocorrer no canal espinal.[2] Os CAs intraespinais podem ser intra ou extradurais. Os cistos intradurais apresentam patogenia semelhantes aos cistos intracranianos, enquanto os cistos extradurais se originam de um defeito dural congênito, que permite a herniação da membrana de aracnoide para o espaço extradural. Esses cistos são pediculados na abertura dural e, em geral, estão localizados posterior na linha média ou posterolateralmente.

Etiopatogenia

A ultraestrutura dos CAs é distinta da aracnoide normal: a membrana do cisto é constituída de aracnoide espessa rica em colágeno e sem trabéculas no seu interior. As paredes do cisto são formadas pela divisão ou duplicação da membrana de aracnoide, portanto, verdadeiramente intra-aracnóideo. Essa característica anatômica diferencia os CAs de outros cistos benignos, incluindo: 1) cistos leptomeníngeos, os quais são ocasionados por infecções, trauma ou hemorragias; 2) cistos porencefálicos, os quais a cavidade resulta da perda de parênquima cerebral, porém, em geral, com ampla comunicação com cavidades do LCR; e 3) cistos neuroepiteliais, os quais são cobertos por células ependimárias ou do plexo coroide. Duas propostas procuraram explicar a formação dos CAs: 1) disgenesia do mesênquima primitivo durante a formação do espaço subaracnoide, com formação de divertículos na parede da aracnoide e consequente sequestro de LCR. Estudos de Fox e Al-Mefty fornecem evidências de que os CAs suprasselares se formam por um divertículo na membrana de Liliequist, na cisterna suprasselar e 2) os cistos temporais seriam secundários à hipoplasia parcial do lobo temporal.[3] Essa teoria tem sido desaprovada com base na constatação de expansão do lobo temporal após tratamento do cisto. Recentemente, tem-se identificado muitas doenças associadas com CA, como síndrome de Marfan, neurofibromatose tipo I, acidúria glutárica tipo I e doença policística autossômica dominante. Devido à associação com a doença policística, tem-se especulado que os CAs possam representar formas frustras de doenças do colágeno.[4]

Expansão dos cistos de aracnoide

Enquanto a teoria embriológica consegue explicar a formação dos CAs, não existem respostas convincentes sobre os mecanismos do crescimento do cisto. Três explicações são aventadas: 1) o cisto se expandiria por existir um gradiente de pressão osmótica; o cisto teria de produzir fluido com alta osmolaridade – exames do conteúdo do fluido dos cistos, no entanto, não suportam esta teoria, pois o líquido é similar ao LCR; 2) a parede do cisto teria capacidade secretória – estudo de microscopia eletrônica mostrou atividade ATPase na membrana dos cistos;[5] e 3) existência de um mecanismo valvular em fenda unidirecional, permitindo o ingresso de LCR no cisto. A pulsação normal do cérebro e manobras de Valsalva criariam esse gradiente de pressão entre o espaço subaracnóideo (ESA) do cisto. Esse sistema de válvula tem sido observado em cirurgias endoscópicas de cistos suprasselares e temporais.[6,7] Essa teoria oferece a explicação mais atrativa para a expansão dos CAs, porém, não existe comprovação para todos os cistos em diferentes topografias.

Exames diagnósticos

A tomografia computadorizada (TC) e a ressonância nuclear magnética (RNM) são técnicas de exame diagnóstico de escolha na investigação de lesões císticas do sistema nervoso central. A RNM apresenta informações adicionais relacionadas à natureza bioquímica do conteúdo cístico, enquanto a TC oferece vantagens na avaliação do envolvimento ósseo e do padrão de calcificação presente nas lesões. Os cistos suprasselares podem ser confundidos com dilatação do III ventrículo se o diagnóstico se basear somente na TC. A característica radiológica mais conhecida dos cistos suprasselares é o "sinal do Mickey Mouse", observado em cortes axiais. A RNM é também mais sensível à presença de sangramento dentro do cisto. Estudos funcionais, como TC-hexametil propilenodiamina oxime (HMPAO), *single-photon emission computed tomography* (SPECT) e PET com fluordeoxiglicose (FDG), têm demostrado hipoperfusão e hipometabolismo em regiões corticais comprimidas pelos CAs, assim como melhora após a descompressão dos cistos.[8]

As imagens por TC ou RNM revelam cistos circunscritos, com margens bem demarcadas e lisas, de densidade ou sinal homogêneo muito próximo ao do LCR (Figuras 115.1 a 115.3). Os CAs podem apresentar hemorragia e romperem para o ESA, resultando em imagens mais complexas. Os CAs devem ser diferenciados de outras lesões císticas intracranianas, como cistos tumorais, inflamatórios, malformativos e secundários a eventos destrutivos do cérebro. As características imaginológicas e a topografia dos cistos oferecem elementos para o diagnóstico diferencial das lesões.

Existem coleções intracranianas do LCR que são remanescentes embrionários, que devem ser diferenciados dos CAs. Essas coleções são consideradas variações da normalidade com questionável fonte de manifestação clínica. No compartimento supratentorial, podemos encontrar o cisto *cavum* do septo pelúcido, o cisto *cavum vergae* e o cisto *cavum velum interpositum*. O cisto *cavum* do septo pelúcido constitui coleção entre as lâminas do septo pelúcido anterior e as colunas do fórnix. Está presente em aproximadamente 100% dos recém-nascidos e persiste em 12% a 20% dos adultos normais. Já o cisto *cavum vergae* é o acúmulo de LCR entre as lâminas septais posteriores e as colunas do fórnix, posterior ao *cavum* do septo pelúcido. É observado em 30% dos recém-nascidos. O cisto *cavum* do septo pelúcido pode ser um achado isolado, porém o cisto *cavum vergae* está sempre acompanhado deste. O cisto *cavum velum interpositum*, por sua vez, consiste na extensão anterior da cisterna quadrigeminal, na fissura transversa do cérebro. Em imagens axiais, tem um formato triangular com ápice dirigido anteriormente para as colunas do fórnix.

Figura 115.1 – CA supratentorial. (A) Temporal; (B) hemisférico; (C) suprasselar; (D) cisterna quadrigeminal.

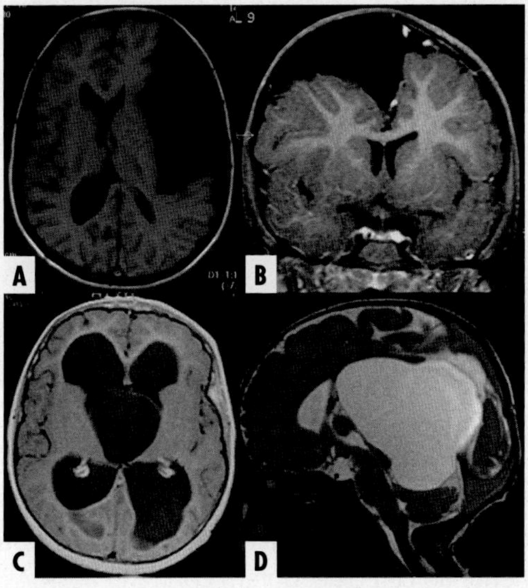

CA: cisto de aracnoide.

Fonte: Cortesia do Hospital das Clínicas da Faculdade de Medicina da Universidade de São Paulo (HC-FMUSP).

Figura 115.2 – CA infratentorial. (A) Retroclival; (B) ângulo pontocerebelar; (C) retrocerebelar mediano; (D) retrocerebelar lateral.

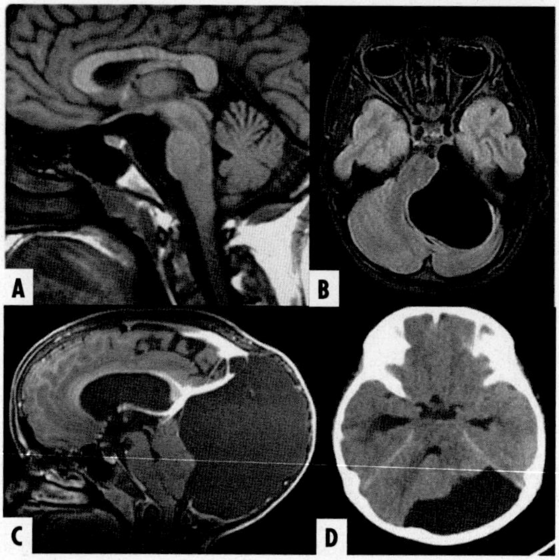

CA: cisto de aracnoide.

Fonte: Cortesia do Hospital das Clínicas da Faculdade de Medicina da Universidade de São Paulo (HC-FMUSP).

Figura 115.3 – Cistos de aracnoide. (A) Intramedular; (B) intradural extramedular; (C) extradural.

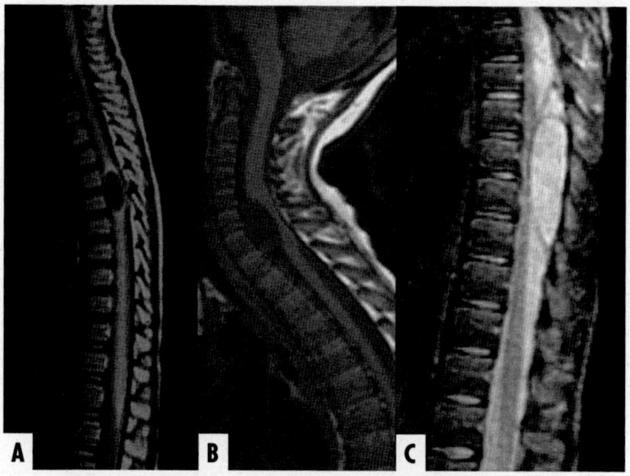

Fonte: Cortesia do Hospital das Clínicas da Faculdade de Medicina da Universidade de São Paulo (HC-FMUSP).

No compartimento infratentorial, a megacisterna magna constitui a extensão da cisterna posterior e superiormente ao cerebelo, porém contrário aos CAs; a megacisterna magna é amplamente comunicante com o ESA. Lesões císticas com similitude topográfica são as malformações de Dandy-Walker e variantes, cuja característica principal é representada pela presença de algum grau de agenesia do *vermis* cerebelar.

Clínica e tratamento

A apresentação clínica dos CAs varia com a topografia do cisto, de pequenos cistos incidentais a volumosos cistos comprimindo estruturas nervosas. O tratamento dos CAs é um dos aspectos mais controversos na neurocirurgia, principalmente, para os casos assintomáticos. Os CAs apresentam duas características que os tornam alvo ideal para a fenestração endoscópica primária: possuem membrana avascular e seu conteúdo é translúcido, favorável à transmissão da luz do endoscópio. Para os cistos profundos, a endoscopia é uma técnica menos invasiva que mantém os princípios de fenestração dos cistos. No entanto, ainda existem controvérsias no tratamento do cisto temporal, devido a dificuldades e limitações da fenestração destes cistos junto às cisternas profundas. Devido às limitações das fenestrações endoscópicas, ainda não se conhecem os resultados a longo prazo relacionados ao fechamento das fenestrações. Estudo retrospectivo e de revisão comparando as técnicas microcirúrgicas e puramente endoscópicas concluiu que os resultados não são diferentes para os cistos suprasselares, quadrigeminais ou da fossa posterior, porém, para os cistos silvianos e da convexidade, apresentam melhores resultados com a microcirurgia (Figura 115.4).

Figura 115.4 – (A e B) CA temporal pré e pós-operatório; (C e D) CA suprasselar pré e pós-operatório; (E e F) CA frontal pré e pós-operatório.

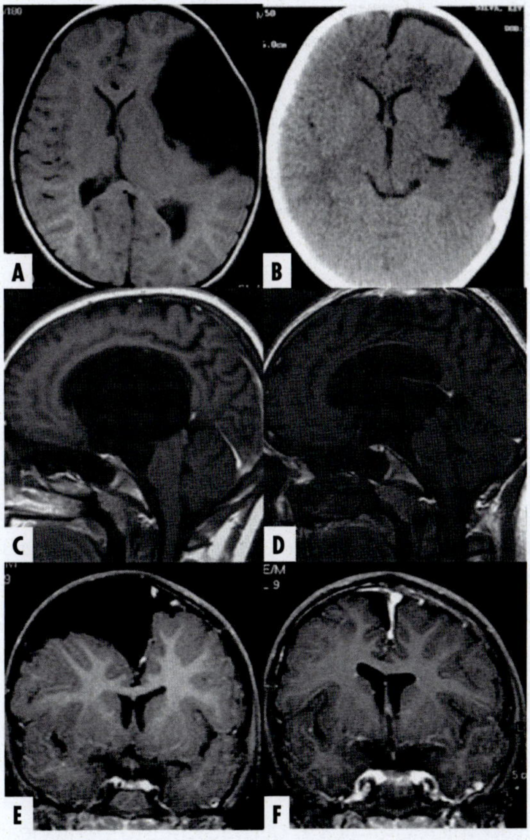

Fonte: Cortesia do Hospital das Clínicas da Faculdade de Medicina da Universidade de São Paulo (HC-FMUSP).

Cistos de aracnoide temporais e convexidade

Os sinais mais comuns correlacionados a estes cistos são epilepsia e cefaleia. Os sintomas podem ser indolentes, intermitentes ou contínuos,[2,9] e agudos, decorrentes da formação de higromas ou hematomas subdurais subsequentes a traumatismos prévios. Comprometimento do desenvolvimento neuropsicomotor, atraso da fala, deficiência cognitiva e problemas comportamentais e de atenção podem estar correlacionados aos CAs. A presença de macrocrania e de abaulamentos ósseos da região temporal denunciam a evolução lenta desses cistos, com origem na infância. Os cistos temporais foram classificados por Galassi e colaboradores[10] em 3 tipos: I, II e III. Esta classificação refere-se ao tamanho dos cistos, o grau de comunicação com o espaço subaracnóideo, o desenvolvimento de sintomas e o prognóstico em relação a sua fenestração cirúrgica (Figura 115.5).

Figura 115.5 – Classificação dos cistos temporais de acordo com Galassi.

Tipo I	Tipo II	Tipo III
Pequeno, formato em fuso	Estende-se para a fissura silviana	Grande
Limitado a fossa média/posterior ao esfenoide	Descola o lobo temporal	Desloca os lobos temporal, frontal e parietal + desvios da linha média
Comunicação livre com o ESA	Comunicação lenta com o ESA	Pouca comunicação com o ESA
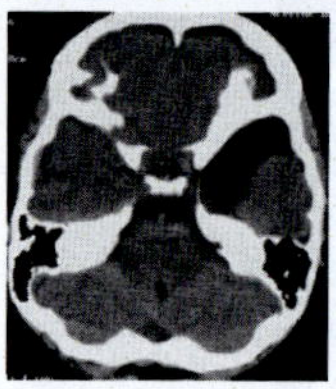	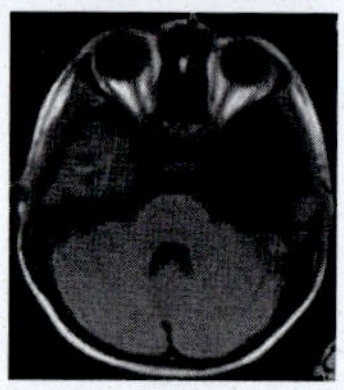	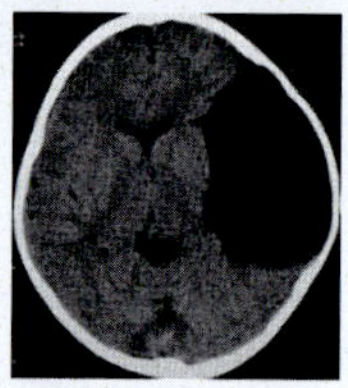

Fonte: Adaptada de Galassi E, Tognetti F, Gaist G, 1982; Cortesia do Hospital das Clínicas da Faculdade de Medicina da Universidade de São Paulo (HC-FMUSP).

A indicação cirúrgica para tratamento destes cistos é clara para os casos sintomáticos e para cistos que evoluem com aumento, porém, para cistos assintomáticos, a indicação é controversa. Mesmo nos casos com sintomas neurológicos inespecíficos, muitas vezes é difícil estabelecer uma correlação de causa e efeito. No acompanhamento clínico de indivíduos assintomáticos, verificamos que o aumento dos cistos e a manifestação de sintomas ocorre quanto mais nova é a criança, principalmente para aquelas abaixo dos 3 anos de idade. Muitos autores acreditam que a presença do CA pode prejudicar o ótimo desenvolvimento cerebral durante períodos críticos do desenvolvimento cerebral. Vários estudos mostram que os CAs podem provocar défices funcionais, metabólicos e perfusionais do cérebro. Assim, os CAs em crianças podem não somente provocar sintomas agudos, mas também afetar o desenvolvimento cerebral de modo mais oculto, dando origem a dificuldades de aprendizado e problemas comportamentais.

O tratamento dos cistos temporais e hemisféricos envolve três técnicas: fenestração endoscópica, fenestração microcirúrgica e derivação cisto-peritoneal. Essas operações estão associadas com morbidades: higroma subdural, hematoma subdural, pseudomeningocele, fístula do LCR, infecção, hemorragia cerebral e epilepsia. A derivação cisto-peritoneal apresenta o risco adicional da *shunt*-dependência. Os resultados morfológicos após as técnicas de fenestração microcirúrgica mostram redução dos cistos em 60% a 70% dos casos, muito semelhante aos resultados com técnicas endoscópicas (50% a 71%).[11] A espessura da aracnoide junto a estruturas neurovasculares da cisterna óptico-quiasmática limita a quantidade e qualidade das fenestrações endoscópicas. Apesar dos bons resultados a curto prazo, não se conhece o grau de recorrência por fechamentos dessas fenestrações endoscópicas por longo tempo. Não existe correlação entre a redução morfológica dos cistos e a melhora dos sintomas em 20% a 30% dos pacientes, principalmente para sintomas comportamentais e neuropsicológicos.

Cistos de aracnoide suprasselares

Os cistos suprasselares manifestam sintomas em crianças abaixo de 5 anos de idade; apenas 14% apresentam sinais acima dos 20 anos de idade.[12] A hidrocefalia está presente em 80% a 90% das crianças e decorre da obstrução dos forames de Monro. A sintomatologia inclui: macrocrania (50%), disfunções visuais (30%), ataxia (28%), cefaleia (26%), *head bobbing* (17%), puberdade precoce (15%) e hipopituitarismo (11%). A patogenia do sinal *head bobbing* envolve o comprometimento do núcleo dorso-medial do tálamo.[13] Devido a sua localização profunda e frequente associação com hidrocefalia, esses cistos são muito propícios à fenestração endoscópica. A técnica consiste em cisto-ventriculocisternostomia, ou seja, a fenestração dupla para a cavidade ventricular e outra para a cisterna interpeduncular. Essa técnica apresenta resultados positivos superiores (85%) quando comparada com a fenestração única para o ventrículo, cisto-ventriculostomia (57%).[14]

Cistos de aracnoide quadrigeminais

Os CAs da cisterna quadrigeminal determinam sintomas relacionados à hidrocefalia devido a obstrução do aqueduto silviano. Assim, macrocrania, atraso do desenvolvimento neuropsicomotor e sintomas de hipertensão intracraniana são as manifestações clínicas iniciais da maioria das crianças. Expansões específicas do cisto podem determinar o comprometimento do teto do mesencéfalo ou do corpo geniculado medial, ocasionando distúrbio da motricidade ocular e do campo visual, respectivamente.

Existem muitos procedimentos cirúrgicos propostos para o tratamento desses cistos: craniotomia e fenestração do cisto, derivação cisto-peritoneal, derivação ventriculoperitoneal, aspirações estereotácticas e vários procedimentos combinados. A endoscopia, mais recentemente, tem sido considerada a melhor opção de tratamento, pois mantém o princípio da fenestração, realizada por técnica menos invasiva. As características anatômicas da expansão desses cistos determinam qual o procedimento endoscópico mais apropriado. A fenestração do cisto pode ser realizada para os ventrículos associados a III ventriculostomia ou à cisternostomia. A melhora clínica tem sido relatada em 83,3% dos casos, com redução das dimensões do cisto em 77,8% e melhora da hidrocefalia em 88,9%.[15] Um fator de risco para a falha deste tratamento é a realização de derivação ventricular prévia ao tratamento endoscópico do cisto.

Cistos de aracnoide infratentoriais

A fossa posterior é o segundo local mais frequente dos CAs. Em geral, a maioria desses cistos são assintomáticos e incidentais. Os CAs na fossa posterior podem ocorrer no ângulo pontocerebelar e nas regiões retroclival e posteriores ao cerebelo.

Cistos de aracnoide do ângulo pontocerebelar

Estes cistos ocorrem com mais frequência em adultos e do lado direito. A sua manifestação clínica está correlacionada ao envolvimento dos nervos cranianos V, VII, VIII e a distorções e compressões do cerebelo. A expansão destes cistos pode determinar hidrocefalia em 50% dos casos. Melhora de perdas auditivas sensório-neurais têm sido relatadas com a fenestração destes cistos. A fenestração microcirúrgica ou endoscópica destes cistos tem sido considerada tratamento de escolha. A derivação cisto-peritoneal é uma opção de tratamento com bons resultados, porém apresenta índice elevado de revisão.

Cistos de aracnoide retroclivais

Os CAs retroclivais ou interpedunculares são raros, compreendendo apenas 1,3% dos CAs. Manifestam-se com características de hidrocefalia, comprometimento de nervos cranianos e défices motores. Raros casos de hemorragia espontânea têm sido relatados. O tratamento consiste na fenestração do cisto para as cisternas por técnica endoscópica ou microcirúrgica.

Cistos de aracnoide retrocerebelares

Séries pediátricas apontam os cistos retrocerebelares como os mais frequentes na fossa posterior. Esses cistos podem se localizar na linha média, descolando anteriormente o *vermis* cerebelar ou laterais e rechaçando o hemisfério cerebelar. Ambos os cistos estão, com frequência, associados à hidrocefalia, sendo essa a causa mais comum dos sintomas. As imagens multiplanares da RNM possibilitaram o melhor reconhecimento destes cistos, assim como a diferenciação com outros cistos congênitos dessa região. A relação do cisto com o IV ventrículo é mais demarcada nas imagens sagitais da RNM. O CA apresenta-se claramente separado do IV ventrículo, o qual encontra-se comprimido anteriormente. A tenda do cerebelo pode estar elevada, assim como o osso occipital pode estar abaulado e adelgaçado pela pressão do cisto. O diagnóstico diferencial deve ser realizado com a malformação de Dandy-Walker e suas variantes, megacisterna magna e cisto da bolsa de Blake. Na malformação de Dandy-Walker, ocorre clara comunicação do cisto com o IV ventrículo, agenesia parcial ou total do *vermis* cerebelar, expansão da fossa posterior, frequente associação com hidrocefalia e agenesia do corpo caloso. Nas variantes Dandy-Walker, as alterações são menos intensas em relação a forma verdadeira. O *vermis* é menos hipoplásico, não ocorre expansão da fossa posterior, a hidrocefalia ocorre em 30% dos casos, porém, diferente do CA, existe comunicação do cisto com o IV ventrículo. A megacisterna magna e a persistência da bolsa de Blake apresentam imagens de RNM muito similares. A persistência da bolsa de Blake está com frequência associada à hidrocefalia por não haver comunicação suficiente do IV ventrículo com o ESA. A insinuação dessa bolsa na cisterna magna ocasiona uma elevação do *vermis* do cerebelo. Embriologicamente, a persistência da bolsa de Blake consiste na manutenção da área membranácea anterior do teto do IV ventrículo.[16] O estudo da dinâmica do fluxo liquórico entre as imagens císticas com o IV ventrículo e espaço subaracnóideo cervical pode ajudar no esclarecimento diagnóstico dos cistos retrocerebelares.

O tratamento cirúrgico dos CAs infratentoriais apresenta dificuldades devido ao seu tamanho e à frequente associação com hidrocefalia. A fenestração microcirúrgica do cisto tem sido considerada a técnica mais apropriada, porém está relacionada com a necessidade de associação com derivações do cisto ou da hidrocefalia. A derivação cisto-peritoneal é a abordagem mais simples, porém está associada à alta taxa de mal funcionamento do *shunt*. Diferentes técnicas endoscópicas têm sido propostas: fenestração por meio de trepanação, fenestração microcirúrgica assistida por endoscopia e colocação do cateter assistida por endoscopia. A associação da endoscopia com microcirurgia tem oferecido índices de melhora de 70%.[17]

Cistos de aracnoide espinais

Os CAs espinais correspondem a aproximadamente 1% das lesões expansivas intraespinais. Na sua maioria, são intradurais extramedulares, podendo ser intramedulares e extradurais. Localizam mais frequentemente posteriores no canal espinal e na região torácica. Em geral, são lesões solitárias, podem ser septadas ou apresentarem múltiplos cistos independentes. Os CAs podem estar associados a outras anomalias, como siringomielia, ou coexistir com o prolapso de raízes espinais. Clinicamente, manifestam com dor e sinais deficitários por compressão medular ou radiculopatias. O tratamento cirúrgico consiste na retirada de toda a parede do cisto ou na fenestração. A recorrência do cisto pode necessitar a inserção de derivação cisto-peritoneal. O tratamento dos cistos extradurais consiste na remoção do cisto e fechamento da abertura dural. Os resultados cirúrgicos obtêm 87% de melhora ou remissão dos sintomas.[18] O tratamento cirúrgico dos cistos intramedulares consiste na comunicação dos cistos com os espaços subaracnóideos espinais.

Referências bibliográficas

1. Al-Holou WN, Yew AY, Boomsaas ZE et al. Prevalence and natural history of arachnoid cysts in children. J Neurosurg Pediatr. 2010;5:578-85.
2. Oberbauer RW, Haase J, Pucher R. Arachnoid cysts in children: a European co-operative study. Child's Nerv Syst. 1992;8:281-6.
3. Fox JL, Al-Mefty O. Suprasellar arachnoid cysts: an extension of the membrane of Liliequist. Neurosurgery. 1980;7:615-8.
4. Schievink WI, Torres VE, Marsh WR et al. Intracranial cysts in autossomal dominant polycistic kidney disease. J Neurosurg. 1995;83:1004-7.
5. Go KG, Houthoff HJ, Blaaun EH et al. Arachnoid cysts of the Sylvian fissure: evidence of fluid secretion. J Neurosur. 1984;60:801-13.
6. Santamarta D, Aguas J, Ferrer E. The natural history of arachnoid cysts: endoscopic and cine mode MRI evidence of a slit-valve mechanism. Minim Invasive Neurosur. 1995;38:133-7.
7. Halani SH, Safain MG, Heilman CB. Arachnoid syst slit valves: the mechanism for arachnoid syst enlargement. J Neurosurg Pediatrc. 2013;12:62-6.
8. De Volder AG, Michel C, Thauvoy C et al. Brain glucose utilization in acquired childhood aphasia associated with a sylvian arachnoid cyst: recovery after shunting as demonstrated by PET. J Neurol Neurosur Psychiatry. 1994;57:296-300.
9. Cirillo SSF, Cogen PH, Harsh GR. Intracranial arachnoid cysts in children: a comparison on the effect of fenestration and shunting. J Neurosurg. 1991;74:230-5.
10. Galassi E, Tognetti F, Gaist G et al. CT scan and metrizamide CT cisternography in arachnoid cysts of the middle cranial fossa: classification and pathophysiological aspects. Surg Neurol. 1982;17:363-9.
11. El-Ghandour NM. Endoscopic treatment of middle cranial fossa arachnoid cysts in children: clinical article. J Neurosurg Pediatr. 2012;9:231-8.

12. Hoffman HJ, Hundrick EB, Humphrey RP et al. Investigation and management of suprasellar arachnoid cysts. J Neurosurg. 1982;57:597-602.
13. Russo R, Kindt G. A neuroanatomical basis for the bobble-head doll syndrome. J Neurol. 1974;41:720-3.
14. Crimmins DW, Pierre-Kahn A, Sainte-Rose C et al. Treatment of suprasellar cysts and patient outcome. J Neurosurg. 2006;105(Suppl):S107-14.
15. El-Ghandour NM. Endoscopic treatment of quadrigeminal arachnoid cysts in children. J Neurosurg Pediatr. 2013;12:521-8.
16. Tortori-Donati P, Fondelli MP, Rossio A et al. Cystic malformation of the posterior cranial fossa originating from a defect of the posterior membranous area – Megacisterna magna and persisting Blake's pounchg: two separate entities. Child's Nerv Syst. 1996;12:303-8.
17. Hopf NJ, Pereczky A. Endoscopic neurosurgery and endoscope-assisted microneurosurgery for the treatment of intracranial cysts. Neurosurgery. 1998;43:1330-6; discussion 1336-7.
18. Bond AE, Zada G, Bowen I et al. Spinal arachnoid cysts in the pediatric population: report of 31 cases and a review of the literature. J Neurosurg Pediatr. 2012;9:432-41.

Capítulo 116

Cranioestenose

Débora Romeo Bertola

Definição

Na infância, a calota craniana aumenta de tamanho graças a um tecido mesenquimal indiferenciado localizado entre os ossos do crânio – a sutura craniana – para, assim, acomodar o encéfalo em crescimento. Os ossos frontais e parietais são separados na linha média pelas suturas metópica e sagital, respectivamente. A sutura coronal separa os ossos frontais dos parietais e a lambdoide, os ossos parietais dos occipitais. A craniossinostose (CS), uma das anomalias craniofaciais mais frequentes, com prevalência estimada em 1:1.400 nascimentos, caracteriza-se como fusão prematura de uma ou mais dessas suturas. As suturas normalmente fundem-se na idade adulta, com exceção da metópica, cujo fechamento normalmente ocorre no 1º ano de vida.[1-3]

Quadro clínico

O fechamento precoce das suturas cranianas gera conformação anormal do crânio, na dependência da sutura envolvida (Quadro 116.1). As CSs podem ser classificadas como: a) simples, quando uma única sutura está envolvida; ou b) complexas, quando duas ou mais suturas são acometidas; ou como a) primárias, quando decorrem de anormalidades intrínsecas da própria sutura; b) secundárias, quando a sutura é normal, mas há fusão prematura decorrente de forças externas; ou c) isoladas não sindrômicas (as mais prevalentes – 75%), ou sindrômicas. A CS pode causar aumento da pressão intracraniana, comprometimento visual e/ou auditivo, atraso do desenvolvimento neuropsicomotor e deficiência intelectual. Nas formas sindrômicas, somam-se outras anomalias primárias da morfogênese, que variam de acordo com a síndrome em questão.[2-5]

Quadro 116.1 – Anomalias da conformação craniana em decorrência de uma CS.

Tipo de anomalia	Sutura envolvida	Consequência anatômica
Escafocefalia/ dolicocefalia	Sagital (mais comum)	Aumento do diâmetro anteroposterior do crânio
Braquicefalia	Coronal bilateral	Diminuição do diâmetro anteroposterior do crânio
Plagiocefalia anterior	Coronal unilateral	Restrição do crescimento anterior, com achatamento do lado da sutura acometida e crescimento exacerbado, compensatório, contralateral
Trigonocefalia	Metópica	Estreitamento da fronte, adquirindo formato triangular da região frontal no crânio visto de cima
Plagiocefalia posterior	Lambdoide unilateral (mais rara)	Achatamento posterior do crânio na região da sutura acometida com crescimento compensatório da região da mastoide ipsilateral
Turricefalia	Lambdoide bilateral (mais rara)	O crescimento compensatório causa formato do crânio em cone
Oxicefalia	Sagital e coronal	–

Fonte: Adaptado de Kutkowska-Kazmierczak A, Gos M, Obersztyn E, 2018.

Fatores etiológicos

Os fatores etiológicos envolvidos na ocorrência das CSs são complexos, heterogêneos, não totalmente elucidados e incluem questões ambientais e/ou genéticas. A combinação de fatores genéticos de risco, associados a fatores ambientais, constituem as etiologias multifatoriais. Entre as condições não genéticas, são considerados fatores de risco para o desenvolvimento da CS: agentes teratogênicos, como o uso de certos medicamentos durante a gestação (p. ex., ácido valproico); consumo de álcool e fumo pela gestante; doenças maternas (hipertiroidismo); restrição física do ambiente uterino; condições do parto, entre outros.[3,5]

Fatores genéticos

Diversos fatores genéticos isolados são suficientes para causar a CS. Entre eles, destacam-se as anomalias cromossômicas, particularmente as submicroscópicas, não detectadas como estudo cromossômico convencional, e as monogênicas ou mendelianas, nas quais um fator genético único (variante em um único gene) é suficiente para causar o fenótipo.

- **Anomalias cromossômicas submicroscópicas:** podem ocorrer em 6,7% a 28% dos casos sindrômicos. Acometem principalmente as suturas metópica e sagital. Entre elas, destacam-se as deleções envolvendo os seguimentos cromossômicos 9p22.3 e 11q23-qter, que causam trigonocefalia.[3]
- **Anomalias em genes únicos (doenças monogênicas):** correspondem à principal causa genética nos doentes com etiologia definida. Compreendem as formas sindrômicas de CS bem caracterizadas, destacando-se as síndromes de Apert, Crouzon, Muenke,

Saethre-Chotzen e craniofrontonasal (Tabela 116.1). As doenças monogênicas estão catalogadas no *site Online Mendelian Inheritance in Man* (OMIM – omim.org). Em uma pesquisa utilizando-se o termo *craniosynostosis*, obtém-se 215 entradas incluindo diferentes fenótipos, com base molecular conhecida ou não, assim como os genes envolvidos, além de algumas síndromes de microdeleções e microduplicações associadas à CS.

A família de genes *fibroblast growth factor receptor* (FGFR1, FGFR2 e FGFR3) destaca-se na etiopatogenia das CSs quanto à sua representatividade. A via de sinalização dos fatores de crescimento de fibroblastos, via seus receptores (FGFRs), desempenha papel importante no desenvolvimento embrionário. Diferentes variantes desses genes, particularmente dos relacionados aos receptores FGFR2 e FGFR3, já foram associados às síndromes de Apert, Pfeiffer, Crouzon, Muenke (Tabela 116.1), Antley-Bixler, Beare-Stevenson e Jackson-Weiss. As variantes *missense* dos genes FGFR estão em heterozigose (uma única cópia do gene alterada), concentradas nos domínios *immunoglobulins-like* II e III das proteínas FGFR2 e FGFR3, são recorrentes e usufruem de um mecanismo de ganho de função. Na maioria das vezes, a variante é um evento *de novo* e decorre de mutação no gameta de um genitor, frequentemente na linhagem paterna.[3] Em outras situações, as variantes em heterozigose podem gerar perda de função, como observado na síndrome de Saethre-Chotzen. Além destas variantes pontuais, a deleção de uma cópia inteira do gene e até mesmo de genes vizinhos também geram o fenótipo na síndrome de Saethre-Chotzen.

Recentemente, uma herança digênica foi proposta para justificar a etiologia das CSs envolvendo a linha média; 13/191 (7%) probandos com CSs não sindrômica envolvendo a sutura sagital ou metópica apresentavam variantes em dois genes distintos: uma variante rara em SMAD6 e uma variante comum, um polimorfismo (rs1884302) em BMP2,[6] demonstram a complexidade da etiologia das CSs.

Investigação clinicogenética

A investigação de uma criança com CS deve basear-se na história clínica, com atenção particular para dados perinatais, que, por sua vez, podem indicar fatores ambientais como causas da anomalia craniana, e na história familiar, averiguando-se a existência de outros casos semelhantes na família, presença ou não de consanguinidade intrafamiliares, abortos de repetição ou outras malformações. O exame físico deve ser detalhado, não se restringir apenas à conformação craniana, mas de outros desvios fenotípicos, para auxiliar na elaboração de hipóteses diagnósticas mais precisas. Alguns sinais podem direcionar para diagnósticos específicos, como a evidenciação de sindactilia acentuada nas mãos e nos pés presente na síndrome de Apert; polegares e háluces alargados e desviados medialmente, na síndrome de Pfeiffer; e hipertelorismo ocular acentuado e unhas anormais, presentes na síndrome craniofrontonasal (Tabela 116.1). Para a avaliar a CS em si, o exame complementar mais adequado é a tomografia do crânio com reconstrução tridimensional. Além de permitir a análise da(s) sutura(s) envolvida(s), o estudo do encéfalo permite avaliar malformações associadas e, inclusive, do sistema ventricular.[3]

A possibilidade de se identificar uma causa genética da CS varia substancialmente quando se comparam os casos sindrômicos e não sindrômicos e o tipo e o número de suturas envolvidas. De acordo com um estudo prospectivo realizado em um centro especializado em CSs de Oxford (Reino Unido) envolvendo indivíduos afetados nascidos entre 1998 e 2010 e com seguimento mínimo de 5 anos, foi identificada causa genética em 21% dos casos,

Tabela 116.1 – Achados clínicos e moleculares nas CSs sindrômicas monogênicas mais comuns.

Síndrome (OMIM)	Padrão de herança	Principais achados clínicos	Sutura envolvida preferencial	Gene(s) associado(s)	Variante(s) mais frequente(s)
Apert (101200)	AD	Craniossinostose, dismorfismos faciais, sindactilia cutânea e óssea nas mãos e nos pés, dificuldade de aprendizagem	Coronal (bilateral)	FGFR2	• p.Ser252Trp (66%) • p.Pro253Arg (32%)
Crouzon (123500)	AD	Craniossinostose, dismorfismos faciais	Coronal (principal), sagital e/ou lambdoide	FGFR2	Diversas pontuais, maioria no domínio *immunoglobulins-like* III*
Crouzon com *Acanthosis nigricans* (612247)	AD	Craniossinostose, dismorfismos faciais, *Acanthosis nigricans*, hidrocefalia	Coronal, sagital e/ou lambdoide	FGFR3	p.Ala391Glu (única)
Pfeiffer (101600)	AD	Turribraquicefalia, dismorfismos faciais, polegares e háluces alargados com desvio medial, sindactilia cutânea parcial nas mãos e nos pés	Coronal e/ou sagital, crânio em trevo	FGFR2/FGFR1	• FGFR2* • p.Trp290Cys • p.Tyr340Cys • p.Cys342Arg • p.Ser351Cys
Muenke (602849)	AD	Craniossinostose, dismorfismos faciais discretos, surdez, anomalias digitais menores	Coronal (uni ou bilateral)	FGFR3	p.Pro250Arg (única)
Saethre-Chotzen (101400)	AD	Craniossinostose, ptose palpebral, cruz da hélice proeminente, sindactilia cutânea	Coronal (uni ou bilateral)	TWIST1	Diversas pontuais, deleção gênica
Antley-Bixler/ anomalia da esteroidogênese (201750)	AR	Craniossinostose, dismorfismos faciais, atresia das coanas, sinostose radioulnar/ radioumeral, anomalia da genitália	Coronal e/ou lambdoide	POR	• Diversas pontuais • p.Ala287Pro (40% – europeus) • p.Arg457His (60% – japoneses) • Deleção gênica
Craniofrontonasal (304110)	Ligada ao X dominante	Craniossinostose, características faciais de displasia frontonasal, unhas com estriações (quadro típico nas mulheres e leve nos homens)	Coronal (uni ou bilateral)	EFNB1	Diversas pontuais, deleção gênica

CS: craniossinostose; AD: autossômico dominante; AR: autossômico recessivo.
*Sobreposição de variantes encontradas nas síndromes de Crouzon e Pfeiffer em FGFR2.
Fonte: Adaptada de Kutkowska-Kazmierczak A, Gos M, Obersztyn E, 2018.

sendo 86% deles decorrentes de mutação gênica, particularmente dos genes FGFR2 e FGFR3, e os restantes, de anomalias cromossômicas. Embora o envolvimento da sutura sagital tenha sido o mais comum (41%), a identificação de causa genética nestes casos foi de 8%. Este valor contrasta com o obtido em indivíduos com envolvimento bilateral da sutura coronal, que foi de 88%. Ainda, embora os casos sindrômicos também contribuíram com 31% da casuística, a positividade de um teste genético foi de 69%, contra apenas 5% dos casos considerados inicialmente como não sindrômicos. Apenas 3% dos casos classificados como não sindrômicos apresentava variante em um gene associado a quadros sindrômicos, o que revela que a distinção entre os casos sindrômicos e os não sindrômicos nem sempre é precisa.[7]

Devido à sua complexidade, a investigação de uma etiologia genética para a CS depende da elaboração da hipótese clínica, vez que até o presente momento não há um único teste genético que permita avaliar precisamente tanto as anomalias genéticas submicroscópicas ou pontuais. Deve-se considerar que o fenótipo é muito variável em algumas situações, como ocorre nos indivíduos com mutações no gene ERF, que podem apresentar desde um fenótipo semelhante à síndrome de Crouzon até uma forma não sindrômica.[7]

Havendo suspeita de anomalia cromossômica submicroscópica, os exames para detectar variação no número de cópias (CNVs), as microdeleções/microduplicações, devem incluir técnicas de citogenômica, como o *array* genômico (triagem ampla), ou exames mais direcionados para regiões cromossômicas específicas (*fluorescent in situ hybridization* – FISH, *multiplex ligation-dependent probe amplification* – MLPA). Para avaliar-se os rearranjos cromossômicos equilibrados, o estudo cromossômico convencional com bandeamento é o exame de escolha. Em casos de doenças monogênicas, com mutações pontuais e pequenas inserções/deleções, o estudo molecular requer o sequenciamento gênico, que pode ser realizado com o sequenciamento tradicional de Sanger, particularmente útil nos casos decorrentes de mutação única ou mutações recorrentes em uma determinada região gênica, ou com o sequenciamento de nova geração (NGS), o qual permite realizar análise mais ampla de um gene inteiro ou de um grupo de genes (painel), de todos os éxons de todos os genes (exoma-WES) ou mesmo de todo o genoma. O NGS é cada vez mais empregado, inclusive em nosso meio.

Nas formas sindrômicas, mutações pontuais e pequenas deleções/inserções são altamente prevalentes em seis genes distintos: FGFR2, FGFR3, TWIST1, EFNB1, TCF12 e ERF. As variantes nestes genes são responsáveis por 3/4 os casos em que a base molecular é elucidada; no quarto restante, a etiologia é muito heterogênea, aproximando-se de 60 outros diferentes genes já associados a estas formas mais raras de CSs. Nas formas não sindrômicas, uma causa genética é estabelecida com maior frequência para indivíduos que apresentam envolvimento da sutura coronal bilateral, salientando-se o gene TCF12.[7]

Algoritmos de investigação molecular foram elaborados por diferentes pesquisadores a partir da classificação inicial da CS em sindrômicas ou isoladas. Os diversos testes genéticos foram indicados a partir das alterações mais frequentemente encontradas até as menos prevalentes. Nos casos com diagnóstico de uma das síndromes clássicas, nas quais há regiões de *hotspots* nos genes conhecidos, o estudo de uma região gênica específica (um único éxon) ou éxons selecionados, foi a linha de investigação primária.[3,4,6] Na atualidade, a técnica do NGS permite avaliação com base no estudo de um grupo de genes selecionados (painel) variantes nos principais genes em um único experimento, contornando a necessidade de estudos escalonados. Foi demonstrado aumento na elucidação de uma causa monogênica (37,5%) por Miller e colaboradores (2017), empregando a técnica de NGS de forma mais ampla (exoma/

genoma) em uma amostra de 40 indivíduos previamente triados e negativados para as variantes mais comuns.[8] Os autores salientaram que um diagnóstico preciso tem implicações não apenas para acessar o risco de recorrência na família, mas também para medidas preventivas/terapêuticas para o indivíduo em questão. Um exemplo de um algoritmo de investigação para as CSs sindrômicas e não sindrômicas baseado nos estudos de Johnson e Wilkie (2011) e de Kutkowska-Kazmierczak e colaboradores (2018) está representado nas Figuras 116.1 e 116.2, respectivamente. Esses algoritmos de investigação tendem a ser dinâmicos, com incorporações de novas técnicas e novas causas genéticas a partir das descobertas obtidas na área da pesquisa envolvendo as CSs.[3,5,7]

Figura 116.1 – Algoritmo de investigação genética para as CSs sindrômicas.

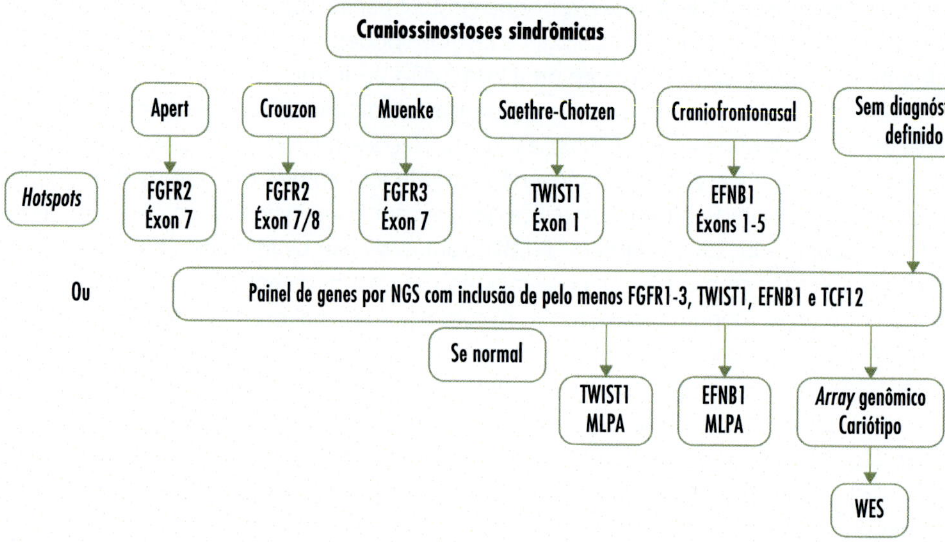

CS: craniossinostose.

Fonte: Adaptada de Johnson D, Wilkie AO, 2011 e Kutkowska-Kazmierczak A, Gos M, Obersztyn E, 2018.

Figura 116.2 – Algoritmo de investigação genética para as CSs não sindrômicas.

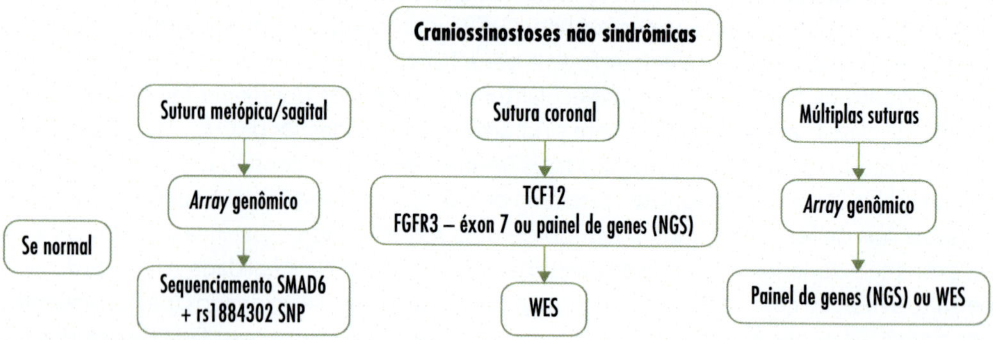

CS: craniossinostose.

Fonte: Adaptada de Johnson D, Wilkie AO, 2011 e Kutkowska-Kazmierczak A, Gos M, Obersztyn E, 2018.

Referências bibliográficas

1. Cornelissen M, Ottelander BD, Rizopoulos D et al. Increase of prevalence of craniosynostosis. J Craniomaxillofac Surg. 2016;44:1273-9.
2. Lattanzi W, Barba M, DiPietro L et al. Genetic advances in craniosynostosis. Am J Med Genet A. 2017;173:1406-29.
3. Johnson D, Wilkie AO. Craniosynostosis. Eur J Hum Genet. 2011;19:369-76.
4. Ko JM. Genetic syndromes associated with craniosynostosis. J Korean Neurosurg Soc. 2016;59:187-91.
5. Kutkowska-Kazmierczak A, Gos M, Obersztyn E. Craniosynostosis as a clinical and diagnostic problem: molecular pathology and genetic counseling. J Appl Genet. 2018;59:133-47.
6. Timberlake AT, Choi J, Zaidi S et al. Two locus inheritance of non-syndromic midline craniosynostosis via rare SMAD6 and common BMP2 alleles. Elife. 2016 Sep 8;5:e20125.
7. Wilkie AOM, Johnson D, Wall SA. Clinical genetics of craniosynostosis. Curr Opin Pediatr. 2017;29:622-8.
8. Miller KA, Twigg SR, McGowan SJ et al. Diagnostic value of exome and whole genome sequencing in craniosynostosis. J Med Genet. 2017;54:260-8.

Capítulo 117

Displasia Fibrosa

Hamilton Matushita

Definição

A displasia fibrosa (DF) é uma anomalia do desenvolvimento ósseo na qual o tecido medular ósseo é substituído por tecido fibro-ósseo. A DF pode comprometer um ou vários ossos, sendo denominada DF monostótica (DFMo) e DF poliostótica (DFPo), respectivamente. A forma monostótica corresponde de 75% a 80% dos casos.[1] O envolvimento dos ossos cranianos é observado em 10% a 27% nas DFMo, e em 50% nas DFPo.[2] Nas DFMo, o complexo maxilozigomático é a região mais afetada, enquanto na forma DFPo os ossos da base craniana anterior estão envolvidos em 95% dos casos.[3] A DFPo pode ocorrer como parte da síndrome de McCune-Albright, que inclui comprometimento ósseo, manchas café com leite unilaterais na pele e distúrbios endócrinos, como a puberdade precoce.[4] A DFPo pode estar associada a mixomas de tecido mole, compondo a síndrome de Mazabraud, e a outras disfunções endócrinas (diabetes *mellitus*, acromegalia, hipertiroidismo, hiperparatiroidismo e síndrome de Cushing).[5] A DFMo, em geral, não evolui para forma poliostóticas. A denominação DF craniofacial descreve formas que originam-se de ossos contíguos do crânio e da face, portanto, não são definidos como monostóticas ou poliostóticas.

Epidemiologia e apresentação clínica

A DF representa 2,5% de todas as lesões ósseas e 7% de todas as lesões ósseas benignas. Trata-se de uma doença rara, com incidência de 1:4 mil-1:10 mil.[6] A DF manifesta-se na primeira década de vida e durante o período de crescimento ósseo. Afetam da mesma forma os dois gêneros, sendo a síndrome de McCune-Albright mais frequente em meninas.[4] Lesões pequenas podem ser assintomáticas e consistirem em achados radiológicos. Os sintomas relacionados a DF são dores ósseas e inchaços localizados. Manifestações endócrinas podem anteceder as alterações ósseas. Os ossos mais afetados na DFMo são as costelas, o fêmur proximal, os ossos craniofaciais e a maxila posterior. A DFPo compromete, com mais frequência, o fêmur, a tíbia, a pélvis, o crânio e os ossos das extremidades superiores. As DFs manifestam-se, clinicamente, com deformidade e assimetrias ósseas e fraturas espontâneas ou facilitadas por pequenos acidentes.

Diagnóstico

Em imagens radiológicas, a DF apresenta-se como lesão tumefativa bem definida do osso, tanto em epífise quanto em diáfise, e como lesões radiolucentes ou escleróticas, sendo que a mistura destas imagens pode compor uma característica descrita como padrão em vidro fosco. Os contornos ósseos são ondulados e apresentam uma cortical mais esclerótica. Lesões antigas são mais escleróticas e com aspecto marmóreo. A tomografia computadorizada permite o diagnóstico diferencial com outras lesões e define a extensão das lesões e da doença. A cintilografia óssea pode não detectar lesões iniciais e com pouca atividade metabólica, porém auxilia na identificação de lesões esqueléticas (Figura 117.1). A ressonância nuclear magnética pode ser útil na definição das relações da lesão óssea com estruturas vizinhas.[7]

No crânio, os ossos frontal e esfenoidal são os mais frequentemente envolvidos e associados com obliteração e distorção dos seios paranasais. Os ossos diploicos do crânio ficam alargados e com deslocamento da cortical externa. A cortical interna encontra-se preservada na DF. O comprometimento da coluna vertebral é mais frequente nas formas da DFPo. A transformação maligna da DF é incomum, variando de 0,4% a 4%, sendo que metade dos casos relatados estão relacionados à radioterapia prévia.[8]

Figura 117.1 – Forma poliostótica da DF. Cintilografia óssea com metilenodifosfonato marcado com tecnécio-99m de criança de 10 anos, mostrando concentração do radiofármaco nos diferentes locais indicados pelas setas. (A) Vista anterior; (B) vista posterior.

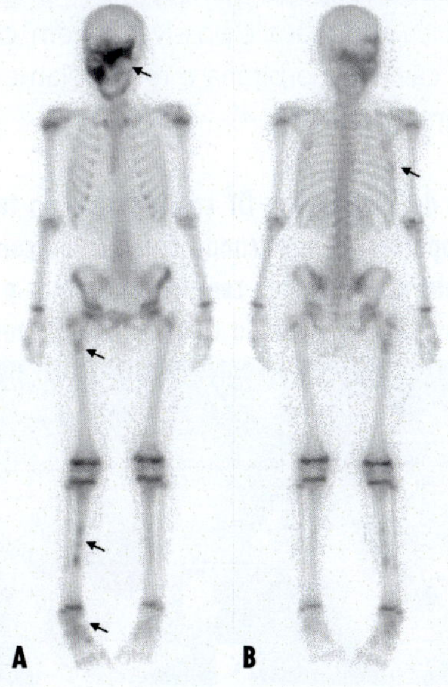

DF: displasia fibrosa.

Fonte: Cortesia do Hospital das Clínicas da Faculdade de Medicina da Universidade de São Paulo (HC-FMUSP).

Anatomia patológica e características moleculares/genéticas

O aspecto microscópico é composto de uma base de estroma fibroso entrelaçado com trabéculas ósseas. O estroma fibroso contém material mixoide, tecido colagenoso denso e fibroblastos com arranjo desordenado. As trabéculas ósseas são compostas de tecido ósseo imaturo, têm arranjo irregular e com muitos osteoclastos. Pode-se encontrar áreas com cartilagem, hemorragias e cistos.

A DF está relacionada à mutação do gene GNAS1, localizado no cromossomo 20q13.2-13.3, o qual codifica a proteína GS-alfa. A células osteoblásticas que apresentam esta mutação têm alta taxa de síntese de DNA, levando a uma formação aumentada e desorganizada de matriz óssea e à falta de maturação das lamelas ósseas. A investigação da mutação do gene GNAS1 é específica para DF, porém tem pouca sensibilidade, presente em apenas 47% dos casos.[9]

Tratamento e prognóstico

Para os casos incidentalmente diagnosticados e sem manifestação poliostótica, recomenda-se somente seguimento clínico com intervalos de 6 meses. Biópsias ósseas são necessárias para casos suspeitos e com apresentações atípicas. Tratamentos cirúrgicos objetivam a correção de deformidades, prevenção de danos funcionais e de fraturas patológicas e erradicação das lesões isoladas. Dependendo do local e da extensão do comprometimento ósseo craniano, pode-se adotar um tratamento cirúrgico mais conservador, com remodelamento dos contornos ósseos ou a ressecção radical com uma reconstrução imediata do local (Figura 117.2). A descompressão do nervo óptico deve ser realizada como procedimento terapêutico (Figura 117.3), pois a maioria dos pacientes que apresentam compressão radiográfica do nervo óptico são assintomáticos e assim permanecem por longo período. A descompressão do nervo óptico via endoscópica endonasal é possível, porém, como a maioria dos pacientes necessitam de ampliação da cavidade orbitária e remodelamento estético fronto-orbitário, preferimos acesso transcraniano (Figura 117.4).

Figura 117.2 – Criança de 9 anos com DF comprometendo teto da órbita esquerda. (A e B) Tomografias pré-operatórias mostrando detalhes do comprometimento orbitário; (C e D) tomografias pós-operatórias; realizada remoção do tumor e reconstruído o teto da órbita com enxerto de osso autólogo retirado da calota craniana por técnica de bipartição.

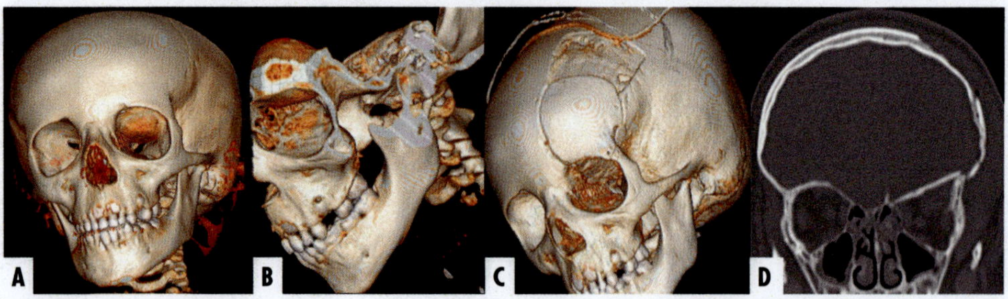

DF: displasia fibrosa.

Fonte: Cortesia do Hospital das Clínicas da Faculdade de Medicina da Universidade de São Paulo (HC-FMUSP).

Figura 117.3 – Criança de 14 anos com DF craniofacial e redução da visão do lado esquerdo. (A e B) Tomografias mostrando comprometimento craniofacial e estenose do canal óptico esquerdo; (C e D) tomografias pós-operatórias mostrando resultado cirúrgico; realizado remodelamento da cavidade orbitária e da região externa frontotemporoparietal e descompressão do nervo óptico esquerdo.

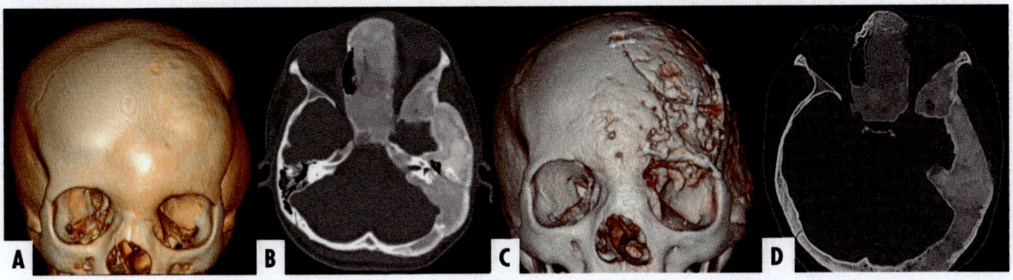

DF: displasia fibrosa.

Fonte: Cortesia do Hospital das Clínicas da Faculdade de Medicina da Universidade de São Paulo (HC-FMUSP).

Figura 117.4 – Algoritmo de tratamento da DF.

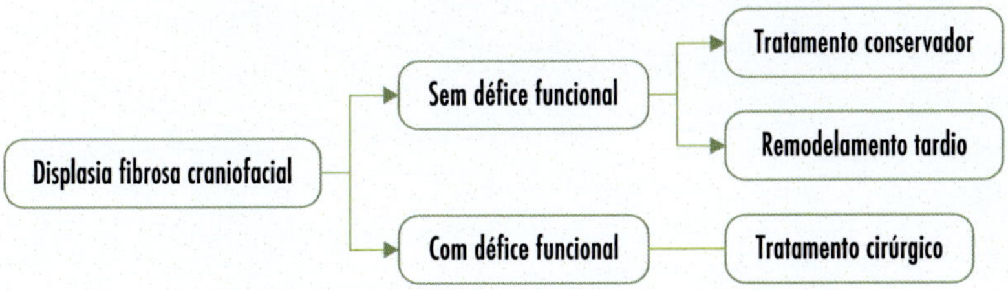

DF: displasia fibrosa.

Fonte: Desenvolvida pela autoria do capítulo.

Nos últimos anos, o tratamento medicamentoso com bifosfonatos (ácido zoledrônico) ou anticorpo monoclonal (denosumabe) tem sido utilizado para o controle da dor e estabilização da doença, porém os resultados a longo prazo são controversos.[9,10] A maioria das DFMo estabilizam-se com a maturidade esquelética, e as DFPo tornam-se quiescentes com a adolescência. A recorrência das lesões é alta quando operadas antes da puberdade. Devido à natureza indolente da doença, o tratamento deve ser o mais conservador possível, sendo a cirurgia radical reservada para casos exibindo grandes défices funcionais.

Referências bibliográficas

1. Parekh SG, Ricchetti E, Lackman RD et al. Fibrous dysplasia. J Am Acad Orthop Surg. 2004;12:305-13.
2. Neville BW, Damm DD, Allen CM et al. Bone pathology. *In*: Neville BW, Damm DD, Allen CM et al. (ed.). Oral and maxillofacial pathology. Philadelphia (PA): Saunders, 2002. p. 553-7.

3. Valentini V, Cassoni A, Marianetti TM et al. Craniomaxillofacial fibrous dysplasia: conservative treatment or radical surgery? A retrospective study on 68 patients. Plast Reconstr Surg. 2009;123:653-60.
4. Lietman SA, Schwindinger WF, Levine MA. Genetic and molecular aspects of McCune-Albright syndrome. Pediatr Endocrinol Rev. 2007;4(Suppl 4):S380-5.
5. Godse AS, Shrotriya SP, Vaid NS. Fibrous dysplasia of the maxilla. J Pediatr Surg. 2009;44:849-51.
6. Menon S, Venkatswamy S, Ramu V et al. Craniofacial dysplasia: literature review. Ann Maxillofac Surg. 2013;3:66-71.
7. Wootton-Gorges SL. MR imaging of primary bone tumors and tumor-like conditions in children. Magn Reson Imaging Clin N Am. 2009;17:469-87.
8. Shah ZK, Peh WC, Koh WL et al. Magnetic resonance imaging appearances of fibrous dysplasia. Br J Radiol. 2005;78(936):1104-15.
9. Boyce AM, Chong WH, Gafni RI et al. Denosumab treatment for fibrous dysplasia. J Bone Miner Res. 2012;27:1462-70.
10. Wu D, Ma J, Bao S et al. Continuous effect with long-term safety in zoledronic acid therapy for polyostotic fibrous dysplasia with severe bone destruction. Rheumatol Int. 2015;35:767-72.

Capítulo 118

Implicações Neurocirúrgicas da Síndrome de Down

Hamilton Matushita

Introdução

A síndrome de Down (SD) resulta da trissomia do cromossomo 21 e é a anomalia cromossômica mais frequente em humanos. A SD é caracterizada por deficiência intelectual, características faciais dimórficas e outros traços fenotípicos. Os pacientes apresentam múltiplas complicações sistêmicas, porém nem todos os defeitos se manifestam em um mesmo paciente. Ocorrem várias manifestações fenotípicas, níveis cognitivos, capacidades profissionais e condições médicas associadas. Restringiremos este capítulo às condições clínicas com implicações neurocirúrgicas.

Epidemiologia

A frequência é de 1 caso em 800 nascidos vivos. A cada ano nascem, nos Estados Unidos, 6 mil crianças com SD.[1] Não há predominância em relação ao sexo ou distribuição racial. A ocorrência da SD está fortemente relacionada à idade materna: mães menores de 30 anos – incidência de 1 caso em 1.500 nascidos vivos e mães maiores de 45 anos – incidência de 1 caso em 50 nascidos vivos.

Fisiopatologia

O cromossomo 21 extra afeta quase todos os órgãos sistêmicos e ocasiona um grande espectro de consequências fenotípicas. A SD diminui a viabilidade pré-natal e aumenta a morbidade pré e pós-natal. As crianças apresentam atraso no crescimento físico, maturidade, desenvolvimento ósseo e erupção dentária. Duas hipóteses são propostas para explicar o mecanismo de ação do gene na SD: 1) instabilidade do desenvolvimento ou perda do balanço cromossômico; e 2) efeito de dosagem do gene.

O efeito de dosagem do gene propõe que o tipo de gene superexpresso nas células do paciente determina as anomalias fenotípicas; a cópia extra da parte proximal do gene 21q22.3

resulta num fenótipo físico típico que inclui deficiência intelectual, características faciais típicas, dimorfismos das mãos e defeitos cardíacos congênitos (defeitos de septo e átrio ventriculares). A análise molecular revela que a região 21q22.1-q22.3, também conhecida como região crítica da síndrome de Down (RCSD), parece conter o gene ou genes responsáveis pela doença cardíaca congênita. Um novo gene RCSD1 encontra-se altamente expresso no cérebro e no coração e está envolvido na patogenia da SD, em particular, relacionado a deficiência intelectual e de defeitos cardíacos.

Genética

A SD é causada por três variantes citogenéticas: três cópias inteiras do cromossomo 21 (94%), translocação cromossômica que resulta em 3 cópias da RCSD (3,3%) e mosaicismo (2,4%). A trissomia resulta da não disjunção durante a meiose de um dos pais. Essa ocorrência está relacionada com a idade avançada materna (95%) e paterna (5%). A translocação ocorre quando o material genético do cromossomo 21 fica aderido a um outro cromossomo, resultando em 46 cromossomos, com 1 cromossomo com material extra do cromossomo 21 aderido. Mais frequentemente, ocorrem as translocações 14/21, 21/21 e 22/21. O mosaicismo é considerado um evento que ocorre após a fertilização (formação do zigoto). Muitos casos decorrem de um zigoto trissômico com perda mitótica de um cromossomo. Como consequência, duas linhas celulares se desenvolvem: uma com a trissomia e outra com o cariótipo normal. Isso leva a uma variabilidade fenotípica, variando de crianças quase normais até formas clássicas com trissomia do 21.

Diagnóstico

O diagnóstico da SD é realizado por análise cromossômica no período pré ou pós-natal. O diagnóstico de rastreamento no período pré-natal é realizado com teste sanguíneo, oferecido para as gestantes, seguido por diagnóstico citogenético com vilosidade coriônica ou amniocentese. O diagnóstico pós-natal é suspeito por exames clínicos e confirmado por análise cromossômica.

Características clínicas

Pacientes com SD apresentam fenótipos variáveis (Quadro 118.1).

Quadro 118.1 – Características clínicas da SD.

• Características faciais
  • Ponte nasal rasa
  • Dobras epicânticas
  • Fissura palpebral com inclinação superior
  • Boca aberta
• Anomalias das mãos
• Hipoplasia dos dedos
• Clinodactilia
	• Mão com prega palmar única (simiesca)
	• Alargamento do osso ilíaco
	• Hipermobilidade articular
	• Frouxidão ligamentar
	• Hipotonia
	• Baixa estatura
	• Deficiência intelectual

Fonte: Rogers PT, Roizen NJ, Capone GT, 1996.

Doenças associadas à síndrome de Down

Pacientes com SD apresentam muitas condições médicas que podem limitar sua qualidade e longevidade de vida (Tabela 118.1).

Tabela 118.1 – Doenças associadas com SD e sua respectiva frequência.

Anomalias cardíacas	• Doença cardíaca congênita (50%) • Defeito de septo atrioventricular (45%) • Ducto arterioso patente (7%) • Tetralogia de Fallot (4%)
Neoplasias sanguíneas	• Leucemia (1%) • Leucemia linfoblástica aguda (0,33%) • Leucemia mieloide aguda (0,33%)
Anomalias otorrinolaringológicas	• Perda auditiva (75%) • Otite média (50% a 75%) • Apneia obstrutiva do sono (50% a 75%)
Alterações oftalmológicas	• Erros de refração (35% a 75%) • Estrabismo (27% a 57%) • Catarata congênita (3%)
Alterações gastrointestinais	• Atresias gastrointestinais (12%) • Doença celíaca (7%) • Doença de Hirschsprung (1%)
Alterações da pele	• Gerais (87%)
Alterações neurológicas/psiquiátricas	• Deficiência mental em diferentes níveis (100%) • Crises epilépticas (8%) • Doença de Alzheimer (75%) • Doença disruptiva (17%) • Depressão (6%)
Alterações endócrinas	• Hipotiroidismo (15%) • Diabetes *mellitus* (1%)

Fonte: Rogers PT, Roizen NJ, Capone GT, 1996.

Manifestações ortopédicas e neurológicas

Aproximadamente 20% das crianças com SD apresentam problemas ortopédicos.[2] Muitas destas alterações estão relacionadas à frouxidão ligamentar e à hipermobilidade das articulações. A frouxidão ligamentar contribui para displasia de quadril, instabilidade patelar, deformidades dos pés e, em particular, instabilidade cervical. Descolamento das articulações por frouxidão ligamentar e hipotonia são frequentes. Há risco aumentado de artrite idiopática juvenil (artropatias poliarticulares) e de osteoporose precoce (aproximadamente, aos 50 anos de idade).

As instabilidades atlantoaxial e cervical podem determinar graves consequências neurológicas por compressão medular. Aproximadamente 10% a 30% dos indivíduos com SD apresentam essa condição.[3] Muitos são assintomáticos, contudo, apenas 1% a 2% são sintomáticos.[4,5] É controversa a necessidade de realizar exames radiológicos de rastreamento em crianças com SD assintomáticas, praticantes de esportes ou mesmo como pré-operatório de cirurgias que necessitem de anestesia geral. Evidências recentes não reforçam a necessidade de realizar estudos de rotina, como radiografias de varredura, para investigação de instabilidade atlantoaxial em crianças assintomáticas. Sintomas e sinais relacionados a instabilidade occipitocervical incluem: dor nucal, fatigabilidade, limitação de mobilização cervical, desvio da cabeça, torcicolo, dificuldade ou mudança na marcha e sinais de mielopatia progressiva.

Ao exame físico, pode-se observar alteração da marcha, desvios cefálicos, diminuição da movimentação do pescoço e sinais deficitários e de liberação piramidal.

Instabilidade atlantoaxial

A estabilidade atlantoaxial é mantida sobretudo por duas estruturas maiores: 1) integridade do processo odontoide de C2; e 2) integridade do ligamento transverso. Biomecanicamente, a articulação atlantoaxial oferece 20° de flexão/extensão, 5° de movimento lateral e 40° para rotação. Na SD, a instabilidade atlantoaxial é ocasionada, em especial, pela frouxidão do ligamento transverso e da cápsula articular de C1-C2. Malformações do odontoide contribuem para a instabilidade local. A instabilidade atlantoaxial é definida radiologicamente em pacientes com SD quando o intervalo entre o processo odontoide e o arco anterior de C1 for maior que 5 mm (IDA > 5 mm). Esse achado radiológico está presente em 10% a 30% dos indivíduos com SD,[6,7] no entanto, a maioria são assintomáticos. Ao longo dos anos, as alterações radiológicas são mínimas.[5] Crianças com SD apresentam maiores chances de terem outras anomalias associadas da coluna cervical: *odontoideum*, persistência da sincondrose do processo odontoide de C2, espinha bífida de C1 e *ossiculum terminale*.

Instabilidade atlantoccipital

A estabilidade atlantoccipital é mantida pela articulação entre os côndilos occipitais e a faceta articular superior de C1 e pelos ligamentos capsulares pela membrana tectorial (prolongamento cranial do ligamento longitudinal posterior). Biomecanicamente, a movimentação normal desta articulação possibilita: 25° de flexão-extensão, 5° de movimentação lateral e 5° de rotação. Os ligamentos alar e apical desempenham suporte complementares na estabilidade atlantoccipital. Na SD, dois fatores contribuem para a instabilidade: alteração da anatomia da articulação facetária e frouxidão ligamentar e capsular. A determinação da instabilidade atlantoccipital pode ser obtida em radiografias da coluna cervical em perfil através de várias técnicas (relação de Powers, técnica de Wiesel-Rotman). A confirmação de instabilidade atlantoccipital deve ser realizada por ressonância nuclear magnética (RNM).[6] A instabilidade atlantoccipital pode coexistir com a instabilidade atlantoaxial, sendo seus efeitos aditivos e com maior morbidade. Nessas instabilidades multiníveis, os valores absolutos dos deslocamentos não têm valor, o importante é o espaço raquidiano disponível. Essa somatória de efeitos é melhor diagnosticada com RNM.[8]

Determinação da instabilidade

A determinação da instabilidade da região occipitocervical na SD é muito variável na literatura e depende: 1) da população estudada (adultos ou crianças); 2) da imagem de estudo (radiologia simples, tomografia computadorizada ou ressonância nuclear magnética); 3) das medidas utilizadas – DDC1 (distância entre o dente e anterior de C1), DCC (diâmetro do canal neural) ou relação de Powers (intervalo entre o básio e o dente); e 4) da correção da magnificação do estudo radiológico e das anomalias ósseas encontradas nos exames (Figuras 118.1 e 118.2).

Tratamento

Pacientes assintomáticos e sem alterações radiológicas de instabilidade devem ser orientados quanto aos sintomas de alarme e a não se predisporem a riscos desnecessários, como esportes de luta e confronto e ginásticas. Para pacientes assintomáticos com alterações radiológicas de instabilidade, recomendamos a realização de estudo dinâmico cervical com RNM e a orientação sobre controles radiológicos anuais.

Figura 118.1 – Transição occipitocervical mostrando critérios utilizados na definição de instabilidade.

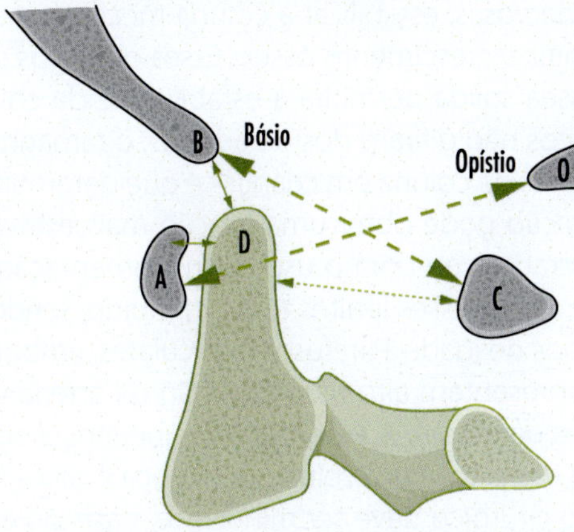

DDC1: distância entre a superfície posterior do arco anterior de C1 e a superfície anterior do dente; DCC: distância entre a superfície posterior do dente e a superfície interna do arco posterior do arco de C1; BC/AO: relação de Powers; BD: distância entre o básio e o dente.
Fonte: Desenvolvida pela autoria do capítulo.

Figura 118.2 – Exames de paciente com SD. (A) TC de transição occipitocervical evidenciando *odontoideum*; (B) RNM de transição occipitocervical mostrando sinais de compressão medular.

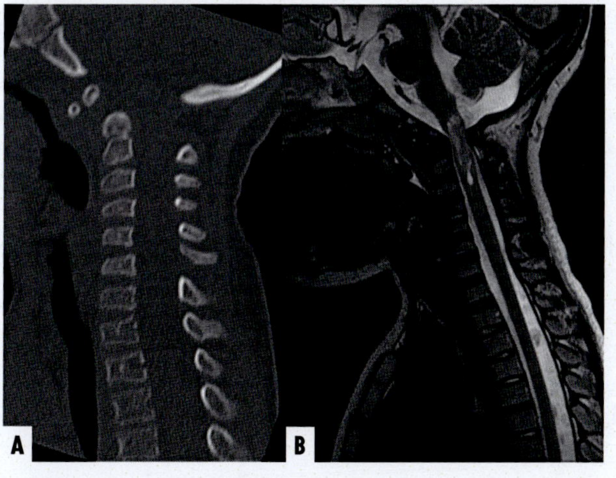

SD: síndrome de Down; TC: tomografia computadorizada; RNM: ressonância nuclear magnética.
Fonte: Cortesia do Hospital das Clínicas da Faculdade de Medicina da Universidade de São Paulo (HC-FMUSP).

Pacientes sintomáticos e com sinais de instabilidade devem ser considerados candidatos à estabilização cirúrgica. Sintomas agudos ou progressivos são os pacientes com necessidade de fixação imediata. Nesses pacientes, confirmamos a compressão medular por imagens de RNM. As técnicas de fixação e artrodese incluem o uso de enxerto com osso autólogo e instrumentação. A melhora dos instrumentos para fixação cirúrgica melhorou os resultados com níveis de fusão variando de 58% a 95%.[9]

O tratamento cirúrgico da instabilidade da coluna cervical em crianças é um assunto muito controverso. Os objetivos da fixação interna em crianças são obter alinhamento anatômico, proteger as estruturas nervosas, estabilizar a coluna mecanicamente, manter a mobilidade dos segmentos e permitir o crescimento ósseo. Esses objetivos são obtidos só com a artrodese. Apenas a união óssea solida permitirá a estabilidade da coluna a longo prazo. Embora os procedimentos básicos não difiram dos de adultos, o tamanho da anatomia e as características biológicas peculiares da coluna em crianças é que determinam o procedimento a ser utilizado. A instrumentação pode obter uma fixação mais estável, porém aumenta o risco de complicações. Na literatura, embora o uso da instrumentação seja limitado para crianças maiores de 10 anos de idade, esses limites têm diminuído, sendo a instrumentação possível até em crianças de 3 anos de idade. Parafusos pediculares, embora mais estáveis em relação a amarrias e ganchos, apresentam alto risco de lesão da artéria vertebral na coluna cervical, devido ao tamanho dos parafusos. A *expertise* e a experiência do cirurgião é o fator mais importante, pois a cirurgia desta área em coluna pediátrica é difícil e a curva de aprendizado é longa. O planejamento cirúrgico deve ser minucioso, baseado em estudos radiológicos, tomográficos e de ressonância. Muitos autores mantêm o uso prolongado de halo vest com enxerto de osso autólogo e instrumentação. Amarrias sublaminares, embora não tão estáveis como as instrumentações rígidas, são mais fáceis de se realizar e com menos risco. As amarrias podem ser utilizadas em crianças menores. Essa técnica necessita de enxertos ósseos adequados.[10] Os algoritmos de tratamento para pacientes assintomáticos e sintomáticos são apresentados nas Figuras 118.3 e 118.4:

1. Paciente assintomático, com ADI < 4,5 mm, deve continuar atividades normais (irrestritas).
2. Paciente assintomático, com ADI entre 4,5 e 10 mm, deve ser considerado de risco e afastado de atividades (esportes de contato e lutas).
3. Paciente com ADI > 10 mm, ou qualquer paciente com compressão medular na RNM, devem ser observados de perto e considerados para tratamento cirúrgico.
4. Paciente sintomático, com ADI entre 4,5 e 10 mm, mas sem alterações na RNM, deve ser observado de perto e afastado de esportes de contato e lutas.

Figura 118.3 – Algoritmo para tratamento de criança com SD assintomática com instabilidade cervical.

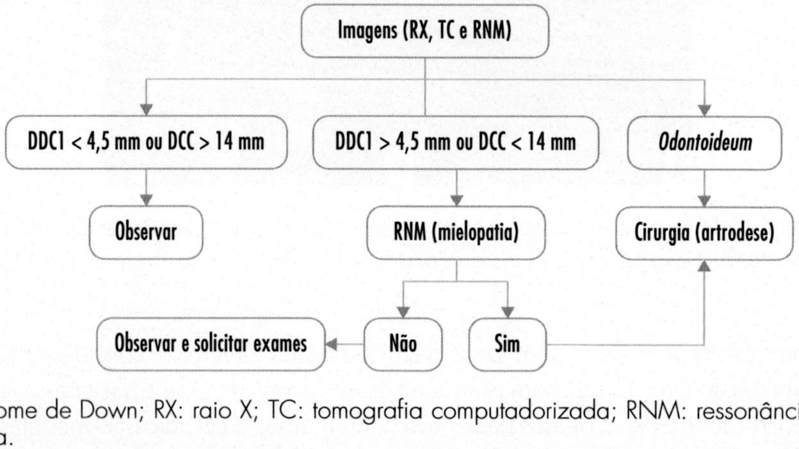

SD: síndrome de Down; RX: raio X; TC: tomografia computadorizada; RNM: ressonância nuclear magnética.

Fonte: Desenvolvida pela autoria do capítulo.

Figura 118.4 – Algoritmo para tratamento de criança com SD sintomática com instabilidade cervical.

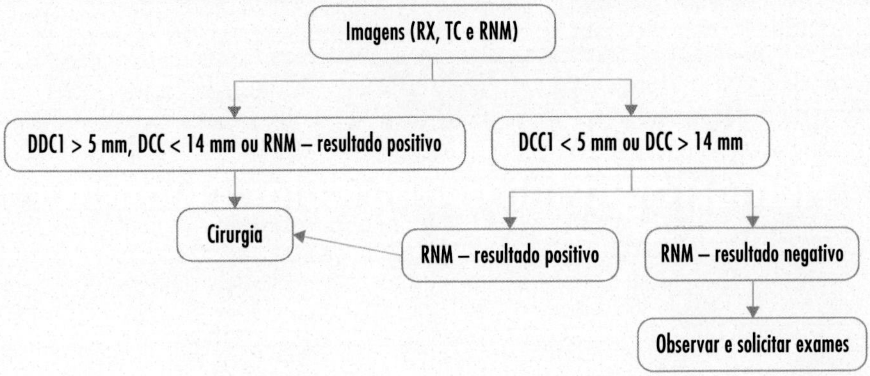

SD: síndrome de Down; RX: raio X; TC: tomografia computadorizada; RNM: ressonância nuclear magnética.

Fonte: Desenvolvida pela autoria do capítulo.

Referências bibliográficas

1. Canfield MA, Honein MA, Yuskiv N et al. National estimates and race/ethnic-specific variation of selected birth defects in the United States, 1999-2001. Birth Defects Res A Clin Mol Teratol. 2006 Nov 76(11):747-56.
2. Mik G, Gholve PA, Scher DM et al. Down syndrome: orthopedic issues. Curr Opin Pediatr. 2008 Feb 20(1):30-6.
3. Rogers PT, Roizen NJ, Capone GT. Down syndrome. *In*: Capute AJ, Accardo PJ (ed.). Developmental disabilities in infancy and childhood. 2nd ed. Baltimore (MD): Wiley, 1996. p. 221-4.
4. Pizzutillo PD, Herman MJ. Cervical spine issues in Down syndrome. J Pediatr Orthop. 2005; 25:253-9.
5. Cohen WI. Atlantoaxial instability: what's next? Arch Pediatr AdolescMed. 1998;152:119-22.
6. Brockmeyer D. Down syndrome and craniovertebral instability: topic review and treatment recommendations. Pediatr Neurosurg. 1999;31:71-7.
7. Karol LA, Sheffield EG, Crawford K et al. Reproducibility in the measurement of atlantooccipital instability in children with Down syndrome. Spine. 1996;21:2463-7.
8. Weng MS, Haynes RJ. Flexion and extension cervical MRI in a pediatric population. J Pediatr Orthop. 1996;16:359-63.
9. Menezes AH. Specific entities affecting the craniocervical region: Down's syndrome. Child's Nerv Syst. 2008;24:1165.
10. Pizzutillo PD, Herman MJ. Cervical spine issues in Down syndrome. J Pediatr Orthop. 2005; 25:253-9.

Capítulo 119

Hemorragia Intraventricular Neonatal

João Gustavo Rocha Peixoto dos Santos
Hamilton Matushita

Introdução

A hemorragia intraventricular neonatal é a principal causa de hidrocefalia na infância. Ocorre primordialmente em recém-nascidos (RNs) prematuros. Possui alguns sinônimos na literatura, como hemorragia da matriz germinativa, hemorragia subependimária e hemorragia periventricular-intraventricular.

Epidemiologia

A hemorragia da matriz germinativa (HMG) é uma doença de alta incidência nos RNs prematuros, chegando à porcentagem, em estatísticas americanas, de 15% a 20% em RNs pré-termos < 1.500 g e próximo de 50% naqueles < 750 g; números que devem chamar a atenção dos neurocirurgiões e, principalmente, neonatologistas que prestam assistência a essas crianças. Felizmente, estima-se que cerca de um terço dessas crianças precisam de uma derivação definitiva (sendo dois terços delas poupadas).[1] Ainda assim, a mortalidade desses pacientes é maior (55%) quando comparada à mortalidade das crianças em condições semelhantes e sem hemorragia (23%).[2]

O tempo em que o sangramento ocorre apresenta distribuição bimodal, tendo 50% dos casos nas primeiras 12 horas e um segundo pico após 3 dias de nascimento. Só 5% dos casos ocorrem após o 4º dia.

Fisiopatologia

A matriz germinativa é um tecido primordial no desenvolvimento cerebral por ser fonte de neurônios e células gliais entre 8 e 28 semanas. Localiza-se abaixo da linha do epêndima dos ventrículos laterais e involui gradativamente até a 36ª semana de gestação (32 a 36 semanas). Dessa forma, ela pode existir em RNs prematuros. É um tecido altamente vascularizado em que a angiogênese ocorre rapidamente, sem o adequado suporte das estruturas mesenquimais como pericitos, colágeno tipo IV e fibronectina. Esses vasos, sendo imaturos e frágeis, não possuem autorregulação adequada, o que os tornam mais propensos a sangramentos quando elevações do fluxo sanguíneo cerebral.

As elevações do fluxo sanguíneo cerebral podem ocorrer por flutuações sistêmicas do fluxo sanguíneo e costumam ocorrer em prematuros pelo desenvolvimento primário do sistema nervoso simpático em detrimento do parassimpático. Há hipercapnia, que dilata ao máximo esses vasos de fina parede. Além disso, não raramente, esses pacientes podem sofrer da correção rápida de uma desidratação, o que eleva o fluxo sanguíneo cerebral, causando ruptura dos vasos. Um outro fator relevante é que esse tecido é suscetível à hipotensão e à hipoperfusão por se localizar numa área de fronteira (é irrigado por ramos das lenticuloestriadas laterais que vêm das artéria cerebral média, artéria recorrente de Heubner e artéria coroideia anterior), sendo propensas a infarto e ruptura. Um resumo da fisiopatologia está exposto na Figura 119.1.[3]

Figura 119.1 – A fisiopatologia do sangramento da matriz germinativa pode ser associada a dois fatores principais: a imaturidade desses vasos e a circulação de fronteira (*watershed*), suscetível a hipotensão e hipoperfusão. Há casos em que coagulopatias podem compor um fator para o sangramento, como trombocitopenia e aumento do tempo de trombina.

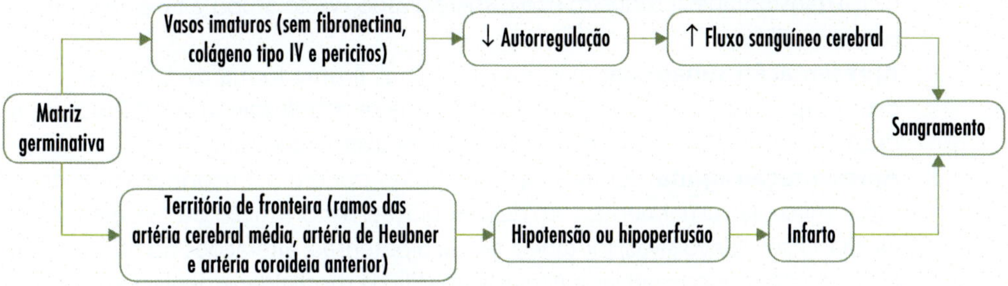

Fonte: Adaptada de Greenberg MS, 1991.

Os fatores de risco para a ocorrência de sangramento estão listados no Quadro 119.1:

Quadro 119.1 – Lista de fatores de risco para sangramento intraventricular.

Volume sanguíneo cerebral	Hipotensão ou hipoperfusão	Miscelânea
Expansão volêmica rápida, imaturidade parassimpática, uso materno de cocaína	Doença cardíaca cianótica, pneumotórax, síndrome do desconforto respiratório	Asfixia, circulação extracorpórea, convulsões, anemia, coagulopatias/uso de ácido acetilsalicílico (AAS), acidose

Fonte: Desenvolvido pela autoria do capítulo.

Classificação e clínica

Classificação de Papile

A maneira mais comum de classificar os pacientes com hemorragia da matriz germinativa é através da classificação de Papile,[2] em que se pode distinguir o sangramento em 4 graus, conforme a Tabela 119.1.

Tabela 119.1 – Classificação de Papile para hemorragia da matriz germinativa.

Grau	Descrição
I	Subependimal (ocupa menos de 10% do ventrículo)
II	Intraventricular sem dilatação (ocupa entre 10% e 50%)
III	Intraventricular com dilatação (ocupa mais de 50% com aumento do ventrículo)
IV	Intraventricular com invasão do parênquima

Fonte: Papile LA, Burstein J, Burstein R et al., 1978.

Há relação direta entre a idade gestacional e o grau de sangramento. Prematuros de 24 a 26 semanas de gestação terão 32% de chance de hemorragia grau III e 19% grau IV, enquanto pré--termos de 31 a 32 semanas de gestação terão 11% de chance de hemorragia grau III e 5% grau IV.

Quanto à apresentação clínica, podemos dividir didaticamente em 3 grupos:

1. **Apresentação assintomática:** muitos terão hemorragia da quais nem se suspeitará, de tão pequenas, e provavelmente não seriam descobertas se o ultrassonografia (USG) transfontanelar rotineiro não fosse realizado. Neste grupo, a taxa de sobrevida supera os 75%.
2. **Apresentação subaguda:** mais rara. Em geral, é uma forma de transição pouco diagnosticada até a apresentação aguda. Pode se manifestar com irritabilidade, redução da atividade motora ou movimentos oculares anormais.
3. **Apresentação aguda:** dentre as apresentações, podem-se encontrar alterações no tônus muscular, usualmente com descerebração/decorticação ou mesmo paralisia flácida; crises convulsivas; fontanela tensa; hipotensão; alterações no ritmo respiratório; pupilas pouco reativas e alteração/perda da motricidade ocular extrínseca.

A hidrocefalia é a apresentação mais frequente, ocorrendo entre 20% e 50% dos casos e não devendo ser confundida com a dilatação transitória, que pode ocorrer na grande maioria. Os graus III e IV são os mais associados ao quadro. E mesmo aqueles que passaram pela fase aguda podem apresentar hidrocefalia em 1 a 3 semanas depois, provavelmente pelos produtos de degradação da fibrina e *debris* celulares.

Efeitos patofisiológicos da hemorragia da matriz germinativa

O sangue subependimário/intraventricular leva a uma série de efeitos deletérios ao cérebro, gerando destruição da matriz germinativa e, consequentemente, da produção de seus progenitores neuronais e gliais. Além disso, o sangue intraparenquimatoso pode gerar áreas de encefalomalácia. Essas, por sua vez, podem ser responsáveis por epilepsia sintomática futura. Por fim, como já falado, os *debris* celulares e produtos da degradação da fibrina podem gerar hidrocefalia tardia (a HMG é a principal causa de hidrocefalia em neonatos e lactentes).

Diagnóstico

» **Ultrassonografia transfontanelar:** o corte coronal oferece o melhor plano para se determinar a presença de sangramento da matriz germinativa, enquanto o plano parassagital é utilizado para se determinar a extensão da hemorragia. O seguimento da evolução da hidrocefalia é comumente realizado pelo índice ventricular de Levine (dimensão do corno frontal a partir da linha média – melhor visto em cortes coronais) (Figura 119.2). A acurácia é de 88% (91% de sensibilidade e 85% de especificidade) e: 1) mostra o tamanho ventricular, localização e espessura do hematoma; 2) pode ser realizada à beira-leito e não é invasiva; e 3) não necessita de sedação ou radiação (bom para exames seriados).

Figura 119.2 – USG cerebral transfontanelar de criança gemelar prematura de 31 semanas, com hemorragia intraventricular grau III à esquerda (A) e grau II à direita (B). Índice ventricular de Levine à direita de 1,6 cm e à esquerda de 1,54 cm.

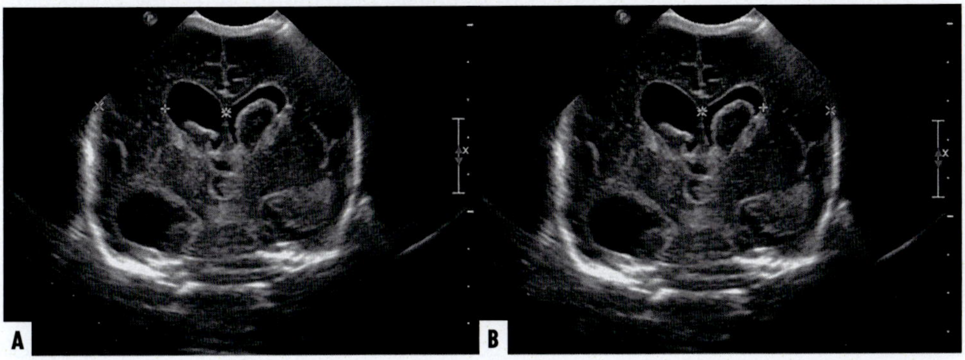

USG: ultrassonografia.

Fonte: Cortesia do Hospital das Clínicas da Faculdade de Medicina da Universidade de São Paulo (HC-FMUSP).

- **Tomografia computadorizada (TC) de crânio:** às vezes necessária, quando o USG não está disponível ou em casos de anatomia difícil/pequeno sangramento difícil de visualizar no USG. Também consegue mostrar o tamanho ventricular e a localização e espessura do hematoma, mas poucos serviços possuem o aparelho móvel (Figura 119.3).

Figura 119.3 – TC de criança prematura de 29 semanas com hemorragia grau IV à esquerda.

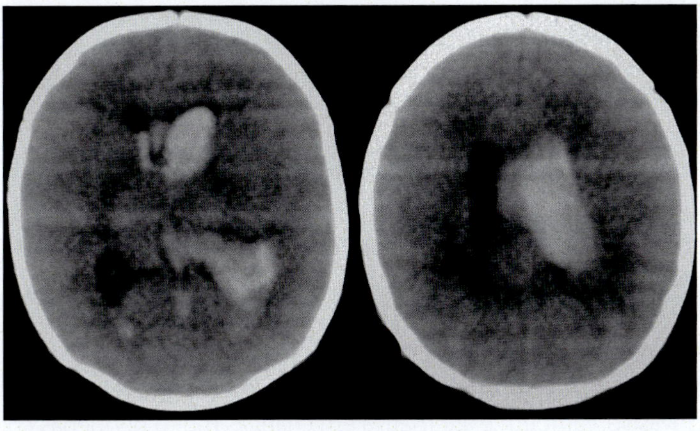

TC: tomografia computadorizada.

Fonte: Cortesia do Hospital das Clínicas da Faculdade de Medicina da Universidade de São Paulo (HC-FMUSP).

- **Ressonância magnética (RM) de encéfalo:** possui a melhor qualidade e definição de imagem, mas nos casos de hemorragia da matriz germinativa traz pouco substrato em relação à TC. Tem, ainda, a desvantagem de envolver a necessidade de anestesia por ser um exame demorado, mas traz a vantagem de não necessitar de radiação ionizante.

Manejo

Avaliação

Diante da alta incidência da HMG em neonatos prematuros, conforme protocolo do Ministério da Saúde, todas as crianças prematuras devem realizar uma USG transfontanelar idealmente nas primeiras 24 horas e repeti-lo no 3º dia (lembrando do pico bimodal do sangramento da matriz germinativa – SMG: primeiras 12 horas e 3º dia). Em caso de identificação de sangramento, o exame deve ser seriado com intervalos regulares. A medida do perímetro cefálico (PC) já faz parte da rotina da avaliação das crianças dos berçários, mas é uma maneira simples e fácil de suspeitar de uma possível dilatação ventricular que esteja ocorrendo.[4]

Profilaxia

É motivo de estudo, principalmente, em termos de medidas farmacológicas possíveis para reduzir a ocorrência do sangramento, porém com poucos resultados positivos de ensaios clínicos. Dos medicamentos em geral, os corticosteroides são os que possuem algum efeito demonstrado, mas normalmente não são rotina nos serviços, a não ser para auxílio da maturação pulmonar, ganhando esse "efeito protetor" para o SMG como algo secundário e ainda bem discutível.

Entretanto, medidas gerais que podem ser adotadas incluem:

1. Boa assistência pré-natal e no parto.
2. Administração de vitamina K ao nascimento reduz o risco de SMG de 33% para 5%.
3. Uso de surfactante e corticosteroide para síndrome de desconforto respiratório agudo.
4. Minimizar manipulação externa.
5. Manter a pressão de perfusão cerebral adequada, evitando elevação iatrogênica do fluxo sanguíneo cerebral através do controle do volume administrado e PCO_2.

Terapia medicamentosa

Medidas como diuréticos (furosemida ou acetazolamida) e terapia osmótica, mas nem essas e outras medidas mostraram-se efetivas.

Indicações de drenagem e métodos

A cirurgia deve ser a opção em pacientes **sintomáticos** ou nos **assintomáticos** com **ventriculomegalia progressiva** ou **elevação do PC acima do percentil 97** (corrigido para a idade gestacional da prematuridade).

Punção lombar seriada

Utilizada como opção em alguns serviços como maneira de tentar evitar algum procedimento mais invasivo. Também é alternativa em crianças muito pequenas com muito baixo peso que não podem ser submetidas a cirurgia. Essa segunda indicação tem praticamente desaparecido nos dias atuais com a evolução das técnicas anestésicas. É necessário, para a realização repetida desse procedimento, tentar visualizar nos exames de imagem a presença de sangue no 4º ventrículo ou estenose de aqueduto, que são contraindicações relativas diante do risco de piora aguda do quadro.

Punção ventricular seriada

Alternativa à punção lombar pela vantagem teórica de não ser proibida em casos de hidrocefalia não comunicante, porém com a desvantagem óbvia de maior risco de sangramento durante a punção (lesão de vaso no trajeto de punção) e formação de áreas de encefalomalácia nos trajetos das punções e cistos porencefálicos.

Dispositivo de drenagem ventricular temporário

Uma alternativa interessante para casos em que se necessita de punções ventriculares com frequência, com a vantagem de se evitar repetitivas punções. Esse dispositivo consiste em um cateter ventricular associado a uma câmara de punção colocada no subcutâneo para drenagem de líquido cefalorraquidiano (LCR). Apesar do risco de infecção pelas punções repetidas, este chega a ser menor do que de derivações externas em alguns estudos. Tem como principal desvantagem a retirada através de cirurgia, quando mais necessário, mesmo em casos em que não há *shunt*-dependência.

Derivação ventricular externa

A derivação ventricular externa (DVE) é um procedimento que possui como vantagens evitar punções repetidas, monitorização da pressão e débito em 24 horas (programar teste de *shunt*-dependência) e coleta de LCR com facilidade. A grande desvantagem é a taxa de infecção, maior do que nos outros dispositivos. A utilização de cateteres impregnados com antibióticos mostra redução significativa da taxa de infecção. Salientamos que o principal fator preventivo de infecções é a atenção e o cuidado permanente com o sistema de derivação. É a opção do Grupo de Neurocirurgia Pediátrica do Hospital das Clínicas em caso de necessidade de drenagens temporárias até possível retirada ou derivação definitiva (Figura 119.4).

Figura 119.4 – TC de criança prematura com hemorragia grau IV do lado direito; evoluiu com hidrocefalia. (A) Com 12 dias, foi realizada DVE; (B) com 43 dias, foi retirado o sistema de derivação; (C) com 54 dias, necessitou de derivação ventriculoperitoneal.

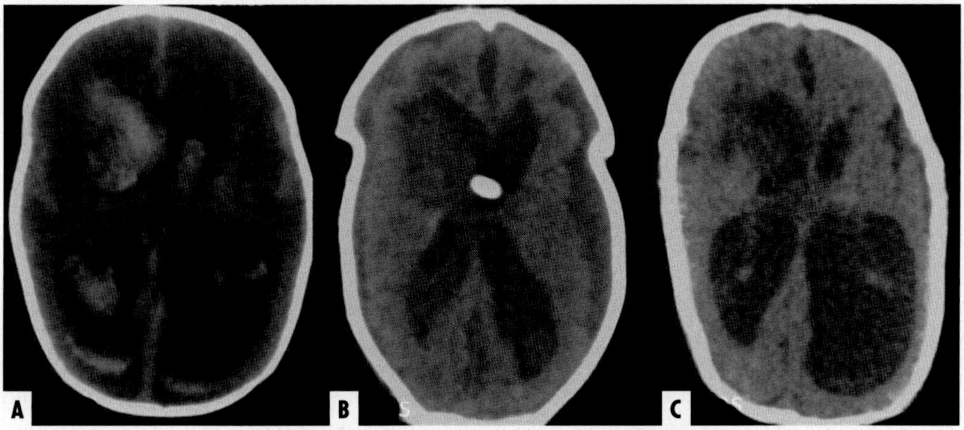

TC: tomografia computadorizada; DVE: derivação ventricular externa.

Fonte: Cortesia do Hospital das Clínicas da Faculdade de Medicina da Universidade de São Paulo (HC-FMUSP).

Lavagem endoscópica e terceiro ventriculostomia (3vt)

A 3vt é um procedimento muito efetivo nos casos de hidrocefalia não comunicante em pacientes maiores de 1 ano, porém seus estudos para casos de hemorragia da matriz germinativa ainda não mostraram tamanho benefício. É possível que seja uma alternativa interessante para tentar livrar as crianças de um *shunt* definitivo, porém, no contexto atual, isso ainda não está estabelecido.

Derivação ventriculoperitoneal

Muitas vezes, apesar do sangramento não ser de grande volume, ainda assim se tem paciente com graus III e IV que necessitam de alguma derivação. Na tentativa de evitar procedimentos temporários que poderiam levar à infecção, alguns autores tentaram realizar a derivação ventriculoperitoneal como primeira escolha e acabaram se deparando com uma taxa de necessidade de revisão por mal funcionamento de 55%. Além disso, a imaturidade peritoneal é, muitas vezes, outro fator limitante da derivação precoce. Dessa maneira, esses autores propuseram que, idealmente, as crianças devem ser derivadas quando peso > 2,5 kg e proteinorraquia < 1,5 g/L.[5]

Atualmente em nosso serviço, pela qualidade da equipe de anestesia e de suporte neonatal, temos conseguido derivar as crianças com 1,5 kg e os resultados têm sido satisfatórios. Outro dado interessante é que, quanto mais velha a criança no momento da derivação definitiva, menor a taxa de revisões posteriores. Um estudo realizado com 79 crianças seguidas por 10 anos comparando as derivadas antes de 3 meses e aquelas entre 3 e 5 meses mostrou que essas tinham uma taxa de revisão 55% menor do que aquele grupo.[3]

Prognóstico

O grande fator que determina o prognóstico é a gravidade do sangramento associado à precocidade com que ele ocorre. Quanto mais prematura a criança, maior a chance de morte e hidrocefalia progressiva. A Tabela 119.2 mostra a relação entre o grau de sangramento e o prognóstico.[6]

Tabela 119.2 – Grau de sangramento e prognóstico.

Gravidade (sangramento)	Mortes	Hidrocefalia progressiva
Leve	0%	0% a 10%
Moderada	5% a 15%	15% a 25%
Grave	50% a 65%	65% a 100%

Fonte: Volpe JJ, 1981.

Considerações finais

- Possui diversos sinônimos na literatura: HMG, hemorragia subependimária, hemorragia intraventricular da infância e hemorragia periventricular-intraventricular.
- É uma doença que ocorre basicamente em RNs pré-termos, pela imaturidade das estruturas ependimárias/não desaparecimento da matriz germinativa.
- A incidência é elevada, chegando a 50% em algumas casuísticas.

» Diversas medidas de prevenção foram tentadas, mas nenhuma se mostrou verdadeiramente efetiva.
» A classificação de Papile divide a hemorragia em quatro graus: I – subependimária; II – intraventricular sem dilatação; III – ventricular com dilatação e IV – intraparenquimatosa.
» O quadro clínico varia, desde pacientes assintomáticos (maioria), até aqueles com diminuição do tônus muscular, crises convulsivas, hipotensão, fontanela tensa, queda > 10% no hematócrito e alterações do ritmo respiratório.
» O diagnóstico é feito pelo rastreio através de USG transfontanelar, mas são igualmente efetivas a tomografia de crânio e a RM, tendo essas duas últimas a desvantagem de ter que deslocar o RN da unidade de cuidados intensivos para o setor de radiologia, na maioria das vezes.
» O tratamento é feito com seguimento clínico com perímetro cefálico e USGs seriados nos graus I e II. Nos casos com graus III e IV e sintomáticos, o tratamento deve ser individualizado, a depender do peso da criança (punção lombar < 1.500 g até ter condições da cirurgia), derivações transitórias e derivação ventriculoperitoneal.

Referências bibliográficas

1. De Vries LS, Liem KD, Dijk K et al. Early versus late treatment of posthaemorrhagic ventricular dilatation: results of a retrospective study from five neonatal intensive care units in the Netherlands. Acta Paediatr. 2002;91(2):212-7.
2. Papile LA, Burstein J, Burstein R et al. Incidence and evolution of subependymal and intraventricular hemorrhage: a study of infants with birth weights less than 1,500 gm. J Pediatr. 1978;92:529-34.
3. Greenberg MS. Handbook of neurosurgery. Lakeland (FL): Greenberg Graphics, 1991. p. 1346-13.
4. Winer JL, Robinson S. Infantile posthemorrhagic hydrocephalus. *In*: Winn HR (ed.). Youmans neurological surgery. 7th ed. Elsevier, 2017.
5. Whitelaw A, Aquilina K. Management of posthaemorrhagic ventricular dilatation. Arch Dis Child Fetal Neonatal Ed. 2012;97(3):229-33.
6. Volpe JJ. Neonatal intraventricular hemorrhage. N Engl J Med. 1981;304:886-9.

Seção XV

Neurocirurgia de Emergência

Capítulo 120

Traumatismo Cranioencefálico Leve

Almir Ferreira de Andrade
Wellingson Silva Paiva

Definição

Conceitua-se como traumatismo cranioencefálico (TCE) leve os causados por mecanismo de aceleração e desaceleração que podem ocasionar desorientação temporoespacial, amnésia retrógrada durante 5 a 10 minutos, amnésia pós-traumática, perda de consciência por até 20 minutos e escores da escala de coma de Glasgow (ECG) variando de 13 a 15 pontos à admissão hospitalar.[1,2] Podem evidenciar traumatismo: céfalo-hematoma, hematoma do couro cabeludo, hematoma subgaleal, sinal de Battle, sinal de guaxinim, rinorragia, rinoliquorreia, otorragia, otoliquorreia, défices funcionais do II, III, IV, VI, VII e VIII nervos cranianos e sintomas geralmente reversíveis, como cefaleia – às vezes intensa e progressiva –, tontura, náuseas, vômitos, vertigem e convulsões, os quais constituem a região da maioria das admissões hospitalares de doentes com TCE (cerca de 80%).[3] Não se deve subestimar esta condição, pois um subgrupo destes doentes pode apresentar lesões intracranianas potencialmente letais, mas, na maioria das vezes, evitáveis com a instituição precoce do tratamento apropriado.

Avaliação inicial

A avaliação inicial do doente vítima de TCE baseia-se na história clínica, no exame físico geral, na avaliação neurológica e na determinação do escores na ECGla (Escala de Coma de Glasgow). A avaliação inicial fornece informações básicas para a determinação do risco do doente ter ou desenvolver lesão de interesse neurocirúrgico. São fatores de risco: traumatismo gerado com baixa, média e alta energia cinética; doente com 60 anos de idade ou mais; perda de consciência; amnésia; vômitos; cefaleia; convulsão; défice focal ou alterações neuropsicológicas e presença de fratura na radiografia de crânio ou de lesões intracranianas no exame de tomografia computadorizada (TC).[4]

A realização da TC em todos os doentes que sofrem TCE leve é impraticável e não recomendada rotineiramente. Em casos selecionados e quando há indisponibilidade para a realização da TC, deve-se manter o doente sob observação ou internação durante algumas horas. Devido à possibilidade do desenvolvimento de lesões neurocirúrgicas tardias recomenda-se disponibilizar, para o doente e seus cuidados, uma folha com orientações básicas no momento da alta hospitalar.[5-7]

Estratificação de risco e condutas

Baseando-se nas evidências disponíveis e considerando-se as particularidades regionais existentes em nosso país, propõem-se classificar os doentes com TCE mínimo de acordo com o nível de consciência, ECGla de 15 pontos e sintomas na admissão ao pronto-socorro como tendo fatores de baixo, moderado e alto risco. Os doentes sem sintomas devem receber alta hospitalar acompanhados do protocolo de orientação ao paciente e familiares após avaliação médica (Figura 120.1).[5]

Figura 120.1 – Protocolo de orientação ao paciente e familiares.

Orientações aos familiares

Até o momento, não foi possível constatar, pelos exames realizados, qualquer evidência de que o traumatismo craniano sofrido pelo paciente tenha sido significativo para que ele(a) permaneça em observação neste hospital. Entretanto, novos sintomas, sinais e complicações inesperados podem ocorrer horas, dias, semanas e até meses após o traumatismo. As primeiras 24 horas são as mais críticas e é recomendável que, pelo menos nesse período, o paciente permaneça em companhia de alguém confiável. O paciente deverá retornar imediatamente ao hospital especializado que tenha equipe médica de emergência se apresentar alguns dos sintomas ou sinais a seguir relacionados:

- **Dor de cabeça, náuseas ou vômitos**
- **Diminuição do nível de consciência – sonolência**
- **Pupilas com tamanhos diferentes**
- **Saída de líquido pelo ouvido ou nariz**
- **Diminuição da visão**
- **Diminuição da audição ou intolerância ao barulho**
- **Dor associada aos movimentos do pescoço**
- **Dormência ou formigamento nos braços ou pernas**
- **Dificuldade de realizar tarefas habituais**
- **Sensação de falta de ar, alteração respiratória**
- **Sudorese e febre (temperatura > 37 °C)**
- **Movimentos estranhos nos olhos, visão dupla, intolerância à luz**
- **Distúrbios de personalidade, comportamento ou humor**
- **Ansiedade, irritabilidade, agressividade e dificuldade de orientação**
- **Distúrbios de memória ou dificuldade de concentração ou compreensão**
- **Confusão mental, dificuldade de falar**
- **Convulsão**

O paciente pode continuar a usar outras medicações de rotina, porém, não deve usar sedativos (medicações para dormir, xarope para tosse ou outras medicações que possam produzir sono) pelo menos durante 48 horas. Durante o sono, o paciente deve ser acordado para que se possa avaliar a ocorrência das alterações acima mencionadas

Fonte: Pronto-Socorro do Hospital das Clínicas da Faculdade de Medicina da Universidade de São Paulo (HC-FMUSP).

Doentes que apresentam algum sintoma ou sinal devem manter-se sob 12 horas e receber alta, se sintomas cessarem; caso persistam, a observação deve durar mais 12 horas após a realização da TC do crânio. Se o exame de TC for normal, o doente deve receber alta hospitalar;

se revelar fratura do crânio, o doente deve ser submetido à TC do crânio. Caso seja normal após horas, o doente pode receber alta hospitalar havendo melhora dos sintomas, mas, havendo lesão intracraniana, deve ser internado para a adoção de conduta neurocirúrgica.[5]

Doentes com dois sintomas persistentes e fatores de moderado risco ou três persistentes ou de alto risco devem ser submetidos à mesma orientação dos primeiros grupos e à TC do crânio. No momento da alta, os doentes e seus familiares devem receber e ler o protocolo de orientação ao paciente e familiares.[6]

A utilização de sintomas, como preditores de lesões intracranianas cirúrgicas e não cirúrgicas apresenta alta sensibilidade e especificidade de acordo com os critérios de Nova Orleans (Quadro 120.1 e Tabela 120.1)[7,8] e canadenses (Quadro 120.2).[9]

Quadro 120.1 – Critérios de Nova Orleans para indicação de tomografia.

- Cefaleia
- Intoxicação
- Amnésia anterógrada persistente
- Vômito
- Crises epilépticas
- Sinais de traumatismo rostralmente à clavícula
- Mais de 60 anos de idade

Fonte: Smits M, Dippel DW, De Haan GG et al., 2005.

Tabela 120.1 – Sensibilidade e especificidade dos critérios de Nova Orleans em predizer lesões intracranianas na tomografia.

	Sensibilidade	Especificidade
Lesão intracraniana	98,3%	5,6%
Lesão cirúrgica	100%	5,3%

Fonte: Stiell IG, Clement CM, Rowe BH et al., 2005.

Quadro 120.2 – Critérios canadenses para indicação de TC.

- Falha em atingir 15 pontos na ECGla (Escala de Coma de Glasgow) em 2 horas
- Suspeita de fratura craniana aberta
- Sinal de fratura da base do crânio
- Mais que 1 episódio de vômito
- Idade superior a 64 anos

Fonte: Af-Geijerstam JL, Oredsson S, Britton M; OCTOPUS Study Investigators, 2006.

A TC do crânio é a estratégia mais adequada de investigação por imagem em doentes com TCE leve ou mínimo e com fatores de risco. Quando normal no momento da admissão, geralmente não há complicação neurológica. Recomenda-se realizar a TC do crânio nos doentes com TCE leve que apresentem alguns os achados clínicos apresentado a seguir: escores de ECGla inferior a 15 horas após o traumatismo; crise convulsiva; suspeita de fratura craniana aberta; evidências de fratura da base do crânio ou da fístula do líquido cefalorraquidiano (LCR); défice neurológico localizado; dois ou mais episódios de vômito; idade igual ou superior a 60 anos, amnésia retrógrada durante mais de 30 minutos; e traumatismo com alta energia cinética. Outros critérios clínicos podem ser incluídos, como: cefaleia; intoxicação com drogas ou álcool; amnésia anterógrada persistente; e traumatismo visibilizado rostralmente à clavícula.[7,8]

No momento da admissão, a quantificação do risco possibilita estabelecer o prognóstico em relação ao desenvolvimento de lesões nos exames de imagem. A classificação de risco refere-se ao mecanismo do trauma e à possibilidade de haver piora da pontuação na ECGla e de haver lesões cranioencefálicas. Incluem-se os doentes com TCE leve com fatores de risco para baixo, médio e alto cujo mecanismo de traumatismo envolve baixa (p. ex., queda com autodefesa da própria altura). Ocorre lesão neurológica em 6,7% e 18,5% dos doentes que sofram traumatismo com moderada (p. ex., queda sem defesa da própria altura) e alta (p. ex., queda de altura elevada) energia cinética, respectivamente. Os doentes com baixo risco podem não ter sintomas ou apresentar sintomas clínicos leves, como: cefaleia não progressiva com pequena intensidade; episódio isolado de vômito; vertigens; desorientação temporoespacial transitória; amnésia anterógrada durando 5 a 10 minutos; ou amnésia pós-trauma durando até 20 minutos e sem perda da consciência. A TC do crânio é, em até 92,3% desses doentes, normal. São considerados risco moderado doentes com ou sem sintomas e em que a anamnese ou o exame físico revela um dos seguintes achados: mecanismo de traumatismo com média energia cinética; inconsciência transitória; intoxicação com álcool ou drogas; amnésia anterógrada persistente; amnésia pós-traumática com duração de 2 a 4 horas, cefaleia progressiva; idade variada de 40 a 60 anos; e presença de edema, hematoma e/ou ferida no couro cabeludo que necessite sutura. Doentes com baixo e moderado risco com lesão cranioencefálica deverão ser acompanhados pelo neurocirurgião.[6]

Deve-se considerar como de alto risco os doentes com TCE leve e escore de ECGla com 15 pontos quando se evidencia traumatismo com grande energia cinética (p. ex., atropelamento, colisão automóvel *versus* moto); desorientação temporoespacial persistente; amnésia pós-traumática durando mais do que 4 horas; presença de vômito persistente; perda da consciência durante 2 a 6 horas; criança espancada, hemofílica ou com prévia deficiência mental; presença de coagulopatia – uso de anticoagulante ou antiagregante plaquetário; presença de sinais de fratura da base do crânio (p. ex., equimose orbitopalpebral, retroauricular, fístula liquórica e otorragia); várias lesões no corpo; e lesão facial grave. Doentes com fatores de alto risco podem não apresentar sintomas quando da admissão hospitalar. São considerados de alto risco doentes com fratura de crânio fechado ou aberto, com ou sem afundamento, mesmo se assintomáticos. Todos esses doentes devem ser submetidos à TC do crânio, avaliados pelo neurocirurgião e internados. Doentes com escore 15 na ECG e com lesão craniana evidenciada com radiografia simples do crânio devem ser submetidos à TC do crânio e permanecer internados até o encaminhamento para hospital onde o exame seja disponibilizado; a evidência de lesão na TC do crânio implica a necessidade de avaliação especializada que, por sua vez, define a necessidade da realização de exames de controle. Doentes admitidos em que os escores de ECGla são 13 ou 14 e sem lesão craniana evidenciada, como na TC, devem manter-se internados durante até 72 horas; havendo melhora neurológica e ausência de sintomas, o doente deve receber alta com o protocolo de orientação ao paciente e familiares.[5]

Acompanhamento neurológico

Após a melhora dos sintomas, os pacientes que apresentam TCE leve sintomático podem receber alta em 12 horas ou menos, desde que mediante a presença de um acompanhante e a disponibilização da folha de orientação ao paciente e acompanhante.[5]

Evolução e desfechos

Ocorre evolução desfavorável, incluindo morte, estado minimamente cognitivo (estado vegetativo persistente) e outras sequelas graves, em 0,2% a 3,4% dos doentes que sofrem TCE leve. A mortalidade é extremamente baixa e pode ser evitada com o diagnóstico e tratamento precoces.[5,7,9]

Para a adequada avaliação ambulatorial dos doentes com TCE mínimo que sofrem TCE leve (p. ex., síndrome pós-concussional, hematoma intracraniano traumático tardio, infecção etc.) e que mantém sintomas, deve-se repetir a TC e realizar os exames neurológico e neuropsicológico. Quando a TC de crânio é normal e não há evidência de infecção relacionada ao traumatismo, o doente deve receber alta com prescrição de sintomáticos e encaminhamento para seguimento ambulatorial.[6]

Muitos pacientes com TCE leve podem apresentar cefaleia, vertigem, irritabilidade, fadiga e défice de concentração e de memória. Este quadro é cognominado de síndrome pós-concussional ou síndrome pós-traumática. Na maioria das vezes, esses sintomas são autolimitados, mas podem causar prejuízos funcionais e comprometer o desempenho das atividades cotidianas. O acompanhamento por equipe multidisciplinar, incluindo neurologistas, neurocirurgiões, psiquiatras, psicólogos, reabilitadores e enfermeiros, é indicado para esses pacientes.[10]

Referências bibliográficas

1. Rimel RW, Giordani B, Barth JT et al. Moderate head injury: completing the clinical spectrum of brain trauma. Neurosurgery. 1982;11:344-51.
2. Kraus J, Nourjah P. The epidemiology of mild, uncomplicated brain injury. J Trauma. 1988; 28:1637-43.
3. Saboori M, Ahmadi J, Farajzadegan Z. Indications for brain CT scan in patients with minor head injury. Clin Neurol Neurosurg. 2007;109:399-405.
4. Ibañez J, Arikan F, Pedraza S et al. Reliability of clinical guidelines in the detection of patients at risk following mild head injury: results of a prospective study. J Neurosurgery. 2004;100:825-34.
5. Andrade AF, Almeida AN, Shu EBS et al. The value of cranial computed tomography in high-risk, mildly head-injured patients. Surg Neurol. 2006;65(Suppl 1):10-3.
6. Andrade AF, Paiva WS, Soares MS et al. Classification and management of mild head trauma. Int J Gen Med. 2011;4:175-9.
7. Smits M, Dippel DW, De Haan GG et al. External validation of the Canadian CT head rule and the New Orleans criteria for CT scanning in patients with minor head injury. JAMA. 2005;294:1519-25.
8. Stiell IG, Clement CM, Rowe BH et al. Comparison of the Canadian CT head rule and the New Orleans criteria in patients with minor head injury. JAMA. 2005;294:1511-8.
9. Af-Geijerstam JL, Oredsson S, Britton M; OCTOPUS Study Investigators. Medical outcome after immediate computed tomography or admission for observation in patients with mild head injury: randomized controlled trial. BMJ. 2006;333:465.
10. Amorim RLO, Brunoni AR, Oliveira MAF et al. Transcranial direct current stimulation for post-concussion syndrome: study protocol for a randomized crossover trial. Front Neurol. 2017;8:164.

Capítulo 121

Fraturas Cranianas

Matheus Schmidt Soares
Wellingson Silva Paiva

Definição

São fraturas de algum dos ossos da calota craniana ou da base do crânio. São classificadas conforme sua aparência, localização, presença ou não de afundamentos e comunicação ou não com o meio externo através de seios paranasais ou lacerações da pele.[1,2]

Importância clínica

A presença de fratura craniana em pacientes com traumatismo cranioencefálico (TCE) é um fator de risco importante para lesões intracranianas, além de aumentar desfechos desfavoráveis e mortalidade.[1-5] A fratura craniana é um significativo fator preditor isolado para a existência de um hematoma intracraniano associado.[3]

Tipos de fratura

As fraturas podem ser classificadas como afundamentos cranianos (quando há deslocamento entre as bordas) ou fraturas lineares (quando apresentam um único traço, com ausência de deslocamento entre as bordas).[2]

Os afundamentos ainda podem ser divididos em expostos (quando há exposição do afundamento ao meio externo através de lacerações da pele e gálea), frontobasais (que comunicam o espaço intracraniano ao seios paranasais) e fechados.[5,6]

Diagnóstico

Exames físicos

A inspeção detalhada e palpação do crânio são importantes na detecção de possíveis fraturas, principalmente de afundamentos do crânio. Sinais de fraturas da base do crânio podem estar presentes, como equimose palpebral bilateral (sinal de guaxinim) ou retroauricular (sinal de Battle). Todo ferimento corto-contuso do crânio deve ser descoberto e palpado. Exame neurológico detalhado deve ser realizado para avaliação de presença de défices neurológicos. Também é de grande importância verificar se há otoliquorreia ou rinoliquorreia.[6]

Exames complementares

A tomografia computadorizada (TC) de crânio é o melhor exame para a avaliação da maioria das fraturas do crânio (Figura 121.1) e ainda possibilita diagnosticar lesões intracranianas adjacentes às fraturas. Algumas fraturas do ápice e da base do crânio não são bem visualizadas na TC, podendo ser visualizadas em radiografias simples do crânio, porém as TCs com cortes finos e as reconstruções 3D acabam com essa limitação[1,5,6] (Figura 121.2).

Figura 121.1 – Corte axial de TC de paciente de 27 anos vítima de colisão veículo-anteparo, sem uso de cinto de segurança, apresentando ferimento corto-contuso frontal sobre a fratura.

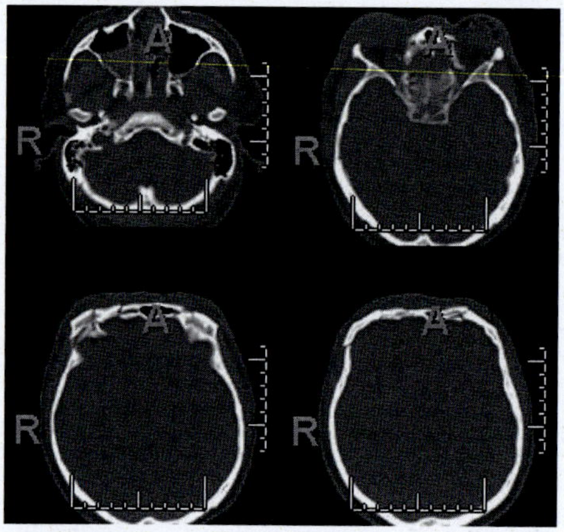

TC: tomografia computadorizada.
Fonte: Acervo da autoria do capítulo.

Figura 121.2 – Reconstrução tridimensional da TC evidenciando fraturas frontais complexas.

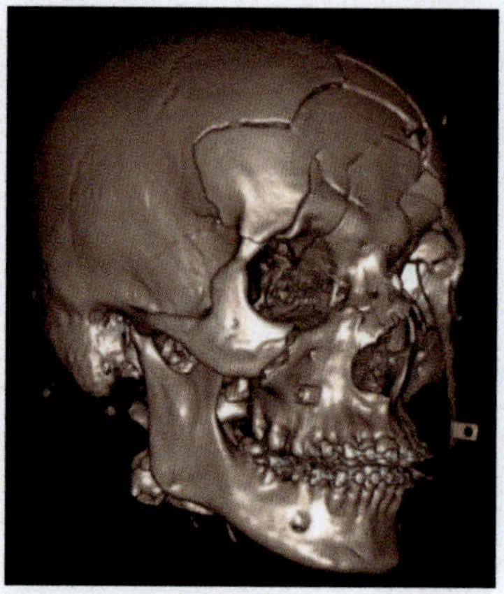

TC: tomografia computadorizada.
Fonte: Acervo da autoria do capítulo.

Tratamento cirúrgico

Fraturas cranianas lineares fechadas são consideradas lesões não operatórias, a menos que associadas a hematomas intracranianos cirúrgicos.[1,2]

Por convenção, os afundamentos expostos de crânio são tratados cirurgicamente com desbridamento e elevação, principalmente para tentar diminuir a incidência de infecção[1,2,6] (Figuras 121.3 e 121.4). Porém há evidências de que podem ser tratados sem cirurgia os

Figura 121.3 – Intraoperatório da reconstrução das fraturas com miniplacas. No mesmo tempo cirúrgico, foi realizada correção de fístula do LCR com enxertia de pericrânio pediculado e cola biológica.

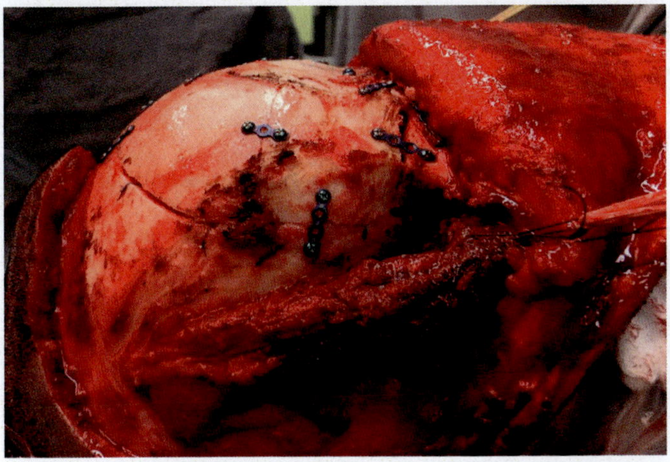

LCR: líquido cefalorraquidiano.
Fonte: Acervo da autoria do capítulo.

Figura 121.4 – Reconstrução tridimensional de TC pós-operatória evidenciando a correção de fraturas frontais complexas, incluindo o teto orbitário.

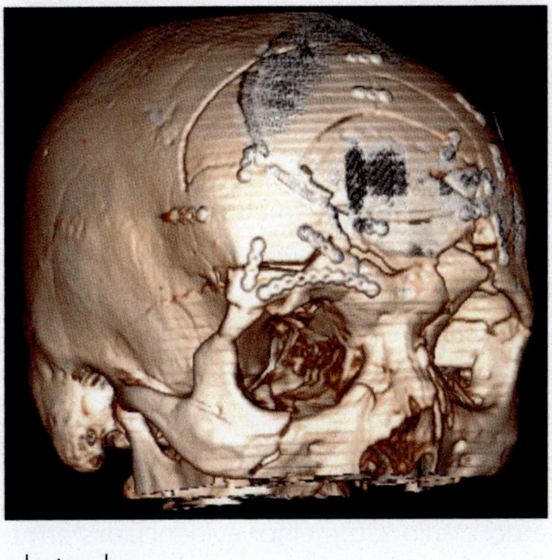

TC: tomografia computadorizada.
Fonte: Acervo da autoria do capítulo.

afundamentos expostos que tenham menos de 1 cm, que não sejam expostos a seios paranasais e que não tenham sinais de laceração dural ou infecção.[1]

Não há consenso sobre quando tratar cirurgicamente os afundamentos fechados de crânio.[5] Os critérios mais aceitos para o tratamento cirúrgico dessas lesões são os seguintes: extensão da depressão maior que a espessura total da calota craniana ou se for maior que 1 cm; défice neurológico focal; efeito de massa importante do afundamento sobre o cérebro ou presença de hematomas adjacentes; evidência de laceração da dura-máter, como fístula do líquido cefalorraquidiano (LCR) ou pneumoencéfalo e deformidade estética (Quadro 121.1). A cirurgia objetiva os benefícios teóricos de uma melhor estética e redução na incidência de défice neurológico persistente e epilepsia tardia. Afundamentos sobre os seios durais pérvios, mesmo quando expostos, devem, sempre que possível, serem tratados conservadoramente. Há, no entanto, pouca evidência na literatura para apoiar essas condutas, apesar de sua prática generalizada.[1,5,6]

Quadro 121.1 – Tratamento cirúrgico em afundamentos de crânio.

- Afundamento de crânio exposto (verificar exceções no texto)
- Afundamento maior que 1 cm (ou maior que a espessura da calota craniana)
- Défice neurológico focal relacionado ao afundamento
- Hematomas intracranianos associados
- Sinais e sintomas sugestivos de laceração dural ou exposição a seios paranasais
- Deformidade estética grave

Fonte: Stein SC, 2019.

O momento em que a correção cirúrgica dos afundamentos de crânio é realizada não interfere no prognóstico dos pacientes; portanto, pode ser realizada após estabilização clínica, caso necessário.[2,5]

Situações especiais

Os chamados afundamentos em "bola de pingue-pongue" ocorrem em recém-nascidos e lactentes devido à maleabilidade óssea e, muitas vezes, no momento do parto. Preconiza-se realizar TC de crânio apenas se houver tensão da fontanela, défice neurológico ou afundamento maior que 1 cm. Não são fraturas completas e, na maioria das vezes, se corrigem espontaneamente em 6 meses, portanto, na maioria dos casos o tratamento é conservador. Após este período, se ainda houver o afundamento, está indicado o tratamento cirúrgico.[5,6]

Afundamentos de crânio na linha média e região occipital podem comprimir ou lacerar o seio sagital superior ou o seio transverso. Devido ao grande risco de sangramentos, a correção cirúrgica do afundamento, mesmo se exposto, deve ser feita apenas em casos muito necessários e por equipe apta a lidar com sangramento do seio dural. Angiografia venosa do crânio (por TC ou ressonância) pode ser útil para a indicação cirúrgica. O afundamento deve ser cuidadosamente elevado por cirurgia apenas em casos de oclusão do seio ou compressão importante. Se o seio estiver pérvio, o tratamento é conservador.[5,6]

As fraturas da base do crânio são melhor evidenciadas em tomografias volumétricas (cortes finos) e podem apresentar complicações como otoliquorreia, rinoliquorreia, além de possíveis lesões em nervos cranianos, como os I, II, VI, VII e VIII. Podem manifestar sinais clínicos típicos, já mencionados. A antibioticoterapia profilática em casos de fístulas do LCR, apesar de amplamente recomendada, não tem suporte significativo de evidências na literatura.[7]

Tratamento medicamentoso

Antibióticos e antiepilépticos profiláticos

Em afundamentos expostos de crânio, a antibioticoterapia profilática continua sendo amplamente recomendada pelos mais recentes *guidelines*, sendo uma prática médica difundida e aceita há décadas.[5,6] Porém há pouca evidência na literatura de que a antibioticoterapia profilática previna infecções pós-operatórias em afundamentos expostos.[5]

Os *guidelines* atuais preconizam o uso de antiepilépticos (fenitoína ou levetiracetam) profilaticamente por 7 dias em pacientes com trauma cranioencefálico que apresentem fatores de risco, dentre eles, afundamentos do crânio, para evitar crises epilépticas precoces. Não há evidência de redução do aparecimento de crises epilépticas tardias com o uso de antiepilépticos.[8,9]

Referências bibliográficas

1. Bullock MR, Chesnut R, Ghajar J et al. Surgical management of depressed cranial fractures. Neurosurgery. 2006;58(3):56-60.
2. Neville IS, Amorim RL, Paiva WS. Early surgery does not seem to be a pivotal criterion to improve prognosis in patients with frontal depressed skull fractures. Biomed Res Int. 2014;2014:879286 [Epub 2014 Aug 12]. doi: 10.1155/2014/879286.
3. Chan KH, Mann KS, Yue CP et al. The significance of skull fracture in acute traumatic intracranial hematomas in adolescents: a prospective study. J Neurosurg. 1990;72:189-94.
4. Hung CC, Chiu WT, Lee LS et al. Risk factors predicting surgically significant intracranial hematomas in patients with head injuries. J Formos Med Assoc. 1996;95:294-7.
5. Stein SC. The evolution of modern treatment for depressed skull fractures. World Neurosurg. 2019;121:186-92.
6. Amorim RLO, Gomes MQT. Afundamentos cranianos. *In*: Andrade AF et al. (ed.). Nurotraumatologia. Rio de Janeiro: Guanabara Koogan, 2015. p. 124-30.
7. Baugnon KL, Hudgins PA. Skull base fractures and their complications. Neuroimaging Clin N Am. 2014;24(3):439-65.
8. Menon DK, Ercole A. Critical care management of traumatic brain injury. Handb Clin Neurol. 2017;140:239-74.
9. Carney N, Totten AM, O'Reilly C et al. Guidelines for the management of severe traumatic brain injury, fourth edition. Neurosurgery. 2017 Jan 1;80(1):6-15. doi: 10.1227/NEU.0000000000001432.

Capítulo 122

Fístulas do Líquido Cefalorraquidiano

João Paulo Souza de Castro
Marcelo Prudente do Espirito Santo
Wellingson Silva Paiva
Manoel Jacobsen Teixeira

Introdução

A fístula traumática do líquido cefalorraquidiano (LCR) representa condição rara, mas potencialmente mórbida, que pode estar associada a condições de maior gravidade, como o desenvolvimento de meningite.[1] Elas decorrem de uma falha no envoltório craniano e na dura-máter subjacente, provocando comunicação do espaço subaracnoide e do LCR com o meio externo.[2]

Aproximadamente 80% das fístulas do LCR são decorrentes de traumatismo não cirúrgico; 16%, de procedimentos cirúrgicos (número que vem crescendo dado o aumento de acessos endoscópicos à base do crânio); e os restantes 4% são não traumáticas.[2,3] Das fístulas do LCR traumáticas, mais de 50% são evidentes dentro dos primeiros 2 dias do trauma; 70%, dentro da 1ª semana; e quase todas dentro dos 3 primeiros meses. Assim como a maioria dos traumatismos maxilofaciais, as fístulas do LCR traumáticas são mais comuns em homens jovens e representam complicação de 2% de todos os traumatismos cranianos e 12% a 30% das fraturas da base do crânio.[2]

As fístulas associadas à base do crânio anterior são mais comuns do que as da média e posterior, dada a firme aderência da dura-máter junto à fossa craniana anterior. Os locais mais comuns de rinorreia por fístula do LCR associada a traumatismo de crânio incidental incluem o seio esfenoidal (30%), frontal (30%) e etmoide/cribriforme (23%). Fraturas de osso temporal com decorrente fístula do LCR podem se apresentar como otorreia ou rinorreia (através do fluxo pela tuba auditiva com a membrana timpânica preservada).[4]

Fain e colaboradores, em uma análise de 80 casos de traumatismo envolvendo a base do crânio, determinaram 5 tipos de fraturas frontobasais. O tipo I envolve apenas a parede anterior do seio frontal; o tipo II envolve a face (disjunção craniofacial de Le Fort II ou esmagamento de face), estendendo-se superiormente para a base do crânio e parede anterior do seio frontal; o tipo III envolve a parte frontal do crânio, estendendo-se para a base; o tipo IV é uma combinação dos tipos II e III; e o tipo V envolve apenas os ossos etmoide e esfenoide. No estudo realizado por esses autores, as fístulas do LCR eram infrequentes nos tipos I e II, ocorrendo mais frequentemente nos tipos III, IV e V, que incluíam a ruptura da dura-máter subjacente em cada caso.[5]

Duração

As fístulas do LCR podem ter início precoce, tardio ou muito tardio, conforme descrito a seguir:[4]

» **Precoce:** em 48 horas do traumatismo, representando a maioria dos casos; 60% a 70% dessas fístulas são naturalmente bloqueadas e resolvidas. Contudo, em casos de falhas consideráveis do osso e da dura-máter subjacente, doenças como diabetes e em situações de aumento da pressão intracraniana (PIC), a resolução espontânea da fístula tem altas chances de fracasso.

» **Tardio:** pelo menos 1 semana após o traumatismo. Duas razões podem justificar o início tardio ou a recorrência das fístulas do LCR: desaparecimento da crosta sanguínea que a tamponava ou separação da dura-máter e aracnoide causada pela regressão do edema cerebral.

» **Muito tardio/infecção:** nesses casos, antes mesmo de algum sinal clínico que leve à suspeita da fístula, como rinorreia, infecção (meningite) pode estar presente no momento do diagnóstico e ser a pista para detecção da fístula.

Diagnóstico

O sintoma mais comum é a saída de secreção hialina pelo nariz ou pelo ouvido, dependente da posição corporal assumida, com piora da saída de LCR em ortostase ou inclinado para frente (como em posição de prece maometana). A secreção inerente do nariz ou do ouvido pode estar presente em conjunto com o LCR, mas podem ser discernidas através do sinal do duplo halo. Cefaleia também é uma queixa comum na maioria dos pacientes com fístula do LCR.[5,6]

O "sinal do reservatório", pelo qual o LCR sai quando se eleva a cabeça a partir de uma posição deitada, também pode estar presente.

Outras patologias, como rinite, são relativamente comuns e podem mimetizar alguns dos sinais e sintomas da fístula do LCR, como a rinorreia, ou podem ocorrer simultaneamente.[7]

O espaço subaracnoide é um sistema de pressão relativamente baixa. Logo, as fístulas podem ser de baixo volume, o que pode levar a testes falso-negativos ou falha no reconhecimento da presença de uma fístula. Em casos de alta suspeita clínica e testes diagnósticos iniciais negativos (como os apresentados a seguir), deve ser realizado seguimento clínico com repetição dos testes.[8]

Identificando a fístula

A seguir, apresentamos alguns dos testes que podem ser realizados para identificação da fístula do LCR:[8]

» **Sinal do alvo ou duplo halo:** quando o LCR está misturado com secreção nasal ou sangue, o conteúdo do LCR se espalha no papel excentricamente, ficando a secreção ou o sangue no meio, dando a impressão de um duplo halo ou alvo.

- **Teste do lenço:** quando o conteúdo proveniente do nariz é assoado em um lenço ou uma gaze seca, é mais provável que se trate de LCR quando a secreção não é pegajosa, sendo a secreção inerente do nariz pegajosa e não tão clara, dado o conteúdo de mucina.[4]
- **Teste da glicose oxidada:** em geral, mostra resultados positivos quando a amostra tem uma concentração de glicose > 20 mg/dL. A secreção nasal tem uma concentração normal de 10 mg/dL de glicose, portanto, com teste da glicose oxidada negativo. Contudo, este teste apresenta alta taxa de falsos-positivos e negativos. Por exemplo, um teste falso-positivo pode resultar da presença de sangue na secreção nasal, enquanto resultados falso-negativos podem ocorrer em meningite.[8,9]
- **Concentração de glicose:** se o nível de glicose avaliado no conteúdo nasal com suspeita de fístula do LCR estiver entre 0,5 e 0,67 do nível sérico, existe uma alta possibilidade de se tratar de fístula. O nível de glicose no LCR é afetado pelos níveis séricos de glicose, sendo, portanto, importante considerar estes dois parâmetros (glicose no LCR e no sangue) para a confirmação de fístula do LCR.[1]
- **Beta-2-transferrina:** atualmente, é o método de preferência para confirmar a presença de LCR. A beta-2-transferrina é encontrada apenas no LCR, perilinfa e humor vítreo (diferentemente da beta-1-transferrina, encontrada em secreções do ouvido, nariz e saliva). Logo, dado ser específica do LCR, constitui um marcador bem estabelecido com altas sensibilidade e especificidade para o diagnóstico de fístula do LCR. Contudo, seu custo é elevado e o resultado, demorado.[1,10]
- **Proteína beta-traço:** produzida pelas meninges e plexo coroide, sendo liberada no LCR. Também está presente em outros fluidos, como o sangue, mas em concentração muito menor. Tem 100% de sensibilidade e boa especificidade em casos de rinorreia associada à fístula do LCR, mas não pode ser usada com confiabilidade em pacientes com insuficiência renal ou meningite bacteriana, pois os níveis séricos e no LCR da proteína beta-traço aumentam consideravelmente com a redução da taxa de filtração glomerular e diminuem com meningite bacteriana.[4,8]

Localizando a fístula

Os métodos de imagem para avaliação das fístulas do LCR incluem radiografias de crânio e dos ossos da face, tomografia computadorizada (TC) de alta resolução (cortes finos, 1 mm a 2 mm), TC com cisternografia, ressonância magnética (RM) e fluoresceína intratecal. Segue breve descrição de cada método e suas potenciais vantagens e desvantagens:[4]

- **TC de alta resolução (1 a 2 mm):** fornece detalhes ósseos e talvez seja o melhor e mais rápido método para visualização das estruturas da base do crânio. Tem sensibilidade de 89%, devido ao número de falsos-positivos por artefatos. Dados à acessibilidade e seu alto grau de acurácia, esse método deve ser utilizado como modalidade de imagem primária para localização de fístulas do LCR traumáticas.[10,11]
- **TC com cisternografia:** método invasivo que requer punção lombar com sensibilidade para fístula do LCR de aproximadamente 60% a 80%. Um contraste radiopaco é administrado via intratecal seguindo-se da realização da TC.[10]
- **Cisternografia com radionuclídeos:** marcadores radioativos têm sido usados para detecção de fístulas do LCR, incluindo iodo radioativo, tecnécio e diethylenetriamina penta-acetato (DTPA). A técnica é similar à administração de fluoresceína intratecal e envolve a administração por meio de punção lombar.[8]

» **RM:** enquanto a TC é útil para mostrar os detalhes ósseos ou fraturas, a RM pode fornecer detalhes do conteúdo da fístula do LCR. É uma ferramenta útil para o diagnóstico de herniação da aracnoide através de falha óssea. O LCR é observado como um hipersinal nas imagens ponderadas em T2, enquanto a secreção perimucosa é vista como um hipossinal e doenças da mucosa são acompanhadas por preenchimento com contraste. A cisternografia com RM é um método não invasivo para acessar a presença de LCR intranasal. Essas técnicas usam imagens ponderadas em T2 com supressão de gordura e reversão de imagem para destacar o LCR. O sinal característico indo do espaço intracraniano para os seios paranasais representa a fístula do LCR. A sensibilidade deste teste é relatada de 85% a 92%, com 100% de especificidade. As RM e RM com cisternografia são capazes de diferenciar tecido inflamatório de meningoencefaloceles.[4,8]

» **Fluoresceína:** muitos cirurgiões usam a fluoresceína intratecal como forma de aumentar as habilidades da endoscopia – 0,1 mL de fluoresceína a 10% é misturada a 10 mL de LCR do paciente e injetado no espaço intratecal por 5 minutos, procedendo-se com o estudo endoscópico após 1 a 2 horas da injeção.[10-12]

Tratamento

Existem três métodos de tratamento: conservador, cirúrgico (compreendendo três modalidades – intracraniana, extracraniana e endoscópica endonasal)[8] e medicamentoso.

Conservador

Indicado para pacientes com fraturas lineares ou dos ossos da face. O paciente deve estar em repouso absoluto no leito por pelo menos 3 dias, manter a cabeça elevada a 30°, ser orientado a não assoar o nariz, tossir ou realizar movimentos que se assemelhem à manobra de Valsalva. O repouso irá estabelecer se será necessário tratamento adicional, como o uso de derivação lombar externa (DLE) ou reparo cirúrgico imediato.[1]

Em uma série de 81 casos de fístula do LCR traumática, a taxa de sucesso com o tratamento conservador foi de 39,5% em 3 dias. A resolução das fístulas do LCR envolvendo o osso temporal foi de 60% com o tratamento conservador, enquanto que as da base anterior do crânio foi de 26,4%. Se o tratamento conservador é estendido para 7 dias, as taxas de resolução aumentam para 85%, sendo que as fístulas com origem no osso temporal permanecem com taxa de resolução significativamente superior às da base anterior do crânio.[2,3]

Derivação do líquido cefalorraquidiano

Se há persistência da fístula com o tratamento conservador, a retirada de LCR (mais comumente com uma DLE, ou ocasionalmente por punções lombares seriadas) pode ser realizada.[4]

Quando do uso da DLE, a hiperdrenagem tem de ser evitada, pois pode resultar em cefaleia, pneumoencéfalo com alteração do nível neurológico, herniação e até coma.[4,8]

O sistema ventricular humano comporta cerca de 140 mL de LCR, com uma produção de cerca de 0,33 mL/minuto, regenerando, portanto, o volume de LCR 3 vezes por dia.[10]

A drenagem da DLE deve ser de 10 a 15 mL/hora, com uma drenagem total de 150 a 250 mL em 24 horas. O uso da DLE implica, contudo, risco aumentado de meningite. Os benefícios da derivação do LCR incluem o aumento da taxa de sucesso de resolução das fístulas para 70% a 90%, com uma média de duração da drenagem de 6,5 dias.[4]

Cirúrgico

As indicações para cirurgia precoce incluem: lesões penetrantes, hematomas intracranianos, meningite, pneumocrânio volumoso, herniação do tecido encefálico pelo ouvido ou nariz e baixa probabilidade de correção natural do defeito da dura-máter.[4]

As indicações de cirurgia tardia incluem: persistência de fístula do LCR após 10 dias de tratamento conservador, recorrência de pneumoencéfalo após 10 dias de tratamento conservador e presença de meningite ou abscesso.[4]

Os métodos cirúrgicos incluem os intracranianos, extracranianos e endonasais endoscópicos.[3]

Correção intracraniana

As indicações para o reparo intracraniano das fístulas do LCR incluem: lesões craniofaciais associadas, falhas ósseas grandes que não podem ser resolvidas somente com o tratamento endoscópico e em situações nas quais o local da fístula não é nítido pela avaliação endoscópica.[4]

Se o local da fístula envolver a fossa craniana anterior, a craniotomia com acesso à fossa anterior é realizada pela incisão bicoronal; se a localização da fístula envolver a fossa média, a craniotomia subtemporal deve ser considerada.[8]

As vantagens da correção intracraniana incluem ampla exposição do campo operatório, sendo, portanto, conveniente para o reparo de múltiplos locais de fístula.[3]

Desvantagens incluem anosmia, retração do tecido encefálico e maior tempo de internação hospitalar.[3]

No momento, o acesso transcraniano é mais usado em pacientes que requerem craniotomia e exposição da base do crânio para tratamento de outras patologias intracranianas associadas ao traumatismo cranioencefálico (TCE).[4]

Correção endoscópica endonasal

As técnicas endoscópicas emergiram como acesso de preferência para o reparo de defeitos da base do crânio, desde sua descrição inicial, por Wigand, em 1981.[13]

O método endoscópico é de primeira escolha para o reparo cirúrgico das fístulas do LCR. Entretanto, é importante ter a localização da fístula anteriormente ao reparo cirúrgico durante a abordagem endoscópica endonasal.[11]

As principais vantagens do reparo endoscópico endonasal são o baixo risco de lesão do córtex cerebral por retração e o baixo risco de anosmia, sendo um acesso conveniente para a região parasselar esfenoidal e etmoidal posterior. Banks e colaboradores (2009) relataram taxa de sucesso de 98% no tratamento de 193 pacientes com rinorreia por fístula do LCR. Outros resultados apontam para resolução de 90% com a primeira endoscopia e 96% com uma segunda endoscopia.[2]

Se necessário, fluoresceína intratecal pode ser usada para identificação do defeito na base do crânio.[2]

O uso de enxertos inclui as fáscias temporal e lata, mucosa, gordura, cartilagem, entre outros. Para defeitos pequenos, enxertos de mucosa ou fáscia podem ser usados. Para grandes defeitos da base do crânio, os *flaps* pediculados de mucosa vascularizados são preferíveis.[2]

As figuras a seguir retratam um caso de tratamento endoscópico endonasal realizada em nosso serviço (Figuras 122.1 a 122.7).

Figura 122.1 – Fratura de esfenoide após traumatismo cranioencefálico associada ao desenvolvimento de fístula do LCR traumática.

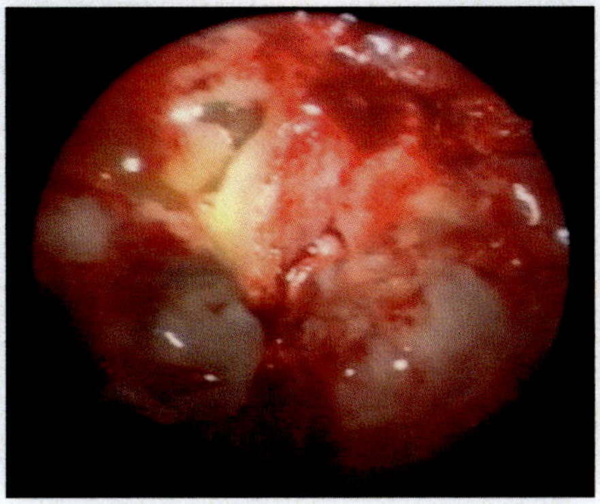

Fonte: Acervo da autoria do capítulo.

Figura 122.2 – Endoscopia endonasal demonstrando seio esfenoidal aberto e falha em sua parede posterior direita.

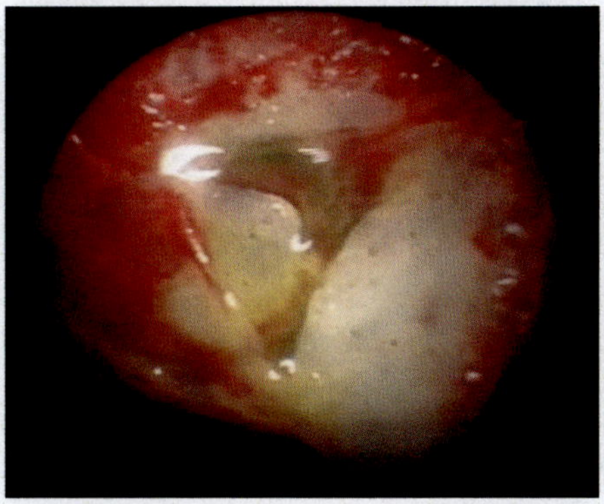

Fonte: Acervo da autoria do capítulo.

Figura 122.3 – Área da falha óssea no esfenoide localizando o ponto da fístula do LCR com o auxílio de fluoresceína intratecal, a qual foi injetada 1 hora antes do procedimento.

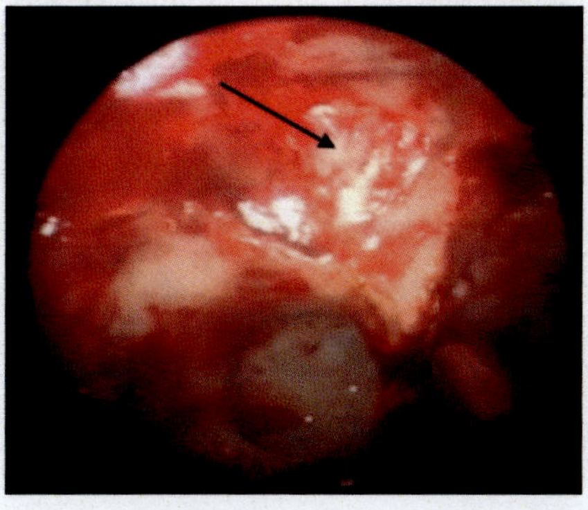

LCR: líquido cefalorraquidiano.
Fonte: Acervo da autoria do capítulo.

Figura 122.4 – Correção inicial da fístula com gordura e fáscia lata no local da falha óssea.

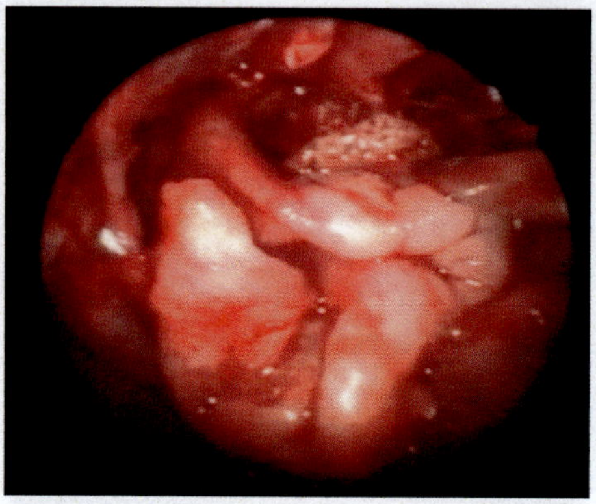

Fonte: Acervo da autoria do capítulo.

Figura 122.5 – Retirada do *flap* pediculado da mucosa nasal, sendo o mesmo deslocado posteriormente até recobrir o local de origem da fístula.

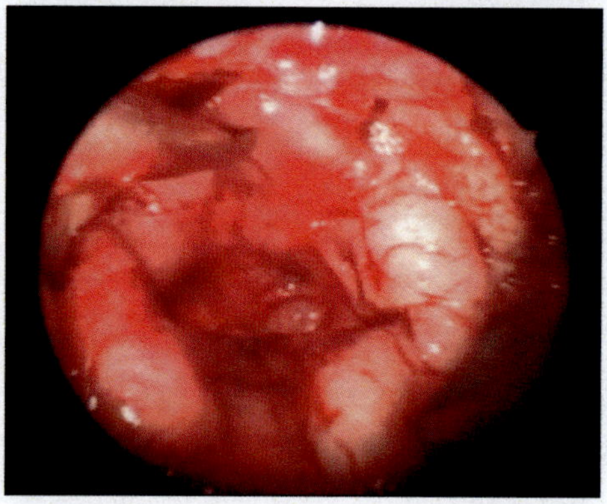

Fonte: Acervo da autoria do capítulo.

Figura 122.6 – Uso de selante de fibrina após acomodação do *flap* pediculado.

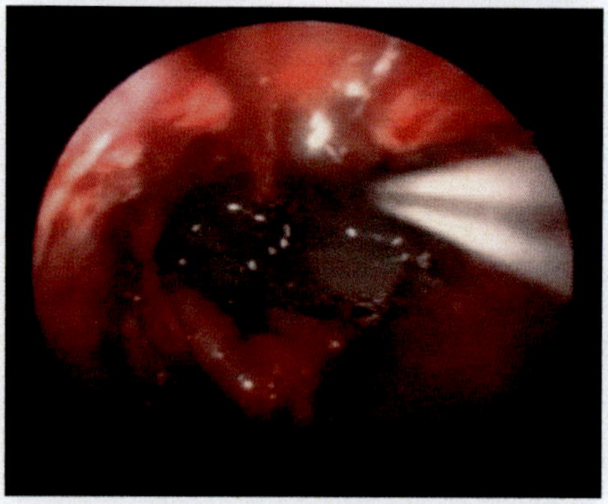

Fonte: Acervo da autoria do capítulo.

Figura 122.7 – Insuflação do balonete de sonda para manter os envoltórios de correção e *flap* normoposicionados.

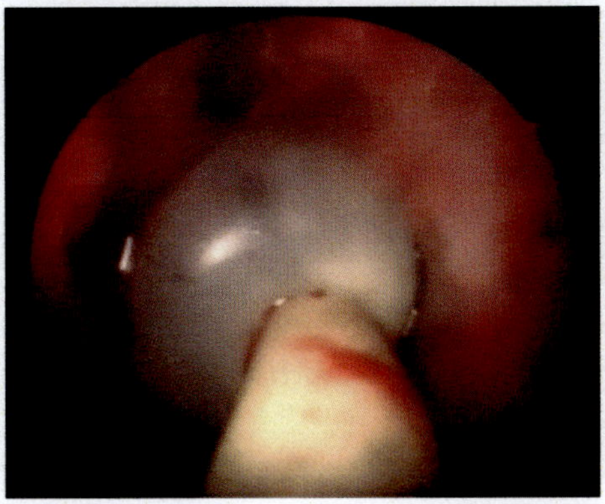

Fonte: Acervo da autoria do capítulo.

Fístulas do líquido cefalorraquidiano traumáticas pós-cirúrgicas

Ao longo dos últimos anos, o avanço das técnicas endonasais endoscópicas para a remoção de tumores resultou em maiores falhas ósseas e durais, necessitando do desenvolvimento de novas técnicas para reconstrução da base do crânio.[3]

O uso do *flap* pediculado septal nasal tornou-se o modelo primário de reconstrução seguindo-se às ressecções endoscópicas extensas da base do crânio, com redução das fístulas do LCR após esses procedimentos. Esse *flap* é deslocado posteriormente com o auxílio da endoscopia, sendo nutrido pela artéria septal posterior (Figura 122.8).

Figura 122.8 – Anatomia da irrigação do septo nasal envolvido na irrigação de *flaps* pediculados.

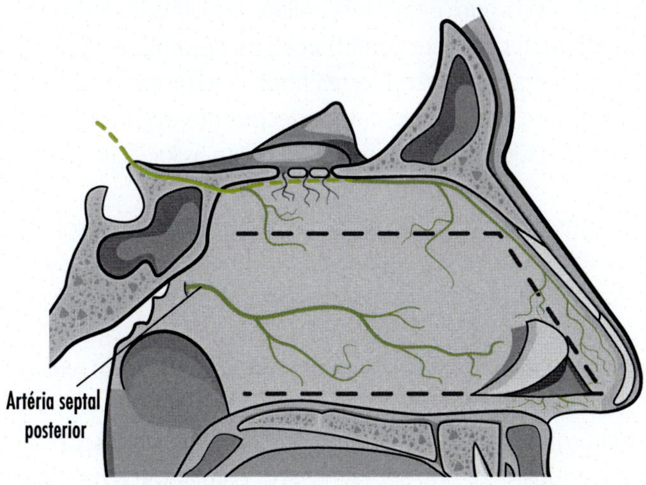

Fonte: Adaptada de Fain J, Chabannes J, Péri G et al., 1975.

Esse retalho pode ser rodado nas direções posterior, superior, inferior e lateral, sendo largo o suficiente para cobrir grandes falhas durais, estendendo-se do seio frontal à sela túrcica e de órbita a órbita.

Os *flaps* vascularizados têm aparência característica na RM, com captação de contraste pela mucosa, o que pode levar à interpretação errônea do exame de imagem seguindo-se a uma ressecção tumoral, já que radiologistas e cirurgiões que não estejam familiarizados com essa aparência podem confundir o *flap* com tumor residual, pois os enxertos tradicionais (gordura, músculo, sintéticos) não contrastam.

Medicamentoso

Antibióticos profiláticos

A meningite bacteriana é a principal causa de morbidade e mortalidade em pacientes com fístula do LCR, constituindo uma via direta da cavidade nasal contaminada para o espaço intracraniano.[3]

O uso indiscriminado de antibióticos tem o potencial de selecionar micro-organismos resistentes. A incidência relatada de meningite em pacientes com fístula do LCR pós-traumática varia de 2% a 50%, com 10% sendo, geralmente, a incidência mais encontrada.[4]

Muito já foi discutido acerca do uso de antibióticos profiláticos para fístula do LCR, sendo que a literatura atual recomenda que a antibioticoprofilaxia não reduz o risco de meningite. Revisão recente da Cochrane incluindo 208 pacientes de quatro ensaios clínicos randomizados e 2.168 de outros 17 estudos não randomizados trouxe a conclusão de que o uso de antibióticos profiláticos não reduz o risco de meningite em pacientes com fratura de base de crânio ou fratura de base com fístula ativa do LCR.[9]

Considerações finais (Figura 122.9)

- 80% das fístulas do LCR ocorrem após traumatismo de crânio não cirúrgico, sendo complicação de 2% de todos os TCEs e de 12% a 30% das fraturas de base de crânio.
- A apresentação mais comum é rinorreia unilateral hialina e a beta-2-transferrina é, atualmente, o método preferível para confirmação da presença de LCR.
- A TC de crânio de alta resolução (cortes finos, 1 a 2 mm) é o método preferível para localização do defeito da base de crânio decorrente do trauma craniomaxilofacial associado à fístula do LCR, podendo ser realizada em associação com a RM de encéfalo e cisternografia.
- O tratamento conservador da fístula do LCR inclui repouso absoluto no leito, elevação da cabeceira a 30° e evitar tosse, espirro ou movimentos que se assemelhem à manobra de Valsalva, com resolução da maioria das fístulas traumáticas do LCR em um período de 7 dias.
- O acesso endoscópico endonasal deve ser o método preferível para correção, com taxas de sucesso superiores a 90%.
- Defeitos pós-cirúrgicos pequenos podem ser corrigidos endoscopicamente com enxertos de mucosa, enquanto o *flap* septal nasal pediculado é o método de preferência de reparo para os grandes defeitos.
- O uso de antibióticos profiláticos não demonstrou redução significativa no risco de meningite e pode selecionar bactérias mais resistentes.
- Dados sugerem que o reparo precoce (dentro de 7 dias) possa reduzir o risco de meningite.

Figura 122.9 – Algoritmo para conduta (diagnóstico e tratamento) das fístulas traumáticas do LCR.

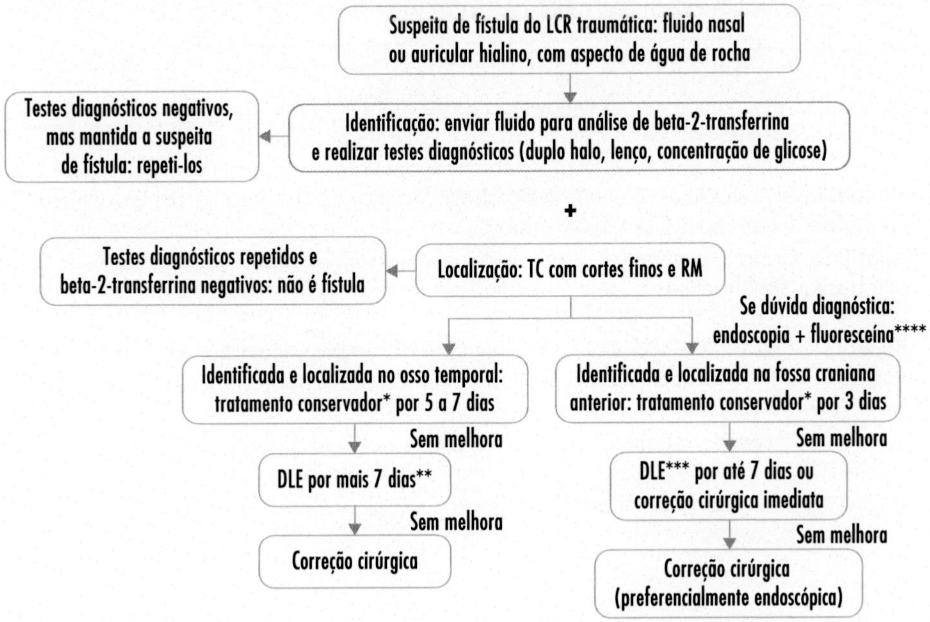

LCR: líquido cefalorraquidiano; RM: ressonância magnética; DLE: derivação lombar externa. *O tratamento conservador inclui: repouso absoluto no leito; cabeceira inclinada a 30°; evitar tossir, espirrar ou movimentos que se assemelhem à manobra de Valsalva; **Se a fístula do LCR tem origem no osso temporal, o tratamento conservador deve ser realizado por mais tempo, pois estas fístulas têm maior probabilidade de fechar espontaneamente e menor chance de meningite; ***Punções lombares seriadas são descritas como alternativa à DLE; ****0,1 mL de fluoresceína a 10% é misturada com 10 mL de LCR do paciente e injetado no espaço intratecal por 5 minutos, procedendo-se com o estudo endoscópico após 1 a 2 horas da injeção.

Fonte: Adaptada de Phang SY, Whitehouse K, Lee L et al., 2016.

Referências bibliográficas

1. Bell RB, Dierks EJ, Homer L et al. Management of cerebrospinal fluid leak associated with craniomaxillofacial trauma. J Oral Maxillofac Surg. 2004;62(6):676-84.
2. Banks CA, Palmer JN, Chiu AG et al. Endoscopic closure of CSF rhinorrhea: 193 cases over 21 years. Otolaryngol Head Neck Surg. 2009;140(6):826-33.
3. Phang SY, Whitehouse K, Lee L et al. Management of CSF leak in base of skull fractures in adults. Br J Neurosurg. 2016;30(6):596-604.
4. Varshneya K, Rodrigues AJ, Medress ZA et al. Risks, costs and outcomes of cerebrospinal fluid leaks after pediatric skull fractures: a MarketScan analysis between 2007 and 2015. Neurosurg Focus. 2019;47(5):e10.
5. Fain J, Chabannes J, Péri G et al. Traumatismes fronto-basaux et fistules liquidiennes – Essai de classification anatomo-clinique: incidence thérapeutique [Frontobasal injuries and CSF fistulas – Attempt at an anatomoclinical classification: therapeutic incidence]. Neurochirurgie. 1975;21(6):493-506.

6. Friedman JA, Ebersold MJ, Quast LM. Post-traumatic cerebrospinal fluid leakage. World J Surg. 2001 Aug;25(8):1062-6. doi: 10.1007/s00268-001-0059-7.
7. Prosser PJD, Vender JR, Solares CA. Traumatic cerebrospinal fluid leaks. Otolaryngol Clin North Am. 2011 Aug;44(4):857-73. doi: 10.1016/j.otc.2011.06.007.
8. Oh JW, Kim SH, Whang K. Traumatic cerebrospinal fluid leak: diagnosis and management. Korean J Neurotrauma. 2017 Oct;13(2):63-7. doi: 10.13004/kjnt.2017.13.2.63.
9. Ratilal BO, Costa J, Sampaio C et al. Antibiotic prophylaxis for preventing meningitis in patients with basilar skull fractures. Cochrane Database Syst Rev. 2011 Aug 10;(8):CD004884. doi: 10.1002/14651858.CD004884.pub3.
10. Ratilal BO, Costa J, Sampaio C. Antibiotic prophylaxis for preventing meningitis in patients with basilar skull fractures. Cochrane Database Syst Rev. 2006 Jan 25;(1):CD004884. doi: 10.1002/14651858.CD004884.pub2.
11. Shapiro SA, Scully T. Closed continuous drainage of cerebrospinal fluid via a lumbar subarachnoid catheter for treatment or prevention of cranial/spinal cerebrospinal fluid fistula. Neurosurgery. 1992;30(2):241-5.
12. Yilmazlar S, Arslan E, Kocaeli H et al. Cerebrospinal fluid leakage complicating skull base fractures: analysis of 81 cases. Neurosurg Rev. 2006;29(1):64-71.
13. Wigand ME. Transnasal ethmoidectomy under endoscopical control. Rhinology. 1981;19(1):7-15.

Capítulo 123

Hematoma Epidural Agudo

Gustavo Sousa Noleto
Wellingson Silva Paiva

Introdução

Hematoma epidural ou extradural (HED) é definido como o acúmulo de sangue entre a tábua interna do crânio e a dura-máter. Trata-se em geral de lesão intracraniana traumática. Geralmente associa-se à fratura do crânio (de 85% a 95% dos casos), à lesão da parede das artérias durais, ósseas ou parenquimatosas do encéfalo subjacentes à região da fratura localizada. Também pode decorrer de sangramento dos seios venosos intracranianos.[1,2]

O prognóstico associa-se diretamente à condição neurológica pré-operatória, além da idade do doente e da gravidade do traumatismo.[2]

Epidemiologia

Os HEDs ocorrem em 1% a 2% dos traumatismos cranioencefálicos (TCEs). A associação entre hematoma e fratura em crianças é menos comum devido à plasticidade do crânio. Os HEDs também são incomuns em idosos, pois, nestas faixas etárias, a dura-máter é muita aderida à tábua óssea interna do crânio e manifestam-se em cerca de 10% dos doentes que sofrem TCE e se apresentam em coma.

A mortalidade varia de 2% a 3,6% em adultos[2-4] e cerca de 5% na população pediátrica.[5]

Taxas mais altas de mortalidade associam-se às idades mais avançadas/presença de lesões intradurais/localização temporal, volume do hematoma, progressão clínica rápida, presença de anormalidades pupilares e escores baixos na escala de Glasgow.[2]

A mortalidade é praticamente nula em doentes que não estão em coma no período pré-operatório e alcança a cifra de 20% quando o coma é profundo.[2] Se tratado precocemente, o prognóstico tende a ser excelente, pois a lesão encefálica subjacente é, geralmente, limitada.

Fisiopatologia

Cerca de 70% a 80% dos HEDs localizam-se na região temporoparietal, local em que as fraturas do crânio cruzam o trajeto da artéria meníngea média (AMM) ou de seus ramos durais.[5,6]

As lesões geralmente são estáveis e alcançam suas maiores dimensões nos primeiros minutos após o traumatismo. Entretanto, em cerca de 10% dos doentes, elas aumentam de volume ao longo das primeiras 24 horas e, em alguns casos, podem ter curso mais prolongado: até 5 a 15 dias após o traumatismo.

Quadro clínico

Não há sinal clínico patognomônico do HED. Menos de 20% dos doentes apresentam o chamado "intervalo lúcido" entre o traumatismo e a deterioração neurológica.[7]

A apresentação clínica é variada. Pode ocorrer ou não perda de consciência, cefaleia, vômitos, crises epilépticas, alteração do padrão pupilar (pupila dilatada, fixa, reflexo fotomotor alentecido), tríade de Cushing, défice motor e até surgimento de posturas patológicas.[7,8]

Pacientes com HED localizada na fossa posterior podem sofrer piora clínica rápida e em minutos podem progredir do estado de plena consciência ao coma, apneia e óbito.[2,9]

Diagnóstico

A realização imediata do exame de tomografia computadorizada (TC) do crânio sem contraste é essencial para o diagnóstico e definição de conduta, pois revela a localização, o volume, os efeitos de massa e outras lesões associadas com HED.[8,9]

O achado típico é lesão extra-axial, biconvexa, hiperdensa e homogênea, que raramente ultrapassa os limites das suturas e que pode ou não apresentar zonas hipodensas na fase hiperaguda devido ao sangramento ativo ou baixas concentrações de hemoglobina (Figura 123.1).

Figura 123.1 – Tomografia de crânio em corte axial evidenciando volumoso hematoma epidural agudo com compressão de estruturas cerebrais.

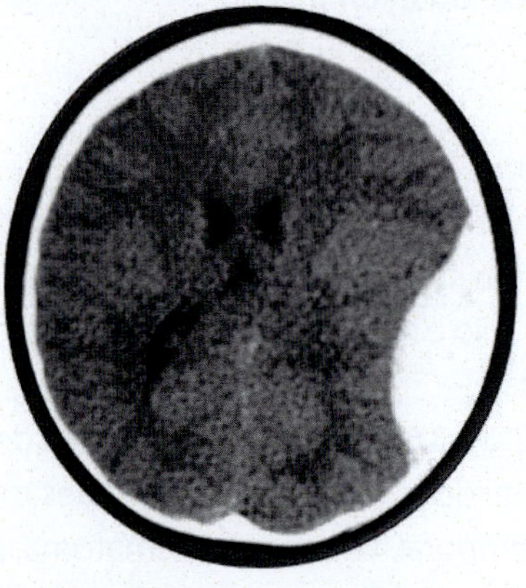

Fonte: Acervo da autoria do capítulo.

A angiotomografia pode evidenciar a presença de pseudoaneurismas na AMM de doentes mesmo com hematomas epidurais pequenos, achados que podem ser confirmados com o exame de angiografia convencional.[7,10,11]

Tratamento

O atendimento do doente com TCE deve ser iniciado no ambiente pré-hospitalar e obedecer às normas do PHTLS. Na sala de emergência, o doente deve ser monitorizado priorizando-se a permeabilidade das vias aéreas e os suportes ventilatório e circulatório, de acordo com as prerrogativas do suporte avançado de vida no trauma (ATLS).

Medidas clínicas para prevenir e tratar a hipertensão intracraniana (HIC) consistem na elevação do decúbito (30º), no controle metabólico e ventilatório (hiperventilação moderada, pCO_2 variando de 30 a 35 mmHg), sedação e bloqueio neuromuscular. Soluções hiperosmolares devem ser administradas, quando necessário, como ponte para execução do tratamento operatório quando se evidenciam francos sinais de herniação encefálica ou progressiva deterioração neurológica, evitando-se a hipovolemia e a hipotensão arterial. A drenagem do líquido cefalorraquidiano (LCR) com o implante de cateter de pressão intracraniana (PIC) ventricular também é uma opção para reduzir a HIC, tanto associada à craniotomia para exérese do hematoma quanto isoladamente quando não houver indicação de tratamento cirúrgico do HED. Havendo indicação cirúrgica, o doente deve ser imediatamente transferido ao centro cirúrgico[8] (Quadro 123.1).

Quadro 123.1 – Indicação de tratamento cirúrgico para hematoma epidural.

Indicação de cirurgia	• Hematomas com mais de 30 cm³ devem ser operados independentemente da condição neurológica • Hematomas com menos de 30 cm³, menos de 15 mm de espessura e escore maior que 9 pontos na escala de coma de Glasgow podem ser tratados em UTI, com observação neurológica rigorosa e controle por tomografia • Pacientes que apresentem aumento na dimensão do hematoma no acompanhamento por tomografia com ou sem piora neurológica devem ser operados
Momento da cirurgia	• O tratamento cirúrgico deve ser realizado o mais rápido possível, principalmente em pacientes em coma, para evitar herniação e risco de lesões cerebrais
Técnica cirúrgica	• Há opções cirúrgicas com minicraniotomia, contudo, a opção de craniotomia grande, envolvendo todo o hematoma e com centro da craniotomia na região de maior espessura do hematoma é a opção mais recomendada

UTI: unidade de terapia intensiva.
Fonte: Bullock MR, Chesnut R, Ghajar J et al., 2006.

Os critérios de indicação de tratamento cirúrgico para HED são: volume superior a 30 mL independentemente da pontuação dos escores da Escala de Coma de Glasgow (ECG) e doentes na fase aguda da HED com escores do ECG inferiores a 9 e/ou com anisocoria.[6,8]

Quando a HED tem volume inferior a 30 mL, espessura inferior a 15 mm, causa menos que 5 mm de desvios das estruturas da linha média ou os escores da ECG são superiores a 8, o tratamento pode ser conservador.[6,8]

Quando indicada, a craniotomia mais ampla deve ser realizada imediatamente para exérese do hematoma.[6]

Excepcionalmente, a trepanação deve ser realizada na sala de emergência quando o doente apresenta sinais francos de herniação encefálica refratária às medidas clínicas.[7] A trepanação deve ser realizada próxima da, mas não sobre, a área da fratura revelada na TC do crânio. Havendo indisponibilidade da TC, a trepanação deve ser realizada ipsilateralmente à anisocoria e em ponto situado dois dedos à frente e três dedos dorsalmente ao *tragus*.[9]

O doente deve ser mantido em unidade de cuidados neurointensivos sob conduta conservadora, ou logo após a cirurgia, para receber suporte adequado e monitorização invasiva (cateter de PIC, $PtiO_2$) ou não invasiva (ultrassom de bainha do nervo óptico, doppler transcraniano). A TC deve ser repetida caso ocorra piora do *status* neurológico.[7]

As potenciais complicações envolvem desde anormalidades neurocomportamentais até estado vegetativo e óbito.[2]

Referências bibliográficas

1. Andrade AF, Paiva WS, Amorim RL et al. The pathophysiological mechanisms following traumatic brain injury. Rev Assoc Med Bras. 2009;55(1):75-81.
2. Bir SC, Maiti TK, Ambekar S et al. Incidence, hospital costs and in-hospital mortality rates of epidural hematoma in the United States. Clin Neurol Neurosurg. 2015;138:99-103.
3. Ruff LM, Mendelow AD, Lecky FE. Improving mortality after extradural haematoma in England and Wales. Br J Neurosurg. 2013;27:19-23.
4. Auer LM. Prognosis after acute subdural or epidural haemorrhage. Acta Neurochir (Wien). 1988; 90(3-4):111-6.
5. Binder H, Majdan M, Tiefenboeck TM et al. Management and outcome of traumatic epidural hematoma in 41 infants and children from a single center. Orthop Traumatol Surg Res. 2016;102:769-74.
6. Soon WC, Marcus H, Wilson M. Traumatic acute extradural haematoma: indications for surgery revisited. Bri J Neurosurg. 2016;30(2):233-4.
7. Paiva WS, Andrade AF, Amorim RL et al. Computed tomography angiography for detection of middle meningeal artery lesions associated with acute epidural hematomas. Biomed Res Int. 2014;2014:413916.
8. Bullock MR, Chesnut R, Ghajar J et al.; Surgical Management of Traumatic Brain Injury Author Group. Surgical management of acute epidural hematomas. Neurosurgery. 2006 Mar;58(3 Suppl):S7-15.
9. Smith SW, Clark M, Nelson J et al. Emergency department skull trephination for epidural hematoma in patients who are awake but deteriorate rapidly. J Emerg Med. 2010;39:377-83.
10. Paiva WS, Andrade AF, Mathias Júnior L et al. Management of supratentorial epidural hematoma in children: report on 49 patients. Arq Neuropsiquiatr. 2010;68(6):888-92.
11. Andrade AF, Figueiredo EG, Caldas JG et al. Intracranial vascular lesions associated with small epidural hematomas. Neurosurgery. 2008;62:416-21.

Capítulo 124

Hematoma Subdural Agudo

Gustavo Sousa Noleto
Wellingson Silva Paiva

Introdução

Hematoma subdural (HSD) é a coleção de sangue entre a camada mais externa da dura-máter e a aracnoide. Constitui a lesão intracraniana traumática em geral decorrente de quedas, violência física, acidentes com veículos motorizados ou que exercem efeito de massa.[1]

Epidemiologia

Os hematomas subdurais agudos (HSDAs) são diagnosticados em 5% a 25% dos doentes que sofrem traumatismo cranioencefálico (TCE) grave, mas podem se instalar quando menos graves, como ocorre principalmente em idosos e doentes com discrasias sanguíneas. Os HSDAs inter-hemisféricos estão, com frequência, associados a abuso infantil. É o tipo mais comum de hematoma intracraniano decorrente de traumatismo e é observado em 24% das vítimas de TCE em coma.[2]

Fisiopatologia

A fisiopatologia do HSDA envolve os mecanismos da aceleração e desaceleração angular sagital do tecido encefálico em relação às estruturas durais e ósseas fixas, que desencadeia laceração vascular (lesão das veias em ponte, que conectam a superfície cortical aos seios durais).[1] É comum a associação do HSDA com extensas lesões encefálico-primárias, que, por sua vez, também tem mecanismos fisiopatológicos semelhantes (aceleração/desaceleração).[3]

Os vasos corticais venosos ou artérias podem ser lesados diretamente ou durante a laceração cortical. Em muitos casos, existe mínima lesão encefálica associada, com ou sem contusão subjacente[4,5] (Figura 124.1).

Figura 124.1 – Intraoperatório após abertura dural evidenciando veia em ponte para seio dural (seta), cuja ruptura é a fonte do hematoma.

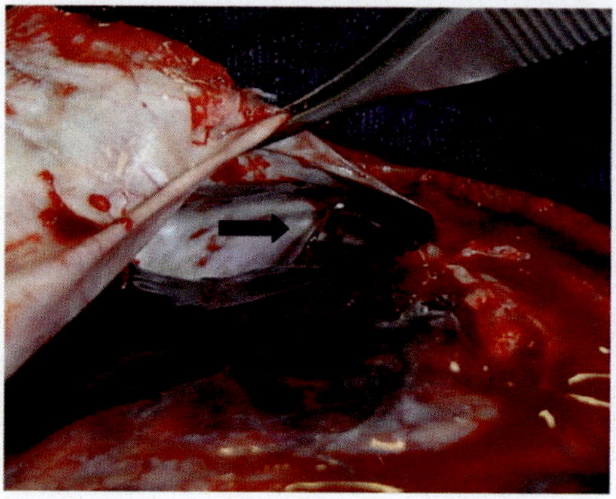

Fonte: Acervo da autoria do capítulo.

Anatomia patológica

As lesões associadas ao HSDA são as hemorragias parenquimatosas, as contusões, a hemorragia subaracnóidea (HSA) traumática e a lesão axonial difusa (LAD), que geralmente definem o prognóstico funcional e a mortalidade.[5]

As lesões secundárias incluem edema, isquemia, infarto encefálico, hemorragia secundária e herniações encefálicas que, por sua vez, resultam em efeito compressivo direto, aumento da pressão intracraniana (PIC) ou lesão tissular encefálica.[6]

Como ocorre com outras lesões expansivas, o HSDA pode tornar-se letal devido ao aumento da PIC e concorrer importantemente para a herniação do tecido encefálico, quando há exaustão dos mecanismos compensatórios da PIC. Os tipos comuns de herniação são a subfalcina e a uncal (transtentorial). A herniação subfalcina pode causar infarto no território da artéria cerebral anterior e herniação uncal no território da artéria cerebral posterior. O aumento da PIC ocasiona redução do fluxo sanguíneo encefálico, que, por sua vez, gera isquemia e edema cerebral, que agravam a hipertensão intracraniana (HIC), provocando um ciclo vicioso. Em cerca de 5% das herniações do *uncus*, ao invés do clássico achado de midríase pupilar ipsilateral (compressão do III nervo ipsilateral) e hemiparesia contralateral – pelo comprometimento do pedúnculo cerebral ipsilateral –, encontramos uma hemiparesia ipsilateral à pupila dilatada. A este achado damos o nome de síndrome de Kernohan; o mesmo se dá pelo fato de o pedúnculo cerebral contralateral ser forçado contra a tenda.[3,6]

A taxa de resultados favoráveis após o tratamento do HSDA varia de 14% a 40%. A mortalidade decorrente de HSDA varia de 36% a 79% e tende a ser menor em doentes mais jovens. Muitos sobreviventes não recuperam a condição funcional prévia, em especial quando o hematoma necessita ser tratado cirurgicamente. O resultado global relaciona-se a gravidade das lesões encefálicas associadas de modo direto ao HSDA e as lesões decorrentes do efeito de massa do hematoma.[7,8]

Achados de neuroimagem podem contribuir para definir o prognóstico dos doentes, ou seja, a espessura ou volume do hematoma, o montante dos desvios das estruturas da linha média, a presença de lesões intraparenquimatosas traumáticas associadas e a compressão do tronco encefálico ou das cisternas basais.[3] Colaboram igualmente para estabelecer o mau prognóstico: escores da escala de coma de Glasgow (ECGla) iniciais após-ressuscitação inferiores a 8, escores motores da ECGla inferiores a 5, anormalidades pupilares, presença de lesões isquêmicas, hipóxia ou hipotensão arteriais, dificuldade para controlar a PIC e duração de tempo prolongada para realizar a cirurgia.[3,4] Geralmente, a condição neurológica pré-operatória prediz má evolução funcional.

Sakas e colaboradores[5] observaram uma mortalidade de 64% em doentes com HSDA e pupilas midriáticas e fixas bilateralmente.

Quadro clínico

A apresentação clínica do HSDA depende da topografia e da velocidade de expansão do hematoma e da presença de lesões associadas. Deve-se suspeitar de HSDA em todos os doentes que sofrem traumatismo fechado moderado a grave do crânio.[6,7]

Frequentemente, os doentes apresentam-se comatosos desde o traumatismo. Um subconjunto de doentes mantém-se consciente e pode sofrer piora do nível de consciência à medida que a lesão se expande.[3]

Os sintomas e sinais são variados e não específicos do HSDA e podem incluir, cefaleia, náusea, confusão mental, alteração da personalidade, piora do nível de consciência, anormalidades da linguagem, défice motor, anormalidades pupilares, papiledema, défice funcional de nervos cranianos, entre outros.[7]

São diagnósticos diferenciais do HSDA as lesões intracranianas traumáticas, incluindo-se hematoma e contusão encefálica.

Diagnóstico

O exame de escolha para diagnóstico e manejo iniciais é a tomografia computadorizada (TC) do crânio sem contraste. Deve-se realizar também a TC da coluna cervical quando houver suspeita clínica ou défice da consciência que inviabilize o exame clínico adequado[3] (Figura 124.2).

Figura 124.2 – TC com corte axial evidenciando volumoso HSD.

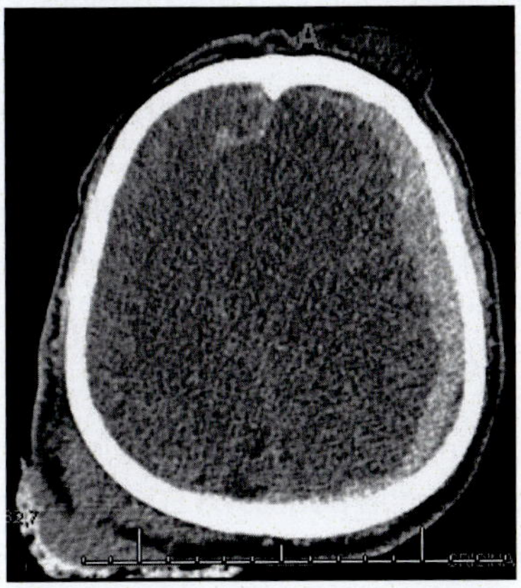

TC: tomografia computadorizada; HSD: hematoma subdural.
Fonte: Acervo da autoria do capítulo.

O HSDA apresenta-se como lesão pré-encefálica em crescente, hiperdensa e localizada entre a tábua óssea interna do crânio e o cérebro. Os hematomas subdurais agudos são côncavos em sua face voltada para o cérebro e não são limitados pelas suturas, ao contrário do que ocorre com os hematomas extradurais (HEDs).[7] Podem apresentar-se parcial ou inteiramente iso ou hipodensos quando o hematócrito é baixo, a lesão é hiperaguda (< 1 hora) ou quando há sangramento ativo em doentes com coagulopatia em que há efeito dilucional do líquido cefalorraquidiano (LCR). A ressonância magnética (RM) do crânio não é um exame usualmente realizado no contexto da fase aguda do TCE. É muito útil para se avaliar lesões parenquimatosas e definir o prognóstico. Entretanto, deve ser realizada apenas após a estabilização do doente e tratamento das lesões que constituem risco iminente à vida.[3]

Tratamento

Inicialmente, deve-se estabilizar os doentes na sala de emergência conforme as recomendações do ATLS, padronizadas pelo Comitê de Traumatologia do Colégio Americano de Cirurgiões, e realizar exames laboratoriais, como hemograma, painel metabólico, tipagem sanguínea e provas cruzadas.

A TC do crânio deve ser realizada imediatamente em concordância com a instituição das medidas clínicas para controlar a PIC, assegurando-se o adequado suporte ventilatório e prevenindo a hipoxemia e a hipotensão arterial. Havendo sinais de herniação encefálica, deve-se administrar 1 g/kg de manitol ou solução salina hipertônica.

Teoricamente, o tempo decorrido entre a lesão e a cirurgia pode ser um fator importante para proteger o cérebro de isquemia secundária devido à compressão e/ou HIC nos pacientes com HSDA. Em geral, a cirurgia imediata tem sido recomendada em pacientes com indicações para cirurgia.[7-10] Seelig e colaboradores[11] demonstraram uma mortalidade de 30% em pacientes com HSDA operados até 4 horas após o trauma e uma mortalidade de 90% naqueles operados com mais de 4 horas após a lesão. Foi também demonstrado que o tempo trauma-cirurgia foi significativamente menor em pacientes com recuperação funcional do que com resultado fatal, sugerindo a importância da evacuação imediata do HSD.[10,11] No entanto, na relação tempo *versus* lesão *versus* cirurgia, o desfecho pode ser difícil de estudar, porque os pacientes operados mais precocemente podem ter lesões mais graves do que aqueles com cirurgia tardia.[12] Na verdade, a maioria dos estudos que focalizam o tempo entre a lesão e a cirurgia falhou em demonstrar uma correlação com o resultado.[10,11,13]

Apesar das ressalvas acerca da metodologia dos estudos, acredita-se que a cirurgia deva ser indicada de imediato em doentes em que o HSDA tenha espessura superior a 10 mm ou o desvio das estruturas da linha média (DLM) superior a 5 mm (independente do escore na ECGla) a fim de remover o hematoma.

Hematomas subdurais agudos com espessura inferior a 5 mm e ECGla inferior a 9 podem ser conduzidos com implante de cateter para monitorizar a pressão intracraniana (PIC).[10]

Os pacientes cujas lesões tenham espessura inferior a 10 mm ou DLM inferior a 5 mm e que evoluam com piora de dois ou mais pontos na ECGla, anormalidade pupilar ou PIC superior a 20 mmHG deverão ser submetidos à exérese do hematoma.[10]

O procedimento para evacuar o HSDA deve consistir em craniotomia com ou sem remoção do retalho ósseo e duroplastia, definidas com base nos achados da TC pré-operatória (índice de Zumkeller) e no aspecto intraoperatório do encéfalo após a drenagem do hematoma.[13,14]

Durante o período pós-operatório, o doente deve ser encaminhado para a unidade de terapia intensiva para receber suporte ventilatório, metabólico e hemodinâmico e ter a PIC manejada.

Quando a opção for pela conduta expectante, a realização da TC sequencial torna-se muito importante. A resolução do hematoma pode ser documentada em imagens sequenciais e pode originar o HSD crônico.

Prognóstico

As taxas de morbimortalidade são elevadas a despeito da otimização dos suportes clínico e neurocirúrgico.[10,13]

Referências bibliográficas

1. Gennarelli TA, Thibault LE. Biomechanics of acute subdural hematoma. J Trauma. 1982;22:680-6.
2. Cohen M, Scheimberg I. Subdural haemorrhage and child maltreatment. Lancet. 2009; 373(9670):1173.
3. Servadei F, Nasi MT, Giuliani G et al. CT prognostic factors in acute subdural haematomas: the value of the "worst" CT scan. Br J Neurosurg. 2000;14:110-6.
4. Karasu A. Analyses of clinical prognostic factors in operated traumatic acute subdural hematomas. Turkish J Trauma Emergency Surg. 2010;16:233-6.
5. Sakas DE, Bullock MR, Teasdale GM. One-year outcome following craniotomy for traumatic hematoma in patients with fixed dilated pupils. J Neurosurg. 1995 Jun;82(6):961-5.
6. Brain Trauma Foundation; American Association of Neurological Surgeons (AANS). Joint section of neurotrauma and critical care: guidelines for the management of severe head injury. J Neurotrauma. 1996;13:641-734.
7. Andrade AF, Paiva WS, Amorim RL et al. The pathophysiological mechanisms following traumatic brain injury. Rev Assoc Med Bras. 2009 Jan-Feb;55(1):75-81.
8. Karibe H, Hayashi T, Hirano T et al. Surgical management of traumatic acute subdural hematoma in adults: a review. Neurol Med Chir (Tokyo). 2014;54(11):887-94.
9. Shima K, Aruga T, Onuma T et al.; Japanese Guidelines Committee on the Management of Severe Head Injury; Japan Society of Neurotraumatology. JSNT guidelines for the management of severe head injury (abridged edition). Asian J Neurosurg. 2010;5:15-23.
10. Bullock MR, Chesnut R, Ghajar J et al. Surgical management of traumatic brain injury author group: surgical management of acute subdural hematomas. Neurosurgery. 2006;58:S16-24.
11. Seelig JM, Becker DP, Miller JD et al. Traumatic acute subdural hematoma: major mortality reduction in comatose patients treated within four hours. N Engl J Med. 1981 Jun 18;304(25):1511-8.
12. Kotwica Z, Brzezinski J. Acute subdural haematoma in adults: an analysis of outcome in comatose patients. Acta Neurochir (Wien). 1993;121(3-4):95-9.
13. Phan K, Moore JM, Griessenauer C et al. Craniotomy versus decompressive craniectomy for acute subdural hematoma: systematic review and meta-analysis. World Neurosurg. 2017; 101:677-85.
14. Altaf I, Shams S, Vohra AH. Role of surgical modality and timing of surgery as clinical outcome predictors following acute subdural hematoma evacuation. Pak J Med Sci. 2020;36(3):412-15.

Capítulo 125

Contusão Encefálica

Louise Makarem Oliveira
Wellingson Silva Paiva
Robson Luis Oliveira de Amorim

Introdução

O traumatismo cranioencefálico (TCE) é uma das principais causas de morbimortalidade no curto e no longo prazo ao redor do mundo, especialmente em pacientes jovens do sexo masculino, determinando importante impacto socioeconômico.[1-3]

A contusão cerebral, também chamada de hemorragia intracerebral traumática, é um tipo comum de lesão encefálica focal resultante de TCE que costuma envolver a superfície do córtex, podendo se estender até a substância branca subcortical.[2,4] A contusão cerebral é mais comum nos lobos frontais e temporais. Cursando com manifestações clínicas diversas, a depender da área cerebral acometida, as contusões se apresentam radiologicamente de modo variável – desde tecido necrótico entremeado por hemorragias multifocais, aspecto clássico em "sal e pimenta" (hiperdensidades puntiformes alternadas em área hipodensa), até aglomerados de sangue envoltos por edema (hiperdensidade significativa com hipodensidade periférica).[4,5] Importante notar que não é raro encontrar diferentes padrões lesionais em um mesmo paciente. As contusões, por exemplo, são por vezes acompanhadas de hematomas subdurais agudos, devido à associação com traumas de alta energia cinética.[4,6,7]

Fisiopatologia

A contusão cerebral é a soma de múltiplas e pequenas áreas hemorrágicas localizadas em região de necrose e edema – o que confere à lesão uma aparência típica em "sal e pimenta" (Figura 125.1 A). Como será posteriormente abordado, a hemorragia pode tomar maior proporção, dando origem ao segundo aspecto mais característico de imagem (Figura 125.1 B).[2,4]

Comumente, os sangramentos se iniciam na superfície dos giros, visto que essa topografia, em íntimo contato com as irregularidades dos ossos cranianos, é mais suscetível a eventos traumáticos.[2,4] As contusões podem advir tanto de traumas diretos no tecido cerebral quanto de forças de cisalhamento e compressão – uma vez que a caixa craniana e o encéfalo possuem diferentes densidades. Dessa forma, pelo mecanismo de contragolpe, a contusão pode surgir no polo diametralmente oposto ao ponto de impacto.[8,9]

Figura 125.1 – Diferentes apresentações radiológicas da contusão cerebral observadas em TC de crânio. Em (A), tem-se o padrão característico em "sal e pimenta", com hemorragias puntiformes entremeadas por regiões de necrose, enquanto, em (B), observa-se significativo hematoma intracerebral rodeado por edema periférico.

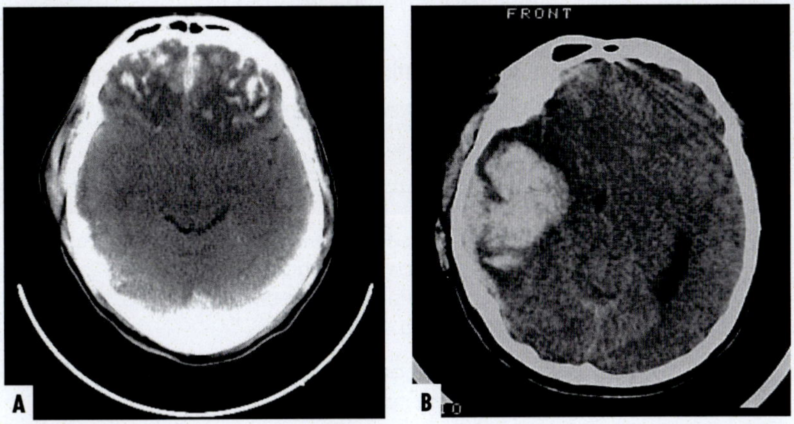

TC: tomografia computadorizada.
Fonte: Acervo da autoria do capítulo.

Um aspecto relevante em termos de fisiopatologia desta lesão é o efeito de massa proveniente da mesma, norteado pela doutrina de Monro-Kellie.[2,4] Este efeito tende a se intensificar nos primeiros dias pós-trauma devido a diversos motivos, dentre os quais se destacam o crescimento do hematoma, a expansão do edema perilesional e o advento de novas lesões.[2,4,5,10]

Dado que a contusão não é uma lesão estática, a expansão da hemorragia intra-axial durante os 3 primeiros dias de evolução (fase aguda) pode ocorrer e é demonstrada pelo aumento da área de hiperdensidade na tomografia. O contrário é observado no estágio seguinte, subagudo, que vai do 3º ao 10º dia. Nele, ocorre progressiva diminuição da densidade da lesão, que se transforma em isodensa à medida que ocorre a reabsorção do hematoma. Apesar disso, o efeito de massa pode continuar aumentando nesse período, devido ao edema perilesional vasogênico. Após 10 dias, entra-se em fase crônica, marcada pela transformação da injúria em área hipodensa, com formação de gliose e resolução do edema.[2,4,5]

O edema pericontusional é de extrema importância, vez que pode levar a herniações e a défices neurológicos tardios. De natureza citotóxica e vasogênica, ele pode ser justificado pela morte celular, pela quebra da barreira hematoencefálica e pela perda da autorregulação cerebral. A elevação da quantidade de glutamato sucedendo o trauma já foi demonstrada.[2,4] Esse neurotransmissor excitatório, quando em grande quantidade, acaba hiperativando o canal N-metil-D-aspartato (NMDA) e levando ao inchaço de astrócitos, pela perda de potássio para o meio extracelular.[11] A contusão cerebral é o melhor modelo para se descrever a fisiopatologia do TCE, vez que geralmente ocorre – decorrente da lesão primária – quebra da barreira hematoencefálica; aumento da permeabilidade capilar; liberação *in situ* de diversos mediadores inflamatórios, o que culmina com a formação de radicais livres de oxigênio; disfunção mitocondrial e apoptose. Esse ciclo vicioso, em pacientes com predisposição, pode evoluir com piora do edema devido à hiperexpressão de aquaporinas, assim como lesão endotelial por metaloproteinases, o que é representado pelo aumento da lesão hemorrágica vistas nos exames de imagem de controle.

O polo do lobo temporal, a base do lobo frontal e a área circunjacente à foice são as regiões mais acometidas por contusões em traumas fechados – essa preferência é justificada por motivos físicos e anatômicos elucidados no Quadro 125.1.[2,4]

Quadro 125.1 – Principais áreas acometidas por contusões cerebrais traumáticas.

Regiões mais frequentemente acometidas por contusões em traumatismo fechado	Explicação
Base do lobo frontal	Além de ser o ponto de apoio do cérebro em movimentos de rotação e translação, a base do lobo frontal encontra-se em contato com superfície anatômica irregular
Polo do lobo temporal	Impacto contra a asa maior do esfenoide e contra os ossos da fossa média
Área circunjacente à foice	Movimentos de translação do encéfalo levando a deslizamento anteroposterior

Fonte: Adaptado de Andrade AF, Paiva WS, Amorim RLO et al., 2009 e 2015.

O mecanismo de trauma, assim como a idade, o desvio da linha média, a necessidade de reanimação cardiopulmonar e a presença de múltiplas injúrias e de distúrbios de coagulação, agem como preditores do comportamento da contusão, mas não determinam mudança de conduta.[5,12-15] Por outro lado, tanto o tamanho do hematoma em tomografia inicial quanto o valor obtido pela aplicação da escala de coma de Glasgow após o trauma estão relacionados à necessidade de intervenção neurocirúrgica – precoce ou tardia.[5]

Até o momento não há estudos comprovando a aplicabilidade clínica da progressão do hematoma por vezes identificada em exame de imagem seriado – essa não costuma resultar em recomendações específicas de manejo, a menos que se identifique hipertensão intracraniana (HIC).

Tratamento

Todo paciente neurológico vítima de trauma deve passar por um protocolo de atendimento inicial, a exemplo do ATLS (*advanced trauma life support*).[2] O manejo da hipóxia e da hipotensão arterial é essencial para evitar dano secundário e morte neuronal. Além disso, deve-se atentar para a possibilidade de HIC, a qual requer cuidado específico, rápido e adequado. Algumas das medidas mais difundidas para o controle da pressão intracraniana (PIC) estão enumeradas no Quadro 125.2.[16,17]

Com a tomografia computadorizada (TC) de crânio evidenciando contusão cerebral, deve-se avaliar o volume do hematoma, a presença de lesões associadas e o desvio das estruturas da linha mediana.[14,17,18] A avaliação destes fatores ajudará na definição da conduta.

Em geral, independentemente de presença de sintomas, contusões do terço anteromedial do lobo temporal em fossa média ou posterior associadas a apagamento de cisternas basais definem a necessidade de cirurgia. Isso se dá pelo risco de piora abrupta graças à herniação transtentorial e o aumento da PIC.[4] A cirurgia é formalmente indicada para pacientes com rebaixamento do nível de consciência (perda de 2 ou mais pontos na escala de coma de Glasgow), com clínica ou evidência radiológica de HIC (compressão ou apagamento de cisternas, desvio da linha média > 5 mm, apagamento de sulcos e fissuras) ou nos casos em que a lesão possui mais que 30 cm³, se supratentoriais ou maior que 15 cm³, se infratentoriais.[4,5] Naqueles com escala de coma de Glasgow acima de 9, desvio de linha média menor que 5 mm e cisternas basais livres com volume inferior a 15 cm³, se infratentoriais ou inferior a 25 cm³, se supratentoriais, podem, a princípio, serem manejadas conservadoramente.[4,19]

Quadro 125.2 – Medidas para controle da PIC em ordem sugerida crescente de implantação.

1. Intubação + ventilação normocárbica
2. Aumento da sedação
3. Drenagem de líquido cefalorraquidiano
4. Terapia hiperosmolar – manitol ou solução salina hipertônica
5. Hipocapnia induzida
6. Hipotermia
7. Barbitúricos
8. Craniectomia descompressiva

PIC: pressão intracraniana.

Fonte: Adaptado de Miller J, Becker D, Ward J et al., 1979 e American College of Surgeons Committee on Trauma, 2018.

Ainda há divergências quando ao benefício de se operar pacientes precocemente.[20] Nesses casos, os cuidados devem ser feitos em unidade de terapia intensiva, ao alcance de neurocirurgiões. É importante salientar que a indisponibilidade de UTI deve ser levada em consideração ao se optar entre tratamento conservador ou cirúrgico.[4]

A drenagem microcirúrgica é considerada, pela maioria, a melhor forma de intervenção, devendo-se preservar o tecido cerebral normal. Em termos de técnica, a abordagem do centro do hematoma precede a de sua periferia. Uma boa hemostasia é imprescindível para a obtenção de melhores resultados e sabe-se que a drenagem de cerca de metade da lesão já permite o retorno da normopulsatilidade cerebral, ou seja, do aporte sanguíneo necessário à prevenção de injúrias isquêmicas tardias.[4] Atualmente, não há consenso no que diz respeito a melhor estratégia de tratamento cirúrgico ou ao melhor *timing* para instituí-lo.

Referências bibliográficas

1. McArthur DL, Chute DJ, Villablanca JP. Moderate and severe traumatic brain injury: epidemiologic, imaging and neuropathologic perspectives. Brain Pathol. 2004 Apr;14(2):185-94.
2. Andrade AF, Paiva WS, Amorim RLO et al. Mecanismos de lesão cerebral no traumatismo cranioencefálico. Revista da Associação Médica Brasileira. 2009;55(1):75-81.
3. Kraus JF. Epidemiology of head injury. *In*: Cooper PR (ed.). Head injury. 3rd ed. Baltimore: Willians & Wilkins, 1993. p. 1-25.

4. Andrade AF, Paiva WS, Amorim RLO et al. Neurotraumatologia. São Paulo: Rocca, 2015.
5. Alahmadi H, Vachhrajani S, Cusimano MD. The natural history of brain contusion: an analysis of radiological and clinical progression. Journal of Neurosurgery. 2010;112(5):1139-45. doi: 10.3171/2009.5.jns081369.
6. Goodman JC. Pathophysiology: mild and moderate brain injuries. *In*: Marion DW (ed.). Traumatic brain injury. New York: Thieme, 1999. p. 143-54.
7. Meixensberger J, Kunze E, Barcsay E et al. Clinical cerebral microdyalisis: brain metabolism and brain tissue oxygenation after acute brain injury. Neurol Res. 2001;23:801-6.
8. Cochran A, Scaife ER, Hansen KW et al. Hyperglycemia and outcomes from pediatric traumatic brain injury. J Trauma. 2003 Dec;55(6):1035-8. doi: 10.1097/01.TA.0000031175.96507.48.
9. Holburn AHS. Mechanics of head injuries. Lancet. 1943;2:438-41.
10. McLaurin RL, Helmer F. The syndrome of temporal lobe contusion. J Neurosurg. 1965;23:296-304.
11. Ragaisis V. Brain contusion: morphology, pathogenesis and treatment. Medicina (Kaunas). 2002;38:243-9.
12. Yadav YR, Basoor A, Jain G et al. Expanding traumatic intracerebral contusion/hematoma. Neurol India. 2006;54:377-81.
13. Flint AC, Manley GT, Gean AD et al. Post-operative expansion of hemorrhagic contusions after unilateral decompressive hemicraniectomy in severe traumatic brain injury. J Neurotrauma. 2008;25:503-12.
14. Oertel M, Kelly DF, McArthur D et al. Progressive hemorrhage after head trauma: predictors and consequences of the evolving injury. J Neurosurg. 2002;96:109-16.
15. Stein SC, Spettell C, Young G et al. Delayed and progressive brain injury in closed-head trauma: radiological demonstration. Neurosurgery. 1993;32:25-31.
16. Miller J, Becker D, Ward J et al. Significance of intracranial hypertension in severe head injuries. J Neurosurg. 1979;50:20-5.
17. United States of America. American College of Surgions Committee on Trauma. Advanced trauma life support (ATLS). 10th ed. Chicago, 2018.
18. Zimmerman RA, Bilaniuk LT, Dolinskas C et al. Computed tomography of acute intracerebral hemorrhagic contusions. Comp Axial Tomogr. 1965;23:296-304.
19. Yamaki T, Hirakawa K, Ueguchi T et al. Chronological evaluation of acute traumatic intracerebral hematoma. Acta Neurochir. 1990;103:112-5.
20. Mendelow A, Gregson B, Rowan E et al. Early surgery versus initial conservative treatment in patients with traumatic intracerebral hemorrhage (STITCH[Trauma]): the first randomized trial. Journal of Neurotrauma. 2015;32(17):1312-23.

Capítulo 126

Lesões Vasculares Traumáticas Não Penetrantes

Saul Almeida da Silva
Ricardo Ferrareto Iglesio
Wellingson Silva Paiva
Almir Ferreira de Andrade

Introdução

As lesões vasculares traumáticas não penetrantes, intra ou extracranianas, geralmente são causadas por traumatismos de alta energia e evidenciadas em até 1% dos doentes que sofrem traumatismo cranioencefálico (TCE) atendidos em unidades de emergência.[1]

O diagnóstico e o tratamento precoces podem melhorar o curso natural e prevenir o desenvolvimento e a progressão das lesões neurológicas subsequentes.[1,2]

Epidemiologia

A ocorrência da lesão cerebrovascular traumática em vítimas de traumatismos craniocervicais varia de 0,03% a 4,8% e aumentou recentemente. Esse aumento decorre da maior disponibilidade dos métodos diagnósticos menos invasivos e da adoção de protocolos específicos no atendimento das vítimas de TCE.[3]

O segmento cervical da artéria carótida interna é o mais comumente afetado nos doentes que apresentam lesões cerebrovasculares traumáticas. A ocorrência de lesões traumáticas da artéria vertebral é pouco menor do que das artérias carótida interna. As lesões ocorrem predominantemente em adultos; as lesões vasculares traumáticas na população pediátrica são muito raras.[4,5]

Fisiopatogenia

O principal mecanismo da lesão cerebrovascular traumática é a movimentação cervical excessiva, com a hiperextensão, flexão lateral ou rotação. Menos comum é o traumatismo contusional direto da parede da artéria, muitas vezes causado pelo cinto de segurança de doentes vítimas de acidente automobilístico.[5,6] Fraturas cervicais com subluxação de vértebras ou envolvimento do forame transverso podem indicar lesões da artéria vertebral. As lesões cerebrovasculares causadas pelos traumatismos de alta energia decorrem de lesão de uma ou mais camadas da parede arterial que, por sua vez, pode resultar em anormalidades anatômicas de modo muito similar às observadas quando ocorre dissecação espontânea. O estiramento ou a contusão direta da parede arterial pode lacerar a íntima e expor o colágeno subendotelial, processo que inicia a agregação plaquetária e a formação de trombos, com a subsequente estenose ou oclusão vascular.[6]

A isquemia encefálica pode decorrer da insuficiência hemodinâmica ou do tromboembolismo, sendo, este, o mais comum.[6,7] A formação de aneurismas traumáticos decorre de lesão na camada elástica interna e do enfraquecimento da parede arterial com a consequente expansão da camada adventícia. Pseudoaneurisma decorre de lesão de todas as camadas da parede arterial. Os aneurismas traumáticos do sistema carotídeo são identificados em até 23% dos doentes com lesão cerebrovascular traumática, e os da artéria vertebral em até 6,5%. Essas lesões podem causar isquemia encefálica em 15,4% dos doentes e potencial embolização distal.[8,9]

O trauma penetrante no pescoço, como o ferimento a bala, é uma causa rara, porém devastadora, de lesão da artéria vertebral com alta mortalidade. Lesões na artéria vertebral podem resultar de trauma mínimo. Contudo, o enfoque deste capítulo são as lesões fechadas. Vários relatos de casos descrevem esportes, uso de trampolim, passeios em parques de diversões, tosse, espirros, vômitos, parto, relações sexuais, ioga, mergulho e manipulação de pescoço de quiropraxia, entre vários outros gatilhos em potencial.[10]

Apresentação clínica e diagnóstico

A maioria das lesões cerebrovasculares traumáticas é assintomática e descoberta em exames de rastreio de doentes com risco de apresentá-las. Os défices neurológicos decorrentes da isquemia encefálica são os sinais mais frequentes de sua ocorrência. Em alguns doentes, pode ocorrer lesão de coluna cervical e síndrome de Horner. Os aneurismas traumáticos podem causar sinais e sintomas compressivos ou sofrer ruptura.[10]

A angiotomografia do crânio e da coluna cervical é a mais utilizada para avaliar doentes com suspeita de lesão cerebrovascular traumática. A angiografia com subtração digital é o exame padrão-ouro para o diagnóstico e a avaliação da lesão vascular. A angioressonância magnética, a tomografia com perfusão ou a ultrassonografia *doppler* devem ser realizadas em casos selecionados (Figuras 126.1 a 126.4).[10]

As lesões vasculares cervicais fechadas são estratificadas de acordo com a classificação de Denver (Tabela 126.1),[7] auxiliando na determinação prognóstica, assim como na definição de conduta.[1]

Tratamento

Geralmente o tratamento das lesões cerebrovasculares é realizado com medicações antitrombóticas para minimizar os riscos de eventos cardioembólicos. A terapia endovascular deve ser reservado para doentes selecionados.[10]

A heparina administrada pela via intravenosa é a medicação mais utilizada. Entretanto, o número de complicações hemorrágicas com esse tratamento é elevada e há contraindicação para seu uso em alguns doentes vítimas de traumatismo. Os antiagregantes plaquetários como o ácido acetilsalicílico ou o clopidogrel podem proporcionar resultados equivalentes ou superiores à terapia com anticoagulantes, principalmente por que causam menos efeitos colaterais.[11]

São opções da terapia endovascular: a instalação de *stents*, a embolização de aneurismas traumáticos, a trombólise intra-arterial e a oclusão endovascular do vaso acometido. A eficácia clínica dessa modalidade terapêutica não foi adequadamente avaliada em relação ao tratamento apenas antitrombótico. Geralmente, o tratamento endovascular é realizado em doentes em que há aumento significativo do aneurisma traumático nos exames sequenciais. O implante de *stents* requer dupla antiagregação plaquetária, o que pode gerar complicações em doentes vítimas de traumatismo.[1,6,12]

Figura 126.1 – Incidência sagital de angiotomografia craniana e cervical evidenciando aneurisma traumático da artéria carótida interna extracraniana (seta).

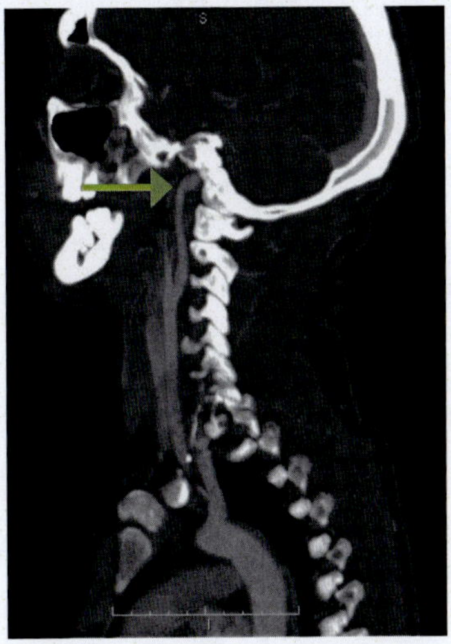

Fonte: Acervo da autoria do capítulo.

Figura 126.2 – Reconstrução tridimensional da artéria carótida externa evidenciando (em 3 incidências) aneurisma traumático da artéria carótida interna extracraniana.

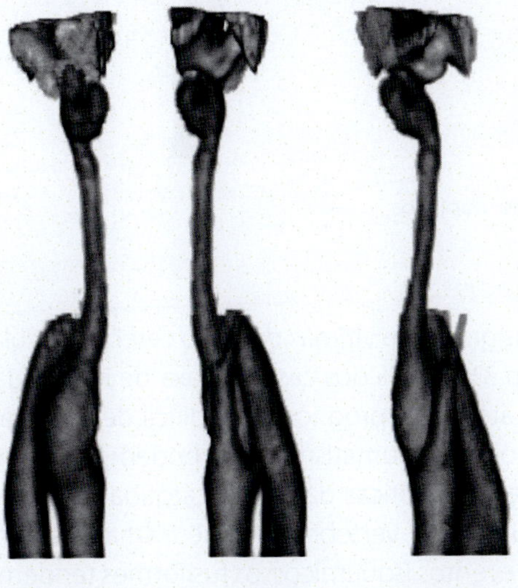

Fonte: Acervo da autoria do capítulo.

Figura 126.3 – Angiorressonância cervical evidenciando dissecção traumática da artéria carótida interna extracraniana esquerda (seta).

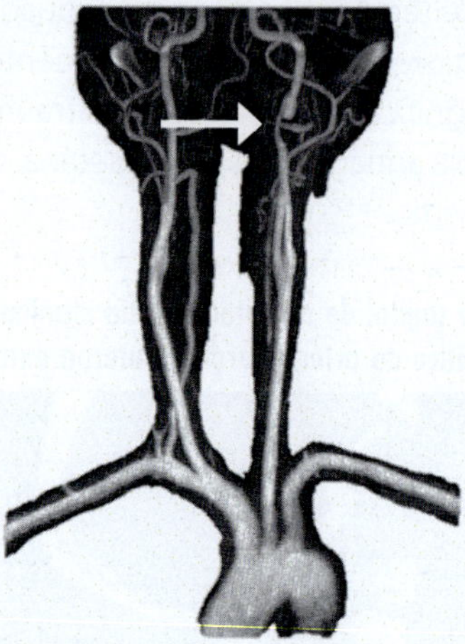

Fonte: Acervo da autoria do capítulo.

Figura 126.4 – Reconstrução tridimensional da artéria carótida interna extracraniana evidenciando dissecção traumática (seta).

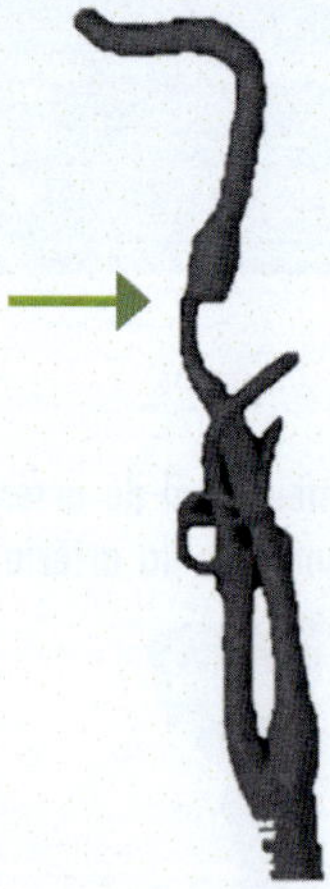

Fonte: Acervo da autoria do capítulo.

Prognóstico

A complicação mais grave em vítimas de lesão cerebrovascular traumática é a isquemia encefálica, observada em 3% a 10% dos casos. A taxa de mortalidade relacionada a eventos isquêmicos pode ser de até 6%. O prognóstico é difícil de ser estabelecido, pois os doentes geralmente apresentam outros traumatismos que podem influenciar o desfecho.[6,11]

Doentes com lesões traumáticas da artéria carótida geralmente têm prognóstico pior do que os com lesões da artéria vertebral. Os aneurismas traumáticos saculares tendem a progredir e causam mais eventos isquêmicos; os fusiformes tendem a reparar-se com o passar do tempo e cursam com quadro clínico geralmente benigno.

Tabela 126.1 – Escala de classificação radiológica de Denver para lesões cerebrovasculares contundentes.

	Descrição	Tratamento
Grau I	Irregularidade da parede do vaso ou dissecção/hematoma intramural com menos de 25% de estenose	Anticoagulação ou terapia antiplaquetária, reparo endovascular para pacientes sintomáticos que não são candidatos à terapia anticoagulante ou antiplaquetária
Grau II	Trombo intramural ou retalho intimal elevado ou dissecção/ hematoma intramural com estenose superior a 25%	Terapia endovascular – se sintomática, anticoagulação, terapia antiplaquetária e reparo endovascular em pacientes assintomáticos de alto risco
Grau III	Pseudoaneurisma	Terapia endovascular – se sintomática, anticoagulação, terapia antiplaquetária, reparo endovascular em pacientes assintomáticos de alto risco
Grau IV	Oclusão do vaso	Terapia endovascular – se sintomática, anticoagulação, terapia antiplaquetária, reparo endovascular em pacientes assintomáticos de alto risco
Grau V	Transecção do vaso	Sacrifício vascular, aberto ou endovascular – se sintomático –, seguido de anticoagulação ou terapia antiplaquetária. Pacientes assintomáticos têm sua condição gerenciada com tratamento observacional, operatório ou endovascular para hemorragia em andamento

Fonte: Miller PR, Fabian TC, Bee TK et al., 2001.

Considerações finais

Apesar de não haver consenso quanto ao tratamento das lesões cerebrovasculares traumáticas, o uso de medicações antitrombóticas, como o ácido acetilsalicílico, é preferencial. A terapia endovascular deve ser aplicada apenas em casos selecionados.

Referências bibliográficas

1. Simon LV, Nassar AK, Mohseni M. Vertebral artery injury. StatPearls [Internet]. Treasure Island (FL): StatPearls Publishing, 2020.
2. Yaguchi S, Yamamura H, Kamata K et al. Treatment strategy for a penetrating stab wound to the vertebral artery: a case report. Acute Med Surg. 2019 Jan;6(1):83-6.
3. Hajnovic L, Sefránek V, Schütz L. Trauma of the extracranial cerebral arteries due to injuries of the cervical spine. Rozhl Chir. 2018 Winter;97(11):504-8.
4. Rountree KM, Zachwieja JA, Coleman JA et al. That's no bee sting: penetrating neck trauma with isolated vertebral artery injury. Am Surg. 2018 Sep 01;84(9):e431-3.
5. Hejrati N, Ebel F, Guzman R et al. Posttraumatic cerebrovascular injuries in children: a systematic review. Child's Nerv Syst. 2020;36(2):251-62.

6. Winn A, Durso AM, Lopera CR et al. Blunt craniocervical trauma: does the patient have a cerebral vascular injury? Neuroimaging Clin N Am. 2018;28(3):495-507.
7. Miller PR, Fabian TC, Bee TK et al. Blunt cerebrovascular injuries: diagnosis and treatment. J Trauma. 2001;51:279-85.
8. Cogbill TH, Moore EE, Meissner M et al. The spectrum of blunt injury to the carotid artery: a multicenter perspective. J Trauma. 1994;37:473-9.
9. Mutze S, Rademacher G, Matthes G et al. Blunt cerebrovascular injury in patients with blunt multiple trauma: diagnostic accuracy of duplex doppler US and early CT angiography. Radiology. 2005;237(3):884-92.
10. Paiva WS, Andrade AF, Sterman Neto H et al. Traumatic pseudoaneurysm of the superior cerebellar artery. J Trauma Acute Care Surg. 2012;72(3):e115.
11. Neto HS, Neville IS, Beer-Furlan A et al. Hemodynamic stroke caused by strangulation. Int J Clin Exp Med. 2014;7(9):2932-5.
12. Paiva WS, Morais BA, Andrade AF et al. Mild traumatic brain injury associated with internal carotid artery dissection and pseudoaneurysm. J Emerg Trauma Shock. 2018;11(2):151.

Capítulo 127

Traumatismos Cranioencefálicos Decorrentes de Agentes Penetrantes

João Gustavo Rocha Peixoto dos Santos
Wellingson Silva Paiva

Introdução

As lesões resultantes de traumatismo cranioencefálico penetrante (TCEP) correspondem a 12% de todos os traumatismos cranioencefálicos. São aquelas com maior morbimortalidade de todas as lesões traumáticas cranianas. Somente 10% das vítimas chegam com vida à emergência e, ainda assim, somente metade desses que chegam na emergência acabam sobrevivendo.[1]

Grande parte do conhecimento acerca do traumatismo penetrante de crânio provém de dados obtidos durante zonas de guerra, infelizmente, usando a mortalidade como parâmetro de efetividade das medidas instituídas. Por exemplo, as cirurgias com o intuito de realizar debridamento com retirada de fragmentos ósseos, metais e, eventualmente, sujeira do ambiente reduziram a mortalidade de militares vítimas de TCEP durante a guerra do Vietnã e foram base para o manejo atual dessa patologia.[2]

Princípios de balística e fisiopatologia do traumatismo cranioencefálico penetrante

A balística é o estudo da dinâmica dos projéteis. As lesões penetrantes podem ocorrer como consequência de balas, facas, flechas, entre outras. A capacidade de penetrar no tecido cerebral provém das características (energia e forma) do projétil, o ângulo de ataque e as propriedades do tecido (crânio, músculo, mucosa). A lesão primária ocorre como consequência de características balísticas (energia cinética, massa, forma) e a lesão secundária, dos fragmentos do projétil, ósseos ou metálicos.

Projéteis de baixa velocidade (facas, pedaços de madeira, lápis) causam lesão pela penetração primária, mas não contundem consideravelmente o tecido ao redor. Por outro lado, aqueles de alta velocidade, além da lesão da penetração, lesam o tecido pela cavitação que produzem ao redor dele. Esse fenômeno é velocidade-dependente. O que ocorre é que o tecido lesado na onda de penetração primária é comprimido tangencialmente. Após a cavidade se expandir ao máximo, gera um colapso ao redor do tecido subjacente sob pressão negativa e isso pode aspirar *debris* externos. O tamanho da cavidade temporária está relacionado com a velocidade, a massa e o formato do projétil (o que influencia na sua velocidade), conforme a fórmula da energia cinética ($Ec = 1/2\ mv^2$). Em relação ao formato, quanto mais redonda a ponta da bala, mais facilmente ela perde velocidade e, assim, dissipa energia mais rapidamente (menor energia cinética).[3]

Avaliação inicial na emergência

Os princípios no atendimento devem seguir as recomendações do ATLS. Após a ressuscitação inicial, deve voltar-se a atenção para avaliação dos orifícios de entrada e/ou saída produzidos pelo projétil, assim como a ferida produzida. Deve-se atentar, também, para a presença de pólvora no couro cabeludo, já que sua presença permite deduzir a distância do disparo. Qualquer saída de líquido cefalorraquidiano (LCR), sangramento ou parênquima cerebral deve ser avaliada e evitada (sutura simples, curativo). Todos os orifícios devem ser avaliados quanto à presença de fragmentos, como estilhaços, dentes e outros. Deve-se atentar aos sinais de fratura na base do crânio como o sinal de guaxinim e o sinal de Battle, assim como hemotímpano, otoliquorreia ou rinoliquorreia. Após essa avaliação com o paciente mais estável, deve-se examinar cautelosamente o escore da escala de coma de Glasgow (ECGla) e a reação pupilar e atentar para sinais de hipertensão intracraniana.[4]

Após isso, é possível realizar uma melhor história com familiares ou testemunhas. A rotina laboratorial inicial deve colher hemograma, coagulograma, gasometria arterial e eletrólitos. Assim que possível, deve-se seguir para realização do exame de imagem[4] (Figura 127.1).

Avaliação radiológica

A avaliação com imagem é passo fundamental no manejo dos pacientes. Alguns exames são primordiais.

Tomografia de crânio

Traz informações sobre os orifícios de entrada e saída, estilhaços e fragmentos ósseos, presença de hematomas, inchaço intracraniano e trajeto do projétil. Portanto, a realização da tomografia computadorizada (TC) de crânio é parte obrigatória da propedêutica desses pacientes, independentemente da suspeição de penetração ou não. Também deve ser realizada no pós-operatório, para avaliar a evolução das lesões, o surgimento de inchaço hemisférico ou outras complicações[5] (Figura 127.2).

Angiografia cerebral

A realização de estudo vascular (seja arteriografia ou angiotomografia) é de rotina em alguns serviços que o tenham disponível. A justificativa se baseia no fato de que a presença de lesão vascular e suas complicações são relativamente frequentes (5% a 40%). O exame ajuda no planejamento cirúrgico, no seguimento durante a internação e até no caso da necessidade de intervenção endovascular antes da cirurgia. Entretanto, em alguns serviços em que a angiografia não é utilizada rotineiramente, ela se faz obrigatória nos seguintes casos:[5]

- Lesões próximas à fissura silviana (ramos M1 e M2).
- Lesões na região da porção supraclinóidea da carótida.
- Lesões nos vasos vertebrobasilares.
- Lesões próximas ao seio cavernoso.
- Lesões próximas a algum grande seio venoso.
- Surgimento de hematomas ou hemorragia subaracnoide tardios.

Figura 127.1 – Fluxograma de atendimento e manejo na emergência dos pacientes com TCE penetrante. Logo após a avaliação inicial seguindo os princípios do protocolo ATLS, o paciente recebe avaliação neurocirúrgica, com objetivo de encontrar fatores no exame para auxílio no tratamento definitivo. Complementando a avaliação clínica, a TC de crânio determinará a conduta a depender do seu achado.

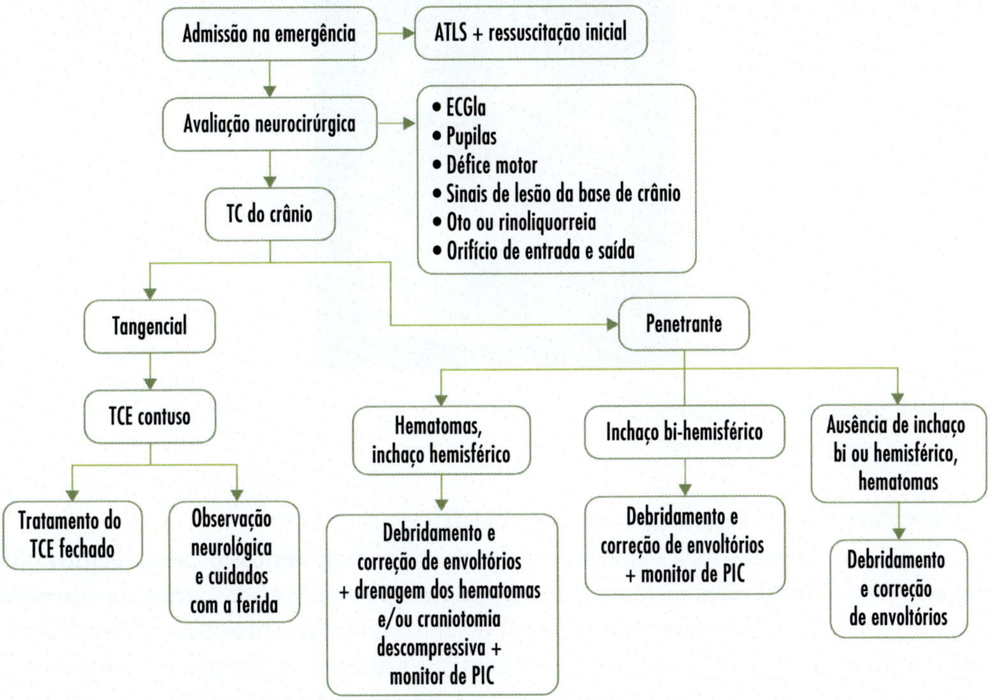

ATLS: *advanced trauma life support*; ECGla: escala de coma de Glasgow; TC: tomografia computadorizada; TCE: traumatismo cranioencefálico; PIC: pressão intracraniana.
Fonte: Adaptada de Kazim SF, Shamim MS, Tahir MZ, 2011.

Os ramos mais corticais da artéria cerebral média, seguidos pela da artéria cerebral anterior, são os mais suscetíveis à lesão do que a carótida. A arteriografia também é importante para a explicação de hematomas tardios (hemorragia subaracnoide ou subdural) que podem decorrer da lesão vascular.[3]

Manejo cirúrgico

Indicações

Segundo a literatura, praticamente todos os casos de lesão penetrante se beneficiam da conduta cirúrgica, a qual envolve basicamente a realização de **debridamento** e **correção de**

envoltórios. Pode ser necessário adotar outras condutas concomitantemente, dependendo do tipo de lesão. A cirurgia deve ser realizada idealmente nas primeiras 6 horas após o evento, vez que se trata de um ferimento exposto. A incisão, quando possível, deve englobar o ferimento (não é preciso passar, necessariamente, pelo mesmo corte, mas expô-lo para que o debridamento da ferida seja realizado).[6]

Figura 127.2 – Paciente vítima de ferimento por arma de fogo transfixante com orifício de entrada temporal direita. TC em corte axial evidenciando lesão cerebral contusional e hemoventrículo.

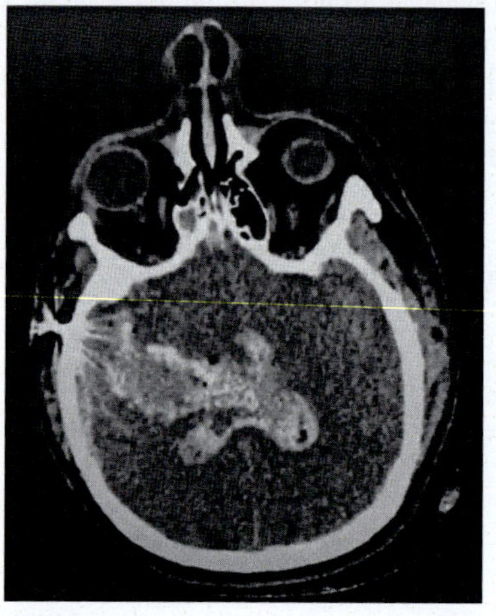

TC: tomografia computadorizada.
Fonte: Acervo da autoria do capítulo.

Debridamento e correção de envoltórios

Em casos de lesões mais extensas com presença de **fragmentos ósseos**, **tecidos não viáveis** e **lesão dural**, deve-se realizar o **debridamento** desses tecidos **antes da correção dural**. Presença de **tecido necrótico cerebral**, assim como **fragmentos ósseos desvitalizados**, devem ser retirados. Os estilhaços do projétil que estiverem no trajeto do acesso devem ser removidos em uma profundidade de até 7 cm do córtex. Não há evidência na literatura favorável a retirar estilhaços que ricochetearam e estão fora do trajeto do projétil. Quando há lesão dos seios aéreos, deve-se realizar o debridamento antes do fechamento dural, para evitar abscesso cerebral.[3]

Hematomas e inchaço hemisférico

Hematomas intracranianos (subdurais, epidurais e contusão cerebral) devem ser drenados seguindo-se os mesmos princípios adotados no traumatismo cranioencefálico fechado. Se houver **inchaço hemisférico**, a **craniectomia descompressiva** é o procedimento padrão.[6]

Monitorização da pressão intracraniana

Há pouca evidência na literatura dando suporte ao uso da monitorização da pressão intracraniana (PIC) nos casos de traumatismo cranioencefálico (TCE) penetrante. Entretanto, muitos serviços que a tem disponível acabam adotando as mesmas indicações do TCE fechado para a monitorização da PIC nesses casos. As indicações no TCE fechado são para pacientes em coma (ECGla ≤ 8) associado à TC de crânio alterada (presença de hematomas ou inchaço cerebral) ou com TC normal, mas que tenha 2 dos 3 critérios: PAS < 90 mmHg, idade > 40 anos e postura de descerebração ou decorticação.[7]

Fístula do líquido cefalorraquidiano

A fístula do LCR está presente em cerca de 28% dos TCEs penetrantes. Há uma importante relação com meningite/abscesso. Uma comparação dos casos com e sem fístula mostrou uma taxa de complicações infecciosas de 49,5% *versus* 2,6%, respectivamente. A fístula pode ocorrer nos orifícios de entrada e saída, assim como pelo nariz ou ouvido, quando há lesão da mastoide (devido à comunicação oronasal pela tuba auditiva).

Há indicação de correção cirúrgica das fístulas nos casos em que houver abordagem cirúrgica para debridamento e para aqueles sem indicação de debridamento, porém em que as fístulas não se resolveram espontaneamente ou que foram refratárias ao tratamento com derivações lombares ou ventriculares externas. Podem ser utilizados enxertos autólogos (preferíveis) ou sintéticos. É fundamental frisar que em casos com inchaço importante, a indicação da derivação lombar deve ser cautelosa pelo sabido risco de herniação.[3,6]

Tratamento medicamentoso

Antibioticoprofilaxia

O uso de antibioticoterapia é recomendado pela solução de continuidade nos casos em que existe penetração óssea e fístula do LCR, já que as taxas de infecção e abscesso cerebral são altas nesses pacientes.

Os *Staphylococcus aureus* são a bactéria mais frequentemente encontrada nas culturas, porém isso não exclui a presença das Gram-negativas e anaeróbias. Cada serviço tem seu protocolo de antibioticoterapia. A recomendação do nosso é a utilização de uma cefalosporina de 3ª geração associada a um antibiótico para anaeróbios (clindamicina, metronizadol). Recomendamos manter por 7 a 14 dias.[3,6]

Anticonvulsivantes

Considerando o grau de lesão cortical e subcortical nas lesões supratentoriais, é de se esperar uma alta chance de crises epiléticas nos pacientes com TCE penetrante. Alguns estudos mostram valores em 30% e 50% de chances de crise – estima-se que 10% nos primeiros 7 dias e outros 80% nos próximos 2 anos. Outro fator que mostra a relação com as crises é o valor da escala de resultados de Glasgow (ERG) – quanto maior, mais chance de crise. Ainda há controvérsia sobre o uso, mas, acompanhando a tendência para TCE fechado, a maioria dos estudos recomenda a utilização de anticonvulsivante nos primeiros 7 dias após a lesão no TCE penetrante.[3]

Fatores prognósticos

São associados à maior mortalidade:

- Idade > 50 anos.
- Tentativa de suicídio.
- Lesões transfixantes (com orifício de entrada e saída ou que cruzam a linha média).

» Hipotensão (PAS < 90 mmHg).
» Coagulopatia.
» ECGla < 6 (94% morrem na admissão e 50% dos que sobrevivem permanecem com incapacidade severa).[6,8]

Referências bibliográficas

1. Vakil MT, Singh AK. A review of penetrating brain trauma: epidemiology, pathophysiology, imaging assessment, complications and treatment. Emergency Radiology. 2017;24(3):301-9. doi: 10.1007/s10140-016-1477-z.
2. Arab B, Alden TD, Downs III JH et al. Guidelines for the management of penetrating brain injury – Part I – Introduction and methodology. J Trauma. 2001 Aug;51(2 Suppl):S3-6.
3. Kazim SF, Shamim MS, Tahir MZ et al. Management of penetrating brain injury. J Emerg Trauma Shock. 2011;4(3):395-402.
4. Blissitt PA. Care of the critically ill patient with penetrating head injury. Crit Care Nurs Clin North Am. 2006 Sep;18(3):321-32.
5. Arab B, Alden TD, Downs III JH et al. Guidelines for the management of penetrating brain injury. Part I – Neuroimaging in the management of penetrating brain injury. J Trauma. 2001 Aug; 51(2):S7-11.
6. Arab B, Alden TD, Downs III JH et al. Guidelines for the management of penetrating brain injury. Part I – Surgical management of penetrating brain injury. J Trauma. 2001;51:S16-25.
7. Carney N, Totten AM, O'Reilly C et al. Guidelines for the management of severe traumatic brain injury, fourth edition. Neurosurgery. 2017 Jan 1;80(1):6-15.
8. Greenberg MS. Handbook of neurosurgery. 8th ed. Thieme, 2016. p. 908-12.

Capítulo 128

Traumatismo Cranioencefálico na População Infantil

Bárbara Albuquerque Morais
Wellingson Silva Paiva

Epidemiologia

Trauma é a principal causa de mortalidade em crianças, perfazendo 11 mil óbitos e mais de 8 milhões de lesões não fatais por ano, na faixa etária de 1 a 19 anos.[1] No Brasil, é a maior causa entre 10 e 29 anos, enquanto representa 40% das mortes entre 5 e 9 anos e 18% entre 1 e 4 anos.[2]

O traumatismo cranioencefálico (TCE) responde por 75% a 97% das mortes por trauma em crianças. Um estudo estimou que pelo menos 145 mil crianças estavam vivendo com uma deficiência relacionada ao TCE em 2005 e que o custo de vida total (custos médicos e perdas de produtividade) de lesões para crianças menores de 14 anos era de US$ 60,4 bilhões. As quedas representam cerca de um terço do TCE moderado a grave em crianças de 0 a 14 anos, a maioria das quais ocorre em parques de recreação para crianças menores de 10 anos. Acidentes com veículos continuam sendo o principal mecanismo de lesão para morte e invalidez no TCE pediátrico. Crianças do sexo masculino são mais propensas a se machucar do que as meninas e têm uma maior probabilidade de fatalidade como resultado da maior gravidade das lesões (CDC, 2014). Os feridos geralmente apresentam fatores de risco aumentados associados a comorbidades pré-existentes, como comportamentos de risco, dificuldades de aprendizado ou distúrbios de saúde mental.[3]

Fisiopatologia

Em comparação com os adultos, as crianças têm várias diferenças anatômicas que podem predispor a lesões, incluindo ossos cranianos mais finos, relação cabeça-tronco maior, sistema imunitário imaturo e diferenças na termorregulação[4] (Quadro 128.1).

Quadro 128.1 – Características anatômicas na população pediátrica.

Couro cabeludo (epiderme/derme)	• Quanto mais nova a criança, mais fina é a pele e menor a sua habilidade de proteger contra traumas externos • Frágil e mais suscetível a ferimento corto-contuso
Tecido celular subcutâneo	• Retém água facilmente e é mais suscetível a hematoma subcutâneo
Gálea aponeurótica e periósteo	• Sangue e exsudato podem se acumular sob a gálea, formando hematomas subgaleais extensos • Raramente o hematoma pode calcificar, necessitando abordagem
Crânio	• Ao nascimento, a cabeça pode representar 25% a 32% do comprimento do corpo, sendo que essa relação diminui progressivamente até a idade adulta, quando atinge 12% • As suturas cranianas são abertas e altamente móveis • O crânio é macio e rico em medula óssea, conectado a um periósteo, fortemente aderido a estrutura óssea • Nas fraturas, a continuidade do crânio tende a ser mantida, sendo infrequente fragmentos ósseos
Parênquima cerebral	• O conteúdo de água por unidade de volume de tecido cerebral é alto; as fibras são flexíveis e menos propensas à ruptura • Facilmente mobilizado na desaceleração-aceleração, podendo causar hematoma subdural com ruptura de veias pontes
Pescoço e coluna cervical	• Músculos do pescoço são pouco desenvolvidos, com suporte inadequado da cabeça • Ligamentos e tecidos moles são flexíveis e as facetas são planas; o corpo vertebral é propenso à luxação

Fonte: Araki T, Yokota H, Morita A, 2017.

Mecanismos de trauma

O mecanismo do trauma varia de acordo com a idade da criança e o desenvolvimento de suas habilidades motoras. Queda de altura é a principal causa de TCE nas crianças < 14 anos.[4]

» **Recém-nascidos:** TCE associado ao parto (causado por compressão e tração da cabeça no canal de parto, baixo peso ao nascimento e hipoxemia são fatores de risco para hemorragia intracraniana).

» **Crianças < 4 anos:** queda, trauma abusivo não acidental, acidentes automobilísticos.

» **Crianças de 4 a 8 anos:** queda, acidentes automobilísticos, acidentes relacionados a bicicleta.

» **Adolescentes:** acidentes relacionados a bicicleta e motocicletas, lesões associadas a esportes.

Atendimento inicial

Deve seguir as recomendações preconizadas pelo *Pediatric Advanced Life Support* (PALS) e pelo *Advanced Trauma Life Support* (ATLS).[3]

Exame físico

Avaliar a escala de coma de Glasgow (ECGla), pupila (tamanho, simetria e reatividade à luz), inspeção da cabeça e coluna vertebral, incluindo a fontanela anterior (avaliar deformidades e ferimentos corto-contusos), juntamente com avaliação de fundo de olho e otoscopia.[3]

Para crianças menores de 2 anos, deve-se utilizar a ECGla pediátrica, modificada, para avaliar o desenvolvimento verbal adequado à idade (Tabela 128.1).

Tabela 128.1 – Escala de coma de Glasgow.

< 2 anos		> 2 anos	
Abertura ocular			
Espontânea	4	Espontânea	4
Ao chamado	3	Ao chamado	3
À dor	2	À dor	2
Nenhuma	1	Nenhuma	1
Resposta verbal			
Palavras apropriadas/sorriso social/fixa e segue objetos	5	Orientada	5
Chora, mas é consolável	4	Confusa	4
Persistentemente irritado	3	Palavras inapropriadas	3
Inquieto, agitado	2	Palavras incompreensíveis	2
Nenhuma	1	Nenhuma	1
Resposta motora			
Obedece a comandos	6	Obedece a comandos	6
Localiza a dor	5	Localiza a dor	5
Movimento de retirada	4	Movimento de retirada	4
Flexão anormal	3	Flexão anormal	3
Extensão anormal	2	Extensão anormal	2
Nenhuma	1	Nenhuma	1

Fonte: Popernack ML, Gray N, Reuter-Rice K, 2015.

Fatores de risco para a presença de lesão intracraniana[3]

- Mecanismo grave de trauma: acidente automobilístico com ejeção do paciente, morte de algum passageiro, capotamento, atropelamento, automóvel *versus* bicicleta (sem uso de capacete), queda > 1,5 m em > 2 anos e acima de 0,9 m em < 2 anos, golpe craniano por objeto com alto impacto.[5]
- Idade inferior a 2 anos, com hematoma subgaleal.
- Fontanela tensa e abaulada.
- Amnésia prolongada.
- Perda da consciência por mais de 5 minutos.
- Défices neurológicos.
- Vômitos incoercíveis.
- Cefaleia intensa ou moderada.

» Fratura da base do crânio (sinal de Battle – equimose da região mastoide; "olhos de guaxinim" – equimose periorbitária).
» Rinorreia, otorreia e hemotímpano.
» Alteração do diâmetro pupilar.
» Suspeita de maus-tratos.

Classificação

A ECGla permite classificar o TCE quanto à gravidade, podendo, a partir dessa definição, determinar a conduta adequada.

» **Trauma craniano leve:** ECGla 13 a 15.
» **Trauma craniano moderado:** ECGla 9 a 12.
» **Trauma craniano grave:** ECGla 3 a 8.

Protocolos

» **TCE leve:** crianças apresentam risco elevado de malignidade secundária à exposição à radiação. Visando reduzir a exposição desnecessária à radiação, diversos estudos avaliaram ferramentas de decisão clínica para solicitação de neuroimagem, sendo PECARN[5] e CATCH[6] os principais (Figura 128.1 e Quadro 128.2).

Figura 128.1 – Algoritmo para decisão clínica quanto ao uso de TC no TCE leve, de acordo com o *Pediatric Emergency Care Applied Research Network* (PECARN), para crianças < 2 anos (A) e ≥ 2 anos (B).

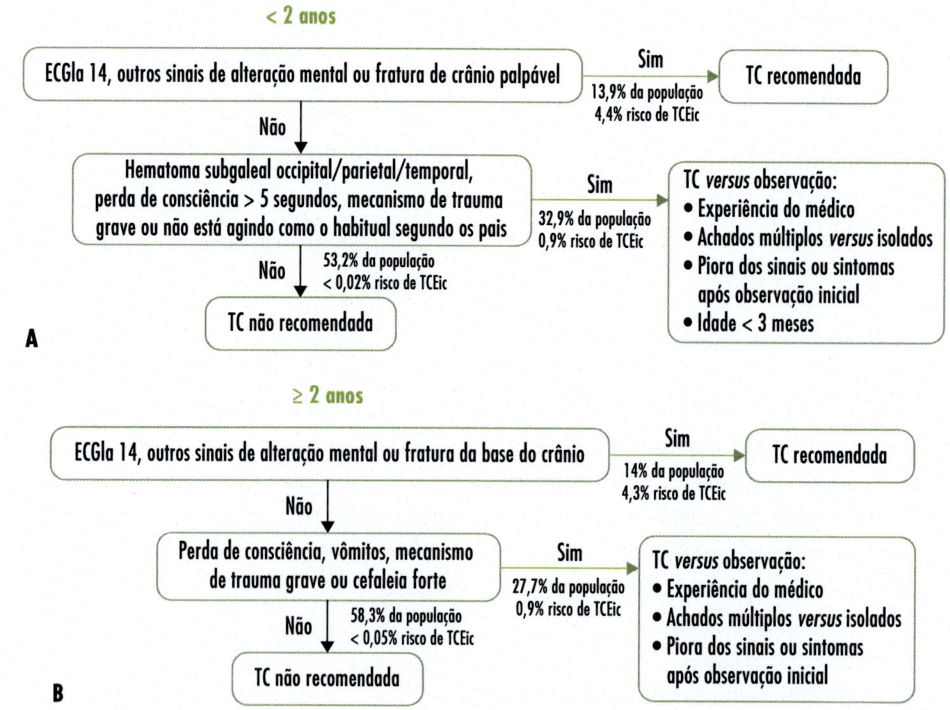

TCEic: traumatismo cranioencefálico importante clinicamente; TC: tomografia computadorizada; TCE: traumatismo cranioencefálico; ECGla: escala de coma de Glasgow.
Fonte: Adaptada de Kuppermann N, Holmes JF, Dayan PS et al., 2009.

Quadro 128.2 – *Canadian Assessment of Tomography for Childhood Head* (CATCH).

Solicitar TC de crânio apenas para crianças com TCE leve e um dos seguintes achados:

- **Alto risco:**
  - ECGla < 15, 2 horas após o trauma
  - Suspeita de fratura aberta ou afundamento
  - Histórico de piora da cefaleia
  - Irritabilidade ao exame
- **Médio risco:**
  - Qualquer sinal de fratura da base do crânio (p. ex.: hemotímpano, sinal do guaxinim, otorreia ou rinorreia, sinal de Battle)
  - Hematoma subgaleal volumoso
  - Mecanismo de trauma perigoso (acidente automobilístico, queda de 1 m ou mais ou 5 degraus, bicicleta sem capacete)
- **TCE leve:** lesão nas últimas 24 horas associada à perda de consciência presenciada, amnésia, desorientação testemunhada, vômitos persistentes (mais de um episódio) ou irritabilidade persistente (criança < 2 anos de idade em paciente com ECGla 13 a 15)

TC: tomografia computadorizada; TCE: traumatismo cranioencefálico; ECGla: escala de coma de Glasgow.

Fonte: Osmond MH, Klassen TP, Wells GA et al., 2010.

» **TCE moderado:** atendimento inicial – ABC/PALS/ATLS (no hospital do primeiro atendimento), internação e tomografia computadorizada (TC) de crânio para todos os casos.

» **TCE grave:** deterioração clínica, considerar protocolo expresso na Figura 128.2.[3]

Medidas para controle da hipertensão intracraniana[7] na admissão

1. PALS/ATLS.
2. Manutenção da estabilidade hemodinâmica e respiratória.
3. Manter a cabeça e a coluna cervical em posição neutra.
4. Decúbito elevado a 30°, se não houver instabilidade hemodinâmica.
5. Sedação (tiopental 3 a 5 mg/kg) e eventual bloqueio neuromuscular (atracúrio 0,3 a 0,5 mg/kg).
6. Manitol a 20%: 0,25 g/kg em bólus.
7. Se normovolêmico, restrição de líquidos de 60% a 70% da manutenção normal e administração de furosemida (Lasix®) 1 mg/kg, via endovenosa.
8. Fenitoína: ataque de 15 a 20 mg/kg e manutenção de 5 mg/kg/dia.
9. Tratamento das lesões associadas.

Lesões traumáticas[8]

Lesão primária

Dano ocorrido no momento do impacto, proporcional à intensidade e à duração da força aplicada.

» **Lesões do couro cabeludo:** tecido altamente irrigado, podendo ser fonte de sangramento importante em crianças e causa de choque hemorrágico em menores de 2 anos.

» **Fraturas do crânio:** são frequentes e podem ser lineares, cominutivas, com afundamento ou diastáticas; indicam trauma de alta energia.

Figura 128.2 – Algoritmo de condutas em crianças com TCE grave.

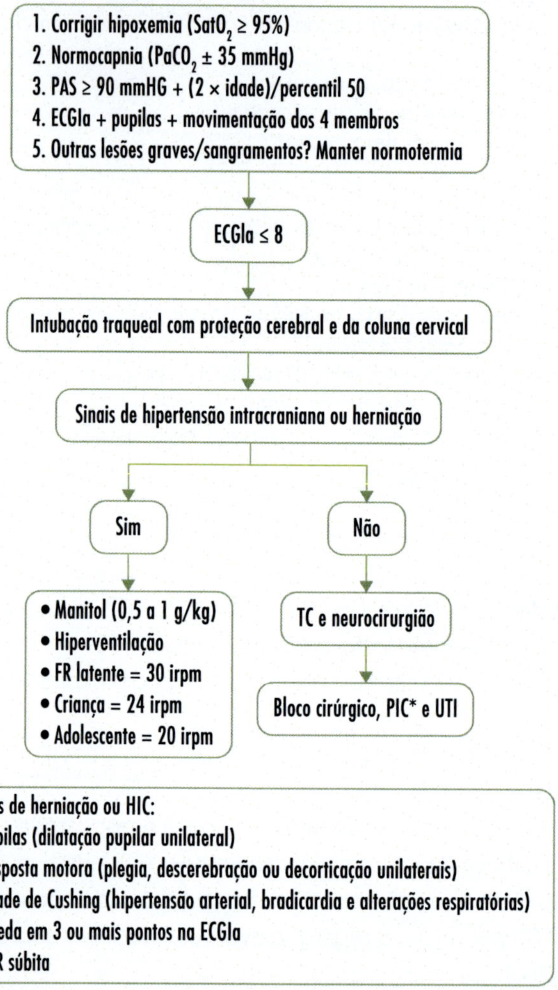

TCE: traumatismo cranioencefálico; PAS: pressão arterial sistólica; ECGla: escala de coma de Glasgow; TC: tomografia computadorizada; FR: frequência respiratória; PIC: pressão intracraniana; UTI: unidade de terapia intensiva; HIC: hipertensão intracraniana; PCR: parada cardiorrespiratória.
*Indicação monitor de PIC:[7] crianças vítimas de TCE grave com ECG ≤ 8 (nível III de recomendação).
Fonte: Adaptada de Popernack ML, Gray N, Reuter-Rice K, 2015.

- Lineares: correspondem a 90% das fraturas; quando localizadas no trajeto da artéria meníngea média ou seios durais, aumentam em muito o risco de sangramento intracraniano grave.
- Afundamento: depressão ≥ à espessura da tábua óssea local; frequentemente associado a lesões da dura-máter e do parênquima cerebral e convulsões. Correção cirúrgica – fístula do líquido cefalorraquidiano (LCR) e comprometimento estético importante > 1 cm.

» **Fraturas da base do crânio:** ocorrem em 6% a 14% das crianças com TCE.

- Achados: equimose periorbitária, equimose retroauricular, rinorreia, epistaxe, otorragia, coleção de sangue retrotimpânica, paralisia facial, perda auditiva e pneumoencéfalo.
- Complicações: fístula do LCR (mais frequente, a maioria resolve-se espontaneamente dentro de 7 dias), meningite e alterações de pares cranianos (anosmia e hipoacusia, principalmente).
- Contraindicação à passagem de sonda traqueal ou gástrica pelo nariz.

» **Hematomas intracranianos:**[3]

- Hematoma epidural: em geral, trata-se de lesão venosa por ruptura de veias emissárias. Raro em crianças pequenas; em neonatos, a artéria meníngea média não está contida no osso, sendo incomum sua lesão. Cirurgia: volume maior que 30 cm^3, maior que 15 mm na maior espessura ou desvio das estruturas da linha mediana maior que 5 mm e ECGla $\leq$ 8 (Figura 128.3).

Figura 128.3 – Hematoma epidural associado à fratura craniana em criança de 6 anos, vítima de atropelamento, admitida em nossa unidade de emergência com Glasgow 12. (A) TC da admissão evidenciando hematoma epidural com imagem clássica de lente biconvexa; (B) posicionamento e marcação da incisão; (C) intraoperatório evidenciando fratura craniana após exposição óssea; (D) TC com corte axial no pós-operatório imediato evidenciando completa exérese do hematoma intracraniano.

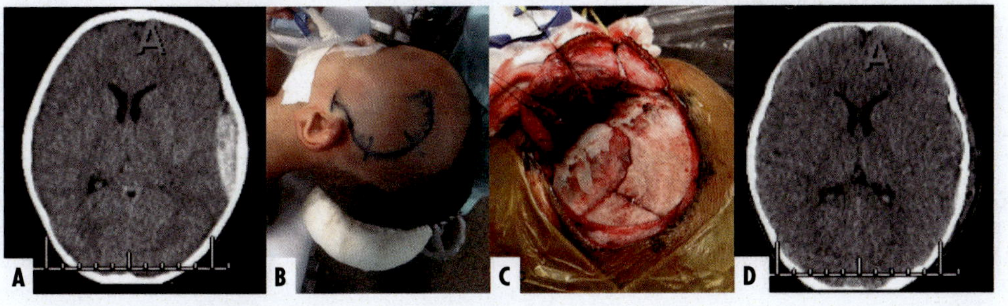

TC: tomografia computadorizada.
Fonte: Acervo da autoria do capítulo.

- Hematoma subdural agudo: origina-se entre a aracnoide e a dura-máter devido à força de cisalhamento e aceleração rotacional; frequentemente encontrado em crianças vítimas de abuso; pode levar a choque hipovolêmico. Cirurgia: espessura maior que 10 mm e desvio das estruturas da linha mediana maior que 5 mm.

» **Contusão intraparenquimatosa:** ocorrência comum; em geral no local do impacto, sendo infrequente lesão por contragolpe. Cirurgia: ECGla < 9 e lesão frontal ou temporal com volume maior que 20 cm^3 com desvio de estruturas da linha mediana > que 5 mm, compressão de cisternas ou qualquer lesão com volume > 50 cm^3.

» **Lesão axonal difusa:** as fibras nervosas podem ser lesadas pela força de cisalhamento; clinicamente, pode manifestar-se de forma variada, incluindo coma com postura de decorticação e descerebração.

Lesão secundária[3]

Dano causado ao sistema nervoso central após o insulto inicial. Secundário a hipotensão arterial, hipoxemia, hipertensão intracraniana, hiper ou hipocapnia, distúrbios glicêmicos, distúrbios do sódio, hipertermia e crises convulsivas.

Edema cerebral difuso

Figura entre as complicações mais graves. São achados: extensa lesão hemisférica de baixa densidade com o apagamento de sulcos cerebrais e cisternas.

Devido a um mecanismo de autorregulação subdesenvolvido para o fluxo sanguíneo cerebral, as crianças são particularmente vulneráveis à hiperemia cerebral, que pode resultar em hipertensão intracraniana grave.[3]

Coluna vertebral

Conforme recomendação da Pediatric Trauma Society e discutido por Rozzelle e colaboradores,[9] deve-se realizar TC da coluna cervical ou raio X da coluna em crianças vítimas de TCE.

Dispensam exame de imagem as crianças que preencham os seguintes critérios:[10]

» **3 anos de idade:**
- Alertas.
- Não apresentam: défice neurológico; sensibilidade cervical à palpação da linha média; outra lesão dolorosa ou hipotensão inexplicada.
- Não estão intoxicados.

» **< 3 anos de idade:**
- Critérios para crianças de 3 anos + ECGla > 13.
- Mecanismo de trauma – excluindo acidente automobilístico, queda maior que 3 metros ou trauma não acidental.

Referências bibliográficas

1. Paneitz DC, Ahmad S. Pediatric trauma update. Science of Medicine. 2017;115(5):439-42.
2. Brasil. Ministério da Saúde. DATASUS [homepage na internet]. Disponível em: https://datasus.saude.gov.br.
3. Popernack ML, Gray N, Reuter-Rice K. Moderate-to-severe traumatic brain injury in children: complications and rehabilitation strategies. J Pediatr Health Care. 2015;29(3):e1-7.
4. Araki T, Yokota H, Morita A. Pediatric traumatic brain injury: characteristic features, diagnosis and management. Neurol Med Chir. 2017;57:82-93.
5. Kuppermann N, Holmes JF, Dayan PS et al. Identification of children at very low risk of clinically-important brain injuries after head trauma: a prospective cohort study. Lancet. 2009;374:1160-70.
6. Osmond MH, Klassen TP, Wells GA et al. CATCH: a clinical decision rule for the use of computed tomography in children with minor head injury. CMAJ. 2010;182(4):341-8.
7. Kochanek PM, Carney N, Adelson PD et al. Guidelines for the acute medical management of severe traumatic brain injury in infants, children and adolescents – second edition. Pediatr Crit Care Med. 2012;13(1):S1-82.
8. Carvalho LFA, Affonseca CA, Guerra SD et al. Traumatismo cranioencefálico grave em crianças e adolescentes. Rev Bras de Terapia Intensiva. 2007;19(1):98-106.
9. Rozzelle CJ, Aarabi B, Dhall SS et al. Management of pediatric cervical spine and spinal cord injuries. Neurosurgery. 2013;72(Suppl 2):205-26.
10. Allen EM, Boyer R, Cherny WB. Head and spinal cord injury. *In*: Rogers MC (ed.). Textbook of pediatric intensive care. 3rd ed. Baltimore: Williams &Wilkins, 1996. p. 814-57.

Capítulo 129

Tocotraumatismos

Nícollas Nunes Rabelo
Hamilton Matushita
Daniel Dante Cardeal

Introdução

Alguns problemas especiais em recém-nascidos relacionam-se aos efeitos adversos do parto. Mecanismos que podem causar traumatismo ao nascimento são mecânicos (forças compressivas e de tração) ou hipóxico-isquêmicos. Os fatores de riscos mais importantes para o traumatismo ao nascimento incluem: instrumento de parto (p. ex., fórceps ou extração a vácuo), primiparidade, desproporção céfalo-pélvica, peso ao nascer superior a 4 kg ou inferior a 2,5 kg, oligo-hidrâmnio, trabalho de parto prolongado ou rápido, anomalia pélvica materna, malformações fetais, apresentações anormais (p. ex., pélvica) e prematuridade. A incidência de traumatismo ao nascimento é de 0,82% e a prevalência é de 9,5/1 mil nascidos vivos.

Mecanismos do tocotraumatismo (Figura 129.1)

A maneira mais comum pela qual o feto cruza a pelve materna é a apresentação de vértice em que a cabeça é fletida com o queixo apoiado no tórax fetal, para permitir que o diâmetro suboccipitobregmático seja menor no canal de trabalho.

Durante a descida até a cavidade pélvica, a forma da cabeça do feto modifica-se para facilitar a relação entre o tamanho do feto e os diâmetros da pelve materna. Os ossos parietais são pressionados entre os ossos frontal e occipital para a formação de um espaço entre as suturas coronais e lambdoides. A forma trapezoidal (mais ampla no osso inferomedial do que no inferolateral) dos ossos parietais possibilita que os ossos frontais e occipitais aproximem-se entre si à medida que os ossos parietais se deslocam, de modo que os primeiros são pressionados por baixo dos ossos parietais (Figura 129.1 A). Outras deformidades cranianas não são clinicamente distintas e são difíceis de serem observadas radiologicamente. Quando o osso parietal se desloca em direção ao vértice, a sutura escamosa aumenta e pode alterar o nível entre os ossos que a delimitam e os ossos parietais deslizam sob os ossos temporais. Quando a cabeça passa através da pelve óssea para os tecidos moles do períneo, a deformação reduz-se ou desaparece, mas também ocorre quando o crânio passa pela vulva e a porção muscular do canal do parto a comprime.

Figura 129.1 – (A) Deformação do crânio durante o nascimento, com apresentação do vértice, destacando a compressão dos ossos frontal e occipital (setas) e causando deslocamento dos ossos parietais para fora (setas pontilhadas); (B) mecanismos de hemorragia intracraniana durante o nascimento; as setas pequenas indicam o rasgamento da tenda e os pontos de sangramento devido à rotura das veias em ponte; (B/C) destaca-se o recorte dos ossos parietais na sutura sagital causando o rompimento das veias em ponte; (D) as cinco camadas do couro cabeludo: pele, tecido celular subcutâneo, gálea aponeurótica, tecido conjuntivo areolar frouxo e pericrânio.

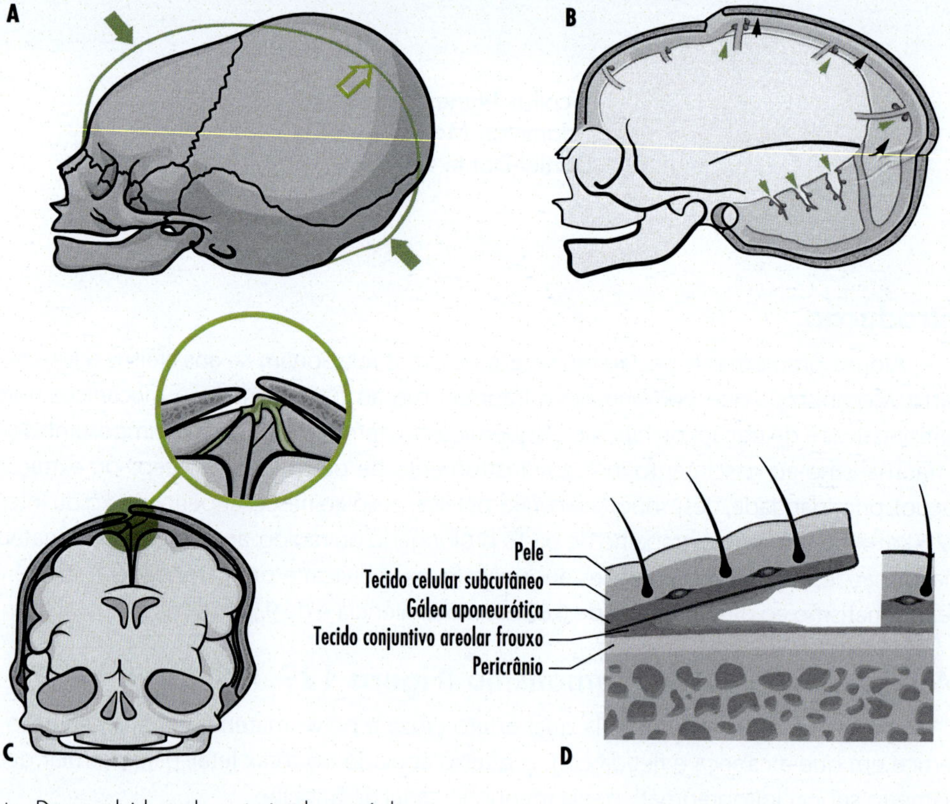

Fonte: Desenvolvida pela autoria do capítulo.

Ocorre deflexão da cabeça fetal nas apresentações de nádegas ou de face. A deflexão da cabeça é determinada pelas forças contráteis combinadas do trabalho de parto (gestações múltiplas, multiparidade), formato e diâmetro da cabeça fetal e arquitetura pélvica materna. O diâmetro submento-bregmático da apresentação em face é o mais largo da cabeça fetal que força a pelve materna.

Quando a deformação é abrupta e intensa, pode ocorrer sangramento intracraniano devido à rotura da foice do cérebro e da tenda do cerebelo ou das veias em ponte que drenam a superfície cortical para os seios venosos (Figura 129.1 B). A moldagem excessiva pode causar remonte dos ossos parietais e contribuir para o traumatismo da cabeça do feto (Figura 129.1 C). As deformações são mais pronunciadas nas distocias mecânicas do trabalho de parto. As respostas cranioencefálicas às deformações do parto são variadas (Quadro 129.1).

Quadro 129.1 – Tipos de tocotraumatismo.

Tipos de tocotraumatismo	Características
Hemorragias extracranianas	
CS – Figura 129.2	Comum em parto vaginal, coleção extraperiostial. O edema é superficial, não é necessário tratamento, involui em alguns dias. Estende-se além das linhas de sutura, modelando o osso
Hemorragia subgaleal	Menos comum que CS, subaponeurótica, espalha rapidamente; associada a perda sanguínea, coagulopatias e hemorragia intracraniana. Não necessita de tratamento, somente nas condições citadas; se necessário, pode ser feita aspiração em ambiente estéril
Céfalo-hematoma	Subperiosteal entre a tábua externa e o periósteo, limitada pelas suturas. Ocorre em 1% a 2% dos partos normais; mais comum quando utilizado fórceps. Lesão tensa, firme e dolorosa. Na maioria dos casos, o tratamento não é necessário, sendo feita aspirações ocasionais
Fraturas cranianas	
Fratura linear	É mais comum no osso parietal, podendo não ser detectada em 20% dos casos. São todas de origem traumática
Fratura afundada	Também chamada de "fratura em pingue-pongue", pode ser acompanhada de fratura de ossos longos; o parietal é o local mais comum. Corrige-se espontaneamente com 3 meses de acompanhamento; extrator a vácuo pode ser usado, porém não recomendado por não ser isento de complicações. Nos casos refratários é realizada correção cirúrgica do osso
Osteodiástase occipital	Separação das porções escamosas e basal do osso occipital; pode ter laceração tentorial, hematoma epidural da fossa posterior, contusão cerebelar ou compressão medular
Hemorragias intracranianas	
Hemorragia epidural	Entre a dura-máter e o periósteo no lado interno do osso; representa 2% dos casos. A fonte do sangramento é um dos ramos da artéria meníngea média, seio venoso ou diploide secundária à fratura craniana; fratura linear está presente. Cogitar presença desta lesão após uso de fórceps e sinais de hipertensão
Hemorragia subdural	Ruptura de veias pontes, tenda dural ou veias cerebrais profundas. A hemorragia geralmente não é grave, devido ao sistema de baixa pressão das estruturas venosas intracranianas; o local mais comum é o parietoccipital e associação mais comum é a contusão. Advém sempre de lesão traumática. Irritabilidade pode ser sintoma único; abaulamento de fontanela, episódios repetidos de olhar fixo, bradicardia, dilatação de pupila, insuficiência respiratória e parada cardiorrespiratória são sintomas que podem estar associados à hemorragia maciça

(Continua)

Quadro 129.1 – Tipos de tocotraumatismo (continuação).

Tipos de tocotraumatismo	Características
Hemorragias intracranianas	
Hemorragia subaracnóidea	Comum em bebê prematuro; existe relação com o líquido cefalorraquidiano; hidrocefalia é a complicação mais comum
Hemorragia subependimária e intraventricular	Hipóxicos/isquêmicos. Com auxílio do ultrassom, o diagnóstico se tornou mais simples. Os microcapilares são muito frágeis, a hemorragia ocorre dentro da rede de matriz germinativa subependimária; o fluxo sanguíneo cerebral é essencial, independentemente da pressão arterial; o aumento repentino pode levar a uma ruptura dos capilares frágeis na matriz germinativa. Hidrocefalia é uma complicação comum; relacionada à prematuridade
Hemorragia intracerebelar	Comum em terapia intensiva neonatal, está associada à hemorragia parenquimatosa e deterioração neurológica de hipertensão intracraniana
Contusão traumática	Rara, sem terapia específica, lesão típica em hipóxia/isquemia nas áreas periventriculares, a hipoperfusão inicia esse processo; posteriormente, infartos hemorrágicos, que podem transformar em cistos e cavidades porencefálicas. Quando próximo a ventrículos, podem afetar tratos piramidais na cápsula interna
Contusão cerebelar	Frequente em osteodiástase occipital e semelhante à contusão cerebral. É recomendado tratamento com punção lombar seriada para a dilatação ventricular pós-hemorragia
Paralisia do nervo facial	Muitas vezes decorre de causa desconhecida. São fatores relacionados: trabalho de parto difícil, fetos grandes, partos induzidos, primiparidade. Quando traumáticos, estão relacionados ao uso de fórceps

CS: *caput succedaneum*.

Fonte: Desenvolvido pela autoria do capítulo.

Figura 129.2 – Lesões traumáticas extracranianas. (A) *Caput succedaneum*; (B) hemorragia subgaleal; (C) céfalo-hematoma.

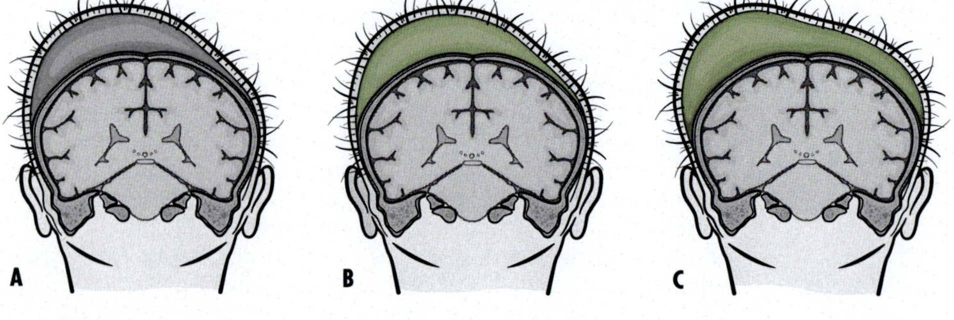

Fonte: Desenvolvida pela autoria do capítulo.

Os exames de imagem com ultrassom e tomografia computadorizada fornecem dados mais precisos sobre as alterações fisiológicas e patológicas da cabeça do bebê durante o processo de nascimento.

Considerações finais

As lesões cranioencefálicas traumáticas relacionadas ao parto podem apresentar alta morbidade em recém-nascidos. Existem três categorias principais de afecções traumáticas relacionadas ao traumatismo encefálico: as hemorragias extracranianas, as fraturas cranianas e as hemorragias intracranianas. A concomitância de insultos hipóxico-isquêmicos representa o agravante maior do prognóstico dessas crianças. Na dependência do local da lesão e da magnitude do dano, os sintomas diferem entre si e o tratamento varia.

Referências bibliográficas

1. Emerson NW et al. Fetus and the neonatal birth injury. *In*: Behrman RE, Kliegman RM, Jenson HB (ed.). Nelson textbook of pediatrics. 15th ed. Philadelphia (PA): Saunders, 1996. p. 561-6.
2. Hankins GD, Clark SM, Munn MB. Cesarean section on request at 39 weeks: impact on shoulder dystocia, fetal trauma, neonatal encephalopathy and intrauterine fetal demise. Semin Perinatol. 2006;30:276-87.
3. Henderson SG, Sherman LS. The roentgen anatomy of the skull in the newborn infant. Radiology. 1946;46:107-18.
4. Rabelo NN, Matushita H, Cardeal DD. Traumatic brain lesions in newborns. Arq Neuro-Psiquiatr. 2017;75:180-8.
5. Stoll BJ, Kliegman RM. Delivery room emergencies. *In*: Behrman RE, Kliegman RM, Jenson HB (ed.). Nelson textbook of pediatrics. 17th ed. Philadelphia (PA): Saunders, 2004. p. 569-72.

Capítulo 130

Síndrome da Criança Espancada

Hamilton Matushita

Introdução

Em sua descrição inicial, em 1962, o pediatra Dr. Henry Kempe se deparou com crianças e adolescentes vítimas de tratos violentos impostos por adultos e, especialmente, por familiares.[1] A incompatibilidade das informações dos pais junto à gravidade das lesões apresentadas pelas crianças foi uma das particularidades mais marcantes. As características clínicas desta condição foram denominadas síndrome da criança espancada (*battered child syndrome*). Esse conceito foi ampliado por Fontana e colaboradores, abarcando outras condições, como síndrome da criança maltratada (SCM – do inglês *maltreatment child syndrome*).[2] Em 1945, o radiologista pediátrico, Dr. John Caffey, popularizou o termo *whiplash shaken baby syndrome* para descrever crianças com lesões múltiplas (hemorragias retinianas, hematomas subdurais ou subaracnóideas e poucas evidências de traumas externos), supostamente não acidentais.[3] Atualmente, o conceito de SCM envolve não somente a violência física, mas também a violência mental-psicológica, o abuso sexual e a negligência. Assim, estão sob a tutela do mesmo nome outras síndromes, como a do bebê sacudido, a da criança espancada, a de Caffey-Silverman e a da criança negligenciada. As manifestações da SCM mais frequentemente são físicas (26%), negligência (26%), psicológicas (22%), sexuais (16%), domésticas (3%) ou outras (4%).[4] No Brasil, as crianças estão amparadas pelo Estatuto da Criança e do Adolescente (ECA) – Lei n. 8.069, de 1990, mais recentemente atualizada pela Lei n. 10.01, de 2009. Constitui dever do médico, professor ou qualquer responsável pelo estabelecimento de saúde ou ensino a comunicação de casos que tenham conhecimento, mesmo envolvendo suspeita ou confirmação de maus-tratos contra criança ou adolescentes.

Epidemiologia

Estima-se que 700 mil a 1,25 milhões de crianças sofram da SCM anualmente nos Estados Unidos. Aproximadamente 2.500 crianças falecem em decorrência de lesões traumáticas não acidentais, principalmente as menores de 1 ano de idade.[5] Revisão de literatura internacional mostrou que a incidência de fraturas por trauma não acidental era de 4/10 mil em crianças menores de 18 meses. Em crianças menores de 1 ano, uma em cada três fraturas decorrem de traumas não acidentais.[6]

A SCM ocorre mais frequentemente em crianças menores de 4 anos de idade. A média da idade entre os estudos varia de 6 a 16 meses.[7] O trauma cranioencefálico (TCE) está presente em 53% das crianças menores de 2 anos admitidas em unidade de terapia intensiva (UTI).[8] A incidência de TCE, nos Estados Unidos, por abuso em crianças menores de 2 anos, foi observada em 17/100 mil pessoas por ano, sendo maior no 1° ano. Mais de 40% dos óbitos em crianças espancadas ocorrem em menores de 1 ano de idade. O TCE é a forma de lesão mais fatal nas crianças espancadas. Os mecanismos de trauma incluem: sacolejo violento, arremesso, impacto com objetos, sufocação e estrangulamento.

Alguns fatores colocam as crianças sob risco maior de sofrerem maus-tratos:

» Crianças com dificuldades de aprendizado, distúrbios de conduta, anomalias congênitas, doenças crônicas, défices de aprendizado, nascidas de gravidez indesejada.
» Pobreza, isolamento social, adultos não familiares dentro de casa, locais com crueldade animal, estresse familiar decorrente de divórcio, desemprego ou doenças.
» Pais solteiros ou com baixa escolaridade, cuidadores vítimas de abusos, uso de álcool ou drogas pelos cuidadores.

Quadro clínico (Figura 130.1)

Deve se suspeitar de traumatismos não acidentais, quando:

» Criança lesionada e com explicação improvável.
» Discrepância entre o observado e a história dos pais ou cuidadores.
» Demora para buscar ajuda ou hospital.
» Equimoses e hematomas com a forma da mão, dedos ou objetos com diferentes colorações.
» Áreas de alopecia, com cabelos partidos ou de diferentes comprimentos na mesma região.
» Laceração da cavidade oral, dentes, lábios e bochechas.
» Queimaduras com padrões específicos.
» Hemorragias conjuntivais, com traumas distantes dos olhos.
» Em bebês: abaulamento da fontanela, suturas separadas, perda inexplicável da consciência, qualquer fratura em bebês abaixo dos 6 meses.
» Marcas de mordida humana, chicotes, estrangulamento no pescoço, ao redor do punho ou tornozelos.
» Hemorragias retinianas.
» Hemorragias de órgãos internos.
» Evidência de fraturas epifisárias (frequentemente múltiplas) dos ossos longos ou fraturas do tipo espiral, resultadas de torções.
» Volume dos membros superiores diferentes: suspeita de hemorragia subperióstea, com subsequente formação de neo-osso.
» Costelas fraturadas em diferentes fases de consolidação; praticamente confirmam espancamento.
» Evidência de fraturas do crânio em diferentes fases.
» Hematoma subdural sem explicação plausível.
» Sinais graves de comprometimento neurológico: inconsciência ou contato deprimido, bradicardia, posturas patológicas, pausas respiratórias, cianoses, abaulamento de fontanela.

Figura 130.1 – Exames de criança de 4 meses admitida no hospital com história de dois episódios de queda do colo. (A) TC evidenciando coleção subdural bilateral (punção transfontanelar mostrou líquido xanto-hemorrágico); (B) raio X de tórax apresentava fraturas antigas de vários arcos costais; (C) fratura óssea antiga da tíbia direita.

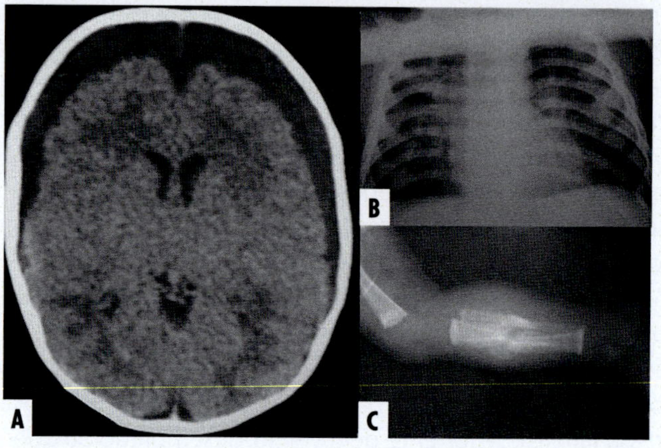

Fonte: Cortesia do Hospital das Clínicas da Faculdade de Medicina da Universidade de São Paulo (HC-FMUSP).

Diagnóstico

Traumatismos cranioencefálicos não acidentais

Predominam os traumas fechados com fraturas e hemorragias intracranianas. O hematoma subdural representa o padrão de hemorragia intracraniana mais frequente. Deve se suspeitar de eventos não acidentais quando os hematomas apresentam diferentes densidades na tomografia ou quando são inconsistentes com a história. São frequentemente associados aos hematomas subdurais e à hemorragia subaracnóidea. Aproximadamente 80% das crianças vítimas de abuso apresentam hematoma subdural na tomografia de admissão na unidade de emergência. Dessas crianças, 35% apresentarão sequelas neurológicas leves; 50%, moderadas a graves; e 15% morrerão em decorrência das lesões. A maioria dos hematomas subdurais são menores de 1 cm e, geralmente, não necessitam de tratamento específico.[9] Os hematomas subdurais são um marcador diagnóstico da existência de outras lesões mais graves, como lesão axonal difusa, edema cerebral, hipertensão intracraniana e lesões hipóxico-isquêmicas. Uma condição especificamente grave, descrita por Duhaime e colaboradores, em crianças vítimas de maus-tratos, é o conceito de grande cérebro preto (*big black brain*).[10] Os sinais e sintomas clínicos da criança são similares aos de outras vítimas de abuso grave, incluindo: letargia, escala de coma de Glasgow abaixo de 7, hipoventilação ou apneia, crises convulsivas, choque e hemorragia retiniana. O exame tomográfico inicial apresenta, geralmente, hematoma subdural e hipodensidade uni ou bilateral de todo o compartimento supratentorial. Essa situação aguda segue-se com grave destruição cerebral e prognóstico neurológico muito ruim. A fisiopatologia é controversa (vasoespasmo, lesão hipóxica-isquêmica, crise convulsiva, estrangulamento, edema e hipertensão intracraniana) (Figura 130.2).

Fraturas cranianas mais comumente associadas a traumas não acidentais são fraturas estreladas, bilaterais e extensas não condizentes com a história clínica. Edema de partes moles pode estar presente dependendo da cronologia do trauma (Figura 130.3).

Figura 130.2 – Sequência de TC de criança de 3 meses admitida na unidade de urgência com Glasgow 3, postura distônica, hipoventilando, pressão arterial 0 × 0 e bradicárdica. (A) TC obtido na admissão evidenciando áreas de hemorragia subaracnóidea e perda do contraste entre substância branca e cinzenta bilateral; (B) TC após 23 dias de internação evidenciando hipodensidade bilateral; (C) TC após 4 meses mostrando fenômenos cicatriciais com áreas de encefalomalacia extensa bilateral.

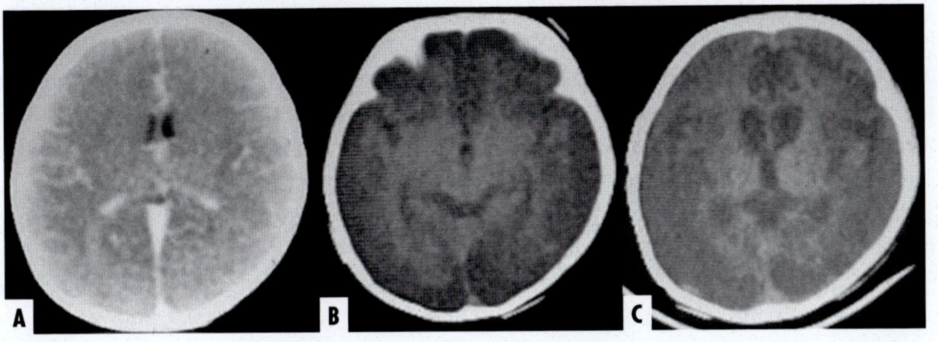

TC: tomografia computadorizada.

Fonte: Cortesia do Hospital das Clínicas da Faculdade de Medicina da Universidade de São Paulo (HC-FMUSP).

Figura 130.3 – Exames de criança de 3 meses com história de queda do colo. (A) Raio X de crânio evidenciando fratura diastásica extensa estrelada parietal; (B) TC mostrando hematoma subdural bilateral com dupla densidade.

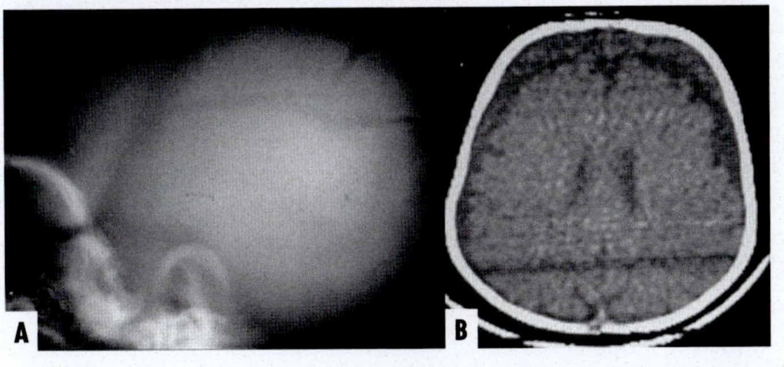

TC: tomografia computadorizada.

Fonte: Cortesia do Hospital das Clínicas da Faculdade de Medicina da Universidade de São Paulo (HC-FMUSP).

Crianças vítimas de sacolejo violento ficam predispostas a grandes movimentos de aceleração-desaceleração da cabeça e diferentes proporções de movimentos entre o crânio e o cérebro. Esse mecanismo de trauma leva a rompimento de veias em ponte, resultando nos hematomas subdurais. A coexistência de lesão axonal difusa é rara. O aparecimento de hemorragias retinianas ocorre no contexto desse mecanismo. O diagnóstico da lesão das veias em ponte associado a coágulos locais resulta em hematoma em forma de "girino de sapo", visto na ressonância.[11] Lesões extracranianas com alta especificidade para esse mecanismo de trauma são as lesões metafisárias e as fraturas posteriores de costelas.[12] Esse tipo de traumatismo ocorre, preferencialmente, em crianças abaixo de 1 ano de idade.

O sufocamento e estrangulamento resultam em lesões cerebrais isquêmicas semelhantes, consequente edema cerebral e hipertensão intracraniana na fase aguda.[13]

Traumatismo da transição occipitocervical pode ser visto devido ao tamanho relativamente grande da cabeça e imaturidade da musculatura cervical.

Tratamento

Quando a SCM é suspeitada, a internação da criança deve ser recomendada para os pais. A internação remove a criança de uma situação perigosa que pode resultar em lesões fatais e propicia condições para uma avaliação clínica multidisciplinar e social, assim como de se iniciar o tratamento. A comunicação para os responsáveis públicos ou ao Conselho Tutelar é obrigatória, mesmo em condições de suspeita, pois o risco de recorrência do abuso é alto (55%). O médico, professor ou cuidador de saúde ou creche que não comunicar está sujeito à, além de infrações administrativas, processo criminal pelo cometimento da contravenção penal previsto no artigo 66, inciso II, da Lei das Contravenções Penais.

Os órgãos do poder público que têm atribuições legais para tomar providências nos casos de denúncia de criança ou adolescente vitimado são: as delegacias de polícia, o Conselho Tutelar, o Ministério Público e a Promotoria de Justiça da Infância e da Juventude. Essa comunicação não implica em violação do dever de sigilo decorrente do exercício da profissão (artigo 154 do Código Penal), porquanto se trata de comunicação exigida por lei. O objetivo deve ser sempre o bem-estar da criança.

Referências bibliográficas

1. Kempe CH, Silverman FN, Steele BF et al. The battered-child syndrome. JAMA. 1962;181:17-24.
2. Fontana VJ. The diagnosis of the maltreatment syndrome in children. Pediatrics. 1973;51:780-2.
3. Caffey J. The whiplash shaken infant syndrome: manual shaking by extremities with whiplash-induced intracranial and intraocular bleedings, linked with residual permanent brain damage and mental retardation. Pediatrics. 1974;54:396-403.
4. Fassier A, Gaucherand P, Kohler R. Fractures in children younger than 18 months. Orthop Traumatol Surg Res. 2013 Feb;99(1 Suppl):S160-70.
5. Gilbert R, Widom CS, Browne K et al. Burden and consequences of child maltreatment in high-income countries. Lancet. 2009;373:68.
6. Kemp AM, Dunstan F, Harrison S et al. Patterns of skeletal fractures in child abuse: systematic review. BMJ. 2008;337:a1518.
7. Karmazyn B, Lewis ME, Jennings SG et al. The prevalence of uncommon fractures on skeletal surveys performed to evaluate for suspected abuse in 930 children: should practice guidelines change? Am J Roentgenol. 2011;197:W159-63.
8. Keenan HT, Runyan DK, Marshall SW et al. A population-based study of inflicted traumatic brain injury in young children. JAMA. 2003;290:621.
9. Case ME. Inflicted traumatic brain injury in infants and young children. Brain Pathology. 2008;18(4):571-82.
10. Duhaime AC, Bilaniuk L, Zimmerman R. The "big black brain": radiographic changes after severe inflicted head injury in infancy. J Neurotrauma. 1993;10(Suppl 1):S59.
11. Hahnemann ML, Kinner S, Schweiger B et al. Imaging of bridging vein thrombosis in infants with abusive head trauma: the "Tadpole Sign". Eur Radiol. 2015 Feb;25(2):299-305.
12. Lonergan G, Baker A, Morey M et al. Child abuse: radiologic-pathologic correlation. RadioGraphics. 2003;23(4):811-45.
13. Hsieh KLC, Zimmerman RA, Kao HW et al. Revisiting neuroimaging of abusive head trauma in infants and young children. Am J Roentgenol. 2015;204(5):944-52.

Capítulo 131

Craniotomia Descompressiva no Traumatismo Cranioencefálico

Adilson Jose Manuel de Oliveira
Wellingson Silva Paiva
Almir Ferreira de Andrade

Introdução

O traumatismo cranioencefálico (TCE) é a causa mais comum de morte entre menores de 45 anos, com taxa de mortalidade global atual de 39%.[1] É também uma causa de incapacidade em sobreviventes, levando à perda significativa de anos potenciais de vida ativa e custos socioeconômicos elevados.[1,2]

O edema cerebral continua sendo uma das principais complicações da lesão cerebral traumática que leva ao aumento da pressão intracraniana (PIC) e à redução da pressão de perfusão cerebral (CPP).[2] Hipertensão intracraniana é uma importante condição associada ao TCE que resulta em piora da perfusão cerebral e risco de vida para o paciente. Entre as opções terapêuticas, a craniotomia descompressiva (CD) é associada à redução da PIC e usada em edemas cerebrais por isquemia com um bom nível de evidência de diminuição da mortalidade.[3,4]

A CD frontotemporoparietal refere-se à remoção de um grande retalho ósseo frontotemporoparietal, enquanto a CD bifrontal refere-se à remoção de um retalho ósseo que se estende do assoalho da fossa craniana anterior à sutura coronal e ao assoalho da fossa craniana média bilateralmente. A ampla abertura da dura-máter é uma parte muito usada nesses procedimentos.[2]

Principais ensaios clínicos sobre craniotomia descompressiva

Os principais estudos randomizados no campo da CD após o TCE são três: 1) o DECRA, que examinou o papel das CDs neuroprotetoras, secundárias e bifrontais na hipertensão intracraniana moderada;[3] 2) o RESCUE-icp, que examinou o papel das CDs secundárias de última camada na hipertensão intracraniana grave e refratária[4] e 3) o RESCUE-ASDH, que está examinando o papel da CD primária para o ASDH.[5]

O estudo DECRA, cujos resultados foram publicados em 2011, registrou 155 pacientes com TCE difuso grave e hipertensão intracraniana moderada em três países diferentes

(Austrália, Nova Zelândia e Arábia Saudita).[3] Os pacientes foram elegíveis para randomização nas primeiras 72 horas após o trauma, se a PIC fosse superior a 20 mmHg por > 15 minutos (contínua ou intermitentemente) dentro de um período de 1 hora e não estivesse respondendo a intervenções de primeira linha para baixá-la. Os pacientes foram randomizados para CD bifrontal ou atendimento médico continuado. O *endpoint* primário foi o escore estendido da escala de resultados de Glasgow (GOSE) aos 6 meses. A mortalidade foi semelhante nos dois grupos (19% *versus* 18%), mas mais pacientes cirúrgicos apresentaram GOSE desfavorável (70% *versus* 51%; p = 0,02). Após o ajuste *post hoc* da reatividade da pupila na linha de base, a taxa de desfecho desfavorável não era mais significativamente diferente entre os dois braços (OR ajustado: 1,9; IC: 95%, 0,95 a 3,79). Embora o DECRA tenha sido amplamente criticado por várias razões,[6,7] nós o vemos como um estudo valioso que abordou uma questão muito específica. Com base em seus achados, podemos concluir que a CD bifrontal não deve ser usada como uma medida neuroprotetora para hipertensão intracraniana pós-traumática moderada em locais com bons recursos.

O estudo RESCUE-icp, cujos resultados foram publicados em 2016, analisou 408 pacientes com hipertensão intracraniana pós-traumática grave e refratária em 20 países.[4] Os pacientes eram elegíveis para randomização a qualquer momento após o trauma se a PIC fosse superior a 25 mmHg por pelo menos 1 hora e não respondessem às intervenções de primeira e segunda camada para baixá-la. Os pacientes foram randomizados para CD secundária (CD bifrontal ou hemicraniectomia) ou terapia médica padronizada (com opção de barbitúricos após a randomização). O *endpoint* primário foi a pontuação GOSE aos 6 meses. As CDs resultaram em mortalidade substancialmente mais baixa (26,9% *versus* 48,9%), mas taxas mais altas de estado vegetativo (8,5% *versus* 2,1%), menor incapacidade grave (21,9% *versus* 14,4%) e maior incapacidade grave (independente em casa; 15,4% *versus* 8%) do que cuidados médicos. As taxas de incapacidade moderada e boa recuperação foram semelhantes nos dois grupos. No entanto, os pacientes cirúrgicos continuaram melhorando além dos 6 meses e, aos 12 meses, 45,4% dos pacientes cirúrgicos tiveram um resultado favorável (incapacidade grave superior ou melhor) em comparação com 32,4% no grupo médico (p = 0,01). Esses resultados sugerem que a CD secundária pode ser útil como intervenção de última camada para reduzir a mortalidade no subconjunto de pacientes com TCE com hipertensão intracraniana pós--traumática grave e refratária. No entanto, é necessário cuidado, pois aproximadamente 40% dos sobreviventes extras gerados pelo CD dependerão de outros em 12 meses.[4]

O estudo RESCUE-ASDH ainda está em andamento e visa abordar a escassez de evidências de alta qualidade em relação à melhor estratégia cirúrgica (CD primária ou craniotomia) para pacientes com hematoma subdural agudo; serão analisados 990 pacientes, o principal desfecho será o GOSE 12 meses após TCE.[5]

Modificações técnicas no trauma cranioencefálico

Até agora, não havia evidências clínicas de classe I relacionadas às CD para o tratamento da hipertensão intracraniana refratária no TCE grave em adultos.[8] Dessa forma, várias técnicas já foram propostas desde o surgimento do procedimento, em 1901.[9] Atualmente, técnicas que permitam descompressão mais progressiva com o controle de PIC surgem como opção à técnica clássica de CD frontotemporoparietal.[10]

Uma das opções técnicas foi proposta por Burger e colaboradores – com durotomias lineares. Os autores constataram que ocorreu redução de 44% da PIC intraventricular após a remoção do retalho ósseo e, adicionalmente, de 26% após a realização de durotomias lineares, sem efeito rebote, a despeito da redução da sedação de doentes com valores de PIC superiores a 30 mmHg, apesar da drenagem ventricular. A ausência do efeito rebote decorre possivelmente do fato de a dura-máter incisada entre as durotomias evitar a expansão do tecido encefálico, herniação e dobra das artérias e veias nas bordas cortantes da dura incisada.[11]

A técnica "Tucci *flap*" foi sugerida por Goettler e Tucci e outra técnica semelhante, chamada craniotomia "dobradiça *in situ*", foi apresentada por Ko e Segan.[12,13] Essas duas técnicas baseiam-se no fato de, após a CD, existir risco teórico de lesão no cérebro desprotegido; além disso, a presença de distúrbio hidrodinâmico da circulação do líquido cefalorraquidiano (LCR) e a diminuição na perfusão cortical dificultam a recuperação do paciente. Para evitar isso, foram propostas, após craniotomia, remoção da lesão intracraniana e duraplastia; o retalho ósseo foi reposicionado e um lado do retalho foi preso ao crânio por placas. As placas funcionam como uma dobradiça que permite à parte desapegada do retalho ósseo flutuar de acordo com o aumento ou diminuição do inchaço cerebral.[12,13]

Peethambaran e Valsalmony[14] descreveram uma técnica de CD para evitar a necessidade de uma nova cirurgia para cranioplastia, suturando frouxamente quatro ossos craniectomizados ao crânio. Além de evitar a cranioplastia, possui as mesmas vantagens que as técnicas anteriores.[12-14]

Não existe, até ao presente momento, nenhuma forte evidência da superioridade de algumas destas técnicas em relação às outras, porém mostram-se alternativas à técnica convencional com a possibilidade de redução de complicações sem adicionar morbidade ao paciente.

Andrade e colaboradores[15] descreveram uma série de 43 pacientes usando a técnica de craniotomia em dobradiça. Os autores realizaram craniotomias com durotomias lineares verticais modificadas (uma ou duas frontais e duas parietais, aproximadamente 5 cm) e as durotomias horizontais (duas temporais, aproximadamente 5 cm). Tecido autólogo de subgaleal em durotomias, sutura hermética com prolene 4.0, pontos em separado, para evitar o contato direto do córtex cerebral com o retalho ósseo ou a fístula do LCR. Craniotomia em dobradiça modificada de 12 cm de diâmetro no eixo principal com fixação do retalho ósseo em três pontos frontoparietais com fios mononylon 2.0. Os autores verificaram melhora do desvio de estruturas de linha média. Comparando as tomografias antes e após a cirurgia, o desvio da linha média diminuiu de uma mediana de 11 para 5,5 mm (Figura 131.1).

Considerações finais

A craniotomia descompressiva continua sendo um assunto controverso no neurotrauma. Apesar de ter evidência de melhora da mortalidade, o desfecho funcional segue sendo uma incógnita, com tendência dos trabalhos a mostrar pior desfecho quando comparado ao tratamento clínico.[8] Julgamos que o mais importante, no momento, é a criação de normas padronizadas de atendimento aos pacientes e aplicação criteriosa da evidência disponível.

Figura 131.1 – Melhora progressiva concomitante da elastância cerebral de acordo com a PIC e a normalização das ondas de pulso de pressão do LCR. Após a CD, os valores da PIC reduziram-se de 47,8 para 24,6 mmHg e, após as durotomias lineares verticais frontoparietais e horizontais na face lateral do lobo temporal, reduziu-se para 11,9 e 14,4 mmHg sem rebote e as ondas de pulso, que inicialmente tinham morfologia piramidal (A3), tornaram-se arredondadas (B3) e normalizaram-se (C3 e D3).

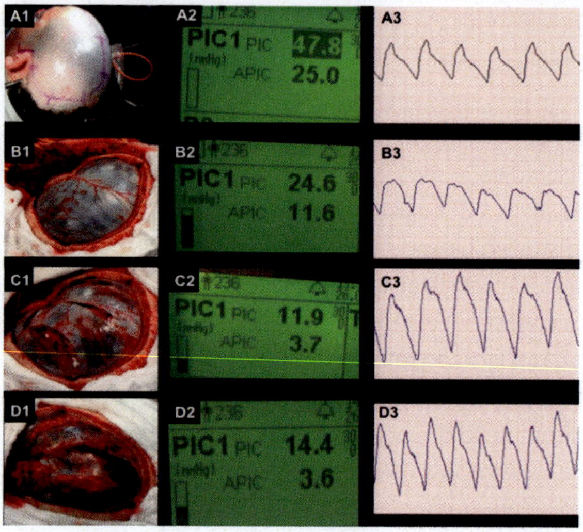

PIC: pressão intracraniana; LCR: líquido cefalorraquidiano; CD: craniotomia descompressiva.
Fonte: Acervo da autoria do capítulo.

Referências bibliográficas

1. Tavares WM, Amorim RL, Paiva WS et al. Hipertensão intercraniana. *In*: Andrade AF, Figueiredo EG, Teixeira MJ (ed.). Neurotraumatologia. Rocca, 2015.
2. Amorim RL, Oliveira LM, Malbouisson LM et al. Prediction of early TBI mortality using a machine learning approach in a LMIC population. Frontiers in Neurology. 2020 Jan 24;10:1366.
3. Cooper DJ, Rosenfeld JV, Murray L et al. Decompressive craniectomy in diffuse traumatic brain injury. New England Journal of Medicine. 2011 Apr 21;364(16):1493-502.
4. Hutchinson PJ, Kolias AG, Timofeev IS et al. Trial of decompressive craniectomy for traumatic intracranial hypertension. N Engl J Med. 2016 Sep 22;375:1119-30.
5. Hutchinson P, Kolias A. Protocol 14PRT/6944: randomized evaluation of surgery with craniectomy for patients undergoing evacuation of acute subdural haematoma (RESCUE-ASDH) – ISRCTN87370545. Lancet. 2015. Disponível em: https://www.thelancet.com/protocol-reviews/14PRT-6944.
6. Honeybul S, Ho KM, Lind CR. What can be learned from the DECRA study. World Neurosurgery. 2013 Jan 1;79(1):159-61.
7. Torres R. DECRA: where do we go from here? Surg Neurol Int. 2012;3:54.
8. Sahuquillo J, Dennis JA. Decompressive craniectomy for the treatment of high intracranial pressure in closed traumatic brain injury. Cochrane Database Syst Rev. 2019;12(12):CD003983.
9. Piek J. Decompressive surgery in the treatment of traumatic brain injury. Current Opinion in Critical Care. 2002 Apr 1;8(2):134-8.
10. Ghosh AK. Different methods and technical considerations of decompressive craniectomy in the treatment of traumatic brain injury: a review. Indian Journal of Neurosurgery. 2017;6(1):36-40.

11. Burger R, Duncker D, Uzma Net al. Decompressive craniotomy: durotomy instead of duroplasty to reduce prolonged ICP elevation. Acta Neurochir Suppl. 2008;102:93-7. doi: 10.1007/978-3-211-85578-2_19.
12. Goettler CE, Tucci KA. Decreasing the morbidity of decompressive craniectomy: the Tucci flap. Journal of Trauma and Acute Care Surgery. 2007;62(3):777-8.
13. Ko K, Segan S. In situ hinge craniectomy. Operative Neurosurgery. 2007 Apr 1;60(Suppl 4):ONS-255.
14. Peethambaran AK, Valsalmony J. Four-quadrant osteoplastic decompressive craniotomy: a novel technique for decompressive craniectomy avoiding revision cranioplasty after surgery. Neurol India. 2012;60(6):672-4.
15. Andrade AF, Amorim RL, Solla DF et al. New technique for surgical decompression in traumatic brain injury: merging two concepts to prevent early and late complications of unilateral decompressive craniectomy with dural expansion. Int J Burn Trauma. 2020;10(3):76-80.

Capítulo 132

Craniotomia Descompressiva no Doente Com Acidente Vascular Encefálico Agudo

Louise Makarem Oliveira
Wellingson Silva Paiva
Robson Luis Oliveira de Amorim

Definição

A craniotomia descompressiva (CD) é um procedimento neurocirúrgico que vem sendo utilizado no tratamento de elevações da pressão intracraniana (PIC) devido a diferentes patologias – relacionadas ou não ao edema cerebral.[1]

Histórico

Essa abordagem foi tradicionalmente descrita por Cushing para casos de hipertensão intracraniana decorrente de expansões tumorais.[2] Entretanto, diversos estudos subsequentes comprovaram sua eficácia em outras situações, dentre as quais se destacam as injúrias traumáticas e isquêmicas.

Neste capítulo, descreveremos as recomendações para a realização de CD em acidentes vasculares cerebrais isquêmicos (AVCi).

Fisiopatologia

Após um evento isquêmico, desenvolve-se edema de predomínio citotóxico ao redor da área acometida.[3] Esse, somado ao edema vasogênico também presente, leva a um efeito expansivo. De acordo com a doutrina de Monro-Kellie, o crânio é um compartimento fechado e inexpansível, dentro do qual há componentes vasculares, encefálicos e do líquido cefalorraquidiano. O aumento de um dos componentes pode ser suportado até um valor limite, durante o que se chama de "fase compensada" pela autorregulação cerebral – que permite a redução proporcional do volume de outro componente. Os mecanismos compensatórios são, no entanto, esgotáveis, de modo que, eventualmente, se atinge um ponto de descompensação.[4,5] A partir desse momento, quaisquer incrementos volumétricos dentro do crânio levam ao aumento exponencial da PIC – o que se reflete em diversas manifestações clínicas e implica alta morbimortalidade.

Em suma, o tecido inicialmente edemaciado comprime o parênquima cerebral normal contra a calota craniana, o que resulta na diminuição da pressão de perfusão cerebral e em compressão vascular secundária, expandindo, de maneira cíclica, a região infartada e o edema.

Manejo e tratamento do paciente com acidente vascular cerebral isquêmico

O manejo dos pacientes com AVCi mantém-se multifacetado, incluindo diversos cuidados, muitos dos quais ainda não foram adequadamente testados em ensaios clínicos controlados.

A terapia com trombolíticos permanece a intervenção padrão-ouro para a maioria dos casos.[1] Recentemente, a terapia intervencionista endovascular vem ganhando evidências fortes de benefício em pacientes selecionados. Todavia, quando se perde a janela terapêutica, se tem oclusão proximal com infarto extenso ou há infarto cerebelar, a cirurgia descompressiva torna-se uma importante opção a ser considerada. Afinal, a CD consiste na remoção de parte do crânio, reduzindo imediatamente a PIC,[1,6,7] uma vez que o parênquima cerebral pode se expandir através da falha óssea criada. Assim, desvios de linha média, redução de ventrículos, apagamento de cisternas e herniações são evitados ou melhorados.

A princípio, acreditava-se ser válida a retirada de tecido necrótico durante a neurocirurgia.[6] Hoje, sabe-se que é impossível diferenciar visualmente o parênquima isquêmico passível de recuperação (zona de penumbra) do necrótico.[1,8] Desse modo, não é mais recomendada a remoção tecidual.

Anteriormente, também se pensava que a CD deveria ser reservada a casos específicos refratários ao tratamento clínico, como última tentativa de ajudar o paciente. Evidências atuais vêm combatendo essa crença, sendo a CD precoce cada vez mais defendida – estando associada a menores índices de morbimortalidade, quando bem indicada.[1,9-11]

Infarto maligno de artéria cerebral média

A artéria cerebral média (ACM) é a mais acometida pelo AVCi. O infarto maligno da mesma corresponde a cerca de 10% de todos os acidentes vasculares cerebrais e é uma condição de gravidade ímpar, que determina até 80% de mortalidade quando manuseada clinicamente.[1,12,13] Portanto, a CD por hemicraniectomia é o tratamento de escolha nessa situação.

Pode-se predizer que o infarto evoluirá de maneira maligna quando pacientes apresentarem-se com défices intensos, como hemiplegia, afasia, desvio forçado do olho e da cabeça, além de alterações tomográficas precoces (< 12 horas), como hipoatenuação extensa maior que 50% do território da ACM e apagamento de sulcos.[12,13] De um modo geral, esses pacientes apresentam rebaixamento do nível de consciência durante as primeiras 48 horas e podem evoluir para óbito em até 96 horas, com herniação transtentorial[12] (Quadro 132.1).

Monitorização da pressão intracraniana

A monitorização da PIC é sugerida, dado que valores aumentados relacionam-se a pior prognóstico. Porém, como o valor inicial da PIC não fornece informação precoce da evolução clínica, o quadro clínico-radiológico é suficiente para determinar o momento da hemicraniectomia.[16,17]

Quadro 132.1 – Preditores de evolução para infarto maligno da ACM.

- Achados tomográficos precoces (< 12 horas), como hipoatenuação extensa (maior que 50% do território da ACM) e apagamento de sulcos[14]
- Acometimento de outros territórios vasculares[15]
- Náuseas e vômitos precoces
- Escala do NIH ≥ 20 para infarto em hemisfério esquerdo e ≥ 15 para infarto em hemisfério direito
- Hipertensão, insuficiência cardíaca, leucocitose
- Aumento precoce da proteína S100B

ACM: artéria cerebral média; NIH: National Institutes of Health.

Fonte: Desenvolvido pela autoria do capítulo.

Cirurgia

A CD não só reduz a mortalidade e melhora o desempenho funcional de pacientes com infarto maligno da ACM, como, também, apresenta efeito positivo sobre a hemodinâmica cerebral global – especialmente sobre a região perilesional. Esse benefício, entretanto, não é encontrado em todos os pacientes, sugerindo que a tomografia craniana de perfusão possa ser uma ferramenta prognóstica importante nessa população.[18]

A hemicraniectomia para infartos supratentoriais requer a máxima ressecção de tecido ósseo, podendo ocorrer herniação transcalvariana quando a remoção óssea é incompleta.[19,20] Estima-se que a retirada do retalho ósseo determine uma redução da PIC em 15%.[21]

Depois da hemicraniectomia, procede-se à incisão da dura-máter em arco ou em cruz (Figura 132.1) e à expansão da mesma com fáscia do músculo temporal, pericrânio ou substituto biossintético dural. A abertura limitada da dura-máter (ao contrário da ampla) (Figura 132.2) deve ser evitada, bem como a craniotomia do tipo Hinge, pela falta de benefício concreto associado a essas técnicas. A duroplastia pode reduzir a PIC em até 70%.[20] Contrariamente, a não realização da mesma associa-se à maior mortalidade.[22]

Em sequência, ancora-se a dura-máter para prevenir a formação de hematoma epidural e, posteriormente, sutura-se o músculo temporal.[1] Por fim, fecha-se a pele.

Figura 132.1 – Duas principais técnicas de incisão do tegumento para realizar a craniectomia descompressiva. (A) Incisão de Becker; (B) incisão tipo "T".

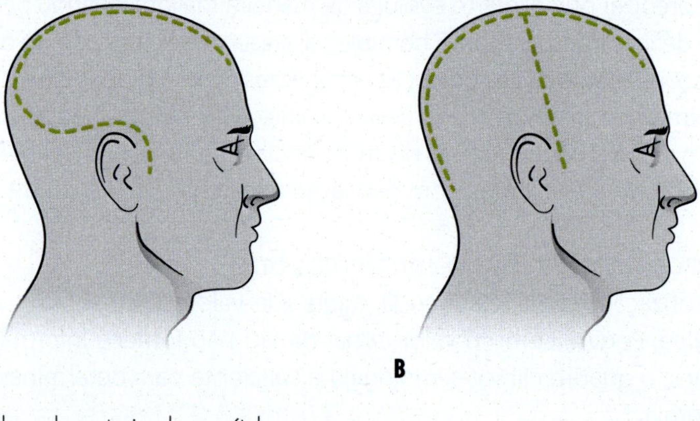

A B

Fonte: Desenvolvida pela autoria do capítulo.

Figura 132.2 – Tomografias em corte axial evidenciando volumosa área de isquemia caracterizada pela imagem hipoatenuante. Antes (A) e após (B) CD ampla.

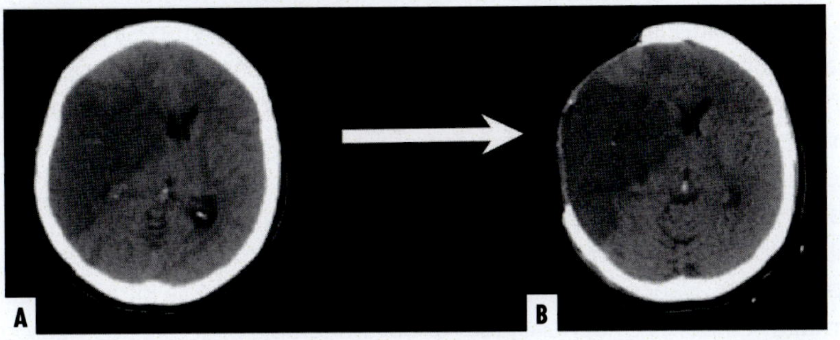

Fonte: Acervo da autoria do capítulo.

O retalho ósseo removido pode ser preservado em um banco de ossos ou no tecido subcutâneo abdominal.[23] Quando o paciente apresenta recuperação funcional, realiza-se a cranioplastia 4 a 12 semanas após a CD.[1]

Infarto cerebelar

Pacientes com infarto cerebelar podem evoluir rapidamente para coma profundo devido à compressão do tronco encefálico ou à hidrocefalia.[1,24]

Em casos de hidrocefalia obstrutiva após infarto de cerebelo, o tratamento cirúrgico precoce é imprescindível, devendo ser realizada ventriculostomia.[1,24,25] Concomitante ou posterior craniectomia suboccipital com abertura do forame magno pode ser necessária, de acordo com o tamanho do infarto, a piora clínica e o grau de compressão do tronco encefálico.[24,25] Esse tratamento é considerado classe I com nível C-LD de evidência pelas American Heart Association e American Stroke Association.[25]

A CD suboccipital com expansão dural deve ser realizada em pacientes com edema cerebral por infarto cerebelar extenso, cursando com sinais neurológicos de compressão do tronco encefálico. Essa cirurgia deve ser resguardada a situações em que a ventriculostomia e a terapia medicamentosa não são suficientes para controlar o edema. Essa intervenção é considerada classe I com nível B-NR de evidência pelas American Heart Association e American Stroke Association.[25]

A derivação ventricular externa isolada deve ser evitada pelo risco de herniação cerebelar ascendente e por não evitar a compressão do tronco.[1,24]

Manejo e tratamento do paciente com acidente vascular cerebral hemorrágico

O acidente vascular cerebral hemorrágico (AVCh) possui duas variantes: a hemorragia subaracnoide e a hemorragia intracerebral, sendo esta a segunda maior causa de AVC. Embora menos frequente do que eventos isquêmicos, o AVCh se relaciona a mais expressivas morbidade e mortalidade, necessitando de atenção particular.

A craniectomia descompressiva no AVCh é raramente realizada. Este procedimento pode ser eventualmente empregado em casos de hemorragia subaracnóidea quando vasospasmo ocasionando edema hemisférico.

No que tange ao hematoma intracerebral, encontram-se ainda descrições na literatura de craniectomia descompressiva para manejo de hematomas volumosos que determinam desvio de linha média. Paralelamente, evidência pouco robusta embasa indicações tradicionais de manejo cirúrgico para a condição, as quais incluem hematomas superficiais extensos em pacientes com deterioração progressiva do nível de consciência e hematomas cerebelares acima de 15 mL ou associados à hidrocefalia, compressão de tronco ou deterioração neurológica. É de opinião dos autores, não obstante, que hematomas intracerebrais devem ser abordados apenas por meio de craniotomia com pequena corticectomia.

É válido abrirmos aqui um parêntese, posto que informações recentes no campo da pesquisa permitiram avanços ímpares no tratamento da hemorragia intracerebral.

Por muito tempo, as evidências que fundavam terapia específica da hemorragia intracerebral permaneceram escassas e frágeis – sendo a internação em unidade de AVC ou em unidade de terapia intensiva neurológica intervenção única classe IA de evidência.

Entretanto, o ano de 2023 foi de suma relevância ao sediar a publicação de estudos que que estão revolucionando o tratamento da patologia em questão.

O INTERACT 3[26] trouxe que conjunto de medidas intensivas rapidamente instituídas (correção pressórica – com obtenção em até uma hora de pressão arterial sistólica abaixo de 140 mmHg, correção glicêmica, térmica e da coagulopatia), quando comparado ao cuidado clínico classicamente empregado em hemorragias intracerebrais, revelou-se superior (redução de mortalidade e de tempo de internação, com melhora da qualidade de vida).

Estudos iniciais almejaram demonstrar benefício de se operarem hematomas supratentoriais intracerebrais (STITCH 1[27] e STITCH 2[28]), sem sucesso. Todavia, além de viés de inclusão, estes comparavam o tratamento clínico à cirurgia convencional.

Mais recentemente, esforços se voltaram à avaliação do efeito de cirurgia minimamente invasiva (estereotáctica ou endoscópica) para casos selecionados de AVCh. Neste sentido, MISTIE III[29] já revelara a capacidade de se reduzir a mortalidade – sem significativo impacto funcional. No entanto, em 2023 obtivemos resultado de um ensaio clínico multicêntrico randomizado (ENRICH[30]) que atestou diminuição não só de mortalidade, mas de incapacidade funcional em grupo de indivíduos com AVCh submetidos à neurocirurgia minimamente invasiva.

Com o conhecimento disponível na atualidade, quem se beneficia da técnica? Resumidamente, pacientes com sangramento espontâneo de volume entre 30 e 80 mL, Escala de Coma de Glasgow de 5 a 14, em até 24 horas do início de sintomas neurológicos.

Contrariamente, critérios de exclusão englobam causas secundárias de sangramento à imagem vascular (como aneurismas e malformações arteriovenosas), NIHSS abaixo de 5, sinais clínicos de herniação, coagulopatia não corrigida, hemorragia talâmica primária e infratentorial intraparenquimatosa.

Referências bibliográficas

1. Amorim RLO, Paiva WS, Figueiredo EG et al. Tratamento cirúrgico de emergência no acidente vascular cerebral isquêmico: afinal, o que há de evidências? Arq Bras Neurocir. 2009;28(1):19-23.
2. Cushing H. The establishment of cerebral hernia as a decompressive measure of inaccessible brain tumors with the description of intermuscular methods of making the bone defect in temporal and occipital regions. Surg Gynecol Obstet. 1905;1:297-314.

3. Mahajan S, Bhagat H. Cerebral oedema: pathophysiological mechanisms and experimental therapies. Journal of Neuroanaesthesiology and Critical Care. 2016;3(4):S22-8.
4. Mokri B. The Monro-Kellie hypothesis: applications in CSF volume depletion. Neurology. 2001; 56(12):1746-8.
5. Monro A. Observations on structure and functions of the nervous system. Edinburgh: Creech and Johnson, 1783.
6. Greenwood Jr J. Acute brain infarctions with high intracranial pressure: surgical indications. John Hopkins Med J. 1968;122(5):254-60.
7. Mattos JP, Joaquim AF, Almeidi JP et al. Descompressive craniectomy in massive cerebral infarction. Arq Neuropsiquiatr. 2010;68:339-45.
8. Rengachary SS, Batnitzky S, Moranz RA. Hemicraniectomy for acute massive cerebral infarction. Neurosurgery. 1981;8:321-8.
9. Doerfler A, Forsting M, Reith W et al. Decompressive craniectomy in a rat model of "malignant" cerebral hemispherical stroke: experimental support for an aggressive therapeutic approach. J Neurosurg. 1996;85:853-9.
10. Forsting M, Reith W, Heiland S et al. Decompressive craniectomy for cerebral infarction: an experimental study in rats. Stroke. 1995;26:259-64.
11. Mori K, Nakao Y, Yamamoto T et al. Early external decompressive craniectomy with duroplasty improves functional recovery in patients with massive hemispheric embolic infarction: timing and indication of decompressive surgery for malignant cerebral infarction. Surg Neurol. 2004;62:420-9.
12. Moulin DE, Lo R, Chiang J et al. Prognosis in middle cerebral artery occlusion. Stroke. 1985;16:282-4.
13. Hacke W, Schwab S, Horn M et al. "Malignant" middle cerebral artery territory infarction. Arch Neurol. 1996;53:309-15.
14. Kasner SE, Demchuk AM, Berrouschot J et al. Predictors of fatal brain edema in massive hemispheric ischemic stroke. Stroke. 2001;32:2117-23.
15. Krieger DW, Demchuk AM, Kasner SE et al. Early clinical and radiological predictors of fatal brain swelling in ischemic stroke. Stroke. 1999;30:287-92.
16. Schwab S, Aschoff A, Spranger M et al. The value of ICP monitoring in acute hemispheric stroke. Neurology. 1996;47:393-8.
17. Schwab S, Steiner T, Aschoff A et al. Early hemicraniectomy in patients with complete middle cerebral artery infarction. Stroke. 1998;29:1888-93.
18. Amorim RLO, Andrade AF, Gattás G et al. Improved hemodynamic parameters in middle cerebral artery infarction after decompressive craniectomy. Stroke. 2014;45(5):1375-80.
19. Kerr FW. Radical decompression and dural grafting in severe cerebral edema. Mayo Clin Proc. 1968;43:852-64.
20. Rieke K, Schwab S, Krieger D. Decompressive surgery in space-occupying hemispheric infarction: results of an open prospective trial. Crit Care Med. 1995;23:1576-8.
21. Jourdan C, Convert J, Mottolese C et al. Evaluation of the clinical benefit of decompression hemicraniectomy in intracranial hypertension not controlled by medical treatment. Neurochirurgie. 1993;39:304-10.
22. Woertgen C, Erban P, Rothoerl RD et al. Quality of life after decompressive craniectomy in patients suffering from supratentorial brain ischemia. Acta Neurochir (Wien). 2004;146:691-5.
23. Carter BS, Ogilvy CS, Candia GJ et al. One-year outcome after decompressive surgery for massive nondominant hemispheric infarction. Neurosurgery. 1997;40:1168-76.
24. Chen HJ, Lee TC, Wei CP. Treatment of cerebellar infarction by decompressive suboccipital craniectomy. Stroke. 1992;23:957-61.
25. Powers WJ, Rabinstein AA, Ackerson T et al.; American Heart Association Stroke Council. 2018 Guidelines for the early management of patients with acute ischemic stroke: a guideline for healthcare professionals from the American Heart Association/American Stroke Association. Stroke. 2018;49(3):e46-110. doi: 10.1161/STR.0000000000000158.

26. Ma L, Hu X, Song L, et al. The third Intensive Care Bundle with Blood Pressure Reduction in Acute Cerebral Haemorrhage Trial (INTERACT3): an international, stepped wedge cluster randomised controlled trial. Lancet 2023.
27. Mendelow AD, Gregson BA, Fernandes HM, et al. Early surgery versus initial conservative treatment in patients with spontaneous supratentorial intracerebral haematomas in the International Surgical Trial in Intracerebral Haemorrhage (STICH): a randomised trial. Lancet 2005; 365:387.
28. Mendelow AD, Gregson BA, Rowan EN, et al. Early surgery versus initial conservative treatment in patients with spontaneous supratentorial lobar intracerebral haematomas (STICH II): a randomised trial. Lancet 2013; 382:397.
29. Hanley DF, Thompson RE, Rosenblum M, et al. Efficacy and safety of minimally invasive surgery with thrombolysis in intracerebral haemorrhage evacuation (MISTIE III): a randomised, controlled, open-label, blinded endpoint phase 3 trial. Lancet 2019; 393:1021.
30. Jonathan. J. Ratcliff, et al. Front Neurol 2023; 14: 1126958. Published online 2023 Mar 16. Doi: 10.3389/fneur.2023.1126958.

Capítulo 133

Tratamento Operatório da Hemorragia Intracerebral Espontânea

João Paulo Souza de Castro
Marcelo Prudente do Espirito Santo
Manoel Jacobsen Teixeira

Introdução

A hemorragia intracerebral espontânea não traumática permanece como causa importante de morbidade e mortalidade. A hemorragia intracerebral supratentorial espontânea afeta 20 em cada 100 mil pessoas por ano, com mortalidade superior a 40%.[1,2]

Mais de 20% dos doentes irão apresentar queda de 2 pontos na escala de coma de Glasgow (ECGla) entre a avaliação pré-hospitalar e a chegada ao hospital, com 15% a 23% mostrando piora neurológica contínua dentro das primeiras horas após ingresso hospitalar.[3]

Escalas podem ser usadas na avaliação da hemorragia intracerebral. Entre essas, a mais usada é o ICH (*intracerebral hemorrhage score*), relacionada à mortalidade desses doentes em 30 dias (Tabelas 133.1 e 133.2).[4]

Diagnóstico por neuroimagem

Tomografia computadorizada (TC) de crânio ou ressonância magnética (RM) deve ser prontamente obtida para distinguir acidente vascular cerebral (AVC) isquêmico de hemorrágico.[5]

Dos doentes que realizam TC de crânio dentro de 3 horas após o início da hemorragia, 28% a 38% tem expansão do hematoma superior a 1/3 do hematoma inicial na TC de controle.[6]

A identificação de doentes com risco de expansão do hematoma é alvo de pesquisa. A angiotomografia (angio-TC) e a TC de crânio com contraste podem identificar doentes com risco de expansão do hematoma baseado na presença de contraste dentro do mesmo, frequentemente chamado de *spot sign*. Quanto maior o número de *spot signs*, maior o risco de expansão, dado que o extravasamento de contraste implica em sangramento ativo e, consequentemente, maior chance de expansão do hematoma (Figura 133.1).[7,8]

Tabela 133.1 – ICH *score*.

Escala de coma de Glasgow	
3 a 4	2
5 a 12	1
13 a 15	0
Volume (cm³)	
≥ 30	1
< 30	0
Hemorragia intraventricular	
Sim	1
Não	0
Infratentorial	
Sim	1
Não	0
Idade	
≥ 80	1
< 80	0
Total	0 a 6

Fonte: Hemphill III JC, Bonovich DC, Besmertis L et al., 2001.

Tabela 133.2 – ICH *score* e mortalidade em 30 dias.

Escore	Mortalidade em 30 dias
0	0%
1	13%
2	26%
3	72%
4	97%
5	100%
6	100%

Fonte: Hemphill III JC, Bonovich DC, Besmertis L et al., 2001.

Tratamento

Cirúrgico

Dois grandes estudos buscaram avaliar o benefício da cirurgia no tratamento da hemorragia intracerebral espontânea – *Surgical Trial in Intracerebral Haemorrhage* (STICH) e *Surgical Trial in Lobar Intracerebral Haemorrhage* (STICH II).[9,10]

Figura 133.1 – Presença de contraste no interior do hematoma (*spot sign*), sugerindo maior risco de expansão.

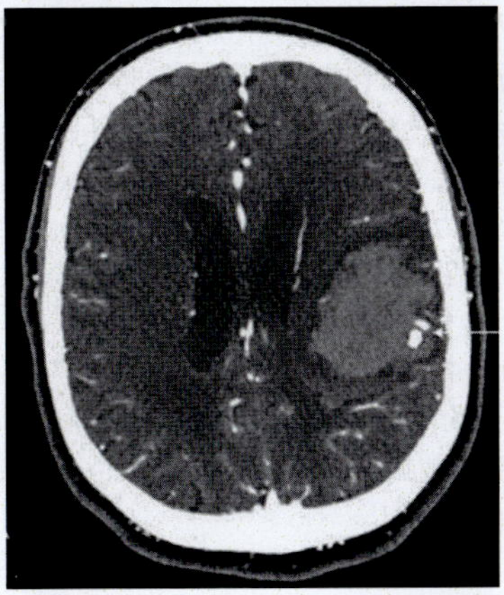

Fonte: Acervo da autoria do capítulo.

O STICH (2005) comparou o tratamento cirúrgico *versus* conservador para hemorragia intracerebral supratentorial no que concerne à redução da mortalidade e melhora do desfecho neurológico. Foram analisados 1.033 doentes de 83 centros em 27 países que eram randomizados ou para cirurgia precoce (< 24 horas da randomização) ou para o tratamento conservador. Não foi encontrada diferença estatisticamente significativa na mortalidade ou resultado funcional, avaliado pela *extended Glasgow outcome scale* (GOSE) em 6 meses entre os dois grupos. Contudo, a análise de subgrupos mostrou que doentes com hemorragia lobar a 1 cm da superfície cortical podem se beneficiar do tratamento cirúrgico.[9]

O STICH II (2013) investigou o benefício da **cirurgia precoce** para doentes conscientes com hemorragia lobar superficial de 10 a 100 mL a 1 cm da superfície cortical e sem hemorragia intraventricular que eram admitidos dentro de 48 horas do ictus. O estudo foi realizado em 78 centros em 27 países, comparando a exérese do hematoma dentro de 12 horas da randomização com o tratamento conservador. O desfecho primário avaliado foi a escala GOSE em 6 meses. Os resultados do STICH II confirmam que a cirurgia precoce pode ter benefício clinicamente relevante para doentes com hemorragia intracerebral espontânea superficial sem hemorragia intraventricular, não aumentando a taxa de óbito ou perda de funcionalidade em 6 meses.[10]

No escopo do tratamento da hemorragia intracerebral espontânea, o *guideline* publicado pela American Heart Association (AHA) em colaboração com a American Stroke Association (ASA), em 2015, traz recomendações incluindo o tratamento cirúrgico.[11]

Quanto à monitorização da pressão intracraniana (PIC), a drenagem ventricular está indicada para doentes com hemorragia ventricular apresentando hidrocefalia com piora do nível de consciência. Doentes com ECGla menor ou igual a 8, evidências de herniação transtentorial, hemorragia intraventricular ou hidrocefalia devem ser considerados para monitoração da PIC. A pressão de perfusão cerebral (PPC) deve ser mantida entre 50 e 70 mmHg, conforme o estado funcional da autorregulação cerebral. Corticosteroides não devem ser usados para o tratamento da PIC elevada.[11]

Apesar da administração de rtPA intraventricular estar associada a uma baixa taxa de complicações, a eficácia e segurança deste tratamento é incerta, bem como também o é a eficácia do tratamento endoscópio para hemorragia intraventricular.[12-15]

Doentes com hemorragia cerebelar evoluindo com piora neurológica ou compressão do tronco encefálico e/ou hidrocefalia decorrente de obstrução do sistema ventricular devem ser submetidos à exérese cirúrgica do hematoma tão logo possível. O tratamento inicial desses doentes com drenagem ventricular em vez da exérese cirúrgica não é recomendado.[10,16,17]

Para a maioria dos doentes com hemorragia intracerebral supratentorial, a utilidade da cirurgia não está bem estabelecida, exceto para alguns subgrupos. A exérese precoce do hematoma não é claramente benéfica quando comparada com a exérese do hematoma quando os doentes apresentam piora.[12,18]

A craniotomia descompressiva, com ou sem exérese do hematoma, pode reduzir a mortalidade para doentes com hemorragia intracraniana supratentorial que estão em coma com grandes hematomas com desvio das estruturas da linha mediana ou com aumento da PIC refratário ao tratamento conservador.[11]

A eficácia da exérese do hematoma com tratamento minimamente invasivo por via estereotáctica ou aspiração endoscópica com ou sem uso de trombolíticos ainda é incerta, mas dadas as potenciais vantagens dessa modalidade de tratamento, será melhor discutida ao longo deste capítulo.[12,13]

Momento da cirurgia

A alta taxa de piora neurológica após hemorragia intracerebral está relacionada com o sangramento ativo que pode ocorrer horas após o início dos sintomas. Ensaios clínicos randomizados reportaram um amplo intervalo de tempo para indicação cirúrgica, variando de 4 a 96 horas após o início dos sintomas.[11,19]

Análise de subgrupo dos doentes no STICH II sugeriram uma tendência de melhores resultados em doentes operados dentro de 21 horas do ictus.

Uma metanálise com 2.186 doentes de 8 ensaios clínicos envolvendo cirurgia para hematoma intracerebral mostrou melhora nos resultados quando a cirurgia era realizada dentro de 8 horas do início da hemorragia.[17]

A cirurgia precoce, dentro de 4 horas do ictus, foi associada a risco aumentado de ressangramento em um estudo realizado envolvendo 24 doentes. De fato, a prática de exérese precoce do hematoma não é claramente benéfica quando comparada à exérese do hematoma quando os doentes pioram neurologicamente.[18]

Por outro lado, doentes com hemorragia cerebelar que estão piorando neurologicamente ou que têm compressão do tronco encefálico e/ou hidrocefalia por obstrução do sistema ventricular devem ser submetidos à exérese do hematoma assim que possível (especialmente se > 3 cm). Como dito previamente, o tratamento inicial desses doentes com drenagem ventricular em vez de exérese cirúrgica não é recomendado.[17]

Técnicas minimamente invasivas

Doentes com hemorragia intracerebral espontânea supratentorial podem se beneficiar mais das abordagens minimamente invasivas do que outras opções de tratamento. Estudos randomizados recentes têm comparado o tratamento minimamente invasivo com a craniotomia convencional, sugerindo melhores resultados com o primeiro.[10]

Os doentes que mais se beneficiam das técnicas minimamente invasivas são de ambos os gêneros, com idade entre 30 e 80 anos, hematomas superficiais, ECGla maior ou igual a 9, volume do hematoma entre 25 e 40 mL e com cirurgia dentro de 72 horas do início dos sintomas.[13,14]

Metanálise recente envolvendo 12 ensaios clínicos sugeriu superioridade das abordagens minimamente invasivas sobre as craniotomias.[18]

Estudo recente com 465 doentes demonstrou que a aspiração de hematoma nos gânglios da base entre 25 e 40 mm^3 através de agulha, quando comparada ao tratamento conservador não cirúrgico, demonstrou que, apesar de não haver impacto significativo na mortalidade, associou-se a melhor desfecho neurológico em 3 meses.[14]

O estudo *Minimally Invasive Surgery Plus Recombinant Tissue-Type Plasminogen Activator for* ICH *Evacuation Trial* II (MISTIE II) teve como objetivo avaliar a segurança da cirurgia minimamente invasiva associada ao uso de rtPA na hemorragia intracerebral espontânea, comparando 79 doentes cirúrgicos com 39 tratados clinicamente. O estudo demonstrou redução significativa no edema peri-hematoma nos doentes tratados cirurgicamente, com tendência a melhores resultados.[13]

Auer e colaboradores realizaram estudo randomizado com 100 doentes comparando a exérese endoscópica *versus* tratamento medicamentoso para hemorragias intracerebrais supratentoriais espontâneas. Os doentes eram operados dentro de 48 horas do início do sangramento e a avaliação dos resultados era realizada 6 meses após. Os doentes com hematomas subcorticais tratados cirurgicamente mostraram taxa de mortalidade significativamente menor (30%) quando comparados com os doentes que recebiam o tratamento medicamentoso (70%), além de melhores resultados funcionais.[1]

Cho e colaboradores em estudo prospectivo, buscaram avaliar a segurança, o desfecho neurológico e o custo-efetividade de 3 técnicas (cirurgia endoscópica, aspiração estereotáctica e craniotomia) em doentes não comatosos com hemorragia intracerebral espontânea nos gânglios da base. Noventa doentes foram randomizados em 3 grupos, 30 para cada técnica. O estudo concluiu que a cirurgia endoscópica esteve associada a menor mortalidade, melhores desfechos neurológicos e melhor relação custo-efetividade.[2]

Uma revisão sistemática e metanálise envolvendo 2.466 doentes encontrou diferença estatisticamente significativa na taxa de mortalidade entre a cirurgia minimamente invasiva e a craniotomia convencional para tratamento da hemorragia intracerebral espontânea, estando o tratamento minimamente invasivo associado a menor taxa de ressangramento e maior chance de boa recuperação.[17]

A hemorragia intraventricular ocorre em aproximadamente 45% dos doentes com hemorragia intracerebral espontânea e é fator independente associado a resultados ruins. A análise de 13 estudos encontrou que a hemorragia intraventricular associada a intracerebral aumentou o risco de óbito de 20% (sem hemorragia intraventricular) para 51% (com hemorragia intraventricular). O tratamento endoscópico pode auxiliar nessas situações.[18-20]

Considerações finais

Os tópicos a seguir sintetizam os principais pontos-chave deste capítulo:

» A cirurgia para exérese da hemorragia intracraniana espontânea é indicada principalmente para os doentes com piora neurológica rápida com hipertensão intracraniana.

» Subgrupos específicos de doentes tendem a se beneficiar com o tratamento cirúrgico (hemorragia lobar superficial, hemorragia cerebelar).

» Os estudos indicam melhores resultados com técnicas minimamente invasivas.

» O método endoscópico é preferível.

Referências bibliográficas

1. Auer LM. Endoscopic surgery versus medical treatment for spontaneous intracerebral hematoma: a randomized study. J Neurosurg. 1989;70:530-5.
2. Cho DY et al. Endoscopic surgery for spontaneous basal ganglia hemorrhage: comparing endoscopic surgery, stereotactic aspiration and craniotomy in noncomatose patients. Surgical Neurology. 2006;65(6):547-55.
3. Gregson BA et al. Individual patient data subgroup meta-analysis of surgery for spontaneous supratentorial intracerebral hemorrhage. Stroke. 2012;43(6):1496-504.
4. Hemphill III JC, Bonovich DC, Besmertis L et al. The ICH score: a simple, reliable grading scale for intracerebral hemorrhage. Stroke. 2001 Apr;32(4):891-7. doi: 10.1161/01.str.32.4.891.
5. Fiebach JB, Schellinger PD, Gass A et al. Stroke magnetic resonance imaging is accurate in hyperacute intracerebral hemorrhage: a multicenter study on the validity of stroke imaging. Stroke. 2004;35:502-6.
6. Andrews CM, Jauch EC, Hemphill III JC et al. Emergency neurological life support: intracerebral hemorrhage. Neurocrit Care. 2012;17(Suppl 1):S37-46.
7. Qureshi AI et al. Spontaneous intracerebral hemorrhage. New England Journal of Medicine. 2001;344(19):1450-60.
8. Thabet AM, Kottapally M, Hemphill III JC. Management of intracerebral hemorrhage. Handb Clin Neurol. 2017;140:177-94.
9. Mendelow AD et al. Early surgery versus initial conservative treatment in patients with spontaneous supratentorial intracerebral haematomas in the international surgical trial in intracerebral haemorrhage (STICH): a randomized trial. Lancet. 2005;365(9457):387-97.
10. Mendelow AD et al. Early surgery versus initial conservative treatment in patients with spontaneous supratentorial lobar intracerebral haematomas (STICH II): a randomized trial. Lancet. 2013;382(9890):397-408.
11. Hemphill III JC, Greenberg SM, Anderson CS et al.; American Heart Association Stroke, Council on Cardiovascular and Stroke Nursing, Council on Clinical Cardiology. Guidelines for the management of spontaneous intracerebral hemorrhage: a guideline for healthcare professionals from the American Heart Association/American Stroke Association. Stroke. 2015;46(7):2032-60.
12. Naff N, Williams MA, Keyl PM et al. Low-dose recombinant tissue-type plasminogen activator enhances clot resolution in brain hemorrhage: the intraventricular hemorrhage thrombolysis trial. Stroke. 2011;42:3009-16.
13. Morgan T et al. Preliminary findings of the minimally-invasive surgery plus rtPA for intracerebral hemorrhage evacuation (MISTIE) clinical trial. Cerebral Hemorrhage. Vienna: Springer, 2008. p. 147-51.
14. Morgenstern LB et al. Rebleeding leads to poor outcome in ultra-early craniotomy for intracerebral hemorrhage. Neurology. 2001;56(10):1294-9.
15. Mould WA et al. Minimally invasive surgery plus recombinant tissue-type plasminogen activator for intracerebral hemorrhage evacuation decreases perihematomal edema. Stroke. 2013;44(3):627-34.
16. Pantazis G et al. Early surgical treatment vs. conservative management for spontaneous supratentorial intracerebral hematomas: a prospective randomized study. Surgical Neurology. 2006;66(5):492-501.
17. Xia Z et al. Minimally invasive surgery is superior to conventional craniotomy in patients with spontaneous supratentorial intracerebral hemorrhage: a systematic review and meta-analysis. World Neurosurgery. 2018;115:266-73.
18. Zhou X et al. Minimally invasive surgery for spontaneous supratentorial intracerebral hemorrhage: a meta-analysis of randomized controlled trials. Stroke. 2012;43(11):2923-30.
19. Zuccarello M et al. Early surgical treatment for supratentorial intracerebral hemorrhage: a randomized feasibility study. Stroke. 1999;30(9):1833-9.
20. Wang WZ et al. Minimally invasive craniopuncture therapy vs. conservative treatment for spontaneous intracerebral hemorrhage: results from a randomized clinical trial in China. International Journal of Stroke. 2009;4(1):11-6.

Capítulo 134

Classificação das Fraturas da Coluna Vertebral Cervical e Toracolombar

Matheus Fernandes de Oliveira
Henrique Oliveira Martins

Introdução

O uso em larga escala da tomografia computadorizada (TC) desde a segunda metade da década de 1970 para investigação de fraturas de coluna vertebral proporcionou uma nova visão sobre a estrutura dessas lesões. A possibilidade de se obter imagens da coluna em secções transversais chamou a atenção para a cominuição das fraturas e invasão do canal, que não teriam sequer sido suspeitadas com o uso do consagrado raio X.[1-4]

O advento da ressonância magnética (RM), por outro lado, permitiu melhor avaliação das estruturas discais, musculares, tendíneas e ligamentares, ampliando a avaliação mecanística do trauma.[1-4]

As principais classificações das lesões traumáticas raquimedulares levam em consideração aspectos clínicos, neurológicos e padrões morfológicos para determinar comprometimento estrutural estático e dinâmico e, dessa forma, propor algoritmos de tratamento. Os conceitos clássicos da estabilidade mecânica de Denis, White e Panjabi continuam válidos, porém foram esmiuçados para definir condutas em cada caso particular.[1-4]

Trauma raquimedular cervical

A classificação SLIC (*subaxial injury classification and severity score*) foi publicada pelo Spine Trauma Study Group, em 2007, com o objetivo de uniformizar conceitos mecânicos e clínicos e, dessa forma, propor um tratamento consensual com base em parâmetros objetivos que geram uma pontuação (Tabela 134.1). Nessa classificação, levam-se em consideração a morfologia da lesão, o *status* neurológico e a situação do complexo ligamentar.[2-4]

O valor mínimo da pontuação é 0, e o máximo, 10. Lesões com pontuação inferior a 4 são tratadas de forma conservadora; lesões acima de 4 pontos são tratadas com intervenção cirúrgica; e lesões com pontuação igual a 4 permitem tratamento diferenciado para cada caso, baseando-se geralmente em nuances da lesão, estado neurológico e experiência do grupo que realiza o tratamento.[2-4]

Tabela 134.1 – Classificação SLIC das fraturas da coluna vertebral.

Categoria		Pontos
Morfologia	Sem alterações	0
	Compressão	1
	Compressão + explosão	1 + 1
	Distração (hiperextensão)	3
	Rotação ou translação (fratura em itálico, lesão em flexão, compressão avançada)	4
Complexo ligamentar	Intacto	0
	Indeterminado (alargamento interespinoso isolado, alteração de sinal na RM)	1
	Lesado (alargamento do espaço discal anterior, deslocamento facetário, deformidade cifótica)	2
Condição neurológica	Intacta	0
	Lesão da raiz	1
	Lesão medular completa	2
	Lesão medular incompleta	3
	Compressão medular contínua	+ 1

RM: ressonância magnética.
Fonte: Vaccaro AR, Zeiller SC, Hulbert RJ et al., 2005.

Apesar dos níveis mais frequentemente afetados serem C5 e C6, as fraturas cervicais subaxiais tendem a seguir alguns padrões semelhantes, independentemente do nível.

» **Fratura por compressão:** são lesões comuns que resultam de um mecanismo que envolve flexão e carga axial.

» **Fratura explosão (*burst fractures*):** são, em grande parte, resultado de forças de compressão axial, ocasionalmente com um componente de flexão.

» **Fratura em compressão/flexão (*tear drop fracture*):** é uma fratura com aspecto morfológico que se assemelha à imagem de uma lágrima, envolvendo frequentemente a porção inferior e externa do corpo vertebral, bem como a lesão do complexo ligamentar posterior.

» **Luxação facetária unilateral:** geralmente é o resultado de um mecanismo de flexão-rotação.

» **Luxação facetária bilateral:** pode ocorrer como resultado de um mecanismo de hiperflexão associado a ruptura do complexo ligamentar posterior suficiente para permitir a subluxação de ambos os complexos facetários.

» **Lesões por hiperextensão:** com frequência, ocorrem como resultado de quedas ou acidentes automobilísticos.

Trauma raquimedular toracolombar

O TLICS (*thoracolumbar injury severity score*) foi desenvolvido com objetivo de fazer um escore que determine uma conduta de tratamento clínico ou cirúrgico para as lesões traumáticas em coluna toracolombar. Esse é baseado na avaliação de três critérios principais[1-4] (Tabela 134.2):

1. **Morfologia da lesão:** lesão em compressão, explosão, distração e rotação.
2. **Lesão do complexo ligamentar posterior:** intacto, suspeito e lesado.
3. **Condição neurológica do doente:** lesão de raiz, cone, lesão medular incompleta e lesão medular completa.

Tabela 134.2 – Escore TLICS.

Características das lesões		Pontos
Morfologia	Compressão	1
	Explosão	+ 1
	Distração	4
	Rotação/translação	3
Lesão de complexo ligamentar posterior	Intacto	0
	Suspeito/intacto	2
	Lesado	3
***Status* neurológico**	Intacto	0
	Raiz nervosa	2
	Medula espinhal/cone medular	–
	Completo	2
	Incompleto	3
	Cauda equina	3

Fonte: Vaccaro AR, Zeiller SC, Hulbert RJ et al., 2005.

Nessa classificação, quando o escore TLICS é menor ou igual a 3, indica-se tratamento não cirúrgico; quando igual a 4, pode-se optar tanto por tratamento conservador quanto cirúrgico e, quando maior ou igual a 5, indica-se tratamento cirúrgico.

Classificação AO*Spine*

Uma outra classificação muito utilizada é a da AO, que é baseada na morfopatologia da lesão. As lesões do tipo A são baseadas na impactação, explosão e separação das estruturas ósseas que formam a vértebra. As do tipo B são produzidas pelo mecanismo de distração da coluna cervical. Já as lesões do tipo C são produzidas pelo mecanismo de rotação. Essas lesões são caracterizadas pela lesão do disco intervertebral e dos ligamentos posteriores.[1-4]

McAfee e colaboradores,[5] em seus estudos, demonstraram o grau de exatidão das descrições obtidas com a TC e, no início dos anos 1980, passou a vigorar o conceito de três colunas de Denis[6] que se tornou o sistema de classificação dominante.[1-4] Embora esses conceitos tenham sido projetados de forma específica para fraturas toracolombares, eles também são úteis na definição biomecânica da lesão na coluna cervical. De acordo com a classificação de Denis, as fraturas são classificadas em quatro tipos: 1) fraturas em compressão; 2) fraturas em explosão; 3) fraturas por cinto de segurança (*seat belt fractures*); e 4) fratura/luxação. Além disso, as lesões foram subclassificadas a partir dessas quatro definições:

1. **Fraturas de compressão:** falha sob compressão da coluna anterior; a coluna do meio está intacta.
   A) fratura no plano frontal;
   B) fratura da placa de extremidade anterior superior;
   C) fratura da placa de extremidade anterior inferior;
   D) falha de ambas as placas terminais.
2. **Fraturas tipo *burst*:** resultado da falha do corpo vertebral em suportar sobrecarga axial; falha das colunas anterior e média com cargas axiais.
   A) fratura de ambas as placas finais;
   B) fratura da placa de extremidade superior;
   C) fratura da placa de final inferior;
   D) explosão de rotação.
3. **Fraturas em cinto de segurança:** falha de ambas as colunas posterior e meio sob forças de tensão gerada pela flexão e distração.
   A) uma lesão óssea de um nível;
   B) uma lesão ligamentar de um nível;
   C) dois níveis através da coluna intermediária óssea;
   D) dois níveis através da coluna posterior ligamentar.
4. **Fratura luxação:** falha de todas as colunas sob compressão, tensão, rotação ou cisalhamento.
   A) rotação/flexão;
   B) cisalhamento;
   C) flexão/distração.

O sistema de classificação do grupo AO é resultado dos esforços de um time de cirurgiões de coluna realizado durante um período de 10 anos, que culminou com a publicação de Magerl e colaboradores. Essa classificação traz a autoridade da fundação AO com a participação de muitos cirurgiões de coluna de destaque e é baseada, principalmente, nas características patomorfológicas das lesões.

Três categorias principais, com padrões distintos de lesão, são caracterizadas por:

» **Tipo A:** onde a lesão ocorre por compressão do corpo vertebral.
» **Tipo B:** lesão dos elementos anteriores e posteriores por distração.
» **Tipo C:** lesão dos elementos anterior e posterior com rotação.

Na fratura tipo A, não há lesão da coluna posterior. Essas lesões são suposta e principalmente causadas pela compressão axial. Na fratura tipo B, o principal critério é uma perturbação transversal de uma ou ambas as colunas vertebrais. Já na fratura tipo C, há lesões nos elementos anterior e posterior com rotação ou lesões em duas colunas com rotação e/ou translação e deslocamento.[1-4]

Tratamento (Figura 134.1)[7]

Figura 134.1 – Algoritmo de tratamento baseado na classificação de fraturas AO*Spine*.

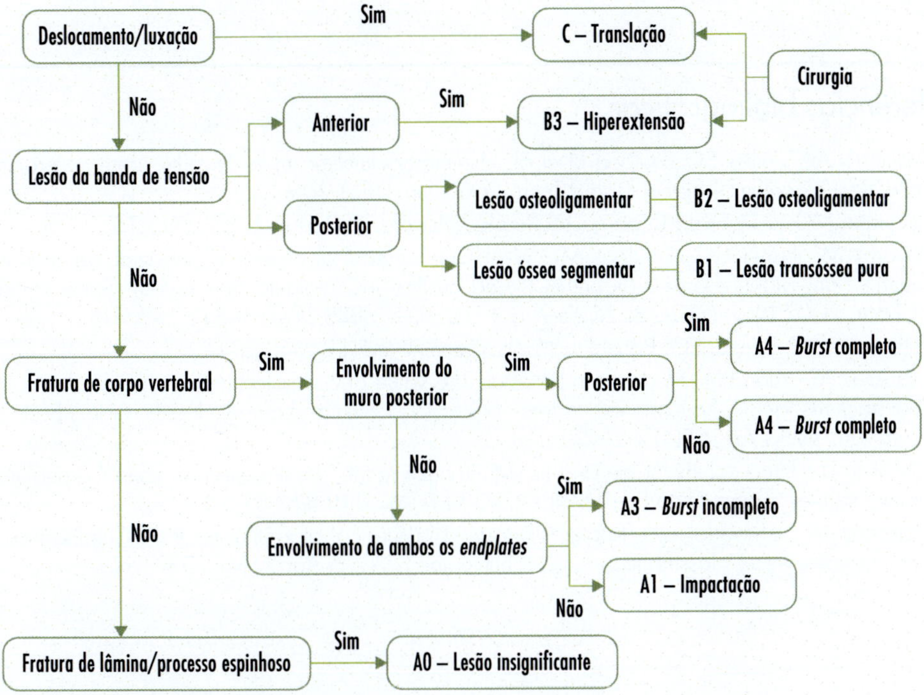

Fonte: Adaptada de Vaccaro AR, Schroeder GD, Kepler CK et al., 2016.

O tratamento cirúrgico está indicado nas lesões do grupo B3, pois o disco intervertebral encontra-se lesado. A artrodese anterior associada à fixação, que possui a função de tirante de tensão ou imobilização pós-operatória em discreta flexão, pode ser utilizada nas lesões cuja estabilidade à flexão esteja preservada. Nas luxações posteriores e em algumas fraturas/luxações com cisalhamento, é necessária a fixação anterior e posterior. As fraturas do tipo C são instáveis ao torque axial e a maioria dos casos apresenta instabilidade característica dos tipos A e B.[1-4]

A instabilidade rotacional é causada pelo próprio padrão de fratura do corpo vertebral ou pela avulsão das conexões de partes moles (disco, ligamentos, músculos) e fraturas de estruturas ósseas que influenciam a rotação (processo transverso, costela). Com exceção de algumas fraturas incompletas desse grupo, as fraturas do tipo C são as lesões mais instáveis, apresentando maior incidência de lesão neurológica associada. O potencial para translação horizontal em todas as direções está presente na maioria dos casos. Uma vez que essas lesões podem reduzir espontaneamente, a translação pode não ser observada nas radiografias.[1-3]

O tratamento cirúrgico é o de escolha nas lesões do tipo C, devido ao alto grau de instabilidade e baixo potencial de cicatrização das estruturas discoligamentares – enquanto nas lesões dos tipos A e B a fixação interna deve resistir ao encurtamento, flexão ou extensão e, em algumas situações, ao cisalhamento no plano sagital. Nas lesões rotacionais do tipo C, a fixação interna deve resistir ao torque axial e, algumas vezes, ao cisalhamento no plano horizontal.[1,2,4]

As demais lesões podem ser tratadas não cirurgicamente, deixando-se o tratamento cirúrgico para eventual evolução desfavorável, seja com dor, deformidade ou défice.[1,2]

Referências bibliográficas

1. Vaccaro AR, Zeiller SC, Hulbert RJ et al. The thoracolumbar injury severity score: a proposed treatment algorithm. J Spinal Disord Tech. 2005 Jun;18(3):209-15.
2. Siqueira MG (ed.). Tratado de neurocirurgia. Manole, 2015. v. 1, p. 1035-75.
3. Dvorak MF, Fisher CG, Fehlings MG et al. The surgical approach to subaxial cervical spine injuries: an evidence-based algorithm based on the SLIC classification system. Spine (Phila Pa 1976). 2007 Nov 1;32(23):2620-9. doi: 10.1097/BRS.0b013e318158ce16.
4. Steinmetz MP, Benzel EC. Benzel's spine surgery. 4th ed. Elsevier, 2016.
5. McAfee PC, Yuan HA, Fredrickson BE et al. The value of computed tomography in thoracolumbar fractures: an analysis of one hundred consecutive cases and a new classification. J Bone Joint Surg Am. 1983 Apr;65(4):461-73.
6. Denis F. The three column spine and its significance in the classification of acute thoracolumbar spinal injuries. Spine (Phila Pa 1976). 1983 Nov-Dec;8(8):817-31.
7. Vaccaro AR, Schroeder GD, Kepler CK et al. The surgical algorithm for the AOSpine thoracolumbar spine injury classification system. Eur Spine J. 2016 Apr;25(4):1087-94.

Capítulo 135

Traumatismo Raquimedular Cervical Alto
Junção Craniocervical (C2)

Vitor Nagai Yamaki
Roger Schmidt Brock

Definição

O traumatismo raquimedular cervical é didaticamente separado, pela segunda vertebral cervical, em: 1) traumatismo da coluna cervical alta e 2) traumatismo da coluna cervical subaxial.

Traumatismos cervicais acima do áxis ocorrem por lesão do complexo occipto-C1-C2. Dependendo do mecanismo traumático, diversas lesões podem acometer o côndilo occipital, o atlas e o áxis, bem como as articulações entre elas: junção craniocervical e articulações C1-C2 e C2-C3.

Epidemiologia

Lesões traumáticas da coluna cervical alta são frequentemente subdiagnosticadas devido a sua complexa anatomia osteoligamentar e a necessidade de exames de maior complexidade para avaliação de lesões ligamentares, integridade do disco intervertebral e articulações facetárias.

As lesões nesta região podem ser divididas conforme a faixa etária do paciente, a predisposição anatômica e o mecanismo traumático. Na população pediátrica, luxações atlantoccipitais são mais frequentes devido a uma face articular de C1 mais rasa, assim como desproporção do crânio para peso corporal, estrutura ligamentar e muscular frágil. Fraturas de processo odontoide do áxis ocorrem mais frequentemente na população idosa, relacionadas a mecanismo traumático leve e de baixa energia. Entretanto, epidemiologicamente, lesões na coluna cervical superior ocorrem predominantemente em adultos jovens, relacionados a acidentes automobilísticos. Fraturas da vértebra C1 estão presentes em 3% a 13% dos traumatismos em coluna cervical, enquanto fraturas em C2 estão presentes em 20%. Em cerca de 40% dos casos, pode ocorrer lesões associadas de C1 e C2.

Fisiopatologia

Lesões na coluna cervical superior estão relacionadas a traumatismos fechados de alta energia. A alta mobilidade das articulações entre C1 e C2 – permitindo rotação axial – e atlantoccipital – flexão e extensão – é compensada pela resistente estrutura ligamentar, estabilizando as articulações.

Luxação atlantoccipital pode ser relacionada a mecanismos de hiperextensão, levando à ruptura da membrana tectória ou hiperflexão, ocasionando lesão de ligamentos posteriores da coluna. Deslocamento de C1 promove compressão do tronco cerebral e pode levar à desconexão bulbocervical. Estima-se que a luxação atlantoccipital esteja presente em 8% a 19% dos traumatismos cervicais fatais. Lesões bilaterais dos pares interarticulares de C2 associadas à luxação C2-C3 estão relacionadas à hiperextensão associada à sobrecarga axial.

Mecanismos traumáticos de baixa energia estão relacionados a lesões cervicais em grupos etários ou doenças específicas. Fratura de processo odontoide ocorre mais frequentemente na população idosa, em virtude da estrutura óssea osteoporótica; luxações C1-C2 ocorrem com mais frequência em crianças, bem como em portadores de artrite reumatoide.

Diagnóstico

Exame físico

Pacientes portadores de lesões cervicais altas são, em geral, vítimas de politraumatismo, devendo, portanto, serem atendidos inicialmente conforme o protocolo do suporte de vida avançado ao trauma (ATLS). Um breve exame neurológico deve complementar o atendimento inicial para rastrear défices motores mais evidentes:

1. "levante os braços";
2. "abra e feche as mãos";
3. "levante as pernas";
4. "mexa os dedos do pé".

Pacientes sem défices neurológicos na avaliação inicial, porém envolvidos em acidentes de alta energia ou com alteração do nível de consciência, devem manter imobilização com colar cervical rígido até estudo radiográfico detalhado.

A maioria dos pacientes se apresenta com exame neurológico normal, sendo, por isso, subdiagnosticados. Défices neurológicos podem variar desde paresia de nervos cranianos (p. ex.: VI, X e XII) até tetraplegia ou apneia consequente à compressão do centro respiratório bulbar.

O grau de repercussão funcional decorrente do défice neurológico pode ser quantificado conforme escala de avaliação proposta pela American Spinal Injury Association (ASIA) (Tabela 135.1).

Avaliação radiológica e classificação

Luxação atlantoccipital

Distrações craniocervicais representam a principal condição subdiagnosticada entre lesões cervicais. O diagnóstico radiográfico deve ser realizado a partir de suspeita em inspeção qualitativa e confirmada com medições entre marcos anatômicos. Diversos métodos foram sugeridos como forma de aumentar a sensibilidade para o diagnóstico de deslocamentos na junção craniocervical: **método de Wholey**, **proporção de Powers**, **método Dublin**, **método das linhas em X**, **intervalo basioaxial e basiodental** (BAI-BDI) e **intervalo atlantoccipital (IAO)**. O método BAI-BDI mostrou-se com maior sensibilidade entre os métodos e o mais reproduzível na disponibilidade apenas de raio X lateral da coluna cervical. O intervalo atlantoccipital, mais recentemente descrito, é atualmente mais factível no contexto das lesões traumáticas. Os métodos estão descritos detalhadamente na Tabela 135.2, a seguir.

Tabela 135.1 – Escala de lesão neurológica da American Spinal Injury Association (ASIA).

A	Lesão completa: sem função sensitiva, motora ou preservada de segmentos sacrais S4-S5
B	Lesão incompleta: função sensitiva preservada; sem função motora abaixo do nível da lesão
C	Lesão incompleta: função motora parcialmente preservada* abaixo do nível da lesão
D	Lesão incompleta: função motora parcialmente preservada** abaixo do nível da lesão
E	Normal: sem défices neurológicos motores ou sensitivos

*Mais da metade dos músculos principais com força muscular menor que grau III; **Mais da metade dos músculos principais com força muscular maior ou igual a grau III.

Fonte: American Spinal Injury Association (ASIA).

Tabela 135.2 – Avaliação radiográfica de luxação atlantoccipital.

Método	Referenciais anatômicos	Valores de referência
Intervalo basioaxial e basiodental (BAI-BDI)	• BAI: distância do básio (extremidade inferior do *clivus*) → Eixo axial no limite posterior do corpo da vértebra de C2 • BDI: distância do básio → Ponto mais próximo no processo odontoide da vértebra de C2	• 4 mm ≤ BAI ≤ 12 mm • Eixo axial C2 mais de 4 mm à frente do básio → **Deslocamento anterior** • Eixo axial C2 mais de 12 mm posterior ao básio → **Deslocamento posterior** • Adultos: BDI ≤ 12 mm • BDI > 12 mm: distração longitudinal da articulação atlantoccipital
Intervalo atlantoccipital (IAO)	• Distância entre o côndilo occipital e a superfície articular superior de C1	• Adultos: IAO ≤ 2 mm • Crianças: IAO ≤ 4 mm

Fonte: Greenberg MS, 2016.

Tais metodologias foram inicialmente descritas com base em imagens de raio X lateral de coluna cervical, entretanto, podem ser empregadas em tomografia computadorizada (TC) com maior sensibilidade e especificidade. O uso de ressonância magnética (RM) para avaliação de lesões ligamentares em lesões cervicais deve ser empregado em conjunto com achados da TC cervical, bem como o quadro clínico do paciente. Em geral, RM não está indicada em distrações atlantoccipitais evidentes, já que o método não é capaz de determinar o grau de instabilidade cervical. Idealmente, RM deve ser obtida nas primeiras 48 horas do traumatismo cervical.

Lesões do ligamento transverso

Na suspeita de lesões do ligamento transverso, dois aspectos devem ser avaliados: 1) articulação atlantodental, alinhamento de massa lateral de C1 e faceta articular de C2; e 2) distância entre o arco anterior de C1 e o processo odontoide de C2 maior que 3,5 mm; bem como desalinhamento lateral da massa lateral de C1 maior de 6,9 mm (regra de Spence). Ambos são altamente sugestivos de lesão do ligamento transverso. Nestes casos, RM cervical está indicada para avaliação do padrão de lesão ligamentar. A classificação de Dickman divide as lesões do ligamento transverso em 2 tipos:

- **Tipo 1:** lesão ligamentar isolada.
- **Tipo 2:** avulsão ou fratura da massa lateral de C1 promovendo destacamento do ligamento transverso.

Lesão de côndilo occipital

Fraturas de côndilo occipital diagnosticadas e avaliadas em TC da coluna cervical raramente provocam instabilidade ou défices neurológicos. A RM cervical não está indicada para o diagnóstico de fratura de côndilo occipital. A classificação de Anderson e Montesano divide essas fraturas em 3 tipos:

- **Tipo 1:** fratura cominutiva do côndilo occipital.
- **Tipo 2:** fratura da base do crânio com extensão ao côndilo occipital.
- **Tipo 3:** fratura com avulsão de fragmento do côndilo occipital.

Fratura de atlas (C1)

Lesões isoladas de C1, ou seja, com preservação do ligamento transverso íntegro, não representam lesões altamente instáveis e, em geral, não são manejadas com imobilização externa. Landells e Van Peteghem classificaram as fraturas de C1 em 3 tipos:

- **Tipo 1:** fratura do arco anterior ou posterior de C1.
- **Tipo 2:** fratura de arco anterior e posterior concomitantes; linhas de fratura dividem a vértebra em dois ou mais segmentos – fratura de Jefferson –, classicamente definida como fratura explosão de 4 pontos nos arcos anterior e posterior de C1, porém também utilizada atualmente para designar fraturas de 2 a 3 pontos no arco de C1.
- **Tipo 3:** fratura de massa lateral de C1.

Fraturas de atlas (C2)

Fratura de processo odontoide

A fratura de processo odontoide de C2 representa o tipo mais comum de fratura de C2 – correspondendo a 50% a 60% dos casos–, e compartilha propriedades biomecânicas de avaliação de instabilidade semelhantes a lesões do ligamento transverso. Lesões no processo odontoide são divididas, conforme a classificação de Anderson e D'Alonzo, em 3 tipos:

- **Tipo 1:** fratura avulsão de porção superior do processo odontoide.
- **Tipo 2:** traço de fratura envolvendo a base do processo odontoide (mais comum).
- **Tipo 3:** traço de fratura envolvendo o corpo do atlas, podendo se estender até a faceta articular superior de C2.

Fratura de elementos da coluna posterior de C2 (fratura de Hangman)

A fratura de Hangman é definida como fratura bilateral de pares interarticulares de C2 com subluxação traumática de C2 sobre C3, relacionada a mecanismo de hiperextensão com sobrecarga axial. Nesses casos, determinar a integridade ligamentar e do disco intervertebral de C2-C3 é primordial para a definição da conduta. Portanto, investigação deve ser complementada com RM cervical e estudo de vasos cervicais (antirressonância ou angiotomografia) para descartar dissecção de artéria vertebral. A classificação de Levine e Edwards divide essas lesões em 4 tipos:

» **Tipo 1:** fratura de pedículos bilateral, translação < 3 mm e sem angulação do corpo vertebral de C2.

» **Tipo 2:** traço somente de fratura vertical; translação > 3 mm e angulação significativa do corpo vertebral de C2.

» **Tipo 2A:** traço de fratura horizontal sobre disco intervertebral; translação < 3 mm e angulação significativa do corpo vertebral de C2.

» **Tipo 3:** translação significativa do corpo vertebral de C2, angulação significativa do corpo vertebral de C2, encarceramento de faceta articular uni ou bilateral e lesão de disco intervertebral.

Tratamento

O tratamento de lesões da coluna cervical alta deve considerar o mecanismo traumático, défices neurológicos e achados em exames de imagem. Condutas neste contexto traumático se dividem entre imobilização externa ou fixação interna. Lesões com desalinhamentos importantes, lesões ligamentares importantes e sobreposição de facetas articulares, inquestionavelmente necessitam de correção cirúrgica. Lesões menores, como fraturas de côndilos occipitais e corpo de C2 sem repercussão neurológica, são melhor conduzidas de forma não cirúrgica e com imobilização externa para consolidação espontânea. Tal conduta é favorecida principalmente pela resistente estrutura ligamentar que garante estabilização adicional à regeneração. A conduta a ser adotada para tratamento das lesões traumáticas da coluna cervical alta está organizada na Figura 135.1.

Figura 135.1 – Algoritmo de tratamento para fratura cervical alta.

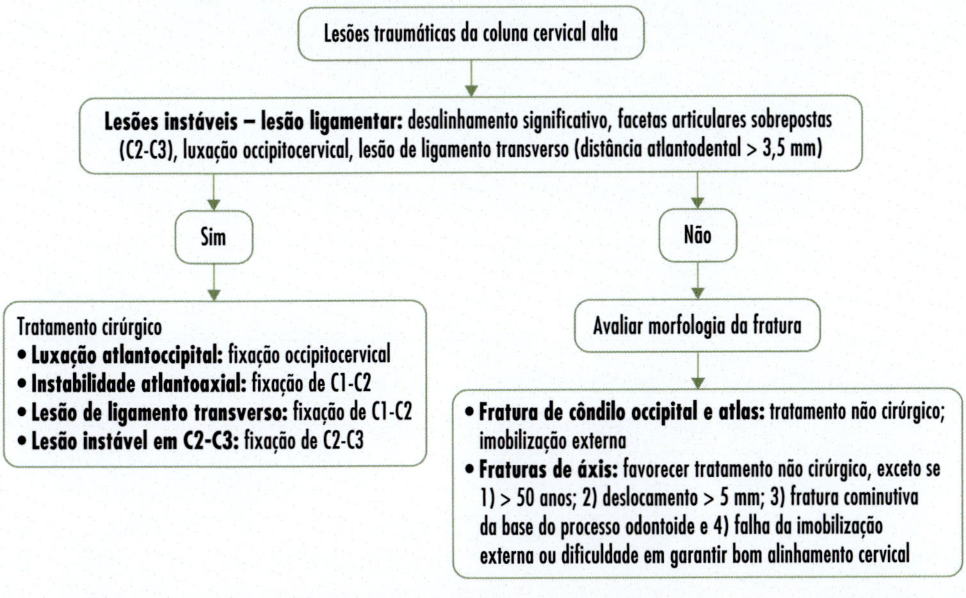

Fonte: Adaptada de Joaquim AF, Ghizoni E, Tedeschi H et al., 2014.

Referências bibliográficas

1. Chang W, Alexander MT, Mirvis SE. Diagnostic determinants of craniocervical distraction injury in adults. American Journal of Roentgenology. 2009;192(1):52-8.
2. El-Masry WS, Tsubo M, Katoh S et al. Validation of the American Spinal Injury Association (ASIA) motor score and the National Acute Spinal Cord Injury Study (NASCIS) motor score. Spine. 1996;21(5):614-9.
3. Greenberg MS. Handbook of neurosurgery. 8th ed. New York (NY): Thieme, 2016.
4. Joaquim AF, Ghizoni E, Tedeschi H et al. Upper cervical injuries: a rational approach to guide surgical management. Journal of Spinal Cord Medicine. 2014;37(2):139-51.
5. Winn HR. Youmans and Winn neurological surgery. 7th ed. Philadelphia (PA): Elsevier, 2017. p. 2505-11.

Capítulo 136

Lesão Traumática da Coluna Torácica e Lombar

Igor Araújo Ferreira da Silva

Introdução

As lesões traumáticas da coluna toracolombar são de extrema importância para o neurocirurgião e o ortopedista de coluna, pois essas são endêmicas em nosso país e o segmento mais acometido por lesões traumáticas na coluna, além de trazerem impacto devastador no paciente e na sociedade. Este capítulo tem como objetivo traçar uma estratégia prática de avaliação e conduta nesses pacientes, sem abordar fraturas produzidas por arma de fogo ou osteoporóticas.

Epidemiologia

Na casuística do Hospital Universitário Cajuru (Curitiba/PR) de pacientes politraumatizados com fratura de coluna (130 pacientes), 72,2% dos casos apresentavam fratura na coluna torácica ou lombar, sendo 39,2%, segmento lombar; 33%, torácico; e 43,8%, fraturas da transição toracolombar (T11-L2).

Homens jovens são os mais acometidos por essa patologia; nessa casuística, 78,1% eram homens com idade média de 41,8 anos (16 a 88). A etiologia do trauma mais comum foi queda (62,5%), seguida por acidente de trânsito (16,5%), ferimentos por arma de fogo (8,8%) e mergulho (4,4%).

Nesse grupo de pacientes, 24,2% tinha lesão medular associada, sendo 72,7% com lesão medular completa.

Patogenia e classificação

É óbvio que as fraturas ósseas são manifestações biológicas da falha do osso para resistir a um desafio mecânico imposto, onde o mesmo excedeu o limite ósseo de resistência. As fraturas possuem associação clínico-radiológica com as diferentes formas vetoriais de aplicação das forças causadoras da fratura. Portanto, a maioria das classificações tenta agrupar as fraturas junto a formas vetoriais das forças causadoras do traumatismo e determinar possíveis instabilidades mecânicas.

A classificação mais utilizada atualmente, por ser de fáceis aplicação e reprodução, é o AO*Spine thoracolumbar spine injury classification system*:

- **Tipo A:** são fraturas por **compressão**. O mecanismo é por compressão axial com ou sem flexão, resultando em diminuição da altura do corpo vertebral. A característica típica é a integridade do complexo ligamentar posterior.
  - A0: lesões insignificantes, como fraturas de processos transverso ou espinhoso.
  - A1: fratura em cunha ou impactação de **um** platô vertebral **sem** envolvimento da parede posterior.
  - A2: fratura dos **dois** platôs vertebrais **sem** envolvimento da parede posterior, tipo fraturas com separação ou pinçamento central do corpo.
  - A3: acometimento de **um** platô vertebral + comprometimento da parede posterior; fraturas verticais da lâmina geralmente estão associadas.
  - A4: acometimento dos **dois** platôs vertebrais + comprometimento da parede posterior; fraturas verticais da lâmina geralmente estão associadas.
- **Tipo B:** são lesões por **distração**. Pode ser em flexão ou extensão e estarem associadas a fraturas tipo A. A característica deste tipo é a ruptura dos elementos posteriores, podendo ocorrer através dos ligamentos ou elementos ósseos.
  - B1: fratura de Chance, em que a ruptura da banda de tensão posterior ocorre através dos elementos ósseos.
  - B2: a ruptura da banda de tensão ocorre através do osso ou dos ligamentos; geralmente associada à fratura do tipo A, devendo, esta última, ser classificada à parte.
  - B3: **hiperextensão**; lesão ocorre através do disco vertebral ou corpo vertebral, levando a uma posição hiperestendida. Comumente vista em doenças anquilosantes. As estruturas anteriores, como o ligamento longitudinal anterior, é rompido, mantendo apenas pequena estrutura posterior funcionando como uma dobradiça e impedindo a translação.
- **Tipo C:** qualquer lesão que ocorrer **translação** em qualquer plano. Portanto, são as lesões com luxações, configurando instabilidade e alto risco de lesão neurológica associada.

Essa classificação também traz subitens contendo informações sobre défice neurológico (N) e casos especiais (M):

- **N0:** neurológico normal.
- **N1:** défice neurológico transitório que não está mais presente.
- **N2:** sinais ou sintomas de radiculares.
- **N3:** lesão medular incompleta ou síndrome de cauda equina.
- **N4:** lesão medular completa.
- **Nx:** estado neurológico desconhecido.
- **M1:** um modificador para designar casos em que a lesão do complexo ligamentar posterior é indeterminada, tendo realizado ou não ressonância magnética (RM) da coluna.
- **M2:** utilizado para designar pacientes com comorbidades específicas que podem alterar a escolha terapêutica, por exemplo, de espondilite anquilosante ou lesão de partes mole sobre a fratura.

Outra classificação muito utilizada, no entanto, com o fim de decisão terapêutica, foi a criada por Vaccaro e colaboradores, o *thoracolumbar injury classification system* (TLICS). Sendo desenvolvida a partir da morfologia da lesão, estado neurológico e presença de lesão ligamentar posterior com uma pontuação de gravidade que define conduta:

» **Morfologia:**
  - compressão = 1;
  - explosão = 1;
  - translação/rotação = 3;
  - distração = 4.

» **Integridade do complexo ligamentar posterior:**
  - intacto = 0;
  - indeterminado = 2;
  - lesionado = 3.

» **Quadro neurológico:**
  - intacto = 0;
  - radicular = 2;
  - medular completo = 2;
  - medular incompleto = 3;
  - cauda equina = 3.

A soma desses fatores determinaria a conduta sobre o caso. No entanto, deve-se levar em conta a limitação do método, como falta de evidência sobre a escolha dos parâmetros, redundância de pontuação para certos elementos e atribuição de pontos para défices neurológicos, realizada de forma que se torne aceitável não operar défice medular completo ou radicular, além da subjetividade na pontuação entre 4 e 5.

» **0 a 3:** tratamento conservador.

» **4 a 5:** conservador ou cirúrgico.

» **5 ou mais:** tratamento cirúrgico.

Clínica e diagnóstico

Não nos estenderemos neste tópico, já abordado em outros capítulos, mas não podemos esquecer de mencionar que o exame clínico isolado não é capaz de afastar fraturas da coluna, principalmente em pacientes politraumatizados e com fratura de qualquer segmento da coluna, pois apresentam chance de 20% de terem outra fratura em outro segmento. Portanto, toda a coluna do paciente deve ser radiologicamente avaliada quando for identificada qualquer fratura.

A ressonância de coluna toracolombar deve ser solicitada sempre que houver suspeita de SCIWORA (principalmente em crianças), lesão do complexo ligamentar posterior, fraturas múltiplas não contíguas da coluna e défice neurológico. No entanto, não podemos esquecer que, quando existe indicação de cirurgia, este exame pouco nos auxiliará na sua programação, portanto, não devemos retardar o tratamento aguardando RM.

Tratamento

A partir da classificação do tipo de fratura que iremos tratar, conseguimos organizar a condução terapêutica.

Em pacientes com défice neurológico, deveremos considerar cirurgia em menos de 24 horas para descompressão das estruturas neurais independentemente da instabilidade da fratura. No entanto, em patologia traumática, a descompressão exclusiva não é adequada, pois as técnicas retiram mais elementos de estabilidade da coluna. Por conseguinte, devemos adotar algum procedimento de fixação da coluna.

Para lesões tipo A0 ou A1, o tratamento conservador com analgesia é eficaz; repouso relativo por 7 dias; fisioterapia; podendo ou não indicar órtese toracolombar, como colete de Jewett – atualmente temos trabalhos de boa metodologia que não demonstraram diferença entre os grupos de tratamento com e sem órtese.

Para fraturas A2, A3 e A4, também podemos estabelecer tratamento conservador se não houver cifose regional > 30º, redução da altura do corpo e do canal vertebral em 50% e garantirmos não haver lesão do complexo ligamentar posterior. Portanto, para esse grupo, deveremos considerar fortemente a RM se optarmos por tratamento conservador.

Esses pacientes devem ser seguidos ambulatorialmente por pelo menos 12 semanas ou até a fusão da fratura para avaliação clínica de melhora dolorosa, exame neurológico e com radiografia simples, com intuito de identificar deformidades progressivas e, assim, falha do tratamento conservador.

Fraturas tipo B ou C são instáveis e, independentemente do estado neurológico, exigem tratamento cirúrgico, pois, assim, os pacientes iniciam precocemente a reabilitação e seu retorno à sociedade, prevenindo ainda complicações como escaras, infecções e trombose.

Acessos por via anterior, posterior ou combinada demonstraram resultados clínicos semelhantes, no entanto, a manutenção da redução é melhor obtida com a via combinada. A via anterior para casos traumáticos fica restrita aos casos de importantes cominuição do corpo vertebral e deformidade. A via combinada, anterior e posterior, restaura de forma mais eficiente a deformidade e traz mais rigidez à construção. No entanto, essa abordagem não é possível, na maioria dos casos, pelas comorbidades associadas ao politraumatizado.

A via posterior acaba sendo a mais utilizada, principalmente com a disseminação dos parafusos pediculares. Devemos lembrar de utilizar parafusos de pelo menos 6 mm para evitar quebra da construção e melhor interface osso-parafuso. Os parafusos poliaxiais trouxeram facilidade para acoplamento e moldagem das barras de fixação, mas permitem perda da correção em longo prazo de até 10°. Isso é mais importante se optarmos por construções curtas, nas quais o ideal seria o uso de parafusos monoaxiais. Para fraturas de L5, a despeito do tratamento, é esperado uma perda de lordose de 15°, aproximadamente, entre l4 e sacro.

Em geral, fraturas dos tipos A e B podem ser tratadas com construções curtas, com melhores desfechos cirúrgicos, pelo menor tempo cirúrgico e menor perda de sangue; considerar o uso de parafusos monoaxiais. Fraturas do tipo C e pacientes com espondiloartropatias exigem construções longas de 2 níveis acima e 2 abaixo da fratura.

Instrumentar a vértebra fraturada com um parafuso pedicular aumenta a rigidez da construção, o potencial de redução e melhora a manutenção dos efeitos da redução. Portanto, sempre analisar as imagens para considerar incluir parafuso intermediário na construção.

A retirada dos implantes não demonstrou melhor desfecho clínico ou radiológico, mas há uma taxa de fratura do material implantado de 36% depois de 8 anos.

Referências bibliográficas

1. Siqueira MG (ed.). Tratado de neurocirurgia. Barueri (SP): Manole, 2016. ISBN: 9788520447796.
2. Vaccaro AR, Lehman Jr RA, Hurlbert RJ et al. A new classification of thoracolumbar injuries: the importance of injury morphology, the integrity of the posterior ligamentous complex and neurologic status. Spine (Phila Pa 1976). 2005;30(20):2325-33. doi: 10.1097/01.brs.0000182986.43345.cb.
3. Verheyden AP et al. Treatment of fractures of the thoracolumbar spine: recommendations of the spine section of the german society for orthopaedics and trauma (DGOU). Global Spine Journal. 2018;8(2 Suppl):S34-45.
4. Vialle LRG, Bellabarba C, Kandziora F (ed.). AOSpine master series – Thoracolumbar spine trauma. New York (NY): Thieme, 2015. v. 6.
5. Vialle LRG, Fehlings M, Weidner N (ed.). AOSpine master series – Spinal cord injury and regeneration. New York (NY): Thieme, 2017. v. 7.

Capítulo 137

Traumatismo Raquimedular Decorrente de Projétil de Arma de Fogo

Vinícius Monteiro de Paula Guirado

Introdução

O traumatismo da coluna vertebral e da medula espinal (TRM) pode resultar em lesões neurológicas com gravidade variada. Em casos leves, os sintomas podem ser discretos ou somente transitórios, mas nos graves, podem resultar em incapacidades permanentes e completas, incluindo tetra ou paraplegia, anestesia e disfunções autonômicas e respiratórias.[1,2]

Definição

Os ferimentos causados por projéteis de arma de fogo (FPAF) correspondem às lesões traumáticas penetrantes que acometem a coluna vertebral e/ou a medula espinal com seus constituintes (radículas, raízes, envoltórios meníngeos e vasos sanguíneos) em sintopia. As lesões são decorrentes da interação entre o projétil e o tecido corporal, podendo ser provocados pelo impacto direto ou pela ocupação de espaço, definidos como cavitação temporária e permanente. A permanente resulta de projéteis de menor velocidade, com destruição tecidual direta, e a temporária ocorre quando os de alta velocidade promovem expansão tecidual lateral.[3] O fator mecânico determinante da gravidade está relacionado aos fenômenos balísticos que são mensurados de acordo com a velocidade do projétil em baixa e alta velocidade, menores ou maiores que 600 metros por segundo, respectivamente. As de baixa velocidade são mais comuns na população civil, enquanto as de alta acontecem em regiões de caça ou em ambiente de confrontos militares.[4]

Epidemiologia

Os FPAF frequentemente acometem pessoas com menos de 40 anos de idade; do sexo masculino; localizam-se na coluna vertebral torácica, sendo o local de penetração na região posterior do tronco, e causam lesões completas da medula espinal.[5] A mortalidade causada pelos projéteis de baixa velocidade é mais elevada em razão de sua maior frequência,[6] no rol da violência urbana, em decorrência de assaltos e, mais raramente, em acidentes com o manejo de arsenal armado.[7] O FPAF é incomum como causa de TRM no serviço de neurocirurgia de emergência do Hospital das Clínicas da Faculdade de Medicina da Universidade de São Paulo (HC-FMUSP), representando 12% dos casos cirúrgicos atendidos de 2007 a 2016.

Clínica

Benzel e colaboradores propuseram estratificar clinicamente os TRM-FPAF em três grupos: lesão medular completa, lesão medular incompleta e lesão da cauda equina.[8] Quando existe manifestação clínica de lesão da medula espinal, recomenda-se utilizar a escala da American Spinal Injury Association (ASIA)[9] (Quadro 137.1).

Quadro 137.1 – Classificação ASIA das lesões raquimedulares.

Graduação	Subtipos	Especificações
A	Completo	Nenhuma função motora ou sensitiva está preservada nos segmentos sacrais S4-S5
B	Incompleto	A função motora não está preservada abaixo do nível neurológico, incluindo os segmentos sacrais S4-S5, mas existe preservação da função sensitiva
C	Incompleto	A função motora está preservada abaixo do nível neurológico e mais da metade dos músculos-chave abaixo do nível neurológico tem grau de força muscular menor que 3
D	Incompleto	A função motora está preservada abaixo do nível neurológico e pelo menos metade dos músculos-chave abaixo do nível neurológico tem grau de força muscular igual ou maior que 3
E	Normal	As funções motora e sensitiva estão normais

Fonte: American Spinal Injury Association (ASIA), 1984.

Não há diferença prognóstica nos doentes classificados como ASIA A ou B que sofrem FPAF nos segmentos cervicotorácicos, mas os resultados para cauda equina são melhores.[10]

Classificação

Além da classificação clínica, recomenda-se a avaliação radiológica, com o exame de tomografia computadorizada (TC). A TC de corpo inteiro é a mais indicada[11] para identificar a localização das fraturas, presença de corpos estranhos metálicos, fragmentos ósseos e do disco intervertebral, hematoma e instabilidade vertebral. A angio-TC e a mielo-TC podem ser realizadas de acordo com as necessidades de sintopia e quadro clínico. A classificação da Gülhane Military Medical Academy (GATA)[12] avalia a trajetória do projétil, a indicação cirúrgica e o momento adequado para intervenção cirúrgica incorporando os resultados do exame de TC da coluna vertebral (Quadro 137.2).

A maioria dos doentes classificados como ASIA A ou B apresenta estratificação de trajetória GATA-Ib e III, enquanto os classificados como ASIA D e E apresentam estratificação de trajetória GATA-Ia e IV.[12]

Quadro 137.2 – Classificação da Gülhane Military Medical Academy (GATA).

Tipo		Descrição da trajetória do projétil
I		**Trajetória anteroposterior**
	a	Canal vertebral intacto (projétil está no corpo vertebral ou ao redor dele)
	b	Perfuração do canal vertebral (com lesão da dura-máter)
II		**Trajetória oblíqua (tangencial ao canal vertebral)**
	a	Dura-máter intacta
	b	Fístula do LCR dural
III		**Trajetória laterolateral (projétil passa através das facetas articulares e/ou dos pedículos)**
	a	Sem lesão visceral
	b	Com lesão associada
IV		**Trajetória tangencial à coluna vertebral (trajetória oblíqua a coluna vertebral), podendo haver lesão radicular extraforaminal**
	a	Sem lesão vascular associada
	b	Com lesão vascular associada

LCR: líquido cefalorraquidiano.
Fonte: Duz B, Cansever T, Secer HI et al., 2008.

Diagnóstico

Caso clínico 1

Paciente masculino, 16 anos, branco, vítima de FPAF disparado a menos de 2 metros. Ferimento de entrada na face anterior do pescoço, zona II e sem ferimento de saída. Défice imediato da força nos quatro membros. Admitido com escala de coma de Glasgow 15, tetraparesia sensitivo-motora com nível neurológico C7 e ASIA C. Radiografia e TC da coluna vertebral evidenciando fraturas do corpo vertebral C7, das lâminas direitas de C7 e T1 e projétil localizado no tecido celular subcutâneo cervical. Realizados acesso minimamente invasivo com afastador Caspar e exploração microcirúrgica do canal raquidiano, identificando-se lesão dural lateral direita sem lesão radicular. Realizada durorrafia e descompressão medular com hemilaminectomia C7-T1 à direita e retirada do projétil. TC pós-operatória revelando descompressão espinal adequada e ausência do projétil. O doente foi reabilitado em unidade especializada e recuperou as funções neurológicas; apresentou ASIA E 1 ano após o evento (Figura 137.1).

Caso clínico 2

Paciente feminino, 21 anos, branca, vítima de FPAF disparado à distância inferior a 5 metros. Défice imediato de força no membro superior esquerdo. Admitida com escala de coma de Glasgow 15, monoplegia superior esquerda, intensa dor radicular predominante no território da raiz C6, ferimento de entrada na região supraescapular esquerda e sem ferimento de saída. A radiografia e a TC da coluna cervical revelaram sinais de fraturas da massa lateral esquerda de C5 e C6 e das lâminas esquerdas de C5 e C6. Realizados acesso minimamente invasivo com afastador Caspar e exploração microcirúrgica do forame intervertebral C5-C6 esquerdo, identificou-se fratura da massa lateral esquerda sem lesão radicular. Realizada durorrafia e hemilaminectomia C7-T1 para descomprimir a medula espinal à direita e retirar o projétil. TC pós-operatória revelou descompressão adequada e ausência do projétil. Paciente foi encaminhada para reabilitação em unidade especializada e recuperou função neurológica do membro superior esquerdo no período pós-operatório imediato (Figura 137.2).

Figura 137.1 – Caso clínico 1 – FPAF coluna cervicotorácica.

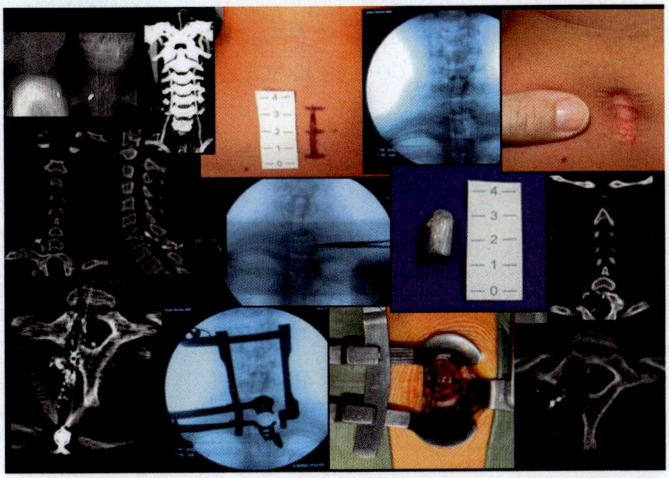

Fonte: Acervo da autoria do capítulo.

Figura 137.2 – Caso clínico 2 – FPAF na coluna cervical.

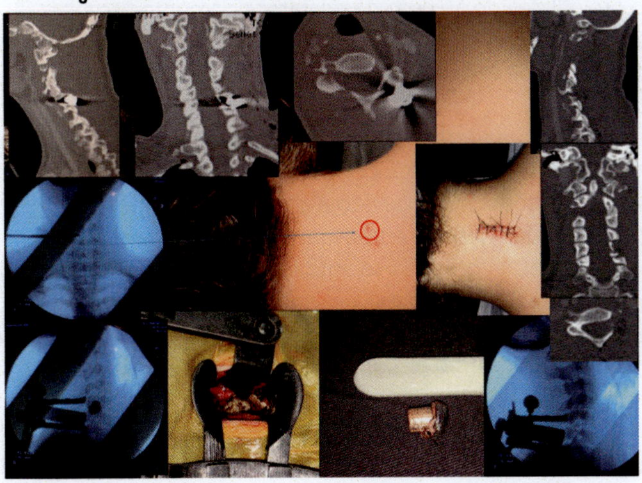

Fonte: Acervo da autoria do capítulo.

Prognóstico

As lesões da medula espinal são completas mais frequentemente em doentes que sofrem FPAF[5] e o risco de mortalidade também é maior.[13]

Não ocorre modificação da pontuação ASIA em 70% nos doentes inicialmente classificados como tipo A. Naqueles com lesões classificadas como ASIA D, 68% não se modificam; 30%, melhoram; e 2%, pioram. A modificação foi mais evidente nos últimos segmentos sacrais, alcançando 40%, havendo melhora motora em 31% e sensitiva, em 19% dos doentes.[14]

Tratamento

A seleção do método de tratamento é motivo de controvérsias. No ambiente militar, é mais comum a indicação cirúrgica do que na população civil. No contexto civil, o tratamento frequentemente é não cirúrgico,[15] em razão da elevada taxa de complicações relacionadas ao procedimento operatório, ausência de recuperação neurológica em doentes com lesão medular completa,[16] elevada taxa de infecção e necessidade de cirurgias complementares em relação ao tratamento conservador.[17]

Conduta

A atitude inicial deve seguir os fundamentos da ressuscitação do traumatizado na unidade de emergência de acordo com os protocolos estabelecidos pelo *Advanced Trauma Life Support* (ATLS).[18] Após a estabilização sistêmica, os elementos história clínica, com detalhamento do mecanismo de lesão; tipo de arma utilizada; distância em que os disparos foram proferidos e números revelados de projéteis que atingiram o corpo devem ser considerados. Deve ser realizado exame neurológico completo, determinando-se os níveis e as características das lesões de acordo com a ASIA.[9] O exame neurológico deve ser acurado para identificar se a lesão é completa ou incompleta. Os ferimentos de entrada e saída causados pelos projéteis e o segmento corpóreo devem ser identificados e registrados. A ferida traumática deve ser inspecionada visando especialmente identificar fístula do líquido cefalorraquidiano (LCR) externa. A palpação busca a identificação de corpos estranhos, fragmentos ósseos ou projéteis. Não se recomenda mobilizar incruentamente o projétil devido ao risco de destamponamento vascular.

O tratamento neurocirúrgico deve ser considerado após estabilização clínica, tendo em vista a elevada frequência de lesões sistêmicas e viscerais associadas aos traumatismos causados por FPAF.

O antibiótico é selecionado de modo empírico, mas deve ser de amplo espectro, na dependência dos protocolos institucionais. É obrigatória sua indicação quando houver penetração do projétil na cavidade abdominal,[19,20] devido à elevada taxa de infecções espinais e da ferida traumática quando a trajetória descrita é transgastrointestinal, particularmente na lesão do cólon.[19] Havendo lesão visceral, recomenda-se antibioticoterapia parenteral durante 7 a 14 dias e, na sua ausência, durante 2 a 3 dias.[21] A profilaxia antitetânica deve ser utilizada rotineiramente.[22]

Os doentes com lesão da medula espinal devem ser direcionados para reabilitação neurológica precoce, preferencialmente em unidade especializada dentro do 1° mês da ocorrência da lesão.[23,24]

Não se recomenda utilizar corticosteroides como tratamento de doentes com FPAF.[25]

Indicação cirúrgica

O tratamento neurocirúrgico deve ser individualizado. Considerar fatores hemodinâmicos, lesões associadas, gravidade do quadro neurológico e localização do projétil em relação ao canal vertebral e outros compartimentos.[12,15,16]

As principais indicações para tratamento cirúrgico são fístula do LCR externa persistente e défice neurológico progressivo. Menos comumente: dor radicular decorrente da presença de fragmento de projétil ou dos ossos comprimindo raízes nervosas, risco de migração do projétil no canal vertebral em doentes sem défice neurológico, presença de projétil no interior do disco intervertebral (maior risco para intoxicação plúmbica) e instabilidade vertebral.[12,15,16] Infecção tardia é indicação cirúrgica rara e deve ser considerada quando o projétil perfura vísceras abdominais antes de lesar a coluna vertebral.[19,20] Raramente, a intoxicação plúmbica aguda motiva o tratamento operatório.[26]

As lesões vertebrais instáveis biomecanicamente são muito raras em doentes que sofrem FPAF (0,4% dos casos).[27] Quando há défice neurológico, há maior possibilidade de instabilidade[28] e mais atenção deve ser atribuída ao acompanhamento, com maior frequência e regularidade.

Não há necessidade de tratamento cirúrgico quando o projétil ou seus estilhaços estão localizados no canal vertebral dos doentes com défice neurológico completo e quando o défice for estabelecido durante mais de 48 horas.[15,29,30] É possível que os resultados das lesões que acometam T12 até L4 tenham maior possibilidade de recuperação motora.[31]

A Figura 137.3 resume o algoritmo de conduta para o tratamento de FPAF.

Figura 137.3 – Algoritmo de conduta para tratamento de FPAF.

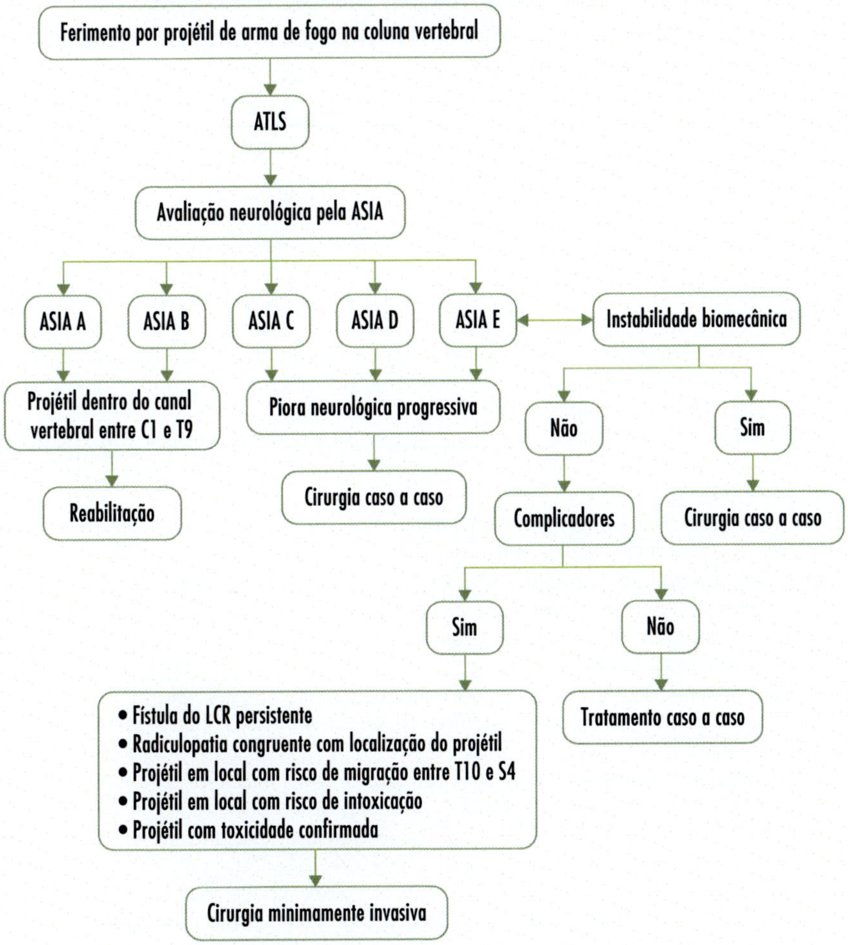

ATLS: *Advanced Trauma Life Support*; ASIA: American Spinal Injury Association.

Fonte: Desenvolvida pela autoria do capítulo.

Técnicas minimamente invasivas

As técnicas minimamente invasivas podem ser utilizadas para tratar as complicações decorrentes dos FPAF. A elevada frequência de complicações associada às técnicas convencionais, tornaram os acessos menos invasivos mais promissores, pois podem reduzir a ocorrência de fístulas do LCR, o deslocamento dos tecidos e a duração das cirurgias. Haramoto e colaboradores foram os primeiros a retirar um projétil extrarraquiano pelo acesso posterior guiado por endoscopia na coluna vertebral torácica.[32] Vasudevan e colaboradores utilizaram o sistema tubular MetrX para retirar um projétil intradural localizado na coluna vertebral lombar.[33] Tumialán, Walkup e Gupta retiraram, com auxílio de afastador tubular, um projétil localizado no forame neural de L5-S1.[34] Lawton e colaboradores retiraram um projétil localizado no compartimento intradural de C1.[35]

Órteses externas

Colar ou coletes cervicais podem ser utilizados durante 3 meses e são indicados somente quando há fraturas em vários níveis.[36] A superutilização de colete e colar cervical como tratamento chega à porcentagem de 51%. Em longo prazo, as fraturas permanecem estáveis e sem a necessidade de órteses externas.[37]

Referências bibliográficas

1. Furlan JC, Noonan V, Singh A et al. Assessment of disability in patients with acute traumatic spinal cord injury: a systematic review of the literature. J Neurotrauma. 2011;28:1413-30.
2. Wilson JR, Cadotte DW, Fehlings MG. Clinical predictors of neurological outcome, functional status and survival after traumatic spinal cord injury: a systematic review. J Neurosurg Spine. 2012;17(1 Suppl):11-26.
3. Bartlett CS. Clinical update: gunshot wound ballistics. Clin Orthop Relat Res. 2003;408:28-57.
4. Litche P, Oberbeck R, Binnebösel M et al. A civilian perspective on ballistic trauma and gunshot injuries. Scand J Trauma Resusc Emerg Med. 2010;18:35.
5. Roach MJ, Chen Y, Kelly ML. Comparing blunt and penetrating trauma in spinal cord injury: analysis of long-term functional and neurological outcomes. Top Spinal Cord Inj Rehabil. 2018;2492:121-32.
6. Mansor S, Bodalal Z. The impact of the method of gunshot injury: war injury vs. stray bullets vs. civilian fighting. J Coll Physicians Surg Pak. 2015;25:281-5.
7. Livingston DH, Lavery RF, Lopreiato MC et al. Unrelenting violence: an analysis of 6.322 gunshot wound patients at a level 1 trauma center. J Trauma Acute care Surg. 2014;76:2-9.
8. Benzel EC, Hadden TA, Coleman JE. Civilian gunshot wounds to the spinal cord and cauda equina. Neurosurgery. 1987;20:281-5.
9. United States of America. American Spinal Injury Association (ASIA). Standards for neurological classification of spinal injury patients. Chicago: American Spinal Injury Association, 1984.
10. McCoy E, Eftekhary N, Nwosu K et al. American Spinal Injury Association A (sensory and motor complete) is not different from American Spinal Injury Association B (sensory incomplete, motor complete) in gunshot-related spinal cord injury. Spine J. 2017;17:1846-9.
11. Daghfous A, Bouzaidi K, Abdelkefi M et al. Contribution of imaging in the initial management of ballistic trauma. Diagn Interv Imaging. 2015;96:45-55.
12. Duz B, Cansever T, Secer HI et al. Evaluation of spinal missile injuries with respect to bullet trajectory, surgical indications and timing of surgical intervention: a new guideline. Spine (Phila Pa 1976). 2008;33:e746-53.
13. McGrath R, Hall O, Peterson M et al. The association between the etiology of a spinal cord injury and time to mortality in the United States: a 44-year investigation. J Spinal Cord Med. 2019 Jul;42(4):444-52.

14. Spiess MR, Müller RM, Rupp R et al.; EM-SCI Study Group. Conversion in ASIA impairment scale during the first year after traumatic spinal cord injury. J Neurotrauma. 2009;26:2027-36.
15. Bumpass DB, Buchowski JM, Park A et al. An update on civilian spinal gunshot wounds: treatment, neurological recovery and complications. Spine (Phila Pa 1976). 2015;40:450-61.
16. Sidhu GS, Ghag A, Prokuski V et al. Civilian gunshot injuries of the spinal cord: a systematic review of the current literature. Clin Orthop Relat Res. 2013;471:3945-55.
17. Nwosu K, Eftekhary N, McCoy E et al. Surgical management of civilian gunshot-induced spinal cord injury: is it overutilized? Spine (Phila Pa 1976). 2017;42:e117-24.
18. Bono CM, Heary RF. Gunshot wounds to the spine. Spine J. 2004;4:230-40.
19. Quigley KJ, Place HM. The role of debridement and antibiotics in gunshot wounds to the spine. J Trauma. 2006;60:814-20.
20. Heary RF, Vaccaro AR, Mesa JJ et al. Thoracolumbar infections in penetrating injuries to the spine. Orthop Clin North Am. 1996;27:69-81.
21. Roffi RP, Waters RL, Adkins RH. Gunshot wounds to the spine associated with a perforated viscus. Spine (Phila Pa 1976). 1989;14:808-11.
22. Reiss M, Reiss G, Pilling E. Gunshot injuries in the head-neck area: basic principles, diagnosis and management. Praxis (Bern 1994). 1998;87:832-8.
23. Maharaj MM, Hogan JA, Phan K et al. The role of specialist units to provide focused care and complication avoidance following traumatic spinal cord injury: a systematic review. Eur Spine J. 2016;25:1813-20.
24. Maharaj MM, Stanford RE, Lee BB et al. The effects of early or direct admission to a specialized spinal injury unit on outcomes after acute traumatic spinal cord injury. Spinal Cord. 2017;55:518-4.
25. Suberviola B, González-Castro A, Llorca J et al. Early complications of high-dose methylprednisolone in acute spinal cord injury patients. Injury. 2008;39:748-52.
26. Linden MA, Manton WI, Stewart RM et al. Lead poisoning from retained bullets: pathogenesis, diagnosis and management. Ann Surg. 1982;195:305-13.
27. Lustenberger T, Talving P, Lam L et al. Unstable cervical spine fracture after penetrating neck injury: a rare entity in an analysis of 1,069 patients. J Trauma. 2011;70:870-2.
28. Beaty N, Slavin J, Diaz C et al. Cervical spine injury from gunshot wounds. J Neurosurg Spine. 2014;21:442-9.
29. Klimo Jr P, Ragel BT, Rosner M et al. Can surgery improve neurological function in penetrating spinal cord injury? A review of military and civilian literature and treatment recommendations for military neurosurgeons. Neurosurg Focus. 2010;28:e4.
30. Lawless MH, Lytle EJ, McGlynn AF et al. Surgical management of penetrating spinal cord injury primarily due to shrapnel and its effect on neurological outcome: a literature review and meta-analysis. J Neurosurg Spine. 2018;28:63-71.
31. Waters RL, Adkins RH. The effects of removal of bullet fragments retained in the spinal canal: a collaborative study by the National Spinal Cord Injury Model Systems. Spine (Phila Pa 1976). 1991;16:934-9.
32. Haramoto U, Kobayashi S, Okazaki M et al. Endoscopic management of subcutaneous gunshot wound with irrigation technique. Ann Plast Surg. 1998;40:646-9.
33. Vasudevan RR, Galvan G, Pait GT et al. Muscle splitting approach with MetrX system for removal of intrathecal bullet fragment: a case report. J Trauma. 2007;62:1290-1.
34. Tumialán LM, Walkup RP, Gupta SK. Minimally invasive retrieve of a bullet from the L5-S1 neural foramina after transperitoneal gunshot wound. Spine J. 2009;9:169-73.
35. Lawton CD, Smith ZA, Sugimoto K et al. Cervical spinal cord bullet fragment removal using a minimally invasive surgical approach: a case report. J Med case Rep. 2012;6:235.
36. Chittiboina P, Banerjee AD, Zhang S et al. How bullet trajectory affects outcomes of civilian gunshot injury to the spine. J Clin Neurosci. 2011;18:1630-3.
37. Eftekhary N, Nwosu K, McCoy E et al. Overutilization of bracing in the management of penetrating spinal cord injury from gunshot wounds. J Neurosurg Spine. 2016;25:110-3.

Capítulo 138

Traumatismo Raquimedular Sem Alterações Imagiológicas

Vinícius Monteiro de Paula Guirado
Roger Schmidt Brock

Introdução

O traumatismo da coluna vertebral e da medula espinal pode resultar em lesões neurológicas com vários graus de gravidade. Traumatismos menores podem resultar em sinais e sintomas de pouca magnitude ou transitórios, mas quando graves, podem resultar em incapacidades permanentes e completas com défices sensitivo-motores, paraplegias e tetraplegias e anormalidades neurovegetativas e respiratórias.[1,2] O acometimento da medula espinal ocorre após fratura e/ou deformidade da coluna espinal e do canal medular, culminando em compressão e estiramento da medula espinal. Embora, na maioria das vezes, seja possível se identificar o nível da fratura e da lesão em exames de imagem, como tomografia computadorizada (TC) e radiografias simples, alguns pacientes apresentam quadro neurológico sem evidências de lesão estrutural nos exames de investigação.

Definição

A lesão da medula espinal sem alterações radiológicas também é conhecida pelo acrônimo SCIWORA, derivado do termo em inglês *spinal cord injury without radiographic abnormality*.

A definição mais aceita é a seguinte: "condição clínica em que a lesão da medula espinal não é identificada com a radiografia convencional ou TC, mas pode ser diagnosticada com a ressonância magnética (RM)".[3] O termo SCIWORA foi usado pela primeira vez no início da década de 1980 para descrevê-lo em crianças;[4] em adultos, o conjunto de termos mais empregados é: "lesão da medula espinal sem evidência de traumatismo com TC", também derivado do termo em inglês *spinal cord injury without computed tomography evidence of trauma* (SCIWOCTET).[5] No Quadro 138.1, exemplificam-se as nomenclaturas mais utilizadas:[6]

Quadro 138.1 – Terminologia para cognominar as lesões da medula espinal sem alteração radiológica.

Acrônimo em inglês	Termo em inglês	Termo em português	Descrição
Crianças			
SCIWORA	*Spinal cord injury without radiographic abnormality*	Lesão da medula espinal sem anormalidades radiográficas	Originalmente utilizado para descrever a incompatibilidade entre a anormalidade dos achados da radiografia e da TC e os sintomas clínicos em doentes com mielopatia; anormalidades intrínsecas do sinal na medula espinal podem ser identificadas no exame de RM; somente aplicado para crianças sem anormalidades congênitas da coluna vertebral
***Real* SCIWORA**	*Real spinal cord injury without radiographic abnormality*	Lesão real da medula espinal sem anormalidades de neuroimagem	Utilizado quando os achados nas modalidades de exames imagiológicos disponíveis, incluindo-se a RM, são negativos; o prognóstico é excelente, mas as lesões podem estar aquém dos limites de detecção com os equipamentos de imagem atuais; exames de RM sequenciais devem ser realizados 7 a 9 dias depois do evento para evidenciar desenvolvimento de edema da medula espinal em doentes com sintomas progressivos
***Non*-SCIWORA**	*Non-spinal cord injury without radiographic abnormality*	Não lesão da medula espinal sem anormalidades radiográficas	Inclusão de lesões extrínsecas, como hematoma epidural, ruptura de ligamentos e herniação discal traumática
Adultos			
***Adult* SCIWORA**	*Spinal cord injury without radiographic abnormality*	Lesão da medula espinal sem anormalidades radiográficas	Termo controverso utilizado para a população adulta; não se devem identificar anormalidades degenerativas ou traumáticas para atender os critérios de SCIWORA; a maioria dos doentes adultos com incompatibilidade clínico-radiológica tem anormalidades degenerativas que os predispõe à lesão da medula espinal e, portanto, outros termos deverão ser utilizados

(Continua)

Quadro 138.1 – Terminologia para cognominar as lesões da medula espinal sem alteração radiológica (continuação).

Acrônimo em inglês	Termo em inglês	Termo em português	Descrição
Adultos			
SCIWORET	*Spinal cord injury without radiographic evidence of trauma*	Lesão da medula espinal sem evidência radiográfica de traumatismo	Termo que inclui alterações degenerativas ou anormalidades congênitas evidenciadas nas radiografias ou TC da coluna vertebral
SCIWOCTET	*Spinal cord injury without computed tomography evidence of trauma*	Lesão traumática da medula espinal sem evidência no exame de TC	A TC deve ser realizada, ao invés das radiografias, quando houver elevado grau de suspeição de lesão da medula espinal e baseada nos mecanismos do traumatismo, intensidade da dor axial ou do défice neurológico localizada

TC: tomografia computadorizada; RM: ressonância magnética.
Fonte: Dreizin D, Kim W, Kim JS et al., 2015.

Epidemiologia

Na faixa etária pediátrica, esse diagnóstico é comum devido à maior flexibilidade ligamentar, permitindo deformidades temporárias do canal e da medula espinal, sem lesão do arcabouço ósseo adjacente, e alcança 43% das lesões.[7] As lesões ocorrem predominantemente na coluna cervical e relacionam-se às atividades esportivas, mais frequentes e graves em crianças de até 8 anos de idade.[8] A frequência relatada em adultos é de 5,75%; decorrem de quedas e acometem predominantemente a coluna cervical.[9]

Clínica

Os doentes que sofrem lesão da medula espinal sem anormalidades imagiológicas podem sofrer manifestações clínicas transitórias e reversíveis. As manifestações clínicas podem ser classificadas de acordo com a American Spinal Injury Association (ASIA)[10] (Quadro 138.2).

Quadro 138.2 – Classificação ASIA para as manifestações clínicas decorrentes de lesão da medula espinal.

Graduação	Subtipos	Especificações
A	Completo	Abolição das funções motoras e/ou sensitivas nos segmentos sacrais S4-S5
B	Incompleto	Função motora abolida distalmente até nível neurológico, incluindo os segmentos sacrais S4-S5 e preservação da função sensitiva

(Continua)

Quadro 138.2 – Classificação ASIA para as manifestações clínicas decorrentes de lesão da medula espinal (continuação).

Graduação	Subtipos	Especificações
C	Incompleto	Função motora preservada distalmente ao nível neurológico, sendo que mais da metade dos músculos-chave distais ao nível neurológico apresentam força muscular menor do que grau 3
D	Incompleto	Função motora preservada distalmente ao nível neurológico, sendo que pelo menos a metade dos músculos-chave distais ao nível neurológico apresentam força muscular igual ou maior da que grau 3
E	Normal	Funções motora e sensitiva normais

Fonte: American Spinal Injury Association (ASIA), 1984.

Poderá não haver anormalidades nos exames de RM compatíveis com a manifestação clínica transitória e reversível de disfunção da medula espinal,[11] condição também conhecida como neuropraxia da medula espinal.[12] As principais características da neuropraxia da medula espinal estão apresentadas no Quadro 138.3.

Quadro 138.3 – Causas, fenomenologia, fatores predisponentes e riscos de recorrência de neuropraxia da medula espinal.

- Associa-se à prática esportiva
- É fenômeno neurológico transitório e individual que, quando não complicado, possibilita o retorno às atividades anteriores sem aumento do risco de lesão neurológica permanente
- Estreitamento congênito ou degenerativo do diâmetro sagital do canal vertebral é fator causador
- Risco de recorrência após o retorno às atividades esportivas é de 56%
- Risco de recorrência elevado e inversamente correlacionado com o diâmetro sagital do canal raquiano e predizer episódios futuros
- Risco de recorrência aumenta com redução da relação do diâmetro do canal raquiano e corpo vertebral
- Risco de recorrência aumenta quanto menor o diâmetro do canal raquiano no plano do espaço discal
- Risco de recorrência aumenta com a diminuição do espaço disponível para a medula espinal

Fonte: Desenvolvido pela autoria do capítulo.

Classificação

A classificação de Boese contempla os achados dos exames de RM nos casos de SCIWORA e auxilia a adoção das condutas descritas na Tabela 138.1.[13]

Fatores de risco

As lesões em adultos são muito menos presentes quando comparadas à faixa etária pediátrica. Em adultos, estão frequentemente associadas à estenose congênita do canal raquiano ou a alterações degenerativas significativas na coluna cervical, o que significa que não se deve considerá-las SCIWORA.[6] Considera-se haver estenose congênita do canal vertebral quando a relação de Torg-Pavlov é inferior a 0,7.[14] Há alto risco de desenvolvimento de sintomatologia clínica quando o diâmetro entre os segmentos C3 e C7 do canal vertebral cervical é inferior a 10 mm[15] ou quando a redução da área da medula espinal em corte transversal relacionada à sintomatologia clínica é de 30% ou $\leq$ 60 mm^2.[16]

Tabela 138.1 – Graduação da localização das lesões observadas na medula espinal em doentes com SCIWORA.

Graduação	Classificação
Tipo I	Sem anormalidades detectáveis
Tipo IIa	Anormalidades intraneurais
Tipo IIb	Anormalidades extraneurais
Tipo IIc	Anormalidades extra e intraneurais

Fonte: Boese CK, Nerlich M, Klein SM et al., 2013.

Prognóstico

Crianças com lesão medular completa por SCIWORA classificada como ASIA A apresentam pior prognóstico em relação à população adulta.[17] Espera-se que a taxa de melhora neurológica seja de 96% em doentes com lesões incompletas localizadas no cone medular. Em outras localizações, a taxa de melhora neurológica varia de 66,7% a 72,2%. Em casos de lesões completas, a taxa de melhora neurológica é de 4,1%.[18]

Tratamento (Figura 138.1)

A maioria dos doentes com SCIWORA não necessita de tratamento cirúrgico. Recomenda-se imobilização externa com órteses durante 3 meses e orientação para evitar atividades físicas.[19]

Figura 138.1 – Algoritmo das opções de tratamento para doentes com SCIWORA.

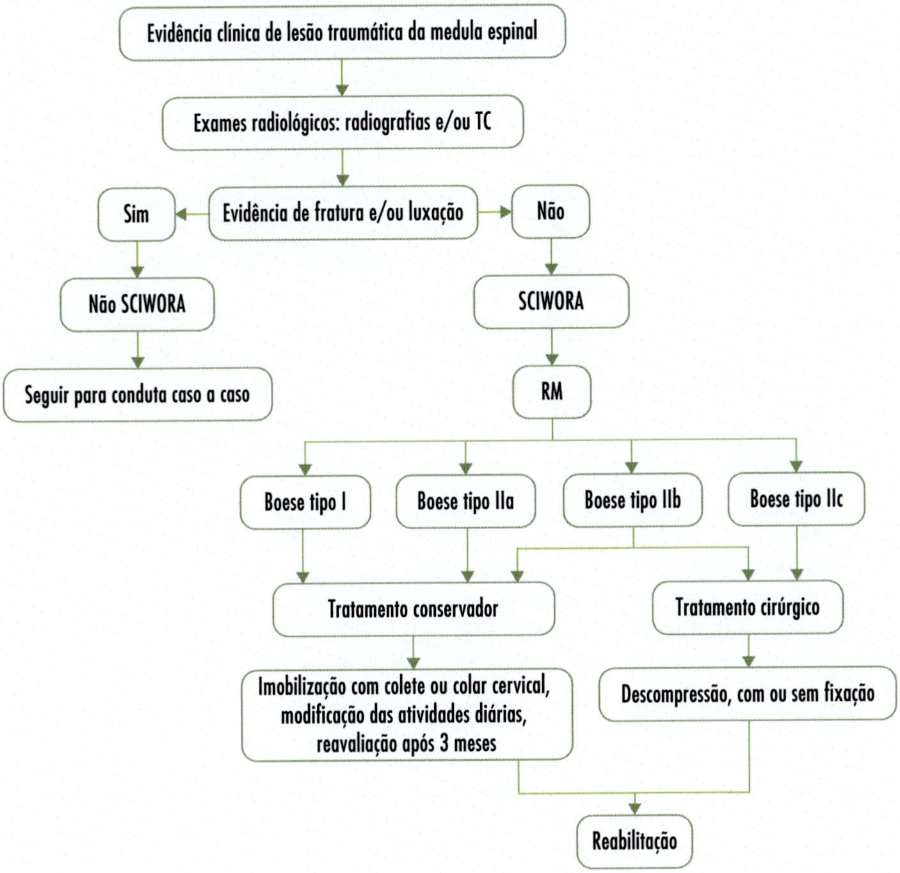

TC: tomografia computadorizada; SCIWORA: *spinal cord injury without radiographic abnormality*; RM: ressonância magnética.

Fonte: Desenvolvida pela autoria do capítulo.

Referências bibliográficas

1. Furlan JC, Noonan V, Singh A et al. Assessment of disability in patients with acute traumatic spinal cord injury: a systematic review of the literature. J Neurotrauma. 2011;28:1413-30.
2. Wilson JR, Cadotte DW, Fehlings MG. Clinical predictors of neurological outcome, functional status and survival after traumatic spinal cord injury: a systematic review. J Neurosurg. Spine 2012;17(1 Suppl):11-26.
3. Boese CK, Lechler P. Spinal cord injury without radiologic abnormalities in adults: a systematic review. J Trauma Acute Care Surg. 2013;75:320-30.
4. Pang D, Wilberger Jr JE. Spinal cord injury without radiographic abnormalities in children. J Neurosurg. 1982;57:114-29.
5. Como JJ, Samia H, Nemunaitis GA et al. The misapplication of the term spinal cord injury without radiographic abnormality (SCIWORA) in adults. J Trauma Acute Care Surg. 2012;73:1261-6.

6. Dreizin D, Kim W, Kim JS et al. Will the real SCIWORA please stand up? Exploring clinicoradiologic mismatch in closed spinal cord injuries. Am J Roentgenol. 2015;205:853-60.
7. Brown RL, Brunn MA, Garcia VF. Cervical spine injuries in children: a review of 103 patients treated consecutively at a level 1 pediatric trauma center. J pediatr Surg. 2001;36:1107-14.
8. Liao CC, Lui TN, Chen LR et al. Spinal cord injury without radiological abnormality in preschool-age children: correlation of magnetic resonance imaging findings with neurological outcomes. J Neurosurg. 2005;103(1 Suppl):17-23.
9. Guo H, Liu J, Qi X et al. Epidemiological characteristics of adult SCIWORA in Tianjin, China: a preliminary study. Eur Spine J. 2012;21:165-71.
10. United States of America. American Spinal Injury Association (ASIA). Standards for neurological classification of spinal injury patients. Chicago: American Spinal Injury Association (ASIA), 1984.
11. Zwimpfer TJ, Bernstein M. Spinal cord concussion. J Neurosurg. 1990;72:894-900.
12. Torg JS, Corcoran TA, Thibault LE et al. Cervical cord neuropraxia: classification, pathomechanics, morbidity and management. J Neurosurg. 1997;87:843-50.
13. Boese CK, Nerlich M, Klein SM et al. Early magnetic resonance imaging in spinal cord injury without radiological abnormality in adults: a retrospective study. J Trauma Acute Care Surg. 2013;74:845-8.
14. Aebli N, Wicki AG, Rüegg TB et al. The Torg-Pavlov ratio for the prediction of acute spinal cord injury after a minor trauma to the cervical spine. Spine J. 2013;13:605-12.
15. Edwards WC, La Rocca H. The developmental segmental sagittal diameter of the cervical spinal canal in patients with cervical spondylosis. Spine (Phila Pa 1976). 1983;8:20-7.
16. Penning L, Wilmink JT, Knol E et al. CT myelographic findings in degenerative disorders of the cervical spine: clinical significance. Am J Roentgenol. 1986;146:793-801.
17. Carroll T, Smith CD, Liu X et al. Spinal cord injuries without radiologic abnormality in children: a systematic review. Spinal Cord. 2015;53:842-8.
18. Harrop JS, Naroji S, Maltenfort MG et al. Neurologic improvement after thoracic, thoracolumbar and lumbar spinal cord (conus medullaris) injuries. Spine (Phila Pa 1976). 2010;36:21-5.
19. Atesok K, Tanaka N, O'Brien A et al. Posttraumatic spinal cord injury without radiographic abnormality. Adv Orthop. 2018;2018:7060654.

Seção XVI

Neurocirurgia Funcional

Capítulo 139

Fisiopatologia da Dor

Manoel Jacobsen Teixeira

Introdução

Dor é conceituada como "experiência sensitiva e emocional aversiva normalmente causada por lesão tecidual real ou potencial".[1] A dor aguda é essencial para a proteger o indivíduo e para alertá-lo sobre a ocorrência de lesões teciduais instaladas ou em fase de instalação, enquanto a dor crônica despe-se de valor biológico e gera sofrimento, induz e agrava incapacidades e resulta em repercussões biopsicossociais prolongadas desfavoráveis.[2,3]

Fisiopatologia da nocicepção e da dor

A nocicepção é o processo pelo qual estímulos térmicos, mecânicos ou químicos intensos são detectados por uma subpopulação de fibras nervosas chamadas nociceptoras.[4] O primeiro passo para a ocorrência da nocicepção é a transdução dos estímulos térmicos, mecânicos ou químicos intensos em potenciais de geração nos receptores nociceptivos (nociceptores) presentes nas terminações nervosas livres das fibras amielínicas do tipo C ou IV que veiculam a sensação de dor mal localizada (secundária, lenta ou protopática) ou mielinizadas com diâmetro médio dos tipos Aδ ou III que veiculam as sensações dolorosas bem localizadas (primária, rápida ou epicrítica) do sistema nervoso periférico (SNP) para o sistema nervoso central (SNC). As fibras mielinizadas Aβ são mais grossas, conduzem rapidamente os estímulos e são reativas à estimulação mecânica inócua (toque fraco). As fibras nociceptivas são pseudounipolares, pois as projeções centrais e periféricas emanam da mesma haste axonial.[3,4]

Os aferentes nociceptivos contêm canais iônicos de Na+ dependentes de voltagem sensíveis à tetrodotoxina (TTX) dos tipos Nav1.1, 1.6 e 1.7 e resistentes à TTX dos tipos NaV1.7, V1.8 e 1.9, canais de Ca++ dos tipos N, P e R e canais de K+ (TRAAK e TREK-1), receptores acoplados à proteína G (GPCRs) e sensíveis aos estímulos mecânicos intensos (Mrg, DRASIC, TREK-1), calor intenso (receptores de potencial transitório TRPV1, TRPV2, TRPV3, TREK-1), frio intenso

(TRPM8), radicais ácidos [canais iônicos sensíveis ao ácido (ASICs, TRPA1, DRASIC)] e a várias substâncias químicas (EP, B1/B2, TrkA, P2X3). Alguns são ativados por estímulos específicos e, outros, por estímulos variados (nociceptores polimodais, TRPA1).[4] Muitos receptores silenciosos são ativados apenas quando sensibilizados pelo processo inflamatório.[5]

A maioria das fibras C é polimodal, ou seja, é sensível tanto ao calor quanto aos estímulos mecânicos (CMHs). São desse agrupamento os nociceptores silenciosos mecanicamente insensíveis, mas responsivos ao calor; estes desenvolvem sensibilidade mecânica apenas quando ocorre a lesão, são mais responsivos aos estímulos químicos (capsaicina, histamina) do que os mecanorreceptores Aδ, são ativados quando as moléculas da "sopa inflamatória" alteram suas propriedades e alguns reagem a pruritógenos (substâncias produtoras de prurido). Algumas fibras C reagem ao frio e ao tato, mas não ao calor ou à estimulação química. As fibras C "peptidérgicas" liberam neuropeptídeos, como a substância P (sP) e o peptídeo relacionado ao gene da calcitonina (CGRP) e contém o receptor de neurotrofina TrkA a que se liga o crescimento nervoso (FCN), enquanto as fibras C não peptidérgicas expressam o receptor de neurotrofina c-Ret, alvo do fator neurotrófico derivado da glia (GDNF), da neurturina e da artemina. Adicionalmente, expressam isolectina IB4, receptores da família Mrg acoplados à proteína G e sub-receptores P2X3. Os nociceptores acoplados às fibras Aδ classificam-se como tipo I ou HTM (nociceptores mecânicos de elevado limiar) reativos aos estímulos mecânicos e ao calor intenso (> 50 ºC) e a temperaturas mais baixas quando o estímulo térmico é prolongado, e sensibilizam-se de modo que o limiar de reatividade ao calor ou aos estímulos mecânicos reduz-se quando ocorre lesão tecidual. Esses nociceptores mediam a dor primária evocada pela picada ou outros estímulos mecânicos intensos. Os nociceptores do tipo II ou Aδ têm limiar ao calor muito mais baixo e elevado limiar mecânico e mediam a dor aguda primária evocada pelo calor nociceptivo.[3,4]

A inflamação aguda é gerada por moléculas produzidas por agentes infecciosos ou parasitários (PAMPs) ou moléculas resultantes de necrose tecidual ou hipóxia (alarminas ou DAMPs) ou por traumatismos mecânicos ou térmicos intensos.[6] A lesão e os elementos estranhos ao organismo ativam células imunes residentes (mastócitos e macrófagos) e as interleucinas atraem leucócitos circulantes para o local da inflamação. As moléculas da "sopa inflamatória" são liberadas dos vasos sanguíneos dilatados, leucócitos, células traumatizadas, plaquetas, células endoteliais, células de Schwann, fibroblastos e fibras musculares lisas, entre outros.[5] A "sopa inflamatória" compõem-se de fatores neurotróficos [fator inibidor da leucemia (FCN), fator ativador plaquetário, fator de necrose tumoral-α (TNF-α)], radicais ácidos (H+), íons K+, acetilcolina (Ach), histamina, bradicinina (BKN), óxido nítrico (NO), serotonina (5-HT), sP, purinas [monofosfato de adenosina (AMP), trifosfato de adenosina (ATP)], metabólitos do ácido araquidônico (prostaglandinas PGI2, PGE1, PGE2, PGD2, leucotrienos, tromboxanas), mediadores pró-inflamatórios, radicais livres, quimiocinas, citocinas (IL-1β, IL-6, IL-8, IL-10, TNF), aminoácidos (glutamato) e endotelina, entre outros.[3,6] Os nociceptores despolarizados liberam nos tecidos sP e PGRC, que, por sua vez, induzem, respectivamente, vasodilatação e extravasamento de proteínas plasmáticas, neurocininas (NK) NKA e NKB, somatostatina, peptídeo vasoativo intestinal (VIP) e galanina. Em conjunto, geram processo inflamatório adicional, a "inflamação neurogênica", que, por sua vez, magnifica a sensação dolorosa. O FCN, molécula relacionada à reparação nervosa, atua nos receptores de tirosina-cinase (Tkars) e induz o brotamento das fibras nervosas e o aumento do conteúdo de neuropeptídeos intraneuroniais. As vias simpáticas também participam do mecanismo da "inflamação neurogênica" e contribuem para a hiperalgesia inflamatória[3] (Figura 139.1).

Figura 139.1 – Representação artística do nociceptor, em que se destacam os fenômenos de sensibilização periférica pelo processo inflamatório, ou seja, pela "sopa inflamatória", por sua vez, composta de moléculas liberadas pelos leucócitos, vasos sanguíneos, fibroblastos, plaquetas, fibras simpáticas e pela inflamação neurogênica. Adicionalmente decorre da neuroplasticidade resultante da regulação ascendente de receptores e canais iônicos.

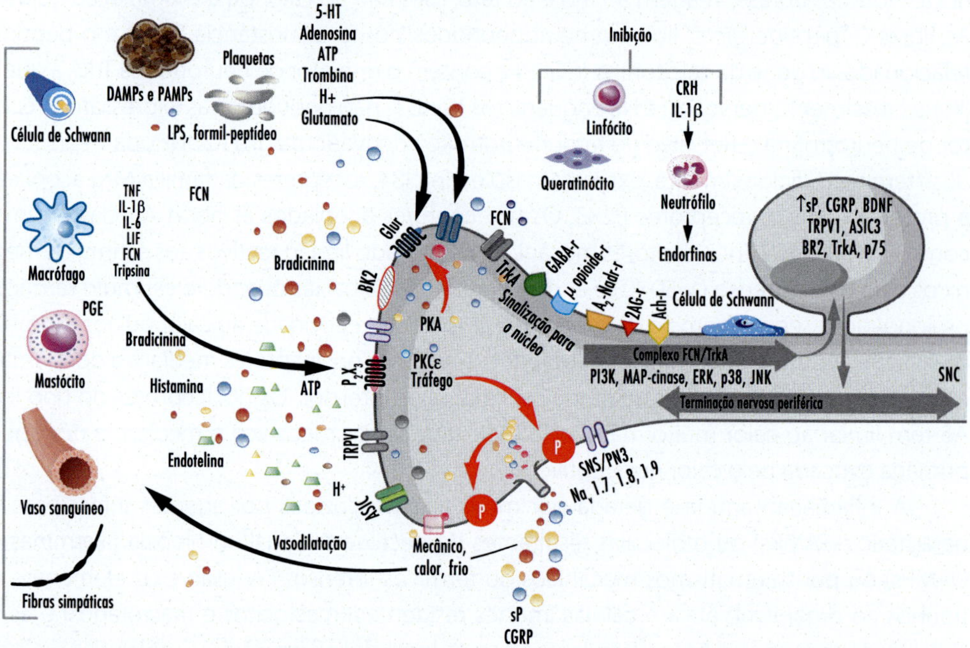

μ opioide-r: receptor opioide 1; 2AG-r: receptor 2-araquidonoilglicerol; 5-HT: serotonina; A_2-Nadr-r: receptor noradrenérgico alfa 2; Ach-r: receptor de acetilcolina; ASIC: canais iônicos para detecção de ácido; ASIC3: canais iônicos para detecção de ácido 3; ATP: trifosfato de adenosina; BDNF: fator trófico derivado do cérebro; BK2: receptor de bradicinina 2; BR2: receptor de bradicinina; CGRP: peptídeo geneticamente relacionado à calcitonina; FCN/TrkA: complexo fator de crescimento nervoso/tirosinacinase-A; CRH: hormônio liberador de corticotrofina; DAMPs: moléculas resultantes de necrose tecidual, hipóxia ou alarminas; ERK: cinases reguladas por sinal extracelular; FCN: fator de crescimento nervoso; GABA-r: receptor de ácido gama-aminobutírico; Glur: receptor de glutamato; H+: radicais ácidos; IL-1β: interleucina 1-beta; IL-6: interleucina 6; JNK: N-terminal c-Jun-cinase; LPS: lipopolissacarídeo; MAP-cinase: proteína-cinase ativada por mitógeno; P: fosforilação; P_2X_3: receptor purinérgico X3; p38: proteína cinase ativada por mitógeno p38; p75: receptor de neurotrofina p75; PAMPs: moléculas produzidas por agentes infecciosos ou parasitários; PGE: prostaglandina E; PI3K: fosfatidilinositol-3-cinase; PKA: creatinofosfocinase A; PKCε: creatinofosfocinase C; SNC: sistema nervoso central; SNS/PN3: canal iônico semelhante aos canais de sódio dependentes de voltagem e resistentes à tetrodotoxina; Na_v 1.7, 1.8, 1.9: canal de sódio controlado por voltagem resistente à tetrodotoxina 1.7, 1.8, 1.9; sP: substância P; TNF: fator de necrose tumoral; TrkA: tirosina-cinase-A; TRPV1: receptor de potencial transitório vaniloide tipo 1.

Fonte: Desenvolvida pela autoria do capítulo.

A sensibilização dos nociceptores gera "hiperalgesia primária", ou seja, sensação de dor mais intensa do que a esperada com a aplicação de estímulos que habitualmente causam dor menos intensa nos locais não inflamados e "alodinia termomecânica primária", ou seja, dor evocada com estímulos térmicos ou mecânicos com magnitudes que normalmente não causam dor.

Dos nociceptores, os estímulos nociceptivos são conduzidos ao SNC pelas fibras Aδ e C. Colaterais dos aferentes primários geram inflamação neurogênica nos tecidos por eles inervados e "zonas reflexas", ou seja, regiões cutâneas relacionadas ao dermomiótomo que representa as estruturas musculoesqueléticas ou viscerais lesadas nas quais se identificam hiperemia, edema e calor.

Os aferentes primários têm o corpo celular localizado nos gânglios das raízes sensitivas, estruturas que não contêm barreira hematoneural. Nos gânglios das raízes sensitivas são sintetizados neurotransmissores como sP, NKA, octapeptídeo-colecistocinina, somatostatina, CGRP, PVI, dinorfinas, encefalinas, fator de liberação de corticotrofina (CRF), arginina, vasopressina, oxitocina, peptídeo liberador de gastrina, bombesina, angiotensina II, galanina, anandamida (N-araquidonoil-etanolamida), 2-araquidonoilglicerol, fator de crescimento de fibroblastos, ácidos glutâmico e aspártico, 5-HT, noradrenalina (Nadr), dopamina, tirosina, adenosina, proteínas que entram na composição das membranas celulares, canais iônicos e receptores. Os gânglios das raízes sensitivas são circundados pelas células gliais denominadas de células satélite, por sua vez, providas de receptores de citocinas, ATP, bradicinina, entre outras moléculas, que modulam e aumentam a atividade das fibras aferentes e a excitabilidade neuronial via liberação no interstício ganglionar de mediadores excitatórios ao sofrer regulação ascendente da via P2X34. Além de conduzir potenciais de ação, os aferentes primários também transportam substâncias químicas capturadas nos tecidos para os gânglios sensitivos e para o SNC[3,6] (Figura 139.2).

As radículas proximais dos aferentes primários penetram na medula espinal predominantemente pelas raízes dorsais ventrais (20% das fibras das raízes ventrais são sensitivas), entram na constituição do trato de Lissauer, dividem-se em ramos rostrais e caudais e projetam-se nos neurônios das lâminas I a VI do corno dorsal da medula espinal (CDME). Muitas aferências nociceptivas viscerais projetam-se na lâmina X do CDME.[6,7] Grande contingente das fibras nociceptivas aferentes peptidérgicas C projeta-se nas lâminas I e II do CDME; as fibras C não peptidérgicas projetam-se na lâmina IIi; as fibras Aδ, nas lâminas II e III, IV e V; e as fibras Aβ, nas lâminas III, IV e V.[7] Aproximadamente 20% dos neurônios do CDME são nociceptivos específicos (NSEs), concentram-se nas lâminas I e II, são ativados por estímulos nociceptivos e mecânicos intensos e não apresentam resposta graduada à estimulação. Os neurônios da lâmina I são, geralmente, responsivos aos estímulos veiculados pelas fibras Aδ e C. As lâminas IIi e III constituem a "substância gelatinosa", contêm muitos neurônios que não recebem aferências primárias e albergam interneurônios inibitórios que contêm ácido γ-aminobutírico (GABA), glicina, encefalinas e neuropeptídeo Y (NPY). Na lâmina IIi há numerosos interneurônios excitatórios que expressam a proteína cinase C (PKC), enzima implicada na instalação da dor persistente induzida por lesão.[4] Alguns neurônios da lâmina III recebem aferências de fibras calibrosas do SNP e projetam-se nos tratos de Lissauer e proprioespinais. Interneurônios excitatórios não GABAérgicos secretam glutamato nas lâminas I, II e III do CDME.[3] Os neurônios da lâmina IV recebem aferências de fibras calibrosas e originam projeções para a substância gelatinosa e tratos espinocervical e espinotalâmico. Os neurônios das lâminas III

Figura 139.2 – As células satélite (células gliais) apresentam receptores de citocinas, ATPs, bradicinina, entre outros, e modulam a atividade neural ao liberarem mediadores via regulação ascendente da P_2X_3.

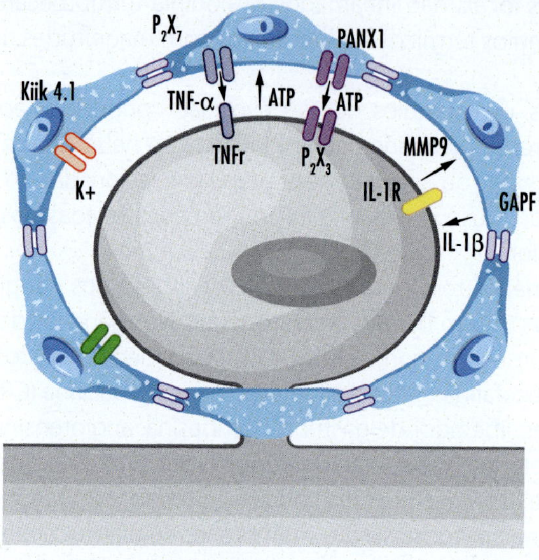

ATP: trifosfato de adenosina; IL-1R: receptor de interleucina-1; IL-1β: receptor de interleucina-1-beta; K+: potássio; Kiik 4.1: canal retificador interno de potássio; MMP9: metaloproteinases de matriz-9; P_2X_3/P_2X_7: canais iônicos constituídos de receptores purinérgicos (P2) controlados por ligantes (P2X); PANX1: panexina-1; TNFr: receptor de fator de necrose tumoral; TNF-α: fator de necrose tumoral alfa.

Fonte: Desenvolvida pela autoria do capítulo.

e IV são primariamente responsivos aos estímulos inócuos veiculados pelas fibras Aβ, alguns recebem aferências serotoninérgicas oriundas dos núcleos da rafe bulbar e GABAérgicas e neuropeptidérgicas Y de interneurônios inibitórios regionais e originam fibras destinadas ao bulbo caudal ventrolateral (BVLC) e à área parabraquial da ponte. Os neurônios da lâmina V recebem aferências convergentes nociceptivas e não nociceptivas monossinápticas das fibras Aδ, Aβ e de outras fibras calibrosas do SNP, fibras polissinápticas C originadas do tegumento, vísceras e sistema musculoesquelético e fibras da lâmina IV e dos tratos corticoespinais, rubroespinais, tetoespinais e reticuloespinais. Os neurônios com ampla faixa dinâmica (WDNs) sofrem aumento gradual da frequência e da amplitude da atividade com a aplicação de estímulos repetitivos, reagem e têm sua atividade facilitada à ampla gama de intensidades de estímulos somáticos e viscerais, condição que contribui para o fenômeno da dor referida[7] e geram projeções para os tratos espinotalâmico, espinocervical e cordonais posteriores. Aproximadamente 80% dos neurônios concentrados nas lâminas III-V são do tipo WDNs. Os neurônios da lâmina VI recebem aferências proprioceptivas e cutâneas e dos tratos rostrocaudais e projetam-se nos tratos espinotalâmico, espinocervical e proprioespinal. Algumas fibras Aβ de primeira ordem e as fibras do trato pós-sináptico do funículo posterior entram na constituição dos cordões posteriores e projetam-se nos núcleos grácil e cuneiforme[3,7] (Figura 139.3).

A despolarização das terminações centrais das fibras aferentes primárias abre os canais de Ca++ sensíveis à voltagem e libera neurotransmissores excitatórios [sP, CGRP, CCK, ATP, fator neurotrófico derivado do cérebro (BDNF) e glutamato] no interstício do CDME, possibilitando sua ligação aos receptores presentes nos neurônios e células gliais. Os receptores vinculados à nocicepção são ativados por ligantes químicos específicos e classificados como receptores metabotrópicos vinculados à proteína G que envolvem várias substâncias químicas e segundos mensageiros e desencadeiam várias etapas metabólicas intracelulares que modulam a atividade celular que podem resultar na abertura de canais iônicos ou em outros eventos intracelulares e receptores ionotrópicos que formam um poro do canal iônico que, abertos, possibilitam que íons como o Ca++, Na+, K+ ou Cl-transitem em seu interior. O glutamato ativa os receptores ionotrópicos cainato, amino-3-propionato de hidroxi-5-metil-4--isoxazol (AMPA) e N-metil-D-aspartato (NMDA) e os receptores metabotrópicos de glutamato (mGLU); a sP ativa os receptores de NK NK1, NK2 e NK3; as neurocininas NK1, NK2 e NK3 atuam nos receptores NK-A; a NK-B ativa o receptor TrkB; e o CGRP ativa o receptor CGRP acoplado à proteína G. Interneurônios presentes no CDME também contém neurotransmissores inibitórios como o GABA que ativa os receptores GABA-A e GABA-B e a glicina (Gly) que ativa o receptor Gly (GlyR).[3,4,7]

Figura 139.3 – Projeção dos aferentes nociceptivos nas lâminas do corno dorsal da substância cinzenta da medula espinal (CDME) e a origem dos tratos de projeção rostral. As aferências nociceptivas oriundas do tegumento destinam-se preferencialmente às lâminas I, II externa (IIe) e V do CDME; as do sistema musculoesquelético, às lâminas V e I e IIe do CDME; e as viscerais, às lâminas X, V, I e IIe do CDME. Um grande contingente das fibras peptidérgicas C projeta-se nas lâminas I e II; as fibras C não peptidérgicas, na lâmina IIi; as fibras Aδ, nas lâminas II, III, IV e V; e as fibras Aβ, nas lâminas II, IV e V do CDME.

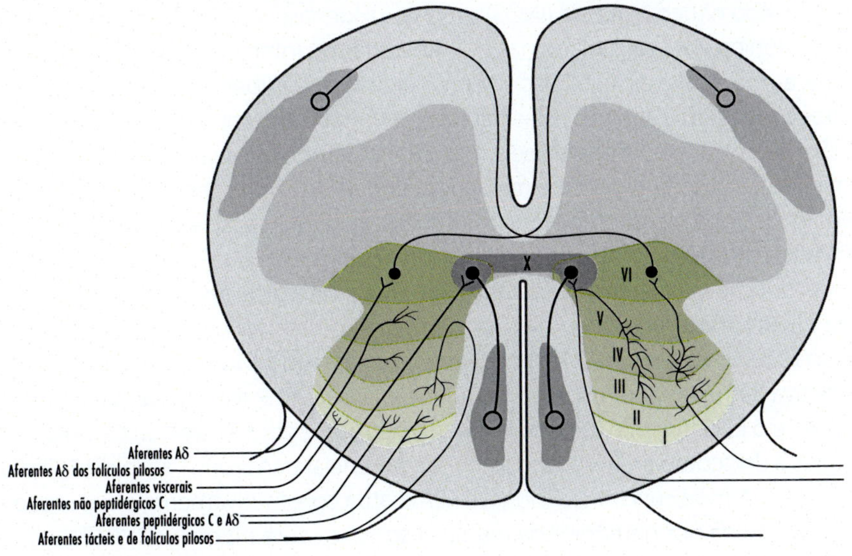

Fonte: Desenvolvida pela autoria do capítulo.

A dor aguda é sinalizada pela geração de correntes excitatórias pós-sinápticas (CEPSs) via liberação de glutamato pelas terminações centrais dos aferentes primários e ativação dos receptores ionotrópicos pós-sinápticos AMPA e cainato presentes nos neurônios de projeção do CDME. A somação das CEPSs subliminares gera os potenciais de ação que possibilitam a transmissão dos estímulos nociceptivos para neurônios de outros segmentos espinais e do encéfalo. O receptor NMDA de glutamato é silencioso em condição de repouso, mas é ativado quando aumenta a liberação de neurotransmissores. A somação temporal dos estímulos dos aferentes nociceptivos e a ativação dos receptores dos neurônios nociceptivos do CDME induzem a sensibilização neuronial e, consequentemente, a hiperalgesia e a alodinia mecânica (mas não térmica) secundárias, ou seja, em regiões vizinhas às que sofreram a lesão e onde se identificam hiperalgesia e alodinia termomecânicas primárias. A ativação dos receptores de glutamato, sP, CGRP e BDNF aumenta a concentração do Ca++ nos neurônios do CDME e ativa várias proteínas-cinases (PKs), como a PKA, PKC, SRC, PK-2 dependente de cálcio-calmodulina (CAMK2) e PKs ativadas pelo mitogênio (MAP). Os receptores AMPA induzem o influxo de Na+, K+ e Ca++ e despolarizam a membrana dos neurônios nociceptivos do CDME. O íon Mg++ que na presença de glicina bloqueia o receptor NMDA é deslocado pelo glutamato, fenômeno que possibilita o influxo citoplasmático de Ca++ e de Na+ e o efluxo de K+. O Ca++ citoplasmático despolariza prolongadamente a membrana neuronial. A estimulação dos receptores metabotrópicos (mGluRs) de glutamato ativa a fosfolipase C que, por sua vez, catalisa a clivagem do 4,5-bifosfato de fosfatidilinositol ligado à membrana neuronial a segundos mensageiros como o 1,4,5-trifosfato de inositol (IP3) e o diacilglicerol (DAG). O IP3 libera Ca++ do retículo endoplasmático e o DAG difunde-se ao longo da membrana plasmática e, associadamente ao Ca++, ativa a PKC. Os íons Ca++ extracelulares somados aos liberados no citoplasma a partir das reservas intracelulares atuam como segundos-mensageiros e desencadeiam a síntese de AMP. Os íons Ca++ absorvidos pelas mitocôndrias estimulam a produção de espécies de O_2, ativam as vias de sinalização envolvendo a PKC, a cálcio-calmodulina, a sintetase de óxido nítrico induzida (iNOS) e a ciclo-oxigenase-2 (COX-2). A COX-2 transforma o ácido araquidônico em prostaglandinas que, liberadas no interstício do CDME, autoexcitam a membrana, aumentam a excitabilidade neuronial, facilitam a liberação de neurotransmissores excitatórios e reduzem a inibição pré-sináptica do trato bulboespinal. A iNOS atua na arginina e gera NO que, como gás, escoa-se pela membrana neuronial e estimula a liberação de neurotransmissores excitatórios pelas terminações centrais dos aferentes primários. A fosforilação das subunidades dos receptores e dos canais iônicos, a regulação ascendente dos receptores AMPA e a remoção do bloqueio proporcionado pelos íons Mg++ no poro dos receptores NMDA que, por sua vez, aumenta a transmissão glutamatérgica, resultam em aumento substancial da excitabilidade dos receptores na membrana pós-sináptica. A ativação das MAP-cinases p44 e p42 (MAP-cinases 1 e 3, respectivamente) desencadeia a fosforilação da proteína de ligação reativa ao monofosfato-cíclico de adenosina ou cAMP (CREB). No núcleo dos neurônios, o cAMP e o ERK ativam o CREB que, por sua vez, aumenta a expressão de várias proteínas relacionadas à dor, como a COX-2, o receptor de potencial transitório vaniloide-1 (TRPV1) e os canais de Ca++. A molécula transcricional DREAM atua constitutivamente e suprime a expressão da pró-dinorfina nos neurônios da medula espinal e causa hiperalgesia[8,9] (Figura 139.4).

As células gliais, notadamente a micróglia e os astrócitos, contribuem com o processo de sensibilização central. Os estímulos nociceptivos causam hipertrofia e proliferação da glia; modificações das redes gliais; fosforilação das vias de sinalização da PK ativada por mitógenos; regulação ascendente dos receptores de ATP, quimiocinas e hemicanais; regulação descendente dos transportadores de glutamato; e síntese e liberação no interstício de mediadores químicos (citocinas, quimiocinas, fatores tróficos e proteases).[10] Os microgliócitos e as células residentes sentinelas de lesão ou infecção no SNC acumulam-se na zona da terminação das fibras nervosas no CDME e ao redor dos corpos celulares dos motoneurônios do corno ventral poucas horas após a lesão nervosa periférica e expressam receptores de ATP (P2X4,

Figura 139.4 – Neurônio nociceptivo do CDME que recebe terminação central de um aferente primário e de um interneurônio supressor. Os neurônios nociceptivos são sensibilizados pela liberação de glutamato, que atua nos seus receptores metabotrópicos e ionotrópicos cainato, que possibilitam o influxo de Na+, o efluxo de K+ e ativam os receptores AMPA, e NMDA, que induzem o influxo de Ca++ assim como os de sP e neurocininas, que se ligam aos receptores de neurocininas e do BDNF relacionados à proteína G que, por sua vez, gera segundos mensageiros via ativação da proteína-cinase (PK) C e PKA, que liberam Ca++ no citosol a partir dos depósitos celulares de Ca++ e ativam a sintetase de NOS, que, por sua vez, sintetiza o NO e da COX-2, que sintetiza PGs que atuam como neurotransmissores retrógrados. O NO escoa-se através da membrana neuronial e aumenta a liberação dos neurotransmissores excitatórios pelos aferentes primários. Já as PGs autoexcitam a membrana neuronial. O influxo excessivo de Ca++ gera apoptose nos neurônios inibitórios e o processo inflamatório resultante induz o brotamento das terminações centrais dos neurônios excitatórios nos neurônios nociceptivos do CDME. As alterações transcricionais que ocorrem no núcleo do neurônio nociceptivo induzem a regulação ascendente de canais iônicos e receptores. A ativação dos astrócitos e microgliócitos acentua a excitabilidade dos neurônios nociceptivos e reduz a absorção de glutamato do interstício do CDME.

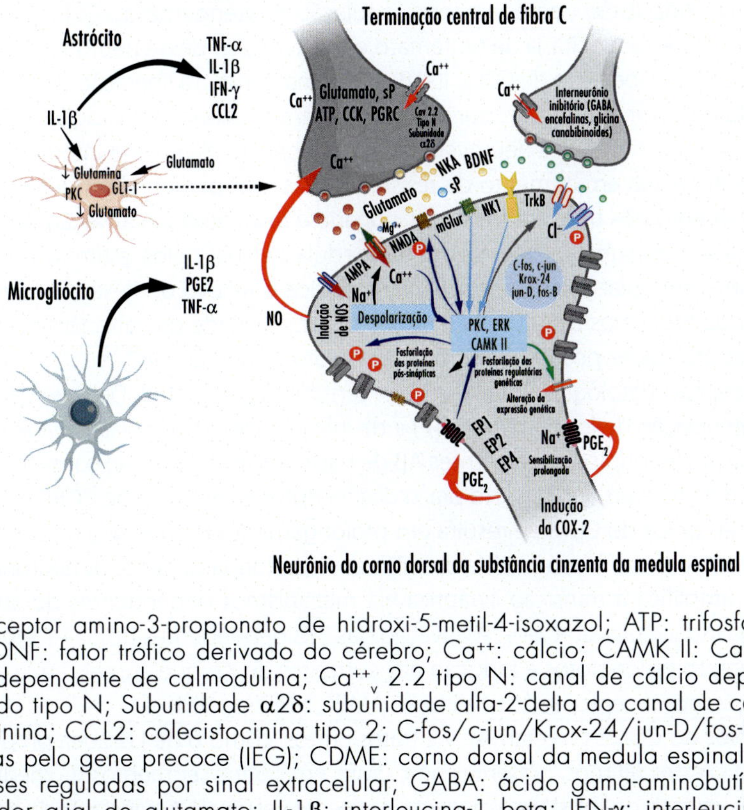

AMPA: receptor amino-3-propionato de hidroxi-5-metil-4-isoxazol; ATP: trifosfato de adenosina; BDNF: fator trófico derivado do cérebro; Ca^{++}: cálcio; CAMK II: Ca^{++}/proteína-cinase II dependente de calmodulina; Ca^{++}_{v} 2.2 tipo N: canal de cálcio dependente de voltagem do tipo N; Subunidade $\alpha 2\delta$: subunidade alfa-2-delta do canal de cálcio; CCK: colecistocinina; CCL2: colecistocinina tipo 2; C-fos/c-jun/Krox-24/jun-D/fos-B: proteínas codificadas pelo gene precoce (IEG); CDME: corno dorsal da medula espinal; Cl^{-}: cloro; ERK: cinases reguladas por sinal extracelular; GABA: ácido gama-aminobutírico; GLT-1: transportador glial de glutamato; IL-1β: interleucina-1 beta; IFN-γ: interleucina-1 gama; Mg^{++}: magnésio; mGlur: receptor metabotrópico de glutamato; Na^{+}: sódio; NK1: neurocinina-1; NKA: neurocinicina A; NMDA: receptor N-metil-D-aspartato; NO: óxido nítrico; NOS: sintetase de óxido nítrico; P: fósforo; PGE_2: prostaglandina E2; PGRC: peptídeo geneticamente relacionado à calcitonina; PKC: proteína-cinase C; sP: substância P; TNF-α: fator de necrose tumoral alfa; TrkB: tirosina-cinase B; EP1/EP2/EP4: mediadores lipídicos das prostaglandinas E1, E2 e E4; COX-2: ciclo-oxigenase 2.

Fonte: Desenvolvida pela autoria do capítulo.

P2X7, P2Y6, P2Y12), quimiocinas (CX3CR1, CCR2), NRG1 (ErB2) e são ativadas pelo ATP, quimiocinas (CCL2, CCL21, CX3CL1), MMP-9, NRG1 e CGRP liberado pelos aferentes primários e sofre fosforilação pelo p38 e ERK, fenômeno implicado na produção e liberação de citocinas pró-inflamatórias (TNF-α, IL-1β, IL-18) e de BDNF que, por sua vez, sensibilizam os neurônios do CDME e alteram a ação do GABA. O gradiente do Cl-e transforma a hiperpolarização em despolarização neuronial, mecanismo que envolve a expressão de KCC2 e, consequentemente, resulta no agravamento da dor, na sensibilização central e na alodinia mecânica persistente. Após lesão nervosa, receptores *toll-like* (TLRs), sinalizadores transmembranas de proteínas expressas nas células gliais também ativam a micróglia. Após a lesão tecidual ou nervosa, os astrócitos da medula espinal e do tronco encefálico são ativados tardiamente e possivelmente de modo mais crítico para a manutenção, do que para a indução da sensibilização central e da dor persistente e para a facilitação rostrocaudal. Os astrócitos produzem ATP e glutamato após a ativação dos hemicanais (Cx43 e PNX1). Quando ativados pelos mediadores microgliais (TNF-α, IL-18) e astrocíticos (metaloproteína de matriz-2 e bFGF), induzem a fosforilação da JNK e P-ERK, fenômeno que resulta na produção e liberação de quimiocinas (CCL2) e citocinas (IL-1β). Havendo lesão nervosa, ocorre regulação descendente do GLT1, resultando na redução da absorção astrocitária de glutamato e em acúmulo desse neurotransmissor no interstício do CDME. A liberação de CCL2, IL-1β e glutamato induz a liberação de ATP e de CGL2 mediada pelo receptor NMDA que, por sua vez, aumenta a ativação microglial.[10,11]

A ativação dos neurônios neurovegetativos simpáticos da coluna intermediolateral da medula espinal resulta em aumento da resistência vascular periférica, em retenção urinária e em alentecimento dos trânsitos intestinal, urinário e respiratório. A ativação dos neurônios da ponta anterior da substância cinzenta da medula espinal pelos estímulos nociceptivos gera hipertonia muscular – que, por sua vez, modifica o reflexo de flexão, aumenta o tono muscular, induz espasmos musculares (reduz a expansibilidade da caixa torácica), isquemia muscular, anormalidades posturais e síndromes dolorosas miofasciais.[9]

A nocicepção patológica agrava-se com sensibilização central. Decorre das anormalidades da potenciação de longo prazo (LTP) e da inibição espinal, da plasticidade neuronial e da transformação fenotípica dos aferentes Aβ de baixo limiar.[7] O *wind-up* consiste na ativação lenta, temporária e reversível de curto prazo dos receptores de NK1 e de CGRP e do receptor NMDA dos neurônios do CDME e resulta em prolongamento progressivo da despolarização da membrana neuronial.[12] A somatória dos LTPs ativa prolongadamente os neurônios de projeção NK1 e amplifica a transição sináptica via mecanismos dependentes do aumento da concentração intracelular do Ca++. A ativação das PKs dependentes do Ca++ e gera fosforilação dos receptores ionóforos e redução das correntes de K+ que aumentam a eficácia e a potencialização dos receptores de sinalização AMPA, NMDA e NK1.

Neurônios do CDME projetam-se via tratos curtos, como o de Lissauer, proprioespinais e intracornuais (estes últimos, presentes no CDME), em outros segmentos da medula espinal e nas lâminas ventrais da substância cinzenta da medula espinal.[6] A transferência das informações nociceptivas da medula espinal para o encéfalo é realizada mediante ativação dos tratos espinotalâmico, espinorreticular, espinomesencefálico, pós-sináptico do funículo posterior, espino-ponto-amigdaliano, espinocervical e intracornual. O trato espinotalâmico origina-se nas lâminas I, IV, V, VI e VIII do CDME. O maior contingente das suas fibras cruza a linha média e, via quadrante anterolateral oposto da medula espinal, projeta-se nos núcleos ventrais posteromedial e lateral, centro mediano, parafascicular e intralaminares do tálamo e na formação reticular bulbar e mesencefálica. As fibras do trato espinorreticular originam-se nas lâminas VII e VIII e projetam-se no núcleo gigantocelular, tegumento pontino lateral e núcleos subcerúleo ventral e dorsal, de onde se originam tratos destinados ao hipotálamo e núcleos intralaminares e ventrais do tálamo; a projeção na região parabraquial da ponte dorsolateral possibilita rápida conexão com a amígdala, assim como com o BVLC e a substância cinzenta periaquedutal mesencefálica (SCPAM). As fibras do trato espinomesencefálico originam-se nas lâminas I e V e projetam-se na formação reticular, teto mesencefálico, núcleo parabraquial e colículo superior. O trato espino-ponto-amigdaliano origina-se nas lâminas I e V e, via funículo dorsolateral, projeta-se no núcleo parabraquial da ponte, onde faz sinapse com neurônios que se projetam na amígdala do lobo temporal. O trato espinocervical origina-se nas lâminas I, III e IV e projeta-se, via quadrante lateral ipsilateral da medula espinal, no núcleo cervical lateral, de onde emergem fibras que se projetam no complexo ventrobasal do tálamo, formação reticular do tronco encefálico e diencéfalo. As fibras do trato pós-sináptico do funículo posterior originam-se nas lâminas IV, V e VI e X e projetam-se nos núcleos grácil e cuneiforme[9,13] (Figura 139.5).

As informações nociceptivas transmitidas do CDME para o tronco encefálico são veiculadas para o tálamo e para as neuromatrizes primária (córtices somatossensitivos S1 e S2) e secundária (ínsula, córtex pré-frontal, córtex do cíngulo anterior e amígdala) da dor e áreas associativas do cérebro.[3,14] A neuromatriz é consistentemente ativada durante a apresentação da dor.[15] Os neurônios do complexo ventrobasal do tálamo projetam-se no córtex sensitivo SI e os dos núcleos talâmicos centromediano, parafascicular e intralaminares, no estriado e no córtex pré-motor. O córtex frontal recebe estímulos do córtex do cíngulo anterior, do CDME e do cerebelo e apresenta conexões recíprocas com a medula espinal. A amígdala relaciona-se ao núcleo *accumbens* e estriado; o complexo nuclear lateral e basolateral da amígdala recebe aferências sensitivas polimodais do córtex pré-frontal, cíngulo anterior e ínsula, estruturas relacionadas à dimensão afetivo-emocional da dor, e emite projeções para o córtex pré-frontal (relacionado à função cognitiva e ao medo da dor) e para os córtices pré e infralímbico. As estruturas que compõem o sistema límbico recebem aferências dos núcleos ventrais anterior e posterior do tálamo e formação reticular do tronco encefálico. O hipotálamo recebe aferências da formação reticular mesencefálica, núcleo ventral anterior do tálamo e córtex frontal.[14] Neurônios do córtex SI projetam-se nos núcleos ventrobasais, grupamento nuclear posterior e núcleos parafascicular e centromediano do tálamo; neurônios do córtex SII projetam-se nos núcleos ventrobasais, grupamento nuclear posterior e centromediano do tálamo; neurônios das áreas somatomotoras I (SMI) projetam-se nos núcleos ventrais posteromedial e lateral e centromediano do tálamo e no bulbo; neurônios dos córtices SI, SII, orbitário e temporal superior projetam-se na formação reticular do tronco encefálico; neurônios dos córtices SI e SM projetam-se no CDME e no corno anterior da substância cinzenta da medula espinal; neurônios do córtex orbitário projetam-se nas lâminas profundas do CDME e neurônios dos córtices SI, occipital e temporal projetam-se nos núcleos grácil e cuneiforme. Há conexões recíprocas entre os córtices SI e SII homo e contralaterais e, entre esses, os córtices SMI e parietal, estruturas do sistema límbico, estriado e núcleos centromediano e posterior do tálamo.[9,14]

O sistema neoespinotalâmico e os córtices sensitivos SI e SII relacionam-se às dimensões sensitivo-discriminativas da nocicepção (localização, intensidade, natureza, duração) e à ativação precoce dos córtices SII e da ínsula; os córtices límbicos e paralímbicos (cíngulo anterior e ínsula) relacionam-se às dimensões emocionais e motivacionais da dor; o córtex da ínsula relaciona-se à dimensão sensitiva, às reações emocionais e afetivas (depressão), à memória, à codificação dos estímulos térmicos e à reatividade neurovegetativa relacionadas à dor; o circuito córtex fronto-orbitário-núcleo *accumbens*-tálamo relaciona-se à dimensão afetiva da dor, enquanto o córtex frontal modula a atividade das unidades nociceptivas e limita a magnitude da sua expressão.[9,14]

Figura 139.5 – Vias de projeção rostral dos tratos nociceptivos oriundos dos neurônios da substância cinzenta do CDME. A maioria das fibras dos tratos neoespinotalâmico, paleoespinotalâmico, espinorreticulotalâmico e espinoamigdaliano decussa e cruza a linha média na medula espinal. As do trato neoespinotalâmico fazem sinapse nos núcleos talâmicos posteromediais ou posterolaterais, de onde emergem fibras que se projetam nas áreas sensitivo-motoras (SM1) e sensitivas secundárias (S2) do córtex cerebral; as do trato paleoespinotalâmico fazem sinapse nos núcleos talâmicos parafascicular, centromediano e da linha média, de onde emergem fibras destinadas principalmente ao lobo frontal; as do trato espinorreticulotalâmico fazem sinapse nas áreas A1/C1 e A5 do bulbo ventrolateral, nas áreas A6 e A7 da ponte dorsolateral e no núcleo parabraquial, de onde emergem fibras destinadas ao hipotálamo e à substância cinzenta periaquedutal mesencefálica; já as do trato espinoamigdaliano fazem sinapse no núcleo parabraquial, de onde emergem fibras destinadas à amígdala e ao hipocampo.

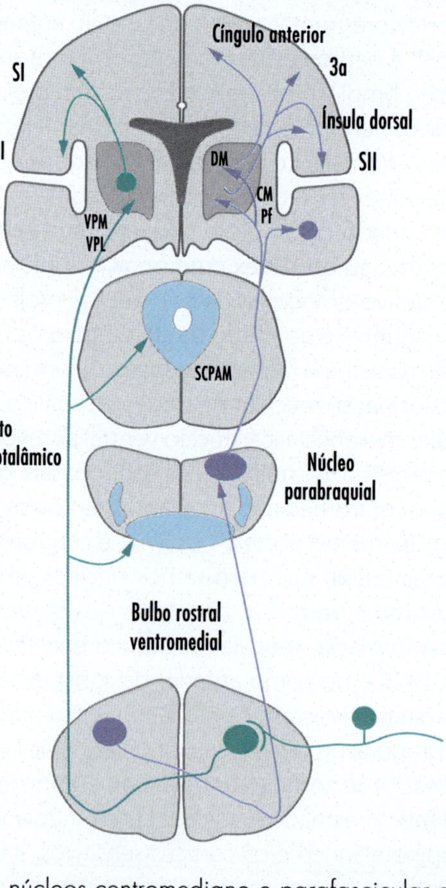

3a: área cortical 3a; CM/Pf: núcleos centromediano e parafascicular do tálamo; DM: núcleo dorsomediano do tálamo; SCPAM: substância cinzenta periaquedural mesencefálica; SI: área sensitiva primária; SII: área sensitiva secundária; VPL: núcleo ventral-póstero-lateral do tálamo; VPM: núcleo ventral-póstero-medial do tálamo; CDME: corno dorsal da medula espinal.

Fonte: Desenvolvida pela autoria do capítulo.

Nocicepção da face e do crânio

Todo o complexo nuclear trigeminal, especialmente o subnúcleo caudal do trato espinal do nervo trigêmeo processa a nocicepção dos segmentos craniofacial e cervical rostral, independentemente de a dor ter origem na região inervada pelos nervos trigêmeo, intermediário, glossofaríngeo e vago e ou raízes cervicais C2 a C4.[3]

Mecanismos supressores da dor

A transferência das informações nociceptivas do CDME para estruturas rostrais do SNC sofre profundas influências excitatórias e inibitórias que atuam em circuitos localizados no CDME e no encéfalo.[3,14,15]

A modulação supressora da dor no SNP pode ocorrer nos nociceptores, onde há numerosos receptores metabotrópicos acoplados à proteína G que inibem a deflagração, a transdução e a condução dos potenciais nociceptivos neles originados. Entre eles, destacam-se os receptores opioides, canabinoides, adrenérgicos-α2, GABA-B, adenosinérgicos-1, muscarínicos-2, somatostatinérgicos e glutamatérgicos. Esses, ao serem ativados, inibem os canais de Ca++ dependentes de voltagem (reduzem o influxo intraneuronial de Ca++), inibem a liberação de neurotransmissores pelo canal retificador de K+ (GIRK), a duração e a excitabilidade dos potenciais de membrana em repouso e a atividade dos canais TRPV e Na+v. O CRF e a IL-1β estimulam a secreção pelos leucócitos de peptídeos opioides endógenos e atuam em um receptor regulador da permeabilidade do Ca++.[8,16]

A nocicepção é modulada no SNC por neurônios presentes no CDME, SCPAM, bulbo rostral ventromedial (BRVM), córtex cerebral, amígdala, hipotálamo e tálamo. A β-endorfina, as encefalinas e as dinorfinas são classes de ligantes que ativam os receptores opioides μ, κ e δ. Os receptores μ concentram-se nas vizinhanças da SCPAM, estriado, habênula, tálamo, córtex cerebral, lâminas superficiais do CDME, hipotálamo, claustro e SCPAM; os receptores δ são escassos no encéfalo e mais adensados no CDME; os receptores κ estão presentes na medula espinal e os receptores ε estão presentes em várias regiões do encéfalo. Os neurotransmissores opioides endógenos, leucina e metionina-encefalina e seus respectivos receptores (MOR ou μ, DOR ou δ, KOR ou κ, épsilon ou ε) concentram-se nas lâminas I, II, III e V do CDME; a dinorfina concentra-se nas lâminas I e V e tem afinidade pelo receptor κ e, a β-endorfina, produzida no hipotálamo e liberada na circulação sistêmica juntamente com o ACTH e por vias que dele emergem e projetam-se no tronco encefálico, tem afinidade pelo receptor μ. Há grande concentração de receptores μ, leucina, metionina-encefalina e dinorfina nos neurônios da SCPAM e de β-endorfina nas terminações oriundas do hipotálamo. As encefalinas atuam pré-sinapticamente nas terminações dos aferentes primários no CDME e pós-sinapticamente nos neurônios do CDME que originam os tratos que se projetam no encéfalo. Via receptores vinculados à proteína G, inibem o AMP-cíclico e, consequentemente, as correntes de Ca++ dependentes de voltagem das terminações nervosas nociceptivas aferentes e a liberação de neurotransmissores excitatórios no CDME e reduzem a excitabilidade dos neurônios do CDME ao abrirem os canais de K+ e causar hiperpolarização da membrana pós-sináptica. A SCPAM comunica-se via tratos GABAérgicos supressores rostrocaudais com o bulbo, núcleo dorsal da rafe e loco cerúleo.[16]

Interneurônios inibitórios GABAérgicos e glicinérgicos são densamente condensados no CDME. O GABA liga-se aos receptores GABA-A e metabotrópicos GABA-B. Os receptores distribuem-se nas terminações nervosas dos aferentes primários presentes nas várias lâminas da medula espinal e em neurônios da SCPAM, núcleo magno da rafe e formação reticular gigantocelular. A ativação dos receptores pós-sinápticos GABA-A e de glicina presentes nos neurônios do CDME gera correntes internas de Cl– e hiperpolarização da membrana neuronial.[17]

A lesão nervosa periférica altera o cotransportador K^+-Cl^--KCC2 essencial para manter gradientes de K+ e Cl– através da membrana plasmática. A regulação descendente do KCC2 expresso nos neurônios de projeção da lâmina I altera o gradiente de Cl–, de modo que a ativação dos receptores GABA-A despolariza, em vez de hiperpolarizar, os neurônios de projeção da lâmina I, resultando em aumento da excitabilidade e da transmissão nociceptiva. A liberação espinal da prostaglandina PGE2, que atua nos receptores EP2 expressos por interneurônios excitatórios e nos neurônios de projeção da superfície do CDME e fosforila via cAMP-PKA as subunidades do receptor de glicina GlyRa3 e torna os neurônios não responsivos aos efeitos inibitórios da glicina.[4]

Os endocanabinoides aracdonoil-etanolamina (AEA) ou anandamida e o 2-aracdonil-glicerol (2-AG) atuam nos receptores canabinoides CB1 distribuídos nos gânglios das raízes sensitivas, nas terminações nervosas pré-sinápticas do CDME, núcleo *acumbens*, núcleos da base, cerebelo, hipocampo, hipotálamo, amígdala, SCPAM e córtex cerebral e acoplam-se à proteína G, inibem a adenilciclase e os canais de Ca++, ativam os canais de K+ e modulam a liberação de neurotransmissores pelas terminações nervosas dos aferentes primários no CDME.[18]

A neurotensina está presente em neurônios da formação reticular mesencefálica, hipotálamo, amígdala, núcleo *acumbens* e BRVM; na SCPAM, atua nas vias supressoras da nocicepção oriundas do núcleo magno da rafe.[3]

A SCPAM e o BRVM participam de uma alça de *feedback* que contribui para a consciência e para as reações de estresse e emocionais à dor. A SCPAM integra informações de regiões corticais envolvidas na nocicepção, incluindo a ínsula anterior, o córtex cíngulo anterior, o hipotálamo e a amígdala e integra estímulos nociceptivos e não nociceptivos. Seus neurônios projetam-se nos núcleos rostrais ventromediais do bulbo, núcleo do loco cerúleo e região A7, utilizam neurotensina, glutamato e aspartato como neurotransmissores e recebem aferências dos córtices límbicos e pré-frontais mediais, do cíngulo anterior e da ínsula e mantém conexões recíprocas com o hipotálamo, amígdala, loco cerúleo, formação reticular pontobulbar, núcleos grácil e cuneiforme, núcleos catecolaminérgicos do tronco encefálico, núcleo parafascicular do tálamo e CDME. A estimulação dos neurônios encefalinérgicos presentes na SCPAM inibe os neurônios GABAérgicos que, por sua vez, inibem a atividade dos neurônios da região ventromedial e rostral do bulbo (núcleo magno da rafe) que liberam 5-HT no CDME e neurônios bulbares que liberam Nadr no CDME, onde exercem atividade supressora da dor, do que resulta desinibição das vias rostrocaudais que bloqueiam a nocicepção no CDME[15] (Figura 139.6).

O loco cerúleo e as regiões A5 e A7 recebem aferências da SCPAM e de relés corticais e subcorticais.[19,20] O núcleo do loco cerúleo, através de tratos rostrocaudais, libera – via tratos presentes no quadrante posterolateral da medula espinal – Nadr nas lâminas I, II e III do CDME, onde exerce efeitos antinociceptivos via inibição pré-sináptica das aferências Aδ e C e pós-sináptica dos neurônios WDRs e neurônios NSEs e ativação de interneurônios inibitórios.[19] A SCPAM atua nos neurônios nociceptivos espinais via três categorias de neurônios presentes no BRVM que exercem controle bidirecional excitatório ou inibitório na transmissão nociceptiva no CDME. Alguns neurônios originam fibras rostrocaudais inibitórias ("OFF") e

Figura 139.6 – Núcleos e tratos de fibras do SNC relacionados à modulação facilitatória e inibitória da dor. As vias aferentes discriminativas da sensibilidade estimulam as fibras do sistema neoespinotalâmico que, por sua vez, estimulam neurônios moduladores do CDME, tronco encefálico, tálamo e da área SM1. A ativação dos neurônios da substância cinzenta periventricular, da substância cinzenta periaquedutal mesencefálica, do loco cerúleo e do núcleo mango da rafe que originam tratos de fibras rostrocaudais, inibem a nocicepção ao liberarem serotonina e noradrenalina nos neurônios do CDME. Neurônios oriundos dos lobos frontal e temporal que se projetam na substância cinzenta periaquedutal mesencefálica, possibilitam que o estado do humor e do afeto modulem a atividade das unidades supressoras de dor do mesencéfalo. Tratos de fibras oriundos dos neurônios do bulbo rostral ventromedial trafegam pelo quadrante anteromedial da medula espinal e facilitam a atividade dos neurônios nociceptivos do CDME.

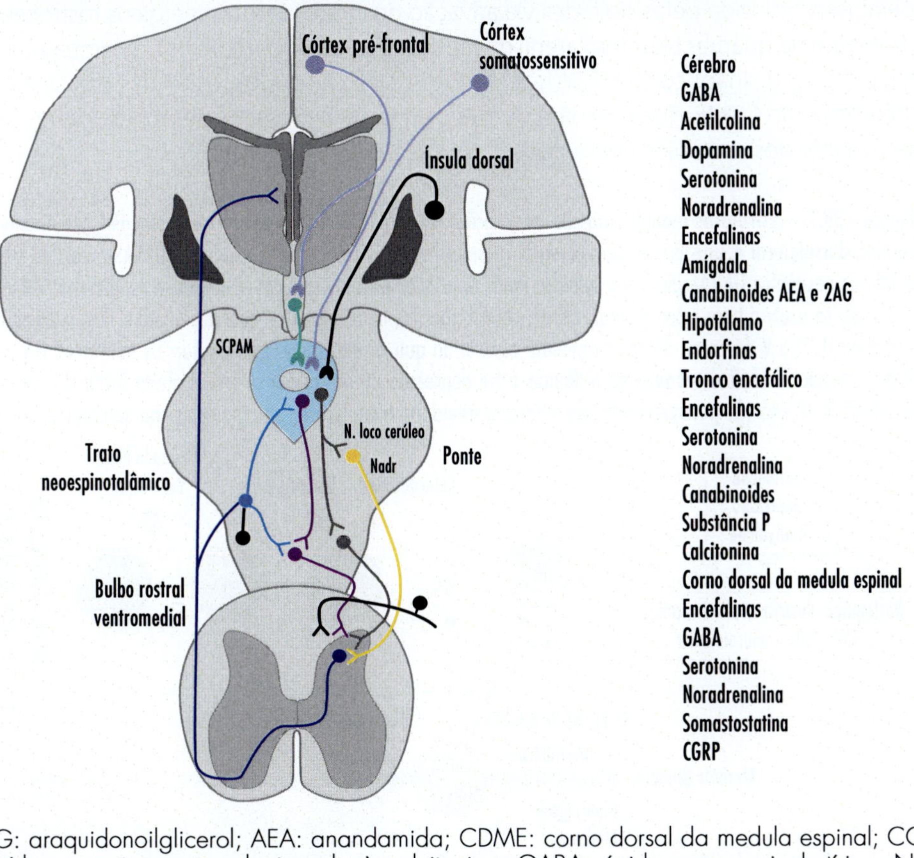

2AG: araquidonoilglicerol; AEA: anandamida; CDME: corno dorsal da medula espinal; CGRP: peptídeo geneticamente relacionado à calcitonina; GABA: ácido gama-aminobutírico; Nadr: noradrenalina; SCPAM: substância cinzenta periaquedutal mesencefálica; SM1: área sensitivo-motora 1; SNC: sistema nervoso central.

Fonte: Desenvolvida pela autoria do capítulo.

outros, fibras excitatórias ("ON"), destinadas aos neurônios do CDME, e alguns são neutros. Os neurônios "OFF" são ativados por estímulos discriminativos oriundos do SNP e pelos neurônios do cíngulo e lobo frontal ativados pelo bem-estar mental e geram projeções inibitórias rostrocaudais contendo 5-HT, Nadr e sP originados nos núcleos bulbares magno da rafe e reticular gigantocelular que trafegam pelo funículo dorsolateral da medula espinal e projetam-se nas lâminas superficiais do CDME; a 5-HT atua nos receptores 5-HT1A, 5-HT1B, 5-HT1D e 5-HT7 dos neurônios do CDME e exerce, desse modo, atividade antinociceptiva; a sP atua via desinibição do sistema de projeção SCPAM-bulbo rostral ventromedial-CDME mediada pelos endocanabinoides e facilita a atividade dos tratos rostrocaudais nos receptores glutamatérgicos atuantes no mecanismo da analgesia induzida pelos circuitos modulatórios do estresse, da analgesia placebo ou mediada pelos controles inibitórios nocivos difusos (DNICs) que aparentemente envolvem estímulos sensitivos, afetivos e cognitivos semelhantes.[3] O trato rubrospinal inibe os neurônios das lâminas V, VI e VII do CDME e os tratos vestibuloespinais inibem os neurônios das lâminas V e VI. Os neurônios "ON" são ativados imediatamente antes e durante a aferência nociceptiva e pelo sofrimento mental. Sob a ação da colecistocinina e da nociceptina, incrementam a transmissão nociceptiva no CDME, a sensibilização central e a hiperalgesia induzida pelos opioides via ativação dos tratos serotoninérgicos rostrocaudais que trafegam no quadrante anterolateral da medula espinal e liberam 5-HT, que interage com os receptores pré-sinápticos 5-HT-2A e 5-HT-3 do CDME, e receptores 5-HT-3 pós-sinápticos dos neurônios do CDME, que originam os tratos espinotalâmicos. Os neurônios "neutros" não reagem diante dos estímulos nociceptivos[21] (Figura 139.7).

Figura 139.7 – Estruturas modulatórias da nocicepção. Na região do bulbo rostral ventromedial, tegumento pontino dorsolateral e substância periaquedutal mesencefálica há células *OFF*, células NEUTRAS e células *ON*. Quando os neurônios GABAérgicos são inibidos pelos neurônios encefalinérgicos. Quando se realizam atividades físicas ou se usufrui bem-estar mental, ocorre desinibição dos neurônios *OFF* que se projetam nos neurônios das lâminas I, II e V do corno dorsal da medula espinal do que resulta atenuação da dor. Os neurônios *ON*, são ativados quando se realiza repouso ou o doente sofre depressão ou ansiedade exercem efeito facilitador da dor. As células NEUTRAS (0) possivelmente não exercem atividade modulatória; muitas delas são serotoninérgicas.

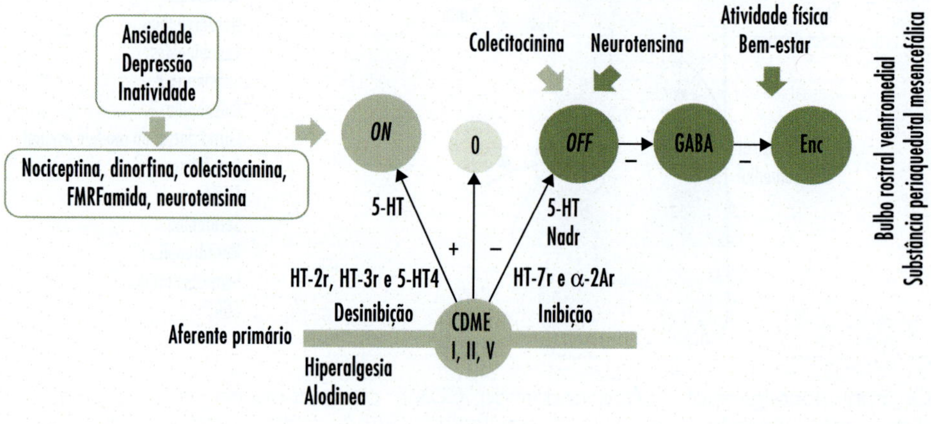

5-HT: serotonina; CDME: corno dorsal da medula espinal; Enc: encefalina; GABA: ácido gama-aminobutírico; HT-2r/HT-3r/5-HT4/HT-7r: receptores de serotonina; α-2Ar: receptor adrenérgico alfa-2; Nadr: noradrenalina; *OFF*: células *OFF*; *ON*: células *ON*.

Pouco se conhece a respeito dos mecanismos de modulação da dor no telencéfalo. Sabe-se que colaterais do trato corticoespinal oriundos das áreas SI e SII inibem os neurônios das lâminas IV e V do CDME e que a ativação do córtex da ínsula anterior induz analgesia via desinibição dos neurônios do núcleo do loco cerúleo.[3,9,14]

Os controles inibitórios nociceptivos difusos (DNICs), a modulação condicionada da dor (CPM), o sistema analgésico intrínseco ou o sistema inibitório difuso atuam nas vias moduladoras endógenas acionadas pelo fenômeno de que a "dor inibe a dor" – ou seja, que um estímulo nociceptivo pode ser inibido por outros estímulos nociceptivos aplicados em regiões espacialmente distantes da original. Atuam inibindo neurônios WDNs presentes nas lâminas superficiais do CDME e atenuam temporariamente a dor. São bloqueados pela morfina, dependem da atuação dos neurônios do núcleo magno da rafe e da região ventral ao núcleo reticular paragigantocelular e dos tratos rostrocaudais presentes no funículo dorsolateral homolateral da medula espinal.[22]

Numerosos fatores individuais, sexuais, genéticos, epigenéticos, étnicos, sociais, culturais, religiosos, filosóficos, experiências pregressas e estado mental dos indivíduos exercem efeito amplificador ou atenuador da expressão nociceptiva.[23]

Dor fisiológica e dor aguda

Os estímulos nociceptivos podem ou não ser percebidos. Em condições normais, as fibras aferentes transferem os estímulos nociceptivos subliminares e induzem reflexamente reações de adaptação que geralmente bloqueiam sua percepção. Quando os estímulos ultrapassam o limiar de percepção, desencadeia-se a fenomenologia dolorosa e a estimulação passa a ser percebida.[3]

A dor aguda é a que persiste apenas durante o período razoável para resolução da sua condição causal.[9]

Dor nociceptiva somática crônica

A dor é crônica quando se prolonga além do período de resolução da condição causal ou decorre de condições naturalmente crônicas, como as que acometem doentes com doenças reumáticas, câncer, neuropatias dolorosas, entre outras. A dor crônica ativa consistentemente áreas os córtices somatossensitivos SI, SII e pré-frontal, córtices insulares do cíngulo anterior dorsal, o tálamo e as redes de saliência, e reduz o volume dos córtices frontal e temporal. A sensibilização neuronial, a apoptose dos neurônios supressores, a ativação do SNNVS, os fenômenos neuroplásticos e a reorganização sináptica anormal do SNC, dentre outros mecanismos, geram hiperalgesia e alodinias primária e secundária, anormalidades psíquicas e adoção de comportamentos anormais que podem agravar-se em decorrência do reforço da condição de mal-estar. Em condições inflamatórias prolongadas, ocorre brotamento de fibras nervosas contendo sP e PGRC nos tecidos inflamados, mesmo aneurais, tais como os cartilaginosos que, a partir de então, passam a contribuir para a geração da dor e para a ocorrência de inflamação neurogênica. A reorganização e a transformação fenotípica dos aferentes mecanorreceptores Aβ são importantes na patogênese da sensibilização central. Durante a instalação da dor crônica ocorre maior expressão das vias excitatórias e défice da inibição dos circuitos neuroniais que resultam em transmissão nociceptiva evocada com estímulos abaixo do limiar. A reorganização e transformação fenotípica dos aferentes mecanorreceptores Aβ participam da patogênese da sensibilização central[4,9,15] (Figura 139.8).

Dor visceral

Muitos nociceptores dos aferentes sensitivos viscerais são silenciosos e são ativados apenas quando ocorre inflamação, distensão, torção ou isquemia. As vísceras cervicais, torácicas (traqueia, brônquios, coração, grandes vasos, esôfago) e abdominais (grandes vasos abdominais, rins, pelve renal, ureter, fígado, pâncreas, vísceras ocas do sistema digestório, ou seja, do esôfago até os 2/3 esquerdos do cólon transverso) transmitem parcialmente seus estímulos nociceptivos via fibras aferentes do nervo vago para o núcleo do trato solitário localizado pelas fibras aferentes do nervo vago. Os estímulos nociceptivos oriundos das vísceras pélvicas e parte das informações nociceptivas oriundas das vísceras cervicais, torácicas e abdominais são veiculados pelos neurônios sensitivos que acompanham as fibras do SNNVS, penetram na medula espinal juntamente com as raízes dorsais e projetam-se nas lâminas I, II, V e X do CDME. As projeções encefálicas das aferâncias viscerais originadas no CDME trafegam especialmente pelos tratos espinotalâmicos, espinorreticulares e pós-sináptico do funículo posterior e alcançam o tálamo, a formação reticular do tronco encefálico e os núcleos grácil e cuneiforme, de onde são transmitidas direta ou indiretamente para os córtices SI, insular e pré-frontal, cíngulo anterior e amígdala.[9]

Figura 139.8 – Brotamento de fibras nociceptivas na região onde há osteoclasto ativado em decorrência da lesão metastática. Os nociceptores "silenciosos" ativados em decorrência da sensibilização periférica, pelo processo inflamatório, e as fibras nervosas peptidérgicas contendo sP e PGRC, brotam no tecido ósseo inflamado e contribuem para a geração da dor e da inflamação neurogênica.

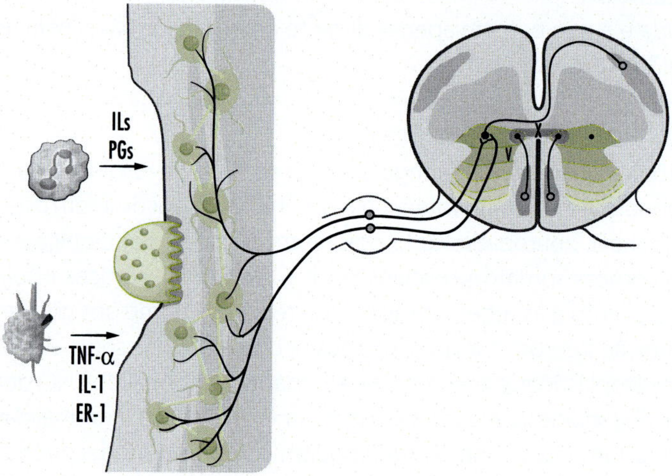

Fonte: Desenvolvida pela autoria do capítulo.

Dor neuropática

Após a lesão das fibras aferentes periféricas, surgem potenciais ectópicos ao longo dos troncos, raízes e gânglios sensitivos. No local da lesão, os neutrófilos atraem monócitos e estes diferenciam-se em macrófagos, células de Schwann fagocitam resíduos da lesão celular e regeneram a bainha de mielina ao redor dos axônios lesados. Os macrófagos ativados e as células de Schwann sintetizam citocinas pró-inflamatórias e fatores tróficos, gerando hipersensibilidade e atividade neuronial aberrante espontânea. Os cotos nervosos ou os troncos nervosos parcialmente lesados originam neuromas terminais ou microneuromas em continuidade. Nos microneuromas instalam-se correntes efáticas e fontes de potenciais espontâneos em decorrência da modificação da permeabilidade da membrana axonial e do número, distribuição e cinética dos canais de Ca++, K+ e Na+. Os potenciais ectópicos de elevada frequência geram alterações pós-sinápticas prolongadas nos neurônios do CDME, geram re-excitação da membrana neuronial e aumentam a atividade ectópica. A IL-1 e o TNF circulantes aumentam a síntese de IL-6 pelos astrócitos e microgliióitos presentes no CDME e os astrócitos deixam de remover glutamato. Após a lesão dos nervos periféricos, ocorre hiperexpressão dos genes c-fos, Krox-24, c-jun, jun-B, fos-B e MGS-1/A, MGF-1 e SRF em várias estruturas do SNC envolvidas na nocicepção, no fenômeno *wind-up* e outros mecanismos que acarretam hiperexcitabilidade central. A hiperatividade neuronial também decorre da ação dos produtos de degradação durante o processo de degeneração das fibras nervosas lesadas e proliferação das células gliais[9,24,25] (Figura 139.9).

Figura 139.9 – Demonstração da dor neuropática periférica. (A) Hiperatividade neuronial decorrente da ação dos produtos do processo de degeneração das fibras nervosas lesadas e proliferação das células gliais; (B) brotamento das terminações centrais dos aferentes discriminativos mecânicos e térmicos intactos nos neurônios do CDME desaferentados; (C) brotamento das fibras do sistema nervoso neurovegetativo simpático nos gânglios sensitivos e na região dos neuromas de amputação.

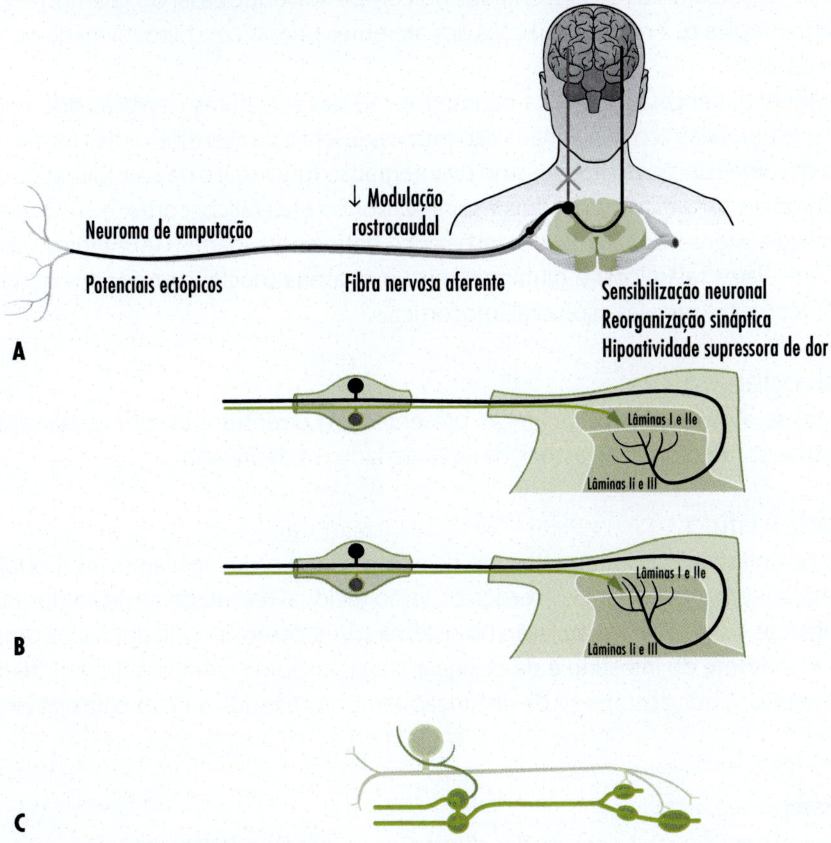

Fonte: Desenvolvida pela autoria do capítulo.

A lesão nervosa resulta também em desregulação da inibição, decorrente do défice funcional da sinalização pelo GABA, e em alteração da função dos neurônios de projeção. Adicionalmente, os receptores GABA-A e de glicina tornam-se excitatórios.[24]

As modificações anatômicas e funcionais nas vias rostrocaudais e caudorrostrais da medula espinal e nos neurônios do tronco encefálico e tálamo contribuem para a hiperatividade neuronial e para aumento da intensidade dos estímulos. Tardiamente ocorrem hiperatividade neuronial talâmica contralateral ao local onde o tecido nervoso periférico foi lesado e aumento do campo receptivo dos neurônios dos núcleos dos tratos dos funículos posteriores e do tálamo.[9]

Admite-se que a dor resultante da avulsão das raízes dos plexos nervosos seja central e decorra da hiperatividade neuronial segmentar causada pela desaferentação. O queimor constante resultaria das descargas neuroniais de baixa amplitude e, os paroxismos, dos surtos de atividade de frequência elevada nos neurônios desaferentados do CDME.[9]

A dor mielopática segmentar resulta da interrupção do trato de Lissauer e da hiperatividade dos neurônios do CDME justapostos aos segmentos lesados. A dor projetada distalmente (dor fantasma) resulta da modificação do padrão de aferência dos estímulos sensitivos ao tálamo, da lesão dos funículos posteriores com a consequente instalação de surtos de atividade espontânea nos núcleos grácil e cuneiforme, aumento do campo receptivo e da hiperatividade dos neurônios desaferentados do complexo ventrobasal do tálamo, redução de inibição adrenérgica α-2 nas terminações dos aferentes primários e hipoatividade do sistema supressor da dor.[9]

A dor central encefálica resulta da interrupção das estruturas nervosas discriminativas do sistema espinotalâmico relacionadas ao processamento das sensibilidades térmicas e dolorosa, da desorganização do mecanismo de integração funcional e da sensibilização das unidades neuroniais sensitivas da medula espinhal, tronco encefálico, córtex e subcórtex cerebral e, particularmente, do tálamo, do desbalanço entre as atividades GABAérgica supressora (núcleos reticulares talâmicos) e glutamatérgica excitatória (núcleos profundos do tálamo e vias talamocorticais) nas vias espinotalamocorticais.[9]

Dor psicogênica

Refere-se a condições psiquiátricas presentes em doentes com dor geralmente com características somatoformes e associadas à ansiedade e à depressão.[3]

Dor nociplástica

Dor nociplástica é a dor que decorre de anormalidades dos mecanismos moduladores da nocicepção sem evidências ou ameaça de lesão tecidual real ou de ativação dos nociceptores periféricos ou de doença ou lesão do sistema somatossensitivo. Inclui a síndrome fibromiálgica, a síndrome do intestino e da bexiga irritáveis, a fadiga crônica, a cistite intersticial, a dor facial atípica, a dor decorrente da disfunção temporomandibular e as cefaleias primárias, entre outras.[9]

Dor mista

É a apresentação mais comum das síndromes dolorosas crônicas. Aplica-se a condições em que a dor resulta de vários mecanismos. É a que ocorre em doentes com osteoartrite, outras doenças musculoesqueléticas, cânceres, visceropatias, neuropatias, entre outras.[9]

Considerações finais

Nas unidades neuroniais e não neuroniais do SNP e SNC há mecanismos celulares, subcelulares e moleculares que transduzem estímulos ambientais em potenciais nociceptivos que alcançam o SNC onde as informações são descodificados e interpretados e geram as reações de adaptação, aprendizado, fuga e defesa frente à dor. A magnitude da dor relaciona--se à excitabilidade e à neuroplasticidade dos nociceptores, dos neurônios nociceptivos e das unidades supressoras e facilitadoras da nocicepção. Do desbalanço entre a atividade destas unidades neuroniais ocorre a dor. A lesão das estruturas somatossensitivas do SNP ou do SNC compromete a conectividade sináptica e a atividade dos mecanismos inibitórios que resultam na instalação das parestesias, disestesias e da dor. Em muitas situações, há combinação de mecanismos nociceptivos e neuropáticos na gênese da dor.

Referências bibliográficas

1. Cohen M, Quintner J, Rysewyk S. Reconsidering the International Association for the Study of Pain: definition of pain. Pain Rep. 2018;3:e634.
2. Loeser JD, Treede RD. The Kyoto protocol of IASP basic pain terminology. Pain. 2008;137:473-7.
3. Teixeira MJ, Forni JEN. Fisiopatologia da dor. *In*: Kobayashi R, Luzo MVM, Cohen M (org.). Tratado de dor musculoesquelética – Sociedade Brasileira de Ortopedia e Traumatologia. São Paulo: Alef, 2019. p. 25-36.
4. Basbaum AI, Jessell T. The perception of pain. *In*: Kandel ER, Schwartz J, Jessell T (ed.). Principles of neuroscience. New York: Appleton and Lange, 2000. p. 472-91.
5. Meyer RA, Ringkamp M, Campbell JN et al. Peripheral mechanisms of cutaneous nociception. *In*: McMahon SB, Koltzenburg M (ed.). Wall and Melzack's textbook of pain. London: Elsevier, 2006. p. 3-34.
6. Benzon H, Raja SN, Fishman SE et al. Essentials of pain medicine [E-book]. Elsevier Health Sciences, 2011.
7. Todd AJ. Neuronal circuitry for pain processing in the dorsal horn. Nat Rev Neurosci. 2010; 11:823-36.
8. Kuner R. Central mechanisms of pathological pain. Nat Med. 2010;16:1258-66.
9. Teixeira MJ. Fisiopatologia da nocicepção e da supressão da dor. *In*: Alves Neto O, Costa CMC, Siqueira JTT et al. (org.). Dor: princípios e prática. Porto Alegre: Artmed, 2009. p. 205-26.
10. Ji RR, Berta T, Nedergaard M. Glia and pain: is chronic pain a gliopathy? Pain. 2013;154(Suppl):S10-28.
11. Milligan ED, Watkins LR. Pathological and protective roles of glia in chronic pain. Nature Rev Neurosci. 2009;10:23-36.
12. Herrero JF, Laird JM, López-García JA. Wind-up of spinal cord neurones and pain sensation: much do about something? Prog Neurobiol. 2000;61:169-203.
13. Willis WD. The origin and destination of pathways involved in pain transmission. *In*: Wall PD, Melzack R (ed.). Textbook of pain. Edinburgh, Churchill Livingstone: 1989. p. 112-27.
14. Ahmad AH, Aziz CBA. The Brain in pain. Malays J Med Sci. 2014;21(Spec):46-54.
15. Melzack R. Pain and the neuromatrix in the brain. J Dent Educ. 2001;65:1378-82.
16. François A, Low SA, Sypek EI et al. A brainstem-spinal cord inhibitory circuit for mechanical pain modulation by GABA and enkephalins. Neuron. 2017;93:822-39.
17. Benarroch EE. Endogenous opioid systems: current concepts and clinical correlations. Neurology. 2012;79:807-14.
18. Enna SJ, McCarson KE. The role of GABA in the mediation and perception of pain. Adv Pharmacol. 2006;54:1-27.
19. Manzanares J, Julian MD, Carrascosa A. Role of the cannabinoid system in pain control and therapeutic implications for the management of acute and chronic pain episodes. Curr Neuropharmacol. 2006;4:239-57.

20. Kwiat GC, Basbaum AI. The origin of brainstem noradrenergic and serotonergic projections to the spinal cord dorsal horn in the rat. Somatosens Mot Res. 1992;9:157-73.
21. Bajic D, Proudfit HK. Projections of neurons in the periaqueductal gray to pontine and medullary catecholamine cell groups involved in the modulation of nociception. J Comp Neurol. 1999;405:359-79.
22. Heinricher MM, Fields HL. Central nervous system mechanisms of pain modulation. *In*: McMahon SB, Koltzenburg M, Tracey I et al. (ed.). Wall and Melzack's textbook of pain. 6th ed. Philadelphia: Elsevier. p. 129-42.
23. Le Bars D, Dickenson AH, Besson JM. Diffuse noxious inhibitory controls (DNIC) – II: Lack of effect on non-convergent neurones, supraspinal involvement and theoretical implications. Pain. 1979;6:305-27.
24. Fillingim RB, King CD, Ribeiro-Dasilva MC et al. Sex, gender and pain: a review of recent clinical and experimental findings. J Pain. 2009;10:447-85.
25. Treede RD, Jensen TS, Campbell JN et al. Neuropathic pain: redefinition and a grading system for clinical and research purposes. Neurology. 2008;70:1630-5.

Capítulo 140

Tratamento Neurocirúrgico da Dor

Manoel Jacobsen Teixeira
Kleber Paiva Duarte

Introdução

A dor é conceituada como "experiência sensitiva e emocional aversiva normalmente causada por, ou semelhante à causada por, lesão tecidual real ou potencial".[1] Pode decorrer de estímulos nociceptivos intensos, anormalidades neuropáticas ou condições nociplásticas e geralmente é mista.[2] Manifesta-se cronicamente em cerca de 30% da população nos grandes centros[3] e não melhora de modo satisfatório em cerca de 10% daqueles que dela padecem, mesmo após a correção ou eliminação das suas possíveis causas e de seu tratamento com medicamentos, procedimentos fisiátricos, psicoterápicos e/ou neuroanestésicos.[4] Os procedimentos neurocirúrgicos são indicados para melhorar a mobilidade, obstar da doença causal e tratar a dor crônica não nociplástica refratária ao tratamento de doentes com expectativa de vida de, pelo menos 6 meses,[5] salvo situações especiais de sofrimento não passíveis de controle com medidas conservadoras. Incluem técnicas percutâneas, transcutâneas e a céu aberto para remodelar, estabilizar ou descomprimir estruturas nervosas, interromper ou neuromodular elétrica ou farmacologicamente os centros ou as vias nervosas relacionadas à condução e ao processamento dos estímulos nociceptivos, ao comportamento psíquico ou à regulação da atividade hormonal no sistema nervoso central (SNC) ou periférico (SNP).[5,6]

Remoção das lesões causais e descompressão de nervos, plexos e raízes nervosas

As cirurgias descompressivas nervosas são indicadas quando os efeitos destrutivos, infiltrativos, expansivos e as consequentes deformidades e suas repercussões agravam a dor desde que as anormalidades possam ser removidas total ou parcialmente e proporciona restauração funcional de modo simples e seguro.[6,7]

A descompressão da "zona de entrada" (ponto situado 1 a 10 mm distalmente ao local anatômico onde a raiz nervosa penetra no tronco encefálico, no qual a bainha de mielina produzida pela oligodendroglia entra em contato com a produzida pelas células de Schwann das raízes nervosas sensitivas da face) é utilizada para tratar as raízes nervosas sensitivas da face, as neuralgias paroxísticas dos nervos trigêmeo, intermediário glossofaríngeo e vago. Em mais de 85% dos doentes com neuralgia clássica do tipo 1 do nervo trigêmeo, observa-se contato neurovascular, sendo a distorção causada em mais de 90% dos casos pela artéria superior do cerebelo, em 9%, pela artéria anterior e inferior do cerebelo e, em menos de 0,5%, pela artéria basilar. A distorção também pode decorrer de veias pontinas e, mais raramente, por neoplasias (meningioma, neurinoma, cisto epidermoide, metástases). A neuralgia tipo 2 do nervo trigêmeo parece ser causada pela distorção nervosa em algum ponto situado entre a "zona de entrada da raiz" e o gânglio trigeminal. A cirurgia é conduzida sob anestesia geral com o doente em decúbito lateral ou dorsal e sob monitorização eletrofisiológica dos nervos trigêmeo, facial, acústico e bulbares. A craniotomia ou a craniectomia é realizada na região retromastóidea; com o auxílio do microscópio cirúrgico, localiza-se o local do angustiamento nervoso e deslocam-se artérias ou veias ou removem-se membranas aracnóideas, tumores, granulomas, cistos, entre outros; isola-se o tecido nervoso com lâminas de teflon, dácron ou náilon (Figura 140.1). Técnicas endoscópicas também podem ser utilizadas. Inexistindo distorção nervosa, deve-se realizar a rizotomia superseletiva, medida que pode resultar em défice sensitivo. A descompressão proporciona alívio imediato da dor em 80% a 90% dos doentes; em alguns, a melhora pode ocorrer em até 3 semanas após a operação. Ocorre recidiva da dor em 6% a 30% dos doentes, evento que se manifesta geralmente nos dois primeiros anos pós-operatórios, ou seja, 70% dos doentes mantêm-se assintomáticos prolongadamente. A rizotomia percutânea é indicada no período pós-operatório quando não há melhora ou quando ocorre recidiva de dor. São preditores da recorrência: sexo feminino, sintomas durando muitos anos, compressão da raiz por veias e ausência de alívio imediato da dor. São complicações neurológicas possíveis do procedimento: lesão cerebelar (1%), défice auditivo decorrente de coleções serosas nas células mastóideas ou ao traumatismo do nervo coclear (1%), dormência facial (1%), disestesias faciais (0,3%) e infarto ou hemorragia encefálicas (0,1%); são complicações operatórias: meningite bacteriana ou asséptica e/ou fístula de líquido cefalorraquidiano (LCR – 2%); e são complicações clínicas gerais: embolia pulmonar e sangramento gastrointestinal.

Figura 140.1 – Descompressão neurovascular da raiz do nervo trigêmeo na fossa posterior. (A) Doente em decúbito dorsal horizontal relevando a delineação da incisão cutânea; (B) craniotomia retromastóidea direita; (C) cisterna trigeminal revelando o contato neurovascular (seta).

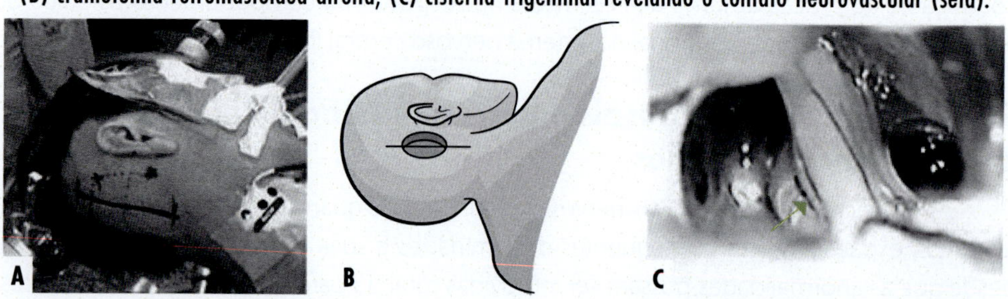

Fonte: Acervo da autoria do capítulo.

A taxa de mortalidade varia de 0% a 2%.[7] A satisfação com o procedimento é superior aos 75%, 5 anos após o procedimento. O nível de evidência do método é C.

A descompressão neurovascular da artéria anterior e inferior do cerebelo é indicada para tratar a neuralgia idiopática do nervo intermédio. A descompressão neurovascular da artéria posterior e inferior do cerebelo proporciona alívio da dor em cerca de 85% dos doentes com neuralgia idiopática dos nervos glossofaríngeo e vago. A secção das radículas rostrais do IX e do X nervo craniano deve ser realizada quando não se evidencia distorção da raiz por vasos ou outros elementos anatômicos. A possível complicação destas operações é o défice da função dos nervos glossofaríngeo e vago (disfagia, rouquidão), observada em 5% a 10% dos doentes.[7]

A descompressão e a neurólise externa das raízes e de troncos nervosos possibilita tratar a dor neuropática decorrente do encarceramento neuronial por deformidades, cicatrizes ou outras afecções decorrentes de procedimentos operatórios, doenças degenerativas, radioterapia, entre outros (síndromes do túnel do carpo ou do tarso). A neurólise interna é indicada para tratar lesões ou remover tumores intraneurais.[8] A neuropatia actínica pode ser tratada com neurólise externa (remoção da fibrose perineural) e com implante de tecido adiposo ou omento sobre as fibras nervosas; ressecção do neuroma e reconstrução dos cordões nervosos também devem ser consideradas.[9]

A descompressão cirúrgica do canal raquiano e das raízes espinais prolongam a sobrevida, melhoram a qualidade de vida e a funcionalidade e aliviam a dor em mais de 80% dos doentes com câncer, às custas de mortalidade que pode ocorrer em até 13% dos doentes nos primeiros 30 dias pós-operatórios e de 54% de complicações.[10]

A vertebroplastia percutânea e a cifoplastia com balão consistem na injeção de metacrilato no cerne dos locais de fraturas ou de metástases alocadas no corpo vertebral para restaurar a estabilidade da coluna vertebral (Figura 140.2). Ambas podem ser combinadas com lesão com radiofrequência (RF) ou coablação. O procedimento pode causar extravasamento do cimento acrílico para o interior do canal raquiano, forames de conjugação ou veias peridurais em 5% a 10% dos doentes com doença oncológica vertebral e sequelas em cerca de 5%.[11] A qualidade da evidência é 2B+ (preferencialmente relacionada ao estudo).

Apesar de controvérsias, as coablação, anuloplastia e discoplastia eletrotérmica (IDET) ou com RF são indicadas para tratar a lombalgia de origem discal.[2] A IDET consiste na inserção percutânea de um eletródio flexível no interior do compartimento discal, de modo a entrar em contato com a face interna do ânulo fibroso para gerar temperatura de 90 ºC durante cerca de 15 minutos e desnervar fibras dos filetes dos nervos recorrentes anteriores e posteriores presentes no ânulo fibroso e no núcleo pulposo degenerados de doentes com lombalgia discogênica, induzir a cicatrização e a selagem das fissuras anulares e reduzir a pressão intradiscal. A termocoagulação intradiscal com RF, a biacuplastia intradiscal e o discTRODE proporcionam efeitos similares. A discoplastia propicia melhora inicial da dor em 50% a 80% dos doentes e da funcionabilidade em 62,5% a 72%; a melhora mantém-se durante mais de 6 meses quando a discografia reproduz a dor. Rotura do cateter, lesão radicular, desenvolvimento de hérnia discal, infecção discal ou localizada ou abscesso epidural ocorrem em menos de 1% dos doentes.[12] O grau de evidência da discólise é baixo.

A descompressão percutânea do disco intervertebral consiste na remoção percutânea do núcleo pulposo de doentes protrusão discal sem lesão do ânulo fibroso. O procedimento proporciona melhora de até 80% dos doentes.[12]

Figura 140.2 – Vertebroplastia. (A) Punção lombar lateral esquerda para inserção percutânea de um trocáter no corpo vertebral da terceira vértebra lombar (L3); (B) incidência lateral de radiografia da coluna vertebral lombar revelando a extremidade de trocáter no cerne do corpo vertebral colapsado de L3; (C) incidência lateral de radiografia da coluna vertebral lombar revelando expansão do corpo vertebral de L3 com metacrilato dissolvido em meio de contraste.

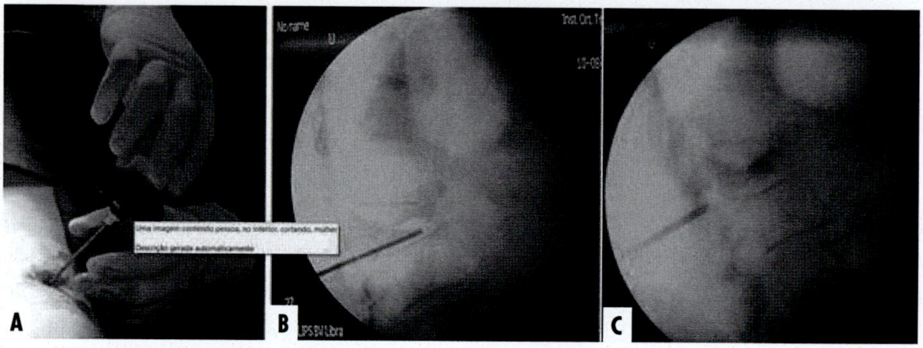

Fonte: Acervo da autoria do capítulo.

A adesiólise peridural espinal visa a desfazer cicatrizes epidurais. Consiste na injeção com ou sem epiduroscopia de hialuronidase diluída em salina hipertônica ou isotônica, via cateter inserido no espaço epidural. O procedimento proporciona melhora significativa da dor aos 3 meses em cerca de 80% dos doentes; em cerca de 60%, aos 6 meses; e, em cerca de 50%, aos 12 meses.[13] A injeção epidural de anestésicos locais com esteroides e a remoção das adesões fibróticas proporcionam resultados similares entre si. O grau de recomendação da adesiólise é 2B± (deve ser realizada em centros especializados).

Procedimentos neurocirúrgicos funcionais ablativos

Os procedimentos ablativos consistem em lesões a céu aberto, percutâneas ou transcutâneas, das estruturas nervosas relacionadas à nocicepção, à hiperatividade neuronial decorrente da desaferentação, às anormalidades psicocomportamentais agravantes ou agravadas pela dor ou à influência neuro-humoral no processamento da nocicepção, ou seja, das estruturas do sistema nervoso neurovegetativo (simpatectomia, gangliectomia esfenopalatina), das fibras do SNP sensitivo somático (neurotomias, rizotomias), das unidades e tratos de fibras presentes na medula espinal, tronco encefálico ou encéfalo (lesão do trato de Lissauer e do corno dorsal da medula espinal e do complexo nuclear trigeminal, cordotomia, mesencefalotomia, talamotomia), das glândulas endócrinas (hipofisectomia, adrenalectomia, ovários, testículos) e tratos de fibras e núcleos relacionados às repercussões psíquicas e ao sofrimento gerados pela dor (cingulotomia anterior, tratotomia subcaudata, capsulotomia anterior, hipotalamotomia posteromedial).[5,6,14]

Os procedimentos neurocirúrgicos percutâneos realizados sob sedação são mais seguros do que os a céu aberto, pois possibilitam o registro das informações verbalizadas dos doentes e o exame neurológico intraoperatório e, portanto, o grau da melhora e a eventual instalação de adversidades antes que se tornem permanentes.[14] A ablação pode ser realizada com meios físicos (tesoura, bisturi, ultrassom, RF convencional ou pulsada, criocoagulação ou radiação ionizante) ou agentes neurolíticos (álcool etílico 50% a 90%, fenol 5% a 12%, glicerol, solução salina hipertônica).[5,6,14,15] Exceção feita às simpatectomias, os agentes neurolíticos devem ser evitados devido às complicações relacionadas a seu uso.[14]

A RF convencional induz lesões térmicas enquanto a RF pulsada bloqueia temporariamente as fibras nervosas.

Simpatectomias

As simpatectomias visam tratar a dor visceral localizada nas cavidades torácica, abdominal ou pélvica e a dor isquêmica dos membros. Consistem na aplicação de lesões pelas vias percutâneas endoscópica ou a céu aberto dos gânglios simpáticos paravertebrais torácicos rostrais (dor localizada no segmento cefálico, membros superiores ou caixa torácica), lombares (dor localizada nos membros inferiores) ou torácicos caudais, nos nervos esplâncnicos ou no plexo celíaco (dor localizada no abdome) ou nos nervos hipogástricos (dor localizada na cavidade pélvica).

A neurólise do nervo esplâncnico consiste na administração transcutânea de álcool ou fenol pelas vias paravertebral, transaórtica ou transdiscal na face anterolateral da 11ª vértebra torácica (T) e a do plexo celíaco, na administração do agente neurolítico pelas vias transcutânea lombar, transabdominal a céu aberto ou endoscópica transgástrica (Figura 140.3). É eficaz no tratamento da dor de origem oncológica ou inflamatória do abdome superior (decorrente de afecções do pâncreas, esôfago distal, estômago, duodeno, rins, pelve renal, vias urinárias proximais, fígado, vias biliares e retroperitônio). A simpatectomia torácica caudal e a neurólise do plexo celíaco proporcionam alívio de 70% a 100% da dor visceral oncológica ou inflamatória originada nas vísceras abdominais superiores e a angina abdominal. São complicações da neurólise do plexo celíaco: derrame pleural, hipotensão postural, diarreia, irritação diafragmática, dor no ombro, parestesias no território das raízes toracoabdominal, paraplegia (1%), hematúria, pneumotórax (1%), gastrite hemorrágica e duodenite.[14,16] O grau de recomendação da neurólise do plexo celíaco em doentes com dor abdominal superior decorrente do câncer do pâncreas ou do estômago é 2A+ e, a do nervo esplâncnico, 2B.

A simpatectomia lombar proporciona redução da dor, das amputações e melhora a cicatrização das úlceras em 48% a 59% dos doentes com isquemia dos membros inferiores e a simpatectomia endoscópica torácica proporciona melhora em 83% a 92,9% dos doentes com doença de Raynaud.[14]

A neurólise pré-sacral ou do plexo hipogástrico superior resulta em melhora em 70% a 90% dos doentes com dor visceral pélvica de origem inflamatória ou oncológica originada no cólon descendente, reto, fundo vaginal, bexiga, próstata, uretra prostática, testículos, vesícula seminal, útero, ovário e pênis. São complicações da neurólise do plexo hipogástrico superior: lesão da artéria ilíaca, do plexo lombar, da raiz L5 e das vísceras pélvicas, hematoma pélvico, obstipação intestinal, défice do músculo psoas maior, disfunções vesical e sexual (nos doentes do sexo masculino), paresia do músculo psoas maior e injeção intravascular do agente neurolítico.[16] Seu grau de recomendação para tratar a dor visceral decorrente dos tumores pélvicos é 2C+.

A neurólise do gânglio ímpar proporciona alívio completo em 50% dos doentes com dor decorrente do câncer de colo do útero, cólon sigmoide distal, bexiga e reto ou com proctite actínica.[16]

A gangliectomia esfenopalatina percutânea com RF convencional ou pulsátil pelas vias extraoral, transnasal ou radiocirúrgica (Figura 140.4) é indicada para tratar a dor decorrente da

Figura 140.3 – Neurólise percutânea do plexo celíaco. (A) Região lombar de doente onde se observa a presença de duas agulhas com suas extremidades alocadas na face anterolateral do corpo vertebral da primeira vértebra lombar; (B) corte axial do abdome, onde se observa a presença de duas agulhas alocadas bilateralmente na região do plexo celíaco; (C) radiografia na incidência posteroanterior da coluna vertebral lombar revelando a presença de duas agulhas inseridas no quadrante anterolateral da primeira vértebra lombar através das quais se injeta agente neurolítico visando à neurólise do plexo celíaco.

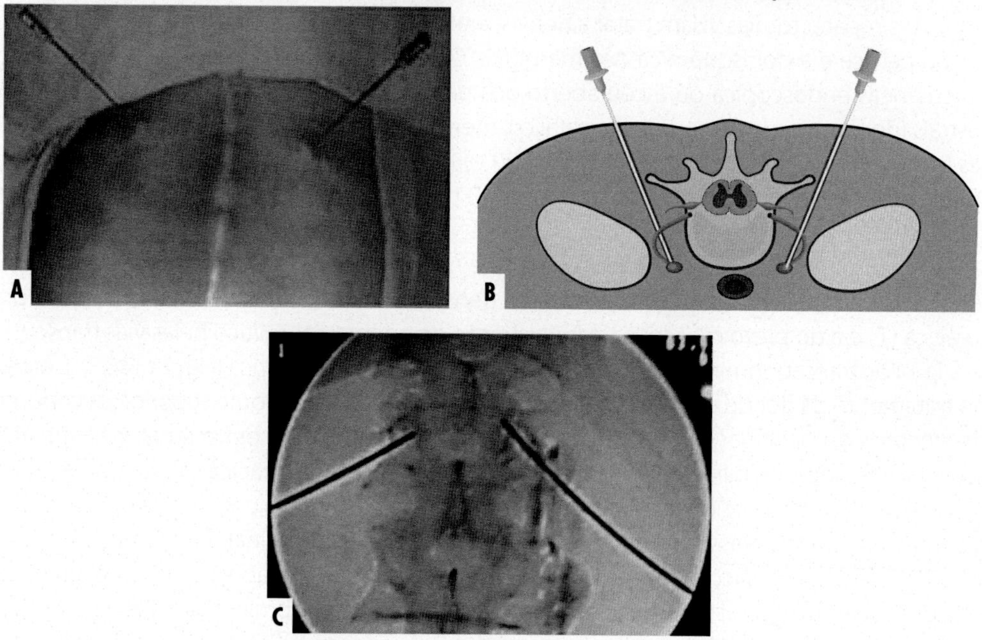

Fonte: Acervo da autoria do capítulo.

Figura 140.4 – Gangliectomia esfenopalatina percutânea. Radiografias nas incidências anteroposterior (A) e lateral (B) do crânio de doente sendo submetido à gangliectomia esfenopalatina percutânea com RF, visando tratar cefaleia em salvas, destacando a alocação da extremidade do eletródio no interior do gânglio esfenopalatino.

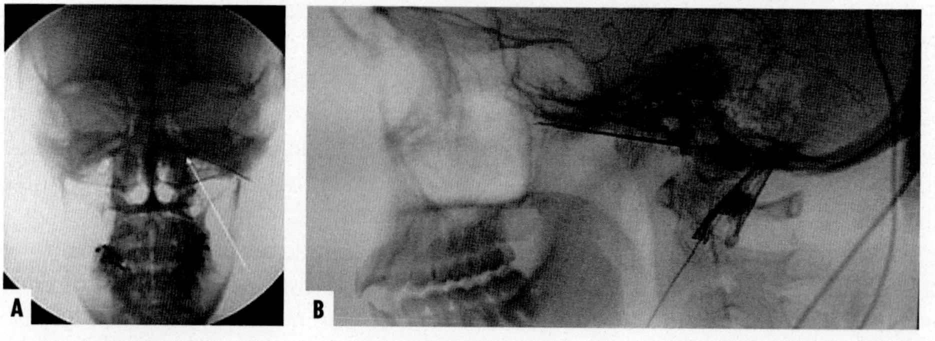

RF: radiofrequência.

Fonte: Acervo da autoria do capítulo.

neuropatia trigeminal oncológica (59% a 100%), a cefaleia em salvas crônica (60% a 76,3%), a neuralgia trigeminal atípica (85,7%), a cefaleia neuralgiforme unilateral de curta duração com injeção conjuntival e lacrimejamento (SUNCT), a cefaleia neuralgiforme unilateral de curta duração (SUNA) e outras cefaleias crônicas (30%). Epistaxe, hematoma facial e hipoestesia facial ou do palato (lesão parcial do nervo maxilar) são possíveis complicações do procedimento.[17] A gangliectomia esfenopalatina com RF convencional ou RF pulsada para tratar doentes com cefaleia em salvas apresenta grau 2C+ de evidência.

Neurotomia dos nervos somáticos

A neurectomia a céu aberto, com RF ou ultrassom de alta densidade dos nervos sensitivos – incluindo-se os nervos trigêmeo, occipital, genitofemoral, ilioinguinal, femorocutâneo, ciático menor, pudendo, safeno, sural, radial superficial, nervos cutâneos do braço, antebraço, coxa, perna e tronco e ramos nervosos articulares –, pode proporcionar melhora da dor regionalizada às custas de ocorrência de dormência na região desaferentada na dependência do grau de inervação proporcionada pelo nervo interrompido.[5]

A neurectomia proporciona resultados bons ou excelentes em 64% a 75% dos doentes com neuroma doloroso;[18] a ablação com RF combinada com a cementoplastia é eficaz no tratamento das lesões neoplásicas ósseas dolorosas.[19]

As neurotomias são indicadas para tratar doentes com neuralgia paroxística dos nervos trigêmeo, occipital, genitofemoral, ilioinguinal, femorocutâneos, ciático menor e pudendo.[14] A neurotomia com RF pulsada dos nervos occipitais proporciona melhora em mais de 50% dos doentes com neuralgia occipital durante mais de 6 meses (grau de recomendação 2C+).

A neurotomia dos ramos recorrentes posteriores das raízes espinais é indicada para tratar a dor espinal facetária e a dor decorrente das síndromes dolorosas miofasciais paravertebrais lombares, dorsais ou cervicais. Consiste na lesão com RF convencional ou pulsátil dos ramos recorrentes posteriores que emergem das raízes nervosas espinais logo após sua emergência nos buracos de conjugação (Figura 140.5). Ocorre alívio satisfatório da dor em mais de 90% dos doentes durante 12 meses após a realização destes procedimentos repetidos naqueles com lombalgia e dor facetária; em cerca de 40% dos doentes com cervicalgia; e em até 65% dos com cefaleia cervicogênica durante seguimento de 12 a 16 meses e, prolongadamente, de 50% da dor em 75% dos doentes com lombalgia.[20,21] A neurotomia dos nervos recorrentes torácicos apresenta limitado grau de evidência, sendo boa em doentes com lombalgia primária (grau de recomendação em doentes com lombalgia de origem facetária é 1B+) e fraca nos com cervicalgia (grau de recomendação 2C+) nos doentes com dor facetária cervical ou com cefaleia cervicogênica (grau de recomendação 2B±); o grau de evidência da neurotomia com RF pulsada para tratar a cefaleia cervicogênica é 0. A neurotomia com RF convencional, pulsátil ou refrigerada, dos ramos recorrentes posteriores laterais de S1 a S3 e dos ramos dorsais de L5 é indicada para tratar a dor decorrente de anormalidades da articulação sacroilíaca.[22] O grau de evidência é satisfatório; a recomendação é 2C+ para os dois primeiros métodos e 2B+ para o último. Ocorrem complicações em menos de 1% dos doentes tratados com neurotomia dos nervos recorrentes. Incluem reações alérgicas aos anestésicos e aos agentes de assepsia, queimadura da pele, artrite séptica, abscesso epidural, meningite e dormência tegumentar regional.[5,6]

Figura 140.5 – Neurotomia dos ramos recorrentes posteriores das raízes nervosas espinais. Alocação do eletródio (A) durante a realização de neurotomia dos ramos recorrentes posteriores das raízes espinais lombares (B).

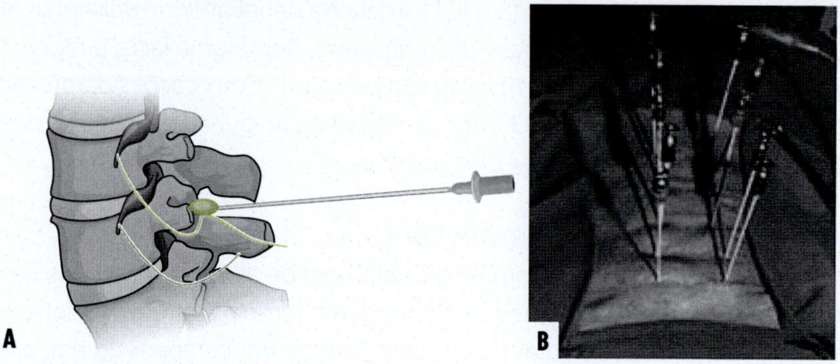

Fonte: Acervo da autoria do capítulo.

Rizotomias

São indicadas para tratar a dor neuropática paroxística decorrente das neuralgias idiopáticas dos nervos trigêmeo, glossofaríngeo ou intermediário,[5,6,23] a dor decorrente de neoplasias localizadas em áreas restritas do corpo, especialmente na face, faringe, loja amigdaliana, orelha interna, base da língua,[23] regiões cervical, torácica ou perineal[24] e, menos frequentemente, as radiculalgias decorrentes das doenças osteoartrósicas espinais[5,6] e a dor decorrente da espasticidade.

As rizotomias percutâneas das raízes espinais e dos nervos trigêmeo e glossofaríngeo são mais empregadas do que as a céu aberto.[5] A rizotomia microcirúrgica do nervo intermediário é realizada apenas a céu aberto.[6]

A rizotomia do nervo trigêmeo pode ser realizada com RF, radiocirurgia e com compressão com balão. Os métodos percutâneos com RF consistem da introdução através do forame oval de uma agulha no interior do gânglio trigeminal seguida da introdução de um eletródio em seu interior e do despertar do doente para informar a localização das sensações parestésicas induzidas pela estimulação elétrica. Os doentes são a seguir novamente sedados ou anestesiados durante a indução das lesões térmicas com 65 a 70 ºC durante 30 a 60 segundos, repetidas com intensidades crescentes, até que ocorra hipalgesia ou analgesia com preservação da sensibilidade tátil no território acometido (Figura 140.6 A e B). A rizotomia com RF proporciona alívio em 87% dos doentes com neuralgia idiopática do trigêmeo durante todo o primeiro ano pós-operatório e em 50% a 70% em 3 anos; ocorre recidiva em 50% dos doentes em 5 anos (5% a cada ano). São complicações da rizotomia percutânea do trigêmeo: dormência facial (maioria dos doentes), parestesias em 8% a 11%, disestesias dolorosas em 0,5% a 5%, anestesia da córnea, ceratite e oftalmia em 2% e, raramente, meningite, geralmente asséptica e diplopia temporária. A rizotomia com RF pulsada é realizada com temperatura de 42 ºC durante cerca de 4 minutos e não induz anormalidades sensitivas identificáveis clinicamente. A rizotomia química consiste na injeção no gânglio trigeminal de 0,4 a 0,8 mL de glicerol e proporciona alívio inicial da dor em 84% a 98,7% dos casos; ocorre recorrência em 1% dos doentes acompanhados durante 2 a 48 meses, havendo necessidade de nova rizotomia em 6,6% dos casos. São complicações: dormência facial, em 60% dos doentes; lesões herpéticas, em 50%; disestesias faciais, em 18,6%; e ceratite, em 3,3%. A compressão do gânglio trigeminal consiste no seu bloqueio com anestésico local e na execução geral, seguidos de inserção e da insuflação de um balão de Fogarty n. 4 com 0,6 a 0,8 mL de contraste iodado durante 60 segundos (Figura 140.6). O método é especialmente indicado para tratar pessoas com hipo ou anacusia auditiva, afasia, demência, ansiedade ou na faixa pediátrica, pois não implica a necessidade da participação do doente. Como pouco compromete a sensibilidade da córnea, é recomendada para tratar doentes com neuralgia do ramo oftálmico do nervo trigêmeo. Proporciona alívio inicial da dor em 64% a 90% dos doentes, sendo a taxa de recidiva de 0% a 59%; esta manifesta-se em cerca de 20% dos casos nos 2 primeiros anos de pós-operatório; apresenta como complicações: paresia da mastigação em praticamente todos os doentes, parestesias faciais em 6% e hiporreflexia corneana e diplopia em 2% a 3%; e hiper ou hipotensão arterial intraoperatórias. Arritmias cardíacas podem ocorrer durante a insuflação do balão. A duração mediana do alívio da dor com as rizotomias percutâneas varia de 4 a 5 anos. A rizotomia radiocirúrgica consiste na irradiação com alta dose e elevada taxa de dose da "zona de entrada" da raiz trigeminal. É método mais dispendioso do que os demais, proporciona alívio da dor tardiamente em cerca de 60% a 90% dos doentes com neuralgia idiopática do nervo trigêmeo e causa disestesias e hipoestesia facial em 10% dos casos.[5,6,23]

Figura 140.6 – Rizotomias percutâneas. (A) Doente sendo submetido à inserção percutânea de agulha-eletródio no interior do gânglio trigeminal; (B) radiografia do crânio na incidência lateral revelando eletródio posicionado no gânglio trigeminal durante lesão térmica com RF; (C) radiografia do crânio na incidência lateral de um doente com balão insuflado no interior do gânglio trigeminal, comprimindo as raízes trigeminais; (D) eletródio de RF alocado no buraco de conjugação do quarta raiz lombar direita, visando à rizotomia espinal com RF; (E) imagem radioscópica na incidência posteroanterior de doente sendo submetido à rizotomia torácica com RF.

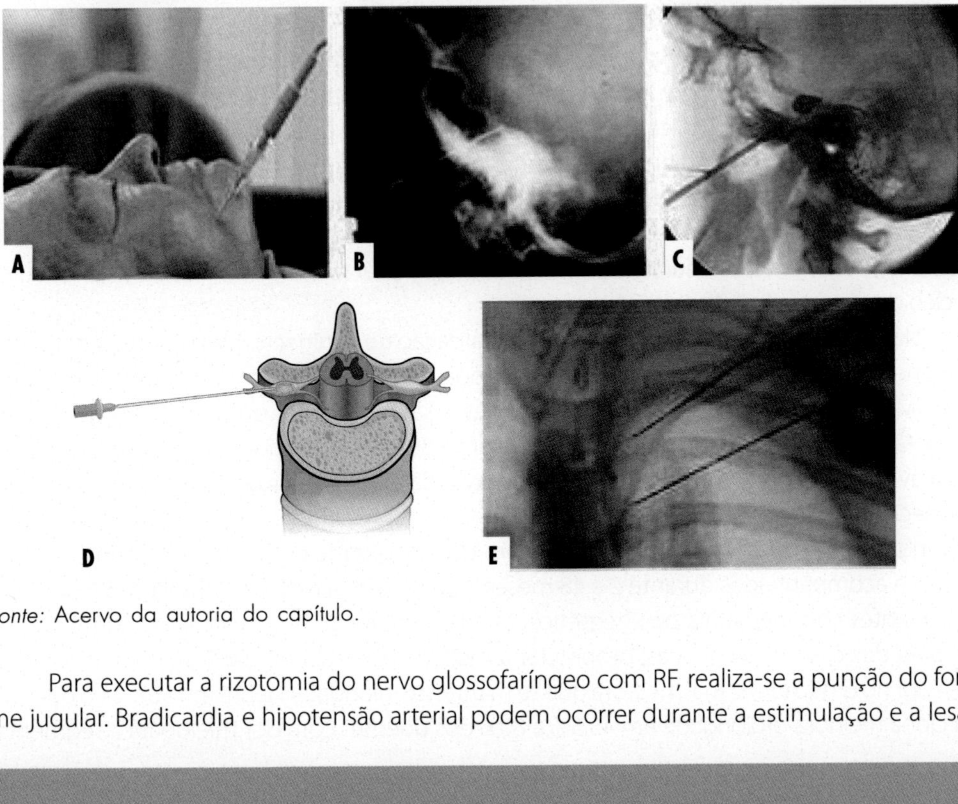

Fonte: Acervo da autoria do capítulo.

Para executar a rizotomia do nervo glossofaríngeo com RF, realiza-se a punção do forame jugular. Bradicardia e hipotensão arterial podem ocorrer durante a estimulação e a lesão radicular. Disfonia e disfagia, geralmente temporários, podem decorrer do procedimento. A rizotomia pode também ser realizada com radiocirurgia.[14]

A rizotomia do nervo intermediário é realizada a céu aberto; consiste na secção da raiz junto ao tronco encefálico via craniectomia retromastóidea.[5,6]

A rizotomia espinal pode ser realizada a céu aberto ou percutaneamente com RF. Além do tratamento da dor também é útil para tratar a espasticidade (rizotomia sensitiva superseletiva) e da distonia (rizotomia motora) (Figura 140.6 D e E). A rizotomia intercostal torácica com RF pulsada proporciona 50% de alívio da dor em cerca de 60% dos doentes com dor pós-mastectomia acompanhados durante 6 semanas. A lesão com RF convencional ou pulsada de gânglios das raízes sensitivas lombares não proporciona melhora persistente da lombociatalgia de doentes com hérnia discal, estenose do canal raquiano ou síndrome dolorosa pós-laminectomia; o grau de recomendação da gangliectomia lombar com RF convencional é 2A– (negativa), e a da gangliectomia lombar com RF pulsada, 2C+ (considerada). A gangliectomia com RF pulsada das raízes sensitivas cervicais pode proporcionar melhora persistente de doentes com cervicobraquialgia de origem radicular. Sensação de queimor e discreto défice motor nos membros são relatados por alguns doentes tratados com cervicobraquialgia ou lombociatalgia. O grau de recomendação para a gangliectomia cervical com RF convencional é 2B+ (recomendada) e a da gangliectomia cervical com RF pulsada 1B+ (recomendada).

Lesão do trato de Lissauer e do corno dorsal da substância cinzenta da medula espinal

A lesão do trato de Lissauer (LTL) consiste na lise com RF do trato de Lissauer e da substância cinzenta do corno dorsal da medula espinal (CDME) visando à destruição dos neurônios espinais hiperativos responsáveis pela dor neuropática, especialmente da paroxística. A lesão do trato de Lissauer e do corno dorsal da substância cinzenta da medula espinal (LTLCDME) é indicada para tratar a dor no membro fantasma, a dor resultante da avulsão das raízes ou das neuropatias plexulares actínicas, a dor oncopática dos plexos braquial (tumor de Pancoast) ou lombossacral, a dor segmentar mielopática, a dor decorrente da lesão do cone medular e da cauda equina, a anestesia dolorosa da face, a dor decorrente da síndrome de Wallenberg, a dor oncológica craniocervicofacial e a dor associada à espaticidade.[25-28] Questiona-se seu mérito no tratamento da neuralgia pós-herpética. Pode ser realizada na medula espinal ou no núcleo do trato espinal do nervo trigêmeo.[5]

Na medula espinal é executada após a realização de laminectomia e exposição do local de penetração das raízes nervosas no CDME onde se deve introduzir um eletródio visando à LTLCDME[25] (Figura 140.7). Os resultados imediatos são excelentes ou bons (mais de 75% de melhora da dor) em 64,7% a 100% e regulares em 8,3% a 24% dos doentes com dor decorrente da avulsão das raízes nervosas; resulta em alívio da dor em mais de 65% dos doentes com dor decorrente da avulsão das raízes do plexo lombossacral;[25] proporciona melhora inicial e prolongada em 80% a 100% dos doentes com dor decorrente de neuropatia actínica ou oncopática acompanhados durante 2 a 48 meses;[26] proporciona melhora inicial em 57% a 100% dos doentes com neuralgia pós-herpética, às custas de recorrência parcial ou completa em até 50% dos casos em 6 meses; proporciona melhora imediata em 50% a 90% dos doentes com dor no órgão fantasma, melhora que se mantém prolongadamente em 50% a 66,6%; proporciona melhora prolongada em 45,5% a 80% dos doentes com dor mielopática segmentar traumática, mas ocorre recidiva da dor em longo prazo em 66% dos casos. A extensão e a intensidade dos défices sensitivos pré-operatórios ampliam-se após a LTLCDME; ocorrem défice motor, geralmente discreto e transitório, em aproximadamente 10% dos doentes; síndrome cordonal posterior discreta e transitória homolateral à lesão em 2/3 dos casos; e parestesias nos dermatômeros vizinhos aos operadores em número variado de doentes operados.[25]

Figura 140.7 – LTLCDME. (A) Face posterior da medula espinal, onde se observa a sequência dos locais nos quais se aplicam as lesões com RF no trato de Lissauer e no corno dorsal da substância cinzenta da medula espinal; (B) secção transversal da medula espinal, onde se observa um eletródio introduzido no corno dorsal e no trato de Lissauer.

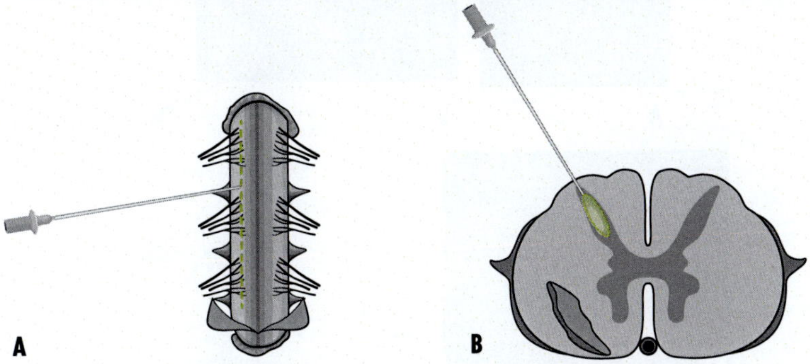

LTLCDME: lesão do trato de Lissauer e do corno dorsal da medula espinal.
Fonte: Desenvolvida pela autoria do capítulo.

A nucleotratotomia do trato espinal bulbar e a nucleotratotomia trigeminal pontina são indicadas para tratar a dor neuropática facial (síndrome de Wallenberg, neuralgia pós-herpética, anestesia dolorosa da face) e a dor craniocervicofacial decorrente do câncer.[25] A nucleotratotomia bulbar pode ser realizada percutaneamente à mão livre ou orientada com tomografia utilizando-se método estereotáctico com ou sem neuroendoscopia, ou a céu aberto e a nucleotratotomia pontina de acordo com o princípio estereotáctico. Consistem na lesão com RF dos neurônios desaferentados do subnúcleo caudal do núcleo do trato espinal do nervo trigêmeo (Figura 140.8). O procedimento proporciona alívio satisfatório em 80% a 85% dos doentes com dor resultante de câncer ou neuropatia trigeminal actínica, em mais de 50% dos doentes com anestesia dolorosa da face, em 57% a 100% dos doentes com neuralgia pós-herpética trigeminal e em 85% dos doentes com dor facial presente na síndrome de Wallenberg. Ocorrem síndrome cordonal posterior permanente em 10% dos doentes tratados.[25] As complicações são mais numerosas quando a nucleotratotomia trigeminal é realizada a céu aberto.[25,29] A nucleotratotomia trigeminal pontina é indicada quando a tratotomia trigeminal bulbar não é eficaz.[30]

Os estudos sobre LTLCDME são de classe III. O nível de evidência do alívio da dor com a LTLCDME é baixa (nível 2 a 4) e sua recomendação no tratamento da dor decorrente da avulsão das raízes do plexo braquial e da dor mielopática é inconclusiva.

Cordotomia

A cordotomia é indicada para tratar a dor nociceptiva resultante de câncer que acomete unilateralmente os membros inferiores, o hemiperíneo, o hemiabdome, o hemitórax e,

Figura 140.8 – Nucleotratotomia trigeminal estereotáctica com RF. (A) Doente acomodado em decúbito lateral direito com aparelho de estereotaxia fixado ao seu segmento cefálico, durante a realização de nucleotratotomia trigeminal caudal percutânea com RF; (B) planejamento estreotomográfico da localização dos alvos da lesão no subnúcleo caudal do núcleo do trato espinal do nervo trigêmeo; (C) cisternoscopia trigeminal para delinear, com visão direta, o local de inserção do eletródio no subnúcleo do trato espinal do nervo trigêmeo, destacando a localização da artéria posterior e inferior do cerebelo; (D) alocação dos eletródios durante a realização da nucleotratotomia trigeminal caudal (a) e da nucleotratotomia pontina (b).

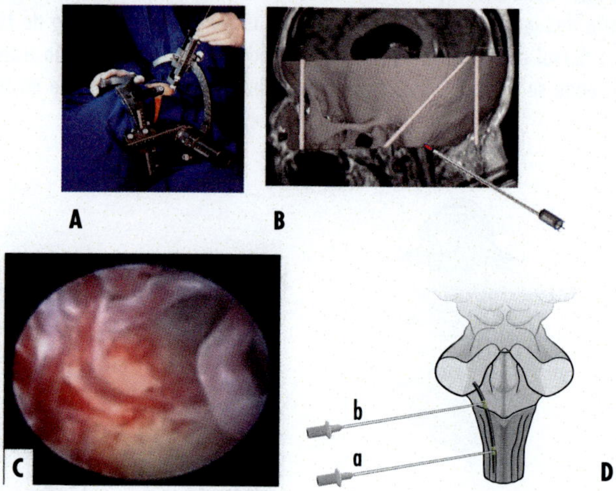

Fonte: Acervo da autoria do capítulo.

eventualmente, o membro superior contralateral à hemimedula operada. Pode ser realizada percutaneamente na medula espinal cervical (C) rostral (transição C1-C2) ou caudal (C5-C6 ou C6-C7) ou a céu aberto na medula espinal torácica (T) T2-T3 ou T3-T4[31] (Figura 140.9).

A cordotomia a céu aberto consiste em hemilaminectomia ou laminectomia seguida da abertura da dura-máter e exposição dos segmentos espinais C1-C2 ou T2-T3 acompanhada, sob monitorização eletrofisiológica, da secção transversal do quadrante anterolateral da medula espinal alocada ventralmente ao ligamento dentado.[31]

A cordotomia cervical percutânea pela via lateral consiste na realização de perimielografia cervical[31] orientada com radioscopia ou tomografia computadorizada (TC) ou de neuroendoscopia do compartimento subaracnóideo[32] da transição C1-C2 seguida da inserção de eletródio no quadrante anterolateral da medula espinal contralateral à da região onde a dor se localiza. A seguir, realiza-se estimulação elétrica para induzir parestesias na região acometida pela dor e de interrupção das vias espinotalâmicas com RF. A cordotomia cervical pode também ser indicada para se tratar a dor que acomete o membro superior. A medula espinal cervical distal pode ser acessada percutaneamente pela via anterior através dos discos cervicais C5-C6 ou C6-C7. Havendo necessidade de cordotomia cervical bilateral, o segundo procedimento deve ser realizado, pelo menos, 3 semanas após o primeiro, para prevenir paralisia respiratória durante o sono ("síndrome de Ondine"). A cordotomia cervical deve ser evitada em doentes com insuficiência respiratória.[31]

A cordotomia torácica é indicada para tratar a dor decorrente do câncer localizado no abdome, pelve, períneo e/ou membro inferior. A cordotomia a céu-aberto alivia imediatamente a dor decorrente do câncer em 70% a 90% dos doentes, em 75% dos doentes em 6

Figura 140.9 – Cordotomia cervical percutânea com RF. (A) Doente em decúbito dorsal horizontal, com a cabeça imobilizada, destacando inserção de agulha inserida através do interespaço C1-C2 no compartimento do LCR cervical; (B e C) imagens nas incidências lateral e anteroposterior da perimielografia cervical, onde se observa eletródio introduzido através de agulha no quadrante anterolateral entre os segmentos C1 e C2 da medula espinal; (D) imagem perimieloendoscópica do compartimento espinal cervical; (E) medula espinal cervical e secção transversal da medula cervical, onde se observa eletródio introduzido no interior do trato espinotalâmico; (F) imagem sagital da medula espinal cervical destacando a localização da lesão espinal com RF; (G) secção do quadrante anterior da medula espinal, com uma lâmina, durante a execução de cordotomia a céu aberto.

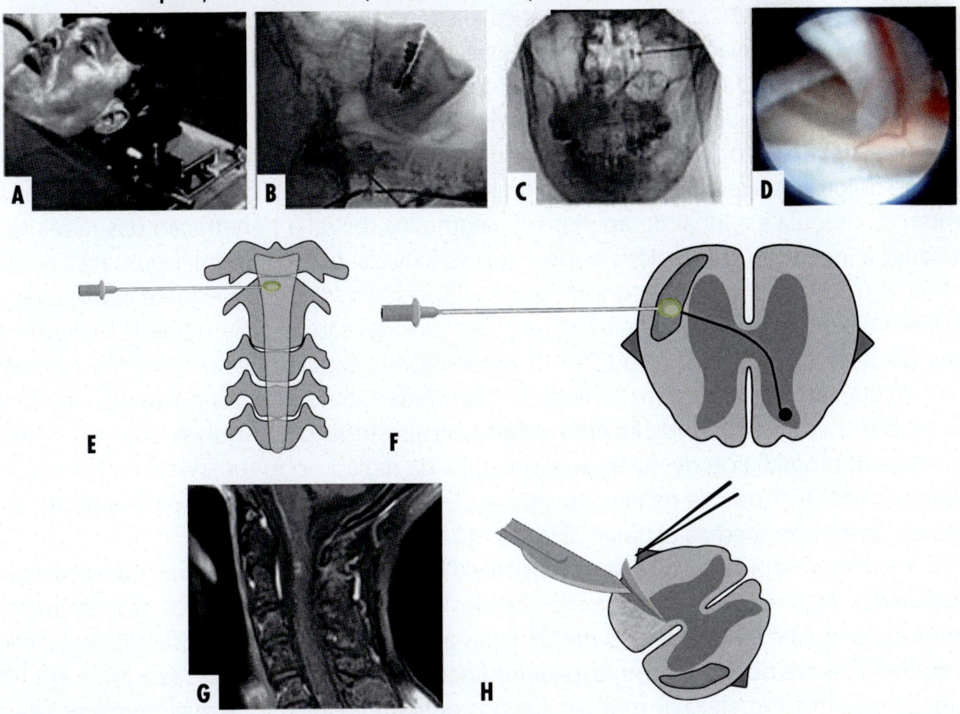

RF: radiofrequência; LCR: líquido cefalorraquidiano.
Fonte: Acervo da autoria do capítulo.

meses e em 40% após um ano; a cordotomia cervical percutânea resulta em melhora imediata substancial da dor em 69% a 100% dos doentes, valores que se reduzem para 62,5% a 80% em 6 meses. Podem ocorrer complicações geralmente temporárias, como: ataxia sensitiva e paresia ipsilaterais em 5% a 10% dos doentes tratados com cordotomia unilateral e em 12% a 39% quando a cordotomia é bilateral (permanentes em menos de 5% dos casos); disestesias, em 5% a 15%; paraplegia, em 0,8%; agravamento da dor ipsilateral em até 75% dos doentes com dor bilateral; síndrome de Horner em mais de 90%; défice do desempenho sexual em menos de 10% (permanentes quando a cordotomia é bilateral); anormalidades da micção e da defecação em 40%, especialmente após procedimentos bilaterais ou quando há neuropatia plexular lombossacral; hipotensão ortostática permanente em 5%; e disestesias tardias em 15% (graves em 5%). A morbidade mais grave após a cordotomia cervical rostral é a insuficiência respiratória (3%), especialmente quando há comprometimento pulmonar pré-existente.

A mortalidade dos doentes tratados com cordotomia cervical percutânea é inferior a 3%.[31] A cordotomia tem recomendação classe 1C (forte evidência de baixa qualidade no tratamento da dor decorrente do câncer).

Mielotomia

É indicada para tratar doentes com dor decorrente do câncer que acomete bilateralmente a região pelviperineal, os membros inferiores ou o abdome, especialmente a dor visceral.[31] A mielotomia extralemniscal cervical estereotáctica também é indicada para tratar a neuralgia pós-herpética, a dor mielopática e a decorrente da avulsão das raízes do plexo braquial.[5] A mielotomia a céu aberto consiste na execução de laminectomia, seguida da divisão, na linha média, com bisturi ou RF da comissura anterior, visando interromper os axônios dos tratos espinotalâmicos e espinorreticulares que cruzam a comissura branca anterior, assim como o trato pós-sináptico dos funículos posteriores que veiculam a sensibilidade dolorosa visceral; a mielotomia limitada consiste na realização de lesão na região central da medula espinhal de apenas um segmento rostral à penetração das raízes relacionadas à inervação das regiões onde a dor se localiza; e a mielotomia puntata consiste em diminutas lesões seriadas com RF, agulha hipodérmica 16G ou estilete espaçadas de 0,5 mm no plano paramediano e com 5 a 7 mm de extensão na profundidade de 6 mm da linha média dos segmentos T3 ou T9-T10. A mielotomia extralemniscal cervical estereotáctica percutânea visa à interrupção com RF das fibras extralemniscais presentes na transição bulbocervical sob orientação estereotáctica e anestesia local e guiada com as imagens de estereotomografia ou de estereorressonância da região occipitocervical ou à mão livre orientada com TC. Consiste na introdução um eletródio por via posterior para lesar um alvo alocado no eixo da medula espinal[31] (Figura 140.10).

A mielotomia proporciona alívio satisfatório imediato da dor em 60% a 100% dos doentes com dor decorrente do câncer e em 50% dos doentes durante períodos de acompanhamento durando até 172 meses. As mielotomias a céu aberto podem causar discreto défice motor em 12% dos doentes, anormalidades esfincterianas em 20%, défices sensitivos em 10% e disestesias em 6,4%. A taxa de mortalidade pós-operatória é de 6%.[31] A mielotomia extralemniscal cervical não causa anormalidades sensitivas identificáveis.[5] A evidência da mielotomia para aliviar a dor resultante do câncer é de classe III (opiniões de investigadores respeitados, experiências clínicas, estudos descritivos e relatórios de comitês de especialistas).

Mesencefalotomia

A mesencefalotomia estereotáctica consiste na lesão com RF das fibras extralemniscais que, alocadas no mesencéfalo, destinam-se aos núcleos talâmicos mesiais de onde emergem tratos de fibras que se projetam nos córtices pré-frontal e do cíngulo anterior[5] (Figura 140.11). O procedimento proporciona controle da dor localizada nas regiões cervical e craniofacial ou da dor oncológica bilateral sem os riscos, especialmente respiratórios, decorrentes de cordotomia realizada bilateralmente. Resulta em melhora em 70% dos doentes com dor neuropática durante período de tempo que varia de 2 meses a 8 anos e alivia inicialmente a dor central encefálica de 50% a 100% dos doentes, alívio que se mantém em 20% a 66,7% dos casos (evidência de classe IV); proporciona melhora em 70% dos doentes com anestesia dolorosa da face; alívio em até 70% dos doentes com dor decorrente da avulsão das raízes do plexo braquial; melhora em 50% da dor no órgão fantasma e no coto de amputação; melhora em 50% dos doentes com síndrome de Wallenberg, disestesias pós-cordotomia ou neuralgia pós-herpética; e em 80% a 87% dos doentes com dor oncológica do hemicorpo contralateral, que se mantém prolongadamente em 50% a 57% dos casos, especialmente quando se localiza no segmento cefálico e cervical.[33] Disestesias (4,3% a 50%), sonolência e dissinergia da motricidade ocular, geralmente temporárias, são as complicações mais comuns do procedimento.[5]

Talamotomia

A talamotomia estereotáctica com RF, radiocirurgia ou sonocirurgia dos núcleos centro-mediano, parafascicular, *limitans*, intralaminares e pulvinar do tálamo (Figura 140.11) proporciona alívio imediato em 50% dos doentes com dor decorrente do câncer,[5] em 40% a 70% dos doentes com dor neuropática periférica ou mielopática; melhora em 50% dos doentes com dor no órgão fantasma ou no coto de amputação; alívio significativo e imediato da maioria

Figura 140.10 – Mielotomia. (A) Eletródio (ou bisturi) introduzido no sulco central posterior da medula espinal visando interromper as fibras nociceptivas espinotalâmicas que cruzam a linha média e as fibras visceronociceptivas presentes nos cordões posteriores; (B) secção transversal da medula espinal, onde se observa a secção das fibras nociceptivas e visceronociceptivas que cruzam a linha média; (C) aparelho de estereotaxia fixado ao segmento cefálico de manequim objetivando a realização de mielotomia extralemniscal cervical estereotáctica percutânea com RF; (D) secção transversal da transição bulbocervical da medula espinal, onde se realiza a lesão com RF das fibras extralemniscais durante a mielotomia extralemniscal cervical.

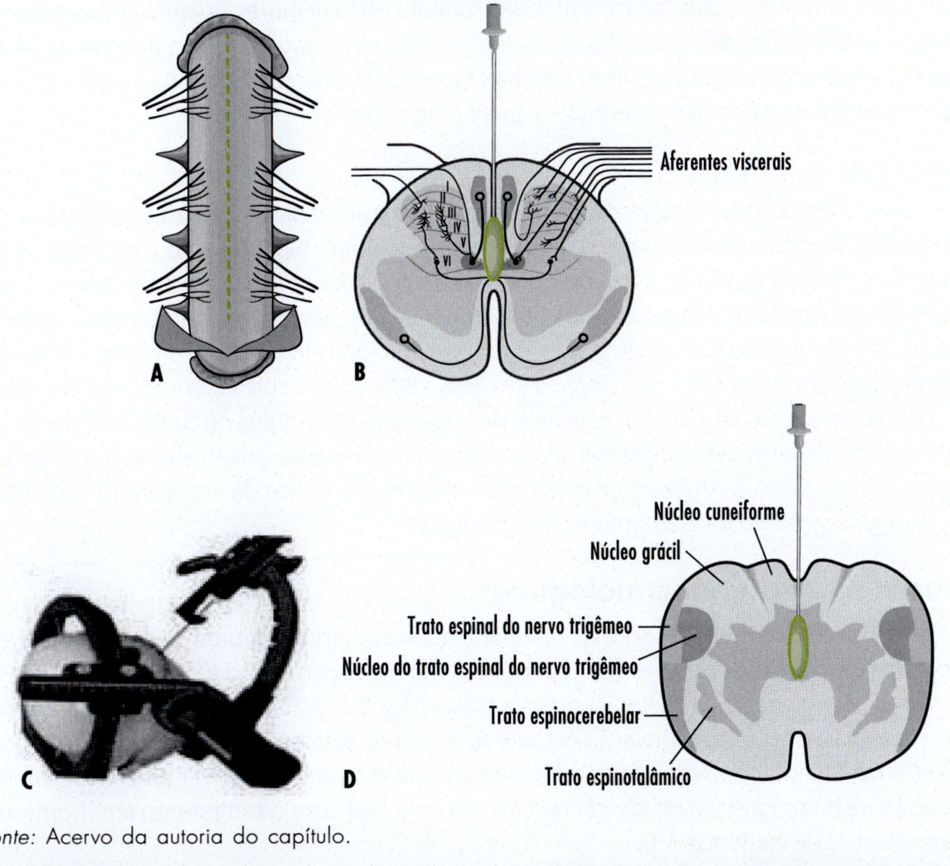

Fonte: Acervo da autoria do capítulo.

Figura 140.11 – Mesencefalotomia e talamotomia. (A) Doente com o aparelho de estereotaxia ETM (Micromar-Diadema®) fixado a seu segmento cefálico visando à execução de mesencefalotomia e talamotomia; (B) reconstrução da imagem axial de ressonância magnética da secção transversal do mesencéfalo onde se aponta (seta) o local no qual se lesam com RF as fibras extralemniscais durante a mesencefalotomia (programa MSPS, São Paulo); (C) reconstrução da imagem axial de ressonância magnética do encéfalo destacando localização da lesão proporcionada pela RF nas fibras extralemniscais mesencefálicas; (D) imagem reconstruída de ressonância magnética da secção transversal do encéfalo onde se aponta (seta) o local onde se realizam lesões com RF dos núcleos centromediano e parafascicular durante a talamotomia.

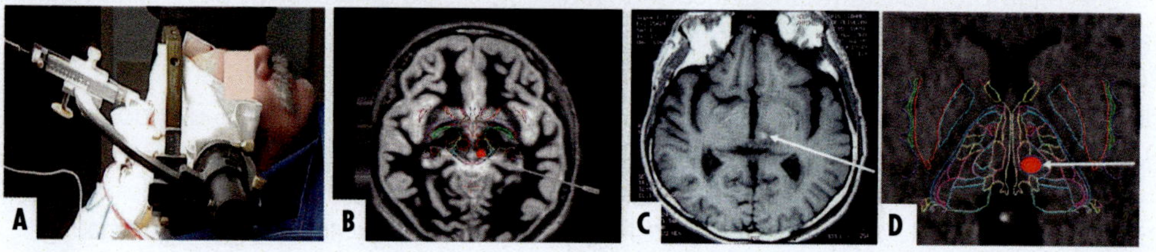

RF: radiofrequência.

Fonte: Acervo da autoria do capítulo.

dos doentes com lesão da cauda equina e/ou do cone medular; melhora imediata em 80% a 100% dos doentes com dor central encefálica, que se mantém em 50% dos casos acompanhados durante 19 a 58 meses e melhora em 2/3 dos doentes tratados com talamotomia associadamente à mesencefalotomia.[33] Os resultados são melhores quando a talamotomia é realizada bilateralmente. Sonolência, dissinergia da motricidade ocular e disestesias, geralmente temporárias, são as complicações mais comuns do procedimento.[5] O grau de evidência no tratamento da dor decorrente do câncer é de classe IV.

Cirurgias psiquiátricas

A hipotalamotomia posteromedial, a cingulotomia anterior, a tratotomia subcaudata e a capsulotomia anterior estereotáctica com RF ou radiocirurgia são indicadas para tratar doentes com dor central ou outras dores neuropáticas e a dor nociceptiva associadas ao transtorno obsessivo-compulsivo ou depressão incapacitantes e rebeldes ao tratamento conservador[5,34] (Figura 140.12). A lesão do fascículo do cíngulo proporciona alívio da dor em 50% a 80% dos doentes com dor decorrente do câncer e em 25% a 80% dos doentes com dor não oncológica, inclusive neuropática, como a resultante da lesão da cauda equina ou da avulsão das raízes nervosas. Imediatamente após a cirurgia, os doentes podem apresentar cefaleia, instabilidade vesical, convulsões e confusão mental e, prolongadamente, défice da atenção, do aprendizado, da organização do pensamento e da motivação.[34]

Procedimentos endocrinológicos

A ooforectomia reduz a sensibilidade visceral e aumenta a sobrevida sem doença e a sobrevida global no período pré-menopausa das mulheres com dor decorrente da neoplasia da mama.[6] A orquiectomia bilateral pode ser realizada sob anestesia local e é considerada padrão-ouro para a terapia de privação de andrógenos e da testosterona; proporciona melhora em 80% dos doentes com dor decorrente de metástases ósseas do câncer da próstata.[5] A sobrevida livre da progressão do câncer da próstata é melhor com o tratamento anti-hormonal precoce (nível de evidência 1B).

Figura 140.12 – Localização dos alvos das cirurgias psiquiátricas visando à lesão ou estimulação do trato do cíngulo anterior, das cápsulas internas anterior e zona inonimada, dos núcleo *accumbens*, globo pálido, hipotálamo posteromedial, tálamo e núcleo subtalâmico, de acordo com os cortes sagital (A) e coronal (B) do encéfalo.

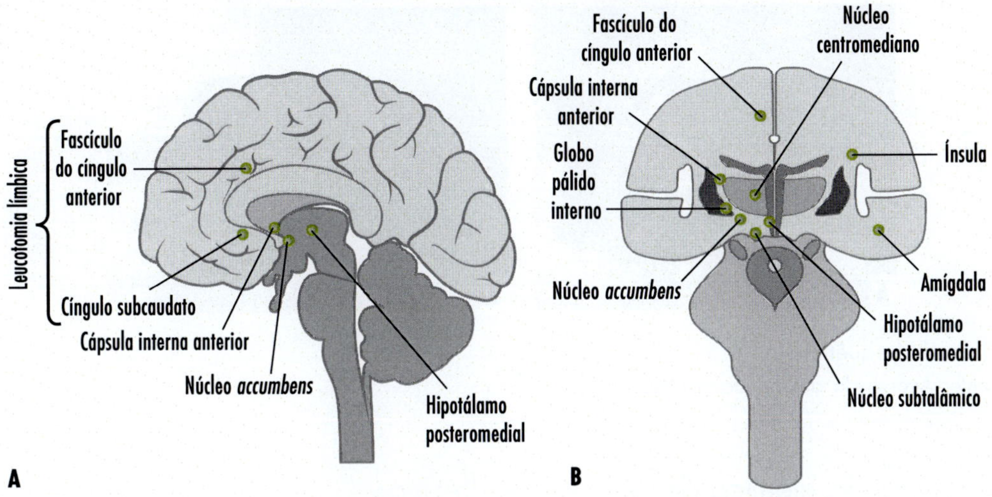

Fonte: Desenvolvida pela autoria do capítulo.

A hipofisectomia transesfenoidal microcirúrgica, a céu aberto ou estereotáctica com RF, agentes químicos ou radiocirurgia[5,6] (Figura 140.13) é indicada para tratar a dor óssea decorrente de neoplasias dependentes de hormônios e a dor central. Proporciona aumento da sobrevida e melhora da qualidade de 60% a 90% dos doentes com câncer metastático ósseo de próstata ou de mama associadamente à regressão objetiva do volume da neoplasia em 50% dos casos.[5,6,35] Adicionalmente, proporciona melhora da dor em mais de 70% dos doentes com neoplasia de pulmão, rim e da dor central. Ocorre melhora completa da dor imediata ou nas primeiras 72 horas pós-operatórias em cerca de 40% e parcial em 30% dos doentes mesmo sem modificar a magnitude da doença oncológica, o que sugere que atue via mecanismos não endócrinos, mas possivelmente hipotalâmicos. A hipofisectomia química proporciona melhora da dor central encefálica em 80% a 100% dos doentes durante 19 a 58 meses de acompanhamento. São complicações do procedimento o diabetes *insipidus* (5% a 20%), a fístula do LCR (1% a 10%), a paralisia da motricidade ocular, o défice visual (2% a 10%) e a meningite (0,5% a 1%). A mortalidade decorrente do procedimento é de 5%.[35]

Estimulação elétrica do sistema nervoso

A estimulação elétrica do SNP ou do SNC é indicada para tratar a dor neuropática, a dor decorrente da isquemia das extremidades, a angina de peito, a dor isquêmica das extremidades e a dor mista como a que se manifesta em doentes com síndrome dolorosa pós-laminectomia ou com câncer. O implante definitivo dos eletródios deve ser precedido de fase de testes realizada com estimulação com gerador externo ao corpo para se determinar a eficácia e a tolerabilidade do procedimento.[5]

Figura 140.13 – Hipofisectomia percutânea com RF. (A) Inserção estereotáctica transnasal de eletródio no interior da sela túrcica visando realizar hipofisectomia com RF; (B) radiografia do crânio na incidência lateral onde se destaca eletródio alocado no interior da sela túrcica durante realização de hipofisectomia percutânea estereotáctica com RF.

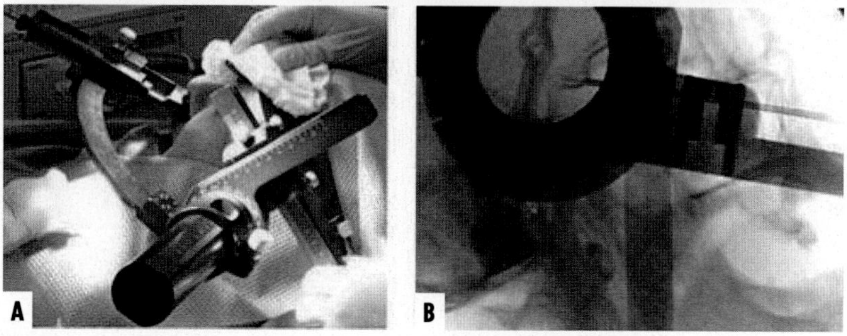

RF: radiofrequência.

Fonte: Acervo da autoria do capítulo.

Estimulação elétrica dos nervos periféricos

A estimulação elétrica dos nervos periféricos é indicada para tratar a dor mononeuropática, a síndrome complexa de dor perineal, as cefaleias e as dores faciais crônicas.[6] O procedimento proporciona mais de 50% de alívio da dor em 63% a 83% dos doentes com dor no neuroma de amputação ou causada por neuropatia tóxica por quimioterápicos e melhora de mais de 50% da dor em mais de 60% dos doentes com síndrome complexa de dor regional acompanhados prolongadamente.[36] O grau de recomendação é 2C+ (considerar em centros especializados).

A estimulação dos nervos occipitais reduz mais de 50% da dor em 70% a 100% dos doentes com cefaleia crônica diária, migrânea crônica, cefaleia tipo tensão crônica, cefaleia em salvas crônica, SUNCT, SUNA ou hemicrania contínua (Figura 140.14). Proporciona melhora superior a 50% em 64% a 100% dos doentes com cefaleia acompanhados durante 18 meses (nível de evidência IV); reduz, em média, para cerca de 3 dias a duração das migrâneas mensais, previne e melhora a migrânea crônica de 50% dos doentes e a cefaleia em salvas crônica de 60% a 70% dos doentes.[37] O grau de evidência da estimulação dos nervos occipitais para tratar a cefaleia em salvas é 2C+ (recomendada).

A estimulação do gânglio esfenopalatino alivia a dor em 15 minutos em cerca de 70% dos doentes com cefaleia em salva crônica; a melhora mantém-se perto de 50% dos doentes, proporciona redução de aproximadamente 60% de medicamentos da fase aguda e suspenção ou redução crônica dos medicamentos preventivos em torno de 75% dos doentes.[38]

A estimulação das fibras nervosas do tecido celular subcutâneo das regiões lombar, cervical ou intercostal com eletródios implantados proporciona redução de cerca de 50% da intensidade da dor em até 90% dos doentes com lombalgia primária, síndrome dolorosa pós-laminectomia, dor sacroilíaca, cefaleias crônicas, cervicalgia, neuralgia pós-herpética e outras dores paraespinais localizadas.[39]

As complicações dos procedimentos são raras e representadas principalmente pela infecção.[37]

Figura 140.14 – Estimulação elétrica dos nervos occipitais. Radiografia do crânio na incidência anteroposterior de doente com cefaleia crônica diária revelando a presença de eletródios implantados bilateralmente, a céu aberto, na trajetória dos nervos occipitais direito e esquerdo (setas).

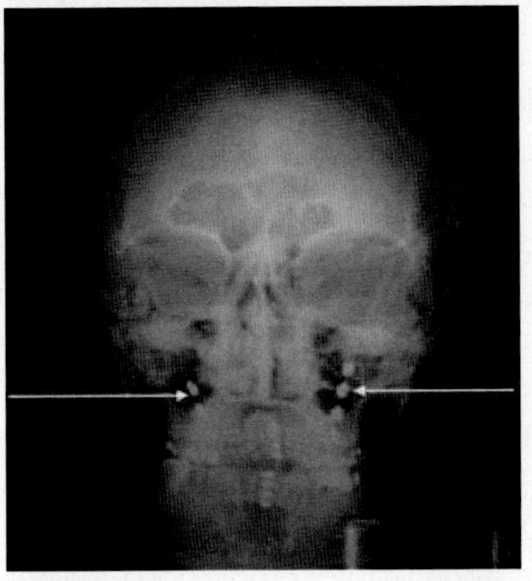

Fonte: Acervo da autoria do capítulo.

Estimulação elétrica dos gânglios sensitivos

A estimulação elétrica dos gânglios sensitivos (Figura 140.15) proporciona inicialmente melhora de 50% em mais de 70% dos doentes com síndrome complexa de dor regional, síndrome dolorosa pós-laminectomia, dor cortical, síndromes dolorosas crônicas pós-cirúrgicas, dor radicular e dor decorrente da estenose do canal raquiano lombar, da compressão radicular por hérnia de disco intervertebral e das lesões nervosas periféricas. As complicações são escassas e representadas principalmente pela infecção dos dispositivos implantados e pela ocorrência de fístula do LCR.[40]

Figura 140.15 – Radiografia nas incidências anteroposterior (A) e oblíqua (B) revelando a presença de eletródios quadripolares (Abbott®) implantados nos forames de conjugação das raízes L5 (seta branca) e S1 (seta amarela).

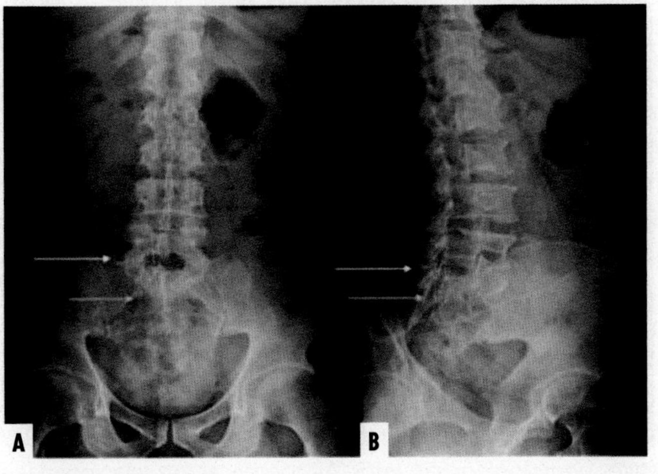

Fonte: Acervo da autoria do capítulo.

Estimulação elétrica da medula espinal

A estimulação elétrica da medula espinal com eletródios implantados percutaneamente ou a céu aberto visa estimular os cordões posteriores da medula espinal e suprimir a hiperatividade neuronial, aumentar a atividade inibitória do ácido gama-aminobutírico (GABA) no CDME e reduzir os efeitos deletérios da atividade astroglial ou microglial (Figura 140.16).[5,6] A estimulação magnética transespinal possibilita prever o resultado prolongado do tratamento. Recomenda-se implantar pelo menos, duas linhas de eletródios para as fibras cordonais posteriores profundas. O procedimento é indicado para tratar a dor neuropática localizada quando há preservação, pelo menos parcial, da sensibilidade discriminativa, tal como ocorre em doentes com síndrome complexa de dor regional, dor mononeuro ou polirradiculopática, dor no coto de amputação, dor decorrente da lesão da cauda equina, dor mielopática, lombalgia e síndrome dolorosa pós-laminectomia. Resulta em melhora imediata de cerca de 50% dos doentes com neuralgia pós-herpética, mas a taxa de recorrência em longo prazo é elevada; beneficia imediatamente 80% dos doentes com dor no coto de amputação e, prolongadamente, 39% a 56% (grau de evidência IV); proporciona melhora inicial em mais de 80% e melhora prolongada em cerca de 50% dos doentes com síndrome complexa de dor regional (recomendação graus B/C de evidência em estudos classe I); proporciona melhora de cerca de 50% dos doentes com lombalgia primária ou lombociatalgia e de mais de 50% da dor em 47% a 68% dos doentes com síndrome dolorosa pós-laminectomia (recomendação nível B, em estudos de classe II); melhora inicial em 80% e prolongadamente em 56% dos doentes com dor mielopática; melhora da dor de doentes com dor neuropática induzida pela IL-2, cisplatina ou gencitabina, ou com mielite actínica; reduz, pelo menos, 50% da dor durante a fase de testes em 50% a 60% dos doentes com dor relacionada ao câncer, especialmente quando há componente neuropático e, em mais de 80% destes doentes após o implante definitivo;[41] aumenta a perfusão vascular e proporciona melhora da qualidade de vida, da dor, da distrofia tecidual e da distância da marcha percorrida por doentes com doença vascular oclusiva (Fontaine III e IV) e reduz a taxa de amputação, das úlceras cutâneas e do consumo de analgésicos em 39% a 56% dos doentes com isquemia dos membros e vísceras abdominais (recomendação nível A);[42] proporciona melhora da dor isquêmica e da atividade cardíaca, do metabolismo e da perfusão miocárdica e reduz a morbidade cardiológica, o consumo de nitrato e a taxa de hospitalização sem mascarar o infarto miocárdico em mais de 80% dos doentes com angina de peito[43] (recomendação nível A). Os resultados da estimulação elétrica da medula espinal são, entretanto, insatisfatórios quando a dor decorre da secção completa da medula espinal ou da cauda equina, avulsão das raízes nervosas ou órgão fantasma.[41]

A estimulação elétrica da medula espinal com correntes com frequência elevada (1.000 a 10.000 Hz) ou com cursos intermitentes (*bursts*) de frequência elevada (500 Hz) não gera parestesias mas ativa também os tratos de fibras destinadas aos núcleos talâmicos mesiais que se protejam na base do lobo frontal.[44]

Ocorre pelo menos uma complicação com a estimulação elétrica da medula espinal em 9% a 50% dos doentes. As complicações clínicas mais comuns são: dor no local do eletródio (12%), infecção (2,5% a 6%) e migração do eletródio implantado (27%); o hematoma peridural e os défices neurológicos são raros. As complicações relacionadas ao equipamento implantado (38%) consistem em: quebra do eletródio (22,6%), falha na conexão do cabo de extensão (9,5%), quebra do cabo de extensão (6%) e depleção da carga da bateria (6%). A taxa de reoperação varia de 11,1% a 50%.[5,6,41]

Figura 140.16 – Estimulação elétrica da medula espinal. Radiografia na incidência anteroposterior da coluna vertebral dorsal revelando presença de eletródio multipolar em placa implantado sobre a dura-máter que cobre a face posterior da medula espinal.

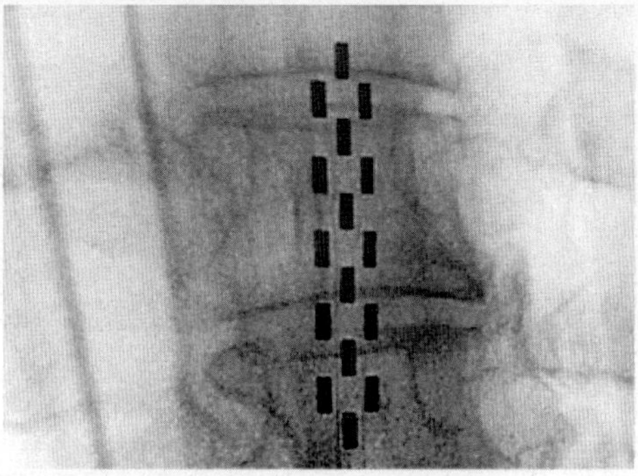

Fonte: Acervo da autoria do capítulo.

Estimulação encefálica profunda

A estimulação encefálica profunda é indicada para tratar a dor central encefálica, a dor decorrente da avulsão das raízes plexulares, a dor mielopática, a dor facial atípica, a neuropatia trigeminal dolorosa, a dor no membro fantasma, a dor no doente da doença de Parkinson ou distonia, a dor radiculopática, a síndrome dolorosa pós-laminectomia, a síndrome complexa de dor regional, a dor no coto de amputação e a dor nociceptiva decorrente ou não do câncer.[5,6,45] A estimulação elétrica dos núcleos talâmicos sensitivos específicos ou inespecíficos, da cápsula interna, da substância cinzenta periventricular (SCPV), da substância cinzenta periaquedutal mesencefálica (SCPAM), da região parabraquial pontomesencefálica, do lemnisco medial, da cápsula interna e da ínsula posterior é realizada obedecendo os princípios dos procedimentos estereotácticos (Figura 140.17). A estimulação da SCPV e da SCPAM aumenta a secreção dos opioides endógenos e alivia a dor de origem somática, enquanto a dos núcleos talâmicos ventrais posterolateral (VPL) e medial (VPM) ativa os interneurônios GABAérgicos supressores e é eficaz no tratamento da dor neuropática.[41] O procedimento proporciona resultados prolongados satisfatórios em 46% dos doentes tratados. Os resultados são mais favoráveis nos doentes com dor causada pelo câncer ou síndrome dolorosa pós-laminectomia (65% a 78% em longo prazo) e menor em casos de dor central encefálica (menos de 35% em longo prazo). A estimulação elétrica da SCPAM e da SCPV proporciona melhora prolongada da dor em 65% a 78% nos doentes com câncer.[45] A estimulação da SCPAM ou SCPV é mais eficaz (79%) do que dos núcleos talâmicos. A eficácia melhora quando se combinam a estimulação da SCPAM ou SCPV com a da cápsula interna (87% de eficácia). O nível de evidência é pouco positivo no tratamento da dor neuropática periférica (dor do amputado e dor facial neuropática) e insuficiente para tratar a dor central encefálica.

A estimulação do hipotálamo ventral posteromedial proporciona redução inicial de cerca de 90% das crises de cefaleia em salvas crônica; durante período de acompanhamento de 2 anos, 70% dos doentes mantêm melhora igual ou superior a 50%.[46]

Figura 140.17 – Estimulação encefálica profunda. (A) Radiografia do crânio na incidência lateral revelando eletródio implantado na região dos núcleos talâmicos sensitivos específicos; (B) radiografia do crânio na incidência lateral revelando eletródio implantado na região da ínsula posterior.

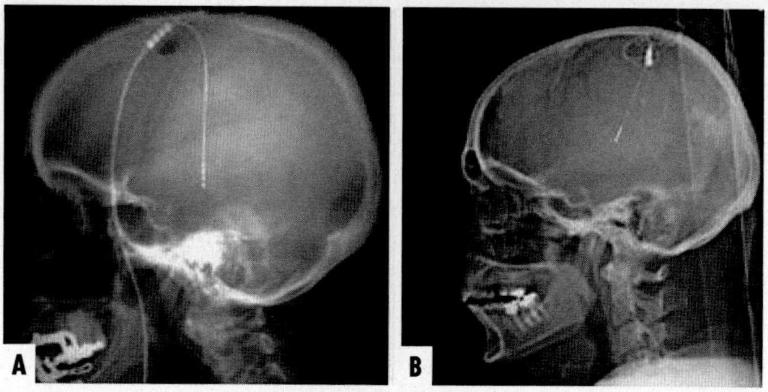

Fonte: Acervo da autoria do capítulo.

Aproximadamente 20% dos doentes tratados com estimulação encefálica profunda apresenta complicações. Estas são permanentes em 4% dos casos. Ocorrem hemorragia intracraniana em 2% a 3% dos doentes e infecção em 3% a 5%. Complicações relacionadas ao dispositivo implantado acontecem em 2% a 26% (desconexão, quebra ou migração do cabo da conexão ou do eletródio).[45]

Estimulação elétrica do córtex motor

A estimulação elétrica do córtex motor e pré-motor (Figura 140.18) proporciona alívio de mais de 40% dos doentes com dor neuropática durante um período de acompanhamento de 30 meses, melhora em mais de 50% dos doentes com dor central e em 70% a mais de 80% dos doentes com dor neuropática trigeminal. Em uma casuística, 64% dos doentes manteve-se melhor após o primeiro ano de seguimento. Proporciona melhora em 50% a 54% dos doentes com dor central decorrente de acidente vascular encefálico; em 19,3% a 68% dos doentes com dor neuropática trigeminal, em 15% a 47,5% dos doentes com dor decorrente da avulsão das raízes do plexo braquial; em 8% a 50% dos doentes com dor no órgão fantasma; em 60% dos doentes com neuralgia pós-herpética; em 60% a 66% dos doentes com dor decorrente do traumatismo da medula espinal; e em cerca de 50% dos doentes com síndrome complexa de dor regional.[47]

São complicações do procedimento: convulsões (em até 41% dos doentes), hematoma peridural, infecção do equipamento implantado, fraturas dos cabos ou eletródios, depleção da carga da bateria do gerador, entre outras.[47]

A estimulação da ínsula posterior é o método que se revelou eficaz no tratamento da dor neuropática.

Dispositivos para administração de fármacos no compartimento do líquido cefalorraquidiano

A administração prolongada nos compartimentos do LCR espinal ou ventricular encefálico de opioides (morfina, meperidina, metadona, tramadol, fentanila, sufentanila, alfentanila, buprenorfina, dextrometorfano), clonidina, somatostatina, calcitonina, ziconotida, midazolam,

Figura 140.18 – Estimulação elétrica do córtex motor. Radiografia do crânio na incidência lateral revelando um eletródio implantado sobre a dura-máter que cobre as áreas motora e pré-motora do córtex cerebral correspondente ao membro superior contralateral.

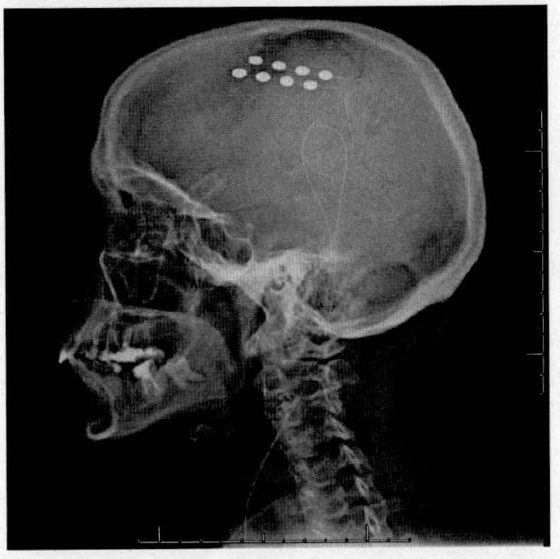

Fonte: Acervo da autoria do capítulo.

baclofeno, inibidores da sintetase de óxido nítrico, betametasona e ou bupivacaína e outros anestésicos locais[48] através de câmaras ou bombas com fluxo constante por êmbolos acionados a gás ou bombas eletrônicas com fluxo regulável (Figura 140.19) é eficaz no tratamento da dor nociceptiva e/ou neuropática uni ou bilateral. O implante definitivo deve ser implementado apenas se, na fase de testes, quando se infunde a solução analgésica através de cateteres exteriorizados, ocorre melhora da dor e tolerabilidade satisfatória aos medicamentos. A infusão intraespinal é indicada para tratar a dor localizada no tronco, pelve, períneo e/ou membros inferiores ou superiores[49] e a infusão de opioides ou baclofeno no compartimento ventricular é eficaz no tratamento da dor localizada nos segmentos cefálico ou cervical. As doses das drogas e a sequência recomendada dos fármacos para contemplar a analgesia e a tolerabilidade aos fármacos está apresentada na Tabela 140.1. A infusão intraespinal (Quadro 140.1) é contraindicada para doentes com hipertensão intracraniana e quando ocorre bloqueio da circulação liquórica por depósitos de tumores ou estenose degenerativa do canal raquiano. A infusão intraespinal de opioides proporciona melhora inicial da dor em 70% a 90% dos doentes com câncer ou outras dores nociceptivas ou neuropáticas, cifra que se reduz gradualmente ao longo do tempo; a infusão intraventricular proporciona melhora em 70% dos doentes.[48]

Em 25% a 50% dos doentes que utilizam opioides via intraespinal podem ocorrer efeitos adversos relacionados aos fármacos; são representados pela náusea, vômitos, prurido generalizado, depressão respiratória, confusão mental, *delirium*, disforia, tontura e retenção urinária. A tolerância farmacológica geralmente manifesta-se durante as primeiras 3 semanas de tratamento e implica a necessidade de elevar a dose do opioide. Ocorre infecção em cerca de 3% dos doentes;[48] a formação de granulomas é rara. Obstrução, extrusão e desconexão cateter implantado e falha da bomba são complicações dos equipamentos implantados. As evidências sobre eficácia e segurança das técnicas de infusão neuroaxiais são moderadas no tratamento de dor resultante do câncer e não são robustas no tratamento das doenças crônicas não oncológicas.[48,49]

Figura 140.19 – Bombas implantáveis para a infusão de fármacos analgésicos e adjuvantes nos compartimentos do LCR ventricular e espinal. (A) Bomba eletrônica programável; (B) bomba de fluxo contínuo; (C) bomba de fluxo contínuo regulável; (D) radiografia de crânio revelando cateter implantado no III ventrículo cerebral.

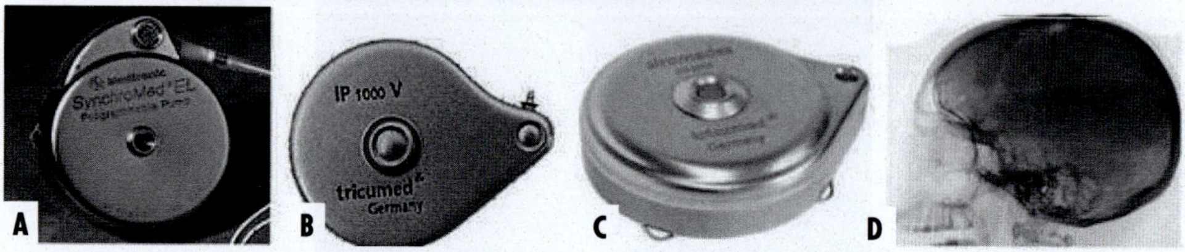

LCR: líquido cefalorraquidiano.
Fonte: Acervo da autoria do capítulo.

Tabela 140.1 – Doses e características dos fármacos mais utilizados nos sistemas de infusão intratecal com finalidade analgésica.

Grupo farmacológico	Droga	Dose inicial	Média das doses (mg/dia)	Características	Adversidades
Opioides	Morfina	0,1 a 0,5 mg/dia (máx. de 30 μg/mL)	0,1 a 6	Ação prolongada	Granuloma inflamatório
	Tramadol	–	5 a 30	Poucos efeitos adversos	–
	Metadona	–	1 a 5	Ação opioide e bloqueadora NMDA	–
	Fentanila	25 a 75 mcg/dia	–	–	–
	Sufentanila	10 a 20 mcg/dia	–	–	–
Outros opioides	Meperidina, metadona, tramadol	40 a 100 mcg/dia	3 a 15	Pode causar hipotensão arterial	–
Não opioides	Midazolam	–	0,5 a 2	Ação miorrelaxante	–
	Baclofeno	–	0,5 a 1	Ação miorrelaxante e antinevrálgica	–
	Somatostatina	–	Variável	–	Hipotensão arterial, sedação, edema periférico, arritmia cardíaca, rebote
	Ziconotida	0,1 a 0,5 mcg/dia	–	–	–
	Bupivacaína	1 a 4 mg/dia (máx. de 38 mg/mL)	–	–	Sedação, efeitos adversos relacionados à idade
	Tetracaína	–	–	–	–
Agonistas adrenérgicos	Clonidina dexmedetomidina	10 a 1.000 μg/dia (máx. de 2.000 μg/mL)	–	–	–

(Continua)

Tabela 140.1 – Doses e características dos fármacos mais utilizados nos sistemas de infusão intratecal com finalidade analgésica (continuação).

Grupo farmacológico	Droga	Dose inicial	Média das doses (mg/dia)	Características	Adversidades
Antagonistas NMDA	Todos deste grupo	–	–	–	–
Outros	Droperidol, metilprednisolona, ondansetrona	–	–	–	–
Associações	Clonidina + morfina	–	–	Clonidina aumenta a analgesia dos opioides	–
	Baclofeno + opioides	–	–	Espasticidade associada à dor	–
	Morfina + lidocaína	–	–	Dor mielopática, espasticidade	–

máx.: máximo; NMDA: N-metil-D-aspartato.

Fonte: Desenvolvida pela autoria do capítulo.

Quadro 140.1 – Medicamentos de primeira, segunda, terceira, quarta e quinta linhas utilizadas para infusão espinal de acordo com o consenso.

Primeira linha	• Morfina ou ziconotida ou fentanila
Segunda linha	• Morfina + bupivacaína • Ziconotida + opioide • Fentanila + bupivacaína
Terceira linha	• Morfina ou fentanila + clonidina ou sufentanila
Quarta linha	• Morfina ou fentanila + clonidina + bupivacaína • Sufentanila + bupivacaína ou clonidina
Quinta linha	• Sufentanila + bupivacaína+ clonidina

Fonte: Desenvolvido pela autoria do capítulo.

Considerações finais

As cirurgias visando à eliminação dos agentes causais ou agravantes da dor, à restauração anatômica das estruturas acometidas pela dor ou a ela vinculadas, à interrupção das vias nociceptivas e à neuromodulação elétrica ou química do sistema supressor devem compor os programas multidisciplinares de tratamento da dor e não constituir modalidades terapêuticas independentes. A indicação dos tratamentos neurocirúrgicos funcionais deve restringir-se a doentes com perspectiva de sobrevida superior a 3 meses.

Referências bibliográficas

1. Cohen M, Quintner J, Rysewyk S. Reconsidering the International Association for the Study of Pain: definition of pain. Pain Rep. 2018;3:e634.

2. Teixeira MJ. Fisiopatologia da dor. *In*: Teixeira MJ, Figueiró JB, Yeng LT et al. (org.). Dor: manual para o clínico. Rio de Janeiro: Atheneu, 2019. p. 57-104.
3. Dias T, Latorre MR, Appolinário J et al. The prevalence of chronic pain in São Paulo (Brazil): a population-based study using telephone interview. Pain Practice. 2009;9:115-6.
4. Andrade DCA, Ferreira KASL, Raicher I et al. Dor no doente com câncer. *In*: Teixeira MJ, Figueiró JB, Yeng LT et al al. (ed.). Dor: manual para o clínico. Rio de Janeiro: Atheneu, 2019. p. 309-20.
5. Teixeira MJ. Tratamento neurocirúrgico da dor. *In*: Raia AA, Zerbini EJ (org.). Clínica cirúrgica Alípio Correa Netto. São Paulo: Sarvier, 1988. cap. 62, p. 541-72.
6. Teixeira MJ, Duarte KP. Tratamento cirúrgico funcional da dor. *In*: Teixeira MJ, Figueiró JB, Yeng LT (org.). Dor: manual para o clínico. Rio de Janeiro: Atheneu, 2019. p. 723.
7. Teixeira MJ, Duarte KP. Descompressão neurovascular no tratamento das algias craniofaciais. *In*: Siqueira MG (org.). Tratado de neurocirurgia. São Paulo: Manole, 2016. p. 1482-516.
8. Lipinski LJ, Spinner RJ. Neurolysis, neurectomy and nerve repair/reconstruction for chronic pain. Neurosurg Clin N Am. 2014;25:777-87.
9. Warade AC, Jha AK, Pattankar S et al. Radiation-induced brachial plexus neuropathy: a review. Neurol India. 2019;67(Suppl):S47-52.
10. Siegal T, Tqva P, Siegal T. Vertebral body resection for epidural compression by malignant tumors: results of forty-seven consecutive operative procedures. J Bone Joint Surg. 1985;67(A):375-82.
11. Shaibani A, Ali S, Bhatt H. Vertebroplasty and kyphoplasty for the palliation of pain. Semin Intervent Radiol. 2007;24:409-18.
12. Gelalis I, Spiliotis A, Papadopoulos D et al. Current concepts in intradiscal percutaneous minimally invasive procedures for chronic low back pain. Asian J Neurosurg. 2019;14:657-69.
13. Trescot A, Chopra P, Abdi S et al. Systematic review of effectiveness and complications of adhesiolysis in the management of chronic spinal pain: an update. Pain Physician. 2007;10:129-46.
14. Teixeira MJ. Abordagem cirúrgica da dor oncológica. *In*: Câncer do sistema nervoso central: tratamento multidisciplinar. São Paulo: Dendrix, 2009. p. 492-99.
15. Souza EC, Róz LM, Teixeira MJ. Radiocirurgia em distúrbios funcionais. *In*: Siqueira MG (org.). Tratado de neurocirurgia. São Paulo: Manole, 2016. p. 2062-70.
16. Amr YM, Makharita MY. Neurolytic sympathectomy in the management of cancer pain time effect: perspective, randomized multicenter study. J Pain Symptom Manage. 2014;48(5):944-56.
17. Wei K, Ho D, Przkora R et al. Sphenopalatine ganglion – Block, radiofrequency ablation and neurostimulation: a systematic review. J Headache Pain. 2017;18:118:1-27.
18. Vernadakis AJ, Koch H, Mackinnon SE. Management of neuromas. Clin Plast Surg. 2003; 30(2):247-68.
19. Munk PL, Rashid F, Heran MK et al. Combined cementoplasty and radiofrequency ablation in the treatment of painful neoplastic lesions of bone. J Vasc Inter Radiol. 2009;20:903-11.
20. Datta S, Lee M, Falco FJ et al. Systematic assessment of diagnostic accuracy and therapeutic utility of lumbar facet joint interventions. Pain Physician. 2009;12:437-60.
21. Teixeira MJ, Oliveira Jr JO, Salles FY et al. Neurotomia por radiofreqüência dos ramos recorrentes posteriores das raízes lombares. Arq Bras Neurocirurg. 1983;2:39-58.
22. Vanelderen P, Szadek K, Cohen SP et al. Sacroiliac joint pain. *In*: Zundert J, Patijn J, Hartrick CT et al. (ed.). Evidence-based interventional pain medicine according to clinical diagnoses. Oxford: Wiley-Blackwell, 2012. p. 96-102.
23. Teixeira MJ, Siqueira SRDT, Almeida GM. Percutaneous radiofrequency rhizotomy and neurovascular decompression of the trigeminal nerve for the treatment of facial pain. Arq Neuropsiquiatr. 2006;64:983-9.
24. Reyad RM, Hakim SM, Abbas DN et al. A novel technique of saddle rhizotomy using thermal radiofrequency for intractable perineal pain in pelvic malignancy: a pilot study. Pain Physician. 2018;2:e651-60.
25. Teixeira MJ. Tratotomia de Lissauer e lesão do corno posterior da medula espinal e dos subnúcleos do trato espinal do nervo trigêmeo. *In*: Siqueira MG (org.). Tratado de neurocirurgia. São Paulo: Manole, 2016. p. 1394-424.

26. Teixeira MJ, Fonoff ET, Montenegro MC. Dorsal root entry zone lesions for treatment of pain related to radiation-induced plexopathy. Spine. 2007;32:e316-9.

27. Teixeira MJ, Souza EC, Lin TY et al. Tratotomia de Lissauer e lesão do corno posterior da medula espinhal e a estimulação elétrica do sistema nervoso central para o tratamento de dor por avulsão do plexo braquial. Arq Bras Neuropsiquiatria. 1999;57:56-62.

28. Teixeira MJ, Souza EC, Lin TY et al. La neuroestimulación y la lesión de la zona de entrada de raíces dorsales para el tratamiento del dolor por lesión de la médula espinal y de cauda equina. Médula Espinal Rev Científica de la Sociedad Española de Paraplejia. 1998;1:58-73.

29. Teixeira MJ, Almeida FF, Oliveira YS et al. Microendoscopic stereotactic-guided percutaneous radiofrequency trigeminal nucleotractotomy. J Neurosurg. 2012;116:331-5.

30. Hitchcock ER, Teixeira MJ. Pontine stereotactic surgery and facial nociceptivos. Neurol Res. 1987; 9:113-7.

31. Teixeira MJ. Cordotomias e mielotomias no tratamento da dor. *In*: Siqueira MG (org.). Tratado de neurocirurgia. São Paulo: Manole, 2016. p. 1425-44.

32. Fonoff ET, Lopez WO, Oliveira YS et al. Microendoscopy-guided percutaneous cordotomy for intractable pain: case series of 24 patients. J Neurosurg. 2016;124:389-96.

33. Hitchcock ER, Teixeira MJ. A comparison of results from center-median and basal thalamotomies for pain. Surg Neurol. 1981;15:341-51.

34. Yen CP, Kung SS, Su YF et al. Stereotactic bilateral anterior cingulotomy for intractable pain. J Clin Neurosci. 2005;12:886-90.

35. Santos JGRP, Paiva KD, Teixeira MJ. Stereotactic transsphenoidal hypophysectomy by radiofrequency for chronic pain from hormone-independent metastatic tumors: a new perspective. J Pain Relief. 2016;5:5.

36. Nayak R, Banik RK. Current innovations in peripheral nerve stimulation. Pain Res Treat. 2018;2018:9091216.

37. Leone M, Cecchini AP. Central and peripheral neural targets for neurostimulation of chronic headaches. Curr Pain Headache Rep. 2017;21:16.

38. Barloese M, Petersen A, Stude P et al. Sphenopalatine ganglion stimulation for cluster headache, results from a large, open-label European registry. J Headache Pain. 2018;18(19):6.

39. Kloimstein H, Likar R, Kern M et al. Peripheral nerve field stimulation (PNFS) in chronic low back pain: a prospective multicenter study. Neuromodulation. 2014;17:180-7.

40. Havenbergh T, Vancamp T, Vanneste S et al. A multicenter, prospective trial to assess the safety and performance of the spinal modulation dorsal root ganglion neurostimulator system in the treatment of chronic pain. Neuromodulation. 2015;18:9-12.

41. Teixeira MJ. A lesão do trato de Lissauer e do corno posterior da medula espinal e a estimulação elétrica do sistema nervoso central para o tratamento da dor por desaferentação [tese de Doutorado]. São Paulo: Faculdade de Medicina da Universidade de São Paulo, 1990. 250p.

42. Ubbink DT, Vermeulen H. Spinal cord stimulation for critical leg ischemia: a review of effectiveness and optimal patient selection. J Pain Symptom Manage. 2006;31:S30-5.

43. Pan X, Bao H, Si Y et al. Spinal cord stimulation for refractory angina pectoris: a systematic review and meta-analysis. Clin J Pain. 2017;33:543-51.

44. Vancamp T, Vanneste S, De Ridder D. Spinal cord stimulation for the treatment of chronic back pain patients: 500-Hz vs. 1000-Hz burst stimulation. Neuromodulation. 2015 Jan;18(1):9-12.

45. Bittar RG, Kar-Purkayastha I, Owen SL et al. Deep brain stimulation for pain relief: a meta-analysis. J Clin Neurosci. 2005;12:515-9.

46. Leone M, Cecchini AP. Deep brain stimulation in headache. Cephalalgia. 2016;36:1143-8.

47. Fontaine D, Hamani C, Lozano A. Efficacy and safety of motor cortex stimulation for chronic neuropathic pain: critical review of the literature. J Neurosurg. 2009;110(2):251-6.

48. Teixeira MJ, Monaco B, Sánchez RP. Terapia implantable. *In*: Sánchez RP, Porras CBH (ed.). Dolor en el paciente oncológico. México: PyDESA, 2017. p. 217-314.

49. Lara Jr NA, Teixeira MJ, Fonoff ET. Long term intrathecal infusion of opiates for treatment of failed back surgery syndrome. Acta Neurochir Suppl. 2011;108:41-7.

Capítulo 141

Epidemiologia, Etiologia, Aspectos Clínicos e Exames Complementares em Doentes com Espasticidade

Manoel Jacobsen Teixeira
Lin Tchia Yeng
Bernardo Assumpção de Monaco
William Gemio Jacobsen Teixeira

Introdução

Espasticidade é um dos vários componentes "positivos" da síndrome do neurônio motor superior (SNMS).[1] A SNMS é definida como "anormalidade motora que compõe a síndrome do neurônio motor superior, por sua vez caracterizada como aumento dos reflexos tônicos dependente da velocidade do movimento (tono muscular) que, por sua vez, resulta em hiperreflexia miotática em decorrência da hiperatividade reflexa".[2] Apesar de bem fundamentada, esta definição não contempla a evidência de que a relação entre a execução inadequada dos movimentos e os reflexos de estiramento anormais é frágil e os reflexos hiperativos, o aumento do tono muscular, a fraqueza muscular, o alentecimento dos movimentos e a incoordenação motora são os principais sinais e queixas dos doentes com espasticidade. Outra definição conceitua SNMS como "anormalidade do movimento que se instala gradualmente em decorrência do comprometimento parcial ou completo do controle supraespinal das funções da medula espinal, caracterizada como alteração do padrão da atividade das unidades motoras frente aos estímulos sensitivos e mecanismos centrais que resultam em co-contrações musculares, movimentos em massa e anormalidades posturais".[3] Esta definição distingue a espasticidade da descorticação ou descerebração que se instalam abruptamente depois de lesão encefálica, mas com outros mecanismos fisiológicos. Ao contrário destas, após a lesão da medula espinal, os membros tornam-se flácidos durante dias ou semanas, o tôno muscular eleva-se e os reflexos de estiramento desenvolvem-se e meses após instalam-se a hipertonia, a hiperreflexia, os espasmos, os movimentos em massa e as anormalidades do controle postural e neurovegetativas. Além da hiperatividade muscular, compõem a SNMS, o clono, o sinal do canivete, os espasmos flexores e extensores, o sinal de Babinski e a distonia espástica. A lesão do neurônio motor superior (NMS) modifica o equilíbrio entre as influências inibitórias e excitatórias supraespinais que resultam anormalidades dos movimentos e em desinibição dos reflexos espinais com a consequente reatividade anormal frente aos estímulos aferentes, hiperatividade reflexa espinal, incluindo os reflexos proprioceptivos de estiramento tônicos ou fásicos, nociceptivos ou cutâneos (sinal de Babinski) e ampliação da zona reflexógena além dos défices motores.[4]

Epidemiologia

As síndromes neurológicas resultantes da espasticidade dependem mais da duração, localização e extensão da lesão do que da sua causa. Apresentam espasticidade significativa cerca de 1/3 dos doentes com acidente vascular encefálico; 50% dos acometidos de esclerose múltipla; 3/4 dos daqueles com paralisia cerebral; 1/8 dos que sofrem traumatismo cranioencefálico; e mais de 80% dos traumatizados raquimedulares.[5]

Fisiopatologia

Os motoneurônios-α recebem aferências segmentares e supraespinais e geram eferências colinérgicas nas placas motoras e nas células de Renshaw presentes na lâmina VII da substância cinzenta da medula espinal (SCME). Os fusos musculares documentam a velocidade e a tensão originadas durante o alongamento e geram potenciais veiculados pelas fibras aferentes calibrosas I-a e I-b que penetram na medula espinal via raízes sensitivas excitando ou inibindo os motoneurônios presentes na substância cinzenta da medula espinal alfa via reflexos monossinápticos. Os receptores sensíveis ao estiramento rápido localizam-se nas fibras intrafusais em saco nuclear dos receptores ânulo-espirais dos músculos e aferem estímulos facilitatórios para a substância cinzenta do corno ventral da medula espinal (CVME) enquanto os receptores em cadeia nuclear são sensíveis às reações estáticas (comprimento das fibras musculares intrafusais). Os motoneurônios γ inervam as fibras intrafusais e quando estiradas rapidamente geram potenciais de ação nas terminações das fibras I-a. As fibras aferentes I-a originadas do fuso muscular dos músculos agonistas ativadas pelo alongamento muscular liberam aspartato, ativam os motoneurônios-α e geram o reflexo miotendíneo. Há também conexões com interneurônios excitatórios e inibitórios que se destinam aos motoneurônios que inervam os músculos agonistas e antagonistas, respectivamente. Os motoneurônios α também recebem aferências diretas e indiretas de tratos rostrocaudais via interneurônios excitatórios e inibitórios que atuam pré-sinapticamente na transmissão dos impulsos das fibras I-a e estímulos inibitórios via fibras I-b oriundos dos órgãos tendíneos de Golgi quando há tensão nos tendões musculares e ativação das células de Renshaw estimuladas pelos próprios motoneurônios α (inibição recorrente via liberação de glicina) que inibem os motoneurônios-α via cadeia dissináptica. A inibição pré-sináptica nas sinapses excitatórias dos aferentes I-a é mediada pelo ácido gama-aminobutírico (GABA).[6]

A espasticidade que surge lentamente após a lesão deve-se à hipersensibilidade por desnervação dos receptores no sistema nervoso central (SNC) e sistema nervoso periférico (SNP) para a qual também concorre a hipoatividade das unidades supressoras das unidades neuroniais regionais. As vias excitatórias do trato reticuloespinal medial originam-se no tegumento bulbopontino e conjuntamente com as vias vestibuloespinais, participam da geração da espasticidade. A lesão do córtex cerebral, das vias corticobulbares ou da cápsula interna suprime a facilitação cortical na unidade inibitória da formação reticular dorsomedial e reduz inibição da medula espinal, resultando em espasticidade, em hiperreflexia e em clono.[7] A espasticidade surge lentamente após a lesão e deve-se à plasticidade neuronal, à regulação ascendente e descendente de neurorreceptores, ao brotamento neuronal, à reorganização sináptica e à hipoatividade das unidades supressoras neuroniais segmentares, suprassegmentares e à hipersensibilidade por desnervação, entre outros. Não decorre da hiperatividade eferente γ ou da hipersensibilidade dos receptores fusais ou das fibras I-a ou de modificações das propriedades intrínsecas das membranas neuroniais. A hiperreflexia e a hipertonia muscular devem-se à hiperexcitabilidade dos motoneurônios-α aos estímulos aferentes musculares em decorrência do aumento dos potenciais de ação veiculados pelos aferentes oriundos dos músculos alongados, ao aumento da excitabilidade rotrocaudal dos tratos vestibulospinais, reticuloespinais e tetoespinais e à redução da atividade inibitória supressora pré-sináptica do trato reticuloespinal dorsal e da inibição exercida pelas fibras I-b nos motoneurônios, mas não recorrente, dependentes das células de Renshaw.[8]

A SNMS decorre da lesão de neurônios motores superiores, ou seja, dos neurônios inibitórios e excitatórios supraespinais que se projetam na medula espinal via tratos piramidais e ou para ou justapiramidais que controlam a reatividade neuronial segmentar. A lesão piramidal isolada causa a síndrome piramidal, ou seja, défices neurológicos mínimos, depressão inicial seguida de hiperreflexia miotendínea e sinal de Babinski sem a instalação da espasticidade ou outras modalidades de hiperatividade muscular. O principal trato que inibe a atividade neuronial na medula espinal é o trato reticuloespinal dorsal, originado na formação reticular ventromedial (Figura 141.1), por sua vez controlado pelo córtex pré-motor e pela área motora suplementar e alocado na proximidade dos tratos corticoespinal lateral ou piramidal.[6]

Figura 141.1 – Mecanismos facilitatórios e inibitórios dos neurônios modulatórios segmentares espinais relacionados ao tono e à atividade muscular.

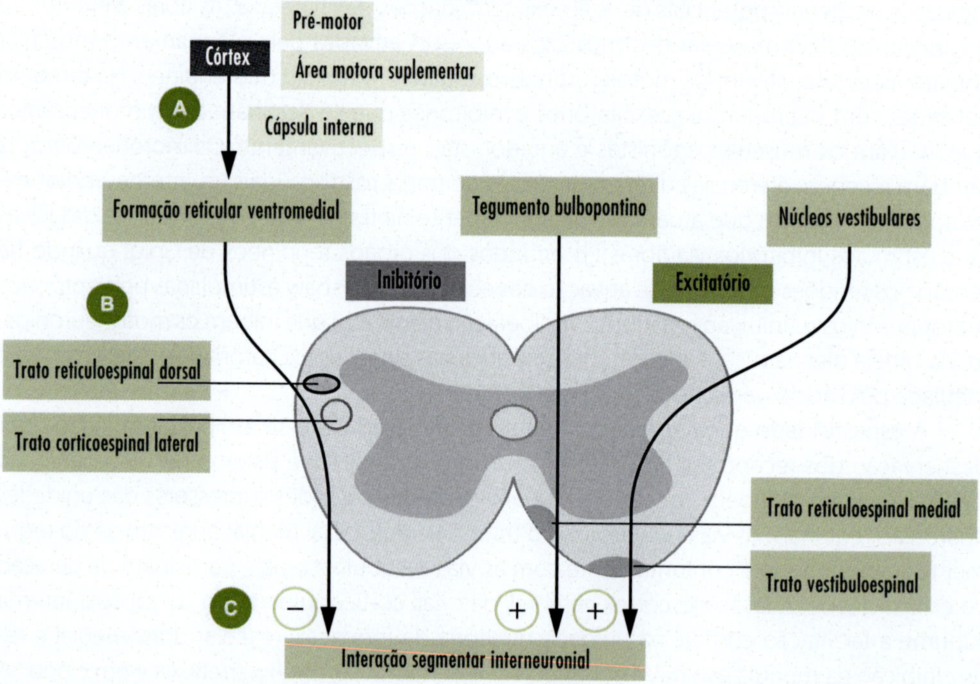

Fonte: Desenvolvida pela autoria do capítulo.

O tono muscular contrátil é parcialmente regulado pelas aferências extero, viscero e proprioceptivas veiculadas pelas fibras tipo C ou IV (estímulos nociceptivos e térmicos) e ou tipo A-delta ou III (estímulos nociceptivos, térmicos – frio e táteis) oriundas do tegumento, estruturas subtegumentares, vísceras e sistema musculoesquelético assim como de fibras oriundas do lobo frontal (tratos piramidal e justapiramidal) que via sistema extrapiramidal e tratos reticuloespinais, vestibuloespinais e tetoespinais oriundos dos núcleos do tronco encefálico (sistema reticular ascendente, núcleos reticulares dorsais e ventromediais, núcleos vestibulares, núcleos tácteis) e do cerebelo modulam a atividade dos motoneurônios-α e γ na SCME. Os motoneurônios-γ inervam as fibras intrafusais dos fusos musculares e regulam a excitabilidade muscular. Forças inerciais oriundas dos músculos, fáscias musculares, tendões, articulações, tecido conjuntivo, tecido celular subcutâneo, pele, entre outros, e as modificações das suas propriedades viscoelásticas que comprometem a elasticidade, a viscosidade e a atividade contrátil podem aumentar a resistência passiva e alterar a harmonia dos movimentos já comprometida pela hiperatividade intrafusal (Figura 141.2) e contribuir para a ocorrência da espasticidade.[9]

Figura 141.2 – Fenômenos atuantes no "tono" muscular.

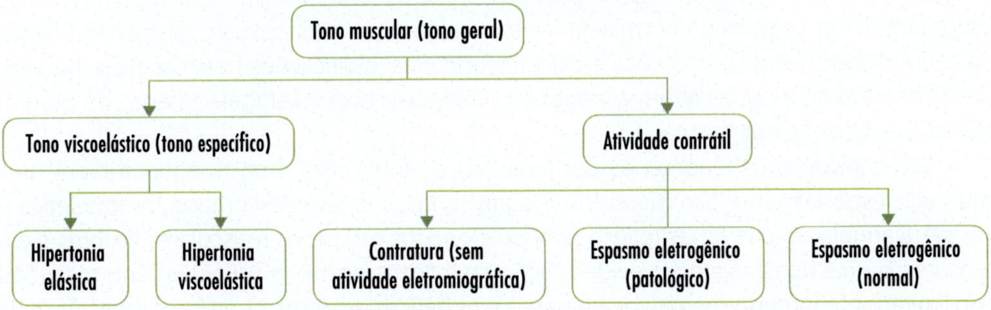

Fonte: Desenvolvida pela autoria do capítulo.

A espasticidade pode agravar-se por estímulos dolorosos, térmicos, mecânicos, infecções, atenção, transtornos do humor e do afeto, entre outros. Quando há lesão completa ou incompleta da medula espinal rostralmente ao sexto segmento torácico, pode adicionalmente ocorrer disreflexia neurovegetativa, ou seja, ativação de fibras aferentes lombossacrais que geram hiperatividade simpática maciça.[10]

O imobilismo, a adoção de posturas inadequadas e os espasmos favorecem a ocorrência da dor, das escaras e das retrações musculotendinoarticulares, incluindo a anquilose, dificultam a execução dos procedimentos fisioterápicos, a reabilitação, o posicionamento na cadeira de rodas e no leito e a higiene corporal e desfiguram os doentes; o reflexo de retirada e as contrações musculares geram dor e deslocam os doentes da maca, do leito ou da cadeira; a espasticidade compromete a mobilidade, a adaptação de órteses, o conforto, a autoestima, o afeto, o humor, o sono, as atividades sexuais e esfincterianas, gera escaras, fadiga, quedas, disfunções urinárias (bexiga espástica, dissinergia vesicoureteral), altera a matriz extracelular, muscular e articular, gera sobrecarrega os cuidadores e resulta em perdas econômicas individuais e das instituições previdenciárias e assistenciais.[10]

Etiologia

Encefalopatias (paralisia cerebral, doenças cerebrovasculares, traumatismos cranianos ou raquimedulares, anoxia, infecções, parasitoses, doenças desmielinizantes, malformações congênitas, tumores e doenças neurodegenerativas são as causas mais comuns da espasticidade.[5]

Diagnóstico

Avaliação clínica

Os padrões clínicos que compõem a síndrome do SNMS são determinados pela localização da lesão no córtex cerebral, tronco encefálico, medula espinal e da duração do tempo após a lesão.[6] Após o período de choque observado ao ocorrer a lesão neuronial, seguem-se o ciclo de transição e a instalação da hiperexcitabilidade dos reflexos espinais concomitantemente à expressão da neuroplasticidade, modificação da síntese e liberação de neurotransmissores, brotamento das fibras aferentes, regulação ascendente de receptores e canais iônicos neuronais e reorganização sináptica na medula espinal e no encéfalo, fenômenos que podem tornar sinapses inibitórias em excitatórias e aumentar a sensibilidade neuronial.[4]

As avaliações clínicas e neurológicas, especialmente quanto às atividades motoras e reflexas, marcha, ocorrência de deformidades, posturas anormais, espasmos musculares espontâneos ou evocados, anormalidades das funções vesicais, sexuais, gastrointestinais e da sensibilidade, escaras, infecções e cálculos urinários, ossificações heterotópicas, fraturas, unhas encravadas e outras anormalidades são essenciais para o estabelecimento do programa terapêutico e reabilitacional.[11]

São considerados fenômenos positivos nos doentes com espasticidade: a hipertonia muscular, especialmente dos músculos antigravitários, a hiperreflexia musculoesquelética e vesical, a ampliação das zonas reflexógenas, o clono, os espasmos musculares flexores e extensores, o sinal do canivete e a evidenciação de reflexos posturais primitivos anormais. São considerados fenômenos negativos a paralisia e os défices da destreza, da força muscular e da coordenação motora, a fadiga, o alentecimento dos movimentos e a redução das propriedades viscoelásticas teciduais.[1]

No doente hemiplégico, geralmente ocorre contração da hemiface, rotação interna e elevação do ombro, adução do braço, rigidez da coxa, semiflexão do cotovelo, dos dedos e dos pulsos e pé equino-varo (postura de Wernicke-Mann). A criança espástica geralmente apresenta joelhos semifletidos, adução das coxas, marcha em tesoura e digitígrada e pés em equino-varo. O lesado medular geralmente apresenta espasmos em extensão dos membros inferiores, adução das coxas e pés equino-varos.[1,11]

Os episódios de disreflexia neurovegetativa resultante das lesões diencefálicas, do tronco encefálico ou da medula espinal geram hipertermia, cefaleia, calafrios, turvação visual, rubor, diaforese e ansiedade. Os paroxismos de hipertensão arterial podem resultar em hemorragia subaracnóidea, encefálica ou espinal, convulsões, insuficiência cardíaca e edema pulmonar.[12]

O grau da espasticidade varia de acordo com a posição ou postura do segmento do corpo acometido, apresentação de estímulos sensitivos, anormalidades; lesões, inflamação ou infecções subcutâneas osteoarticulares ou viscerais, atenção, estado emocional, concentrações circulantes de citocinas, entre outros. A escala de Ashworth (Tabela 141.1) é a mais utilizada para avaliar a espasticidade e, a escala de Penn (Tabela 141.2), a frequência dos espasmos. Há outras escalas para avaliar especificamente os doentes diplégicos, paraplégicos ou monoplégicos.[13-15]

Tabela 141.1 – Escala de Ashworth (modificada).

Escore	Achado
0	Tono normal
1	Tono discretamente aumentado – resistência leve ou fugaz
1+	Tono discretamente aumentado – tensão abrupta, seguida de resistência mínima
2	Tono aumentado, sendo a mobilização fácil
3	Tono aumentado, sendo a mobilização difícil
4	Rigidez à limitação de movimento em extensão ou flexão

Fonte: Adaptada de Bohannon RW, Smith MB, 1987.

Tabela 141.2 – Escala de Penn.

Escore	Achado
0	Sem espasmos
1	Espasmos fracos, induzidos por estímulos
2	Espasmos raros, menos de um espasmo espontâneo por hora
3	Mais de um espasmo espontâneo por hora
4	Mais de 10 espasmos espontâneos por hora

Fonte: Priebe MM, Sherwood AM, Thornby JI et al., 1996.

Exames complementares

Os exames complementares, incluindo-se os de laboratório, de imagem e do líquido cefalorraquidiano (LCR), visam identificar as doenças que podem causar ou agravar a espasticidade ou comprometer a segurança do tratamento. Os bloqueios anestésicos possibilitam evidenciar deformidades estruturadas ou funcionais e os exames eletrofisiológicos possibilitam avaliar a atividade das unidades neuroniais segmentares e suprassegmentares e quantificar os reflexos miotendíneos, as ondas T, o reflexo H, o teste do pêndulo, os reflexos vibratórios tônicos e o reflexo de retirada plantar. A função vesical pode ser avaliada com procedimentos urodinâmicos, a função renal, com exames laboratoriais e de imagem, a bexiga com uroscopia e as infecções urinárias, com o exame de cultura antibiograma.

Referências bibliográficas

1. Behari M. Spasticity. Neurol India. 2002 Sep;50(3):235-7.
2. Lance J. Symposium synopsis. *In*: Feldman RG, Young RR, Koella WP; CIBA-GEIGY Corporation (org.). Spasticity, disordered motor control. Miami (FL): Symposia Specialists, 1980.
3. Wiesendager M. Neurophysiological bases of spasticity [Internet]. *In*: Sindou MP, Abbott IR, Keravel Y (org.). Neurosurgery for spasticity: a multidisciplinary approach. Wien: Springer-Verlag, 1991. Disponível em: https://www.springer.com/gp/book/9783709173886.

4. Brown P. Pathophysiology of spasticity. J Neurol Neurosurg Psychiatry. 1994 Jul;57:773-7.
5. Martin A, Abogunrin S, Kurth H et al. Epidemiological, humanistic and economic burden of illness of lower limb spasticity in adults: a systematic review. Neuropsychiatric Disease and Treatment. 2014;10:111-22.
6. Brown P. Pathophysiology of spasticity. J Neurol Neurosurg Psychiatry. 1994;57:773-7.
7. Delwaid PJ, Oliver E. Short-latency autogenic inhibition (Ib inhibition) in human spasticity. J Neurol Neurosurg Psychiatry. 1988;51:1546-50.
8. Corcos DM, Gottlieb GL et al. Movement deficits caused by hyperexcitable stretch reflexes in spastic humans. Brain. 1986;109(Pt 5):1043-58.
9. Ranatunga KW. Skeletal muscles stiffness and contracture in children with spastic cerebral palsy. J Physiol. 2011;11:2665-89.
10. Ghai A, Garg N, Hooda S et al. Spasticity: pathogenesis, prevention and treatment strategies. Saudi J Anaesth. 2013;7:453-60.
11. Dietz V, Sinkjaer T. Spastic movement disorder: impaired reflex function and altered muscle mechanics. Lancet Neurol. 2007;6(8):725-33.
12. Rabchevsky AG, Kitzman PH. Latest approaches for the treatment of apasticity and autonomic dysreflexia in chronic spinal cord injury neurotherapeutics. J American Soc Experl Neuro Ther. 2011;8:274-82.
13. Pierson SH. Outcome measures in spasticity management. Muscle Nerve Suppl. 1997;6:S36-60.
14. Hodgkinson I, Berard C. Assessment of spasticity in pediatric patients. Oper Tech Neurosurg. 2004;7:109-11.
15. Penn RD, Corcos DM. Spasticity and its management. *In*: Youmans J (ed.). Neurological surgery. Philadelphia: Saunders, 1990. p. 4371-85.

Capítulo 142

Tratamento Neurocirúrgico Funcional da Espasticidade

Manoel Jacobsen Teixeira
Bernardo Assumpção de Monaco
Kleber Paiva Duarte

Introdução

Os procedimentos neurocirúrgicos funcionais são indicados para tratar a hipertonia muscular incapacitante e não controlada com medidas conservadoras; objetivam reduzi-la sem comprometer a atividade e o tono muscular úteis e as funções sensitivas residuais, adequar a harmonia funcional entre músculos agonistas e antagonistas e prevenir a instalação de deformidades e de escaras. Incluem procedimentos realizados nos nervos periféricos, nas raízes nervosas, na medula espinal e no encéfalo. Em crianças com paralisia cerebral, a cirurgia pode ser indicada durante o período de desenvolvimento da marcha, ou seja, dos 6 aos 10 anos de idade.

Infusão intratecal de miorrelaxantes

A infusão prolongada de miorrelaxantes como baclofeno, morfina, clonidina, midozolam e ziconotida pela via intratecal é indicada para tratar a espasticidade segmentar ou generalizada. O método possibilita que esses fármacos alcancem concentrações elevadas no sistema nervoso central (SNC), onde inibem a excitabilidade neuronial e, consequentemente, a hipertonia muscular. Apresenta como vantagens a reversibilidade das adversidades do tratamento, o resgate dos efeitos terapêuticos. O implante deve ser precedido da administração intratecal ou peridural em bólus ou contínua do agente miorrelaxante durante horas ou alguns dias para aferir seus resultados e as possíveis reações adversas. As bombas implantáveis podem ser dotadas de mecanismos de infusão com roletes ou compressão e podem ser programáveis ou de infusão contínua (Figura 142.1).

A injeção intratecal de baclofeno é indicada para tratar a espasticidade decorrente de lesões da medula espinal e encefálica, inclusive em crianças com paralisia cerebral. O baclofeno difunde-se nas camadas superficiais da medula espinal e liga-se pré-sinapticamente aos receptores metabotrópicos do ácido gama-aminobutírico (GABABr) GABA-B. Estes ativam a proteína G e os canais de K+ das fibras aferentes primárias, interagem com os canais de Cl– e inibem a captura de Ca++ e a liberação de neurotransmissores excitatórios, como os ácidos glutâmico e aspártico. A fase de teste consiste na infusão de 50 a 100 mcg de baclofeno no compartimento liquórico lombar; a melhora deve ser observada até a dose máxima de 400 mcg/24 horas. O baclofeno pode causar adversidades, especialmente quando as doses são elevadas: tonturas, confusão mental, depressão respiratória, hipotensão arterial, espirros, fraqueza muscular, ansiedade, convulsões, entre outras. A intoxicação deve ser tratada com a retirada do baclofeno da bomba, coleta de 30 a 50 mL de líquido cefalorraquidiano (LCR) e administração de 1 a 2 mg de prostigmina.

Figura 142.1 – Bombas implantáveis para infusão de agentes miorrelaxantes no compartimento do LCR. (A) Bomba eletrônica programável; (B) bomba de fluxo contínuo.

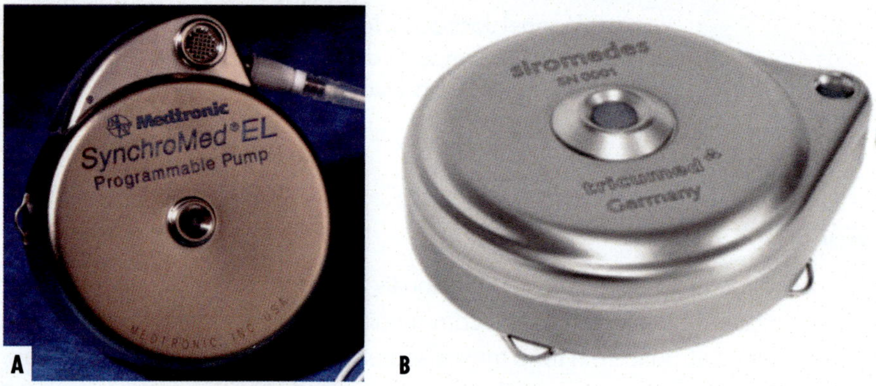

A B

LCR: líquido cefalorraquidiano.

Fonte: Medtronic; Tricumed Medizintechnik GmbH.

A morfina e a clonidina também induzem relaxamento muscular ao inibirem a aferência gama e a hiperexcitabilidade multissináptica interneuronial. A ziconotida bloqueia os canais de Ca++ no CDME. A naloxona e a naltrexona pela via intravenosa são indicadas para tratar a intoxicação causada pela morfina e pela clonidina.

O custo elevado, a necessidade de manutenção, o desempenho insatisfatório do equipamento implantado, as falhas mecânicas, a tolerância aos fármacos e a necessidade das recargas periódicas e das reprogramações são limitações de infusão intraespinal de fármacos. Superdosagem, migração ou oclusão do cateter, mau desempenho da bomba, infecções (1% a 47%) e formação de granulomas intratecais são possíveis complicações do método que implicam necessidade de revisão ou remoção do sistema implantado e em descontinuade desta modalidade de tratamento. A infusão intraespinal prolongada de baclofeno pode agravar ou induzir escoliose em crianças com paralisia cerebral.

Estimulação elétrica do sistema nervoso central

Os resultados da estimulação elétrica da medula espinal ainda não são convincentes. Parece melhorar a espasticidade da baixa magnitude. O resultado da estimulação do denteado do cerebelo necessita ser melhor avaliado.

Procedimentos neuroablativos

Os procedimentos neuroablativos para tratar a espasticidade consistem em neurotomias periféricas seletivas, rizotomias percutâneas ou a céu aberto, lesão do trato de Lissauer e do corno dorsal da substância cinzenta da medula espinal (CDME), mielotomia para central e dentatotomia cerebelar.

Neurotomias periféricas

As neurotonias periféricas são indicadas para tratar a espasticidade localizada que afeta grupamentos musculares restritos. Podem ser realizadas percutaneamente ou a céu aberto.

A infiltração dos pontos motores ou dos ramos nervosos com anestésicos locais de longa duração (bupivacaína) prevê o resultado da neurotomia, possibilita avaliar a potência dos músculos antagonistas e agonistas e determinar a limitação final dos movimentos causados pela espasticidade ou pelas retrações musculotendíneas ou articulares e o prognóstico das intervenções ablativas. Os bloqueios com toxina botulínica ou substâncias neurolíticas e as neurotomias são indicados para tratar a espasticidade localizada e a bexiga espástica.

Neurólise química

As injeções dos pontos motores com toxina botulínica, fenol ou álcool proporcionam eficácia geralmente temporária (poucos meses). A repetição frequente do procedimento torna as injeções progressivamente menos eficazes devido à super-reinervação ou ao desenvolvimento de anticorpos.

Neurotomia cirúrgica

As neurotomias também são indicadas para tratar a hipertonia localizada. Consistem na dissecação dos nervos periféricos sob anestesia local ou geral e orientação eletrofisiológica intraoperatória (técnicas de neuroeletroestimulação e eletrorregistro), seguidas da microdissecação parcial e isolamento de feixes nervosos na extensão de alguns centímetros das fibras nervosas periféricas relacionadas à hipertonia sem comprometer marcadamente a sensibilidade discriminativa, a motricidade e o trofismo muscular. As fibras nervosas que mais induzem contrações musculares visibilizadas a olho nu ou registradas eletromiograficamente com a menor magnitude da estimulação (correntes de até 1 mA – 0,5 V; 2 a 5 Hz) proporcionada por eletródios bipolares em gancho são seccionadas; 50% a 80% das fibras nervosas são seccionados na extensão de cerca de 5 mm. Quando a estimulação gera contração muscular intensa, o número de fibras ressecadas deve ser ampliado.

- **Neurotomia dos nervos obturatores:** tratamento da espasticidade dos músculos adutores das coxas (paralisia cerebral diplégica, paraplégica ou tetraplégica, cateterismo); incisão na região proximal da coxa ao longo da do músculo adutor longo e dissecação nervosa ao longo da face lateral do músculo adutor longo; ramo posterior poupado para preservar músculos estabilizadores do quadril.
- **Neurotomia dos músculos isquiotibiais:** prevenção da deformidade em flexão dos joelhos durante o crescimento; incisão na prega glútea entre o ísquio e o trocânter maior; divulsionamento do músculo gúteo máximo e seccionamento parcial dos ramos do nervo destinados aos músculos isquiotibiais.
- **Neurotomia do nervo tibial:** tratamento da espasticidade indutora do pé varo ou equinovaro com flexão dos dedos; incisão vertical ou transversal na fossa poplítea e

secção parcial dos ramos motores destinados aos músculos gastrocnêmio, sóleo, tibial posterior, poplíteo, flexor longo do hálux e flexor longo dos dedos; secção prioritária das aferências do músculo sóleo.

- **Neurotomia do nervo fibular:** tratamento da hipertonia em hiperextensão do hálux.
- **Neurotomia dos nervos mediano e ulnar:** tratamento da espasticidade distal dos membros superiores resultando em hiperflexão dos dedos e do pulso.
- **Neurotomia do nervo mediano:** tratamento da espasticidade da mão em pronação; dissecção de fascículos do nervo mediano alocados medialmente à artéria braquial.
- **Neurotomia do nervo ulnar:** tratamento da espasticidade do pulso em flexão e em desvio ulnar (músculo flexor ulnar do carpo).
- **Neurotomia do nervo ulnar:** tratamento da espasticidade em flexão dos dedos relacionada ao músculo flexor *digitorum profondus* e da espasticidade em adução e/ou flexão dependente do músculo adutor do polegar combinadamente com a neurotomia do nervo mediano; incisão do tegumento na região medial do cotovelo visando à neurotomia seletiva dos ramos destinados ao segmento medial do músculo flexor *digitorum profundus*.
- **Neurotomia do nervo musculocutâneo:** tratamento da espasticidade causadora de flexão do cotovelo.
- **Neurotomia dos nervos dos músculos rotadores externos do ombro:** tratamento da espasticidade do movimento dos ombros.
- **Neurotomia do nervo pudendo:** tratamento da bexiga espástica e da dissinérgica vesicoureteral.

As complicações pós-operatórias das neurotomias mais comuns são: hematoma, infecção, agravamento do défice motor, hipoestesia e dor neuropática.

Rizotomias sensitivas seletivas

As rizotomias sensitivas visam reduzir as aferências periféricas facilitatórias à medula espinal de natureza visceral, extero e/ou proprioceptiva que mantêm ou agravam a espasticidade, preservando o trofismo muscular e a motricidade. São indicadas para tratar a espasticidade segmentar de origem espinal ou encefálica. As rizotomias seletivas sensitivas proporcionam melhora da força, da velocidade e da cinemática da marcha de crianças diplégicas espásticas com paralisia cerebral e não previnem o encurtamento muscular e os défices funcionais. A redução da espasticidade pode manter-se prolongadamente, mas pode ocorrer recidiva parcial decorrente da reorganização sináptica na medula espinal durante o período pós-operatório. Proporciona redução do uso contínuo de medicamentos antiespásticos, procedimentos neurolíticos periféricos, infiltrações com toxina botulínica, cirurgias ortopédicas, urológicas e plásticas.

Rizotomia sensitiva superseletiva a céu aberto

A rizotomia sensitiva superseletiva a céu aberto é indicada para tratar doentes com hipertonia segmentar grave localizada nos membros inferiores ou superiores e bexiga espástica em crianças com diplegia espástica decorrente da paralisia cerebral (hipertonia mais significativa nos membros inferiores do que nos superiores, satisfatório controle do tronco, preservação razoável da força nos membros inferiores e ausência de anormalidades dos movimentos nos membros superiores e com graus do Sistema de Classificação da Função Motora Grossa (GMFCS) em adultos e crianças com encefalopatia ou mielopatia espástica incapacitante de várias origens (Figura 142.2).

Figura 142.2 – Rizotomia dorsal superseletiva. (A) Campo operatório destacando a raiz dorsal de L2; (B) divisão da raiz dorsal de L2 em radículas e estimulação das mesmas para selecionar as submetidas à secção; (C) secção de 60% a 80% das radículas dorsais.

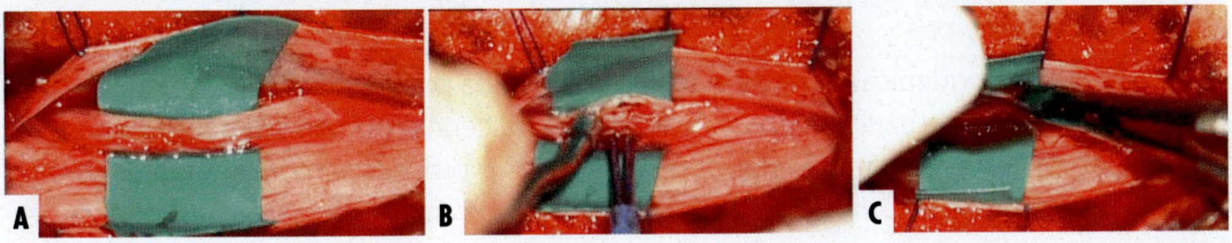

Fonte: Acervo da autoria do capítulo.

Para tratar a espasticidade dos membros inferiores, realiza-se laminectomia ou laminotomia e exposição das raízes de L1 a S2, dos membros superiores, e de C1 a T1 mantendo-se o doente sob anestesia geral com propofol ou sevoflorano, anestésicos analgésicos e sem relaxante muscular. Sob microcirurgia, expõem-se e estimula-se eletricamente, com estimulador bipolar, as raízes sensitivas espinais, identificando e seccionando-se de 60% a 80% das mais facilmente indutoras de contrações musculares ou respostas eletromiográficas alguns milímetros antes de sua penetração na medula espinal ou junto ao forame de conjugação. A rizotomia sensitiva lombossacral melhora a função motora, o autocuidado e a marcha. A rizotomia de L1 a S2, poupando-se a raiz L4, responsável pela inervação do músculo quadríceps, preserva o reflexo extensor do joelho (necessário para o ortostatismo e marcha) é indicada para tratar a espasticidade que acomete os membros inferiores. O tratamento da espasticidade dos membros inferiores pode melhorar a espasticidade dos membros superiores, a fala e a deglutição e postergar ou evitar a necessidade de cirurgias ortopédicas.

As rizotomias sensitivas de C1 a C3 diminuem a espasticidade do membro superior ao reduzirem os reflexos tônicos cervicais. A secção total da da raiz C7, seguida da reinervação do tronco médio do plexo braquial do lado acometido com a raiz C7 contralateral, melhora a espasticidade em flexão da mão e dos dedos de crianças com paralisia cerebral. A rizotomia de C8 proporciona melhora da funcionalidade da mão espástica de cerca de 50% das crianças com paralisia cerebral.

A rizotomia deve ser seguida de programa intensivo de fisioterapia visando a remobilizar o doente e a melhorar a força.

Ocorrem complicações pós-operatórias em 30% das crianças tratadas com rizotomia: lombalgia, alterações sensitivas e bexiga neurogênica ou anormalidades intestinais em 10%; há risco de subluxação da articulação coxofemoral, aumento do peso corporal e de deformidades vertebrais (especialmente de escoliose), em decorrência do enfraquecimento da musculatura paravertebral. As complicações são menos comuns em adultos.

Rizotomias percutâneas

As rizotomias percutâneas consistem na inserção percutânea com auxílio de radioscopia de um eletródio na raiz sensitiva nos forames de conjugação, seguida de sua estimulação elétrica e termocoagulação a 85 ºC durante 90 segundos com radiofrequência. São indicadas para tratar a espasticidade de doentes debilitados ou sem condições de se submeter aos procedimentos a céu aberto ou com hiperreflexia do músculo detrusor da bexiga. Apresentam como vantagem evitar os riscos e custos dos procedimentos a céu aberto e atuar em várias raízes nervosas sem a necessidade de laminectomia. A desvantagem está na melhora ser, geralmente, temporária.

Rizotomias químicas

As rizotomias químicas consistem na injeção guiada com radioscopia de solução hipobárica (álcool) ou hiperbárica (fenol a 5% a 20% em glicerina) no compartimento intratecal. Os doentes devem posicionar-se alguns minutos após o procedimento para que os agentes neurolíticos acumulem-se nas raízes posteriores. Podem causar complicações motoras, esfincterianas e sensitivas.

Lesão do trato de Lissauer do corno dorsal da substância cinzenta da medula espinal

A lesão do trato de Lissauer do CDME (LTLCDME) é indicada para tratar a hipertonia muscular especialmente do membro superior de doentes hemiplégicos ou dos membros inferiores em paraplégicos com ou sem bexiga neurogênica espástica. Visa lesar o trato de Lissauer e as fibras nociceptivas e proprioceptivas que se dirigem CDME e as células e fibras do CDME que participam dos circuitos interneuronais que ativam os motoneurônios alfa e gama envolvidos na hipertonia muscular. Sob anestesia geral sem bloqueio neuromuscular, realiza-se laminectomia ou laminotomia dos segmentos espinais que processam a hipertonia. Segue-se a exposição do local de penetração das raízes nervosas na medula espinal C5 a T1, em casos de espasticidade do membro superior, e dos segmentos T10 a S1, quando há acometimento do membro inferior (Figura 142.3), com o auxílio do microscópio cirúrgico, de monitorização eletrofisiológica, com o registro dos potenciais evocados somatossensitivos e da estimulação elétrica radicular para identificar as raízes sensitivas e o sulco colateral posterior, local onde se realizam lesões seriadas com radiofrequência, *laser*, ultrassom ou bisturi na profundidade de 2 a 3 mm no CDME. A LTLCDME proporciona redução significativa ou elimina a espasticidade e os espasmos em 75% a 90% dos doentes, alivia a dor em 80% e não compromete a sensibilidade em mais de 90% dos casos. A LTLCDME de S2, S3 e S4 resulta em melhora da bexiga hiperativa e na incontinência urinária de mais de 80% dos doentes.

Figura 142.3 – Campo operatório da zona de entrada da raiz dorsal, local da inserção de eletródios no corno dorsal e no trato de Lissauer correspondente à axila da raiz de C6 do lado direito.

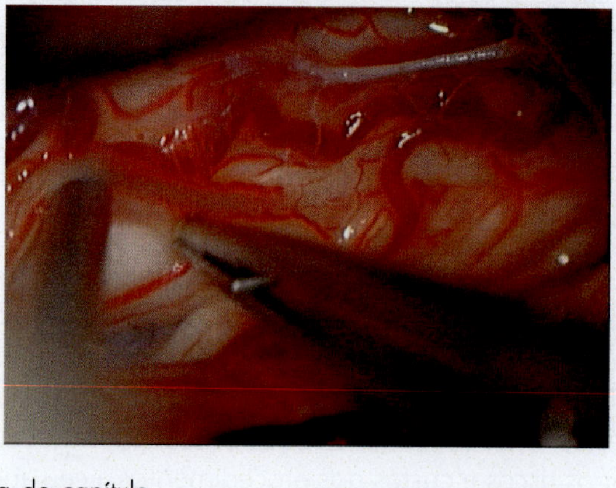

Fonte: Acervo da autoria do capítulo.

A assistência fisiátrica para preservar e melhorar ad funções motora e respiratória, prevenir complicações pulmonares, escaras e deformidades deve ser reinstituída imediatamente após a cirurgia e o doente deve ser acompanhado e reabilitado em centro de medicina física e reabilitação por equipe multidisciplinar.

Mielotomia paracentral

A mielotomia seletiva longitudinal paracentral visa interroper as conexões entre as unidades neuroniais do CDME, as fibras sensitivas aferentes e os motoneurônios do corno anterior da medula espinal. É indicada para tratar a espasticidade dos membros inferiores de doentes paraplégicos. A mielotomia paracentral dorsolombar consiste na realização de laminotomia ou laminectomia T10 a L1, seguida da identificação das raízes T12 a S1, da incisão da medula espinal na linha média correspondente na profundidade de 3 mm com bisturi e da introdução de um dissector ou de um mielótomo em "T" que, ao ser rodado axialmente rostral e caudalmente, secciona as fibras intercornuais até a extensão de 4 mm lateralmente ao eixo da medula espinal (lâminas VI e VII da substância cinzenta da medula espinal). A secção deve prolongar-se unilateralmente para os segmentos distais da medula sacral (S1 a S5) para tratar a bexiga espástica. A mielotomia com radiofrequência consiste na punção seriada da região para central da medula espinal, seguida da lesão térmica seriada (Figura 142.4).

Figura 142.4 – Técnicas de mielotomia paracentral. (A) Técnica de Bischof I: secção pela via das fibras intercornuais; (B) técnica de Bischof II: secção com acesso posterior das fibras intercornuais com o bisturi em "T"; (C) técnica de Pourpre: secção da medula espinal em cruz; (D) mielotomia paracentral com radiofrequência, destacando-se a inserção bilateral de eletródios na face posterior da medula espinal objetivando-se a realização da mielotomia paracentral bilateral com radiofrequência.

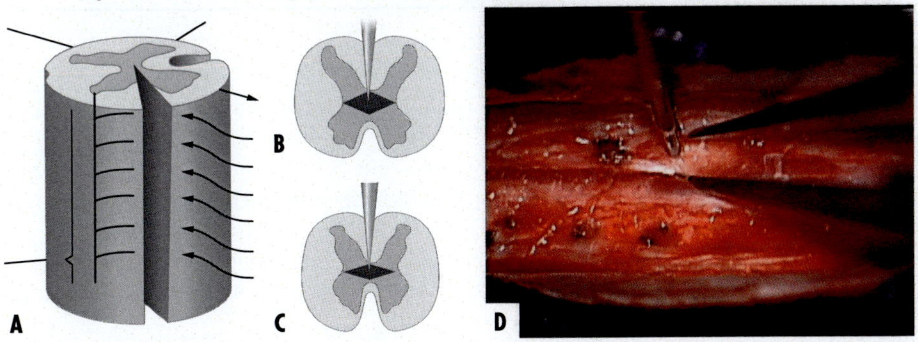

Fonte: (A, B e C) Adaptadas de Livshits A, Rappaport ZH, Livshits V et al., 2002; (D) Acervo da autoria do capítulo.

A mielotomia proporciona melhora da espasticidade e da cicatrização das escaras e gera flacidez permanente, sem comprometer o trofismo muscular e alterar a sensibilidade e as funções motoras sexuais e esfincterianas residuais.

Dentatomomia cerebelar

A dentatomia, ou a estimulação elétrica com eletródios implantáveis do núcleo denteado do cerebelo, são indicadas para tratar doentes com espasticidade associada a anormalidades extrapiramidais. Reduz a espasticidade ipsilateral especialmente dos membros inferiores de doentes com paralisia cerebral.

Procedimentos ortopédicos

Os procedimentos ortopédicos são indicados para tratar e prevenir deformidades ou instabilidades articulares nos doentes espásticos. São necessários em 65% a 85% das crianças com espasticidade decorrente de paralisia cerebral para tratar contraturas, retrações tendíneas e/ou deformidades articulares; melhorar a dor, a mobilidade e os cuidados; e prevenir a instalação de sub ou luxações articulares. Os procedimentos ortopédicos mais utilizados são: desinserção muscular, tenotomia, alongamento e transferências tendíneas, miotomia, mioplastia, osteotomia e artrodeses.

Considerações finais

O tratamento neurocirúrgico funcional da espasticidade deve ser realizado em ambientes e de modo interdisciplinares quando os medicamentos antiespásticos, os procedimentos de medicina física, reabilitação, terapia ocupacional, suporte psicossocial e as desnervações ou bloqueios neuroventriculares químicos não proporcionarem melhora satisfatória. A infusão intraespinal prolongada de medicamentos antiespásticos através de bombas implantáveis, as neurotomias e as rizotomias superseletivas, a LTLCDME, a mielotomia, a dentatotomia e as cirurgias ortopédicas, urológicas e plásticas são indicadas para tratar as complicações da espasticidade. Qualquer que seja o tratamento, a implementação dos procedimentos de reabilitação é essencial para a manutenção e implementação dos ganhos funcionais.

Referências bibliográficas

1. Albright AL, Barron WB, Fasick MP et al. Continuous intrathecal baclofen infusion for spasticity of cerebral origin. JAMA. 1993;270(20):2475-27.
2. Beneton C, Mertens P et al. The spastic bladder and its treatment. *In*: Sindou M, Abbott R, Keravel Y (ed.). Neurosurgery for spasticity: a multidisciplinary approach. New York: Springer, 1991. p. 193-9.
3. Bollens B, Gustin T, Stoquart G et al. A randomized controlled trial of selective neurotomy versus botulinum toxin for spastic equinovarus foot after stroke. Neurorehabil Neural Repair. 2013;27:695-703.
4. Cole GF, Farmer SE, Roberts A et al. Selective dorsal rhizotomy for children with cerebral palsy: the Oswestry experience. Arch Dis Child. 2007;92:781-5.
5. Ebleck E. Posterior rootlet rhizotomy in cerebral palsy. Arch Dis Childhood. 1993;68:717-9.
6. Ericson DL, Lo J, Michaelson M. Control of intractable spasticity with intrathectal morphine sulfate. Neurosurgery. 1989;24:236-8.
7. Nagel SJ, Wilson S, Johnson MD et al. Spinal cord stimulation for spasticity: historical approaches, current status and future directions. Neuromodulation. 2017;20:307-21.
8. Nathan PW. Intrathectal phenol to relieve spasticity in paraplegia. Lancet. 1959;2:1099.
9. Peacock WJ, Arens LJ. Selective posterior rhizotomy for the relief of spasticity in cerebral palsy. S Afr Med J. 1982;62:119-24.
10. Rémy-Néris O, Denys P, Bussel B. Intrathecal clonidine for controlling spastic hypertonia. Phys Med Rehabil Clin North Am. 2001;12:939-52.

11. Sindou M, Mertens P. Destructive neurosurgical procedures for spasticity. *In*: Lozano AM, Gildenberg PL, Tasker RR (ed.). Textbook of stereotactic and functional neurosurgery. Berlin: Springer Verlag, 2009. chap. 115, p. 1235-58.
12. Teixeira MJ, Schroeder HK, Lepski G. Evaluating cerebellar dentatotomy for the treatment of spasticity with or without dystonia. Br J Neurosurg. 2015;29(6):772-7.
13. Teixeira MJ, Yeng LT, Monaco BA et al. Tratamento da espasticidade com procedimentos ablativos. *In*: Siqueira MG (ed.). Tratado de neurocirurgia. São Paulo: Manole, 2016. v. 2, p. 1246-72.
14. Uematsu S. Percutaneous electrothermocoagulation of spinal nerve trunk, ganglion and rootlets. *In*: Schmidek HH, Sweet WH (ed.). Current techniques in operative neurosurgery. New York: Grune and Stratton, 1977. p. 469-90.
15. Young B, Mulchi JJ. Percutaneous sacral rhizotomy for neurogenic detrusor hypereflexia. J Neurosurg. 1980;53:85-7.
16. Zhu X, Kohan LR, Goldstein RB. Low-dose intrathecal ziconotide for spasticity from primary lateral sclerosis: a case report. A&A Practice. 2019;13:31-3.

Capítulo 143

Fisiopatologia e Classificação dos Distúrbios do Movimento

Rubens Gisbert Cury
Egberto Reis Barbosa

Definição

Distúrbios do movimento são conceituados como disfunções neurológicas caracterizadas por lentidão dos movimentos voluntários na ausência de paresia ou paralisia, ou por atividade motora involuntária representada pelos diversos tipos de hipercinesias. Dentre os principais tipos de distúrbios do movimento, destacam-se: parkinsonismo, coreia, balismo, atetose, distonia, tremores e tiques; os quais têm, como origem principal, a disfunção dos núcleos da base.

Epidemiologia

Os distúrbios do movimento podem estar presentes em diversas doenças, desde a infância até idades mais avançadas. O tremor é o distúrbio do movimento mais comum. Entre as causas de tremor, o tremor essencial tem uma prevalência de 0,4% a 0,9%, considerando todas as idades. A doença de Parkinson é a principal causa de parkinsonismo e acomete cerca de 1% a 2% dos indivíduos acima de 60 anos. Os outros distúrbios do movimento têm prevalência e incidência variável, a depender da etiologia.

Fisiopatologia

São quatro os principais núcleos que compõem o sistema dos núcleos da base:

1. *Striatum* (composto por núcleo caudado e putâmen).
2. Globo pálido.
3. Substância negra, composta pela *pars compacta* e pela *pars reticulata*.
4. Núcleo subtalâmico.

Esse conjunto de estruturas forma um sistema que atua em estreita conexão bidirecional com o córtex cerebral, principalmente com as áreas motoras corticais, e são fundamentais para a motricidade automática (como andar), na velocidade e amplitude do movimento.

No parkinsonismo, admite-se que, como consequência da disfunção da alça dopaminérgica nigroestriatal, ocorra uma redução da atividade inibitória sobre a via indireta e da atividade excitatória sobre a via direta (Figura 143.1). Tais alterações resultam em intensificação da atividade inibitória do globo pálido sobre o tálamo e, consequentemente, ocorre uma redução da estimulação cortical, levando a uma diminuição da iniciativa motora que se expressa na síndrome parkinsoniana.

Figura 143.1 – Circuitaria dos núcleos da base.

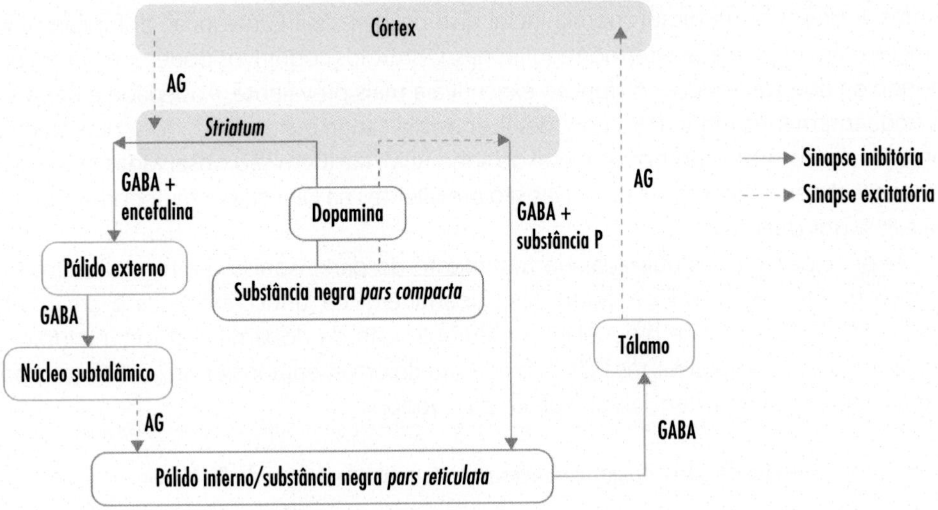

AG: ácido glutâmico; GABA: ácido gama-aminobutírico.
Fonte: Desenvolvida pela autoria do capítulo.

As síndromes hipercinéticas ocorrem por alterações estriatais atingindo preferencialmente neurônios que expressam GABA + encefalina, levando a uma redução da atividade inibitória exercida pelo *striatum* sobre o pálido externo (via indireta). Como decorrência, há intensificação da atividade inibitória do pálido externo sobre o núcleo subtalâmico e, consequentemente, redução da atividade excitatória exercida por essa estrutura sobre o complexo pálido interno/substância negra *pars reticulata*, que tem sua atividade diminuída. Consequentemente, há redução da inibição do tálamo e hiperatividade da alça tálamocortical, provocando o aparecimento de hipercinesias.

Classificação

Doença de Parkinson

A doença de Parkinson (DP) é uma doença crônica caracterizada por uma degeneração progressiva de neurônios dopaminérgicos da zona compacta da substância negra (SN) localizada no mesencéfalo que leva à diminuição na produção de dopamina.

Quatro sinais cardinais constituem o chamado parkinsonismo: tremor, acinesia ou bradicinesia, rigidez e perda do reflexo postural. Além dos sinais cardinais da DP, várias outras alterações motoras podem se desenvolver nos doentes, resultado, pelo menos em parte, da combinação desses sinais cardinais. A disfagia está comumente presente e pode levar à aspiração. A escrita geralmente é micrográfica e a alteração postural, com flexão do tronco, é característica. A marcha caracteriza-se por pequenos passos, base estreita, lenta, com diminuição do balanço passivo dos membros superiores. Com o avanço da doença, os doentes podem apresentar bloqueios transitórios, geralmente no início da marcha.

O reconhecimento de sintomas não motores associados à DP tem crescido exponencialmente nos últimos anos; a presença de alguns pode, inclusive, preceder o aparecimento dos sintomas motores e, muitas vezes, são responsáveis por um importante prejuízo na qualidade de vida dos doentes. Os SNM estão presentes no início da doença em cerca de 21% dos doentes. A presença de disautonomia inclui disfunção vesical e intestinal, disfunção sexual, alterações cardiovasculares e termorregulatórias. Distúrbios cognitivos podem se desenvolver ao longo da doença, sendo a disfunção executiva a mais prevalente. Ansiedade e depressão são, frequentemente, vistas. Perda ponderal, anosmia, fatiga e alterações do sono, caracteristicamente do distúrbio comportamental do sono REM, também são observadas no curso da doença. Finalmente, alterações sensitivas são prevalentes na DP, estando a dor presente entre 40% e 85% dos doentes.

As principais drogas utilizadas no tratamento do parkinsonismo e no tratamento sintomático da DP são: levodopa, agonistas dopaminérgicos, anticolinérgicos e amantadina (Quadro 143.1). Drogas que bloqueiam a metabolização da dopamina, como inibidores da monoaminoxidase (selegilina, rasagilina) ou da catecolortometiltransferase (COMT, tolcapona e entacapona) podem potencializar o efeito da levodopa.

Quadro 143.1 – Drogas utilizadas no tratamento da doença de Parkinson.

Precursores da dopamina	Levodopa
Bloqueadores da degradação de levodopa e dopamina	Tolcapona, entacapona, selegilina, rasagilina
Bloqueadores da recaptação da dopamina	Amantadina
Agonistas dopaminérgicos	Bromocriptina, lisuride, pergolida, piribedil, apomorfina, cabergolina, ropinirol, pramipexol
Drogas que reduzem a atividade colinérgica	Biperideno, triexifenidil

Fonte: Desenvolvido pela autoria do capítulo.

Distonia

A distonia é caracterizada por contrações musculares involuntárias, que levam a posturas ou movimentos anormais, podendo ser fásicos ou tônicos. A caracterização eletrofisiológica do movimento distônico se apoia em três aspectos básicos: excessiva coativação de músculos antagonistas durante o movimento voluntário; propagação da contração a músculos remotos, normalmente não envolvidos no movimento voluntário e acentuada contração paradoxal de músculos passivamente contraídos (fenômeno de Westphal).

A distribuição topográfica dos movimentos distônicos é variável e qualquer território muscular pode ser acometido, inclusive os músculos oculares extrínsecos, levando às chamadas crises oculógiras. De acordo com o território muscular envolvido, as distonias podem ser classificadas em focal – afeta segmentos corpóreos restritos; segmentar – afeta dois ou mais segmentos corpóreos contíguos; hemidistonia – afeta o membro superior e o membro inferior ipsilaterais; multifocal – afeta dois ou mais segmentos corpóreos e generalizada – é definida como a associação de uma distonia axial mais 2 segmentos corpóreos.

As distonias são divididas quanto à sua etiologia em idiopáticas (ou primárias) e sintomáticas (ou secundárias). As distonias idiopáticas podem ser hereditárias ou esporádicas. As hereditárias geralmente manifestamse nas primeiras décadas de vida e assumem forma generalizada ou, mais raramente, segmentar. As distonias idiopáticas esporádicas mais frequentemente se manifestam na idade adulta e o fazem por meio de quadros focais ou segmentares.

O tratamento das distonias envolve reabilitação, toxina botulínica (especialmente nas distonias focais), tratamento farmacológico e cirúrgico. Dentre as medicações, usamos o acrônimo ABCD (A – anticolinérgicos, como o biperideno e o triexifenidil; B – baclofeno; C – clonazepam e outros benzodiazepínicos; D – medicações dopaminérgicas, como a levodopa). Em casos refratários, as cirurgias ablativas ou neuromodulatórias são indicadas e serão discutidas em capítulo a parte.

Tremor

O tremor é um movimento involuntário em que a contração alternada dos músculos agonistas e antagonistas leva à oscilação rítmica de um determinado segmento corpóreo, e é o mais comum dos movimentos involuntários. O tremor podem ser fisiológico ou patológico. Entre eles, os principais tipos são: tremor parkinsoniano, tremor fisiológico de amplitude patológica, tremor cerebelar, tremor essencial e tremores secundários a lesões de estruturas do tronco encefálico (p. ex., tremor de Holmes).

A diferenciação entre esses diferentes tipos de tremor se faz, fundamentalmente, com base na história clínica e nas suas características de frequência, fenomenologia (relação com o repouso, movimentos ou postura) e resposta farmacológica.

Admitindo-se um espectro de frequência com faixa de variação de 2 a 18 Hertz, pode-se considerar que os tremores de mais baixa frequência são os do tipo cerebelar, distônicos ou relacionados a lesões do tronco encefálico (2 a 4 Hz). O tremor parkinsoniano situa-se em uma faixa um pouco acima, de 4 a 6 Hz. O tremor essencial e o tremor fisiológico de amplitude patológica têm faixa de variação de 8 a 12 Hz. O tremor ortostático, o de mais alta frequência, geralmente oscila entre 12 e 18 Hz.

Sabe-se que o tremor parkinsoniano basicamente é um tremor de repouso que diminui com a movimentação. O tremor fisiológico exacerbado é mais perceptível na postura. Por outro lado, o tremor cerebelar e outros relacionados a lesões do tronco encefálico manifestamse com maior intensidade à movimentação. O tremor mesencefálico ou de Holmes caracteriza-se por uma combinação de um tremor de repouso de baixa frequência (2 a 5 Hz) e um tremor postural e cinético de grande intensidade e amplitude.

O tratamento geralmente é farmacológico ou, em casos refratários, cirúrgico, e será abordado especificamente em outros capítulos.

Tiques e síndrome de Gilles de la Tourette

Os tiques são conceituados como movimentos bruscos, de curta duração, que se repetem de forma estereotipada, podendo ser parcial ou totalmente suprimidos voluntariamente.

Tiques simples e transitórios ocorrem em aproximadamente 15% das crianças. A síndrome de Gilles de la Tourette (SGT) é definida pelos seguintes critérios: 1) presença de tiques múltiplos motores e um ou mais tiques vocais em algum período da doença, embora não necessariamente concomitantes; 2) os tiques ocorrem várias vezes por dia (geralmente em surtos), quase todos os dias, ou intermitentemente durante o período de 1 ano e, nesse período, não há fase de remissão superior a 3 meses consecutivos; 3) o distúrbio causa acentuado sofrimento ou prejuízo significativo no desempenho social, ocupacional ou outras áreas importantes da vida do indivíduo; 4) o início se dá antes dos 18 anos de idade e 5) o distúrbio não é decorrente dos efeitos fisiológicos diretos de uma substância (p. ex., estimulantes do SNC) ou de condições médicas gerais (p. ex., doença de Huntington ou encefalite pós-viral).

Há associação significativa da SGT com transtorno obssessivo-compulsivo e síndrome de défice de atenção e hiperatividade, que se apresentaram, respectivamente, com as seguintes frequências no mesmo estudo mencionado: 39,6% e 25,8%.

A estratégia de tratamento para a SGT varia conforme sua gravidade. Nas formas leves, indicase apenas orientação e esclarecimento dos familiares e na escola, e terapia cognitivo-comportamental. Nas formas moderadas, além das medidas mencionadas, deve ser instituído tratamento medicamentoso, inicialmente com drogas menos eficazes, mas mais seguras, como clonidina e clonazepam e, caso não haja resposta, tentam-se aos neurolépticos (olanzapina, pimozida, risperidona, aripiprazol ou haloperidol). Nos casos graves, com grande comprometimento funcional e baixa resposta a terapia medicamentosa, a estimulação cerebral bilateral do globo pálido ou do tálamo devem ser consideradas, e será discutido em capítulo específico.

Referências bibliográficas

1. Albanese A, Bhatia K, Bressman SB et al. Phenomenology and classification of dystonia: a consensus update. Mov Disord. 2013;28:863-73.
2. Barbosa ER, Cury RG. Distúrbios do movimento. *In*: Martins MA, Carrilho FJ, Alves VAF et al. (ed.). Clínica médica. 2. ed. ampl. e rev. Barueri (SP): Manole, 2016. v. 6, p. 411-27.
3. Haubenberger D, Hallett M. Essential tremor. N Engl J Med. 2018;10(378):1802-10.
4. Obeso JA, Lanciego JL. Past, present and future of the pathophysiological model of the basal ganglia. Front Neuroanat. 2011;12(5):39.
5. Robertson MM. The Gilles de la Tourette syndrome: the current status. Arch Dis Child Educ Pract. 2012;97:166-75.
6. Wichmann T, De Long M. Physiology of the basal ganglia and pathophysiology of movement disorders of physiology of the basal ganglia origin. *In*: Watts R, Koller W (ed.). Movement disorders. Neurologic Principles and Practice. New York: McGrawHill, 2004. p. 10112.

Capítulo 144

Registro Eletrofisiológico em Neurocirurgia Funcional

Ricardo Ferrareto Iglesio
Fábio Godinho
Manoel Jacobsen Teixeira

Introdução

A avaliação eletrofisiológica intraoperatória possibilita o planejamento anatômico, aumenta a precisão do acesso cirúrgico e corrige eventuais incorreções durante a execução de procedimentos operatórios.

Globo pálido interno

O globo pálido divide-se em segmentos externo (GPe) e interno (GPi). A maioria dos neurônios do GPe (80% a 90%) apresenta atividade elétrica com alta frequência (50 ± 20 Hz) intercalada de pausas (*pauser cells*), caracterizadas como potenciais de ação em rajadas ou *bursts* em meio a ruído de fundo de baixa amplitude (Figura 144.1 A). Cerca de 20% das células do GPe apresenta atividade elétrica de baixa frequência (18 ± 12 Hz) com *bursts* de curta duração (*buster cells* – Figura 144.1 B). O microeletrodo também registra as células colinérgicas (*border cells*) da lâmina medular interna, situada entre o GPe e o GPi (Figura 144.1 C). O segmento motor do GPi é um dos alvos de tratamento da doença de Parkinson e da distonia. A maioria dos neurônios do GPi apresenta atividade regular com alta frequência (80 ± 20 Hz) em meio a ruído de fundo de alta amplitude, indicativos de densidade neuronial maior (*tonic cells* – Figura 144.1 D); alguns neurônios do GPi apresentam atividade em *bursts* sem as pausas frequentes observadas no GPe e em meio a ruído de fundo de alta amplitude. O aumento da amplitude do ruído de fundo e da frequência de disparos e as descargas evocadas pela movimentação dos membros contralaterais indicam o segmento motor do GPi localizado na região ventral-posterolateral do núcleo. O registro da atividade é compatível com o GPi na extensão de 4 mm. A macroestimulação deve ser realizada com eletrodo bipolar (cátodo dorsal e ânodo ventral) e intensidade de 1 a 10 mA, frequência de 180 Hz e comprimento de onda de 90 μs. Podem ocorrer contrações musculares e anormalidades da fala em decorrência da estimulação do trato corticobulbar ou corticoespinal e fosfenas decorrentes da estimulação do trato óptico com intensidade.

Figura 144.1 – Microrregistro intraoperatório do GPe e do GPi em paciente com doença de Parkinson.

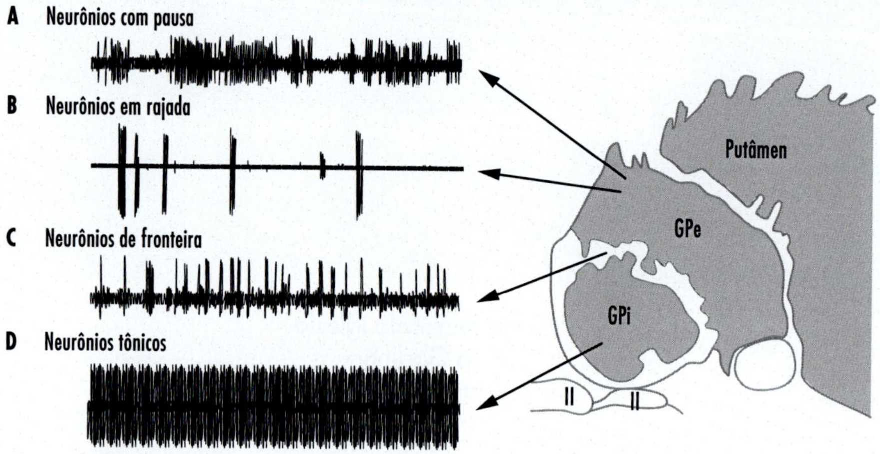

GPe: globo pálido externo; GPi: globo pálido interno.
Fonte: Traduzida e adaptada de Godinho F, Rocha MSG, 2010.

Núcleo subtalâmico

O núcleo subtalâmico (NST) é organizado nas regiões: sensitivo-motora (dorsolateral), associativa e límbica (anteromedial). No componente dorsal da região sensitivo-motora registra-se o aumento da amplitude do ruído de base (maior densidade neuronial). O registro de neurônios isolados é difícil devido à elevada densidade neuronial; é possível identificar-se descargas de alta frequência (34 a 47 Hz), com padrão irregular e em *bursts*. Há poucos neurônios que descarregam com baixa frequência em sincronia com o tremor (4 a 6 Hz), na região dorsolateral e com atividade modulada com a movimentação das grandes articulações dos membros contralaterais. Na borda ventral do núcleo ocorre redução do ruído de base e maior frequência da atividade espontânea não moduladas com a movimentação dos membros. Os neurônios da substância negra (SNr) apresentam atividade tônica com alta frequência (50 a 70 Hz) e seu registro localiza a borda ventral do NST (Figura 144.2). A macroestimulação intraoperatória bipolar (cátodo ventral, ânodo dorsal) e com 100 Hz, 60 µs e 1 a 5 mA, deve gerar melhoria da rigidez, do tremor de repouso e da bradicinesia. A geração de discinesias contralaterais indica o posicionamento adequado na região sensitivo-motora e constitui fator preditivo positivo de bom resultado. A presença de efeitos colaterais com baixa intensidade de estimulação (< 3 mA) indica mau posicionamento do macroeletrodo; evocação de parestesias indica posicionamento medial (estimulação do lemnisco medial); diplopia, alterações psíquicas e sintomas neurovegetativos sugerem posicionamento medial e ventral; e alterações da fala e contrações musculares indicam posição lateral (estimulação dos tratos corticobulbar e corticoespinal). A indução destes últimos efeitos com mais de 5 mA, 90 µs indica posicionamento do eletrodo.

Figura 144.2 – Microrregistro intraoperatório do NST.

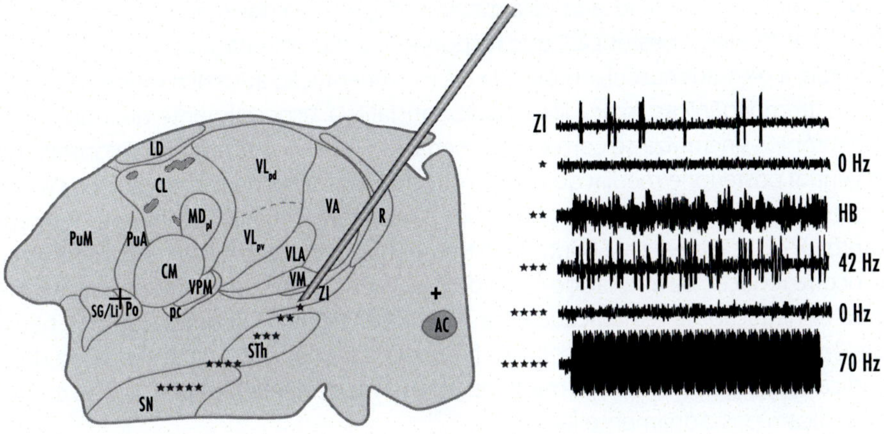

Fonte: Adaptada de Godinho F, Rocha MSG, 2010.

Núcleo ventral intermédio do tálamo

O núcleo ventral intermédio do tálamo (Vim) recebe aferências cerebelares e é ventralmente contíguo ao segmento caudal da zona incerta. Localiza-se entre o núcleo ventral oral posterior (Vop), que recebe aferências palidais, e o núcleo ventral caudal (Vc), que recebe aferências sensitivas (Figura 144.3). Lateralmente ao Vim, localiza-se a cápsula interna e, medialmente, o núcleo Vim, que recebe aferências proprioceptivas da face. São alvos preferenciais para tratar o tremor essencial e a doença de Parkinson com tremor predominante.

Figura 144.3 – Aferências e eferências dos núcleos ventrais do tálamo.

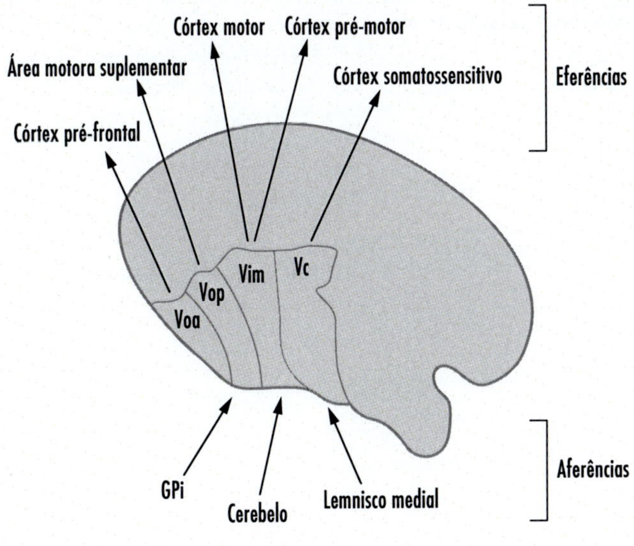

GPi: globo pálido interno.
Fonte: Adaptada de El-Tahawy H, Lozano AM, Dostrovsky J, 2004.

Na região mais dorsal (10 mm dorsalmente ao alvo anatômico), localizam-se os neurônios do Vop com atividade evocada pela movimentação ativa dos membros. Posteriormente, registram-se as "células cinestésicas", que respondem à movimentação passiva dos membros contralaterais, à pressão muscular profunda e à movimentação ativa dos membros. O registro das células "tremorigênicas" indica localização satisfatória, especialmente quando a frequência dos neurônios sincroniza-se com a movimentação passiva dos membros contralaterais. O avanço ventral posterior e medial do microeletrodo registra potenciais do núcleo (Vc) evocados pela estimulação tátil da face ou dos membros. A área situada 2 mm anteriormente ao bordo anterior do Vc é ideal para controlar o tremor parkinsoniano. Na extremidade ventral do tálamo, ocorre redução da amplitude do ruído de base e manifestação dos potenciais de ação indicando penetração na região caudal da zona incerta (Zic). A estimulação dos neurônios "tremorigênicos" (1 a 5 mA; 90 μs e 180 Hz) bloqueia o tremor postural. A evocação de parestesias indica localização posterior e medial e a presença de alterações da fala e as contrações motoras indicam posicionamento lateral.

Referências bibliográficas

1. El-Tahawy H, Lozano AM, Dostrovsky JO. Electrophysiological findings in Vim and Vc. *In*: Microelectrode recording in movement disorder surgery. *In*: Israel Z, Burchiel K. (ed.). New York: Thieme, 2004. p. 63-71.
2. Godinho F, Thobois S, Magnin M et al. Subthalamic nucleus stimulation in Parkinson's disease: anatomical and electrophysiological localization of active contacts. J Neurol. 2006;253:1347-55.
3. Hutchison WD, Allan RJ, Opitz H et al. Neurophysiological identification of the subthalamic nucleus in surgery for Parkinson's disease. Ann Neurol. 1998;44:622-8.
4. Hutchison WD. Electrophysiological findings in GPe and GPi. *In*: Israel Z, Burchiel K (ed.). Microelectrode recording in movement disorder surgery. New York: Thieme, 2004. chap. 8, p. 72-81.
5. Listik C, Santiago N, Reis PR et al. Targeting the hot spot in a patient with essential tremor and Parkinson's disease: tractography matters. Clin Neurol Neurosurg. 2018;174:230-2.
6. Starr PA, Turner RS, Rau G et al. Microelectrode-guided implantation of deep brain stimulators into the globus pallidus internus for dystonia: techniques, electrode locations and outcomes. J Neurosurg. 2006;104:488-501.

Capítulo 145

Tratamento Cirúrgico da Doença de Parkinson

Rubens Gisbert Cury
Carina França
Ana Paula Selga Bertholo

Introdução

Pacientes com doença de Parkinson (DP) têm ao dispor, atualmente, diversas medicações destinadas ao alívio dos sintomas. Todavia, em alguns casos, apenas o tratamento medicamentoso não é capaz de melhorar satisfatoriamente a qualidade de vida, especialmente nas fases moderadas da doença.

O tratamento cirúrgico para pacientes com DP começou a ser desenvolvido antes mesmo do aparecimento de estratégias medicamentosas com boa eficácia. Contudo, com o surgimento da levodopa, tendo em vista a magnitude de sua resposta terapêutica, houve uma diminuição importante de estudos envolvendo estratégias cirúrgicas. Após alguns anos do uso da levodopa, foram notadas complicações tardias da doença que não poderiam ser tratadas com a medicação – inclusive podendo ser agravadas por ela. A dificuldade no manejo dos pacientes, associada à melhora nas técnicas cirúrgicas, maior compreensão da fisiopatologia da doença e da circuitaria dos núcleos da base, alimentou novos estudos envolvendo cirurgias.

Nesse interim, foram desenvolvidas cirurgias ablativas estereotácticas por radiofrequência e a cirurgia de estimulação cerebral profunda (ECP).

Cirurgias ablativas

As cirurgias ablativas envolvem a lesão de um alvo específico nos núcleos da base, a fim de melhorar alguns sintomas na DP. Podem ser feitas por radiofrequência, que atualmente é a técnica mais utilizada, mas também por ultrassom focado ou por Gamma Knife®. O alvo dependerá do sintoma que mais prejudica o paciente. Por exemplo, em pacientes com tremor refratário, a talamotomia é uma boa opção de tratamento, enquanto em pacientes com discinesias, a palidotomia é preferível. Cinco anos após a realização da palidotomia, é mantida uma melhora de cerca de 20% a 30% na *Unified Parkinson's Disease Rating Scale* (UPDRS) parte

III e uma redução de 70% a 75% da gravidade das discinesias no hemicorpo contralateral em relação ao pré-operatório, além de melhora para realização das atividades diárias. A talamotomia, entretanto, atua predominantemente sobre o tremor, não sendo um tratamento efetivo para os demais sintomas parkinsonianos.

O menor custo das cirurgias ablativas é, sem dúvida, uma grande vantagem. Todavia, é importante frisar que cirurgias ablativas são irreversíveis e, às vezes, têm resultados insatisfatórios, a depender da localização e do tamanho da lesão. Além disso, é sempre preconizada a abordagem unilateral, uma vez que a ablação bilateral desses alvos está ligada a défices cognitivos e de fonação importantes. Dessa forma, geralmente é abordado o lado contralateral ao hemicorpo mais sintomático. Tais limitações fazem com que, hoje em dia, em centros especializados, cirurgias ablativas sejam geralmente a segunda escolha de tratamento, reservada para pacientes que não tenham condições de realizar o seguimento adequado ou tenham alguma contraindicação à cirurgia de ECP.

Estimulação cerebral profunda

A ECP é, atualmente, a primeira opção para a grande maioria dos pacientes com DP que são candidatos ao tratamento cirúrgico. Sua grande vantagem é a de não ser uma abordagem estática, mas que pode ser modulada e adaptada para cada paciente e suas queixas principais, que variam ao longo dos anos. Os sintomas que mais melhoram após a cirurgia são, de forma geral, os que melhor respondem à levodopa. A diferença pós-operatória é que tais sintomas têm melhora constante, sem as flutuações associadas à terapia medicamentosa. Sintomas que não melhoram no *on* medicamentoso dificilmente responderão à ECP. Por isso, é um erro considerar pacientes com resposta ineficaz ao tratamento medicamentoso como candidatos ao tratamento cirúrgico.

Alguns sintomas parkinsonianos são pouco responsivos à ECP. Sintomas axiais, como alteração de marcha, disartria e disfagia, tendem a não melhorar no pós-operatório. Alterações de fonação podem, inclusive, piorar. Quanto a alterações de marcha, a única que, em alguns casos, pode melhorar, é o *freezing* de *off* – ou seja, que só aparece quando o paciente está sem o efeito das medicações dopaminérgicas. *Freezing* de *on* e instabilidade postural não devem melhorar.

Para que a cirurgia seja bem sucedida, é necessário o cumprimento adequado de algumas etapas, como: 1) seleção dos pacientes; 2) seleção do alvo cirúrgico; 3) protocolo pré-operatório; 4) técnica cirúrgica; e 5) manejo medicamentoso e programação no pós-operatório. Neste capítulo, daremos mais atenção às três primeiras etapas, já que as etapas cirúrgicas são discutidas em outro capítulo e a programação pós-operatória é um tema mais específico para especialistas.

Seleção dos pacientes

O sucesso do tratamento cirúrgico começa pela seleção adequada do paciente, que precisa atender ao menos um dos critérios de indicação (Quadro 145.1) e todos os pré-requisitos (Quadro 145.2). Quando os pacientes são bem selecionados, cumprindo os critérios abaixo, é esperada uma melhora na qualidade de vida superior ao tratamento medicamentoso isolado ao final de um ano, com nível 1 de evidência. Cerca de apenas 1% a 20% dos pacientes com DP serão candidatos à DBS.

Quadro 145.1 – Critérios de indicação para seleção de pacientes candidatos à DBS.

1. Complicações motoras, apesar do tratamento medicamentoso otimizado:
   a) Discinesias incapacitantes
   b) Fenômeno *off* imprevisível
   c) *Off* $\geq$ 3 horas/dia
   d) Flutuações motoras incapacitantes
2. Tremor refratário
3. Intolerância medicamentosa

Fonte: Cury RG, Galhardoni R, Fonoff ET et al., 2014.

Quadro 145.2 – Pré-requisitos para seleção de pacientes candidatos à DBS.

1. Doença de Parkinson há pelo menos 5 anos
2. Resposta ao teste da levodopa > 35%*
3. Ausência de declínio cognitivo importante ou doença psiquiátrica grave
4. Condições socioeconômicas para realização de acompanhamento regular

*Em casos de tremor refratário, admite-se resposta < 35% no teste da levodopa.
Fonte: Cury RG, Galhardoni R, Fonoff ET et al., 2014.

Escolha do alvo cirúrgico

Os principais alvos cirúrgicos na DP são a porção dorsolateral do núcleo subtalâmico (STN) e o globo pálido interno (GPi). Até o momento, não há consenso quanto à superioridade do STN ou do GPi, embora o último, por ser um núcleo maior, tenda a consumir mais energia, o que diminui a vida útil da bateria. Mais do que a escolha entre STN e GPi, contribuirá para o sucesso da terapia a experiência do neurocirurgião com a localização do alvo e a do neurologista com sua programação. Em casos excepcionais, pode ser considerado também o núcleo intermédio ventral do tálamo (VIM), que, apesar de ser eficaz na diminuição do tremor, não atua sobre outros sintomas parkinsonianos.

Estimulação cerebral profunda no núcleo subtalâmico

O STN é o principal alvo cirúrgico usado para DBS em DP no Brasil e na Europa, promovendo melhora do UPDRS entre 50% e 70%. Apesar de ser pró-discinética, sua inibição permite a redução de medicações dopaminérgicas utilizadas pelo paciente (equivalente dopaminérgico – LEDD), o que, secundariamente, melhora as discinesias, além de diminuir custos com medicamentos, risco de má adesão medicamentosa e outros efeitos colaterais medicamentosos. Em contrapartida, a retirada muito rápida das medicações dopaminérgicas pode gerar sintomas hipodopaminérgicos, como depressão, apatia e ansiedade. Dessa forma, a diminuição do LEDD no pós-operatório, embora necessária, deve ser feita lentamente, atingindo cerca de 50% em um ano após a cirurgia.

Os sintomas axiais (como instabilidade postural, alteração da fala e disfagia), habitualmente, não respondem à ECP de STN e podem, inclusive, piorar. Em cerca de 56% dos pacientes, há piora da fala 1 ano após a cirurgia, o que, em parte, pode também ser atribuído à evolução natural da própria DP.

Em relação aos sintomas não motores da DP, é observada uma melhora do padrão do sono, da dor e dos sintomas disautonômicos (aparentemente com menor efeito sobre a disautonomia cardiovascular). Todavia, sintomas neuropsiquiátricos podem piorar após DBS do STN, principalmente nos primeiros meses após a cirurgia. Os sintomas hiperdopaminérgicos (como hipomania e transtorno de controle de impulsos) são mais frequentes em pacientes que fazem uso de altas doses de medicações dopaminérgicas (em especial, os agonistas dopaminérgicos) e quando os contatos mais ventrais são estimulados. Sintomas cognitivos podem ter uma piora discreta. Os pacientes costumam apresentar redução da fluência verbal fonêmica e semântica poucos meses após a cirurgia, com posterior melhora gradual ao longo do tempo. Mas, de forma geral, a ECP em STN é um procedimento seguro do ponto de vista cognitivo quando critérios de seleção rigorosos são utilizados.

Estimulação cerebral profunda no globo pálido interno

A ECP de GPi, alvo preferencial em centros nos Estados Unidos, apresenta um efeito antidiscinético agudo e direto, principalmente quando a estimulação é realizada nas regiões ventrais. Pode promover, a longo prazo, mudanças plásticas que contribuem para a redução da discinesia, embora alguns estudos sugiram uma redução do efeito benéfico após 5 anos de terapia. Por outro lado, a melhora da bradicinesia é menos evidente do que a observada com o STN (30% a 40% *versus* 70% a 80%, respectivamente). A estratégia para melhora da bradicinesia com a ECP de GPi é o aumento medicamentoso, uma vez que, após a cirurgia, os pacientes serão menos propensos ao desenvolvimento de discinesias. Dessa forma, não vemos, após DBS de GPi, uma redução importante do LEDD, que pode, inclusive, aumentar.

A ECP em GPi é segura do ponto de vista cognitivo. Seu impacto em outros sintomas não motores é muito menos estudado em comparação ao STN.

Protocolo pré-cirúrgico

O protocolo de indicação cirúrgica para ECP deve ser feito por neurologista especialista em distúrbios do movimento, com participação de neurocirurgião e equipe multidisciplinar. É nesse momento que medidas de segurança são tomadas para evitar que um paciente sem indicação ou condições adequadas para a cirurgia seja submetido a ela, gerando importante frustração tanto para o paciente como para seu médico assistente:

1. Anamnese e exame neurológico do paciente.
2. Teste de sobrecarga à levodopa: o paciente deve vir para a avaliação sem ter tomado qualquer medicação dopaminérgica por 12 horas, ou seja, em *off*. Nesse momento, é avaliada sua pontuação no UPDRS. Posteriormente, administra-se uma sobrecarga de levodopa, geralmente 150% da dose matinal e em forma de comprimido dispersível. Quando o paciente entra em *on*, 30 a 40 minutos após a administração da levodopa, o UPDRS é repetido. A diferença do UPDRS em *on* e *off* deve ser superior a 35%. Casos especiais de tremor refratário ou intolerância medicamentosa devem ser avaliados individualmente.
3. Avaliação neuropsicológica detalhada voltada ao procedimento cirúrgico: pacientes com declínio cognitivo significativo ou alterações psiquiátricas graves não são candidatos à ECP, pois ambas as condições podem se agravar com a cirurgia.
4. Ressonância magnética de encéfalo pré-operatória: tem como objetivo avaliação grosseira da substância branca e programação da trajetória cirúrgica.
5. Confirmar se o paciente tem indicação cirúrgica e os pré-requisitos necessários.

6. Informação cuidadosa ao paciente e a seus acompanhantes: todos devem estar cientes dos efeitos benéficos esperados após a cirurgia, assim como dos sintomas que provavelmente não melhorarão. Além disso, devem ser discutidos os potenciais efeitos colaterais, tanto secundários à cirurgia quanto à estimulação. O manejo de expectativas feito nesse momento é essencial para a satisfação do paciente com a cirurgia a longo prazo.

Manejo pós-operatório

Após o término da cirurgia, é realizada uma tomografia computadorizada (TC) de crânio para avaliação do posicionamento dos eletrodos e possíveis complicações. A retirada dos pontos é realizada, geralmente, em 15 dias. A estimulação é iniciada 4 semanas após o implante dos eletrodos, tempo necessário para as adaptações teciduais pós-operatórias. Os ajustes dos parâmetros da estimulação são realizados por neurologista especialista, conforme necessidade e paralelo ao ajuste medicamentoso, sendo mais frequente nos primeiros meses após a cirurgia.

Complicações do tratamento cirúrgico

A cirurgia de ECP, apesar de complexa, tem baixa mortalidade (0,3%), especialmente se comparada a algumas cirurgias ablativas, como a palidotomia unilateral (1,2%). A complicação intraoperatória mais importante é a hemorragia intraparenquimatosa, que ocorre de 0,7% a 2,9% dos casos. Outras complicações cirúrgicas são: eletrodos mal alocados, infecção da ferida operatória ou dos locais de manipulação cirúrgica, défices neurológicos transitórios não relacionados à hemorragia cerebral e complicações anestésicas.

Efeitos colaterais relacionados à estimulação cerebral profunda

Os efeitos colaterais relacionados à estimulação profunda são, em grande parte, secundários ao espraiamento da corrente elétrica para estruturas adjacentes. Dessa forma, o posicionamento cirúrgico adequado dos eletrodos é um dos fatores mais importantes relacionados à sua ocorrência. Pelo menor tamanho do núcleo, a energia oriunda de eletrodos posicionados no STN tem maior chance de atingir regiões vizinhas e, assim, gerar efeitos colaterais. Na maioria dos casos, tais efeitos são reversíveis com o ajuste dos parâmetros da estimulação.

Os principais eventos adversos observados em cada alvo estão descritos no Quadro 145.3.

Quadro 145.3 – Principais efeitos adversos observados em cada alvo cirúrgico da ECP.

Efeito colateral	Área adjacente acometida
Núcleo subtalâmico (STN)	
Parestesias	Lemnisco medial e vias espinotalâmicas
Diplopia/desvio ocular	Fibras do nervo oculomotor
Ataxia/instabilidade postural	Fibras cerebelotalâmicas
Contrações musculares	Cápsula interna
Sintomas neuropsiquiátricos (depressão, mania, transtorno de controle de impulso)	Porção ventral do STN – região límbica

(Continua)

Quadro 145.3 – Principais efeitos adversos observados em cada alvo cirúrgico da ECP (continuação).

Efeito colateral	Área adjacente acometida
Globo pálido interno (GPi)	
Fosfenas	Trato óptico
Contrações musculares	Cápsula interna
Tálamo – núcleo intermédio ventral do tálamo (VIM)	
Parestesias	Núcleo ventrocaudal do tálamo
Alteração da fala/disfagia	Desconhecida
Contrações musculares	Cápsula interna

Fonte: Follett KA, Weaver FM, Stern M et al., 2010.

Referências bibliográficas

1. Cury RG, Galhardoni R, Fonoff ET et al. Effects of deep brain stimulation on pain and other nonmotor symptoms in Parkinson disease. Neurology. 2014;83:1403-9.
2. Fasano A, Daniele A, Albanese A. Treatment of motor and non-motor features of Parkinson's disease with deep brain stimulation. Lancet Neurol. 2012;11:429-42.
3. Follett KA, Weaver FM, Stern M et al. Pallidal versus subthalamic deep-brain stimulation for Parkinson's disease. N Engl J Med. 2010 Jun 3;362(22):2077-91.
4. Lang AE et al. Deep brain stimulation: preoperative issues. Movement Disorders. 2006;21(Suppl 14):S171-96.
5. Montegomery Jr EB. Deep brain stimulation programming: principles and practice. Oxford University Press, 2010.
6. Rodrigues-Oroz M, Moro E, Krack P. Long-term outcomes of surgical therapies for Parkinson's disease. Movement Disorders. 2012;27(14).
7. Williams NR, Foote KD, Okun MS. Subthalamic nucleus versus globus pallidus internus deep brain stimulation: translating the rematch into clinical practice. Mov Disord Clin Pract. 2014 Apr;1(1):24-35.

Capítulo 146

Tratamento Cirúrgico do Tremor Essencial

Rubens Gisbert Cury
Clarice Listik
Manuelina Mariana Capellari Macruz Brito

Definição

Tremor é um movimento involuntário, oscilatório e rítmico de uma parte do corpo. O tremor essencial (TE) é um dos tipos mais frequentes de tremor. O diagnóstico é clínico e baseado na anamnese e no exame físico (Quadro 146.1), sendo categorizado de acordo com a classificação dos tremores.[1] Outras características, como antecedentes familiares de tremor e melhora com pequenas doses de bebidas alcoólicas são frequentes, porém não consistentes o suficiente para definir o TE.[2] No consenso também se inclui o conceito de TE *plus*, que engloba doentes com tremor com características de TE, mas com sinais neurológicos adicionais de significado incerto, como alteração da marcha em *tandem*, postura distônica questionável, alteração da memória e outros sinais neurológicos leves e de significado desconhecido que não são suficientes para classificá-lo como outra síndrome ou outro diagnóstico.

Quadro 146.1 – Critérios diagnósticos do tremor essencial.

- Tremor de ação isolado dos membros superiores
- Pelo menos 3 anos de duração
- Com ou sem tremor em outras regiões (p. ex.: segmento cefálico, voz e membros inferiores)
- Ausência de outros sinais neurológicos como distonia, ataxia ou parkinsonismo

Fonte: Bhatia KP, Bain P, Bajaj N et al., 2018.

Epidemiologia

O TE ocorre em cerca de 1% da população, porcentagem que aumenta com o progredir da idade, alcançando a prevalência de cerca de 4,6% em adultos com mais de 65 anos de idade.[3]

Fisiopatologia

Os mecanismos fisiopatológicos não estão completamente conhecidos. Há várias evidências de disfunção cerebelar, pois alguns estudos revelam perda de células de Purkinje do cerebelo.[4]

Diagnóstico

- **Exame físico:** tremor de ação cinética e postural com frequência de 4 a 12 Hz, acometendo mais frequentemente os membros superiores e o segmento cefálico.[4]
- **Exames laboratoriais:** usualmente são solicitados para excluir outras causas do tremor fisiológico exacerbado. Testes para avaliar as funções renais e hepáticas, a dosagem das enzimas hepáticas, a função tireoidiana e os eletrólitos são os exames essenciais.

Tratamento

Medicamentoso

A primeira tentativa de tratamento deve ser medicamentosa; as medicações de primeira linha são o propranolol e a primidona. Na Tabela 146.1 estão apresentados os principais medicamentos e suas doses para tratar o TE. Quando uma droga é ineficaz, a segunda deve ser utilizada. Não havendo contraindicações ulteriormente, pode-se recorrer a associação de medicações.[5]

Tabela 146.1 – Tratamento medicamentoso do tremor essencial.

Medicamento	Dose	Efeitos colaterais
Propranolol	60 a 240 mg	Broncoespasmo, redução da frequência cardíaca e da pressão arterial
Primidona	25 a 750 mg	Tontura, sonolência, náuseas
Gabapentina	300 a 1.200 mg	Sonolência e tontura
Topiramato	25 a 300 mg	Tontura, perda de peso, alterações cognitivas

Fonte: Louis ED, 2005.

Cirúrgico

Nos doentes com TE refratários à terapia farmacológica, o tratamento cirúrgico deve ser proposto. As cirurgias ablativas (talamotomia unilateral) e a estimulação encefálica profunda (EEP) uni ou bilateral são as opções disponíveis.

Ambos os procedimentos são eficazes para controlar o tremor. Acredita-se que a EEP apresente melhor perfil de efeitos colaterais quando reversíveis. No entanto, alguns estudos demonstraram que há perda da eficácia 5 anos após a EEP em alguns doentes (tolerância).

- **Talamotomia:** é boa opção para tratar o tremor que ocorre em doentes com alto risco cirúrgico ou em quem o tremor é assimétrico. Pode ser realizada com radiofrequência, radiocirurgia ou ultrassom. As desvantagens da radiocirurgia são os custos elevados, a demora para o efeito inicial e a impossibilidade de se prever a extensão da lesão.[6] Os procedimentos ablativos devem ser realizados unilateralmente devido ao risco elevado de disartria e ataxia.[7]

» **EEP:** não há estudos com evidência classe I sobre o tratamento da TE com a EEP. A cirurgia é indicada para tratar doentes com TE incapacitante, apesar do tratamento medicamentoso otimizado. A janela de indicação não é clara; geralmente, os doentes são referenciados para a cirurgia quando os sintomas não são mais tolerados. Em vários estudos excluíram-se doentes com mais de 75 anos de idade devido ao maior risco cirúrgico.[8,9] No Quadro 146.2, explicitam-se os critérios de inclusão e exclusão para a EEP nesses doentes.

Quadro 146.2 – Critérios de inclusão e exclusão para EEP em doentes com TE.

Critérios de inclusão	• Disfunção grave do membro superior • Resistência ao tratamento medicamentoso • Possível anormalidade de comunicação
Critérios de exclusão	• Idade > 75 anos (relativo) • Contraindicações gerais para procedimentos neurocirúrgicos

Fonte: Haubenberger D, Hallett M, 2018.

O alvo mais frequente para tratar o TE é o tálamo, particularmente o subnúcleo *ventralis intermedius* (VIM). Diversos estudos demonstraram que ocorre melhora persistente do tremor com a EEP em VIM, apesar da progressão da doença e da ocorrência de tolerância à estimulação. A tolerância pode ser reduzida com a modificação dos parâmetros e dos contatos utilizados, suspensão noturna da estimulação, entre outros.[8-10]

Outros alvos utilizados para tratar o TE são: zona incerta caudal, área subtalâmica posterior – ASP (zona incerta, radiação pré-lemnisca e trato cerebelotalâmico) e núcleo subtalâmico. Recentemente um estudo demonstrou haver eficácia semelhante entre a estimulação da ASP e do VIM.[4,11] Na Figura 146.1, temos o fluxograma sugerido para tratamento do TE.

Figura 146.1 – Fluxograma para tratamento do tremor essencial.

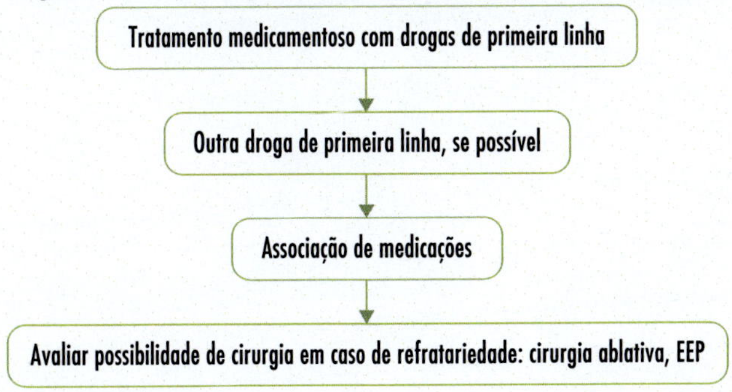

EEP: estimulação encefálica profunda.
Fonte: Adaptada de Louis ED, 2005.

Referências bibliográficas

1. Bhatia K, Bain P, Bajaj N et al.; Tremor Task Force of the International Parkinson and Movement Disorder Society. Consensus statement on the classification of tremors from the Task Force on

Tremor of the International Parkinson and Movement Disorder Society. Mov Disord. 2018 Jan;33(1):75-87.
2. Louis ED. Essential tremor. Lancet Neurol. 2005;4:100-10.
3. Louis ED, Ferreira JJ. How common is the most common adult movement disorder? Update on the worldwide prevalence of essential tremor. Mov Disord. 2010;25:534-41.
4. Haubenberger D, Hallett M. Essential tremor. N Engl J Med. 2018;379:596-7.
5. Louis ED, Barnes L, Albert SM et al. Correlates of functional disability in essential tremor. Mov Disord. 2001;16:914-20.
6. Akbostanci MC, Slavin KV, Burchiel KJ. Stereotactic ventral intermedial thalamotomy for the treatment of essential tremor: results of a series of 37 patients. Stereotact Funct Neurosurg. 1999;72:174-7.
7. Benabid AL, Pollak P, Louveau A et al. Combined (thalamotomy and stimulation) stereotactic surgery of the VIM thalamic nucleus for bilateral Parkinson disease. Appl Neurophysiol. 1987;50:344-6.
8. Barbe MT, Liebhart L, Runge M et al. Deep brain stimulation in the nucleus ventralis intermedius in patients with essential tremor: habituation of tremor suppression. J Neurol. 2011;258:434-9.
9. Cury RG, Fraix V, Castrioto A et al. Thalamic deep brain stimulation for tremor in Parkinson disease, essential tremor and dystonia. Neurology. 2017;89:1416-23.
10. Fasano A, Herzog J, Raethjen J et al. Gait ataxia in essential tremor is differentially modulated by thalamic stimulation. Brain. 2010;133:3635-48.
11. Contreras-Lopez WO, Azevedo AR, Cury RG et al. Caudal zona incerta/VOP radiofrequency lesioning guided by combined stereotactic MRI and microelectrode recording for posttraumatic midbrain resting-kinetic tremor. World Neurosurg. 2016;86:316-20.

Capítulo 147

Tratamento Cirúrgico da Síndrome de Gilles de la Tourette

Rubens Gisbert Cury
Clarice Listik
Manuelina Mariana Capellari Macruz Brito

Definição

A síndrome de Gilles de la Tourette (SGT) é uma doença do neurodesenvolvimento caracterizada por tiques motores e fônicos (Quadro 147.1).[1]

Quadro 147.1 – Critérios diagnósticos para síndrome de Tourette (DSM-V).

- Múltiplos tiques motores e vocais simultâneos
- Início antes dos 18 anos
- Duração superior a um ano
- Não secundária a outras doenças neurológicas ou uso de drogas

Fonte: Schrock LE, Mink JW, Woods DW et al., 2015.

Epidemiologia

A prevalência pode variar de 1% a 2,9%. É mais comum no sexo masculino (4:1) e inicia-se, geralmente, por volta dos 6 anos de idade.[1]

Fisiopatologia

Não é bem conhecida. Acredita-se haver disfunção na circuitaria dos gânglios da base tálamo-córtex.[2]

Diagnóstico

O tique caracteriza-se por movimentos involuntários e/ou vocalizações súbitos, rápidos e recorrentes. Pode instalar-se em qualquer região do corpo, sendo comum na face. As vocalizações podem ser variadas, desde emissão de sons a palavras completas.

Tratamento

Pode ser necessária a associação de mais de um medicamento para o controle dos sintomas. Na Figura 147.1, a seguir, está o fluxograma com os passos para o tratamento.

Figura 147.1 – Fluxograma de tratamento para a síndrome de Tourette.

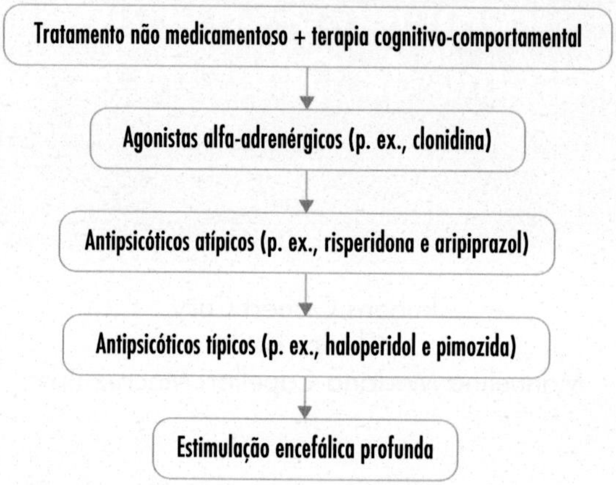

Fonte: Adaptada de Hallett M, 2015.

Ocorre revisão em até 50% dos casos na vida adulta e 45% dos doentes melhoram satisfatoriamente com o tratamento medicamentoso. Apenas 5% dos doentes desenvolvem tiques que interferem na qualidade de vida e tornam-se candidatos ao procedimento operatório.

As recomendações para o tratamento operatório da SGT estão apresentadas no Quadro 147.2.[2,3]

Quadro 147.2 – Recomendações para estimulação encefálica profunda para tratar doentes com SGT, de acordo com a Movement Disorders Society.

1. Diagnóstico de SGT de acordo com o DSM-IV por clínico especializado
2. Apesar de não ser fator restritivo, sugere-se que os doentes tenham idade superior a 18 anos
3. Gravidade dos tiques superior a 35 pontos na escala *yale global tic severity*
4. Tiques como principal causa de prejuízo funcional
5. Tiques refratários ao tratamento habitual (resistentes ao tratamento farmacológico) com, pelo menos, três classes diferentes de medicamentos: alfa-2-agonistas, neurolépticos típicos ou atípicos e tetrabenazina (quando disponível) + terapia cognitivo-comportamental
6. Morbidades clínicas, neurológicas ou psiquiátricas associadas tratadas e estáveis durante 6 meses
7. Ambiente psicossocial estável
8. Capacidade de aderir ao tratamento proposto
9. Perfil neuropsicológico demonstrando que o doente pode tolerar as demandas pré-operatórias e o seguimento pós-operatório, assim como compreender a possibilidade de mal resultado

Fonte: Bajwa RJ, De Lotbinière AJ, King RA et al., 2007.

A estimulação encefálica profunda (EEP) tem potencial para melhorar os sintomas refratários, mas ainda não foram estabelecidos os critérios preditores de resultado. O alvo mais abordado é o tálamo (núcleo centro mediado/parafascicular) e o globo pálido interno (GPi). Ocorre melhora dos tiques em 30% a 70% dos doentes.[4]

Referências bibliográficas

1. Schrock LE, Mink JW, Woods DW et al. Tourette syndrome deep brain stimulation: a review and updated recommendations. Mov Disord. 2015;30:448-71.
2. Hallett M. Tourette syndrome: update. Brain Dev. 2015;37:651-5.
3. Bajwa RJ, De Lotbinière AJ, King RA et al. Deep brain stimulation in Tourette's syndrome. Mov Disord. 2007;22:1346-50.
4. Brito M, Teixeira MJ, Mendes MM et al. Exploring the clinical outcomes after deep brain stimulation in Tourette syndrome. J Neurol Sci. 2019;402:48-51.

Capítulo 148

Métodos de Monitorização Invasiva da Epilepsia

Arthur José Maia Lopes
Leila Maria Da Róz
Wen Hung Tzu

Introdução

A ressecção cirúrgica do foco epileptogênico é o tratamento de escolha para as epilepsias focais refratárias ao tratamento medicamentoso.[1] Os métodos não invasivos (ressonância nuclear magnética, tomografia por emissão de pósitrons, tomografia computadorizada por emissão de fóton único, magnetoencefalografia) podem localizar adequadamente a zona epileptogênica (ZE).[2] Contudo, em aproximadamente 30% dos pacientes não se identifica a ZE definida com os exames citados, condição definida como epilepsia não lesional.[3] As epilepsias não lesionais correspondem àquelas nas quais não se observam lesões em exames de imagem. Os pacientes portadores de epilepsia não lesional com forte indício de serem de origem focal, refratários ao tratamento medicamentoso e potenciais candidatos a uma cirurgia ressectiva, constituem indicação para a monitorização invasiva.

A monitorização invasiva também pode ser indicada para pacientes portadores de epilepsia de origem focal com lesão em exames de imagem. Nos pacientes portadores de lesões gliótícas decorrentes de insultos cerebrais prévios, como a isquemia-hipóxia, a ressecção limitada à área gliótica não trará o alívio da epilepsia porque a área gliótica não é epileptogênica; a ZE está muito provavelmente na vizinhança dessa gliose e a monitorização invasiva delimitará melhor a ZE a ser ressecada na cirurgia. A monitorização invasiva também pode ser indicada a pacientes portadores de epilepsia focal com lesão epileptogênica (p. ex., displasia cortical) próxima às áreas de linguagem (parte triangular e opercular do giro frontal inferior e porção posterior do giro temporal superior/supramarginal do hemisfério dominante) e próxima à área motora, onde provavelmente a ressecção cirúrgica será maior do que a área da imagem vista na ressonância magnética. A monitorização invasiva proporcionará mais tempo para avaliar essas áreas eloquentes por meio de estimulação cortical e uma melhor avaliação e delimitação da ZE por meio de registro de crises. A média de permanência da placa subdural e/ou estereoencefalografia (SEEG) depende da quantidade de crises que o paciente apresenta durante a monitorização, porque é imprescindível que ele apresente um número adequado de crises registradas (em geral > 3 crises) para uma melhor delimitação da ZE. Uma adequada monitorização invasiva possibilitará a ressecção da ZE com a preservação das áreas eloquentes.

Nos casos não lesionais, o diagnóstico histopatológico pós-operatório mais comum é a displasia cortical focal tipo 1.[4,5]

A correta localização da ZE possibilita melhor taxa de ressecção cirúrgica completa e de controle das crises a longo prazo.[6]

A monitorização invasiva pode ser realizada por meio de quatro métodos: com placa subdural, eletródios encefálicos profundos, SEEG e eletródio no forame oval.

Placa subdural

A placa subdural é aplicada sobre o córtex cerebral após a craniotomia, sob anestesia geral. A incisão da pele e a craniotomia devem incluir as áreas corticais onde se suspeita localizar a ZE. As placas devem ser aplicadas com cautela, evitando causar lesões corticais ou ruptura de vasos superficiais. Ao término do procedimento, o cabo da placa deve ser suturado à dura-máter e a mesma deve ser fechada. Os eletródios devem ser exteriorizados pela pele o mais distante possível da craniotomia e o *flap* ósseo é fixado. Após o procedimento, o paciente é encaminhado à unidade de monitorização e submetido a uma tomografia de crânio para avaliação de possíveis complicações.[7]

A placa subdural possibilita mapear as áreas eloquentes no córtex cerebral e realizar a monitorização e a ressecção da ZE durante a mesma internação. São desvantagens do procedimento a necessidade de duas cirurgias; a necessidade da craniotomia; o maior risco de hematoma e infecção do campo cirúrgico; e a impossibilidade de monitorização das regiões profundas.[8] O implante simultâneo de eletródios profundos pela mesma craniotomia utilizada para a colocação da placa subdural possibilita realizar a monitorização profunda.

Mullin e colaboradores (2016) avaliaram 102 doentes com placa subdural e evidenciaram a ZE em 99 deles (97%). Após a cirurgia, 70% dos pacientes foram classificados como Engel I; 11%, como Engel II; 14%, como Engel III; e 5%, como Engel IV.[6]

De acordo com dados de trabalhos publicados, a placa subdural (Figuras 148.1 e 148.2) apresenta maiores taxas de complicações em relação à SEEG. Hedegärd reportou 8 hematomas (7,4%) e 2 casos de infecção (2,2%) em 108 pacientes.[9]

Figura 148.1 – Aspecto intraoperatório após locação da placa subdural.

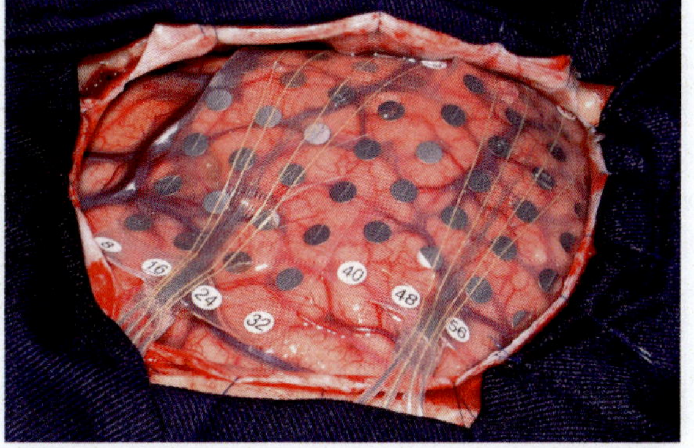

Fonte: Acervo da autoria do capítulo.

Figura 148.2 – Radiografia de crânio pós-operatória após implante de placa subdural.

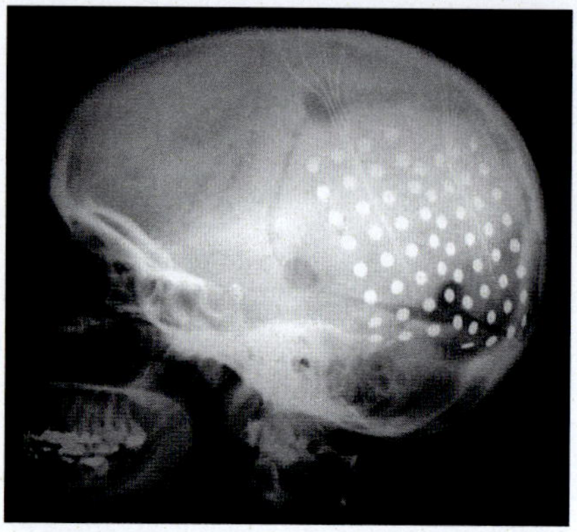

Fonte: Acervo da autoria do capítulo.

Eletródios profundos

O implante dos eletródios profundos é guiado por estereotaxia, com o halo da estereotaxia (*frame-based*) ou sem o aparato (*frameless*).[10] O planejamento pré-operatório é realizado buscando a inserção dos eletródios nas regiões suspeitas para a ZE; quando necessária, a inserção pode ser realizada no mesmo tempo cirúrgico do implante de placa subdural. Após o procedimento, o paciente é encaminhado para a unidade de monitorização. Uma tomografia computadorizada do crânio deve ser realizada no período pós-operatório imediato para descartar complicações. Após o período de monitorização e delimitada a ZE, os eletródios são retirados e há nova discussão para definir a ressecção cirúrgica do foco epileptogênico, baseando-se nos riscos associados à sua localização. Wellmer evidenciou complicações (défice neurológico permanente, necessidade de intervenção cirúrgica ou morte) em 6,4% dos seus pacientes após o implante de eletródios profundos.[1]

Estereoencefalografia

Realizada sob anestesia geral, a SEEG também é baseada no implante de eletródios para monitorização. A SEEG é um método em que, além de localizar a ZE, permite estudar circuitos corticais envolvidos e determinar a propagação das crises. O implante dos eletródios para a SEEG é igualmente guiado por estereotaxia e realizado por via percutânea. Em alguns centros o procedimento é assistido por robótica, o que diminui o tempo cirúrgico e a taxa de complicações.[11]

O número de eletródios e suas posições são definidos previamente em reunião multidisciplinar (radiologista, neurologistas, neurofisiologistas e neurocirurgiões). O local de inserção dos eletródios é confeccionado com auxílio de um *drill* de 2,5 mm e fixados com um *bolt*. Após o término do procedimento, é realizada uma radiografia de crânio, ainda no centro cirúrgico, para avaliação de posicionamento dos eletródios e posteriormente, em unidade de monitorização, uma tomografia de crânio para avaliação de possíveis complicações.[12]

Assim como a placa subdural, pode-se realizar a estimulação cortical e o registro de crises por meio dos eletródios; após o término da monitorização, que pode durar de 3 dias a 2 semanas ou mais, a depender do número de crises registradas, o paciente recebe alta hospitalar e retorna depois de 1 mês para a realização da ressecção da ZE.

As indicações do método são: monitorização de áreas profundas, possibilidade de implante bi-hemisférico, suspeita de envolvimento de uma rede funcional (p. ex., sistema límbico) e falha de monitorização com placa subdural. A principal desvantagem é a impossibilidade de mapeamento cortical.[8]

A SEEG foi capaz de confirmar o foco epileptogênico em 77% dos pacientes de Gonzalez-Martinez, com remissão das crises em 61% dos pacientes submetidos à cirurgia ressectiva (Engel I).[3]

De acordo com a literatura, a SEEG apresenta taxa de morbidade geral de 2,5% a 4% em grandes centros[11,13,14] (taxas menores de infecção e hematomas quando comparadas à placa subdural).[3]

A SEEG (Figuras 148.3 e 148.4) também pode ser utilizada para guiar a ablação da ZE por radiofrequência ou *laser*, especialmente quando não é possível a ressecção cirúrgica da ZE por estar localizada em área eloquente.[13]

Figura 148.3 – Aspecto intraoperatório após implante de eletródios profundos.

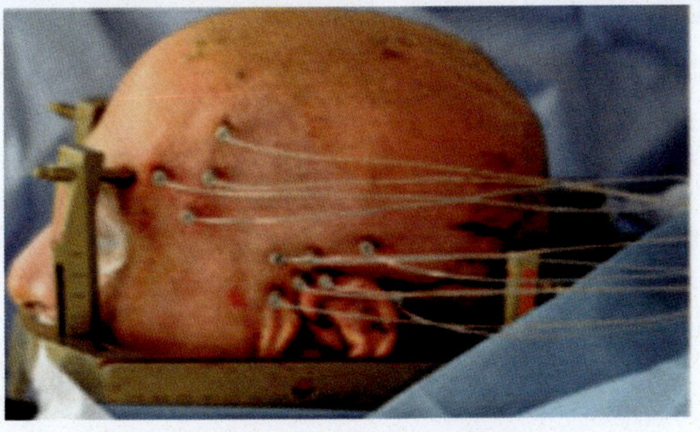

Fonte: González-Martínez J, Bulacio J, Thompson S et al., 2016.

Figura 148.4 – Radiografia pós-operatória após implante de eletródios profundos.

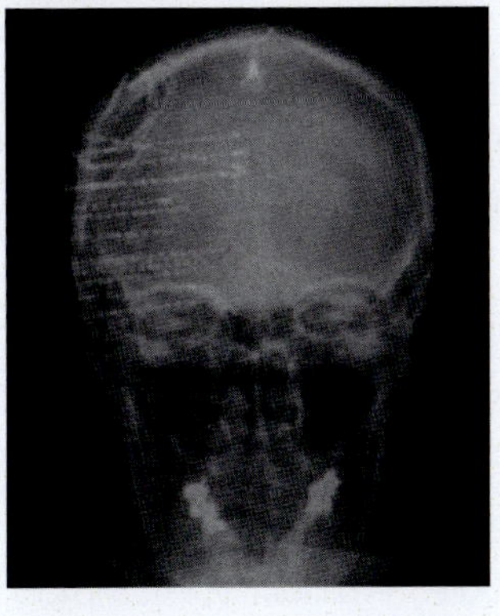

Fonte: Gonzalez-Martinez J, 2016.

Eletródios aplicados no forame oval

O implante dos eletródios no forame oval (Figura 148.5) é indicado para avaliar possíveis ZEs na região temporal medial; é um método menos invasivo do que os demais citados anteriormente. Os pacientes são submetidos à anestesia geral e à punção bilateral do forame oval, usando a mesma técnica para rizotomia do nervo trigêmeo.

Figura 148.5 – Radiografia em pós-operatório de implante de eletródios no forame oval.

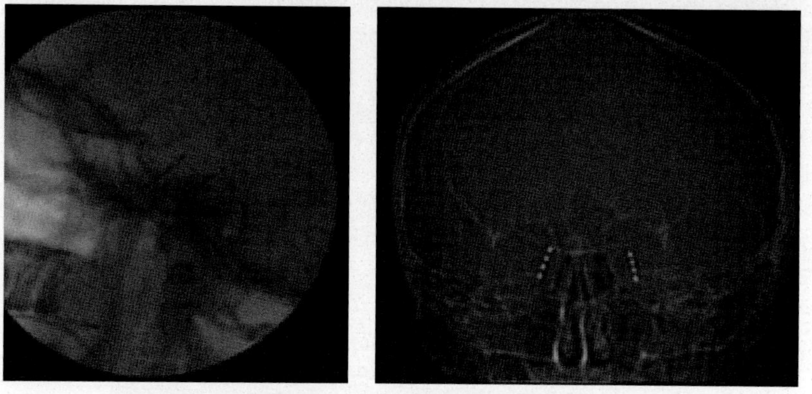

Fonte: Sheth SA et al., 2014.

Sua indicação básica é a de distinguir sobre o início uni ou bilateral das epilepsias do lobo temporal. Sua principal limitação é a impossibilidade de monitorizar outras regiões além da face medial do lobo temporal.[15]

De acordo com uma casuística, a avaliação com eletródios no forame oval evidenciou o lado responsável pelo início das crises em 90,5% dos pacientes, com apenas duas complicações menores (pequena hemorragia subaracnoide após a retirada do eletródio e dor à mastigação resolvida após a sua remoção).

Considerações finais

A ressecção cirúrgica da ZE é o tratamento de escolha para as epilepsias focais refratárias ao tratamento medicamentoso. A monitorização invasiva pode ser indicada quando a investigação não invasiva não elucida a localização da ZE.

A seleção do método de monitorização deve levar em conta a localização e a profundidade do foco suspeito, bem como as contraindicações de cada procedimento.

Referências bibliográficas

1. Wellmer J, Groeben F, Klarmann U et al. Risks and benefits of invasive epilepsy surgery workup with implanted subdural and depth electrodes. Epilepsia. 2012;53:1322-32.
2. Cascino G, Post TW. UpToDate. Waltham (MA): UpToDate. Disponível em: http://www.uptodate.com. Accesso em: 15 fev. 2018.
3. González-Martínez J. Convergence of stereotactic surgery and epilepsy: the stereoelectroencephalography method. Neurosurgery. 2015;62(Suppl 1):117-22.
4. Isler C, Ozkara C, Kucukyuruk B et al. Seizure outcome of patients with magnetic resonance imaging-negative epilepsies: still an ongoing debate. World Neurosurg. 2017;106(Suppl C):638-44.

5. Miller JW, Hakimian S. Surgical treatment of epilepsy. Continuum (Minneap Minn). 2013 Jun;19 (3 Epilepsy):730-42.
6. Mullin JP, Sexton D, Al-Omar S et al. Outcomes of subdural grid electrode monitoring in the stereoelectroencephalography era. World Neurosurg. 2016;89:255-8.
7. Bingaman WE, Bulacio J. Placement of subdural grids in pediatric patients: technique and results. Child's Nerv Syst. 2014;30:1897-904.
8. Podkorytova I, Hoes K, Lega B. Stereo-encephalograpy versus subdural electrodes for seizure localization. Neurosurg Clin N Am. 2016;27:97-109.
9. Hedegärd E, Bjellvi J, Edelvik A et al. Complications to invasive epilepsy surgery workup with subdural and depth electrodes: a prospective population-based observational study. J Neurol Neurosurg Psychiatry. 2014;85:716-20.
10. Mehta AD et al. Frameless stereotactic placement of depth electrodes in epilepsy surgery. J Neurosurg. 2005;102:1040-5.
11. González-Martínez J, Bulacio J, Thompson S et al. Technique, results and complications related to robot-assisted stereoelectroencephalography. Neurosurgery. 2016;78:169-80.
12. Gonzalez-Martinez J, Mullin J, Vadera S et al. Stereotactic placement of depth electrodes in medically intractable epilepsy. J Neurosurg. 2014;120:639-44.
13. Gonzalez-Martinez J. The stereo-electroencephalography: the epileptogenic zone. J Clin Neurophysiol. 2016;33:522-9.
14. Cardinale F, Cossu M, Castana L et al. Stereoelectroencephalography: surgical methodology, safety and stereotactic application accuracy in 500 procedures. Neurosurgery. 2013;72:353-66.
15. Sheth SA et al. Utility of foramen ovale electrodes in mesial temporal lobe epilepsy. Epilepsia. 2014;55:713-24.

Capítulo 149

Tratamento Cirúrgico da Epilepsia

Arthur José Maia Lopes
Leila Maria Da Róz
Wen Hung Tzu

Introdução

Apenas 50% dos pacientes têm crises convulsivas controladas com monoterapia de drogas antiepilépticas e 20% a 30% têm as crises controladas com a introdução da segunda ou terceira droga. Isto significa que até 1/3 dos pacientes com epilepsia têm crises refratárias à terapia medicamentosa.[1,2] Para esses pacientes, o tratamento cirúrgico deve ser considerado após a determinação adequada do tipo de crise (focal *versus* generalizada) e localização do foco epiléptico.

Avaliação pré-operatória[3,4]

Os pacientes candidatos à cirurgia devem ser submetidos à avaliação pré-operatória que inclua:

1. Avaliação clínica realizada por neurologista especializado em epilepsia; caracterizar a síndrome epiléptica e identificar morbidades associadas.
2. Avaliação neuropsicológica da linguagem e da memória.
3. Videoencefalograma para determinar a correlação entre a semiologia, a história clínica e os achados do eletroencefalograma; detectar as manifestações paroxísticas de origem não epiléptica, como as crises de origem psiquiátrica.
4. Ressonância magnética (RM) de boa resolução para visibilizar o hipocampo e a região córtico-subcortical do restante do encéfalo. O equipamento deve ter pelo menos 1,5 tesla e, se for necessário, 3 tesla. A RM deve incluir cortes axiais, coronais e sagitais oblíquos em T1, T2 e FLAIR realizados com injeção de gadolínio, especialmente quando há suspeita de tumor ou malformação vascular.
5. Evidenciar a lateralidade do hemisfério dominante para a linguagem nos testes neuropsicológicos e da área da linguagem e de fala com RM funcional; embora a

dominância hemisférica para a linguagem só possa ser determinada com certeza por meio do teste de Wada, atualmente usado somente em casos muito específicos.

Outros exames também podem ser utilizados na avaliação pré-operatória, tais como o PET (tomografia por emissão de pósitron), que mede a atividade metabólica do cérebro. A região correspondente ao foco epiléptico geralmente apresenta-se com baixo metabolismo no período interictal (fora da crise). O SPECT (tomografia computadorizada por emissão de fóton único) mede o fluxo sanguíneo cerebral e pode ser realizado durante a crise (SPECT ictal) e fora da crise (SPECT interictal). Geralmente, o foco epiléptico apresenta-se hipermetabólico durante a crise; portanto, há um aumento do fluxo sanguíneo na região e, consequentemente, uma maior concentração de radiofármaco no local; a situação se inverte no período interictal, com o foco epiléptico apresentando-se hipometabólico, com menor fluxo sanguíneo e menor concentração de radiofármaco na região. Quando necessário, os métodos invasivos de monitorização (placa subdural e estereoencefalografia) são empregados, estes últimos reservados a pacientes em quem a investigação não invasiva foi inconclusiva ou para casos não lesionais (sem lesão detectada na RM).

A seguir discutiremos as principais síndromes epilépticas com indicação cirúrgica e os procedimentos indicados para seu tratamento.

As epilepsias podem ser classificadas como de origem focal, generalizada ou indeterminada. Para as epilepsias de origem focal, as cirurgias podem ser ressectivas (ressecção do foco epiléptico) ou desconectivas (desconexão e isolamento do foco epiléptico); as epilepsias generalizadas ou de origem indeterminada geralmente são tratadas por meio de cirurgias paliativas.

Cirurgias ressectivas

Epilepsia lesional

As epilepsias lesionais (Figuras 149.1 a 149.3) são definidas pela presença de lesão focal responsável pela sua ocorrência. Suas principais causas são tumores e malformações vasculares e do desenvolvimento cortical (p. ex., displasias corticais focais).[3]

Figura 149.1 – RM de paciente do sexo feminino, com 18 anos de idade e crises convulsivas e lesão temporal à direita. O exame histopatológico revelou DNET.

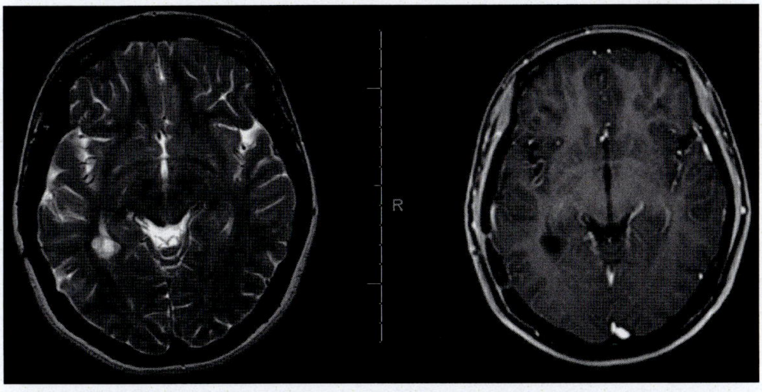

RM: ressonância magnética; DNET: *dysembrioplastic neuroepithelial tumor.*
Fonte: Acervo da autoria do capítulo.

Figura 149.2 – RM do crânio de paciente do sexo masculino com 50 anos de idade e história de epilepsia de longa data e cavernoma no giro frontal direito.

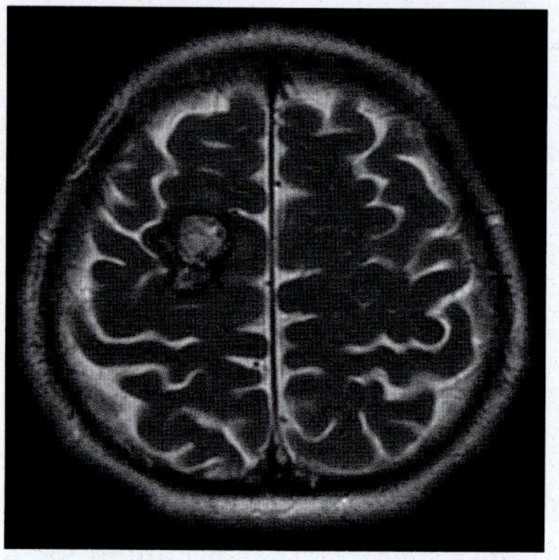

Fonte: Acervo da autoria do capítulo.

Figura 149.3 – RM do crânio de paciente do sexo feminino com 32 anos de idade e lesão sugestiva de displasia cortical focal (setas). O exame histopatológico evidenciou displasia cortical focal do tipo IIb.

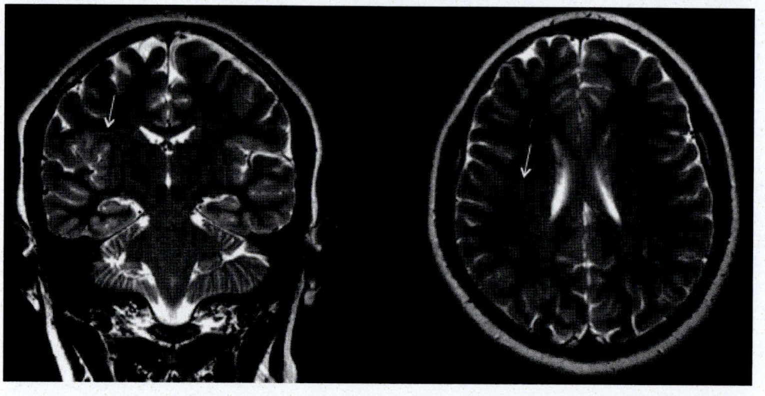

Fonte: Acervo da autoria do capítulo.

As displasias corticais focais (DCFs) são o tipo mais comuns de malformação do desenvolvimento cortical. São classificadas em três tipos: as do tipo 1 apresentam-se como delaminação radial ou tangencial do neocórtex – o exame de RM evidencia alterações sutis ou corresponde à parcela dos casos de epilepsia com RM normal, e o diagnóstico é firmado apenas com a estudo histopatológico pós-operatório; as do tipo 2 apresentam-se como neurônios dismórficos, associados ou não a células em balão; e as do tipo 3, DCFs associadas a outra doença (esclerose hipocampal, tumores etc.), ou seja, patologia dupla. A ressecção completa da DCF aumenta a possibilidade de cura e a taxa de remissão após a cirurgia varia de 33% a 75%.[5]

As principais malformações vasculares relacionadas às crises epilépticas são as malformações arteriovenosas (MAVs) e os cavernomas. O tratamento consiste na lesionectomia. A remoção dos cavernomas deve incluir a remoção do tecido de hemossiderina ao redor da lesão, por ser o principal responsável pelas crises convulsivas. A taxa de remissão chega a 90% após a cirurgia. Os principais preditores da remissão são: lesão com menos de 1,5 cm de diâmetro; duração desde o início do quadro; crises focais; e ausência de sangramento recente no momento da cirurgia.[6]

Os tumores cerebrais também são causa frequente da epilepsia lesional. Os tumores benignos de crescimento lento (meningeoma, ganglioglioma, oligodendroglioma, *dysembryoplastic neuroepithelial tumor* – DNET) são os mais associados à epilepsia. A cirurgia ressectiva garante remissão das crises convulsivas na grande maioria dos casos. O DNET é o tumor que sofre a maior taxa de remissão das crises após a cirurgia.[1,3]

O tipo de cirurgia lesional mais frequentemente realizada é para a **esclerose mesial temporal** (EMT) (Figura 149.4). É a principal causa de epilepsia passível de tratamento cirúrgico. Corresponde a, aproximadamente, 70% dos pacientes com epilepsia submetidos à cirurgia. Caracteriza-se por atrofia hipocampal, afetando as camadas CA1, CA3, CA4 e o giro denteado com a preservação de CA2.[3,7]

Figura 149.4 – RM do crânio revelando EMT (setas). (A) Corte axial; (B) corte coronal.

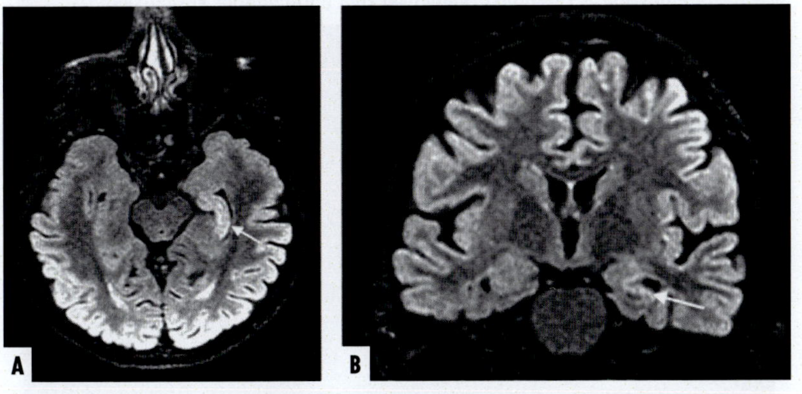

RM: ressonância magnética; EMT: esclerose mesial temporal esquerda.
Fonte: Acervo da autoria do capítulo.

Os pacientes apresentam crises disperceptivas, geralmente com raras crises tônico-clônicas generalizadas (CTCG). As crises disperceptivas caracterizam-se por automatismos manuais e/ou orais e perda de contato com o meio. Pode ocorrer postura distônica em extremidade, contralateral ao hemisfério que originou a crise, bem como anormalidades da linguagem quando a origem da crise é no hemisfério dominante. A lesão pode associar-se a história de traumatismo cranioencefálico (TCE), infecções do sistema nervoso central (SNC) e crises convulsivas febris na infância.

Aproximadamente 40% dos pacientes com EMT não apresenta melhora satisfatória com a terapia medicamentosa e são candidatos ao tratamento cirúrgico.[7] As duas técnicas cirúrgicas mais utilizadas são a amígdalo-hipocampectomia seletiva (AHS) pela via transilviana ou pelo giro temporal médio e a lobectomia temporal anterior (LTA).[8] As técnicas diferenciam-se pela realização da ressecção do polo temporal na LTA. Os dados quanto à superioridade de uma técnica sobre a outra são conflitantes. De maneira geral, os pacientes apresentam remissão das crises em 75% a 90% dos casos. A LTA é igualmente ou mais efetiva do que a AHS. Os principais fatores preditores do bom resultado cirúrgico são remissão de crise no primeiro ano após a cirurgia e ausência de paroxismos epileptiformes no eletroencefalograma (EEG).[3]

Cirurgias desconectivas

As cirurgias desconectivas geralmente são realizadas quando o foco está localizado no polo frontal ou occipital; ao invés da lobectomia frontal ou occipital deixando um grande espaço na cavidade intracraniana, pode-se realizar apenas a desconexão, isolando o foco do restante do cérebro; um outro exemplo de cirurgia desconectiva é a hemisferectomia.

Hemisferectomia[9-11]

A hemisferectomia (Figura 149.5) é indicada para isolar o córtex epileptogênico do hemisfério doente do hemisfério contralateral e do núcleo central (conjunto formado pelos núcleos da base, tálamo e cápsulas interna, externa e extrema) homolateral.

Figura 149.5 – RM em cortes axiais do crânio de paciente do sexo feminino com 5 anos de idade e atrofia cerebral difusa à direita (alargamento ventricular e dos sulcos cerebrais) compatível com encefalite de Rasmussen.

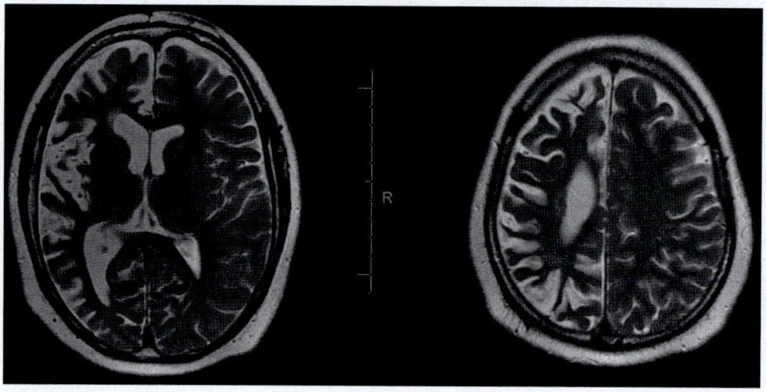

RM: ressonância magnética.
Fonte: Acervo da autoria do capítulo.

O paciente é submetido à craniotomia ampla para a exposição do hemisfério cerebral a ser operado. As principais etapas da cirurgia são: abertura da fissura silviana, remoção dos opérculos frontal e parietal, remoção do córtex da ínsula, remoção das estruturas temporais mediais, desconexão das fibras ascendentes e descendentes na coroa radiada e cápsula interna, desconexão das fibras frontais horizontais e calosotomia intraventricular.

As principais indicações da hemisferectomia são: encefalite de Rasmussen, síndrome de Sturge-Weber, atrofia cerebral hemisférica, hemimegalencefalia e síndrome de hemiconvulsão-hemiplegia-epilepsia.

De acordo com uma revisão sistemática, ocorre remissão de crises em 73,4% dos pacientes após a cirurgia; os melhores resultados ocorrem quando a causa é doença adquirida (p. ex., atrofia cerebral decorrente de infartos, traumatismos encefálicos) ou progressiva (p. ex., síndrome de Rasmussen) em relação às doenças do desenvolvimento (p. ex., hemimegalencefalia e displasias corticais).

De acordo com Griessenauer e colaboradores,[11] as complicações relacionadas ao método são a hidrocefalia (14%), hematoma e/ou abscesso (3,5%) e afecções relacionadas à ferida operatória (2%). A mortalidade é de 2,2%.

Cirurgias paliativas

Estimulação do nervo vago

A estimulação do nervo vago (*vagus nerve stimulation*) (Figura 149.6) é um procedimento neuromodulatório indicado para tratar pacientes com crises epilépticas refratárias à terapia medicamentosa e que não são candidatos às cirurgias ressectivas ou desconectivas.[12] Seu mecanismo de ação ainda não está completamente esclarecido, contudo, a principal aferência do nervo vago é o núcleo do trato solitário, que, por sua vez, modula a atividade das vias talamocorticais e reduz a atividade da amígdala e do hipocampo.[13]

Figura 149.6 – Intraoperatório do implante do estimulador vagal. (A) Incisão cervical com o nervo vago exposto e o eletrodo passado à incisão axilar anterior por via subcutânea e conectado ao gerador; (B) eletrodo conectado ao nervo vago.

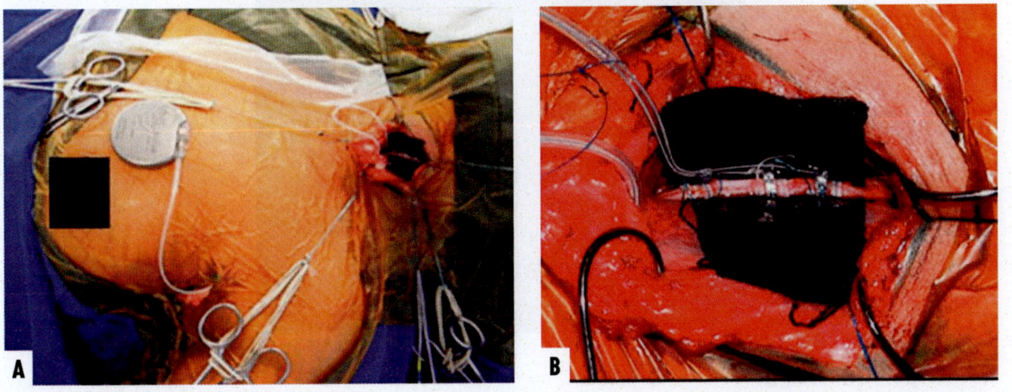

Fonte: Acervo da autoria do capítulo.

O segmento cervical do nervo vago esquerdo é exposto dentro da bainha carotídea por meio de uma pequena incisão na prega transversa do pescoço; o eletrodo é então envolto no nervo e conectado por via subcutânea ao gerador de pulso implantado em região infraclavicular. Opta-se pelo nervo vago esquerdo porque o vago direito inerva o nó sinoatrial, o marca-passo cardíaco.[13,14] O procedimento visa primariamente reduzir em mais de 50% a frequência de crises, objetivo contemplado em aproximadamente 35% dos pacientes.[14]

São contraindicações ao método: arritmias cardíacas, presença de nervo vago único, doença pulmonar e úlceras gástricas. As principais complicações são rouquidão e tosse excessiva. Podem ocorrer infecção e paralisia de corda vocal em 1% a 1,5% dos casos.[14]

Calosotomia[15-17]

A calosotomia (Figura 149.7) consiste na secção do corpo caloso para reduzir a frequência das crises ao evitar a sincronização das descargas epilépticas entre os dois hemisférios cerebrais. A ressecção pode ser completa, limitada ao terço posterior ou aos 2/3 anteriores do corpo caloso (preservando-se o esplênio).

O paciente é submetido à craniotomia para acesso inter-hemisférico e o procedimento é realizado com o auxílio de microscópio cirúrgico. Há relatos de ressecção endoscópica, embora ainda não existam trabalhos que demonstrem a eficácia da técnica.

Figura 149.7 – RM (A) e tratografia (B) evidenciando interrupção das fibras de 2/3 anteriores do corpo caloso.

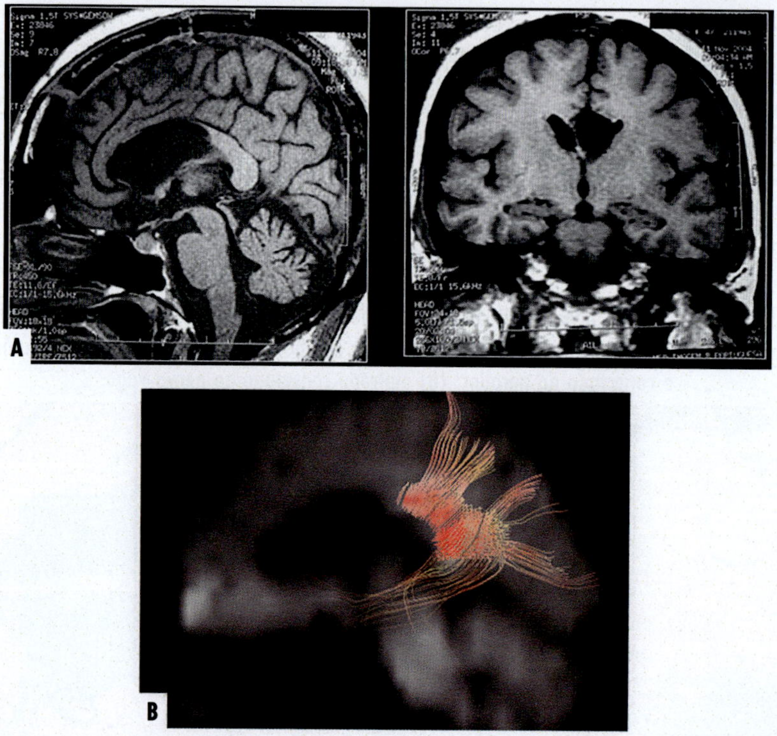

RM: ressonância magnética.
Fonte: Acervo da autoria do capítulo.

Os resultados melhores são nos pacientes com crises atônicas (*drop attacks*) ou com síndrome de Lennox-Gastaut, com redução de crises em até 90% dos casos. Pode ser também utilizado para tratar crises tônico-clônicas generalizadas e epilepsias focais. Os resultados são melhores em crianças e em adolescentes.

São complicações relacionadas à calosotomia: défices da linguagem, mutismo, hidrocefalia e síndrome da desconexão inter-hemisférica.

Considerações finais

Aproximadamente um terço dos pacientes portadores de epilepsia são refratários à terapia medicamentosa e podem beneficiar-se de tratamento cirúrgico. A avaliação pré-operatória adequada possibilita a localização da zona epileptogênica e, por conseguinte, a sua ressecção. Não sendo possível ou indicada a realização da cirurgia ressectiva, procedimentos paliativos (estimulação do nervo vago, calosotomia, hemisferectomia) podem ser realizados, pois também proporcionam bons resultados.

Referências bibliográficas

1. Miller JW, Hakimian S. Surgical treatment of epilepsy. Continuum (Minneap. Minn). 2013;19(3 Epilepsy):730-42.

2. Nitrini R, Fortini I, Castro L (org.). Condutas em neurologia. São Paulo: Manole, 2014. p. 73-98.
3. Cascino GD. Surgical treatment of epilepsy in adults [Internet]. UpToDate. 2018. Disponível em: https://www.uptodate.com/contents/surgical-treatment-of-epilepsy-in-adults. Acesso em: 16 fev. 2018.
4. Castro L. Avaliação pré-cirúrgica da epilepsia. *In*: Siqueira MG (org.). Tratado de neurocirurgia. São Paulo: Manole, 2016. p. 1806-13.
5. Lee SK, Kim DW. Focal cortical dysplasia and epilepsy surgery. J Epilepsy Res. 2013;3:43-7.
6. Rosenow F, Alonso-Vanegas MA, Baumgartner C et al. Cavernoma-related epilepsy: review and recommendations for management-report of the Surgical Task Force of the ILAE Commission on Therapeutic Strategies. Epilepsia. 2013;54:2025-35.
7. Ladino LD, Moien-Afshari F, Téllez-Zenteno JF. A comprehensive review of temporal lobe epilepsy. Neurological Disorders Clinical Methods. iConcept Press, 2014. p. 1-35.
8. Wen HT, Castro LHM, Teixeira MJ et al. The modified anterior temporal lobectomy plus amygdalohippocampectomy. Jap J of Neurosurg. 2012;21:700-11.
9. Wen HT, Rhoton Jr AL, Marino Jr R. Anatomical landmarks for hemispherotomy and their clinical application. J Neurosurg. 2004;101:747-55.
10. Bartoli A, El-Hassani Y, Jenny B et al. Neurosurg Rev. 2018;41:125.
11. Griessenauer CJ, Salam S, Hendrix P et al. Hemispherectomy for treatment of refractory epilepsy in the pediatric age group: a systematic review. J Neurosurg Pediatr. 2015;15:34-44.
12. Morris GL, Gloss D, Mack KJ et al. Evidence-based guideline update – Vagus nerve stimulation for the treatment of epilepsy: report of the guideline development subcommittee of the American Academy of Neurology. Neurology. 2013;81:1453-9.
13. Attenello F, Amar AP, Liu C et al. Theoretical basis of vagus nerve stimulation. Prog Neurol Surg. 2015;29:20-8.
14. DeGiorgio CM, Krahl SE. Neurostimulation for drug-resistant epilepsy. Continuum (Minneap Minn). 2013;19:743-75.
15. Miller JW, Gonzalez-Martinez J. Reinventing the corpus callosotomy. Neurology. 2016 Nov 8;87(19):1964-5.
16. Schaller K, Cabrilo I. Corpus callosotomy. Acta Neurochir. 2016;158:155-60.
17. Smyth MD, Vellimana AK, Asano E et al. Corpus callosotomy: open and endoscopic surgical techniques. Epilepsia. 2017;58(Suppl 1):73-9.

Capítulo 150

Fisiopatologia das Anormalidades Psiquiátricas

Flavia Venetucci Gouveia
Antonio Carlos Lopes
Clement Hamani

Introdução

Os transtornos mentais constituem padrões mentais e/ou comportamentais anormais que podem estar associados a uma resposta emocional exacerbada do indivíduo a uma situação perturbadora, causando grande sofrimento e incapacitação. Os critérios de classificação dos transtornos mentais são descritos em dois sistemas principais (classificação internacional de doenças [CID] e manual diagnóstico e estatístico de transtornos mentais da Associação Psiquiátrica Americana [DSM-5]). Ambos são semelhantes em relação a seus critérios e auxiliam no diagnóstico dos pacientes, especialmente entre médicos não psiquiatras. Os transtornos mentais podem apresentar um curso agudo de sintomas (episódio único), episódios intermitentes, ou curso crônico (geralmente associado à maior comprometimento funcional). Devido a esta diversidade de apresentações clínicas, vários centros no mundo estão focando seus esforços na investigação dos fatores relacionados ao desenvolvimento e manutenção de transtornos mentais, seus fatores de risco e em novas estratégias terapêuticas.

O tratamento dos transtornos mentais envolve o uso de medicamentos que atuam nos principais sistemas de neurotransmissores do sistema nervoso central e em diferentes modalidades de psicoterapia. A maioria dos portadores apresenta resposta clínica satisfatória a estes tratamentos. Entretanto, uma subpopulação destes pacientes mantém sintomas graves, crônicos e refratários aos tratamentos convencionais. Nesses casos, terapias neurocirúrgicas vêm sendo oferecidas, com resultados encorajadores. Vale ressaltar que somente devem ser objeto de tratamento neurocirúrgico os pacientes comprovadamente refratários, com múltiplas tentativas pregressas de tratamento mal sucedidas bem documentadas. Pacientes psiquiátricos com indicação de neurocirurgia para tratamento de transtorno mental necessitam obrigatoriamente de autorização do Conselho Regional de Medicina antes da realização do procedimento cirúrgico.

Neste capítulo, discutiremos os princípios básicos da fisiopatologia dos principais transtornos mentais que podem ser tratados com neurocirurgia.

Depressão maior

A depressão maior (DM) é caracterizada, segundo o DSM-5, pela presença de cinco entre nove critérios para depressão, um deles sendo, obrigatoriamente, humor deprimido ou anedonia (perda de prazer em situações anteriormente prazerosas), persistindo por pelo menos 2 semanas e representando uma alteração importante em relação ao estado de funcionamento anterior do indivíduo.[1] É estimado que cerca de 300 milhões de indivíduos no mundo apresentem DM. Apesar de não estar associada a uma faixa etária específica, alguns momentos da vida do indivíduo são mais suscetíveis ao aparecimento dos sintomas, como puberdade, período pós-parto e menopausa. A DM é duas vezes mais frequente em mulheres do que em homens e, em casos mais graves, pode levar ao suicídio. Diversos fatores de risco estão associados à DM, sendo os principais antecedente familiar de depressão, fatores genéticos e epigenéticos, estressores e adversidades psicossociais (especialmente na infância), comorbidades psiquiátricas e doenças crônicas (p. ex., Alzheimer, Parkinson). Tem-se descrito que a resposta clínica pode chegar a próximo de 50% dos casos com o uso de um primeiro antidepressivo. Cerca de 20% dos pacientes podem desenvolver sintomas crônicos e debilitantes.

Neurocircuito

Acredita-se que o transtorno depressivo esteja associado a alterações funcionais e/ou morfológicos em regiões encefálicas relacionadas ao processamento emocional (p. ex., córtex pré-frontal medial, cíngulo anterior, amígdala, hipocampo e núcleo *accumbens*) ou à regulação cognitiva das mesmas (p. ex., córtex pré-frontal dorsolateral).[2] Estudos de neuroimagem funcional (ressonância magnética funcional, tomografia computadorizada por emissão de pósitron) sugerem que pacientes com DM apresentam hiperatividade do sistema límbico resultante de uma diminuição do controle inibitório (hipoatividade) do córtex pré-frontal, em especial da porção dorsolateral. Especificamente, diminuições volumétricas com redução de substância cinzenta e hipermetabolismo (p. ex., aumento do fluxo sanguíneo e do metabolismo da glicose) da porção subgenual do cíngulo anterior tem sido vastamente correlacionado à DM. Cabe notar que estudos sugerem que tanto a farmacoterapia quanto a psicoterapia, quando efetivas, atuariam na neurocircuitaria da DM de forma a restaurar a homeostase funcional dessas estruturas, resultando em maior controle cognitivo inibitório do córtex pré-frontal sobre o sistema límbico, sem alterar a estrutura morfométrica destas regiões. Outros fatores associados à DM são alterações do sistema monoaminérgico (serotonina, norepinefrina e dopamina), caracterizadas por disfunções em síntese, transporte vesicular e concentração de receptores. De fato, medicamentos que atuam na inibição seletiva da recaptação de monoaminas ou de suas enzimas possuem efeito antidepressivo e são utilizados cronicamente no tratamento de DM.

Fatores neuro-humorais

A atividade da enzima tirosina hidroxilase, responsável pela produção de noradrenalina e dopamina, encontra-se alterada em situações de estresse crônico, resultando em aumento da biodisponibilidade de noradrenalina intracerebral e consequente aumento na secreção do fator liberador de corticotrofina (CRF) pelo hipotálamo. O CRF estimula a hipófise a aumentar a liberação do hormônio adrenocorticotrófico (ACTH), que atua na glândula adrenal induzindo a produção de cortisol e noradrenalina sistêmica. O aumento nos níveis de glicocorticoides resulta em alterações sinápticas em regiões responsáveis pelo processamento das emoções, especialmente através da redução da conectividade entre amígdala e córtex pré-frontal, aumentando a resposta emocional do indivíduo e diminuindo o controle cognitivo. O aumento de glicocorticoides ainda acentua a atividade de catecolaminas (dopamina e noradrenalina) sobre as células brancas, estimulando a liberação de citocinas pró e anti-inflamatórias (p. ex., interleucina 1 beta [IL-1β], interleucina 6 [IL-6], fator de necrose tumoral alfa [TNF-α]). Acredita-se que estados inflamatórios crônicos acentuam traços depressivos, como anedonia, fadiga e perda de foco.

Outros substratos de importância em modelos pré-clínicos são a neurogênese hipocampal e o fator neurotrófico derivado do cérebro (do inglês *brain derived neurotrophic fator* – BDNF). A neurogênese no adulto envolve crescimento, integração e proliferação de células neurais em regiões como o giro denteado do hipocampo. O BDNF é uma neurotrofina envolvida em inúmeras funções neurais, incluindo plasticidade. Modelos em roedores envolvendo estresse crônico mostram redução de neurogênese hipocampal e BDNF. A administração crônica ou subaguda de medicações antidepressivas, como os inibidores seletivos de recaptação de serotonina, ou tratamento neuromodulatório, como a estimulação cerebral profunda (ECP), revertem este quadro, aumentando tanto a neurogênese como o BDNF.

Como a serotonina está envolvida nos mecanismos de muitos antidepressivos, sugeriu-se que ela pudesse fazer parte da fisiopatologia da depressão. Ainda que vários efeitos plásticos ocorram com o uso crônico de inibidores seletivos de recaptação de serotonina (p. ex., desensitização de receptores), não há evidência conclusiva de que haja alteração isolada da serotonina em pacientes depressivos.

Base genética

Diversos genes relacionados ao sistema monoaminérgico parecem estar associados à ocorrência de DM. Esses incluem genes para serotonina (*solute carrier family* 6 *member* 4 [SLC6A4]), noradrenalina (*solute carrier family* 6 *member* 2 [SLC6A2]), dopamina (*solute carrier family* 6 *member* 3 [SLC6A3]), receptores dopaminérgicos (*dopamine receptor gene* D3 [DRD3] e D4 [DRD4]) e receptores serotoninérgicos (5-*hydroxytryptamine receptor* 1A [HTR1A], 1B [HTR1B], 2A [HTR2A] e 2C [HTR2C]), bem como os genes correspondentes às enzimas responsáveis pela produção, degradação e recaptação desses neurotransmissores (p. ex., monoamina oxidase A, tirosina hidroxilase). O polimorfismo da região promotora do gene que codifica o transportador de serotonina (5-HTTLPR) tem mostrado associação entre pacientes com alelo curto e depressão após exposição a eventos de estresse. Os genes SLC6A4 (serotonina) e SLC6A3 (dopamina) são candidatos correlacionados à DM e diversos polimorfismos localizados em regiões cromossômicas próximas ou em sítios de ligação de microRNA foram descritos na DM. Genes relacionados aos hormônios esteroides liberados durante situações de estresse também foram implicados na neurobiologia da DM. Os principais genes estudados são aqueles que codificam receptores de glicocorticoide (*nuclear receptor subfamily* 3 *group* C *member* 1 [NR3C1]), receptores de mineralocorticoide (*nuclear receptor subfamily* 3 *group* C *member* 2 [NR3C2]) e receptores do fator liberador de corticotropina (*corticotropin-releasing factor receptor* 1 [CRHR1] e 2 [CRHR2]). Outro polimorfismo sendo investigado como fator de risco para depressão é o Val66Met do BDNF.

Tratamento e critério de refratariedade

O tratamento preconizado para a DM envolve o uso de antidepressivos e psicoterapia. Em pacientes não responsivos, pode-se optar pela utilização de medicamentos de segunda ou terceira linha ou pela adição de medicamentos potencializadores/adjuvantes. Ainda para pacientes não responsivos, tratamentos neuromoduladores não invasivos (estimulação magnética transcraniana, estimulação com corrente direta, eletroconvulsoterapia) podem ser oferecidos. Apesar destes tratamentos serem efetivos na maioria dos pacientes, existe uma população (cerca de 30%) com quadro crônico nos quais os tratamentos não são efetivos. Para esse grupo de pacientes, considerados refratários ao tratamento, neurocirurgias funcionais têm sido adotadas ou estudadas como opção terapêutica.[3]

Transtorno obsessivo-compulsivo

Segundo o DSM-V, o transtorno obsessivo-compulsivo (TOC), é caracterizado pela presença de obsessões e compulsões. Obsessões são definidas como ideias, ou pensamentos persistentes repetitivos, geralmente com um conteúdo absurdo e que provocam ansiedade e sofrimento. Compulsões são os comportamentos ou atos mentais repetitivos realizados com a finalidade de reduzir ou prevenir a ansiedade e o desconforto gerados pelas obsessões.[1] A prevalência mundial de TOC foi estimada em aproximadamente 2% e seus principais fatores são antecedente familiar, fatores genéticos e epigenéticos, estressores e adversidades psicossociais, bem como a presença de outros transtornos mentais do eixo I (p. ex., transtorno ansioso e transtorno de abuso de álcool e drogas).

Neurocircuito

Um dos possíveis comprometimentos do TOC está associado a uma diminuição do controle e flexibilidade cognitiva do indivíduo, caracterizada pela incapacidade de regular pensamentos e controlar ações repetitivas. Dessa forma, estruturas neurais responsáveis pela tomada de decisões (córtex pré-frontal), pelo processamento das emoções (cingulado anterior, amígdala) e por movimentos voluntários (corpo estriado, núcleo subtalâmico e tálamo) são implicadas na neurocircuitaria do TOC.[4] Estudos sugerem uma possível hiperatividade dopaminérgica e glutamatérgica em conexões frontoestriatais, juntamente com a alterações da transmissão serotoninérgica e GABAérgica em conexões frontolímbicas como responsáveis pela atividade exacerbada de regiões frontal e diminuição da regulação emocional pelo sistema límbico. Estudos de neuroimagem funcional mostram aumento da atividade metabólica dessas estruturas em situações desencadeadoras dos sintomas e diminuição em pacientes tratados com medicação e/ou psicoterapia. Mais ainda, estudos de neuroimagem que avaliaram a conectividade neural de pacientes com TOC mostraram diminuição da integridade da substância branca na cápsula interna, corpo caloso e córtex cingulado.

Base genética

Diversos estudos de associação genômica ampla descrevem genes relacionados à integridade sináptica (*neurexin* 1 [nrxn1], *cortactin binding protein* 2 [cttnbp2] e *receptor accessory protein* 3 [reep3]) e aos sistemas glutamatérgico (*glutamate ionotropic receptor delta type subunit* 2 [GRID2]; DLG *associated protein* 1 [DLGAP1]; *solute carrier family* 1 *member* 1 [SLC1A1] e *glutamate ionotropic receptor* NMDA *type subunit* 2B [GRIN2B]) e serotoninérgico (*5-hydroxytryptamine receptor* 2A [HTR2A]) como sendo associados à fisiopatologia do TOC. Os genes relacionados à integridade sináptica são encontrados em regiões encefálicas implicadas na neurobiologia do TOC (p. ex., córtex pré-frontal e corpo estriado) e codificam proteínas de membrana que são fundamentais para manutenção geral da sinapse, bem como do equilíbrio entre sinais excitatórios e inibitórios, que chegam à fenda sináptica regulando os processos biológicos relacionados ao transporte vesicular de neurotransmissores. Dessa forma, acredita-se que a adesão sináptica nestas regiões seja um fator fundamental relacionado ao comportamento compulsivo no TOC. Os genes relacionados ao sistema glutamatérgico codificam proteínas de alta afinidade aos transportadores de glutamato, fundamentais para controle da sinalização glutamatérgica e manutenção da concentração de glutamato na fenda sináptica, e proteínas que constituem subunidades de receptores ionotrópicos glutamatérgicos, como o NMDA (N-*methyl*-D-*aspartate*), que atuam como sítio de ligação agonista para o glutamato. Mutações no gene que codifica o receptor serotoninérgico 2A podem estar associadas a risco para TOC e relacionadas à uma resposta clínica insatisfatória ao tratamento com inibidores de recaptação de serotonina.

Tratamento e critério de refratariedade

O tratamento do TOC consiste no uso de antidepressivos serotoninérgicos em doses muito elevadas e psicoterapia comportamental (com técnicas específicas de exposição e prevenção de resposta). Em casos de resposta clínica não satisfatória, podemos associar antipsicóticos, dois antidepressivos, estabilizadores de humor e até mesmo empregar terapia comportamental intensiva. Em alguns pacientes não responsivos, neuromodulação não invasiva (estimulação magnética transcraniana e raramente eletroconvulsoterapia) podem ser oferecidos. Aproximadamente 15% dos pacientes com TOC são considerados refratários, com resposta mínima ou ausente a tratamentos corretamente conduzidos em termos de dosagem e tempo. Um critério comum de refratariedade é a manutenção de sintomas graves após o uso, em doses máximas, de três ou mais inibidores seletivos de recaptação de serotonina e clomipramina por um período mínimo de 10 semanas, associados a terapia cognitivo-comportamental, e pelo menos dois potencializadores de efeito (p. ex., antipsicóticos). Nestes pacientes refratários, a neurocirurgia funcional pode ser oferecida como forma de tratamento. De fato, a estimulação cerebral profunda do braço anterior da cápsula interna foi aprovada pelo U.S. Food and Drug Administration (FDA) para pacientes considerados refratários ao tratamento. As cirurgias ablativas por termocoagulação também parecem oferecer bons resultados. Outras modalidades de cirurgias ablativas, como a radiocirurgia *gamma knife*, a terapia com *laser* intersticial e o ultrassom focal de alta intensidade têm sido investigadas, com resultados promissores.

Síndrome de Tourette

A síndrome de Tourette (ST) é uma doença neuropsiquiátrica com prevalência entre 3% e 4%, caracterizada por tiques motores e vocais crônicos de início na infância. Os tiques motores são descritos como movimentos involuntários, repetitivos e estereotipados (p. ex., piscar, contração de músculos faciais), em casos raros, envolvendo copropraxia. Os tiques verbais são comumente caracterizados por ruídos não articulados que podem evoluir para palavras completas e cursar com coprolalia e/ou ecolalia. O diagnóstico da ST é clínico e deve seguir os descritos no DSM-V.[1] É comum a presença de outros transtornos mentais do eixo I nestes pacientes (p. ex., transtorno obsessivo-compulsivo, transtorno de défice de atenção e hiperatividade) em variados graus de gravidade.

Neurocircuito

Um fator associado à ST é a perda de assimetria encefálica e alterações morfométricas dos gânglios da base, córtex frontal e tálamo.[5] Estudos de neuroimagem morfológica em pacientes adultos com ST mostram aumento de substância cinzenta no putâmen, mesencéfalo e hipocampo, bem como redução de substância branca em fibras que conectam as áreas motoras suplementares com os gânglios da base e fibras encontradas em circuitos corticais frontais. Estudos longitudinais em pacientes com ST mostram uma correlação negativa entre o volume do núcleo caudado e a gravidade dos sintomas. Mais ainda, estudos funcionais sugerem que áreas corticais pré-motoras, do córtex cingulado anterior e a ínsula são mais ativas e apresentam maior conectividade funcional em momentos que antecedem os tiques, e, portanto, estariam envolvidas no mecanismo de iniciação dos mesmos. Anormalidades nos níveis dos principais neurotransmissores (glutamato, GABA, dopamina e serotonina) também estão envolvidas na fisiopatologia da ST. Em especial, estudo histológicos em tecido *post-mortem* de pacientes com ST mostram alterações significativas na distribuição de neurônios GABAérgicos no encéfalo e redução na concentração de receptores GABAérgicos no corpo estriado, tálamo, amígdala e ínsula.

Base genética

Indivíduos que possuem histórico familiar de ST possuem um risco aumentado em até 10 vezes de desenvolver o transtorno. Apesar desta herança genética marcante, a base genética da ST ainda não foi completamente desvendada. Estudos sugerem correlação entre ST e mutações em genes que codificam proteínas de membrana (SLIT *and* NTRK *like family member* 1 [SLITRK1]), neurexinas (*contactin associated protein* 2 [CNTNAP2]), fibrilas de colágeno (*collagen type* XXVII *alpha* 1 *chain* [COL27A1]) e a enzima histidina descarboxilase (*histidine decarboxylase* [HDC]). Esses genes estão envolvidos em mecanismos de crescimento, em especial crescimento neurítico, e reparo celular e comunicação entre neurônios e glia em estágios iniciais de desenvolvimento do sistema nervoso central. A enzima histidina descarboxilase é responsável pela produção de histamina, através da conversão de L-histidina em células do hipotálamo posterior. Após sua produção, a histamina é secretada em todo o encéfalo e atua na manutenção do equilíbrio de neurotransmissão.

Tratamento e critério de refratariedade

Geralmente, a ST tem um prognóstico favorável, com um terço da população afetada apresentando remissão completa na vida adulta e outro terço apresentando sintomas leves, que não requerem atenção médica. Para os pacientes que apresentam sintomas na vida adulta, o tratamento envolve psicoterapia, como terapia cognitivo-comportamental, uso de medicações antipsicóticas com efeito antagonista de receptores dopaminérgicos do tipo D2 (p. ex., haloperidol e pimozida) ou de agonistas alfa-adrenérgicos (clonidina) e uso de injeções de toxina botulínica para redução de atividade muscular e tratamento dos tiques. O critério para refratariedade em ST tem sido definido para alguns grupos como pacientes que não apresentam resposta clínica favorável ao tratamento, mesmo após o uso prévio de três diferentes classes de medicamentos para redução de tiques, incluindo antipsicóticos típicos e atípicos e agonistas adrenérgicos alfa-2 e psicoterapia. Para esses casos, a neurocirurgia funcional, em especial a ECP da porção anteromedial do globo pálido e regiões mediais do tálamo, pode proporcionar melhora nos sintomas.

Agressividade exacerbada

A agressividade exacerbada é um comportamento complexo que envolve fatores socioeconômicos e culturais, clínicos e psiquiátricos. A agressividade exacerbada é o sintoma principal do transtorno explosivo intermitente e se apresenta como uma possível comorbidade em diversos transtornos mentais, como transtorno do espectro autista, esquizofrenia, transtorno afetivo bipolar, transtorno de personalidade *borderline*, transtornos de uso de álcool e drogas e em demências, em especial na doença de Alzheimer. Pacientes psiquiátricos que apresentam altos níveis de agressividade são mais difíceis de tratar e requerem cuidados especializados, hospitalização por período de tempo prolongado ou, em casos mais graves e crônicos, institucionalização permanente.

Neurocircuito

Alterações morfológicas e funcionais em circuitos neuronais relacionados ao controle das emoções podem explicar a agressividade exacerbada, resultando em diminuição do controle negativo do córtex pré-frontal sobre o sistema límbico e consequente hiperatividade da amígdala.[6] Estudos investigando a morfologia encefálica de indivíduos que apresentam agressividade exacerbada mostraram redução de volume da amígdala, e diminuição de substância cinzenta em córtex orbitofrontal e córtex cingulado anterior. Em situações provocativas ou em paradigmas de observação de expressões faciais negativas, indivíduos com agressividade apresentam aumento de metabolismo da amígdala e diminuição da atividade metabólica no córtex orbitofrontal e córtex pré-frontal ventromedial. Indivíduos com agressividade também apresentam redução significativa na conectividade funcional entre a amígdala e córtex pré-frontal ventromedial e entre a amígdala e o córtex orbitofrontal de forma proporcional ao nível de agressividade apresentado, ou seja, quanto mais agressivo o indivíduo, menor é a conectividade funcional entre a amígdala e o córtex pré-frontal. Acredita-se que os principais neurotransmissores envolvidos na fisiologia da agressividade exacerbada sejam serotonina e dopamina. A diminuição da biodisponibilidade de serotonina, seja mediante intervenção farmacológica (drogas antagonistas) ou por depleção da ingestão de triptofano, leva à redução da conectividade da amígdala com o córtex pré-frontal e da amígdala com o córtex cingulado anterior, resultando em aumento do comportamento agressivo. De maneira oposta, a redução da transmissão dopaminérgica na via mesolímbica (através de uso de antagonistas de receptores D1 e D2), especialmente envolvendo as conexões entre amígdala, núcleo acumbente e córtex pré-frontal, resulta em diminuição do comportamento agressivo.[7]

Fatores neuro-humorais

A amígdala possui intensas conexões recíprocas com o hipotálamo, mediando respostas autonômicas, neuroendócrinas e comportamentais. Em indivíduos com agressividade exacerbada a atividade da amígdala é aumentada, resultando em maior estimulação dos eixos hipotálamo-hipófise-adrenal e hipotálamo-hipófise-gonadal (HPG) com a consequente produção de cortisol e testosterona. Enquanto o aumento nos níveis de cortisol resulta em maior expressão do hormônio liberador de corticotropina na amígdala (levando ao comportamento de medo e ansiedade), uma maior concentração de testosterona eleva a expressão de vasopressina na amígdala e hipotálamo, facilitando o comportamento agressivo. Altos níveis de testosterona também são observados em indivíduos com comportamento impulsivo, antissocial, criminoso ou suicida. Estes sistemas interagem de forma antagonística, com o aumento da testosterona resultando em diminuição dos níveis de cortisol e continuação do comportamento agressivo. Assim, a razão entre esses hormônios (testosterona/cortisol) está sendo investigada como um possível biomarcador da agressividade exacerbada.

Base genética

Três importantes polimorfismos relacionados ao metabolismo da serotonina têm sido correlacionados ao comportamento agressivo. O polimorfismo da região promotora do gene 5-HTTLPR tem sido associado a diminuição da conectividade entre amígdala e córtex pré-frontal. Polimorfismos de nucleotídeo único no íntron sete do gene que codifica a enzima triptofano hidroxilase 1 (A218C e A779C), envolvida na síntese de serotonina, foram associados a baixos níveis de metabólitos de serotonina em líquido cefalorraquidiano. O polimorfismo da região promotora do gene para monoamina oxidase A MAOA-LPR, uma enzima responsável pela oxidação de bioaminas, resulta em diminuição da eficiência da transcrição, menor biodisponibilidade da enzima e baixos níveis de metabólitos de serotonina. Quatro polimorfismos foram descritos resultando em alterações do metabolismo e biodisponibilidade da dopamina e consequente aumento do comportamento agressivo. Dois polimorfismos de repetição em tandem de número variável foram descritos no éxon 3 do gene que codifica receptor de dopamina do tipo D4 (7 alelos repetidos, DRD4) e no gene que codifica o transportador de dopamina (10 alelos repetidos, DAT). Polimorfismos no gene que codifica o receptor de dopamina do tipo D2 (alelo A1, 30Taq1-DRD2) e no gene que codifica a enzima catecol-O-metiltransferase (COMT), responsável pelo catabolismo de dopamina e que possui papel fundamental na inativação de dopamina no córtex pré-frontal, também foram descritos.

Tratamento e critério de refratariedade

O tratamento de pacientes agressivos consiste principalmente no uso de antipsicóticos atípicos, inibidores de seletivos de recaptação de serotonina e psicoterapia (p. ex., terapia cognitivo-comportamental). Caso a resposta clínica ao tratamento não seja satisfatória, uma estratégia de polifarmácia, com a associação de mais de uma classe de medicamentos, pode ser usada, visando reduzir a frequência e/ou intensidade dos episódios agressivos. O comportamento agressivo exacerbado é considerado refratário quando os sintomas comportamentais persistem apesar do uso prévio de vários medicamentos antipsicóticos atípicos ou uso combinado destes medicamentos a outras classes de fármacos empregados para a redução da agressividade. Esses indivíduos possuem níveis de agressividade muito elevados, repetitivos e crônicos, sendo frequentemente institucionalizados e mantidos reclusos como forma de proteção a si mesmos e a seus cuidadores. Para esses pacientes, neurocirurgias funcionais focando a amígdala ou o hipotálamo podem ser usadas para redução da gravidade e/ou frequência dos episódios agressivos.

Referências bibliográficas

1. United States of America. American Psychiatric Association (APA). Diagnostic and statistical manual of mental disorders (DSM-5®). American Psychiatric Publishing, 2013.
2. Otte C et al. Major depressive disorder. Nat Rev Dis Primers. 2016;2:16065.
3. Gouveia FV, Hamani C. Deep brain stimulation as a treatment for depressive disorder. Braz J Psychiatry (São Paulo, 1999). 2020 Jul-Ago;42(4):342-3.
4. Stein D, Costa DLC, Lochner C et al. Nat Rev Dis Primers. 2019 Aug 1;5(1):52.
5. Robertson MM et al. Gilles de la Tourette syndrome. Nat Rev Dis Primers. 2017;3:16097.
6. Gouveia FV et al. Amygdala and hypothalamus: historical overview with focus on aggression. Neurosurgery. 2019;85:11-30.
7. Nelson RJ, Trainor BC. Neural mechanisms of aggression. Nat Rev Neurosci. 2007;8:536-46.

Capítulo 151

Procedimentos Ablativos no Tratamento de Doenças Psiquiátricas

Eda Zanetti Guertzenstein

Introdução

As opções para tratamento de doentes com transtornos psiquiátricos, comportamentais ou cognitivos compreendem a farmacologia, a psicoterapia e a terapêutica neuromodulatória.

As técnicas de neuromodulação são conhecidas como estimulação encefálica, terapia somática ou neuroterapia psiquiátrica. Constituem procedimentos baseados em tecnologias que têm como alvo estruturas neurais específicas, via ablação cirúrgica ou modulação eletromagnética, com a finalidade terapêutica de modificar o padrão anormal da atividade cerebral e das conexões entre áreas cerebrais distantes entre si. Estes métodos foram possibilitados graças ao desenvolvimento das modernas teorias em neurociência que evidenciaram o significado de muitos circuitos encefálicos, sua atividade em condições normais e na patofisiologia neuropsiquiátrica e os mecanismos de ação terapêutica.

As técnicas neuromodulatórias podem ser invasivas, convulsivas e não invasivas. Tratamentos invasivos requerem implantação cirúrgica de eletrodos estimuladores ou desconexão cirúrgica de vias ou núcleos nervosos com métodos ablativos límbicos, estimulação encefálica profunda (EEP) e estimulação do nervo vago (ENV). As técnicas não invasivas modulam a atividade encefálica por via transcraniana, sem intervenção cirúrgica; a estimulação magnética transcraniana (EMT) e a estimulação elétrica transcraniana com corrente contínua são exemplos desta modalidade terapêutica. A eletroconvulsoterapia (ECT) é uma das mais antigas modalidades de tratamento neuromodulatório, mas demanda anestesia geral e indução de convulsão generalizada.

Revisão histórica

A neurocirurgia para tratar transtornos psiquiátricos específicos desenvolveu-se a partir da trepanação, praticada em várias regiões do mundo pré-histórico.

O renascimento do tratamento neurocirúrgico para transtornos psiquiátricos ocorreu principalmente a partir da década de 1930, com o desenvolvimento da leucotomia pré-frontal. O procedimento e suas variantes foram excessivamente indicados, muitas vezes sem obedecer a critérios satisfatórios de seleção e execução, o que motivou seu drástico declínio ao longo das décadas.

A história da origem do tratamento neurocirúrgico dos transtornos psiquiátricos é controversa e inclui marcantes avanços científicos, como também inaceitáveis violações éticas.

Até meados do século XX, não havia tratamento eficaz para doentes com transtornos psiquiátricos. Foi neste contexto que se desenvolveu o tratamento neurocirúrgico para doentes psiquiátricos graves, em 1935. Dois fisiologistas da Universidade de Yale (Jacobsen e Fulton) apresentaram, no Congresso Internacional de Neurologia realizado em Londres, os resultados da ablação bilateral do lobo frontal no comportamento em dois chimpanzés. Egas Moniz e Almeida Lima, da Universidade de Lisboa, realizaram, logo a seguir, a primeira leucotomia pré-frontal, com a injeção intracerebral de álcool absoluto. Ulteriormente, passou-se a utilizar o leucótomo para romper as fibras subcorticais pré-frontais subsequentes. Walter Freeman e James Watts, da Universidade George Washington, passaram a realizar a lobotomia pré-frontal em 1936 e, até 1942, haviam tratado mais de 200 doentes; os resultados iniciais mostraram-se benéficos, mas grande porcentagem dos doentes apresentou graves efeitos colaterais. Freeman, em sequência, modificou o procedimento utilizando um picador de gelo comum (e, posteriormente, um instrumento cirúrgico chamado leucótomo) para penetrar através do osso orbital e atingir o córtex frontal, imediatamente acima. Assim, seccionava os tratos da substância branca presentes, utilizando como única forma de anestesia a ECT, fato que ocasionou o fim da colaboração de Watts. Os resultados foram positivos para 70% dos doentes com transtornos psiquiátricos e dor; porém 6% deles vieram a óbito, 1% apresentou crises convulsivas e 1,5% ficaram frontalizados. Foi submetido ao procedimento um número superior a 10 mil doentes.

Entretanto, no início dos anos 1950, ocorreu o declínio da indicação dos procedimentos neurocirúrgicos psiquiátricos devido à síntese de fármacos psicoativos, iniciada com a clorpromazina, que se somou às críticas aos métodos cirúrgicos e à aceitação das teorias psicanalíticas. Apesar das contestações e oposições, os procedimentos neurocirúrgicos psiquiátricos continuaram a ser realizados, principalmente nos Estados Unidos, na Grã-Bretanha e em outros países da Europa, Ásia e América Latina, inclusive no Brasil. Os efeitos adversos das cirurgias originais e os resultados das intervenções modificaram-se com o desenvolvimento dos procedimentos estereotácticos, com a finalidade de reduzir o dano encefálico e precisar o alvo das intervenções operatórias.

Quatro procedimentos estereotácticos ablativos realizados em três diferentes regiões encefálicas destacaram-se como os mais seguros e eficazes: a capsulotomia anterior, que tem como alvo o braço anterior da cápsula interna; a tractotomia subcaudata, que tem como alvo a substância inominada localizada na base do lobo frontal; e a leucotomia límbica, que combina a cingulotomia anterior e a tractotomia subcaudata.

A cingulotomia anterior, a capsulotomia anterior, a tractotomia subcaudata e a leucotomia límbica são indicadas para tratar doentes com doenças psiquiátricas refratárias aos tratamentos pouco ou não invasivos. As principais indicações da neurocirurgia psiquiátrica são: transtorno depressivo maior, transtorno obsessivo-compulsivo, dor crônica, dor oncológica e agressividade em transtornos psiquiátricos específicos graves e incapacitantes. As cirurgias estereotácticas são guiadas atualmente com o uso de procedimentos avançados de imagem (ressonância magnética, tomografia computadorizada e eletrofisiológicos intraoperatórios).

Somente após a padronização das escalas diagnósticas, ocorrida a partir dos anos 1960, e as edições do CID-9 e a terceira edição do DSM, nos anos 1980, houve uma padronização mais satisfatória das doenças psiquiátricas e a seleção dos doentes para tratamento operatório deixou de ser heterogênea.

A síntese de novos psicofármacos e a eficácia do tratamento conservador modificou o conceito de transtorno psiquiátrico refratário. Atualmente, os doentes candidatos ao tratamento neurocirúrgico apresentam anormalidades psiquiátricas mais graves do que os selecionados no passado. Poucos centros oferecem tratamento operatório para um número reduzido de doentes. O desenvolvimento de procedimentos menos invasivos, como a radiocirurgia e o ultrassom de alta energia, minimizaram as questões dos limites éticos da cirurgia placebo.

Acredita-se que a cirurgia ablativa interrompe e gera reorganização sináptica nas unidades frontolímbicas aberrantes geradoras de psicopatologia. Entretanto, os detalhes específicos de seus mecanismos são conhecidos apenas superficialmente.

Devido à demora entre a realização da intervenção neurocirúrgica e a resposta clínica, o doente deve submeter-se a tratamento farmacológico e psicoterápico prolongado durante o período pós-operatório. A modificação dos neurocircuitos induzida pela lesão possibilita aumentar a sensibilidade à medicação psiquiátrica que previamente era ineficaz.

Embora novas técnicas de neuromodulação, como a EEP, sejam aceitas devido à sua reversibilidade, não há ainda demonstração segura sobre a sua superioridade ou sobre a menor ocorrência de efeitos adversos do que os procedimentos neurocirúrgicos estereotácticos ablativos. Cumpre salientar que os estimuladores têm custos mais elevados do que as intervenções neurocirúrgicas ablativas.

Considerações finais

Há sinergismo entre a neurociência experimental e o desenvolvimento dos procedimentos neurocirúrgicos para tratar transtornos psiquiátricos. A avaliação intra e pós-operatória destes doentes melhora a perspectiva das intervenções operatórias graças ao melhor entendimento da neuroanatomia, neurofisiologia e neuropsiquiatria.

Referências bibliográficas

1. Aaronson ST, Philip NS. Neuromodulation: an issue of psychiatric clinics of North America. Elsevier, 2018.
2. Feldman RP, Goodrich JT. Psychosurgery: a historical overview. Neurosurgery. 2001;48:647-57.
3. Hodgkiss AD, Malizia AI, Bartlett JR et al. Outcome after the psichosurgical operation of stereotactic subcaudate tractotomy, 1979-1991. Neuropsychiatry Clin Neurosci. 1995;7:230-4.
4. Honig A, Praag HM (ed.). Psychosurgery: new into the next millennium, depression neurobiological, psychopathological and therapeutic advances. John Wiley & Sons, 1997. p. 607-24.
5. Lillie MC. Cranial surgery dates back to mesolithic. Nature. 1998;391:854.
6. Mindus P, Rasmussen SA, Lindquist C. Neurosurgical treatment for refractory obsessive-compulsive disorder: implication for understanding frontal lobe function. Neuropsychiatry Clin Neurosci. 1994;6:467-77.
7. Mindus P, Senike MA. Neurosurgical treatment of malignant obsessive-compulsive disorder. Psychiatry Clin North Am. 1992;15:921-38.
8. O'Callaghan M, Carroll D. Psychosurgery: a scientific analysis. Lancaster: MTP Press, 1982.
9. Shorter E. A history of psychiatry: from the era of asylum to the age of Prozac. New York: John Wiley & Sons, 1998.

Capítulo 152

Neurocirurgia dos Transtornos Psiquiátricos

Stephanie Toscano Kasabkojian
Flavia Venetucci Gouveia
Fábio Godinho
Antonio Carlos Lopes
Euripides Miguel
Clement Hamani

Introdução

As cirurgias para tratar transtornos psiquiátricos foram umas das primeiras no campo da neurocirurgia funcional. Devido ao passado conturbado associado à utilização excessiva de alguns procedimentos, caíram em desuso após o advento dos tratamentos farmacológicos atuais. Nas últimas décadas, ressurgiram devido a fatores como os avanços tecnológicos, especialmente no tocante à neuroimagem; a definição de circuitos neuronais para o estabelecimento de potenciais alvos cirúrgicos; e o desenvolvimento de procedimentos cirúrgicos menos invasivos, como a estimulação encefálica profunda (EEP), a radiocirurgia e o ultrassom focado.

Epidemiologia

De acordo com a Organização Mundial da Saúde, a prevalência dos transtornos psiquiátricos é estimada em mais de 450 milhões de indivíduos no mundo. Dentre as principais causas de incapacitação, figuram vários transtornos mentais, como os depressivos, ansiosos e relacionados ao uso do álcool. A depressão apresenta alta e crescente prevalência (afeta mais de 300 milhões de indivíduos), sendo grande causa de incapacitação mundial. Outros transtornos prevalentes são as demências (importante frente ao envelhecimento populacional mundial) e as psicoses. O transtorno obsessivo-compulsivo (TOC) tem prevalência mundial de 1,1% a 1,8%.

Quadro clínico, avaliação e tratamento convencional

Dentre as principais indicações das cirurgias em psiquiatria, figuram a depressão maior, o TOC e a síndrome de Tourette. Dentre outras indicações, ainda em fase experimental, destacam-se, os transtornos alimentares (p. ex., anorexia nervosa), agressividade, dependência de substâncias químicas e doença de Alzheimer. Cabe notar, no entanto, que as indicações de cirurgia psiquiátrica variam de acordo com a doença, a técnica cirúrgica utilizada e a localização geográfica onde o procedimento será realizado. Legislações específicas devem ser consultadas e cumpridas à risca.

Depressão maior refratária

Episódio depressivo é definido como a presença, durante pelo menos 2 semanas, de cinco ou mais dos seguintes sintomas (sendo obrigatório humor deprimido ou anedonia), presentes a maior parte do dia, quase todos os dias:

1. Humor deprimido.
2. Anedonia (redução de interesse/prazer).
3. Fadiga.
4. Retardo ou agitação psicomotora notados por outros indivíduos.
5. Sentimentos de inutilidade ou de culpa.
6. Alteração do sono (hipersonia ou insônia).
7. Alteração do apetite (aumento ou redução) ou do peso (sem cumprir dieta).
8. Dificuldade de pensar ou de se concentrar.
9. Pensamento de morte recorrente, ideação/planejamento suicida ou tentativa de suicídio.

Esse quadro constitui alteração em relação ao padrão prévio do indivíduo e se caracteriza pela presença de pelo menos um episódio depressivo (mas, frequentemente, é recorrente) na ausência de episódio de mania ou de hipomania (atuais ou prévios).

A avaliação e o tratamento preconizado para depressão maior, de acordo com as diretrizes do Canadian Network for Mood and Anxiety Treatments (CANMAT), publicadas em 2016 e utilizadas em diversos países (incluindo Brasil), estão representadas na Figura 152.1. Cabe notar, no entanto, que existem outras diretrizes estabelecidas para tratar esses pacientes e que sugestões do fluxograma anexo não representam consenso absoluto. Medicamentos e outros tratamentos para depressão maior encontram-se listados nos Quadros 152.1 e 152.2.

Não há consenso em relação ao conceito de depressão refratária. Para finalidades de indicação cirúrgica, costuma-se caracterizar refratariedade em quadro de longa duração no qual diversas terapias foram utilizadas de modo adequado e apresentaram resposta terapêutica limitada ou efeitos adversos importantes. O número e o tipo de tratamento variam de acordo com a instituição e o país. Não é incomum, no entanto, que doentes que contemplem as cirurgias tenham feito uso sem melhora de mais de dez tratamentos, incluindo o uso de antidepressivos de diferentes classes (p. ex., inibidores da monoamino oxidase, inibidores duais ou tricíclicos ou da recaptura de serotonina), potencializadores do tratamento (p. ex., lítio, antipsicóticos de segunda geração), eletroconvulsoterapia (ECT) e psicoterapia. Estima-se que cerca de 30% dos doentes com depressão maior tenham quadro refratário.

Transtorno obsessivo-compulsivo grave e refratário

O TOC caracteriza-se pela presença de obsessões e/ou compulsões.

- **Obsessões:** consistem em imagens ou pensamentos intrusivos, persistentes e, geralmente, egodistônicos que provocam ansiedade e sofrimento.
- **Compulsões:** são comportamentos repetitivos ou atos mentais executados para aliviar a ansiedade e o desconforto causados pelas obsessões.

Figura 152.1 – Tratamento da depressão maior.

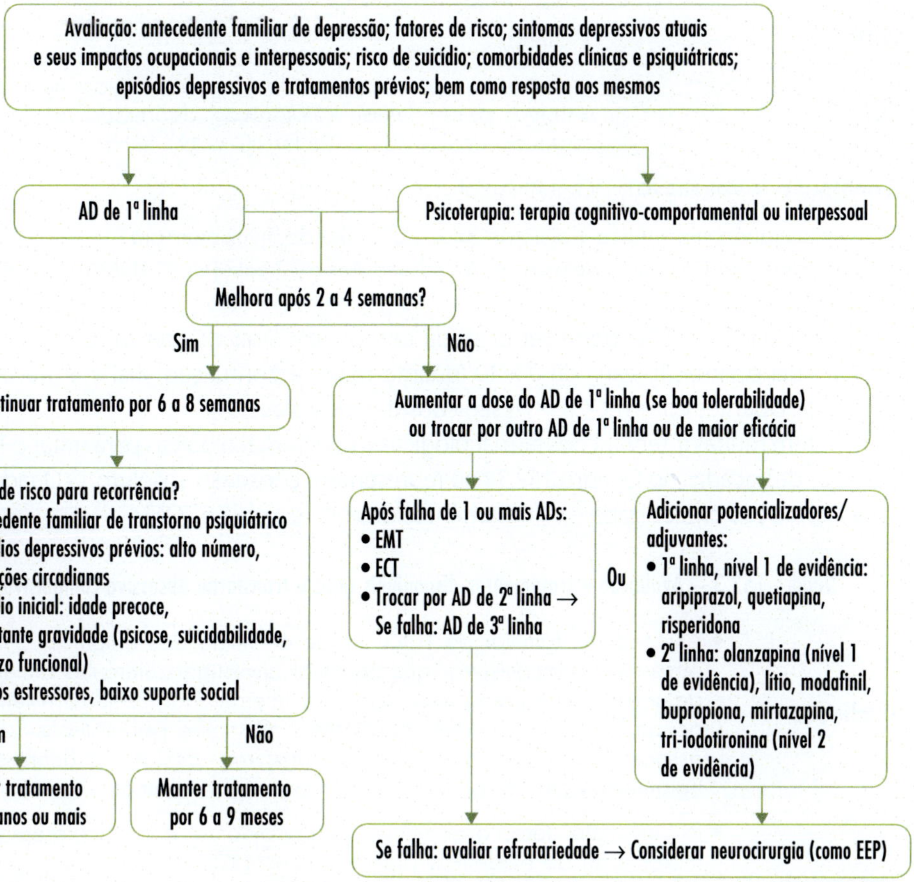

AD: antidepressivo; EMT: estimulação magnética transcraniana; ECT: eletroconvulsoterapia; EEP: estimulação encefálica profunda.

Fonte: Adaptada de Canadian Network for Mood and Anxiety Treatments (CANMAT), 2016.

Quadro 152.1 – Principais antidepressivos utilizados para tratar a depressão maior.

Psicofármacos com ação antidepressiva (nível 1 de evidência)	
1ª linha	• Inibidores seletivos de recaptação de serotonina: fluoxetina, sertralina, citalopram, escitalopram, paroxetina, fluvoxamina • Venlafaxina, desvenlafaxina, duloxetina • Bupropiona, agomelatina • Mirtazapina, vortioxetina
2ª linha	• Tricíclicos • Trazodona • Quetiapina • Moclobemida
3ª linha	• Tranilcipromina • Reboxetina

Fonte: Adaptado de Canadian Network for Mood and Anxiety Treatments (CANMAT), 2016.

Quadro 152.2 – Outros tratamentos propostos para tratar a depressão maior.

EMTr	1ª linha
ECT	2ª linha, exceto em casos de ideação suicida aguda, sintomas psicóticos ou catatônicos, depressão resistente, gestação com essas características (1ª linha)
Quetamina intravenosa	Experimental

EMTr: estimulação magnética transcraniana; ECT: eletroconvulsoterapia.
Fonte: Adaptado de Canadian Network for Mood and Anxiety Treatments (CANMAT), 2016.

A gravidade do TOC pode ser avaliada com a *Yale-Brown Obsessive-Compulsive Scale* (YBOCS), cuja pontuação varia de 0 a 40 (quanto maior a pontuação, maior a gravidade do transtorno). Doentes com YBOCS > 28 são considerados graves.

Existem muitas intervenções farmacológicas e não farmacológicas para tratar o TOC e as sugestões destacadas no Quadro 152.3 não representam consenso absoluto. O Quadro 152.3 ilustra a avaliação preconizada e os tratamentos disponíveis para o TOC.

Quadro 152.3 – Avaliação e tratamentos disponíveis para o transtorno obsessivo-compulsivo.

Avaliação	• Antecedente familiar de TOC, idade de início dos sintomas obsessivos/compulsivos, quadro atual (investigar diferentes dimensões de sintomas), impacto ocupacional e interpessoal (prejuízo e tempo ocupado pelos sintomas), morbidades clínicas e psiquiátricas associadas (principalmente tiques, transtornos ansiosos e depressivos), tratamentos prévios para TOC e resposta aos mesmos
Tratamentos disponíveis	• Psicoterapia: terapia cognitivo-comportamental é a psicoterapia com maior grau de evidência para tratar o TOC
	• Psicofármacos: inibidores seletivos da recaptação de serotonina, clomipramina e potencializadores do tratamento, especialmente antipsicóticos atípicos, como a risperidona e a aripiprazol

TOC: transtorno obsessivo-compulsivo.
Fonte: Desenvolvido pela autoria do capítulo.

Apesar de não haver consenso, costuma-se considerar refratariedade a resposta mínima ou ausente a tratamentos administrados de maneira adequada (em dose e tempo adequados), incluindo-se a clomipramina, os inibidores da recaptura de serotonina (IRSs), os potencializadores de efeito dos IRSs e a terapia cognitivo-comportamental (TCC). Cerca de 10% a 15% dos doentes com TOC não respondem a essas várias intervenções terapêuticas.

Síndrome de Tourette

A síndrome de Tourette é uma afecção neurológica de início na infância, caracterizada por tiques motores (movimentos breves, repentinos e intermitentes) e/ou vocais. Na maioria dos casos, há remissão espontânea na vida adulta. Alguns indivíduos, contudo, necessitam de treinamento de reversão de hábitos e tratamento medicamentoso, cujas opções estão ilustradas no Quadro 152.4. Apenas pequena percentagem dos doentes com síndrome de Tourette apresenta sintomas refratários à terapêutica convencional e necessitam de neurocirurgia. Esta, por sua vez, proporciona melhoria do comportamento de automutilação e dos tiques.

Quadro 152.4 – Fármacos disponíveis para o tratamento de tiques na síndrome de Tourette.

- Antidopaminérgicos: neurolépticos, como haloperidol e pimozida – ambos aprovados pelo FDA (U.S. Food and Drug Administration)
- Agonistas alfa-adrenérgicos, como a clonidina
- Topiramato (poucos estudos randomizados controlados)
- Injeção de toxina botulínica para tratar os tiques vocais e motores focalizados

Fonte: Desenvolvido pela autoria do capítulo.

Procedimentos operatórios

As técnicas neurocirúrgicas mais utilizadas ou investigadas para tratar os transtornos psiquiátricos são a termocoagulação com radiofrequência, a EEP, radiocirurgia, a estimulação de nervo vago e a lesão com ultrassom focado (Figura 152.2).

Figura 152.2 – Terapias neurocirúrgicas mais comumente utilizadas e investigadas em psiquiatria. (A) Termocoagulação com radiofrequência; (B) estimulação encefálica profunda; (C) radiocirurgia ou ultrassom focado.

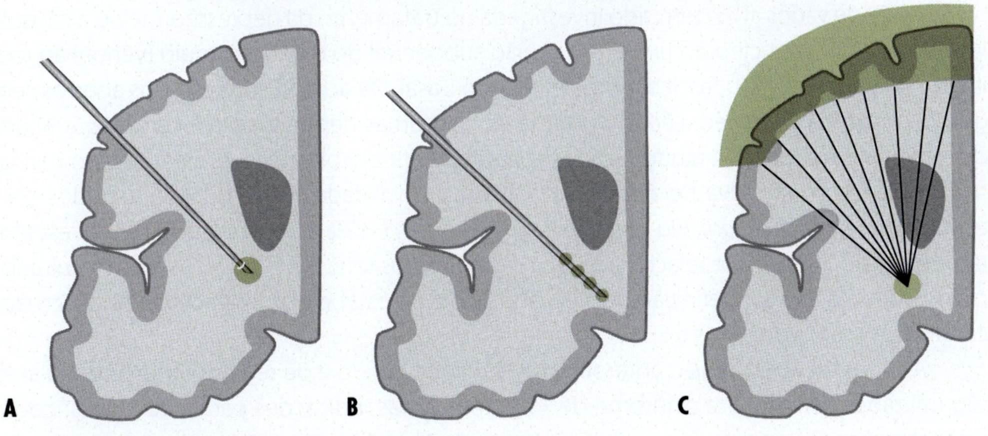

Fonte: Desenvolvida pela autoria do capítulo.

Termocoagulação com radiofrequência

As lesões com radiofrequência são proporcionadas pelo aquecimento de um alvo cirúrgico localizado com o uso de eletródios, geralmente por meio de estereotaxia. Os alvos dos procedimentos neurocirúrgicos destinados a tratar as manifestações das doenças psiquiátricas são: giro do cíngulo anterior (cingulotomia), cápsula interna (capsulotomia anterior) e tratos das fibras ventrais ao núcleo caudado (tractotomia subcaudata). A combinação de cingulotomia e tractotomia subcaudata é denominada leucotomia límbica.

As cirurgias proporcionam certo grau de melhora clínica em 30% a 50% dos doentes (35% na escala YBOCS em TOC e 40% a 50% em escalas de depressão). A maior parte dos estudos utilizando a cingulotomia foi realizada em doentes com TOC. A capsulotomia foi utilizada para tratar doentes com TOC ou depressão e a tractotomia subcaudata para tratar a depressão e transtornos mais graves e complexos. Vários alvos cirúrgicos com resultados animadores foram utilizados para tratar doentes com síndrome de Tourette. Os alvos para tratar a agressividade são a amígdala e o hipotálamo.

Os efeitos adversos destes procedimentos são infrequentes e, na maioria das vezes, transitórios. Dentre eles, destacam-se a desorientação, a incontinência urinaria e as crises convulsivas. Alterações comportamentais e complicações cirúrgicas, como o hematoma, podem ocorrer. Considera-se que a cingulotomia e a capsulotomia sejam mais seguras que a tractotomia subcaudata e a leucotomia límbica.

Estimulação encefálica profunda e do nervo vago

A EEP consiste na administração de corrente elétrica liberada por eletrodos implantados no tecido encefálico. Como não causa lesão, os efeitos adversos induzidos através da administração da corrente podem ser revertidos com a redução da carga ou desligando-se o gerador de pulsos. Entretanto, complicações mecânicas com o aparelho podem ocorrer. Os alvos comumente utilizados para a estimulação cerebral profunda EEP nos doentes com TOC são o núcleo *accumbens*, o braço anterior da cápsula interna e o núcleo subtalâmico. Cerca de 30% dos doentes apresenta boa resposta clínica ao procedimento e outros 20% a 30%, resposta parcial. Há evidência de classe I sugerindo que a técnica apresenta boa resposta terapêutica.

A EEP de vários alvos tem sido investigada no tratamento da depressão. Incluo a cápsula interna anterior, o núcleo *accumbens*, a região subgenual do giro do cíngulo (ventral ao joelho do corpo caloso) e o fascículo prosencefálico basal. De acordo com estudos abertos sem grupo-controle, ocorre redução importante dos sintomas depressivos em cerca de 50% dos doentes tratados. Ensaios randomizados e duplamente encobertos, no entanto, não revelaram diferença significativa de acordo com as escalas validadas entre doentes tratados com estimulação ativa ou *sham*. No longo prazo, no entanto, 40% a 50% dos doentes apresentaram benefício importante relacionado à cirurgia. Ensaios têm sido realizados, com resultados promissores na melhor definição do alvo cirúrgico e no estabelecimento do perfil clínico dos candidatos mais suscetíveis à EEP.

A estimulação da região anteromedial do globo pálido e de regiões mediais do tálamo são utilizadas para tratar a síndrome de Tourette. Outras indicações para a EEP investigadas recentemente são a anorexia nervosa, a doença de Alzheimer e a adição a drogas.

Nos doentes tratados com EEP há risco geral de infecção de 5%, complicação que geralmente implica na necessidade de se remover partes ou a totalidade do sistema, em conjunto com antibioticoterapia. Uma vez tratada a infecção, novas partes ou um novo sistema pode ser reimplantado. Problemas de natureza mecânica com o sistema de estimulação podem ocorrer em cerca de 2% a 5% dos doentes. Adicionalmente, há risco de hematoma intracraniano e de crises convulsivas. Efeitos relacionados à estimulação, como por exemplo hipomania, podem ser reduzidos com a diminuição de corrente.

A estimulação do nervo vago proporciona resultados semelhantes aos da ECP no tratamento da depressão maior. Efeitos adversos relacionados são rouquidão, tosse, alterações da articulação da fala, entre outros. Esses, habitualmente, podem ser revertidos com a modificação dos parâmetros de estimulação ou desligamento do sistema. A estimulação de áreas corticais também tem sido investigada para tratar a depressão.

Radiocirurgia

A radiocirurgia é realizada através da administração localizada de radiação com alta taxa de dose gerada por inúmeras fontes radioativas (p. ex., cobalto) organizadas em uma câmera hemisférica ou cônica ou com a redação colimada emitida por acelerador linear e orientada com técnica estereotáctica. Essa técnica não requer incisão cirúrgica, mas causa lesão encefálica. A maioria dos estudos foi realizada em doentes com TOC e envolveu o braço anterior da cápsula interna. Cerca de 30% a 40% dos doentes melhora com a cirurgia, sendo os efeitos clínicos geralmente observados muitos meses após a intervenção. Efeitos adversos incluem edema tardio e a radionecrose, que ocorrer muitos meses após o tratamento, bem como a hipomania e a formação de cistos.

Lesão com ultrassom focado

A técnica consiste na emissão de feixes de ultrassom por vários transdutores que levam a uma lesão de alvo encefálico específico. A técnica também não requer incisão cirúrgica e o método gera lesão imediata. A capsulotomia com ultrassom tem sido investigada para tratar doentes com depressão ou TOC com resultados animadores.

Considerações finais

A neurocirurgia para tratar transtornos psiquiátricos desenvolveu-se graças à descoberta de novos alvos cirúrgicos baseados nos exames de neuroimagem e no progresso da neuroquímica e neurofisiologia. Pacientes com doenças psiquiátricas refratárias necessitam de assistência intensiva proporcionada por equipe multidisciplinar, envolvendo psiquiatras, psicólogos, neurocirurgiões e assistentes sociais, dentre outros. Os procedimentos devem obedecer aos preceitos éticos e às legislações regionais e federais, para se evitar alguns equívocos ocorridos no passado que geraram o declínio da neurocirurgia para tratar os transtornos psiquiátricos.

Referências bibliográficas

1. Ackermans L, Kuhn J, Neuner I et al. Surgery for Tourette syndrome. World Neurosurg. 2013; 80S29:e15-22.
2. Hamani C, Pilitsis J, Rughani AI et al. Deep brain stimulation for obsessive-compulsive disorder: systematic review and evidence-based guideline sponsored by the American Society for Stereotactic and Functional Neurosurgery and the Congress of Neurological Surgeons (CNS) and endorsed by the CNS and American Association of Neurological Surgeons. Neurosurgery. 2014;75:327-33; quiz 333.
3. Holtzheimer PE, Husain MM, Lisanby SH et al. Subcallosal cingulate deep brain stimulation for treatment-resistant depression: a multisite, randomized, sham-controlled trial. Lancet Psychiatry. 2017;4:839-49.
4. Kennedy SH, Lam RW, McIntyre RS et al.; Canadian Network for Mood and Anxiety Treatments (CANMAT). Clinical guidelines for the management of adults with major depressive disorder – Section III: Pharmacological treatments. Can J Psychiatry. 2016;61:540-60.
5. Miguel EC, Lopes AC, McLaughlin NCR et al. Evolution of gamma knife capsulotomy for intractable obsessive-compulsive disorder. Mol Psychiatry. 2019 Feb;24(2):218-40.
6. Patel SR, Aronson JP, Sheth SA et al. Lesion procedures in psychiatric neurosurgery. World Neurosurg. 2013;80(Suppl)31:S39-16.

Seção XVII

Neurointensivismo

Capítulo 153

Fisiologia e Fisiopatologia dos Mecanismos Reguladores do Fluxo Sanguíneo Encefálico

Ricardo Nogueira
Sergio Brasil
Wilber Antonio Pino Illanes

Introdução

O cérebro humano representa apenas 2% da massa corporal total, porém consome aproximadamente 20% da sua demanda energética.[1] Devido à sua capacidade limitada de armazenamento de substratos e elevada taxa metabólica, o tecido nervoso é particularmente sensível à isquemia. O fornecimento adequado de nutrientes e O_2 é essencial para manter as funções encefálicas normais. Podem ocorrer lesões neuroniais irreversíveis quando o fluxo sanguíneo cerebral (FSC) é interrompido durante poucos minutos.[2] A interrupção da perfusão encefálica que ocorre no acidente vascular encefálico (AVE) isquêmico ou hemorrágico pode gerar uma cascata de consequências adversas, como comprometimento metabólico e energético, produção de radicais livres, excitotoxicidade, perda de homeostase dos íons Ca++ e ativação das proteases.[3] A interrupção do FSC aumenta o estresse oxidativo e as anormalidades mitocondriais, resultando em necrose e morte neuronial mediada pela apoptose.[4] A desregulação da perfusão encefálica após o AVE e a morte neuronial subsequente exercem impacto significativo na expansão do infarto, reduzem a possibilidade de recuperação funcional e elevam a mortalidade.

Os determinantes hemodinâmicos do fluxo sanguíneo são estabelecidos pela lei de Ohm:

$$Q \text{ (fluxo sanguíneo)} = \frac{(\Delta P \text{ (gradiente de pressão através do órgão))}}{(R \text{ (resistência vascular))}}$$

O gradiente de pressão de perfusão encefálica (PPE) é calculado a partir da diferença entre a pressão arterial média (PAM) no encéfalo e a pressão efetiva a jusante da circulação encefálica (ou seja, pressão intracraniana [PIC] e pressão venosa central [PVC]), enquanto R é a resistência de toda a circulação cerebral. Na prática clínica, a PA braquial é rotineiramente utilizada como referencial para cálculo da PPE. Este procedimento assume erroneamente que a pressão arterial (PA) braquial reflete a PA central e negligencia a contabilização das pressões da circulação ou da resistência vascular encefálicas.

Anatomia e fisiologia

Circulação intracraniana

A anatomia e a fisiologia encefálicas priorizam a manutenção relativamente constante do FSC mesmo quando ocorrem oclusões localizadas. A circulação intracraniana recebe afluentes de quatro artérias extracranianas principais: duas artérias vertebrais (AVs) e duas artérias carótidas internas (ACIs). A ACI é responsável pelo fornecimento de sangue para o córtex cerebral via artérias cerebral média (ACM) e cerebral anterior (ACA), correspondendo a aproximadamente 80% do total da perfusão encefálica.[4] As AVs são responsáveis pelos 20% restantes da perfusão. Existe dominância da AV esquerda em aproximadamente 60% das pessoas, resultando em maior fluxo sanguíneo na AV esquerda do que na direita.[5] Na maioria dos casos, as AVs direita e esquerda cruzam a dura-máter e fundem-se para formar a artéria basilar, que posiciona-se ventralmente ao tronco encefálico até a junção ponto-mesencefálica, onde se bifurca nas artérias cerebrais posteriores (ACPs). As principais artérias intracranianas comunicam-se entre si via anastomose, como a artéria comunicante anterior e as artérias comunicantes posteriores, formando o círculo de Willis. As principais artérias intracranianas (ACAs, ACMs e ACPs) dirigem-se para o córtex cerebral, onde se ramificam como artérias piais e formam redes colaterais que se intercomunicam entre si – conhecidas como colaterais leptomeníngeas.[6] Algumas áreas – as "zonas de fronteira" – são intermediárias entre os territórios supridos pelas principais artérias intracranianas, mais vulneráveis à redução do FSC.[7] Os ramos das artérias piais apresentam orientação centrípeta para o parênquima no espaço perivascular e originam as arteríolas e, em seguida, os capilares (vasos intraparenquimatosos).

Artérias intracranianas

Em muitos órgãos, a resistência vascular é controlada pela microvasculatura e as grandes artérias atuam principalmente como vasos de condução.[8] Já os grandes vasos da circulação encefálica constituem cerca de 50% da resistência cerebrovascular total em repouso.[9] Enquanto o acoplamento neurovascular organiza a distribuição do fluxo sanguíneo para áreas metabolicamente ativas do cérebro, o grau da resistência das grandes artérias é um dos principais determinantes da pressão de perfusão microvascular. As grandes artérias intracranianas devem ser consideradas a primeira linha do sistema de regulação cerebrovascular e elemento controlador do FSC racional aos estímulos metabólicos, pressóricos e neurogênicos. As artérias piais são altamente responsivas às alterações metabólicas e pressóricas e representam a segunda linha de regulação, controlando o fluxo transmitido aos vasos intraparenquimatosos.[10]

Barreira hematoencefálica

A rede capilar do encéfalo é preenchida por células endoteliais, que constituem a barreira hematoencefálica (BHE).[11] As células endoteliais dos vasos intraparenquimatosos são conectadas entre si por junções apertadas (*tight junctions*) e têm as paredes circundadas por astrócitos e pericitos. A BHE atua como barreira física que separa o sangue circulante do fluido extracelular encefálico. As células endoteliais encefálicas, juntamente com astrócitos, pericitos, micróglia, neurônios e matriz extracelular formam a unidade neurovascular, sistema altamente coordenado que regula a perfusão localizada e determina a permeabilidade microvascular cerebral. A unidade neurovascular desempenha atividade importante na regulação da perfusão localizada para atender à demanda metabólica, comumente conhecida como acoplamento neurovascular ou hiperemia funcional que regula o FSC.[12]

De acordo com as variações no metabolismo encefálico, os astrócitos e os neurônios – em conjunto com os vasos intraparenquimatosos – liberam neurotransmissores que atuam nas células musculares lisas e modificam o diâmetro dos vasos encefálicos. As modificações do diâmetro vascular também são moduladas diretamente pelas células endoteliais cerebrais, via produção localizada de vasodilatadores potentes, como óxido nítrico (ON), prostaciclinas, monóxido de carbono e fator hiperpolarizador derivado do endotélio, bem como de vasoconstritores como a endotelina e o fator constritor derivado do endotélio.[13] A alteração do diâmetro vascular não se restringe aos vasos intraparenquimatosos, pois é compartilhada às artérias piais através de junções em fenda que modelam as reações de FSC extraparenquimatosos.[14]

As células endoteliais encefálicas diferem das periféricas, pois não apresentam fenestrações, mas atividade pinocitótica extremamente baixa e maior número de mitocôndrias, ou seja, atividade metabólica mais intensa.[15] Estas células conectam-se entre si por extensas junções apertadas e esparsas vesículas de transporte dos pericitos, que limitam a difusão disseminada das substâncias circulantes. Como a permeabilidade da BHE é seletiva baseada na dimensão e natureza das moléculas, o desenvolvimento dos tratamentos farmacológicos deve considerar as características desta quanto à transferência efetiva e direcionada de medicamentos.[16]

Circulação colateral

A presença das artérias colaterais é característica importante da circulação encefálica, pois interconectam direta ou indiretamente os vasos principais e contribuem para estabilizar a perfusão regional quando a artéria principal se torna insuficiente (oclusão ou ruptura). A extensão da colateralização cerebral muito contribui para a capacidade da reserva cerebrovascular e de modificação da hemodinâmica cerebral.[10] A capacidade vascular encefálica colateral varia entre as pessoas e parece relacionar-se diretamente ao desfecho clínico nas doenças cerebrovasculares. A perfusão colateral é forte preditor do resultado de terapias trombolíticas, recuperação clínica e redução do volume do infarto após o AVE e transformação hemorrágica quando se ocluem vasos de grande porte. Portanto, a circulação colateral robusta é determinante da viabilidade da zona de penumbra e, consequentemente, na redução da gravidade do AVE.[17]

A perfusão colateral dos tecidos isquêmicos depende do calibre e da patência dos vasos colaterais primários, pois estes podem compensar rapidamente a diminuição do fluxo sanguíneo, juntamente com a adequação das vias colaterais secundárias.[18] As vias primárias possibilitam o deslocamento imediato do FSC para regiões isquêmicas através das anastomoses pré-existentes, ao passo que as vias secundárias, como as anastomoses leptomeníngeas, frequentemente necessitam de algum tempo para apresentar fluxo considerável. Determinantes genéticos foram relacionados às variações da circulação colateral entre doentes com AVE.[19] Alternativamente, Menon e colaboradores observaram que idade mais avançada, hiperuricemia e síndrome metabólica são preditores independentes de vias leptomeníngeas menos atuantes.[20] Desidratação, estenose carotídea grave e AVE isquêmico recente também associaram-se à ocorrência de vias colaterais pouco ativas.[21] Tanto os exercícios quanto o fator 1α induzido pela hipóxia associam-se ao desenvolvimento da circulação colateral. A promoção do desenvolvimento vascular colateral encefálico pode ser estratégia eficaz para melhorar o prognóstico dos doentes com AVE.[22]

A circulação colateral é mais pobre em doentes com AVE decorrente de fibrilação atrial em relação àqueles com doença estenótica-oclusiva aterosclerótica cervical. O menor fluxo colateral observado nos doentes com AVE relacionado à fibrilação atrial resulta principalmente em maior volume de tecido intensamente hipoperfundido e em maior extensão do infarto.[23] O menor fluxo colateral pode justificar os AVEs mais graves e os desfechos mais desfavoráveis em longo prazo quando o AVE relaciona-se à fibrilação atrial. Há vários métodos de avaliação dos vasos cerebrais em seres humanos e roedores, mas são subutilizados na pesquisa do AVE. A melhor compreensão da ligação entre a circulação colateral e o desfecho do AVE pode ser a solução para se reduzir a sua gravidade e melhorar o desfecho.[24]

Determinantes do gradiente da pressão de perfusão encefálica

A pressão aórtica é um dos principais determinantes do gradiente da PPE, que, por sua vez, é constantemente regulada pela retroalimentação proveniente do barorreflexo a cada batimento cardíaco. O barorreflexo é mediado pelo tronco encefálico e atua mantendo a PA constante via modulação neurovegetativa tanto do débito cardíaco quanto da resistência periférica total.[25] As interrupções do controle neurovegetativo da PA e as elevações na PIC nos doentes com AVE agudo podem desestabilizar ainda mais a perfusão encefálica e relacionar-se ao crescimento do infarto, transformação hemorrágica e consequente piora do prognóstico.[26]

Apesar da complexidade da regulação do FSC, a miríade de fatores contribuintes normalmente não é contabilizada na condução e tratamento dos doentes com AVE. A compreensão desses determinantes do FSC pode contribuir para identificar marcadores e para monitorar a evolução dos doentes com AVE isquêmico ou hemorrágico. Na maioria dos doentes com AVE agudo, não se realiza monitoração ativa dessas variáveis fora do ambiente da unidade de terapia intensiva.

Pressão arterial

Controle da pressão arterial

O aumento abrupto e profundo da PA é característico das lesões encefálicas (p. ex., AVE).[27] A elevação na PA pode persistir durante várias semanas e é acompanhada de aumento da noradrenalina plasmática decorrente da ativação simpática.[28] Como a manutenção do FSC pode ser mais difícil no cérebro do doente hipertenso, é questionável se o tratamento para reduzir a alta pressão auxilia ou é empecilho para a homeostase da perfusão encefálica.

A hipertensão após a lesão encefálica era considerada reação patológica e, portanto, deveria ser evitada. Porém, à luz do conhecimento atual, sabemos que se trata de reação fisiológica protetora para melhorar a pressão de perfusão na zona de penumbra.[29]

Pressão arterial central *versus* periférica

Amplificação da onda de pulso

As diretrizes de tratamento da hipertensão arterial são baseadas na PA braquial como alvo macrovascular primário. No entanto, as principais artérias que suprem o encéfalo estão expostas à pressão aórtica.[30] A PA braquial superestima a PA central da artéria aorta ascendente em até 40 mmHg. A disparidade entre a PA braquial e a aórtica, denominada amplificação da onda de pulso, deve-se às diferentes propriedades dos vasos na árvore arterial, como rigidez da parede e diâmetro vascular, que geram elevação da PA na artéria braquial via reflexo da onda de pulso.[31]

Fisiologicamente, é improvável que as mensurações convencionais de PA braquial forneçam dados precisos sobre a PPE e o FSC. Embora não esteja claro como a amplificação da onda de pulso altera a pressão de perfusão na circulação encefálica, é possível que a PA central seja mais fortemente relacionada a eventos cardiovasculares futuros do que a PA braquial,[32] além de reagir de modo diferente a certas drogas.[33]

Variabilidade da pressão arterial

A variabilidade da PA é fator de risco importante para desfechos desfavoráveis após eventos cerebrovasculares. As flutuações acentuadas da PPE podem resultar em lesões por hipo e hiperperfusão que, por sua vez, podem desestabilizar a oxigenação do tecido encefálico e quebrar a BHE.[34] Essas flutuações da perfusão cerebral podem exacerbar as lesões neuroniais secundárias, com impacto significativo na zona de penumbra isquêmica.

Em estudos de coorte, evidenciaram-se associações entre o aumento da variabilidade da PA sistólica e recidiva precoce do AVE e transformação hemorrágica grave após o AVE isquêmico, com impacto significativo no prognóstico dos doentes. Alta variabilidade da PA diastólica também associa-se a pior prognóstico, ao passo que a baixa variabilidade da PA diastólica é preditor de resultado favorável nos primeiros 90 dias após o AVE.[35] A relação entre a variabilidade da PA sistólica e o volume do infarto provavelmente relaciona-se ao comprometimento do mecanismo de autorregulação cerebrovascular no tecido encefálico isquêmico, achado exacerbado pela persistência da oclusão arterial. Allan e colaboradores avaliaram as estimativas da variabilidade da PA a cada batimento cardíaco em 5 minutos de monitoramento contínuo da PA e observaram que havia elevada variabilidade da PA em doentes que sofrem ataque isquêmico agudo em relação aos controles compatíveis.[36]

Sistema nervoso neurovegetativo/barorreflexo

A PA é regulada com precisão para garantir a perfusão adequada dos órgãos vitais. A regulação a cada batimento cardíaco (portanto, do volume sanguíneo central) é realizada graças aos ajustamentos rápidos no débito cardíaco e à resistência periférica total, mecanismo de retroalimentação fechado denominado barorreflexo. O arco barorreflexo é vital para regular as flutuações de curto e longo prazo da PA. A regulação precisa da PA é mediada pelos barorreceptores arteriais cardiopulmonares de baixa e de alta pressão, que detectam as alterações da PA, do volume sanguíneo central e da pressão de pulso.[25] Esses receptores de estiramento enviam sinais aferentes para o tronco encefálico e outras regiões do encéfalo para haver integração central antes de gerar reações neurovegetativas adequadas, que envolvem ajustamento da atividade parassimpática e/ou simpática, principalmente para o coração e vasculatura sistêmica.[37]

Ocorre disfunção do barorreflexo após eventos cerebrovasculares; essa anormalidade pode persistir durante vários meses. O comprometimento da sensibilidade do barorreflexo (SBr) é marcador chave da disfunção neurovegetativa que, por sua vez, desempenha papel importante no desenvolvimento em longo prazo da hipertensão arterial e das complicações relacionadas.[38] A causa básica da disfunção barorreflexa em doentes com AVE é a lesão do córtex insular e não a aterosclerose carótidea.[39] A lesão reduz a SBr, resultando em dominância simpática e ocorrência de hipertensão arterial aguda com variabilidade da PA após o AVE, afetando negativamente a perfusão encefálica. A SBr prediz desfechos clínicos de curto e longo prazos nos doentes com AVE isquêmico agudo e hemorrágico; a baixa SBr associa-se a ictos mais graves, piores desfechos clínicos e maiores taxas de mortalidade.[40] Esses achados destacam a disfunção neurovegetativa e o comprometimento da SBr como importantes marcadores prognósticos no AVE. Os anti-hipertensivos inibidores enzimáticos da conversão da angiotensina, os bloqueadores dos receptores da angiotensina II, os bloqueadores dos canais de cálcio e os betabloqueadores melhoram a função barorreflexa.[41]

Pressão intracraniana e pressão crítica de fechamento

O encéfalo, o volume do líquido cefalorraquidiano (LCR) e o volume vascular determinam o gradiente da PIC. O encéfalo é muito sensível às variações da PIC. O desequilíbrio pressórico entre os componentes intracranianos, com elevação da PIC e comprometimento da complacência cerebral, pode resultar na compressão dos vasos sanguíneos encefálicos ou do tecido encefálico e aumentar a resistência ao FSC.[42] A PPE é a diferença entre PA e a PIC em condições em que a PVC é inferior à PIC e representa seu principal regulador, além da produção e reabsorção do LCR. Em indivíduos saudáveis, a baixa PIC durante o repouso (5 a 10 mmHg) indica que a PPE é predominantemente determinada pela PA.

Hemorragias intracranianas, traumatismo cranioencefálico e hidrocefalia podem elevar significativamente a PIC.[43] A elevação da PIC e/ou da PVC pode atuar como resistor de Starling e prejudicar a drenagem sanguínea encefálica. A PIC também pode elevar-se em doentes que mantém a PA acima dos limites individuais do controle da autorregulação cerebrovascular. Intensas elevações da PIC podem causar lesões encefálicas irreversíveis e mesmo a morte, devido à redução progressiva da PPE. Elevações compensatórias da PA podem manter a PPE estável até certo limite, o qual – se ultrapassado – torna a própria PA fator gerador e agravante da HIC. Johnston e colaboradores constataram que aumentos intensos da PIC resultam em redução progressiva no FSC e culminam com a cessação do fluxo sanguíneo nas artérias carótidas internas entre 96 e 153 mmHg.[42] Especialmente no doente neurológico grave, os eventos de HIC produzem câmbios significativos na capacidade de manutenção da PPE mesmo após o tratamento cirúrgico desta. Brasil e colaboradores,[88] demonstraram que a microcirculação cerebral responde de forma muito menos eficiente nestes doentes frente a elevações da PIC, do que em consequência às variações da PA, indicando que ao menos neste grupo, não se deve considerar a PPE como a simples diferença entre PA e PIC.

Pressão crítica de fechamento (PCF)[44] refere-se à PA quando o fluxo sanguíneo nos vasos distais se aproxima de zero. À medida que a pressão de perfusão é reduzida, apresenta-se um ponto em que a pressão transmural torna-se insuficiente para neutralizar a tensão imposta pela camada muscular lisa da parede do vaso sanguíneo e o vaso colapsa.[45]

A PCF sofre influência da PIC em caráter praticamente linear,[88] sendo igual à soma da PIC e da tensão ativa no músculo liso vascular na circulação encefálica.[45] A PCF é de aproximadamente 30 mmHg nos adultos saudáveis,[46] e associa-se a mudanças na pressão parcial do dióxido de carbono arterial ($PaCO_2$) em diversas populações. O aumento da $PaCO_2$ causa redução da PCF, sendo observado efeito oposto durante a hipocapnia. A estreita relação entre

PCF e $PaCO_2$ deve-se provavelmente à mudança do tono vascular associada à dilatação ou constrição dos vasos cerebrais com a hipercapnia e a hipocapnia, respectivamente. Ocorre associação direta entre a PCF e a PA,[47,48] o que provavelmente reflete a autorregulação do FSC, em que o aumento da PA gera aumento simultâneo da tensão ativa da parede e, assim, eleva a PCF.[44] Essas observações destacam a atuação da $PaCO_2$ e da PA na determinação da PCF e na alteração das propriedades dos vasos encefálicos e assim implicações potenciais para a reatividade cerebrovascular ao CO_2 e para a relação FSC-PA (autorregulação cerebral) na PCF.

O monitoramento da PIC, da PCF e da PA central podem melhorar a compreensão das modificações de PPE durante o acompanhamento de lesões cerebrais agudas, sendo racional considerar-se que a PPE "virtual" é PA-PCF em vez da PA-PIC.[44] Na ausência de mudanças na PA, as alterações da PCF refletem as mudanças da PPE efetiva. O *doppler* transcraniano, torna possível obter não invasivamente estimativas da PPE ao comparar as ondas da PA e a velocidade sanguínea cerebral obtidas eletronicamente (PA-PCF).[44,48]

Hipótese do encéfalo egoísta – mecanismo de Cushing

A hipertensão arterial que ocorre após o AVE pode ser explicada pela hipótese do "cérebro egoísta", segundo a qual o cérebro otimiza sua própria perfusão via hipertensão arterial sistêmica. Há várias linhas de evidências que suportam essa hipótese: 1) o aumento da resistência cerebrovascular precede o início da hiperatividade simpática e da hipertensão arterial em seres humanos;[49] 2) quando a perfusão encefálica está comprometida, devido ao aumento da resistência cerebrovascular e/ou HIC, a hipertensão arterial sistêmica atua aumentando a perfusão cerebral[42] – a ausência de hipertensão sistêmica compensatória após o AVE agravaria a progressão do infarto e tornaria o desfecho pior;[29] e 3) a redução da PA durante a fase aguda do AVE isquêmico associa-se à deterioração neurológica precoce, expansão do volume do infarto e prognóstico pior. A hipertensão arterial sistêmica desempenha, portanto, papel neuroprotetor após o AVE, como meio de restaurar a hipoperfusão encefálica regional ou global.[29]

De acordo com modelos matemáticos atuais de avaliação da circulação encefálica, a relação entre a PA e o FSC atuam apenas em uma direção (pressão → fluxo). A hipótese do "cérebro egoísta" desafia o modelo tradicional e, em vez disso, propõe que o inverso também é verdadeiro, ou seja, o FSC também pode regular a PA (fluxo ↔ pressão) via atividade do sistema nervoso neurovegetativo simpático. O conceito-chave é que em situações em que a perfusão cerebral está ameaçada, a PA eleva-se para compensá-lo. Cushing e colaboradores demonstraram que elevações substanciais da PIC com a infusão subdural de solução salina desencadeiam aumento da PA e propuseram que a reação hipertensiva foi mediada pela isquemia do tronco encefálico decorrente do aumento da PIC e subsequente compressão da vasculatura encefálica.[50] Como a hipoperfusão encefálica e a HIC causam excitação simpática e hipertensão, o encéfalo deve ser sensível à hipoxemia tecidual e às alterações da PIC.

O tronco encefálico apresenta regiões muito vascularizadas que regulam a atividade neurovegetativa e são sensíveis à hipóxia;[51] portanto, é o mediador da excitação simpática e da hipertensão arterial sistêmica reacionais à isquemia encefálica e/ou à HIC para manter a PPE. Os infartos das estruturas da fossa posterior são mais associados à hipertensão arterial do que os infartos do território da circulação anterior.[52] O aumento profundo e sustentado da PIC acompanha-se de aumento da PA sistêmica, particularmente na presença da compressão encefálica.[53]

Determinantes da resistência cerebrovascular

Ao contrário de outros órgãos nos quais grandes artérias atuam como vasos de condução, toda a circulação cerebral está envolvida na regulação da resistência cerebrovascular. Os vasos encefálicos (artérias, arteríolas e veias) são controlados pelo tono da musculatura lisa vascular, a qual, por sua vez, é sensível também a fatores neurais, químicos, metabólicos e físicos.[53] A resistência cerebrovascular é o produto do balanço entre os estímulos vasodilatadores e vasoconstritores. Alterações do FSC repercutem na perfusão capilar, uma vez que os capilares encefálicos não são funcionais e todos mantêm a perfusão mesmo em repouso.[54]

Autorregulação cerebral

A autorregulação da circulação cerebral (ARC) é um termo tradicionalmente aplicado para descrever fenômenos celulares intrínsecos e miogênicos e mecanismos neurogênicos responsáveis por ajustar a resistência cerebrovascular e manter o FSC.[55] Lassen e colaboradores admitiram que o FSC permanece relativamente constante em uma faixa de PA média (60 a 150 mmHg), muitas vezes referida como o "platô autoregulador".[56] De acordo com esse paradigma, a redução da PA (redução da PPE) evoca vasodilatação encefálica e uma ulterior redução da resistência vascular e aumento compensatório do FSC. O aumento da PA (aumento da PPE) evoca vasoconstrição encefálica e aumento subsequente da resistência vascular e diminuição do FSC. Esse dogma é cada vez mais desafiado, por várias razões.[57] Há evidências de que a relação entre PA e o FSC é mais passiva. A vasculatura encefálica parece melhor adaptada para reagir à hipertensão transitória em comparação com a hipotensão transitória, embora esse não seja um achado universal.[58] O encéfalo apresenta alguma capacidade de regulação automática, dependente da intensidade e direção das alterações da PA.[57]

A ARC pode ser avaliada através de dois métodos: o estático (mais do que 5 minutos a horas; observando a reação do FSC à variação estática da PA) e o dinâmico (em segundos; como a reação do FSC às variações *beat to beat* da PA).[57] Tanto os mecanismos neurogênicos quanto os miogênicos desempenham atividade importante na ARC. A regulação neurogênica da ARC envolve mecanismos simpáticos e colinérgicos[59] e é responsável por mudanças moderadas da PA, enquanto o componente miogênico parece ser predominantemente ativo durante marcantes modificações da pressão de perfusão que podem resultar em hipo ou hiperperfusão.[60]

Controle miogênico

O controle miogênico do FSC refere-se às mudanças do tono dos músculos lisos vasculares em reação às variações da PPE. O aumento da PPE evoca aumento no tono muscular liso e vasoconstrição e reduz o FSC. Esse mecanismo contribui para a reação autorreguladora encefálica, em que um aumento da PPE evoca vasoconstrição, contendo o aumento passivo do FSC e protegendo o encéfalo dos picos repentinos da PA.[61]

O controle miogênico da vasculatura independe do endotélio, pois a vasoconstrição ocorre com o aumentos da pressão transmural nos vasos desprovidos da camada endotelial.[62] O mecanismo primário da vasoconstrição miogênica ocorre via atividades de canais dependentes de Ca++. O estiramento do músculo liso vascular ativa os canais iônicos sensíveis, reduz o potencial de membrana muscular lisa, gera influxo de Ca++ através de canais de cálcio do tipo L e causa subsequente vasoconstrição. Os bloqueadores de canais de Ca++ (BCC) são frequentemente recomendados para prevenir o AVE, principalmente devido a seus efeitos anti-hipertensivos, mas também para reduzir o vasoespasmo e a isquemia cerebrais.[63] Tzeng e colaboradores demonstraram redução da velocidade média do fluxo na artéria cerebral média (vACM) e redução na variabilidade espontânea tanto da PA quanto da vACM com a administração de nimodipina (BCC tipo L) em seres humanos saudáveis. A redução da variabilidade da PA e do FSC com a utilização de BCCs pode ser benéfico nos doentes com AVE.[64]

Controle neurogênico

O controle neurogênico refere-se à inervação direta e regulação da vasculatura encefálica e ao controle do calibre vascular e do FSC.[65]

A vasculatura cerebral é ricamente inervada por fibras nervosas simpáticas e parassimpáticas e até 90% das artérias recebem inervação adrenérgica. Entretanto, a regulação neural do FSC em seres humanos é ainda questão controversa.[66]

Vários estudos realizados em seres humanos suportam a importância do controle neural na regulação da vasculatura encefálica e do FSC. Mitchell e colaboradores realizaram bloqueio ganglionar e inibição simpática central e observaram redução das concentrações de norepinefrina na veia jugular interna.[67] Hamner e colaboradores concluíram que a regulação do FSC em face das rápidas alterações da PA pode depender do equilíbrio entre a vasoconstrição adrenérgica e a vasodilatação colinérgica.[60] Foi demonstrada a atuação do controle simpático na relação pressão *versus* FSC após o bloqueio adrenérgico α e o bloqueio ganglionar.[68]

Há evidências de que os nervos simpáticos cerebrais participam da proteção contra a hiperperfusão durante a hipertensão arterial sistêmica.[68] Os nervos simpáticos podem participar da regulação do volume sanguíneo cerebral, do volume do LCR e da PIC ao reduzir a complacência dos vasos sanguíneos e ajustar o fluxo sanguíneo do plexo coroide e a formação do LCR.[69] Nos doentes com AVE agudo, a inervação simpática da circulação cerebral pode atuar para manter a função autorreguladora diante de intensas flutuações da PA e proteger o encéfalo contra a HIC. Há evidências de que a hipercapnia pode contrapor-se à vasoconstrição encefálica induzida pelo sistema nervoso simpático; essa propriedade tem implicações potenciais para a modulação simpática da função autorreguladora encefálica.[70]

Controle metabólico

A $PaCO_2$ e a concentração dos íons de H+ são estímulos potentes para modificar o calibre dos vasos e, portanto, o FSC.[54] O aumento da $PaCO_2$ (acidose respiratória) causa vasodilatação encefálica e elevação do FSC. Por outro lado, a queda do $PaCO_2$ (alcalose respiratória) causa vasoconstrição encefálica e reduz o FSC. Os mecanismos pelos quais a $PaCO_2$/H+ altera a resistência cerebrovascular são mal compreendidos. Estudos realizados *in vivo* e *in vitro* implicaram mediadores endógenos nas alterações do tono vascular induzidas pelo CO_2, tais como o ON, o peptídeo natriurético C, os prostanoides e a endotelina-1[71] liberados pelas células endoteliais e neurônios vizinhos. Esses mediadores atuam nas vias de ativação/hiperpolarização dos canais de iônicos de K+ e alteram a concentração intracelular dos íons Ca++ dos músculos lisos, gerando contração ou relaxamento vascular.[54] Em seres humanos saudáveis, a modificação de 1 mmHg da $PaCO_2$ evoca modificação de 2% a 8% do FSC geral. A alta sensibilidade do FSC à $PaCO_2$ tem o propósito de regular e manter estável o pH encefálico.[71]

A reação do FSC ao CO_2, ou seja, a "reatividade cerebrovascular ao CO_2" ou "reatividade vasomotora encefálica", consiste na capacidade dilatadora ou constritora dos vasos cerebrais ao CO_2. Na ausência de estenose arterial grave, o comprometimento da reatividade cerebrovascular ao CO_2 pode refletir o aumento da rigidez das paredes arteriolares.[72] Portanto, a reatividade cerebrovascular ao CO_2 atua como um índice da função/reserva cerebrovascular. Em doentes com estenose ou oclusão intensa da artéria carótida, a reatividade cerebrovascular ao CO_2 relaciona-se com a circulação colateral e exerce valor preditivo do AVE isquêmico, mesmo transitório (AIT).[73,74]

Vernieri e colaboradores observaram que doentes sem vias colaterais apresentam baixa reatividade cerebrovascular ao CO_2 e maior risco de eventos cerebrovasculares agudos; as características anatômicas da colateralização intracraniana estão intimamente relacionadas à reserva cerebrovascular. Intervenções terapêuticas que aumentam a reatividade cerebrovascular ao CO_2 potencialmente melhoram a circulação colateral.[75]

Em condições fisiológicas normais e $PaCO_2$ estável, as alterações da PaO_2 na faixa de 60 a 150 mmHg pouco influenciam o FSC. Redução da PaO_2 para menos de 60 mmHg associa-se à elevação do FSC,[51] o que possibilita aumento do aporte de O_2 ao encéfalo, fenômeno dependente da $PaCO_2$. A reação do FSC à hipóxia é heterogênea na circulação encefálica, a circulação posterior e inferior é mais sensível à hipóxia do que nas regiões anteriores, presumivelmente para preservar centros de controle homeostáticos vitais localizados no tronco encefálico. A reação do FSC ao O_2 depende da concentração arterial de O_2 (CaO_2) em vez da PaO_2, pois a anemia e a hemodiluição podem aumentar o FSC.[76]

A hiperóxia (inalação de O_2 a 100%) resulta em vasoconstrição dos vasos encefálicos, independentemente da $PaCO_2$.[77] A hiperóxia gera pequena redução da PIC (3 a 4 mmHg), decorrente, provavelmente, do seu efeito vasoconstritor e ou de pequena redução da $PaCO_2$.[78] Demonstrou-se elevação do FSC evocada pela hiperóxia em doentes com AVE e declínio, como esperado, nos controles saudáveis. O aumento do FSC pode dever-se à redução da sensibilidade aos tromboxanos e/ou ao aumento da sensibilidade às prostaglandinas nos doentes com AVE, fenômeno que gera reação vasodilatadora.

A reação vasodilatadora induzida pela hipóxia e pela isquemia dos vasos encefálicos é mediada pela adenosina e pelo ON.[79] Metabólitos do ácido araquidônico, como os tromboxanos e as prostaglandinas, são importantes mediadores do tono cerebrovascular reacional ao aumento da disponibilidade do O_2.[80] A reação do FSC à hipóxia eleva a perfusão das regiões isquêmicas do encéfalo e pode desempenhar papel importante na restauração da perfusão na região da penumbra após o AVE, possivelmente ao ativar vias colaterais. As vias de adenosina e ON são neuroprotetoras de acordo com os modelos animais de AVE isquêmico. O aumento das concentrações da adenosina extracelular, assim como a melhora da função mitocondrial com dieta cetogênica, reduzem o volume do infarto.[81] A inalação do ON melhora a perfusão na região de penumbra ao dilatar seletivamente as arteríolas colaterais, reduzir o volume da região infartada e melhorar a função neurológica. O recrutamento das vias dilatadas induzidas pela hipóxia reduz a gravidade do AVE e melhora os resultados.

Interação entre os sistemas cardiovascular e cerebrovascular

A regulação da perfusão encefálica é processo dinâmico que integra o controle do FSC e da PA sistêmica via ARC e barorreflexo arterial, respectivamente.[82] Em muitas espécies de mamíferos, o barorreflexo arterial desempenha papel central na manutenção do gradiente pressórico de perfusão estável em todo o leito cerebrovascular. Quando a pressão de perfusão se torna instável, a ARC ajusta o calibre arteriolar para equilibrar o FSC à demanda metabólica local. Há interação *cross talk* entre os sistemas cardiovascular e cerebrovascular. O bloqueio combinado adrenérgico β1 e colinérgico muscarínico atenua a ARC dinâmica e a taquicardia reflexa em pessoas saudáveis.[83] A perda aguda do barorreflexo após o bloqueio neurovegetativo compromete a ARC, ou seja, a ARC é inversamente proporcional à SBr e relaciona-se positivamente com a variabilidade da PA nas populações saudáveis.[84]

A menor SBr associa-se à maior reação simpática e resulta em aumento do tono vasomotor encefálico, resultando em melhora da ARC. A atividade simpática é elemento importante da ARC. Em cordeiros saudáveis, simpatectomia cervical superior resulta em elevações maiores e mais prolongadas do FSC e da PIC frente a grandes elevações da PA, a hipertensão arterial sistêmica causa elevação da atividade simpática dos gânglios simpáticos cervicais superiores. O aumento da PA gera ativação simpática e aumenta o tono cerebrovascular, evitando, assim, a distensão inadequada dos vasos e, consequentemente, a elevação do FSC e da PIC.[85]

Atividade nervosa simpática na sensibilidade do barorreflexo e na autorregulação da circulação cerebral

Sykora e colaboradores concluíram que a SBr e a ARC compartilham mecanismos regulatórios subjacentes comuns, e constituem parte do mesmo mecanismo de regulação do FSC.[39] Doentes hipertensos e com regulação da PA prejudicada e disfunção neurovegetativa apresentam ARC melhor "ajustada" relativamente. A ARC dinâmica e a SBr são inversamente correlacionadas em doentes com estenose carotidea. Tzeng e colaboradores postularam que, dependendo do prevalecimento da SBr ou da variabilidade da PA, a ARC dinâmica pode ajustar-se ao longo do tempo via modulação neurovegetativa, a fim de otimizar o controle do FSC.[86] Este *cross talk* entre a ARC dinâmica e o barorreflexo otimiza a perfusão encefálica contra flutuações excessivas da PA, ou seja, indivíduos com baixa SBr e alta variabilidade da PA não são necessariamente deficientes da capacidade integrada de controlar o FSC, pois esse é compensado pela função autorreguladora para manter a perfusão encefálica adequada.[83]

No contexto da diminuição do controle da ARC ou da PA, ou da interrupção da interação entre ambas, o cérebro estaria vulnerável a intensas flutuações da PA; tal como ocorre após o AVE, o qual danifica as redes neurais responsáveis pelo controle e integração da ARC e da SBr. Como resultado do comprometimento destes mecanismos, as flutuações significativas na PA sistêmica podem resultar em hipo ou hiperperfusão encefálicas, com infartos ou edemas e hemorragias cerebrais.[87] O comprometimento da *cross talk* entre a SBr e a ARC pode, em parte, justificar a associação entre a disfunção barorreflexa e a mortalidade relacionada ao AVE.[85]

Referências bibliográficas

1. Grune F, Kazmaier S, Stolker RJ et al. Carbon dioxide induced changes in cerebral blood flow and flow velocity: role of cerebrovascular resistance and effective cerebral perfusion pressure. J Cereb Blood Flow Metab. 2015;35(9):1470-7.
2. Panickar KS, Anderson RA. Effect of polyphenols on oxidative stress and mitochondrial dysfunction in neuronal death and brain edema in cerebral ischemia. Int J Mol Sci. 2011;12(11):8181-207.
3. Panickar KS, Norenberg MD. Astrocytes in cerebral ischemic injury: morphological and general considerations. Glia. 2005;50(4):287-98.

4. Johnson MH, Thorisson HM, Diluna ML. Vascular anatomy: the head, neck and skull base. Neurosurg Clin N Am. 2009;20(3):239-58.
5. Faraci FM, Heistad DD. Regulation of large cerebral arteries and cerebral microvascular pressure. Circ Res. 1990;66(1):8-17.
6. Alvarez JI, Katayama T, Prat A. Glial influence on the blood brain barrier. Glia. 2013;61(12):1939-58.
7. Heistad DD. What's new in the cerebral microcirculation? Landis Award lecture. Microcirculation. 2001;8(6):365-75.
8. Bicker J, Alves G, Fortuna A et al. Blood-brain barrier models and their relevance for a successful development of CNS drug delivery systems: a review. Eur J Pharm Biopharm. 2014;87(3):409-32.
9. Golding EM, Marrelli SP, You J et al. Endothelium-derived hyperpolarizing factor in the brain: a new regulator of cerebral blood flow? Stroke. 2002;33(3):661-3.
10. Vernieri F, Pasqualetti P, Matteis M et al. Effect of collateral blood flow and cerebral vasomotor reactivity on the outcome of carotid artery occlusion. Stroke. 2001;32(7):1552-8.
11. Engelhardt B, Sorokin L. The blood-brain and the blood-cerebrospinal fluid barriers: function and dysfunction. Semin Immunopathol. 2009;31(4):497-511.
12. Winkler EA, Bell RD, Zlokovic BV. Central nervous system pericytes in health and disease. Nat Neurosci. 2011;14(11):1398-405.
13. Faraci FM, Sobey CG. Role of potassium channels in regulation of cerebral vascular tone. J Cereb Blood Flow Metab. 1998;18(10):1047-63.
14. Iadecola C. The neurovascular unit coming of age: a journey through neurovascular coupling in health and disease. Neuron. 2017;96(1):17-42.
15. Engelhardt B. The blood-central nervous system barriers actively control immune cell entry into the central nervous system. Curr Pharm Des. 2008;14(16):1555-65.
16. Ballabh P, Braun A, Nedergaard M. The blood-brain barrier: an overview: structure, regulation and clinical implications. Neurobiol Dis. 2004;16(1):1-13.
17. Lima FO, Furie KL, Silva GS et al. The pattern of leptomeningeal collaterals on CT angiography is a strong predictor of long-term functional outcome in stroke patients with large vessel intracranial occlusion. Stroke. 2010;41(10):2316-22.
18. Liebeskind DS, Caplan LR. Intracranial arteries-anatomy and collaterals. Front Neurol Neurosci. 2016;40:1-20.
19. Prabhakar P, Zhang H, Chen D et al. Genetic variation in retinal vascular patterning predicts variation in pial collateral extent and stroke severity. Angiogenesis. 2015;18(1):97-114.
20. Menon BK, Smith EE, Coutts SB et al. Leptomeningeal collaterals are associated with modifiable metabolic risk factors. Ann Neurol. 2013;74(2):241-8.
21. Chang SW, Huang YC, Lin LC et al. Effect of dehydration on the development of collaterals in acute middle cerebral artery occlusion. Eur J Neurol. 2016;23(3):494-500.
22. Greenberg DA. Poststroke angiogenesis, pro: making the desert bloom. Stroke. 2015;46(5):e101-2.
23. Tu HT, Campbell BC, Christensen S et al. Pathophysiological determinants of worse stroke outcome in atrial fibrillation. Cerebrovasc Dis. 2010;30(4):389-95.
24. Cuccione E, Padovano G, Versace A et al. Cerebral collateral circulation in experimental ischemic stroke. Exp Transl Stroke Med. 2016;8:2.
25. Benarroch EE. The arterial baroreflex: functional organization and involvement in neurologic disease. Neurology. 2008;71(21):1733-8.
26. McBryde FD, Malpas SC, Paton JF. Intracranial mechanisms for preserving brain blood flow in health and disease. Acta Physiol (Oxf). 2017;219(1):274-87.
27. Britton M, Carlsson A, De Faire U. Blood pressure course in patients with acute stroke and matched controls. Stroke. 1986;17(5):861-4.
28. Sander D, Winbeck K, Klingelhofer J et al. Prognostic relevance of pathological sympathetic activation after acute thromboembolic stroke. Neurology. 2001;57(5):833-8.

29. Castillo J, Leira R, Garcia MM et al. Blood pressure decrease during the acute phase of ischemic stroke is associated with brain injury and poor stroke outcome. Stroke. 2004;35(2):520-6.
30. McEniery CM, Cockcroft JR, Roman MJ et al. Central blood pressure: current evidence and clinical importance. Eur Heart J. 2014;35(26):1719-25.
31. Sharman JE, Avolio AP, Baulmann J et al. Validation of non-invasive central blood pressure devices: ARTERY Society task force consensus statement on protocol standardization. Eur Heart J. 2017;38(37):2805-12.
32. Pini R, Cavallini MC, Palmieri V et al. Central but not brachial blood pressure predicts cardiovascular events in an unselected geriatric population: the ICARe Dicomano study. J Am Coll Cardiol. 2008;51(25):2432-9.
33. Asmar RG, London GM, O'Rourke ME et al.; REASON Project Coordinators and Investigators. Improvement in blood pressure, arterial stiffness and wave reflections with a very-low-dose perindopril/indapamide combination in hypertensive patient: a comparison with atenolol. Hypertension. 2001;38(4):922-6.
34. Rickards CA, Tzeng YC. Arterial pressure and cerebral blood flow variability: friend or foe? A review. Front Physiol. 2014;5:120.
35. Buratti L, Cagnetti C, Balucani C et al. Blood pressure variability and stroke outcome in patients with internal carotid artery occlusion. J Neurol Sci. 2014;339(1-2):164-8.
36. Allan PD, Faulkner J, O'Donnell T et al. Hemodynamic variability and cerebrovascular control after transient cerebral ischemia. Physiol Rep. 2015;3(11).
37. Blessing WW. Lower brainstem pathways regulating sympathetically mediated changes in cutaneous blood flow. Cell Mol Neurobiol. 2003;23(4-5):527-38.
38. Izzo Jr JL, Taylor AA. The sympathetic nervous system and baroreflexes in hypertension and hypotension. Curr Hypertens Rep. 1999;1(3):254-63.
39. Sykora M, Diedler J, Rupp A et al. Impaired baroreceptor reflex sensitivity in acute stroke is associated with insular involvement, but not with carotid atherosclerosis. Stroke. 2009;40(3):737-42.
40. Colivicchi F, Bassi A, Santini M et al. Prognostic implications of right-sided insular damage, cardiac autonomic derangement and arrhythmias after acute ischemic stroke. Stroke. 2005;36(8):1710-5.
41. Munakata M, Aihara A, Nunokawa T et al. The influence of one-year treatment by angiotensin converting enzyme inhibitor on baroreflex sensitivity and flow-mediated vasodilation of the brachial artery in essential hypertension: comparison with calcium channel blockers. Clin Exp Hypertens. 2003;25(3):169-81.
42. Johnston IH, Rowan JO, Harper AM et al. Blood-pressure changes in raised intracranial pressure. Br J Surg. 1971;58(11):857.
43. Qureshi AI. Acute hypertensive response in patients with stroke: pathophysiology and management. Circulation. 2008;118(2):176-87.
44. Panerai RB. The critical closing pressure of the cerebral circulation. Med Eng Phys. 2003;25(8):621-32.
45. Dewey RC, Pieper HP, Hunt WE. Experimental cerebral hemodynamics: vasomotor tone, critical closing pressure and vascular bed resistance. J Neurosurg. 1974;41(5):597-606.
46. Dawson SL, Panerai RB, Potter JF. Critical closing pressure explains cerebral hemodynamics during the Valsalva maneuver. J Appl Physiol (1985). 1999;86(2):675-80.
47. Panerai RB, Kelsall AW, Rennie JM et al. Estimation of critical closing pressure in the cerebral circulation of newborns. Neuropediatrics. 1995;26(3):168-73.
48. Czosnyka M, Smielewski P, Piechnik S et al. Critical closing pressure in cerebrovascular circulation. J Neurol Neurosurg Psychiatry. 1999;66(5):606-11.
49. Warnert EA, Rodrigues JC, Burchell AE et al. Is high blood pressure self-protection for the brain? Circ Res. 2016;119(12):e140-51.

50. Paton JF, Dickinson CJ, Mitchell G. Harvey Cushing and the regulation of blood pressure in giraffe, rat and man: introducing "Cushing's mechanism". Exp Physiol. 2009;94(1):11-7.
51. Willie CK, Macleod DB, Shaw AD et al. Regional brain blood flow in man during acute changes in arterial blood gases. J Physiol. 2012;590(14):3261-75.
52. Subudhi AW, Fan JL, Evero O et al. AltitudeOmics: effect of ascent and acclimatization to 5260 m on regional cerebral oxygen delivery. Exp Physiol. 2014;99(5):772-81.
53. Oliveira ML, Salinet ASM, Nogueira RC et al. Intracranial hypertension and cerebral autoregulation: a systematic review and meta-analysis. World Neurosurg. 2018;113:110-24.
54. Gobel U, Klein B, Schrock H et al. Lack of capillary recruitment in the brains of awake rats during hypercapnia. J Cereb Blood Flow Metab. 1989;9(4):491-9.
55. Larsen FS, Olsen KS, Ejlersen E et al. Cerebral blood flow autoregulation and transcranial doppler sonography in patients with cirrhosis. Hepatology. 1995;22(3):730-6.
56. Lassen NA. Cerebral blood flow and oxygen consumption in man. Physiol Rev. 1959;39(2):183-238.
57. Panerai RB. Assessment of cerebral pressure autoregulation in humans: a review of measurement methods. Physiol Meas. 1998;19(3):305-38.
58. Tzeng YC, Lucas SJ, Atkinson G et al. Fundamental relationships between arterial baroreflex sensitivity and dynamic cerebral autoregulation in humans. J Appl Physiol (1985). 2010;108(5):1162-8.
59. Hamel E. Perivascular nerves and the regulation of cerebrovascular tone. J Appl Physiol (1985). 2006;100(3):1059-64.
60. Hamner JW, Tan CO. Relative contributions of sympathetic, cholinergic and myogenic mechanisms to cerebral autoregulation. Stroke. 2014;45(6):1771-7.
61. Nogueira RC, Bor-Seng-Shu E, Santos MR et al. Dynamic cerebral autoregulation changes during sub-maximal handgrip maneuver. PLoS One. 2013;8(8):e70821.
62. Kuo L, Davis MJ, Chilian WM. Endothelium-dependent, flow-induced dilation of isolated coronary arterioles. Am J Physiol. 1990;259(4 Pt 2):H1063-70.
63. Inzitari D, Poggesi A. Calcium channel blockers and stroke. Aging Clin Exp Res. 2005;17(4 Suppl):16-30.
64. Tzeng YC, Chan GS, Willie CK et al. Determinants of human cerebral pressure-flow velocity relationships: new insights from vascular modelling and Ca(2)(+) channel blockade. J Physiol. 2011;589(Pt 13):3263-74.
65. Laan M, Dijk JM, Elting JW et al. Sympathetic regulation of cerebral blood flow in humans: a review. Br J Anaesth. 2013;111(3):361-7.
66. Brassard P, Tymko MM, Ainslie PN. Sympathetic control of the brain circulation: appreciating the complexities to better understand the controversy. Auton Neurosci. 2017;207:37-47.
67. Mitchell DA, Lambert G, Secher NH et al. Jugular venous overflow of noradrenaline from the brain: a neurochemical indicator of cerebrovascular sympathetic nerve activity in humans. J Physiol. 2009;587(Pt 11):2589-97.
68. Zhang R, Zuckerman JH, Iwasaki K et al. Autonomic neural control of dynamic cerebral autoregulation in humans. Circulation. 2002;106(14):1814-20.
69. Auer LM, Edvinsson L, Johansson BB. Effect of sympathetic nerve stimulation and adrenoceptor blockade on pial arterial and venous calibre and on intracranial pressure in the cat. Acta Physiol Scand. 1983;119(3):213-7.
70. Tzeng YC, Ainslie PN, Cooke WH et al. Assessment of cerebral autoregulation: the quandary of quantification. Am J Physiol Heart Circ Physiol. 2012;303(6):H658-71.
71. Peebles KC, Richards AM, Celi L et al. Human cerebral arteriovenous vasoactive exchange during alterations in arterial blood gases. J Appl Physiol (1985). 2008;105(4):1060-8.
72. Maeda H, Matsumoto M, Handa N et al. Reactivity of cerebral blood flow to carbon dioxide in various types of ischemic cerebrovascular disease: evaluation by the transcranial doppler method. Stroke. 1993;24(5):670-5.

73. Reinhard M, Schwarzer G, Briel M et al. Cerebrovascular reactivity predicts stroke in high-grade carotid artery disease. Neurology. 2014;83(16):1424-31.
74. Norrving B, Nilsson B, Risberg J. rCBF in patients with carotid occlusion: resting and hypercapnic flow related to collateral pattern. Stroke. 1982;13(2):155-62.
75. Vernieri F, Pasqualetti P, Diomedi M et al. Cerebral hemodynamics in patients with carotid artery occlusion and contralateral moderate or severe internal carotid artery stenosis. J Neurosurg. 2001;94(4):559-64.
76. Metry G, Wikstrom B, Valind S et al. Effect of normalization of hematocrit on brain circulation and metabolism in hemodialysis patients. J Am Soc Nephrol. 1999;10(4):854-63.
77. Floyd TF, Clark JM, Gelfand R et al. Independent cerebral vasoconstrictive effects of hyperoxia and accompanying arterial hypocapnia at 1 ATA. J Appl Physiol (1985). 2003;95(6):2453-61.
78. Hlatky R, Valadka AB, Gopinath SP et al. Brain tissue oxygen tension response to induced hyperoxia reduced in hypoperfused brain. J Neurosurg. 2008;108(1):53-8.
79. Zhang F, White JG, Iadecola C. Nitric oxide donors increase blood flow and reduce brain damage in focal ischemia: evidence that nitric oxide is beneficial in the early stages of cerebral ischemia. J Cereb Blood Flow Metab. 1994;14(2):217-26.
80. Sakai M, Kakutani S, Tokuda H et al. Arachidonic acid and cerebral ischemia risk: a systematic review of observational studies. Cerebrovasc Dis Extra. 2014;4(3):198-211.
81. Yang Q, Guo M, Wang X et al. Ischemic preconditioning with a ketogenic diet improves brain ischemic tolerance through increased extracellular adenosine levels and hypoxia-inducible factors. Brain Res. 2017;1667:11-8.
82. Ogoh S, Brothers RM, Eubank WL et al. Autonomic neural control of the cerebral vasculature: acute hypotension. Stroke. 2008;39(7):1979-87.
83. Tzeng YC, MacRae BA, Ainslie PN et al. Fundamental relationships between blood pressure and cerebral blood flow in humans. J Appl Physiol (1985). 2014;117(9):1037-48.
84. Sykora M, Siarnik P, Szabo J et al. Baroreflex sensitivity is associated with post-stroke infections: an open, prospective study. J Neurol Sci. 2019;406:116450.
85. Sykora M, Diedler J, Rupp A et al. Impaired baroreflex sensitivity predicts outcome of acute intracerebral hemorrhage. Crit Care Med. 2008;36(11):3074-9.
86. Tzeng YC, MacRae BA. Interindividual relationships between blood pressure and cerebral blood flow variability with intact and blunted cerebrovascular control. J Appl Physiol (1985). 2013;114(7):888-95.
87. Grassi G, Seravalle G, Brambilla G et al. Marked sympathetic activation and baroreflex dysfunction in true resistant hypertension. Int J Cardiol. 2014;177(3):1020-5.
88. Brasil S, Nogueira RC, Salinet ASM et al. Contribution of intracranial pressure to human dynamic cerebral autoregulation after acute brain injury. Am J Physiol Regul Integr Comp Physiol. 2023 Feb 1;324(2):216-26. doi: 10.1152/ajpregu.00252.2022.

Capítulo 154

Edema Encefálico

Manoel Jacobsen Teixeira
Wellingson Silva Paiva

Introdução

O edema cerebral representa o acúmulo de excesso de líquido nos espaços intracelulares ou extracelulares do cérebro.[1] Pode resultar de vários processos fisiológicos e patológicos. Decorre de anormalidades nas barreiras existentes entre o sangue, o líquido cefalorraquidiano (LCR), o tecido encefálico e as células que o compõem e suas organelas.[1,2]

Barreira hematoencefálica

A barreira hematoencefálica (BHE) regula o microambiente encefálico, ou seja, a absorção de nutrientes e a eliminação de resíduos. Compõem a BHE as células endoteliais que revestem a microvasculatura cerebral e os pés dos astrócitos. As junções estreitas entre as células endoteliais o transporte paracelular de muitas moléculas, exceto as de pequenas dimensões, como O_2, CO_2 e moléculas lipofílicas pequenas (etanol) que se difundam livremente através das membranas lipídicas de BHE.[3] Moléculas volumosas, complexas ou hidrofílicas, exigem mecanismos de transporte – transporte ativo mediado por receptores ou por absorção – transcelular ativos, que requerem energia como o trifosfato de adenosina (ATP) através das membranas luminais e das membranas voltadas para o tecido nervoso.[4]

As células endoteliais contêm peptidases que inativam proteínas e inúmeras enzimas intracelulares, como as isoformas 1A e 2B do citocromo P-450, que inativam substâncias neuroativas e neurotóxicas. A BHE apresenta características ativas e passivas que regulam a passagem de substâncias da circulação sistêmica e do LCR para o encéfalo, exceto área postrema, túber cinéreo e glândula pineal, onde o endotélio é mais permeável, e possibilitam a penetração de passagem sistêmica de neuropeptídeos secretados.[3]

A área da superfície da BHE é de aproximadamente 20 m^2/1,3 kg de encéfalo e nenhum neurônio distancia-se de mais de 20 a 25 μm de um capilar. A BHE limita a distribuição dos neurotransmissores que agem no sistema nervoso central (SNC), exclui ou regula a penetração no cérebro de moléculas semelhantes que atuam perifericamente e orienta o movimento de fluidos e íons entre a circulação sistêmica e o encéfalo, que mantém a qualidade do fluido intersticial. O fluido intersticial encefálico apresenta menor conteúdo de proteínas e de concentração de íons Ca++ e K+ e concentração maior de magnésio Mg++. A circulação do fluído intersticial e do LCR é regulado pelo endotélio cerebral e suas barreiras e essencial para a homeostase do microambiente do cérebro.[3,5]

O comprometimento da BHE é uma consequência conhecida após lesão cerebral e está associada a piores resultados.[6] A interrupção da BHE é um evento precoce, ocorrendo poucas horas após a lesão, mas pode persistir por anos e é considerado um importante fator de risco para alta mortalidade e morbidade.[7] Extravasamento da proteína sérica, fibrinogênio (FBG) e imunoglobulina G (IgG), ambos marcadores de ruptura da BHE, são observados no cérebro de pacientes humanos que morreram na fase aguda, bem como naqueles que sobreviveram pelo menos 1 ano.[8,9] A interrupção de dois processos biológicos-chave contribui para a disfunção da BHE. O primeiro envolve um aumento no transporte paracelular indicado por uma perda de proteínas da junção estreita, permitindo a passagem de moléculas que normalmente seriam restritas. Isso inclui um influxo de células imunes, como neutrófilos, que podem exacerbar a resposta inflamatória. O segundo processo ocorre devido a um aumento na transcitose através da célula endotelial, levando ao transporte de moléculas maiores e proteínas séricas, como a albumina, que normalmente são impedidas de entrar no cérebro.[6,10]

Eventos moleculares no edema cerebral

O edema cerebral pode resultar de várias anormalidades neurológicas e sistêmicas e é classificado em quatro categorias: citotóxico (inchaço), decorrente de lesão celular; vasogênico, resultante de vazamento vascular através da BHE lesada que resulta no aumento das concentrações de fluidos, íons, peptídeos e macromoléculas no espaço extracelular; intersticial, decorrente de fluxo transependimário de LCR observado em doentes com hidrocefalia; e osmótico, quando o encéfalo é hiperosmolar em relação ao plasma e induz o fluxo passivo de água através da BHE intacta ao longo de gradiente de concentração (Figura 154.1). Geralmente, mais de um tipo pode estar presente simultaneamente no mesmo doente.[1,6]

O inchaço pode ser intra ou extracelular e modificar o volume relativo dos compartimentos celulares e intersticiais. A redistribuição intracelular (neurônios, glia, micróglia e células endoteliais) e extracelular da água, íons, peptídeos e outras substâncias neuroativas pode agravar a causa primária do edema. Essas anormalidades geram uma variedade de eventos moleculares e cascatas que potencializam a disfunção encefálica e a BHE.[9]

Edema vasogênico

A principal fonte do edema vasogênico é a anormalidade da permeabilidade da BHE, mas pode compartilhar mecanismos citotóxicos e outras modalidades com o edema encefálico. No entanto, suas causas mais comuns são a invasão e a migração nas células e a produção de quimiocinas, citocinas, fatores tróficos, fatores inflamatórios e fator de crescimento endotelial vascular (VEGF), o que aumenta a permeabilidade capilar e a proliferação endotelial neovascular carente de junções estreitas, neoplasias primárias ou secundárias do encéfalos, pois contém vasos neoformados deficientes em junções estreitas e permite extravasamento do ultrafiltrado plasmático para o compartimento extracelular encefálico.[11]

Figura 154.1 – Barreira hematoencefálica e suas estruturas constituintes.

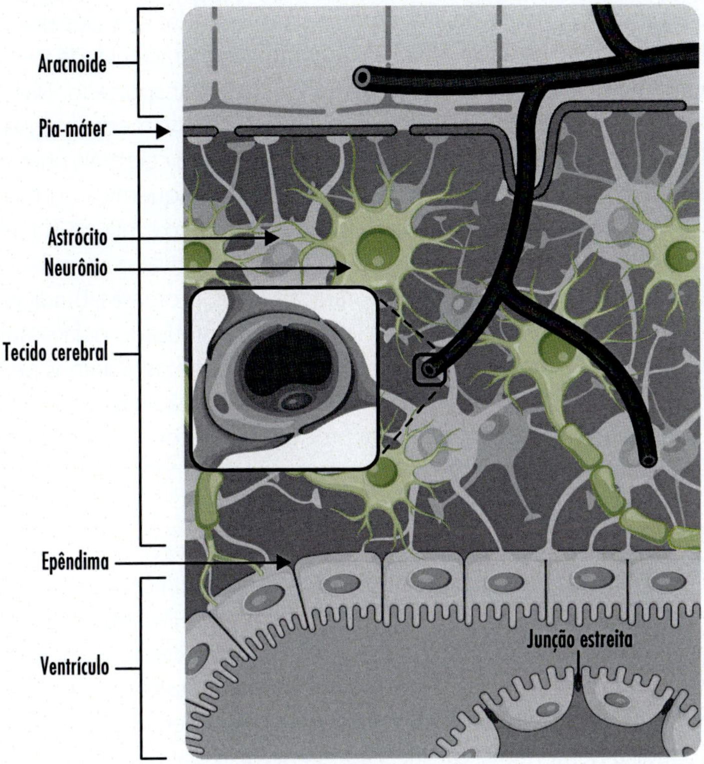

Fonte: Adaptada de Ballabh P, Braun A, Nedergaard M, 2004.

Moléculas como a angiopoietina-1 e 2, o fator de crescimento de fibroblastos, o fator de crescimento de hepatócitos, o fator de crescimento derivado das plaquetas, as interleucinas-3 (IL-3), IL-4, IL-8 e o fator de crescimento transformante estão proeminentemente envolvidos na vasculogênese mediada pela glia, neurogênese e migração direcionada de precursores neurais.[12] Já o TGF-α, o TGF-β, as moléculas de adesão, o fator ativador do plasminogênio e da uroquinase, as metaloproteinases da matriz, as integrinas αvβ3 e αvβ5 e as oncogenes (Ras proteína Tp53 e vhl) podem comprometer a função da BHE.[13]

Edema citotóxico

O edema citotóxico geralmente decorre do infarto ou de isquemias encefálicas, meningite, síndrome de Reye, traumatismo cranioencefálico, convulsões e intoxicação hídrica. O excesso de glutamato é mecanismo comum do edema citotóxico decorrente da isquemia encefálica. Havendo hipóxia, ocorre influxo de Na+ através do receptor do ácido α-amino-3-hidroxi-5-metil-4-isoxazol propiônico (AMPA), aumento da atividade dos receptores cainato e do influxo de Cl– e de água.[14,15] O glutamato causa inchaço da glia decorrente do influxo de Na+ nos astrócitos devido à hiperatividade do transportador de glutamato. Adicionalmente, ocorre disfunção da bomba Na^+-K^+-trifosfatase de adenosina, que resulta em influxo de Na+ e na ativação das lombas Na+/H+ e Cl–/HCO_3– e do cotransportador Na+/K+/2Cl–. O aumento da concentração extracelular de K+ observada durante as crises epilépticas altera a atividade do cotransportador de Na+/K+/2Cl, o edema cerebral em casos de encefalopatia hepática induz passivamente a passagem de amônia. A aquaporina-4 eleva-se nos pés dos astrócitos e aumenta o influxo astrocitário de água, altera a concentração extracelular de K+, que despolariza os astrócitos e aumenta a captura astroglial de H_2CO_3 via cotransportador Na+/HCO_3 – e, consequentemente, a osmolaridade intracelular – e desloca passivamente a água para o citosol. Aquaporina-1 e aquaporina-4 superexpressam-se nos tumores cerebrais primários e secundários e aumentam a captura da água.[15] Após lesão hipóxica, isquêmica ou traumática, ocorre redução do ATP intracelular, aumento da liberação de glutamato e influxo intracelular de Ca++, Na+ e água. O excesso intracelular de Ca++ gera apoptose, ativa as cascatas inflamatórias ao ativar os genes c-fos e c-jun e libera citocinas, radicais livres, proteases, bradicinina, substância P, leucotrieno, serotonina e histamina. NO (óxido nítrico) sintetizado pela sintase de óxido nítrico causa vasodilatação e interage com ânions superóxidos e gera ânions peroxinitritos, que aumentam o edema cerebral radicais livres e causa vasodilatação e lesa a BHE. Lipopolissacarídeos, liberados durante a infecção, induzem à produção de fator de necrose tumoral e reação de espécies de O_2 da micróglia alteram a BHE e agravam a lesão citotóxica.[15,16]

Diagnóstico

Os principais métodos diagnósticos utilizados para identificar edema cerebral são a tomografia computadorizada (TC) e a ressonância magnética (RM). Na TC, a maioria das patologias é identificada por alteração na densidade da estrutura cerebral normal ou por efeitos/poços de massa focal, que estão causando deslocamento e assimetria do conteúdo intracraniano. A mudança na densidade pode ser hipodensa e hiperdensa. Geralmente , a sombra hiperdensa na TC indica hemorragia, calcificação. O edema usualmente aparece com hipodensidade adjacente a lesão primária ou difusa no cérebro. Na TC é possível de se identificar uma perda de diferenciação de substância branca acinzentada, apagamento de sulcos corticais e hipodensidade difusa[17] (Figura 154.2).

Figura 154.2 – TC evidenciando região de edema cerebral em lobo frontal direito.

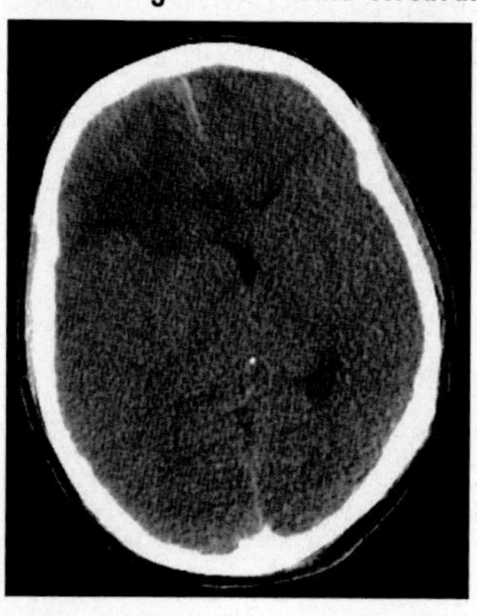

TC: tomografia computadorizada.
Fonte: Acervo da autoria do capítulo.

Na RM, vários métodos têm sido utilizados para medir o conteúdo de água no cérebro – e, consequentemente, o edema cerebral. Contudo, as sequências de uso clínico mais usadas para mostrar aumento das alterações nos sinais relacionadas à edema cerebral são T2 e FLAIR (hiperintensidade). Outras técnicas, como difusão, coeficiente de difusão aparente, apagamento de sulcos, desvio de estruturas de linha média e hipersinal perilesional são alterações estruturais identificadas[18] (Figura 154.3).

Figura 154.3 – Ressonância magnética evidenciando edema cerebral peritumoral, na sequência T2, caracterizado por hipersinal.

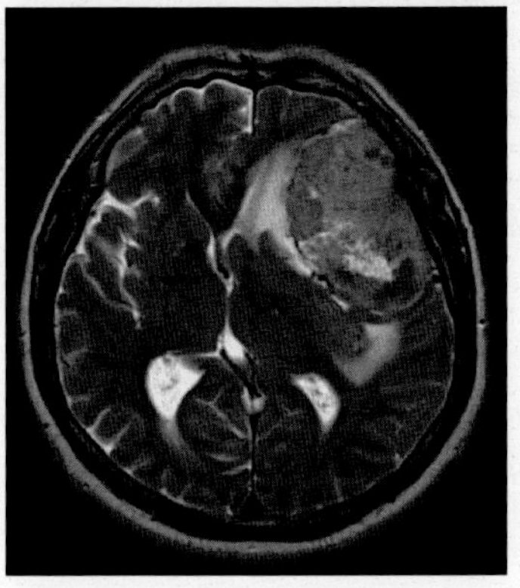

Fonte: Acervo da autoria do capítulo.

Tratamento

A principal atitude terapêutica para tratar o edema encefálico é a reversão de sua causa.

» **Edema intersticial:** o controle do fluxo liquórico transependimário consiste na derivação temporária ou permanente do LCR.

» **Edema vasogênico:** o volume de fluido extracelular depende da sua produção e reabsorção relativa; a pressão mais elevada do fluido e dos vasos tumorais gera fluxo hidrostático para o espaço extracelular vizinho e para o compartimento subaracnóideo. Os capilares absorvem lentamente o líquido extracelular, e as células astrocitárias têm capacidade limitada de absorver as proteínas, os íons e a água extravasada.[1]

Glicocorticoides, diuréticos e agentes osmóticos controlam moderadamente o edema peritumoral. Os glicocorticoides são ineficazes no tratamento do edema citotóxico, parcialmente eficazes no tratamento do edema intersticial e melhoram os sintomas e sinais neurológicos causados pelo edema vasogênico – especialmente os ocasionados por neoplasias encefálicas – possivelmente ao atuar regulando a permeabilidade vascular via inibição da ação do VEGF e, desse modo, inibindo a permeabilidade de BHE a macromoléculas.[19,20]

Diuréticos de alça, como a furosemida, causam desidratação sistêmica e revertem o fluxo osmótico. A acetazolamida inibe a anidrase carbônica e reduz a produção do LCR ao diminuir a produção de H+ e N_2CO_3. Agentes osmóticos, como o glicerol, o manitol, a solução salina hipertônica e a ureia, geram gradiente osmótico entre o encéfalo e o sangue e reduzem a quantidade da água extracelular; o manitol e a solução salina hipertônica causam vasoconstrição e aumentam o fluxo sanguíneo encefálico que, por sua vez, aumentam o conteúdo ou o efeito do edema. A osmoterapia geralmente é reservada para tratar o edema cerebral agudo com efeito de massa.[1,6]

Referências bibliográficas

1. Nehring SM, Tadi P, Tenny S. Cerebral edema [Internet]. StatPearls. Treasure Island (FL): StatPearls Publishing, 2020.
2. Abbott NJ. Astrocyte-endothelial interactions and blood-brain barrier permeability. J Anat. 2002;200:629-638.
3. Ballabh P, Braun A, Nedergaard M. The blood-brain barrier – An overview: structure, regulation and clinical implications. Neurobiol Dis. 2004;16:1-13.
4. Abbott NJ, Ronnback L, Hansson E. Astrocyte-endothelial interactions at the blood-brain barrier. Nat Rev Neurosci. 2006;7:41-53.
5. Hawkins BT, Davis TP. The blood-brain barrier/neurovascular unit in health and disease. Pharmacol Rev. 2005;57:173-85.
6. Price L, Wilson C, Grant G. Frontiers in neuroscience blood-brain barrier pathophysiology following traumatic brain injury. *In*: Laskowitz D, Grant G (ed.). Translational research in traumatic brain injury. Boca Raton (FL): CRC Press, 2016.
7. Barzo P, Marmarou A, Fatouros P et al. Magnetic resonance imaging-monitored acute blood-brain barrier changes in experimental traumatic brain injury. J Neurosurg. 1996;85:1113-21.
8. Habgood MD, Bye N, Dziegielewska KM et al. Changes in blood-brain barrier permeability to large and small molecules following traumatic brain injury in mice. Eur J Neurosci. 2007;25:231-8.
9. Hay JR, Johnson VE, Young AM et al. Blood-brain barrier disruption is an early event that may persist for many years after traumatic brain injury in humans. J Neuropathol Exp Neurol. 2015;74:1147-57.
10. Hawkins BT, Davis TP. The blood-brain barrier/neurovascular unit in health and disease. Pharmacol Rev. 2005;57:173-85.
11. Schlageter KE, Molnar P, Lapin GD et al. Microvessel organization and structure in experimental brain tumors: microvessel populations with distinctive structural and functional properties. Microvas Res. 1999;58:312-28.
12. Seifert G, Shilling K, Steinhauser C. Astrocyte dysfunction in neurological disorders: a molecular perspective. Nat Rev Neurosci. 2006;7:194-206.
13. Senger DR, Galli SJ, Dvorak AM et al. Tumor cells secrete a vascular permeability factor that promotes accumulation of ascites fluid. Science. 1983;219:983-5.
14. King LS, Kozono D, Agre P. From structure to disease: the evolving tale of aquaporin biology. Nat Rev Mol Cell Biol. 2004;5:687-98.
15. Manley GT, Fujimura M, Ma T et al. Aquaporin-4 deletion in mice reduces brain edema after acute water intoxication and ischemic stroke. Nat Med. 2000;6:159-63.
16. Simard JM, Chen M, Tarasov KV et al. Newly expressed SUR1-regulated NC(Ca-ATP) channel mediates cerebral edema after ischemic stroke. Nat Med. 2006;12:433-40.
17. Gupta R, Phan CM, Leidecker C et al. Evaluation of dual energy CT for differentiating Intracerebral hemorrhage from iodinated contrast material staining. Radiology. 2010 Oct;257(1):205-11.
18. Williamson C, Morgan L, Klein JP. Imaging in neurocritical care practice. Semin Respir Crit Care Med. 2017;38(6):840-52.
19. Cash A, Theus MH. Mechanisms of blood-brain barrier dysfunction in traumatic brain injury. Int J Mol Sci. 2020;21(9):e3344.
20. Heiss JD, Papavassiliou E, Merrill MJ et al. Mechanism of dexamethasone suppression of brain tumor-associated vascular permeability in rats: involvement of the glucocorticoid receptor and vascular permeability factor. J Clin Invest. 1996;98:1400-8.

Capítulo 155

Pressão Intracraniana e Sua Monitorização Não Invasiva

Manoel Jacobsen Teixeira
Davi Jorge Solla
Brasil Chian Ping Jeng
Almir Ferreira de Andrade
Wellingson Silva Paiva
Sergio Brasil

Introdução

A pressão intracraniana (PIC) supina normal varia de 10 a 15 mmHg, mensurada no plano do forame de Monro. Três pressões contribuem para a PIC: a pressão atmosférica, a pressão hidrostática e a pressão de enchimento. A pressão atmosférica é transmitida ao encéfalo pelos vasos sanguíneos; a pressão hidrostática decorre do peso do conteúdo do líquido cefalorraquidiano (LCR) e, portanto, da posição do doente quando a aferição da PIC é realizada; e a pressão de enchimento relaciona-se ao volume do conteúdo craniano e à elastância das estruturas de sustentação. De acordo com a doutrina de Monro-Kellie, o crânio comporta-se como uma esfera rígida preenchida com material não compressível, de modo que o aumento do volume de um dos seus constituintes pode gerar aumento da PIC desde que não haja redução do volume de outros constituintes ou aumento do continente (caixa craniana).

O conteúdo intracraniano é constituído de três compartimentos:

1. **Parênquima encefálico:** corresponde a aproximadamente 87% do conteúdo intracraniano. Compreende o espaço ocupado pelo cérebro, pelo LCR compartimental (9% – ventrículos, cisternas e espaço subaracnóideo) e por sangue (4%). O espaço extracelular está em contato direto com o LCR e forma, aproximadamente, 15% do volume total do cérebro. O LCR total é calculado considerando sua ocupação nos espaços compartimental e extracelular:
   - 100 a 150 mL de fluido extracelular.
   - 700 a 900 mL de glia e 500 a 700 mL de neurônios (perfazendo 300 a 400 mL de tecido propriamente dito) e 900 a 1.200 mL de fluido intracelular.
2. **Líquido cefalorraquidiano:** 100 a 150 mL (aproximadamente 9% do conteúdo intracraniano).
3. **Conteúdo vascular:** 100 a 150 mL.

Em condições normais, há equilíbrio pressórico entre os comportamentos intracraniano, de modo que, até certos limites, o aumento de volume de um deles é compensado com a redução do volume dos demais, de modo a manter a PIC normal. À medida que algum volume é adicionado ao interior do crânio, ocorre compensação relacionada à redução de volume de outro compartimento intracraniano ou à expansão do continente que, em termos práticos, decorrem, respectivamente, do deslocamento do LCR e do compartimento vascular intracraniano ou da distensão da caixa craniana (em crianças em que ainda não ocorreu consolidação das suturas) ou da dura-máter espinal.

Documentação gráfica

A monitoração da PIC é importante para fornecer os cuidados com os doentes neurológicos admitidos nas unidades de cuidados neurocríticos. O método de monitoração depende da condição clínica, da disponibilidade de equipamentos e da preferência do neurocirurgião. A PIC pode ser registrada no interior dos ventrículos encefálicos, no parênquima encefálico ou nos espaços subdural e extradural – ou, indiretamente, com a avaliação do diâmetro da bainha do nervo óptico, impedância mecânica da caixa craniana com uso de cinta pericraniana, *doppler* transcraniano (DTC), exames de imagem, entre outros – e deve considerar a documentação dos seus valores basais, os padrões das subondas pressóricas que compõem o perfil gráfico das ondas clássicas e o desenvolvimento das ondas patológicas da Hipertensão Intracraniana (HIC). Sua principal complicação é a infecção, cujo risco é proporcional à duração da monitorização.

Os valores normais da PIC variam de 10 a 15 mmHg (normalmente de 5 a 10 mmHg) e sofrem pequenas oscilações em razão dos movimentos e repercussões respiratórias e à pulsação vascular, que, por sua vez, geram ondas com aproximadamente 3 a 5 mmHg, 5 a 8 vezes/minuto. A forma da onda do Pressão Intracraniana (PIC) pode apresentar até cinco subondas menores, sendo três mais relativamente constantes. A subonda P1 ou de percussão decorre das pulsações das grandes artérias intracranianas, a subonda P2 deriva da elastância cerebral e a subonda P3, ou dicrótica, e o entalhe dicrótico que resultam da pressão arterial são quando a válvula aórtica fecha-se no final da ejeção do ventrículo esquerdo (Figura 155.1).

Figura 155.1 – Morfologia do pulso da PIC.

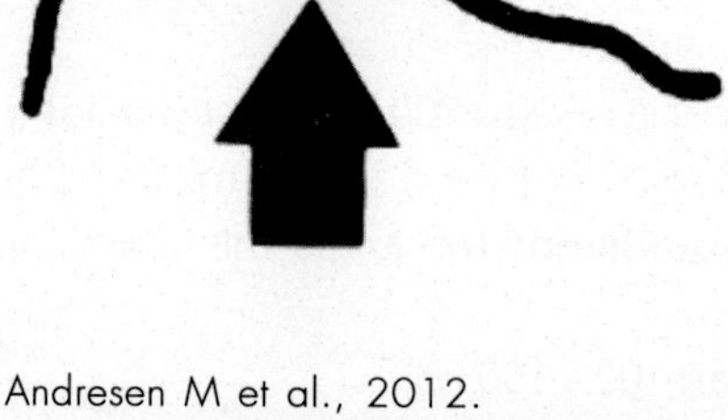

PIC: pressão intracraniana.

Fonte: Raboel PH, Bartek Jr J, Andresen M et al., 2012.

O índice da relação volume-pressão é descrito em termos de complacência ou elastância do espaço intracraniano. Complacência intracraniana é a capacidade do crânio de tolerar aumentos no volume sem um aumento correspondente na pressão intracraniana. Elastância é a resistência oferecida à expansão de uma massa ou do próprio encéfalo. É definida pela variação da pressão pela unidade de variação do volume, ou seja, é a variação da pressão correspondente a qualquer aumento de volume do conteúdo cranioespinal. Quando a complacência é baixa, a capacidade-tampão intracraniana também é baixa, de modo que pequena variação do volume pode causar marcante modificação da PIC descrito na curva de Langfitt (Figura 155.2).

Figura 155.2 – Registro de tendência da PIC apresentando ondas A de Lundberg.

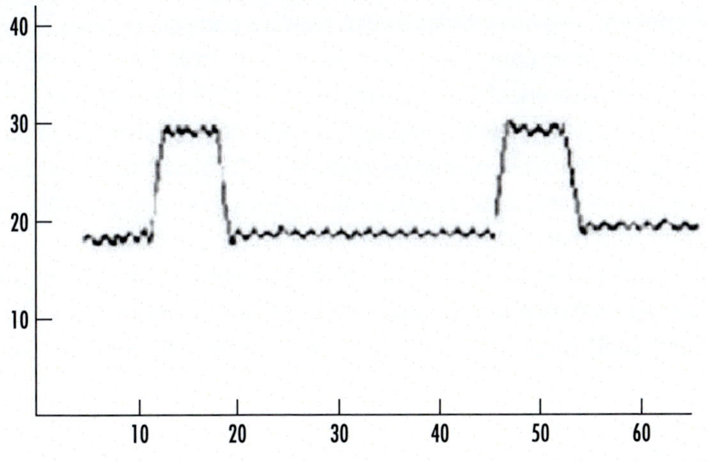

PIC: pressão intracraniana.
Fonte: Acervo da autoria do capítulo.

Hipertensão intracraniana

O aumento do volume de algum dos três compartimentos intracranianos e a instalação de novos compartimentos causados por lesões expansivas ocupando espaço e da restrição do continente craniano podem aumentar a PIC. São causas comuns do aumento da PIC, as lesões expansivas intracranianas, hidrocefalia e vasodilatação ou congestão vascular intracranianas.

Agudamente, discretos aumentos do volume de um ou mais compartimentos intracranianos ou de lesões expansivas não aumentam a PIC, pois o compartimento do LCR atua rapidamente como mecanismo-tampão, graças ao deslocamento do LCR do espaço subaracnóideo intracraniano para o espinal, seguindo-se, em ordem de grandeza, a redução do compartimento vascular. A perfusão encefálica depende do gradiente de pressão arteriovenosa encefálico. A reserva autorregulatória consiste na diferença entre a pressão de perfusão encefálica (PPE) e o limite inferior da autorregulação, tendo esta última valores variando de 50 a 70 mm/Hg. Quando a PIC se eleva, a PPE reduz-se e fluxo sanguíneo cerebral (FSC) reduz-se quando o limite inferior da autorregulação esgota-se. Quando a PPE reduz-se, a tensão da parede da parede vascular reativa também reduz-se e aumenta a transmissão das ondas de pulso arterial para o compartimento intracraniano. Quando a redução da PPE é causada pelo aumento da PIC, a complacência encefálica reduz-se e gera aumento da transmissão pulsátil. Portanto, a redução da PPE resulta em aumento da pressão arterial e da pulsatilidade da PIC. Quando a reserva autorregulatória esgota-se, o FSC começa a reduzir-se, e ocorre isquemia tecidual, com o consequente edema citotóxico que, por sua vez, contribui para a elevação da PIC e redução da PPE.

O aumento do conteúdo parenquimatoso pode dever-se ao edema cerebral (edema cerebral, encefalite, hipertensão intracraniana benigna); o do compartimento do LCR pode decorrer do aumento de sua produção ou da restrição da sua circulação; e o do vascular, à vasodilatação que ocorre quando há hipercapnia, inflamação tecidual ou trombose venosa. A vasodilatação e o consequente aumento do volume sanguíneo encefálico (VSE) eleva a PIC. A isquemia, a vasodilatação e o aumento da permeabilidade vascular podem causar edema cerebral. O VSE concentra-se nas artérias e veias piais e é controlado pelas arteríolas pré-capilares. O FSC (fluxo sanguíneo cerebral) da pressão arterial sistólica (PAS), pressão intracraniana (PIC), atividade metabólica encefálica, gasometria arterial. À medida que a PIC aumenta, a diferença arteriovenosa de O_2 devido à redução da pressão parcial de oxigênio (PaO_2) venosa em decorrência do aumento da extração tecidual de O_2. O volume sanguíneo encefálico (VSE) aumenta quando ocorre vasodilatação reacional à pressão perfusão encefálico (PPE) reduzida ou aumento da pressão parcial de dióxido de carbono ($PaCO_2$).

Os novos compartimentos podem decorrer, por exemplo, da presença de neoplasias, cistos, abscessos, empiemas e hemorragias intracranianas. A redução do continente pode decorrer de deformidades da caixa craniana, como ocorre, por exemplo, em doentes com cranioestenose.

Apresentação clínica

Os sintomas e sinais do aumento da PIC, em grande parte, relacionam-se à causa subjacente do seu aumento. Indistintamente da causa, podem ocorrer cefaleia, náuseas, vômitos, redução da acuidade visual (tríade de Hipócrates) e edema de papila (tríade de Cushing), anormalidades neurovegetativas e respiratórias e sinais compatíveis com a herniação do tecido encefálico.

A cefaleia resulta da tração nos vasos sanguíneos e da compressão da dura-máter da base do crânio, habitualmente acentua-se durante o sono, devido à vasodilatação decorrente da retenção de CO_2, ou quando o doente desperta ou mantém-se em decúbito horizontal e é aliviada com os vômitos. A náusea e os vômitos geralmente têm predomínio matutino. O edema de papila e a congestão das veias retinianas decorrem da transmissão da PIC intracraniana para a bainha subaracnóidea do nervo óptico e o edema da cabeça do nervo óptico à obstrução do fluxo axoplasmático. A sonolência manifesta-se quando a PIC se eleva e prediz possibilidade de deterioração neurológica rápida. À medida que a PIC se eleva, ocorre aumento compensatório da pressão arterial e bradicardia (reflexo de Cushing). A herniação e o deslocamento caudal causam alongamento e paralisia do sexto nervo craniano e a resultante diplopia, achado que constitui falso sinal de localização. Em crianças, o aumento da PIC pode gerar abaulamento das fontanelas quando estas ainda estão abertas e causar paralisia do olhar conjugado vertical, devido à pressão da parede do III ventrículo dilatado contra o colículo superior.

O papiledema, ou inchaço do disco óptico, devido ao aumento da PIC, pode ser visualizado por fundoscopia e classificado pela escala de Frisén em 5 categorias, dependendo dos sinais de transporte axoplasmático alterado. Um estudo utilizando fotografias de fundo mostrou boa reprodutibilidade dessa escala de classificação entre diferentes observadores, especificidade variando entre 88% e 96% e sensibilidade entre 93% e 100%. No entanto, embora a fundoscopia seja frequentemente usada como método de rastreamento em casos de suspeita de aumento da PIC, a escala de classificação não é amplamente aplicável ou aceita. A técnica em si é limitada às habilidades do examinador, bem como às circunstâncias que o envolvem, o examinador exigindo uma boa visualização do disco óptico para poder detectar o papiledema.

As reações de Cushing, definidas como hipertensão arterial e bradicardia, resultam da isquemia generalizada do sistema nervoso central (SNC) ou do tronco cerebral comprimido e isquemiado. A bradicardia é mediada pelo nervo vago e pode independer da hipertensão arterial. A respiração de Cheyne-Stokes decorre da lesão da região diencefálica e a hiperventilação, quando ocorre disfunção mesencefálica ou pontina rostral. As lesões mediopontinas causam alentecimento respiratório; as pontomedulares, respiração atáxica; as bulbares, respiração rápida e superficial, e, quando o sofrimento bulbar é intenso, predomina a respiração atáxica.

Medidas não invasivas

A radiografia simples do crânio, a tomografia computadorizada (TC), a ressonância magnética (RM) e o exame de ultrassom transfontanelar do encéfalo podem revelar a causa da HIC. A radiografia simples do crânio pode demonstrar disjunção das suturas do crânio, erosão dos tubérculos selares e impressão de prata batida.

Usando a TC, pode-se avaliar rapidamente a presença de achados específicos que melhoram o diagnóstico de hipertensão intracraniana (HIC). Isso inclui efeito de massa, desvio da linha média, edema cerebral, hidrocefalia, compressão de cisternas basais e alterações na diferenciação da transição branco-acinzentada do cérebro.

A RM mostra mais detalhadamente lesões de tecidos moles e parenquimatosas cerebrais que podem não ter sido detectadas na TC, como lesão axonal difusa. No entanto, o tempo prolongado de triagem e a permanência do paciente em decúbito dorsal, o que pode agravar a PIC, tornam seu uso limitado a pacientes com suspeita de HIC.

O DTC é uma técnica útil, não invasiva, à beira do leito, para detectar alterações do fluxo sanguíneo cerebral e avaliar a autorregulação cerebral. Pode indicar a necessidade de monitoração invasivo do cérebro e tratamento direto em uma abordagem multifatorial de neuromonitorização multimodal. O DTC detecta a velocidade do fluxo sanguíneo através dos principais vasos intracranianos – mais comumente, a artéria cerebral média. Nos casos de PIC elevada, a pressão externa nos vasos cerebrais aumenta, o que é refletido por alterações na velocidade de fluxo sanguíneo. Um estudo multicêntrico encontrou 95,6% de valor preditivo negativo para exclusão de hipertensão intracraniana utilizando a fórmula para estimativa da PIC por DTC (PAM × Vel. diast/Vel. média + 14), incluindo 687 aferições em 262 pacientes com lesões cerebrais agudas. A detecção de fluxo sanguíneo reduzido indica impedimento ao FSC e aumento indireto da PIC. No entanto, a precisão da técnica depende da experiência do operador e, além disso, 10% a 15% dos pacientes não têm janela óssea adequada (Figura 155.3).

Outra ferramenta é a utilização de ultrassom da bainha do nervo óptico. O nervo óptico origina-se do SNC. É cercada por um espaço subaracnóideo cheio de LCR, perineural e envolto

Figura 155.3 – DTC de paciente com traumatismo cranioencefálico grave evidenciando estado de hiperdinamia.

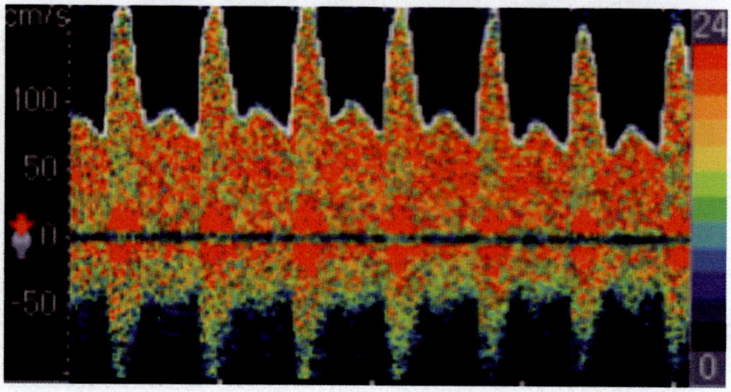

DTC: *doppler* transcraniano.
Fonte: Acervo da autoria do capítulo.

por uma bainha dural. A comunicação direta com o espaço subaracnóideo intracraniano significa que um aumento da PIC desloca o LCR ao longo desta via, levando a um aumento do LCR na bainha do nervo óptico e sua subsequente expansão. Alterações na bainha do nervo óptico podem ser visualizadas em ultrassonografia, RM e tomografia computadorizada. Vários estudos têm demonstrado uma forte associação entre a distensão da bainha do nervo óptico e um aumento da PIC.

O valor de corte sugerido em estudos de adultos varia entre 4,1 e 5,9 mm e a definição de PIC aumentada varia entre 14,7 e 30 mmHg. Nas crianças, há diferenças relacionadas à idade nos valores de corte da bainha do nervo óptico.

Também é possível utilizar ferramentas de distensão intracraniana para avaliação não invasiva de PIC.

Métodos de distensão craniana

O estudo das propriedades mecânicas dos ossos do crânio e sua correlação com a PIC é uma ideia antiga em estudo de hipertensão intracraniana. Isso se baseia na hipótese de que, como o crânio não é completamente rígido, as alterações na PIC resultam em uma pequena, mas mensurável, expansão. Cabella e colaboradores descreveram um método de monitoramento de ICP não invasivo por distensão craniana. Os autores compararam o novo sistema com medidas invasivas e encontraram similaridade na avaliação qualitativa da PIC entre os métodos com boa concordância entre as medidas $<r> = 0{,}8 \pm 0{,}2$ com um intervalo de 0,28 a 0,96.

Brasil e colaboradores, comparam as morfologias de onda obtida por este método com os valores médios de PIC, encontrando uma área sob a curva de 0,9 ($p < 0{,}001$) para o ponto de corte da razão P2/P1 em 1,2 na indicação de PIC > 20 mmHg, entre pacientes sem craniectomia. Estes autores em outro trabalho observaram sinergismo entre a utilização da medida da PIC com os parâmetros derivados da morfologia da onda na predição de desfechos em curto prazo, como extubação e mortalidade entre 72 pacientes com lesão cerebral aguda. Evidências recentes apontam para o valor da associação entre métodos não invasivos ou mesmo invasivos e não invasivos no cuidado dos doentes neurológicos graves.

Tratamento

O tratamento depende da causa subjacente e envolve a remoção da causa, como a ressecção de lesão expansiva, derivação do LCR de doentes com hidrocefalia ou expansão da caixa craniana, como ocorre em casos de cranioestenose, síndrome do ventrículo colabado e depressão das fraturas do crânio.

Em condições emergenciais em doentes com anormalidades do estado de consciência ou com respiração insuficiente, deve-se manter a permeabilidade das vias aéreas com intubação endotraqueal e realizar hiperventilação pulmonar para reduzir a $PaCO_2$, induzir vasoconstricção e reduzir temporariamente o FSC, e administrar um diurético como o manitol ou a furosemida. As convulsões podem aumentar a PIC por vários fatores, incluindo aumento da demanda metabólica, hipertensão pulmonar e liberação de neurotransmissores excitatórios. Portanto, a profilaxia das convulsões com a administração de anticonvulsivantes profiláticos deve ser realizada respeitando-se as necessidades e possibilidades de cada doente e de cada condição de saúde.

O tratamento da HIC devido ao edema cerebral vasogênico dever ser direcionado para a remoção da causa do edema, controle de sua manutenção ou difusão e redução de sua magnitude. A geração do edema vasogênico consiste na prevenção da hipertensão arterial e do metabolismo hídrico. O controle da hipertensão sistêmica é especialmente importante quando ocorre alteração da autorregulação da circulação encefálica.

O tratamento da HIC decorrente do edema citotóxico deve ser concentrado na correção da causa da disfunção celular, como a eliminação das toxinas, da anoxia ou da isquemia e melhorar a função e a sobrevida neuronial e axonial com corticosteroides e barbitúricos. Os corticosteroides são eficazes no tratamento de edema dos doentes com neoplasias do SNC e na redução do vasoespasmo decorrente da hemorragia meníngea, mas não são úteis nos doentes que sofrem traumatismo cranioencefálico ou isquemia encefálica. Os barbitúricos diminuem a taxa metabólica cerebral de oxigênio e reduzem a demanda de nutrientes e O_2 encefálico, o VSE, o FSE e a PIC.

A terapia hiperosmolar é a pedra angular do tratamento médico da hipertensão intracraniana (HIC) aguda. Os medicamentos mais utilizados são o manitol e a solução salina hipertônica (SH). Agentes osmóticos reduzem o volume do tecido cerebral retirando água livre desse tecido. Os diuréticos osmóticos e de alça são utilizados para tratar os edemas vasogênico e citotóxico.

Hipotermia diminui o metabolismo cerebral e pode reduzir o FSC e a PIC. No entanto, até o presente momento, os dados da literatura são insuficientes para apoiar seu efeito neuroprotetor. De fato, resultados neurológicos favoráveis e mortalidade reduzida com hipotermia terapêutica só foram demonstrados após fibrilação ventricular e parada cardíaca em taquicardia ventricular. Recentemente, um estudo de Nielsen e colaboradores, que envolveu pacientes com parada cardíaca fora do hospital, mostrou resultados diferentes. Em particular, não houve diferença no resultado neurológico ou na sobrevida, a uma temperatura específica de 33 ºC *versus* 36 ºC. Em relação ao tratamento de pacientes com traumatismo cranioencefálico (TCE), uma revisão sistemática e metanálise mostraram que a hipotermia terapêutica pode ser benéfica na redução das taxas de morte, estado vegetativo e incapacidade a longo prazo. No entanto, permanece a necessidade de mais ensaio clínico randomizado (ECR) de alta qualidade nessa população de pacientes. Quando as medidas relatadas não são aplicáveis ou não proporcionam melhora, a craniectomia, ou craniotomia descompressiva, deve ser realizada para evitar a ocorrência ou progressão da evolução das herniações encefálicas.

Considerações finais

Apesar das evidências conflitantes, a monitoração da PIC continua sendo a pedra angular do tratamento de hipertensão intracraniana, contribuindo para reduzir a mortalidade. Isso é apoiado por novos estudos observacionais e metanálises, embora o monitoramento da PIC em si não pareça afetar o resultado. Os intensivistas podem otimizar o tratamento da HIC modificando fatores como vasorreatividade e fluxo sanguíneo cerebral, CMRO2 e questões de complacência intracraniana.

Referências bibliográficas

1. Brasil S, Solla DJF, Nogueira RDC et al. A novel non-invasive technique for intracranial pressure waveform monitoring in critical care. J Pers Med. 2021;11:1302. doi: 10.3390/jpm11121302.
2. Cabella B, Vilela GH, Mascarenhas S et al. Validation of a new noninvasive intracranial pressure monitoring method by direct comparison with an invasive technique. Acta Neurochir Suppl. 2016;122:93-6.
3. Chesnut R, Videtta W, Vespa P et al.; Participants in the International Multidisciplinary Consensus Conference on Multimodality Monitoring. Intracranial pressure monitoring: fundamental considerations and rationale for monitoring. Neurocrit Care. 2014;21(Suppl 2):S64-84.
4. Crossley S, Reid J, McLatchie R et al. A systematic review of therapeutic hypothermia for adult patients following traumatic brain injury. Crit Care. 2014;18(2):R75.
5. Czosnyka M, Hutchinson PJ, Balestreri M et al. Monitoring and interpretation of intracranial pressure after head injury. Acta Neurochir Suppl. 2006;96:114-8.
6. Robba C, Frigieri G, Brasil S et al. Early prognostic value of non-invasive intracranial pressure methods in brain-injured patients. Intensive Care Med. doi: 10.1007/s00134-022-06899-4.
7. Frisén L. Swelling of the optic nerve head: a backstage view of a staging scheme. J Neuroophthalmol. 2017;37(1):3-6.
8. Güiza F, Depreitere B, Piper I et al. Visualizing the pressure and time burden of intracranial hypertension in adult and paediatric traumatic brain injury. Intensive Care Med. 2015;41(6):1067-76.
9. Harary M, Dolmans RGF, Gormley WB. Intracranial pressure monitoring-review and avenues for development. Sensors (Basel). 2018;18(2):465.
10. Hypothermia after Cardiac Arrest Study Group. Mild therapeutic hypothermia to improve the neurologic outcome after cardiac arrest. N Engl J Med. 2002;346(8):549-56.
11. Kawoos U, McCarron RM, Auker CR et al. Advances in intracranial pressure monitoring and its significance in managing traumatic brain injury. Int J Mol Sci. 2015;16:2879-99.
12. Nielsen N, Wetterslev J, Cronberg T et al. Targeted temperature management at 33°C versus 36°C after cardiac arrest. New England Journal of Medicine. 2013;369(23):2197-206.
13. Brasil S, Frigieri G, Taccone FS et al. Non-invasive intracranial pressure waveforms for estimation of intracranial hypertension and outcome prediction in acute brain-injured patients. Journal of Clinical Monitoring and Computing. doi: 10.1007/s10877-022-00941-y.
14. Raboel PH, Bartek Jr J, Andresen M et al. Intracranial pressure monitoring: invasive versus non-invasive methods: a review. Crit Care Res Pract. 2012;2012:950393.
15. Robba C, Citerio G. Focus on brain injury. Intensive Care Med. 2017;43(9):1418-20.
16. Selhorst JB, Gudeman SK, Harbison JW et al. Papilledema after acute head injury. Neurosurgery. 1985;16(3):357-63.
17. Sinclair AJ, Burdon MA, Nightingale PG et al. Rating papilloedema: an evaluation of the Frisén classification in idiopathic intracranial hypertension. J Neurol. 2012;259(7):1406-12.
18. Stocchetti N, Zoerle T, Carbonara M. Intracranial pressure management in patients with traumatic brain injury: an update. Curr Opin Crit Care. 2017;23(2):110-4.

Capítulo 156

Oximetria Direta e Microdiálise Encefálica

Almir Ferreira de Andrade
Saul Almeida da Silva
Adilson Jose Manuel Oliveira
Manoel Jacobsen Teixeira
Wellingson Silva Paiva

Introdução

O traumatismo cranioencefálico (TCE) é a causa mais comum de morte entre menores de 45 anos, com taxa de mortalidade global atual de 39%. É também causa de incapacidade em sobreviventes, levando a uma perda significativa de anos potenciais de vida ativa e custos socioeconômicos muito altos. Os métodos de neuromonitorização invasivas são importantes ferramentas na condução em unidade de terapia intensiva (UTI) destes pacientes.

Oximetria cerebral direta

A prevenção da hipóxia/isquemia cerebral secundária é um dos pilares dos cuidados neurocríticos em pacientes com TCE. A monitoração direta da oximetria no tecido cerebral permite a detecção precoce de insultos hipóxicos/isquêmicos cerebrais secundários e o direcionamento de intervenções terapêuticas, como controle da pressão intracraniana (PIC), aumento da pressão de perfusão cerebral (PPC), transfusão de sangue e ventilação.

Os valores normais de PO_2 no tecido cerebral variam de 20 a 40 mmHg. No cenário clínico do TCE, valores menores que 15 a 20 mmHg são considerados indicativos de isquemia cerebral e abaixo de 10 mmHg, de isquemia grave, embora PO_2 no tecido cerebral seja melhor interpretado no contexto da duração e da profundidade da isquemia.

Existem diversas técnicas invasivas e não invasivas de monitorização da PIC:

Técnica invasiva

A **técnica invasiva de monitoração da oxigenação tecidual encefálica** consiste na implantação de cateter com transdutor diretamente em tecido cerebral para aferir a pressão tecidual intersticial do oxigênio cerebral ($PtiO_2$). Os valores normais da $PtiO_2$ variam de 20 a 40 mmHg. Valores inferiores a 15 mmHg configuram hipoxemia e superiores a 50 mmHg, hiperemia (Figura 156.1).

Figura 156.1 – Paciente com cateter, dispositivo multiparamétrico para medida da $PtiO_2$, temperatura cerebral e PIC parenquimatoso até 3 cm de profundidade da substância branca do lobo frontal esquerdo ipsilateral à craniotomia (seta) com a extremidade no local da tumefação hemisférica. Tomografia do crânio revelando craniotomia osteoplástica e tumefação cerebral hemisférica esquerda caracterizada por redução dos sulcos corticais e do volume dos ventrículos laterais esquerdos.

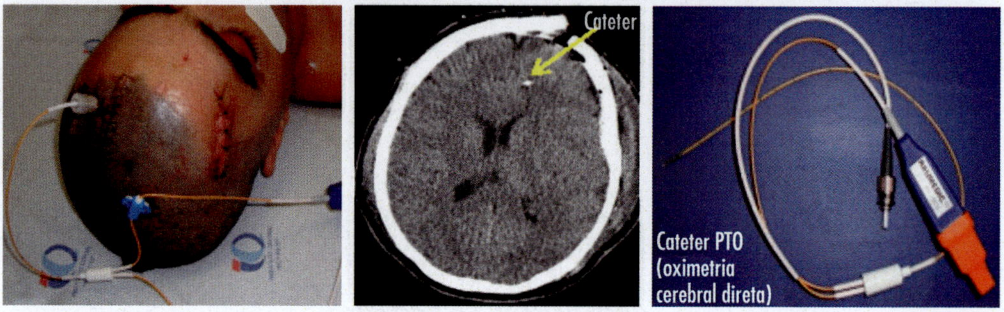

Fonte: Acervo da autoria do capítulo.

A técnica envolve a inserção de um cateter fino (aproximadamente 0,5 mm de diâmetro) no parênquima cerebral para o monitoramento contínuo de $PtiO_2$ usando uma trepanação.

Tecnologia

Dois dispositivos para monitoramento de $PtiO_2$ (o sistema Licox®, da Integra, e o sistema Neurovent®, da Raumedic), que utilizam células polarográficas do tipo Clark com eletrodos eletroquímicos reversíveis, estão disponíveis. Uma tomografia computadorizada (TC) do crânio sem contraste deve ser realizada após a inserção da posição do cateter no parênquima cerebral.

Posicionamento do cateter

É uma medida focal, portanto, a utilidade da técnica depende da colocação correta do cateter no tecido cerebral e do conhecimento da localização da ponta da sonda. A colocação na substância branca subcortical viável e em risco, como a colocação peri-hematoma após o TCE, é considerada ideal.

Existe, portanto, um argumento para a colocação rotineira da sonda no cérebro de aparência normal, habitualmente no lobo frontal não dominante, onde ele reflete a oxigenação global do cérebro.

Os cateteres são geralmente implantados na substância branca subcortical adjacente a um cateter de PIC e medem $PtiO_2$ localmente, em uma área de cerca de 15 a 20 mm^2 em volta da ponta do cateter.

Indicações

As duas principais condições nas quais a monitoração da $PtiO_2$ foi aplicada e pode ter utilidade clínica são nos pacientes com lesão cerebral traumática grave e na hemorragia subaracnóidea (HSA) com condição neurológica crítica.

Quanto ao uso clínico, algumas casuísticas demonstraram uma associação entre $PtiO_2$ baixo e resultados desfavoráveis em pacientes com TCE grave, independentemente da PIC e da PPC. Estudos observacionais sugerem benefícios do manejo guiado por PIC/PPC com terapia dirigida por PO_2 do tecido cerebral para manter a PO_2 do tecido cerebral acima de 20 mmHg. Uma revisão sistemática de quatro estudos que incorporaram 491 pacientes confirmou que uso de $PtiO_2$ e a terapia dirigida por PIC/PPC combinadas estão associadas a resultados superiores em comparação à terapia guiada por PIC/PPC isolados, mas todos os estudos desta revisão não foram randomizados e apenas dois (com amostras pequenas) eram prospectivos. O único estudo multicêntrico realizado até agora – BOOST2 – concluiu que o manejo do TCE grave, baseado na monitoração multimodal da PIC e da $PtiO_2$, reduziu a hipóxia do tecido cerebral, com tendência a menor mortalidade e resultados mais favoráveis do que o tratamento somente com PIC. Embora não seja conclusivo, há indicativo de que esse método poderá se tornar uma importante ferramenta no manejo dos pacientes com condições neurocríticas.

Microdiálise

A microdiálise encefálica (MCD) é uma técnica de monitoração encefálica que permite analisar o metabolismo aeróbico de um tecido específico. Com seu auxílio, é possível avaliar precocemente eventos de isquemia e danos moleculares e celulares. Ela oferece uma possibilidade única para acompanhar a química tecidual à beira-leito e permite que a equipe médica identifique as alterações químicas muito antes de se tornarem evidentes os sinais clínicos. É uma oportunidade para guiar a terapêutica e melhorar potencialmente o resultado do doente.

A MCD fundamenta-se no princípio de difusão de substâncias através de membrana semipermeável entre dois meios. É uma técnica segura, reproduzível, eticamente aceitável e relativamente de baixo custo para estudar a distribuição de substâncias teciduais.

Nos cuidados neurocríticos, os dados da microdiálise, em geral, são coletados juntamente com a PIC [permitindo o cálculo da PPC e a tensão de oxigênio no tecido encefálico ($PtiO_2$). A microdiálise complementa essas técnicas, fornecendo informações adicionais sobre a entrega e metabolismo do substrato no nível celular. Assim, fornece os meios mais diretos para monitorar o processo fundamental de "falha de energia". De importância crítica é que essas medidas podem ser feitas em tempo real.

A monitoração de macromoléculas pela MCD é feita, principalmente, por citocinas e fatores de crescimento. A efetivação da hipotermia pode ser avaliada pelo seu efeito supressivo de aumento inicial de glicerol e glutamato. A avaliação da solução hipertônica melhora o estado metabólico em termos de relação lactato-piruvato (RLP). Avaliação do aumento na concentração de óxido nítrico que atua beneficamente por aumentar o fluxo sanguíneo encefálico, liberando oxigênio. O uso em conjunto da $MDC/PtiO_2$ tem melhorado o diagnóstico, algumas vezes levando os médicos a decisões mais efetivas como inserção de cateter para drenagem de líquido cefalorraquidiano ou craniectomia descompressiva, resultando num auxílio eficaz na definição de condutas (Figura 156.2).

Tisdall e colaboradores publicaram estudo sobre um cateter de MDC de uso único para implantação no tecido encefálico por método minimamente invasivo. Esse cateter tem membranas de 10 a 20 mm apropriadas a diferentes áreas no cérebro com corte na membrana de 20 mil ou 100 mil daltons.

O dispositivo de microdiálise dispõe de uma haste que possibilita introdução manual através de trepanação e abertura da dura-máter ou pós-craniotomia. O cateter é posicionado até 3 cm de profundidade no tecido encefálico frontal direito ou até 2 cm em torno da lesão focal.

Conecta-se a bomba de infusão do sistema de MDC montada ao tubo de saída e acopla-se o coletor. A cada hora, a amostra é transferida ao analisador, fornecendo diagnóstico precoce de isquemia encefálica. A ponta do cateter é de ouro e visível na TC de crânio (Figura 156.3).

Figura 156.2 – Analisador com bomba de infusão através do cateter de microdiálise encefálico com sua membrana e trocas osmolares no interstício encefálico no círculo.

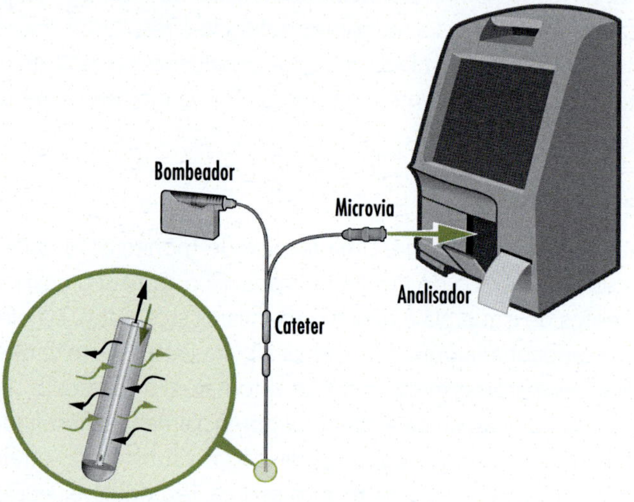

Fonte: Desenvolvida pela autoria do capítulo.

Figura 156.3 – TC de crânio em corte axial de doente vítima de trauma por queda da própria altura, evidenciando o adequado posicionamento do cateter de MCD (A) em lobo frontal do lado com lesão focal. Também pode se identificar um cateter de PIC (B).

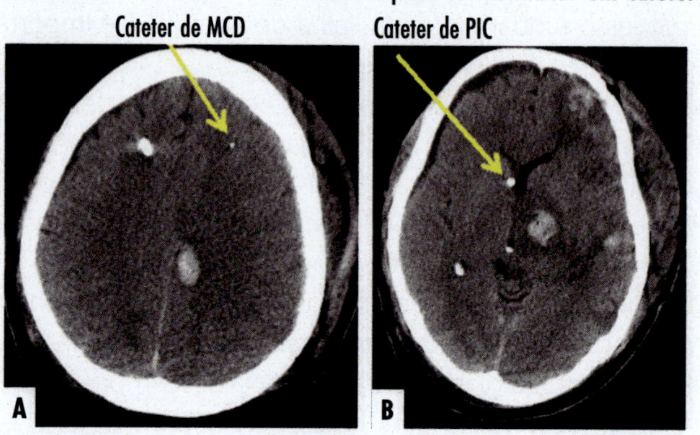

TC: tomografia computadorizada; MCD: microdiálise; PIC: pressão intracraniana.
Fonte: Acervo da autoria do capítulo.

A recuperação absoluta de uma substância no tecido encefálico após drenagem do líquido coletado do espaço extracelular com o cateter de microdiálise depende de diversos fatores.

As concentrações teciduais normais de biomarcadores no espaço extracelular encefálico sem lesão encefálica são:

1. glicose = 1,7 mmol/L;
2. lactato = 2,9 mmol/L;
3. piruvato = 166 μmol/L;
4. glutamato = 16 μmol/L;
5. glicerol = 82 μmol/L;
6. relação lactato-piruvato (RLP) = 23 (Tabela 156.1).

Tabela 156.1 – Parâmetros básicos da microdiálise.

Disfunção mitocondrial	• RLP > 40
Crise hipermetabólica	• RLP > 40 e glicose < 0,7 mmol/L
Isquemia	• Aumento do FSC e metabolismo → RLP > 40 • Glicose < 0,2 mmol/L
Lesão membrana celular	• Aumento do glutamato, glicerol

RLP: relação lactato-piruvato; FSC: fluxo sanguíneo cerebral.
Fonte: Desenvolvida pela autoria do capítulo.

Claussen e colaboradores descrevem que a RLP é reversível na disfunção mitocondrial. Hlatky, em 2004, defendeu que a RLP de 40, glicose < 0,7 mmol/L define crise hipermetabólica encefálica; Vespa e colaboradores, que RLP de 40 com glicose < 0,2 mmol/L define isquemia encefálica; Hillered e colaboradores afirmam que o glicerol é um marcador da destruição fosfolipídica da membrana celular encefálica humana: medida simultânea do glicerol plasmático arterial, as mudanças no glicerol encefálico poderão não ser atribuídas a um transbordamento sistêmico via barreira hematoencefálica lesada, suportando que se trata de um evento encefálico primário. O glicerol encefálico intersticial colhido por MDC parece ser um novo marcador para monitorar a atividade lipolítica no TCE agudo; Claussen e colaboradores também descrevem a associação entre níveis elevados de glicerol tecidual encefálico e pior resultado na lesão encefálica grave com marcador de lesão neuronal – lipólise da membrana celular com significante concentrações aumentadas de glicerol, se $PtiO_2 < 10$ mmHg ou PPC < 70 mmHg. Nordstrom descreve que, na MDC, glicose, lactato e piruvato estão relacionados ao metabolismo energético encefálico. O glutamato indica níveis intersticiais elevados de substâncias transmissoras excitatórias. Chamoun e colaboradores descrevem um papel do glutamato extracelular no TCE grave medido pela MDC: marcador preditor, quando elevado maior que (> 20 μmol/L), da mortalidade e qualidade de vida em 6 meses.

Recomendações para doentes com lesão encefálica traumática e hemorragia subaracnóidea

Traumatismo cranioencefálico

» **TCE difuso:** implante do cateter no lobo frontal direito (não dominante).
» **TCE localizado:** depende do objetivo; ou monitorar o tecido em risco ou o cérebro normal para orientar o tratamento sistêmico da glicose.
» **Lesão localizada:** implante do cateter ipsilateral à lesão e no cérebro imagiologicamente normal.
» **Implante de vários cateteres:** opção no TCE localizado.
» **Implante estereotáctico:** raramente necessário.

Hemorragia subaracnóidea

Existem duas principais indicações para a realização de microdiálise em doentes com hemorragia subaracnóidea (HSA):

1. Monitoramento primário em doentes com ventilação mecânica.
2. Monitoramento de doentes com deterioração neurológica secundária.

Para monitoramento primário, recomenda-se a localização do cateter no território da artéria cerebral anterior/artéria cerebral média (ACA-ACM) (lobo frontal) do mesmo lado da carga sanguínea máxima observada na TC ou no aneurisma rompido. Quando a carga sanguínea é simétrica, recomenda-se o implante no lobo frontal não dominante.

Em doentes com deterioração neurológica secundária, a localização do cateter deve ser orientada pela identificação de tecidos em risco (p. ex., varredura por TC ou *doppler* transcraniano).

Considerações finais

A MDC monitora as características neuroquímicas do tecido encefálico na UTI e o uso de oximetria cerebral é útil no diagnóstico de isquemia encefálica. Esses métodos possibilitam a detecção precoce dos marcadores químicos na isquemia e complementam a monitoração da PIC e da PPC.

Referências bibliográficas

1. Adamides AA, Rosenfeldt FL, Winter CD et al. Brain tissue lactate elevations predict episodes of intracranial hypertension in patients with traumatic brain injury. Journal of the American College of Surgeons. 2009;209(4):531-9.
2. Chamoun R, Suki D, Gopinath SP et al. Role of extracellular glutamate measured by encephalic microdialysis in severe traumatic brain injury. J Neurosurg. 2010;113(3):564-70.
3. Clausen T, Alves OL, Reinert M et al. Association between elevated brain tissue glycerol levels and poor outcome following severe traumatic brain injury. Journal of Neurosurgery. 2005;103(2):233-8.
4. Hillered L, Persson L, Nilsson P et al. Continuous monitoring of encephalic metabolism in traumatic brain injury: a focus on encephalic microdialysis. Current Opinion in Critical Care. 2006;12(2):112-8.
5. Hlatky R, Valadka AB, Goodman JC et al. Patterns of energy substrates during ischemia measured in the brain by microdialysis. Journal of Neurotrauma. 2004;21(7):894-906.
6. Hutchinson PJ, Jalloh I, Helmy A et al. Consensus statement from the 2014 International Microdialysis Forum. Intensive Care Med. 2015;41(9):1517-28.
7. Nangunoori R, Maloney-Wilensky E, Stiefel M et al. Brain tissue oxygen-based therapy and outcome after severe traumatic brain injury: a systematic literature review. Neurocrit Care. 2012;17:131-8.
8. Nelson DW, Thornquist B, MacCallum RM. Analyses of encephalic microdialysis in patients with traumatic brain injury: relations to intracranial pressure, encephalic perfusion pressure and catheter placement. BMC Medicine. 2011;9(1):21.
9. Nordström CH, Reinstrup P, Xu W et al. Assessment of the lower limit for encephalic perfusion pressure in severe head injury by beside monitoring of regional energy metabolism. Anesthesiology. 2003;98:809-14.
10. Okonkwo DO, Shutter LA, Moore C et al. Brain oxygen optimization in severe traumatic brain injury phase-II: a phase II randomized trial. Crit Care Med. 2017;45(11):1907-14.
11. Tisdall MM, Smith M. Multimodal monitoring in traumatic brain injury: current status and future directions. British Journal of Anaesthesia. 2007;99(1):61-7.
12. Vespa PM. The implications of encephalic ischemia and metabolic dysfunction for treatment strategies in neruintensive care. Curr Opin Crit Care. 2006;12:119-23.

Capítulo 157

Manuseio do Doente Neurocrítico

Silvia Mónica Cárdenas Prado
Walter Nelson Cartagena Miranda

Introdução

Doentes que sofreram lesões neurológicas ocasionadas por diferentes etiologias, como acidentes vasculares encefálicos, traumatismos cranianos e traumas da coluna vertebral, infecções, neoplasias, doenças inflamatórias e degenerativas do sistema nervoso central (SNC) ou sistema nervoso periférico ou decorrente de procedimentos operatórios necessitam ser mantidos sob vigilância intensiva para prevenir piora de lesão ou a instalação de complicações.

Pressão intracraniana

A barreira hematoencefálica (BHE) situa-se entre o sangue presente nos capilares do encéfalo e o fluido intersticial, o comprometimento de sua integridade pode causar edema.

A elevação da pressão intracraniana (PIC) no cérebro induz condições adversas, hipóxia e pressão do tecido cerebral e hérnia, causando comprometimento irreversível da função nervosa e, na pior das hipóteses, a morte.[1]

Além das anormalidades provocadas pela injuria causal ocorre secundariamente rotura da BHE, neuroinflamação e edema cerebral. Havendo neuroinflamação, citosinas pró-inflamatórias, incluindo as interleucinas (IL) 6 e 1β e o fator de necrose tumoral alfa (TNF-α), e citocinas anti-inflamatórias, como a IL-4, a IL-10 e o TFG-β, são liberados pela micróglia ativada. AQP1 e AQP4, as duas moléculas primárias de aquaporina do SNC, regulam a água do cérebro e o movimento do líquido cefalorraquidiano (LCR) e contribuem para o desenvolvimento e a resolução de edema citotóxico e vasogênico, controlando o tamanho dos volumes de fluido intracelular e extracelular, respectivamente.

As moléculas de aquaporina participam da migração celular e da angiogênese na formação de tumores, a AQP4 está difundida em todo o cérebro e retina, mais proeminentemente na astróglia nas interfaces cérebro-LCR, ventrículos, capilares e no giro dentado do hipocampo, neocórtex, cerebelo e núcleos supraóptico e supraquiasmático do hipotálamo.[2]

Monitorização multimodal

O monitoramento multimodal inclui métodos que mensurem a autorregulação cerebrovascular, a oxigenação e a temperatura do cérebro, assim como nos fornece uma análise das moléculas e íons que constituem o parênquima cerebral e registram a atividade elétrica neuronal contínua.[3]

Saturação de O_2 no bulbo da veia jugular

O monitoramento da saturação do O_2 na veia jugular ($SjvO_2$) pode fornecer informações sobre a oxigenação e o metabolismo encefálico. Consiste na canulação retrógrada da veia jugular interna direita, mantendo-se a extremidade do cateter no plano do corpo da primeira ou segunda vértebra cervical. O $SjvO_2$ relaciona-se diretamente à perfusão encefálica e indiretamente ao consumo de O_2 cerebral e reflete a relação entre fluxo sanguíneo encefálico (FSE) e a taxa metabólica cerebral de oxigênio ($CMRO_{2)}$. O valor de $SjvO_2$ varia de 55% a 71%. Quando há isquemia encefálica, o valor de $SjvO_2$ reduz-se a menos do que 55%, indicando aumento da extração de O_2 (febre, convulsões) ou redução da oferta de oxigênio devido a vasoespasmo ou hipotensão arterial. É vantagem do método o fato de poder ser realizado continuadamente, com cateter de fibra óptica.[4]

Uma $SjvO_2$ < 50% por mais de 10 minutos geralmente é considerada uma dessaturação isquêmica. Níveis altos de $SjvO_2$ podem refletir hiperemia (normalmente > 90%) ou uma incapacidade do cérebro de extrair oxigênio devido à depressão metabólica de agentes sedativos, baixa descarga de oxigênio ou lesão cerebral grave.[5]

Hipertensão intracraniana e controle da pressão intracraniana

O conteúdo da caixa craniana é preenchido por três compartimentos: tecido encefálico (85%); LCR (10%); e sangue (5%).

A produção de mais ou menos (≈ 0,35 mL/minuto) de LCR para contemplar o volume de 75 mL e o fato de o encéfalo em repouso receber aproximadamente 14% do débito cardíaco (≈ 700 mL/minuto), conter volume sanguíneo de 100 a 130 mL (15%, arterial; 40%, venoso; e 45%, microcirculatório) mantém em equilíbrio os componentes fixos da caixa craniana.

Os valores normais da PIC e da pressão intraventricular medida na região do forame do Monro, variam de 0 a 10 mmHg, mas podem alcançar até 25 mmHg durante a fase do sono REM e 30 a 110 mmHg durante o ato de espirrar ou tossir nos adultos.

Consideram-se como normais os valores da PIC de até 20 mmHg.[6] As ondas de PIC descritas por Lundberg apresentam três componentes: 1) os pulsos da frequência cardíaca; 2) as ondas respiratórias; e 3) as ondas vasogênicas lentas. A relação contínua entre a PIC e a pressão arterial sistêmica possibilita avaliar o índice de reatividade que reflete a capacidade da autorregulação. As ondas da PIC apresentam cinco entalhes, sendo três arteriais (PI, P2 e P3) e dois venosos (P4 e P5).

Para monitorar a PIC, existem monitores ventriculares, parenquimatosos, subdurais e extradurais. O cateter ventricular externo é o mais adequado para cumprir as necessidades da monitoração, pois possibilita avaliar, em tempo real, a PIC e analisar os elementos presentes no LCR.

Tensão de oxigenação do tecido encefálico

Manter a oxigenação cerebral adequada é muito importante a fim de evitar isquemia.

Avaliar o metabolismo aeróbio cerebral e a oxigenação com base apenas nos valores de pressão parcial de oxigênio arterial (PaO_2) ou oximetria de pulso (SpO_2) pode nos levar a conclusões insuficientes para tratar de nossos pacientes. Hipóxia cerebral e isquemia podem se desenvolver na faixa normal de pressão de perfusão cerebral (PPC) e PIC, pelo que é necessária medida adicional de tensão de oxigenação do tecido encefálico ($PbtO_2$) na região da penumbra. Com esses resultados, podemos orientar melhor a terapia do paciente, a fim de facilitar a taxa de entrega e utilização cerebral de oxigênio.

A hipóxia reduz a tensão de O_2 no tecido encefálico. Com o uso de um cateter com lúmen inserido no encéfalo, é possível mensurar-se a PIC, a temperatura do tecido nervoso e a oxigenação encefálica. Os desfechos neurológicos insatisfatórios associam-se à oferta insuficiente do O_2 encefálico.[7] A $PbtO_2$ "normal" é 23 a 35 mmHg, mas depende da profundidade da sonda, sendo menor nas regiões mais profundas do cérebro. Valores < 20 mmHg são considerados anormais e têm sido associados a maiores evidências de isquemia cerebral e disfunção energética, alguns centros iniciam o tratamento quando a $PbtO_2$ é < 15 mmHg, pois associa-se à isquemia encefálica.

A $PbtO_2$ reduz-se antes do aumento da PIC e com a PPC normal.[8] A mensuração da $PBtO_2$ nas áreas de penumbra possibilita melhorar a oferta de O_2 nessas áreas, pois a hiperóxia normobárica proporcionada com o aumento da fração inspiratória de oxigênio (FiO_2) supre fisiologicamente para elevar a tensão do O_2 arterial aumenta o metabolismo aeróbico no encéfalo e, portanto, pode ser neuroprotetora.

Microdiálise cerebral

A microdiálise encefálica (MDE) possibilita avaliar as moléculas presentes no interstício cerebral e fornece avaliação direta de condição bioquímica do encéfalo. Em doentes com isquemia cerebral, possibilita avaliar lactato e piruvato; em situações de excitotoxicidade, o glutamato; e, naqueles que estão evoluindo com morte celular, o glicerol.

Para executar a microdiálise, é necessário implantar-se um cateter na substância branca subcortical do parênquima cerebral lesado na região mais próxima possível do local a ser avaliado. O cateter é colocado na área de penumbra; ou próximo a lesão é conectado a uma bomba para possibilitar a perfusão contínua do parênquima encefálico com 0,3 µL/minuto de solução salina por 10 mm de comprimento da membrana do dispositivo implantado. Como o fluido da perfusão é isotônico em relação ao fluido intersticial, ocorre difusão passiva de pequenos solutos para o interior do cateter.[9] O fluido de perfusão coletado a intervalos de 1 hora é analisado e as concentrações dos íons e moléculas, quantificadas (Tabela 157.1).

A microdiálise cerebral também é usada rotineiramente para determinar o nível ideal de PPC. Isso é importante em pacientes com aumento da PIC devido a edema cerebral. Nesses pacientes, o aumento na PPC (e a pressão hidrostática intracapilar) causará um transporte líquido de água para o interstício cerebral e maior aumento da PIC.[10]

Espectroscopia no infravermelho próximo

A espectroscopia no infravermelho próximo (NIRS) é uma técnica de imagem que possibilita registrar a distribuição do calor emitido pela superfície do corpo e com métodos

Tabela 157.1 – Valores normais das concentrações de algumas moléculas avaliadas na perfusão da microdiálise.

Molécula	Valores e finalidades
Glicose	Fornece energia para o encéfalo; valores normais de 1,5 a 2 mM; anormais < 0,2 mM
Glicerol	Indicador da degradação da membrana celular; valores normais de 50 a 100 μM; valores anormais não definidos
Piruvato	Em condição de anaerobiose, transforma-se em lactato e reduz-se quando há isquemia; valor normal 120 μM; valores anormais não definidos
Lactato	Aumenta quando há hipóxia; valor de 3 mmol/L; anormal > 4 mmol/L
Glutamato	Marcador inicial indireto da lesão celular; valor normal de 10 μM; valor anormal não definido
LPR (lactato piruvato)	Sensível em caso de anormalidades isquêmicas e hipóxicas; valor normal > 15 a 20; anormal > 25

Fonte: Young B, 2016.

não invasivos. A imagem óptica difusa, na faixa espectral do infravermelho próximo (faixa de comprimento de onda: 600 a 1.000 nm), proporciona uma detecção não invasiva do cérebro humano através do couro cabeludo e do crânio intactos e, desse modo, a oxigenação encefálica, traduzindo seus valores como temperatura. No entanto, a maior parte do sinal do NIRS provém do sangue venoso, que, por sua vez, contribui para aproximadamente 70% do volume sanguíneo intracraniano. A termografia consiste na captura das imagens por câmeras infravermelhas, de modo a revelar discretas modificações térmicas, como reações a lesões de diferentes etiologias, como em doentes com afecções vasculares isquêmicas, em que se avalia a distribuição da ativação cortical e a febre logo após o evento agudo; estes achados estão associados a mal prognóstico funcional.

As imagens da termografia no espectro do infravermelho incluem vários compartimentos térmicos irregulares (manchas quentes e frias) e padrões vasculares distintos e exibem os resultados na forma de um mapa ou imagem sobre uma área cortical específica. No mapeamento cortical, também chamado de topografia óptica, as artérias aparecem brilhantes (alta temperatura), a superfície cortical aparece cinza escuro (baixa temperatura) e as veias aparecem em cinza claro (temperatura intermediária). O gradiente de temperatura entre as artérias e veias varia de 1,5 a 2 ºC e entre as veias e o parênquima encefálico, de 0,2 a 1 ºC.[11]

O NIRS permite o monitoramento de parâmetros fisiológicos: 1) alterações na oxigenação O_2Hb; 2) desoxigenação HHb e 3) hemoglobina total tHb (tHb = O2Hb + HHb).[12]

O NIRS baseia-se no fato de que: 1) os tecidos humanos são relativamente transparentes à luz na janela espectral do NIRS (650 a 1.000 nm); 2) a luz NIRS é absorvida por compostos pigmentados; 3) a luz NIRS é capaz de penetrar nos tecidos humano; e 4) a atenuação relativamente alta da luz NIRS no tecido deve-se à principal hemoglobina cromófora localizada em pequenos vasos (< 1 mm de diâmetro). O NIRS oferece a possibilidade de obter informações principalmente sobre as alterações de oxigenação que ocorrem no compartimento venoso.[13]

Há dois modelos de instrumentos NIRS disponíveis para uso clínico: a série INVOS (Somanetics Corporation, EUA) e a série NIRO (Hamamatsu Photonics, Japão). O primeiro apresenta um único valor numérico para a saturação encefálico regional de O_2 e o segundo fornece índice do O_2 tecidual em termos percentuais e alterações nas variáveis oxi-hemoglobina e deoxi-hemoglobina.

Eletroencefalografia

Podem ocorrer convulsões em cerca de 20% dos doentes durante a 1ª semana após lesão encefálica moderada ou grave. O estado de mal epiléptico após a lesão encefálica é elemento importante para determinar a mortalidade. A natureza não convulsiva da condição epiléptica não deve passar despercebida pelas mesmas razões.[14]

As indicações para a monitoração eletroencefalográfica nas unidades de cuidados críticos são detectar o estado epiléptico não convulsivo (NCSE) nos pacientes com transtornos da consciência inexplicáveis ou com deterioração mental; avaliar o grau da sedação/anestésica; detectar precocemente a isquemia encefálica tardia associada à hemorragia subaracnóidea; e avaliar o resultado funcional de doente que sofreu encefalopatia após a ressuscitação ou que sofrem anormalidades neurológicas graves.

Como convulsões podem ocorrer apesar da administração rotineira de anticonvulsivantes e benzodiazepínicos, devem-se avaliar aqueles com rebaixamento do nível de consciência sem razão esclarecida, pois pode tratar se de NCSE.

A Sociedade Europeia de Medicina Intensiva recomenda cEEG para pacientes em coma, pacientes com hemorragia intracerebral (HIC) e pacientes com crises clínicas recentes sem retorno à linha de base, lesão cerebral traumática (TCE) e parada cardíaca, além de caracterizar movimentos anormais suspeitos de serem convulsões. A monitorização deve ser no mínimo 48 horas.[15]

Doppler transcraniano

O *doppler* transcraniano (DTC) é técnica não invasiva que se baseia no uso de feixe de ultrassons com *doppler* pulsado de 2 MHz que possibilita avaliar o FSE nas artérias cerebrais basais.[16] O DTC mensura as velocidades dos FSEs sistólico, médio e diastólico e calcula o índice de pulsatilidade (PI) das artérias intracranianas basais. O PI, ou índice de Gosling, traduz a resistência cerebrovascular, principalmente a PIC. Possibilita monitorar de modo não invasivo o vasoespasmo que se caracteriza como elevação das velocidades absolutas ou relativas do fluxo antes da instalação de deterioração clínica do doente.[17] Adicionalmente, possibilita avaliar a autorregulação da PIC e determinar a morte cerebral.

Pupilometria

A fundoscopia direta possibilita diagnosticar o edema da papila, achado que evidencia o aumento crônico da PIC, mas não suas elevações agudas. A PIC elevada é frequente após TCE e pode causar reatividade pupilar anormal, que, por sua vez, está associada a um pior prognóstico. Quando a PIC tem valor normal, a resposta pupilar à luz deve diminuir de 34% a 36% quando se incide nos olhos; quando a PIC eleva-se, a redução de diâmetro pupilar a luz é de 20%, ou seja, menos que o normal.

Usando pupilometria infravermelha automatizada, examinamos a relação entre o índice *neurological pupil* (NPi) e a PIC invasiva em pacientes com TCE grave, episódios elevados de PIC se correlacionaram com uma diminuição concomitante de NPi. A NPi anormal sustentada foi, por sua vez, associada a um curso de PIC elevado e a um pior desfecho neurológico. Valores superiores a 3 são normais e inferiores a 3 mostram reação pupilar anormal.[18]

Referências bibliográficas

1. Michinaga S, Koyama Y. Pathogenesis of brain edema and investigation into anti-edema drugs. Int J Mol Sci. 2015;16(5):9949-75 [Published 2015 Apr 30]. doi: 10.3390/ijms16059949.
2. Filippidis AS, Carozza RB, Rekate HL. Aquaporins in brain edema and neuropathological conditions. Int J Mol Sci. 2016;18(1):55 [Published 2016 Dec 28]. doi: 10.3390/ijms18010055.
3. Horsfield MA, Barzo P, Marmarou A et al. Contribution of vasogenic and cellular edema to traumatic brain swelling measured by diffusion-weighted imaging. J Neurosurg. 1997;87:900-7.
4. Winkler MK, Dengler N, Hecht N et al. Oxygen availability and spreading depolarizations provide complementary prognostic information in neuromonitoring of aneurysmal subarachnoid hemorrhage patients. J Cereb Blood Flow Metab. 2017;37:1841-56.
5. Barazangi N, Hemphill III JC. Advanced cerebral monitoring in neurocritical care. Neurol India. 2008;56:4.
6. Dietrich W, Erbugth F. Hirndruck und hirnodem. Der Anaesthesist. 2013;62:757-72.
7. Winkler MK, Dengler N, Hecht N et al. Oxygen availability and spreading depolarizations provide complementary prognostic information in neuromonitoring of aneurysmal subarachnoid hemorrhage patients. J Cereb Blood Flow Metab. 2017;37:1841-56.
8. Ghosh A, Highton D, Kolyva C et al. Hyperoxia results increased aerobic metabolism following acute brain injury. J Cereb Blood Flow Metab. 2017 Aug;37(8):2910-20.
9. Young B, Kalanuria A, Kumar MA et al. Cerebral microdialysis. Critical Care Nursing Clinics of North America. 2015;28(1):109-24. doi: 10.1016/j.cnc.2015.09.005.
10. Nordström CH. Cerebral energy metabolism and microdialysis in neurocritical care. Child's Nerv Syst.2010;26:465-72. doi: 10.1007/s00381-009-1035-z.
11. Gorbach AM, Heiss J, Kufta C et al. Intraoperative infrared functional imaging of human brain. Annals Neurol. 2003;54(3):297-309.
12. Quaresima MFV. A brief review on the history of human functional near-infrared spectroscopy (fNIRS) development and fields of application. NeuroImage. 2012 Nov 1;63(2):921-35. doi: 10.1016/j.neuroimage.2012.03.049.
13. Ito H, Kanno I, Fukuda H. Human cerebral circulation: positron emission tomography studies. Ann Nucl Med. 2005;19:65-74.
14. Kongpolprom N, Cholkraisuwat J. Neurological prognostications for the therapeutic hypothermia among comatose survivors of cardiac arrest. Indian J Crit Care Med. 2018 Jul;22(7):509-18.
15. Gavvala J, Abend N, LaRoche S et al. Continuous EEG monitoring: a survey of neurophysiologists and neurointensivists. Epilepsia. 2014;55(11):1864-71.

16. Highton D, Tachtsidis I, Ghosh A et al. Monitoring cerebral autoregulation after brain injury: multimodal assessment of cerebral slow-wave oscillations using near-infrared spectroscopy. Anesth Analg. 2015;121.
17. Ghosh A, Highton D, Kolyva C et al. Hyperoxia results increased aerobic metabolism following acute brain injury. J Cereb Blood Flow Metab. 2017 Aug;37(8):2910-20.
18. Jahns FP, Miroz JP, Messerer M et al. Quantitative pupillometry for the monitoring of intracranial hypertension in patients with severe traumatic brain injury. Crit Care. 2019;23(1):155 [Published 2019 May 2]. doi: 10.1186/s13054-019-2436-3.

Capítulo 158

Analgo-Sedação na Unidade de Cuidados Neurocríticos

Cicero Kaiky Andrade Oliveira
Matheus Deltreggia
Gabriel Taricani Kubota
Manoel Jacobsen Teixeira
Daniel Ciampi Araujo de Andrade

Introdução

Muitos doentes neurocríticos apresentam anormalidades da consciência ou condições clínicas que requerem sedação para prevenir lesões adicionais e permitir a intubação e a ventilação mecânica para auxiliar no manejo da pressão intracraniana (PIC). A prevenção da dor, da ansiedade, da agitação e do *delirium* e o seu adequado tratamento evitam a hipertensão arterial, a assincronia doente-ventilador, os vômitos, o sangramento intracraniano, a hipertensão intracraniana (HIC), o estado de mal epiléptico e suas variantes e promove ansiólise, reduz o período de ventilação mecânica, a demanda metabólica cerebral e o período de internação (Quadro 158.1).

A analgesia e a sedação adequadas de pacientes com HIC devem ser tituladas com base no monitoramento multimodal, visando ao controle da PIC e da saturação de O_2 no tecido cerebral ($PbtO_2$). Os analgésicos e os sedativos devem alcançar alta concentração no sistema nervoso central (SNC), proporcionar rápido início de ação, depuração previsível, serem facilmente tituláveis, ter curta duração para permitir recuperação rápida e avaliação neurológica periódica regular, não se acumular nos tecidos, reduzir a PIC e o metabolismo encefálico, manter a pressão de perfusão encefálica (PPE) adequada, não interferir negativamente nos parâmetros hemodinâmicos e ter baixo custo. Altas doses de opioides em bólus podem desencadear vasodilatação cerebral em resposta à redução da pressão arterial média (PAM) e podem causar aumento da PIC e diminuição da PPE. Benzodiazepínicos, como o diazepam e o midazolam, associam-se à depuração, à lentecidade e a concentrações mais altas em caso de disfunção hepática; midazolam e propofol podem induzir hipotensão arterial, particularmente em doentes hipovolêmicos, ao contrário do que ocorre com a cetamina.

Quadro 158.1 – Analgésicos e sedativos recomendados de acordo com as necessidades clínicas, PIC, funções hepática e renal, condições hemodinâmicas e estado mental dos doentes.

Indicação	Analgésicos de primeira linha	Sedativos de primeira linha	Opções
Sem elevação da PIC	Fentanila, morfina	Sufentanila, remifentanila	Propofol, midazolam
PIC elevada	Fentanila, morfina	Sufentanila, remifentanila	Propofol, midazolam
Controle da temperatura	Fentanila, morfina	Sufentanila, remifentanila	Propofol, midazolam
Estado de mal convulsivo	Fentanila, morfina	Sufentanila, remifentanila	Propofol, midazolam
Disfunção hepática	Fentanila, sufentanila, remifentanila	–	Propofol
Disfunção renal	Remifentanila	–	Propofol
Instabilidade hemodinâmica	Fentanila	Cetamina	Midazolam
Agitação e/ou *delirium*	Fentanila, morfina	Antipsicóticos	Agonistas α2-adrenérgicos

PIC: pressão intracraniana.
Fonte: Desenvolvido pela autoria do capítulo.

Prevenção e tratamento da dor

Administrar analgésicos regularmente é a melhor opção quando a dor é frequente ou contínua. A técnica de analgesia controlada pelo paciente (PCA) é eficaz em doentes cooperativos e acordados; é bem tolerada, proporciona melhor analgesia, causa menos efeitos colaterais e possibilita a administração titulada de analgésicos e a redução da necessidade de opioides.

Várias modalidades farmacológicas e não farmacológicas para prevenir e tratar a dor nas unidades neurocríticas (UDNCs) estão disponíveis, incluindo a fisioterapia (calor, frio, estimulação elétrica transcutânea), acupuntura, analgésicos simples, anti-inflamatórios não hormonais (AINHs), opioides moduladores, agonistas α2-adrenérgicos, bloqueadores do receptor NMDA, anestésicos locais (ALs) e psicotrópicos.

Prevenção da dor em neurocirurgia

A cefaleia pós-operatória em doentes submetidos à craniotomia pode ser reduzida quando se realiza cranioplastia, enxerto de gordura para craniotomia, plástica dural como substituição ao fechamento direto da dura-máter e aplicação de cola de fibrina. GABApentinoides e cetamina previnem potencialmente a ocorrência da dor pós-craniotomia.

Anestesia local e analgesia regional intraespinal

Os ALs, associados ou não aos opioides são utilizados em anestesias regionais peridurais, intratecais, intercostais e de troncos nervosos periféricos. Os bloqueios nervosos pré-operatórios com bupivacaína ou ropivacaína podem reduzir a necessidade de analgésicos e a dor intra e pós-operatória, prevenir a sensibilização neuronial e o desenvolvimento de dor crônica neuropática pós-craniotomia.

A infiltração de ALs nos locais de fixação dos pinos cranianos e nas feridas cirúrgicas ou traumáticas, a aplicação tópica de lidocaína a 5% na ferida cirúrgica e a infusão contínua de lidocaína são eficazes no tratamento da dor superficial pós-traumática e da pós-operatória e podem reduzir o consumo de opioides nas horas iniciais do ato cirúrgico. O bloqueio da inervação do couro cabeludo proporciona analgesia mais satisfatória do que a infiltração anestésica localizada (Quadro 158.2).

Quadro 158.2 – Principais mecanismos de ação, características especiais, principais efeitos adversos e recomendações sobre o uso dos ALs.

Droga	Mecanismos de ação	Outras indicações	Efeitos colaterais
Lidocaína	Bloqueio dos canais de Na+ no sistema nervoso periférico	Anestesia local e tópica para tratar dores incisionais ou neuropáticas e IV para tratar arritmias ventriculares	Sonolência, desorientação, convulsões, fraqueza muscular, bradicardia, hipotensão arterial, bloqueio de ramo cardíaco, parada cardíaca; os bloqueios espinais podem causar depressão respiratória (ação no nervo frênico ou no centro respiratório) e retenção urinária
Bupivacaína	Bloqueio dos canais de Na+	Anestesia local, peridural e raquidiana	Mais cardiotóxica do que a lidocaína

AL: anestésico local; IV: intravenosa.
Fonte: Desenvolvido pela autoria do capítulo.

Os bloqueios nervosos paravertebrais, intercostais ou torácicos com ALs de ação prolongada, opioides e/ou adjuvantes são eficazes no controle da dor pós-laminectomia. Os bloqueios opioides neuroaxiais melhoram a analgesia, reduzem a perda sanguínea intraoperatória, as complicações pulmonares e proporcionam recuperação mais rápida da função intestinal em relação ao tratamento com opioides utilizados pela via IV apesar do aumento de ocorrência de náusea, vômitos, retenção urinária, prurido e depressão respiratória tardia.

A analgesia peridural controlada pelo doente (APCP) com ropivacaína e morfina é mais eficaz do que a PCA intravenosa após cirurgias espinais. Opioides administrados pela via intraespinal devem ser considerados em doentes com dor crônica dependentes de opioides submetidos a cirurgias na coluna vertebral.

Tratamento da dor pós-operatória

A dor pós-craniotomia é geralmente tratada com acetaminofeno e oxicodona pela via oral e fentanila pela via intravenosa sob demanda. A administração regular de paracetamol, dipirona e AINHs resulta em escores mais baixos de dor, menor consumo de opioides e antieméticos e menor duração do período de internação do que o regime de tratamento sob demanda. Havendo persistência da agitação e da ansiedade após a instituição da analgesia adequada, deve-se realizar a sedação.

GABApentinoides (gabapentina, pregabalina), fenitoína e carbamazepina são opções para doentes ansiosos ou insones, com doenças desmielinizantes ou neuropatias dolorosas. Os AINHs mais utilizados são diclofenaco, ibuprofeno, naproxeno, parecoxibe, celecoxibe e etoricoxibe. O ibuprofeno é mais prescrito para tratar a dor decorrente do TCE e dor pós-craniotomia ou que decorre do acidente vascular cerebral isquêmico e os GABApentinoides, para tratar a dor resultante da hemorragia subaracnóidea e intracerebral, das lesões da coluna vertebral e das doenças desmielinizantes. A administração sistêmica de acetaminofeno, GABApentinoides e dexmedetomidina e a infusão intraespinal de ALs e opioides são preferidos para analgesia pós-operatória em pacientes com lombalgia.

Analgésicos não opioides

A dor classificada como 4 ou menos de acordo com a escala visual analógica (EVA) pode ser tratada com acetaminofeno, dipirona e/ou AINHs. Estes proporcionam alívio satisfatório dos desconfortos, recuperação precoce, poucos efeitos adversos, redução do uso de opioides e dos custos da assistência e não interferem no monitoramento neurológico periódico.

A administração cumulativa de acetaminofeno aumenta o risco de toxicidade hepática, nefrotoxicidade e trombocitopenia, complicações mais comuns com doses elevadas. Doentes com insuficiência hepática ou usuários regulares de álcool devem ser tratados com menos de 2 g/dia de acetaminofeno. A dipirona é mais eficaz e mais segura do que o acetaminofeno; o risco de agranulocitose é inferior ao do acetaminofeno.

O uso de AINHs em doentes neurológicos e neurocirúrgicos é controverso. Os AINHs, isoladamente, são ineficazes para tratar a dor pós-craniotomia. Podem melhorar a analgesia e potencialmente reduzir o consumo de opioides no período pós-operatório. Os efeitos antiplaquetários, o aumento do risco de sangramento e de desenvolvimento de hematoma no leito operatório e de complicações cardiovasculares e isquêmicas miocárdicas e a toxicidade renal relacionada a seu uso no período perioperatório limitam sua aplicabilidade nas UDNCs. Exceto o celecoxibe, parecoxibe e o etoricoxibe, os demais AINHs devem ser suspensos 4 a 10 dias antes do ato neurocirúrgico.

A maioria dos AINHs inibe a COX-1 e COX-2 e podem causar dispepsia, gastrite, úlceras, perfuração e sangramento gastrointestinais, disfunção hepática, reação de hipersensibilidade (urticária-angioedema), broncoespasmo, défices de atenção e de memória, *delirium*, cefaleia, zumbido e até inibição da formação do colo ósseo. São a causa mais comum de insuficiência renal pós-operatória, pois o fluxo sanguíneo renal depende da atividade das prostaglandinas (PGs). Os doentes tratados com AINHs devem receber hidratação adequada para evitar nefropatia, pois as concentrações das PGs renais podem reduzir-se em vigência da hipovolemia. Inibidores da bomba de prótons podem reduzir os riscos gastrointestinais dos AINHs não seletivos (Tabela 158.1).

Analgésicos opioides

Os opioides são a base do tratamento da dor pós-operatória neurocirúrgica moderada a grave (Tabela 158.2).

Tabela 158.1 – Principais mecanismos de ação, características, efeitos adversos e recomendações sobre o uso de analgésicos simples e AINHs.

Classe farmacológica	Droga	Mecanismos de ação	Analgesia
Analgésicos simples	Acetaminofeno	Inibição da COX; ativação de sistemas opioidérgicos e canabinoides	+
	Metamizol	Inibição da COX; ativação de sistemas opioidérgicos e canabinoides	+++
AINHs inibidores inespecíficos de COX-1 e COX-2	Cetorolaco, diclofenaco, naproxeno, ibuprofeno	Inibição das COX-1 e COX-2	++
AINHs inibidores específicos de COX-2	Celecoxibe, etoricoxibe, parecoxibe	Inibição da COX-2	+

AINH: anti-inflamatório não hormonal; COX: ciclo-oxigenase.

Fonte: Desenvolvida pela autoria do capítulo.

Tabela 158.2 – Principais mecanismos de ação, características, efeitos adversos e recomendações sobre o uso de opioides e seus antagonistas.

Droga	Principais mecanismos	Sedação	Analgesia
Agonistas			
Tramadol	Ativação μ+, δ+, κ+; inibição da recaptura de 5-HT	+	++
Codeína	μ+, δ+, κ+	+	++
Morfina	μ+++, δ+, κ_1++, κ_3+	+	+++
Fentanila	μ+++, δ+	++	+++
Remifentanila	μ+++, δ+	++	+++
Sufentanila	μ+++, δ+, κ_1+	++	+++

Outras indicações	Efeitos adversos	Recomendações
Febre	Hepatotoxicidade	Doentes com insuficiência hepática ou em uso regular de álcool devem utilizar menos de 2 g de acetaminofeno/dia
Febre e espasmos viscerais gastrointestinais, urológicos e ginecológicos	Reações cutâneas de hipersensibilidade, como erupções, urticária, eritema, agranulocitose (rara)	Contraindicado para doentes com história ou presença de discrasia sanguínea
–	Irritação, sangramento e perfuração gastrointestinais, nefrotoxicidade, hepatotoxicidade, doença arterial coronariana	Evitar havendo disfunção renal, úlcera, sangramento gastrointestinal, anormalidade plaquetária, doença coronariana, infarto do miocárdio, insuficiência cardíaca congestiva, cirrose, asma, enxerto ósseo e grandes cirurgias intracranianas e da medula espinal e desidratação; evitar no período pré-operatório devido ao efeito antiplaquetário
–	–	Evitar em doença coronariana e infarto do miocárdio

Início rápido	Recuperação rápida	Titulação fácil	Outras indicações
+	–	–	Melhor perfil de efeitos colaterais do que a maioria dos opioides
+	–	–	Antitussígeno, antidiarreico
++	–	–	Antitussígeno, antidiarreico
+++	++	++	Menos efeitos cardiovasculares (hipotensão) do que a morfina, não libera histamina, tratamento da dor incidental, pode ser usada em PCA
+++	+++	++	Sem acúmulo em insuficiência hepática ou renal
+++	–	–	Tratamento da dor incidental, pode ser usada em PCA

(Continua)

Tabela 158.2 – Principais mecanismos de ação, características, efeitos adversos e recomendações sobre o uso de opioides e seus antagonistas (continuação).

Droga	Principais mecanismos	Sedação	Analgesia
Agonistas			
Alfentanila	μ+++, δ+, κ+	++	+++
Metadona	μ+++, inibidor do receptor NMDA	+	+++
Oxicodona	μ+++, δ+	+	+++
Meperidina	μ++, δ+, κ+	+	++
Agonistas parciais			
Buprenorfina	Agonista parcial μ+++, antagonista $κ_1$++	–	++
Agonistas-antagonistas			
Nalbufina	κ++ agonista, μ+ antagonista	–	+–
Antagonistas			
Naloxona	μ+++, δ++, $κ_1$++, $κ_3$++ antagonista	–	–
Naltrexona	μ++, δ+, $κ_1$+++, $κ_3$++ antagonista	–	–

NMDA: N-metil-D-aspartato; PCA: *patient controlled analgesia*; VO: via oral; TD: transdérmica.
Fonte: Desenvolvida pela autoria do capítulo.

Codeína, tramadol, morfina, fentanila, sufentanila, oxicodona e remifentanila, associados ou não aos sedativos, são os opioides preferidos para analgesia nas UDNCs. Todos apresentam propriedades analgésicas em doses baixas e efeitos hipnóticos e sedativos especialmente em doses elevadas, são fáceis de titular, proporcionam conforto e apresentam efeitos colaterais rapidamente reversíveis após a descontinuação do seu uso ou administração de antagonistas opioides, como a naloxona e a naltrexona. A via de administração intravenosa é preferível pois possibilita início mais rápido de ação e facilidade de titulação. A maioria dos opioides é eliminada pelas vias renal e hepática. As concentrações de morfina podem elevar-se em doentes com disfunções desses órgãos; as concentrações de fentanila e de a sufentanila são menos influenciadas nessas eventualidades e as da remifentanila, menos ainda. O controle

Início rápido	Recuperação rápida	Titulação fácil	Outras indicações
+++	–	–	Tratamento da dor incidental, pode ser usada em PCA
++	–	–	Tratamento de dor crônica, alivia sintomas de retirada, alentece o desenvolvimento de tolerância durante a titulação de opioides, manutenção de viciados, menos efeito eufóricos do que a morfina
++	–	–	Somente por VO (liberação imediata e prolongada)
++	–	–	Tratamento do tremor pós-operatório
–	–	–	Apenas por via TD, tratamento da dor crônica, alivia sintomas de retirada, depressão respiratória menos pronunciada do que morfina, manutenção de viciados
–	–	–	Menos euforia do que agonistas opioides, reversão do prurido causado por opioides
++	+++	+++	Tratamento da dor crônica, reversão rápida da depressão respiratória por opioides, por VO eficaz no tratamento da obstipação induzida por opioides
++	+++	++	Tratamento de doentes viciados, com síndrome de compulsão alimentar, choque séptico e prurido crônico, redução do consumo de álcool

da dor com opioides é melhor quando coadministrados com os AINHs.A codeína e o tramadol apresentam baixa afinidade pelos receptores opioides e seus metabólitos são ativos. A codeína é convertida em morfina, ou seja, é muito pouco eficaz nos metabolizadores lentos. A codeína produz menos analgesia, sedação e depressão respiratória do que a morfina. O tramadol é menos eficaz do que a codeína, causa mais náusea e vômitos e pode diminuir o limiar convulsivo.

A morfina exerce atividade neuroprotetora, analgésica pré, intra e pós-operatória e sedativas, proporciona conforto em doentes com dispneia associada à insuficiência ventricular esquerda aguda e ao edema pulmonar, inibe a vasoconstrição reflexa causada pela diminuição da pCO_2 e diminui a resistência vascular periférica quando se realiza a hiperventilação. A infusão contínua de morfina pode ser usada em equipamentos de PCA. A morfina apresenta duração de ação prolongada. Devido à baixa solubilidade lipídica, não cruza facilmente a barreira hematoencefálica.

A oxicodona é disponibilizada em cápsulas de liberação imediata e prolongada e é indicada para tratar a dor moderada ou intensa.

Os opioides lipofílicos como a fentanila, sufentanila, alfentanila e remifentanila apresentam meia-vida curta, distribuem-se rapidamente no encéfalo e iniciam sua atividade mais precocemente do que a morfina. A fentanila é 75 a 100 vezes mais potente que a morfina, atua rapidamente, distribui-se nos tecidos periféricos, sofre metabolismo hepático e acumula-se no tecido adiposo, o que prolonga marcadamente a duração do efeito. A remifentanila é rapidamente titulada em infusão contínua, proporciona rápido equilíbrio entre o encéfalo e o sangue, tem duração de ação ultracurta (3 a 5 minutos), o que possibilita recuperação rápida da consciência após a descontinuação de seu uso e facilita os despertares frequentes, quando estes são necessários. É menos suscetível ao acúmulo após infusão contínua devido à hidrólise rápida que ocorre no sangue e nos tecidos, o que a torna segura para doentes com disfunções renais ou hepáticas. A nalbufina é agonista e antagonista μ que deve ser usada com cautela em dependentes ou em tratamento prolongado com altas doses de opioides agonistas μ, pois pode causar síndrome de retirada. É opção para tratar o prurido causado por outros opioides.

A naloxona (antagonista opioide) reverte a depressão respiratória induzida pelos opioides.

Os opioides têm índice terapêutico estreito, toxicidade potencialmente fatal dependendo da dose e ampla variabilidade interindividual. Os efeitos depressores no nível de alerta e consciência são potencializados com a administração simultânea de fenotiazinas e outros antipsicóticos, antidepressivos tricíclicos (ADTs) e inibidores da monoamino oxidase. A depressão respiratória pode causar hipercarbia e, consequentemente, congestão vascular encefálica, aumento da PIC, agravamento da sedação e comprometimento da permeabilidade das vias aéreas. Associados aos antipsicóticos, os opioides podem diminuir a pressão arterial. Os opioides de curta ação, como a remifentanila, causam menos efeitos hemodinâmicos do que os de ação prolongada.

O uso prolongado de doses elevadas de opioides pode causar hiperalgesia. Náusea, vômitos, obstipação e alentecimento do esvaziamento gástrico podem comprometer a nutrição por via enteral. Doses muito elevadas de morfina e de fentanila podem causar hiperatividade cortical com padrão epiléptico.

Analgésicos adjuvantes

Anticonvulsivantes; ADTs inibidores seletivos da recaptura de serotonina e noradrenérgicos (ISRSNs); noradrenérgicos α e β; ALs aplicados pela via tópica; antagonistas serotoninérgicos; miorrelaxantes; vasodilatadores; corticosteroides; e capsaicina, particularmente benéficos quando estressores ambientais, fisiológicos ou psicológicos influenciam a ocorrência da dor crônica e/ou o doente apresenta dor neuropática.

Os ADTs são eficientes no tratamento da depressão, da ansiedade, das dores neuropática e miofasciais, da síndrome fibromiálgica e melhoram a qualidade do sono. Os emplastros de lidocaína podem melhorar a alodinia e a hiperalgesia comumente presentes em doentes com dor neuropática localizada. A infusão intravenosa de lidocaína pode reduzir a necessidade dos opioides e contribuir para controlar a dor pós-operatória. A carbamazepina é eficaz como antiepiléptico e antinevrálgico, especialmente no tratamento da dor neuropática periférica paroxística, principalmente das neuralgias idiopáticas da face. A lamotrigina também é muito eficaz no alívio das dores neuropáticas periféricas e mielopáticas. Outros anticonvulsivantes, como oxcarbazepina e topiramato, também podem ser eficazes no tratamento da dor neuropática (Quadro 158.3).

Quadro 158.3 – Principais mecanismos de ação, características especiais, principais efeitos adversos e recomendações sobre o uso de anticonvulsivantes analgésicos.

Classe farmacológica	Droga	Mecanismo de ação	Sedação	Analgesia	Outras indicações
Anticonvulsivantes	Carbamazepina	Bloqueia o canal de Na+ voltagem-dependente	+	+++ (Neuralgia do trigêmeo)	Anticonvulsivante e antineurálgico
	Gabapentina, pregabalina	Modulação da subunidade alfa-2-delta dos canais de cálcio voltagem-dependentes	+	+	Analgésicos, ansiolíticos e indutores do sono

Fonte: Desenvolvido pela autoria do capítulo.

Reabilitação, medicina física e psicoterapia

Intervenções não farmacológicas, como medicina física e reabilitação, acupuntura, infiltrações dos pontos-gatilho miofasciais, musicoterapia, relaxamento, hipnose, *biofeedback*, psicoterapia e higiene do sono também compõem a analgesia multimodal. Agulhamento a seco e as injeções nos locais onde há dor ou nos pontos-gatilho ou dolorosos miofasciais com ALs são eficazes no tratamento da cefaleia cervicogênica, da lombalgia e das síndromes dolorosos miofasciais. Estimulação elétrica transcutânea, fisioterapia, terapia cognitivo-comportamental, ablações dos nervos periféricos com radiofrequência etc., também exercem efeito analgésico em doentes selecionados. A correção das anormalidades do sono deve incluir a minimização dos estímulos sonoros e visuais, a regularização da iluminação para reproduzir o ciclo da luz, o relaxamento e a abstinência de psicoestimulantes.

Sedação na unidade neurocrítica

O *delirium* e a agitação psicomotora podem comprometer o curso clínico dos doentes admitidos nas UDNCs, pois aumentam o metabolismo encefálico, a pressão arterial e a PIC e a pressão intratorácica e o fluxo sanguíneo encefálico (FSE). A sedação e a analgesia dos doentes agitados e com PPE limítrofe protege o encéfalo ao reduzir a PIC e o metabolismo encefálico.

Os opioides e sedativos evitam a dor, a ansiedade e a agitação, tornam a ventilação mecânica mais confortável, melhoram a oxigenação, atenuam a demanda metabólica, reduzem a taxa metabólica de oxigênio ($CMRO_2$), o FSE, o volume sanguíneo encefálico (VSE) e a PIC (Tabela 158.3). Porém podem deprimir o miocárdio, reduzir a PAM, a PPE e a liberação cerebral de O_2 e promover vasodilatação periférica e isquemia secundária.

Tabela 158.3 – Efeitos dos analgésicos e sedativos na PIC e prevenção do seu aumento, FSE, PPE, PAM, $SjvO_2$ e $PbtO_2$.

Classe	Droga	PIC	Prevenção da HIC	FSE	PPE
Opioides	Tramadol	←→	–	–	←→
	Morfina	↓ (bólus), ←→	+	–	↓ (bólus)
	Fentanila	↓/←→	+	←→	↓
	Remifentanila	↓/←→	+	←→	↓
Antagonista	Naloxona	–	–	–	–
Agonistas α2-adrenérgicos	Clonidina	–	–	–	–
	Dexmedetomidina	↓/←→	+	–	←→/↓
Antagonista NMDA	Cetamina	↓/←→	–	–	↓/←→
Agonista GABA	Propofol	↓↓	+	↓↓	↓
	Etomidato	↓↓	+	–	←→
Dibenzodiazepinas	Lorazepam	↓	+	↓	←→/↓
	Midazolam	↓	+	↓↓	←→/↓
Barbitúricos	Pentobarbital	↓↓	+	↓↓	↓
Butirofenonas	Haloperidol	–	–	–	–
	Droperidol	–	–	–	–
Curares	–	←→/↓	+	–	←→

PIC: pressão intracraniana; FSE: fluxo sanguíneo encefálico; PPE: pressão de perfusão encefálica; PAM: pressão arterial média; $SjvO_2$: saturação venosa jugular; $PbtO_2$: saturação de oxigênio no tecido cerebral; NMDA: N-metil-D-aspartato; HIC: hipertensão intracraniana.
Fonte: Desenvolvida pela autoria do capítulo.

A administração de sedativos deve ser titulada, a fim de proporcionar conforto, facilitar a ventilação mecânica, viabilizar o exame neurológico, otimizar o sono e as anormalidades dos compartimentos intracranianos e da PPE. A analgo-sedação associada à hiperventilação controlada, à melhora da PPE, à elevação da cabeça e ao uso de agentes osmóticos, compõem a primeira linha preventiva e terapêutica para reduzir a HIC. É também recomendada nos programas de hipotermia para evitar o tremor, melhorar a sincronia doente-ventilador e reduzir as reações ao estresse. Os agentes sedativos atenuam a atividade neurovegetativa e motora de doentes com síndrome paroxística simpática. A sedação profunda é frequentemente necessária para tratar o estado de mal epiléptico refratário. Entretanto, doses elevadas de medicamentos podem prolongar a duração da intubação e a permanência nas UDNCs, aumentar os custos do tratamento, o risco de trombose venosa profunda e de infecções (pneumonia) e

$CMRO_2$	PAM	$SjvO_2$	$PbtO_2$	Reatividade cerebral ao CO_2	Autorregulação da atividade elétrica encefálica
–	–	–	–	–	–
←→	↓ (bólus)	–	–	–	←→
↓	↓	–	–	–	–
↓	↓↓	–	–	–	–
–	–	–	–	–	–
–	–	–	–	–	–
↓/←→	←→	←→	←→	–	←→
↓/←→	–	←→	–	←→	↓
↓↓	↓↓	←→	–	←→	↓
↓↓	–	–	–	–	←→
↓	↓	–	–	←→	↓
↓	↓	–	–	←→	↓
↓↓	↓↓	–	–	–	–
–	–	–	–	–	–
–	–	–	–	–	–
←→	←→	–	–	–	←→

interferir no nível de consciência e na avaliação neurológica. Os efeitos hemodinâmicos dos sedativos dependem da dose administrada.

A analgesia deve ser iniciada antes da sedação; somente após o tratamento ou remoção de possíveis causas da ansiedade e da agitação deve-se iniciar a sedação. Opioides, propofol, diazepam, midazolam, dexmedetomidina, cetamina, clonidina, haloperidol e droperidol são as drogas mais utilizadas para realizar a sedação. Propofol e midazolam são os sedativos de primeira linha. As benzodiazepinas pouco interferem na atividade hemodinâmica e reduzem a agitação, porém podem comprometer o exame neurológico e agravar o *delirium*. O midazolam e o diazepam são utilizados para induzir a sedação rápida em doentes agitados. Os opioides pouco interferem na atividade hemodinâmica em doentes euvolêmicos, mas reduzem menos a PIC em doentes do que o propofol. O propofol e o midazolam reduzem a $CMRO_2$, o FSE, a resistência vascular encefálica, a PIC e melhoram a PPE. O propofol causa mais hipotensão arterial do que o midazolam. A dexmedetomidina e o propofol mantêm a sedação sem alterar significativamente os parâmetros hemodinâmicos sistêmicos ou encefálicos e exercem efeito hemodinâmico sinérgico. A quetiapina e a risperidona são alternativas ao haloperidol.

Agonistas α2-adrenérgicos

A clonidina e a dexmedetomidina são os agonistas α2-adrenérgicos mais prescritos como sedativos, analgésicos e simpatolíticos nas UDNCs (Quadro 158.4). Ambos aumentam a eficácia e diminuem as necessidades dos agentes anestésicos inalatórios e dos opioides e são eficazes no tratamento do *delirium*, sem os riscos de gerar convulsão ou de comprometer o exame neurológico. Ligam-se aos receptores α2-adrenérgicos pré-sinápticos autoinibitórios, presentes no *locus coeruleus* e nas lâminas III e II do corno dorsal da substância cinzenta da medula espinal (CDME) e no sistema nervoso periférico, onde interagem com receptores acoplados à proteína G, resultando em redução do cAMP, do efluxo de K+ e do influxo de Ca++ nas terminações nervosas dos aferentes primários e nos neurônios noradrenérgicos do SNC e inibindo a liberação de noradrenalina e substância P no CDME.

Quadro 158.4 – Principais mecanismos de ação, características e recomendações sobre o uso de agonistas α2-adrenérgicos nas UDNCs.

Droga	Mecanismos principais	Sedação	Analgesia	Outras indicações
Clonidina	Agonista α2-adrenérgico pré e pós-sináptico	++	++	Sedativo, analgésico, ansiolítico, simpatolítico, depressão respiratória mínima, neuroproteção
Dexmedetomidina	Agonista α2-adrenérgico pré e pós-sináptico	++	++	Tratamento da síndrome de retirada e abstinência de opioides, álcool e nicotina; hipertensão arterial; glaucoma; migrânea; profilaxia da instabilidade vasomotora

Fonte: Desenvolvido pela autoria do capítulo.

Clonidina

A clonidina proporciona sedação, ansiólise, analgesia, controle dos tremores pós-operatórios, da PA e dos vômitos, potencializa os efeitos analgésicos dos opioides e dos ALs e exerce efeito supressor dos sintomas de retirada de opioides, álcool e nicotina. Através da via intraespinal, alivia a alodinia, a dor neuropática e a síndrome complexa da dor regional. É altamente lipofílica, tem excelente biodisponibilidade e é rapidamente distribuída no encéfalo e na medula espinal. Seus efeitos prolongam-se quando há insuficiência renal. Pode causar hipotensão arterial ortostática e hipertensão precoce seguida de hipotensão e bradicardia, xerostomia e sedação e resultar em hipopneia, hipoxemia, tontura, fadiga, hipotermia, entre outras. Reduz o FSE sem alterar significativamente a PIC; pode comprometer a PPE ao reduzir a PAM.

Dexmedetomidina

Apresenta 8 vezes mais especificidade para os receptores α2-adrenérgicos do que a clonidina. Proporciona efeitos analgésicos, sedativos, hipnóticos, ansiolíticos, simpatolíticos e neuroprotetores sem causar depressão respiratória ou alterar o alerta. Reduz o desconforto da ventilação mecânica e permite o despertar rápido, favorecendo a realização de exame neurológico periódico. É recomendada para sedação de curta duração, tratamento da agitação, síndrome de retirada do álcool, cocaína e opioides. É facilmente titulável, sofre metabolização hepática, tem duração do efeito inferior a 10 minutos e não altera significativamente a PIC e a PPE. São seus efeitos adversos: ansiedade, xerostomia, tontura, bradicardia, hipotensão arterial, anormalidades neurovegetativas e défice dos hormônios adrenocorticais. Pode reduzir o VSE e a $CMRO_2$, resultando na redução da PIC.

Antagonistas do receptor NMDA

Magnésio (Mg++)

O magnésio atua como antagonista não competitivo do receptor NMDA, bloqueia o influxo de Ca++ nas fibras musculares e nos neurônios nociceptivos do CDME, causa vasodilatação periférica e broncodilatação, reduz a liberação de acetilcolina na junção neuromuscular e exerce atividades sedativas, anticonvulsivantes, analgésicas, poupadora de opioides e, possivelmente, neuroprotetora.

Cetamina

É antagonista não competitivo do NMDA. Liga-se aos receptores opioides, serotoninérgicos, noradrenérgicos e aos canais de Ca++ dependente de voltagem. Em doses inferiores às anestésicas, atua como analgésico, anti-hiperalgésico, antialodínico e sedativo, reduz a tolerância aos opioides e exerce atividade neuroprotetora, anti-inflamatória e poupadora. É também utilizada para tratar síndrome das pernas inquietas e o estado asmático refratário e para a realização de procedimentos à beira-leito (aspiração endotraqueal, troca de curativos, biópsias, punção lombar, exames do sistema digestório, terapia eletroconvulsiva etc.). O *delirium* e a agitação decorrentes da cetamina são menos acentuados em crianças e atenuados com uso de benzodiazepinas e barbitúricos. Promove redução da PIC e melhora a PPE sem reduzir a PA (Quadro 158.5).

Quadro 158.5 – Principais mecanismos de ação, características, efeitos adversos e recomendações do uso de cetamina.

Principais mecanismos	Sedação	Analgesia	Outras indicações	Efeitos colaterais
Inibição do receptor NMDA	+++	+++	Anestesia e analgesia; tratamento da depressão; atenuação do desenvolvimento da tolerância aguda aos opioides	Estimulação do córtex cerebral; *delirium*; anormalidades psicológicas; convulsões

NMDA: N-metil-D-aspartato.

Fonte: Desenvolvido pela autoria do capítulo.

Agonistas GABAérgicos

Os agonistas do receptor GABA (benzodiazepinas, barbitúricos, propofol) são sedativos e reduzem o risco de convulsões (Quadro 158.6).

Quadro 158.6 – Principais mecanismos de ação, características, efeitos adversos e recomendações sobre o uso de dibenzodiazepinas e do propofol.

	Principais mecanismos	Sedação	Analgesia	Efeitos colaterais	Vantagens do uso
Diazepam	Agonista GABA	+++	+	Depressão respiratória, hipotensão arterial, confusão mental, metabólito ativo com ação prolongada	Reversível, média duração
Lorazepam	Agonista GABA	+++	–	Depressão respiratória, hipotensão arterial, confusão mental	Reversível, longa duração
Midazolam	Agonista GABA	+++	–	Depressão respiratória, hipotensão arterial, confusão mental	Reversível, curta duração, titulação fácil, solúvel em água
Propofol	Agonista GABA	+++	–	Depressão respiratória, hipotensão arterial, acidose metabólica, rabdomiólise, anafilaxia, sepse, dor no local venoso	Duração muito curta, titulação fácil

Fonte: Desenvolvido pela autoria do capítulo.

Benzodiazepinas

O diazepam, lorazepam e midazolam são os benzodiazepínicos mais utilizados para sedação nas UDNCs. Abrem o canal GABA-A de Cl– e exercem efeitos ansiolíticos, sedativos, hipnóticos, relaxantes musculares, amnésicos e anticonvulsivantes, potencializam os efeitos opioides, diminuem a FSE e o $CMRO_2$ e não interferem diretamente na PIC. São as opções para tratar as crises convulsivas e o estado de mal epiléptico; o lorazepam, associadamente aos antiepilépticos convencionais, é o preferido. Não interferem significativamente na PA e na frequência cardíaca. Podem causar hipotensão arterial e aumentar a frequência cardíaca em doses elevadas em doentes com hipovolemia, baixo débito cardíaco ou vasodilatação intensa. Não apresentam propriedades analgésicas (medicamentos analgésicos devem ser agregados ao regime terapêutico). O diazepam apresenta início de ação e redistribuição rápida e não deve ser administrado em infusão contínua. O midazolam é 3 a 4 vezes mais potente do que o diazepam, apresenta meia-vida mais curta, é mais facilmente titulável e é apropriado para infusão contínua. É alternativa ao propofol em sedações com duração superior a 48 a 72 horas, por ser lipofílico; o tempo necessário para extubação é imprevisível, devido ao seu acúmulo no tecido adiposo e a geração de um metabólito ativo (glicuronídeo 1-hidroximidazolam). A redução da PAM causada pelo midazolam pode comprometer a PPE; é droga com risco para o desenvolvimento de *delirium*. Os efeitos colaterais das benzodiazepinas incluem: cefaleia, náusea, vômitos, vertigem, confusão mental, sonolência, hipotonia, hiporreflexia, bloqueio neuromuscular e fraqueza muscular; em doses elevadas, podem causar disfunção respiratória, apneia e hipercapnia e aumento da PIC. Sintomas de retirada são comuns durante a descontinuação do midazolam; sua substituição pelo propofol 24 horas antes da extubação reduz o risco de abstinência e de agitação pós-extubação. O flumazenil reverte os efeitos das benzodiazepinas, apresenta propriedades ansiogênicas e pró-convulsivantes e pode precipitar abstinência em doentes dependentes de benzodiazepinas.

Propofol

É um agente hipnótico puro com pouca atividade analgésica. Não deve ser prescrito isoladamente durante a execução de procedimentos dolorosos. Liga-se aos receptores GABA-A, melhoram a atividade GABAérgica, inibe os canais de Cl– e o receptor NMDA, modula o influxo neuronial de Ca++, proporciona neuroproteção e efeitos sedativos, antieméticos, amnésicos anterógrados e antipruriginosos. É utilizado para tratar o estado de mal epiléptico, e o *delirium tremens* e para anestesia geral à beira leito durante intubação endotraqueal, ventilação mecânica, broncoscopia, traqueostomia percutânea e procedimentos gastrointestinais. Controla a PIC e suprime a atividade eletroencefalográfica associadamente à redução do FSE sem alterar a saturação arteriovenosa de O_2. É altamente lipofílico, com rápida distribuição encefálica e início de ação. Sua meia-vida é curta e a taxa de eliminação do SNC é rápida o que possibilita o exame neurológico periódico e a redução da duração da ventilação mecânica. É adequado para tratar doentes com baixa complacência encefálica, pois reduz o metabolismo e consumo encefálico de O_2, a PAM, a resistência vascular sistêmica, a pressão venosa central, o débito cardíaco, a frequência cardíaca, o FSE, a $CMRO_2$, a PPE e a PIC.

Recomenda-se monitorar a oximetria, a frequência respiratória, a profundidade da respiração, a PA, os eletrólitos séricos, o ácido lático, a creatinacinase e os triglicerídeos nos doentes tratados com doses superiores a 50 mcg/kg/minuto de propofol durante mais de 48 horas. Dentre seus efeitos colaterais, destacam-se a depressão respiratória, a apneia e a dor no local da injeção; pode ocorrer convulsão tônico-clônica quando a infusão é interrompida abruptamente após longos períodos de uso. Quando a trigliceridemia for superior a 300 mg/dL, deve-se interromper a infusão. A infusão prolongada (mais de 48 horas) com a utilização de doses superiores a 4 mg/kg/hora de propofol associado a vasopressores na presença de doenças neurológicas, baixa idade, hipotermia terapêutica, administração de catecolamina ou glicocorticoide, carboidratos e/ou doença mitocondrial subclínica pode desencadear a síndrome da infusão de propofol (PRIS) decorrente do bloqueio da oxidação mitocondrial e do acúmulo de ácidos graxos livres pró-arrítmicos, caracterizada por elevado *gap* aniônico, acidose metabólica, rabdomiólise, hipercalemia, lesão renal aguda, elevação da creatinacinase, hiperlipidemia, arritmias cardíacas, bradicardia, insuficiência renal e miocárdica e choque cardiocirculatório. Infusões de doses superiores a 4 mg/kg/hora durante mais de 48 horas e sedação de doentes pediátricos com propofol devem ser evitadas.

Os efeitos do propofol podem ser revertidos com doses repetidas de flumazenil (0,2 mg, intravenosa), a intervalos de 5 minutos.

Barbitúricos

O tiopental e o pentobarbital reduzem o metabolismo encefálico, causam supressão dos surtos da atividade cortical, alteram o tono cerebrovascular e adequam o fluxo sanguíneo regional às demandas metabólicas. Doses elevadas de tiopental ou de pentobarbital são utilizadas para tratar doentes com estado de mal convulsivo, edema encefálico incontrolável, PIC elevada e baixa PPE refratários a outros métodos terapêuticos. Podem causar instabilidade hemodinâmica, hipotensão arterial, depressão cardíaca, imunossupressão, hiper ou hipocaliemia e atelectasia. Acumulam-se nos tecidos periféricos após infusões prolongadas; após a suspensão da sedação, a recuperação torna-se mais demorada.

Antipsicóticos

O haloperidol e o droperidol são os agentes antipsicóticos de escolha no tratamento da agitação associada às psicoses, *delirium*, ansiedade e agitação nas UDNCs (Quadro 158.7). Bloqueiam os receptores de dopamina, noradrenalina, serotonina, acetilcolina e histamina, proporcionam sedação, ansiólise, supressão das crises emocionais e agressivas do *delirium*, da desorganização do pensamento e da inquietação e exercem atividade antiemética. Não apresentam propriedades analgésicas ou amnésicas e não são recomendados como de primeira linha para sedação. Aumentam a secreção de prolactina e podem causar depressão cardiorrespiratória, hipotensão ortostática (especialmente em doentes hipovolêmicos ou sob tratamento com betabloqueadores), síndrome neuroléptica maligna, icterícia, parkinsonismo, discinesias agudas e tardias, acatisia e discinesias periorais. Podem reduzir o limiar convulsivo e causar arritmias cardíacas, prolongamento do ECG-QT e *torsade de pointes*. O intervalo QT longo pré-existente é contraindicação para a prescrição de butirofenonas e deve ser monitorado diariamente em doentes tratados com doses altas destes fármacos.

Quadro 158.7 – Principais mecanismos de ação, características especiais, principais efeitos adversos e recomendações sobre o uso de antipsicóticos butirofenonas nas UDNCs.

	Principais mecanismos	Sedação	Analgesia	Efeitos colaterais	Vantagens do uso
Haloperidol	Bloqueio dos receptores de dopamina, noradrenalina, serotonina, acetilcolina e histamina	+++	–	Preserva o nível de alerta e os reflexos das vias aéreas	Sinais extrapiramidais, podem diminuir o limiar convulsivo
Droperidol	Bloqueio dos receptores de dopamina, noradrenalina, serotonina, acetilcolina e histamina	+++	–	Sedação, efeito antipsicótico, antiemético, analgesia em cefaleia	Sinais extrapiramidais, redução do limiar convulsivo e prolongamento do intervalo QT

UDNC: unidade neurocrítica.

Fonte: Desenvolvido pela autoria do capítulo.

O haloperidol é eficaz no tratamento das alucinações, psicoses, *delirium*, agitação e descontinuidade da ventilação mecânica. Os efeitos sedativos instalam-se em alguns minutos e duram várias horas. Não havendo melhora após a primeira dose, recomenda-se que a segunda dose seja duplicada e administrada após 10 minutos. O haloperidol é contraindicado para tratar doentes com doença de Parkinson, gravidez e epilepsia. São seus principais efeitos colaterais: sintomas extrapiramidais (distonia), hipotensão arterial, síndrome neuroléptica maligna (hipertermia, rigidez muscular, instabilidade neurovegetativa, elevação da creatinafosfocinase, agranulocitose, hiperglicemia), prolongamento do intervalo QT, *torsade de pointes* e redução do limiar convulsivo.

Anestésicos locais e voláteis

Agentes anestésicos inalatórios, como isoflurano, sevoflurano e desflurano, são alternativas para sedação. Aumentam o FSE e reduzem a $CMRO_2$, resultando em desacoplamento favorável entre o O_2 e o FSE. O isoflurano reduz a despolarização cortical e o isoflurano e o sevoflurano suprimem os surtos de atividade cortical anormal e são opções terapêuticas para doentes em estado de mal convulsivo. O sevoflurano é sedativo eficaz em doentes com AVC isquêmico agudo ou hemorragia subaracnóidea, apesar de poder aumentar a PIC e diminuir a PAM e a PPE. O isoflurano melhora o FSE regional e exerce efeito modesto na PIC.

Considerações finais

Na fase aguda da analgo-sedação (primeiras 48 a 72 horas ou quando a PIC pode não estar controlada), recomenda-se a infusão contínua da combinação propofol (1,5 a 6 mg/kg/hora) + fentanil (0,5 a 1,5 μg/kg/hora); na fase subaguda (72 horas após ou quando a PIC normaliza-se), recomenda-se a infusão intermitente de lorazepam (0,05 mg/kg cada 2 a 6 horas), sedação contínua até a suspensão do suporte ventilatório e, quando possível, reduzir a sedação em 24 a 48 horas para evitar os sintomas de retirada.

Referências bibliográficas

1. Barr J, Fraser GI, Puntillo K et al. Clinical practice guidelines for the management of pain, agitation and delirium in adult patients in the intensive care unit. Crit Care Med. 2013;41(1):263-306.
2. Citerio G, Cormio M. Sedation in neurointensive care: advances in understanding and practice. Curr Opin Care. 2003;9:120-6.
3. Gottschalk A, Yaster M. The perioperative management of pain from intracranial surgery. Neurocrit Care. 2009;10:387-402.
4. Guilfoyle MR, Helmy A, Duane D et al. Regional scalp block for postcraniotomy analgesia: a systematic review and metaanalysis. Anesth Analg. 2013;116:1093-102.
5. Makii JM, Mirski MA, Lewin 3rd JJ. Sedation and analgesia in critically ill neurologic patients. J Pharm Pract. 2010;23:455-69.
6. Mckeage K, Perry CM. Propofol: a review of its use in intensive care sedation of adults. CNS Drugs. 2003;17:235-72.
7. Morad A, Farrokh S, Papangelou A. Pain management in neurocritical care: an update. Curr Opin Crit Care. 2018;24:72-9.
8. Oddo M, Crippa IA, Mehta S et al. Optimizing sedation in patients with acute brain injury. Crit Care. 2016;20:128-39.
9. Stapelfeldt C, Lobo E, Brown R et al. Intraoperative clonidine administration to neurosurgical patients. Anesth Analg. 2005;100:226-32.
10. Villa FA, Citerio G. Sedation and analgesia in neurointensive care. *In*: Layon AJ, Gabrielli A, Friedman WA (ed.). Textbook of neurointensive care. 2nd ed. p. 281-92.
11. Weinbroum AA. Non-opioid IV adjuvants in the perioperative period: pharmacological and clinical aspects of ketamine and gabapentinoids. Pharmacol Res. 2012;65:411-29.
12. Zeiler FA, Al-Subaie F, Zeiler K et al. Analgesia in neurocritical care: an international survey and practice audit. Crit Care Med. 2016;44:973-80.

Capítulo 159

Controle Fisiológico da Temperatura e Indicações da Hipotermoterapia

José Renato Felix Bauab

Introdução

O controle da temperatura faz-se mister em qualquer estado patológico que acomete o organismo humano, mas, sobretudo nas doenças neurológicas, é imprescindível. Entretanto, em algumas situações isso ainda não basta e, temos que forçosamente induzir a uma diminuição da temperatura central (Tc), a qual denominamos hipotermia terapêutica (HT), como conduta médica geralmente adotada em casos graves com potencial de iminente dano à vida ou ao cérebro.

Idealmente, para entendermos a base terapêutica que alicerça a hipotermia, faz-se importante atentarmos para os aspectos fisiológicos do metabolismo e da regulação da temperatura corporal, inclusive, os fenômenos físicos envolvidos nisso.

Metabolismo e regulação da temperatura

Sendo o ATP (trifosfato de adenosina) a maior fonte de energia celular, ele mesmo um produto tanto da lise dos carboidratos por meio anaeróbico no citosol como da lise de ácidos graxos, proteínas e carboidratos por meio aeróbico na mitocôndria, é consumido em praticamente todas as reações celulares. E às reações celulares do corpo humano damos o nome de metabolismo, sendo a taxa metabólica definida como a produção e liberação de calor neste processo químico.

Em média, 35% da energia dos alimentos torna-se calor durante a produção de ATP. A fricção do músculo durante a contração também gera calor, assim como o coração e a distensão dos vasos pelo movimento do sangue.

Essa energia produzida é consumida no metabolismo basal, isto é, para a manutenção celular, mas também é liberada na forma de calor pela atividade física muscular, digestão e manutenção da temperatura corporal. Há também aumento do metabolismo ocasionado por hormônios tiroidiano, do crescimento e sexual masculino. Em condições anormais, os estados febris também elevam o metabolismo.

Obviamente, há também a contraparte que são os fatores envolvidos na perda do calor produzido. Veremos mais adiante que a própria digestão tem seu efeito termogênico de liberar calor, além da atividade muscular e do sistema nervoso simpático.

Do ponto de vista fisiológico, nós temos a Tc, a qual reflete a temperatura dos órgãos profundos e tem a característica de manter uma certa constância de variações de até 0,6 ºC mesmo sob mudanças bruscas da temperatura ambiental. Porém a temperatura da pele é mais responsiva às variações do ambiente e, é através dela (embora não exclusivamente) que o organismo adota medidas de conservação ou perda do calor.

Para tanto, há uma transferência do calor produzido pelo metabolismo dos órgãos internos para a superfície do corpo.

A temperatura do organismo é, então, um equilíbrio entre a produção e a perda de calor.

Quando a produção de calor aumenta, também acontece a elevação da temperatura corporal e, quando há maior perda que produção, há redução da temperatura do corpo.

A pele, os tecidos subcutâneos e a gordura subcutânea são isolantes naturais, sobretudo, quando o fluxo de sangue nessas estruturas está baixo. Neste ponto entra a contribuição do sistema nervoso simpático, sobre o qual falaremos adiante.

Antes, devemos nos ater aos princípios físicos de transferência de calor da pele para o meio. Basicamente, são quatro tipos:

1. **Radiação:** ondas de calor emitidas pelo corpo.
2. **Evaporação:** perda da água através da superfície do corpo.
3. **Condução:** através do contato com outros objetos e a água.
4. **Convecção:** através do atrito do ar com a pele.

Voltando ao sistema nervoso autônomo (SNA), a estimulação do hipotálamo anterior – área pré-óptica – pelo excesso de calor causa sudorese. Isto se dá através da estimulação simpática regida pelo hipotálamo e, a partir da medula, partem fibras para as glândulas sudoríparas de todo o corpo, carregando acetilcolina junto às fibras adrenérgicas. Durante o exercício, há ainda o recrutamento da medula adrenal.

Neste contexto, o hipotálamo funciona como um sensor de temperatura, com neurônios sensíveis ao calor e ao frio. Os vasos centrais também têm receptores de temperatura e, em conjunto com os receptores periféricos agem para impedir a hipotermia. A área hipotalâmica que integra todas as aferências térmicas é o hipotálamo posterior.

Sendo assim, quando o hipotálamo detecta uma diminuição ou um aumento da temperatura, há uma série de reações desencadeadas para conservar ou perder calor.

Desta forma, com o aumento da temperatura, há reações como vasodilatação da pele e sudorese para perder calor. Na diminuição da temperatura da pele, há uma resposta ao frio denominada *shivering*, que, em tradução livre para a língua portuguesa, é o "tremor de frio", que produz calor. Mas também há vasoconstrição da pele, ausência de sudorese e piloereção, para conservação do calor. Ocorre também um fenômeno chamado termogênese química, a qual se dá pela adrenalina como produto da ativação simpática e pela ação do hormônio tiroidiano, ambos estimulando reações químicas que produzem calor.[1]

Fisiopatologia da lesão cerebral e o papel da hipotermia

Historicamente, a hipotermia induzida com finalidade terapêutica foi aplicada pela primeira vez por Fay, no início dos anos 1940, justamente nos TCEs,[2] posteriormente, nas décadas de 1950 e 1960, foi implementada nos comas pós-parada cardíaca, traumatismos cranianos e cirurgias cardíacas, mostrando algum benefício em relação à evolução esperada, mas os relatos eram incertos e as dificuldades para o manuseio dos efeitos colaterais, juntamente à gravidade dos pacientes, conspiraram contra o procedimento na época.[3]

Acreditava-se, até então, que o benefício da hipotermia decorria apenas da diminuição do metabolismo cerebral, mas, como salientado por Polderman, há uma cascata de eventos metabólicos cerebrais pós-ressuscitação e imediatamente pós-lesão, que levam à injúria secundária, podendo culminar na morte neuronal, passando, em alguns casos, por edema cerebral grave e hipertensão intracraniana (HIC).[4] De fato, independentemente do tipo de agressão cerebral – seja traumática ou isquêmica, e esta última, por oclusão ou por aumento da pressão local e edema –, haverá o mecanismo de dano secundário. Dentre os eventos metabólicos que levam a dano cerebral, temos, sobretudo, a necrose celular e, no decorrer de horas a dias, a apoptose, através da liberação de enzimas caspases, liberação maciça de neurotransmissores excitatórios e modificação iônica intracelular na isquemia/reperfusão. Esses três eventos tornam a mitocôndria disfuncional e são a chave do mecanismo apoptótico, mas podem ser mitigados e até revertidos pela hipotermia.

González-Ibarra e colaboradores ainda ressaltam outros fatores, tais como:[5]

1. Cascata neuroexcitatória, ocasionada pelo evento anóxico/hipóxico que leva à diminuição de ATP e fosfocreatina, disparando, por sua vez, a glicólise anaeróbica, o que acarreta aumento no citosol de lactato, fosfato e hidrogênio, eventos que levam à acidose celular. O aumento do hidrogênio desloca o cálcio de organelas intracelulares como o retículo endoplasmático, levando a um influxo de cálcio para o citosol, que é o evento provocador da disfunção mitocondrial, uma vez que a mitocôndria tenta resgatá-lo, mas isso ativa proteases e quinases intracelulares. Esse evento leva à liberação de neurotransmissores excitatórios, como glutamato, ativa também receptores NMDA e cainato/quisqualato (K/Q). Este último leva a um influxo de sódio e cloro, além da saída de potássio. Ele é facilitado, pois a bomba de sódio/potássio e os canais de sódio, potássio e cálcio estão disfuncionais, uma vez que são ATP-dependentes. Finalmente, essas alterações levam à edema celular e o neurônio a um estado de permanente excitabilidade. A hipotermia atenua a morbidade desses eventos.
2. Aumento da permeabilidade vascular e quebra da barreira hematoencefálica, com consequente formação de edema cerebral e risco de HIC. A hipotermia tem papel estabilizador da membrana que está com alteração da permeabilidade e com risco de desintegração hipóxia-induzida.
3. Resposta imune e inflamação, que, por sua vez, já começam cerca de 1 hora após o evento, pela liberação de mediadores pró-inflamatórios como TNF-α e interleucina-1 pelos astrócitos, levando à migração leucocitária por quimiotaxia através da porosidade da barreira hematoencefálica e ativação do sistema de complemento. Essas respostas inflamatórias são acompanhadas da produção de radicais livres, que podem oxidar a célula e danificar todos os componentes celulares como lipídeos, proteínas, enzimas e ácidos nucléicos. Estima-se que a produção de radicais livres esteja relacionada à profundidade da hipotermia: quanto mais profunda, menor a produção.
4. Acidose intra e extracelular, como consequência natural da somatória das várias alterações acima descritas, com perda da integridade das membranas celulares, falha

das bombas iônicas, hiperatividade celular descontrolada, disfunção mitocondrial e edema cerebral com prejuízo perfusional.

Todas essas alterações fazem parte do dano celular pelo binômio isquemia/reperfusão e potencialmente causam aumento do lactato celular e, de modo direto ou indireto, levarão a dano mitocondrial, portanto, com prejuízo ao metabolismo basal da célula.

Indicações clínicas

Sabendo-se dessas ocorrências fisiopatológicas, a hipotermia passou a ser considerada como opção terapêutica. Se ao longo do tempo as dúvidas existentes quanto ao benefício da hipotermia foram progressivamente sendo dirimidas, o mesmo não podemos dizer quanto às indicações clínicas e aos métodos que dispomos para a implementação da conduta.

Dentre os desafios pendentes em relação à hipotermia, além da modalidade mais apropriada, como anteriormente exposto, temos também tópicos como o momento mais eficaz para a implementação da mesma, tempo de duração em dias de exposição, profundidade da temperatura e até se devemos introduzi-la de modo preventivo – antes do início da HIC – ou terapêutico – após o aumento da HIC.[6,7]

De qualquer forma, define-se HT como a redução intencional da T central para 35 a 32 ºC. Porém, sem dúvida, os diagnósticos nos quais residem as indicações clínicas sempre nortearão a tomada de conduta.[8] A saber:

Traumatismo cranioencefálico

Marion e colaboradores, em 1997, descreveram o benefício da hipotermia moderada nos TCEs comparando-a à normotermia, em que 62% do grupo de hipotermia em 1 ano estava em melhores condições neurológicas que os 32% do grupo de normotermia, avaliados pela escala de evolução de Glasgow, denominada na língua inglesa Glasgow *Outcome Scale* (GOS). Neste estudo, os pacientes do grupo hipotermia foram mantidos por 24 horas com a temperatura retal entre 33 e 34 ºC, utilizando-se como métodos a lavagem por sonda nasogástrica com soro gelado e manta térmica.[9] No entanto, logo em 2001, Clifton e colaboradores publicaram um estudo refutando o papel da hipotermia leve de curta duração, ou seja, até 48 horas, como neuroprotetora e tendo papel relevante no benefício no longo prazo. Porém esse estudo, com o tempo, foi objeto de críticas metodológicas, como a utilização de vários métodos de indução da hipotermia, em diversos centros diferentes, com possíveis dificuldades para controle. Entretanto, foi importante em levantar a questão do tempo ideal em termos de duração da HT, uma vez que no TCE, a HIC, por exemplo, pode ser mais prolongada que as 48 horas iniciais.[10]

Neste sentido, Jiang e colaboradores publicaram um estudo comparando o efeito da hipotermia leve de curto tempo *versus* a hipotermia leve de longo termo (5 dias) na evolução dos pacientes com TCE. O método de implementação escolhido foi a manta térmica, e a temperatura média em ambos os grupos esteve entre 33 e 35 ºC. Os resultados deste estudo mostraram que o rebote da HIC foi maior no grupo de curto termo e mais intensa que no grupo de longo termo, assim como, em 6 meses na avaliação pela GOS, 43,5% tiveram evolução favorável no grupo de longo termo e 29% no grupo de curto termo.[11]

Desta forma, discute-se apropriadamente o tempo de duração da HT que seria realmente benéfico, a rapidez de instalação e, obviamente, a redução dos possíveis efeitos colaterais, sobretudo sistêmicos, tais como arritmias graves com redução da fração de ejeção cardíaca, coagulopatias e infecções, como salientado por Kirkpatrick e colaboradores.[12]

Coma pós-parada cardiorrespiratória

Nesta situação, considera-se a hipotermia como a única conduta que, ao reduzir o metabolismo basal da célula, mitiga o dano celular da reperfusão e, com isso, reduz a mortalidade e melhora a condição neurológica.[13]

Inclusive, nessa condição, há um melhor delineamento das condições de implementação da conduta, como instituí-la tão logo ocorra a parada cardiorrespiratória (PCR), aprofundar a T central e manter entre 32 e 34 ºC por pelo menos 24 horas para, em seguida, reaquecer a um ritmo ideal de 0,1 grau por hora.[14]

Insuficiência hepática com edema cerebral grave

No decorrer dos anos, outras evidências para aplicação da HT foram surgindo, como para tratamento da HIC nos dias e horas que precedem o transplante hepático em pacientes com insuficiência hepática grave.

Sabe-se que, nessa entidade, o edema cerebral que acompanha a insuficiência hepática terminal leva à HIC, por vezes, minando a possibilidade de executar o transplante a tempo. Desta forma, a HT como "ponte" torna possível o tratamento da HIC até a chegada do órgão para o transplante.[15]

Acidente vascular cerebral isquêmico com edema cerebral grave ou síndrome da artéria cerebral média maligna

No acidente vascular cerebral isquêmico (AVCi), que ocorre por oclusão aguda das artérias carótidas ou da artéria cerebral média, há um acometimento isquêmico de cerca de 70% de todo um hemisfério cerebral, com potencial edema e HIC. Há um risco de mortalidade de 80% e a conduta salvadora da vida do paciente é a hemicraniectomia descompressiva. Trata-se de cirurgia com alta morbidade e desfigurante. Ainda assim, as sequelas nem sempre são minimizadas. Nesse sentido, houve a tentativa de associar ao procedimento acima exposto a HT. Entretanto, houve aumento da mortalidade, sem benefício na morbidade.[16]

Por outro lado, Schwab e colaboradores, em 1998, já advogavam o uso da HT por até 72 horas nos pacientes com esse tipo de AVCi que não iriam ser operados. De fato, 56% sobreviveram com taxa de sequela também menor.[17]

Métodos de indução

Andresen,[6] em sua revisão de aplicação e indicação da HT nas injúrias cerebrais agudas, salienta os métodos hoje existentes de implementação, como as variantes externa e interna.

Como exemplo de método externo de aplicação temos desde bolsas de gelo e banhos de álcool até manta térmica e, mais recentemente, tocas ou capacetes de hipotermia. Enquanto como técnica de resfriamento interno, temos cateteres de infusão e materiais que o fazem por convecção, mas falaremos disso mais adiante.

Riviera-Lara e colaboradores descrevem as fases de implementação e os métodos que permitem a realização da HT. Esta é uma conduta que obedece a três fases para a sua implementação, a saber:[8]

1. fase de indução;
2. fase de manutenção;
3. fase de reaquecimento.

De modo geral, classificamos os métodos de indução da hipotermia em três tipos:

1. técnicas de resfriamento convencionais;
2. técnicas de resfriamento intravasculares;
3. técnicas de resfriamento de superfície.

Dentre as técnicas convencionais, temos as mais simples, como a infusão salina fria e bolsas de gelo sobre o corpo. Embora essas técnicas sejam baratas e de baixa complexidade, padecem do problema de difícil ajuste do alvo terapêutico, ora ficando aquém do desejado, ora bem além, o que induz a mais efeitos indesejados. Desta forma, essa modalidade é capaz de esfriar o paciente relativamente rápido, mas dificilmente irá ser adequada para a manutenção térmica e mais desafiador ainda é o controle no reaquecimento, o qual é passivo demais, podendo ocorrer de modo rápido.

As técnicas intravasculares, por sua vez, baseiam-se na introdução de cateteres que acoplam-se a veias centrais, como jugular, subclávia e femoral, com um sensor de T conjunto, tudo isso ligado a um balão que propulsiona salina fria ou quente circulante. Devido à evolução tecnológica, esses sistemas são sensíveis e mais precisos no que concerne às três fases de implementação, mas, até por isso, são mais caros, além de serem invasivos e dependerem de profissional treinado para a instalação.

Nesse sentido, os métodos de superfície buscam aliar um razoável controle e precisão com eficácia e baixo custo. Também têm o aspecto de fácil manuseio, implementação e não serem invasivos.

O protótipo desse sistema ainda são as mantas térmicas que envolvem o corpo do paciente acima e abaixo, embora, tenha havido, nos últimos anos, um avanço nesse sentido, representado pelas placas de hipocarbono, que resfriam rapidamente.

Vale salientar que todos esses sistemas anteriormente descritos induzem à hipotermia sistêmica, portanto, incorrem em mais riscos de efeitos colaterais.[18]

Nesse intuito, no decorrer dos últimos anos, surgiram novos métodos de indução de hipotermia mais seletivos, tendo por objetivo reduzir a temperatura apenas do cérebro, sem levar concomitantemente à hipotermia sistêmica. Esses novos equipamentos são compostos basicamente por cateteres intravasculares, outros por resfriamento intersticial, além dos capacetes.[19]

Em 2004, Wang e colaboradores já haviam mostrado a rapidez e a seletividade com a qual um capacete de resfriamento induzia a hipotermia cerebral. Para tanto, utilizaram um capacete desenvolvido pela NASA que consiste em duas lâminas integradas de náilon, finas e flexíveis, às quais são pressurizadas por uma bexiga de ar, e preenchidas por um líquido frio. Também possui aberturas frontais para acesso a dispositivos de monitorização. O equipamento foi capaz de baixar 1,84 ºC de temperatura cerebral já na 1ª hora da colocação e, em 34 horas, alcançou 34 ºC de temperatura cerebral, além de ter permitido um reaquecimento controlado a 0,63 ºC/hora. Houve apenas um caso de bradicardia assintomática que respondeu ao aquecimento de 0,5 ºC.[20] Entretanto, esse dispositivo tinha que ser trocado constantemente no mesmo dia por perda de eficácia.

Dentre outros inconvenientes, como exposto por Sinclair e colaboradores em revisão recente, os métodos de refrigeração externos são mais demorados para o alcance da temperatura ideal, e os mais estudados foram os de efeito sistêmico, os quais também exigem equipe especializada para a implementação e instalação das máquinas e controle das variáveis clínicas, como a exigência de sedação mais profunda para a inibição da produção de calor através do *shivering*. Desta forma, ainda estamos tateando o método ideal para a indução de hipotermia, o qual, supostamente, deveria ter os atributos de ser seletivo, rápido, seguro e de fácil manuseio.[21]

Complicações

Há também a necessidade de controle das variáveis clínicas devido ao potencial de efeitos colaterais que a HT naturalmente impõe.

De fato, como ressaltaram Soleimanpour e colaboradores em artigo de revisão sobre as complicações da hipotermia, deve-se ressaltar o principal efeito colateral no sistema cardiovascular: devido ao aumento das catecolaminas induzido pela HT, ocorre aumento da demanda cardíaca por O_2, mas com diminuição da contratilidade e da frequência cardíaca, além de hipertensão, pelo efeito vasoconstritor.[22] Esses efeitos são potencialmente perigosos nos pacientes previamente cardiopatas e coronariopatas, podendo, inclusive, aumentar o risco de infarto do miocárdio. Há também maior potencial para o desenvolvimento de arritmias cardíacas, como taquicardia no início e bradicardia já quando a Tc está abaixo de 35 ºC, inclusive com prolongamento dos intervalos PR e QT.

As alterações eletrolíticas são também substanciais, com potencial dano ao coração e ao cérebro. O magnésio, especialmente, é um íon que pode ser depletado, com consequente sofrimento do músculo cardíaco e da estabilização da membrana neuronal. A deficiência de magnésio pode potencializar a ocorrência de hipopotassemia, hiponatremia, hipocalcemia e hipofosfatemia. O denominador comum que leva à essas alterações é o aumento da excreção de eletrólitos pelos rins e a tão chamada "diurese fria" – um aumento do débito urinário com perda da reabsorção dos eletrólitos citados, levando a risco de depleção do intravascular com alterações eletrolíticas.

Do ponto de vista metabólico, a principal alteração é a hiperglicemia decorrente do aumento da resistência insulínica.

O sistema de coagulação é afetado de várias maneiras, sobretudo pelo sequestro de plaquetas no baço e fígado e pelo prejuízo da produção de enzimas da coagulação. Isso leva à plaquetopenia, alargamento do Ttpa e do tempo de sangramento, com consequente aumento do risco de hemorragias.

Entretanto, de todas as complicações, a mais frequente, que ocorre em mais de 50% dos pacientes, é a pneumonia nosocomial, seja pela ventilação mecânica, seja pelo sistema imunológico deprimido.

Posto isso, é natural que a HT seja uma conduta adotada em situações-limite, pois, a despeito do benefício como estratégia de neuroproteção, há efeitos adversos que devem ser considerados e demandam atenção da equipe médica e pronta correção quando ocorrem.

Referências bibliográficas

1. Hall JE. Guyton and Hall textbook of medical physiology. 13th ed. Saunders, 2015.

2. Fay T. Observations on prolonged human refrigeration. NY State J Med. 1940;40:1351-54.
3. Polderman KH. Application of therapeutic hypothermia in the ICU: opportunities and pitfalls of a promising treatment modality – Part I: Indications and evidence. Intensive Care Med. 2004;30:556-75.
4. Polderman KH. Induced hypothermia for neuroprotection: understanding the underlying mechanisms. *In*: Vincent JL (ed.). Yearbook of intensive care and emergency medicine. Springer, 2006. p. 328-46.
5. González-Ibarra FP, Varon J, López-Meza EG. Therapeutic hypothermia: critical review of the molecular mechanisms of action. Front Neurol. 2011 Feb 3;2:4.
6. Andresen M, Gazmuri JT, Rovegno M. Therapeutic hypothermia for acute brain injuries. Scandinavian Journal of Trauma, Resuscitation and Emergency Medicine. 2015;23:42.
7. United States of America. Brain Trauma Foundation; American Association of Neurological Surgeons, Congress of Neurological Surgeons et al. Guidelines for the management of severe traumatic brain injury. J Neurotrauma. 2007;24(Suppl 1): S1-106.
8. Riviera-Lara L, Zhang J, Muehlschlegel S. Therapeutic hypothermia for acute neurological injuries. Neurotherapeutics. 2012;9:73-86.
9. Marion DW, Penrod LE, Kelsey SF et al. N Engl J Med. 1997;336:540-6.
10. Clifton GL et al. Lack of effect of induction of hypothermia after acute brain injury. N Engl J Med. 2001;344:556-63.
11. Jiang JY et al. Effect of long-term mild hypothermia or short-term mild hypothermia on outcome of patients with severe traumatic brain injury. J Cereb Blood Flow Metab. 2006;26:771-6.
12. Kirkpatrick AW, Chun R, Brown R et al. Hypothermia and trauma patient. Canadian Journal of Surgery. 1999 Oct;42(5):333-43.
13. Bell DD, Brindley PG, Forrest D et al. Management following resuscitation from cardiac arrest: recommendations from the 2003 Rocky Mountain Critical Care Conference. Can J Anesth. 2005;52(3):309-22.
14. Hypothermia after Cardiac Arrest Study Group. Mild therapeutic hypothermia to improve the neurologic outcome after cardiac arrest. New England Journal of Medicine. 2002 Feb 21;346(8):549-56.
15. Stravitz RT, Kramer AH, Danvern T et al. Intensive care of patients with acute liver failure: recommendations of the U.S. Acute Liver Failure Study Group. Crit Care Med. 2007;35(10).
16. Neugebauer H, Schneider H, Bösel J et al. Outcomes of hypothermia in addition to decompressive hemicraniectomy in treatment of malignant middle cerebral artery stroke: a randomized clinical trial. JAMA Neurol. 2019 May 1;76(5):571-9.
17. Schwab S, Schwarz S, Spranger M et al. Moderate hypothermia in the treatment of patients with severe middle cerebral artery infarction. Stroke. 1998;29:2461-6.
18. Vaity C, Al-Subaie N, Cecconi M. Cooling techniques for targeted temperature management post-cardiac arrest. Critical Care. 2015;19:103.
19. Wang Y, Zhu L. Targeted brain hypothermia induced by an intersticial cooling device in human neck: theoretical analyses. Eur J Appl Physiol. 2007;101:31-40.
20. Wang H et al. Rapid and selective cerebral hypothermia achieved using a cooling helmet. J Neurosurg. 2004;100:272-7.
21. Sinclair HL, Andrews PJD. Bench-to-bed side review: hypothermia in traumatic brain injury. Critical Care. 2010;14:204.
22. Soleimanpour H, Farzad R, Golzari SE et al. Main complications of mild induced hypothermia after cardiac arrest: a review article. J Cardiovasc Thorac Res. 2014;6(1):1-8.

Capítulo 160

Crises Epilépticas na Unidade de Terapia Intensiva

Christiane Cobas
Eliana Garzon

Introdução

A crise epiléptica é definida como "ocorrência transitória de sinais e/ou sintomas devidos a uma atividade neuronal anormal excessiva e síncrona no cérebro". A maioria das crises epilépticas é isolada, autolimitada e de curta duração (de 30 segundos a 3 minutos). Em algumas situações, por falha nos mecanismos responsáveis pelo término das crises ou pelo desencadeamento de mecanismos que levam à manutenção das mesmas, se tornam anormalmente prolongadas e podem evoluir para estado de mal epiléptico (EME), que é uma emergência neurológica, uma vez que pode predispor à lesão neuronal irreversível.

Estado de mal epiléptico não convulsivo (EMENC) é o termo usado para condições nas quais crises eletrográficas são a causa de sintomas clínicos não convulsivos (alteração da consciência).

Epidemiologia

A incidência de crises epilépticas nas unidades de terapia intensiva (UTIs) oscila entre 4% e 50%, na dependência das características do serviço. Em UTI não neurológica, as incidências são mais baixas, chegando a no máximo 15%; porém, nas unidades especializadas, por exemplo, UTI de traumatismo crânio encefálico, os números são maiores e oscilam entre 12% e 50%. Esses números também dependem das condições de diagnóstico. Quando há disponibilidade de se utilizar o eletroencefalograma contínuo (EEGc) para o diagnóstico, os dados tendem a ser maiores.

Além das crises isoladas, pode ocorrer EME. Duas principais formas podem ser diagnosticadas: EME com sinais motores evidentes e EME com ausência de manifestações motoras evidentes ou apenas com manifestações motoras sutis, denominado EMENC. Em pacientes graves de terapia intensiva, o EMENC é o mais frequente, sendo o EEGc fundamental para o diagnóstico.

Alguns estudos de literatura avaliando EEGc de pacientes de UTI e com estado de consciência alterado mostram que até 19% dos pacientes apresentam crises epilépticas isoladas, sendo que 92% das crises registradas são sem sinais motores evidentes.

De uma forma mais ampla, até 8% dos pacientes em coma apresentam EMENC, sendo o diagnóstico realizado através do registro eletrográfico. Em situações específicas, como quadros pós-anoxia ou hemorragias intraparenquimatosas, esses números sobem para 30% e 21%, respectivamente.

A taxa de mortalidade associada ao EME é muito variável e depende da etiologia e faixa etária, podendo atingir até 58% de óbitos. A mortalidade exclusivamente relacionada à crise epiléptica prolongada é, felizmente, muito mais baixa, entre 1% e 2%.

Etiologia

Os pacientes mais suscetíveis a crises epilépticas são aqueles que tiveram algum insulto do sistema nervoso central (SNC), como acidentes vasculares encefálicos, traumatismo cranioencefálico, infecções do SNC, pós-operatório de neurocirurgia ou quadros sistêmicos graves, como sepse, distúrbio metabólico ou intoxicação.

A Tabela 160.1 mostra as principais etiologias de EMENC em pacientes de UTI.

Tabela 160.1 – Etiologias do EMENC.

Etiologias	EMENC (%)
Hipóxia/anoxia	25%
Traumatismo cranioencefálico	17%
Alterações metabólicas	17%
Etiologia indeterminada	17%
Acidente vascular encefálico	13%
Infecção do SNC	5%
Abstinência de álcool, outras substâncias	4%
Tumores	1%

EMENC: estado de mal epiléptico não convulsivo; SNC: sistema nervoso central.
Fonte: Desenvolvida pela autoria do capítulo.

Recentemente, surgiu o termo *new-onset refractory status epilepticus* (NORSE) para definir os pacientes que apresentam EME refratário, sem que seja identificada a etiologia na fase inicial da investigação. Em alguns casos, o diagnóstico etiológico é realizado mais tarde, por exemplo, encefalite autoimune ou encefalite paraneoplásica.

Fisiopatogenia

Os efeitos sistêmicos do EME convulsivo podem ser divididos em dois estágios: estágio I, ou fase compensada (0 a 30 minutos); e estágio II, ou fase descompensada (30 a 90 minutos).

No estágio I, a autorregulação cerebral e a homeostase ainda está preservada. A crise epiléptica prolongada provoca a liberação maciça de catecolaminas e incremento de glicose sanguínea, frequência cardíaca e pressão arterial, o que inicialmente mantém a perfusão cerebral em níveis adequados e provê aos músculos os substratos necessários para a exaustiva contração. No estágio II, o mecanismo de autorregulação do fluxo sanguíneo cerebral está comprometido, tornando-se dependente da pressão arterial. A acidose láctica leva à não responsividade dos vasos periféricos às catecolaminas circulantes que, somada à queda dos níveis destas, provocam progressiva hipotensão arterial, comprometendo o fluxo sanguíneo cerebral e reduzindo ainda mais o suprimento de glicose e oxigênio.

Além dos efeitos sistêmicos, a epileptogênese leva à hiperexcitabilidade neuronal e a excitotoxicidade é mediada principalmente pelo glutamato. A atividade epiléptica produz anormalidades na membrana neuronal e falha da bomba de cálcio, levando ao influxo de cálcio na célula, que, além da acidose e da ação dos aminoácidos excitatórios, pode levar à morte celular. Em resumo, diversos mecanismos de ação de vários fatores levariam ao caminho final comum da morte celular e inflamação cerebral. A Figura 160.1 resume a fisiopatogenia.

Clínica e diagnóstico

A nova definição de EME é conceitual e leva em consideração duas dimensões operacionais: a primeira é a duração da crise e o tempo (t_1), quando a crise é considerada "anormalmente prolongada"; o segundo ponto (t_2) é o momento em que se considera que a duração da crise poderá desencadear lesões neurológicas de longo prazo.

Do ponto de vista prático, t_1 é o momento em que o tratamento deve ser iniciado e t_2 determina quão agressivo ele deve ser para evitar sequelas. Esses tempos variam de acordo com a semiologia das crises. No EME convulsivo, por exemplo, os tempos t_1 (5 minutos) e t_2 (30 minutos) foram definidos a partir de estudos experimentais.

O quadro clínico do EME é bastante variável. Há situações com ausência de sinais motores evidentes e situações com manifestações motoras exuberantes e repetitivas que, por sua vez, pode ser de forma generalizada ou localizada – quando restritas a um lado ou uma região anatômica. Havendo manifestações motoras, o diagnóstico é clínico. No caso de EMENC, a manifestação clínica é caracterizada por alteração da consciência, porém é necessário haver um padrão eletrográfico ictal associado ao quadro clínico, uma vez que, frequentemente, outras causas podem estar relacionadas à alteração de consciência. É interessante observar que pacientes propensos a apresentar EMENC já apresentam rebaixamento de consciência pelo quadro clínico de base e, com isso, o diagnóstico pode ser feito sem que se saiba o exato momento em que as crises iniciaram.

Deve-se suspeitar de EMENC sempre que houver flutuação ou alteração inexplicada no nível de consciência, nas seguintes situações:

- » Estado pós-ictal prolongado sem recuperação da consciência durando mais do que 15 a 30 minutos após a crise.
- » Estado de consciência rebaixado após cirurgia ou procedimento com risco de comprometimento da função cerebral.
- » Comprometimento do nível de consciência sem causa aparente.
- » Alteração de consciência com sinais motores sutis.
- » Episódios de parada comportamental com automatismos.

Figura 160.1 – Fisiopatogenia do EME. (A) Mecanismos de autorregulação cerebral e homeostase; (B) hiperexcitabilidade e excitotoxicidade; (C) inflamação.

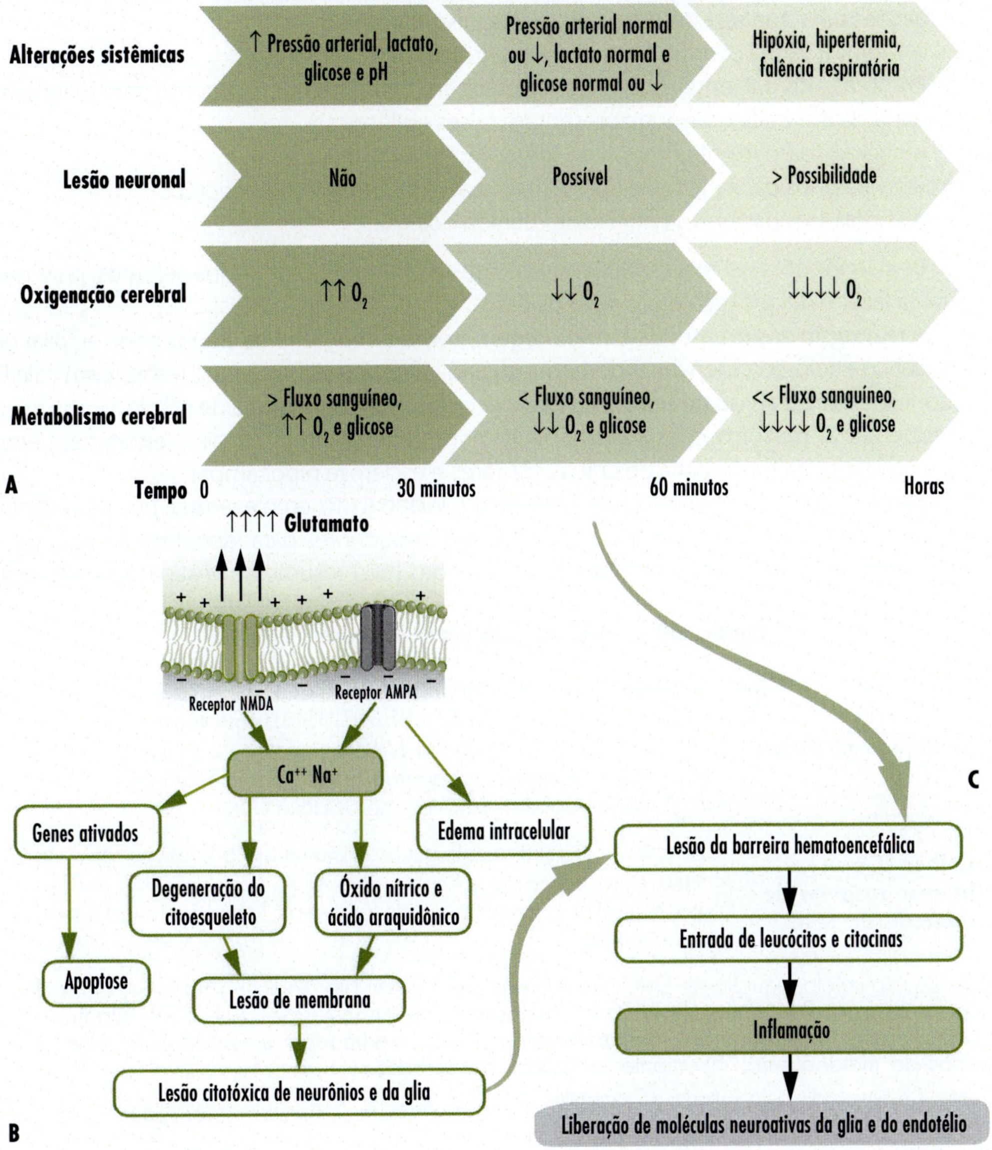

pH: potencial hidrogeniônico; O: oxigênio; NMDA: N-metil D-aspartato; Ca: cálcio; Na: sódio.
Fonte: Adaptada de Sutter R, Dittrich T, Semmlack S et al., 2018.

A realização de EEG é mandatória sempre que houver a suspeita de EME ou EMENC. O EEGc é o padrão-ouro tanto para o diagnóstico de EMENC quanto para o seguimento clínico do EME especialmente naqueles pacientes com EME refratário e recebendo fármacos antiepilépticos (FAE) ou quaisquer outras medicações que provoquem sedação, como benzodiazepínicos, barbitúricos, anestésicos gerais ou drogas similares. Nessas condições, é praticamente impossível determinar, apenas com os dados clínicos, a persistência ou a resolução do EME.

O EEGc pode ainda ser útil na diferenciação entre EME focal com crises disperceptivas e EME generalizado não convulsivo; auxiliar no diagnóstico de crises tônicas "sutis"; e fornecer informações para que seja determinado o prognóstico clínico.

A monitorização com EEGc deve ser mantida por:

- 24 horas, nos pacientes que não estiverem em coma (tempo suficiente para diagnosticar 95% dos pacientes que apresentam crises epilépticas).
- 48 horas, nos pacientes em coma (detecção de 98% dos casos).
- 48 horas, nos pacientes que apresentam padrão eletrográfico periódico.
- 48 horas, nos pacientes em fase de retirada dos FAE.

Se não for possível realizar EEGc, preconiza-se realizar EEG de rotina seriados, para que se possa fazer o diagnóstico e conduzir os casos.

A realização dos exames de neuroimagem, como tomografia de crânio, pode auxiliar no diagnóstico etiológico, identificando hemorragias, infartos, malformações, lesões com calcificação, lesões tumorais ou traumatismo cranioencefálico. A ressonância de crânio, por sua vez, pode identificar malformações do desenvolvimento cortical, heterotopias, lesões pequenas não visualizadas na tomografia de crânio, tumores e esclerose hipocampal.

Exames gerais, punção do líquido cefalorraquidiano (LCR), com eventual pesquisa de anticorpos para encefalites autoimunes, também são importantes para identificar a etiologia e, eventualmente, guiar o tratamento baseado. O Quadro 160.1 resume a investigação etiológica.

Quadro 160.1 – Avaliação laboratorial do paciente em EME.

Identificar etiologia	Glicemia; gasometria arterial; eletrólitos (Na, K, Ca, Mg, P); ureia; creatinina; amônia; AST, ALT, GGT; fosfatase alcalina; ácido lático; nível sérico da MAE; toxicológico (sangue e urina); hemograma completo; coagulograma; hemocultura; pesquisa de EIM;* antitireoglobulina;* antiperoxidase*
Colher LCR se houver suspeita de infecção do SNC	Citologia com diferencial; glicose; proteínas; bacterioscópio; cultura para bactérias e fungos; PCR para herpes 1 e 2; PCR para enterovírus; eletroforese de proteínas;* bandas oligoclonais;* autoanticorpos*

LCR: líquido cefalorraquidiano; SNC: sistema nervoso central; Na: sódio; K: potássio; Ca: cálcio; Mg: magnésio; P: fósforo; AST/TGO: aspartato aminotransferase; ALT/TGP: alanina aminotransferase; GGT: gamaglutamiltransferase; MAE: medicação antiepiléptica; EIM: erros inatos do metabolismo. *Somente em casos específicos.

Fonte: Desenvolvido pela autoria do capítulo.

Tratamento

As definições operacionais são importantes para categorizar o EME em fases e direcionar o tratamento. Considerando o critério tempo, o EME possui quatro fases.

- **Fase I:** pré-EME ou EME iminente – crises epilépticas que duram mais do que 10 minutos e menos do que 30 minutos.
- **Fase II:** EME estabelecido – crises com duração maior ou igual a 30 minutos e menor do que 60 minutos.
- **Fase III:** EME refratário – crises com duração maior do que 60 minutos.
- **Fase IV:** estado de mal super-refratário – situação de crises que perduram por mais de 24 horas, a despeito da utilização de drogas anestésicas.

O objetivo inicial do tratamento deve ser interromper as crises epiléticas o mais rápido possível. A Figura 106.2 resume o tratamento medicamentoso. Simultaneamente, tentar identificar a etiologia e instituir o tratamento específico. Em metade dos casos, existe uma etiologia aguda potencialmente tratável. Uma vez atingido o controle das crises, prevenir a recorrência e tratar eventuais complicações.

Figura 160.2 – Tratamento medicamentoso.

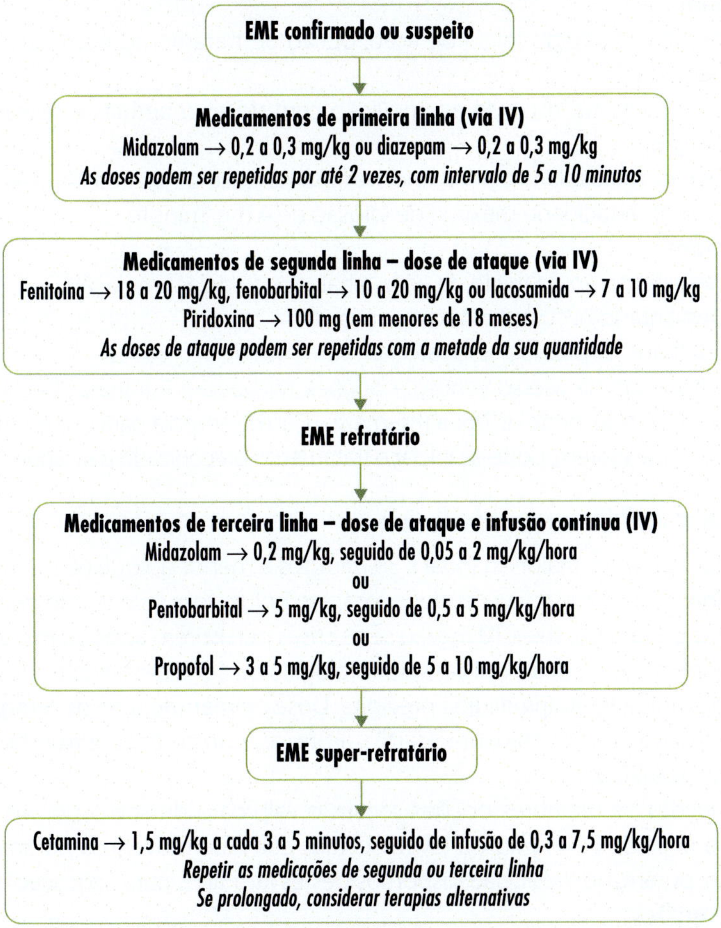

EME: estado de mal epiléptico; IV: intravenosa.
Observação: lorazepam, levetiracetam e ácido valproico IV não estão disponíveis no Brasil.
Fonte: Desenvolvida pela autoria do capítulo.

Como o EME é uma emergência médica, as medidas de suporte devem ser instituídas para garantir ventilação e oxigenação adequadas, além de estabilidade hemodinâmica.

Medicamentoso

1. Crise isolada em paciente na UTI com duração < 10 minutos:
   - Diazepam por via endovenosa na dose de 0,15 a 2 mg/kg (máximo de 10 mg). Fazer a investigação e, a depender da causa, considerar entrar com FAE.

2. Pré-EME (crises > 10 minutos e < 30 minutos):
   - Diazepam por via endovenosa na dose de 0,15 a 2 mg/kg (máximo 10 mg e não ultrapassar a dose de 20 mg).

O diazepam pode ser repetido se as crises persistirem (fazer até duas doses a intervalo de 5 a 10 minutos entre ambas). Velocidade máxima de infusão: 1 mg/kg/minuto (risco de depressão respiratória).

» **Diazepam**
- Vantagens: rápido início de ação, opção de tratamento bem conhecida e estabelecida.
- Desvantagens: risco de acumulação com doses repetidas e reação no local da injeção.
- Opção: midazolam por via endovenosa na dose de 0,2 a 0,3 mg/kg (máximo de 15 mg); velocidade máxima de infusão de 4 mg/minuto.

» **Midazolam**
- Vantagens: rápido início de ação e baixo risco de acumulação.
- Desvantagem: curto tempo de ação.
- Cuidados: depressão respiratória e aumento de secreções.
- Dificuldade de acesso venoso – opções: midazolam intranasal, bucal ou intramuscular (10 mg); pode utilizar a mesma solução da ampola para uso endovenoso. Se as crises persistirem, pode-se iniciar o tratamento preconizado para o EME estabelecido.

Estado de mal epiléptico estabelecido

Crises com duração maior ou igual a 30 minutos e menor do que 60 minutos.

» **Fenitoína:** 18 a 20 mg/kg via endovenosa, em bólus, com velocidade de infusão de 50 mg/minuto. Pode dar mais 10 mg/kg se as crises persistirem após 20 minutos do término da dose inicial. Se diluir, utilizar soro fisiológico ou água destilada e correr em equipo com filtro, pois a fenitoína diluída precipita. Dose de manutenção de 5 mg/kg/dia.
- Cuidados: hipotensão, bradicardia, arritmias, *rash* cutâneo e tromboflebite no local da injeção.
- Opções: as melhores opções seriam o valproato de sódio por via endovenosa na dose de 30 mg/kg ou levetiracetam por via endovenosa na dose de 60 mg/kg, porém, no Brasil, não dispomos destes fármacos para aplicação endovenosa.

» **Outras opções**
- Lacosamida: 400 mg ou de 7 a 10 mg/kg; dose de manutenção de 400 mg/dia.
  - › Cuidados: o seu uso para EME não está estabelecido; pode ocorrer bradicardia, hipotensão, tontura e *rash* cutâneo.
- Fenobarbital: 10 a 20 mg/kg; dose de manutenção de 100 a 300 mg/dia ou 3 a 7 mg/kg/dia.
  - › Cuidados: sedação, hipotensão e depressão respiratória.

Estado de mal epiléptico refratário

Crises com duração maior do que 60 minutos.

» **Iniciar coma medicamentoso:** paciente, preferencialmente, deverá estar na UTI, intubado e com ventilação assistida.

» **Primeira opção**
- Midazolam: dose de ataque de 0,2 mg/kg e, em seguida, infusão de 0,1 a 0,4 mg/kg/hora. Há estudos chegando até 1,2 mg/kg/hora.
- Vantagens: excelente FAE, baixa tendência a efeito acumulativo.
- Desvantagens: tendência a tolerância com recidiva de crises, hipotensão, depressão respiratória e metabolização hepática.

» **Segunda opção**
- Pentobarbital: dose de ataque de 2 a 3 mg/kg (há estudos com até 19 mg/kg) e, em seguida, infusão de 3 a 5 mg/kg/hora (até 20 mg/kg/hora).
- Vantagens: potente ação antiepiléptica, potencial efeito de neuroproteção, reduz a pressão intracraniana, longa experiência com o seu uso.
- Desvantagens: forte tendência a acumulação, o que prolonga a fase de recuperação, tolerância, depressão cardiorrespiratória, hipotensão, interação com outros fármacos, toxicidade.

» **Outras opções**
- Propofol: dose de ataque de 3 a 5 mg/kg e infusão de 5 a 10 mg/kg/hora (há estudos chegando até 24 mg/kg/hora).
  - Vantagens: excelente farmacocinética, fácil de administrar, farmacologia extensivamente estudada.
  - Desvantagens: possibilidade da ocorrência da síndrome da injeção do propofol (rara, mas potencialmente fatal, por causar efeito tóxico no metabolismo celular e mitocondrial), ocorrência de movimentos involuntários, dor no local da injeção e sem ação antiepiléptica intrínseca.
- Cetamina: dose de ataque de 0,5 a 4,5 mg/kg e infusão de até 5 mg/kg/hora (estudos mostram até 7,5 mg/kg/hora).
  - Vantagens: ausência de depressão cardiorrespiratória e hipotensão induzida por droga; sendo um bloqueador do receptor NMDA, tem potencial efeito neuroprotetor.
  - Desvantagens: potencial neurotoxicidade, hipertensão arterial.

Observações importantes

» Para todos os medicamentos, quando houver necessidade de aumento de dose, sempre fazer um novo ataque e não apenas aumentar a taxa de infusão.

» O coma medicamentoso deve ser titulado até a interrupção das crises e, se possível, com o auxílio do EEG.

» Continuar com o coma farmacológico por 24 a 48 horas depois do controle do EME antes de iniciar a retirada do fármaco.

» Quando iniciar a redução do fármaco que induziu o coma, manter uma ou duas drogas antiepilépticas, de preferência, por via endovenosa em níveis terapêuticos.

» Para EMENC, fica difícil estabelecer o exato momento de seu início e, portanto, há quanto tempo o paciente encontra-se nesta condição. Isso, associado a uma maior dificuldade no controle do EMENC, faz com que a conduta inicial seja midazolam contínuo.

EME super-refratário

Crises que perduram por mais de 24 horas mesmo com o uso de drogas anestésicas.

- Continuar a pesquisa da etiologia, buscando causas pouco comuns para EME e, se possível, direcionar o tratamento de acordo com a etiologia.
- Manter dois ou, no máximo, três fármacos em níveis terapêuticos, evitando mudanças frequentes.
  - Opções: fenitoína, fenobarbital, levetiracetam, valproato de sódio, topiramato, lacosamida.
    - Fenobarbital: pode-se optar por manter coma com fenobarbital em altas doses.
    - Cetamina: dose de ataque de 0,5 a 4,5 mg/kg e infusão de até 5 mg/kg/hora (estudos mostram até 7,5 mg/kg/hora).
- Casos específicos e muito refratários: considerar cirurgia de epilepsia, dieta cetogênica, estimulador do nervo vago, imunomodulação (imunoglobulina, metilprednisolona, plasmaférese), hipotermia, eletroconvulsoterapia.

Prognóstico

O prognóstico depende da etiologia e a mortalidade pode atingir até 30%. Alguns fatores de risco para pior prognóstico são: idade maior do que 60 anos, presença de comorbidades (hipertensão, diabetes, acidente vascular encefálico prévio), presença de complicações (insuficiência respiratória e sepse) e EME após ressuscitação cardiopulmonar.

Complicações

As principais complicações sistêmicas são apneia e hipóxia, hipercalemia, hipertensão pulmonar, rabdomiólise e hipotensão arterial. Outras complicações, como discreta pleocitose no LCR, pneumonia aspirativa e acidose metabólica, são comuns.

Referências bibliográficas

1. Bermeo-Ovalle A, Bleck T. Status epilepticus in the intensive care unit. Semin Neurol. 2016;36:550-9.
2. Crawshawa AA, Cockb HR. Medical management of status epilepticus: emergency room to intensive care unit. Seizure. 2020;75:145-52.
3. Shorvon S, Ferlisi M. The treatment of super-refractory status epilepticus: a critical review of available therapies and a clinical treatment protocol. Brain. 2011;134(Pt 10):2802-18.
4. Strein M, Holton-Burke JP, Smith LTR et al. Prevention, treatment and monitoring of seizures in the intensive care unit. J Clin Med. 2019;8:1177.
5. Sutter R, Dittrich T, Semmlack S et al. Acute systemic complications of convulsive status epilepticus: a systematic review. Crit Care Med. 2018;6(1):138-45.

Seção XVIII

Doença De Von Hippel-Lindau

Capítulo 161

Doença de von Hippel-Lindau

Clemar Corrêa da Silva

Introdução

Embora ainda sem nome específico na época, a doença de von Hippel-Lindau (DVHL) foi descrita pela primeira vez na literatura médica em 1894 por Treacher Collins, que detalhou observações histopatológicas de crescimentos vasculares bilaterais nas retinas de seus dois irmãos. Em 1904, Eugene von Hippel, um oftalmologista alemão, descreveu outra família na qual os indivíduos apresentavam tumores vasculares similares na retina, introduzindo o termo *angiomatosis retinae*. Em 1927, o patologista sueco Arvid Lindau notou que essas lesões retinianas e algumas lesões viscerais estavam associadas a um risco aumentado para surgimento de hemangioblastomas (HGB) no sistema nervoso central (SNC), descrevendo então angiomas do cerebelo e medula espinal. Embora previamente designada como doença de Lindau, Charles Davison, em 1936, introduziu o termo "doença de von Hippel-Lindau". Desde então, várias outras lesões têm sido associadas à DVHL.

A DVHL é representada por um conjunto de patologias benignas e malignas. É hereditária, com manifestação autossômica dominante relacionada a mutações germinativas e somáticas no gene von Hippel-Lindau (gVHL) encontrado em cerca de 1 a cada 36 mil indivíduos. No entanto, há pacientes com esse diagnóstico pela presença de múltiplos tumores associados à doença, mas sem a mutação genética citada (a seguir).

Cerca de 20% dos pacientes com DVHL não têm história familiar, mas preenchem os critérios diagnósticos clínicos para a doença por terem mais de um HGB no SNC ou um HGB no SNC e uma manifestação tumoral sistêmica relacionada à DVHL. As manifestações iniciais da doença podem ocorrer na infância, adolescência ou fase adulta, com idade média de início por volta dos 26 anos.

Cerca de 20 a 30% dos pacientes com HGB têm DVHL. Cerca de 80% dos pacientes com HGBs espinais estão associados à DVHL. Cerca de 4% dos pacientes são assintomáticos.

Na DVHL, cerca de 50% dos HGB apresentam-se na medula espinal; 40%, no cerebelo; e 10%, no tronco cerebral. Acometem raramente o compartimento supratentorial.

Estudo de Lonser e colaboradores, em 2014, com 225 pacientes com DVHL portando 1.921 HGBs, mostrou que cerca da metade das lesões não crescem após sua descoberta e cerca de 70% tiveram padrão de crescimento errático, tornando difícil a previsão do comportamento das lesões ao longo dos anos. O mesmo estudo mostrou que as lesões acometiam cerebelo em 45% dos casos; tronco cerebral, em 7%; medula espinal, em 36%; cauda equina, em 11%; e raízes nervosas, em 0,3%.[1]

Lesões associadas à doença de von Hippel-Lindau[2]

Hemangioblastomas cerebelares

Ocorrem em 44% a 72% dos pacientes com DVHL, sendo a idade média de manifestação por volta dos 39 anos. Enquanto HGB esporádicos tendem a ser únicos, aqueles associados à DVHL tendem a ser múltiplos na fossa posterior. Dos pacientes com HGBs cerebelares, 20% apresentam associadamente policitemia secundária à produção de eritropoetina pelo tumor.[3]

Hemangioblastomas da medula espinal

Entre os HGB medulares, 80% mostram associação com DVHL; ocorrem em 13% a 44% dos pacientes com DVHL; 90% são em nível cervical ou torácico; cerca de 96%, na metade posterior da medula; 1% a 3% localizam-se nas raízes lombossacrais; e, quando sintomáticos, 95% associam-se à siringomielia.

Hemangioblastomas do tronco cerebral

Mais comuns em portadores de DVHL do que nos pacientes com lesões isoladas, os HGB do tronco cerebral geralmente localizam-se no bulbo posterior. A cirurgia mostra, muitas vezes, um plano de clivagem desfavorável para ressecção.

Feocromocitomas

Os feocromocitomas (FEO) ocorrem entre 18% a 20% dos pacientes com DVHL. Quando associados à DVHL, costumam ocorrer em pacientes mais jovens e são frequentemente, múltiplos. Podem ser extra-adrenais. Cerca de 25% dos FEO são hereditários, atribuíveis a entidades como a DVHL, neoplasia endócrina múltipla, neurofibromatose tipo 1 ou quadros de FEO/paragangliomas familiares. Podem ser a manifestação inicial e única da DVHL.

Na DVHL, esse tumor é frequentemente bilateral nas adrenais, cerca de 10% são extra-adrenais e raramente malignos (3% a 5% dos casos, mais frequentemente paragangliomas simpáticos). À semelhança do que se verifica com os outros tumores hereditários da DVHL, o FEO surge mais precocemente do que seria esperado com HGB esporádico (20 anos *versus* 43,9 anos de idade). Há relatos de FEO em crianças, em contexto de DVHL.

Comparativamente a outras causas de FEO hereditário, na DVHL os doentes são mais frequentemente assintomáticos (cerca de 30% dos casos), com níveis de catecolaminas normais. Os doentes sintomáticos referem cefaleia, palpitações, hipersudorese, palidez, náuseas e crises de hipertensão arterial. As crises hipertensivas podem ser espontâneas ou desencadeadas pela indução anestésica, cirurgia, palpação abdominal, dor, *stress* físico ou emocional, movimentos corporais de flexão ou rotação, micção ou cateterismo vesical (no caso de paragangliomas vesicais). O diagnóstico baseia-se na dosagem de catecolaminas plasmáticas e urinárias, metanefrinas plasmáticas fracionadas, metanefrinas urinárias totais ou fracionadas e cromogranina, bem como na imagem característica obtida por tomografia computadorizada (TC) ou ressonância magnética (RM). Os FEO associados à DVHL produzem quase exclusivamente noradrenalina.

Estabelecido o diagnóstico laboratorial de FEO, é necessário localizar a lesão, frequentemente com TC, RM ou imagens de medicina nuclear (cintilografia ou PET – tomografia por emissão de pósitrons). O tratamento consiste na adrenalectomia total ou parcial.

É essencial reforçar que, antes de cirurgias para lesões associadas à DVHL, é importante a investigação e eventual diagnóstico do FEO, inclusive pelas potenciais complicações que esse tumor pode apresentar à anestesia e cirurgia.[3]

Tumores do saco endolinfático do ouvido médio

São adenocarcinomas de baixo grau, localmente invasivos, raramente com metástases. Ocorrem em 10% a 15% dos pacientes com DVHL. 30% desses pacientes mostram tumores bilaterais, sendo a DVHL a única doença com tais tumores bilateralmente. Causam perda auditiva em 95% dos casos, geralmente aguda. Podem apresentar zumbidos (90%), vertigem ou desequilíbrio (66%), plenitude auricular (30%) e parestesias faciais (8%). Podem surgir também dor, paresias faciais, paresias de nervos bulbares e otorreias. A idade média da perda auditiva é de 22 anos, variando entre 12 e 50 anos. Com o crescimento do tumor, surge lesão óssea e invasão de estruturas adjacentes, inclusive do ângulo pontocerebelar e forame jugular. O tratamento ideal é a ressecção com margens de segurança. Pacientes com lesões residuais são tratados com radioterapia ou radiocirurgia. Recorrências tardias são comuns e um acompanhamento longo é necessário. A probabilidade de cura depende da extensão do tumor e está na faixa de 50% a 75%.[3,4]

Hemangioblastoma da retina

Após o cerebelo, é o segundo local mais acometido por HGB na DVHL. Ocorrem em mais de 50% dos pacientes com DVHL, na sua imensa maioria em adultos jovens e, frequentemente, são a manifestação inicial da doença. Comparando-se pacientes com DVHL e aqueles com HGB retinianos não relacionados à DVHL, pacientes com DVHL são mais jovens e mais propensos a ter múltiplas lesões. São geralmente bilaterais, multifocais e recorrentes. São frequentemente assintomáticos, mas podem crescer, causar edema e descolamento da retina, hemorragia de vítreo, glaucoma e catarata, com risco de perda visual. Tais patologias podem ser evitadas pelo diagnóstico e tratamento precoces. Por vezes, são de difícil diagnóstico pela oftalmoscopia simples, mas a angiografia com fluoresceína pode levar ao diagnóstico e diferenciá-los de outras lesões oculares. Nem todas as lesões são tratáveis sem risco para a visão. Algumas vezes, a enucleação é a única solução em situações de olho não funcional doloroso ou com tumores volumosos.[3]

Embora raras, há manifestações não retinianas na DVHL, como neovascularização da íris ou córnea, podendo progredir para glaucoma e perda visual.

Carcinoma renal

É o tumor maligno mais comum na DVHL, sendo – na imensa maioria das vezes – carcinoma renal de células claras (CRCC). Costumam ser múltiplos e bilaterais. O diagnóstico dessa lesão é raro em pacientes com DVHL antes dos 20 anos, mas há relatos em adolescentes. Assim, a investigação é recomendada mesmo em crianças. Cerca de 50% a 66% dos pacientes com DVHL podem desenvolver a doença. É a causa de morte em 15% a 50% dos pacientes com DVHL e as metástases têm pobre resposta à quimioterapia e radioterapia. Metástases para o SNC podem ser confundidas radiologicamente com HGB.

Cistos renais

Dos pacientes com DVHL, 50% a 70% têm cistos renais múltiplos e bilaterais. Não costumam causar danos severos. Merecem acompanhamento radiológico, principalmente com exames de alta resolução, como a RM, que podem detectar surgimento de nódulos murais em carcinomas.[3]

Cistoadenomas de epidídimo

Cistos únicos de epidídimo são comuns na população, mas cistoadenomas papilares bilaterais nesse local são quase patognomônicos de DVHL. São geralmente assintomáticos e costumam não necessitar de tratamento.

Cistoadenomas de ligamento largo do útero

Os cistoadenomas de ligamento largo do útero são também comuns em mulheres e geralmente assintomáticos, não requerendo tratamento mais invasivo na imensa maioria das vezes. Tais lesões são diagnosticáveis por ultrassonografia ou TC. A cirurgia geralmente é indicada para lesões volumosas.

Tumores pancreáticos

Lesões pancreáticas são detectadas em aproximadamente dois terços dos pacientes com doença de DVHL em algum momento da vida. As lesões nos pacientes com DVHL são em sua maioria cistos (em 70% dos indivíduos). As lesões císticas pancreáticas são quase exclusivamente benignas e, exceto quando sintomáticas, não requerem intervenção cirúrgica. Cistos pancreáticos são raros na população geral e sua presença exige investigação para DVHL. Lesões sólidas podem ser detectadas com exames de imagem e são geralmente cistoadenomas serosos, HGB (raríssimos no pâncreas), adenocarcinomas ductais e tumores neuroendócrinos pancreáticos não funcionais (PNETs) com potencial maligno e surgimento de metástases. A história natural desses PNETs associados à DVHL é variável e tais lesões não possuem características clínicas ou radiológicas que permitam prever a progressão da doença ou o potencial metastático. As opções de tratamento para essas lesões vão desde a contínua vigilância até a intervenção cirúrgica, podendo estar associadas a considerável morbidade e mortalidade.[3,5]

Hammel e colaboradores descreveram uma série de 158 pacientes de 94 famílias afetadas. Nestes, 77% tinham lesões no pâncreas, incluindo cistos, em 70%; cistoadenomas serosos, em 9%; e tumores neuroendócrinos, em 9%.[6]

Outra série foi descrita por Blansfield e colaboradores, com 633 pacientes com DVHL, na qual tumores neuroendócrinos foram identificados em 108 pacientes (17%).[7]

Outras associações

A DVHL pode associar-se mais raramente a outras patologias como polipose familiar, hiperparatireoidismo, tumores carcinoides, adenomas hipofisários, hiperplasia ou adenoma de adrenal, adenoma hepático, hepatocarcinoma, cistos e hemangiomas hepáticos, pulmonares, esplênicos, ósseos e cutâneos.

Diagnóstico

Diante de um paciente com antecedentes familiares conhecidos de DVHL, a ocorrência de uma única lesão relacionada à doença é suficiente para estabelecer o diagnóstico de DVHL, independentemente de se tratar de um HGB do SNC ou retina, CRCC, FEO, cistos ou tumores pancreáticos, cistadenoma do epidídimo ou tumor do saco endolinfático. Em indivíduos sem história familiar de DVHL, o diagnóstico requer a presença de pelo menos dois HGB do SNC e/ou retina ou, por outro lado, um HGB do SNC ou da retina associado a uma lesão visceral (CRCC, FEO, cistos ou tumores pancreáticos ou cistadenoma do epidídimo).

A identificação de uma mutação do gene VHL (gVHL) permite o diagnóstico laboratorial de DVHL. Nesta situação, para estabelecer o diagnóstico clínico, é suficiente a presença de um único tumor típico de DVHL associado.

Com relação aos doentes que apresentam um tumor isolado aparentemente esporádico, a DVHL foi confirmada em cerca de 30% dos pacientes com HGB da retina, 25% a 30% dos pacientes com HGB do SNC, 20% dos pacientes com tumores do saco endolinfático, 11% dos pacientes com FEO e 2% dos pacientes com CRCC. Verifica-se que até 50% dos indivíduos com DVHL apresentam uma única manifestação da doença e, nestes casos, o estudo genético é crucial para o diagnóstico.[3]

Critérios[8] para investigação clínica e genética para doença de von Hippel-Lindau

Diante de um diagnóstico firmado de HGB, há indicação absoluta de investigação complementar, no sentido de procurar outras lesões presentes na DVHL, mormente em pacientes jovens. Seguem, abaixo, os critérios para investigação direcionada à DVHL:

1. Qualquer parente consanguíneo de paciente já diagnosticado com a doença por análise genética.
2. Indivíduos com lesão associada* à doença e história familiar de lesão também associada à doença.
3. Indivíduos com duas ou mais lesões associadas* à DVHL.
4. Indivíduos com qualquer das lesões a seguir:
   - HGBs diagnosticados antes dos 30 anos de idade.
   - Mais de dois HGBs diagnosticados em qualquer idade.
   - CRCC diagnosticado antes dos 40 anos de idade.
   - CRCCs bilaterais ou múltiplos.
   - FEO diagnosticado antes dos 40 anos de idade ou paragangliomas.
   - FEO bilaterais ou múltiplos.
   - História pessoal ou familiar de FEO.
   - Cistos pancreáticos múltiplos mais qualquer outra lesão associada à DVHL.
   - Tumor neuroendócrino pancreático.
   - Cistoadenoma seroso pancreático.

* HGB do SNC (incluindo medula) e retina, CRCC, FEO, tumor de saco linfático do ouvido médio, cistoadenoma papilar de epidídimo, cistoadenoma seroso pancreático e tumor neuroendócrino pancreático.

- Cistoadenoma papilar de epidídimo (uni ou bilateral) e de ligamento largo do útero.
- Tumor de saco endolinfático de ouvido médio (uni ou bilateral).
- Cistos bilaterais de epidídimo.

Investigação diagnóstica de pacientes e familiares

A vigilância criteriosa com investigação armada (exames laboratoriais e de imagem) é a melhor estratégia para acompanhamento de indivíduos com risco para a DVHL, mas que ainda não têm patologias associadas diagnosticadas e sintomas pertinentes. O *timing* para cada um dos exames investigativos pode variar principalmente com a história familiar, idade, presença ou não de gravidez e *status* funcional do indivíduo. Há controvérsias quanto ao momento ideal e frequência para indicação dos exames. Esse acompanhamento exige equipes especializadas, incluindo geneticistas, principalmente diante de histórias familiares da DVHL. Um painel internacional elaborou um protocolo para investigação de pacientes com quadro sugestivo de DVHL[9] ou com pesquisa positiva para mutação do gVHL. Outras boas fontes para orientação de pacientes e familiares podem ser encontradas no *site* www.vhl.org.[10]

De forma geral, todos os pacientes e familiares diretos devem ser investigados e acompanhados continuamente desde a infância, no sentido de flagrar manifestações da doença em tempo hábil para efetivo tratamento, evitando dramáticas evoluções. Exames anuais de retina devem ser iniciados na infância, procurando o diagnóstico e tratamento precoces no sentido de preservar a visão. Exames de imagem de abdome, pesquisa de metanefrinas e audiometria também devem ser feitos na infância. Mesmo na ausência de quadro neurológico, imagens de crânio e medula devem ser iniciados na adolescência.

O Quadro 161.1 mostra um sumário desse plano de investigação, mas como citado anteriormente, melhores orientações e detalhes podem ser encontrados no *site* http:www.vhl.org.[10,11]

Quadro 161.1 – Sumário do plano de investigação.

Exame	Data de início da investigação
Oftalmoscopia	Infância e repetir anualmente
Pesquisa de metanefrinas e catecolaminas em plasma ou urina de 24 horas	2 anos e repetir anualmente ou quando houver elevação da pressão arterial
Ressonância magnética cerebral e de neuroeixo (sem e com contraste)	11 anos e repetir anualmente
Ressonância magnética de canal auditivo interno	Ao surgirem sintomas (zumbido, hipoacusia, vertigem, desequilíbrio)
Ultrassonografia de abdome	8 anos e repetir anualmente (e indicar RM em caso de dúvida)
Tomografia computadorizada de abdome	18 anos (ou mais cedo, se clinicamente indicada – e repetir anualmente)
Testes de função auditiva	Quando clinicamente indicados

Fonte: Desenvolvido pela autoria do capítulo.

Subtipos da doença de von Hippel-Lindau

» **Tipo I:** pode ter qualquer manifestação da doença, exceto FEO.
» **Tipo II:** FEO é característico.
» **Tipo IIA:** baixo risco de carcinoma renal e tumor neuroendócrino pancreático.
» **Tipo IIB:** alto risco de carcinoma renal e tumor neuroendócrino pancreático.
» **Tipo IIC:** apenas risco de FEO, sem risco de HGB ou CRCC.

Genética

A DVHL tem herança genética autossômica dominante e decorre da inativação do gene supressor tumoral em 3p25. Tem 95% de penetrância aos 60 anos.[12] O gene da doença DVHL está localizado no braço curto do cromossomo 3 (3p26-25), um gene supressor tumoral clássico e codifica um RNA mensageiro. As mutações no gVHL impedem a produção das proteínas por ele codificadas ou resultam em produção anormal dessas proteínas. A DVHL tipo 1 resulta de mutações que impedem a produção da proteína VHL funcional, enquanto a tipo 2 é causada por mutações que alteram a estrutura da proteína. Quando a proteína VHL está alterada ou ausente, o complexo denominado VCB-CUL2 não consegue fazer com que o fator hipóxia-induzido (HIF) seja eliminado com as células, o qual se acumula e estimula as células a se dividirem de forma anormal, resultando em formação de vasos sanguíneos em locais onde não são necessários. A divisão celular rápida e desordenada, junto à formação anormal de novos vasos sanguíneos, pode resultar em desenvolvimento de cistos e tumores.

Woodward e colaboradores estudaram um grupo de 188 indivíduos com presumível HGB esporádico e nenhuma história ou evidência de DVHL.[13] Dos indivíduos, 5% tinham mutações germinativas para DVHL e, naqueles cujo teste foi negativo para VHL, 5% desenvolveram lesões relacionadas à DVHL nos anos seguintes. Assim, é importante que todos os pacientes com lesões retinianas ou do SNC sejam investigados para mutações germinativas para DVHL, mesmo com lesões únicas, dada a alta sensibilidade e especificidade do teste.

Aconselhamento genético e gravidez

O reconhecimento precoce da doença VHL permite melhor intervenção e resultado do tratamento. O diagnóstico pré-natal é possível quando a mutação para DVHL for identificada na família. Pode ser feito através da análise molecular por amostra do líquido amniótico ou biópsia de vilosidades coriônicas. O aconselhamento genético deve ser oferecido aos pacientes e suas famílias. Por outro lado, os dados de literatura não permitem prever com precisão a influência da gravidez na velocidade de progressão da doença. No entanto, algumas publicações sugerem que mulheres com lesões retinianas, cerebrais e medulares podem ter risco de crescimento tumoral aumentado durante a gravidez, embora isso não seja um consenso. Atenção particular deve ser dada a pacientes com FEO em vista do papel agressivo que esta doença pode ter na gravidez e no parto.

Tratamento

As múltiplas lesões e sítios de acometimento exigem esforços tanto diagnósticos quanto terapêuticos, inclusive no sentido de evitar procedimentos cirúrgicos múltiplos e muitas vezes desnecessários, principalmente no SNC. Como o padrão de crescimento dos HGB é muitas vezes irregular e não linear, no cenário da DVHL a indicação de cirurgia para os HGB deve ser reservada apenas quando do surgimento de sintomas. Lesões pequenas no SNC podem ser acompanhadas sem cirurgia, as quais são indicadas quando as lesões crescem nitidamente ou se tornam sintomáticas. Mesmo lesões que tenham pequeno crescimento no SNC podem ser seguidas mais rigorosamente no sentido de antecipar quadros sintomáticos (Capítulo 61 – Hemangioblastoma). Quanto às lesões sistêmicas associadas à DVHL, cada uma tem suas particularidades, as quais fogem do âmbito deste texto. No entanto, como frisado anteriormente, é dever do profissional conhecer a complexidade da DVHL e, principalmente diante da suspeita ou confirmação diagnóstica de um HGB, proceder à investigação detalhada do doente e seus familiares.

Considerações finais

A DVHL é uma doença rara, hereditária, de elevada penetrância, mas cujo genótipo nem sempre permite prever com segurança o fenótipo associado. Tais dados convergem no sentido de dificultar a elaboração de protocolos de seguimento para o portador de uma mutação específica. Algumas das neoplasias relacionadas à doença têm particularidades específicas no contexto da DVHL. É o caso, por exemplo, do FEO, frequentemente assintomático, com níveis de catecolaminas e metanefrinas frequentemente normais. Ao longo da vida, portadores da DVHL poderão manifestar neoplasias exigindo incontáveis exames investigativos e procedimentos terapêuticos, além de múltiplas cirurgias. As doenças associadas podem causar importante comprometimento da qualidade de vida e sobrevida dos portadores.

A DVHL exige decisões terapêuticas complexas, não óbvias, que resultam da delicada ponderação entre os riscos inerentes à progressão das lesões e seus tratamentos.

Pelas razões expostas, constantes aprimoramentos de protocolos de seguimento rigorosos permitirão a detecção precoce das lesões e adequada intervenção terapêutica.

Referências bibliográficas

1. Lonser RR, Butman JA, Huntoon K et al. Prospective natural history study of central nervous system hemangioblastomas in von Hippel-Lindau disease. J Neurosurg. 2014 May;120(5):1055-62.
2. Greenberg MS. Handbook of neurosurgery. 8th ed. New York: Thieme, 2016. p. 703-7.
3. Gouveia S, Ribeiro C, Paiva S et al. Doença de von Hippel-Lindau: da etiopatogenia ao tratamento. Rev Portug Endocrin Diab Metab. 2012;7(2):28-35.
4. Mendenhall WM, Suárez C, Skálová A et al. Current treatment of endolymphatic sac tumor of the temporal bone. Adv Ther. 2018;35(7):887-98.
5. Keutgen XM, Hammel P, Choyke PL et al. Evaluation and management of pancreatic lesions in patients with von Hippel-Lindau disease. Nat Rev Clin Oncol. 2016;13(9):537-49.
6. Hammel PR, Vilgrain V, Terris B et al. Pancreatic involvement in von Hippel-Lindau disease: the Groupe Francophone d'Étude de la Maladie de von Hippel-Lindau. Gastroenterology. 2000;119(4):1087-95.
7. Blansfield JA, Choyke L, Morita SY et al. Clinical, genetic and radiographic analysis of 108 patients with von Hippel-Lindau disease (VHL) manifested by pancreatic neuroendocrine neoplasms (PNETs). Surgery. 2007;142(6):142;814-8.
8. United States of America. Massachusetts General Hospital Center for Cancer. Familial renal cell carcinoma & VHL disease program. Massachusetts: Massachusetts General Hospital Cancer

Center. Disponível em: https://www.massgeneral.org/cancer-center/treatments-and-services/cancer-genetics/familial-renal-cell-carcinoma-and-von-hippel-lindau-disease.

9. Rednam SP, Erez A, Druker H et al. Von Hippel-Lindau and hereditary pheochromocytoma/paraganglioma syndromes: clinical features, genetics and surveillance recommendations in childhood. Clin Cancer Res. 2017;23(12):e68-75.
10. United States of America. VHL Alliance [homepage na Internet]. Disponível em: https://www.vhl.org.
11. Lonser RR, Oldfield EH, Hemangioblastomas. *In*: Winn HR (ed.). Youmans and Winn neurological surgery. 7th ed. Philadelphia (PA): Elsevier, 2017. p. 1075-84.
12. Catapano D, Muscarella LA, Guarnieri V et al. Hemangioblastomas of central nervus system: molecular genetic analysis and clinical management. Neurosurgery. 2005;56(6):1215-21.
13. Woodward ER, Walk K, Forsyth J et al. VHL mutation analysis in patients with isolated central nervous system haemangioblastoma. Brain. 2007;130(Pt 3):836-42.

Índice remissivo

B

C

D

E

F

G

H

I

J

L

M

N

O

P

Q

R

S

T

U

V

X

Z